Nelson Princípios de Pediatria

Nelson Princípios de Pediatria

7ª Edição

Karen J. Marcdante, MD
Professor
Departament of Pediatrics
Medical College of Wisconsin
Children's Hospital of Wisconsin
Milwaukee, Wisconsin

Robert M. Kliegman, MD
Professor e Chairman Emeritus
Department of Pediatrics
Medical College of Wisconsin
Children's Hospital of Wisconsin
Milwaukee, Wisconsin

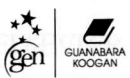

© 2017 Elsevier Editora Ltda.

Todos os direitos reservados e protegidos pela Lei 9.610 de 19/02/1998.

Nenhuma parte deste livro, sem autorização prévia por escrito da editora, poderá ser reproduzida ou transmitida sejam quais forem os meios empregados: eletrônicos, mecânicos, fotográficos, gravação ou quaisquer outros.

ISBN: 978-85-352-8177-4
ISBN versão eletrônica: 978-85-352-8617-5

NELSON ESSENTIALS OF PEDIATRICS, 7TH EDITION
Copyright © 2015, 2011, 2006, 2002, 1998, 1994, 1990 by Saunders, an imprint of Elsevier Inc.
This translation of Nelson Essentials of Pediatrics, 7th Edition, by Karen J. Marcdante and Robert M. Kliegman, was undertaken by Elsevier Editora Ltda and is published by arrangement with Elsevier Inc.
Esta tradução de Nelson Essentials of Pediatrics, 7th Edition, de Karen J. Marcdante e Robert M. Kliegman, foi produzida por Elsevier Editora Ltda e publicada em conjunto com Elsevier Inc.
ISBN: 978-1-4557-5980-4

Capa: Studio Cream-Crackers
Editoração Eletrônica: SBNigri Artes e Textos Ltda.

Elsevier Editora Ltda.
Conhecimento sem Fronteiras

Rua Sete de Setembro, nº 111 – 16º andar
20050-006 – Centro – Rio de Janeiro – RJ

Rua Quintana, nº 753 – 8º andar
04569-011 – Brooklin – São Paulo – SP

Serviço de Atendimento ao Cliente
0800 026 53 40
atendimento1@elsevier.com

Consulte nosso catálogo completo, os últimos lançamentos e os serviços exclusivos no site www.elsevier.com.br

---

NOTA

Como as novas pesquisas e a experiência ampliam o nosso conhecimento, pode haver necessidade de alteração dos métodos de pesquisa, das práticas profissionais ou do tratamento médico. Tanto médicos quanto pesquisadores devem sempre basear-se em sua própria experiência e conhecimento para avaliar e empregar quaisquer informações, métodos, substâncias ou experimentos descritos neste texto. Ao utilizar qualquer informação ou método, devem ser criteriosos com relação a sua própria segurança ou a segurança de outras pessoas, incluindo aquelas sobre as quais tenham responsabilidade profissional.

Com relação a qualquer fármaco ou produto farmacêutico especificado, aconselha-se o leitor a cercar-se da mais atual informação fornecida (i) a respeito dos procedimentos descritos ou (ii) pelo fabricante de cada produto a ser administrado, de modo a certificar-se sobre a dose recomendada ou a fórmula, o método e a duração da administração, e as contraindicações. É responsabilidade do médico, com base em sua experiência pessoal e no conhecimento de seus pacientes, determinar as posologias e o melhor tratamento para cada paciente individualmente, e adotar todas as precauções de segurança apropriadas.

Para todos os efeitos legais, nem a Editora, nem autores, nem editores, nem tradutores, nem revisores ou colaboradores assumem qualquer responsabilidade por qualquer efeito danoso e/ou malefício a pessoas ou propriedades envolvendo responsabilidade, negligência etc. de produtos ou advindos de qualquer uso ou emprego de quaisquer métodos, produtos, instruções ou ideias contidos no material aqui publicado.

O Editor

CIP-Brasil. Catalogação na fonte.
Sindicato Nacional dos Editores de Livros, RJ

M262
7. ed.

Marcadante, Karen J.
Nelson princípios de pediatria / Karen J. Marcdante, Robert M. Kliegman; [tradução Eliseanne Nopper, Frederico Mancuso]. – 7. ed. – Rio de Janeiro: Elsevier, 2017.
784 p. : il. ; 28 cm.

Tradução de: Nelson essentials of pediatrics
Inclui bibliografia e índice
ISBN 978-85-352-8177-4

1. Pediatria. I. Kliegman, Robert M. II. Nopper, Eliseanne. III. Mancuso, Frederico. IV. Título.

CDD: 618.92
16-35726
CDU: 616-053.2

Este livro é dedicado a todos os nossos colegas (professores, residentes e estudantes de medicina) que demonstram uma paixão pelo aprendizado, uma curiosidade que impulsiona o avanço no cuidado de crianças e uma dedicação incrível aos pacientes e seus familiares que temos a honra de servir.

Tradução e Revisão Científica

Revisão Científica

Filumena Maria da Silva Gomes (Capítulos 1, 11, 13, 20, 21, 27 a 31, 61 a 66, 77, 90 a 204 e Índice)
Médica (MD) Pediatra
Doutora (PhD) em Ciências pelo Departamento de Pediatria da Faculdade de Medicina da Universidade de São Paulo (FMUSP)
Médica-assistente do Departamento de Pediatria da FMUSP

Maria Helena Valente (Capítulos 2 a 10, 12, 14 a 19, 22 a 25, 32 a 60, 67 a 76 e 78 a 89)
Médica (MD) Pediatra
Mestre em Ciências pelo Departamento de Pediatria da FMUSP
Doutora (PhD) em Ciências pelo Departamento de Pediatria da FMUSP
Médica-assistente do Departamento de Pediatria da FMUSP

Tradução

Alexandre Krause (Capítulos 153 a 160)
Médico Veterinário pela Universidade Federal de Santa Maria (UFSM)
Mestre em Fisiopatologia em Clínica Médica pela Faculdade de Medicina de Botucatu
Doutor em Medicina Veterinária pela Ludwig-Maximilians-Universität, Alemanha
Pós-doutor em Hematologia pela Experimental Ludwig-Maximilians-Universität – Munique
Pós-doutor em Hematologia Experimental pela Faculdade de Medicina de Ribeirão Preto – USP
Professor Adjunto do Departamento de Clínica de Pequenos Animais da UFSM

Ana Maria Rossini Teixeira (Capítulos 127 e 128)
Professora Associada do Departamento de Bioquímica do Instituto de Biologia Roberto Alcantara Gomes da Universidade Estadual do Rio de Janeiro (UERJ)
Doutorado em Ciências pela UERJ
Mestrado em Biologia pela UERJ

Cíntia Raquel Bombardieri (Capítulos 47 a 50)
Doutora em Imunologia pela USP
Pós-doutora em Genética pelo Erasmus Medical Center – The Netherlands

Cláudia Coana (Capítulos 51 a 57, 86 a 92)
Bacharel em Letras/Tradução pelo Centro Universitário Ibero-Americano (UNIBERO)

Cristiana Osório (Capítulos 161 a 169)
Mestre em Saúde da Criança e da Mulher pelo Instituto Fernandes Figueira/Fundação Oswaldo Cruz (IFF/Fiocruz)
Especialista em Pediatria
Graduada em Medicina pela Universidade Federal do Rio de Janeiro (UFRJ)

Cristiane Matsuura (Capítulos 32 a 37)
Professora Adjunta do Departamento de Farmacologia e Psicobiologia da UERJ

Denise C. Rodrigues (Capítulos 1 a 10 e 21 a 31)
Bacharel em Tradução pela Universidade de Brasilia (UnB)
Pós-graduada em Tradução pela Universidade de Franca (Unifran)

Eliseanne Nopper (Capítulos 11 a 15 e 188 a 196)
Especialista em Psiquiatria Clínica pela Faculdade de Medicina de Santo Amaro (FMSA) e Complexo Hospitalar do Mandaqui
Médica pela FMSA – Organização Santamarense de Educação e Cultura (OSEC) Universidade de Santo Amaro (UNISA)

Fabiana Conti (Capítulos 149 a 152)
Tradutora

Felipe Gazza Romão (Capítulos 197 a 204)
Mestre pelo departamento de Clínica Veterinária da Faculdade de Medicina Veterinária e Zootecnia da Universidade Estadual Paulista, Julio de Mesquita (FMVZ-Unesp) Botucatu
Residência em Clínica Médica de Pequenos Animais na FMVZ-Unesp Botucatu
Graduação em Medicina Veterinária na FMVZ-Unesp Botucatu

Fernando Diniz Mundim (Capítulos 126 e 174 a 178)
Professor adjunto do Instituto de Psiquiatria da Faculdade de Medicina da UFRJ

Tradução e Revisão Científica

Frederico José Neves Mancuso (Capítulos 16 a 20, 93 a 125 e 139 a 148)
Doutor em Medicina pela Escola Paulista de Medicina da Universidade Federal de São Paulo (EPM-Unifesp)
Médico Assistente EPM-Unifesp

Keila Kazue Ida, DVM, M.Sc., Ph.D. (Capítulos 38 a 46 e 58 a 66)
Médica Veterinária graduada pela Universidade Estadual de Londrina (UEL)
Mestre e Doutora em Ciências pela USP

Marcela Anjos Martins (Capítulos 129 a 132)
Nutricionista pela Universidade Federal do Estado do Rio de Janeiro (UNIRIO)
Mestre em Ciências – Biologia Humana e Experimental pela UERJ
Doutora em Ciências – Biologia Humana e Experimental pela UERJ

Marcelo Borring (Capítulos 67 a 71)
Licenciatura em Inglês/Português pelo Centro Universitário Plínio Leite (Unipli)

Márcio de Paula (Capítulos 72 a 76)
Tradutor

Maria Helena Lucatelli (Capítulos 170 a 173)
Graduada em Medicina Veterinária pela FMUSP
Residência em Clínica e Cirurgia de Pequenos Animais pela USP

Tatiana Ferreira Robaina (Índice)
Doutora em Ciências (Microbiologia) pela UFRJ
Mestre em Patologia pela Universidade Federal Fluminense (UFF)
Especialista em Estomatologia pela UFRJ
Cirurgiã-dentista pela Universidade Federal de Pelotas (UFPel)

Vilma Vargas (Capítulos 77 a 85, 133 a 138 e 179 a 187)
Tradutora
Médica Neurologista

Colaboradores

Lisa M. Allen, MD
Associate Professor
Department of Obstetrics and Gynecology
University of Toronto
The Hospital for Sick Children
Mount Sinai Hospital
Toronto, Ontario
Canada
Medicina do Adolescente

Warren P. Bishop, MD
Professor
Department of Pediatrics
University of Iowa Carver College of Medicine
Director, Division of Gastroenterology
University of Iowa Children's Hospital
Iowa City, Iowa
O Sistema Digestório

Kim Blake, MD, MRCP, FRCPC
Professor of General Pediatrics
IWK Health Centre
Division of Medical Education
Dalhousie University
Halifax, Nova Scotia
Canada
Medicina do Adolescente

Nathan J. Blum, MD
Professor
Department of Pediatrics
The Perelman School of Medicine at the University
 of Pennsylvania
Director, Leadership Education in Neurodevelopmental
 Disabilities
Program Director, Developmental-Behavioral Pediatrics
 Fellowship Program
Division of Child Development and Metabolic Disease
The Children's Hospital of Philadelphia
Philadelphia, Pennsylvania
Questões Psicossociais

Raed Bou-Matar, MD
Associate Staff
Center for Pediatric Nephrology
Cleveland Clinic Foundation
Cleveland, Ohio
Fluidos e Eletrólitos

Scott J. Brown, MD
Developmental-Behavioral Pediatric Fellow
Department of Pediatrics
University of California, San Diego
La Jolla, California
Transtornos Comportamentais

April O. Buchanan, MD
Associate Professor
Department of Pediatrics
Academic Director, Years 3 and 4
University of South Carolina School of Medicine Greenville
Pediatric Hospitalist
Children's Hospital, Greenville Health System
Greenville, South Carolina
Nutrição Pediátrica e Distúrbios Nutricionais

Asriani M. Chiu, MD
Associate Professor of Pediatrics
Division of Pediatric Allergy and Immunology
Director, Asthma and Allergy
Director, Allergy and Immunology Fellowship Program
Medical College of Wisconsin
Milwaukee, Wisconsin
Alergia

Yvonne E. Chiu, MD
Assistant Professor
Department of Dermatology
Medical College of Wisconsin
Milwaukee, Wisconsin
Dermatologia

Cindy W. Christian, MD
Professor
Department of Pediatrics
The Perelman School of Medicine at the University
 of Pennsylvania
Director, Safe Place
The Children's Hospital of Philadelphia
Philadelphia, Pennsylvania
Questões Psicossociais

David Dimmock, MD
Assistant Professor
Department of Pediatrics
Division of Pediatric Genetics
Medical College of Wisconsin
Milwaukee, Wisconsin
Distúrbios Metabólicos

Dawn R. Ebach, MD
Clinical Associate Professor
Department of Pediatrics
University of Iowa Carver College of Medicine
Iowa City, Iowa
O Sistema Digestório

Sheila Gahagan, MD, MPH
Professor and Chief
Academic General Pediatrics, Child Development and
    Community Health
Martin Stein Endowed Chair, Developmental-Behavioral
    Pediatrics
University of California, San Diego
La Jolla, California
Transtornos Comportamentais

Clarence W. Gowen, Jr., MD, FAAP
Associate Professor and Interim Chair
Department of Pediatrics
Eastern Virginia Medical School
Interim Senior Vice President for Academic Affairs
Director of Medical Education
Director of Pediatric Residency Program
Children's Hospital of The King's Daughters
Norfolk, Virginia
Medicina Fetal e Neonatal

Larry A. Greenbaum, MD, PhD
Marcus Professor of Pediatrics
Director, Division of Pediatric Nephrology
Emory University School of Medicine
Chief, Pediatric Nephrology
Emory-Children's Center
Atlanta, Georgia
Fluidos e Eletrólitos

Hilary M. Haftel, MD, MHPE
Clinical Associate Professor
Departments of Pediatrics and Communicable Diseases
    and Internal Medicine
Director of Pediatric Education
Pediatric Residency Director
University of Michigan Medical School
Ann Arbor, Michigan
Doenças Reumáticas da Infância

MaryKathleen Heneghan, MD
Attending Physician
Division of Pediatric Endocrinology
Advocate Lutheran General Children's Hospital
Park Ridge, Illinois
Endocrinologia

Matthew P. Kronman, MD, MSCE
Assistant Professor of Pediatrics
University of Washington School of Medicine
Division of Pediatric Infectious Diseases
Seattle Children's Hospital
Seattle, Washington
Doenças Infecciosas

K. Jane Lee, MD
Assistant Professor of Pediatrics, Bioethics, and Medical
    Humanities
Program Director, Pediatric Critical Care Fellowship
Medical College of Wisconsin
Institute for Health and Society
Milwaukee, Wisconsin
A Criança com Doença ou Lesão Aguda

David A. Levine, MD
Professor
Department of Pediatrics
Chief, Division of Pre-doctoral Education
Morehouse School of Medicine
Atlanta, Georgia
Crescimento e Desenvolvimento

Paul A. Levy, MD, FACMG
Assistant Professor
Departments of Pediatrics and Pathology
Albert Einstein College of Medicine of Yeshiva University
Attending Geneticist
Children's Hospital at Montefiore
Bronx, New York
Genética Humana e Dismorfologia

Yi Hui Liu, MD, MPH
Assistant Professor
Department of Pediatrics
University of California, San Diego
La Jolla, California
Transtornos Comportamentais

John D. Mahan, MD
Professor, Department of Pediatrics
Program Director, Pediatric Residency Program
Program Director, Pediatric Nephrology Fellowship Program
Vice-Chair for Education
The Ohio State University College of Medicine
Nationwide Children's Hospital
Columbus, Ohio
Nefrologia e Urologia

Robert W. Marion, MD
Professor
Department of Pediatrics
Department of Obstetrics and Gynecology and Women's
    Health
Ruth L. Gottesman Chair in Developmental Pediatrics
Chief, Section of Child Development
Chief, Section of Genetics
Department of Pediatrics
Albert Einstein College of Medicine of Yeshiva University
Bronx, New York
Genética Humana e Dismorfologia

Maria L. Marquez, MD
Associate Professor
Department of Pediatrics
Georgetown University School of Medicine
Director, Medical Student Education
Georgetown University Hospital
Washington, DC
Nutrição Pediátrica e Distúrbios Nutricionais

Susan G. Marshall, MD
Professor
Department of Pediatrics
University of Washington School of Medicine
Attending Physician
Pulmonary Division
Seattle Children's Hospital
Seattle, Washington
O Sistema Respiratório

Thomas W. McLean, MD
Associate Professor
Department of Pediatrics
Wake Forest University Baptist Medical Center
Winston-Salem, North Carolina
Oncologia

Thida Ong, MD
Assistant Professor
Department of Pediatrics
University of Washington School of Medicine
Attending Physician
Pulmonary Division
Seattle Children's Hospital
Seattle, Washington
O Sistema Respiratório

Julie A. Panepinto, MD, MSPH
Professor
Department of Pediatrics
Medical College of Wisconsin
Division of Pediatric Hematology
The Children's Research Institute of the Children's Hospital
 of Wisconsin
Milwaukee, Wisconsin
Hematologia

Hiren P. Patel, MD
Clinical Associate Professor
Department of Pediatrics
The Ohio State University College of Medicine
Chief, Section of Nephrology
Medical Director, Renal Dialysis Unit
Nationwide Children's Hospital
Columbus, Ohio
Nefrologia e Urologia

Rowena C. Punzalan, MD
Assistant Professor
Department of Pediatrics
Medical College of Wisconsin
Division of Pediatric Hematology
The Children's Research Institute of the Children's Hospital
 of Wisconsin
Milwaukee, Wisconsin
Hematologia

Russell Scheffer, MD
Chair and Professor
Department of Psychiatry and Behavioral Sciences
Professor
Department of Pediatrics
University of Kansas School of Medicine–Wichita
Wichita, Kansas
Transtornos Psiquiátricos

Jocelyn Huang Schiller, MD
Clinical Assistant Professor
Department of Pediatrics
University of Michigan Medical School
Division of Pediatric Neurology
C.S. Mott Children's Hospital
Ann Arbor, Michigan
Neurologia

Daniel S. Schneider, MD
Associate Professor
Department of Pediatrics
University of Virginia School of Medicine
Charlottesville, Virginia
O Sistema Cardiovascular

J. Paul Scott, MD
Professor
Department of Pediatrics
Medical College of Wisconsin
Medical Director, Wisconsin Sickle Cell Center
The Children's Research Institute of the Children's Hospital
 of Wisconsin
Milwaukee, Wisconsin
Hematologia

Renée A. Shellhaas, MD, MS
Clinical Assistant Professor
Department of Pediatrics
University of Michigan Medical School
Division of Pediatric Neurology
C.S. Mott Children's Hospital
Ann Arbor, Michigan
Neurologia

Benjamin S. Siegel, MD
Director, Medical Student Education in Pediatrics
Professor
Department of Pediatrics
Boston University School of Medicine
Boston, Massachusetts
A Profissão de Pediatra

Paola A. Palma Sisto, MD
Associate Professor
Department of Pediatrics
University of Connecticut School of Medicine
Director, Endocrinology Program
Division of Pediatric Endocrinology
Connecticut Children's Medical Center
Hartford, Connecticut
Endocrinologia

Sherilyn Smith, MD
Professor of Pediatrics
Fellowship Director, Pediatric Infectious Disease
University of Washington School of Medicine
Associate Clerkship Director
Seattle Children's Hospital
Seattle, Washington
Doenças Infecciosas

Amanda Striegl, MD, MS
Assistant Professor
Department of Pediatrics
University of Washington School of Medicine
Attending Physician
Pulmonary Division
Seattle Children's Hospital
Seattle, Washington
O Sistema Respiratório

J. Channing Tassone, MD
Associate Professor
Departments of Orthopedic Surgery and Pediatrics
Medical College of Wisconsin
Division of Pediatric Orthopedic Surgery
Children's Hospital of Wisconsin
Milwaukee, Wisconsin
Ortopedia

Aveekshit Tripathi, MD
Senior Psychiatry Resident
Department of Psychiatry and Behavioral Sciences
University of Kansas School of Medicine–Wichita
Wichita, Kansas
Transtornos Psiquiátricos

James W. Verbsky, MD, PhD
Assistant Professor
Department of Pediatrics
Department of Microbiology and Molecular Genetics
Division of Pediatric Rheumatology
Medical College of Wisconsin
Children's Hospital of Wisconsin
Milwaukee, Wisconsin
Imunologia

Kevin D. Walter, MD, FAAP
Assistant Professor
Departments of Orthopedic Surgery and Pediatrics
Medical College of Wisconsin
Program Director, Primary Care Sports Medicine
Children's Hospital of Wisconsin
Milwaukee, Wisconsin
Ortopedia

Marcia M. Wofford, MD
Associate Professor
Department of Pediatrics
Wake Forest University Baptist Medical Center
Winston-Salem, North Carolina
Oncologia

Prefácio

A medicina e a tecnologia simplesmente não param! Os incríveis avanços de que nós ouvimos falar, assim como nossos colegas cientistas, delineiam a fisiopatologia e os mecanismos de doenças e devem, por fim, ser traduzidos para o atendimento diário aos nossos pacientes. Como editores e autores deste livro, temos o objetivo de não fornecer somente o conhecimento clássico, fundamental, que usamos todos os dias, mas também incluir esses progressos em um texto legível e conciso para estudantes de medicina e residentes.

Esta nova edição foi atualizada com as evoluções que ocorreram desde a última edição. Mais uma vez, convidamos nossos colegas diretores de estágios para escreverem muitas das seções, permitindo que o leitor obtenha o conhecimento e as habilidades necessárias para ter sucesso tanto no atendimento de pacientes como no preparo para o estágio ou os exames em serviço.

Nós estamos honrados em fazer parte da jornada de milhares de alunos que transitam na pediatria, assim como daqueles que se tornarão novos prestadores de atendimento médico nos próximos anos.

Karen J. Marcdante, MD
Robert M. Kliegman, MD

Agradecimentos

Os editores não poderiam ter publicado esta edição sem a assistência e atenção aos detalhes de James Merritt e Jennifer Shreiner. Nós também não poderíamos ter feito isso sem Carolyn Redman, cuja prontidão, organização e supervisão do processo nos ajudaram a criar esta nova edição.

Sumário

SEÇÃO 1

A Profissão de Pediatra 1
Karen J. Marcdante e Benjamin S. Siegel

- Capítulo 1   POPULAÇÃO E CULTURA: OS CUIDADOS DA CRIANÇA NA SOCIEDADE 1
- Capítulo 2   PROFISSIONALISMO 4
- Capítulo 3   ÉTICA E QUESTÕES LEGAIS 5
- Capítulo 4   CUIDADOS PALIATIVOS E QUESTÕES SOBRE O FIM DA VIDA 7

SEÇÃO 2

Crescimento e Desenvolvimento 10
David A. Levine

- Capítulo 5   CRESCIMENTO NORMAL 10
- Capítulo 6   DISTÚRBIOS DO CRESCIMENTO 12
- Capítulo 7   DESENVOLVIMENTO NORMAL 13
- Capítulo 8   DISTÚRBIOS DO DESENVOLVIMENTO 15
- Capítulo 9   CONSULTAS DE SUPERVISÃO DA SAÚDE 20
- Capítulo 10   AVALIAÇÃO DA CRIANÇA COM NECESSIDADES ESPECIAIS 26

SEÇÃO 3

Transtornos Comportamentais 37
Sheila Gahagan, Yi Hui Liu e Scott J. Brown

- Capítulo 11   CHORO E CÓLICA 37
- Capítulo 12   ATAQUES DE BIRRA 39
- Capítulo 13   TRANSTORNO DE DÉFICIT DE ATENÇÃO/HIPERATIVIDADE 41
- Capítulo 14   CONTROLE DE ELIMINAÇÃO 43
- Capítulo 15   SONO NORMAL E TRANSTORNOS PEDIÁTRICOS DO SONO 47

SEÇÃO 4

Transtornos Psiquiátricos 51
Russell Scheffer e Aveekshit Tripathi

- Capítulo 16   TRANSTORNOS SOMATOFORMES, TRANSTORNOS FACTÍCIOS E SIMULAÇÃO 51
- Capítulo 17   ANSIEDADE E FOBIAS 55
- Capítulo 18   DEPRESSÃO E TRANSTORNO BIPOLAR 59
- Capítulo 19   TRANSTORNO OBSESSIVO-COMPULSIVO 62
- Capítulo 20   TRANSTORNO DE DESENVOLVIMENTO PERVASIVO E PSICOSES 63

SEÇÃO 5

Questões Psicossociais 67
Cindy W. Christian e Nathan J. Blum

- Capítulo 21   FALÊNCIA DO CRESCIMENTO NORMAL 67
- Capítulo 22   ABUSO E NEGLIGÊNCIA INFANTIL 70
- Capítulo 23   HOMOSSEXUALIDADE E IDENTIDADE DE GÊNERO 75
- Capítulo 24   ESTRUTURA E FUNÇÃO FAMILIAR 76
- Capítulo 25   VIOLÊNCIA 79
- Capítulo 26   DIVÓRCIO, SEPARAÇÃO E LUTO 82

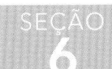

Nutrição Pediátrica e Distúrbios Nutricionais 86
April O. Buchanan e Maria L. Marquez

Capítulo 27 DIETA DO LACTENTE NORMAL 86

Capítulo 28 DIETA DA CRIANÇA E DO ADOLESCENTE NORMAIS 89

Capítulo 29 OBESIDADE 90

Capítulo 30 DESNUTRIÇÃO PEDIÁTRICA 93

Capítulo 31 DEFICIÊNCIAS DE VITAMINAS E DE MINERAIS 96

Fluidos e Eletrólitos 106
Larry A. Greenbaum e Raed Bou-Matar

Capítulo 32 TERAPIA DE MANUTENÇÃO HÍDRICA 106

Capítulo 33 DESIDRATAÇÃO E TERAPIA DE REPOSIÇÃO HÍDRICA 107

Capítulo 34 NUTRIÇÃO PARENTERAL 111

Capítulo 35 DISTÚRBIOS DA HOMEOSTASE DO SÓDIO 112

Capítulo 36 DISTÚRBIOS DA HOMEOSTASE DO POTÁSSIO 116

Capítulo 37 DISTÚRBIOS DO EQUILÍBRIO ACIDOBÁSICO 119

A Criança com Doença ou Lesão Aguda 124
K. Jane Lee

Capítulo 38 AVALIAÇÃO E RESSUSCITAÇÃO 124

Capítulo 39 INSUFICIÊNCIA RESPIRATÓRIA 128

Capítulo 40 CHOQUE 129

Capítulo 41 PREVENÇÃO DE LESÃO 133

Capítulo 42 TRAUMA MAIOR 133

Capítulo 43 AFOGAMENTO 136

Capítulo 44 QUEIMADURAS 137

Capítulo 45 INTOXICAÇÃO 139

Capítulo 46 SEDAÇÃO E ANALGESIA 144

Genética Humana e Dismorfologia 146
Paul A. Levy e Robert W. Marion

Capítulo 47 PADRÕES DE HERANÇA 146

Capítulo 48 AVALIAÇÃO GENÉTICA 154

Capítulo 49 DISTÚRBIOS CROMOSSÔMICOS 156

Capítulo 50 A ABORDAGEM PARA A CRIANÇA DISMÓRFICA 160

Distúrbios Metabólicos 164
David Dimmock

Capítulo 51 AVALIAÇÃO METABÓLICA 164

Capítulo 52 DISTÚRBIOS DOS CARBOIDRATOS 172

Capítulo 53 DISTÚRBIOS DOS AMINOÁCIDOS 174

Capítulo 54 DISTÚRBIOS DOS ÁCIDOS ORGÂNICOS 177

Capítulo 55 DISTÚRBIOS DO METABOLISMO DAS GORDURAS 179

Capítulo 56 DISTÚRBIOS LISOSSOMAIS E PEROXISSOMAIS 180

Capítulo 57 DISTÚRBIOS MITOCONDRIAIS 183

Medicina Fetal e Neonatal 186
Clarence W. Gowen, Jr.

Capítulo 58 AVALIAÇÃO DA MÃE, DO FETO E DO RECÉM-NASCIDO 186

Capítulo 59 DOENÇAS MATERNAS QUE ACOMETEM O RECÉM-NASCIDO 204

Capítulo 60	DOENÇAS DO FETO 208	Capítulo 78	ASMA 273
Capítulo 61	DOENÇAS RESPIRATÓRIAS DO RECÉM-NASCIDO 209	Capítulo 79	RINITE ALÉRGICA 282
Capítulo 62	ANEMIA E HIPERBILIRRUBINEMIA 216	Capítulo 80	DERMATITE ATÓPICA 285
Capítulo 63	ENTEROCOLITE NECROTIZANTE 223	Capítulo 81	URTICÁRIA, ANGIOEDEMA E ANAFILAXIA 288
Capítulo 64	ENCEFALOPATIA HIPÓXICO-ISQUÊMICA, HEMORRAGIA INTRACRANIANA E CONVULSÕES 224	Capítulo 82	DOENÇA DO SORO 292
Capítulo 65	SEPSE E MENINGITE 227	Capítulo 83	ALERGIAS A INSETOS 293
Capítulo 66	INFECÇÕES CONGÊNITAS 229	Capítulo 84	REAÇÕES ADVERSAS A ALIMENTOS 294
		Capítulo 85	REAÇÕES ADVERSAS A MEDICAMENTOS 296

SEÇÃO 12

Medicina do Adolescente 234
Kim Blake e Lisa M. Allen

Capítulo 67	VISÃO GERAL E AVALIAÇÃO DOS ADOLESCENTES 234
Capítulo 68	CUIDADOS COM O ADOLESCENTE SAUDÁVEL 240
Capítulo 69	GINECOLOGIA NA ADOLESCÊNCIA 242
Capítulo 70	TRANSTORNOS ALIMENTARES 248
Capítulo 71	USO ABUSIVO DE SUBSTÂNCIAS 250

SEÇÃO 15

Doenças Reumáticas da Infância 299
Hilary M. Haftel

Capítulo 86	AVALIAÇÃO 299
Capítulo 87	PÚRPURA DE HENOCH-SCHÖNLEIN 301
Capítulo 88	DOENÇA DE KAWASAKI 303
Capítulo 89	ARTRITE IDIOPÁTICA JUVENIL 305
Capítulo 90	LÚPUS ERITEMATOSO SISTÊMICO 309
Capítulo 91	DERMATOMIOSITE JUVENIL 311
Capítulo 92	SÍNDROMES DOLOROSAS MUSCULOESQUELÉTICAS 312

SEÇÃO 13

Imunologia 252
James W. Verbsky

Capítulo 72	AVALIAÇÃO 252
Capítulo 73	DISTÚRBIOS DE LINFÓCITOS 256
Capítulo 74	DISTÚRBIOS EM NEUTRÓFILOS 263
Capítulo 75	SISTEMA COMPLEMENTO 266
Capítulo 76	TRANSPLANTE DE CÉLULAS-TRONCO HEMATOPOIÉTICAS 269

SEÇÃO 16

Doenças Infecciosas 315
Matthew P. Kronman e Sherilyn Smith

Capítulo 93	AVALIAÇÃO 315
Capítulo 94	IMUNIZAÇÃO E PROFILAXIA 317
Capítulo 95	TERAPIA ANTIMICROBIANA 323
Capítulo 96	FEBRE SEM FOCO DETERMINADO 324
Capítulo 97	INFECÇÕES CARACTERIZADAS POR FEBRE E ERUPÇÃO CUTÂNEA/EXANTEMA 329
Capítulo 98	INFECÇÕES CUTÂNEAS 335
Capítulo 99	LINFADENOPATIA 338
Capítulo 100	MENINGITE 342

SEÇÃO 14

Alergia 271
Asriani M. Chiu

Capítulo 77	AVALIAÇÃO 271

Capítulo 101	ENCEFALITE 344		Capítulo 128	ESÔFAGO E ESTÔMAGO 430
Capítulo 102	RESFRIADO COMUM 346		Capítulo 129	TRATO INTESTINAL 437
Capítulo 103	FARINGITE 347		Capítulo 130	DOENÇA HEPÁTICA 444
Capítulo 104	SINUSITE 350		Capítulo 131	DOENÇA PANCREÁTICA 450
Capítulo 105	OTITE MÉDIA 351		Capítulo 132	PERITONITE 453
Capítulo 106	OTITE EXTERNA 353			
Capítulo 107	CRUPE (LARINGOTRAQUEOBRONQUITE) 354			

SEÇÃO 18

O Sistema Respiratório 455
Thaida Ong, Amanda Striegl e Susan G. Marshall

Capítulo 108	COQUELUCHE 356
Capítulo 109	BRONQUIOLITE 357
Capítulo 110	PNEUMONIA 358
Capítulo 111	ENDOCARDITE INFECCIOSA 364
Capítulo 112	GASTROENTERITE INFECCIOSA 366
Capítulo 113	HEPATITE VIRAL 369
Capítulo 114	INFECÇÃO DO TRATO URINÁRIO 372
Capítulo 115	VULVOVAGINITE 374
Capítulo 116	DOENÇAS SEXUALMENTE TRANSMISSÍVEIS 376
Capítulo 117	OSTEOMIELITE 381
Capítulo 118	ARTRITE SÉPTICA 384
Capítulo 119	INFECÇÕES OCULARES 386
Capítulo 120	INFECÇÃO EM INDIVÍDUOS IMUNODEPRIMIDOS 390
Capítulo 121	INFECÇÕES ASSOCIADAS A DISPOSITIVOS MÉDICOS 394
Capítulo 122	ZOONOSES 396
Capítulo 123	DOENÇAS PARASITÁRIAS 402
Capítulo 124	TUBERCULOSE 407
Capítulo 125	HIV E AIDS 412

Capítulo 133	AVALIAÇÃO DO SISTEMA RESPIRATÓRIO 455
Capítulo 134	CONTROLE DA RESPIRAÇÃO 461
Capítulo 135	OBSTRUÇÃO DAS VIAS AÉREAS SUPERIORES 464
Capítulo 136	DOENÇAS DAS VIAS AÉREAS INFERIORES, DO PARÊNQUIMA PULMONAR E DA VASCULATURA PULMONAR 469
Capítulo 137	FIBROSE CÍSTICA 475
Capítulo 138	PAREDE TORÁCICA E PLEURA 478

SEÇÃO 19

O Sistema Cardiovascular 481
Daniel S. Schneider

Capítulo 139	AVALIAÇÃO DO SISTEMA CARDIOVASCULAR 481
Capítulo 140	SÍNCOPE 486
Capítulo 141	DOR TORÁCICA 487
Capítulo 142	ARRITMIAS 488
Capítulo 143	CARDIOPATIA CONGÊNITA ACIANÓTICA 491
Capítulo 144	CARDIOPATIA CONGÊNITA CIANÓTICA 495
Capítulo 145	INSUFICIÊNCIA CARDÍACA 499
Capítulo 146	FEBRE REUMÁTICA 501
Capítulo 147	MIOCARDIOPATIAS 502

SEÇÃO 17

O Sistema Digestório 417
Warren P. Bishop e Dawn R. Ebach

Capítulo 126	AVALIAÇÃO 417
Capítulo 127	CAVIDADE ORAL 429

Capítulo 148 PERICARDITE 504

SEÇÃO 20

Hematologia 506
Julie A. Panepinto, Rowena C. Punzalan e J. Paul Scott

Capítulo 149 AVALIAÇÃO HEMATOLÓGICA 506
Capítulo 150 ANEMIA 509
Capítulo 151 DISTÚRBIOS DA HEMOSTASIA 523
Capítulo 152 TERAPIA TRANSFUSIONAL 532

SEÇÃO 21

Oncologia 534
Thomas W. McLean e Marcia M. Wofford

Capítulo 153 AVALIAÇÃO ONCOLÓGICA 534
Capítulo 154 PRINCÍPIOS DO TRATAMENTO DO CÂNCER 538
Capítulo 155 LEUCEMIAS 542
Capítulo 156 LINFOMA 544
Capítulo 157 TUMORES DO SISTEMA NERVOSO CENTRAL 546
Capítulo 158 NEUROBLASTOMA 548
Capítulo 159 TUMOR DE WILMS 550
Capítulo 160 SARCOMAS 551

SEÇÃO 22

Nefrologia e Urologia 553
John D. Mahan e Hiren P. Patel

Capítulo 161 AVALIAÇÃO NEFROLÓGICA E UROLÓGICA 553
Capítulo 162 SÍNDROME NEFRÓTICA E PROTEINÚRIA 556
Capítulo 163 GLOMERULONEFRITE E HEMATÚRIA 558
Capítulo 164 SÍNDROME HEMOLÍTICO-URÊMICA 560
Capítulo 165 INSUFICIÊNCIA RENAL AGUDA E CRÔNICA 561
Capítulo 166 HIPERTENSÃO 563
Capítulo 167 REFLUXO VESICO-URETERAL 564
Capítulo 168 ANORMALIDADES CONGÊNITAS E DO DESENVOLVIMENTO DO TRATO URINÁRIO 565
Capítulo 169 OUTROS DISTÚRBIOS GENITAIS E DO TRATO URINÁRIO 567

SEÇÃO 23

Endocrinologia 570
Paola A. Palma Sisto e MaryKathleen Heneghan

Capítulo 170 AVALIAÇÃO ENDOCRINOLÓGICA 570
Capítulo 171 DIABETES MELITO 572
Capítulo 172 HIPOGLICEMIA 579
Capítulo 173 BAIXA ESTATURA 583
Capítulo 174 TRANSTORNOS DA PUBERDADE 589
Capítulo 175 DOENÇAS DA TIREOIDE 596
Capítulo 176 TRANSTORNOS ÓSSEOS DA PARATIREOIDE E ENDOCRINOLOGIA MINERAL 602
Capítulo 177 TRANSTORNOS DO DESENVOLVIMENTO SEXUAL 604
Capítulo 178 DISFUNÇÃO DA GLÂNDULA SUPRARRENAL 607

SEÇÃO 24

Neurologia 612
Jocelyn Huang Schiller e Renée A. Shellhaas

Capítulo 179 AVALIAÇÃO NEUROLÓGICA 612
Capítulo 180 CEFALEIA E MIGRÂNEA 616
Capítulo 181 CRISES EPILÉPTICAS (TRANSTORNOS PAROXÍSTICOS) 618
Capítulo 182 FRAQUEZA E HIPOTONIA 623
Capítulo 183 ATAXIA E TRANSTORNOS DO MOVIMENTO 631
Capítulo 184 ALTERAÇÃO DO ESTADO

		MENTAL 634
Capítulo	185	TRANSTORNOS NEURODEGENERATIVOS 642
Capítulo	186	TRANSTORNOS NEUROCUTÂNEOS 645
Capítulo	187	MALFORMAÇÕES CONGÊNITAS DO SISTEMA NERVOSO CENTRAL 647

SEÇÃO 25

Dermatologia 650
Yvonne E. Chiu

Capítulo	188	AVALIAÇÃO 650
Capítulo	189	ACNE 652
Capítulo	190	DERMATITE ATÓPICA 653
Capítulo	191	DERMATITE DE CONTATO 656
Capítulo	192	DERMATITE SEBORREICA 657
Capítulo	193	LESÕES PIGMENTADAS 659
Capítulo	194	ANOMALIAS VASCULARES 661
Capítulo	195	ERITEMA MULTIFORME, SÍNDROME DE STEVENS-JOHNSON E NECRÓLISE EPIDÉRMICA TÓXICA 662
Capítulo	196	INFESTAÇÕES CUTÂNEAS 664

SEÇÃO 26

Ortopedia 667
Kevin D. Walter e J. Channing Tassone

Capítulo	197	AVALIAÇÃO ORTOPÉDICA 667
Capítulo	198	FRATURAS 670
Capítulo	199	QUADRIL 672
Capítulo	200	MEMBRO INFERIOR E JOELHO 676
Capítulo	201	PÉ 681
Capítulo	202	COLUNA 684
Capítulo	203	MEMBROS SUPERIORES 691
Capítulo	204	TUMORES ÓSSEOS BENIGNOS E LESÕES CÍSTICAS 693

SEÇÃO 1

A Profissão de Pediatra

Karen J. Marcdante e Benjamim S. Siegel

Capítulo 1

POPULAÇÃO E CULTURA: OS CUIDADOS DA CRIANÇA NA SOCIEDADE

Os profissionais de saúde precisam avaliar as interações entre as condições clínicas e as influências sociais, econômicas e ambientais associadas à prestação do cuidado pediátrico. Novas tecnologias e novos tratamentos ajudam a melhorar a morbidade, mortalidade e a qualidade de vida das crianças e suas famílias, mas os custos podem agravar as disparidades nos cuidados médicos. O desafio para os pediatras é a prestação de cuidados socialmente justos; a integração de questões psicossociais, culturais e éticas à prática; e a garantia de que os cuidados de saúde estão disponíveis para todas as crianças.

DESAFIOS ATUAIS

Muitos desafios afetam os desfechos de saúde das crianças. Esses incluem acesso aos cuidados de saúde; disparidades de saúde; suporte a sua vida social, cognitiva e emocional no contexto das famílias e comunidades; e a abordagem a fatores ambientais, especialmente a pobreza. As primeiras experiências e o estresse ambiental interagem com a predisposição genética de cada criança e, finalmente, podem levar ao desenvolvimento de doenças observadas na idade adulta. Assim, os pediatras têm a oportunidade única de abordar não só doenças agudas e crônicas, mas também as questões mencionadas anteriormente e os estressores tóxicos para promover o bem-estar e a manutenção da saúde nas crianças.

Muitos avanços científicos têm um impacto sobre o crescente papel dos pediatras. Incorporar o uso das mais recentes tecnologias genéticas possibilita o diagnóstico de doenças no nível molecular, auxilia na seleção de medicamentos e terapias e fornece informações sobre o prognóstico de algumas doenças. O diagnóstico pré-natal e a triagem do recém-nascido melhoram a precisão do diagnóstico precoce de uma variedade de condições, possibilitando o tratamento mais precoce, mesmo quando a cura não é possível. A ressonância magnética funcional possibilita uma maior compreensão de problemas psiquiátricos e neurológicos, como a dislexia e o déficit de atenção/hiperatividade.

Os desafios persistem com o aumento da incidência e prevalência de doenças crônicas nas últimas décadas. A doença crônica é hoje a causa mais comum de internação hospitalar entre crianças (excluindo traumatismos e internações de recém-nascidos). Do ensino fundamental em diante, a doença mental é a principal razão, não relacionada com o parto, de internação entre crianças. Os pediatras também devem abordar a crescente preocupação sobre toxinas ambientais e a prevalência de abuso físico, emocional e sexual, bem como a violência. Desde 11 de setembro de 2001, a destruição do World Trade Center na cidade de Nova York, o medo do terrorismo nos Estados Unidos tem aumentado o nível de ansiedade para muitas famílias e crianças.

Para enfrentar esses desafios contínuos, os pediatras devem trabalhar como parte de uma equipe de saúde. Muitos pediatras já trabalham de maneira colaborativa com psiquiatras, psicólogos, enfermeiros e assistentes sociais. A composição da equipe pode mudar, dependendo da localização e das necessidades do paciente. Embora a saúde escolar e as clínicas de saúde em escolas tenham melhorado o acesso e os desfechos para muitas doenças comuns da infância e adolescência, a escassez de pediatras gerais disponíveis e médicos da família têm levado ao desenvolvimento de instalações médicas de conveniência em farmácias e lojas de varejo em alguns países.

Os antecedentes da infância nas condições de saúde do adulto, tais como alcoolismo, depressão, obesidade, hipertensão e hiperlipidemias, estão sendo cada vez mais reconhecidos. O estado de saúde materno pode afetar o feto. Os lactentes de tamanho menor e relativamente baixo peso ao nascimento, devido a desnutrição materna, apresentam taxas aumentadas de doença cardíaca coronariana, acidente vascular encefálico, diabetes melito tipo 2, obesidade, síndrome metabólica e osteoporose mais tarde na vida. Devido à melhora dos cuidados neonatais, uma maior percentagem de prematuros, lactentes de baixo peso ao nascimento ou muito baixo peso ao nascimento sobrevivem, aumentando o número de crianças com condições clínicas crônicas e atrasos do desenvolvimento com implicações ao longo da vida.

SITUAÇÃO DOS CUIDADOS DE SAÚDE PARA CRIANÇAS NOS ESTADOS UNIDOS

Desafios complexos de saúde, econômicos e psicossociais influenciam grandemente os desfechos de bem-estar e de saúde das crianças. Os relatórios nacionais americanos dos Centers for Disease Control and Prevention (CDC) (p. ex., http://www.cdc.gov/nchs/data/hus/hus11.pdf#102) fornecem informações sobre muitas dessas questões. Algumas das questões importantes incluem o seguinte:

- **Cobertura de seguro de saúde.** Em 2010, mais de 8 milhões de crianças nos Estados Unidos não tinham cobertura de seguro de saúde. Além disso, 10 a 20 milhões eram subsegurados. Muitas crianças, apesar de terem seguros do setor público, não recebiam as imunizações recomendadas. Embora o Medicaid e o State Children's Health Insurance Program cobrissem mais de 42 milhões de crianças em 2010, que de outra maneira não teriam acesso aos cuidados de saúde, mais de um milhão de crianças norte-americanas são

incapazes de conseguir cuidados médicos necessários porque suas famílias não podem pagar.
- **Assistência pré-natal e perinatal**. Cerca de 10 a 25% das mulheres não recebem assistência pré-natal durante o primeiro trimestre. Além disso, uma porcentagem significativa de mulheres continua fumando, usando drogas ilícitas e consumindo álcool durante a gravidez.
- **Nascimentos prematuros**. A incidência de partos pré-termo (<37 semanas) atingiu o pico em 2006 e depois caiu lentamente (11,99% em 2010). No entanto, as taxas de 2010 de lactentes de baixo peso ao nascimento (≤2.500 g [8,15% de todos os nascimentos]) e muito baixo peso (≤1.500 g [1,45% de todos os nascimentos]) estão essencialmente inalteradas desde 2006.
- **Taxa de natalidade em adolescentes**. A taxa de natalidade nacional entre adolescentes tem caído desde 1990, atingindo seu nível mais baixo (34,2 por mil) para adolescentes de 15 a 19 anos em 2010.
- **Abortos de adolescentes**. Em 2009, cerca de 800.000 bortos foram notificados aos CDCs, com um declínio contínuo ao longo da última década. Adolescentes de 15 a 19 anos representaram 15,5% dos abortos. Cerca de 60% de adolescentes sexualmente ativas relatam o uso eficaz de contracepção.
- **Mortalidade infantil**. Embora as taxas de mortalidade infantil tenham diminuído desde 1960, a disparidade entre os grupos étnicos persiste. Em 2011, a taxa global de mortalidade infantil foi de 6,05 por mil nascidos vivos, com uma taxa por 1.000 de nascimentos vivos de 5,05 para brancos não hispânicos, 5,27 para brancos hispânicos e 11,42 para crianças negras. Em 2008, os Estados Unidos ficaram em 31º lugar em mortalidade infantil. Existem variações acentuadas na mortalidade infantil por estado, com as maiores taxas de mortalidade nas regiões Sul e Centro-Oeste.
- **Iniciação e manutenção do aleitamento materno**. Cerca de 77% das mulheres iniciam a amamentação após o nascimento de seus bebês. As taxas de aleitamento materno variam de acordo com a etnia (taxas mais altas em mães brancas não hispânicas e hispânicas) e escolaridade (mais alta em mulheres com um grau de bacharel ou superior). Apenas 47% das mulheres continuam o aleitamento materno por seis meses, com cerca de 25% continuando até os 12 meses.
- **Causa de morte em crianças norte-americanas**. As causas gerais de morte em todas as crianças (1 a 24 anos) nos Estados Unidos em 2010, por ordem de frequência, foram acidentes (lesões não intencionais), agressões (homicídios), suicídio, neoplasias malignas e malformações congênitas (Tabela 1-1). Houve uma ligeira melhora na taxa de morte por todas as causas.
- **Internações hospitalares de crianças e adolescentes**. Em 2010, 2,4% das crianças foram internadas em um hospital pelo menos uma vez. As doenças respiratórias (asma, pneumonia e bronquite/bronquiolite) e as lesões externas são as causas de mais de 28% de hospitalizações em crianças com menos de 18 anos. A doença mental é a causa mais comum de internações para crianças de 13 a 17 anos.
- **Desafios significativos de saúde dos adolescentes: uso e uso abusivo de substâncias**. Há uso e uso abusivo considerável de substâncias entre os alunos do ensino médio nos Estados Unidos. Cerca de 46% dos alunos de ensino médio afirmaram ter experimentado cigarros em 2009. Em 2011, quase 71% dos estudantes do ensino médio relataram ter bebido pelo menos uma dose de bebida; 21,9% admitiram

Tabela 1-1	Causas de Morte Conforme a Idade nos Estados Unidos, 2005
FAIXA ETÁRIA (ANOS)	**CAUSAS DE MORTE EM ORDEM DE FREQUÊNCIA**
1-4	Lesões não intencionais (acidentes) Malformações congênitas, deformações e anormalidades cromossômicas. Homicídio Neoplasias malignas Doenças do coração
5-14	Lesões não intencionais (acidentes) Neoplasias malignas Malformações congênitas, deformações e anormalidades cromossômicas. Homicídio Doenças do coração
15-24	Lesões não intencionais (acidentes) Homicídio Suicídio Neoplasias malignas Doenças do coração

Fonte: Centers for Disease Control and Prevention: Health, United States, 2011:With special feature on socioeconomic status and health (website). http://www.cdc.gov/nchs/data/hus/hus11.pdf#102.

mais de cinco doses em um dia no mês anterior e 8,2% admitiram dirigir depois de beber. Quase 40% dos estudantes do ensino médio experimentaram maconha; 11,4%, inalantes; 6,8%, cocaína; 3,8%, metanfetamina; 2,9%, heroína; e 2%, injetáveis.
- **As crianças em orfanato**. Atualmente, existem cerca de 400.000 crianças no sistema de assistência social. Aproximadamente 25.000 entre essas crianças deixam o sistema de bem-estar infantil a cada ano. Daquelas que saem, 25 a 50% tornam-se sem teto e/ou desempregadas e não irão terminar o ensino médio. Essas crianças têm uma alta incidência de problemas de saúde mental, uso abusivo de substâncias e gravidez precoce para as mulheres, com uma maior probabilidade de ter um bebê de baixo peso ao nascimento.

OUTROS PROBLEMAS DE SAÚDE QUE AFETAM CRIANÇAS NOS ESTADOS UNIDOS

- **Obesidade**. A prevalência da obesidade continua a aumentar. A prevalência de crianças de 6 a 19 anos com **sobrepeso** aumentou mais de quatro vezes, de 4% em 1965 para mais de 18% em 2010. Atualmente, estima-se que 32% das crianças de 2 a 19 anos estão acima do peso ou obesas. Uma estimativa de 300 mil mortes por ano, e pelo menos 147 bilhões de dólares em gastos com cuidados de saúde, esta associada a 68% dos norte-americanos que estão com sobrepeso ou obesos.
- **Estilo de vida sedentário**. Entre 6 e 11 anos, 62% não se envolvem em quantidades recomendadas de atividade física moderada ou vigorosa. Quase 40% gastam mais de 2 horas de tempo em frente de uma tela (televisão/vídeos) nos dias letivos.
- **Acidentes e lesões por veículos motorizados**. Em 2009, 1.314 crianças até 14 anos de idade morreram em colisões de veículos automotores e 179.000 ficaram feridas. Outras causas de lesões infantis incluíram afogamento, abuso infantil e intoxicações. O custo estimado de todas as lesões infantis não intencionais é de quase 300 bilhões de dólares por ano nos Estados Unidos.

- **Maus tratos à criança.** Embora tenha havido um lento declínio da prevalência de maus tratos à criança, houve mais de 760 mil casos relatados de abuso em 2009. A maioria (71%) das crianças era negligenciada; 16% sofreram abuso físico e quase 9% foram vítimas de abuso sexual.
- **Estresse social e econômico atual na população dos Estados Unidos.** Existem tensões sociais consideráveis que afetam a saúde física e mental das crianças, incluindo o aumento do desemprego associado a desaceleração econômica, crise financeira e desassossego político. Milhões de famílias perderam suas casas ou estão em risco de perder suas casas após calote nos pagamentos das hipotecas.
- **Estresse tóxico na infância que leva a desafios na saúde do adulto.** A crescente compreensão da inter-relação entre estresses biológicos e estresse no desenvolvimento, exposição ambiental e o potencial genético de pacientes está nos ajudando a reconhecer os efeitos adversos de estressores tóxicos na saúde e no bem-estar. Os pediatras devem rastrear e agir sobre os fatores que promovem ou impedem o desenvolvimento precoce, para proporcionar a melhor oportunidade para a saúde de longo prazo.
- **Organização militar e crianças.** Conflitos armados atuais e instabilidade política afetaram milhões de adultos e seus filhos. Há uma estimativa de 1.500.000 militares ativos/ reservas e recrutas dos sexos masculino e feminino, pais de mais de um milhão de crianças. Estima-se que 31% das tropas que retornam de conflitos armados têm algum problema mental (alcoolismo, depressão e transtorno de estresse pós-traumático) ou relatam ter sofrido traumatismo cranioencefálico. Seus filhos são afetados por todas essas morbidades, bem como a própria intervenção militar leva a um impacto psicológico em crianças de todas as idades. Maus tratos infantis são mais prevalentes em famílias de soldados norte-americanos alistados durante a organização das forças para o combate do que em soldados não convocados.

DISPARIDADES NOS CUIDADOS DE SAÚDE PARA CRIANÇAS

As disparidades de saúde são as diferenças que permanecem depois de se considerarem as necessidades, preferências e disponibilidade de assistência médica dos pacientes. As condições sociais, desigualdade social, discriminação, estresse social, barreiras linguísticas e a pobreza são antecedentes e causas associadas de disparidades na saúde. As disparidades na mortalidade infantil referem-se à falta de acesso ao cuidado pré-natal durante a gravidez e à falta de acesso e de serviços de saúde adequados para as mulheres, tais como serviços de prevenção, planejamento familiar e cuidados de saúde e de nutrição adequados, em toda a sua expectativa de vida.
- A mortalidade infantil aumenta à medida que diminui o nível de escolaridade da mãe.
- Crianças de famílias pobres têm menos probabilidade de serem imunizadas aos 4 anos de idade e menos propensão a receber atendimento odontológico.
- As taxas de internação são mais elevadas para as pessoas que vivem em áreas de baixa renda.
- Crianças de minorias étnicas e filhos de famílias pobres são menos propensas a fazerem consultas médicas no consultório médico, ou ambulatório de um hospital, e mais propensas a fazerem consultas no pronto-socorro.
- Crianças, nos Estados Unidos, com Medicaid/cobertura pública de saúde são menos propensas a estar em condições excelentes de saúde do que as crianças com seguro privado de saúde.
- O acesso aos cuidados é mais fácil para as crianças brancas e para as crianças de famílias de renda mais alta do que para as famílias de minorias e de baixa renda.

MUDANÇA DA MORBIDADE: ASPECTOS SOCIAIS/EMOCIONAIS DA PRÁTICA PEDIÁTRICA

- A **mudança da morbidade** reflete a relação entre questões ambientais, sociais, emocionais e do desenvolvimento; estado de saúde da criança; e seu desfecho. Essas observações são baseadas em interações significativas de influências **biopsicossociais** sobre a saúde e a doença, tais como problemas escolares, dificuldades de aprendizagem e problemas de atenção; transtornos de humor e ansiedade da criança; suicídio e homicídio de adolescente; armas de fogo em casa; violência escolar; efeitos da violência na mídia, obesidade e atividade sexual; e uso e uso abusivo de drogas por adolescentes.
- Atualmente estima-se que 20% a 25% das crianças tenham algum problema de saúde mental; 5% a 6% destes problemas são graves. Infelizmente, estima-se que os pediatras identifiquem apenas 50% dos problemas de saúde mental. A prevalência global de disfunção psicossocial de crianças em idade pré-escolar e escolar é de 10% e 13%, respectivamente. As crianças de famílias pobres são duas vezes mais propensas a ter problemas psicossociais do que as crianças de maior renda familiar. Em nível nacional, há falta de serviços de saúde mental adequados para as crianças.

Influências importantes na saúde das crianças, além de pobreza, incluem falta de moradia, famílias monoparentais, divórcio dos pais, violência doméstica, saída de ambos os pais a trabalho e cuidados inadequados da criança. Os desafios pediátricos relacionados incluem melhora da qualidade dos cuidados de saúde, justiça social, igualdade de acesso aos cuidados de saúde e melhora do sistema de saúde pública. Para os adolescentes, há preocupações especiais sobre sexualidade, orientação sexual, gravidez, uso e uso abusivo de substâncias, violência, depressão e suicídio.

CULTURA

A cultura é um processo ativo, dinâmico e complexo da maneira como as pessoas interagem e se comportam no mundo. A cultura engloba conceitos, crenças, valores (incluindo nutrição das crianças) e padrões de comportamento, linguagem e vestimenta atribuíveis a pessoas que dão forma a suas experiências no mundo, oferecem sentido e propósito para suas interações com os outros e fornecem sentido para suas vidas. A crescente diversidade dos Estados Unidos exige que os profissionais de saúde façam uma tentativa de entender o impacto de saúde, doença e tratamento no paciente e sua família a partir das perspectivas deles. Isso exige perguntas abertas, como: "O que o *preocupa* (interessa) mais sobre a doença do seu filho?" e "O que você *acha* que causou a doença do seu filho?" Isso pode facilitar a discussão de pensamentos e sentimentos dos pais sobre a doença e suas causas. Abordar conceitos e crenças na interação com profissionais de saúde, bem como a abordagem espiritual e religiosa da família à saúde e aos cuidados de saúde, a partir de uma perspectiva cultural, possibilitam que pediatra, paciente e família incorporem as diferenças de perspectivas, valores ou crenças ao plano de cuidados. Conflitos significativos podem surgir porque práticas religiosas ou culturais podem levar à possibilidade de abuso infantil e negligência. Nesta circunstância, a lei exige que o pediatra relate a suspeita de abuso infantil e negligência às autoridades do serviço social/conselho tutelar adequado (Cap. 22).

As práticas de medicina complementar e alternativa (MCA) constituem uma parte da perspectiva cultural ampla. As modalidades terapêuticas para MCA incluem tratamentos bioquímicos, de estilo de vida, biomecânicos e bioenergéticos, bem como a homeopatia. Estima-se que 20% a 30% de todas as crianças e 50% a 75% dos adolescentes usam MCA. Dentre as crianças com doença crônica, 30% a 70% usam terapias de MCA, especialmente para asma e fibrose cística. Apenas 30% a 60% das crianças e famílias contam para seus médicos sobre o uso de MCA. Algumas modalidades podem ser eficazes, enquanto outras podem ser ineficazes ou até mesmo perigosas.

Capítulo 2

PROFISSIONALISMO

CONCEITO DE PROFISSIONALISMO

A sociedade fornece a uma profissão recompensas econômicas, políticas e sociais. As profissões têm conhecimento especializado e o potencial de manter o monopólio sob poder e controle, permanecendo relativamente autônomas. A autonomia da profissão pode ser limitada por necessidades sociais. A profissão existe enquanto cumpre as suas responsabilidades para o bem social. Hoje as atividades de profissionais da área médica estão sujeitas a regras explícitas públicas de prestação de contas. Autoridades governamentais e outras concedem autonomia limitada às organizações profissionais e sua associação. A cidade e os departamentos do governo municipal de saúde pública estabelecem e implementam normas e regulamentos de saúde. No nível estadual, os conselhos de registro na medicina estabelecem os critérios para a obtenção e revogação das licenças médicas. Nos Estados Unidos, o governo federal regula os padrões de serviços, incluindo o Medicare, Medicaid e a Food and Drug Administration. O Department of Health and Human Services regula o comportamento do médico na condução de pesquisas com o objetivo de proteger seres humanos. A lei do Health Care Quality Improvement de 1986 autorizou o governo federal a estabelecer o National Practitioner Data Bank, que contém informações sobre os médicos (e outros profissionais de saúde) que foram disciplinados por um conselho estadual de licenciamento, sociedade profissional, hospital ou plano de saúde ou nomeados em julgamentos ou ações de negligência médica. Os hospitais são obrigados a revisar as informações neste banco de dados a cada dois anos, como parte de recredenciamento de médicos. Existem agências de acreditação para as escolas médicas, tais como o Liaison Committee on Medical Education (LCME), e de treinamento em pós-graduação, como o Accreditation Council for Graduate Medical Education (ACGME). O ACGME inclui comitês que revisam os programas de treinamento de avaliação de subespecialidades.

Historicamente as profissões mais privilegiadas têm dependido de sua legitimidade para servir o interesse público. A confiança do público nos médicos é baseada no compromisso do médico com o altruísmo. Muitas escolas de medicina incluem variações no tradicional Juramento de Hipócrates como parte das cerimônias de formatura como um reconhecimento da responsabilidade de um médico em colocar o interesse dos outros antes do próprio interesse.

O cerne do profissionalismo é incorporado ao trabalho diário de cura do médico e compreendido na relação médico–paciente. O profissionalismo inclui uma avaliação de crenças culturais e religiosas/espirituais na saúde do paciente, incorporando os valores éticos e morais da profissão e os valores morais do paciente. Infelizmente, ações inadequadas de alguns médicos praticantes, pesquisadores médicos e médicos em cargos de poder no mundo corporativo criaram uma demanda da sociedade de punir os envolvidos e têm levado à deterioração do respeito pela profissão médica.

A American Academy of Pediatrics (AAP), American Board of Pediatrics (ABP), American Board of Internal Medicine, o LCME, o Medical School Objectives Project da Association of American Medical Colleges e o Projeto de Desfecho da ACGME pedem atenção crescente para o profissionalismo na prática da medicina e na educação dos médicos.

PROFISSIONALISMO PARA PEDIATRAS

A ABP adotou padrões profissionais em 2000 e a AAP atualizou a declaração política e o relatório técnico sobre Profissionalismo em 2007, como segue:

- **Honestidade/integridade** é a relação consistente para os mais altos padrões de comportamento e da recusa em violar os códigos pessoais e profissionais. Manter a integridade requer consciência de situações que podem resultar em conflito de interesse ou que podem resultar em ganho pessoal à custa do melhor interesse do paciente.
- **Confiabilidade/responsabilidade** inclui a prestação de contas para os pacientes e suas famílias, para a sociedade para garantir que as necessidades do público sejam atendidas e para a profissão no sentido de garantir que os preceitos éticos da prática sejam respeitados. Inerente a esta responsabilidade está a confiabilidade em realização de tarefas atribuídas ou cumprimento de compromissos. Também deve haver uma disposição para aceitar a responsabilidade pelos erros.
- **Respeito pelos outros** é a essência do humanismo. O pediatra deve tratar todas as pessoas com respeito e considerar seu valor individual e dignidade; estar ciente das influências emocionais, pessoais, familiares e culturais no bem-estar, direitos e opções de cuidados médicos de um paciente; e respeitar a confidencialidade adequada do paciente.
- **Compaixão/empatia** é um componente crucial da prática médica. O pediatra deve ouvir com atenção, responder humanamente às preocupações dos pacientes e familiares e fornecer empatia e alívio adequados para a dor, desconforto e ansiedade como parte da prática diária.
- **Autoaperfeiçoamento** é a busca e o comprometimento com o fornecimento de cuidados de saúde de melhor qualidade através de aprendizagem e orientação ao longo da vida. O pediatra deve procurar aprender com os erros e almejar a excelência através de autoavaliação e de aceitação das críticas dos outros.
- **Autoconsciência/conhecimento de limites** inclui o reconhecimento da necessidade de orientação e supervisão, quando confrontado com responsabilidades novas ou complexas. O pediatra também deve ser

perspicaz sobre o impacto do seu comportamento sobre os outros e ciente dos limites profissionais adequados.
- **Comunicação/colaboração** é fundamental para a prestação do melhor atendimento para os pacientes. Os pediatras devem trabalhar cooperativamente e se comunicar de maneira eficaz com os pacientes e suas famílias e com todos os prestadores de cuidados de saúde envolvidos no cuidado de seus pacientes.
- **Altruísmo/defesa** refere-se à relação altruísta e à devoção ao bem-estar dos outros. É um elemento-chave do profissionalismo. O próprio interesse ou os interesses de outros não devem interferir no atendimento de pacientes e de suas famílias.

Capítulo 3
ÉTICA E QUESTÕES LEGAIS

ÉTICA NA SAÚDE
A ética do cuidado de saúde e da tomada de decisão médica depende de **valores** para determinar que tipos de decisões são melhores ou adequadas para todos. Às vezes, a tomada de decisão ética em assistência médica é uma questão de escolher a opção menos prejudicial entre muitas alternativas adversas. Na prática do dia a dia da medicina, embora todas as situações clínicas possam ter um componente ético, os principais desafios éticos não são frequentes.

O sistema legal define os padrões mínimos de comportamento exigidos dos médicos e do restante da sociedade, através de sistemas legislativos, regulamentares e judiciais. As leis existem para estabelecer ordem social e julgar disputas, não para resolver preocupações éticas. As leis dão suporte ao princípio da **confidencialidade** para os adolescentes que são competentes para decidir sobre essas questões. Usando o conceito de **confidencialidade limitada**, os pais, adolescentes e o pediatra podem todos concordar em discutir abertamente desafios graves para a saúde, como ideação suicida e gravidez. Isso reforça a meta de longo prazo de apoio à autonomia e identidade do adolescente, incentivando conversas apropriadas com os pais.

Os problemas éticos derivam de **diferenças de valores** entre pacientes, famílias e médicos sobre escolhas e opções na prestação de cuidados de saúde. Resolver essas diferenças de valores envolve vários princípios éticos importantes. **Autonomia**, que se baseia no princípio do **respeito pelas pessoas**, significa que pacientes adultos competentes podem fazer escolhas sobre cuidados de saúde que considerem ser do seu interesse, depois de terem sido devidamente informados sobre sua condição de saúde particular e os riscos e benefícios de alternativas de exames de diagnóstico e tratamentos. O **paternalismo** desafia o princípio da autonomia e envolve o médico na tomada de decisão do que é melhor para o paciente, com base em quanta informação é fornecida. O paternalismo, em determinadas circunstâncias (p. ex., quando um paciente tem uma condição clínica com risco de vida ou um transtorno psiquiátrico significativo e está ameaçando a si ou aos outros), pode ser mais apropriado do que a autonomia. O ato de ponderar os valores de autonomia e paternalismo pode desafiar o médico.

Outros princípios éticos importantes são os de **beneficência** (fazer o bem), **não maleficência** (não causar danos ou causar menor dano possível) e **justiça** (valores envolvidos na igualdade da distribuição de bens, serviços, benefícios e encargos para indivíduo, família ou sociedade). A tomada de decisão de final de vida deve abordar qualidade de vida e sofrimento na prestação de cuidados paliativos (Cap. 4).

PRINCÍPIOS ÉTICOS RELACIONADOS COM LACTENTES, CRIANÇAS E ADOLESCENTES
As crianças variam desde totalmente dependentes dos pais ou tutores para atender suas necessidades de cuidados de saúde até aquelas mais independentes. Os lactentes e as crianças pequenas não têm capacidade de tomada de decisões médicas. O paternalismo por parte dos pais e pediatras, nestas circunstâncias, é apropriado. Os adolescentes (<18 anos de idade), se competentes, têm o direito legal de tomar decisões médicas por eles mesmos. Crianças de 8 a 9 anos conseguem entender como funciona o corpo e o significado de determinados procedimentos; por volta dos 14 e 15 anos, os jovens adolescentes podem ser considerados autônomos através do processo de serem designados menores de idade maduros ou emancipados ou terem determinadas condições médicas. É ético que os pediatras envolvam as crianças no processo de tomada de decisão com informações adequadas a sua capacidade de compreender. O processo de obtenção de **parecer favorável** de uma criança é compatível com esse objetivo.

O princípio de tomada de decisão compartilhada é apropriado, mas o processo pode ser limitado devido a questões de confidencialidade na prestação de cuidados médicos. A preocupação dos pais sobre os efeitos colaterais da imunização levanta um conflito entre a necessidade de proteger e apoiar a saúde do indivíduo e do público com os direitos do indivíduo e envolve questões éticas de justiça em relação aos custos, distribuição das vacinas e responsabilidade por efeitos colaterais.

QUESTÕES LEGAIS
Todos os pacientes competentes, segundo a idade definida legalmente em cada estado (geralmente ≥18 anos), são considerados autônomos com relação às suas decisões de saúde. Para ter a capacidade de decidir, os pacientes devem atender aos seguintes requisitos:
- Compreender a natureza de intervenções médicas e procedimentos, entender os riscos e benefícios destas intervenções e ser capaz de comunicar a sua decisão.
- Raciocinar, deliberar e avaliar os riscos e benefícios usando sua compreensão sobre as implicações da decisão em seu próprio bem-estar.
- Aplicar um conjunto de valores pessoais no processo de tomada de decisão e mostrar a consciência de possíveis conflitos ou diferenças nos valores aplicados às decisões a serem tomadas.

Estes requisitos têm de ser colocados dentro do contexto de assistência médica e aplicados a cada caso com as suas características exclusivas. A maioria das crianças não é capaz de atender aos requisitos por competência e precisam de outros, geralmente um progenitor, para tomar decisões por elas. Legalmente os pais detêm o grande poder na tomada de decisões por seus filhos. Este poder é legalmente limitado quando há abuso infantil e negligência, o que desencadeia um novo processo legal para determinar os melhores interesses da criança.

É importante familiarizar-se com a lei estadual, porque esta, não a lei federal, é que determina quando um adolescente pode concordar com a assistência médica e quando os pais podem ter acesso a informações médicas confidenciais do adolescente. A Health Insurance Portability and Accountability Act (HIPAA), de 1996, que entrou em vigor em 2003, exige um padrão mínimo de proteção da confidencialidade. A lei confere menos proteção de confidencialidade aos menores do que aos adultos. É responsabilidade do pediatra informar aos menores sobre seus direitos de confidencialidade e ajudá-los a exercer esses direitos nos termos dos regulamentos da HIPAA.

Em circunstâncias especiais, adolescentes não autônomos recebem o direito legal de consentir sob a lei estadual quando eles são considerados menores maduros ou emancipados ou devido a determinadas considerações de saúde pública, como segue:

- **Menores maduros.** Alguns estados americanos reconheceram legalmente que muitos adolescentes de 14 anos ou mais podem atender aos critérios cognitivos, tendo a maturidade emocional para a competência, e podem decidir de maneira independente. A Suprema Corte Americana decidiu que menores grávidas, maduras, têm o direito constitucional de tomar decisões sobre o aborto sem consentimento parental. Embora muitas legislaturas estaduais exijam notificação dos pais, adolescentes grávidas que desejam fazer um aborto não têm que buscar o consentimento dos pais. O estado deve fornecer um procedimento judicial para facilitar esta tomada de decisão para os adolescentes.
- **Menores emancipados.** As crianças que são legalmente emancipadas do controle parental podem procurar tratamento médico sem o consentimento dos pais. A definição varia de estado para estado, mas geralmente inclui crianças que terminaram o ensino médio, são membros das forças armadas, casadas, grávidas, fugitivos, são pais, vivem separadas de seus pais e são financeiramente independentes ou foram declaradas emancipadas por um tribunal.
- **Interesses do Estado (saúde pública).** As legislaturas estaduais concluíram que os menores com determinados problemas clínicos, como infecções sexualmente transmissíveis e outras doenças contagiosas, gravidez (inclusive prevenção com o uso de controle de natalidade), determinadas doenças mentais e uso abusivo de drogas e álcool, podem procurar tratamento para estas condições de maneira autônoma. Os Estados têm interesse em limitar a disseminação de doenças que podem pôr em perigo a saúde pública e em eliminar barreiras ao acesso para o tratamento de determinadas condições.

QUESTÕES ÉTICAS NA PRÁTICA

Do ponto de vista ético, os médicos devem envolver crianças e adolescentes, com base em sua capacidade de desenvolvimento, em discussões sobre planos médicos para que eles tenham uma boa compreensão da natureza de tratamentos e alternativas, efeitos colaterais e resultados esperados. Deve haver uma avaliação da compreensão do paciente sobre a situação clínica, como o paciente está respondendo e fatores que podem influenciar as decisões do paciente. Os pediatras devem sempre ouvir e apreciar os pedidos dos pacientes de confidencialidade, suas esperanças e seus desejos. O objetivo final é ajudar a nutrir a capacidade das crianças de se tornarem tão autônomas quanto apropriado para sua fase de desenvolvimento.

Confidencialidade

A confidencialidade é fundamental para a prestação de serviços médicos e é uma parte importante para o estabelecimento de uma relação de confiança entre paciente, família e médico. Confidencialidade significa que as informações sobre um paciente não devem ser compartilhadas sem consentimento. Se a confidencialidade for quebrada, os pacientes podem sofrer grande dano e podem não procurar os cuidados médicos necessários. Veja o Capítulo 67 para uma discussão de confidencialidade no atendimento de adolescentes.

Questões Éticas em Testes Genéticos e Triagem das Crianças

O objetivo da **triagem** é identificar doenças quando não existe nenhum fator de risco clinicamente identificável para a mesma. A triagem deve ocorrer apenas quando há um tratamento disponível ou quando o diagnóstico beneficia a criança.

Exames geralmente são realizados quando há algum fator de risco clinicamente identificável. A triagem e o exame genético se estabelecem como problemas especiais, porque os resultados destes exames têm implicações importantes. Alguns exames genéticos (anemia falciforme ou fibrose cística) podem revelar um estado de portador, o que pode levar a escolhas sobre a reprodução ou se relacionar com problemas financeiros, psicossociais e interpessoais (p. ex., culpa, vergonha, estigma social e discriminação em matéria de seguros e empregos). A avaliação ou o encaminhamento para um geneticista clínico são apropriados para orientar a família sobre questões complexas de aconselhamento genético quando um distúrbio genético é detectado ou suscetível de ser detectado.

A triagem neonatal não deve ser utilizada como um substituto para os exames parentais. Exemplos de doenças que podem ser diagnosticadas por rastreio genético, embora as manifestações do processo da doença não apareçam até mais tarde na vida, são: doença renal policística, doença de Huntington, determinados tipos de câncer, como o câncer de mama em algumas populações étnicas, e a hemocromatose. Os pais podem pressionar o pediatra para pedir exames genéticos quando a criança ainda é pequena, para atender aos propósitos dos pais. Exames para esses distúrbios devem ser adiados até que a criança tenha capacidade de fornecer consentimento informado e seja competente para tomar decisões, a menos que haja um benefício direto para a criança na época do exame.

Questões Religiosas e Éticas

Exige-se que o pediatra atue visando ao melhor interesse da criança, mesmo quando dogmas religiosos podem interferir no bem-estar e na saúde da criança. Quando bebê ou criança cujos pais têm uma proibição religiosa contra uma transfusão de sangue precisa da mesma para salvar a sua vida, os tribunais sempre intervieram para permitir a transfusão. Em contraste, pais com fortes crenças religiosas sob algumas leis estaduais podem recusar vacinas para seus filhos. No entanto, os governos estaduais podem obrigar a realização das imunizações para todas as crianças durante surtos de doenças ou epidemias. Ao exigir a imunização de todos, incluindo as pessoas que se opõem por motivos religiosos, o governo do estado está usando o princípio da **justiça distributiva**, que afirma que todos os membros da sociedade devem partilhar os encargos e os benefícios para ter uma sociedade justa.

Crianças como Indivíduos Humanos em Pesquisas

O objetivo da pesquisa é desenvolver conhecimentos novos e generalizados. Os pais podem dar consentimento informado para crianças participarem de pesquisas sob determinadas condições. Crianças não podem fornecer o seu consentimento, mas podem concordar com ou discordar dos protocolos de pesquisa. Regulamentos federais especiais foram desenvolvidos para proteger crianças e adolescentes participantes da pesquisa humana. Estes regulamentos preveem salvaguardas adicionais além daquelas previstas para os participantes adultos na pesquisa, embora ainda forneçam a oportunidade para crianças se beneficiarem dos avanços científicos da pesquisa.

Muitos pais com crianças gravemente doentes esperam que o protocolo de pesquisa tenha um benefício direto para a sua criança em especial. O maior desafio para os pesquisadores é ser claro com os pais de que a pesquisa não é tratamento. Este fato deve ser abordado da maneira mais sensível e compassiva possível.

Capítulo 4

CUIDADOS PALIATIVOS E QUESTÕES SOBRE O FIM DA VIDA

A morte de um filho é uma das experiências mais difíceis da vida. A abordagem de **cuidados paliativos** no atendimento médico de uma criança deve ser instituída quando não se espera que o diagnóstico clínico, a intervenção e o tratamento possam afetar de maneira importante a iminência da morte. Nestas circunstâncias, as metas do atendimento concentram-se em melhorar a qualidade de vida, mantendo a dignidade e amenizando o sofrimento da criança gravemente doente. O mais importante dessa abordagem é a disposição dos médicos para olhar além dos objetivos clínicos tradicionais de curar a doença e preservar a vida. Os profissionais da saúde necessitam se voltar para a melhora da vida da criança e trabalhar com os membros da família e amigos próximos no sentido de as necessidades da criança não serem mais atendidas com objetivos curativos. Os cuidados paliativos de alta qualidade são o padrão esperado no final da vida.

Os cuidados paliativos em pediatria não são simplesmente o cuidado no final da vida. Há doenças em que a morte não é previsivelmente iminente, e as necessidades da criança são mais bem atendidas pela abordagem de cuidados paliativos. As crianças que necessitam de cuidados paliativos têm sido descritas como tendo doenças que se enquadram em quatro grupos básicos, com base no objetivo do tratamento. Elas incluem doenças nos seguintes cenários:
- A cura é possível, mas o fracasso não é incomum (p. ex., câncer com um prognóstico sombrio).
- Tratamento de longo prazo é fornecido com o objetivo da manutenção da qualidade de vida (p. ex., fibrose cística).
- Tratamento exclusivamente paliativo após o diagnóstico de doença progressiva (p. ex., síndrome de trissomia 13).
- Tratamentos disponíveis para incapacidades graves, não progressivas em pacientes que são vulneráveis a complicações de saúde (p. ex., tetraparesia espástica grave com dificuldade no controle dos sintomas).

Essas condições apresentam cronogramas e modelos diferentes de intervenção médica. No entanto, todas compartilham da necessidade de atender aspectos concretos, que afetam a qualidade de morte de uma criança, sendo mediada por aspectos médicos, psicossociais, culturais e espirituais.

A morte súbita de uma criança também exige elementos da abordagem de cuidados paliativos, embora as doenças não possibilitem o espectro completo de envolvimento. Muitas dessas mortes envolvem profissionais de medicina de emergência e primeiros socorros nessa área e podem envolver situações dramáticas onde pode não existir nenhuma relação entre cuidadores e a família enlutada. As famílias que não tiveram tempo para se preparar para a tragédia de uma morte inesperada requerem um apoio considerável. Os cuidados paliativos podem fazer contribuições importantes para as questões de final de vida e de luto que as famílias enfrentam nestas circunstâncias. Isso pode tornar-se complicado em circunstâncias nas quais a causa da morte deve ser totalmente explorada. A necessidade de investigar a possibilidade de abuso ou negligência infantil sujeita a família a intenso escrutínio e pode criar culpa e raiva dirigida à equipe médica.

CUIDADOS PALIATIVOS E NO FINAL DA VIDA

O tratamento paliativo é direcionado para o alívio dos sintomas, bem como para a necessidade de adaptações previstas na assistência, que podem causar desconforto e diminuir a qualidade de vida da criança que está morrendo. Elementos de cuidados paliativos incluem manejo da dor; adequação da alimentação e questões nutricionais no final da vida; e manejo dos sintomas, como a redução de náuseas e vômitos, obstrução intestinal, dificuldade para respirar e fadiga. Elementos psicológicos dos cuidados paliativos têm profunda importância e incluem: sensibilidade ao luto, perspectiva do desenvolvimento da compreensão da criança sobre a morte, esclarecimento das metas de cuidados e questões éticas. Os cuidados curativos e paliativos podem coexistir; medicação agressiva para a dor pode ser fornecida enquanto o tratamento curativo é continuado, na esperança de uma remissão ou melhora do estado de saúde. Os cuidados paliativos são fornecidos pela abordagem multidisciplinar, segundo ampla variedade de competências para os pacientes e seus familiares, bem como provendo uma rede de apoio para os cuidadores. Os cuidadores envolvidos podem ser pediatras, enfermeiros, profissionais de saúde mental, assistentes sociais e pastores.

Um modelo de cuidados paliativos integrado baseia-se nos seguintes princípios:
- Artigo I. **Respeito à dignidade de pacientes e famílias**. O médico deve respeitar e ouvir as questões, preferências e escolhas da família e do paciente. As crianças em idade escolar podem articular preferências sobre como desejam ser tratadas. Adolescentes, com a idade de 14 anos, podem participar da tomada de decisão (Seção 12). O pediatra deve: auxiliar o paciente e a família na compreensão de diagnóstico, opções de tratamento e prognóstico; ajudar a esclarecer as metas de atendimento; promover escolhas informadas; possibilitar o livre fluxo de informações; e ouvir e discutir as preocupações socioemocionais. O **cuidado avançado** deve ser instituído para criança e pais, possibilitando discussões sobre do que gostariam, como opções de tratamento à medida que o fim da vida se aproxima. Diferenças de opinião entre a família e o pediatra devem ser abordadas, identificando-se as múltiplas perspectivas, refletindo sobre os possíveis conflitos e de forma altruísta chegando a acordos que validem as perspectivas do paciente e da família e ainda reflitam a prática saudável. Os **comitês de ética do hospital** e serviços de consultoria são recursos importantes para os membros da família e o pediatra.
- Artigo II. **Acesso aos cuidados paliativos abrangentes**. O médico deve abordar os sintomas físicos, o conforto e a capacidade funcional, com especial atenção para a dor e outros sintomas associados ao processo de morte, e responder com empatia a angústia psicológica e sofrimento humano, oferecendo opções de tratamento. Deve-se dar um descanso, a qualquer momento durante a doença, para possibilitar que os cuidadores familiares descansem e se renovem.

- Artigo III. **Uso de recursos interdisciplinares**. Devido à complexidade do cuidado, nenhum médico apenas pode fornecer todos os serviços necessários. Os membros da equipe podem incluir médicos de cuidados primários e de subespecialidades, enfermeiros do hospital ou visitadores domiciliares, equipe de manejo da dor, psicólogos, assistentes sociais, agentes da pastoral, professores, amigos da família e colegas da criança. A criança e a família devem decidir quem deve saber o que, durante todas as fases do processo da doença.
- Artigo IV. **Recomendações e apoio para os cuidadores.** A morte de uma criança é difícil de aceitar e compreender. Os cuidadores, familiares e amigos da criança precisam de oportunidades para discutir suas próprias inquietações emocionais. Os irmãos da criança que está morrendo reagem emocional e cognitivamente, com base no seu nível de desenvolvimento. As reuniões da equipe para lidar com dúvidas e sentimentos dos membros da equipe são cruciais. Logo depois da morte da criança, a equipe de atendimento deve rever a experiência com os pais e familiares e partilhar suas reações e seus sentimentos. O apoio institucional pode incluir ida a funerais, aconselhamento para a equipe, oportunidades para as famílias retornarem ao hospital e cerimônias programadas para prestar homenagem à criança.
- Artigo V. **Compromisso com a melhora da qualidade de cuidados paliativos através de pesquisa e educação**. Os hospitais devem: desenvolver sistemas de apoio à equipe através do monitoramento contínuo da qualidade do atendimento, avaliar a necessidade de recursos apropriados e considerar as respostas de paciente e familiares ao programa de tratamento. As questões frequentemente surgem em relação a tentativas infrutíferas de controlar os sintomas da criança que está morrendo ou às diferenças entre médicos e membros da família sobre o momento da constatação de que a morte é iminente. O consenso resulta em melhores cuidados paliativos a partir de uma perspectiva médica e psicossocial.

Cuidados paliativos: é um programa de tratamento para o fim da vida, que fornece uma variedade de serviços de cuidados paliativos por uma equipe interdisciplinar, incluindo especialistas em luto e processo de fim de vida. Normalmente, o programa de cuidados paliativos utiliza o modelo Medicare para o adulto. O programa deve considerar o prognóstico de morte em até 6 meses, com a cessação dos esforços curativos, para que as crianças recebam serviços de cuidados paliativos. Recentemente, alguns estados desenvolveram modelos alternativos pediátricos em que os esforços curativos podem continuar enquanto o nível mais elevado de serviços coordenados de fim de vida pode ser aplicado.

LUTO

O **luto** refere-se ao processo de acomodação psicológica e espiritual à morte por parte da criança e da família da criança. O **pesar** tem sido definido como a resposta emocional causada por uma perda, incluindo dor, angústia e sofrimento físico e emocional. É uma resposta humana adaptativa normal à morte. Os cuidados paliativos fazem o atendimento à reação de pesar. Avaliar os recursos de enfrentamento e as vulnerabilidades da família afetada antes da ocorrência da morte é fundamental para a abordagem de cuidados paliativos.

O pesar parental é reconhecido como sendo mais intenso e prolongado do que outros tipos de pesar. A maioria dos pais trabalha através de seu pesar. O pesar complicado, uma manifestação patológica de pesar continuado e incapacitante, é raro. Os pais que compartilham seus problemas com os outros durante a doença da criança, que tiveram acesso a apoio psicológico durante o último mês de vida de seu filho e que tiveram sessões de encerramento com a equipe de atendimento são mais propensos a resolver seu pesar.

Uma questão particularmente difícil para os pais é saber como falar com seu filho sobre sua morte iminente. Embora as evidências sugiram que o compartilhamento de informações precisas e verdadeiras com a criança que está morrendo seja benéfico, cada caso individual apresenta suas próprias complexidades, com base na idade da criança, desenvolvimento cognitivo, doença, cronograma da doença e estado psicológico dos pais. Os progenitores são mais propensos a se arrepender por não terem falado com seu filho sobre a morte do que por terem falado. Entre aqueles que não falaram com seu filho sobre a morte estão os progenitores que sentiram que seu filho estava ciente da morte iminente, pais de crianças mais velhas, com as mães apresentando maior propensão de arrependimento do que os pais.

QUESTÕES COGNITIVAS EM CRIANÇAS E ADOLESCENTES: COMPREENSÃO DA MORTE E DO MORRER

O pediatra deve se comunicar com as crianças sobre o que está acontecendo com elas, respeitando as preferências pessoais e culturais da família. O entendimento do desenvolvimento dos conceitos infantis de saúde e doença ajuda a esquematizar a discussão com as crianças e pode ajudar os pais a compreender como seu filho está lidando com a situação. As teorias de Piaget do desenvolvimento cognitivo, que ajudam a ilustrar os conceitos das crianças sobre a doença e a morte, são categorizadas como sensório-motoras, pré-operacionais, operacionais concretas e operacionais formais.

Para crianças muito jovens, até os 2 anos (sensório-motores), a morte é vista como uma separação e provavelmente não há nenhum conceito de morte. Os comportamentos das crianças que nesta idade sofrem geralmente incluem protesto e dificuldade de ligação com outros adultos. O grau de dificuldade depende da disponibilidade de outras pessoas que a educaram e com as quais a criança teve uma boa ligação anterior.

Crianças entre 3 e 5 anos (pré-operacional) (às vezes chamados de *anos mágicos*) têm dificuldade para entender o significado de doença e da morte. Suas competências linguísticas nessa idade podem dificultar a compreensão de seus comportamentos e humores. Por causa de um sentimento de culpa em desenvolvimento, a morte pode ser vista como uma punição. Se uma criança previamente desejou que um irmão mais novo morresse, a morte pode ser vista psicologicamente como sendo causada pelo pensamento e desejo da criança. Elas podem sentir-se oprimidas quando confrontadas com as fortes reações emocionais de seus pais.

Em crianças com idades entre 6 e 11 anos (final da fase pré-operacional para operacional concreto), a finalidade da morte gradualmente é compreendida. O pensamento mágico dá lugar a uma necessidade de informações detalhadas para obter a sensação de controle. As crianças mais velhas nesta faixa etária têm uma forte necessidade de controlar suas emoções por meio da compartimentalização e intelectualização.

Em adolescentes (≥12 anos) (operações formais), a morte é uma realidade e é vista como universal e irreversível. Adolescentes lidam com as questões de morte em nível abstrato ou filosófico e podem ser realistas. Eles também podem evitar a expressão emocional e informação, e em vez disso apresentam raiva ou desprezo. Os adolescentes conseguem discutir a suspensão de tratamentos. Seus desejos, esperanças e medos devem ser atendidos e respeitados.

PREOCUPAÇÕES CULTURAIS, RELIGIOSAS E ESPIRITUAIS RELATIVAS AOS CUIDADOS PALIATIVOS E DECISÕES DO FIM DA VIDA

A compreensão de crenças e valores religiosos/espirituais ou culturais da família sobre a morte e o morrer pode ajudar o pediatra a trabalhar com a família para integrar essas crenças, valores e práticas ao plano de cuidados paliativos. As culturas variam em relação aos papéis que os membros da família têm, o local de tratamento para pessoas que estão morrendo e a preparação do corpo. Alguns grupos étnicos esperam que a equipe clínica fale com o membro mais velho da família ou apenas o chefe da família longe da presença do paciente. Algumas famílias envolvem toda a família ampliada na tomada de decisão. Para algumas, morrer em casa pode trazer má sorte para a família, enquanto outras acreditam que o espírito do paciente vai se perder se a morte ocorrer no hospital. Em algumas tradições, a equipe de cuidados de saúde limpa e prepara o corpo, enquanto em outras os familiares preferem completar este ritual. As práticas religiosas/espirituais ou culturais podem incluir oração, unção, imposição das mãos, cerimônia de exorcismo para desfazer uma maldição, amuletos e outros objetos religiosos colocados sobre a criança ou à beira do leito. As famílias diferem na ideia de doação de órgãos e da aceitação da autópsia. Decisões, rituais e suspensão de procedimentos paliativos ou de salvamento que poderiam prejudicar a criança ou que não estão nos melhores interesses da criança devem ser abordados. Cuidados paliativos de qualidade atendem a esta complexidade e ajudam os pais e as famílias a atravessar a morte de uma criança, honrando os valores familiares, culturais e espirituais.

QUESTÕES ÉTICAS NA TOMADA DE DECISÃO DO FINAL DA VIDA

Antes de falar com uma criança sobre a morte, o cuidador deve: avaliar a idade, experiência e o nível de desenvolvimento da criança; compreensão e envolvimento da criança na tomada de decisão de fim de vida; aceitação emocional da morte pelos pais; estratégias de enfrentamento; e visões filosóficas, espirituais e culturais da morte. Isso pode mudar ao longo do tempo, e a utilização de perguntas abertas para avaliar repetidamente estas áreas contribui para o processo do fim da vida. O cuidado de uma criança que está morrendo pode criar **dilemas éticos** que envolvem **autonomia**, **beneficência** (fazer o bem), **não maleficência** (não causar danos), dizer a verdade, confidencialidade ou dever do médico. É extremamente difícil para os pais saber quando as cargas de continuação dos cuidados médicos não são mais apropriadas para o seu filho. As crenças e os valores do que constitui a qualidade de vida, quando a vida deixa de ser digna de ser vivida, e as crenças religiosas/espirituais, culturais e filosóficas podem diferir entre famílias e profissionais da área de saúde. O princípio ético mais importante é o **melhor interesse** da criança, conforme determinado através do processo de **tomada de decisão compartilhada**, **permissão/consentimento informado** dos pais, **assentimento** da criança. A comunicação sensível e significativa com a família, em seus próprios termos, é essencial. O médico, o paciente e a família devem **negociar** as metas de continuação do tratamento médico, enquanto reconhecem cargas e benefícios do plano de intervenção médica. Não há uma diferença ética ou legal entre manter o tratamento e interromper o tratamento, embora muitos pais e médicos vejam esse último como mais desafiador. Os membros da família e o paciente devem concordar sobre quais são as ordens apropriadas de **não ressuscitar** (também chamadas de **DNR**). Preceder algumas medidas não exclui outras medidas que estão sendo implementadas, com base em necessidades e desejos do paciente e da família. Quando há sérias diferenças entre pais, filhos e médicos sobre esses assuntos, o médico pode consultar o **comitê de ética do hospital** ou, como em última instância, recorrer ao sistema legal mediante a apresentação de um relatório sobre abuso ou negligência potencial.

Sugestões de Leitura

American Academy of Pediatrics: Committee on Bioethics Fallat ME, Glover J: Professionalism in pediatrics: statement of principles, *Pediatrics* 120(4):895–897, 2007.

American Academy of Pediatrics: Committee on Psychosocial Aspects of Child and Family Health: The new morbidity revisited: a renewed commitment to the psychosocial aspects of pediatric care, *Pediatrics* 108(5):1227–1230, 2001.

Bloom B, Cohen RA: Summary health statistics for U.S. children: National health interview survey, 2006, National Center for Health Statistics, *Vital Health Stat* 10(234):1–79, 2007.

Flores G, Tomany-Korman SC: Racial and ethnic disparities in medical and dental health, access to care, and use of health services in US children, *Pediatrics* 121(2):e286–e298, 2008.

Gluckman PD, Hanson MA, Cooper C, et al.: Effect of in utero and early-life considerations on adult health and disease, *N Engl J Med* 359(1):61–73, 2008.

Hamilton BE, Martin JA, Ventura SJ: Births: preliminary data for 2006, *Natl Vital Stat Rep* 56(7):1–18, 2007.

National Center for Health Statistics: *Health, United States, 2007: with chartbook on trends in the health of Americans*, Hyattsville, MD, 2007.

Crescimento e Desenvolvimento

David A. Levine

SEÇÃO 2

CONSULTA DE SUPERVISÃO DA SAÚDE

As consultas frequentes para a manutenção da saúde, nos primeiros 2 anos de vida, são mais do que avaliações físicas. Embora a história e o exame físico sejam partes importantes de cada consulta, muitas outras questões devem ser discutidas, como nutrição, comportamento, desenvolvimento, segurança e medidas antecipatórias.

Distúrbios de crescimento e desenvolvimento são frequentemente associados à doença crônica ou grave, ou podem ser o único sintoma de negligência ou abuso dos pais. Embora o crescimento e o desenvolvimento normais não eliminem doença grave ou crônica, em geral, eles sustentam a avaliação de que uma criança é saudável, exceto por doenças agudas, frequentemente benignas, que não afetam o crescimento e o desenvolvimento.

Os processos de crescimento e desenvolvimento estão interligados. No entanto, é conveniente referir-se ao **crescimento** como o aumento do tamanho e ao **desenvolvimento** como um aumento da função dos processos relacionados com o corpo e a mente. Estar familiarizado com os padrões normais de crescimento e desenvolvimento possibilita que os profissionais que cuidam de crianças reconheçam e gerenciem variações anormais.

As características genéticas e o ambiente físico, emocional e social do indivíduo determinam como uma criança cresce e se desenvolve ao longo da infância. Um dos objetivos da pediatria é ajudar cada criança a alcançar seu potencial individual, seja através do monitoramento periódico e da triagem para a progressão normal ou da identificação de anormalidades de crescimento e desenvolvimento. A American Academy of Pediatrics recomenda consultas de supervisão de saúde no consultório na primeira semana de vida (dependendo do momento de alta do berçário), com 2 semanas de vida; e com 1, 2, 4, 6, 9, 12, 15, e 18 meses; e com 2, 2 ½ e 3 anos; e, em seguida, anualmente até a adolescência ou início da idade adulta (Tabela 9-1).

Capítulo 5

CRESCIMENTO NORMAL

Os desvios nos padrões de crescimento podem ser inespecíficos ou ser indicadores importantes de transtornos clínicos graves e crônicos. As medidas precisas do peso, comprimento/altura e do perímetro cefálico devem ser obtidas em cada consulta de supervisão de saúde e comparadas com padrões estatísticos em gráficos de crescimento como referência. A Tabela 5-1 resume várias referências convenientes para avaliar o crescimento normal. Medidas seriadas são muito mais úteis do que medições individuais para detectar desvios de um padrão de crescimento particular, mesmo quando os valores permanecerem dentro dos limites normais definidos estatisticamente (percentis). Seguir a tendência de crescimento ajuda a definir os limites aceitáveis ou a justificar uma avaliação mais aprofundada.

O crescimento deve ser avaliado através do registro das medidas precisas nos gráficos de crescimento, para a comparação de cada conjunto de medidas com os registros nas consultas de supervisão de saúde anteriores. Ver exemplos das Figuras 5-1 a 5-4. Gráficos completos do nascimento até os 2 anos e dos 2 aos 20 anos podem ser encontrados em www.cdc.gov/growthcharts/who_charts.htm. O índice de massa corpórea é definido como o peso corporal em quilogramas dividido pela altura em metros ao quadrado; ele é utilizado para classificar a adiposidade e é recomendado como ferramenta de triagem para identificar crianças e adolescentes com sobrepeso ou em risco de excesso de peso (Cap. 29).

Os padrões de crescimento normais têm estirões e platôs, de modo que mudanças nos gráficos de percentis podem ser esperadas. Grandes mudanças em percentis devem chamar a atenção, assim como grandes discrepâncias em percentis de altura, peso e perímetro cefálico. Quando a ingestão calórica é inadequada, o percentil de peso cai primeiro, em seguida, a altura e finalmente o perímetro cefálico. A ingestão calórica insuficiente pode ser resultado da alimentação inadequada ou do fato de a criança não estar recebendo atenção e estimulação adequadas (falência do crescimento não orgânica [Cap. 21]).

A ingestão de calorias também pode ser inadequada por causa do aumento das necessidades calóricas. Crianças com doenças crônicas, como insuficiência cardíaca ou fibrose cística, podem necessitar de uma ingestão calórica significativamente maior para sustentar o crescimento. O aumento do percentil de peso frente a

Tabela 5-1	Regras Gerais do Crescimento
PESO	
Perda de peso nos primeiros dias: cerca de 5 a 10% do peso ao nascimento	
Retorno ao peso de nascimento: 7-10 dias de idade	
Dobro do peso do nascimento: 4-5 meses	
Triplo do peso do nascimento: 1 ano	
Ganho de peso diário:	
20-30 g nos primeiros 3-4 meses	
15-20 g no restante do primeiro ano	
ALTURA	
Comprimento médio: 50,8 cm ao nascimento, 76 cm em 1 ano.	
Aos 4 anos de idade, a criança em média tem o dobro do comprimento do nascimento, ou seja, 101,6 cm	
PERÍMETRO CEFÁLICO (PC)	
PC médio: 35 cm ao nascimento.	
Aumento de PC: 1 cm por mês no primeiro ano (sendo 2 cm por mês nos primeiros 3 meses, com crescimento mais lento posteriormente)	

Capítulo 5 ◆ Crescimento Normal 11

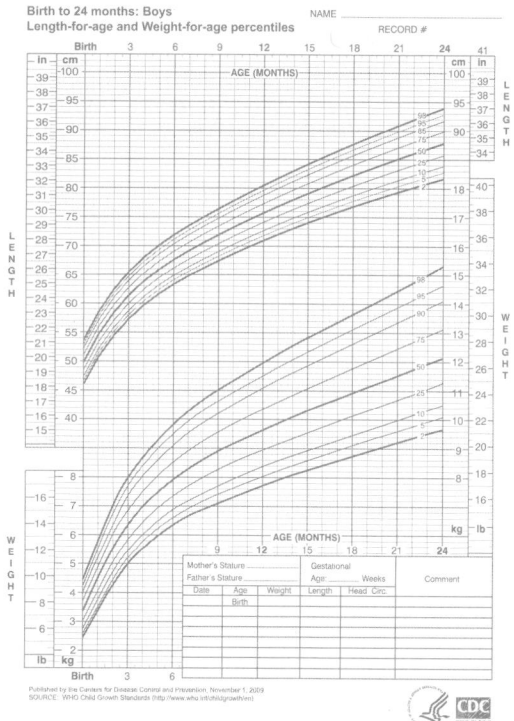

Figura 5-1 Percentis de peso por idade e estatura por idade para os meninos, do nascimento aos 2 anos. Desenvolvido pelo National Center for Health Statistics em colaboração com o National Center for Chronic Disease Prevention and Health Promotion. (De *Centers for Disease Control and Prevention*: WHO Child Growth Standards, Atlanta, Ga, de 2009. Disponível em http://www.cdc.gov/growthcharts/who_charts.htm.)

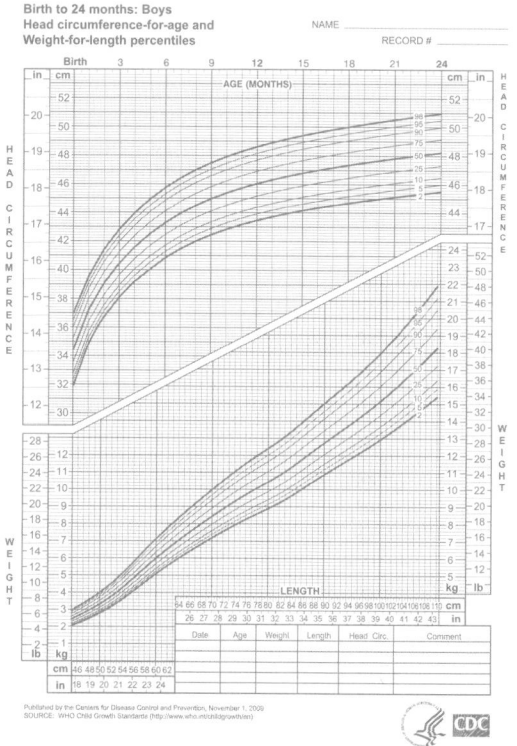

Figura 5-2 Percentis de perímetro cefálico por idade e peso-por-comprimento para meninos, do nascimento aos 2 anos. Desenvolvido pelo National Center for Health Statistics em colaboração com o National Center for Chronic Disease Prevention and Health Promotion. (De *Centers for Disease Control and Prevention*: WHO Child Growth Standards, Atlanta, Ga, de 2009. Disponível em http://www.cdc.gov/growthcharts/who_charts.htm.)

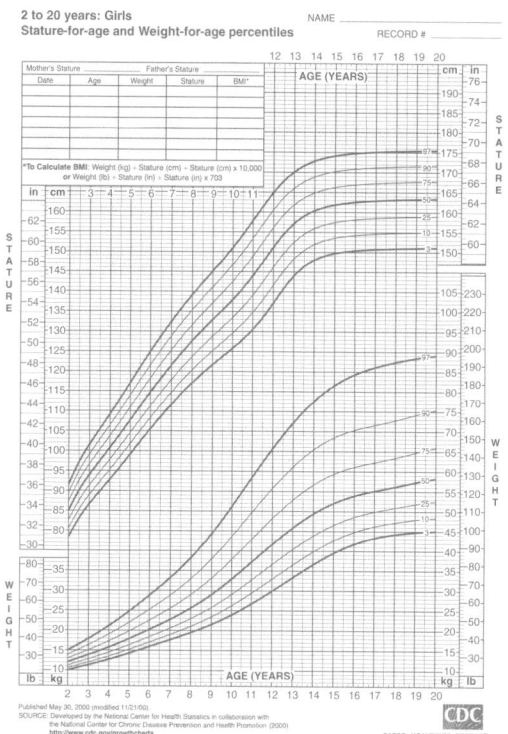

Figura 5-3 Percentis de peso por idade e estatura por idade para meninas, de 2 a 20 anos. Desenvolvido pelo National Center for Health Statistics em colaboração com o National Center for Chronic Disease Prevention and Health Promotion. (De *Centers for Disease Control and Prevention*: WHO Child Growth Standards, Atlanta, Ga, de 2009. Disponível em http://www.cdc.gov/growthcharts/who_charts.htm.)

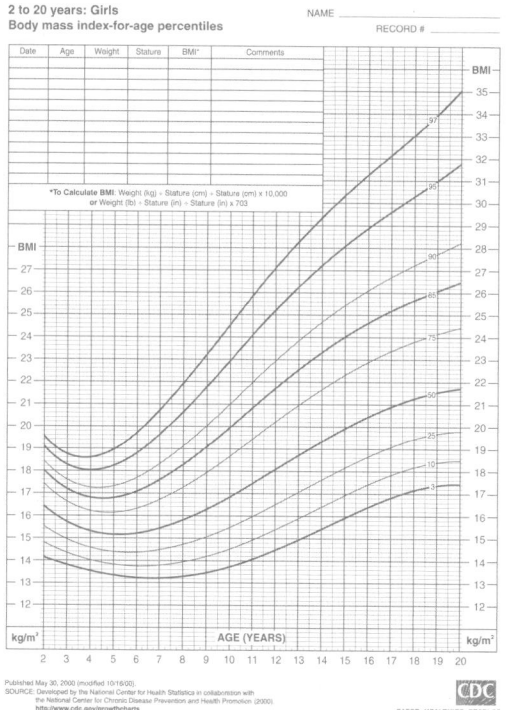

Figura 5-4 Percentis de índice de massa corpórea por idade para meninas, de 2 a 20 anos. Desenvolvido pelo National Center for Health Statistics em colaboração com o National Center for Chronic Disease Prevention and Health Promotion. (De *Centers for Disease Control and Prevention*: WHO Child Growth Standards, Atlanta, Ga, 2001. Disponível em http://www.cdc.gov/growthcharts.)

queda do percentil de altura sugere hipotireoidismo. O perímetro cefálico pode ser desproporcionalmente grande quando há megalocefalia familiar, hidrocefalia ou quando ocorre a compensação do crescimento no bebê prematuro, neurologicamente normal. Uma criança é considerada com microcefalia quando o perímetro cefálico é menor do que o terceiro percentil, mesmo quando as medidas de comprimento e peso também são proporcionalmente baixas. As medidas seriadas do perímetro cefálico são cruciais durante a lactância, um período de rápido desenvolvimento cerebral, pelo que devem ser colocadas em gráfico regularmente até que a criança tenha 2 anos. Qualquer suspeita de crescimento anormal justifica o acompanhamento rigoroso, aprofundamento da investigação, ou ambos.

Capítulo 6

DISTÚRBIOS DO CRESCIMENTO

As razões mais comuns para as medições anormais são técnicas (ou seja, equipamento com defeito e erros humanos). Repetir uma medição anormal é o primeiro passo. Gráficos de crescimento específicos estão disponíveis e devem ser utilizados para lactantes com muito baixo peso ao nascimento (peso <1.500 g) e para aqueles com síndrome de Turner, síndrome de Down, acondroplasia e várias outras síndromes dismórficas.

A variabilidade nas proporções corporais ocorre da vida fetal para a adulta. A cabeça dos recém-nascidos é significativamente maior em proporção ao restante do corpo. Esta diferença desaparece gradualmente. Determinadas alterações do crescimento resultam em alterações típicas nos tamanhos proporcionais de tronco, extremidades e cabeça. Os padrões que requerem uma avaliação mais aprofundada estão resumidos na Tabela 6-1.

Avaliar uma criança ao longo do tempo, juntamente com uma história cuidadosa e exame físico, ajuda a determinar se o padrão de crescimento é normal ou anormal. As alturas parentais podem ser úteis ao se decidir se devemos prosseguir com a avaliação adicional. As crianças, em geral, acompanham o padrão de crescimento dos pais, embora existam muitas exceções.

O cálculo da altura de uma menina deve considerar a altura dos pais segundo a equação:

$$\frac{\textit{Altura paterna (centímetros)} + \textit{Altura materna (centímetros)}}{2} - 6,5$$

O cálculo da altura de um menino deve considerar a altura dos pais segundo a equação:

$$\frac{\textit{Altura paterna (centímetros)} + \textit{Altura materna (centímetros)}}{2} + 6,5$$

O crescimento real da criança depende de muitas variáveis além da altura parental média para se fazer uma previsão precisa da determinação da altura para cada criança. O padrão de crescimento de uma criança com baixos peso, comprimento e perímetro cefálico é comumente associado a **baixa estatura familiar** (Cap. 173). Essas crianças são geneticamente normais, mas são menores do que a maioria das crianças. Uma criança que, pela idade, é pré-adolescente ou adolescente e que começa a puberdade mais tarde do que os outros pode ter a variante normal chamada de **baixa estatura constitucional** (Cap. 173); o exame cuidadoso para anomalias do desenvolvimento puberal deve ser feito, embora a maioria seja normal. Uma avaliação para amenorreia primária deve ser considerada para qualquer adolescente que não tenha atingido a menarca aos 15 anos ou que não a tenha atingido no prazo de 3 anos de telarca. A falta de desenvolvimento das mamas aos 13 anos também deve ser avaliada (Cap. 174).

Começando em percentis de crescimento elevados, muitas crianças assumem um percentil mais baixo entre 6 e 18 meses, até que correspondem a sua programação genética, então crescem ao longo de percentis novos, mais baixos. Elas geralmente não diminuem mais do que dois percentis principais e têm exames de desenvolvimento, comportamentais e físicos normais. Essas crianças com *desaceleração do crescimento* devem ser acompanhadas de perto, mas nenhuma outra avaliação é justificada.

Os lactentes nascidos pequenos para a idade gestacional, ou prematuramente, ingerem mais leite materno ou fórmula e, a menos que ocorram complicações que requerem calorias extras, geralmente exibem *retomada do crescimento* nos primeiros 6 meses. Esses bebês devem ser alimentados de acordo com a demanda e devem receber tanto quanto querem, a menos que estejam vomitando (não apenas regurgitando [Cap. 128]). Alguns podem beneficiar-se de uma fórmula de teor calórico mais alto. Muitos fatores de risco psicossociais que podem ter levado a nascer pequeno para a idade gestacional ou prematuro podem contribuir para o fracasso não orgânico do crescimento (Cap. 21). Reciprocamente, crianças que se recuperam do baixo peso ao nascer ou da prematuridade têm um risco aumentado de desenvolvimento de obesidade infantil.

Nos dois primeiros anos de vida, o crescimento do sistema nervoso é o mais rápido quando relacionado com físico, emocional, comportamental e desenvolvimento cognitivo. Na adolescência, ocorrem novamente rápidas mudanças. A maturação óssea (idade óssea) pode ser determinada a partir de radiografias que avaliam o número e tamanho dos centros epifisários calcificados; tamanho, formato, densidade e nitidez do contorno das extremidades ósseas; e a distância que separa o centro epifisário da zona de calcificação provisória.

Tabela 6-1	Padrões de Crescimento Específicos que Requerem Avaliação Adicional	
PADRÃO	**DIAGNÓSTICO REPRESENTATIVO A CONSIDERAR**	**AVALIAÇÃO ADICIONAL**
Peso, comprimento, perímetro cefálico, tudo < 5º percentil	Baixa estatura familiar Baixa estatura constitucional Agravo intrauterino Anormalidade genética	Alturas parentais médias Avaliação de desenvolvimento puberal Exame dos registros de pré-natal Análise cromossômica
Percentis discrepantes (p. ex., 5º de peso, 5º de comprimento, 50º de perímetro cefálico ou outras discrepâncias)	Variante normal (familiar ou constitucional) Falência endócrina do crescimento Insuficiência calórica	Alturas parentais médias Hormônio da tireoide Fatores de crescimento, teste de hormônio do crescimento Avaliação de desenvolvimento puberal
Percentis descendentes	Desaceleração do crescimento Insuficiência calórica Falência endócrina do crescimento	História completa e exame físico História dietética e social Fatores de crescimento, teste de hormônio do crescimento

Capítulo 7

DESENVOLVIMENTO NORMAL

DESENVOLVIMENTO FÍSICO
Paralelamente às mudanças no cérebro em desenvolvimento (i.e., cognição, linguagem, comportamento), ocorrem mudanças no desenvolvimento físico do corpo.

PERÍODO NEONATAL
A observação de qualquer movimento assimétrico, alterações do tônus muscular e da função pode indicar uma significativa anormalidade do sistema nervoso central ou paralisia do nervo decorrente do parto, o que requer uma avaliação mais aprofundada. Os reflexos neonatais primitivos são exclusivos do período neonatal e podem ainda elucidar ou eliminar preocupações sobre função assimétrica. Os reflexos mais importantes para avaliar o recém-nascido durante o período neonatal são os seguintes:

O **reflexo de Moro** é provocado deixando-se a cabeça do bebê mover-se suavemente para trás, de repente (de alguns centímetros fora do colchão sobre a mão do examinador), resultando em um susto, depois abdução e movimento para cima dos braços seguido de adução e flexão. As pernas respondem com flexão.

O **reflexo dos pontos cardeais** é induzido ao se tocar o canto da boca da criança, o que resulta na redução do lábio inferior no mesmo lado com movimentação da língua em direção ao estímulo. A face também se volta para o estímulo.

O **reflexo de sucção** ocorre quase que com qualquer objeto colocado na boca do recém-nascido. O lactente responde com sucção vigorosa. O reflexo de sucção é substituído mais tarde pela sucção voluntária.

O **reflexo de preensão** ocorre quando se coloca um objeto, como um dedo, na palma da mão do bebê (preensão palmar) ou planta do pé (preensão plantar). O lactente responde, flexionando os dedos ou curvando os dedos dos pés.

O **reflexo tônico cervical assimétrico** é observado quando se coloca o lactente em decúbito dorsal e se observa que a cabeça do bebê persiste estaticamente virada para o lado. Esta colocação resulta em extensão ipsilateral do braço e da perna em uma posição de "esgrima". O lado contralateral se mantém em flexão.

O atraso no desaparecimento esperado dos reflexos também deve justificar a avaliação do sistema nervoso central.

Consulte as Seções 11 e 26 para obter informações adicionais sobre o período neonatal.

LACTENTES
Com o desenvolvimento das habilidades motoras grossas, o lactente primeiramente é capaz de controlar a postura, depois a musculatura proximal e, por último, a musculatura distal. À medida que o lactente evolui através desses estágios, os pais podem notar deformidades ortopédicas (Caps. 202 e 203). A criança também pode ter deformidades que estão relacionadas com o posicionamento intrauterino. O exame físico deve indicar se a deformidade é fixa ou pode ser passivamente mudada para a posição adequada. Quando uma articulação mantida de maneira anormal pode ser passivamente mudada para uma posição adequada, há uma grande probabilidade de resolução com a evolução do desenvolvimento motor grosso. Deformidades fixas justificam a consulta ortopédica pediátrica imediata (Seção 26).

A avaliação dos movimentos oculares e da visão é importante para detectar o estrabismo. O *cover* teste ou teste da oclusão e o do reflexo da luz devem ser realizados nas consultas iniciais de puericultura; intervenções após 2 anos de idade diminuem a chance de manutenção da visão binocular ou acuidade visual normal (Cap. 179).

IDADE ESCOLAR/PRÉ-ADOLESCENTES
Crianças mais velhas em idade escolar que começam a participar de esportes competitivos devem ter uma história abrangente sobre esportes e exame físico, incluindo a avaliação cuidadosa do sistema cardiovascular. A 4ª edição do formulário de pré-participação em esportes da American Academy of Pediatrics é excelente para documentar riscos cardiovasculares e outros. O paciente e o progenitor devem preencher o formulário com a história da criança com a abordagem específica para avaliar o risco cardiovascular. Qualquer história de doença cardíaca ou sopro deve ser encaminhada para avaliação do cardiologista pediátrico. A criança com história de dispneia ou dor no peito aos esforços, frequência cardíaca irregular (i.e., palpitação, taquicardia) ou síncope também deve ser encaminhada para a avaliação do cardiologista pediátrico. História familiar de doença aterosclerótica (infarto agudo do miocárdio ou acidente vascular encefálico) primária (família imediata) ou secundária (família imediata da família imediata) antes dos 50 anos ou morte súbita inexplicável em qualquer idade requer avaliação complementar.

Crianças interessadas em esportes de contato devem ser avaliadas para vulnerabilidades especiais. Da mesma maneira deve-se avaliar a visão como parte crucial do exame antes da participação nos esportes.

ADOLESCÊNCIA
Os adolescentes precisam de avaliações abrangentes realizadas anualmente para garantir o desenvolvimento da puberdade sem grandes intercorrências (Caps. 67 e 68). A maturidade sexual é uma questão importante nos adolescentes. Todos os adolescentes devem ser avaliados com a monitoração da progressão através dos estágios de classificação de maturidade sexual (Cap. 67). Outras questões no desenvolvimento físico do adolescente incluem escoliose, obesidade e trauma (Caps. 29 e 203). A maioria das escolioses é branda e requer apenas observação na evolução. A obesidade pode primeiramente manifestar-se durante a infância e é um problema para muitos adolescentes.

MARCOS DO DESENVOLVIMENTO
A utilização de marcos para avaliar o desenvolvimento concentra-se em comportamentos específicos que o médico pode observar ou aceitar como presentes através do relato dos pais. Tal abordagem é baseada na comparação entre o comportamento do paciente com aquele de muitas crianças normais cujos comportamentos evoluem em uma sequência uniforme dentro das faixas etárias específicas (Cap. 8). O desenvolvimento do sistema neuromuscular, semelhante ao de outros sistemas de órgãos, é determinado inicialmente pela herança genética, sendo em seguida moldado por influências ambientais.

Embora uma sequência de comportamentos específicos, facilmente mensuráveis, possa representar adequadamente algumas áreas de desenvolvimento (**motor grosso**, **motor fino** e **linguagem**), outras áreas, particularmente o desenvolvimento social e emocional, não são tão fáceis de avaliar. Os marcos de desenvolvimento medidos facilmente são bem estabelecidos até os 6 anos, apenas. Outros tipos de avaliação (p. ex., testes de inteligência, desempenho escolar e perfis de personalidade) que ampliam a abordagem dos marcos do desenvolvimento estão disponíveis para crianças mais velhas, mas geralmente exigem tempo e experiência na aplicação e interpretação.

AVALIAÇÃO PSICOSSOCIAL
Vínculo e Apego na Infância

Os termos *vínculo* e *apego* descrevem as relações afetivas entre pais e filhos. O **vínculo** ocorre logo após o nascimento e reflete os sentimentos dos pais em relação ao recém-nascido (unidirecional). O **apego** envolve sentimentos recíprocos entre pai e filho e se desenvolve gradualmente ao longo do primeiro ano.

O apego de lactentes fora do período neonatal é crucial para o desenvolvimento ideal. Os bebês que recebem atenção extra, como os pais que respondem imediatamente a qualquer choro e inquietação, apresentam menos choro e inquietação no final do primeiro ano. A **ansiedade do estranhamento** surge entre 9 e 18 meses de idade, quando os lactentes normalmente tornam-se inseguros com a separação do cuidador principal. As novas habilidades motoras do lactente e a atração pela novidade podem levar ao mergulho de cabeça em novas aventuras que resultam em susto ou dor seguido de esforços frenéticos para encontrar e agarrar-se ao cuidador principal. O resultado é de oscilações drásticas que vão da independência teimosa ao apego dependente que pode ser frustrante e confuso para os pais. Com apego seguro, este período de ambivalência pode ser mais curto e menos tumultuado.

Desenvolvimento da Autonomia na Primeira Infância

As crianças que estão começando a andar consolidaram o vínculo e começam a desenvolver a autonomia que possibilita a separação dos pais. Em tempos de estresse, as crianças na primeira infância muitas vezes se agarram a seus pais, mas em suas atividades habituais podem ser ativamente separadas. Entre 2 e 3 anos é o momento de grandes realizações em termos das habilidades motoras finas, sociais, cognitivas e linguísticas. A dependência durante a lactância cede ao desenvolvimento da independência e a idade do "posso fazer sozinho". A definição de limites é essencial para o equilíbrio da independência emergente da criança.

Educação na Primeira Infância

Há um grupo de evidências crescente que observa que as crianças que estão em ambientes de aprendizagem inicial de alta qualidade são mais preparadas para ter sucesso na escola. Cada dólar investido no início da educação infantil pode fazer com que os contribuintes poupem até 13 dólares em custos futuros. Estas crianças cometem menos crimes e são mais bem preparadas para entrar no mercado de trabalho depois da escola. Nos Estados Unidos, os programas Early Head (menos de 3 anos), Head Start (3 a 4 anos) e de pré-escola (4 a 5 anos) demonstram melhor realização educacional, sendo que quanto mais cedo for o início melhores serão os resultados.

Prontidão para a Escola

A prontidão para a pré-escola depende do desenvolvimento de autonomia e da capacidade da mãe e da criança para se separarem por algumas horas a cada vez. Experiências pré-escolares ajudam as crianças a: desenvolver habilidades de socialização; melhorar a linguagem; aumentar a habilidade de construção em áreas, tais como cores, números e letras; e aumentar a resolução de problemas (quebra-cabeças).

A prontidão para a escola (jardim de infância) requer maturidade emocional, habilidades sociais individuais e do grupo de pares, habilidades cognitivas e habilidades motoras finas e grossas (Tabela 7-1). Outras questões incluem a idade cronológica e o sexo. As crianças tendem a se sair melhor no jardim de infância, se no seu quinto aniversário tiverem frequentado anteriormente a escola durante pelo menos 4 a 6 meses. As meninas geralmente adquirem essa prontidão mais cedo que os meninos. Quando a criança apresentar desenvolvimento abaixo da média, ela não deve ser forçada a frequentar o jardim de infância precocemente. Reter uma criança em função de atraso no desenvolvimento, na falsa expectativa de que a criança vai alcançar o grupo, também pode levar a dificuldades. A criança deve ser matriculada de acordo com o cronograma, com o planejamento educativo devendo ser iniciado para corrigir eventuais deficiências.

Os médicos devem ser capazes de identificar crianças sob risco de dificuldades escolares, tais como aquelas que apresentam atrasos no desenvolvimento ou deficiências físicas. Essas crianças podem exigir serviços escolares especializados.

Adolescência

Alguns definem adolescência como o período entre 10 a 25 anos, mas a adolescência talvez seja mais bem caracterizada pelas fases de desenvolvimento (início, meio e final da adolescência) pelas quais todos os adolescentes devem passar para transformarem-se em adultos funcionais saudáveis. Questões de comportamento e do desenvolvimento diferentes caracterizam cada fase. A idade em que cada característica se manifesta e sua importância variam muito entre os indivíduos, assim como as taxas de desenvolvimento cognitivo, psicossexual, psicossocial e físico.

Tabela 7-1	Avaliação de Prontidão Escolar
OBSERVAÇÕES DO MÉDICO (COMPORTAMENTOS OBSERVADOS NO CONSULTÓRIO)	
Facilidade de separação entre criança e progenitor	
Desenvolvimento e articulação da fala	
Compreensão de instruções complexas e capacidade de segui-las	
Habilidades pré-acadêmicas específicas	
Conhecimento de cores	
Contagem até 10	
Conhecimento de: idade, primeiro e último nome, endereço e número de telefone	
Capacidade de copiar formatos	
Habilidades motoras	
Ficar em um pé, pular e pegar uma bola ricocheteada	
Vestir-se e despir-se sem assistência	
OBSERVAÇÕES DOS PROGENITORES (PERGUNTAS RESPONDIDAS PELA HISTÓRIA)	
A criança brinca bem com outras crianças?	
A criança suporta bem a separação, tal como brincar sozinha no quintal, com acompanhamento ocasional pelo progenitor?	
A criança mostra interesse por livros, letras e números?	
A criança consegue manter a atenção em atividades tranquilas?	
Com que frequência os acidentes de treinamento de controle dos esfíncteres ocorrem?	

Durante o **início da adolescência**, o interesse se concentra no presente e no grupo de pares. As preocupações são relacionadas principalmente com as mudanças físicas do corpo e sua normalidade. Esforços para a independência são ambivalentes. Os adolescentes jovens são difíceis de serem entrevistados, porque costumam responder a abordagem com conversa curta, entrecortada e pouco discernimento. Eles estão apenas se acostumando com o pensamento abstrato.

A **adolescência média** pode ser um momento difícil para os adolescentes e adultos que têm contato com eles. Os processos cognitivos são mais sofisticados. Com o desenvolvimento do pensamento abstrato, estes adolescentes podem experimentar ideias, considerar as coisas como elas poderiam ser, desenvolver sua visão das coisas e refletir sobre seus próprios sentimentos e os sentimentos dos outros. À medida que amadurecem, estes adolescentes concentram-se em questões de identidade não limitadas somente aos aspectos físicos do seu corpo. Eles exploram os valores dos seus pais e da cultura, por vezes expressando o lado contrário do valor dominante. Muitos desses adolescentes exploram tais valores em suas mentes somente; outros o fazem através do desafio da autoridade de seus pais. Muitos apresentam comportamentos de alto risco, incluindo relação sexual desprotegida, uso abusivo de substâncias ou condução perigosa de veículos. Os esforços dos adolescentes por independência, desafio dos limites, e necessidade de autonomia, muitas vezes angustiam suas famílias, seus professores ou outras figuras de autoridade. Estes adolescentes estão em maior risco de morbidade e mortalidade por acidentes, homicídio ou suicídio.

O **final da adolescência** geralmente é marcado pelo pensamento operacional formal, incluindo pensamentos sobre o futuro (p. ex., educacional, vocacional e sexual). Estes adolescentes são geralmente mais comprometidos com seus parceiros sexuais do que os nos períodos anteriores. Ansiedade da separação não resolvida das fases anteriores do desenvolvimento pode surgir, neste momento, quando o jovem começa a se separar fisicamente para longe da família de origem, como quando vai para a faculdade ou escola profissional, emprego, ou serviço militar.

MODIFICAÇÃO DOS COMPORTAMENTOS PSICOSSOCIAIS

O comportamento da criança é determinado pela hereditariedade e pelo meio ambiente. A teoria comportamental postula que o comportamento é primariamente produto de determinantes ambientais externos e que a manipulação dos antecedentes ambientais com consequências no comportamento pode ser utilizada para modificar a conduta desadaptativa e aumentar o comportamento desejável (condicionamento operante). Os quatro principais métodos de condicionamento operante são reforço positivo, reforço negativo, extinção e punição. Muitos problemas comportamentais comuns de crianças podem ser melhorados através destes métodos.

O **reforço positivo** aumenta a frequência de um comportamento seguindo-se o comportamento com um evento favorável (p. ex., elogiar uma criança por um excelente desempenho escolar). O **reforço negativo** geralmente diminui a frequência de um comportamento por remoção, cessação ou prevenção de um evento desagradável. Por outro lado, por vezes, este reforço pode ocorrer de maneira não intencional, aumentando a frequência de um comportamento indesejável. Por exemplo, uma criança na primeira infância pode propositadamente tentar colocar um lápis em uma tomada de luz para obter atenção, seja ela positiva ou negativa. A **extinção** ocorre quando há diminuição na frequência de um comportamento previamente reforçado porque o reforço é mantido. A extinção é o princípio por trás do conselho comum para ignorar o comportamento como o choro na hora de dormir ou birra, que os pais podem inadvertidamente reforçar através de atenção e reconforto. A **punição** diminui a frequência de um comportamento através de consequências desagradáveis.

O reforço positivo é mais eficaz do que a punição. A punição é mais eficaz quando combinada com reforço positivo. Uma criança na primeira infância que desenha na parede com um lápis de cera pode ser punida, mas aprende muito mais rápido quando um reforço positivo é dado para o uso adequado do lápis – no papel, não na parede. A interrupção e modificação de comportamentos são discutidas em detalhes na Seção 3.

TEMPERAMENTO

Diferenças individuais significativas existem dentro do desenvolvimento normal do temperamento (estilo comportamental). O temperamento deve ser apreciado porque, se um padrão esperado de comportamento for muito restrito, o comportamento normal pode ser inapropriadamente identificado como anormal ou patológico. Três conjuntos comuns de características temperamentais são os seguintes:

1. A **criança fácil** (cerca de 40% das crianças) é caracterizada pela regularidade das funções biológicas (consistente, horários previsíveis para comer, dormir e eliminar), uma abordagem positiva a novos estímulos, alta adaptabilidade à mudança, intensidade leve ou moderada nas respostas, um estado de espírito positivo.
2. A **criança difícil** (cerca de 10%) é caracterizada por irregularidade das funções biológicas, afastamento negativo dos novos estímulos, má adaptabilidade, respostas intensas e um humor negativo.
3. A **criança que demora para responder** (cerca de 15%) é caracterizada por um nível de atividade baixo, afastamento de novos estímulos, adaptabilidade lenta, intensidade leve nas respostas e humor um pouco negativo.

As demais crianças têm temperamentos mistos. O temperamento individual de uma criança tem implicações importantes para pais e para o conselho do pediatra, que deve dar orientação antecipatória ou aconselhamento para problemas comportamentais. Embora, em algum grau, o temperamento possa ser intrínseco (*natureza*) a cada criança, o ambiente (*nutrição*) em que a mesma cresce tem um forte efeito sobre a adaptação da criança. Os fatores sociais e culturais podem ter efeitos acentuados sobre a criança através de diferenças de estilo parental, abordagens educacionais e expectativas de comportamento.

Capítulo 8

DISTÚRBIOS DO DESENVOLVIMENTO

VIGILÂNCIA E TRIAGEM DO DESENVOLVIMENTO

Problemas de desenvolvimento e comportamento são mais comuns do que qualquer categoria de problemas em pediatria, exceto infecções agudas e traumatismo. Em 2008, 15% das crianças entre 3 e 7 anos apresentaram alguma deficiência de desenvolvimento e outras tiveram deficiências comportamentais. Até 25% das crianças têm problemas psicossociais graves. Os pais muitas vezes deixam de mencionar estes problemas porque eles acham que o médico não está interessado ou não pode ajudar. É necessário monitorar o desenvolvimento e fazer uma triagem da presença destes problemas nas consultas de supervisão de saúde, particularmente nos anos anteriores à matrícula em centros de aprendizagem para a primeira infância ou pré-escolar.

A **vigilância do desenvolvimento**, feita em cada consulta no consultório, é um processo informal que compara os níveis de habilidade da criança em questão com as listas de marcos. Se houver recorrência de suspeita de problemas de desenvolvimento ou de comportamento, uma avaliação mais aprofundada é justificada (Tabela 8-1). A vigilância não tem um padrão e os testes de triagem são necessários.

A **triagem do desenvolvimento** envolve a utilização de testes de triagem padronizados para identificar as crianças que necessitam de avaliação diagnóstica mais abrangente. A American Academy of Pediatrics recomenda o uso de ferramentas de triagem padronizadas realizadas em três consultas de supervisão de saúde nas seguintes idades: 9 meses, 18 meses e 30 meses. Clínicas e consultórios que atendam à população de pacientes sob maior risco (crianças que vivem em situação de pobreza) muitas vezes realizam o teste de triagem em *cada* consulta de supervisão de saúde. A criança que não passa no teste de triagem de desenvolvimento requer avaliação mais abrangente, mas não tem necessariamente um atraso; a avaliação definitiva deve confirmar. Avaliações do desenvolvimento para as crianças com suspeita de atrasos e os serviços de intervenção para crianças com deficiências diagnosticadas devem estar disponíveis gratuitamente para as famílias. A combinação de fundos estatais e federais dos Estados Unidos fornece esses serviços.

Os testes de triagem podem ser categorizados como testes de triagem gerais que cobrem todos os domínios comportamentais ou como triagens com alvo específico que se concentram em uma área de desenvolvimento. Alguns podem ser administrados no consultório por profissionais e outros podem ser concluídos em casa (ou em uma sala de espera) pelos pais. Bons instrumentos de triagem do desenvolvimento/comportamento devem apresentar sensibilidade de 70 a 80% na detecção da suspeita de problemas e especificidade de 70 a 80% na detecção do desenvolvimento normal. Embora 30% das crianças triadas possam ser *excessivamente encaminhadas* para o teste definitivo do desenvolvimento, este grupo também inclui crianças cujas habilidades estão abaixo da média e que podem se beneficiar dos testes, que podem ajudar a abordar déficits relativos do desenvolvimento. De 20 a 30% das crianças que apresentam deficiências não detectadas por avaliação única através de instrumento de triagem podem ser identificadas pela triagem repetida em consultas subsequentes de supervisão de saúde.

Tabela 8-1 | Marcos de Desenvolvimento

IDADE	MOTOR GROSSEIRO	MOTOR ADAPTATIVO	PESSOAL-SOCIAL	LINGUAGEM	OUTRO COGNITIVO
2 sem	Move cabeça lado a lado		Considera face	Alerta para campainha	
2 meses	Levanta ombro enquanto de bruços	Acompanha linha média	Sorri responsivamente	Arrulha Procura por som com os olhos	
4 meses	Levanta-se nas mãos Rola da frente para trás Se puxado para sentar de posição supina, cabeça firme	Tenta alcançar objeto Arrasta preensão	Olha para a mão Começa a trabalhar em direção ao brinquedo	Ri e grita	
6 meses	Senta-se sozinho	Transfere objeto de uma mão para a outra	Alimenta-se sozinho Segura mamadeira	Balbucia	
9 meses	Puxa para ficar de pé Fica na posição sentada	Começando a preensão em pinça Bate dois blocos juntos	Acena tchau Brinca de uni-duni-tê	Diz *Dada* e *Mama*, mas inespecífico Sons de duas sílabas	
12 meses	Anda Cai e levanta	Coloca bloco em copo	Bebe de copo Imita outros	Diz *Dada* e *Mama*, mas específico Fala uma ou duas palavras	
15 meses	Anda para trás	Rabisca Empilha dois blocos	Usa colher e garfo Ajuda em casa	Fala 3 a 6 palavras Segue comandos	
18 meses	Corre	Empilha 4 blocos Chuta bola	Remove roupa "Alimenta" boneca	Fala pelo menos seis palavras	
2 anos	Sobe e desce escadas Joga sobre a cabeça	Empilha seis blocos Copia linha	Lava e seca as mãos Escova os dentes Coloca a roupa	Coloca duas palavras juntas Aponta para figuras Sabe as partes do corpo	Compreende o conceito de *hoje*
3 anos	Sobe escadas alternando os pés Salto amplo	Empilha oito blocos Levanta polegar	Usa bem a colher, derramando pouco Veste camiseta	Nomeia figuras Fala compreensível para estranho 75% Fala sentenças de três palavras	Compreende conceitos de *amanhã* e *ontem*
4 anos	Equilibra-se bem em cada pé Pula em um pé só	Copia o O, talvez + Desenha pessoa com três partes	Escova dentes sem ajuda Veste-se sem ajuda	Nomeia cores Compreende adjetivos	
5 anos	Pula Caminha usando calcanhar até dedão	Copia □		Conta Compreende opostos	
6 anos	Equilibra-se em cada pé 6 s	Copia △ Desenha pessoa com seis partes		Define palavras	Começa a compreender *direita* e *esquerda*

O **Teste de Triagem do Desenvolvimento de Denver II** é o teste clássico utilizado por pediatras gerais (Figs. 8-1 e 8-2). O Denver II avalia o desenvolvimento das crianças desde o nascimento até 6 anos nos quatro domínios seguintes:
1. Pessoal-social
2. Motor adaptativo
3. Linguagem
4. Motor grosseiro

A vantagem deste teste é que ele ensina marcos do desenvolvimento quando administrado. Os itens no Denver II são cuidadosamente selecionados por sua confiabilidade e consistência das normas entre os subgrupos e culturas. O Denver II é um instrumento de triagem útil, mas não consegue avaliar adequadamente as complexidades do desenvolvimento sócio-emocional. As crianças com escores *suspeitos* ou *não testáveis* devem ser reavaliadas cuidadosamente.

O pediatra deve fazer perguntas (itens marcados com um "R" podem ser perguntados aos pais para documentar a tarefa "por relato") ou observar os comportamentos diretamente. Na folha de pontuação, uma linha é desenhada na idade cronológica da criança. As tarefas que estão inteiramente à esquerda da linha que a criança não realizou são consideradas atrasadas. Se as instruções do teste não são seguidas com acurácia ou se itens são omitidos, a validade do teste torna-se questionável.

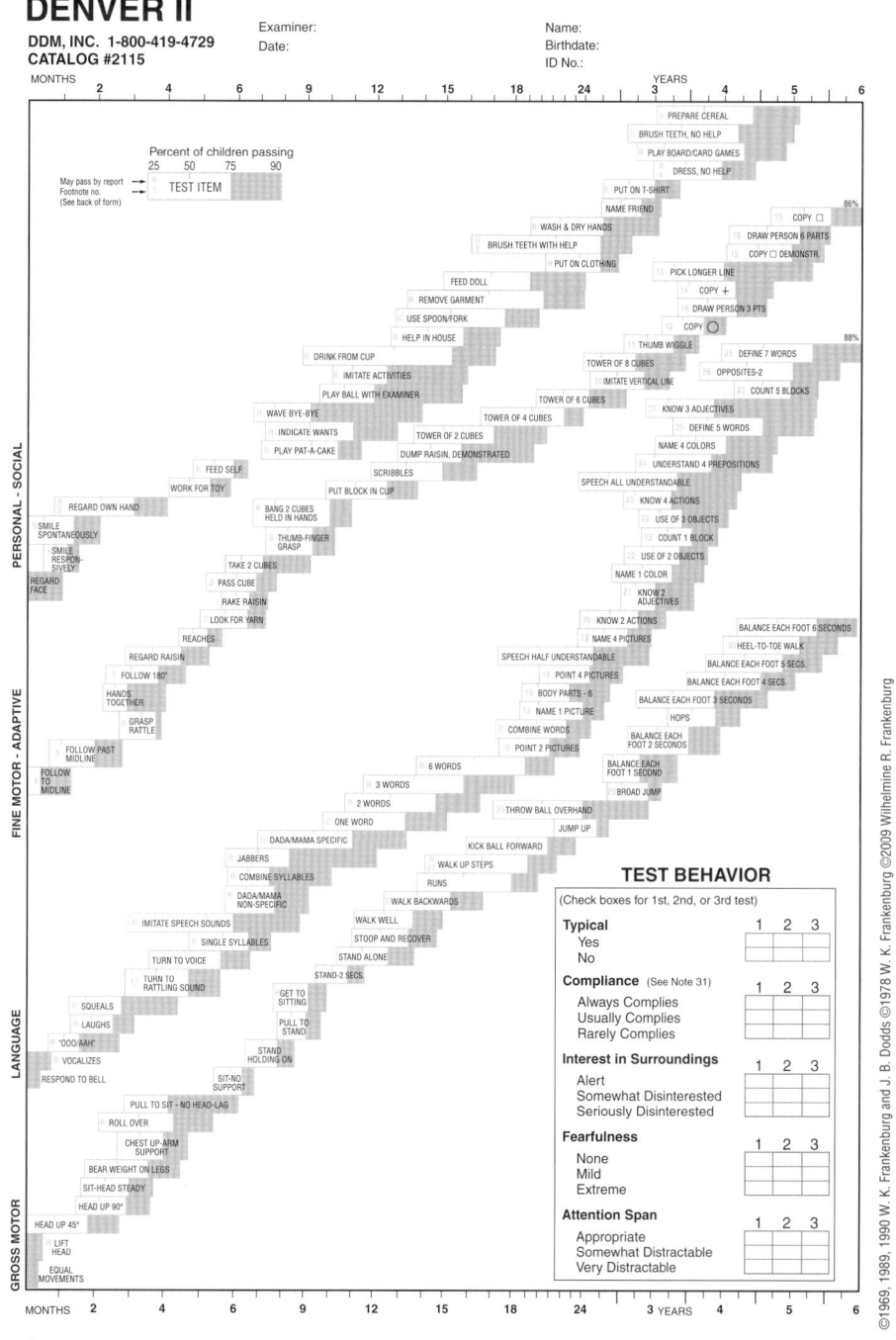

Figura 8-1 Formulário de pontuação para o Denver II. (*De Frankenburg WK: Denver I Training Manual.* ©1967, 1970 William K. Frankenburg e Josiah B. Dodds; 1975, 1976, 1978 William K. Frankenburg; 1990, 1992 William K. Frankenburg e Josiah B. Dodds; © 2009 Wilhelmine R. Frankenburg-Contactar DDM, Inc. 1-800-419-4729 ou Info@denverii.com).

ORIENTAÇÕES PARA ADMINISTRAÇÃO

1. Tentar fazer a criança sorrir através do sorriso, conversando ou acenando, sem tocar nela.
2. Criança deve olhar fixamente para a mão por vários segundos.
3. Progenitor pode ajudar a orientar a escovar os dentes e colocar creme dental na escova.
4. Criança não tem de ser capaz de amarrar sapatos ou abotoar/fechar zíper nas costas.
5. Mover pompom lentamente em um arco de um lado ao outro, cerca de 20 cm acima da face da criança.
6. Passar se a criança segurar chocalho quando é tocada no dorso ou nas pontas dos dedos.
7. Passar se a criança tentar ver onde o pompom foi. Pompom deve ser deixado cair rapidamente da vista do testador
8. Criança deve transferir cubo de uma mão para a outra sem ajuda de corpo, boca ou mesa.
9. Passar se criança pegar objeto pequeno com qualquer parte do polegar e dedo.
10. Linha pode variar apenas 30 graus ou menos a partir da linha do testador.
11. Fechar o punho com o polegar apontando para cima e levantar apenas o polegar. Passe se a criança imitar e não mover qualquer dedo que não o polegar.

 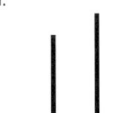 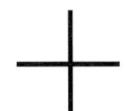 

12. Passar qualquer forma fechada. Considere falha se movimentos redondos contínuos.
13. Que linha é mais longa? (Não maior). Vire o papel de cabeça para baixo e repita. (passe 3 de 3 ou 5 de 6)
14. Passe quaisquer linhas que cruzam perto do ponto central.
15. Deixar a criança copiar primeiro. Se falhar, demonstrar.

Quando fizer os itens 12, 14 e 15, não nomeie formas. Não demonstre 12 e 14.

16. Quando pontuar, cada par (2 braços, 2 pernas, etc.) conta como uma parte.
17. Coloque um cubo em um copo e agite suavemente próximo da orelha da criança, mas fora da visão. Repita para a outra orelha.
18. Aponte para a figura e faça a criança nomeá-la. (Não se dão créditos para sons apenas). Se menos de 4 figuras forem nomeadas corretamente, faça a criança apontar para a figura à medida que cada uma é nomeada pelo testador.

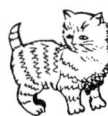 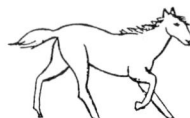 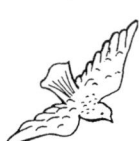 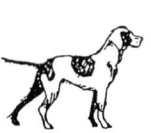 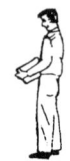

19. Usando uma boneca, fale para a criança: me mostre nariz, olhos, boca, mãos, pés, barriga, cabelos. Passe 6 de 8.
20. Usando figuras, pergunte para a criança: O que voa? ... faz miau? ... Fala? ... late? ... galopa? Passe 2 de 5, 4 de 5.
21. Pergunte para a criança: O que você faz quando está com frio? ...cansado?... com fome?... Passe 2 de 3, 3 de 3.
22. Pergunte à criança: O que você faz com um copo? Para que se usa uma cadeira? Para que se usa um lápis? Palavras de ação devem ser incluídas nas respostas.
23. Passe se a criança colocar e disser corretamente quantos blocos estão no papel. (1,5)
24. Fale para a criança: Coloque o bloco sobre a mesa; embaixo da mesa; na frente de mim; atrás de mim. Passe 4 de 4.
25. Pergunte à criança: O que é uma bola?... lago? ... escrivaninha? casa?...banana?...cortina?...cerca?...teto? Passe se definidas em termos de uso, formato, de que é feito, ou categoria geral (como banana é fruta, não apenas amarela). Passe 5 de 8, 7 de 8.
26. Pergunte à criança: Se um cavalo é grande, um rato é ____? Se o fogo é quente, o gelo é ____? Se o sol brilha durante o dia, a lua brilha durante a _____? Passe 2 de 3.
27. A criança pode usar parede ou trilho, apenas, não pessoa. Não pode engatinhar.
28. A criança tem de arremessar a bola 92 cm até o alcance do braço do testador.
29. A criança tem de realizar um salto amplo de pé sobre a largura do papel de teste (22 cm).
30. Fale para a criança andar para frente 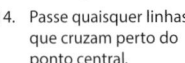 calcanhar a 2,5 cm do dedão. Testador pode demonstrar. Criança tem de andar 4 passos consecutivos.
31. No segundo ano, metade das crianças normais não obedece.

OBSERVAÇÕES:

Denver Development Materials, Inc.
P.O. Box 371075
Denver, Colorado 80237-5075
Tel.#: (303) 355-4729
(800) 419-4729

Catálogo #2115   PARA REFAZER PEDIDO LIGUE: (800) 419-4729

Figura 8-2 Instruções para o Denver II. Os números são codificados para uma forma de pontuação (Fig. 8-1). "Anormal" é definido como dois ou mais atrasos (falha de um item passado em 90% nessa idade) em duas ou mais categorias ou dois ou mais atrasos em uma categoria com outra categoria que tem um atraso e uma linha de idade que não cruzam um item que é passado. *(De Frankenburg WK: Denver I Training Manual. ©1967, 1970 William K. Frankenburg and Josiah B. Dodds; 1975, 1976, 1978 William K. Frankenburg; 1990, 1992 William K. Frankenburg e Josiah B. Dodds; © 2009 Wilhelmine R. Frankenburg-Contact DDM, Inc. 1-800-419-4729 ou Info@denverii.com).*

Para ajudar os médicos no uso do Denver II, a folha de escore também dispõe de uma tabela para documentar comportamentos confusos, como interesse, medo ou aparente falta de atenção. A triagem repetida em consultas de supervisão de saúde subsequentes muitas vezes detecta anormalidades não observados em uma triagem única.

Outras ferramentas de triagem de desenvolvimento incluem Ages and Stages Questionnaires preenchidos pelos pais (também direcionado pelos marcos) e Parents' Evaluation of Developmental Status. Este último é um questionário simples com 10 itens com base em preocupações com a função e progressão de desenvolvimento, que os pais completam em consultas no consultório.

Triagens com relatos dos pais têm boa validade quando comparadas com medidas de triagem realizadas no consultório. A **triagem para autismo** é recomendada para todas as crianças entre 18 a 24 meses de idade. Embora existam várias ferramentas, muitos pediatras utilizam o Modified Checklist for Autism in Toddlers (M-CHAT). O M-CHAT é um questionário para ser realizado no consultório com perguntas aos pais sobre 23 comportamentos típicos, dos quais alguns são mais preditivos do que outros para o autismo ou outros distúrbios generalizados do desenvolvimento. Se a criança apresentar mais do que dois comportamentos preditivos ou três comportamentos totais, deve ser indicada uma avaliação mais aprofundada com um algoritmo de entrevista para

Tabela 8-2	Regras Gerais para Triagem da Fala		
IDADE (ANOS)	PRODUÇÃO DA FALA	ARTICULAÇÃO (QUANTIDADE DE FALA COMPREENDIDA POR UM ESTRANHO)	SEGUIR COMANDOS
1	Uma a três palavras		Comandos de uma etapa
2	Frases de duas a três palavras	Metade	Comandos de duas etapas
3	Uso rotineiro de sentenças	Três quartos	
4	Uso rotineiro de sequências de sentenças; conversa de dar e receber	Quase todas	
5	Sentenças complexas; uso extenso de modificadores, pronomes e preposições	Quase todas	

Tabela 8-3	Condições Consideradas de Alto Risco para Déficit Auditivo Associado
	Perda auditiva congênita em primo de primeiro grau ou parente mais próximo
	Nível de bilirrubina de ≥20 mg/dL
	Rubéola congênita ou outra infecção intrauterina não bacteriana
	Defeitos no ouvido, nariz ou garganta
	Peso ao nascimento de ≤1.500 g
	Vários episódios de apneia
	Exsanguineotransfusão
	Meningite
	Escore de Apgar de 5 minutos ≤5
	Circulação fetal persistente (hipertensão pulmonar primária)
	Tratamento com fármacos ototóxicos (p. ex., aminoglicosídeos e diuréticos de alça)

Tabela 8-4	Contexto de Problemas Comportamentais
FATORES DA CRIANÇA	
	Saúde (pregressa e atual)
	Estado de desenvolvimento
	Temperamento (p. ex., difícil, lento para se aquecer)
	Mecanismos de enfrentamento
FATORES PARENTAIS	
	Interpretações erradas dos comportamentos relacionados com fases
	Divergência de expectativas dos pais e características da criança
	Incompatibilidade de estilo de personalidade entre pai e filho
	Características dos pais (p. ex., depressão, falta de interesse, rejeição, superproteção)
	Mecanismos de enfrentamento
FATORES AMBIENTAIS	
	Estresse (p. ex., problemas conjugais, desemprego, perda pessoal)
	Suporte (p. ex., emocional, material, de informação, assistência à infância)
	Pobreza
	Racismo

distinguir comportamentos variantes do normal das crianças que necessitam de encaminhamento para um teste definitivo. O teste é distribuído gratuitamente na internet (Cap. 20).

A **triagem para linguagem** relaciona-se melhor com o desenvolvimento cognitivo nos primeiros anos. A Tabela 8-2 fornece algumas regras gerais para o desenvolvimento da linguagem que se concentram na produção da fala (linguagem expressiva). Embora a linguagem expressiva seja o elemento de linguagem mais evidente, as alterações mais drásticas no desenvolvimento da linguagem nos primeiros anos envolvem o reconhecimento e a compreensão (linguagem receptiva).

Sempre que houver um atraso na fala e/ou linguagem, um **déficit auditivo** deverá ser considerado. A implementação de triagem universal de audição do recém-nascido detecta muitas, se não a maioria, das crianças com hipoacusia no período neonatal, com acesso aos serviços de intervenções iniciais devendo ser fornecido quando for o caso. As condições relacionadas com risco aumentado de déficit auditivo se encontram listadas na Tabela 8-3. Disfluência (*gagueira*) é comum em uma criança de 3 e 4 anos. A menos que a disfluência seja grave, acompanhada por tiques ou postura incomum, ou ocorra após 4 anos, os pais devem ser orientados de que se trata de uma situação normal e transitória e de que devem aceitá-la com calma e paciência.

Após o sexto aniversário da criança até a adolescência, a avaliação do desenvolvimento é inicialmente realizada perguntando-se sobre a performance escolar (desempenho e comportamento acadêmico). Perguntar sobre as preocupações dos professores ou outros adultos que cuidam da criança (conselheiro, treinador, líder religioso de programa complementar da escola) é prudente. O teste de desenvolvimento formal destas crianças mais velhas está além do alcance do pediatra da atenção primária. No entanto, o prestador de cuidados de saúde infantil deve ser o coordenador dos testes e das avaliações realizadas por outros especialistas (p. ex., psicólogos, psiquiatras, pediatras do desenvolvimento e profissionais da educação).

OUTRAS QUESTÕES NA AVALIAÇÃO DO DESENVOLVIMENTO E DO COMPORTAMENTO

A ignorância em relação às influências ambientais sobre o comportamento da criança pode resultar no tratamento ineficaz ou inadequado (ou ambos). A Tabela 8-4 lista alguns fatores contextuais que deveriam ser considerados na etiologia de um problema do comportamento ou do desenvolvimento da criança.

Construir uma relação positiva com os pais e a criança é um pré-requisito para se obterem as informações frequentemente sensíveis que são essenciais para a compreensão de uma questão do comportamento ou do desenvolvimento. A relação positiva geralmente pode ser estabelecida rapidamente se os pais sentirem que o médico os respeita e está genuinamente interessado em ouvir as suas preocupações. O médico desenvolve uma boa relação com a criança, envolvendo-a em conversa ou brincadeira adequada com relação ao desenvolvimento, talvez fornecendo brinquedos à mesma quando da entrevista com os pais, além de ser sensível aos medos que a criança possa ter. Muito frequentemente a criança é ignorada até que seja o momento do exame físico. De maneira semelhante aos seus pais, as crianças sentem-se mais confortáveis se são cumprimentadas pelo nome e envolvidas em interações agradáveis antes de se fazerem a elas perguntas sensíveis ou ameaçá-las com exames. As crianças pequenas podem ser envolvidas na conversa no colo dos pais, o que oferece segurança e coloca a criança no nível dos olhos do examinador.

Com adolescentes, a ênfase deve ser dada no sentido de construir uma relação médico-paciente que é distinta da relação com os pais. Os pais não devem ser excluídos; no entanto, o adolescente deve ter a oportunidade de expressar suas preocupações e de fazer perguntas ao médico, confidencialmente. Duas questões interligadas devem ser levadas em consideração – consentimento e confidencialidade. Embora as leis variem de estado para estado nos Estados Unidos, em geral, os adolescentes que são capazes de fornecer consentimento informado (ou seja, os menores maduros) podem consentir consultas e cuidados relacionados com comportamentos de alto risco (i.e., uso abusivo de substâncias; saúde sexual, incluindo prevenção, detecção e tratamento de infecções sexualmente transmissíveis; e gravidez). A maioria dos estados apoia o médico no sentido de que a consulta seja confidencial. Os médicos devem familiarizar-se com a lei do estado onde trabalham (www.guttmacher.org/statecenter/updates/index.html). Promover a confidencialidade é fundamental, possibilitando os melhores cuidados (especialmente para a obtenção de uma história de comportamentos de risco). Ao avaliar o desenvolvimento e comportamento, a confidencialidade pode ser obtida através da reunião com o adolescente sozinho durante, pelo menos, uma parte de cada consulta. No entanto, os pais devem ser informados quando o médico tem preocupações significativas e imediatas sobre a saúde e segurança da criança e do adolescente. Muitas vezes, o médico pode convencer o adolescente a informar os pais diretamente sobre um problema ou pode chegar a um acordo com o adolescente sobre como os pais serão informados pelo médico (Cap. 67).

AVALIAÇÃO DE QUESTÕES DE DESENVOLVIMENTO E DE COMPORTAMENTO

As respostas a perguntas abertas muitas vezes fornecem pistas para problemas não declarados, subjacentes, e identificam a direção adequada para outras perguntas mais direcionadas. Histórias sobre problemas de desenvolvimento e comportamento muitas vezes são vagas e confusas; para conciliar contradições aparentes, o entrevistador frequentemente deve solicitar esclarecimentos, mais detalhes, ou mera repetição. Ao resumir a compreensão de uma informação em intervalos frequentes e ao recapitular no final da consulta, o entrevistador, o paciente e a família podem garantir que eles entendem um ao outro.

Se a impressão do médico da criança diferir acentuadamente da descrição do progenitor, pode haver uma preocupação ou questão parental fundamental que ainda não foi expressa por ser difícil de falar sobre (p. ex., problemas conjugais), ou por ser inconsciente, ou porque o progenitor negligencia sua relevância para o comportamento da criança. De outro modo, as observações do médico podem ser atípicas, mesmo com múltiplas consultas. As observações dos professores, parentes e outros cuidadores regulares podem ser cruciais para resolver essa possibilidade. O progenitor também pode ter uma imagem distorcida da criança, enraizada na psicopatologia parental. Uma abordagem sensível, solidária, não crítica para o progenitor é crucial para uma intervenção adequada. Mais informações sobre encaminhamento e intervenção para as questões de comportamento e de desenvolvimento são fornecidas no Capítulo 10.

Capítulo 9

CONSULTAS DE SUPERVISÃO DA SAÚDE

As consultas de supervisão da saúde ou de puericultura devem consistir em uma avaliação abrangente da saúde da criança e do papel dos pais/responsáveis em fornecer um ambiente adequado para crescimento, desenvolvimento e saúde ideiais. O Bright Futures – iniciativa nos Estados Unidos de promoção da saúde e prevenção da doença voltada para as necessidades da criança no contexto familiar e comunitário – padroniza cada uma das consultas de puericultura e fornece recursos para trabalhar com as crianças e famílias nas diferentes idades (www.brightfutures.aap.org). Os elementos de cada consulta incluem avaliação e gestão das preocupações parentais; questionamento sobre qualquer doença nos intervalos de tempo desde a última avaliação física, avaliações do crescimento, desenvolvimento e da alimentação; realização das medidas antecipatórias (incluindo informações e aconselhamento sobre segurança); exame físico; exames de triagem e imunizações (Tabela 9-1). As "Recommendations for Preventive Pediatric Health Care," da *Bright Futures*, encontradas em http://brightfutures.aap.org/clinical_practice.html, resumem os quesitos avaliados nas diferentes idades e que medidas de prevenção específicas devem ser realizadas, incluindo triagem de risco e a realização de medições específicas. O programa do *Bright Futures* é agora o padrão adotado pelo Medicaid e Children's

Tabela 9-1	Tópicos para Consultas de Puericultura
FOCO NA CRIANÇA	
Preocupações (do progenitor ou do filho)	
Acompanhamento de problema pregresso	
Atualização de imunização e testes de triagem	
Cuidados de rotina (p. ex., alimentação, sono, eliminações e hábitos de saúde)	
Progresso do desenvolvimento	
Estilo e problemas comportamentais	
FOCO NO AMBIENTE DA CRIANÇA	
Família	
Cronograma de cuidados para o cuidador que mora na casa	
Interações pai-filho e entre irmãos-criança	
Papel da família estendida	
Estresses familiares (p. ex., trabalho, mudança, finanças, doença, morte, relações conjugais e outras relações interpessoais)	
Suportes familiares (parentes, amigos, grupos)	
Comunidade	
Cuidadores fora da família	
Interação entre pares	
Escola e trabalho	
Atividades recreativas	
Ambiente físico	
Estimulação adequada	
Segurança	

Health Insurance Program, juntamente com outras seguradoras. A manutenção da saúde e imunizações agora são cobertas sem coparticipações para pacientes segurados como parte da Lei de Proteção ao Paciente e Cuidados Acessíveis.

EXAMES DE TRIAGEM

As crianças geralmente são saudáveis e somente os seguintes exames de triagem devem ser recomendados: triagem metabólica do recém-nascido através do exame do pezinho, com teste da eletroforese de hemoglobina, avaliação da audição e da visão, anemia e triagem para chumbo, teste da tuberculose. Crianças nascidas de famílias com dislipidemias ou cardiopatia precoce também devem ser rastreadas para distúrbios lipídicos. (Itens marcados por uma *estrela* nas recomendações *Bright Futures* devem ser realizados se um fator de risco for encontrado.) Adolescentes com vida sexual ativa devem ser triados para doenças sexualmente transmissíveis. Quando um lactente ou uma criança começa os cuidados após o período neonatal, o pediatra deve realizar os exames de triagem que faltam e as imunizações.

Triagem Neonatal
Triagem Metabólica
Todo estado nos Estados Unidos exige triagem metabólica do recém-nascido. Cada estado determina as suas próprias prioridades e procedimentos, mas as seguintes doenças em geral são incluídas na triagem metabólica: fenilcetonúria, galactosemia, hipotireoidismo congênito, doença da urina de xarope de bordo e acidúria orgânica (Seção 10). Muitos estados já rastreiam fibrose cística, testando para tripsinogênio imunorreativo. Se esse teste for positivo, em seguida, uma análise de ácido desoxirribonucleico (comumente designado DNA) para mutações de fibrose cística é realizada.

Eletroforese de Hemoglobina
Crianças com hemoglobinopatias apresentam maior risco de infecção e complicações da anemia, sendo que a detecção precoce pode prevenir ou melhorar o prognóstico dos casos. Crianças com doença falciforme devem receber a profilaxia com penicilina oral para prevenir a sepse, a maior causa de mortalidade nessas crianças (Cap. 150).

Avaliação Auditiva
Pelo fato de fala e linguagem serem fundamentais para o desenvolvimento cognitivo de uma criança, a avaliação auditiva é realizada antes da alta do berçário. A audição de uma criança é testada colocando-se fones de ouvido sobre as orelhas do lactente e eletrodos na cabeça. Sons padronizados emitidos e a transmissão do impulso para o cérebro são documentados. Se anormal, outra avaliação é indicada, utilizando a tecnologia do Exame do Potencial Evocado Auditivo do Tronco Encefálico (BERA).

Avaliação da Audição e Visão de Crianças Mais Velhas
Lactentes e Crianças na Primeira Infância
Inferências sobre a audição são obtidas a partir de perguntas aos pais sobre respostas ao som e à fala, bem como através da avaliação rigorosa do desenvolvimento da fala e da linguagem. Inferências sobre a visão podem ser realizadas por meio do exame dos marcos motores grosseiros (crianças com problemas de visão podem ter atraso) e pelo exame físico do olho. As preocupações dos pais sobre a visão devem ser investigadas até que a criança tenha 3 anos e sobre a audição até que a criança tenha 4 anos. Se houver preocupações, o teste definitivo deve ser agendado. A audição pode ser examinada por repostas auditivas evocadas, como mencionado para recém-nascidos. Para crianças na primeira infância e mais velhas que não conseguem cooperar com o teste audiológico formal com fones de ouvido, pode-se usar audiologia comportamental. Sons de frequência ou intensidade específica são fornecidos em um ambiente padrão dentro de uma cabine à prova de som, com as respostas sendo aferidas por um audiologista treinado. A visão pode ser avaliada por encaminhamento a um oftalmologista pediátrico e por respostas evocadas visuais.

Crianças de 3 Anos de Idade ou Mais
Em várias idades, audição e visão devem ser avaliadas objetivamente com uso de técnicas convencionais, tal como especificado nas recomendações da *Bright Futures*. Perguntar à família e à criança sobre quaisquer preocupações ou consequências relacionadas com problemas de audição ou de visão requer uma avaliação subjetiva. Aos 3 anos, as crianças devem ter a primeira avaliação da visão quando da análise do seu desenvolvimento. Muitas crianças nessa idade não têm a linguagem interativa ou habilidades interpessoais para realizar uma avaliação da visão; estas crianças devem ser reexaminadas em um intervalo de 3 a 6 meses para garantir que a sua visão é normal. Pelo fato de a maioria destas crianças ainda não identificar letras, o uso do cartão de Snellen com formas-padrão é recomendado. Quando uma criança é capaz de identificar letras, o cartão com a base de letras é mais preciso e deve ser usado. O teste audiológico de sons com fones de ouvido deve ser iniciado no quarto aniversário (embora o Head Start - um programa do Department of Health and Human Services dos Estados Unidos que oferece educação, serviços abrangentes em saúde, nutrição às crianças de baixa renda e suas famílias – exija que os pediatras tentem a avaliação auditiva aos 3 anos de idade). Qualquer suspeita de problema auditivo deve ser analisada através de anamnese e exame físico cuidadosos, com encaminhamento para testes mais abrangentes. As crianças que têm um problema de visão documentado, exame com falha ou preocupação dos pais devem ser encaminhadas de preferência a um oftalmologista pediátrico.

Triagem para Anemia
As crianças devem ser triadas para a detecção de anemia nas idades em que há uma maior incidência de anemia ferropriva. Os lactentes são avaliados ao nascimento e novamente aos 4 meses, se houver risco documentado, como baixo peso ao nascimento ou prematuridade. Lactentes a termo saudáveis geralmente são rastreados aos 12 meses de idade, porque é nesta época que se observa uma alta incidência de deficiência de ferro. As crianças devem ser avaliadas em outras consultas relacionadas com riscos ou preocupações com anemia (indicado por uma ★ nas recomendações da *Bright Futures* em http://brightfutures.aap.org/clinical_practice.html). Quaisquer alterações detectadas devem ser analisadas em relação à etiologia. Lactentes anêmicos não se saem tão bem no teste-padrão do desenvolvimento. Quando a deficiência de ferro é fortemente suspeita, o teste terapêutico com o ferro pode ser utilizado (Cap. 150).

Triagem para Chumbo
A intoxicação por chumbo pode causar anormalidades no desenvolvimento e comportamento que não são reversíveis, ainda que complicações hematológicas e metabólicas possam ser tratadas. Embora os Centers for Disease Control and Prevention (CDC) recomendem a investigação ambiental com níveis de chumbo no sangue de 20 μg/dL em uma única consulta ou de 15 μg/dL

ao longo de um período de 3 meses, os níveis de 5 a 10 µg/dL podem provocar problemas de aprendizagem. Fatores de risco para intoxicação por chumbo incluem viver em casas mais antigas com pinturas à base de chumbo rachadas ou descascadas, exposição industrial, uso de medicamentos (p. ex., um medicamento utilizado para diarreia da América Central ou do Sul) e uso de cerâmica com esmalte com tinta com chumbo. Devido à associação significativa de intoxicação por chumbo com a pobreza, os CDC recomendam a triagem para chumbo no sangue em 12 e 24 meses. Além disso, questões padronizadas de triagem para risco de intoxicação por chumbo devem ser feitas para todas as crianças entre 6 meses e 6 anos (Tabela 9-2). Qualquer resposta positiva ou suspeita é uma indicação para a obtenção de um nível de chumbo no sangue. A amostra de sangue capilar pode produzir resultados falso-positivos, assim, quando sangue venoso deve ser obtido. Departamentos de saúde do condado, organizações comunitárias e empresas privadas fornecem serviços de inspeção e de detecção de chumbo para a determinação da fonte do chumbo. Técnicas de descontaminação-padrão devem ser usadas para remover o chumbo, ao mesmo tempo em que se evita a formação de aerossóis do metal tóxico que a criança pode respirar ou a poeira que esta pode ingerir (Caps. 149 e 150).

Teste de Tuberculose

A prevalência da tuberculose está aumentando, em grande parte como resultado da epidemia do vírus da imunodeficiência humana (HIV) nos adultos. As crianças muitas vezes apresentam-se com doença grave e multissistêmica (tuberculose miliar). Todas as crianças devem ser avaliadas para o risco de tuberculose em visitas de supervisão de saúde, especialmente após 1 ano de idade. Os grupos de alto risco, tal como definido pelos CDC, estão listados na Tabela 9-3. Em geral, o teste intradérmico derivado de proteína purificado padronizado é utilizado com a avaliação do resultado por um profissional de saúde, 48 a 72 horas após a injeção. O tamanho de endurecimento na inoculação, não a cor de qualquer marca, denota um teste positivo. Para a maioria dos pacientes, 10 mm de endurecimento é um teste positivo. Para os pacientes HIV-positivos, aqueles com contatos de tuberculose recentes, pacientes com evidência de tuberculose curada antiga em raios X de tórax, ou pacientes imunodeprimidos, 5 mm é um teste positivo (Cap. 124). Os CDC aprovaram (em adultos) o QuantiFERON-TB Gold Test, que tem a vantagem de precisar de apenas uma visita ao consultório.

Colesterol

Crianças e adolescentes que têm história familiar de doenças cardiovasculares ou têm pelo menos um dos pais com um nível de colesterol alto estão sob maior risco de ter colesterol alto quando adultos e sob risco aumentado de coronariopatia. A American Academy of Pediatrics (AAP) recomenda o rastreamento da dislipidemia no contexto de cuidados de saúde regulares para as populações de risco (Tabela 9-4) através da obtenção de um perfil lipídico em jejum. Os níveis a serem considerados na triagem são os mesmos para todas as crianças de 2 a 18 anos. O colesterol total inferior a 170 mg/dL é normal, 170 a 199 mg/dL é limítrofe, maior do que 200 mg/dL é elevado. Além disso, em 2011, a AAP aprovou a recomendação do National Heart, Lung and Blood Institute do National Institutes of Health de testar todas as crianças entre as idades de 9 e 11 anos.

Teste de Doença Sexualmente Transmissível

Consultas anuais são recomendadas para adolescentes. Um levantamento completo da história psicossocial do adolescente deve ser obtido em sigilo (Seção 12). Parte dessa avaliação é uma história sexual abrangente, que muitas vezes exige questionamento criativo. Nem todos os adolescentes identificam o sexo oral como sexo e alguns adolescentes interpretam mal o termo *sexualmente ativo* no sentido de ter muitos parceiros sexuais ou ser muito vigoroso durante a relação sexual. As perguntas: "Você está fazendo sexo?" e "Você já fez sexo?" devem ser feitas. Nas orientações do *Bright Futures*, qualquer criança ou adolescente que tenha tido qualquer tipo de relação sexual deve fazer pelo menos uma avaliação anual (mais frequentemente se houver uma história de sexo de alto risco) para a detecção de doenças sexualmente transmissíveis através de exame físico (verrugas genitais, herpes genital e pediculose) e exames laboratoriais (clamídia, gonorreia, sífilis e HIV) (Cap. 116). Mulheres jovens devem ser avaliadas para papilomavírus humano e lesões pré-cancerosas por Papanicolau aos 21 anos.

Tabela 9-2	Perguntas para Avaliação de Risco de Intoxicação por Chumbo a Serem Feitas Entre 6 Meses e 6 Anos
	A criança passa algum tempo em um prédio construído antes de 1960 (p. ex., casa, escola, celeiro) que tem pintura rachada ou descascada?
	Existe um irmão, irmã, companheiro de casa, companheiro de brincadeiras ou membro da comunidade sendo acompanhado ou tratado (ou até mesmo rumores de) devido a intoxicação por chumbo?
	A criança mora com um adulto cujo trabalho ou *hobby* envolve exposição ao chumbo (p. ex. fundição de chumbo e reparo de radiador automotivo)?
	A criança mora perto de uma fundição de chumbo ativa, local de reciclagem de baterias ou outra indústria que provavelmente libera chumbo?
	Será que a família use remédios caseiros ou cerâmica de outro país?

Tabela 9-3	Grupos de Alto Risco para a Tuberculose
	Contato próximo com pessoas conhecidas com tuberculose (TB), teste positivo para TB ou com suspeita de TB
	Profissionais de saúde
	Minorias raciais ou étnicas de alto risco ou outras populações sob maior risco (asiáticos, Ilhas do Pacífico, latino-americanos, afro-americanos, indígenas americanos, grupos que vivem na pobreza [p. ex., receptores do Medicaid], trabalhadores migrantes de fazendas, sem-teto, pessoas que fazem uso abusivo de substâncias)
	Cidadãos estrangeiros nascidos em áreas com altas taxas de TB (Ásia, África, América Latina, Europa Oriental, Rússia)
	Bebês, crianças e adolescentes expostos a adultos de categorias de alto risco

Tabela 9-4	Recomendações para Triagem de Risco de Colesterol
	Triagem de risco aos 2, 4, 6, 8, 10 anos e anualmente na adolescência:
	1. Crianças e adolescentes que têm uma história familiar de alto colesterol ou doenças cardíacas
	2. Crianças cuja história familiar é desconhecida
	3. Crianças que têm outros fatores de risco pessoal: obesidade, pressão sanguínea alta ou diabetes
	Triagem Universal em idades 9-11 e 18-20

IMUNIZAÇÕES
Registros de vacinação devem ser verificados a cada visita ao consultório, independentemente do motivo. Vacinas apropriadas devem ser administradas (Cap. 94).

ASSISTÊNCIA ODONTOLÓGICA
Muitas famílias nos Estados Unidos, particularmente famílias pobres e as minorias étnicas, subutilizam os cuidados de saúde dental. Os pediatras podem identificar anomalias macroscópicas, como cáries grandes, inflamação gengival ou má oclusão significativa. Todas as crianças devem fazer exame dental com um dentista pelo menos anualmente e uma limpeza dental por um dentista ou higienista a cada 6 meses. As consultas odontológicas de saúde dentária devem incluir a instrução sobre cuidados preventivos praticados em casa (escovação e uso do fio dental). Outros métodos profiláticos demonstrados comprovadamente eficazes na prevenção de cáries são tratamentos tópicos de flúor concentrado (verniz dental) e selantes acrílicos sobre os molares. Os dentistas pediátricos recomendam começar as consultas com 1 ano de idade para educar as famílias e fazer triagem de cáries decorrentes do uso de mamadeira com leite. Alguns recomendam que os pediatras apliquem verniz dental nos dentes dos filhos, especialmente em comunidades que não têm dentistas pediátricos. A fluoretação da água ou os suplementos com flúor nas comunidades que não têm a fluoretação são importantes na prevenção de cáries (Cap. 127).

AVALIAÇÃO NUTRICIONAL
Traçar o crescimento de uma criança nos gráficos-padrão é um componente vital da avaliação nutricional. A história alimentar deve ser obtida, pois o conteúdo da dieta pode sugerir um risco de deficiência nutricional (Caps. 27 e 28).

ORIENTAÇÃO SOBRE MEDIDAS ANTECIPATÓRIAS
A orientação sobre as medidas antecipatórias é a informação transmitida aos pais verbalmente, ou através de materiais escritos, ou de matérias direcionadas aos pais em determinados *websites* na internet para ajudá-los no sentido de facilitar o crescimento e o desenvolvimento adequados de seus filhos. A orientação sobre as medidas antecipatórias é relevante e adequada para cada idade da criança, sendo outro componente das diretrizes da *Bright Futures*. A *Bright Futures* tem um "*kit* de ferramentas", que inclui os tópicos e folhetos para as famílias (e para crianças mais velhas) sobre as questões mais importantes nas idades específicas. A Tabela 9-5 resume os tópicos importantes a serem discutidos. É importante rever brevemente os temas de segurança discutidos anteriormente em outras consultas para reforço. Discussões adequadas para a idade devem ocorrer em cada consulta.

Questões de Segurança
A causa mais comum de morte em crianças de 1 mês a 1 ano de idade são **acidentes com veículos motorizados**. Nenhum recém-nascido deve receber alta de um berçário se os pais não tiverem a cadeirinha para transporte nos veículos motorizados adequadamente instalada no banco do carro. Muitas concessionárias de automóveis oferecem serviços aos pais para garantir que as cadeiras de segurança sejam instaladas corretamente no seu modelo específico. A maioria dos estados nos Estados Unidos tem leis que obrigam o uso de assentos de segurança até que a criança tenha 4 anos de idade ou, pelo menos, 18 kg em peso. A seguir, recomendações adequadas à idade para segurança no carro:
- Lactentes e crianças na primeira infância devem andar em **assentos de segurança virados para trás** até os 2 anos, ou até que atinjam o maior peso ou a maior altura permitida pelo fabricante do assento de segurança.
- As crianças na primeira infância e pré-escolares com mais de 2 anos, ou que tenham tamanho maior que o necessário para assento de carro voltado para trás, devem usar um **assento virado para frente** do carro com cinto, pelo maior tempo possível, até os maiores peso ou altura recomendados pelo fabricante.
- Crianças em idade escolar, cujo peso ou altura seja superior ao limite para o assento de carro virado para a frente, devem usar um **assento de elevação para posicionamento do cinto de segurança** até que o cinto do veículo encaixe-se corretamente, geralmente quando eles chegam a 1,49 m de altura e têm entre 8 e 12 anos.
- As crianças mais velhas devem sempre usar cinto de segurança de três pontos para proteção ideal. Todas as crianças com menos de 13 anos devem ser mantidas nos assentos traseiros dos veículos para proteção ideal. Isto é especificamente para protegê-los de *airbags*, que podem causar mais danos do que o acidente em crianças pequenas.

A **iniciativa de costas no berço** (campanha de orientação a pais e cuidadores) nos Estados Unidos reduziu a incidência da síndrome de morte súbita infantil (SMSI). Antes da iniciativa, as crianças rotineiramente eram colocadas para dormir de bruços. Desde 1992, quando a AAP recomendou este programa, a taxa anual de SMSI diminuiu em mais de 50%. Outra iniciativa é destinada a prestadores de cuidados em creches, porque 20% das mortes por SMSI ocorrem em ambientes de creches.

Promoção do Desenvolvimento Ideal
Ver a Tabela 9-5, bem como as recomendações da Bright Futures (encontradas em http://brightfutures.aap.org/clinical_practice.html) para a apresentação de atividades apropriadas à idade que o pediatra deve recomendar para as famílias.

Disciplina significa ensinar, não apenas punir. O objetivo final é o autocontrole da criança. A punição autoritária para controlar o comportamento de uma criança interfere no processo de aprendizagem e concentra-se no controle externo em detrimento do desenvolvimento do autocontrole. Os pais que estabelecem limites muito pouco razoáveis podem ser frustrados por crianças que não conseguem controlar seu próprio comportamento. A disciplina deve ensinar a uma criança exatamente o que é esperado dela, através do apoio e reforço de comportamentos positivos e da resposta adequada aos comportamentos negativos, com os devidos limites. É mais importante e eficaz reforçar o bom comportamento do que punir o mau comportamento.

As técnicas comumente usadas para controlar comportamentos indesejáveis em crianças incluem bronca, castigo físico e ameaças. Estas técnicas têm potenciais efeitos adversos no senso infantil de segurança e autoestima. A eficácia da bronca diminui quanto mais usada. Não se deve deixar que a repreensão expanda de uma expressão de descontentamento sobre um evento específico para declarações depreciativas sobre a criança. A repreensão também pode aumentar e atingir níveis de abuso psicológico. É importante orientar os pais de que eles têm *um bom filho que faz coisas ruins de tempos em tempos*, para que os pais não pensem e digam ao filho que ele é "ruim".

A punição física (castigos corporais) leve frequente pode tornar-se menos eficaz ao longo do tempo e levar o progenitor à tentação de aumentar o castigo físico, aumentando o risco de abuso da criança. O castigo corporal ensina uma criança que em determinadas situações é apropriado atacar outra pessoa. Comumente em domicílios que usam surras, as crianças mais velhas que foram criadas com esta técnica são vistas batendo nos irmãos mais novos para responder a problemas comportamentais deles.

Tabela 9-5 | Tópicos de Orientação Antecipatórios Sugeridos por Idade

IDADES	PREVENÇÃO DE LESÃO	PREVENÇÃO DE VIOLÊNCIA	POSIÇÃO NO SONO	ACONSELHAMENTO NUTRICIONAL	PROMOÇÃO DO DESENVOLVIMENTO IDEAL
Nascimento e/ou 3-5 dias	Segurança do berço Aquecedores de água quente <49°C Assentos de segurança do carro Detectores de fumaça	Avaliar vínculo e apego Identificar conflitos familiares, falta de suporte, patologia Educar os pais sobre carinho	Voltar a dormir Segurança do berço	Aleitamento materno exclusivo encorajado Fórmula como a segunda melhor opção	Discutir as competências parentais Encaminhar para orientação dos pais
2 semanas ou 1 mês	Quedas	Reavaliar* Discutir a rivalidade entre irmãos Avaliar se armas em casa	Voltar a dormir	Avaliar amamentação e oferecer incentivo, resolução de problemas	Reconhecer e gerenciar depressão pós-parto Opções de cuidados infantis
2 meses	Queimaduras/líquidos quentes	Reavaliar segurança de arma de fogo	Voltar a dormir		Progenitor tem descanso suficiente e gerencia retorno ao trabalho
4 meses	Andadores infantis Asfixia/sufocação	Reavaliar	Voltar a dormir	Introdução de alimentos sólidos	Discutir desenvolvimento motor central a periférico Elogiar bom comportamento
6 meses	Queimaduras/superfícies quentes	Reavaliar		Avaliar o estado	Estabelecimento de limites consistente contra "mimar" um lactente Elogiar bom comportamento
9 meses	Segurança da água Revisão de segurança no lar Ingestões/envenenamento	Avaliar as ideias dos pais sobre disciplina e "mimo"		Evitar suco Começar a encorajar prática de beber no copo	Ajudar as crianças a dormir durante a noite, quando não conseguirem Elogiar bom comportamento
12 meses	Perigos de arma de fogo Segurança Autopedestre	Discutir tempo limite versus castigos corporais Evitar a violência na mídia Revisão de segurança de arma de fogo		Introdução de leite de vaca integral (e prisão de ventre com a mudança discutida) Avaliar anemia, discutir alimentos ricos em ferro	Exploração segura Sapatos adequados Elogiar bom comportamento
15 meses	Revise e reavalie tópicos	Incentive punições não violentas (intervalo ou consequências naturais)		Discutir declínio em comer com um crescimento mais lento Avaliar opções de alimentos e variedade	Promover a independência Reforçar o bom comportamento Ignorar perturbação, mas não comportamentos não inseguros
18 meses	Revisar e reavaliar tópicos	Limitar punição para alto rendimento (não o leite derramado!) Os pais consistentes em relação a disciplina		Discutir as escolhas alimentares, porções, alimentadores "paranoicos"	Preparação para o treinamento do uso do banheiro Reforçar o bom comportamento
2 anos	Quedas – equipamento para brincar	Avaliar e discutir quaisquer comportamentos agressivos na criança		Avaliar as proporções do corpo e recomendar leite com baixo teor de gordura Avaliar colesterol na família e risco de aterosclerose	Treinamento de controle esfincteriano e resistência
3 anos	Revise e reavalie tópicos	Revise, especialmente evitar meio de violência na mídia		Discutir alimentação ideal e a pirâmide alimentar Lanches saudáveis	Ler para a criança Socializar com outras crianças Head Start, se possível
4 anos	Cadeirinha de carro versus cintos de segurança			Lanches saudáveis	Ler para a criança Head Start ou opções pré-jardim de infância
5 anos	Segurança de bicicleta Segurança na água/piscina	Desenvolver regras familiares consistentes, claramente definidas e consequências Evitar a violência na mídia		Avaliar para detecção de anemia Discutir alimentos ricos em ferro	Reforçar temas escolares Ler para a criança Cartão da biblioteca Tarefas iniciadas em casa
6 anos	Segurança contra incêndios	Reforçar disciplina consistente Incentivar estratégias de não violência Avaliar a violência doméstica Evitar a violência na mídia		Avaliar conteúdo, oferecer sugestões específicas	Reforçar temas escolares Programas pós-escolares Responsabilidade dada para as tarefas (e executadas)
7-10 anos	Segurança nos esportes Perigo de arma de fogo	Reforço Avaliar a violência doméstica Avaliar técnicas de disciplina Evitar a violência na mídia Fugir de lutas (vítima ou espectador)		Avaliar conteúdo, oferecer sugestões específicas	Rever a lição de casa e reforçar temas escolares Programas pós-escolares Introduzir prevenção de tabagismo e uso abusivo de substância (concreto)

Tabela 9-5	Tópicos de Orientação Antecipatórios Sugeridos por Idade				
IDADES	PREVENÇÃO DE LESÃO	PREVENÇÃO DE VIOLÊNCIA	POSIÇÃO NO SONO	ACONSELHAMENTO NUTRICIONAL	PROMOÇÃO DO DESENVOLVIMENTO IDEAL
11-13 anos	Revisar e reavaliar	Discutir estratégias para evitar conflitos interpessoais Evitar a violência na mídia Evitar brigas e fugas Discutir técnicas de resolução de conflitos		*Junk food* versus alimentação saudável	Rever a lição de casa e reforçar temas escolares Prevenção de tabagismo e uso abusivo de substâncias (começar abstração) Discutir e encorajar abstinência; possivelmente, discutir opções de preservativos e anticoncepcionais Evitar a violência Oferecer disponibilidade
14-16 anos	Segurança de veículo motorizado Evitar sair com quem faz uso abusivo de substâncias	Estabelecer novas regras familiares relativas aos toques de recolher, escola e responsabilidades de manutenção da casa		*Junk food* versus alimentação saudável	Revisar trabalho escolar Começar discussão de carreira e preparação para a faculdade (PSAT) Revisar uso abusivo de substâncias, sexualidade e violência regularmente Discutir opções de preservativos, contracepção, inclusive contracepção de emergência Discutir doenças sexualmente transmissíveis, HIV Promover volta para casa de situações de risco sem perguntas
17-21 anos	Revisar e reavaliar	Estabelecer novas regras relacionadas com dirigir, namoro e uso abusivo de substâncias		Dieta saudável para o coração durante a vida	Continuação de tópicos anteriores Fora da faculdade ou emprego Novos papéis dentro da família

HIV, vírus da imunodeficiência humana; PSAT, Preliminary Scholastic Aptitude Test.
*Reavaliar significa rever os assuntos discutidos na consulta de manutenção da saúde anterior.

Ameaças por parte dos pais de ir embora ou desistir da criança são, talvez, as maneiras mais prejudiciais de controlar o comportamento da criança. Crianças de qualquer idade podem permanecer com medo e preocupadas com a perda de um dos pais por muito tempo após a ameaça ser feita; no entanto muitas crianças são capazes de perceber as ameaças vazias. Ameaçar com a perda leve de privilégios (sem videogames por 1 semana ou colocar um adolescente de castigo) pode ser adequado, mas a consequência deve ser aplicada se houver uma violação.

Ser pai envolve um equilíbrio dinâmico entre **estabelecer limites** por um lado e possibilitar e incentivar a liberdade de expressão e a exploração do outro. Uma criança cujo comportamento está fora de controle melhora quando limites claros sobre seu comportamento são definidos e executados. No entanto, os pais devem concordar sobre onde o limite será definido e como ele será aplicado. O limite e a consequência de quebrar o limite devem ser apresentados claramente para a criança. A aplicação do limite deve ser consistente e firme. Limites exagerados são difíceis de aprender e podem frustrar o desenvolvimento normal da autonomia. O limite deve ser razoável em termos de idade, temperamento e nível de desenvolvimento da criança. Para ser eficaz, ambos os pais (e outros adultos da casa) devem cumprir limites. Caso contrário, as crianças podem *separar* eficazmente os pais e procurar testar os limites com o progenitor mais indulgente. Em todas as situações, para ser eficaz, a punição deve ser breve e ligada diretamente a um comportamento. Uma mudança comportamental mais eficaz ocorre quando a punição também está ligada ao elogio do comportamento pretendido.

A **extinção** é uma maneira eficaz e sistemática de eliminar o comportamento frequente, irritante e relativamente inofensivo, ignorando-o. Primeiramente, os pais devem observar a frequência do comportamento para apreciar realisticamente a magnitude do problema e avaliar o progresso. Os pais devem determinar o que reforça o comportamento da criança e o que precisa ser eliminado de maneira consistente. Um comportamento apropriado é identificado para dar à criança uma alternativa positiva que os pais podem reforçar. Os pais devem ser avisados de que o comportamento irritante geralmente aumenta em frequência e intensidade (e pode durar semanas) antes que ele diminua quando o pai ignora-o (remove o reforço). Uma criança que tem uma birra em busca de atenção deve ser ignorada ou colocada em um ambiente seguro. Esta ação pode irritar ainda mais a criança e o comportamento pode ficar mais exacerbado e com mais raiva. Subsequentemente, sem audiência para a birra, esta diminui de intensidade e frequência. Em cada caso específico, quando o comportamento da criança torna-se apropriado, ela deve ser elogiada e receber atenção extra. Esta é uma técnica eficaz para crianças na primeira infância, antes de sua capacidade de compreender e aderir a um recesso.

O **recesso** consiste em um curto período de isolamento *imediatamente* depois de um problema de comportamento ser observado. O recesso interrompe o comportamento e imediatamente liga-o a uma consequência desagradável. Este método requer um esforço considerável pelos pais, porque a criança não quer ser isolada. Um pai poderá ter de manter a criança fisicamente em recesso. Nesta situação, os pais devem tornar-se *parte do mobiliário* e não devem responder à criança até que o período de recesso tenha acabado. Quando estabelecida, uma técnica de isolamento simples, tal como fazer uma criança ficar no canto ou mandar a criança para seu quarto, pode ser eficaz. Se essa técnica não for útil, pode ser necessário um procedimento mais sistemático. Um protocolo eficaz para o procedimento do recesso envolve a interrupção da brincadeira da criança quando o comportamento ocorre e fazer a criança sentar-se em um local isolado maçante por um breve período, medido por um *timer* de cozinha portátil (os ruídos de tique-taque documentam que o tempo está passando e o alarme no final sinaliza o fim da punição). O recesso é simplesmente punição e não é um tempo para uma criança *pensar* sobre o comportamento (essas crianças não possuem a capacidade de pensamento abstrato) ou um tempo para acalmar o comportamento. A quantidade de tempo do recesso deve ser apropriada para o curto período de atenção da criança. Um minuto por ano de idade da criança é recomendado. Esta consequência inevitável e desagradável do comportamento indesejado motiva a criança a aprender a evitar o comportamento.

Capítulo 10

AVALIAÇÃO DA CRIANÇA COM NECESSIDADES ESPECIAIS

As crianças com deficiências, doenças crônicas graves, defeitos congênitos e problemas educacionais e comportamentais relacionados com a saúde são **crianças com necessidades especiais de saúde** (CRIANES). Muitas destas crianças partilham um grande grupo de experiências e encontram problemas semelhantes, como dificuldades na escola e estresse familiar. O termo *crianças com necessidades especiais de saúde* define essas crianças não categoricamente, sem considerar diagnósticos específicos, em termos de aumento das necessidades de serviço. Cerca de 19% das crianças nos Estados Unidos com menos de 18 anos têm algum problema físico, de desenvolvimento, comportamental ou emocional que requer serviços de um tipo ou quantidade além dos exigidos pelas crianças em geral.

O objetivo no manejo de uma CRIANES é maximizar o potencial da criança para o funcionamento produtivo adulto, tratando o diagnóstico primário e ajudando o paciente e a família a lidar com os estresses e deficiências secundários incorridos por causa da doença ou deficiência. Sempre que uma doença crônica é diagnosticada, os membros da família normalmente entristecem, mostram raiva, negação, negociação (em uma tentativa de evitar o inevitável) e depressão. Pelo fato de a CRIANES ser um lembrete constante do objeto deste sofrimento, os membros da família podem precisar de um longo tempo para aceitar a condição. Um médico de apoio pode facilitar o processo de aceitação por meio de orientação e dissipando sentimentos de culpa e medo. Para minimizar a negação, é útil confirmar as observações da família sobre a criança. A família pode não ser capaz de absorver todas as informações adicionais, inicialmente, de modo que material escrito e a opção para uma discussão mais aprofundada em uma data posterior devem ser oferecidos.

O médico de cuidados primários deve proporcionar cuidados na casa para manter uma estreita supervisão de tratamentos e serviços de subespecialidades, fornecer cuidados preventivos e facilitar interações com escola e órgãos comunitários. Um dos principais objetivos do *cuidado centrado na família* é a própria família e a criança se sentirem no controle. Embora a equipe de gestão médica geralmente direcione o tratamento em caso de cuidados de saúde agudos, o *locus* de controle deve mudar para a família à medida que a criança entra em uma vida mais rotineira, com base em casa. Os planos de tratamento devem possibilitar o maior grau de normalidade da vida da criança. À medida que a criança amadurece, programas de autogestão que fornecem educação em saúde, habilidades de autoeficácia e técnicas como monitoramento de sintomas ajudam a promover bons hábitos de saúde em longo prazo. Estes programas devem ser introduzidos aos 6 ou 7 anos ou quando a criança se encontra em um nível de desenvolvimento para assumir tarefas e beneficiar-se do fato de receber responsabilidade. A autogestão minimiza o *desamparo aprendido* e a *síndrome da criança vulnerável*, que ocorrem geralmente em famílias com crianças com doença crônica ou deficiência.

AVALIAÇÃO DE PROBLEMAS COMPLEXOS POR EQUIPE MULTIPROFISSIONAL

Quando a triagem e vigilância do desenvolvimento sugerem a presença de defasagens significativas do desenvolvimento, o médico deve assumir a responsabilidade pela coordenação da avaliação adicional da criança pela equipe de profissionais e assegurar a continuidade do cuidado. O médico deve tornar-se ciente de instalações locais e programas para avaliação e tratamento. Se a criança apresentar alto risco de atraso (p. ex., prematuridade), um programa de acompanhamento estruturado para monitorar o progresso da criança pode existir. Na lei federal dos Estados Unidos, todas as crianças têm direito a avaliação caso haja suspeita de atraso de desenvolvimento ou um fator de risco para atraso (p. ex., prematuridade, falha no crescimento e retardo mental [RM] parental). Programas especiais para crianças de até 3 anos são desenvolvidos pelos estados para implementar esta política. Intervenções no desenvolvimento são organizadas em conjunto com outros contribuintes com programas locais de financiamento do custo, apenas quando não há cobertura de seguro. Depois de 3 anos, os programas de desenvolvimento são geralmente administrados por distritos escolares. As leis federais exigem que programas de educação especial sejam fornecidos para todas as crianças com deficiência no desenvolvimento desde o nascimento até 21 anos.

Crianças com necessidades especiais podem ser inscritas em programas pré-jardim de infância com um núcleo terapêutico, incluindo visitas ao programa por terapeutas, para trabalhar em desafios. Nos Estados Unidos, as crianças que têm idade escolar tradicional (jardim de infância até o ensino secundário) devem ser avaliadas pelo distrito escolar e receber um **plano educacional individualizado** (PEI) para abordar eventuais deficiências. Um PEI pode caracterizar um tempo de tutoria individual (tempo para recurso), a colocação em um programa de educação especial, a colocação em classes com crianças com problemas comportamentais graves ou outras estratégias para resolver as deficiências. Como parte da avaliação abrangente das questões de desenvolvimento/comportamento, todas as crianças devem receber uma avaliação médica completa. Uma variedade de outros especialistas pode ajudar na avaliação e intervenção, incluindo pediatras subspecialistas (p. ex., neurologia, ortopedia, psiquiatria, do desenvolvimento/comportamento), terapeutas (p. ex., ocupacional, físico, oral-motor) e outros (p. ex., psicólogos, especialistas do desenvolvimento na primeira infância).

Avaliação Médica

Os principais objetivos do médico na avaliação da equipe são identificar a causa da disfunção de desenvolvimento, se possível (muitas vezes uma causa específica não é encontrada), e identificar e interpretar outras condições médicas que têm um impacto sobre o desenvolvimento. A história abrangente (Tabela 10-1) e o exame físico (Tabela 10-2) incluem um gráfico cuidadoso dos parâmetros de crescimento e uma descrição precisa das características dismórficas. Muitos dos diagnósticos são doenças ou síndromes raras ou incomuns. Muitas dessas doenças e síndromes são discutidas com mais detalhes nas Seções 9 e 24.

Avaliação Motora

O exame neurológico abrangente é uma excelente base para avaliar a função motora, mas deve ser complementado por uma avaliação funcional adaptativa (Cap. 179). A observação da criança brincando auxilia na avaliação da função. Especialistas em desenvolvimento da primeira infância e terapeutas (especialmente terapeutas ocupacionais e fisioterapeutas que têm experiência com crianças) podem fornecer uma contribuição excelente para a avaliação da função adaptativa apropriada para a idade.

Tabela 10-1 | Informação a ser Buscada durante Anamnese de uma Criança com Suspeita de Incapacidades do Desenvolvimento

ITEM	POSSÍVEL IMPORTÂNCIA	ITEM	POSSÍVEL IMPORTÂNCIA
Preocupações dos pais	Os pais são bastante precisos na identificação de problemas de desenvolvimento em seus filhos	Funcionamento mental	Aumento de riscos hereditários e ambientais
Níveis atuais de funcionamento do desenvolvimento	Deve ser usado para monitorar a evolução da criança	Doenças (p. ex., doenças metabólicas)	Doença hereditária associada a atraso no desenvolvimento
Temperamento	Podem interagir com incapacidade ou podem estar confusos com atraso de desenvolvimento	Membro da família morreu jovem ou inesperadamente	Pode sugerir erro inato do metabolismo ou doença de armazenamento
HISTÓRIA PRÉ-NATAL		Membro da família requer educação especial	Causas hereditárias de atraso no desenvolvimento
Ingestão de álcool	Síndrome alcoólica fetal; índice de risco de cuidado	**HISTÓRIA SOCIAL**	
Exposição à medicação, droga ilegal ou toxina	Toxina do desenvolvimento (p. ex., fenitoína); pode ser um índice de risco de cuidado	Recursos disponíveis (p. ex., financeiro, apoio social)	Necessário para maximizar o potencial da criança
Exposição a radiação	Danos ao SNC	Nível de escolaridade dos pais	Família pode precisar de ajuda a fornecer estimulação.
Nutrição	Nutrição fetal inadequada	Problemas de saúde mental	Pode agravar as condições da criança
Cuidado pré-natal	Índice de situação social	Comportamentos de alto risco (p. ex., drogas ilícitas, sexo)	Aumento do risco de infecção pelo HIV; índice de risco de cuidado
Lesões, hipertermia	Danos ao SNC	Outros fatores de estresse (p. ex., discórdia conjugal)	Pode exacerbar condições da criança ou comprometer os cuidados
Tabagismo	Possíveis danos ao SNC	**OUTRA HISTÓRIA**	
Exposição ao HIV	Infecção congênita por HIV	Sexo da criança	Importante para as condições ligadas ao X
Doença materna (as chamadas infecções "TORCH")	Toxoplasmose, sífilis (Outras no mnemônico), rubéola, citomegalovírus, Infecções por herpes-vírus *simplex*.	Marcos do desenvolvimento	Índice de atraso de desenvolvimento; regressão pode indicar condição progressiva
HISTÓRIA PERINATAL		Traumatismo craniano	Mesmo trauma moderado pode ser associado a atraso de desenvolvimento ou dificuldades de aprendizagem.
Idade gestacional, peso ao nascimento	Risco biológico de prematuridade e pequeno para a idade gestacional		
Trabalho de parto e parto	Hipóxia ou índice de desenvolvimento pré-natal anormal	Infecções graves (p. ex., meningite)	Pode estar associada a atraso no desenvolvimento
Escores de APGAR	Hipóxia, comprometimento cardiovascular	Exposição a substâncias tóxicas (p. ex., chumbo)	Pode estar associado a atraso no desenvolvimento
Eventos adversos perinatais específicos	Aumento do risco de dano ao SNC	Crescimento físico	Pode indicar desnutrição; obesidade, baixa estatura, síndrome genética
HISTÓRIA NEONATAL		Otite média recorrente	Associada a perda auditiva e desenvolvimento anormal da fala
Doença-convulsões, desconforto respiratório, hiperbilirrubinemia, distúrbio metabólico	Aumento do risco de dano ao SNC	Funcionamento visual e auditivo	Índice sensível de deficiência visual e auditiva
Malformações	Podem representar síndrome genética ou nova mutação associada ao atraso no desenvolvimento	Nutrição	Desnutrição na infância pode levar a atraso no desenvolvimento
HISTÓRIA FAMILIAR			
Consanguinidade	Condição autossômica recessiva mais provável	Doenças crônicas como doença renal	Pode estar associado a atraso no desenvolvimento ou anemia

Adaptado e atualizado de Liptak G: Mental retardation and developmental disability. In Kliegman RM, editor: Practical Strategies in Pediatric Diagnosis and Therapy, Filadélfia, 1996, WB Saunders.
SNC, sistema nervoso central; HIV, vírus da imunodeficiência humana.

Avaliação Psicológica

A avaliação psicológica inclui os testes de habilidade cognitiva (Tabela 10-3) e a avaliação da personalidade e bem-estar emocional. Os escores de QI e idade mental, considerados isoladamente, são apenas parcialmente descritivos das habilidades funcionais de uma pessoa, que são uma combinação de competências cognitivas, adaptativas e sociais. Testes de desempenho estão sujeitos à variabilidade com base em exposições culturais, educativas e experienciais e devem ser padronizados para os fatores sociais. Testes projetivos e não projetivos são úteis para compreender o estado emocional da criança. Embora a criança não deva ser rotulada como tendo um problema somente com base em um teste padronizado, estes testes fornecem dados importantes e razoavelmente objetivos de avaliação da evolução de uma criança dentro de um programa de educação particular.

Avaliação Educacional

A avaliação educacional envolve a avaliação de áreas de pontos fortes e fracos específicos em leitura, ortografia, expressão escrita e habilidades matemáticas. As escolas rotineiramente fazem

Tabela 10-2 — Informações a Serem Buscadas Durante Exame Físico de uma Criança com Suspeita de Incapacidades do Desenvolvimento

ITEM	POSSÍVEL IMPORTÂNCIA	ITEM	POSSÍVEL IMPORTÂNCIA
Aparência geral	Pode indicar atraso significativo do desenvolvimento ou síndrome evidente	**FÍGADO**	
ESTATURA		Hepatomegalia	Intolerância a frutose, galactosemia, tipos de glicogenose tipos I a IV, mucopolissacaridose I e II, doença de Niemann-Pick, doença de Tay-Sachs, síndrome de Zellweger, doença de Gaucher, lipofuscinose ceroide, gangliosidose
Baixa estatura	Síndrome de Williams, desnutrição, síndrome de Turner; muitas crianças com retardamento grave apresentam estatura baixa associada.		
Obesidade	Síndrome de Prader-Willi	**GENITÁLIA**	
Estatura grande	Síndrome de Sotos	Macro-orquidismo (em geral não observado até a puberdade)	Síndrome do X frágil
CABEÇA			
Macrocefalia	Síndrome de Alexander, síndrome de Sotos, gangliosidose, hidrocefalia, mucopolissacaridose, derrame subdural	Hipogenitalismo	Síndrome de Prader-Willi, síndrome de Klinefelter, associação a CHARGE
		EXTREMIDADES	
Microcefalia	Praticamente qualquer condição que pode retardar o crescimento cerebral (p. ex., desnutrição, síndrome de Angel, síndrome de Lange, efeitos fetais do álcool)	Mãos, pés, dermatoglifia e cristas	Podem indicar entidade específica como síndrome de Rubinstein-Taybi ou estar associados a anomalia cromossômica
OLHOS		Contraturas articulares	Sinal de desequilíbrio muscular ao redor das articulações (p. ex., com meningomielocele, paralisia cerebral, artrogripose, distrofia muscular; também ocorre com problemas cartilaginosos como mucopolissacaridose)
Proeminente	Síndrome de Crouzon, síndrome de Seckel, síndrome do X frágil		
Catarata	Galactosemia, síndrome de Lowe, rubéola pré-natal, hipotireoidismo		
Mancha vermelho-cereja em mácula	Gangliosidose (GM_1), leucodistrofia metacromática, mucolipidose, doença de Tay-Sachs, doença de Niemann-Pic, lipogranulomatose de Farber, sialidose III	**PELE**	
		Manchas café com leite	Neurofibromatose, esclerose tuberosa, síndrome de Bloom
		Eczema	Fenilcetonúria, histiocitose
Coriorretinite	Infecção congênita com citomegalovírus, toxoplasmose ou rubéola	Hemangiomas e telangiectasia	Síndrome de Sturge-Weber, síndrome de Bloom, ataxia-telangiectasia
Turvamento da córnea	Mucopolissacaridose I e II, síndrome de Lowe, sífilis congênita	Máculas hipopigmentadas, estrias, adenoma sebáceo	Esclerose tuberosa, hipomelanose de Ito
ORELHAS		**CABELOS**	
Orelha, inserção baixa ou malformada	Trissomias tais como 18, síndrome de Rubinstein-Taybi, síndrome de Down, associação CHARGE, síndrome cérebro-oculofacioesquelético, síndrome hidantoínica fetal	Hirsutismo	Síndrome de De Lange, mucopolissacarídeos e efeitos de fenitoína fetal, síndrome cérebro-oculo-facio-esquelética, síndrome da trissomia do 18
Audição	Perda da acuidade na mucopolissacaridose; hiperacúsia em muitos encefalopatias	**NEUROLÓGICO**	
		Assimetria de força e tônus	Lesão focal, paralisia cerebral
CORAÇÃO			
Anomalia estrutural ou hipertrofia	Associação CHARGE, CATCH-22, síndrome velocardiofacial, glicogenose II, efeito alcoólico fetal, mucopolissacaridose I; anormalidades cromossômicas tais como síndrome de Down; fenilcetonúria materna; cianose crônica pode prejudicar o desenvolvimento cognitivo.	Hipotonia	Síndrome de Prader-Willi, síndrome de Down, síndrome de Angelman, gangliosidose, paralisia cerebral precoce
		Hipertonia	Condições neurodegenerativas envolvendo substância branca, paralisia cerebral, síndrome de trissomia 18
		Ataxia	Ataxia-telangiectasia, leucodistrofia metacromática, síndrome de Angelman

Adaptado e atualizado de Liptak G: Mental retardation and developmental disability. Em Kliegman RM, Greenbaum LA, Lye PS, editores: Practical Strategies in Pediatric Diagnosis and Therapy, Filadélfia, 2004, Saunders, p 540.
CATCH-22, Defeitos cardíacos, face anormal, hipoplasia do timo, fenda palatina, hipocalcemia, defeitos no cromossomo 22; CHARGE, coloboma, defeitos cardíacos, atresia de coanas, retardo de crescimento, anomalias genitais, anomalias de orelha (surdez).

Tabela 10-3 | Testes de Inteligência

TESTE	FAIXA ETÁRIA	CARACTERÍSTICAS ESPECIAIS
ESCALAS INFANTIS		
Escalas Bayley de Desenvolvimento Infantil (3ª ed)	1-42 meses	Escalas mental, psicomotora, registro de comportamento; preditor fraco de inteligência
Escala de Inteligência do Lactente de Cattell	2-30 meses	Usado para estender Stanford-Binet para baixo
Observação do Desenvolvimento de Gesell – Revisada (GDO-R)	Nascimento-3 anos	Usado por muitos pediatras
Escalas ordinais de Desenvolvimento Psicológico do Lactente	Nascimento-24 meses	Seis subscalas; com base em estágios de Piaget; fraco na predição mais tardia da inteligência
ESCALAS PRÉ-ESCOLARES		
Escala de Inteligência de Stanford-Binet (4ª ed)	2 anos-adulto	Escores de quatro áreas, com subtestes e escore composto de QI
Escalas McCarthy das capacidades da criança	2½-8½ anos	6-18 subtestes; bom em definir dificuldades de aprendizagem; abordagem de pontos fortes/fracos
Teste de Inteligência Primário e Pré-escolar de Wechsler – Revisado (WPPSI-R)	2½-7¼ anos	11 subtestes; QI verbais, de desempenho; tempo de administração longo; bom em definir dificuldades de aprendizagem
Escala de Merrill-Palmer de Testes Mentais	18 meses-4 anos	19 subtestes cobrem habilidades de linguagem, habilidades motoras, destreza manual e capacidade de combinação
Escala de Habilidades Diferenciais - II (2ª ed)	2½-18 anos	Composto não verbal especial; tempo de administração curto
ESCALAS EM IDADE ESCOLAR		
Escala de Inteligência de Stanford-Binet (4ª ed) (WISC IV)	2 anos-adulto	Escores de quatro áreas, com subtestes e escores de QI compostos
Escala de Inteligência de Wechsler para Crianças (4ª ed) (WISC IV)	6-16 anos	Ver comentários sobre WPPSI-R
Escala de Desempenho Internacional de Leiter, Revisada	2-20 anos	Medida não verbal de inteligência ideal para uso com aqueles que são cognitivamente atrasados, que não falam Inglês, com deficiência auditiva, fala prejudicada, ou autista
Escala de Inteligência de Wechsler-Revisada (WAIS-III)	16 anos-adulto	Ver comentários sobre WPPSI-R
Escala de Habilidades Diferencial – II (2ª ed)	2½ anos – adulto	Composto não verbal especial; tempo curto de administração
ESCALAS DE COMPORTAMENTO ADAPTATIVO		
Escala Avançada de Comportamento de Vineland - II (2ª ed)	Nascimento – 90 anos	Entrevista/questionário; pessoas típicas e cegas, surdas, com atraso no desenvolvimento e com retardo
Escala Adaptativa de Comportamento da Associação Americana de Retardo Mental (AAMR)	4-21 anos	Útil em retardo mental, outras deficiências

triagem de crianças com testes agrupados para ajudar na identificação do problema e avaliação do programa. Para a criança com necessidades especiais, esta triagem, em última análise, deve levar a testes individualizados e ao desenvolvimento de um PEI que possibilitaria que a criança evoluísse na escola de maneira confortável. O ensino diagnóstico, em que a resposta da criança a várias técnicas de ensino é avaliada, também pode ser útil.

Avaliação do Ambiente Social

As avaliações do ambiente em que a criança vive, trabalha, brinca e cresce são importantes na compreensão do desenvolvimento da criança. A visita domiciliar por assistente social, enfermeiro da comunidade e/ou especialista de intervenção domiciliar pode fornecer informações valiosas sobre o meio social da criança. Muitas vezes, o visitante domiciliar pode sugerir equipamentos adaptativos adicionais ou renovações se houver desafios em casa. Se houver uma suspeita de paternidade inadequada e, especialmente, se houver uma suspeita de negligência ou abuso (incluindo abuso emocional), a criança e a família devem ser encaminhadas para o órgão local de proteção à criança. Informações sobre linhas diretas e agências locais de proteção à criança geralmente são encontradas na capa da frente das listas telefônicas (Cap. 22).

GESTÃO DE PROBLEMAS DO DESENVOLVIMENTO
Intervenção no Contexto dos Cuidados Primários

O médico deve decidir se um problema requer encaminhamento para exame diagnóstico aprofundado e manejo posterior ou se o manejo no contexto dos cuidados primários é apropriado. Os papéis de aconselhamento exigidos para os cuidados dessas crianças estão listados na Tabela 10-4. Quando uma criança é pequena, grande parte da interação para aconselhamento ocorre entre os pais e o médico e, à medida que a criança amadurece, o aconselhamento direto desloca-se cada vez mais em direção à criança.

O processo de avaliação pode ser terapêutico em si. Ao assumir o papel de um ouvinte solidário, que não julga, o médico cria um clima de confiança, possibilitando que a família expresse pensamentos e sentimentos difíceis ou dolorosos. A expressão das emoções pode possibilitar ao progenitor ou cuidador evoluir para o trabalho de compreensão e resolução do problema.

Tabela 10-4	Papéis de Aconselhamento de Cuidados Primários
Permitir a discussão	
Facilitar esclarecimento	
Apoiar a resolução de problemas do paciente	
Dar apoio específico	
Fornecer orientação	
Fornecer conselhos específicos aos pais	
Sugerir intervenções ambientais	
Promover acompanhamento	
Facilitar encaminhamentos adequados	
Coordenar os cuidados e interpretar relatórios após encaminhamentos	

Técnicas de entrevista podem facilitar o esclarecimento do problema para a família e para o médico. As ideias da família sobre as causas do problema e as tentativas de enfrentamento podem servir de base para estratégias de desenvolvimento para o manejo de problemas que são muito mais propensas a serem implementadas com êxito porque emanam, em parte, da família. O médico mostra respeito ao endossar as ideias dos pais quando for o caso; isso pode aumentar a autoestima e o senso de competência.

Orientar os pais sobre o desenvolvimento e comportamento normais e aberrantes pode evitar problemas através da detecção precoce e orientação de medidas antecipatórias e comunica o interesse do médico em ouvir as preocupações dos pais. A detecção precoce possibilita intervenção antes que o problema se torne complexo e problemas associados se desenvolvam.

A gravidade dos problemas de desenvolvimento e comportamento vai desde variações de respostas normais a problemáticas, de situações estressantes até transtornos francos. O médico deve tentar estabelecer a gravidade e extensão dos sintomas do paciente de modo que uma intervenção apropriada possa ser planejada.

Princípios de Aconselhamento

Para a criança, a mudança de comportamento deve ser aprendida, não simplesmente imposta. É mais fácil aprender quando a lição é simples, clara e consistente e apresentada em uma atmosfera livre de medo ou intimidação. Os pais muitas vezes tentam impor a mudança de comportamento em uma atmosfera carregada emocionalmente, na maioria das vezes no momento de uma *violação de conduta*. Da mesma maneira os médicos podem tentar *ensinar* os pais com conselhos apressadamente apresentados quando os pais estão distraídos por outras preocupações ou não envolvidos na mudança de comportamento sugerida.

Além das estratégias de gestão dirigidas especificamente para o comportamento problema, horários regulares para interação positiva entre pais e filhos devem ser instituídos. O contato físico frequente, breve, carinhoso durante o dia oferece oportunidades de reforço positivo de comportamentos desejáveis da criança e da construção de um senso de competência na criança e nos pais.

A maioria dos pais sente-se culpada quando seus filhos têm um problema de desenvolvimento/comportamento. A culpa pode ser causada pelo medo de que o problema tenha sido causado por pais inadequados ou por respostas irritadas anteriores para o comportamento da criança. Se possível e adequado, o médico deve encontrar maneiras de aliviar a culpa, que pode ser um sério impedimento para a resolução de problemas.

Intervenção de Equipe Interdisciplinar

Em muitos casos, uma equipe de profissionais é obrigada a fornecer a amplitude e qualidade dos serviços necessários para servir adequadamente a CRIANES. O médico da atenção primária deve monitorar o progresso da criança e continuamente reavaliar se a terapia necessária está sendo realizada.

A **intervenção educativa** para uma criança pequena começa como estimulação infantil em casa, muitas vezes com um especialista em primeira infância (p. ex., enfermeiro/terapeuta), proporcionando estimulação direta para a criança e treinando a família para fornecer o estímulo. À medida que a criança amadurece, um programa de atendimento em um centro pode ser indicado. Para a criança em idade escolar, serviços especiais podem variar de atenção extra na sala de aula até uma sala de aula de educação especial com autocontenção.

A **intervenção psicológica** pode ser direcionada para o progenitor ou familiar ou, com uma criança mais velha, dirigido principalmente para a criança. Exemplos de abordagens terapêuticas são terapias de orientação, tais como conselhos diretivos de aconselhamento, orientando para criar suas próprias soluções para os problemas, psicoterapia, técnicas de gestão comportamental, métodos psicofarmacológicos (de um psiquiatra) e terapia cognitiva.

A **intervenção motora** pode ser realizada por um fisioterapeuta ou terapeuta ocupacional. A *terapia do desenvolvimento neurológico* (TDN), o método mais comumente usado, baseia-se no conceito de que o desenvolvimento do sistema nervoso é hierárquico e está sujeito a alguma plasticidade. O foco do TDN está no treino de marcha e desenvolvimento motor, incluindo habilidades da vida diária; habilidades de percepção, como a coordenação olho-mão; e relações espaciais. A *terapia de integração sensorial* também é usada por terapeutas ocupacionais para estruturar a experiência sensorial dos sistemas tátil, proprioceptivo e vestibular para possibilitar respostas motoras adaptativas.

A **intervenção fala-linguagem** por um terapeuta/patologista da fala e da linguagem (terapeuta oral-motor) é geralmente parte do programa de educação global e baseia-se nos pontos fortes e fracos da linguagem da criança testados. As crianças que necessitam deste tipo de intervenção podem apresentar dificuldades na leitura e em outras áreas acadêmicas e desenvolver problemas sociais e comportamentais por causa de suas dificuldades em ser compreendidos e em compreender os outros. A **intervenção auditiva**, realizada por um audiologista (ou um otorrinolaringologista), inclui monitoração da acuidade auditiva e fornecimento de amplificação quando necessário através de aparelhos auditivos.

A **intervenção social e ambiental** geralmente inclui envolvimento da enfermagem ou do assistente social com a família. Frequentemente a tarefa de coordenação de serviços fica com estes especialistas. Os gerentes do caso podem ser do setor privado, de seguro da criança ou do plano Medicaid, ou parte de uma agência de proteção à criança.

A **intervenção médica** para uma criança com uma deficiência do desenvolvimento envolve a prestação de cuidados de saúde primários, bem como tratamento específico de condições associadas à deficiência. Embora o tratamento curativo muitas vezes não seja possível, o comprometimento funcional pode ser minimizado através do gerenciamento médico atencioso. Determinados problemas médicos gerais são encontrados mais frequentemente em pessoas com atraso e portadoras de deficiência mental (Tabela 10-5), especialmente se o atraso for parte de uma síndrome conhecida. Algumas crianças podem ter uma expectativa de vida

Tabela 10-5	Questões Clínicas Recorrentes em Crianças com Incapacidades do Desenvolvimento
PROBLEMA	**PERGUNTE OU VERIFIQUE**
Motor	Faixa de análise de movimento; verificação de escoliose; avaliação da mobilidade; interação com ortopedista, fisiatria e reabilitação (**F & R**) e fisioterapeuta/terapeuta ocupacional, conforme necessário
Dieta	História dietética, observação de alimentação, medição de parâmetros de crescimento e gráficos, suplementação como indicado pelas observações, terapeuta oromotor, conforme necessário
Comprometimentos sensoriais	Visão funcional e triagem auditiva; interação como necessário com oftalmologista, fonoaudiólogo
Dermatológicos	Exame de todas as áreas da pele para úlceras de decúbito ou infecção
Odontologia	Exame dos dentes e das gengivas; confirmação de acesso aos cuidados dentários (de preferência com capacidade de sedação)
Problemas comportamentais	Agressão, autolesão, pica; problemas de sono; níveis e efeitos colaterais de fármacos psicotrópicos
Convulsões	Motora maior, ausência, outros sintomas suspeitos; monitoração dos níveis de anticonvulsivantes e efeitos colaterais
Doenças infecciosas	Infecções de orelha, diarreia, sintomas respiratórios, pneumonia por aspiração, imunizações (especialmente da hepatite B e *influenza*)
Problemas gastrointestinais	Obstipação, refluxo gastroesofágico, hemorragia gastrointestinal (fezes para sangue oculto)
Sexualidade	Educação sexual, prevenção do abuso, higiene, contracepção, supressão menstrual, aconselhamento genético
Outros problemas específicos de síndromes	Avaliação contínua de outros problemas "físicos" como indicado por retardo mental conhecido/etiologia da deficiência de desenvolvimento
Defesa de serviços e melhora do acesso ao cuidado	Programa educacional, suportes à família, apoios financeiros, apoio legislativo para programas de apoio

Tabela 10-6	Níveis de Retardo Mental		
NÍVEL DE RETARDO	**ESCORE DE QI DO CID-10**	**ESCORE DE QI WISC-IV**	**NOME EDUCACIONAL**
Brando	50-69	50-55 a 70	Retardo mental educável (RME)
Moderado	35-49	35-40 a 50-55	Retardo mental treinável (RMT)
Grave	20-34	20-25 a 35-50	
Profundo	<20	<20-25	

CID-10, Classificação Internacional de Doenças (OMS), ed 10; *WISC-IV*, Escala de Inteligência de Wechsler para crianças, ed 4.

limitada. O apoio à família através de cuidados paliativos e luto é outro papel importante do pediatra de atenção primária.

PROBLEMAS CLÍNICOS SELECIONADOS: A CRIANÇA COM NECESSIDADES ESPECIAIS
Retardo Mental

O RM é definido como funcionamento intelectual significativamente abaixo do normal para o estágio de desenvolvimento de uma criança, existindo simultaneamente com déficits de comportamentos adaptativos (autocuidados, vida doméstica, comunicação e interações sociais). O RM é definido estatisticamente como o desempenho cognitivo que está dois desvios-padrão abaixo da média (aproximadamente abaixo do 3º percentil) da população em geral como medido no teste de inteligência padronizado. A última estimativa conhecida da prevalência de RM é que cerca de 2% da população dos Estados Unidos está acometida. Níveis de RM de escores de QI derivados de dois testes típicos são mostrados na Tabela 10-6. Deve-se ter cuidado na interpretação porque essas categorias não refletem nível funcional real do indivíduo testado.

A etiologia da lesão do sistema nervoso central que resulta em RM pode envolver distúrbios genéticos, influências teratogênicas, ataques perinatais, doença infantil adquirida e fatores ambientais e sociais (Tabela 10-7). O RM brando correlaciona-se com *status* socioeconômico, mas o RM profundo não. Embora uma única causa orgânica possa ser encontrada, o desempenho de cada indivíduo deve ser considerado uma função da interação de influências ambientais com o substrato orgânico do indivíduo. Dificuldades comportamentais resultantes do RM em si e da reação da família à criança e à condição são comuns. As formas mais graves de RM podem ser atribuídas a fatores biológicos. Quanto mais cedo a lentidão cognitiva for reconhecida, mais grave provavelmente será o desvio do normal.

O primeiro passo para o diagnóstico e tratamento de uma criança com RM é identificar pontos fortes e fracos funcionais para efeitos de terapias clínicas e habilitativas. A história e o exame físico podem sugerir uma abordagem de diagnóstico que, em seguida, pode ser confirmada por exames laboratoriais e/ou imagens. Exames laboratoriais frequentemente usados incluem análise cromossômica e ressonância magnética do cérebro. Quase 33% dos indivíduos com RM não têm razões facilmente identificáveis para a sua deficiência.

Comprometimento da Visão

O comprometimento visual significativo é um problema em muitas crianças. A **visão parcial** (definida como acuidade visual entre 20/70 e 20/200) ocorre em 1 em cada 500 crianças em idade escolar nos Estados Unidos. A **cegueira legal** é definida como acuidade visual distante de 20/200 ou pior e afeta cerca de 35.000 crianças nos Estados Unidos. Essa deficiência pode ser uma grande barreira para o desenvolvimento ideal.

A causa mais comum de **deficiência visual grave** em crianças é a retinopatia da prematuridade (Cap. 61). A catarata congênita pode levar a ambliopia significativa. A catarata também está associada a outras anomalias oculares e deficiências do desenvolvimento. A **ambliopia** é uma alteração patológica do sistema visual caracterizada por uma redução da acuidade visual em um ou ambos os olhos sem qualquer anormalidade orgânica clinicamente aparente que explique completamente a perda visual. A ambliopia é causada por uma distorção da imagem retinal claramente formada normal (decorrente de catarata congênita ou erros de refração graves); a interação binocular anormal entre os olhos quando um olho inibe competitivamente o outro (estrabismo); ou

Tabela 10-7	Diagnóstico Diferencial de Retardo Mental*

ALTERAÇÕES INICIAIS DE DESENVOLVIMENTO EMBRIONÁRIO

Eventos esporádicos que afetam a embriogênese, geralmente um desafio do desenvolvimento estável

Alterações cromossômicas (p. ex., síndrome de trissomia 21)

Influências pré-natais (p. ex., uso abusivo de substâncias, medicamentos teratogênicos, infecções intrauterinas TORCH)[†]

CAUSAS DESCONHECIDAS

Nenhuma questão definitiva é identificada, ou múltiplos elementos presentes, sendo que nenhum deles é diagnóstico (pode ser multifatorial)

PROBLEMAS AMBIENTAIS E SOCIAIS

Influências dinâmicas, comumente associadas a outros desafios

Privação (negligência)

Doença mental parental

Intoxicações ambientais (p. ex., intoxicação por chumbo significativa)*

PROBLEMAS NA GRAVIDEZ E MORBIDADE PERINATAL

Impacto sobre o desenvolvimento intrauterino normal ou parto; anormalidades neurológicas frequentes, desafios são estáveis ou ocasionalmente pioram

Desnutrição fetal e insuficiência placentária

Complicações perinatais (p. ex., prematuridade, asfixia ao nascimento, traumatismo ao nascimento)

DISTÚRBIOS HEREDITÁRIOS

Origem pré-conceitual, expressão variável no lactente individual, múltiplos efeitos somáticos, frequentemente um curso progressivo ou degenerativo

Erros inatos do metabolismo (p. ex., doença de Tay-Sachs, doença de Hunter, fenilcetonúria)

Anormalidades de um único gene (p. ex., neurofibromatose ou esclerose tuberosa)

Outras aberrações cromossômicas (p. ex., síndrome do X frágil, mutações de deleção como a síndrome de Prader-Willi)

Síndromes familiares poligênicas (transtornos globais do desenvolvimento)

DOENÇA INFANTIL ADQUIRIDA

Alteração aguda do estado de desenvolvimento, potencial variável para recuperação funcional

Infecções (todos podem finalmente levar a danos cerebrais, mas os mais significativos são encefalite e meningite)

Traumatismo craniano (abuso acidental e infantil)

Acidentes (p. ex., quase-afogamento, eletrocussão)

Intoxicações ambientais (protótipo é intoxicação por chumbo)

TORCH, Toxoplasmose, outros (sífilis congênita), rubéola, citomegalovírus e herpes-vírus *simplex*.
*Alguns problemas de saúde encaixam-se em diversas categorias (p. ex., intoxicação por chumbo pode ser envolvida em diversas áreas).
[†]Este também pode ser considerado como uma doença da infância adquirida.

uma combinação de ambos os mecanismos. O albinismo, hidrocefalia, infecção congênita por citomegalovírus e asfixia ao nascimento são outros contribuintes significativos para a cegueira em crianças.

Crianças com **deficiência visual leve a moderada** geralmente têm um erro de refração não corrigido. A apresentação mais comum é a miopia. Outras causas são hipermetropia e astigmatismo (alteração no formato da córnea que leva a distorção visual). Em crianças com menos de 6 anos, erros de refração altos em um ou ambos os olhos também podem causar ambliopia, agravando a deficiência visual.

O diagnóstico de deficiência visual grave é comumente feito quando um lactente tem 4 a 8 meses de idade. A suspeita clínica é baseada nas preocupações dos pais despertadas pelo comportamento incomum, como a falta de sorriso em resposta a estímulos apropriados, na presença de nistagmo, outros movimentos dos olhos errantes, ou atrasos motores no início para alcançar objetos. A fixação e o comportamento de acompanhamento visual podem ser observados na maioria dos lactentes de 6 semanas de idade. Este comportamento pode ser avaliado movendo-se um objeto em movimento brilhantemente colorido (ou o rosto do examinador) através do campo visual de um lactente tranquilo, mas alerta, a uma distância de 30 cm. Os olhos também devem ser examinados para reflexos vermelhos e reações pupilares à luz. O alinhamento óptico (visão binocular com os dois olhos focando consistentemente o mesmo ponto) não deve ser esperado até que a criança ultrapasse o período neonatal. O nistagmo persistente é anormal em qualquer idade. Se alterações oculares forem identificadas, o encaminhamento a um oftalmologista pediátrico é indicado.

Durante o período neonatal, a visão pode ser avaliada por exame físico e por **potenciais evocados visuais**. Este teste avalia a condução dos impulsos elétricos do nervo óptico para o córtex occipital do cérebro. O olho é estimulado por um *flash* de luz brilhante ou com um tabuleiro de xadrez alternante de quadrados em preto e branco, e a resposta elétrica resultante é gravada a partir de eletrodos colocados estrategicamente no couro cabeludo, semelhante a um eletroencefalograma.

Há muitas implicações de desenvolvimento da deficiência visual. A percepção da imagem corporal é anormal, e comportamento imitativo, como sorrir, encontra-se atrasado. Atrasos na mobilidade podem ocorrer em crianças portadoras de deficiência visual desde o nascimento, embora os seus marcos posturais (capacidade de se sentar) geralmente sejam atingidos de maneira adequada. O vínculo social com os pais também é frequentemente afetado.

As crianças com deficiência visual podem ser ajudadas de várias maneiras. As configurações da sala de aula podem ser melhoradas com assistência de recursos na sala para apresentar o material em um formato não visual. O desenvolvimento da atividade motora fina, habilidades de escuta e leitura e escrita em Braille são intrínsecos à intervenção educativa bem-sucedida para uma criança com deficiência visual grave.

Deficiência Auditiva

O significado clínico da perda auditiva varia de acordo com o seu tipo (condutor *versus* neurossensorial), a sua frequência e sua gravidade como medida pelo número de decibéis ouvidos ou o número de decibéis de perda auditiva. A causa mais comum de perda auditiva leve a moderada em crianças é uma anormalidade de condução causada pela doença da orelha média adquirida (otite média com efusão e crônica). Esta alteração pode ter um efeito significativo sobre o desenvolvimento da fala e o desenvolvimento da linguagem, particularmente se houver flutuação crônica do líquido da orelha média. Quando a deficiência auditiva é mais grave, a perda auditiva neurossensorial é mais comum. As

Tabela 10-8 — Complicações Neurodesenvolvimentistas-Comportamentais da Perda Auditiva

GRAVIDADE DA PERDA AUDITIVA	POSSÍVEIS ORIGENS ETIOLÓGICAS	COMPLICAÇÕES			TIPOS DE TERAPIA
		FALA-LINGUAGEM	EDUCACIONAIS	COMPORTAMENTAIS	
Ligeira 15-25 dB (ASA)	Otite média crônica/derrames da orelha média	Dificuldade com audição distante ou fala fraca	Possível disfunção auditiva de aprendizagem	Em geral nenhum	Pode exigir definição de classe favorável, terapia de fala ou treinamento auditivo
	Perfuração de membrana timpânica		Pode revelar um ligeiro déficit verbal		Valor possível em aparelho auditivo, cirurgia
	Perda neurossensorial				Definição favorável de classe
	Timpanosclerose				
Leve 25-40 dB (ASA)	Otite média crônica/derrames da orelha média	Dificuldade com fala conversacional acima de 3-5 ft	Pode perder 50% das discussões de classe	Problemas psicológicos	Ajuda para recurso educacional especial, cirurgia
	Perfuração de membrana timpânica	Pode ter vocabulário limitado e distúrbios de fala	Disfunção de aprendizagem auditiva	Pode atuar de maneira inadequada se direções não forem bem ouvidas	Aparelho auditivo, cirurgia
	Perda neurossensorial			Comportamento de atuação	Definição de classe favorável
	Timpanosclerose			Autoconceito precário	Instrução de leitura labial Fonoaudiologia
Moderado 40-65 dB (ASA)	Otite média crônica/derrames da orelha média	Conversa deve ser alta para ser compreendida	Incapacidade de aprendizagem	Problemas emocionais e sociais	Ajuda especial no desenvolvimento de fala-linguagem
	Anomalia da orelha média	Fala deficiente	Dificuldades com aprendizagem em grupo e discussões	Reações comportamentais da infância	Ajuda especial no desenvolvimento da fala e da linguagem
	Perda neurossensorial	Uso e compreensão deficiente da linguagem	Disfunção de processamento auditivo	Atuação	Aparelho auditivo e leitura labial
			Vocabulário limitado	Autoconceito precário	Fonoaudiologia
Grave 65-95 dB (ASA)	Perda neurossensorial	Vozes altas podem ser ouvidas a 61 cm da orelha	Retardo educacional acentuado	Problemas emocionais e sociais que são associados a incapacidade	Educação especial em tempo integral para crianças surdas, implante coclear
	Doença grave da orelha média	Fala e linguagem defeituosa Nenhum desenvolvimento espontâneo da fala se perda presente antes de 1 ano	Incapacidade de aprendizagem acentuada, vocabulário limitado	Autoconceito precário	Educação especial em tempo integral para crianças surdas, aparelho auditivo, leitura labial, fonoaudiologia, cirurgia, implante coclear
Profundo ≥95 dB (ASA)	Perda neurossensorial ou mista	Depende da visão e não da audição Fala e linguagem defeituosas Fala e linguagem não vão desenvolver espontaneamente se perda presente antes de 1 ano	Incapacidade de aprendizagem acentuada devido a ausência de compreensão da fala	Surdez congênita e pré-lingual pode apresentar problemas emocionais	Educação especial em tempo integral para crianças surdas, aparelho auditivo, leitura labial, fonoaudiologia, cirurgia, implante coclear

Adaptado e atualizado de Gottlieb MI: Otitis media. In Levine MD, Carey WB, Crocker AC, et al., editores: Developmental-Behavioral Pediatrics, Filadélfia, 1983, WB Saunders.
ASA, Acoustical Society of America.

causas de surdez neurossensorial incluem infecções congênitas (p. ex., rubéola e citomegalovírus), meningite, asfixia ao nascimento, kernicterus, fármacos ototóxicos (especialmente antibióticos aminoglicosídeos) e tumores e seus tratamentos. A surdez genética pode ser de herança dominante ou recessiva; esta é a principal causa de deficiência auditiva em escolas para surdos. Na síndrome de Down, há uma predisposição à perda condutiva causada por infecção da orelha média e perda neurossensorial causada pela doença coclear. Qualquer perda auditiva pode ter um efeito significativo no desenvolvimento das habilidades de comunicação da criança. Essas habilidades então afetam todas as áreas do desenvolvimento cognitivo e de habilidades da criança (Tabela 10-8).

Por vezes é bastante difícil determinar com precisão a presença de audição em bebês e crianças pequenas. Perguntar sobre a resposta de um recém-nascido ou lactente a sons ou mesmo observar se há resposta a sons no consultório não é confiável para identificação de crianças com deficiência auditiva. A triagem universal de recém-nascidos é necessária antes da alta do berçário e inclui o seguinte:

- **Resposta auditiva do tronco encefálico (ABR)** mede como o cérebro responde ao som. Cliques ou tons são tocados através de fones de ouvido macios nas orelhas do bebê. Três eletrodos colocados na cabeça do lactente medem a resposta cerebral.
- **Emissões otoacústicas** medem as ondas sonoras produzidas na orelha interna. Uma pequena sonda é colocada logo no interior do canal auditivo do bebê. Ele mede a resposta (eco) quando cliques ou tons são jogados nas orelhas do bebê.

Ambos os testes são rápidos (5 a 10 minutos), indolores e podem ser realizados enquanto o bebê está dormindo ou deitado imóvel. Os testes são sensíveis, mas não tão específicos quanto os testes mais definitivos. As crianças que não passam nestes testes são encaminhadas para testes mais abrangentes. Muitas dessas crianças têm audição normal no teste definitivo. Os bebês que não têm audição normal devem ser imediatamente avaliados ou encaminhados para diagnóstico etiológico e intervenção precoce.

Para as crianças não triadas ao nascimento (como crianças de pais imigrantes) ou crianças com suspeita de perda de audição adquirida, testes posteriores podem possibilitar intervenção precoce adequada. A audição pode ser analisada por meio de um audiograma no consultório, mas são necessárias outras técnicas (ABR, audiologia comportamental) para crianças jovens, neurologicamente imaturas ou comprometidas e comportamentalmente difíceis. A avaliação audiológica típica inclui audiometria de tom puro sobre uma variedade de frequências de som (tom), especialmente sobre a faixa de frequências em que ocorre mais discurso. O exame **otoscópico pneumático** e **a timpanometria** são utilizados para avaliar a função da orelha média e a complacência da membrana timpânica para a patologia no orelha média, como líquido, disfunção ossicular e disfunção de tuba auditiva (Cap. 9).

O tratamento da perda auditiva condutiva (em grande parte devido a otite média e derrames da orelha média) é discutido no Capítulo 105. O tratamento da deficiência auditiva neurossensorial pode ser clínico ou cirúrgico. Se a amplificação for indicada, aparelhos auditivos podem ser sintonizados preferencialmente para amplificar as faixas de frequência em que o paciente tem diminuição da acuidade. A intervenção educativa geralmente inclui terapia fonoaudiológica e ensino da linguagem de sinais americana. Mesmo com a amplificação, muitas crianças com problemas de audição apresentam déficits no processamento da informação auditiva, exigindo serviços educacionais especiais para ajudar a ler e para outras habilidades acadêmicas. Os **implantes cocleares** são dispositivos cirurgicamente implantáveis que promovem sensação auditiva aos indivíduos com deficiência auditiva grave e profunda. Os implantes são concebidos para substituir a função da orelha média, movimento mecânico coclear e células sensoriais, transformando energia sonora em energia elétrica que inicia impulsos no nervo auditivo. Os implantes cocleares são indicados para crianças com idade superior a 12 meses, com profunda perda neurossensorial bilateral que se beneficiam pouco de próteses auditivas, não conseguiram progredir no desenvolvimento de habilidades auditivas e não têm contraindicações radiológicas ou clínicas. A implantação em crianças tão jovens quanto possível dá-lhes o ambiente auditivo mais vantajoso para a aprendizagem da fala.

Comprometimento da Fala-Linguagem

Os pais frequentemente trazem a preocupação de atraso da fala para a atenção do médico quando comparam seu filho pequeno com outros da mesma idade (Tabela 10-9). As causas mais comuns do atraso na fala são RM, deficiência auditiva, privação social, autismo e anormalidades orais-motoras. Se houver suspeita de um problema com base na triagem com testes como os Questionários de Ages and Stages Questionnaires ou o Parent´s Evaluation of Developmental Status (Cap. 8) ou outro teste de triagem padrão (Escala Early Language Milestone), um encaminhamento a um centro de audição e fala especializado é indicado. Enquanto aguarda os resultados dos testes ou o início da terapia fonoaudiológica, os pais devem ser aconselhados a falar devagar e com clareza para a criança (e evitar a *conversa de bebê*). Pais e irmãos mais velhos devem ler com frequência para a criança com atraso de fala.

Tabela 10-9 — Indícios para Auxílio de Crianças com Transtornos de Comunicação

0-11 MESES

- Antes de 6 meses, a criança não se assusta, pisca ou muda atividade imediata em resposta a sons súbitos, altos
- Antes de 6 meses, a criança não atende à voz humana e não é acalmada pela voz de sua mãe
- Aos 6 meses, a criança não balbucia sequências de consoantes e sílabas de vogal ou imita sons de gorgulho ou arrulhos
- Aos 10 meses, a criança não responde a seu nome
- Aos 10 meses, a produção de som pela criança é limitada a berros, grunhidos ou produção de vogal prolongada

12-23 MESES

- Aos 12 meses, o balbucio ou a fala da criança é limitado a sons de vogais
- Aos 15 meses, a criança não responde a "não", "tchau" ou "mamadeira"
- Aos 15 meses, a criança não imita sons ou palavras
- Aos 18 meses, a criança não faz uso consistente de pelo menos seis palavras com significado adequado
- Aos 21 meses, a criança não responde corretamente a "Dê-me...", "Sente..." ou "Venha aqui..." quando falado sem indícios gestuais
- Aos 23 meses, frases de duas palavras que são faladas como unidades únicas (p. ex., "queisso", "muitobrigado", "acaboutudo") não surgiram

24-36 MESES

- Aos 24 meses, pelo menos 50% da fala da criança não é entendida pelos ouvintes familiares
- Aos 24 meses, a criança não aponta para as partes do corpo sem indícios gestuais
- Aos 24 meses, a criança não está combinando palavras em frases (p. ex., "vou tchau", "vou carro", "quer biscoito")
- Aos 30 meses, a criança não mostra compreensão dos conceitos espaciais: sobre, dentro, embaixo, na frente e atrás
- Aos 30 meses, a criança não está usando sentenças curtas (p. ex., "Papai foi tchau")
- Aos 30 meses, a criança não começou a fazer perguntas (usando onde, o que, por quê)
- Aos 36 meses, a fala da criança não é compreendida por ouvintes não familiares

TODAS AS IDADES

Em qualquer idade, a criança é constantemente disfluente com repetições, hesitações; bloqueia ou luta para dizer palavras. A luta pode ser acompanhada de caretas, piscar de olhos, ou gestos com as mãos

Adaptado e atualizado de Weiss CE, Lillywhite HE: Communication Disorders: a handbook for prevention and early detection, *St Louis, 1976, Mosby.*

Os distúrbios da fala incluem **distúrbios de articulação, fluência** e **ressonância**. Transtornos da articulação incluem dificuldades que produzem sons em sílabas ou palavras incorretamente até o ponto que outras pessoas não conseguem entender o que está sendo dito. Distúrbios de fluência incluem problemas como **gagueira**, a condição em que o fluxo da fala é interrompido por interrupções anormais, repetições (*ga-ga-gagueira*), ou prolongamento de sons e sílabas (*gaaaaaagueira*). Os distúrbios de ressonância ou de voz incluem problemas com o tom, o volume ou a qualidade da voz de uma criança que distraem os ouvintes do que está sendo dito.

Distúrbios da linguagem podem ser receptivos ou expressivos. Os distúrbios receptivos referem-se a dificuldades de compreensão ou processamento da linguagem. Transtornos expressivos incluem dificuldade em juntar as palavras, vocabulário limitado ou incapacidade de usar a linguagem de uma forma socialmente adequada.

Fonoaudiólogos (terapeutas da fala ou motor-oral) avaliam a fala, linguagem, comunicação cognitiva e habilidades de deglutição das crianças; determinam que tipos de problemas de comunicação existem; e identificam a melhor maneira de tratar esses desafios. Fonoaudiólogos qualificados em trabalhar com bebês e crianças pequenas também são vitais para o treinamento de pais e bebês em outras habilidades motoras orais, tais como alimentar uma criança nascida com fenda labiopalatal.

A terapia fonoaudiológica envolve ter um fonoaudiólogo trabalhando com uma criança em uma base um a um, em um pequeno grupo, ou diretamente em uma sala de aula para superar um transtorno específico utilizando uma variedade de estratégias terapêuticas. As atividades de intervenção da linguagem envolvem ter um especialista fonoaudiólogo interagindo com uma criança, brincando e conversando com ela, usando fotos, livros, objetos ou eventos em curso para estimular o desenvolvimento da linguagem. A terapia de articulação envolve ter o terapeuta modelando os sons e sílabas corretos para uma criança, muitas vezes durante atividades lúdicas.

As crianças inscritas na terapia precocemente (< 3 anos de idade) tendem a ter melhores resultados do que as crianças que iniciam a terapia mais tarde. As crianças mais velhas podem fazer progressos na terapia, mas o progresso pode ocorrer de maneira mais lenta, porque essas crianças muitas vezes têm padrões aprendidos que precisam ser modificados ou alterados. O envolvimento parental é crucial para o sucesso do progresso de uma criança em terapia fonoaudiológica.

Paralisia Cerebral

A paralisia cerebral (PC) refere-se a um grupo de síndromes de comprometimento motor não progressivas, mas muitas vezes mutantes, secundárias a anomalias ou lesões do cérebro que ocorrem antes ou depois do nascimento. A prevalência da PC aos 8 anos nos Estados Unidos é de 3,6 por 1.000; a prevalência é muito maior nos partos prematuros e de gêmeos. A prematuridade e lactentes de baixo peso ao nascimento (levando a asfixia perinatal), malformações congênitas e kernicterus são causas de PC percebidas ao nascimento. Dez por cento das crianças com PC têm PC adquirida, desenvolvendo em idades posteriores. Meningite e traumatismo craniano (acidental e não acidental) são as causas mais comuns de PC adquirida (Tabela 10-10). Cerca de 50%

Tabela 10-10 | Fatores de Risco para Paralisia Cerebral

GRAVIDEZ E PARTO

Baixo nível socioeconômico

Prematuridade

Baixo peso ao nascimento/retardo do crescimento fetal (<1.500 g ao nascimento)

Convulsões maternas/distúrbios convulsivos

Tratamento com hormônio tireoidiano, estrogênio ou progesterona

Complicações na gravidez

   Poli-hidrâmnios

   Eclâmpsia

   Sangramento do terceiro trimestre (incluindo ameaça de aborto e placenta prévia)

   Nascimentos múltiplos

   Apresentação fetal anormal

   Febre materna

Malformações/síndromes congênitas

Encefalopatia hipóxico-isquêmica do recém-nascido

Bilirrubina (kernicterus)

ADQUIRIDO APÓS PERÍODO NEONATAL

Meningite

Traumatismo craniano

   Acidentes de carro

   Abuso de crianças

Quase-afogamento

AVE

Tabela 10-11 | Descrições de Paralisia Cerebral por Local de Envolvimento

Hemiparesia (hemiplegia) – predominantemente comprometimento unilateral do braço e perna do mesmo lado (p. ex., direito ou esquerdo)

Diplegia – comprometimento motor principalmente das pernas (muitas vezes com alguma participação limitada dos braços; alguns autores desafiam este tipo específico como não sendo diferente de tetraplegia)

Tetralegia – todos os quatro membros (corpo inteiro) são funcionalmente comprometidos

das crianças com PC não têm fatores de risco identificáveis. À medida que a medicina genômica avança, muitas dessas causas de PC idiopática podem ser identificadas.

A maioria das crianças com PC, exceto em suas formas mais leves, é diagnosticada nos primeiros 18 meses de vida, quando não conseguem atingir marcos motores ou apresentam anormalidades como função motora grossa assimétrica, hipertonia ou hipotonia. A PC pode ser caracterizada ainda pelas partes do corpo afetadas (Tabela 10-11) e as descrições do tipo predominante de transtorno motor (Tabela 10-12). Comorbidades nessas crianças muitas vezes incluem epilepsia, dificuldades de aprendizagem, desafios comportamentais e deficiências sensoriais. Muitas dessas crianças têm um defeito motor isolado. Algumas crianças afetadas podem ser intelectualmente talentosas.

Tabela 10-12	Classificação da Paralisia Cerebral por Tipo de Distúrbio Motor

Paralisia cerebral espástica: a forma mais comum de paralisia cerebral, é responsável por 70 a 80% dos casos. Resulta de lesão dos neurônios motores superiores do trato piramidal. Ocasionalmente, pode ser bilateral. É caracterizada por, pelo menos, dois dos seguintes: padrão de movimento anormal, aumento do tônus ou reflexos patológicos (p. ex., resposta de Babinski, hiper-reflexia)

Paralisia cerebral discinética: ocorre em 10 a 15% dos casos. É dominado por padrões anormais de movimento e movimentos involuntários, não controlados, recorrentes

Paralisia cerebral atáxica: responsável por <5% dos casos. Esta forma resulta de uma lesão cerebelar e caracteriza postura anormal ou movimento e perda de coordenação muscular ordenada ou ambos

Paralisia cerebral distônica: também incomum. É caracterizada por redução da atividade e movimento rígido (hipocinesia) e hipotonia

Paralisia cerebral coreoatetótica: raro agora que hiperbilirrubinemia excessiva é prevenida e tratada de maneira agressiva. Esta forma é dominada por movimentos aumentados e tempestuosos (hipercinesia) e hipotonia

Paralisia cerebral mista: responsável por 10 a 15% dos casos. Este termo é utilizado quando mais do que um tipo de padrão motor está presente e quando um padrão não domina claramente outro. É geralmente associada a mais complicações, incluindo déficits sensoriais, convulsões e alterações cognitivas-perceptuais

O tratamento depende do padrão de disfunção. Fisioterapia e terapia ocupacional podem facilitar o posicionamento ideal e padrões de movimento, aumentando a função das partes acometidas. O manejo de espasticidade pode também incluir medicamentos orais (dantroleno, benzodiazepínicos e baclofen), injeções de toxina botulínica e implantação de bombas de baclofeno intratecal. O gerenciamento de convulsões, espasticidade, incapacidades ortopédicas e deficiências sensoriais podem ajudar a melhorar o nível de escolaridade. A PC não pode ser curada, mas uma série de intervenções pode melhorar as habilidades funcionais, a participação na sociedade e a qualidade de vida. Assim como todas as crianças, uma avaliação e reforço dos pontos fortes são importantes, especialmente para crianças intelectualmente íntegras ou talentosas que têm déficits motores simples.

Sugestões de Leitura

Brosco J, Mattingly M, Sanders L: Impact of specific medical interventions on reducing the prevalence of mental retardation, *Arch Pediatr Adolesc Med* 160:302–309, 2006.

Council on Children With Disabilities; Section on Developmental Behavioral Pediatrics; Bright Futures Steering Committee; Medical Home Initiatives for Children With Special Needs Project Advisory Committee: Identifying infants and young children with developmental disorders in the medical home: an algorithm for developmental surveillance and screening. *Pediatrics* 118(1):405–420, 2006.

Daniels S, Greer F: Committee on Nutrition: Lipid screening and cardiovascular health in childhood, *Pediatrics* 122:198–208, 2008.

Transtornos Comportamentais

SEÇÃO 3

Sheila Gahagan, Yi Hui Liu e Scott J. Brown

Capítulo 11

CHORO E CÓLICA

O choro de um lactente pode ser um sinal de dor, aflição, fome ou cansaço e é interpretado pelos cuidadores conforme o contexto do choro. O choro logo após o nascimento anuncia a saúde e o vigor do recém-nascido. Os gritos do lactente, 6 semanas depois, podem ser interpretados como um sinal de doença, temperamento difícil ou cuidados paternos/maternos inadequados. O choro é uma manifestação de estimulação do lactente, influenciado pelo ambiente e interpretado pelo ponto de vista do contexto familiar social e cultural.

DESENVOLVIMENTO NORMAL

O choro é mais bem compreendido pelas características do momento de sua ocorrência, duração, frequência, intensidade e possibilidade de modificação (Fig. 11-1). A maioria dos recém-nascidos chora pouco durante as primeiras 2 semanas de vida, aumentando gradualmente para 3 horas por dia por volta de 6 semanas e diminuindo para 1 hora por dia por volta de 12 semanas de vida.

A **duração** do choro difere conforme a cultura e as práticas de cuidados com o bebê. Por exemplo, os bebês da tribo africana de caçadores-coletores !Kung San, que são carregados continuamente e alimentados quatro vezes por hora, choram 50% menos que os lactentes nos Estados Unidos. O choro também pode estar relacionado com o estado de saúde. Bebês prematuros choram pouco antes da idade gestacional de 40 semanas, mas tendem a chorar mais que os recém-nascidos de termo na idade corrigida de 6 semanas. O comportamento de choro em bebês anteriormente prematuros também pode ser influenciado por condições médicas crônicas, como displasia broncopulmonar, deficiências visuais e transtornos alimentares. A duração do choro geralmente pode ser modificada por estratégias de cuidados.

A **frequência** do choro é menos variável que sua duração. Com 6 semanas de idade, a frequência média de choro e inquietação combinados corresponde a 10 episódios em 24 horas. A variação diurna de choro é a norma, com o choro concentrado no final da tarde e início da noite.

A **intensidade** do choro de um bebê varia de inquietação a gritos. O choro intenso de um lactente (rápido e forte) mais provavelmente despertará preocupação ou alarme junto aos pais e cuidadores do que uma criança que choraminga de modo mais quieto. Choro de dor de recém-nascidos é notavelmente mais alto: 80 dB a uma distância de 30,5 cm da boca do lactente. Embora o choro de dor tenha maior frequência que o choro de fome, quando não atendido por um período prolongado o choro de fome torna-se acusticamente semelhante ao choro de dor. Felizmente, a maior parte do choro de lactentes tem intensidade baixa, compatível com inquietação.

CÓLICA

A cólica geralmente é diagnosticada usando a **Regra de Três de Wessel** – choro durante mais de 3 horas por dia, durante pelo menos 3 dias por semana, por mais de 3 semanas. As limitações desta definição incluem a ausência de especificidade da palavra *choro* (p. ex., inclui inquietação?) e a necessidade de esperar 3 semanas para fazer um diagnóstico em um lactente que apresente choro excessivo. O choro por cólica muitas vezes é descrito como paroxístico e pode ser caracterizado por trejeitos faciais, flexão das pernas e eliminação de flatos.

Etiologia
Menos de 5% dos lactentes avaliados devido a choro excessivo apresentam etiologia orgânica. Uma vez que a etiologia da cólica é desconhecida, esta síndrome pode representar um extremo do fenômeno normal do choro de lactentes. Entretanto, deve ser realizada a avaliação de lactentes com choro excessivo.

Epidemiologia
As taxas de incidência cumulativa de cólica variam de 5 a 19% nos diferentes estudos. Meninas e meninos são igualmente afetados. Os estudos variam pelo modo como a cólica é definida e pela metodologia da coleta de dados, como a manutenção de um diário de choro ou registro real das vocalizações do lactente. As preocupações sobre o choro do lactente também variam por cultura e isso pode influenciar o que é registrado como choro ou inquietação.

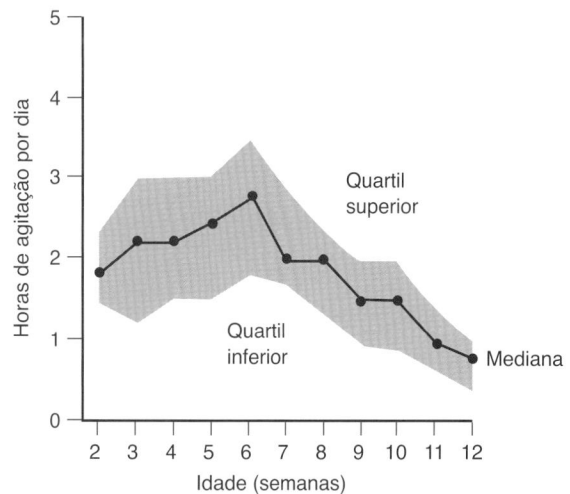

Figura 11-1. Distribuição do total de tempo de choro entre 80 lactentes estudados de 2 a 12 semanas de idade. Dados derivados de diários de choro registrados pelas mães todos os dias. *(Fonte: Brazelton TB: Crying in infancy. Pediatrics 29:582, 1962.)*

Manifestações Clínicas

O médico que avalia o lactente chorando deve saber diferenciar uma doença grave da cólica, que não tem etiologia identificável. A história inclui descrição do choro, incluindo duração, frequência, intensidade e fatores de melhora ou piora. Sintomas associados, como flexão das pernas, expressões faciais, vômitos ou arqueamento das costas, devem ser identificados. Outras indicações importantes na história clínica incluem há quanto tempo iniciou o quadro, horário do dia, qualquer alteração da intensidade e desencadeantes ou atividades que aliviam o choro. Uma revisão dos vários aparelhos e sistemas do organismo pode identificar ou afastar doenças graves. A história médica também é importante, pois lactentes com problemas perinatais apresentam maior risco de choro de causas neurológicas. A atenção a história alimentar pode revelar problemas relacionados com a alimentação, incluindo fome, deglutição de ar (que aumenta com o choro), refluxo gastroesofágico e intolerância alimentar. Perguntas sobre a habilidade da família em lidar com o estresse do choro da criança e seu conhecimento de estratégias para acalmar o lactente ajudam o médico a avaliar o risco de comorbidade de problemas na saúde mental dos pais e desenvolver um plano de intervenção adequado para cada família.

O diagnóstico de cólica é efetuado apenas quando o **exame físico** não revelar uma causa orgânica para o choro excessivo do lactente. O exame físico começa com a verificação dos sinais vitais, peso, altura e perímetro cefálico, para detectar possíveis efeitos de uma doença sistêmica sobre o crescimento. Uma inspeção completa do lactente é importante para identificar prováveis fontes de dor, incluindo lesões cutâneas, **úlceras de córneas, garroteamento de extremidades por cabelos, osteomielites** ou sinais de abuso infantil, como **fraturas ósseas** (Caps. 22 e 199). Lactentes manifestando situações comuns como otite média, infecções do trato urinário, ulcerações bucais e picadas de insetos podem apresentar choro. Um exame neurológico pode revelar condições neurológicas não diagnosticadas anteriormente, como traumatismo craniano perinatal, como causa de irritabilidade e choro. A observação clínica de um recém-nascido durante um episódio de choro é muito valiosa para avaliar a possibilidade de acalmar a criança e as habilidades dos pais em tranquilizar o bebê.

Avaliações laboratoriais e radiológicas são reservadas para os lactentes nos quais haja história ou achados no exame físico sugestivos de uma causa orgânica para o choro excessivo. Um algoritmo para a avaliação médica de um lactente com choro excessivo incompatível com cólica é apresentado na Figura 11-2.

Diagnóstico Diferencial

O diagnóstico diferencial de cólica é amplo e inclui qualquer condição que cause dor ou desconforto ao lactente e condições associadas a choro por outras causas, como fadiga ou hiperestimulação sensorial causada pelo ambiente. Intolerância a proteína do leite de vaca, efeitos colaterais de medicamentos maternos (como a passagem do cloridrato de fluoxetina pelo leite materno) e anomalias da artéria coronária esquerda já foram relatados como causas de choro persistente. Além disso, situações associadas aos cuidados inadequados do lactente, incluindo fadiga, fome, ansiedade dos pais e condições ambientais caóticas, podem aumentar o risco de choro excessivo. Na maioria dos casos, a causa do choro em recém-nascidos permanece sem origem identificável. Caso a

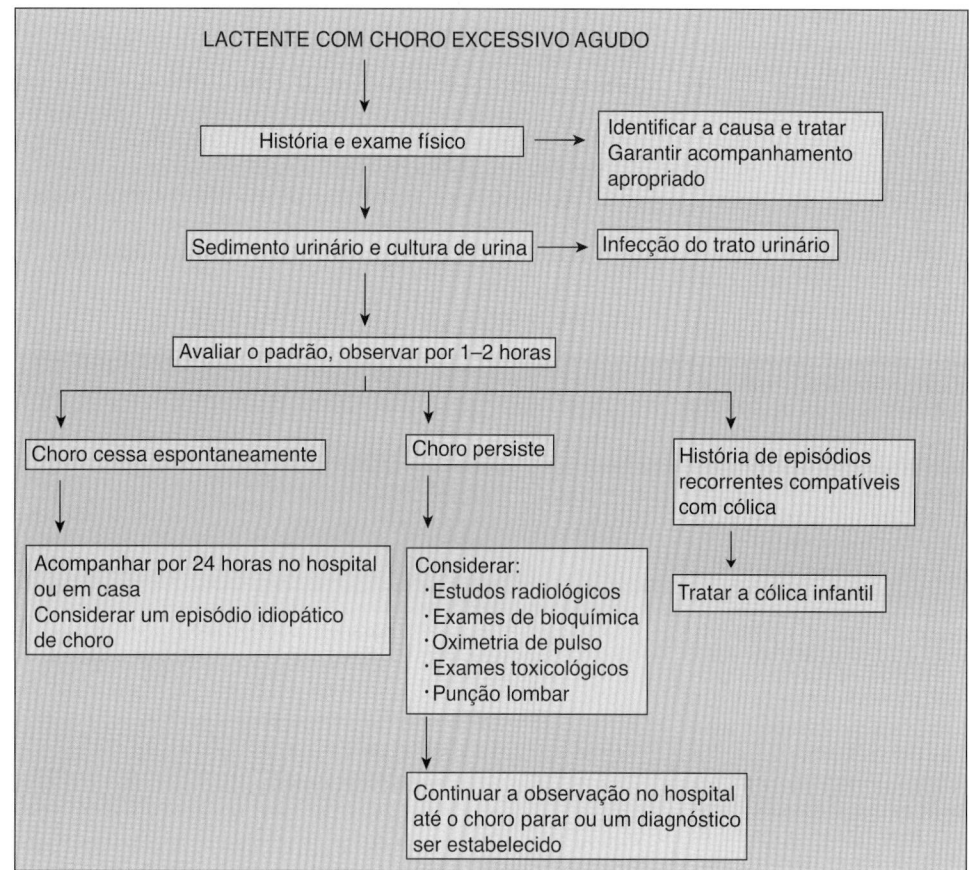

Figura 11-2. Algoritmo para avaliação médica de lactentes com choro agudo excessivo. *(Fonte: Barr RG, Hopkins B, Green JA, editors: Crying complaints in the emergency department. In Crying as a Sign, a Symptom, and a Signal, London, 2000, MacKeith Press, p. 99.)*

condição tenha começado antes da idade de 3 semanas, caso o choro tenha um padrão diurno compatível com cólica (predominando à tarde e no início da noite), caso o lactente esteja se desenvolvendo e crescendo normalmente e não seja encontrada uma causa orgânica, deverá ser apontado um diagnóstico de cólica.

Tratamento

O tratamento da cólica começa pela educação e desmistificação. Quando a família e o médico estão seguros de que a criança é saudável, afastando a presença de infecção, traumatismo ou doença subjacente, a orientação educacional sobre o padrão normal de choro do lactente é apropriada. A orientação sobre o caráter temporário da cólica pode ser tranquilizante; o choro de cólica começa a diminuir por volta de 6 semanas de idade e metade das crianças melhora até 12 semanas de idade. A cólica nem sempre desaparece aos 3 meses. Aproximadamente 15% dos lactentes com cólica continuam a apresentar choro excessivo após os 3 meses.

Ajudar as famílias a desenvolverem esquemas de cuidados para o período de inquietação de um lactente é útil. As técnicas para acalmar os recém-nascidos incluem vocalizações calmantes ou canto, uso de cueiros, embalar a criança de modo rítmico e lento, caminhar, música ambiente com frequência baixa e fazer vibrações suaves (p. ex., um passeio de carro). Dar aos cuidadores permissão para que deixem o lactente em repouso, quando as estratégias de consolo não estiverem funcionando, pode aliviar a superestimulação em alguns recém-nascidos; isso também alivia a culpa das famílias e permite que apresentem maior variação de respostas ao choro do lactente. **Evitar** técnicas de consolo perigosas, como **sacudir intensamente o bebê** ou colocar a criança sobre um secador de roupas em vibração (o que pode causar lesões devido a quedas).

Medicamentos incluindo fenobarbital, difenidramina, álcool, simeticona, diciclomina e lactase, não reduzem as cólicas e devem ser evitados. Os pais, especialmente do México e da Europa Oriental, geralmente utilizam chás de camomila, erva-doce, verbena, alcaçuz e erva-cidreira. Não há comprovação científica que indique que estes tipos de chás possam ser usados como medicamentos para cólica. As famílias devem ser aconselhadas a limitar o volume de chá administrado, porque ele substitui o leite da dieta do lactente e pode diminuir a sua ingestão calórica.

Na maioria das circunstâncias, **alterações dietéticas** não são eficazes para reduzir a cólica, mas podem ser consideradas em algumas circunstâncias específicas. Existe uma justificativa para passar para uma fórmula alimentar infantil que não utilize leite de vaca se o lactente apresentar sinais de colite alérgica a proteína do leite de vaca. Se o lactente estiver sendo amamentado, a mãe pode considerar eliminar laticínios de sua própria dieta.

Prognóstico

Não há evidência de que lactentes com cólica apresentem evoluções adversas a longo prazo quanto à sua saúde ou ao seu temperamento após o período neonatal. Do mesmo modo, a cólica infantil não acarreta efeitos indesejáveis sobre a saúde mental da mãe em longo prazo. Quando a cólica desaparece, o sofrimento materno é resolvido. Raramente casos de abuso infantil são associados a choro inconsolável do recém-nascido.

Prevenção

Muito pode ser feito para prevenir a cólica, começando com a educação dos futuros pais sobre o padrão normal do choro infantil. Futuros pais muitas vezes imaginam que seu bebê chorará apenas brevemente quando tiver fome. Manter maior contato e carregar as crianças no colo nas semanas anteriores ao início da cólica podem diminuir a duração dos episódios de choro. Do mesmo modo, outras estratégias de consolo podem ser mais eficazes se a criança já as tiver experimentado antes do início do choro excessivo. Lactentes que já tenham sido embrulhados firmemente em cueiros para dormir e descansar durante as primeiras semanas de vida geralmente se acalmam com o uso destes durante um episódio de choro; isso não ocorre com lactentes que nunca tenham usado um cueiro antes de um episódio de choro de cólica. Os pais também podem ser treinados para aprenderem a interpretar as indicações de fome, desconforto, tédio ou superestimulação de seus bebês. É importante compreender que existem momentos em que o choro da criança não pode ser interpretado e os cuidadores só podem fazer o seu melhor.

Capítulo 12

ATAQUES DE BIRRA

Um ataque de birra, definido como um comportamento descontrolado, que inclui gritar, bater os pés, agredir alguém, bater a cabeça, jogar-se no chão e outras exibições violentas de frustração, pode incluir atos de prender a respiração, vômitos e agressão séria, incluindo mordidas. Ataques de birra são vistos com mais frequência quando a criança pequena sente frustração, raiva ou a simples incapacidade de lidar com uma situação. Ataques de birra podem ser considerados como um comportamento normal em crianças de 1 a 3 anos, quando o período da birra tem duração mais curta e tais ataques não têm natureza manipuladora.

ETIOLOGIA

Acredita-se que os ataques de birra constituam um estágio normal do desenvolvimento humano. O temperamento da criança pode ser um determinante do comportamento de birra.

EPIDEMIOLOGIA

Este comportamento é comum em crianças de 18 meses a 4 anos. Em estudos nos Estados Unidos, 50 a 80% das crianças de 2 a 3 anos apresentaram ataques de birra regulares e foi relatado que 20% apresentam ataques de birra diários. O comportamento parece atingir um pico no final do terceiro ano de vida. Aproximadamente 20% das crianças de 4 anos ainda apresentam ataques de birra regulares e o temperamento explosivo ocorre em aproximadamente 5% das crianças em idade escolar. Ataques de birra ocorrem igualmente em meninos e meninas durante o período pré-escolar.

MANIFESTAÇÕES CLÍNICAS

Ataques de birra são relatados mais frequentemente como problemas comportamentais em crianças de 2 e 3 anos. A frequência típica das crises é de aproximadamente uma por semana, com enorme variabilidade (Fig. 12-1). A duração de cada ataque varia de 2 a 5 minutos e a duração aumenta com a idade (Fig. 12-2). Ajudar a família a identificar antecedentes típicos dos ataques de birra da criança é essencial para a avaliação e intervenção. Uma criança que apresente ataques de birra quando perde uma soneca de rotina pode ser tratada de modo diferente de uma criança que tem ataques de birra frequentes relacionados com dificuldades ou desapontamentos menos importantes.

A **avaliação** de uma criança que esteja apresentando ataques de birra requer uma história completa, incluindo informações perinatais e do desenvolvimento. Atenção cuidadosa às rotinas diárias da criança pode revelar problemas associados a fome, fadiga, atividade física inadequada ou superestimulação. A história social

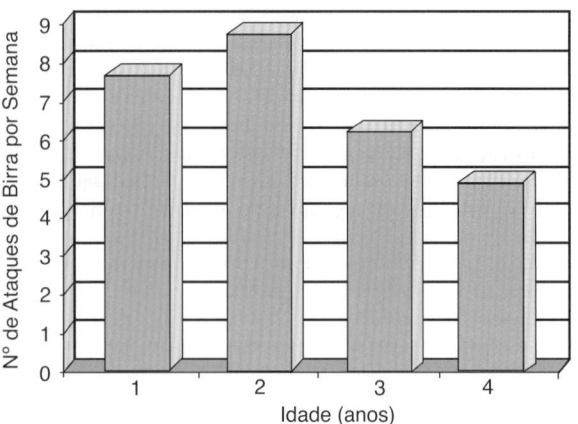

Figura 12-1. Frequência média de ataques de birra por semana. Crianças de 1 a 4 anos com ataques de birra tipicamente apresentam 4 a 9 ataques de birra por semana.

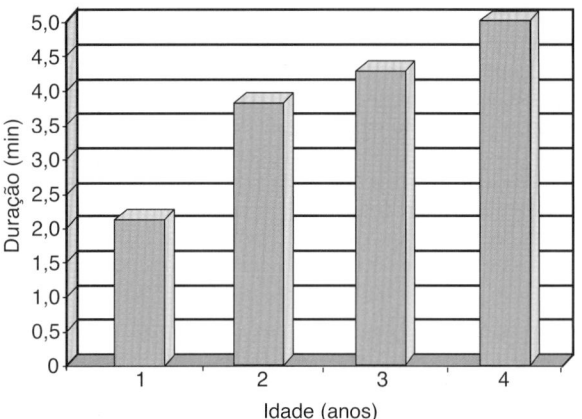

Figura 12-2. Duração média dos ataques de birra. A duração típica de um ataque aumenta com a idade da criança.

é importante, porque o estresse familiar pode exacerbar ou prolongar o que começa como uma fase normal do desenvolvimento. A coexistência de outros problemas comportamentais, como do sono, de aprendizado e sociais, sugere a possibilidade de um distúrbio de saúde mental mais sério.

O exame físico focaliza a descoberta de uma doença subjacente que possa diminuir a capacidade de autorregulação da criança. Um exame completo da pele para identificar abuso infantil é recomendado (Cap. 22). O exame neurológico identifica distúrbios encefálicos subjacentes. Aspectos dismórficos podem indicar uma síndrome genética. Observações comportamentais revelam a capacidade de a criança seguir instruções, brincar com jogos apropriados para a idade e interagir com os pais e o médico.

Estudos de triagem laboratoriais para anemia por deficiência de ferro e exposição ao chumbo são importantes. Outros estudos laboratoriais e de imagem são realizados apenas quando a história e o exame físico sugerirem uma possível etiologia subjacente. Algumas crianças com ataques de birra em excesso devem ser submetidas a uma avaliação formal do desenvolvimento.

DIAGNÓSTICO DIFERENCIAL

A maioria das crianças que apresentam ataques de birra não tem um problema médico subjacente. Perda auditiva e retardo da linguagem podem estar associados a ataques de birra. Crianças com lesão cerebral e outros transtornos encefálicos apresentam maior risco de comportamento de birra prolongado (em termos da duração real do ataque e manifestação continuada após a idade normal para ataques de birra). Estas crianças incluem lactentes anteriormente prematuros e crianças com autismo, lesão cerebral traumática, prejuízo cognitivo e síndromes de Prader-Willi e Smith-Magenis. Crianças com condições raras, como hiperplasia adrenal congênita e puberdade precoce, também podem apresentar ataques de birra graves e persistentes. Crianças com deficiências intelectuais podem manifestar ataques de birra quando sua idade de desenvolvimento for comparável a 3 a 4 anos.

TRATAMENTO

A intervenção começa com a educação dos pais sobre os ataques de birra, destacando que os ataques constituem uma fase normal do desenvolvimento. Os pais podem ter preocupações não justificadas sobre a saúde mental da criança. O médico pode ajudar os pais a entenderem seu papel para ajudar a criança em direção à autorregulação da frustração e da raiva. O ambiente pode ser estruturado para limitar a frustração da criança, como as demandas inadequadas para a idade da criança, fome, fadiga, solidão ou hiperestimulação. É importante rever a rotina diária da criança para compreender se os ataques de birra desta criança estão comunicando necessidades essenciais não satisfeitas. Crianças que fiquem bem todos os dias na creche e apresentem ataques de birra em casa à noite podem estar sinalizando fadiga ou necessidade de atenção dos pais. A identificação de um estresse subjacente é peça fundamental do tratamento, porque muitos estressores podem ser eliminados. Os pais podem considerar algumas alterações no ambiente doméstico para que não tenham que dizer "não" para a criança com tanta frequência.

Em alguns casos, os pais inadvertidamente reforçam o comportamento de birra obedecendo às demandas da criança. O comportamento da criança pode ser observado como manipulador ou como um comportamento simplesmente aprendido devido a uma experiência prévia bem-sucedida. A ambivalência dos pais sobre um comportamento aceitável da criança também pode provocar expectativas e restrições irregulares. Ajudar os pais a esclarecerem quais comportamentos são permitidos e quais estão fora dos limites pode evitar a tentação de ceder quando a criança grita muito alto ou em lugares públicos.

A distração é um modo eficaz para abordar um ataque de birra iminente. Retirar a criança de um ambiente associado à dificuldade dela algumas vezes é útil. Outras intervenções comportamentais são recomendadas apenas após o envolvimento em estratégias para ajudar a criança a conseguir o controle, ao satisfazer necessidades básicas, alterar o ambiente e prever crises emocionais. As estratégias comportamentais recomendadas incluem modificação do comportamento com reforço positivo e negativo, ou extinção. Durante a primeira semana de qualquer intervenção comportamental, o ataque de birra pode aumentar. Os pais devem ser avisados de que provavelmente a situação vai piorar antes de melhorar. Ao mesmo tempo em que os pais estejam trabalhando para extinguir ou diminuir os ataques de birra, é importante que eles forneçam reforço positivo para o bom comportamento.

PREVENÇÃO

Recomenda-se que os pais recebam informações sobre estágios dos ataques de birra e estratégias para ajudar a criança em sua regulação emocional em uma visita de manutenção de saúde entre 12 e 18 meses de idade. Rotinas regulares de sono, alimentação e atividade física em uma casa segura para crianças (ou uma creche), proporcionadas por pais (ou cuidadores) bem descansados e psicologicamente saudáveis, geralmente promovem uma transição rápida por este período difícil.

Capítulo 13

TRANSTORNO DE DÉFICIT DE ATENÇÃO/HIPERATIVIDADE

O transtorno de déficit de atenção/hiperatividade (TDAH) é um distúrbio neurocomportamental definido por sintomas de falta de atenção, hiperatividade e impulsividade. As diretrizes clínicas enfatizam o uso dos critérios do *Manual Diagnóstico e Estatístico de Transtornos Mentais, Quinta Edição* (disponível em http://www.cdc.gov/ncbddd/adhd/diagnosis.html) para um diagnóstico de TDAH. O diagnóstico de crianças até 16 anos requer a presença de pelo menos seis sintomas de falta de atenção ou seis sintomas de hiperatividade-impulsividade durante o período de no mínimo 6 meses, em dois ou mais ambientes. Crianças com 17 anos ou mais devem exibir pelo menos cinco sintomas de falta de atenção ou pelo menos cinco sintomas de hiperatividade-impulsividade. Os sintomas de falta de atenção incluem: não prestar atenção a detalhes, parecer não ouvir quando se fala diretamente com a criança, não conseguir acompanhar instruções ou terminar trabalhos designados, ter dificuldade para manter a atenção durante tarefas ou brincadeiras, ter dificuldade para organizar tarefas ou atividades, evitar ou não gostar de atividades que exijam um esforço mental constante (p. ex., trabalho escolar), perder com frequência as coisas necessárias para tarefas e atividades, ser distraído facilmente e apresentar esquecimento frequente nas atividades diárias. Os sintomas de hiperatividade incluem: agitação ou inquietação, deixar o assento quando se espera que a criança permaneça sentada, correr ou escalar excessivamente em situações inapropriadas, ter dificuldade para brincar em silêncio, agir como se estivesse "a todo vapor" e falar em excesso. Os sintomas de impulsividade incluem: dar respostas rápidas antes que a pergunta tenha sido concluída, ter dificuldade para esperar a própria vez e causar interrupções ou intrusões frequentes. Além disso, vários sintomas devem estar presentes antes dos 12 anos, evidências de prejuízo importante devem ocorrer nos contextos sociais, acadêmicos ou ocupacionais e devem ser excluídos outros transtornos mentais.

ETIOLOGIA

TDAH tem origem multifatorial, com contribuições genéticas, neurais e ambientais. Estudos de gêmeos e de familiares demonstram alta hereditariedade (0,8) e maior risco de desenvolvimento de TDAH em parentes de primeiro grau. Os genes candidatos incluem aqueles que envolvem os sistemas neurotransmissores dopaminérgicos e noradrenérgicos. Estudos de neuroimagem (ressonância nuclear magnética funcional e tomografia de emissão de pósitrons, geralmente reconhecidas como RNMf e PET, respectivamente) demonstraram diferenças estruturais e funcionais, particularmente nos lobos frontais, córtex parietal inferior, gânglios da base, corpo caloso e vermis cerebelar. A exposição pré-natal a substâncias (p. ex., nicotina, álcool) e lesões do sistema nervoso central por trauma ou infecção aumentam o risco de TDAH.

EPIDEMIOLOGIA

As taxas de prevalência de TDAH nos Estados Unidos variam dependendo dos critérios usados e da população estudada, com as taxas tipicamente na faixa de 5 a 10%. A proporção do sexo masculino para o sexo feminino é de 2 a 6:1, com maior predominância masculina para os tipos destacadamente hiperativo-impulsivo e combinado. As meninas apresentam com mais frequência sintomas de falta de atenção e têm maior probabilidade de não serem diagnosticadas ou receberem diagnósticos tardios. Sintomas de TDAH, particularmente impulsividade e falta de atenção, persistem até a adolescência e a vida adulta em 60 a 80% dos pacientes.

MANIFESTAÇÕES CLÍNICAS

TDAH é diagnosticado clinicamente pela **história.** Questões abertas devem enfocar comportamentos específicos e seu impacto no desempenho acadêmico, relações familiares e com colegas, segurança, autoestima e atividades diárias. As informações devem ser reunidas junto à família e à escola por meio de escalas de classificação específicas para TDAH como as Escalas de Classificação de Conners ou as Escalas de Classificação de Vanderbilt.

O **exame físico é** essencial para identificar problemas médicos (p. ex., neurológicos, genéticos) ou do desenvolvimento (p. ex., prejuízo cognitivo, transtorno de linguagem, incapacidade de aprendizagem, transtorno de espectro autista) que podem ser subjacentes, coexistir ou fornecer uma explicação alternativa para os comportamentos da criança. As observações da criança, dos pais e suas interações fazem parte da avaliação. Deve-se ter em mente que crianças com TDAH normalmente podem manter a concentração sem hiperatividade em ambientes com baixo estímulo e pouca distração (p. ex., consultório do médico).

Estudos **laboratoriais e de imagem** não são recomendados como rotina, mas podem ajudar a excluir outras condições. Devem-se considerar estudos de função tireoidiana, níveis sanguíneos de chumbo, estudos genéticos e estudos de imagem encefálica se indicados por história médica, história ambiental ou exame físico.

DIAGNÓSTICO DIFERENCIAL

O médico deve considerar primeiro o nível de desenvolvimento da criança para determinar se os comportamentos estão dentro da faixa normal. Condições médicas, como distúrbio respiratório relacionado com o sono, transtornos convulsivos, uso de substâncias, hipertireoidismo, intoxicação por chumbo e déficits sensoriais, devem ser considerados como possíveis causas da hiperatividade e distração da criança. Falta de atenção e hiperatividade podem estar presentes como características de transtornos genéticos como síndrome do X frágil, deleção de 22q11.2 e neurofibromatose 1. Situações de vida caótica ou estresse psicológico (p. ex., intimidação, abuso) também podem provocar sintomas de hiperatividade, impulsividade e falta de atenção. Crianças que apresentem sintomas de TDAH apenas em um contexto podem estar tendo problemas decorrentes do nível cognitivo, nível de maturidade emocional ou sensações de bem-estar naquele ambiente.

Acima de tudo, comorbidades estão presentes em até 60% das crianças com TDAH. Estas incluem condições psiquiátricas, particularmente o transtorno desafiador de oposição, transtorno de conduta, transtorno de ansiedade e depressão, dificuldades de aprendizado, transtornos de linguagem e transtornos de tique. Estas condições também fazem parte do diagnóstico diferencial de TDAH.

TRATAMENTO

O tratamento começa com o reconhecimento do TDAH como condição crônica e a educação das crianças afetadas e seus pais sobre o diagnóstico, opções terapêuticas e o prognóstico. A orientação

Tabela 13-1 | Medicações Aprovadas pela FDA para Transtorno de Déficit de Atenção/Hiperatividade

MEDICAÇÃO GENÉRICA	NOME COMERCIAL	DOSE MÁXIMA INICIAL	DURAÇÃO (H)
ESTIMULANTES			
Sais de anfetamina mistos	Adderall®*	2,5–40 mg	6
	Adderall® XR*‡	5–40 mg	10
Lisdexanfetamina	Venvanse®	20–70 mg	10–12
Metilfenidato	Concerta®	18–54 mg (< 13 anos)	12
	Daytrana®‡	18–72 mg (≥ 13 anos)	12
	Metadate CD®‡	10†–30 mg†	Aplicar por 9 h
	Methylin ER®‡	20–60 mg	6–8
	Methylin®‡	10–60 mg	8
	Ritalina®* comprimido	5–60 mg	3–5
	Ritalina LA® cápsulas	5–60 mg	3–5
	Ritalin SR®*‡	20–60 mg	6–8
		20–60 mg	2–6
Dexmetilfenidato	Focalin®*‡	2,5–20 mg	3–5
	Focalin XR®‡	5–30 mg	8–12
INIBIDOR DE RECAPTAÇÃO DE NOREPINEFRINA			
Atomoxetina	Strattera®	0,5 mg/kg/dia então aumentar para 1,2 mg/kg, com máx. de 1,4 mg/kg 40 mg/dia para adultos e crianças pesando > 70 kg titular até 100 mg/dia	Pelo menos 10–12
ALFA-AGONISTAS			
Clonidina	Atensina®	0,1 mg/dia–0,4 mg/dia	Pelo menos 10–12
Guanfacina	Intuniv®‡	1 mg/dia–4 mg/dia	Pelo menos 10–12

Adaptado de AAP: Implementing the key action statements: an algorithm and explanation for process of care for the evaluation, diagnosis, treatment and monitoring of ADHD in children and adolescents. Pediatrics SI1–SI21, 2011.
* Disponível em forma genérica.
† As doses para adesivo dérmico não são equivalentes às das preparações orais.
‡ Medicamento não disponível no Brasil.

antecipatória inclui o fornecimento de estratégias proativas para mediar os efeitos adversos sobre aprendizado, funcionamento escolar, relações sociais, vida familiar e autoestima. Crianças com TDAH respondem ao **tratamento comportamental,** incluindo estrutura, rotina, constância nas respostas dos adultos a seus comportamentos, em metas comportamentais apropriadas. As crianças também se beneficiam quando os pais e os médicos trabalham junto com os professores para abordar as necessidades das crianças. Fichas de relatório de comportamento diário e acomodações podem ser úteis. Treinamento de habilidades sociais ou outros tratamentos para a saúde mental podem ajudar algumas crianças com alterações do comportamento ou preservação da autoestima, particularmente quando houver condições coexistentes do desenvolvimento ou de saúde mental que também exijam tratamento.

Medicações estimulantes (metilfenidato ou compostos de anfetamina) constituem os agentes de primeira linha para o tratamento de TDAH devido à ampla evidência de eficácia e segurança. Medicações estimulantes estão disponíveis em formas de ação curta, ação intermediária e ação longa. As preparações incluem líquidos, comprimidos, cápsulas e adesivos transdérmicos. Estas opções permitem que o médico personalize a opção de medicação para as necessidades da criança. Medicações não estimulantes, incluindo atomoxetina (inibidor de recaptação de norepinefrina), guanfacina ou clonidina (alfa-agonistas), podem ser úteis em situações como ausência de resposta a medicação estimulante, preferência familiar, preocupações sobre abuso de medicação ou diversão e problemas de tique ou sono coexistentes. As opções de medicação para TDAH são apresentadas na Tabela 13-1. Os efeitos colaterais comuns incluem supressão do apetite e perturbação do sono com medicações estimulantes, sintomas do trato gastrointestinal com atomoxetina e sedação com alfa-agonistas. Estes efeitos colaterais geralmente podem ser controlados pelo ajuste cuidadoso da dose e do momento da medicação. Uma triagem (por história e exame) para doença cardíaca e o monitoramento do estado cardíaco são prudentes, devido a preocupações levantadas por um estudo retrospectivo que sugeriu uma possibilidade extremamente rara, mas discretamente maior, de morte súbita cardíaca em indivíduos que tomam medicação estimulante.

COMPLICAÇÕES

TDAH pode estar associado a realização acadêmica insatisfatória, dificuldades em relações interpessoais e baixa autoestima. Isso pode ter efeitos duradouros (p. ex., níveis mais baixos de educação, obtenção de emprego). Adolescentes com TDAH, particularmente aqueles que não são tratados, apresentam maior risco de comportamentos de alto risco como uso de drogas, atividade sexual precoce e acidentes automobilísticos. Apesar das preocupações dos pais sobre o uso de drogas ilícitas e dependência de medicações estimulantes, atualmente existe um menor risco de uso abusivo de drogas em crianças e adolescentes com TDAH que tenham recebido tratamento médico apropriado.

PREVENÇÃO

As práticas para a educação da criança, incluindo promoção de um ambiente calmo e oportunidades de atividades apropriadas para a idade que exijam níveis crescentes de concentração, podem ser úteis. A limitação do tempo passado assistindo televisão e brincando com jogos de videogame de resposta rápida também pode ser prudente, porque estas atividades reforçam um período de atenção breve. A implementação precoce de técnicas de controle comportamental pode auxiliar a reduzir comportamentos problemáticos antes que estes causem um prejuízo importante. Incapacidades secundárias podem ser prevenidas pela educação de profissionais médicos e professores sobre os sinais e sintomas de TDAH e intervenções comportamentais e farmacêuticas mais apropriadas. A colaboração entre provedores de saúde, educadores e médicos de saúde mental aumentará a identificação precoce e a oferta de serviços a crianças com risco de TDAH.

Capítulo 14

CONTROLE DE ELIMINAÇÃO

DESENVOLVIMENTO NORMAL DA ELIMINAÇÃO

O desenvolvimento do controle da micção e da defecação envolve a maturação física e cognitiva, sendo muito influenciado por normas culturais, estado socioeconômico e práticas, nos Estados Unidos e no mundo todo. Na primeira metade do século XX, o controle de toalete por volta dos 18 meses de idade era norma nos Estados Unidos. Preocupações relativas ao treinamento de toalete rígido e possível sofrimento psicológico tardio levaram ao endosso profissional do treinamento de toalete mais tardio. Em 1962, Brazelton introduziu a *abordagem centrada na criança*, que respeita a autonomia da criança e o orgulho de seu controle. A invenção de fraldas descartáveis também facilitou o treinamento de toalete mais tardio. Mudanças sociais, incluindo aumento de trabalho materno fora de casa e cuidado de crianças em grupo, também influenciaram esta tendência. Algumas famílias preferem esperar até que a criança esteja mais velha porque a duração do período de treinamento pode ser encurtada. O treinamento de toalete geralmente começa por volta do segundo aniversário e é obtida por volta dos 3 anos nas populações caucasianas de classe média nos Estados Unidos. O treinamento de toalete entre 12 e 18 meses de idade continua a ser aceito nas famílias de renda mais baixa.

Os pré-requisitos para se conseguir a eliminação no toalete incluem a capacidade da criança de reconhecer a urgência da micção e da defecação, chegar ao banheiro, compreender a sequência de tarefas exigidas, evitar um comportamento de oposição e orgulhar-se de sua realização. Todo o processo de treinamento de toalete pode demorar 6 meses e não deve ser apressado. A interação bem-sucedida entre os pais e a criança em torno da meta de controle de toalete pode definir o contexto para o ensino e treinamento ativo dos pais no futuro (p. ex., bons modos, gentileza, regras e leis e estabelecimento de limites).

ENURESE

Enurese é incontinência urinária em uma criança adequadamente madura para ter obtido continência. Enurese é classificada como diurna (durante o dia) ou noturna (durante a noite). Nos Estados Unidos, espera-se que não haja eliminação de urina diurna e noturna por volta dos 4 aos 6 anos, respectivamente. Outra classificação útil de enurese é **primária** (incontinência em uma criança que nunca obteve o controle de micção) e **secundária** (incontinência em uma criança que apresentou controle anterior de micção por no mínimo seis meses).

Etiologia

A enurese é um sintoma com múltiplos fatores etiológicos possíveis, incluindo diferenças no desenvolvimento, doença orgânica ou sofrimento psicológico. A enurese primária geralmente está associada a uma história familiar de aquisição tardia do controle da bexiga. Uma etiologia genética foi proposta e grupos familiares com padrões fenotípicos autossômicos dominantes para enurese noturna foram identificados. Embora a maioria das crianças com enurese não apresente um transtorno psiquiátrico, eventos estressantes da vida podem desencadear perda do controle da bexiga. A fisiologia do sono pode ter um papel na etiologia da enurese noturna, sendo frequentemente observado alto limiar de microdespertar. Em um subgrupo de crianças com enurese, a poliúria noturna foi relacionada com a ausência do pico noturno de vasopressina. Outra possível etiologia é funcionamento inadequado do músculo detrusor, que mostra contrações involuntárias mesmo quando a bexiga contém pequenas quantidades de urina. A redução da capacidade vesical pode ser associada com a enurese e costuma ser observada em crianças que apresentam obstipação crônica com um cólon distal grande e dilatado, que faz pressão sobre a bexiga.

Epidemiologia

A enurese é a condição urológica mais comum em crianças. A enurese noturna tem uma prevalência de 15% em crianças de 5 anos, 7% aos 8 anos e 1% aos 15 anos. A taxa de remissão espontânea relatada é de 15% por ano. A razão de probabilidade de enurese noturna em meninos em comparação a meninas é 1,4:1. A prevalência de enurese diurna é menor que a de enurese noturna, com predominância feminina, 1,5:1 aos 7 anos. Entre as crianças com enurese, 22% apresentam perda de controle apenas durante o dia, 17% durante o dia e à noite e 61% apenas à noite.

Manifestações Clínicas

A história deve detalhar o padrão miccional: Com que frequência ocorre a perda de controle urinário? Ocorre durante o dia, à noite ou em ambos os períodos? Existe alguma condição associada aos episódios de micção não intencional (p. ex., pesadelos, consumo de bebidas cafeinadas ou dias exaustivos)? A criança teve controle vesical anteriormente? Algum evento estressante precedeu a mudança do padrão de enurese? A revisão dos vários aparelhos deve incluir a história do desenvolvimento e informações detalhadas sobre os sistemas neurológico, urinário e gastrointestinal (incluindo os padrões de defecação). A história sobre o padrão de sono também é importante, incluindo a presença de ronco, parassonias e momento de micção durante a noite. A história familiar muitas vezes revela que um ou os dois pais tinham enurese quando crianças. Embora a enurese raramente esteja associada ao abuso infantil, história pregressa relativa ao abuso físico e sexual deve ser considerada como parte da história psicossocial. Muitas famílias tentam várias intervenções antes de buscar a ajuda de um médico. Identificar estas intervenções e como elas foram realizadas ajuda a compreender a condição da criança e seu papel na família.

O **exame físico** começa com a observação da criança e dos pais para avaliação dos padrões do desenvolvimento infantil e da interação dos pais com a criança. Deve-se prestar atenção especial ao exame abdominal, neurológico e genital. O exame retal é recomendado quando a criança apresentar obstipação. A observação da micção é recomendada quando houver história de problemas miccionais, como hesitação ou gotejamento. A coluna lombossacral deve ser examinada quanto houver sinais de disrafia espinal ou síndrome da medula presa.

Para a maioria das crianças com enurese, o único exame laboratorial recomendado é a análise da urina através da coleta estéril para procurar infecção do trato urinário (ITU), doença renal e diabetes melito. Outros testes, como cultura de urina, devem ser realizados. Crianças com enurese complicada, incluindo crianças com ITU prévia ou atual, disfunção miccional grave ou achado neurológico devem ser investigadas através da ultrassonografia renal e da uretrocistografia miccional. Quando houver refluxo vesicoureteral, hidronefrose e/ou valvas uretrais posteriores, a criança deve ser encaminhada ao urologista para avaliação e tratamento subsequente.

Diagnóstico Diferencial

Geralmente não se identifica uma causa para a enurese, que na maioria dos casos desaparece até a adolescência, sem qualquer tratamento. Crianças com enurese noturna primária têm maior probabilidade de apresentar história familiar e menor possibilidade de ter uma etiologia identificada. Crianças com enurese diurna e noturna secundária têm maior probabilidade de apresentar uma etiologia orgânica, como ITU, diabetes melito ou diabetes insípido, que explique seus sintomas. Aquelas com enurese diurna e noturna primária podem apresentar uma condição relacionada ao neurodesenvolvimento ou problema da função vesical. A enurese noturna secundária pode se relacionar com estresse psicossocial ou perturbação do sono, como condição predisponente para enurese.

Tratamento

O tratamento começa pela abordagem da eventual causa orgânica subjacente diagnosticada na enurese. A eliminação da obstipação crônica subjacente muitas vezes é curativa. Para a criança cuja enurese não esteja associada a um distúrbio identificável, todas as terapias devem ser consideradas em termos de tempo, custo, prejuízo para a família, taxa de sucesso conhecida da terapia e da possibilidade de a criança se recuperar da condição. As opções terapêuticas usadas com mais frequência são **terapia de condicionamento** e **farmacoterapia**. O médico também pode ajudar a família a elaborar um plano para ajudar a criança a lidar com o problema até sua resolução. Muitas crianças têm que viver com enurese por meses ou anos antes que uma cura seja obtida; algumas crianças apresentam sintomas até a vida adulta. Um plano para lidar com roupas e lençóis molhados de um modo não humilhante e higiênico preserva a autoestima da criança. A criança deve assumir o máximo de responsabilidade que for capaz, dependendo da idade, do desenvolvimento e da cultura familiar.

A **terapia de condicionamento** mais amplamente usada para enurese noturna é o **alarme de enurese**. Os alarmes de enurese têm uma taxa de sucesso inicial de 70%, com taxa de recorrência de 10%. O alarme é usado no pulso ou preso ao pijama e tem uma sonda colocada por baixo da calça ou do pijama na frente da uretra. O alarme soa quando as primeiras gotas de urina entram em contato com a sonda. A criança é instruída a levantar e terminar de urinar no banheiro quando o alarme tocar. Após 3-5 meses, 70% das crianças permanecem secas durante toda a noite.

A **farmacoterapia** para enurese noturna utiliza o acetato de desmopressina e, raramente, antidepressivos tricíclicos. A **desmopressina** diminui a produção de urina e demonstrou-se que é segura no tratamento da enurese. A medicação oral é introduzida na dosagem de 0,2 mg por dose (uma dose ao deitar) devendo ser aumentada nas noites subsequentes para 0,4 mg e então para 0,6 mg, se necessário. Este tratamento deve ser considerado sintomático, não curativo, e apresenta uma taxa de recorrência de 90% quando a medicação é descontinuada. A **imipramina**, hoje raramente usada para enurese, reduz a frequência de perda de controle urinário à noite. A taxa de sucesso inicial é de 50%. A imipramina é eficaz apenas durante o tratamento, com uma taxa de recorrência de 90% após a descontinuação da medicação. A contraindicação mais importante é o risco de superdosagem (associada à arritmia cardíaca fatal).

Complicações

As consequências psicológicas podem ser graves. As famílias podem minimizar o impacto sobre a autoestima da criança evitando abordagens punitivas e garantindo que a criança seja competente para lidar com questões de seu próprio conforto, higiene e estética.

Prevenção

A medida antecipatória apropriada visa a orientar os pais para o fato de que urinar na cama é comum no início da infância, o que ajuda a aliviar uma ansiedade considerável.

OBSTIPAÇÃO FUNCIONAL E PERDA FECAL

Obstipação é uma diminuição da frequência de evacuações geralmente associada ao aumento da consistência das fezes. A ocorrência de dor no momento da defecação com frequência acompanha a obstipação. Embora distúrbios gastrointestinais, endocrinológicos ou neurológicos subjacentes possam causar obstipação, *obstipação funcional* implica a inexistência de condição orgânica causal identificável. **Encoprese** é a eliminação de fezes regular, voluntária ou involuntária em local diferente do toalete após os 4 anos. Encoprese sem constipação é rara e pode ser um sintoma de transtorno desafiador de oposição ou outra doença psiquiátrica. *Perda fecal* é a eliminação involuntária de fezes que geralmente é associada a impactação fecal. A frequência normal de evacuações diminui entre o nascimento e os 4 anos, começando com mais de quatro evacuações por dia até aproximadamente uma por dia.

Etiologia

A etiologia da obstipação funcional e da perda fecal inclui uma dieta com baixo teor de fibras, tempo de trânsito gastrointestinal lento por motivos neurológicos ou genéticos e retenção crônica das evacuações, geralmente relacionada com experiências de defecação dolorosas no passado. Aproximadamente 95% das crianças encaminhadas ao especialista pela encoprese não apresentam outra condição patológica subjacente.

Epidemiologia

Em estudos nos Estados Unidos, de 16 a 37% das crianças apresentaram obstipação entre 5-12 anos de idade. A obstipação com perda fecal ocorre em 1 a 2% das crianças pré-escolares e 4% das crianças em idade escolar. A incidência de obstipação e perda fecal é igual entre meninas e meninos na faixa pré-escolar, enquanto existe predominância masculina durante a idade escolar.

Manifestações Clínicas

Na queixa de apresentação da obstipação com perda fecal deve-se considerar a defecação não controlada nas roupas íntimas.

Eventualmente, os pais podem relatar a presença de diarreia devido a perda fecal de fezes líquidas. Perda fecal pode ser frequente ou contínua. Com o questionamento adicional, o médico descobre que a criança evacua fezes de grande calibre, que ocasionalmente podem entupir o vaso sanitário. Crianças menores de 3 anos geralmente apresentam defecação dolorosa, impactação e retenção. A história deve incluir a revisão completa dos diversos sistemas procurando distúrbios gastrointestinais, endócrinos e neurológicos e com abrangência para o desenvolvimento e história psicossocial.

A **impactação fecal** pode ser sentida na palpação abdominal em aproximadamente 50% dos pacientes. Fezes firmes comprimidas no reto são altamente preditivas de impactação fecal. O exame retal permite a avaliação do tônus do esfíncter e do tamanho da ampola retal. A avaliação da posição anal e a existência de fissuras anais também são úteis para considerar a etiologia e a gravidade. O exame neurológico, incluindo reflexos dos membros inferiores, cutâneo-anal e cremastérico, pode revelar anormalidades subjacentes da medula espinal.

A radiografia abdominal não é necessária. No entanto, pode ser útil para mostrar à família o grau de distensão colônica e de impactação fecal. Em geral, outros estudos como enema baritado e biópsia retal devem ser indicados somente quando alguma causa orgânica para obstipação for indicada pela história ou pelo exame físico (Cap. 129). Embora condições endocrinológicas como hipotireoidismo possam causar obstipação crônica, avaliações laboratoriais estão indicadas quando sugeridas pela história ou pelo exame físico.

Diagnóstico Diferencial

O diagnóstico diferencial para obstipação funcional e perda fecal inclui causas orgânicas de obstipação (p. ex., neurogênicas, anatômicas, endocrinológicas, gastrointestinais e farmacológicas). Uma criança com obstipação crônica e perda fecal que tenha apresentado eliminação tardia de mecônio, reto vazio e esfíncter contraído pode apresentar a doença de Hirschsprung (Cap. 129). Obstipação crônica pode ser um sinal de apresentação de anormalidades da medula espinal, como tumor da medula espinal ou síndrome da medula presa. Achados no exame físico de alteração dos reflexos dos membros inferiores, ausência do reflexo cutâneo-anal ou tufo piloso sacral ou seio sacral podem ser decorrentes destas anomalias. Hipotireoidismo pode cursar com obstipação crônica e ser tipicamente acompanhado por crescimento linear inadequado e bradicardia. A estenose anal pode provocar uma obstipação crônica. O uso de opiáceos, fenotiazina, antidepressivos e anticolinérgicos também pode provocar obstipação crônica. Problemas do desenvolvimento, incluindo retardo mental e autismo, podem estar associados à obstipação crônica.

Tratamento

O tratamento começa com a educação e a desmistificação para a criança e a família sobre a obstipação crônica e a perda fecal, enfatizando a natureza crônica desta condição e o bom prognóstico com a conduta ideal. Explicar a base fisiológica da obstipação e da perda fecal para a criança e a família alivia a culpa e incentiva a cooperação. A educação pode melhorar a adesão ao plano de tratamento em longo prazo (Tabela 14-1). De metade a dois terços das crianças com obstipação funcional recuperam-se completamente e não necessitam mais de medicação. Quanto mais jovem for a criança no momento do diagnóstico e mais precoce ocorrer o início do tratamento, maior é a taxa de sucesso. O tratamento envolve uma combinação de treinamento comportamental e terapia laxante. O tratamento bem-sucedido requer 6-24 meses. A etapa seguinte é a limpeza colônica adequada ou a desimpactação. Os métodos de limpeza incluem enemas isolados ou combinações de enema, supositórios e laxantes orais. Altas doses de óleo mineral oral constituem a abordagem mais lenta para a limpeza. A escolha do método de desimpactação depende da idade da criança, da escolha da família e da experiência do médico com o método em particular. Os métodos e os efeitos colaterais estão resumidos na Tabela 14-2. A criança e a família devem ser incluídas no processo de escolha do método de limpeza. Uma vez que enemas podem ser invasivos e a medicação oral pode ser desagradável, é importante permitir pontos de escolha e controle para a criança e elogiar todos os sinais de cooperação.

O **treinamento comportamental** é essencial para o tratamento da obstipação crônica e da perda fecal. Pede-se que a criança e a família monitorem e documentem a produção de fezes. O uso rotineiro da toalete é instituído por 5-10 minutos, três a quatro vezes por dia. Pede-se que a criança demonstre a posição adequada para sentar no toalete com a parte superior do corpo levemente flexionada para a frente e os pés no chão ou em

---

Tabela 14-1 | Educação sobre Obstipação Crônica e Perda Fecal

A obstipação afeta de 16 a 37% das crianças.

De 1 a 4% das crianças apresentam obstipação funcional e perda fecal.

Obstipação funcional com/sem perda fecal começa cedo na vida devido a uma combinação de fatores:
- Eliminações desconfortáveis/dolorosas
- Retenção de fezes para evitar desconforto
- Dietas com maior teor de alimentos obstipantes e menor teor de fibras e ingestão de líquidos*
- Uso de medicações obstipantes
- Aspectos do desenvolvimento – maior autonomia; talvez evitação da toalete
- Possíveis fatores genéticos familiares – trânsito colônico mais lento

Quando há impactação crônica, alterações fisiológicas no reto reduzem o controle intestinal da criança.

A dilatação da ampola retal resulta em redução da sensação do volume fecal padrão.

A reabilitação da musculatura e da força retal requer vários meses.
- Até então, a musculatura retal dilatada pode ser menos capaz de expelir fezes de modo efetivo.

Contração paradoxal do esfíncter anal pode ocorrer quando a urgência de defecar é sentida; isso pode provocar o esvaziamento incompleto das fezes na tentativa de defecação.

Muitas crianças não reconhecem os próprios acidentes de perda fecal devido a acomodação olfatória.

Baixa autoestima ou outros distúrbios comportamentais são comuns.
- A maioria apresenta melhora com a educação e conduta para obstipação e perda fecal.

O tratamento efetivo da obstipação funcional requer um comprometimento substancial da criança/família, geralmente por 6-24 meses.

O grau de adesão da criança e da família provavelmente é um indicador de sucesso da criança.

*As características comuns de transição da dieta infantil (diminuição da ingestão de líquidos, manutenção de uma alta ingestão de laticínios e padrões de alimentação *caprichosos*) fazem com que este seja um momento de alto risco durante o desenvolvimento para problemas de obstipação.

Tabela 14-2 | Desimpactação e Limpeza

MEDICAÇÃO	EFEITOS COLATERAIS/COMENTÁRIOS
LACTENTES	
Supositórios de glicerina	Nenhum efeito colateral
Enema – 6 mL/kg, dose máxima de 135 mL)	Se enemas forem considerados, administrar o primeiro no consultório do médico.
CRIANÇAS	
Limpeza Rápida	
Enema – 6 mL/kg (dose máxima de 135 mL) a cada 12-24 horas x 1-3 dias	Invasivo; risco de trauma mecânico Grande impactação: enema de óleo mineral, seguido 1-3 h mais tarde por solução salina normal ou enema com fosfato Impactação pequena: solução salina normal ou enema com fosfato
Óleo mineral	Lubrifica impactação dura; pode não se observar o retorno do óleo após a administração
Solução salina normal	Cólicas abdominais; pode não ser tão eficaz quando o fosfato hipertônico
Fosfato hipertônico	Cólicas abdominais; risco de hiperfosfatemia, hipocalemia e hipocalcemia, especialmente com a doença de Hirschsprung ou insuficiência renal ou se retido. Alguns especialistas não recomendam enema com fosfato para crianças < 4 anos, outros não preconizam para crianças < 2 anos.
Leite de melaço: 1:1 leite: melaço	Para impactação de difícil eliminação
Combinação: enema, supositórios, laxante oral	
Dia 1: Enema a cada 12-24 h	Ver enemas anteriormente
Dia 2: Supositórios de bisacodil (10 mg) a cada 12-24 h	Cólicas abdominais, diarreia, hipocalemia
Dia 3: Comprimido de bisacodil (5 mg) a cada 12-24 h	Cólicas abdominais, diarreia, hipocalemia
Repetir ciclo de 3 dias se necessário, 1 a 2 vezes	
Sonda oral/nasogástrica: Solução de eletrólitos de polietilenoglicol – 25 mL/kg/h até 1.000 mL/h x 4 h/dia	Náusea, cólicas, vômitos, distensão, aspiração. Grande volume. Geralmente requer tubo nasogástrico e hospitalização para administração
Limpeza Mais Lenta	
Óleo mineral oral em alta dose – 15-30 mL por ano de idade por dia até 240 mL x 3-4 dias	Aspiração – pneumonia lipoide. Administrar gelado.
Senna: 15 mL a cada 12h, durante 3 dias	Cólicas abdominais. Pode não ser observado resultado até 2ª ou 3ª doses
Citrato de magnésio: 30 mL/anos de idade até o máximo de 300 mL por dia por 2-3 dias	Hipermagnesemia
Medicações de manutenção – também podem ser usadas para limpeza	

um suporte para os pés. A criança deve ser elogiada por todos os componentes de cooperação com este programa; punições e humilhações devem ser evitadas. Quando os sintomas desaparecerem, diminui-se o tempo sentado no toalete para duas vezes ao dia e finalmente uma vez ao dia.

Quando a desimpactação for obtida, a criança começa a fase de manutenção do tratamento. Esta fase promove a produção regular de fezes e previne a reimpactação. Ela envolve atenção à dieta, medicações para promover a regularidade das fezes e treinamento comportamental. O aumento de fibras dietéticas e fluidos é recomendado. Para crianças com obstipação crônica, a dose diária recomendada de fibras é calculada como 10 gramas mais a idade da criança em anos (p. ex., uma criança de 10 anos deve consumir 20 gramas de fibras por dia). Recomenda-se a ingestão de pelo menos 60 mililitros de líquidos não derivados de laticínios por grama de fibras ingeridas. Sucos à base de sorbitol, incluindo suco de ameixa, pera e maçã, aumentam o teor de água das evacuações. Lubrificantes ou laxantes osmóticos são usados para promover evacuações suaves e regulares. As medicações de manutenção, incluindo seus efeitos colaterais, são apresentadas na Tabela 14-3. Polietilenoglicol em pó é bem tolerado porque o sabor e a textura são bem palatáveis. Algumas crianças podem exigir o uso de um lubrificante além de um laxante osmótico; crianças com obstipação grave podem exigir um laxante estimulante. A falha do tratamento ocorre em aproximadamente uma a cada cinco crianças devido a problemas de adesão ou não reconhecimento da inadequação do tratamento, resultando em reimpactação.

Complicações
A obstipação crônica e a perda fecal interferem no funcionamento social e na autoestima. O desconforto e o medo de acidentes podem distrair as crianças de seu trabalho escolar e de outras tarefas importantes. As crianças também podem desenvolver hábitos alimentares incomuns em resposta à obstipação crônica e suas crenças sobre esta condição. Relatos de casos de abuso infantil relacionados à perda fecal foram publicados.

Prevenção
O médico da atenção primária pode recomendar a ingestão adequada de fibras para todas as crianças e encorajar as famílias a ajudarem seus filhos a instituírem hábitos regulares de toalete em idade precoce como medidas preventivas. O diagnóstico precoce da obstipação crônica pode prevenir grande parte da incapacidade secundária e encurtar a duração do tratamento necessário.

Tabela 14-3	Medicações de Manutenção*	
MEDICAÇÃO	**EFEITOS COLATERAIS/COMENTÁRIOS**
LACTENTES	
Medicações Orais/Outras	
Sucos contendo sorbitol	Pera, ameixa, maçã
Lactulose ou sorbitol: 1-3 mL/kg/dia ÷ 2 vezes ao dia	Ver a seguir
Xarope de milho (claro ou escuro): 1-3 mL/kg/dia ÷ 2 vezes ao dia por via retal	Risco não considerado de esporos de *Clostridium botulinum*
Supositórios de glicerina	Nenhum efeito colateral
CRIANÇAS	
Medicações Orais	
Lubrificante	Amacia as fezes e facilita a passagem
Óleo mineral: 1-3 mL/kg dia como uma dose ou ÷ 2 vezes ao dia	Aspiração — pneumonia lipoide
	Administrar gelado ou com suco
	Problemas de aderência
	Vazamento: dose muito alta ou impactação
Osmóticos	Retém água nas fezes, ajuda na formação de volume e maciez
Lactulose: 10 g/15 mL, 1-3 cc/kg/dia ÷ 2 vezes ao dia	Dissacarídeo sintético: cólicas abdominais, flatos
Hidróxido de magnésio (leite de magnésia): 400 mg/5 mL, 1-3 mL/kg/dia ÷ 2 vezes ao dia 800 mg/5 mL, 0,5 mL/kg ÷ 2 vezes ao dia	Risco de hipermagnesemia, hipofosfatemia, hipocalcemia secundária com superdosagem ou insuficiência renal
Polietilenoglicol: 17 g/240 mL diluído em água ou suco, 1,0 g/kg/dia ÷ 2 vezes ao dia (aproximadamente 15 mL /kg/dia)	Administrar a dose em intervalos de 3 dias para obter consistência pastosa das fezes É possível fazer soluções de estoque para administração durante 1-2 dias Excelente aderência
Sorbitol: 1-3 mL/kg/dia ÷ 2 vezes ao dia	Menos dispendioso que a lactulose
Estimulantes†	Melhora a eficácia das contrações dos músculos colônicos e retais
Senna: xarope – 8,8 g /5 mL	Hepatite idiossincrática, melanose colônica, osteoartropatia hipertrófica, nefropatia analgésica; cólicas abdominais
2-6 anos: 2,5-7,5 mL/dia ÷ 2 vezes ao dia	
6-12 anos: 5-15 mL/dia ÷ 2 vezes ao dia (No Brasil está disponível em comprimidos, cápsulas, geleia)	Melhora da melanose colônica após interrupção da medicação
Bisacodil: comprimidos de 5-mg, 1-3 comprimidos/dose, 1-2 vezes ao dia	Cólicas abdominais, diarreia, hipocalemia
Via Retal	
Supositórios de glicerina	Nenhum efeito colateral
Bisacodil: supositório de 10 mg, 0,5-1 supositório, 1-2 vezes ao dia	Cólicas abdominais, diarreia, hipocalemia

*O agente isolado pode ser suficiente para obter fezes diárias e confortáveis.
†Estimulantes devem ser reservados para uso por curtos períodos.

Capítulo 15

SONO NORMAL E TRANSTORNOS PEDIÁTRICOS DO SONO

O sono é um fenômeno universal crítico para a saúde, o desenvolvimento e o funcionamento diário da criança. Este complexo processo comportamental e fisiológico é caracterizado por um estado reversível de falta de resposta parcial e desligamento do ambiente. O sono é classificado de modo geral por padrões polissonográficos em sono de movimento ocular rápido (REM) e sono não REM (NREM). O sono REM é caracterizado por um padrão eletroencefalográfico (EEG) ativo, semelhante ao estado de vigília, e atonia muscular. O sono NREM é adicionalmente dividido em três estágios – do estágio 1 (N1), que é o estágio de sono mais leve e consiste em atividade EEG de baixa amplitude e alta frequência, até o estágio 3 (N3), também conhecido como sono *profundo* ou *de ondas lentas*, caracterizado por ondas delta de baixa frequência e alta amplitude. Os sonos REM e NREM alternam-se em ciclos durante toda a noite.

A arquitetura do sono muda a partir da vida fetal, durante os primeiros meses de vida e a infância. Os ciclos de sono duram aproximadamente 60 minutos em recém-nascidos e gradualmente aumentam para 90 minutos em crianças e adultos. Recém-nascidos tipicamente começam seu ciclo de sono na fase REM, enquanto crianças mais velhas e adultos começam a dormir no sono NREM. O sono REM em recém-nascidos é chamado *sono ativo*, em que contrações musculares involuntárias frequentes e expressões faciais são comuns. O sono REM compreende até 50% do tempo de sono total em recém-nascidos e gradualmente diminui para 25 a 30% até a adolescência. O sono de ondas lentas não é observado antes de 3-6 meses de idade. A partir dos 6-12 meses e continuando até a vida adulta, a quantidade de sono REM desvia-se para o último terço da noite, enquanto o sono NREM predomina durante o primeiro terço da noite.

O horário e a duração do sono também mudam com a idade. Os padrões de sono tornam-se mais diurnos e o tempo total diário de sono diminui gradualmente. Lactentes nascidos a termo dormem em média 16-18 horas por dia em intervalos fragmentados ao longo do dia e da noite. Crianças de 1 ano dormem em média 10-11 horas por noite e tiram cochilos de 2-3 horas durante o dia. Os cochilos diminuem de dois para um durante o segundo ano de vida. Nos Estados Unidos, mais de 80% das crianças de 2 anos tiram cochilos, diminuindo para 50% por volta dos 3 anos. Por volta dos 12 anos, a criança dorme em média 9-10 horas por dia. Na adolescência, a duração média do sono diminui para 7,5 horas por dia, embora adolescentes precisem de uma média de 9 horas por dia. Os adolescentes também desenvolvem um desvio de base fisiológica para horários de início de sono e despertar mais tardios em relação aos da metade da infância.

Fatores culturais influenciam fortemente as múltiplas práticas de sono, inclusive se as crianças dormem sozinhas (a norma nos Estados Unidos) ou com os pais, outros irmãos ou avós (a norma em muitas outras culturas). A consciência de práticas culturais variáveis relativas ao sono é essencial para uma intervenção respeitosa e efetiva.

TRANSTORNOS DO SONO

Os problemas do sono representam uma das queixas mais frequentes na prática pediátrica. Existem vários transtornos do sono, incluindo insônias comportamentais (recusa em ir para a cama, início tardio do sono, despertar noturno), parassonias e transtornos do ritmo circadiano (Tabela 15-1). Apneia obstrutiva (AOS) e transtornos do sono associados a doença mental e física também devem ser considerados.

Epidemiologia

Problemas do sono ocorrem entre 20 a 30% das crianças em alguma época durante a infância. Transtornos comportamentais do sono são comuns e encontrados em todos os grupos etários, mas são mais prevalentes a partir do período de lactência até a idade pré-escolar. A resistência em ir para a cama ocorre em 10 a 15% de crianças mais novas e 15 a 30% das crianças em idade pré-escolar têm dificuldades para iniciar ou manter o sono. Embora geralmente benignas, as parassonias ocorrem geralmente em crianças jovens, incluindo o sonambulismo (15 a 40%) e terrores noturnos (1 a 6%). A AOS é referida em 1 a 4% das crianças. Os transtornos do ritmo circadiano ocorrem em 7 a 16% dos adolescentes.

Manifestações Clínicas e Avaliação

Os transtornos do sono podem se manifestar de vários modos e com frequência podem não ser reconhecidos. Algumas crianças apresentam problemas comportamentais durante o dia, como falta de atenção, hiperatividade ou irritabilidade, em vez de sonolência evidente. A triagem para transtornos do sono é recomendada nos atendimentos realizados na atenção primária. Os médicos devem perguntar sobre problemas na hora de deitar, sonolência diurna excessiva, despertares durante a noite, duração e regularidade do sono e presença de ronco e problemas respiratórios relacionados ao sono.

A avaliação das queixas do sono começa com uma **história** detalhada dos hábitos de sono, incluindo hora de deitar, início do sono e horário de despertar. Uma descrição detalhada do ambiente do sono pode resultar em uma compreensão dinâmica das dificuldades e em recursos para conseguir um sono normal. A história recomendada inclui o tipo de cama, quem a compartilha, a luz ambiente, ruídos, temperatura e a rotina na hora de deitar. A estrutura, rotinas e práticas culturais domésticas podem ser importantes e influenciar o momento e as facilidades para o início do sono (p. ex., padrões de trabalho dos pais, atividades no início da noite, número de membros na casa). Práticas dietéticas influenciam o sono, incluindo horário das refeições e ingestão de cafeína. Uma história detalhada que avalie os sintomas de AOS (respiração ofegante, roncos, pausas respiratórias etc.) deve ser obtida em todas as crianças que roncam regularmente. Transtornos do sono de início recente podem estar associados a trauma psicológico. Quando a história não revela a causa do transtorno do sono, um diário do sono pode ser útil.

Um **exame físico** completo é importante para descartar causas médicas da perturbação do sono, como as condições que causam dor, condições neurológicas que possam estar associadas a transtorno convulsivo e outros distúrbios do sistema nervoso central. Crianças com síndromes genéticas associadas ao retardo do desenvolvimento podem apresentar transtornos do sono. Do mesmo modo, crianças com transtorno de déficit de atenção/hiperatividade e com síndrome alcoólica fetal apresentam maior risco de transtornos do sono que outras crianças. Atenção cuidadosa para o exame de vias aéreas superiores e pulmonar pode revelar aumento das amígdalas ou adenoides ou outros sinais de obstrução.

A **polissonografia** é utilizada para o diagnóstico de AOS, movimentos excessivos dos membros e transtorno convulsivo. Esse exame consiste em observação e registro realizado durante toda a noite em laboratório do sono. A polissonografia não está indicada em crianças com insônia primária (dificuldade para iniciar ou manter o sono), transtornos do ritmo circadiano, parassonias não complicadas ou problemas do sono de base comportamental.

Diagnóstico Diferencial

A **insônia comportamental da infância** é dividida em dois subtipos: O *subtipo associado com o início do sono* manifesta-se como despertares frequentes ou prolongados durante a noite, que ocorrem em lactentes ou crianças novas. Durante breves períodos de microdespertar normal em cada ciclo de sono, a criança acorda em condições diferentes daquelas de quando adormeceram. Portanto, não conseguem voltar ao sono independentemente. O *subtipo de estabelecimento de limite* é mais comum na idade pré-escolar e em crianças mais velhas e é caracterizado por resistência ou recusa em ir para a cama, originada da falta de disposição ou impossibilidade do cuidador de reforçar as regras e expectativas relativas ao horário de dormir. Medos durante a noite também são causas comuns de recusa em ir para a cama.

Parassonias incluem sonambulismo, terrores noturnos e microdespertar confusional. Essas ocorrem durante o sono NREM e são mais prováveis durante o primeiro terço da noite. Têm origem mais comum em crianças em idade pré-escolar e com maior probabilidade de desaparecerem com o tempo e o amadurecimento do desenvolvimento. O sonambulismo é comum e muitas vezes benigno, mas às vezes está associado a agitação ou comportamentos perigosos. Terrores noturnos consistem em um despertar abrupto com um grito alto, agitação e ausência de resposta às tentativas de consolo dos cuidadores. Os terrores noturnos são

Tabela 15-1 | Transtornos do Sono na Infância

TIPO	CAUSA	SINTOMAS	TRATAMENTO
COMPORTAMENTAL E AMBIENTAL			
Insônia comportamental da infância Subtipo associado com o início do sono	Criança adormece em condições diferentes daquelas do resto da noite	Despertar noturno frequente e prolongado que exige intervenção	Colocar a criança na cama sonolenta, mas desperta; deixar que adormeça de forma independente Minimizar a resposta parental noturna
Insônia comportamental da infância Subtipo de estabelecimento de limites.	Ansiedade parental, indisponibilidade/inabilidade para reforçar regras e limites do horário de dormir	Resistência/recusa na hora de dormir Expressão excessiva da demanda infantil.	Modificar o comportamento parental no sentido de estabelecer melhor os limites (fornecer recompensas/reforço positivo, resultados apropriados)
Medos noturnos	Ansiedade, estresse, eventos traumáticos	Resistência a ir para a cama Chora, agarra, procura a tranquilização parental	Garantir a segurança Ensinar técnicas de tolerância Luz noturna, objetos tranquilizadores
Perturbações sociais	Estressores familiares	Despertar noturno. Recusa de ir deitar para dormir	Regularizar rotinas Aconselhamento familiar
PARASSONIAS			
Sonambulismo Terrores noturnos Microdespertar confusional	Instabilidade do sono no estágio N3 (profundo) Predisposição genética	Despertar 1–3 h após adormecer com comportamentos característicos (ver texto)	Tranquilização Ambiente protetor Despertares programados
Enurese no sono	? Instabilidade do sono no estágio N3 Doença metabólica (p. ex., diabetes) Infecção do trato urinário Anomalia anatômica urinária	Urinar na cama	Descartar condições médicas Limitar líquidos; Urinar antes de ir para a cama Abordagens comportamentais (alarme de enureses e protetor higiênico) Suporte emocional Medicação (p. ex., imipramina, desmopressina Tranquilização
TRANSTORNOS DO RITMO CIRCADIANO			
Padrão irregular de sono-vigília	Ausência de um esquema de sono definido	Despertar e sono irregulares.	Regularizar o esquema de sono
Prejuízo das fases do sono	Mudança na programação do sono-vigília com a redefinição do ritmo circadiano	A criança não sente sono no horário de dormir Início tardio do sono, de forma sistemática Sonolência pela manhã/durante o dia	Reforçar o horário de despertar Gradualmente passar o horário de dormir para mais cedo ou manter a criança acordada durante a noite para criar um estado sonolento Melatonina
TRANSTORNOS ORGÂNICOS			
Apneia Obstrutiva do Sono	Hipertrofia adenotonsilar Sobrepeso/obesidade Rinite alérgica Anormalidades craniofaciais Doenças neuromusculares	Ronco frequente, respiração ofegante/ruidosa, episódios de apneia, respiração difícil durante o sono, sonolência diurna, problemas de atenção e/ou de aprendizado	Polissonografia (para diagnóstico) Adenoamigdalectomia Perda de peso Esteroides nasais Pressão positiva contínua das vias aéreas (CPAP)
Doença	Qualquer distúrbio cronicamente irritante (p. ex., otite, dermatite, asma ou refluxo esofágico)	Choro doloroso	Tratar a doença sintomaticamente
Distúrbios do neurodesenvolvimento e do sistema nervoso central	Variável; descartar convulsões, AOS	Perturbações variáveis do sono	Avaliar ambiente Higiene do sono Sedativos como último recurso

AOS, Apneia Obstrutiva do Sono

diferenciados dos pesadelos, que ocorrem em um período mais tardio da noite e resultam de um microdespertar do sono REM ou de um sonho. As crianças tipicamente lembram-se de seus pesadelos, mas não se recordam de terrores noturnos. Microdespertares confusionais são semelhantes aos terrores noturnos, tendem a ser menos dramáticos, mas duram mais tempo.

Os **transtornos do ritmo circadiano** são mais comuns na adolescência, mas podem ocorrer em qualquer idade. Consistem em uma alteração importante das fases do sono, que provoca impossibilidade de despertar pela manhã e incapacidade de satisfazer as exigências do sono. Muitos adolescentes tentam recuperar o sono perdido nos fins de semana. A privação de sono resultante provoca problemas cognitivos e desregulação emocional.

O diagnóstico de **apneia obstrutiva do sono** na infância nem sempre é óbvio ou fácil. A AOS geralmente é causada por hipertrofia das amígdalas e/ou adenoides. A história de ronco é típica; algumas crianças podem apresentar sonolência diurna excessiva. Crianças obesas apresentam maior risco de AOS. Em crianças jovens, a AOS geralmente é associada ao crescimento inadequado, que melhora quando a obstrução é aliviada pela amidalectomia e/ou adenoidectomia. Muitas crianças com AOS apresentam dificuldades cognitivas e problemas escolares. Hiperatividade também é mais comum nestas crianças que nos controles em idades equivalentes.

Transtornos de sono primários devem ser diferenciados de distúrbios do sono associados a problemas psiquiátricos e médicos. Psicoses, transtornos de ansiedade e abuso de substâncias podem apresentar perturbações do sono. O médico também deve considerar a epilepsia relacionada com sono e os transtornos do desenvolvimento.

Prevenção e Tratamento

Estabelecer hábitos de sono saudáveis é fundamental para a prevenção e o tratamento dos transtornos do sono em todas as idades.

Tabela 15-2	Prevenção dos Transtornos do Sono Pediátricos Comportamentais
Horário de dormir e despertar constante e apropriado	
Rotina constante no horário de deitar (aproximadamente 30 min) para induzir o sono	
Ruído, luz, temperatura ambiente constantes no quarto	
Alimentação, hidratação, socialização e atividade física adequadas durante o dia	
Ausência de televisão ou outros aparelhos eletrônicos no quarto	
Evitar cochilos (exceto quando apropriados para o desenvolvimento)	
Evitar cafeína	
A criança deve se sentir segura e protegida	
A criança deve poder desenvolver estratégias de autoconsolo	
Os pais devem sentir-se confortáveis em estabelecer limites	

Estes incluem ter horário e rotina constantes e apropriados para dormir e atenção cuidadosa à higiene do sono (Tabela 15-2). Rotina para o horário de deitar deve considerar três ou quatro atividades relaxantes que ajudem a acalmar a criança e sinalizem que é hora de dormir. Isso deve durar no máximo 30 minutos. As atividades podem incluir tomar banho, escovar os dentes, ler uma história ou cantar uma canção. Mesmo crianças mais velhas e adolescentes precisam de uma rotina constante antes de ir para a cama. Objetos de transição, como um cobertor ou um bicho de pelúcia, podem ser usados para promover associações positivas com o sono e encorajar o autoconsolo. O horário de dormir deve ser estabelecido cedo o suficiente para permitir uma quantidade suficiente de sono noturno. Tanto o horário de dormir quanto o horário de despertar pela manhã devem ser constantes, inclusive nos fins de semana. Televisores e outros dispositivos eletrônicos devem ser removidos do quarto, porque podem determinar o início tardio do sono e associações com má adaptação do sono. O transtorno de associação do início do sono na infância geralmente pode ser prevenido pela compreensão da fisiologia do sono do lactente pelos pais, expectativas apropriadas para o desenvolvimento e planejamento do ambiente de sono do lactente, de modo que este coincida com as necessidades familiares. Recomenda-se que os lactentes sejam colocados na cama quando estão sonolentos, mas ainda acordados, após terem trocado a fralda, se alimentado e recebido conforto. Alguma tolerância ao choro é necessária para que o lactente obtenha a autorregulação do sono. Um ambiente do sono seguro é essencial. É importante que os pais entendam que é normal o bebê despertar com frequência nas primeiras 6 semanas de vida, antes que se ajuste a uma rotina de despertar a cada 3 ou 4 horas para se alimentar. Lactentes tipicamente não dormem a noite toda antes dos 6 meses e alguns não dormem a noite toda antes de 12-18 meses. Embora o hábito de dormir acompanhado (mãe e bebê dormindo juntos) seja comum, isto não é recomendado, devido ao maior risco de síndrome de morte súbita do lactente (SMSL). Os pais devem considerar de modo proativo se o compartilhamento da cama é desejável, para que possam estar no controle em vez de ceder o controle à criança.

Intervenções comportamentais constituem a base fundamental do tratamento dos transtornos comportamentais do sono. Além de uma atenção meticulosa à higiene do sono e práticas ao deitar, a dificuldade para adormecer e a resistência na hora de dormir em crianças jovens devem ser tratadas com estratégias comportamentais específicas. *Ignorar sistematicamente* consiste na atitude dos pais de não responder às demandas de atenção da criança no horário de dormir. *Extinção não modificada* ("deixar chorar") envolve colocar a criança na cama e ignorar suas demandas até a manhã seguinte. A *extinção gradual* envolve aguardar a resposta à demanda infantil na hora de dormir durante períodos de tempo sucessivamente mais longos antes de verificar rapidamente a criança. Os dois métodos são eficazes para diminuir a resistência para deitar e permitem que crianças jovens adquiram independência para dormir. Estratégias de reforço positivo também podem ser usadas em crianças em idade pré-escolar e mais velhas. Estas incluem recompensas (p. ex., adesivos) por cumprirem uma meta para hora de se deitar para dormir (p. ex., ficar na cama). As recompensas devem ser fornecidas imediatamente (primeira coisa pela manhã) para aumentar sua eficácia e aumentar a relação da recompensa com o comportamento positivo. Crianças com medos noturnos podem se beneficiar da terapia comportamental destinada a reforçar os sentimentos de segurança.

Parassonias raras ou não intrusivas não precisam de tratamento além da educação e tranquilização. Garantir um ambiente seguro é importante. Terrores noturnos são mais bem controlados por intervenção mínima uma vez que a conversa com a criança é impossível durante o episódio. Um breve despertar antecipatório da criança, pouco antes de uma ocorrência típica de parassonia, pode ser eficaz para abortar o evento. Crianças com parassonias frequentes ou prolongadas podem necessitar de um estudo do sono para avaliar possíveis transtornos do sono coexistentes ou convulsões noturnas. Medicações que suprimem o sono de ondas lentas podem ser indicadas em casos graves.

Transtornos do ritmo circadiano também podem ser tratados além da garantia das práticas de higiene do sono e do restabelecimento gradual do relógio biológico. Esvaecimento do horário de dormir consiste em permitir que a criança volte para a cama no momento em que se sentir cansada naturalmente, para em seguida se corrigir, gradualmente no decorrer das semanas, o horário de dormir.

Raramente crianças com insônia são tratadas farmacologicamente. Melatonina (dose de 2,5 a 10 mg) tem propriedades soporíferas úteis para tratar a síndrome de fase tardia do sono. Foi usada com sucesso em crianças com desenvolvimento normal e naquelas com retardos do desenvolvimento. A melatonina está disponível sem prescrição em lojas de suplementos dietéticos. O α-agonista clonidina age preferencialmente nos neurônios $α_2$ pré-sinápticos que inibem a atividade noradrenérgica. A sonolência é um efeito colateral da clonidina, que pode ser utilizada em casos de dificuldades de sono refratárias; o emprego dessa substância em crianças é considerado *off-label*. Clonidina geralmente é introduzida na dose de 0,05 mg no momento de deitar e aumentada para 0,1 mg, se necessário. Não há dados sobre o tratamento com clonidina de crianças com menos de 4 anos. O desmame da clonidina deve ser realizado no final do tratamento.

Complicações

As complicações mais óbvias e graves associadas aos transtornos do sono na infância são o prejuízo da capacidade cognitiva e o desequilíbrio emocional. Esse comprometimento põe as crianças sob o risco de insucesso escolar, dificuldades familiares e problemas sociais. É provável que crianças com privação de sono apresentem maior risco de doenças agudas e transtornos psiquiátricos.

Leitura Sugerida

Blass EM, Camp CA: Changing determinants of crying termination in 6- to 12-week-old human infants, *Dev Psychobiol* 42:312–316, 2003.

Glazener CM, Evans JH, Peto RE: Alarm interventions for nocturnal enuresis in children, *Cochrane Database of Syst Rev*(2): CD002911, 2005.

Mindell JA, Owens JA: *A Clinical Guide to Pediatric sleep: Diagnosis and Management of Sleep Problems*, ed 2, Philadelphia, 2010, Lippincott Williams and Wilkins.

Potegal M, Davidson RJ: Temper tantrums in young children: 1. Behavioral composition. 2. Tantrum duration and temporal organization, *J Dev Behav Pediatr* 24:140–154, 2003.

Rubin G, Dale A: Chronic constipation in children, *BMJ* 333:1051–1055, 2006.

Subcommittee on Attention-Deficit/Hyperactivity Disorder. Steering Committee on Quality Improvement and Management Wolraich M, Brown L, Brown RT, et al: ADHD: clinical practice guideline for the diagnosis, evaluation, and treatment of attention-deficit/hyperactivity disorder in children and adolescents, *Pediatrics* 128(5):1007–1022, 2011.

Transtornos Psiquiátricos

Russell Scheffer e Aveekshit Tripathi

SEÇÃO 4

Capítulo 16

TRANSTORNOS SOMATOFORMES, TRANSTORNOS FACTÍCIOS E SIMULAÇÃO

Os transtornos somatoformes são grupos de distúrbios nos quais os sintomas físicos (dor ou perda de função) são inconsistentes e não podem ser explicados por uma doença clínica (Tabela 16-1). Enquanto sintomas transitórios, como "sinais de perigo", são responsáveis por até 50% das visitas ambulatoriais na faixa etária pediátrica, os transtornos somatoformes representam apenas os casos mais graves de um *continuum*. A somatização que ocorre no contexto de uma doença clínica é identificada por sintomas que vão além do esperado pela fisiopatologia da doença, afetando a criança na escola, em casa e no relacionamento com os colegas e se tornando o foco da vida do paciente e da família. A somatização frequentemente está associada com estresse psicossocial e geralmente persiste após o estressor agudo ter sido resolvido, levando à crença pela criança e pela família de que o diagnóstico correto ainda não foi elucidado.

Transtorno de somatização acomete até 10 a 20% dos parentes de primeiro grau e tem maior taxa de concordância em estudos com gêmeos monozigóticos. A prevalência em toda a vida dos transtornos de somatização é de 3%, e da forma subclínica do transtorno somatoforme é de até 10%. Adolescentes do sexo feminino tendem a relatar quase duas vezes mais sintomas somáticos funcionais do que os adolescentes do sexo masculino, ao passo que antes da puberdade a ocorrência é igual.

As crianças acometidas têm maior probabilidade de apresentar dificuldades para expressar problemas emocionais, de pertencer a famílias com história de conflitos conjugais, de ser maltratadas (incluindo abuso emocional, sexual ou físico) ou de ter história de doença clínica. No início da infância os sintomas frequentemente incluem dor abdominal recorrente (DAR). Em crianças mais velhas, cefaleia, sintomas neurológicos, insônia e fadiga são mais comuns.

Sintomas explicáveis fisicamente e transtorno somatoforme (p. ex., convulsões e pseudocrises convulsivas) podem coexistir em até 50% dos pacientes e representam um difícil dilema diagnóstico. A lista de transtornos sistêmicos que podem se apresentar com sintomas físicos não explicáveis incluem síndrome da fadiga crônica (SFC), esclerose múltipla, miastenia grave, doenças endócrinas, infecções sistêmicas crônicas, disfunção de corda vocal, paralisia periódica, porfiria aguda intermitente, fibromialgia, polimiosite e outras miopatias.

Depressão é uma comorbidade comum e frequentemente precede os sintomas somáticos. Transtornos de ansiedade podem se apresentar com queixas somáticas.

O *DSM-IV* classifica os transtornos somatoformes como transtorno de somatização, transtorno somatoforme indiferenciado, transtorno somatoforme não especificado, transtorno conversivo, transtorno de dor, transtorno dismórfico corporal (TDC) e hipocondria. Os critérios diagnósticos para os transtornos somatoformes foram estabelecidos em adultos e são necessários estudos adicionais para populações pediátricas.

O **transtorno de somatização** envolve múltiplas queixas físicas inexplicáveis, incluindo dor e sintomas gastrointestinais, sexuais e pseudoneurológicos não causados por mecanismos conhecidos. Os critérios utilizados para o diagnóstico deste transtorno estão listados na Tabela 16-2. Devido à necessidade de pelo menos um sintoma sexual ou reprodutivo, o diagnóstico é incomum em crianças, e o aparecimento é mais frequente durante a adolescência. A prevalência é estimada em 0,2% a 2% no sexo feminino e menor que 0,2% no sexo masculino. Início precoce do transtorno de somatização está associado com mau prognóstico.

O **transtorno somatoforme indiferenciado** (Tabela 16-3) inclui um ou mais sintomas físicos inexplicáveis, acompanhados por comprometimento funcional por pelo menos seis meses. Crianças e adolescentes apresentam maior probabilidade de preencher os critérios do *DSM-IV* para transtorno somatoforme indiferenciado do que para um transtorno de somatização, e não existem evidências de preditores para identificar os pacientes que irão desenvolver todos os critérios sintomáticos para o diagnóstico de transtorno de somatização.

O **transtorno conversivo** envolve sintomas sugestivos de doença neurológica, os quais afetam a função motora voluntária ou a função sensitiva, na ausência de um processo neurológico patológico (Tabela 16-4). Dificuldades de adaptação, estresse familiar recente, reações de luto não resolvidas e psicopatologia familiar são mais frequentes nos sintomas conversivos. Doença clínica e transtorno conversivo (p. ex., epilepsia e pseudocrises convulsivas) podem coexistir em um mesmo paciente. Existem quatro subtipos de transtorno conversivo, definidos conforme os sintomas apresentados: motor, sensitivo, não epiléptico (convulsivo) ou misto.

Os sintomas da apresentação ocorrem após horas ou semanas do estressor psicológico e podem causar mais sofrimento aos outros do que ao próprio paciente. Esta aparente falta de preocupação com sintomas potencialmente graves é chamada de *la belle indifference*. Os sintomas são geralmente autolimitados, porém

Tabela 16-1 | Características dos Transtornos Somatoformes em Crianças e Adolescentes

TRANSTORNO PSICOFISIOLÓGICO
A queixa atual é um sintoma físico.

Sintoma físico causado por um mecanismo fisiológico conhecido.

Sintoma físico induzido por estresse.

O paciente pode reconhecer associação entre sintoma e estresse.

O sintoma geralmente responde a medicação, *biofeedback* e redução do estresse.

REAÇÃO CONVERSIVA
A queixa atual é física (perda de função, dor ou ambos).

O sintoma físico não é causado por um mecanismo fisiológico conhecido.

O sintoma físico está relacionado com ideia inconsciente, fantasia ou conflito.

O paciente não reconhece associação entre sintoma e inconsciente.

O sintoma responde lentamente à resolução dos fatores inconscientes.

TRANSTORNO DE SOMATIZAÇÃO
Requer mais de 13 sintomas físicos em meninas e mais de 11 em meninos (Tabela 16-2).

Os sintomas físicos não são causados por um mecanismo fisiológico ou patológico conhecido.

Os sintomas físicos estão relacionados à necessidade de manter o papel de doente.

O paciente está convencido de que os sintomas não estão relacionados a fatores psicológicos.

Os sintomas tendem a persistir ou mudar de características apesar do tratamento.

HIPOCONDRIA
A queixa atual é um sintoma ou sinal físico.

O paciente interpreta um sintoma físico como indicativo de doença.

A convicção em relação à doença pode estar relacionada com depressão ou ansiedade.

O sintoma não responde à garantia de que não há doença grave.

Medicação direcionada aos problemas psicológicos subjacentes geralmente ajuda.

SIMULAÇÃO
A queixa atual é um sintoma físico.

O sintoma físico está sob controle voluntário.

O sintoma físico é usado para ganho secundário (p. ex., dinheiro, dispensa do serviço militar).

O paciente reconhece conscientemente que o sintoma é factício.

O sintoma pode não diminuir quando se obtém a recompensa (necessidade de manter a recompensa).

TRANSTORNO FACTÍCIO (COMO NA SÍNDROME DE MUNCHAUSEN)
A queixa atual é um complexo de sintomas que simula uma síndrome conhecida.

O complexo de sintomas está sob controle voluntário.

O complexo de sintomas é utilizado para obter tratamento médico (incluindo cirurgia).

O paciente conscientemente reconhece o complexo de sintomas como factício, porém frequentemente ele apresenta transtorno psicológico, de forma que fatores inconscientes também estão presentes.

O complexo de sintomas geralmente resulta em múltiplos diagnósticos e múltiplas cirurgias.

Tabela 16-2 | Critérios para o Diagnóstico de Transtorno de Somatização

Cada um dos seguintes critérios deve ser preenchido. Sintomas individuais podem ocorrer a qualquer momento durante a evolução do transtorno.

1. **Quatro sintomas de dor:** dor relacionada a pelo menos quatro locais ou funções (p. ex., cabeça, abdome, costas, articulações, extremidades, tórax, reto; durante menstruação, relação sexual ou micção).
2. **Dois sintomas gastrointestinais:** pelo menos dois sintomas gastrointestinais diferentes de dor (p. ex., náusea, distensão abdominal, vômitos, diarreia ou intolerância a alimentos)
3. **Um sintoma sexual:** pelo menos um sintoma sexual ou reprodutivo diferente de dor (p. ex., indiferença sexual, disfunção erétil ou ejaculatória, irregularidade menstrual, sangramento menstrual excessivo, vômitos durante a gravidez).
4. **Um sintoma pseudoneurológico:** pelo menos um sintoma ou déficit sugestivo de doença neurológica não limitado à dor (sintomas conversivos como comprometimento da coordenação ou do equilíbrio, paralisia ou déficit de força localizado, dificuldade para engolir ou "nó na garganta", afonia, retenção urinária, alucinações, perda da sensação tátil ou dolorosa, diplopia, amaurose, surdez, convulsões; sintomas dissociativos como amnésia; ou perda da consciência diferente de síncope).

Um dos seguintes: (1) ou (2)

1. Após investigação adequada, cada um dos sintomas não é completamente explicado por uma doença clínica conhecida ou por efeitos diretos de uma substância (p. ex., droga, fármaco).
2. Quando estão relacionadas a uma doença clínica, as queixas físicas ou o comprometimento social ou ocupacional são desproporcionais ao esperado na anamnese, no exame físico ou nos achados laboratoriais.

Tabela 16-3 | Critérios para o Diagnóstico de Transtorno Somatoforme Indiferenciado

A. Uma ou mais queixas físicas (p. ex., fadiga, perda de apetite, queixas gastrointestinais)

B. Um dos seguintes: (1) ou (2)
   1. Após investigação adequada, cada um dos sintomas não é completamente explicado por uma doença clínica conhecida ou por efeitos de uma substância (p. ex., droga, fármaco).
   2. Quando estão relacionados a uma doença clínica, as queixas físicas ou o comprometimento social ou ocupacional são desproporcionais ao esperado na anamnese, no exame físico ou nos achados laboratoriais.

C. Os sintomas causam sofrimento clínico significativo ou comprometimento social, ocupacional ou de outras áreas importantes do funcionamento.

D. Pelo menos seis meses de transtorno

E. O transtorno não é mais bem explicado por outro transtorno psiquiátrico (p. ex., outro transtorno somatoforme, disfunção sexual, transtorno de humor, transtorno de ansiedade, distúrbio do sono ou transtorno psicótico).

F. O sintoma não é produzido intencionalmente ou simulado (transtorno factício, simulação).

podem estar associados com sequelas crônicas, como contraturas ou lesão iatrogênica.

Síndrome de queda (queda com alteração do nível de consciência) é comum em diversas culturas ao redor do mundo, incluindo os Estados Unidos. **Anestesia em bota e luva** (não anatômica) é outro achado comum. Os sintomas geralmente

Tabela 16-4	Critérios Diagnósticos para o Transtorno Conversivo

A. Um ou mais sintomas que afetam a função motora voluntária ou a função sensitiva, sugerindo uma doença neurológica ou clínica.
B. Fatores psicológicos são interpretados como associados aos sintomas ou déficit, pois o início ou exacerbação deles são precedidos por conflitos ou outros estressores.
C. O sintoma não é produzido intencionalmente ou simulado (transtorno factício ou simulação).
D. Após investigação adequada, o sintoma não é completamente explicado por uma doença clínica, por efeitos de uma substância ou por um comportamento ou experiência culturalmente aceita.
E. O sintoma causa sofrimento clínico significativo ou comprometimento social, ocupacional ou de outras áreas importantes do funcionamento.
F. O sintoma não é limitado à dor ou disfunção sexual, não ocorre exclusivamente durante a evolução do transtorno de somatização e não é mais bem explicado por outro transtorno psiquiátrico.

Tabela 16-5	Critérios para o Diagnóstico de Transtorno de Dor

A. Dor em uma ou mais regiões anatômicas é o foco predominante e a dor tem intensidade suficiente para garantir atenção clínica.
B. A dor causa sofrimento clinicamente significativo ou comprometimento social, ocupacional ou de outras funções importantes.
C. Fatores psicológicos têm papel importante no início, intensidade, exacerbação ou manutenção da dor.
D. O sintoma ou déficit não é produzido intencionalmente ou simulado (transtorno factício, simulação).
E. A dor não é mais bem explicada por um transtorno de humor, ansiedade ou psicótico e não preenche os critérios para dispareunia.

Especificar o seguinte:
- Aguda: duração < 6 meses
- Crônica: duração ≥ 6 meses

são inconsistentes; os pacientes podem mexer uma extremidade *paralisada* quando acham que não tem ninguém olhando.

Convulsões não epilépticas, também chamadas de *pseudocrises convulsivas*, são semelhantes às crises convulsivas, mas não estão associadas a alterações eletroencefalográficas ou à evolução clínica característica da epilepsia real. A maioria dos casos melhora em até três meses após o diagnóstico. Referir-se às apresentações não clássicas de convulsões como *magias* pode ajudar a evitar a medicalização desses sintomas.

A evolução desta condição geralmente é benigna, embora 20 a 25% dos pacientes apresentem recorrência. Características que indicam bom prognóstico incluem sintomas de paralisia, afonia, amaurose; início agudo; inteligência acima da média; presença de um estressor identificável; diagnóstico precoce e tratamento psiquiátrico. Características que indicam mau prognóstico incluem tremores e pseudocrises convulsivas. A taxa de diagnóstico incorreto de sintomas conversivos é de 4%. Miastenia grave, esclerose múltipla, distonias e discinesias (movimentos anormais) são condições comumente confundidas com transtorno conversivo.

Transtorno de dor é diagnosticado em vez de transtorno conversivo quando a dor é o sintoma físico principal. O *DSM-IV* divide os transtornos de dor entre aqueles associados a fatores psicológicos, os associados tanto a fatores psicológicos quanto clínicos e aqueles em que a doença clínica é o principal fator causador da dor (Tabela 16-5). O diagnóstico é considerado agudo quando a condição tem duração menor que seis meses e crônico quando a duração é maior ou igual a seis meses.

DAR é a queixa de dor recorrente mais comum na infância, representando 2 a 4% das consultas ambulatoriais pediátricas. Ela é definida como uma dor intermitente, com melhora completa entre os episódios e duração maior que três meses. Em crianças, há uma forte relação entre DAR e ansiedade. Aproximadamente 90% dos pacientes pediátricos não apresentam achados clínicos responsáveis pela dor abdominal.

Os tipos mais comuns de cefaleia são migrânea e cefaleia tensional. A migrânea pode estar associada com tontura, sintomas gastrointestinais e síndrome de vômitos cíclicos, caracterizada por episódios recorrentes e estereotipados de vômitos intensos e não explicados. Fatores psicológicos frequentemente têm papel significativo na queixa de cefaleia.

Dor torácica funcional pode ser observada em 10% das crianças e adolescentes de idade escolar. Outros transtornos de dor comuns são dor musculoesquelética (dor em membros ou dores nas costas), fibromialgia e síndrome de dor complexa regional tipo I (previamente chamada de *distrofia simpática reflexa*).

Tranquilização é o tratamento primário do transtorno de dor. Diário dos sintomas, incluindo os eventos que precedem e que se seguem ao episódio de dor, ajuda a avaliação inicial e o tratamento contínuo do problema. É importante minimizar as consequências psicológicas secundárias da síndrome de dor recorrente.

Hipocondria é a preocupação com o medo de ter uma doença grave, baseada na interpretação incorreta de sintomas e funções corporais. Este medo deve estar presente por seis meses. A queixa principal é um sintoma ou sinal físico, que é normal, porém é interpretado pelo paciente como indicativo de doença, apesar de um médico afirmar que o sintoma/sinal não representa uma doença grave (p. ex., uma cefaleia tensional é percebida como um tumor no cérebro). O diagnóstico é mais comum no final da adolescência e na idade adulta. Transtorno depressivo ou de ansiedade subjacente pode estar relacionado aos sintomas. A prevalência de transtorno obsessivo-compulsivo (TOC) é quatro vezes maior do que na população geral. Quando a crença ou preocupação é limitada a um defeito imaginário da aparência, o diagnóstico é transtorno dismórfico corporal (TDC), não hipocondria.

Transtorno dismórfico corporal é uma preocupação com um defeito discreto ou imaginário na aparência física, o qual causa sofrimento clinicamente significativo ou comprometimento do funcionamento. Geralmente é observado em adolescentes (prevalência semelhante nos sexos masculino e feminino) e é diferenciado de preocupações normais com a aparência que ocorrem no desenvolvimento pela presença de sofrimento clinicamente significativo e/ou comprometimento do funcionamento. Qualquer parte do corpo pode ser o foco, mas é comum a preocupação excessiva com a pele (cicatrizes e acne) e com a forma do corpo. Como o TDC pode estar associado com vergonha e necessidade de segredo, o diagnóstico pode não ser feito, a menos que o médico pergunte diretamente sobre os sintomas. Pais de crianças com TDC relatam olhares excessivos no espelho, cuidado com os cabelos, tentativas de *camuflar* uma parte específica do corpo e procura por reafirmação. Os pacientes podem se machucar, como consequência de tentativas de corrigir a falha percebida. Muitos destes pacientes já foram a consultas com cirurgiões e dermatologistas e frequentemente procuram intervenções, porém há pouca probabilidade de se satisfazerem com os resultados.

Considera-se que o TDC está relacionado ao TOC. A prevalência de TDC tem sido de 0,7% em crianças, 2% em adolescentes e de até 5% em pacientes que procuram cirurgia plástica. Muitos indivíduos com TDC relatam história de maus-tratos na infância; transtornos psiquiátricos associados, incluindo depressão, TOC, fobia social e anorexia nervosa; transtorno de identidade do gênero; transtorno delirante e transtorno de personalidade narcisista. O TDC também está associado com altas taxas de ideação e tentativas suicidas, e 28% dos pacientes com este transtorno tentam suicídio em algum momento.

Fadiga é uma queixa física comum, afetando até 50% dos adolescentes. A síndrome da fadiga crônica se refere especificamente a uma condição caracterizada por pelo menos seis meses de fadiga importante e incapacitante associada com relatos de limitações na concentração e memória de curto prazo, distúrbios de sono e dores musculoesqueléticas, sendo excluídos diagnósticos clínicos e psiquiátricos alternativos. A SFC frequentemente está associada com depressão e pode ser incapacitante. A SFC é rara na infância e incomum na adolescência, com prevalência menor que 1%. O início tipicamente ocorre após uma infecção viral aguda em aproximadamente dois terços dos casos pediátricos. O tratamento é inespecífico, a menos que uma doença clínica ou psiquiátrica seja evidenciada.

As **ferramentas para rastreamento** dos transtornos somatoformes incluem o Inventário de Somatização em Crianças (*Children's Somatization Inventory*) (versões para a criança e os pais) e a *Illness Attitude Scales and Soma Assessment Interview* (questionários para entrevistar os pais). O Inventário de Incapacidade Funcional (*Functional Disability Inventory*) avalia a gravidade dos sintomas.

O **tratamento** dos transtornos somatoformes deve usar abordagens médica e psiquiátrica integradas. Os objetivos são identificar transtornos psiquiátricos concomitantes, afastar transtornos psiquiátricos concomitantes, melhorar o funcionamento global e minimizar a necessidade de exames invasivos e a procura por diversos médicos. Há sucesso quando a avaliação da saúde mental é apresentada como parte de uma avaliação global, minimizando assim a descrença ou a estigmatização.

Fármacos antidepressivos (fluoxetina, sertralina, citalopram e clomipramina) podem ser benéficos no tratamento de cefaleias inexplicáveis, fibromialgia, TDC, dor somatoforme, síndrome do intestino irritável e transtornos gastrointestinais funcionais. Antidepressivos tricíclicos (clomipramina e outros) devem ser evitados em jovens sem **dor abdominal funcional (DAF)**, pois eles não têm eficácia comprovada no tratamento da dor ou dos transtornos de humor e são perigosos se houver superdosagem. Na **síndrome da fadiga crônica** com depressão e ansiedade associadas, um antidepressivo mais ativo como a bupropiona pode ser útil. Estimulantes também podem ser úteis na SFC.

Terapia cognitivo-comportamental, a qual recompensa comportamentos que promovem a saúde e desestimula comportamentos relacionados a incapacidade e doença, auxilia o tratamento da dor recorrente, SFC, fibromialgia e DAF. Psicoterapias interpessoais e expressivas são particularmente úteis na presença de trauma psicológico. Estratégias de autotratamento, como relaxamento automonitorizado, hipnose e *biofeedback*, oferecem algum alívio sintomático e estimulam estratégias mais ativas de como lidar com as situações. Terapia familiar e intervenções baseadas na família podem ser muito úteis. A educação escolar em casa deve ser evitada, e a frequência à escola e o desempenho escolar devem ser enfatizados como indicadores importantes de funcionamento adequado. Ao lidarem com a dor (p. ex., cefaleias, dores de estômago), os pais devem retirar ou limitar a atenção ao comportamento doloroso; estimular fortemente a obediência ao calendário (p. ex., ir para a escola); ajudar a criança a identificar o estresse em casa e na escola; fornecer atenção e atividades especiais nos dias em que a criança não apresentar sintomas; e limitar as atividades e interações nos dias com sintomas. Discussões sobre doença ou desconforto excessivo devem ser substituídas por técnicas de relaxamento e pela instrução dos indivíduos que trabalham com a criança sobre estas abordagens.

TRANSTORNOS FACTÍCIOS E SIMULAÇÃO

Diferentemente dos transtornos somatoformes, nos transtornos factícios e na simulação os pacientes intencionalmente simulam ou criam problemas.

Transtorno factício é uma condição em que sintomas físicos ou psicológicos são produzidos intencionalmente, porém por razões inconscientes, para assumir um papel de doente. Este diagnóstico é realizado por observação direita ou pela eliminação de outras possíveis causas. A maioria dos pacientes é imatura, passiva e hipocondríaca. Eles apresentam melhora quando confrontados com seu comportamento ou quando é explicitada a natureza factícia de seus sintomas. Este transtorno tem sido associado com traços de personalidade *bordeline* e transtornos de abuso de substâncias. Respostas aproximadas (p. ex., 20 – 3 = 13) durante um exame do estado mental são mais comumente observadas no transtorno factício.

Síndrome de Munchausen por procuração (SMP) é uma forma de transtorno factício por procuração, na qual um dos pais (geralmente a mãe) cria sintomas em seu filho. Acredita-se que a motivação seja uma necessidade psicológica de assumir um papel de doente por intermédio da criança. Mais de 72% dessas mães apresentam história de transtorno factício ou transtorno somatoforme, e até 80% dos pais envolvidos apresentam algum problema de saúde subjacente. A SMP é um tipo de abuso infantil. Os meninos sofrem mais frequentemente este abuso, com os neonatos e pré-escolares sendo as vítimas mais frequentes. Tanto o *transtorno factício por procuração* (diagnóstico do abusador) como a *falsa condição pediátrica* (diagnóstico da criança) são necessários para o diagnóstico.

Sintomas comuns incluem vômitos, diarreia, parada respiratória, asma, convulsões, falta de coordenação, febre, sangramento, déficit no desenvolvimento, *rash*, hipoglicemia e perda da consciência. Simulação de transtornos psiquiátricos é rara. Aproximadamente 75% da morbidade para a criança ocorre no hospital, por procedimentos invasivos. Quando confrontados com resultados negativos dos exames ou por planejamento de alta, os abusadores podem ficar muito irritados e com comportamento suicida agudo ou podem iniciar ações legais; assim, a equipe médica deve tomar as precauções adequadas. A mortalidade na SMP pode ser de até 33%, e os irmãos destas crianças também apresentam risco. Virtualmente, todas as crianças apresentam sequelas psicológicas graves causadas por esta forma de abuso. O tratamento envolve proteger a criança de abusos adicionais e acionar os serviços de proteção à criança.

Simulação é uma condição em que um sintoma físico sob controle voluntário é utilizado para obter um ganho (p. ex., dinheiro, não comparecimento à escola, prisão ou obtenção de drogas). O paciente tem consciência da produção dos sintomas. Os sintomas podem não diminuir enquanto a recompensa não é obtida. Simulação é difícil de provar, a menos que o paciente seja observado diretamente ou confesse.

Capítulo 17

ANSIEDADE E FOBIAS

TRANSTORNOS DE ANSIEDADE

Os transtornos de ansiedade são caracterizados por inquietação, ruminação excessiva e apreensão quanto ao futuro. Estas condições tendem a ser crônicas, recorrentes e de intensidade variável ao longo do tempo. Elas acometem 5 a 10% das crianças e adolescentes (Tabela 17-1). Alguns transtornos de ansiedade comuns são discutidos nas seções seguintes.

Transtorno de pânico é a presença de ataques de pânico recorrentes e não esperados. Um **ataque de pânico** é caracterizado pelo início súbito e não esperado de medo intenso associado a um sentimento de morte iminente, na ausência de um perigo real. Pelo menos um mês de preocupação persistente sobre ter outro ataque de pânico é necessário para o diagnóstico (Tabela 17-2). O transtorno de pânico mais frequentemente se inicia na adolescência ou no início da idade adulta. A intensidade dos sintomas varia ao longo do tempo. Os sintomas característicos incluem falta de ar, palpitações, dor torácica, sensação de engasgo ou sufocamento e medo de perder o controle ou ficar "louco" (Tabela 17-3). Os sintomas em geral duram aproximadamente 15 minutos e são autolimitados. É comum os pacientes acharem que irão morrer ou ter um infarto. Os ataques de pânico são classificados como (1) espontâneos, (2) situacionais (ocorrem imediatamente após exposição) e (3) predispostos a situações (ataques ocorrem na escola, mas não o tempo todo). **Agorafobia** é uma condição em que há medo de situações em que escapar seja difícil ou iria trazer atenção indesejada à pessoa. A agorafobia geralmente é persistente e pode fazer com que a pessoa não saia de casa. O transtorno de pânico é observado em 95% dos pacientes com agorafobia. Esta condição é mais frequente no sexo feminino. Deve-se considerar o diagnóstico de fobia específica (ao contrário de agorafobia) se a condição for limitada a uma ou poucas situações específicas, ou fobia social se a condição é limitada a situações sociais em geral.

Transtorno de ansiedade generalizada (TAG) é caracterizado por 6 meses ou mais de preocupação e ansiedade desproporcionais e persistentes, incluindo um diagnóstico prévio de transtorno de ansiedade da infância. As preocupações podem ser múltiplas, não paroxísticas, não focadas em um tema único e devem causar comprometimento significativo (Tabela 17-4). A ansiedade deve ser acompanhada de pelo menos três dos seguintes sintomas: agitação, fatigabilidade fácil, dificuldade de concentração, irritabilidade, tensão muscular e distúrbio do sono. Sinais físicos de

Tabela 17-1 | Transtornos de Ansiedade Comuns: Características

CARACTERÍSTICA	TRANSTORNO DE PÂNICO	TRANSTORNO DE ANSIEDADE GENERALIZADA	TEPT	TRANSTORNO DE ANSIEDADE DE SEPARAÇÃO	FOBIAS ESPECÍFICAS
Epidemiologia	Prevalência de 0,2-10%; as taxas são semelhantes em todos os grupos raciais. Metade tem agorafobia. Oito vezes mais comum e com início mais precoce em indivíduos com familiares afetados.	Prevalência de 5%. Taxas semelhantes em ambos os sexos. Fatores genéticos têm papel modesto na etiologia.	Prevalência aproximada de 8%. Estudos com gêmeos sugerem algum papel genético.	Prevalência de 2-4% em crianças e adolescentes. Taxa praticamente igual entre os sexos. A hereditariedade do TAS é maior nas meninas do que nos meninos.	Prevalência de 2%. Relação feminino:masculino de 2:1. Maior risco de fobias específicas em indivíduos com parentes de primeiro grau afetados.
Início	Idade média de início é de 15-19 anos; mais cedo em 25%.	A idade média de início é de 10 anos.		A idade média de início é de 8-9 anos.	
Diagnóstico diferencial	Transtorno de ansiedade por doença clínica. Transtorno de ansiedade induzido por substâncias, transtorno de ansiedade por cafeína ou outros estimulantes.	Outros transtornos de ansiedade, anorexia nervosa, transtornos somatoformes e depressão maior. Induzido por substâncias (cafeína e abstinência de sedativos e hipnóticos).	Outros transtornos de ansiedade, transtornos de ajustamento, transtornos psicóticos e transtornos induzidos por substâncias. Se estiver em questão compensação financeira, deve-se afastar simulação.	Outros transtornos de ansiedade.	-
Comorbidades	Transtorno de ansiedade de separação (comum). Abuso de substâncias, depressão maior, transtorno obsessivo-compulsivo (TOC) e outros transtornos de ansiedade. Pacientes asmáticos têm alta incidência de ataques de pânico.	Depressão, outros transtornos de ansiedade, TDAH.	Depressão, outros transtornos de ansiedade, TDAH.	Depressão, fobia social, outros transtornos de ansiedade, TDAH.	Depressão e outros sintomas de ansiedade.
Prognóstico	Frequentemente crônico, com taxa relativamente alta de tentativas de suicídio e suicídio.	Um estudo demonstrou que 65% das crianças deixam de ter o diagnóstico em dois anos.	Variável. Os sintomas podem diminuir com o tempo. Abuso de substâncias e suicídio aumentam com o tempo neste grupo.	Variável. Crianças afetadas têm maior probabilidade de desenvolver transtorno de pânico, agorafobia e transtornos depressivos tardiamente.	Fobia social na infância pode se associar com abuso de álcool na adolescência.

TAS, transtorno de ansiedade de separação; TDAH, transtorno de déficit de atenção com hiperatividade; TEPT, transtorno de estresse pós-traumático.

Tabela 17-2	Critérios Diagnóstico para o Transtorno de Pânico

A. Ambos (1) e (2)
1. Ataques de pânico recorrentes e não esperados
2. Pelo menos um ataque é seguido de ≥ 1 mês de um ou mais dos seguintes:
   a. Preocupação persistente com a ocorrência de ataques adicionais
   b. Preocupação sobre as implicações do ataque ou suas consequências (p. ex., perder o controle, ter ataque do coração, "ficar maluco")
   c. Alteração significativa no comportamento relacionado aos ataques
B. Presença de agorafobia
C. Os ataques de pânico não são decorrentes de efeitos fisiológicos de drogas, medicação ou doença clínica (p. ex., hipertireoidismo).
D. Os ataques de pânico não são mais bem explicados por outro transtorno psiquiátrico, como fobia social, fobia específica, transtorno obsessivo-compulsivo, transtorno de estresse pós-traumático ou transtorno de ansiedade de separação.

Tabela 17-3	Critérios para o Diagnóstico de Ataque de Pânico

Período breve de medo ou desconforto intenso, no qual quatro ou mais dos seguintes sintomas se desenvolvem subitamente e atingem o pico em até 10 minutos:

Palpitações ou taquicardia
Sudorese
Tremores
Sensação de falta de ar ou sufocamento
Sensação de asfixia
Dor ou desconforto torácicos
Náusea ou desconforto abdominal
Sensação de tontura, desequilíbrio ou síncope
Desrealização (sentimento de irreal) ou despersonalização (ser retirado de si mesmo)
Medo de perder o controle ou ficar maluco
Parestesias (dormência ou formigamento)
Calafrios ou fogachos

Tabela 17-4	Critérios para o Diagnóstico de Transtorno de Ansiedade Generalizada

A. Ansiedade e preocupação excessivas (expectativa com apreensão), ocorrendo na maioria dos dias por pelo menos 6 meses e relacionadas a numerosos eventos ou atividades.
B. O indivíduo acha difícil controlar a preocupação.
C. A ansiedade e a preocupação estão associadas com três ou mais dos seguintes seis sintomas (com pelo menos alguns sintomas presentes na maioria dos dias nos últimos seis meses). Nota: Apenas um sintoma é necessário em crianças.
   1. Agitação ou sensação de tensão ou de estar no limite
   2. Fadiga fácil
   3. Dificuldade de concentração ou mente vazia
   4. Irritabilidade
   5. Tensão muscular
   6. Distúrbio do sono (dificuldade de iniciar ou manter o sono ou sono agitado ou não satisfatório)
D. O foco da ansiedade e da preocupação não é restrito às características do transtorno (p. ex., transtorno de pânico, fobia social, transtorno obsessivo-compulsivo, transtorno de ansiedade de separação, anorexia nervosa, transtorno de somatização, hipocondria) e a ansiedade e a preocupação não ocorrem exclusivamente durante o transtorno de estresse pós-traumático.
E. Ansiedade, preocupação ou sintomas físicos causam sofrimento clinicamente significativo ou comprometimento social, ocupacional ou em outras áreas importantes do funcionamento.
F. O transtorno não é causado por efeitos fisiológicos diretos de uma droga ou fármaco ou por uma doença clínica (p. ex., hipertireoidismo) e não ocorre exclusivamente durante um transtorno de humor, transtorno de pânico ou transtorno de desenvolvimento pervasivo.

ansiedade frequentemente estão presentes, incluindo tremores e mialgia. Sintomas gastrointestinais (náusea, vômitos, diarreia) e sintomas autonômicos (taquicardia, falta de ar) comumente estão associados. Em crianças e adolescentes, sintomas específicos de excitação autonômica são menos proeminentes e frequentemente estão relacionados ao desempenho escolar ou a esportes. As crianças com TAG frequentemente são muito autoconscientes, exibem comportamento de inibição, possuem autoestima baixa e apresentam mais distúrbios do sono do que pacientes com outros tipos de transtorno de ansiedade. Deve-se ter cuidado para evidenciar sintomas internalizados de cognições negativas sobre si próprio (falta de esperança, falta de valia, ideação suicida), assim como pensamentos (vergonha, autoconsciência) associados a ansiedades. Também se deve pesquisar sobre alimentação, peso, energia e interesses a fim de descartar um transtorno do humor.

Transtorno de estresse pós-traumático (TEPT) é caracterizado por experimentar novamente um evento traumático no qual houve ameaça real de morte ou lesão grave. A nova experiência é acompanhada pela tentativa de evitar estímulos que fazem o indivíduo lembrar o trauma e por hiperexcitação autonômica (Tabela 17-5). O tipo, gravidade, duração e proximidade do evento traumático são os melhores preditores do TEPT. A apresentação geralmente depende da faixa etária da criança. Em crianças na fase pré-verbal, ocorrem alterações do comportamento: comportamento regressivo de apego, aumento da agressividade, relutância em explorar o ambiente, alteração na alimentação, comportamentos durante o sono e dificuldades para manter a calma. Crianças em idade pré-escolar podem apresentar alterações rápidas do estado de humor, como irritação, tristeza e excitação, e a brincadeira pode ter reconstituições compulsivas relacionadas ao evento traumático. A sintomatologia em crianças mais velhas é mais semelhante à do TEPT em adultos, exceto pelo fato de que os *flashbacks* têm mais qualidade de sonho acordado do que os eventos intrusivos súbitos observados nos adultos, além de as queixas de restrição de efeitos e de parestesias serem menos frequentes do que nos adultos.

Estados dissociativos, com duração de segundos a horas, em que o indivíduo revive o evento traumático, são chamados de *flashbacks*. A reexperiência do trauma em crianças pode não ser específica do trauma (p. ex., sonhar com monstros). Em adolescentes, a antecipação de imagens não desejadas aumenta o risco de humor irritável, raiva e privação voluntária do sono. Quando confrontado com fatos que fazem lembrar o trauma original, ocorrem sinais físicos de ansiedade ou excitação aumentada, incluindo dificuldade para início ou manutenção do sono, hipervigilância, resposta exagerada a sustos, irritabilidade, surtos de raiva e dificuldade de concentração.

Tipicamente, um transtorno de estresse agudo está presente imediatamente após o trauma. O risco de TEPT crônico aumenta

Tabela 17-5	Critérios para o Diagnóstico de Transtorno de Estresse Pós-Traumático

A. O indivíduo foi exposto a um evento traumático em que ambos estavam presentes, tanto um como outro:
  1. O indivíduo vivencia, testemunha ou é confrontado com um evento ou eventos que envolvem morte real ou ameaça de morte, lesão grave ou ameaça à integridade física sua ou de outros.
  2. A resposta do indivíduo envolve medo intenso, impotência ou terror. Nota: Em crianças, isto pode ser expresso por comportamento desorganizado ou agitado.
B. O evento traumático é persistentemente vivido de uma ou mais das seguintes formas:
  1. Recordações angustiantes, recorrentes e intrusivas do evento, incluindo imagens, pensamentos ou percepções. Nota: Em crianças mais novas, podem ocorrer brincadeiras repetitivas nas quais temas ou aspectos do trauma são expressos.
  2. Sonhos angustiantes recorrentes sobre o evento. Nota: Em crianças podem ocorrer sonhos assustadores sem conteúdo reconhecível.
  3. Ações ou sentimentos como se o evento traumático fosse recorrente (incluindo sensação de estar vivenciando novamente a experiência, ilusões, alucinações e episódios de *flashback* dissociativo, com *flashbacks* que ocorrem quando se está plenamente consciente ou quando intoxicado). Nota: Em crianças mais novas, pode ocorrer reencenação do trauma em si.
  4. Sofrimento psicológico intenso com exposição a elementos internos ou externos que simbolizem ou tenham semelhança com um aspecto do evento traumático.
  5. Reação fisiológica com exposição a elementos internos ou externos que simbolizem ou tenham semelhança com um aspecto do evento traumático.
C. Evitação persistente de estímulos associados com o trauma e redução da responsividade global (ausente antes do trauma), como indicado por três ou mais dos seguintes:
  1. Esforços para evitar pensamentos, sentimentos ou conversas associados ao trauma.
  2. Esforços para evitar atividades, lugares ou pessoas que lembram o trauma.
  3. Incapacidade de se lembrar de um aspecto importante do trauma.
  4. Diminuição importante de interesse ou participação em atividades significativas.
  5. Sentimento de distanciamento ou estranhamento dos outros.
  6. Limitação do afeto (p. ex., incapacidade de sentir amor).
  7. Sensação de um futuro abreviado (p. ex., não esperar ter uma carreira, casar, ter filhos ou ter uma vida normal).
D. Sintomas persistentes de maior excitabilidade (ausente antes do trauma), como indicado por dois ou mais dos seguintes:
  1. Dificuldade de iniciar ou manter o sono
  2. Irritabilidade ou surtos de raiva
  3. Dificuldade de concentração
  4. Hipervigilância
  5. Reações de susto exageradas
E. Duração do transtorno (sintomas dos critérios B, C e D) é > 1 mês
F. O transtorno causa sofrimento clinicamente significativo ou comprometimento social, ocupacional ou de outras áreas importantes do funcionamento

Especificar o seguinte:
- Aguda: se a duração dos sintomas < 3 meses.
- Crônica: se a duração dos sintomas ≥ 3 meses.
- Início tardio: se o início dos sintomas ocorrer com mais de seis meses após o evento

quando os sintomas não resolvem em seis semanas e quando existem altos níveis de ansiedade ou depressão antes do evento. O TEPT geralmente se inicia em até três meses após o evento traumático, embora possa haver atraso na manifestação dos sintomas. As taxas de tentativa de suicídio são três vezes maiores nestes pacientes do que em controles sem esta condição.

Transtorno de estresse agudo é caracterizado pelos mesmos sinais e sintomas do TEPT, porém ocorre imediatamente após o evento traumático. Se o comprometimento funcional persistir após um mês, o diagnóstico é de TEPT.

Transtorno de ansiedade não especificado é um diagnóstico comum na prática clínica. Este diagnóstico é usado quando há ansiedade ou sintomas de fobia que não preenchem todos os critérios para outro transtorno de ansiedade.

Transtorno de ansiedade de separação (TAS) é observado em crianças e adolescentes que relatam sintomas somáticos vagos (p. ex., cefaleia, dor abdominal, fadiga) para não ir à escola. Os pacientes podem ter uma preocupação válida ou irracional sobre um dos pais ou, ainda, podem ter tido uma experiência desagradável na escola. Estas crianças frequentemente são avaliadas por diversos especialistas e realizam múltiplas e elaboradas avaliações médicas. A ausência da escola é erroneamente interpretada como uma consequência dos sintomas. A ideia de retornar à escola provoca extrema ansiedade e piora dos sintomas. Fobia verdadeira relacionada à atividade escolar é rara. A TAS é um importante fator de risco (78%) para o desenvolvimento de problemas na idade adulta, como transtorno de pânico, agorafobia e depressão. Fobia da escola que se inicia durante a adolescência pode ser expressão de um transtorno psicopatológico grave subjacente. É necessária avaliação psiquiátrica.

Fobias específicas são medos persistentes e importantes de coisas ou situações, que levam a comportamentos de evitação (Tabela 17-6). A ansiedade associada é quase sempre sentida imediatamente quando o indivíduo é confrontado com o objetivo ou a situação temida. Quanto maior a proximidade ou quanto mais difícil é escapar, maior é a ansiedade. Muitos pacientes tiveram experiências realmente assustadoras com o objeto ou a situação (evento traumático). A resposta ao medo pode variar de sintomas limitados de ansiedade até ataques de pânico completos. As crianças podem não reconhecer que seus medos são desproporcionais às circunstâncias, diferentemente dos adolescentes e adultos, e expressam sua ansiedade como choro, birra, paralisia ou atitude de agarrar-se aos pais.

Fobia escolar é um dos muitos motivos para o absenteísmo escolar. Em crianças gravemente preocupadas, a agressão defensiva pode ser usada para evitar ir à escola. Por outro lado, estes pacientes não apresentam tendências antissociais. Meninos e meninas são igualmente afetados e não há associação com classe social, inteligência ou capacidade acadêmica. A criança mais jovem de uma família com diversas crianças tem maior probabilidade de ser afetada, assim como filhos de pais mais velhos. A cábula geralmente está associada com adolescentes mais velhos com baixos níveis de medo. Diferentemente de crianças que se recusam a ir à escola por ansiedade, aqueles com fobia escolar que faltam à escola escondem isto dos pais.

Fobia social é um tipo de fobia comum (prevalência de 3 a 13%; mais comum no sexo feminino) caracterizada por medo persistente e importante de situações sociais ou de atividades em público, situações em que ocorre constrangimento (Tabela 17-7).

Há desconfiança em relação a pessoas estranhas e apreensão social ou ansiedade diante de situações novas, estranhas ou socialmente ameaçadoras. As crianças parecem ter uma taxa mais baixa de cognições negativas (p. ex., constrangimento, preocupação excessiva, autoconsciência) do que os adultos. Crianças com transtorno simples de evitação são mais jovens do que aquelas com fobias mais sociais. Se não tratada ou tratada de forma inadequada, as fobias podem paralisar o indivíduo e causar morbidade e restrições significativas na vida.

Tabela 17-6	**Critérios para o Diagnóstico de Fobia Específica**

A. Medo significativo e persistente que é excessivo ou desproporcional, desencadeado pela presença ou antecipação de um objeto ou situação específica (p. ex., voar, altura, animais, receber injeção, ver sangue)

B. Exposição a estímulos fóbicos quase sempre provoca ansiedade imediata, a qual pode assumir a forma ou desencadear um ataque de pânico relacionado à situação. Nota: Em crianças, a ansiedade pode se expressar por choro, birra, paralisia ou apego.

C. O indivíduo reconhece que o medo é excessivo ou desproporcional. Nota: Em crianças, esta característica pode estar ausente.

D. A situação fóbica é evitada ou então é suportada com intensa ansiedade ou sofrimento.

E. A evitação, antecipação ansiosa ou angústia quanto à situação temida interfere significativamente na rotina normal do indivíduo, com o funcionamento ocupacional (ou acadêmico) ou com atividades sociais ou relacionamentos, ou há angústia significativa por ter a fobia.

F. Em crianças < 18 anos, a duração é de pelo menos seis meses.

G. Ansiedade, ataques de pânico ou evitação pela fobia associada com determinado objeto ou situação não são mais bem explicadas por outro transtorno psiquiátrico, como transtorno obsessivo-compulsivo, transtorno de estresse pós-traumático, transtorno de ansiedade de separação, fobia social, transtorno de pânico com agorafobia ou agorafobia sem história de transtorno de pânico.

Tipos específicos:

- Tipo animal é desencadeado por animais ou insetos.
- Tipo natural/ambiental (p. ex., altura, tempestade, água).
- Tipo sangue/injeção/lesão está relacionado com ver sangue, lesões, injeções ou ser submetido a procedimento médico invasivo.
- Tipo situacional é o medo causado por situações específicas (p. ex., aviões, elevadores, locais fechados).
- Outros tipos (p. ex., medo de se asfixiar, vomitar ou adquirir uma doença; em crianças, medo de sons altos ou pessoas fantasiadas).

Tabela 17-7	**Critérios para o Diagnóstico de Fobia Social**

A. Medo acentuado e persistente de uma ou mais situações sociais ou desempenho em público, em que o indivíduo é exposto a pessoas não familiares ou a possível avaliação por outros. O indivíduo receia que agirá de modo humilhante ou embaraçoso (ou que demonstrará sinais de ansiedade). Nota: Em crianças, deve haver evidência da capacidade para relacionamento com familiares de acordo com a idade, e a ansiedade deve ocorrer em situações com colegas, não apenas na interação com adultos.

B. Exposição a situações sociais temidas quase invariavelmente provocam ansiedade, que pode tomar a forma de ou desencadear um ataque de pânico. Nota: Em crianças, a ansiedade pode ser expressa por choro, birra, congelamento ou afastamento de situações sociais ou pessoas não conhecidas.

C. O indivíduo reconhece que o medo é excessivo ou desproporcional. Nota: Em crianças, esta característica pode estar ausente.

D. As situações sociais ou de desempenho em público podem ser evitadas ou então suportadas com intensa ansiedade ou sofrimento.

E. Evitação, antecipação ansiosa ou angústia quanto à situação temida interfere significativamente na rotina normal do indivíduo, com o funcionamento ocupacional (acadêmico) ou com atividades sociais ou relacionamentos, ou há angústia significativa por ter a fobia.

F. Em crianças < 18 anos, a duração é de pelo menos seis meses.

G. O medo ou evitação não decorrem de efeitos fisiológicos diretos ou de abuso de substâncias, uso de medicação ou doença clínica, e não são mais bem explicados por outro transtorno psiquiátrico (p. ex., transtorno de pânico com ou sem agorafobia, transtorno de ansiedade de separação, transtorno dismórfico corporal, transtorno de desenvolvimento pervasivo ou transtorno de personalidade esquizoide).

H. Se houver uma doença clínica ou outro transtorno psiquiátrico, o medo do critério A não está relacionado a eles (p. ex., o medo não é de gagueira ou há presença de comportamento alimentar anormal na anorexia nervosa ou na bulimia nervosa).

Especificar o seguinte:

Em geral: se o medo incluir a maioria das situações sociais (p. ex., iniciar ou manter conversas, participar de pequenos grupos, namoro, falar com autoridades, ir a festas). Nota: Também considerar o diagnóstico adicional de transtorno de personalidade evitante.

No **tratamento dos transtornos de ansiedade**, devem-se descartar doenças clínicas prováveis, incluindo hipertireoidismo, efeitos adversos de medicações, abuso de substâncias ou outras doenças clínicas. O paciente deve ser rastreado para transtornos psiquiátricos concomitantes, como transtornos de humor, psicose, transtornos de alimentação, transtornos de tiques e transtorno de comportamento disruptivo. É importante obter história de múltiplas fontes, pois a criança pode ser incapaz de relatar adequadamente seus sintomas. Deve ser feita uma anamnese detalhada que inclua a natureza dos desencadeadores da ansiedade; história psicossocial; história familiar de tiques, transtornos de ansiedade, depressão e outros transtornos de humor. Crianças mais novas podem comunicar melhor suas ansiedades por meio de desenhos ou jogos.

O tratamento consiste em psicoterapia e psicofarmacologia. Para a ansiedade leve a moderada, devem-se empregar inicialmente psicoterapia e psicoeducação baseadas em evidências. Terapia combinada geralmente tem maior eficácia do que a psicoterapia ou a psicofarmacologia isolada. Terapia cognitivo-comportamental (incluindo dessensibilização sistemática, exposição, condicionamento operante, modelagem e reestruturação cognitiva) pode ser benéfica em diversos transtornos de ansiedade. Os pacientes com transtornos de ansiedade frequentemente são menos tolerantes aos efeitos adversos das medicações e, assim, terapia de suporte ajuda-os a manter os esquemas de tratamento.

Psicoterapia individual e familiar e coordenação dos cuidados com a escola do paciente são úteis. É importante tranquilizar a família e garantir que o paciente não apresenta uma doença potencialmente fatal. Outros tratamentos psicossociais incluem tratamento do estresse, terapias de suporte e *biofeedback*. Ênfase deve ser dada em diminuir a morbidade com o tratamento adequado. O transtorno de pânico tende a ser crônico, mas geralmente é responsivo ao tratamento. No TEPT, a terapia cognitivo-comportamental focada no trauma se mostrou eficaz. Conversar sobre o incidente crítico e "primeiros socorros psicológicos" logo após o evento diminui significativamente o sofrimento e envolve discutir a natureza e o impacto do evento traumático em grupo.

Os inibidores seletivos da recaptação de serotonina (ISRS) são a medicação de escolha. Os ISRS aprovados para uso em crianças pela Food and Drug Administration (FDA) dos Estados Unidos são fluoxetina, sertralina e fluvoxamina. Inicialmente, esses medicamentos podem exacerbar a ansiedade ou mesmo desencadear ataques de pânico. A clomipramina requer monitorização dos níveis sanguíneos e do eletrocardiograma, porém ela pode ser eficaz e está aprovada pela FDA para o tratamento do transtorno obsessivo-compulsivo. Os antidepressivos tricíclicos também se mostraram eficazes. O uso de benzodiazepínicos (alprazolam e clonazepam) apresenta risco de causar desinibição em crianças. Alfa 2-agonistas (guanfacina e clonidina) podem ser úteis se houver sintomas autonômicos. Anticonvulsivantes (gabapentina, topiramato e oxcarbazepina) são usados quando outros fármacos são ineficazes. Os betabloqueadores auxiliam na realização de atividades associadas com ansiedade.

Ocorrência simultânea de transtorno do déficit de atenção com hiperatividade (TDAH) e transtorno de ansiedade é comum. Ao utilizar um estimulante, é recomendável iniciar com doses baixas e aumentar lentamente, para minimizar o risco de aumentar a ansiedade.

No TEPT, os antidepressivos podem ser complementados com clonidina (também usada na hiperatividade e impulsividade), quando há descontrole afetivo grave. Antipsicóticos atípicos são usados quando há presença de comportamento autolesivo, dissociação, psicose e agressão. Atomoxetina é útil no TEPT com TDAH concomitante.

CAPÍTULO 18

DEPRESSÃO E TRANSTORNO BIPOLAR

DEPRESSÃO

O diagnóstico de **transtorno depressivo maior (TDM)** necessita pelo menos de duas semanas de sintomas, incluindo humor deprimido ou perda de interesse ou prazer em praticamente todas as atividades. Quatro sintomas adicionais também devem estar presentes (Tabela 18-1). Em crianças e adolescentes, um novo início de irritabilidade, inquietação ou tédio pode ser observado, em vez do humor deprimido. Frequentemente há diminuição súbita das notas escolares. Mudança do apetite (geralmente diminuição, mas pode ocorrer aumento), com fissura por carboidratos com ou sem alteração do peso associada, e distúrbios do sono junto com queixas somáticas (fadiga, dores inespecíficas) também podem estar presentes. Sintomas psicóticos, observados nos casos graves de depressão maior, geralmente são compatíveis com o humor (p. ex., alucinações auditivas depreciativas, culpa associada a pensamentos delirantes). Pensamentos e tentativas de suicídio são comuns e devem ser avaliados.

A prevalência de TDM em crianças pré-adolescentes é de 2%, sendo igual entre os sexos feminino e masculino; em adolescentes, a prevalência é de 6 a 8%, com relação entre os sexos feminino e masculino de 2:1 (semelhante à de adultos). Se não tratada, a depressão maior pode se tornar crônica em 10% dos pacientes.

A depressão tem uma predisposição genética evidente, sendo que a história familiar é o fator isolado mais forte para o desenvolvimento do TDM. Estudos com gêmeos mostram hereditariedade de 40 a 65% da depressão. Estudos familiares mostram riscos duas a quatro vezes maiores de depressão em filhos de pais depressivos. Outros fatores potencialmente responsáveis pela depressão incluem desregulação dos sistemas serotoninérgico e/ou adrenérgico central, disfunção do eixo hipotálamo-hipófise-adrenal e influência dos hormônios sexuais da puberdade. O modelo estresse-diátese se relaciona à interação dos genes com o ambiente; por exemplo, uma variante genética menos funcional do receptor de serotonina na presença de eventos estressantes na vida contribui para a depressão.

Tabela 18-1 | Critérios para o Diagnóstico de Transtorno Depressivo Maior

A. Cinco ou mais dos seguintes sintomas durante o mesmo período de duas semanas e representando uma mudança no funcionamento prévio; pelo menos um dos sintomas é (1) humor deprimido ou (2) perda de interesse ou prazer. Nota: não incluir sintomas que são claramente causados por doença clínica ou por alucinações ou delírio incongruentes com o humor.

1. Humor deprimido na maior parte do dia, quase todos os dias, por relato subjetivo (p. ex., se sentir triste ou vazio) ou observado por outros (p. ex., parece choroso). Nota: em crianças e adolescentes, o humor pode ser irritado.
2. Diminuição acentuada do interesse ou prazer em todas, ou quase todas, as atividades na maior parte do dia, quase todos os dias (por relato subjetivo ou observação de outros).
3. Perda de peso significativa, não causada por dieta, ou ganho de peso, ou diminuição ou aumento de apetite quase todos os dias. Nota: em crianças, considerar insucesso em atingir o peso esperado.
4. Insônia ou hipersonia quase todos os dias.
5. Agitação ou retardo psicomotor quase todos os dias (observado por outros).
6. Fadiga ou perda de energia quase todos os dias.
7. Sentimento de menos valia ou culpa excessiva ou inadequada (a qual pode ser delirante) quase todos os dias (não autorrecriminação ou culpa por estar doente).
8. Diminuição da capacidade de pensar, se concentrar ou tomar decisões quase todos os dias (relato subjetivo ou observado por outros).
9. Pensamentos recorrentes de morte (não apenas medo de morrer), ideação suicida recorrente sem um plano específico, tentativa de suicídio ou um plano específico para cometer suicídio.

B. Os sintomas não preenchem os critérios para um episódio misto de mania.

C. Os sintomas causam sofrimento clinicamente significativo ou comprometimento social, ocupacional ou de outras áreas importantes do funcionamento.

D. Os sintomas não são decorrentes de efeitos fisiológicos diretos de drogas, medicações ou doença clínica (p. ex., hipotireoidismo).

E. Os sintomas não são mais bem explicados por luto e persistem por mais de 2 meses ou são caracterizados por comprometimento funcional importante, preocupação mórbida com menos valia, ideação suicida, sintomas psicóticos ou retardo psicomotor.

Transtorno distímico e transtornos de ansiedade (prevalência de 30 e 80%, respectivamente), abuso de substâncias (20 a 30%) e transtorno de comportamento disruptivo (10 a 20%) são comorbidades frequentes em crianças e adolescentes com depressão. Vinte por cento dos pacientes com depressão desenvolvem transtorno bipolar (TB); isso é mais comum em pacientes com história familiar de mania ou características psicóticas concomitantes.

O diagnóstico diferencial do TDM é amplo. É sempre prudente afastar a presença de transtorno de humor por uma doença clínica ou um transtorno de humor induzido por substâncias antes de considerar o diagnóstico de TDM. A esquizofrenia em estágios iniciais e a disforia relacionada ao déficit de atenção com hiperatividade (TDAH) também podem ser incorretamente diagnosticadas como depressão. Hipotireoidismo, anemia, diabetes e deficiência de ácido fólico e vitamina B12 precisam ser afastados.

O **transtorno distímico** (prevalência de 0,6 a 1,7%) é uma forma crônica e mais leve de depressão, caracterizado por humor deprimido ou irritado (subjetivamente ou descrito por outros), presente por pelo menos um ano. Dois dos seguintes sintomas também são necessários: alteração do apetite; distúrbio do sono, fadiga; baixa autoestima; baixa concentração ou dificuldade para tomar decisões; e sentimentos de falta de esperança. Aproximadamente 70% das crianças e adolescentes com transtorno distímico desenvolvem depressão maior. O desenvolvimento do TDM após distimia frequentemente é chamado de *depressão dupla*.

A **depressão atípica** é o TDM caracterizado por hipersonia, aumento do apetite com fissura por carboidratos, ganho de peso, sensibilidade para rejeição interpessoal e humor reativo.

O **transtorno de ajustamento com humor deprimido** é o transtorno depressivo mais comum em crianças e adolescentes. Os sintomas se iniciam em 3 meses após um estressor identificável (p. ex., fim de um relacionamento), com sofrimento em excesso, além do esperado, e interferência no funcionamento social, ocupacional ou escolar. Os sintomas não podem preencher critérios para outro transtorno psiquiátrico, não podem ser causados por luto e não devem durar mais de seis meses após o estressor ter-se encerrado.

O **transtorno afetivo sazonal** é uma condição comum nas latitudes extremas a norte e sul, com sintomas depressivos ocorrendo no final do outono ou no início do inverno, quando períodos com luz solar são menores.

O **transtorno depressivo não especificado** é um diagnóstico utilizado quando os pacientes apresentam sintomas depressivos que os comprometem funcionalmente, mas que não preenchem os critérios para outros transtornos depressivos.

O tratamento da depressão envolve tratamento farmacológico e psicoterapia. Os antidepressivos de primeira linha são os inibidores seletivos da recaptação de serotonina (ISRS), com taxas de resposta de 50 a 70%, apesar da alta taxa de resposta com o uso de placebo. A fluoxetina é o único fármaco aprovado pela Food and Drug Administration (FDA) dos Estados Unidos para o tratamento de jovens. Citalopram, escitalopram, paroxetina e venlafaxina também apresentaram resultados positivos em estudos clínicos. O antidepressivo deve ser utilizado por um tempo adequado (6 semanas em doses terapêuticas) antes de ser substituído ou suspenso, a menos que ocorram efeitos adversos graves. No primeiro episódio de depressão em crianças e adolescentes, recomenda-se manter o tratamento por 6 a 9 meses após a remissão dos sintomas. Pacientes com depressão crônica ou recorrente podem precisar utilizar antidepressivos por períodos mais prolongados (anos ou até mesmo por toda a vida). Se um paciente não responder ao uso de dois ou mais antidepressivos, deve-se encaminhar a criança para um psiquiatra infantil. A avaliação psiquiátrica deve se focar em estabelecer o diagnóstico correto e avaliar os problemas psicossociais que podem impedir uma resposta completa. O psiquiatra pode utilizar estratégias de potencialização, as quais podem incluir lítio, hormônio tireoidiano, lamotrigina ou bupropiona.

Para a depressão aguda, são indicadas consultas mais frequentes e o risco das medicações (incluindo suicídio e comportamento autodestrutivo) deve ser discutido com os pais, tutores e pacientes. A maior frequência de monitoramento pode incluir ligações telefônicas ou cuidados colaborativos com um psicoterapeuta. Pais e pacientes também devem ser educados sobre os sinais de alarme e estimulados a procurar ajuda imediata, se novos sintomas aparecerem. Efeitos adversos significativos são pensamentos suicidas, aumento da agitação ou inquietação. Outros efeitos adversos incluem cefaleia, tontura, sintomas gastrointestinais, distúrbios do ciclo sono-vigília, disfunção sexual, acatisia, síndrome serotoninérgica e risco de hematomas (por inibição plaquetária). Também há risco de mania induzida pelo ISRS.

Em 2004 a FDA emitiu alertas relativos a todos os antidepressivos sobre o risco de ideação ou comportamento suicida. Os dados sugerem que os antidepressivos apresentam 4% de risco, enquanto o placebo tem 2%. Muitos especialistas acreditam que o fato de o número de suicídios de crianças e adolescentes ter aumentado a partir daquele ano se deva ao menor número de prescrições de antidepressivos com consequente aumento da depressão não tratada. Abuso de substâncias, problemas de conduta concomitantes e impulsividade aumentam o risco de suicídio.

A psicoterapia parece ter boa eficácia na depressão leve a moderada. Na depressão moderada a grave o tratamento combinado com medicação e psicoterapia se associa a maiores taxas de resposta, embora nos casos graves a eficácia seja equivalente ao uso isolado de medicação. A terapia cognitivo-comportamental e as terapias interpessoais são as psicoterapias com embasamento empírico. A terapia cognitivo-comportamental e sua derivada, a terapia comportamental dialética (para transtorno de personalidade *borderline*), envolvem técnicas e construção de habilidades para diminuir distorções cognitivas e processos mal-adaptados; já a terapia interpessoal foca em decisões colaborativas entre o terapeuta e o paciente e se baseia na exploração e no reconhecimento de desencadeadores da depressão. A terapia familiar frequentemente é utilizada como um adjunto a outros tratamentos para a depressão. A fototerapia se mostrou benéfica no transtorno afetivo sazonal e no TDM com componente sazonal. A eletroconvulsoterapia é utilizada na depressão refratária e potencialmente fatal.

A depressão é uma doença crônica e incapacitante que frequentemente se inicia na infância ou na adolescência. Ela aumenta o risco de suicídio, abuso de substâncias e outras sequelas psiquiátricas futuras. Transtornos depressivos em adolescentes apresentam maior probabilidade de recorrência na idade adulta do que a depressão com início na infância.

O suicídio é uma complicação fatal do TDM e é mais frequente que os acidentes automobilísticos como **causa de morte de adolescentes**. Tem alta prevalência entre alunos do segundo grau, com 20% deles tendo tido ideação suicida e 8% tentando o suicídio anualmente. Enquanto o risco de suicídio durante um episódio de TDM é alto, ele pode ser paradoxalmente mais alto durante o início do tratamento, à medida que a energia e a motivação melhoram com a recuperação cognitiva. O tratamento é direcionado na diminuição da morbidade e do suicídio. Junto com os tratamentos mencionados previamente, modalidades como hospitalização, hospitalização parcial, programas terapêuticos após a escola e psicoeducação podem ser necessários.

TRANSTORNOS BIPOLARES

O **transtorno bipolar** (TB) consiste em períodos distintos de mania (humor elevado, expansivo ou irritado e distração) que podem se alternar com períodos de depressão grave (Tabela 18-2).

Para o diagnóstico de mania com TB é preciso haver euforia (humor elevado ou expansivo) e três sintomas adicionais; ou irritabilidade e quatro sintomas adicionais de mania. Crianças e adolescentes com humor eufórico são animados, risonhos e com felicidade "acima do normal", em um grau que é socialmente inaceitável para os outros. A grandiosidade em crianças frequentemente é dramática. As crianças agem como se fossem superiores, mesmo que seja óbvio que isto não é verdade, e elas se comportam como se as leis da natureza não se aplicassem a elas. Pensamentos rápidos são comuns no TB. Períodos de fúria extrema também são comuns. Crianças com TB frequentemente apresentam ciclagem rápida ou ultrarrápida, com múltiplas mudanças entre eutimia, mania e depressão.

A menor necessidade de sono é uma característica marcante da mania. Não existem outros diagnóstico em que uma criança tenha redução importante da quantidade de sono total (comparada com o habitual para a idade) e não se sinta cansada. Privação do sono, abuso de substâncias e antidepressivos podem

Tabela 18-2 | Sintomas de Mania

A. Período nítido de humor anormal e persistentemente elevado, expansivo ou irritado, com duração de pelo menos uma semana (ou qualquer duração, se houver necessidade de hospitalização).

B. Durante o período de transtorno de humor, três ou mais dos seguintes sintomas persistem (quatro se o humor for apenas irritado) e estão presentes em grau significativo:
  1. Autoestima inflada ou grandiosidade.
  2. Menor necessidade de sono (p. ex., se sente descansado após apenas 3 horas de sono).
  3. Mais falante que o habitual ou pressão para continuar uma conversa.
  4. Fuga de ideais ou experiência subjetiva de que os pensamentos estão muito rápidos.
  5. Distração (*i.e.*, facilmente atraído por estímulos externos irrelevantes ou sem importância).
  6. Aumento de atividade direcionada (socialmente, no trabalho ou na escola ou sexualmente) ou agitação psicomotora.

C. Envolvimento excessivo em atividades prazerosas com alto potencial de consequências dolorosas (p. ex., compras compulsivas, indiscrições sexuais ou investimentos tolos).

D. Os sintomas não preenchem os critérios para um episódio misto.

E. O transtorno de humor é suficientemente grave para causar comprometimento importante do funcionamento ocupacional, das atividades sociais habituais ou de relacionamentos com outros, ou para necessitar de hospitalização para evitar danos a si próprio ou a outros ou com presença de características psicóticas.

F. Os sintomas não são causados por efeitos fisiológicos diretos de uma substância ou doença clínica. Nota: episódios semelhantes à mania que são claramente causados por efeito adverso do tratamento antidepressivo (p. ex., medicações, eletroconvulsoterapia) não devem ser considerados para o diagnóstico de transtorno bipolar tipo I.

---

desencadear mania. O início do TB frequentemente é com um episódio de depressão. Estima-se que 33% dos jovens irão desenvolver TB em até 5 anos após um episódio depressivo. As características associadas à mudança do humor incluem depressão de início precoce, retardo psicomotor, psicose, humor lábil, padrão sazonal, história familiar de TB ou transtornos de humor e hipomania induzida por antidepressivos. Um *episódio misto* necessita de semana de sintomas de mania e depressão maior. *Mania disfórica* é outro termo utilizado para descrever períodos de mania que são acompanhados por "sentimentos ruins". O termo *hipomania* é utilizado para descrever um período de mais de 4, porém menos de 7 dias de sintomas de mania. Também é utilizado, de forma menos específica, para descrever a mania menos intensa. A prevalência de psicose na adolescência (frequentemente alucinações auditivas) é de 16 a 60%. Embora alta, ainda é menor do que a prevalência em adultos com TB.

O **transtorno bipolar tipo II** inclui pelo menos um episódio de depressão maior e pelo menos um período de hipomania. O termo **transtorno bipolar não especificado** é utilizado para descrever sintomas proeminentes de TB, mas que não preenchem todos os critérios diagnósticos ou quando a história clínica não é clara.

O **transtorno ciclotímico** é caracterizado por dois anos ou mais (um ano em crianças) com numerosos períodos de hipomania e depressão que não preenchem todos os critérios para mania ou para episódio depressivo maior.

O TB ocorre em até 4% da população geral. Estima-se que 1% das crianças e adolescentes preencha os critérios diagnósticos para TB. De acordo com estudos retrospectivos, 60% dos TB se iniciam antes dos 20 anos. Embora em adultos o TB tenha incidência semelhante entre os sexos feminino e masculino, estima-se que antes da puberdade o TB seja quatro vezes mais diagnosticado no sexo masculino. Isso pode decorrer do fato de que a agressão é a principal causa para o encaminhamento para serviços psiquiátricos.

A etiologia do TB é multifatorial. Estudos apontam para uma forte etiologia familiar, com história de doença mental, incluindo depressão maior, TB, esquizofrenia ou TDAH. Parentes de primeiro grau com TB aumentam em 10 vezes o risco de uma criança desenvolver TB. O início precoce de TB em um dos pais aumenta o risco de início precoce de TB nos filhos, com evolução mais crônica e incapacitante e com possível menor resposta ao tratamento.

O diagnóstico diferencial do TB inclui TDAH, depressão maior, transtorno de conduta (TC), transtorno de humor causado por doença clínica, transtorno de humor induzido por substâncias, transtorno de desenvolvimento pervasivo e esquizofrenia.

Pacientes com TB frequentemente apresentam doenças concomitantes que necessitam de tratamento. TDAH ocorre em aproximadamente 60 a 90% das crianças com TB. Transtornos de ansiedade também ocorrem comumente com o TB e não respondem ao tratamento com fármacos antimania. O abuso de substâncias desencadeia e perpetua mania e depressão. A alteração entre altos e baixos relacionada a alguns tipos de abuso de substâncias frequentemente simula o TB. Pacientes com TB também podem se automedicar, na tentativa de aliviar os sintomas. Muitos pacientes com TB podem cometer crimes e preencher critérios para TC por agressão e impulsividade. Sintomas proeminentes de mania ajudam a diferenciar TB de TC. Pacientes com TB geralmente exibem agressão reativa, enquanto aqueles com TC apresentam maior probabilidade de planejar e desenvolver um padrão típico de crimes.

Nenhum exame laboratorial ou de imagem pode diagnosticar o TB. Exame físico, anamnese cuidadosa, revisão por sistemas e exames laboratoriais são realizados para afastar etiologias clínicas suspeitas, incluindo doenças neurológicas e transtornos induzidos por substâncias.

O **tratamento** do TB inclui diminuir os sintomas agudos. A FDA aprovou lítio, ácido valproico, carbamazepina, olanzapina, risperidona, quetiapina, ziprasidona e aripiprazol para adultos com TB. O lítio é o tratamento eficaz mais antigo para mania em adultos e há anos tem sido utilizado com sucesso em crianças e adolescentes. Efeitos adversos comuns do lítio incluem hipotireoidismo, poliúria e acne. O ácido valproico também é um fármaco de primeira linha (preferível para casos mistos ou de ciclagem rápida) para adultos. Há décadas ele tem sido utilizado com eficácia em jovens, mas não é aprovado pela FDA para esse fim. A monitorização periódica dos níveis sanguíneos de medicações selecionadas (lítio e ácido valproico) pode ajudar a garantir a segurança do tratamento e a administração de níveis terapêuticos do fármaco. Antipsicóticos (risperidona, olanzapina, quetiapina, aripiprazol e ziprasidona) também mostraram resultados positivos em jovens com TB. Possivelmente os novos antipsicóticos também serão eficazes no TB.

O tratamento de transtornos psiquiátricos concomitantes deve ser realizado com cuidado. Estimulantes podem ser utilizados para tratar TDAH, desde que o paciente esteja estável com o uso de um estabilizador do humor. Antidepressivos devem ser evitados; se o jovem estiver com depressão ou com ansiedade significativa e não for responsivo a outra farmacoterapia, pode ser necessário o uso cuidadoso de antidepressivos. É necessária monitoração cuidadosa para reativação de mania, ciclagem e suicídio.

A terapia cognitivo-comportamental tem como objetivo melhorar a adesão medicamentosa e diminuir a ansiedade e os sintomas depressivos. Psicoeducação e terapia familiar são necessárias para estabilizar o ambiente do paciente e melhorar o prognóstico. Deve ser feita avaliação contínua da segurança. Como atrasos no desenvolvimento são comuns em crianças com TB devido ao aprendizado deficitário durante os períodos sintomáticos, também é necessária a colaboração com a escola quanto ao tratamento comportamental, às necessidades educacionais especiais e ao planejamento educacional individualizado apropriado.

O TB é um fator de risco maior para suicídio do que a depressão. Quarenta por cento das crianças e 50% dos adolescentes com TB tentam o suicídio. Níveis elevados de irritabilidade, impulsividade e baixa capacidade para avaliar as consequências (abuso de substâncias e outros) aumentam o risco de completar o suicídio. Os indivíduos que tentam o suicídio são geralmente mais velhos, têm maior probabilidade de apresentar episódios mistos e características psicóticas, abuso de substâncias, transtorno de pânico, comportamento autolesivo não suicida, história familiar de tentativas de suicídio, hospitalizações prévias e história de abuso físico ou sexual. Garantir a segurança do paciente é a primeira providência. Hospitalização, hospitalização parcial, tratamento ambulatorial intensivo e *home-care* intensivo são utilizados conforme a necessidade para estabilização e segurança do paciente.

CAPÍTULO 19

TRANSTORNO OBSESSIVO-COMPULSIVO

O transtorno obsessivo-compulsivo (TOC) é caracterizado por obsessões, compulsões ou ambos, na ausência de outro transtorno psiquiátrico que explique melhor os sintomas (Tabela 19-1). As obsessões são pensamentos, imagens ou impulsos intrusivos persistentes. Compulsões são comportamentos repetitivos não gratificantes com o objetivo de diminuir ou prevenir ansiedade ou sofrimento. Geralmente as compulsões são praticadas para contrabalançar a ansiedade criada pelas obsessões. Em crianças, devido aos baixos níveis de compreensão, rituais ou sintomas compulsivos podem predominar sobre as preocupações ou obsessões. Os sintomas habitualmente são reconhecidos como excessivos ou despropositados. Exemplos comuns de obsessões em crianças são medo de contaminação, dúvidas repetidas, necessidade de ordenação e impulsos agressivos ou de terror. Compulsões comuns são lavar as mãos, ordenar, checar, pedir ou demandar garantias, rezar, contar, repetir palavras em silêncio e acumular.

A prevalência de TOC em crianças e adolescentes varia de 1 a 4%, aumentando com a idade. É mais comum no sexo masculino em crianças e no sexo feminino durante a adolescência.

Pelo menos 50% dos jovens com TOC apresentam pelo menos outra doença psiquiátrica. Comorbidades psiquiátricas incluem tiques (20 a 30%), transtornos de humor ou de ansiedade (até 75%), transtorno de comportamento disruptivo (déficit de atenção com hiperatividade [TDAH] e transtorno desafiador opositor), transtornos de desenvolvimento, transtorno dismórfico corporal, hipocondria e transtorno de personalidade obsessivo-compulsiva.

Estudos em gêmeos sugerem que sintomas obsessivo-compulsivos são moderadamente hereditários, com fatores genéticos responsáveis por 45 a 65% da variância.

Infecção estreptocócica causando inflamação nos gânglios da base pode representar 10% dos TOCs de início na infância e é parte de uma condição chamada de *transtornos neuropsiquiátricos pediátricos autoimunes associados à infecção por estreptococo* (também conhecido como *PANDAS*, do inglês *pediatric autoimmune neuropsychiatric disorders associated with streptococcal*). Antiestreptolisina O, títulos de anticorpos anti-DNAase B e cultura de amígdalas ajudam no diagnóstico de infecção pelo estreptococo beta-hemolítico do grupo A. Antibioticoterapia precoce pode ajudar o tratamento destes casos.

O TOC tem sido relacionado à alteração no sistema de serotonina, glutamato e dopamina no cérebro. Hiperatividade em vias neuronais envolvendo o córtex frontal orbital e o núcleo caudado tem sido implicada no TOC.

O exame físico pode revelar uma pele áspera e com rachaduras devido à excessiva lavagem das mãos. A escala de sintomas obsessivo-compulsivos de Yale-Brown (também chamada de *Y-BOCS*, do inglês *Yale-Brown Obsessive-Compulsive Scale*) é considerada o padrão-ouro para avaliar a gravidade dos sintomas obsessivo-compulsivos. Embora um pouco longa, ela pode ser útil na prática clínica.

Terapia cognitivo-comportamental (TCC) envolvendo exposição e prevenção de resposta é considerada o **tratamento** de escolha nos casos leves. A TCC oferece alívio prolongado dos sintomas e evita os potenciais efeitos adversos da farmacoterapia. Assim como em outros transtornos de ansiedade, a TCC é pelo

---

Tabela 19-1 | Critérios para o Diagnóstico de Transtorno Obsessivo-Compulsivo

A. Obsessões ou compulsões

Obsessões são definidas por (1), (2), (3) e (4):

1. Pensamentos, impulsos ou imagens recorrentes e persistentes, que ocorrem em algum momento durante o transtorno, sendo intrusivos e inapropriados, e causando ansiedade ou angústia intensa.
2. Pensamentos, impulsos ou imagens não são simplesmente preocupações excessivas sobre problemas reais da vida.
3. O indivíduo tenta ignorar ou suprimir tais pensamentos, impulsos ou imagens ou neutralizá-los com outros pensamentos ou ações.
4. O indivíduo reconhece que os pensamentos, impulsos ou imagens obsessivos são produtos de sua mente (não impostos de fora, como na inserção de pensamento).

Compulsões são definidas como (1) e (2):

1. Comportamentos repetitivos (p. ex., lavar as mãos, ordenar, checar) ou atos mentais (p. ex., rezar, contar, repetir palavras em silêncio) que o indivíduo se sente obrigado a fazer em resposta a uma obsessão ou conforme regras que são aplicadas rigidamente.
2. Os comportamentos ou atos mentais têm como objetivo prevenir ou diminuir a angústia ou prevenir a ocorrência de um evento ou situação ameaçadora; entretanto, estes comportamentos ou atos mentais não têm conexão real com o que eles foram concebidos a neutralizar/prevenir ou eles são claramente excessivos.

B. Em algum momento, o indivíduo reconhece que as obsessões ou compulsões são excessivas ou desproporcionais. Nota: Este item não é necessário em crianças.

C. As obsessões ou compulsões causam sofrimento acentuado; consomem grande parte do tempo (> 1 hora por dia); ou interferem significativamente na rotina normal, no funcionamento ocupacional (ou acadêmico), nas atividades sociais habituais ou nos relacionamentos.

D. Se outro transtorno do eixo I estiver presente, o conteúdo das obsessões ou compulsões não é restrito a ele (p. ex., preocupação com alimentos na presença de transtorno alimentar).

E. O transtorno não é causado por efeitos fisiológicos diretos de uma droga de abuso, medicação ou doença clínica.

Especificar o seguinte:

Com *insight* ruim se, pela maior parte do tempo do episódio atual, o indivíduo não reconhece que as obsessões e compulsões são excessivas ou desproporcionais.

menos tão boa, se não melhor, que a farmacoterapia. A combinação de medicações e TCC demonstra a melhor resposta.

Inibidores seletivos da recaptação de serotonina (ISRS) são úteis em indivíduos com sintomas mais graves e em complicações com comorbidades, ou quando a capacidade emocional ou cognitiva não é suficiente para cooperar com a TCC. Se TCC de qualidade não estiver disponível, o tratamento apenas com medicações enquanto se aguarda a psicoterapia é uma escolha aceitável.

Considera-se que o tratamento com ISRS (paroxetina, fluoxetina, fluvoxamina, sertralina, citalopram e escitalopram) tem uma relação risco-benefício favorável no TOC. Efeitos adversos como ativação, acatisia, desinibição, impulsividade e hiperatividade podem ser observados. Recomenda-se monitorização da altura pela possível supressão do crescimento associada aos ISRS.

Se o tratamento com um ISRS não obtiver sucesso, pode-se tentar o uso da clomipramina a seguir. Terapia combinada com um ISRS e um antipsicótico (risperidona ou outro antipsicótico atípico) também pode ser considerada, especialmente com comorbidades específicas, como o transtorno de tiques. Antipsicóticos também são úteis quando pensamentos intrusivos associados com TOC se tornam quase delirantes em natureza. Psicoestimulantes são utilizados quando há associação com TDAH, embora exista risco de os estimulantes aumentarem os sintomas obsessivos e os tiques.

A maioria dos *respondedores* apresenta resposta apenas parcial, e até um terço dos indivíduos jovens com TOC são refratários ao tratamento. Fatores associados a pior prognóstico incluem comorbidades psiquiátricas e resposta ruim ao tratamento inicial.

Estimulação cerebral profunda dos gânglios da base, por meio de eletrodos implantados cirurgicamente, e intervenções cirúrgicas (capsulotomia anterior, cingulotomia anterior, tratotomia subcaudada e leucotomia límbica) são reservadas para casos muito graves ou fortemente refratários ao tratamento convencional.

O diagnóstico diferencial do TOC inclui transtornos psicóticos, tiques complexos, outros transtornos de ansiedade e transtorno de personalidade obsessivo-compulsiva. Frequentemente o paciente com TOC reconhece que os pensamentos intrusivos são criados pelo seu próprio cérebro, enquanto os pacientes psicóticos sentem os pensamentos como reais. Esta diferenciação pode ser menos clara nos pacientes mais jovens. Um delírio fixo sobre a aparência no **transtorno dismórfico corporal** e o arrancar impulsivo dos cabelos para aliviar a ansiedade ou tensão na **tricotilomania** podem ser confundidos com TOC. O **transtorno de personalidade obsessivo-compulsiva** é uma característica que envolve preocupação com ordem, perfeccionismo e controle. Não estão presentes obsessões ou compulsões verdadeiras.

Capítulo 20

TRANSTORNO DE DESENVOLVIMENTO PERVASIVO E PSICOSES

Transtornos de desenvolvimento pervasivo, também conhecidos como **transtorno do espectro do autismo** (TEA), consistem de cinco transtornos: autismo, síndrome de Asperger, transtorno desintegrativo da infância, síndrome de Rett e transtorno de desenvolvimento pervasivo não especificado.

O início destes transtornos se dá na infância inicial e nos anos pré-escolares. As características marcantes destes transtornos incluem comprometimento da comunicação e da interação social, assim como comportamentos, interesses e atividades estereotipados. Retardo mental é comum, com algumas poucas crianças demonstrando habilidades excepcionais isoladas (habilidades *savant*).

TEAs são observados em menos de 1% da população com prevalência igual entre raças e grupos étnicos. A prevalência é maior no sexo masculino (com exceção da síndrome de Rett), porém no sexo feminino os transtornos tendem a ser mais graves.

As características que diferem os vários transtornos de desenvolvimento pervasivo estão listadas na Tabela 20-1.

O tratamento do TEA é sintomático e múltiplo. Até o momento, não existem tratamentos direcionados aos sintomas principais do TEA. Antipsicóticos (risperidona, olanzapina, quetiapina, aripiprazol, ziprasidona, paliperidona, haloperidol, tioridazina) são utilizados para agressividade, agitação, irritabilidade, hiperatividade e comportamento autolesivo. Anticonvulsivantes e lítio podem ser utilizados para agressividade. Naltrexona tem sido utilizada para diminuir o comportamento autolesivo, presumivelmente por bloquear os opioides endógenos. Inibidores seletivos da recaptação de serotonina são administrados para ansiedade, perseveração, compulsão, depressão e isolamento social. Estimulantes são úteis para hiperatividade e falta de atenção (resposta melhor na síndrome de Asperger). Existem relatos de piora significativa da irritabilidade e da agressividade em alguns pacientes tratados com estimulantes. Alfa-2 agonistas (guanfacina, clonidina) são utilizados para hiperatividade, agressividade e distúrbios do sono, embora a melatonina seja o fármaco de primeira linha para distúrbios do sono. Treinar os pais em terapia comportamental é útil em protocolos de educação sobre como ajudar seus filhos a aprender comportamentos apropriados. Serviços educacionais especiais devem ser individualizados para cada criança. Terapia ocupacional, fonoaudiologia e fisioterapia frequentemente são necessárias. Encaminhamento para serviços e suporte para deficientes frequentemente são justificados. Terapias individualizadas potencialmente úteis incluem análise comportamental aplicada, treino de tentativas discretas e aconselhamento e suporte individualizado para os pais. O prognóstico do autismo é reservado. Não existem métodos para a prevenção primária. Tratamento e intervenções educacionais têm como objetivo diminuir a morbidade e melhorar o funcionamento.

AUTISMO

Autismo, o protótipo do transtorno de desenvolvimento pervasivo, é caracterizado por comprometimento significativo e duradouro da interação social recíproca, comunicação e limite estreito de atividades e interesses (Tabela 20-2). Aproximadamente 20% dos pais relatam desenvolvimento relativamente normal até 1 ou 2 anos, seguido de declínio súbito ou constante. Se não houver manifestações clínicas do transtorno até os 3 anos, deve-se considerar o diagnóstico de síndrome de Rett ou transtorno desintegrativo da infância. Ainda bebê, há ausência ou atraso do sorriso social. A criança pequena pode passar horas brincando sozinha e se isolar socialmente, sendo indiferente às tentativas de comunicação. Pacientes com autismo frequentemente não são capazes de entender comunicação não verbal (contato visual, expressões faciais) e interagem com as pessoas do mesmo modo que o fazem com objetivos. A fala geralmente é atrasada e, quando presente, frequentemente é dominada por ecolalia (por vezes confundida como um sinal de transtorno obsessivo compulsivo [TOC]), perseveração (confundida com psicose ou TOC), inversão dos

Tabela 20-1 | Transtorno de Desenvolvimento Pervasivo: Características

CARACTERÍSTICA	AUTISMO	ASPERGER	RETT	TDC	TDP-NE
Epidemiologia	10 casos para cada 10.000; relação masculino:feminino de 5:1	2,5 para cada 10.000; relação masculino:feminino de 5:1	0,4 a 2,1 para cada 10.000; diagnosticada apenas em meninas; associada a mutação do gene *MECP2*	0,11 para cada 10.000	2 a 16 para cada 10.000
Início	Antes dos 3 anos de idade	Geralmente reconhecido na idade pré-escolar; observado atraso motor	Antes dos 5 anos; o crescimento da circunferência cefálica tem importante desaceleração e a criança começa a perder habilidades	Criança parece normal até os 2 anos, então apresenta um quadro autístico considerável	Variável; criança não preenche critérios para outro TDP
Comprometimento linguagem/comunicação	Acentuado	Boa capacidade verbal, porém capacidade de comunicação ruim	Muito acentuado	Acentuado (previamente normal)	Variável
Motricidade	Ruim; podia ser preservada previamente	Dificuldades motoras em movimentos grosseiros e finos	Perda significativa de habilidades motoras, estereótipo de lavar as mãos; existe um movimento de escrever característico	Geralmente preservada, porém a criança pode perder algumas habilidades	Variável
Interesses restritos	Acentuado, trejeitos, problemas com mudanças, ocasionalmente habilidade *savant*	Interesses muito limitados, que podem interferir no funcionamento	Retardo psicomotor significativo	Acentuado, como no autismo	Variável; trejeitos podem ser menos proeminentes, mas a criança sempre tem problemas com mudanças

TDC, transtorno desintegrativo da infância; *TDP-NE*, transtorno de desenvolvimento pervasivo não especificado.

pronomes, rimas sem sentido e outras anomalias. Atividades que absorvem intensamente a criança, comportamento ritualístico e rotinas compulsivas são características do autismo, e a interrupção destas atividades provoca reações de raiva. Bater a cabeça, ranger os dentes, ficar balançando, resposta diminuída à dor e a estímulos externos e automutilação podem ser observados.

Embora a etiologia do transtorno autístico seja desconhecida, há maior risco do transtorno em irmãos, em comparação com a população geral. Estudos com gêmeos revelaram altos níveis de concordância em gêmeos monozigóticos. Estudos familiares mostraram alta prevalência, entre 2 e 10%, em irmãos e, quando o transtorno está ausente, há maior risco de problemas de linguagem, aprendizado e desenvolvimento social.

É proposto que a conectividade cerebral está comprometida. Têm sido sugeridas anormalidades do sistema límbico e dos lobos frontal e temporal. Alguns estudos de necropsia revelaram alterações da microarquitetura e do tamanho cerebral e dos neurônios. Ressonância nuclear magnética (RNM) funcional demonstra hipoatividade do giro fusiforme da amígdala, uma localização envolvida em tarefas de processamento de fase e de reconhecimento de expressões faciais, as quais estão relacionadas com o julgamento social e afetivo.

A American Academy of Pediatrics recomenda rastreamento do autismo aos 18 e 24 meses de idade. Avaliação global deve ser realizada se houver um irmão ou pai afetado ou se houver suspeita do pediatra ou dos cuidadores.

Não existem exames laboratoriais definitivos para o transtorno autístico, mas eles ajudam a afastar outros diagnósticos. Teste de audição (pode explicar os déficits de linguagem), cariótipo (para identificar síndrome do X frágil, esclerose tuberosa e polimorfismos genéticos), testes para infecções virais congênitas e para distúrbios metabólicos (fenilcetonúria) devem ser realizados. Alterações do eletroencefalograma podem ser observadas em 20 a 25% das crianças com autismo, porém não são diagnósticas. Testes psicológicos em crianças com autismo frequentemente mostram pontos fortes em tarefas não verbais (p. ex., quebra-cabeças) e deficiência significativa em habilidades cognitivas verbais. O QI geralmente é baixo, embora habilidades *savant* e hiperlexia (interesse precoce em letras e números) sejam por vezes observadas. Avaliação fonoaudiológica pode ser útil para analisar as dificuldades de comunicação.

Comorbidades frequentes são retardo mental (em até 80%), convulsões (em 25%), transtornos de ansiedade, TOC e transtorno de déficit de atenção com hiperatividade. Convulsões geralmente se iniciam junto com a puberdade. QI mais alto e capacidade melhor de linguagem estão relacionadas com melhor prognóstico. Boa comunicação aos 6 anos e capacidade cognitiva não verbal são preditores de vida independente ou capacidade de viver em situação de grupo menos estruturada.

Os estudos iniciais sobre autismo sugerem prognóstico relativamente ruim, com apenas um pequeno número de indivíduos (1 a 2%) capaz de ser independente como adulto. Estudos recentes revelam ganhos importantes, mas não a cura, com o diagnóstico e tratamento precoces.

ESQUIZOFRENIA

A esquizofrenia geralmente se inicia na adolescência ou no adulto jovem. Os mesmos critérios diagnósticos aplicados para adultos são utilizados na infância, mas devem ser interpretados conforme a etapa do desenvolvimento da criança (Tabela 20-3).

Esquizofrenia de início na infância é um transtorno raro (< 1:10.000 crianças) e geralmente se associa com formas mais graves da esquizofrenia. A incidência aumenta entre 13 e 18 anos. A incidência é aproximadamente duas vezes maior no sexo masculino do que no feminino, independente de fatores étnicos ou culturais. A etiologia da esquizofrenia é desconhecida. Diversos estudos mostraram predisposição genética para o transtorno. Ainda, estudos familiares consistentemente mostram maior risco em gêmeos monozigóticos do que em gêmeos dizigóticos e irmãos não gemelares. O risco é dez vezes maior em indivíduos com parentes de primeiro grau com esquizofrenia.

Os sintomas de esquizofrenia podem ser classificados em quatro categorias:

- **Sintomas positivos**, incluindo alucinações e delírios. As alucinações são percepções auditivas ou visuais falsas que ocorrem sem estímulo externo. Delírios são crenças

Tabela 20-2	Critérios para o Diagnóstico de Transtorno Autístico

A. Seis ou mais itens de (1), (2) e (3), com pelo menos dois de (1) e um do (2) e do (3)

1. Comprometimento qualitativo da interação social; manifestada por pelo menos dois itens seguintes:
   a. Comprometimento importante do uso de comportamentos não verbais múltiplos; como olhar olho-no-olho, expressão facial, postura corporal e gestos para regular a interação social
   b. Incapacidade de desenvolver relacionamentos com colegas apropriados para o nível de desenvolvimento mental
   c. Falta de procura espontânea para compartilhar diversão, interesses ou conquistas com outros indivíduos (p. ex., não mostra, traz ou aponta objetos de interesse)
   d. Falta de reciprocidade social ou emocional
2. Comprometimento qualitativo da comunicação, manifestado por pelo menos um dos seguintes:
   a. Atraso, ou falta completa, do desenvolvimento da linguagem falada (não acompanhada por tentativas de compensar com modos alternativos de comunicação, como gestos ou mímicas)
   b. Em indivíduos com discurso adequado, há comprometimento acentuado da capacidade de iniciar ou sustentar uma conversa com outros
   c. Uso estereotipado e repetitivo da linguagem ou de linguagem idiossincrática
   d. Falta de variação e espontaneidade em brincadeiras de faz-de-conta ou de imitar, apropriadas ao nível de desenvolvimento
3. Padrões de comportamento, interesses e atividades restritos, repetitivos e estereotipados, como manifestado por pelo menos um dos seguintes:
   a. Abrangendo preocupação com padrões de interesse estereotipados e restritos que são anormais em intensidade ou atenção
   b. Aderência aparentemente inflexível a rotinas ou rituais específicos e não funcionais
   c. Trejeitos motores estereotipados e repetitivos (p. ex., bater ou torcer os dedos ou as mãos ou movimentos complexos de todo o corpo)
   d. Preocupação persistente com partes de objetos

B. Atraso ou funcionamento anormal de pelos menos uma das seguintes áreas, com início antes dos 3 anos
   1. Interação social
   2. Linguagem utilizada na comunicação social
   3. Brincadeiras simbólicas ou imaginativas

C. O transtorno não é mais bem explicado pela síndrome de Rett ou pelo transtorno desintegrativo da infância

Tabela 20-3	Critérios para o Diagnóstico de Esquizofrenia

A. Sintomas característicos: dois ou mais dos seguintes, cada um presente por um tempo significativo durante o período de um mês (ou menos, se tratado com sucesso).
   1. Delírios
   2. Alucinações
   3. Discurso desorganizado (p. ex., fuga ou incoerência frequente)
   4. Comportamento grosseiramente desorganizado ou catatônico
   5. Sintomas negativos (i.e., afeto embotado, alogia ou avolia).

Nota: Apenas um sintoma do critério A é necessário se os delírios forem bizarros ou se as alucinações consistirem de vozes que comentam o comportamento ou os pensamentos do indivíduo, ou duas ou mais vozes que conversam entre si.

B. Disfunção social/ocupacional: por um tempo significativo, desde o início do transtorno, áreas importantes do funcionamento, como trabalho, relações interpessoais ou autocuidados estão acentuadamente abaixo do nível atingido antes do transtorno (ou quando o início é na infância ou adolescência, incapacidade de atingir os níveis esperados de realizações interpessoais, acadêmicas ou ocupacionais)

C. Duração: sinais contínuos do transtorno persistem por pelo menos 6 meses, com pelo menos um mês de sintomas (ou menos, se tratado com sucesso) que preenchem o critério A (i.e., sintomas da fase ativa) e que podem incluir períodos de pródromo ou sintomas residuais. Durante o período de pródromo ou sintomas residuais, os sinais do transtorno podem manifestar-se apenas por sintomas negativos ou por sintomas listados no critério A, presentes de forma atenuada (p. ex., crenças estranhas, percepções incomuns)

D. Transtorno esquizoafetivo e transtorno de humor: transtorno esquizoafetivo e transtorno de humor com características psicóticas são afastados (1) por ausência episódios depressivos, maníacos ou mistos ocorrendo concomitantemente aos sintomas da fase ativa ou (2) se os episódios de humor ocorrem durante os sintomas da fase ativa, a sua duração total é breve em relação à duração dos períodos ativo e residual.

E. O transtorno não é causado por efeitos fisiológicos diretos de uso abusivo de substâncias, medicações ou doença clínica

F. Se houver história de transtorno autístico ou outro transtorno de desenvolvimento pervasivo, o diagnóstico adicional de esquizofrenia é feito apenas quando há delírios proeminentes ou alucinações presentes por pelo menos um mês (ou menos, se tratado com sucesso)

Classificação da evolução longitudinal (pode ser utilizada apenas após pelo menos um ano do início dos sintomas da fase ativa):

Episódica, com sintomas residuais entre os episódios (episódios são definidos pelo reaparecimento de sintomas psicóticos proeminentes); também especificar se há presença de sintomas negativos proeminentes.

Episódica, sem sintomas residuais entre os episódios.

Contínua (sintomas psicóticos proeminentes estão presentes durante todo o período de observação); também especificar se há presença de sintomas negativos proeminentes.

falsas fixas, as quais podem ser bizarras ou não bizarras, dependendo dos padrões culturais.
- **Sintomas negativos** incluem falta de motivação e de interações sociais e afeto embotado. Os sintomas negativos são mais frequentes no início da infância e no final da adolescência. Crianças com QI mais alto geralmente apresentam mais sintomas positivos e menos sintomas negativos do que as crianças com QI mais baixo.
- **Desorganização do pensamento e comportamento** pode causar limitações significativas.
- **Comprometimento cognitivo** é comum e talvez seja a característica mais incapacitante da esquizofrenia, causando importante limitação social e funcional.

Existem cinco subtipos de esquizofrenia: paranoide, desorganizada, catatônica, indiferenciada e residual.
- **Tipo paranoide**: alucinações e delírios proeminentes com cognição relativamente normal. Os delírios geralmente são persecutórios, mas outros tipos de delírios podem ocorrer.
- **Tipo desorganizado**: discurso desorganizado, comportamento desorganizado e afeto embotado ou inapropriado.

- **Tipo catatônico**: alterações psicomotoras proeminentes que podem incluir inatividade extrema ou atividade motora excessiva. **Cataplexia** (flexibilidade cérea) é rara em crianças e adolescentes.
- **Tipo indiferenciado**: casos em que o paciente apresenta critérios diagnósticos para esquizofrenia, mas não dos tipos paranoide, desorganizado ou catatônico.
- **Tipo residual**: situação clínica na qual todos os critérios diagnósticos foram preenchidos previamente, porém não há sintomas positivos atuais proeminentes.

Para preencher os critérios diagnósticos para esquizofrenia, os sintomas clínicos devem estar presentes por pelo menos 6 meses. Se os sintomas estiverem presentes por menos de um mês, a condição é chamada de **transtorno psicótico breve**. Se os sintomas estiverem presentes por mais de um mês, porém menos de seis meses, é feito o diagnóstico de **transtorno esquizofreniforme**. Situação em que os sintomas psicóticos que não preenchem todos os critérios diagnósticos para esquizofrenia, porém são clinicamente significativos, é chamada de **transtorno psicótico não especificado**.

Existem diversos transtornos que precisam ser diferenciados da esquizofrenia, incluindo:

Transtorno esquizoafetivo é diagnosticado quando o indivíduo tem sintomas claros de esquizofrenia por pelo menos duas semanas, sem sintomas ativos de mania ou depressão. Estas síndromes afetivas ocorrem em outros momentos, mesmo na presença de sintomas psicóticos.

Depressão maior com características psicóticas e **transtorno bipolar sem características psicóticas** são diagnosticados quando sintomas psicóticos ocorrem apenas durante a evolução de depressão ou mania. Transtorno psicótico por doença clínica descreve sintomas psicóticos que são atribuídos diretamente a uma doença clínica.

Transtornos psicóticos induzidos por substâncias apresentam sintomas psicóticos relacionados com o uso de álcool ou drogas.

Transtorno psicótico compartilhado, *folie à deux*, ocorre quando sintomas de delírio de um indivíduo influenciam delírios, com conteúdos semelhantes, em outro indivíduo.

O diagnóstico diferencial ainda inclui outros transtornos como autismo, transtorno desintegrativo infantil (síndrome de Heller), síndrome de Asperger, psicose induzida por drogas e transtornos cerebrais orgânicos.

Não existem exames laboratoriais ou de imagem específicos para esquizofrenia. É um diagnóstico clínico de exclusão. Obter a história familiar, com atenção para doenças psiquiátricas, é fundamental. A avaliação da esquizofrenia inclui exame físico geral e neurológico, RNM, eletroencefalograma (para afastar epilepsia, especialmente epilepsia do lobo temporal), rastreamento do uso de substâncias e rastreamento metabólico para endocrinopatias. Também é indicada avaliação para afastar doença de Wilson e *delirium*. Sintomas psicóticos em crianças mais novas devem ser diferenciados de fantasias normais ou sintomas relacionados com uso abusivo de substâncias. Jovens com transtorno de estresse pós-traumático frequentemente apresentam lembranças vívidas e pesadelos relacionados com o evento, porém, por vezes, as lembranças podem ser menos específicas e podem incluir pesadelos com outros fatos negativos. Avaliação psicológica pode ser útil para identificar pensamentos psicóticos.

O tratamento é baseado em abordagem múltipla, incluindo uso de antipsicóticos. Os fármacos de primeira linha são os antipsicóticos atípicos (p. ex., risperidona, olanzapina, quetiapina, aripiprazol, ziprasidona e paliperidona). Os antipsicóticos típicos são fármacos de segunda linha (p. ex., haloperidol, tiotixeno, clorpromazina, trifluoperazina, loxapina e molindona). É provável que os novos antipsicóticos aprovados para uso em adultos também funcionem em jovens. Entretanto, eles não são aprovados pela Food and Drug Administration dos Estados Unidos para o uso em jovens. Os antipsicóticos podem ser potencializados com lítio ou outro estabilizador do humor. Clozapina ou eletroconvulsoterapia são reservadas para os casos resistentes.

Tratamentos psicossociais, incluindo treinamento de habilidades, psicoterapia de apoio, modificação do comportamento e terapia cognitivo-comportamental são apropriados e devem ser considerados individualmente conforme a necessidade. Deve-se ter atenção à psicoeducação dos pais e da criança sobre a doença e seu tratamento. Intervenções na escola são necessárias para garantir que qualquer necessidade especial de aprendizado seja atendida.

A evolução da esquizofrenia ocorre com exacerbações e remissões dos sintomas psicóticos. O prognóstico é pior quando o início do quadro ocorre antes dos 13 anos de idade, com sintomas de pré-doença, quando sintomas negativos importantes estão presentes e quando há história familiar de esquizofrenia.

Leitura Sugerida

American Psychiatric Association (APA): *Practice guideline for the treatment of patients with panic disorder*, ed 2, Washington (DC), 2009 Jan, American Psychiatric Association (APA). Available from the PsychiatryOnline website. Available at http://psychiatryonline.org/content.aspx?bookid=28§ionid=1680635.

Hagerman RJ, Berry-Kravis E, Kaufmann WE, et al: Advances in the treatment of fragile X syndrome, *Pediatrics* 123(1):378–390, 2009.

Huyser C, Veltman DJ, de Haan E, et al: Paediatric obsessive-compulsive disorder, a neurodevelopmental disorder? Evidence from neuroimaging, *Neurosci Biobehav Rev.* 33(6):818–830, 2009.

Ibeziako PI, Shaw J, DeMaso DR: Psychosomatic illness. In Kliegman RM, Stanton BF, St. Geme J, et al: *Nelson Textbook of Pediatrics*, 20, ed 19, Philadelphia, 2011, Elsevier, pp 67–69.

Ponniah K, Hollon SD: Empirically supported psychological treatments for adult acute stress disorder and posttraumatic stress disorder: a review, *Depress Anxiety* 26(12):1086–1109, 2009.

Shattuck PT, Durkin M, Maenner M, et al: Timing of identification among children with an autism spectrum disorder: findings from a population-based surveillance study, *J Am Acad Child Adolesc Psychiatry* 48(5):474–483, 2009.

Silber TJ: Somatization disorders: diagnosis, treatment, and prognosis, *Pediatr Rev* 32(2):56–63, 2011 quiz 63–64.

Questões Psicossociais
Cindy W. Christian e Nathan J. Blum

SEÇÃO 5

Capítulo 21

FALÊNCIA DO CRESCIMENTO NORMAL

A **falência do crescimento normal (FCN)**, ou atraso do crescimento, é um termo descritivo dado a lactentes desnutridos e crianças em tenra idade que não atingem os padrões esperados de crescimento. A expressão é mais frequentemente empregada para descrever a desnutrição relacionada com causas ambientais e/ou psicossociais. Em muitas crianças com crescimento inadequado, no entanto, componentes orgânicos e ambientais coexistem, ressaltando a importância de avaliação clínica, nutricional, do desenvolvimento, psicossocial e ambiental em todos os casos.

A FCN é frequentemente diagnosticada quando o peso cai ou permanece abaixo do percentil 3 para a idade; diminui, cruzando duas linhas principais de percentil no gráfico de crescimento ao longo do tempo; ou é inferior a 80% do peso mediano para a altura da criança. Existem discussões sobre tais definições. De acordo com os padrões do gráfico de crescimento, 3% da população se encontra naturalmente abaixo do percentil 3. Estas crianças normalmente têm baixa estatura ou atraso constitucional de crescimento, sendo geralmente proporcionais (peso normal para a altura). Além disso, nos primeiros anos de vida, podem ocorrer grandes oscilações na posição do percentil em crianças normais. As variações de peso devem ser avaliadas em relação a altura (comprimento) e perímetro cefálico. A diminuição do peso a partir de um percentil desproporcionalmente alto para um que é proporcional não causa nenhuma preocupação, mas a redução do peso para um percentual desproporcionalmente baixo é preocupante. Exceções devem ser feitas para a prematuridade; correções de peso são necessárias até os 24 meses de idade, correções de altura até os 40 meses e correções de perímetro cefálico até os 18 meses. Embora algumas variantes de crescimento possam ser difíceis de distinguir da FCN a velocidade de crescimento e as determinações do peso para altura podem ser úteis na identificação da causa. Em crianças com FCN, a má nutrição inicialmente resulta em desnutrição (deficiência no ganho de peso). O nanismo (deficiência do crescimento linear) geralmente ocorre após meses de desnutrição, quando o perímetro cefálico é poupado, exceto quando ocorre desnutrição crônica grave. A FCN que é *proporcional* (peso, altura/comprimento e perímetro cefálico proporcionais) sugere desnutrição de longa data, anormalidades cromossômicas, infecção congênita ou exposições teratogênicas. A FCN é um problema comum em pediatria, que acomete de 5 a 10% de crianças em tenra idade, de 3 a 5% das crianças internadas nos hospitais e 15% das crianças que vivem na pobreza e sob cuidados sociais.

ETIOLOGIA

Pelo fato de possíveis causas de retardo do crescimento serem diversas e muitas vezes multifatoriais, o tratamento da FCN começa com a busca cuidadosa de sua etiologia (Tabela 21-1). As causas mais comuns da FCN variam de acordo com a idade, o que deve ser lembrado na avaliação (Tabela 21-2). Na maioria dos casos, uma história abrangente e o exame físico são suficientes para sugerir ou eliminar doença clínica como causa primária da FCN. Problemas médicos primários são diagnosticados em menos de 50% das crianças hospitalizadas pela FCN e ainda menos frequentemente em crianças tratadas ambulatorialmente. O atraso do crescimento é muitas vezes uma manifestação de problemas familiares mais extensos. É clinicamente útil categorizar as causas da desnutrição em ingestão nutricional insuficiente, absorção inadequada de nutrientes ou aumento da demanda metabólica.

DIAGNÓSTICO E MANIFESTAÇÕES CLÍNICAS

A anamnese deve incluir história de prematuridade no pré-natal, tamanho ao nascimento (peso, comprimento e perímetro cefálico), bem como história familiar e de viagens. Indicadores de doenças clínicas, como vômitos, diarreia, febre, sintomas respiratórios e fadiga, devem ser observados. Uma história cuidadosa da dieta é essencial. Problemas de lactação em crianças sob aleitamento materno e preparação inadequada da fórmula láctea são causas frequentes de retardo do crescimento no início da infância. É crucial avaliar a ingestão de alimentos sólidos e líquidos para lactentes mais velhos e crianças. Devido às crenças alimentares dos pais, algumas crianças têm dietas inadequadamente restritas; outros bebem quantidades excessivas de suco de frutas, levando a má absorção ou anorexia. O horário de refeição diário (momento, frequência, localização) também deve ser ressaltado. As práticas durante as refeições, especialmente distrações que interferem na conclusão das refeições, podem influenciar o crescimento. A avaliação psicossocial completa da criança e da família é necessária. Fatores da criança (temperamento, desenvolvimento), fatores parentais (depressão, violência doméstica, isolamento social, retardo mental, abuso de substâncias) e fatores ambientais e sociais (pobreza, desemprego, analfabetismo, intoxicação por chumbo), todos podem contribuir para o retardo do crescimento.

Um exame físico completo e a triagem do desenvolvimento devem avaliar sinais de maus-tratos e violência; problemas orais ou dentários; indicadores de doença pulmonar, cardíaca ou gastrointestinal; e características dismórficas que podem sugerir uma

Tabela 21-1	Causas de Falência do Crescimento Normal

AMBIENTAIS (COMUNS)
Privação emocional
Ruminação
Maus-tratos infantis
Depressão materna
Pobreza
Técnicas de alimentação inadequadas
Preparação incorreta de fórmula láctea
Ambiente das refeições inadequado
Crenças nutricionais parentais incomuns

GASTROINTESTINAIS
Fibrose cística e outras causas de insuficiência pancreática
Doença celíaca
Outras síndromes de má absorção
Refluxo gastrointestinal

CONGÊNITAS/ANATÔMICAS
Anormalidades cromossômicas, síndromes genéticas
Doença cardíaca congênita
Anormalidades gastrointestinais (p. ex., estenose pilórica, má rotação)
Anéis vasculares
Obstrução das vias aéreas superiores
Cáries dentárias
Síndromes de imunodeficiência congênita

INFECÇÕES
Vírus da imunodeficiência humana
Tuberculose
Hepatite
Infecção do trato urinário, sinusite crônica, infecção parasitária

METABÓLICAS
Doenças da tireoide
Doença adrenal ou hipofisária
Aminoacidúria, acidúria orgânica
Galactosemia

NEUROLÓGICAS
Paralisia cerebral
Tumores hipotalâmicos e outros tumores do sistema nervoso central
Síndromes de hipotonia
Doenças neuromusculares
Doenças degenerativas e de depósito

RENAIS
Insuficiência renal crônica
Acidose tubular renal
Infecção do trato urinário

HEMATOLÓGICAS
Doença falciforme
Anemia ferropriva

Tabela 21-2	Causas Comuns de Desnutrição no Início da Vida

RECÉM-NASCIDO
Falha no aleitamento materno
Preparação inadequada de fórmula láctea
Síndromes congênitas
Infecções pré-natais
Exposições teratogênicas

LACTENTES JOVENS
Depressão materna
Preparação inadequada de fórmula láctea
Refluxo gastroesofágico
Pobreza
Doença cardíaca congênita
Fibrose cística
Anormalidades neurológicas
Negligência infantil e maus-tratos

FINAL DO PERÍODO DE LACTENTE
Doença celíaca
Intolerância alimentar
Negligência infantil e maus-tratos
Introdução tardia de alimentos apropriados à idade
Consumo de suco

APÓS O PERÍODO DE LACTENTE
Doenças adquiridas
Criança altamente dispersiva
Consumo de suco
Lutas por autonomia
Ambiente inadequado para as refeições
Dieta inadequada

causa genética ou teratogênica para o retardo do crescimento. Um exame neurológico completo pode revelar espasticidade ou hipotonia, que pode ter efeitos indesejáveis sobre a alimentação e o crescimento. Achados físicos relacionados com a desnutrição incluem redução da gordura subcutânea, diminuição da massa muscular, dermatite, hepatomegalia, queilose ou edema (Cap. 30). Além disso, crianças com FCN têm mais otite média, infecções respiratórias e gastrointestinais do que controles pareados por idade; crianças gravemente desnutridas estão sob risco de uma variedade de infecções graves.

Os achados de anamnese e exame físico devem orientar a avaliação laboratorial. Testes de triagem simples são recomendados para identificar doenças comuns que causam a falência do crescimento e para pesquisar problemas clínicos decorrentes de desnutrição. Os exames iniciais podem incluir hemograma completo, triagem para anemia ferropriva e intoxicação por chumbo, exame de urina, cultura de urina e eletrólitos séricos para avaliar infecção ou disfunção renal, hormônios tireoidianos, testes de função hepática e um teste cutâneo para rastreio de tuberculose. Também se pode indicar sorologia para o vírus da imunodeficiência humana. Para as crianças com diarreia, dor abdominal ou fezes com odor fétido, indicar coleta de fezes para protoparasitológico e cultura. A revisão da triagem metabólica do recém-nascido também pode ser justificada. A observação da alimentação mediante visitas domiciliares, se possível, é de grande valor diagnóstico na avaliação de problemas de alimentação, preferências alimentares, distrações na hora da refeição, interações incomuns ou desordenadas entre pais e filhos e o ambiente doméstico.

TRATAMENTO

O tratamento deve abordar as necessidades nutricionais da criança e as questões sociais da família. O tratamento inicial deve concentrar-se no manejo nutricional e clínico da criança procurando envolver a família no plano de tratamento. Pais de crianças desnutridas podem sentir-se pessoalmente responsáveis e ameaçados pelo diagnóstico de FCN. Os pais podem estar tão deprimidos ou disfuncionais que não consigam se concentrar nas necessidades dos filhos; podem não reconhecer a contribuição de questões psicossociais e familiares para a desnutrição. Essas questões podem ter um efeito profundo sobre o sucesso do tratamento e precisam ser abordadas.

As crianças com desnutrição leve, cuja causa é facilmente identificada, podem ser tratadas pelo médico da atenção primária e pela família. Em casos mais difíceis, uma equipe multidisciplinar, incluindo pediatras, nutricionistas, especialistas em desenvolvimento, enfermeiros e assistentes sociais, melhora o resultado nutricional nas crianças com FCN. A maioria das crianças com FCN pode ser tratada em ambiente ambulatorial. As crianças com desnutrição grave, com diagnósticos subjacentes que requerem hospitalização para avaliação ou tratamento, ou cuja segurança está em perigo por causa de maus-tratos, requerem hospitalização. A internação hospitalar de crianças para induzir e documentar ganho de peso não é recomendada a menos que uma avaliação e intervenção ambulatoriais intensivas tenham falhado ou as circunstâncias sociais sejam uma contraindicação para a tentativa de tratamento ambulatorial.

O manejo nutricional é a base do tratamento, independentemente da etiologia. As crianças com FCN podem exigir mais do que 1,5 vez a ingestão de calorias e proteínas que a esperada para a idade para recuperar o crescimento. Crianças com FCN que são anoréxicas e comedoras seletivas (*picky eaters*) podem não conseguir consumir essa quantidade em volume e requerem alimentos caloricamente densos. Para lactentes alimentados com fórmula láctea, a concentração da fórmula pode ser ajustada de maneira apropriada (Tabela 21-3). Para crianças na primeira infância, as mudanças na dieta devem incluir aumento da densidade calórica de alimentos favoritos adicionando manteiga, óleo, creme de leite, manteiga de amendoim ou outros alimentos de alto teor calórico. Suplementos orais de alto teor calórico (1,06 caloria/g) são frequentemente bem tolerados pelas crianças. Em alguns casos, aditivos de carboidratos, gordura ou proteínas específicos são utilizados para reforçar o aumento das calorias sem aumentar o volume. Além disso, é necessária a suplementação de vitaminas e minerais, especialmente durante a recuperação do crescimento. Em geral, recomenda-se a abordagem mais simples e menos dispendiosa para a mudança na dieta.

Dependendo da gravidade da desnutrição, o início de recuperação do crescimento pode levar duas semanas. Pode-se observar ganho de peso inicial de duas a três vezes o crescimento normal. A melhora do peso precede a melhora da estatura. Para crianças com desnutrição crônica, grave, muitos meses são necessários para reverter todas as alterações do crescimento. Embora muitas crianças com FCN subsequentemente atinjam o tamanho normal, elas permanecem sob risco para problemas de desenvolvimento, aprendizagem e comportamento.

COMPLICAÇÕES

A desnutrição se associa com prejuízo da defesa do hospedeiro. As crianças com FCN podem sofrer de um **ciclo de desnutrição-infecção**, em que as infecções recorrentes agravam a desnutrição, levando a uma maior suscetibilidade a infecção. Crianças com FCN devem ser avaliadas e tratadas rapidamente para a infecção devendo ser acompanhadas de perto.

Tabela 21-3 — Preparação de Fórmula Láctea Infantil*

QUANTIDADE DE PÓ/LÍQUIDO	QUANTIDADE DE ÁGUA (ML)	CONCENTRAÇÃO FINAL
1 xícara de fórmula láctea em pó	860	20 kcal/30 ml
4 colheres-medida de fórmula láctea em pó	240	20 kcal/30ml
390 ml de líquido concentrado	390	20 kcal/30ml
1 xícara de fórmula láctea em pó	720	24 kcal/30ml
5 colheres-medida de fórmula láctea em pó	240	24 kcal/30ml
390 ml líquido concentrado	270	24 kcal/30ml
1 xícara de fórmula-láctea em pó	630	27 kcal/30ml
5,5 colheres-medida fórmula láctea em pó	240	27 kcal/30ml
390 ml de líquido concentrado	180	27 kcal/30ml

De Jew R, editor: Department of Pharmacy Services Pharmacy Handbook and Formulary, 2000–2001. *Hudson, Ohio, 2000, Department of Pharmacy Services, p 422.*

*As concentrações finais são alcançadas pela adição de fórmula à água. Uma colher de fórmula láctea em pó = uma colher de sopa de medição. Para crianças saudáveis, fórmulas são preparadas para fornecer 20 kcal/30 ml

Durante a inanição, o corpo retarda processos metabólicos e o crescimento com o objetivo de minimizar a necessidade de nutrientes, utilizando os estoques de glicogênio, gordura e proteína para manter as necessidades metabólicas normais. O corpo geralmente mantém a homeostase e as concentrações séricas normais dos eletrólitos. Com a rápida reinstituição da alimentação após inanição, pode haver perda de homeostase hidroeletrolítica. As alterações nas concentrações séricas de eletrólitos e as complicações associadas são denominadas coletivamente de **síndrome da realimentação**. Estas alterações tipicamente afetam o fósforo, o potássio, o cálcio e o magnésio e podem resultar em problemas cardíacos, pulmonares ou neurológicos. Bebês e crianças com marasmo, kwashiorkor e anorexia nervosa e aqueles que tiveram jejum prolongado estão sob risco de síndrome de realimentação. A síndrome de realimentação pode ser evitada através da instituição lenta da nutrição, com acompanhamento atento dos eletrólitos séricos durante os primeiros dias de alimentação e reposição imediata de eletrólitos perdidos.

Ocasionalmente, crianças que vivem sob privação psicológica desenvolvem baixa estatura com ou sem FCN concomitante ou puberdade atrasada, uma síndrome chamada **baixa estatura psicossocial**. Os sinais e sintomas incluem polifagia, polidipsia, acúmulo e roubo de comida, empanturramento de alimentos até ocorrerem vômitos, beber de vasos sanitários além de outros comportamentos bizarros. As crianças acometidas são muitas vezes tímidas e passivas e são tipicamente deprimidas e socialmente afastadas. A disfunção endócrina é frequentemente identificada em crianças acometidas, podendo apresentar secreção reduzida do hormônio do crescimento com resposta precária à administração exógena do hormônio do crescimento. A remoção da criança do ambiente adverso geralmente resulta em melhora rápida de função endócrina e subsequente crescimento somático e puberal da criança. O prognóstico para crianças com baixa estatura psicossocial depende da idade no momento do diagnóstico e do grau do trauma psicológico. A identificação precoce e a retirada do ambiente pressagia um prognóstico saudável. Os pacientes diagnosticados no final da infância ou na adolescência podem não atingir seu potencial genético para crescimento e têm um prognóstico psicossocial mais reservado.

Capítulo 22

ABUSO E NEGLIGÊNCIA INFANTIL

Poucos problemas sociais têm um impacto tão profundo no bem-estar das crianças como o abuso e a negligência infantis. A cada ano, nos Estados Unidos, 3 milhões de notificações de suspeitas de maus-tratos são feitas para agências de bem-estar infantil. Cerca de 1 milhão destes relatos são fundamentados após investigação pelos Serviços de Proteção à Criança (CPS). Estes relatos representam apenas uma pequena parte das crianças que sofrem maus-tratos. As pesquisas com os pais indicam que vários milhões de adultos admitem violência física contra os filhos a cada ano, e muitos mais relatam experiências abusivas quando crianças. As leis federais e estaduais nos Estados Unidos definem abuso e negligência infantil. Cada estado determina o processo de investigação de abuso, proteção das crianças e manutenção de perpetradores responsáveis por suas ações ou omissões. Eventos adversos na infância, tais como abuso e negligência infantis, aumentam o risco para o desenvolvimento do indivíduo de comportamentos na adolescência e idade adulta que preveem morbidade e mortalidade precoce do adulto. A capacidade de reconhecer maus-tratos na infância, e efetivamente defender a proteção e segurança de uma criança, é um grande desafio na prática pediátrica, o que pode ter uma influência profunda sobre a saúde e o bem-estar futuro de uma criança.

O abuso de crianças é um comportamento parental destrutivo para o desenvolvimento físico ou emocional normal de uma criança. Pelo fato de as definições de abuso variarem de acordo com crenças religiosas e culturais, experiências individuais e educação familiar, vários médicos têm limiares diferentes para relatar suspeita de abuso para o CPS. Em todos os estados, os médicos são obrigados por lei a identificar e notificar todos os casos de *suspeita* de abuso e negligência de crianças. É responsabilidade do CPS investigar relatos de suspeita de abuso e garantir a segurança em curso da criança. As leis estaduais também definem atos intencionais ou atos imprudentes que causam dano a uma criança como crimes. A observância da lei investiga crimes como abuso sexual e abuso físico ou negligência grave para possíveis acusações criminais contra um perpetrador.

Abuso e negligência de crianças são frequentemente considerados em grandes categorias que incluem abuso físico, abuso sexual, abuso emocional e negligência. A negligência é a mais comum, responsável por cerca de metade dos relatos enviados aos órgãos de bem-estar infantil. A **negligência infantil** é definida por omissões que impedem que as necessidades básicas da criança sejam atendidas. Essas necessidades incluem alimentação, vestuário, supervisão, habitação, cuidados de saúde, educação e alento adequados. O abuso e a negligência de crianças resultam de uma complexa interação de fatores de risco individuais, familiares e sociais. Embora alguns fatores de risco, como abuso de substância pelo progenitor, depressão materna e violência doméstica, sejam fortes fatores de risco para maus-tratos, eles são mais bem considerados como marcadores amplamente definidos para alertar um médico de um risco potencial, não determinantes de abuso e negligência específicos.

A capacidade de identificar as vítimas de abuso infantil varia de acordo com a idade do paciente e o tipo de maus-tratos sustentados. As crianças vítimas de abuso sexual são frequentemente levadas para atendimento médico depois que fazem uma revelação, e o diagnóstico é simples. Crianças fisicamente abusadas podem ser levadas para avaliação médica devido a irritabilidade ou letargia, sem divulgação do trauma. Se os ferimentos da criança não forem graves ou visíveis, o diagnóstico pode ser relegado. Cerca de um terço dos lactentes com traumatismo craniano abusivo inicialmente são erroneamente diagnosticados por médicos desavisados, sendo identificados apenas depois de sofrer ainda mais lesões. Embora os médicos inerentemente confiem nos pais, é necessária atenção constante para a possibilidade de abuso.

ABUSO FÍSICO

O abuso físico de crianças por parte dos pais atinge crianças de todas as idades. Estima-se que 1 a 2% das crianças sejam fisicamente abusadas durante a infância e que cerca de 1.500 crianças são fatalmente feridas a cada ano. Apesar de as mães serem mais citadas como autoras de abuso físico, os ferimentos graves, como traumatismo craniano ou abdominal, são mais propensos a serem praticados pelos pais da criança ou pelos namorados da mãe. O diagnóstico de abuso físico pode ser realizado facilmente se a criança tiver sido golpeada, apresentar lesões externas visíveis ou conseguir fornecer uma história de abuso. Em muitos casos, o diagnóstico não é evidente. A história fornecida pelo progenitor frequentemente é imprecisa porque este não está disposto a fornecer a história correta ou é um progenitor não agressor que não tem conhecimento do abuso. A criança pode ser muito jovem ou estar muito doente para fornecer uma história do ataque. Uma criança mais velha pode estar muito assustada para fazê-lo, ou pode ter um forte senso de lealdade para com o agressor.

O **diagnóstico** de abuso físico inicialmente é sugerido por uma história que parece incongruente com a apresentação clínica da criança (Tabela 22-1). Embora a lesão de qualquer sistema de órgãos possa ocorrer em decorrência de abuso físico, algumas lesões são mais comuns. Hematomas são achados universais em crianças saudáveis atendidas em ambulatório, mas também estão entre as lesões mais comuns identificadas em crianças abusadas. Hematomas sugestivos de abuso incluem aqueles que são padronizados, como uma marca de tapa no rosto ou marcas de cabo de extensão em alça no corpo (Fig. 22-1). Hematomas em crianças saudáveis geralmente

Tabela 22-1	Indícios para o Diagnóstico de Abuso Físico

A criança apresenta-se para atendimento médico com lesões significativas e a história de trauma é negada, especialmente se a criança for lactente ou estiver na primeira infância.

A história fornecida pelo cuidador não explica as lesões identificadas.

A história da lesão muda significativamente ao longo do tempo.

Uma história de trauma autoinfligido não tem correlação com as habilidades de desenvolvimento da criança.

Há um atraso inesperado ou inexplicável na busca de atendimento médico.

Sistemas de múltiplos órgãos são lesionados, incluindo lesões de várias idades.

As lesões são patognomônicas para abuso infantil.

são distribuídos sobre proeminências ósseas; hematomas que ocorrem em uma distribuição anormal, tais como concentradas no tronco, nas orelhas e no pescoço, são causa de preocupação. Hematomas em lactentes não deambulantes são incomuns, ocorrendo em menos de 2% das crianças saudáveis atendidas em cuidados médicos de rotina. Ocasionalmente um hematoma sutil pode ser o único indício externo de abuso e pode ser associado a uma lesão interna significativa.

Queimaduras são lesões pediátricas comuns e geralmente representam traumatismo não intencional evitável (Cap. 44). Aproximadamente 10% das crianças hospitalizadas com queimaduras são vítimas de abuso. Queimaduras infligidas podem ser resultado do contato com objetos quentes (ferros, aquecedores ou cigarros), mas mais comumente resultam de lesões escaldantes (Fig. 22-2). Queimaduras por água quente da torneira em bebês e crianças na primeira infância são, por vezes, resultado de lesões de imersão intencionais, que geralmente ocorrem em torno de problemas no treinamento para uso do banheiro. Estas queimaduras têm linhas claras de demarcação, uniformidade de profundidade da queimadura e padrão típico.

Fraturas infligidas ocorrem mais comumente em lactentes e crianças em tenra idade. Embora as fraturas de diáfise sejam mais comuns em abuso, elas não são específicas para lesão infligida. As fraturas que devem levantar suspeita de abuso incluem aquelas inexplicáveis; ocorrem em crianças em tenra idade não deambulantes ou envolvem vários ossos. Determinadas fraturas têm alta especificidade para abuso, como fraturas de costela, metafisárias, escapulares, vertebrais ou outras fraturas incomuns (Fig. 22-3). Algumas doenças metabólicas podem ser confundidas com abuso e devem ser consideradas no diagnóstico diferencial quando for o caso.

A lesão abdominal é uma forma rara, mas grave de abuso físico. Traumatismo fechado no abdome é o principal mecanismo de lesão e lactentes e crianças na primeira infância são as vítimas mais comuns. As lesões de órgãos sólidos, tais como fígado ou pâncreas, predominam e lesão de vísceras ocas ocorre mais comumente com traumatismo infligido do que com acidental. Mesmo em casos de

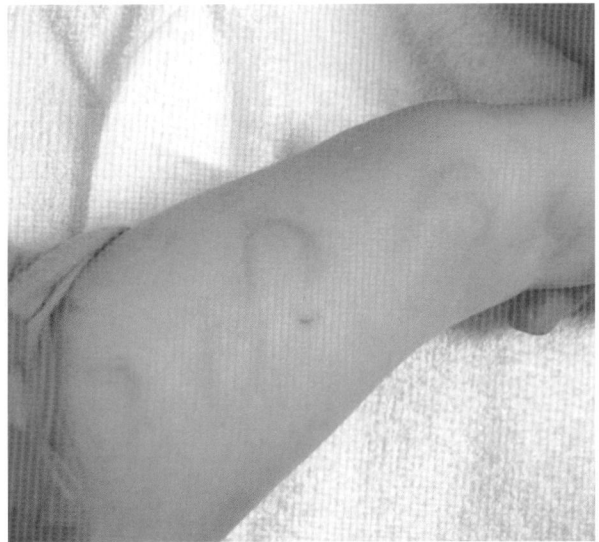

Figura 22-1 – Várias marcas de fio em alça em uma criança de 2 anos, vítima de abuso, que se apresentou no hospital com várias queimaduras não tratadas nas costas, nos braços e nos pés.

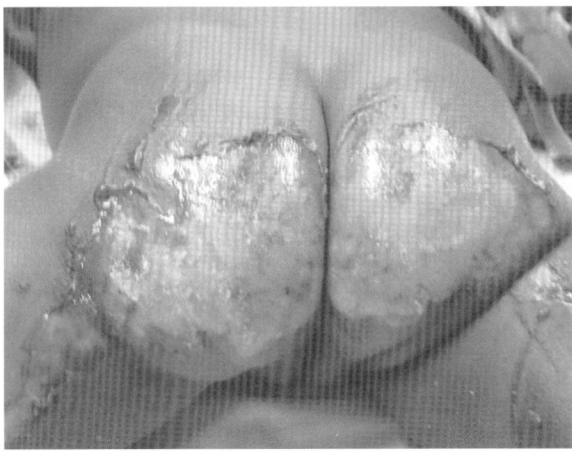

Figura 22-2 – Criança de 1 ano levada ao hospital com história de ter sentado em um aquecedor quente. Lesões suspeitas como estas exigem uma investigação médica e social completa, incluindo um exame do esqueleto para buscar lesões ósseas ocultas e a avaliação do bem-estar da criança.

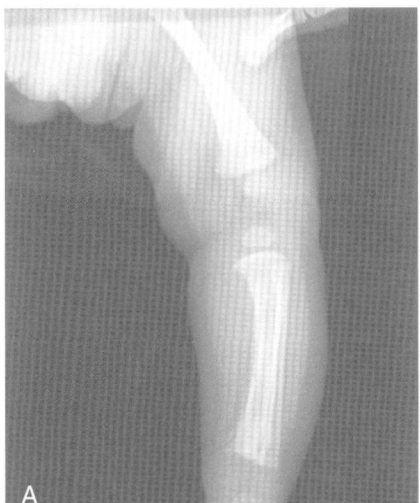
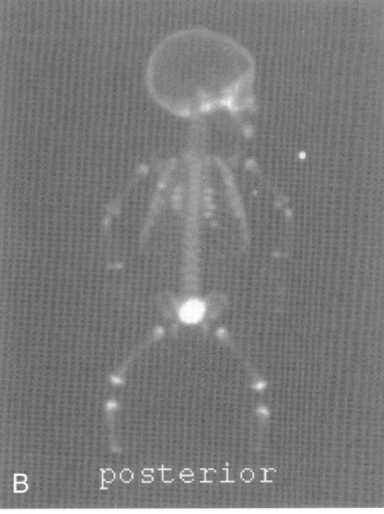
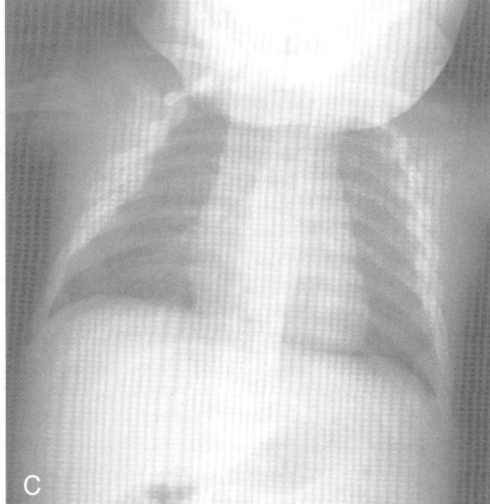

Figura 22-3 – **A**, Fratura metafisária da tíbia distal em um bebê de 3 meses, internado no hospital com traumatismo craniano grave. Também existe nova formação óssea periosteal da tíbia, talvez de uma lesão anterior. **B**, cintilografia óssea da mesma criança. Radiografia de tórax inicial mostrou uma única fratura da quarta costela posterior direita. A cintilografia óssea com radionucleotídeo realizada dois dias mais tarde revelou múltiplas fraturas anteriores não reconhecidas das costelas posteriores e laterais. **C**, Radiografias de acompanhamento 2 semanas mais tarde mostraram múltiplas fraturas de costelas em cicatrização. Este padrão de fratura é altamente específico para abuso infantil. O mecanismo destas lesões é geralmente compressão violenta do peito.

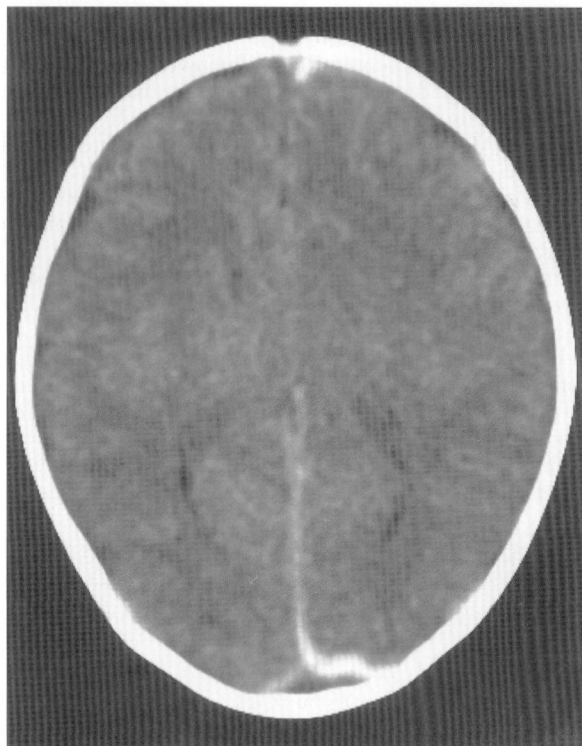

Figura 22-4 – Hemorragia subdural aguda na fissura inter-hemisférica posterior em uma criança que sofreu abuso.

traumatismo grave, pode não haver hematomas na parede abdominal. A ausência de um traumatismo externo, juntamente com história habitual imprecisa, pode causar atrasos no diagnóstico. Uma avaliação cuidadosa frequentemente revela lesões adicionais. O traumatismo abdominal é a segunda principal causa de mortalidade decorrente de abuso físico, embora o prognóstico geralmente seja bom para as crianças que sobrevivem ao ataque agudo.

O traumatismo craniano abusivo é a principal causa de mortalidade e morbidade decorrente de abuso físico. A maioria das vítimas é jovem; lactentes predominam. Sacudidas e traumatismos de impacto não cortante causam lesões. Os autores são mais comumente pais e namorados e tipicamente o traumatismo é precipitado pela intolerância do autor a uma criança que chora, inquieta. As vítimas apresentam sintomas neurológicos que variam de letargia e irritabilidade a convulsões, apneia e coma. Médicos desavisados fazem diagnóstico errado de cerca de um terço dos lactentes, e destes, mais de 25% são novamente lesionados antes do diagnóstico. Um achado comum na apresentação é hemorragia subdural, frequentemente associada a edema cerebral progressivo (Fig. 22-4). Lesão hipóxico-isquêmica é um contribuinte significativo para a fisiopatologia da lesão cerebral. Achados associados incluem hemorragias retinianas (observadas em muitas vítimas, mas não em todas) e traumatismo esquelético, como fraturas de costela e metafisárias clássicas. No momento do diagnóstico, muitas crianças com traumatismo craniano têm evidência de lesão anterior. Os sobreviventes estão em alto risco de sequelas neurológicas permanentes.

O extenso **diagnóstico diferencial** de abuso físico depende do tipo de lesão (Tabela 22-2). Para as crianças que apresentam lesões patognomônicas para sistemas de múltiplos órgãos, uma busca exaustiva para diagnósticos clínicos é injustificada. Crianças com doenças clínicas incomuns têm sido incorretamente diagnosticadas como vítimas de abuso, enfatizando a necessidade de avaliações cuidadosas, objetivas, de todas as crianças. Todos os lactentes e crianças em tenra idade que se apresentam com lesões suspeitas devem ser submetidas a um exame do esqueleto para

Tabela 22-2	Diagnóstico Diferencial de Abuso Físico*

HEMATOMAS
Lesão acidental (comum)
Distúrbios dermatológicos
    Manchas mongólicas
    Eritema multiforme
    Fitofotodermatite
Distúrbios hematológicos
    Púrpura Trombocitopênica idiopática
    Leucemia
    Hemofilia
    Deficiência de vitamina K
    Coagulopatia intravascular disseminada
Práticas culturais
    Cao gio (cunhagem)
    Quat sha (esfregar colher)
Infecção
    Sepse
    Púrpura fulminante (meningococemia)
Doenças genéticas
    Síndrome de Ehlers-Danlos
    Disautonomia familiar (com indiferença congênita à dor)
    Vasculite
    Púrpura de Henoch-Schönlein

QUEIMADURAS
Queimaduras acidentais (comuns)
Infecção
    Síndrome da pele escaldada estafilocócica
    Impetigo
Dermatológica
    Fitofotodermatite
    Síndrome de Stevens-Johnsons
    Erupção medicamentosa fixa
    Epidermólise bolhosa
    Dermatite de fralda grave, incluindo a ingestão Ex-Lax
Práticas culturais
    Ventosaterapia
    Moxabustão

FRATURAS
Lesão acidental
Traumatismo ao nascimento
Doença óssea metabólica
    Osteogênese imperfeita
    Deficiência de cobre
Raquitismo
Infecção
    Sífilis congênita
    Osteomielite

Tabela 22-2	Diagnóstico Diferencial de Abuso Físico* – continuação

TRAUMATISMO CRANIANO
Traumatismo craniano acidental
Distúrbios hematológicos
    Deficiência de vitamina K (doença hemorrágica do recém-nascido)
    Hemofilia
Anormalidades vasculares intracranianas
Infecção
Doenças metabólicas
    Acidúria glutárica tipo I, síndrome do cabelo crespo de Menkes

De *Christian CW: Child abuse physical. In Schwartz MW, editor:* The 5-minute Pediatric Consult, *ed 3, Philadelphia, 2003, Lippincott Williams & Wilkins.*
*Diagnóstico diferencial de abuso físico varia de acordo com o tipo de lesão e o sistema de órgão envolvido.

busca de fraturas ou cicatrizações ocultas. Um terço dos bebês com múltiplas fraturas, lesões faciais ou fraturas de costelas pode apresentar traumatismo craniano oculto. Para estas crianças pode-se indicar a realização de imagens do cérebro.

ABUSO SEXUAL

O abuso sexual infantil é o envolvimento de crianças em atividades sexuais que elas não conseguem entender, pois seu nível de desenvolvimento ainda não está preparado para que possa dar seu consentimento, e que viola tabus sociais. O abuso sexual pode ser um evento único, mas mais comumente é crônico. A maioria dos autores da agressão é de adultos ou adolescentes que são conhecidos da criança e têm poder real ou percebido sobre ela. A maioria dos abusos sexuais envolve manipulação e coerção e não envolve violência física. Embora ocorram ataques por estranhos, eles não são frequentes. Os agressores são mais frequentemente do sexo masculino e incluem progenitores, parentes, professores, amigos da família, membros do clero e outros indivíduos que têm acesso a crianças. Todos os autores se esforçam para evitar que a criança revele o abuso e frequentemente o fazem com coerção ou ameaças.

Cerca de 80% das vítimas são meninas, embora o abuso sexual de meninos seja indevidamente reconhecido e subnotificado. As crianças geralmente obtêm atenção depois de terem feito uma revelação de seu abuso. Elas podem revelar o abuso a um progenitor não agressor, irmão, parente, amigo ou professor. Crianças geralmente atrasam a revelação por muitas semanas, meses ou anos após o abuso, especialmente se o autor tiver acesso contínuo à criança. O abuso sexual também deve ser considerado em crianças que têm problemas de comportamento, embora nenhum comportamento seja patognomônico. Os comportamentos hipersexuais devem levantar a possibilidade de abuso, embora algumas crianças com estes comportamentos sejam expostas a comportamentos sexuais inapropriados em televisão ou vídeos ou testemunhem atividade sexual adulta. O abuso sexual é ocasionalmente reconhecido pela descoberta de uma lesão vaginal, peniana ou anal inexplicável ou pela descoberta de uma doença sexualmente transmissível.

Na maioria dos casos, o diagnóstico de abuso sexual é feito pela história obtida da criança. Nos casos em que o abuso sexual tenha sido relatado ao CPS ou à polícia (ou ambos) e a criança tenha sido entrevistada antes da consulta médica, uma entrevista forense completa no consultório do médico não é necessária. Muitas comunidades têm sistemas em vigor para garantir entrevistas investigativas de qualidade de crianças abusadas sexualmente. No entanto, se nenhum outro profissional tiver falado com a criança sobre o abuso, ou a criança fizer uma divulgação espontânea ao médico, a criança deve ser entrevistada com perguntas que sejam abertas e não orientadas. Em todos os casos, a criança deve ser questionada sobre questões médicas relacionadas com o abuso, tais como momento do ataque e sintomas (sangramento, secreção ou dor genital).

O **exame físico** deve ser completo, com inspeção cuidadosa dos órgãos genitais e ânus. A maioria das crianças abusadas sexualmente tem um exame genital normal no momento da avaliação médica. Lesões genitais são observadas mais comumente nas crianças que se apresentam para cuidados médicos dentro de 72 horas do ataque mais recente e em crianças que relatam sangramento genital, mas elas são diagnosticadas em apenas 5 a 10% de crianças abusadas sexualmente. Muitos tipos de abuso sexual (carícias, coito vulvar, contato genital oral) não lesionam o tecido genital, e a mucosa genital cicatriza tão rápida e completamente que as lesões frequentemente cicatrizam quando do exame médico. Para crianças que se apresentam no período de 72 horas após o ataque mais recente, deve-se dar atenção especial à identificação de lesão aguda e à presença de sangue ou sêmen na criança. Lesões de mucosa oral, seios ou coxas não devem ser menosprezadas. A coleta de provas forenses é necessária em alguns casos e tem maior rendimento quando realizada nas primeiras 24 horas após um ataque agudo. Poucos achados são diagnósticos de agressão sexual, mas os achados com a maior especificidade incluem lacerações agudas inexplicadas ou equimoses do hímen, frênulo do pequeno lábio posterior ou ânus, transecção completa do hímen, cicatrização anogenital inexplicável ou gravidez em uma adolescente sem outra história de atividade sexual.

A **avaliação laboratorial** de uma criança abusada sexualmente é determinada por idade, história e sintomas da criança. A triagem universal de doenças sexualmente transmissíveis para crianças pré-púberes é desnecessária, porque o risco de infecção é baixo em crianças assintomáticas. O tipo de ataque, a identidade e a história clínica conhecida do autor, bem como a epidemiologia de infecções transmitidas sexualmente na comunidade, também são considerados. Muitos médicos utilizam o teste de amplificação de ácido nucleico para triagem de infecções sexualmente transmissíveis em crianças vítimas de abuso sexual, porque estes testes têm excelente sensibilidade, mantendo boa especificidade para DST em crianças e adolescentes. O diagnóstico da maioria das infecções sexualmente transmissíveis em crianças pequenas requer uma investigação por abuso sexual (Cap. 116).

TRATAMENTO

O tratamento do abuso infantil inclui tratamento médico para lesões e infecções, documentação médica cuidadosa de declarações e achados verbais e defesa permanente para a segurança e saúde da criança (Fig. 22-5). Os pais sempre devem ser informados sobre a suspeita de abuso e a necessidade de relatá-lo ao CPS, com foco sobre a necessidade de garantir a segurança e o bem-estar da criança. Crimes cometidos contra crianças também são investigados por força da lei, para que a polícia possa envolver-se em alguns, mas não em todos, os casos de suspeita de abuso. Os médicos ocasionalmente são chamados a testemunhar em audiências em tribunais relativas a questões civis, como dependência e guarda, ou a questões criminais. Análise criteriosa dos prontuários e preparação para a audiência no tribunal são necessárias para fornecer um relato orientado, imparcial da situação clínica da criança e dos diagnósticos.

A prevenção de maus-tratos infantis é um grande desafio. Existem alguns programas parcialmente bem-sucedidos de prevenção primária. Programas de enfermagem de visita domiciliar que começam durante a gravidez e continuam até o início da infância podem reduzir o risco de abuso e negligência. Demonstrou-se que o treinamento do médico para triagem de fatores de risco nos pais fornece suporte às famílias e reduz a violência contra as crianças em algumas populações. Em última análise, os médicos sempre precisam estar conscientes do diagnóstico, conscientes de seus mandatos profissionais e dispostos a advogar em nome desses pacientes vulneráveis.

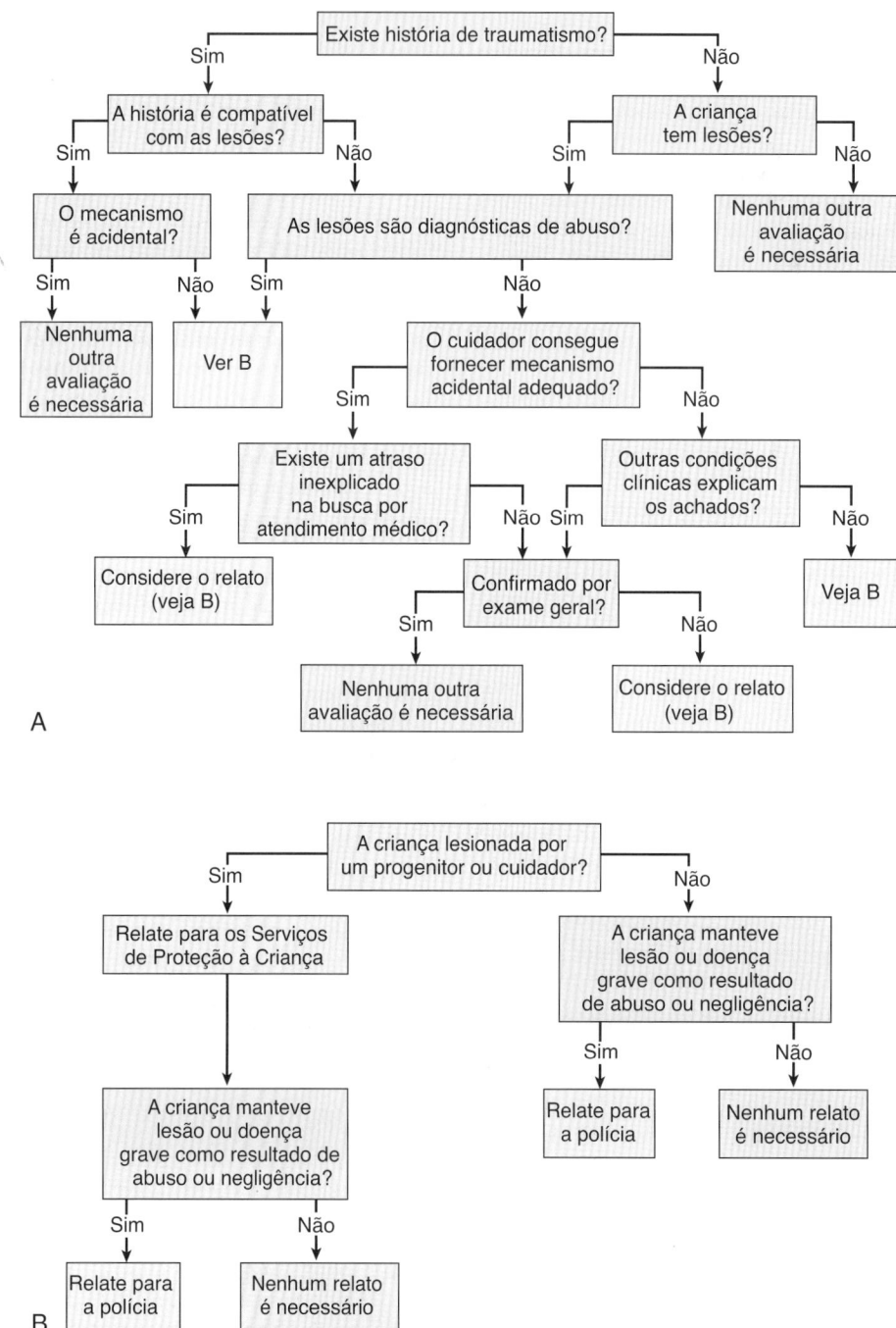

Figura 22-5 – **A**, Abordagem da abertura do inquérito civil e criminal de suspeita de abuso. **B**, Relato para os Serviços de Proteção à Criança (CPS) ou por força da lei, ou ambos, em casos de abuso de crianças. Relatórios dos CPS são necessários quando uma criança é ferida por um dos pais, por um adulto que atua como tutor ou por um cuidador da criança. A polícia investiga crimes contra crianças cometidos por qualquer pessoa, incluindo os pais ou outros cuidadores. *(From Christian CW: Child abuse. In Schwartz MW, editor:* Clinical Handbook of Pediatrics, *ed 3, Baltimore, 2003, Lippincott Williams & Wilkins, pp 192–193.)*

Capítulo 23

HOMOSSEXUALIDADE E IDENTIDADE DE GÊNERO

O desenvolvimento da sexualidade ocorre ao longo da vida de uma criança. A sexualidade inclui papéis de gênero, identidade de gênero, orientação sexual e comportamentos sexuais. Ela é influenciada por fatores biológicos e sociais e experiência individual. Os pediatras provavelmente serão consultados se os pais tiverem uma preocupação com desenvolvimento sexual de seu filho. Um pediatra que fornece um ambiente aberto e sem julgamentos pode ser um recurso valioso para um adolescente com perguntas sobre comportamentos heterossexuais, homossexualidade ou identidade de gênero (Tabela 23-1).

DESENVOLVIMENTO DA IDENTIDADE SEXUAL

Os comportamentos sexuais ocorrem durante toda a infância. No início da vida, crianças do sexo masculino podem ter ereções e bebês do sexo feminino são capazes de lubrificação vaginal. Durante o período pré-escolar, a masturbação ocorre em ambos os sexos. Entre 2 e 3 anos, crianças se identificam como menino ou menina, mas a compreensão de que se é sempre do sexo masculino ou do sexo feminino pode não se desenvolver até 4 a 5 anos. Afirmar que se quer ser um membro do sexo oposto e fingir ser um membro do sexo oposto não são comportamentos incomuns nesta faixa etária. Crianças pré-escolares precisam começar a aprender que os órgãos genitais e comportamentos sexuais são particulares; é comum para uma criança em idade pré-escolar tocar seus genitais em público, mostrar seus genitais para os outros ou despir-se em público. Seria altamente incomum para uma criança em idade pré-escolar imitar a relação sexual ou outros comportamentos sexuais adultos. Se esse comportamento estiver ocorrendo, a criança deve ser avaliada para exposição a material sexual inadequado e possível abuso sexual (Cap. 22).

A maioria das crianças em idade escolar primária mostra uma **identidade de gênero** forte e consistente, e seus comportamentos (**papéis de gênero**) reflete isso. Se uma criança desta idade está envolvendo-se em comportamentos de papéis de gênero do outro sexo, os pais podem estar preocupados com provocações e a possibilidade de seu filho ter uma orientação sexual homossexual. Esta preocupação é particularmente provável se um menino estiver envolvido em comportamentos efeminados que são geralmente considerados como sendo menos socialmente aceitáveis do que uma menina agindo como um "moleque". Por volta dessa idade, vestir-se como um membro do sexo oposto e, em particular, afirmar o desejo de ser do sexo oposto são incomuns, mas brincar com brinquedos projetados para o sexo oposto continua sendo comum. Ao avaliar as preocupações dos pais sobre comportamentos de papéis de gênero atípicos, o tipo de comportamento apresentado e a sua consistência devem ser considerados. A tranquilização de que o comportamento é compatível com o desenvolvimento típico é apropriada quando estes comportamentos são parte de um repertório flexível de comportamentos de papéis de gênero masculinos e femininos. A tranquilização é apropriada se os comportamentos ocorrerem em resposta a um estresse, tal como o nascimento de uma criança do sexo oposto ou o divórcio dos pais. Em contrapartida, se estes comportamentos ocorrerem como um padrão consistente e persistente de interesse quase exclusivo por comportamentos típicos do papel de gênero do sexo oposto ao sexo anatômico da criança, seria apropriado o encaminhamento para avaliação para o **transtorno de identidade de gênero** (TIG).

As mudanças biológicas, sociais e cognitivas durante a adolescência dirigem um enfoque na sexualidade. Tornar-se confortável com a sexualidade é uma das principais tarefas de desenvolvimento deste período e provavelmente incluem questionamento e experimentação. Quase metade dos alunos do ensino médio relata que teve relações sexuais. De 10 a 25% têm pelo menos um experiência homossexual, comportamento esse mais comumente relatado por meninos do que por meninas. Embora muitos adolescentes tenham experiências sexuais com um parceiro do mesmo sexo, apenas alguns têm uma orientação sexual homossexual no final da adolescência. O momento em que os adolescentes desenvolvem uma orientação sexual consistente é provavelmente afetado por muitos fatores diferentes (sociais, familiares, individuais). Alguns adolescentes relatam que têm certeza de sua orientação sexual nos primeiros anos da adolescência, enquanto para outros isso somente é desenvolvido mais tarde. Aos 18 anos, apenas uma pequena proporção de indivíduos relata incertezas quanto a sua orientação sexual.

TRANSTORNO DA IDENTIDADE DE GÊNERO

O TIG é caracterizado por identificação intensa e persistente de gênero oposto e desconforto com seu próprio sexo. Em crianças esses sentimentos podem ser manifestados por comportamentos como *cross-dressing*, afirmar que se quer ser ou é do sexo oposto, e uma preferência forte e quase exclusiva por papéis, jogos e amigos transexuais. O aparecimento destes comportamentos frequentemente pode remontar ao período pré-escolar. Contudo, o encaminhamento para avaliação geralmente ocorre na idade escolar ou mais tarde, quando se torna claro que os comportamentos não representam uma fase transitória e quando os mesmos podem começar a interferir nas relações sociais. De 40 a 80% das crianças com TIG têm uma orientação sexual para bissexual ou homossexual quando adultos. No entanto não há nenhuma maneira confiável de prever a orientação sexual quando adultos, e não há evidências de que o comportamento parental alteraria a via de desenvolvimento em direção ao comportamento homossexual ou heterossexual.

Em adultos, o TIG pode ser caracterizado por uma crença de que o indivíduo nasceu com o sexo errado e por um desejo persistente de viver e ser tratado como do sexo oposto. Adultos podem solicitar hormônios ou procedimentos cirúrgicos para alterar as características sexuais para simular o outro sexo, mas, quando estes procedimentos são realizados em indivíduos que tenham completado a puberdade, eles muitas vezes não conseguem atingir completamente a aparência do sexo desejado. Estudos de

Tabela 23-1	Terminologia
Identidade de gênero	
Percepção de si mesmo como homem ou mulher	
Papel de gênero	
Comportamentos e aparência que sinalizam para os outros que se é homem ou mulher	
Heterossexual	
Atração sexual por pessoas do sexo oposto com atração fraca por pessoas do mesmo sexo	
Homossexual	
Atração sexual por pessoas do mesmo sexo, com atração fraca por pessoas do sexo oposto	

acompanhamento de longo prazo de crianças com TIG sugerem que apenas 2 a 20% apresentam TIG quando adultos, mas disforia de gênero que se intensifica com o início da puberdade provavelmente persiste. Em 2009, a Endocrine Society publicou as diretrizes que recomendavam considerar a supressão reversível da puberdade usando análogos do hormônio de liberação da gonadotrofina nos estágios de Tanner de 2 a 3 para indivíduos com TIG porque isso possibilita ao adolescente mais tempo para decidir se quer começar o tratamento com hormônio transexual.

HOMOSSEXUALIDADE

Gêmeos idênticos (mesmo gêmeos criados em famílias separadas) apresentam uma maior taxa de concordância para a orientação sexual do que seria esperado apenas pelo acaso, mas nada perto de 100%, como seria de esperar se a genética sozinha determinasse a orientação sexual. Alguns estudos encontraram diferenças no tamanho de determinadas regiões do cérebro em indivíduos homossexuais, mas os achados são inconsistentes. Não se verificaram diferenças de níveis de andrógenos e estrógenos em homossexuais e heterossexuais adultos. Embora seja bem documentado que os pais tendem a tratar os meninos e as meninas de maneira diferente, não se sabe se, ou como, essas interações afetam a orientação sexual.

Atualmente estima-se que cerca de 1 a 4% de adultos identifiquem-se como homossexuais. Dadas as atitudes da sociedade prevalentemente negativas em relação à homossexualidade, essas crianças estão sob alto risco de ter uma autoestima negativa, sendo isoladas, assediadas verbalmente e frequentemente agredidas fisicamente. Embora os comportamentos sexuais, não a orientação sexual, determinem o risco de infecções sexualmente transmissíveis, adolescentes do sexo masculino homossexuais envolvem-se em comportamentos de alto risco, apesar da ameaça de infecção pelo vírus da imunodeficiência humana (HIV). Por razões médicas e psicossociais, os profissionais de saúde precisam proporcionar um ambiente em que os adolescentes se sintam confortáveis discutindo sua orientação sexual (Tabela 23-2).

Reconhecer que se é homossexual e divulgar isso para os pais muitas vezes é extremamente estressante. Embora muitos pais venham a aceitar a homossexualidade de seus filhos, alguns pais, particularmente aqueles que veem esse comportamento como imoral, podem rejeitar o filho. Jovens homossexuais estão sob risco elevado de tornarem-se sem-teto. Os adolescentes precisam estar cientes de que até mesmo os pais que subsequentemente venham a aceitar a homossexualidade de seu filho inicialmente podem ficar chocados, com receios sobre o bem-estar do filho ou chateados com a perda da vida adulta que eles esperavam para seu filho. Os pais podem precisar ser tranquilizados de que eles não são culpados pelo fato de seu filho ter uma orientação homossexual. Da mesma maneira que eles precisam ser informados de que terapias projetadas para mudar a orientação sexual não só não são bem-sucedidas, mas também muitas vezes levam a criança a ter mais sentimentos de culpa e baixa autoestima. O prestador de cuidados de saúde deve ter conhecimento de grupos de apoio e conselheiros que possam discutir estas questões com o adolescente ou seus pais quando a informação que o prestador de cuidados de saúde oferece não é suficiente.

O jovem homossexual é afetado pela maneira como a homossexualidade é abordada nas escolas, pelos colegas e por outros grupos da comunidade. Informações imparciais sobre a homossexualidade frequentemente não estão disponíveis nesses ambientes e piadas homofóbicas, provocações e violência são comuns. Não é de surpreender que jovens e adultos homossexuais tenham maiores taxas de ansiedade e transtornos do humor do que os encontrados na população em geral. Taxas maiores de abuso de fármacos e suicídio são relatadas. Profissionais da área de saúde têm um papel importante na detecção desses problemas.

Embora a educação sobre práticas sexuais seguras deva ser parte de todas as consultas de acompanhamento do adolescente, os profissionais de saúde devem estar cientes de que determinados comportamentos sexuais de homens homossexuais aumentam o risco de determinados tipos de infecções transmitidas sexualmente. O coito anal é uma via eficiente para infecção pelo vírus da hepatite B, citomegalovírus e HIV. Proctite causada por gonorreia, clamídia, herpes-vírus *simplex*, sífilis ou papilomavírus humano poderá ocorrer (Cap. 116).

Capítulo 24

ESTRUTURA E FUNÇÃO FAMILIAR

A família é um sistema dinâmico de interações entre indivíduos biologicamente, socialmente ou legalmente relacionados; as famílias têm um poder único de promover ou interferir na saúde e no desenvolvimento. Quando uma família funciona bem, as interações dão suporte às necessidades físicas e emocionais de todos os membros, e a família serve como um recurso para um membro individual que está tendo dificuldade. Alternativamente, os problemas de um membro isolado ou as interações entre os membros podem impedir a família de satisfazer as necessidades físicas e emocionais de um ou mais membros ou, no pior dos casos, podem causar dano físico ou emocional a um membro da família. Estas situações são frequentemente referidas como **disfunção familiar**.

FUNÇÕES DA FAMÍLIA

As funções que as famílias realizam em apoio a seus filhos podem ser categorizadas de maneira ampla como atendimento das necessidades físicas, apoio emocional, educação e socialização (Tabela 24-1). Dentro destas categorias, todas as famílias têm pontos fortes e fracos. O montante de apoio de que uma criança isolada precisa nessas categorias varia de acordo com o desenvolvimento da criança, a personalidade, o temperamento, o estado de saúde, as experiências e os estressores. Apoio demasiado ou escasso pode interferir na saúde e no desenvolvimento ideais da criança.

Tabela 23-2	Fornecer Ambientes para Cuidados de Saúde de Apoio para Jovens Homossexuais
Garantir a confidencialidade
Implementar políticas contra piadas e observações homofóbicas
Garantir que formas coletoras de informações usem linguagem de gênero neutra (p. ex., *parceiro* em vez de *marido/mulher*)
Garantir que se usem questões de gênero neutro ao perguntar sobre namoro ou comportamentos sexuais
Apresentar pôsteres, folhetos e informações que mostrem a preocupação com questões importantes para os jovens homossexuais e suas famílias
Fornecer informações sobre os grupos de apoio e outros recursos para jovens homossexuais e suas famílias

Adaptado de Perrin EC: Sexual Orientation in Child and Adolescent Health Care, New York, 2002, Kluwer Academic/Plenum Publishers.

A maioria dos casos de abuso infantil envolve a falha da família em fornecer um ambiente seguro para a criança e, em casos de negligência, suporte inadequado para o desenvolvimento físico, emocional ou social da criança. No outro extremo, os pais superprotetores podem limitar amizades e outras experiências de promoção do crescimento ou procurar cuidados de saúde excessivos, como pode ocorrer na síndrome da criança vulnerável. O perfeccionismo parental pode criar uma pressão intensa sobre as crianças relacionada com a conquista que pode contribuir para problemas como transtornos de ansiedade.

ESTRUTURA FAMILIAR

A família tradicional consiste em uma mãe e um pai casados e seus filhos biológicos. A diversidade na estrutura da família nos Estados Unidos aumentou drasticamente; menos de metade das crianças atualmente vive na família nuclear tradicional. Hoje as crianças podem viver com pais não casados, pais solteiros de ambos os sexos, um progenitor e um progenitor adotivo, avós, pais que vivem como um casal do mesmo sexo ou famílias adotivas. Há pouca evidência de que a estrutura familiar por si só seja um preditor significativo de saúde ou desenvolvimento da criança. Independentemente da estrutura familiar, a presença de um adulto ou adultos carinhosos que servem como progenitores empenhados em atender às necessidades físicas, emocionais e de socialização de uma criança é o melhor preditor de boa saúde e desenvolvimento. Estruturas familiares diferentes criam diferentes tipos de tensões familiares.

Famílias Monoparentais

Em qualquer ponto no tempo, cerca de 30% das crianças estão vivendo em famílias monoparentais, e mais de 40% das crianças nascem de mães solteiras. Em alguns casos, isto é a escolha da mãe, mas muitas vezes resulta de uma gravidez não planejada da mulher jovem. As crianças também podem viver em famílias monoparentais por causa do divórcio ou da morte de um progenitor (Cap. 26). Embora a maioria das famílias monoparentais ainda seja chefiada por mulheres, famílias com pai solteiro estão aumentando e em 2009 cerca de 5% das crianças viviam em famílias de pais solteiros.

As famílias monoparentais frequentemente apresentam recursos financeiros limitados e apoios sociais. Para as famílias chefiadas por mães solteiras a renda média é de apenas 40% da renda de famílias com dois progenitores, ao passo que para pais solteiros é de apenas 60% do rendimento de famílias com dois progenitores. Assim, a frequência de crianças que vivem na pobreza é três a cinco vezes maior em famílias monoparentais. Estes pais também dependem, em maior medida, de outros adultos para cuidar das crianças. Embora estes adultos possam ser fontes de apoio para o progenitor solteiro, eles também podem criticar o progenitor, diminuindo a confiança nas competências parentais. A fadiga associada ao trabalho e à criação de uma criança também pode dificultar a parentalidade consistente. As famílias monoparentais têm propensão a ter menos tempo para uma vida social ou outras atividades, o que pode aumentar o seu isolamento. Quando o aumento dos encargos de ser progenitor solteiro está associado a exaustão, isolamento e depressão, problemas de desenvolvimento e comportamento da criança são mais prováveis.

Quando o progenitor é uma mãe adolescente, os problemas de parentalidade podem ser ainda mais exacerbados (Seção 12). Ser um progenitor adolescente está associado a baixos níveis de escolaridade, empregos de menores salários sem muita oportunidade para autonomia ou avanço e baixa autoestima. Elas são ainda menos propensas do que outras mães solteiras a ter qualquer apoio do pai da criança. Filhos de mães adolescentes apresentam alto risco de atrasos cognitivos, problemas comportamentais e dificuldades na escola. O encaminhamento para serviços de intervenção precoce ou programas Head Start é importante nessas situações.

Quando um progenitor solteiro tem bons apoios sociais, é capaz de colaborar bem com outros prestadores de cuidados e tem recursos financeiros suficientes, é propenso a ser bem-sucedido na criação de uma criança. Os pediatras podem melhorar a confiança dos pais por meio da orientação sobre o desenvolvimento e o comportamento da criança e pela validação de comportamentos parentais. A compreensão empática das dificuldades de ser um pai solteiro pode ter um efeito de cura ou ajudar um pai a discutir as dificuldades que podem sugerir a necessidade de um encaminhamento para outros profissionais.

Crianças que Moram com Pais Homossexuais

Muitas crianças com um progenitor que seja gay ou lésbica foram concebidas no contexto de uma relação heterossexual. Alguns pais não tinham consciência de sua homossexualidade no momento em que se casaram, enquanto outros podem ver-se como bissexuais ou casar apesar do reconhecimento de que são homossexuais. Homens gays e mulheres lésbicas também se tornam pais por conta própria ou no contexto de uma relação já estabelecida com um parceiro do mesmo sexo por meio de adoção, inseminação ou barriga de aluguel. Crianças que moram com pais homossexuais podem envolver-se em muitas estruturas familiares possíveis.

Os pais dessas famílias são propensos a ter preocupações sobre como a divulgação da homossexualidade e os estigmas sociais associados vão afetar a criança. Em geral, a divulgação precoce da homossexualidade de um progenitor para os filhos, especialmente antes da adolescência, está associada a uma melhor aceitação. A maioria dos filhos de pais homossexuais experimenta algum estigma social associado a ter um progenitor gay ou lésbico; isto pode ocorrer sob a forma de chacotas por pares, desaprovação dos adultos e estresse ou isolamento relacionado com manter a homossexualidade do progenitor em segredo.

As evidências sugerem que ter um progenitor homossexual não causa aumento dos problemas na relação entre pais e filhos ou no desenvolvimento socioemocional da criança. Os comportamentos de papéis de gênero são típicos para a idade da criança. No entanto, a angústia relacionada à provocação ou a manter segredo do progenitor pode ser maior para algumas crianças, especialmente no início da adolescência, quando questões de

Tabela 24-1	Papéis Importantes que as Famílias Desempenham no Suporte às Crianças

NECESSIDADES FÍSICAS
Segurança
Alimentação
Abrigo
Saúde e atendimento de saúde

SUPORTE EMOCIONAL
Afeto
Estimulação
Comunicação
Orientação/disciplina

EDUCAÇÃO E SOCIALIZAÇÃO
Valores
Relações
Comunidade
Educação formal

aceitação pelos pares, identidade sexual e separação de seus pais são especialmente fortes.

Adoção

A adoção é um processo legal e social em que se estabelece a situação de ser membro de uma família completa para uma criança não nascida dos pais adotivos. Cerca de 2% das crianças nos Estados Unidos são adotadas. Uma proporção significativa de adoções legais e informais é feita por padrastos ou parentes da criança. A maioria das adoções nos Estados Unidos envolve pais americanos que adotam crianças americanas, mas a mudança das tendências culturais têm aumentado a diversidade nas maneiras como as adoções ocorrem (p. ex., adoções internacionais, adoções monoparentais, adoções arranjadas de maneira particular e uso de barriga de aluguel). Cada um destes tipos de adoção levanta questões exclusivas para famílias e prestadores de cuidados de saúde. As *adoções abertas* em que os pais biológicos e os pais que dão à luz concordam em interagir estão ocorrendo com maior frequência e criam novas questões para a tríade de adoção (pai biológico, pai adotivo e criança).

Os pediatras estão em uma posição ideal para ajudar os pais adotivos a obter e avaliar informações médicas, considerar as necessidades médicas únicas da criança adotada e fornecer uma fonte de informação e aconselhamento a partir do período pré-adoção em meio aos problemas que podem surgir quando a criança é adolescente. Uma *visita pré-adoção* pode possibilitar a discussão de informações clínicas que os futuros pais receberam sobre a criança e identificar importantes informações faltantes, tais como o histórico médico da família biológica e a história educacional e social dos pais biológicos. O período pré-adoção é o momento em que as famílias são mais suscetíveis a conseguir esta informação. Dependendo da história pré-adoção, pode haver riscos de infecções, exposição a substância *in utero*, má nutrição ou cuidados inadequados com o bebê que deveriam ser discutidos com os pais adotivos.

Quando a criança adotada é vista pela primeira vez, deve-se considerar uma triagem para transtornos médicos além da triagem apropriada para a idade típica. Se a criança não foi submetida aos testes de triagem padrão do recém-nascido, o pediatra pode precisar obter estes exames. Imunizações documentadas devem ser revisadas e, se necessário, um plano elaborado para completar as imunizações necessárias (Cap. 94). As crianças podem estar em alto risco de infecção com base na história social da mãe biológica ou do país do qual foi adotada a criança, incluindo infecção com o vírus da imunodeficiência humana, hepatite B, citomegalovírus, tuberculose, sífilis e parasitas. Um hemograma completo pode ser necessário para o rastreio de deficiência de ferro.

Um pediatra experiente também pode ser uma fonte valiosa de apoio e aconselhamento sobre questões psicossociais. O pediatra deve ajudar os pais adotivos a pensar em como vão criar o filho e ao mesmo tempo ajudar a criança a entender o fato de que é adotada. Nem a negação nem o foco intenso na adoção é saudável. Os pais devem usar o termo *adoção* em torno de seus filhos durante a primeira infância e explicar os fatos mais simples primeiro. As perguntas das crianças devem ser respondidas honestamente. Os pais devem esperar as mesmas perguntas ou outras semelhantes repetidamente e que durante o período pré-escolar as limitações cognitivas da criança tornem provável que ela não entenda plenamente o significado da adoção. À medida que as crianças crescem, elas podem ter fantasias de ser reunificadas com os seus pais biológicos, e pode haver novos desafios à medida que a criança começa a interagir mais com pessoas que não sejam da família.

As famílias podem querer conselhos sobre as dificuldades criadas por tarefas da escola, como a criação de um quadro genealógico ou provocação por pares. Durante a adolescência, a criança pode ter dúvidas sobre a sua identidade e um desejo de encontrar os pais biológicos. Os pais adotivos podem precisar de tranquilização de que esses desejos não representam rejeição da família adotiva, mas o desejo da criança de entender mais sobre a sua vida. Em geral, os adolescentes adotados devem ser apoiados em esforços para conhecer seu passado, mas a maioria dos especialistas recomenda incentivar as crianças a esperar até o final da adolescência, antes de decidir procurar ativamente os pais biológicos.

Embora as crianças adotadas tenham uma maior taxa de problemas na escola, de aprendizagem e de comportamento, grande parte desse aumento provavelmente está relacionado com influências biológicas e sociais antes da adoção. O pediatra pode desempenhar um papel importante em ajudar as famílias a distinguir variações de desenvolvimento e comportamento de problemas que podem exigir recomendações para intervenção precoce, aconselhamento ou outros serviços.

Orfanatos

O orfanato é um meio de fornecer proteção para crianças que necessitam de colocação fora de casa, mais comumente devido a desabrigo, incapacidade dos pais de cuidar da criança, abuso de substâncias pelos pais ou negligência ou abuso infantil. A partir do final dos anos 1990 até 2005, mais de meio milhão de crianças estavam em orfanatos, mas entre 2005 e 2010 o número diminuiu cerca de 20%. Estas diminuições foram associadas a mudanças nas políticas federais e estaduais que enfatizaram estadas encurtadas em um orfanato, promoveram adoções mais rápidas e esforços expandidos para suportar famílias conturbadas.

As 400.000 crianças em um orfanato estão em altíssimo risco para problemas clínicos, nutricionais, do desenvolvimento, comportamentais e de saúde mental. No momento da colocação em orfanatos, a maioria dessas crianças recebeu cuidados médicos incompletos e teve múltiplas experiências de vida prejudiciais. Avaliações abrangentes no momento da colocação revelam muitos problemas clínicos agudos não tratados, e quase metade das crianças tem uma doença crônica. Atrasos no desenvolvimento e distúrbios comportamentais ou emocionais graves são comuns.

Idealmente o orfanato fornece um serviço de cura para estas crianças e as famílias, levando à reunificação ou à adoção. Muito frequentemente, as crianças experimentam várias mudanças durante a inserção no sistema de assistência social, agravando ainda mais os problemas que os filhos adotivos podem ter na formação de um relacionamento seguro com cuidadores adultos. As crianças podem manifestar essa dificuldade resistindo às tentativas dos pais adotivos de desenvolver uma relação estreita. Esse distanciamento do pai adotivo pode ser difícil de suportar, o que pode perpetuar um ciclo de falhas de colocação. O trauma ou negligência experimentados que levaram à necessidade de um orfanato em combinação com instabilidade das colocações causam dificuldades duradouras de longo prazo. Ex-frequentadores de orfanatos mostram taxas de transtornos de ansiedade, depressão, abuso de substâncias e transtorno de estresse pós-traumático duas a seis vezes maiores do que a população geral. Além disso, embora as *proteções* do sistema de orfanatos frequentemente terminem aos 18 anos, esses adolescentes raramente têm habilidades e maturidade necessárias que lhes possibilitem ter uma vida de sucesso independente. Assim, a Fostering Connections to Success and Increasing Adoptions Actde 2008 determina que o planejamento da transição eficaz para a idade adulta seja feito com os jovens no orfanato.

Os desafios para o sistema de assistência social são grandes. Contudo, quando as crianças são colocadas com pais adotivos competentes e carinhosos e recebem cuidados coordenados de profissionais qualificados, melhoras significativas no estado de saúde, desenvolvimento e desempenho acadêmico de uma criança geralmente ocorrem.

DISFUNÇÃO FAMILIAR
Necessidades Físicas

A falha para atender às necessidades físicas de uma criança para a proteção ou nutrição resulta em algumas das formas mais graves de disfunção familiar (Caps. 21 e 22). Há muitas outras maneiras em que comportamentos parentais podem interferir no fato de a criança ter um ambiente saudável e seguro, como abuso de substâncias no pré-natal e pós-natal. O uso pré-natal de álcool pode danificar o feto, resultando em distúrbios de um espectro conhecido como **transtornos do espectro alcoólico fetal (TEAF)**. Na extremidade mais grave do espectro, este teratógeno causa a **síndrome do alcoolismo fetal (FAS)**, caracterizada por retardo do crescimento no útero e pós-natal, microcefalia, deficiência intelectual e um aspecto facial dismórfico típico. Outras manifestações de TEAF incluem defeitos congênitos e problemas de coordenação, atenção, hiperatividade, impulsividade, aprendizagem ou comportamento. As crianças com estas dificuldades podem ser diagnosticadas com *transtorno do neurodesenvolvimento relacionado com o álcool, defeitos congênitos* ou *FAS parcial*.

Outras substâncias também podem afetar o feto, mas a investigação destes efeitos é complicada pelo fato de que frequentemente mais de uma substância é utilizada, e o cuidado nutricional e pré-natal não é ideal. O tabagismo durante a gravidez está associado a menor peso ao nascimento e aumento dos problemas de comportamento da criança. O uso de cocaína no período perinatal foi associado a prematuridade, hemorragias intracranianas e descolamento da placenta. A exposição a opiáceos no útero pode resultar em prematuridade e uma síndrome de abstinência neonatal. As investigações sobre os efeitos de cocaína e opiáceos sobre o desenvolvimento cognitivo produziram resultados mistos.

O abuso de substâncias pelos pais após o nascimento da criança está associado a aumento do conflito familiar, diminuição da organização, aumento do isolamento e aumento do estresse familiar relacionado com problemas conjugais e de trabalho. A violência na família pode ser mais frequente. Apesar do fato de que esses pais frequentemente têm dificuldade para promover disciplina e estrutura, eles podem esperar que seus filhos sejam competentes em uma variedade de tarefas em uma idade mais jovem do que pais que não fazem abuso de substâncias. Isso cria os filhos para falhas e contribui para o aumento das taxas de depressão, ansiedade e baixa autoestima. A atitude de mais aceitação dos pais em relação ao álcool e drogas parece aumentar a chance de que seus filhos utilizem substâncias durante a adolescência.

Os pais também podem expor as crianças diretamente aos efeitos prejudiciais de outras substâncias, como a exposição de *segunda mão a fumaça de cigarro*, que é consistentemente associada ao aumento das taxas de doenças respiratórias infantis, otite média e síndrome da morte súbita infantil. Apesar destes efeitos, apenas alguns pais restringem o fumo em suas casas. Há muitas outras maneiras pelas quais os pais podem deixar de proteger fisicamente seus filhos. Deixar de imunizar as crianças, de preparar a casa para segurança das crianças de maneira adequada e promover supervisão adequada são outros exemplos.

As tentativas dos pais de fornecer muita proteção para seus filhos também podem causar problemas. Um exemplo disto é a **síndrome da criança vulnerável**, em que uma criança que fica doente no início da vida continua sendo vista como vulnerável pelos pais, embora a criança esteja totalmente recuperada. Podem ocorrer dificuldades comportamentais se os pais forem superindulgentes e não conseguirem estabelecer limites. A relutância parental em deixar a criança pode contribuir para a criança ter ansiedade da separação. Os pais podem ser particularmente atentos a pequenas variações de funções corporais, levando-os a buscar excesso de cuidados médicos. Se o médico não reconhecer esta situação, a criança pode ser exposta a procedimentos médicos desnecessários.

Apoio Emocional, Educação e Socialização

A falha para atender às necessidades emocionais e educacionais de uma criança pode ter um impacto negativo grave e duradouro sobre o desenvolvimento e o comportamento da criança. Os bebês precisam de um adulto consistente que aprenda a compreender os seus sinais e atender as necessidades da criança de atenção, bem como de alimentos. À medida que o cuidador adulto aprende estes sinais, ele responde mais rapidamente e de maneira adequada às tentativas da criança de comunicação. Através deste processo, frequentemente chamado de **vínculo**, a relação especial entre pai e filho se desenvolve. Quando adultos carinhosos e responsivos não estão disponíveis de maneira consistente, os bebês frequentemente ficam menos dispostos a explorar o ambiente e podem tornar-se incomumente apegados, zangados ou difíceis de confortar.

A estimulação adequada também é vital para o desenvolvimento cognitivo de uma criança. As crianças cujos pais não leem para elas e não jogam jogos de desenvolvimento apropriados a elas têm notas mais baixas em testes de inteligência e mais problemas escolares. Nestas situações, demonstrou-se que a intervenção precoce é particularmente eficaz na melhoria do desenvolvimento de habilidades e desempenho escolar subsequente. No outro extremo, há preocupações crescentes de que alguns pais podem fornecer estímulo demasiado e agendar muitos compromissos durante o dia da criança. Pode haver tanta ênfase na realização que as crianças começam a sentir que o amor parental depende da conquista. Existem preocupações de que essa definição estreita de sucesso possa contribuir para problemas com ansiedade e autoestima em algumas crianças.

Capítulo 25
VIOLÊNCIA

VIOLÊNCIA CONTRA PARCEIRO ÍNTIMO E CRIANÇAS

A violência contra parceiro íntimo (VPI) é um padrão de comportamentos coercivos propositais destinados a estabelecer o controle de um parceiro sobre o outro, que pode incluir lesões físicas, abuso psicológico, agressão sexual, isolamento social progressivo, perseguição, privação, intimidação e ameaças. Essa violência entre adultos afeta a vida de milhões de crianças a cada ano. As crianças sofrem VPI por ver ou ouvir a violência e suas consequências. As crianças que vivem em domicílios com VPI frequentemente desenvolvem problemas psicológicos e comportamentais que interferem em sua capacidade de funcionar normalmente na escola, em casa e com os seus pares. Elas podem ser lesionadas durante surtos violentos, às vezes durante a tentativa de intervir em nome dos progenitores. Muitas crianças são elas mesmas vítimas de abuso. Estima-se que haja uma taxa de concordância de pelo menos 50% entre VPI e abuso infantil. Crianças que crescem em lares violentos aprendem que a violência é apropriada em relacionamentos íntimos. A história de ter testemunhado VPI quando criança é um forte preditor para se tornar um agressor na idade adulta. Além de surtos esporádicos de violência, as crianças que vivem em famílias com VPI experimentam eventos perturbadores que podem afetar abertamente ou sutilmente o desenvolvimento da criança. Embora a violência do parceiro frequentemente tenha o sexo masculino como agressor e vítimas do sexo feminino, também pode ocorrer bidirecionalmente e ser conceituada como violência familiar ou interpessoal. A violência pode aumentar durante o período perinatal.

Não há nenhuma consequência ou perturbação comportamental particular que seja específica para as crianças que presenciam VPI. Algumas crianças são traumatizadas pelo medo de segurança de seu cuidador e pela sensação de desamparo. Outras podem se culpar pela violência. As crianças podem ter sintomas de **transtorno de estresse pós-traumático**, depressão, ansiedade, agressividade ou hipervigilância. As crianças mais velhas podem ter transtornos de conduta, mau desempenho escolar, baixa autoestima ou outros comportamentos inespecíficos. Os lactentes e as crianças na primeira infância estão sob risco de prejuízo de vínculo e rotinas em torno de alimentação e sono. Pré-escolares podem apresentar sinais de regressão, comportamento irritável ou birras. Durante os anos de escola, as crianças podem demonstrar tanto comportamentos de externalização (agressivo ou perturbador) como de internalização (isolamento e passividade). Devido ao isolamento da família, algumas crianças não têm oportunidade de participar de atividades extracurriculares na escola e não fazem amizades. Adolescentes em casas onde há presença de VPI têm maiores taxas de insucesso escolar, abuso de substâncias e comportamentos sexuais de risco. Esses adolescentes são mais propensos do que seus pares a entrar em uma relação violenta de namoro.

Por causa da alta concorrência de VPI e abuso infantil, perguntar sobre VPI é parte da realização de triagem para violência contra as crianças. Reconhecendo a importância da triagem para VPI na prática pediátrica, a American Academy of Pediatrics recomenda a triagem universal neste cenário e sugere que intervir em nome de mulheres agredidas pode ser um dos meios mais eficazes de evitar o abuso de crianças. Sem triagem padronizada, os pediatras podem subestimar a prevalência de VPI em suas práticas. Os pais não devem ser rastreados em conjunto. Perguntas sobre violência familiar devem ser diretas, não críticas e realizadas no âmbito da segurança das crianças e de orientação sobre as medidas antecipatórias (Tabela 25-1).

A intervenção é necessária para cuidadores que revelam VPI. É apropriado mostrar preocupação e fornecer recursos de comunidade disponíveis. É importante avaliar a segurança da vítima e das crianças. Em alguns estados, os médicos são obrigados a denunciar a VPI. Informações para as famílias que fornecem detalhes sobre os recursos da comunidade e as leis estaduais são úteis.

VIOLÊNCIA JUVENIL

A violência juvenil é uma das principais causas de mortalidade infantil nos Estados Unidos. O homicídio é a segunda principal causa de morte para todas as crianças de 1-19 anos de idade. A cada ano, cerca de 6.000 crianças, principalmente adolescentes, são vítimas de homicídio e mais 4.000 cometem suicídio.

Tabela 25-1 Perguntas para Adultos e Crianças sobre Violência Familiar

PARA A CRIANÇA
Como estão as coisas em casa e na escola?
Quem mora com você?
Como é o relacionamento com seus familiares?
O que você gosta de fazer com eles?
O que você faz se algo está incomodando você?
Você se sente seguro em casa?
As pessoas em casa brigam? Por que brigam? Como eles brigam?

PERGUNTAS ADICIONAIS PARA O ADOLESCENTE
Seus amigos entram em brigas com frequência? E você?
Quando foi sua última luta física?
Você já foi ferido durante uma briga?
Alguém que você conhece já foi ferido ou morto?
Você já foi forçado a ter relações sexuais contra sua vontade?
Você já foi ameaçado com uma arma ou uma faca?
Como você evita entrar em lutas?
Você carrega uma arma para autodefesa?

PARA O PROGENITOR
Você tem alguma preocupação com seu filho?
Quem ajuda com seus filhos?
Como você se sente sobre sua vizinhança?
Você se sente seguro em casa?
Existe alguma luta ou violência em casa?
Alguém em casa usa drogas?
Você já teve medo de seu parceiro?
Seu parceiro já o ameaçou ou machucou?

A violência juvenil é um problema em áreas urbanas, suburbanas e comunidades rurais e afeta crianças de todas as raças e de todos os gêneros. Pesquisas de adolescentes mostram que 30 a 40% dos meninos e 15 a 30% das meninas relatam ter cometido uma grave ofensa violenta durante a infância, incluindo roubo, estupro, assalto agravado ou homicídio. A maioria desses crimes não é relatada à polícia, e o autor do crime é preso em apenas alguns casos. Embora meninos cometam mais crimes do que meninas, essa diferença diminuiu. Os meninos são muito mais propensos a ser presos por seus crimes. Eventos violentos autorrelatados não diferem muito entre adolescentes brancos e de minorias; estes são mais propensos a ser presos por seus crimes.

A maioria dos jovens violentos começa a exibir seus comportamentos violentos durante o início da adolescência. *Bullying*, que atinge seu pico no meio do período escolar, é uma forma de agressão em que uma criança repetidamente e intencionalmente intimida, assedia ou prejudica fisicamente outra criança. Comportamento de *bullying* assistido por tecnologia, ou *cyber-bullying*, tornou-se uma grande preocupação. As consequências psicossociais de ser intimidado incluem depressão e ideação suicida. As crianças que intimidam outras são mais propensas a se envolver com outros problemas de comportamento, tais como tabagismo e consumo de álcool. Praticar ou sofrer *bullying* são

Tabela 25-2 — Fatores de Risco e Proteção para Violência Juvenil Grave na Idade de Início

FATORES	INÍCIO PRECOCE (< 12 ANOS)	INÍCIO TARDIO (> 12 ANOS)	FATORES DE PROTEÇÃO
Individuais	**Uso de substância***	Agressões gerais	Intolerância com relação a anormalidade
	Agressões gerais	Agressão†	QI alto
	Ser homem	Ser homem	Ser mulher
	Comportamento antissocial	Violência física	Orientação social positiva
	Agressão**	Atitudes antissociais	Sanções percebidas para transgressões
	Hiperatividade	Crimes contra pessoas	
	Exposição à violência na TV	Baixo QI	
	Baixo QI	Abuso de substância	
	Atitudes antissociais	Comportamentos de risco	
	Desonestidade**		
Família	ESE baixo/pobreza	Relações progenitor-filho precárias	Pais ou outros adultos solidários
	Pais antissociais	Pouco envolvimento parental	Monitoramento parental
	Relações progenitor-filho precárias	Pais antissociais	Avaliação positiva pelos pais dos pares
	Lar desfeito	Lar desfeito	
	Abusivo, negligente	Baixo ESE/pobreza	
	Pais	Pais abusivos	
Escola	Atitude ruim	Atitude ruim	Comprometimento com a escola
	Desempenho ruim	Desempenho ruim; falha acadêmica	Reconhecimento por envolvimento em atividades escolares
Pares	Vínculos sociais fracos	**Vínculos sociais fracos**	Amigos que se envolvem em comportamento convencional
	Pares antissociais	**Pares delinquentes antissociais**	
Comunidades		**Participação em gangue**	
		Crime na vizinhança	
		Drogas na vizinhança	
		Desorganização na vizinhança	

Do *National Center for Injury Prevention and Control, Substance Abuse and Mental Health Services Administration:* Youth violence: a report of the surgeon general. Rockville, MD, 2001, U.S. Department of Health and Human Services.
ESE, estado socioeconômico.
*__Negrito__ = fatores com efeito mais forte.
†Apenas sexo masculino.

ambos associados a maiores taxas de porte de arma e brigas. Embora a maioria dos agressores não evolua para infratores violentos graves, o comportamento violento que se prolonga até anos do ensino médio indica potencial para comportamento violento grave na idade adulta. Outro subconjunto de juventude violenta começa em uma idade muito jovem. Essas crianças tendem a ser infratores mais graves, perpetrar mais crimes e mais frequentemente continuar sua violência na idade adulta. A maior parte da violência na adolescência termina na idade adulta jovem. A maioria dos jovens violentos é apenas intermitentemente violenta. Atos frequentes de violência são cometidos mais comumente por jovens que iniciam sua violência antes do início da puberdade. Esses jovens violentos precisam ser avaliados para deficiências cognitivas ou doença mental.

A violência juvenil grave não é um problema isolado, mas geralmente coexiste com outros comportamentos adolescentes de risco, tais como uso de drogas, evasão escolar e abandono escolar, atividade sexual precoce e posse de armas. Fatores de risco para a violência juvenil são ligeiramente diferentes para as crianças que começam sua violência no início da vida em comparação com jovens que começam durante a adolescência. Frequentemente estes fatores de risco existem em aglomerados e tendem a ter um efeito aditivo. Embora a compreensão de fatores de risco para violência seja crucial para o desenvolvimento de estratégias de prevenção, os fatores de risco não preveem se um determinado indivíduo vai se tornar violento. Para as crianças que começaram o comportamento violento no início da vida, os fatores de risco mais fortes são abuso precoce de substâncias (< 12 anos) e perpetração de crimes não violentos graves durante a infância. Outros fatores de risco incluem pobreza, sexo masculino e comportamento antissocial. Para as crianças que começam sua violência durante a adolescência, fatores de risco individuais são menos importantes, enquanto fatores relacionados com grupos de pares são mais importantes. Participação em gangues, associação a amigos antissociais ou delinquentes, impopularidade na escola e ausência de laços fortes com grupos de pares convencionais são fatores de risco importantes para violência iniciada na adolescência (Tabela 25-2). A força dos fatores de risco listados não é uniforme, e alguns fatores mostram apenas um efeito pequeno. A Tabela 25-2 também lista os fatores de proteção que parecem tamponar os efeitos de fatores de risco. Um importante fator de proteção é o nível de conexão da criança com a escola, como o envolvimento em atividades extracurriculares e da classe, e quão positivamente a criança se refere à equipe da escola. Outro fator de proteção é o apoio de membros da família e amigos íntimos não violentos.

Esforços de prevenção da violência que têm como alvo fatores de risco e de proteção precisam ser adequados ao desenvolvimento do indivíduo. A orientação sobre os perigos do abuso de substâncias deve começar antes do início da puberdade, enquanto os programas de adolescentes devem considerar a importância da identificação do grupo de pares. Muitos programas de prevenção da violência não mostram efeitos de longo prazo. Programas eficazes de prevenção da violência devem abordar simultaneamente fatores de risco individuais, familiares e ambientais (escola, grupo de pares, sociais); capitalizar as potencialidades da criança; envolver a família e outros suportes; e ser implementados por um período extenso.

VIOLÊNCIA E ESTUPRO DURANTE O NAMORO

Violência e estupro durante o namoro são comuns. Estima-se que 15 a 40% dos adolescentes foram vítimas de violência em uma relação de namoro. As adolescentes apresentam taxas mais altas de agressão sexual do que qualquer outro grupo etário. Um conhecido ou companheiro da vítima perpetra mais ataques sexuais a adolescentes. Fatores de risco para estupro incluem iniciar namoro em tenra idade, iniciar a atividade sexual precocemente e ter uma história pregressa de abuso sexual ou de vitimização. Uma história de abuso da criança por parte de pais ou irmãos aumenta o risco de violência no namoro. Os rapazes adolescentes que acreditam que é adequado atacar uma garota se ela o insulta ou o constrange ou intencionalmente tenta fazer-lhe ciúmes estão sob risco de se tornarem agressores. Fatores específicos do namoro colocam alguns adolescentes sob risco de estupro, incluindo quem iniciou o namoro, as atividades do namoro e quem direciona e quem paga.

O consumo de álcool é comum em episódios de ataques sexuais a adolescentes, ocorrendo em aproximadamente 50% dos casos. Drogas como benzodiazepínicos, cocaína e maconha também podem contribuir. Flunitrazepam (Rohypnol) e gama hidroxibutirato são dois fármacos normalmente implicados que causam sedação e amnésia, especialmente quando usados em conjunto com álcool.

Relativamente poucas vítimas de estupro denunciam a agressão por força da lei. As taxas de notificações são ainda menores quando a vítima conhece o autor do crime. Mulheres que relatam ataques à polícia são mais propensas a receber cuidados médicos em tempo oportuno; é provável que muitos adolescentes sexualmente agredidos não recebam atendimento médico, o que os coloca em risco de consequências sobre a saúde física e mental. Cuidados rotineiros de saúde do adolescente devem triar violência no namoro, fornecer avaliação de infeção sexualmente transmissível e ser capazes de identificar recursos de aconselhamento para adolescentes que são vítimas ou autores de violência no namoro (Cap. 116).

Capítulo 26

DIVÓRCIO, SEPARAÇÃO E LUTO

A família é o principal recurso da criança para satisfazer necessidades de proteção, apoio emocional, educação e socialização. Uma variedade de diferentes perturbações pode fazer a criança separar-se de seus pais. Às vezes, essas separações podem ser relativamente breves, mas inesperadas (p. ex., doença ou lesão aguda de um progenitor). A separação pode ocorrer no contexto de significativa discórdia parental, como muitas vezes ocorre com um divórcio. A morte de um dos pais resulta em uma separação permanente que pode ser prevista ou imprevista. Todas estas perturbações causam estresse significativo para a criança, com potencial de consequências adversas de longo prazo. A adaptação da criança a esses estresses é afetada por razões para a separação e a idade da criança, temperamento e os sistemas de apoio disponíveis.

DIVÓRCIO

Cerca de 40 a 50% dos primeiros casamentos terminam em divórcio. Cerca de metade desses divórcios ocorre nos primeiros 10 anos de casamento, por isso há muitas vezes crianças pequenas na família quando os pais se divorciam. Pelo menos 25% das crianças passam por divórcio ou separação de seus pais. Poucos eventos na infância são tão dramáticos e desafiadores para a criança como o divórcio.

O divórcio é suscetível de ser acompanhado por mudanças no ajuste comportamental e emocional. No período pós-divórcio imediato, muitas crianças apresentam raiva, desobediência, ansiedade e depressão. Crianças de famílias divorciadas exigem ajuda psicológica duas a três vezes mais frequentemente do que crianças com pais casados. Estudos de longo prazo sugerem que, na ausência de fatores de estresse contínuo, a maioria das crianças demonstra bom ajuste alguns anos após o divórcio, mas algumas têm dificuldades duradouras.

O divórcio não é um evento único, mas um processo que ocorre ao longo do tempo. Na maioria dos casos, o conflito conjugal começa muito antes da separação física ou jurídica, e o divórcio traz mudanças permanentes na estrutura familiar. Vários estressores potenciais para a criança estão associados ao divórcio, incluindo discórdia parental antes e após o divórcio, mudanças nos arranjos de vida e, por vezes, de local, e mudanças no relacionamento da criança com ambos os pais.

A relação da criança com cada um dos pais é alterada pelo divórcio. No curto prazo, é provável que o progenitor experimente novos encargos e sentimentos de culpa, raiva ou tristeza que podem perturbar as competências parentais e rotinas familiares. O contato com o progenitor que não detém a guarda pode diminuir muito. Os pais podem ser percebidos por seus filhos como sendo inconscientes da angústia da criança na época do divórcio. Os pediatras podem ajudar os pais a compreender coisas que eles podem fazer que serão reconfortantes para a criança. Manter contato com ambos os pais, ver onde o progenitor sem a guarda está morando e, em particular, manter as rotinas familiares são atos reconfortantes para a criança no meio da turbulência de separação e divórcio. A criança deve frequentar a escola e continuar a ter oportunidades para interagir com os amigos. Dada a angústia dos pais, a intervenção da família estendida pode ser útil, mas estes membros podem não oferecer ajuda pelo receio de "interferir". Pode ser útil aos pediatras incentivar os pais a pedir esta ajuda. Os pediatras devem procurar respostas de enfrentamento mal-adaptativas. Alguns pais podem responder a suas cargas aumentadas e angustiantes tratando os filhos como amigos com quem eles compartilham suas angústias. Alternativamente, eles podem colocar responsabilidades excessivas sobre a criança ou deixá-la sem supervisão por longos períodos de tempo. Situações como estas aumentam a chance de que a criança desenvolva problemas comportamentais ou emocionais.

Reação ao Divórcio em Diferentes Idades

A reação da criança ao divórcio é influenciada pela idade e pelo seu nível de desenvolvimento. Embora as crianças não reajam diretamente ao divórcio, elas exigem considerações especiais em relação a guarda e visitação, porque os bebês precisam de rotina diária estável e contato regular com um cuidador primário para desenvolver um vínculo seguro. Separações de um cuidador primário devem ser breves. O aumento de irritabilidade infantil ou apatia e isolamento podem ser sinais de angústia para um lactente. **Crianças em idade pré-escolar** são caracterizadas por terem crenças mágicas sobre a causa e os efeitos e uma visão egocêntrica do mundo. Elas podem acreditar que algo que elas fizeram causou o divórcio, levando-as a ficar particularmente chateadas. Elas podem se engajar em comportamentos incomuns que acreditam que irão unir os pais novamente. Nessa idade, os pais precisam passar uma mensagem clara de que o divórcio está relacionado com divergências entre os pais, que nada que a criança tenha feito causou o divórcio e que nada que a criança possa fazer juntaria os pais novamente. Crianças em idade pré-escolar podem raciocinar que, se os pais deixaram um ao outro, também podem deixar a criança. Para enfrentar esse medo do abandono, as crianças podem precisar ser tranquilizadas e saber que, embora os pais tenham se separado, eles não vão abandonar a criança e que o relacionamento da criança com ambos os pais vai se manter.

As **crianças em idade escolar** têm uma compreensão concreta de causa e efeito; se algo de ruim aconteceu, elas entendem que alguma coisa fez com que isso acontecesse. No entanto, elas não são suscetíveis a compreender totalmente as sutilezas do conflito parental ou a ideia de que vários fatores contribuam para um conflito. As crianças nessa idade ainda podem se preocupar que algo que elas fizeram tenha causado o divórcio. Elas podem expressar mais raiva do que as crianças mais jovens e muitas vezes se sentem rejeitadas. Muitas crianças em idade escolar preocupam-se com o que vai acontecer com um ou com ambos os pais. O desempenho escolar frequentemente deteriora. Crianças mais velhas em idade escolar primária podem acreditar que um dos pais foi injustiçado pelo outro. Essa crença, em conjunto com a sua compreensão concreta de causa e efeito, possibilita que as crianças sejam facilmente cooptadas por um dos pais a tomar partido contra o outro. Os pais precisam compreender esta vulnerabilidade e resistir à tentação de induzir o filho a tomar partido.

Os **adolescentes** podem responder ao divórcio atuando, tornando-se deprimidas ou experimentando sintomas somáticos. Os adolescentes estão desenvolvendo um sentido de autonomia, um senso de moralidade e a capacidade de intimidade, e o divórcio pode levá-los a questionar as crenças anteriormente mantidas. Eles podem estar preocupados com o que significa o divórcio para o seu futuro e se eles também vão experimentar o fracasso conjugal. O questionamento de crenças anteriores em conjunto com a diminuição da supervisão pode definir o cenário para comportamentos de risco, como evasão escolar, comportamentos sexuais e uso de álcool ou drogas.

Desfecho do Divórcio

Um dos melhores preditores de adaptação das crianças ao divórcio é se a separação física está associada a uma diminuição da exposição da criança a discórdia parental. Na maioria dos casos, os pais divorciados ainda devem interagir uns com os outros em torno da programação da criança, da guarda e do suporte da criança e de outras questões de parentalidade. Esses tipos de problemas criam o potencial para a criança ter uma exposição contínua à discórdia significativa entre os pais. Por exemplo, se um dos pais tende a manter a criança acordada até muito mais tarde do que a hora de dormir do que na casa do outro progenitor, podem se desenvolver problemas de sono. Quando as crianças se sentem apanhadas no meio de conflitos em curso entre seus pais divorciados, problemas de comportamento ou emocionais são muito mais prováveis. Independentemente de quão zangados os pais estejam um com o outro, eles devem ser aconselhados a proteger o filho desta animosidade. O ideal é ter regras claras sobre horários, disciplina e outros papéis parentais, mas em casos de conflito também pode ser útil para o pediatra ajudar um progenitor a aceitar que ele ou ela só pode controlar suas ações e decisões relacionadas com a criança. Quando os pais têm dificuldade para resolver essas questões, a mediação pode ser útil. Os pediatras precisam ser cautelosos com relação às tentativas dos pais de recrutá-los em batalhas de guarda para fundamentar as alegações de parentalidade precária, a menos que o pediatra tenha conhecimento em primeira mão de que as preocupações são válidas.

Embora a residência primária para a maioria das crianças ainda seja com a mãe, o viés jurídico de preferir as mães em decisões sobre a guarda tem diminuído e há mais ênfase na inclusão de ambos os pais na vida da criança. No início de 1980, 50% das crianças não tinham nenhum contato com seus pais 2 ou 3 anos depois de um divórcio, ao passo que hoje apenas 20 a 25% das crianças não têm contato com o pai. A maioria dos estados agora permite a guarda física ou legal compartilhadas. Na guarda física compartilhada, a criança passa uma quantidade significativa de tempo com cada um dos pais, enquanto na guarda legal os pais compartilham autoridade na tomada de decisão. Embora acordos de guarda compartilhada possam promover o envolvimento de ambos os pais na vida da criança, eles também podem ser um veículo através do qual os pais continuam a expressar sua raiva com relação ao outro. Quando os pais têm dificuldade grave em trabalhar juntos, a guarda compartilhada é um arranjo inadequado e tem sido associada a deterioração do ajustamento psicológico e social da criança.

O divórcio frequentemente cria dificuldades financeiras. A renda familiar geralmente diminui no primeiro ano após o divórcio. Apenas cerca de metade das mães que têm pensões para suporte à criança recebem a quantidade total, e 25% não recebem nenhum dinheiro. Estas mudanças financeiras podem ter vários efeitos adversos sobre a criança. Uma mudança para uma nova casa pode exigir que a criança vá para uma nova escola perturbando as relações entre colegas e outros apoios potenciais. A criança pode passar mais tempo na creche se um ou ambos os pais têm de aumentar o horário de trabalho.

Papel do Pediatra

Os pediatras podem ser confrontados com questões relativas à discórdia conjugal antes do divórcio, podem ser consultados durante o momento do divórcio, ou podem ser envolvidos na ajuda à família para gerenciar problemas nos anos após o divórcio. O pediatra pode ser uma voz importante ao ajudar os pais a compreenderem e satisfazerem as necessidades da criança (Tabela 26-1). Antes do divórcio, os pais podem se perguntar o que devem dizer a seus filhos. As crianças devem ser informadas da decisão dos pais antes da separação física. A separação deve ser apresentada como um passo racional no manejo do conflito conjugal e deve preparar a criança para as mudanças que irão ocorrer. Os pais devem estar preparados para responder às perguntas das crianças, e devem esperar que as perguntas sejam repetidas ao longo dos próximos meses. Após os pais falarem com as crianças sobre a separação, pode ser confuso para a criança se os pais continuam a parecer viver juntos e podem levantar falsas esperanças de que os pais não vão se divorciar.

Muitos pais relatam não sentir que sua vida se estabilizou até 2-3 anos ou mais após o divórcio, e para alguns o divórcio continua sendo uma questão dolorosa 10 anos depois. O ajuste emocional da criança ao divórcio é exatamente previsto pelo ajuste dos pais, então os pais devem ser encorajados a buscar ajuda para si mesmos se eles estão lutando emocionalmente depois de um divórcio.

Tabela 26-1	Recomendações Gerais para Pediatras Ajudarem as Crianças Durante a Separação, o Divórcio ou a Morte de um Parente Próximo
	Reconhecer e apoiar a dor que o progenitor/cuidador está sofrendo.
	Ajudar progenitor/cuidador a considerar as necessidades da criança.
	Incentivar o progenitor/cuidador a manter as rotinas familiares para a criança.
	Incentivar o contato contínuo entre a criança e seus amigos.
	Se a residência principal mudar, a criança deve levar objetos de transição, brinquedos familiares e outros objetos importantes para a nova residência.
	Minimizar mudanças frequentes nos cuidadores e para lactentes manter breves os tempos que passam longe do cuidador principal.
	Fazer o progenitor/cuidador tranquilizar a criança sobre o fato de que vai continuar sendo cuidada.
	Fazer o progenitor/cuidador tranquilizar a criança a fim de que saiba que não causou a separação, o divórcio ou a morte (especialmente importante em crianças em idade pré-escolar).
	Incentivar progenitor/cuidador a criar momentos ou rituais que possibilitem a criança discutir questões e sentimentos, se a criança quiser.

Embora a maioria das crianças em última análise mostre boa adaptação ao divórcio, algumas têm comportamentos significativos de atuação ou depressão que requerem a intervenção de um profissional de saúde mental. Alguns pais precisam da ajuda de um mediador ou terapeuta familiar para ajudá-los a manter o foco nas necessidades de seus filhos. Nas situações mais polêmicas, um guardião *ad litem* pode precisar ser nomeado pelo tribunal. Este indivíduo é geralmente um advogado ou profissional de saúde mental com o poder de investigar o passado da criança e da família para fazer uma recomendação ao tribunal quanto ao que seria o melhor interesse da criança.

SEPARAÇÕES ENTRE CRIANÇAS E PAIS

As crianças experimentam separações de seu cuidador principal por uma variedade de razões. Separações breves, tais como aquelas para participar de escola, acampamento ou outras atividades, são quase uma experiência universal. Muitas crianças experimentam separações mais longas por uma variedade de razões, como viagens de negócios dos pais, serviço militar ou hospitalização. A adaptação da criança à separação é afetada por fatores da criança, como idade e temperamento; fatores relacionados com a separação, como duração e razão para a separação, se a separação foi planejada ou não; e fatores relacionados com o ambiente de cuidado durante a separação, como quão familiarizada a criança está com o cuidador e se a criança tem acesso a amigos e brinquedos familiares e rotinas.

As crianças entre os 6 meses e os 3-4 anos de idade muitas vezes têm maior dificuldade para se ajustar a uma separação de seu cuidador principal. As crianças mais velhas têm habilidades cognitivas e emocionais que as ajudam a se ajustar. Elas podem conseguir entender a razão para a separação, comunicar seus sentimentos e compreender a passagem do tempo, o que lhes permite prever o retorno do progenitor. Para crianças mais velhas, o período imediatamente antes de uma separação planejada pode ser especialmente difícil se a razão para a separação provoca tensão familiar significativa, como no caso de hospitalização ou serviço militar.

Se os pais preveem uma separação, eles devem explicar a razão para a separação e, na medida do possível, fornecer informações concretas sobre quando vão estar em contato com a criança e quando vão voltar para casa. Se a criança puder permanecer em casa com um cuidador familiar e responsivo, provavelmente isso ajuda o ajustamento. Se as crianças não podem ficar em casa, elas devem ser incentivadas a levar consigo objetos transicionais, como um cobertor favorito ou bicho de pelúcia, brinquedos familiares e objetos importantes, como uma foto do progenitor. A manutenção de rotinas familiares e relacionamentos com amigos deve ser incentivada.

MORTE DE UM PROGENITOR OU MEMBRO DA FAMÍLIA E LUTO

A morte de um membro próximo da família é uma experiência triste e difícil. Quando uma criança perde um progenitor, passa por uma experiência devastadora. Essa experiência não é rara. Aos 15 anos de idade, 4% das crianças nos Estados Unidos passam pela experiência de morte de um progenitor. Esta experiência provavelmente altera para sempre a visão de mundo da criança como um lugar seguro e protegido. Semelhante a outras separações, o desenvolvimento cognitivo e o temperamento de uma criança juntamente com os sistemas de apoio disponíveis afetam a adaptação da criança após a morte de um progenitor. Muitas recomendações da Tabela 26-1 são úteis. A morte de um dos pais ou de um membro próximo da família também traz algumas questões únicas.

Explicação da Morte para uma Criança

A compreensão das crianças sobre a morte muda com seu desenvolvimento cognitivo e com as experiências (Cap. 4). As crianças em idade pré-escolar frequentemente não veem a morte como permanente e podem ter crenças mágicas sobre o que causou a morte. À medida que ficam mais velhas, elas entendem a morte como permanente e inevitável, mas o conceito de que a morte representa a cessação de todas as funções corporais e tem uma causa biológica não pode ser totalmente apreciado até a adolescência.

A morte não deve ser escondida da criança. Deve ser explicada em termos simples e honestos que sejam compatíveis com as crenças da família. A explicação deve ajudar a criança a entender que o corpo da pessoa morta parou de funcionar e que a pessoa morta não vai voltar. As crianças em idade pré-escolar devem ser tranquilizadas a fim de que saibam que nada do que fizeram causou a morte do indivíduo. Deve-se estar preparado para responder a perguntas sobre o local onde o corpo está e deixar as perguntas da criança ajudarem a determinar quais informações a criança está preparada para ouvir. Informações falsas ou enganosas devem ser evitadas. Comparações da morte com o sono podem contribuir para problemas de sono na criança.

Existem muitas reações possíveis das crianças à morte de um progenitor ou parente próximo. Tristeza e um anseio de estar com o parente morto são comuns. Às vezes uma criança pode expressar um desejo de morrer para que possa visitar o parente morto, mas um plano ou desejo de cometer suicídio é incomum e precisaria de uma avaliação imediata. Diminuição no funcionamento acadêmico, falta de prazer com as atividades e alterações do apetite e do sono podem ocorrer. Cerca de metade das crianças tem seus sintomas mais graves cerca de 1 mês após a morte, mas de muitos dos sintomas mais graves em reação à morte somente ocorrem 6-12 meses após a morte.

A Criança Deve Assistir ao Funeral?

As crianças frequentemente acham que é útil assistir ao funeral. Isso pode ajudar a criança a entender que a morte ocorreu e fornecer uma oportunidade de dizer adeus. Ver os outros expressarem seu pesar e sua tristeza pode ajudar a criança a expressar esses sentimentos. Ir para o funeral ajuda a evitar que a criança tenha medos ou fantasias sobre o que aconteceu no funeral. Se a criança vai assistir ao funeral, ela deve ser informada do que vai acontecer. Se uma criança em idade pré-escolar expressa um desejo de não comparecer ao funeral, ela não deve ser incentivada a participar. Para crianças mais velhas, pode ser apropriado incentivar a participação, mas uma criança que sente fortemente que não quer ir ao funeral não deve ser obrigada a participar.

Leitura Sugerida

Bair-Merritt M: Intimate partner violence, *Pediatr Rev* 31:145–150, 2001.

Cole S, Lanham J: Failure to thrive: an update, *Am Fam Physician* 83(7): 829–834, 2011.

Dubowitz H, Feigelman S, Lane W, et al: Pediatric primary care to help prevent child maltreatment: the Safe Environment for Every Kid (SIIK) Model, *Pediatrics* 123:858–864, 2009.

Kellogg: ND and the Committee on Child Abuse and Neglect. The evaluation of sexual behaviors in children, *Pediatrics* 124:992–998, 2009.

Kleinsorge C, Civitz LM: Impact of divorce on children: developmental considerations, *Pediatr Rev* 33:147–155, 2012.

Minnes S, Lang A, Singer L: Prenatal tobacco, marijuana, stimulant, and opiate exposure: outcomes and practical implications, *Addict Sci Clin Pract* 6:57–70, 2011.

Reece RM, Christian CW, editors: *Child abuse: medical diagnosis and management*, ed 3, Elk Grove Village, Ill, 2009, American Academy of Pediatrics. (Role of the pediatrician in youth violence prevention. *Pediatrics* 124:393–402, 2009.

Sedlak AJ, Mettenburg J, Basena M, et al: *Fourth national incidence study of child abuse and neglect (NIS–4): report to Congress*. U.S. Department of Health and Human Services, Administration for Children and Families. Washington, DC, 2010, (website). www.acf.hhs.gov/sites/default/files/opre/nis4_report_congress_full_pdf_jan2010.pdf. Accessed October 8, 2012.

Shonkoff JP, Thomas Boyce W, McEwen BS: Neuroscience, molecular biology, and the childhood roots of health disparities: building a new framework for health promotion and disease prevention, *JAMA* 301:2252–2259, 2009.

Smith GA and the Committee on Injury, Violence, and Poison Prevention. Policy Statement. Role of the pediatrician in youth violence prevention. *Pediatrics* 124(1):393–402, 2009.

Spack NP, Edwards-Leeper L, Feldman HA, et al: Children and adolescents with gender identity disorder referred to a pediatric medical center, *Pediatrics* 129:418–425, 2012.

Nutrição Pediátrica e Distúrbios Nutricionais

April O. Buchanan e Maria L. Marquez

SEÇÃO 6

Capítulo 27

DIETA DO LACTENTE NORMAL

A nutrição adequada na primeira infância é essencial para o crescimento normal, a resistência a infecções, a saúde do adulto a longo prazo e o desenvolvimento neurológico e cognitivo ideal. A alimentação saudável é especialmente importante durante os primeiros 6 meses, um período de crescimento excepcionalmente acelerado e de alta demanda de nutrientes em relação ao peso corporal (Cap. 5). A amamentação está associada a um risco reduzido de muitas doenças em lactentes, crianças e mães (para mais informações visite http://www.nutrition.gov/).

ALEITAMENTO MATERNO

O leite humano e o aleitamento materno são o padrão ideal e normativo para a alimentação e nutrição infantis. A American Academy of Pediatrics (AAP) recomenda o leite materno como a única fonte de nutrição para os primeiros 6 meses de vida, com a ingestão continuada durante o primeiro ano, e tanto tempo quanto desejado daí em diante. O aleitamento materno tem vantagens de curto e longo prazos para o neurodesenvolvimento do bebê. Os profissionais de saúde pediátrica devem abordar o aleitamento materno em múltiplos níveis (individual, comunitário, social e político) para alcançar os objetivos das "Pessoas Saudáveis em 2020"; suas metas incluem 82% das crianças com qualquer tipo de amamentação, 23,7% das crianças com aleitamento materno exclusivo durante os primeiros 6 meses de vida e apoio da lactação no trabalho de 38%. Em colaboração com organizações nacionais e globais, incluindo a AAP, a Organização Mundial da Saúde (OMS), a Unicef, os Centers for Disease Control and Prevention (CDC) e a Joint Commission, os hospitais são convidados a promover e facilitar o aleitamento materno.

Os 2 primeiros dias de aleitamento materno, e talvez a primeira hora de vida, podem determinar o sucesso do aleitamento materno. A taxa atual de início do aleitamento materno para a população total dos Estados Unidos é de 75% (Fig. 27-1). Há uma grande ênfase para melhorar e padronizar as práticas hospitalares com programas "Baby Friendly" de apoio ao aleitamento materno.

O Department of Health and Human Services dos Estados Unidos e os CDC reconhecem que o aleitamento materno oferece aos bebês, às mães e à sociedade vantagens convincentes em países industrializados *e* em desenvolvimento. A alimentação com leite humano diminui a incidência e gravidade da diarreia, doenças respiratórias, otite média, bacteremia, meningite bacteriana e enterocolite necrosante.

Há efeitos benéficos da alimentação de lactentes *pré-termo* com leite humano no neurodesenvolvimento de longo prazo (QI) em lactentes prematuros. Os lactentes prematuros amamentados também têm uma baixa taxa de readmissão no primeiro ano de vida.

As mães que amamentaram experimentam tanto benefícios de curto como de longo prazo para a saúde. Observou-se diminuição do risco de hemorragias pós-parto, involução uterina mais rápida, maior período de amenorreia e diminuição da depressão pós-parto. Da mesma maneira, há uma associação entre longa lactação, de 12 a 23 meses (lactação cumulativa de todas as gestações) e uma redução significativa de hipertensão, hiperlipidemia, doença cardiovascular e diabetes na mãe. Lactação cumulativa de mais de 12 meses também se correlaciona com redução do risco de câncer de ovário e de mama.

A **adequação da ingestão de leite** pode ser avaliada por padrões miccionais e das fezes do bebê. Um lactente bem hidratado urina de seis a oito vezes por dia. Cada micção deve encharcar, não apenas umedecer, uma fralda, e a urina deve ser incolor. Com 5-7 dias, fezes amarelas devem ser eliminadas pelo menos quatro vezes por dia. A taxa de ganho de peso fornece o indicador mais objetivo de consumo de leite adequado. A perda de peso total após o nascimento não deve exceder 7%, e o peso ao nascimento deve ser recuperado em 10 dias. A frequência média de alimentação durante as primeiras semanas pós-parto é de 8 a 12 vezes por dia. Um bebê pode estar adequadamente hidratado embora não receba leite suficiente para conseguir energia e ingestão adequada de nutrientes. Um acompanhamento por telefone é valioso durante o intervalo entre a alta hospitalar e a primeira consulta para monitorar o progresso da lactação. Uma consulta de acompanhamento deve ser agendada com 3-5 dias de idade e novamente com 2 semanas.

No período neonatal, concentrações elevadas de bilirrubina sérica estão presentes com mais frequência em crianças amamentadas do que em lactentes alimentados com fórmulas lácteas (Cap. 62). A frequência de alimentação durante os três primeiros dias de vida de crianças amamentadas pela mãe é inversamente proporcional ao nível de bilirrubina; mamadas frequentes estimulam a eliminação do mecônio e a excreção de bilirrubina nas fezes. Os lactentes que têm ingestão de leite insuficiente e pouco ganho de peso na primeira semana de vida podem ter um aumento dos níveis de bilirrubina não conjugada secundário a uma circulação entero-hepática aumentada de bilirrubina. Isto é conhecido como **icterícia do aleitamento materno**. Deve-se dar atenção especial para a melhoria da produção e ingestão de leite. O uso de suplementos hídricos em bebês amamentados não tem efeito sobre os níveis de bilirrubina e não é recomendado.

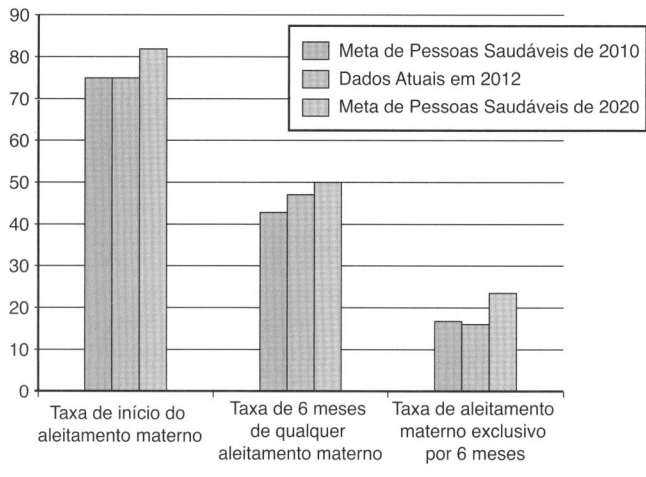

Figura 27-1 – Metas de Pessoas Saudáveis de 2010 e 2020 e taxas atuais de 2012 de início da amamentação, 6 meses de qualquer aleitamento materno e 6 meses de aleitamento materno exclusivo nos Estados Unidos.

Na primeira semana de vida de uma criança amamentada pela mãe, a hiperbilirrubinemia sérica prolongada pode ser causada pela presença de um fator desconhecido no leite que aumenta a absorção intestinal de bilirrubina. Isto é chamado de **icterícia do leite materno**, que é um diagnóstico de exclusão e deve ser feito apenas se uma criança, em outros aspectos, está se desenvolvendo, com um crescimento normal e nenhuma evidência de hemólise, infecção, atresia biliar ou doença metabólica (Cap. 62). A icterícia do leite materno geralmente não dura mais do que 1-2 semanas. A AAP recomenda suplementação de vitamina D (400 UI/dia começando logo após o nascimento) e, quando necessário, fluoreto após 6 meses para crianças amamentadas.

Problemas Comuns da Amamentação

Sensibilidade da mama, ingurgitamento e mamilos rachados são os problemas mais comuns encontrados pelas mães que amamentam. O ingurgitamento, uma das causas mais comuns de falha de lactação, deve receber atenção imediata, porque a oferta de leite pode diminuir rapidamente se as mamas não forem adequadamente esvaziadas. Aplicar compressas quentes ou frias nas mamas antes da amamentação e ordenhar um pouco de leite com a mão ou com bomba pode proporcionar alívio para a mãe e facilitar a pega da aréola pelo bebê. A sensibilidade do mamilo exige atenção para a pega do bebê e o posicionamento da criança. As medidas de suporte incluem amamentação por períodos mais curtos, começar as mamadas no lado menos dolorido, secar com ar os mamilos logo depois da amamentação e aplicar creme de lanolina após cada sessão de amamentação. Dor mamilar intensa e rachaduras geralmente indicam pega inapropriada. O bombeamento temporário, que é bem tolerado, pode ser necessário. Encontrar-se com um consultor de lactação pode ajudar a minimizar estes problemas e possibilitar a manutenção bem-sucedida do aleitamento materno.

Se uma mulher lactante relata febre, calafrios e mal-estar, deve-se considerar **mastite**. O tratamento inclui o esvaziamento frequente e completo da mama e antibióticos. O aleitamento materno em geral não deve ser interrompido, porque a mastite da mãe geralmente não tem efeitos adversos sobre o lactente.

Tabela 27-1	Contraindicações Maternas e Recomendações para o Aleitamento Materno
CONTRAINDICAÇÕES MATERNAS	**RECOMENDAÇÕES PARA A MÃE**
Tuberculose (ativa)	Não deve amamentar; leite produzido pode ser fornecido para criança.
Varicela	Não deve amamentar; leite produzido pode ser fornecido para criança.
Influenza H1N1	Não deve amamentar; leite produzido pode ser fornecido para criança.
Infecção por herpes simples da mama	Não deve amamentar; leite produzido pode ser fornecido para a criança.
Vírus da imunodeficiência humana	Nos países industrializados o aleitamento materno não é recomendado. Em países em desenvolvimento recomenda-se às mulheres que combinem o aleitamento materno com terapia antirretroviral (TAR) por seis meses.
O uso de fenciclidina (PCP), cocaína ou anfetaminas.	Recomenda-se suspender o uso de drogas, uma vez que podem afetar o desenvolvimento neurocomportamental do lactente. Mães inscritas em programas supervisionados de metadona são incentivadas a amamentar.
Álcool	Ingestão limitada para menos de 0,5 mg de álcool por kg de peso corporal devido a associação com desenvolvimento motor.
Agentes radiofarmacêuticos	Tirar o leite antes de exposição para alimentar o lactente. Tirar o leite e descartar durante as terapias. A radioatividade pode estar presente no leite de 2-14 dias, dependendo do agente. Consulte especialista em medicina nuclear.
Agentes antineoplásicos e imunossupressores	Substituir por fórmula.

Modificado de *Eidelman AI, Schanler RJ: American Academy of Pediatrics Section on Breastfeeding. Breastfeeding and the use of human milk,* Pediatrics 129(3):827–841, 2012.

Mastite não tratada também pode evoluir para um **abscesso mamário**. Se um abscesso for diagnosticado, o tratamento inclui incisão e drenagem, antibióticos e esvaziamento regular da mama. A amamentação da mama contralateral pode ser continuada com um lactente saudável. Se o conforto materno permitir, a amamentação pode continuar do lado afetado.

A infecção materna com vírus da imunodeficiência humana (HIV) é considerada uma contraindicação para a amamentação em países desenvolvidos. Quando a mãe tem tuberculose ativa, sífilis ou varicela, a retomada da amamentação pode ser considerada após a terapia ser iniciada. Se uma mulher tem lesões herpéticas na mama, a amamentação e o contato com o lactente naquela mama devem ser evitados. Mulheres com herpes genital podem amamentar. Os procedimentos adequados de lavagem das mãos devem ser reforçados.

Há um número limitado de contraindicações médicas para o aleitamento materno, como distúrbios metabólicos pediátricos, tais como galactosemia e crianças com fenilcetonúria, embora os lactentes com este último distúrbio possam alternar amamentação com fórmulas especiais sem proteína ou modificadas. As contraindicações maternas são apresentadas na Tabela 27-1.

Uso Materno de Drogas

Qualquer medicamento prescrito terapeuticamente para recém-nascidos geralmente pode ser consumido através do leite materno, sem efeito deletério. Os fatores que determinam os efeitos da terapia com fármacos no lactente infantil incluem via de administração, dosagem, peso molecular, pH e ligação às proteínas. Poucos fármacos terapêuticos são absolutamente contraindicados; estes incluem compostos radioativos, antimetabólitos, lítio e determinados fármacos antitireoidianos. A mãe deve ser aconselhada a não usar fármacos sem prescrição, como álcool, nicotina, cafeína ou drogas ilícitas.

O uso materno de drogas ilícitas ou recreacionais é uma contraindicação ao aleitamento materno. Se uma mulher é incapaz de descontinuar o uso de drogas, ela não deve amamentar. A expressão de leite para uma mamada ou duas após o uso de uma droga não é aceitável. Lactentes sob aleitamento de mães que tomam metadona (mas sem álcool ou outras drogas) como parte de um programa de tratamento em geral não apresentam efeitos nocivos.

FÓRMULAS DE ALIMENTAÇÃO

Fórmulas à base de leite de vaca são a grande maioria das fórmulas comerciais. A maioria das fórmulas à base de leite contém ferro, que a AAP recomenda, e os pais devem usar apenas fórmula enriquecida com ferro, a menos que aconselhado em contrário pelo serviço de cuidados de saúde primários. Fabricantes de fórmulas infantis começaram a examinar os benefícios da adição de uma variedade de nutrientes e fatores biológicos para fórmula infantil para imitar a composição e qualidade do leite materno. Estes incluem ácidos graxos poli-insaturados de cadeia longa, nucleotídeos, prebióticos e probióticos. Fórmulas à base de soja, que às vezes têm adição de ferro, podem ser usadas para recém-nascidos que podem ser alérgicos ao leite de vaca. No entanto, alguns recém-nascidos alérgicos ao leite de vaca também são alérgicos à proteína de soja em fórmulas que contêm esse componente. Existem fórmulas hipoalergênicas para crianças que não toleram as fórmulas de base, tais como aqueles com alergias às proteínas do leite ou da soja. As proteínas nestas fórmulas hipoalergênicas são degradadas em seus componentes básicos e são, portanto, mais fáceis de digerir (Tabela 27-2). As fórmulas especializadas são projetadas para prematuros, bebês de baixo peso ao nascimento. O carboidrato é geralmente a lactose, embora fórmulas à base de leite de vaca sem lactose estejam disponíveis. A densidade calórica de fórmulas é de 20 kcal/oz (0,67 kcal/mL), semelhante à do leite humano. Uma dieta com teor relativamente alto de gordura e caloricamente densa (leite materno ou fórmula) é necessária para fornecer quantidades adequadas de

Tabela 27-2 | Composição do Leite Materno, Leite Materno após Congelamento e Pasteurização e Exemplos de Fórmulas Infantis

COMPONENTE	LEITE MATERNO	LEITE MATERNO APÓS CONGELAMENTO E PASTEURIZAÇÃO	FÓRMULA PADRÃO	FÓRMULA COM SOJA	FÓRMULA HIPOALERGÊNICA
Proteína	1,1 por dL	Reduzido	1,5 por dL	1,7 por dL	1,9 por dL
Gordura	4,0 por dL	4,0 por dL	3,6 por dL	3,6 por dL	3,8-3,3 por dL
Carboidrato	7,2 por dL	7,2 por dL	6,9-7,2 por dL	6,8 por dL	6,9-7,3 por dL
Cálcio	290 mg/L	290 mg/L	420-550 mg/L	700 mg/L	635-777 mg/L
Fósforo	140 mg/L	140 mg/L	280-390 mg/L	500 mg/L	420-500 mg/L
Sódio	8,0 mg/L	8,0 mg/L	6,5-8,3 mg/L	13 mg/L	14 mg/L
Vitamina D	Variável	Variável	400 por dL	400 por dL	400 por dL
Vitamina A	100%	100%			
Osmolalidade	253 mOsm/L	253 mOsm/L	230 mOsm/L	200-220 mOsm/L	290 mOsm/L
Carga de soluto renal	75 mOsm/L	75 mOsm/L	100-126 mOsm/L	126-150 mOsm/L	125-175 mOsm/L
IgA e IgA-S	Presente	Reduzido 30%	0	0	0
IgM	Presente	Presente	0	0	0
IgG	Presente	Reduzido 30%	0	0	0
Lactoferrina	Presente	Reduzido 30%	0	0	0
Lisozima	Presente	Reduzido 25%	0	0	0
Lipases	Presentes	0	0	0	0
Monoglicerídeos	Presentes	Presentes	Adicionados a algumas fórmulas	Adicionados a algumas fórmulas	Adicionados a algumas fórmulas
Ácidos graxos livres	Presentes	Presentes	Adicionados a algumas fórmulas	Adicionados a algumas fórmulas	Adicionados a algumas fórmulas
Ácido linoleico	Presente	Presente	Adicionado a algumas fórmulas	Adicionado a algumas fórmulas	Adicionado a algumas fórmulas
Ácido alfalinoleico	Presente	Presente	Adicionado a algumas fórmulas	Adicionado a algumas fórmulas	Adicionado a algumas fórmulas
Fator bífido	Presente	Presente			
Oligossacarídeos	Presentes	Presentes			

calorias (cerca de 530 a 890 mL por dia). Lactentes alimentados com fórmulas apresentam maior risco de obesidade mais tarde na infância; isto pode estar relacionado com a autorregulação dos volumes ingeridos pelos recém-nascidos e lactentes.

ALIMENTOS COMPLEMENTARES

Com aproximadamente 6 meses, a alimentação complementar de alimentos semissólidos é orientada. Nesta idade, um lactente exclusivamente sob aleitamento materno requer fontes adicionais de vários nutrientes, incluindo proteínas, ferro e zinco. Os cereais são comumente misturados com o leite materno, fórmula ou água e mais tarde com frutas. Para ajudar a identificar possíveis alergias ou intolerâncias a alimentos que possam surgir quando novos alimentos são adicionados à dieta, cereais de grão único (arroz, aveia, cevada) são recomendados como cereais iniciais. Se suco for fornecido, deve ser iniciado somente após os 6 meses, ser dado em uma xícara (em oposição a mamadeira) e limitado a 120 mL diariamente de suco 100% natural sem açúcar. Um lactente nunca deve ser colocado para dormir com uma mamadeira ou copo cheio de leite, fórmula ou suco, porque isso pode resultar em cárie precoce da infância (CPI) (Cap. 127).

Vegetais verdes fornecem nutrientes, vitaminas, minerais e micronutrientes. As crianças devem ingerir duas a três porções de legumes. Para as crianças com um forte histórico familiar de alergia a alimentos, alimentos com alto potencial alérgico, como peixes, amendoim, nozes, produtos lácteos e ovos, provavelmente devem ser evitados. Todos os alimentos com potencial para obstruir a via aérea principal da criança devem ser evitados em geral até quatro anos de idade ou mais. Por causa do risco de botulismo infantil, mel não deve ser dado antes de 1 ano.

Alimentos caseiros ou comercialmente preparados ajudam a atender às necessidades nutricionais do lactente. Se a introdução de alimentos sólidos estiver atrasada, deficiências nutricionais podem desenvolver-se e podem ocorrer problemas sensoriais orais (textura e aversão oral). Sinais gerais de prontidão incluem a capacidade de manter a cabeça erguida, maturidade (cerca de o dobro do peso ao nascimento), abrir bem a boca, mostrando grande expectativa para comer alimentos e interesse em alimentos, sentar sem ajuda, levar objetos à boca e a capacidade de acompanhar uma colher. A escolha de alimentos para atender às necessidades de micronutrientes é menos importante para crianças em uso de fórmula.

Cáries são infecções dentárias que começam até mesmo quando os dentes decíduos (dentes de leite) erupcionam. Uma cárie dentária é causada por uma combinação de açúcar e bactérias na boca. A ingestão de uma dieta saudável e a escovação regular controlarão açúcar e bactérias. Esfregar as gengivas do bebê com um toalhinha molhada pode ser o primeiro passo na higiene oral. Também existem escovas de dentes ergonomicamente projetadas, confortáveis e seguras para crianças, usadas para esfregar as gengivas e criar o hábito de higiene oral. Uma variedade de hábitos alimentares, além de amamentação e uso de mamadeira, é implicada como causa da cárie dentária na infância que pode levar a problemas com os dentes e com a saúde do adulto. Esta infecção pode ser evitada por meio de escolhas de alimentos saudáveis e hábitos que começam na infância. A exposição a diferentes texturas e o processo de autoalimentação são experiências importantes no desenvolvimento neurológico para lactentes. Uma dieta saudável é recomendada para tirar o máximo proveito dos marcos de desenvolvimento da criança e para o seu bem-estar. Nos primeiros 2 meses é importante definir o cenário, fazendo distinções entre o horário do sono e da alimentação. Aos 4-6 meses de idade, recomenda-se começar a separar ativamente o horário das refeições do horário de dormir.

Capítulo 28

DIETA DA CRIANÇA E DO ADOLESCENTE NORMAIS

QUESTÕES DE NUTRIÇÃO PARA CRIANÇAS DE COLO E CRIANÇAS MAIS VELHAS

Aprender comportamentos alimentares saudáveis desde tenra idade é uma medida preventiva importante devido à associação da dieta com várias doenças crônicas e não transmissíveis (DNT), como obesidade, diabetes e doença cardiovascular, que podem ser responsáveis por aproximadamente 60% de todas as mortes no mundo. Essas doenças compartilham fatores de risco que podem ser modificados pelo estilo de vida, como comer menos alimentos processados e aumentar a atividade física. As dietas ricas em frutas e vegetais, juntamente com o aumento da atividade física, atenuam os fatores de risco metabólicos. Os primeiros 1.000 dias de vida são um momento importante para se engajar em comportamentos alimentares saudáveis que promovam bem-estar. A aceleração do crescimento pós-natal em lactentes jovens e crianças nos primeiros anos de vida é um importante fator de risco para a obesidade; as intervenções devem ter como objetivo identificar as causas subjacentes para a prevenção precoce. Para uma discussão sobre as necessidades nutricionais para crianças e adolescentes, ver http://www.health.gov/dietaryguidelines.

LEITE

O consumo de leite de vaca idealmente não é introduzido até cerca de 1 ano de idade, quando é mais bem tolerado. O leite com baixo teor de gordura (2%) ou o leite integral é recomendado até os 2 anos, depois do que se recomenda o leite sem gordura ou a 1%. A ingestão excessiva de leite (mais de 710 mL/ dia) deve ser evitada em crianças de colo porque ingestões maiores podem reduzir a ingestão de uma boa variedade de alimentos sólidos nutricionalmente importantes e também resulta em anemia ferropriva; grandes ingestões também podem contribuir para ingestão calórica excessiva.

SUCOS

A ingestão de sucos para crianças de colo e em tenra idade deve ser limitada a 120 mL e a ingestão de suco para crianças de 7-18 anos deve ser limitada a 240 mL/dia. Água e leite são bebidas recomendadas durante o dia.

RECOMENDAÇÕES GERAIS

Nos Estados Unidos, o programa "ChooseMyPlate" do Department of Agriculture oferece aos pais uma diretriz geral para os tipos de alimentos a serem oferecidos em uma base regular. Uma criança deve comer três refeições por dia e dois lanches saudáveis. A regra geral para a quantidade de alimento a ser oferecida a uma criança é uma colher de sopa por idade de cada alimento fornecido por refeição, com maior quantidade se a criança pedir. Como regra geral, as crianças não devem comer mais de um palmo da mão do adulto por porção. Com 1 ano, as crianças devem fazer as refeições com a família, ter uma programação regular de refeições e lanches e ser encorajadas a autoalimentação com pequenas porções de alimentos nutritivos.

A imagem do "prato" deve ser dividida em cinco seções: Frutas, Grãos, Vegetais, Proteínas e Laticínios (Fig. 28-1; Tabela 28-1). Metade do "prato" deve ser de vegetais e frutas e a outra metade de grãos e proteínas, com laticínios ao lado. O "prato" é simples, bem organizado e serve como um guia para uma alimentação saudável. A recomendação semanal para o consumo de vegetais também é fornecida (Tabela 28-1). Outras sugestões incluem o seguinte: mudar para leite sem gordura ou com baixo teor de gordura (1%); fazer pelo menos metade dos grãos integrais em vez de grãos refinados; evitar porções muito grandes; supervisionar a quantidade de sódio (sal) em alimentos como sopa, pão e refeições congeladas; escolher alimentos com menor teor de sódio; e beber água em vez de bebidas adoçadas. Após dois anos, é recomendável que a ingestão de gordura seja gradualmente reduzida para cerca de 30% e não menos do que 20% das calorias. Substitua as proteínas da carne vermelha por uma variação de peixe, frango, castanhas e legumes. As disputas de poder sobre a alimentação são comuns entre os pais e os filhos na primeira infância. O papel do progenitor é decidir o quê, o quando e o onde das refeições. O papel da criança é decidir se, o que e quanto comer.

INGESTÃO DE FERRO

A ingestão de ferro pode ser inadequada em algumas crianças entre 1 e 3 anos nos Estados Unidos. A anemia ferropriva significativa existe principalmente em algumas minorias de alto risco ou em populações de baixa renda de crianças pequenas. Crianças com ingestões excessivas de leite (acima de 950 mL/dia) e/ou aquelas que consomem pouca carne, poucas folhas verdes ricas em ferro ou poucos grãos estão em risco de deficiência de ferro.

QUESTÕES NUTRICIONAIS PARA ADOLESCENTES

A nutrição do adolescente pode ser um desafio. Os anúncios de *junk food* e imagens de adolescentes incrivelmente magros fornecem ideias conflitantes e insalubres sobre o que devem comer. Meninas com idades entre 14 e 18 anos precisam de algo em torno de 1.800-2.400 calorias por dia, dependendo de seu nível de atividade e estágio de desenvolvimento. Os meninos da mesma faixa etária precisam de 2.000-3.200 calorias por dia. Maus hábitos alimentares podem se desenvolver durante a adolescência. Pular refeições (especialmente o café da manhã), alimentar-se compulsivamente com os amigos ou sozinho, fazer dietas e consumir alimentos com baixo teor de nutrientes, ou alimentos densamente calóricos, são problemas comuns. O consumo excessivo de açúcar de refrigerantes, sucos de fruta e bebidas especiais de café e chá pode contribuir para o excesso de peso, assim como para cárie dentária, além de diminuir a ingesta de outros nutrientes necessários. A ingestão precária de cálcio durante a adolescência pode predispor o adulto a uma futura fratura osteoporótica de quadril. A osteoporose (osteopenia) durante a adolescência causada por ingestão dietética precária de cálcio ou de vitamina D ou a absorção precária de cálcio ingerido em crianças e adolescentes é um problema em potencial. Apenas 1 de cada 10 adolescentes do sexo feminino e 1 de 4 adolescentes do sexo masculino obtêm cálcio suficiente todos os dias. Adolescentes de 9-18 anos precisam de 1.300 miligramas de cálcio por dia. Boas fontes incluem leite, iogurte, suco de laranja enriquecido, queijo, soja e tofu.

A ingestão inadequada de ferro pode resultar em sintomas de fadiga e anemia ferropriva. As necessidades de ferro aumentam durante os estirões de crescimento, razão pela qual os adolescentes são mais propensos a sofrer de anemia ferropriva. Os adolescentes do sexo feminino são particularmente propensos a ter anemia. Estudantes atletas também são vulneráveis a ingestão inadequada de ferro, padrões alimentares gravemente restritivos e uso inadequado de suplementos nutricionais e vitamínicos. Os adolescentes devem ser aconselhados sobre escolhas alimentares específicas e saudáveis (Cap. 70).

Tabela 28-1	Ingestão Semanal Recomendada de Vegetais (em xícaras)				
IDADE (ANOS)	VERDE	LARANJA	AMIDO COMPLEXO	FEIJÕES SECOS/ ERVILHAS	OUTRO*
2-3	1	1/2	1 1/2	1/2	4
4-8	1 1/2	1	2 1/2	5 1/2	4 1/2
> 9 meninas	2	1 1/2	2 1/2	2 1/2	5 1/2
> 9 meninos	3	2	3	3	6 1/2

De www.ChooseMyPlate.gov
* Incluindo repolho, couve-flor, vagem ou feijão verde, alface, abobrinha.

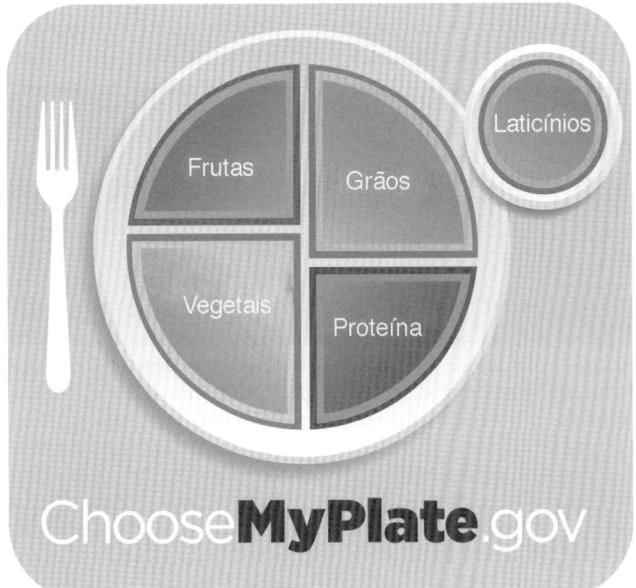

Figura 28-1 – Diretrizes "ChooseMyPlate" desenvolvidas pelo Department of Agriculture dos Estados Unidos. (*De* www.ChooseMyPlate.gov)

Capítulo 29

OBESIDADE

EPIDEMIOLOGIA

A obesidade infantil é uma epidemia nos Estados Unidos e no mundo. Dados indicam que aproximadamente 17% das crianças nos Estados Unidos com idades de 2 a 20 anos são obesas (índice de massa corporal ≥ percentil 95) e mais do que 30% da população adulta dos Estados Unidos é obesa. Muitas crianças obesas tornam-se adultos obesos, e o risco de continuar obeso aumenta com a idade e o grau de obesidade. A obesidade ocorre em famílias e raramente está relacionada com influências genéticas. Os maiores aumentos na prevalência de obesidade são observados nas classificações com excesso de peso mais grave e em certos grupos étnicos, como crianças afro-americanas e mexicano-americanas. Em 2008, a obesidade custou à nação 147 bilhões de dólares em custos médicos. As associações entre obesidade e assistir televisão e ingestão alimentar excessiva, bem como as diferentes taxas de obesidade observadas na zona urbana *versus* rural, dão suporte à importante influência do meio ambiente. Um fator de risco importante é a obesidade materna durante a gravidez. Crianças nascidas de mães obesas são de três a cinco vezes mais propensas a serem obesas na infância. As mulheres que ganham muito mais peso do que o recomendado durante a gravidez têm filhos com IMC maior do que o normal na adolescência. Além disso, alguns recém-nascidos pequenos para a idade gestacional (PIG) têm maiores riscos de ganho de peso pós-natal anormal, e excessivo, e diabetes.

MANIFESTAÇÕES CLÍNICAS

As **complicações** da obesidade em crianças e adolescentes podem afetar praticamente todos os principais órgãos. IMC elevado aumenta o risco de doenças cardiovasculares e metabólicas e alguns cânceres; também é o mais importante fator de risco modificável para glicemia e diabetes. A história e o exame físico devem triar para muitas potenciais complicações observadas entre pacientes obesos (Tabela 29-1), além de síndromes específicas associadas à obesidade (Tabela 29-2). As complicações médicas são muitas vezes relacionadas com o grau de obesidade e, geralmente, diminuem em gravidade ou desaparecem com a redução de peso. A obesidade está associada à presença de precursores de doença cardíaca coronariana que já são evidentes em crianças de 12 e 13 anos. O diabetes tipo 2 também está aumentando em crianças.

AVALIAÇÃO

O **diagnóstico** da obesidade é dependente da medida de excesso de gordura corporal. A medição real da composição corporal não é prática na maioria das situações clínicas.

O **IMC** (índice de massa corporal; IMC = peso (kg) ÷ altura^2 (m)) é uma ferramenta conveniente de triagem que se correlaciona de maneira bastante viva com gordura corporal em crianças e adultos. As **curvas do IMC de percentis específicas para a idade e específicas para o sexo** (para jovens de 2 a 20 anos) possibilitam uma avaliação de percentil de IMC (disponível on-line em http://www.cdc.gov/growthcharts). A Tabela 29-3 fornece diretrizes de interpretação do IMC. Para as crianças menores de 2 anos, as medições de peso para o tamanho maiores que o percentil 95 podem indicar excesso de peso e justificam uma avaliação mais aprofundada. Um IMC para idade e sexo acima do percentil 95 é fortemente associado a excesso de gordura e está associado a múltiplos fatores de risco para doenças cardiovasculares.

O reconhecimento precoce das taxas excessivas de ganho de peso, sobrepeso ou obesidade em crianças é essencial, pois quanto mais cedo se fizerem as intervenções mais propensas a serem bem-sucedidas.

Tabela 29-2	Doenças Associadas à Obesidade Infantil*
SÍNDROME	**MANIFESTAÇÕES**
Síndrome de Alström	Hipogonadismo, degeneração retinal, surdez, diabetes melito
Síndrome de Carpenter	Polidactilia, sindactilia, sinostose craniana, retardo mental
Síndrome de Cushing	Hiperplasia suprarrenal ou tumor hipofisário
Síndrome de Fröhlich	Tumor hipotalâmico
Hiperinsulinismo	Nesidioblastose, adenoma pancreático, hipoglicemia, síndrome de Mauriac
Laurence-Moon-Bardet-Biedl	Degeneração da retina, sindactilia, hipogonadismo, retardo mental, síndrome autossômica recessiva
Distrofia muscular	Início tardio da obesidade
Mielodisplasia	Espinha bífida
Síndrome de Prader-Willi	Hipotonia neonatal, crescimento normal imediatamente após o nascimento, mãos e pés pequenos, retardo mental, hipogonadismo; alguns têm deleção parcial do cromossomo 15
Pseudo-hipoparatireoidismo	Hipocalcemia variável, calcificações cutâneas
Síndrome de Turner	Disgenesia ovariana, linfedema, pescoço alado; cromossomo XO

*Essas doenças representam < 5% dos casos de obesidade infantil.

Tabela 29-1	Complicações da Obesidade
COMPLICAÇÃO	**EFEITOS**
Psicossocial	Discriminação pelos pares, provocação, aceitação reduzida da escola, isolamento, depressão, transtornos alimentares (compulsão alimentar), redução de promoção no emprego*
De crescimento	Idade óssea avançada, aumento da altura, menarca precoce
Do sistema nervoso central	Pseudotumor cerebral
Respiratória	Apneia do sono obstrutiva
Cardiovascular	Hipertensão, hipertrofia cardíaca, arritmias, doença cardíaca isquêmica,* morte súbita*
Ortopédica	Deslocamentos epifisários proximais do fêmur, doença de Blount
Metabólica	Resistência à insulina, diabetes melito tipo 2, hipertrigliceridemia, hipercolesterolemia, gota,* esteatose hepática,* doença dos ovários policísticos, colelitíase

*Complicações incomuns até a idade adulta.

Tabela 29-3	Interpretação do Índice de Massa Corporal (IMC)*
PERCENTIL IMC/IDADE	**INTERPRETAÇÃO**
< 5	Abaixo do peso
5-85	Normal
85-95	Sobrepeso
> 95	Obeso

De www.cdc.gov/healthyweight.
*IMC = peso (kg)/altura^2 (m)

A avaliação de rotina nas consultas de puericultura deve incluir o seguinte:
1. **Dados antropométricos**, incluindo peso, altura e cálculo do IMC. Os dados devem ser montados em gráficos de crescimento apropriados para a idade e apropriados para o sexo e avaliados para as tendências de IMC (Tabela 29-3).
2. **História dietética e de atividade física** (Tabela 29-4). Avaliar padrões e alvos potenciais para a mudança de comportamento.
3. **Exame físico**. Avaliar a pressão arterial, distribuição de adiposidade (central *versus* generalizada), marcadores de comorbidades (acantose *nigricans*, hirsutismo, hepatomegalia, alterações ortopédicas) e estigmas físicos de uma síndrome genética (o que pode explicar menos de 5% dos casos).
4. **Exames laboratoriais**. Geralmente são reservados para as crianças obesas (IMC > percentil 95), que têm evidências de comorbidades, ou ambos. Outros estudos devem ser guiados por achados em anamnese e exame físico. A AAP endossa as diretrizes do governo de 2011, que recomendam que todas as crianças de 9 a 11 anos sejam triadas para colesterol. Outros exames laboratoriais úteis podem incluir hemoglobina A1c (glicada), perfil lipídico de jejum, glicemia de jejum, teste de função hepática e teste da função da tireoide (se houver um aumento mais rápido em peso do que altura).

PREVENÇÃO

A abordagem da terapia e a agressividade do tratamento devem basear-se em fatores de risco, incluindo a idade, gravidade do sobrepeso e obesidade e comorbidades, bem como história familiar e suporte. O objetivo principal para todas as crianças com obesidade não complicada e peso para altura de aumento rápido é atingir **padrões alimentares e de atividade saudáveis**. Para crianças com uma complicação secundária, o tratamento específico da complicação é um objetivo importante. Os programas de tratamento da obesidade infantil e do adolescente podem levar à perda de peso sustentada e diminuição do IMC quando o tratamento se concentra em mudanças comportamentais e é centrado na família. Alterações simultâneas em padrões dietéticos e de atividade física são mais propensas a ser bem-sucedidas (Tabela 29-5).

O estabelecimento de metas precisa ser específico e atingível. Em vez de recomendar que a criança vá a pé ou de bicicleta para a escola, sugira ir a pé ou de bicicleta para a escola dois ou mais dias por semana. Em vez de recomendar que a criança assista menos televisão, sugira não assistir TV nos dias de escola. É importante manter metas simples e definir um ou dois objetivos de curto prazo de cada vez. Além disso, os fatores de risco comportamentais precisam ser identificados, como evitar guloseimas quando a vida familiar fica mais agitada. Ajudar a família a pensar alternativas saudáveis é importante.

As famílias precisam ser orientadas sobre padrões alimentares apropriados para a idade e saudáveis, começando com a promoção da **amamentação**. Para os lactentes, a transição para alimentos complementares e de mesa e a importância de refeições regulares e lanches, *versus* comportamento de beliscar, deve ser enfatizada. Os **tamanhos de porções** apropriados para a idade para refeições e lanches devem ser incentivados. As crianças devem ser ensinadas a reconhecer indícios de fome e saciedade, guiadas por porções razoáveis e escolhas alimentares saudáveis pelos pais. Tigelas menores devem ser utilizadas e as crianças nunca devem comer diretamente de um saco ou caixa. A regra deve ser nenhum suco ou refrigerante. As crianças nunca devem ser forçadas a comer quando não querem e a ênfase exagerada na

Tabela 29-4 | Hábitos Alimentares e de Atividade para Prevenção de Sobrepeso/Obesidade

	ATIVIDADES PARA PREVENÇÃO DE SOBREPESO/OBESIDADE
INDIVÍDUO	• Ser fisicamente ativo > 1 hora por dia • Limite tempo de telas (televisão, jogos de computador/Internet, videogames) para menos de 1-2 horas por dia (sem TV para crianças menores de 2 anos) • Consumir cinco ou mais porções de frutas e vegetais por dia • Minimizar o consumo de bebidas açucaradas ou sucos adoçados • Consumir um café da manhã saudável todos os dias
FAMÍLIA	• Comer à mesa, como uma família, pelo menos 5-6 vezes por semana • Preparar mais refeições em casa, em vez de comprar comida de restaurante • Permitir que a criança autorregule suas refeições e evitar comportamentos alimentares excessivamente restritivos • Não recompensar as crianças com alimentos ou bebidas • Ter apenas alimentos saudáveis disponíveis para lanches • Incentivar a atividade ao ar livre
COMUNIDADE	Escolas • Servir alimentos saudáveis • Limitar o que está disponível nas máquinas automáticas de venda • Ter atividade física diária • Ter descanso ao ar livre diariamente • Ensinar alimentação saudável Profissionais de Saúde • Fazer levantamento da história de nutrição • Falar com os pacientes sobre peso saudável e boa nutrição • Aconselhar a fazer exercícios
GOVERNO	• Aumentar o acesso a uma alimentação saudável e eliminar sobremesas • Regular e regulamentar anúncios de alimentos ou porções • Adicionar mais calçadas e parques • Enfatizar a segurança

comida como recompensa deve ser evitada. O programa "ChooseMyPlate" pode fornecer uma diretriz geral aos pais para os tipos de alimentos a serem oferecidos em uma base regular, incluindo frutas, vegetais, grãos, proteínas e laticínios.

A importância da atividade física deve ser enfatizada. Para algumas crianças, esportes organizados e atividades baseadas na escola proporcionam oportunidades para a atividade vigorosa e divertida, enquanto para outros um foco nas atividades da vida diária, como aumento da caminhada, uso de escadas e um brincar mais ativo, pode ser mais bem recebido. O tempo gasto em **comportamentos sedentários**, como ver televisão e jogar *videogames* ou jogos de computador, deve ser limitado. A televisão no quarto das crianças está associada a mais tempo de televisão e com maiores taxas de excesso de sobrepeso, e os riscos desta prática devem ser discutidos com os pais. Os médicos podem precisar ajudar as famílias a identificar alternativas para atividades sedentárias, especialmente para famílias com impedimentos para atividade, como bairros inseguros ou falta de supervisão depois da escola.

TRATAMENTO

Terapias mais agressivas são consideradas apenas para aqueles que não responderam a outras intervenções. O tratamento inclui

Tabela 29-5 Estabelecimento de Metas Explícitas para Evitar ou Tratar a Obesidade		
LUTA EFETIVA CONTRA A OBESIDADE	**METAS AMBÍGUAS**	**METAS ESPECÍFICAS**
Mantenha-a simples	Mais caminhada ou bicicleta	Vá a pé ou de bicicleta para a escola dois dias por semana
Metas contáveis/claras	Assistir menos TV	Não assistir TV nos dias de aula
2 metas de curto prazo/por vez		
Fáceis de contar	Diminuir o tamanho da porção	Tigelas pequenas (palma do progenitor)
Ter como objetivo mudanças de comportamentos		Evitar comer da embalagem ou da caixa
Não se concentre sobre o consumo de carboidratos, gorduras, proteínas	Diminuir para 20 g de gordura	Comer peixe uma vez por semana
Concentre-se em categorias específicas	Diminuir açúcares	Evitar alimentos açucarados ou adoçados
Concentre-se em métodos de preparação mais saudáveis		Evite fritura
Concentre-se em padrões de alimentação		Evite jantar duas vezes
Concentre-se no tamanho da porção		Porção do tamanho da palma do progenitor
Comer guloseimas/*fast food*	Comer menos *junk food*	Limitar viagens a hamburguerias para uma vez por semana
Bebidas açucaradas/adoçadas	Evitar refrigerantes/sucos	Não consumir refrigerantes ou sucos
Bebidas saudáveis		Beber apenas água ou leite
Frutas	Comprar menos sucos	Não ter sucos na geladeira
	Aumentar ingestão de frutas	Manter uma tigela de frutas na cozinha
Vegetais	Aumentar ingestão de vegetais	Ter uma tigela de legumes na geladeira
		Cooperação, competição e interação social, tal como a construção de uma casa de vegetais
Atividades físicas	Caminhe mais	Caminhadas em família todos os domingos
		Tempo de atividade específico para as atividades e para o comportamento sedentário
	Aumentar caminhada da escola para casa	Pais pegam na escola 2 vezes por semana

uma abordagem sistemática que promove intervenções multidisciplinares breves no consultório para crianças obesas, bem como a redução de peso. Antes de matricular qualquer paciente em um programa de perda de peso, o médico deve ter uma ideia clara das expectativas daquele indivíduo. Os pacientes com expectativas irrealistas não deveriam ser inscritos até que elas fossem alteradas para metas realistas e atingíveis. Usando o mnemônico descrito, o médico deve orientar o paciente que busca a redução de peso a criar metas **SMART** (Specific, Measurable, Attainable, Realistic and Timely): específicas, mensuráveis, atingíveis, realistas e oportunas.

O **tratamento cirúrgico** pode ser defendido como uma solução preferida e de custo eficaz para determinadas crianças e adolescentes. O papel da cirurgia bariátrica no tratamento de crianças ou adolescentes obesos é controverso. As preocupações sobre a cirurgia para tratar a obesidade em populações jovens incluem se a cirurgia é ou não custo-efetiva; como garantir o crescimento saudável na passagem para a idade adulta; que serviços de apoio são necessários após a cirurgia; adesão ao esquema de nutrição adequado no pós-operatório; e participação em consultas para acompanhamento e cuidado de longo prazo. Há evidências muito limitadas disponíveis para estimar adequadamente a segurança, eficácia, relação custo-eficácia ou durabilidade de longo prazo da cirurgia bariátrica em crianças em crescimento. As evidências existentes sugerem que a cirurgia bariátrica em adolescentes gravemente obesos resulta em perda de peso significativa e melhoras de comorbidades e qualidade de vida. Complicações pós-operatórias (físicas e psicológicas), adesão e acompanhamento podem ser mais problemáticos em adolescentes do que adultos, e dados de longo prazo sobre segurança, eficácia e custo permanecem em grande parte sem evidências.

Capítulo 30
DESNUTRIÇÃO PEDIÁTRICA

A desnutrição pediátrica é geralmente resultado de fornecimento, acesso ou utilização alimentar inadequados; acesso precário à saúde e a saneamento; e/ou alimentação ou cuidados infantis/práticas inadequadas. O maior risco de desnutrição ocorre da vida uterina até 2 anos. Várias diretrizes podem ser usadas para classificar a desnutrição infantil (Tabela 30-1). Referências internacionais estão estabelecidas e possibilitam a classificação das medidas antropométricas em termos de escores z. Outras medidas incluem a altura e o peso para a idade, peso para a altura, IMC e circunferência da parte superior do braço. A maior consequência da desnutrição é a morte, mas pode ocorrer deficiência intelectual e física significativa em muitos dos que sobrevivem.

A desnutrição proteico-calórica (DPC) é um espectro de doenças causadas por diferentes níveis de deficiências de proteínas e calorias. A DPC primária é causada por fatores sociais ou econômicos que resultam em uma falta de alimentos. A DPC secundária ocorre em crianças com várias condições associadas a aumento de necessidades calóricas (infecção, traumatismo, câncer) (Fig. 30-1), aumento da perda calórica (má absorção), consumo calórico reduzido (anorexia, câncer, restrição de ingestão oral, fatores sociais) ou

Tabela 30-1 | Definições de Desnutrição

CLASSIFICAÇÃO	DEFINIÇÃO		GRADUAÇÃO
Gomez	Peso abaixo do % médio PPI	Leve (grau 1) Moderado (grau 2) Grave (grau 3)	75-90% PPI 60-74% PPI < 60% PPI
Waterlow	Escores z (DP) abaixo do PPA mediano	Leve Moderado Grave	80-90% PPA 70-80% PPA < 70% PPA
OMS (perda de peso)	Escores z (DP) abaixo do PPA mediano	Moderado Grave	$-3 \leq$ escore $z < -2$ escore $z < -3$
OMS (nanismo)	Escores z (DP) abaixo da API mediana	Moderado Grave	$-3 \leq$ escore $z < -2$ escore $z < -3$
Kanawati	CSB dividido por perímetro cefálico occipitofrontal	Leve Moderado Grave	< 0,31 < 0,28 < 0,25
Cole	Escores z de IMC para idade	Grau 1 Grau 2 Grau 3	IMC para idade escore $z < -1$ IMC para idade escore $z < -2$ IMC para idade escore $z < -3$

De Grover Z, Ee LC: Protein energy malnutrition, Pediatr Clin North Am 56:1055–1068, 2009
IMC, índice de massa corporal; API, altura para a idade; CSB, circunferência da parte superior do braço; DP, desvio-padrão; PPI, peso para a idade; PPA, peso para a altura; OMS, Organização Mundial da Saúde.

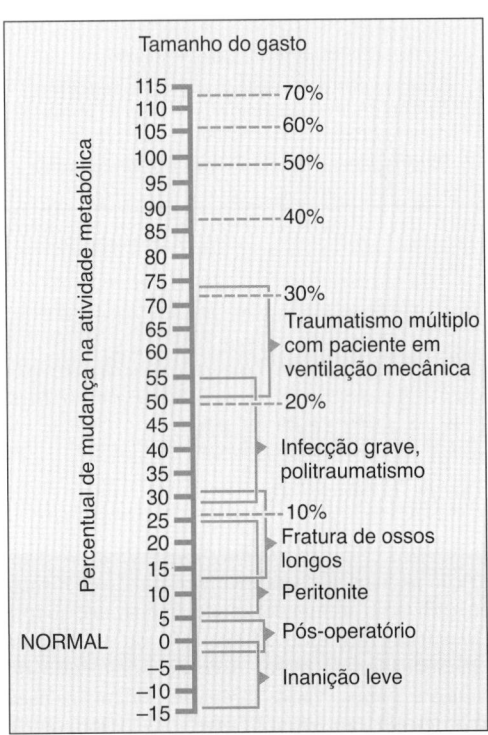

Figura 30-1 – Aumento das demandas energéticas com estresse. (Adaptado de Wilmore D: *The Metabolic Management of the Critically Ill*, New York, 1977, Plenum Publishing. Revised in Walker W, Watkins J, editors: *Nutrition in Pediatrics: Basic Science and Clinical Application*. Boston, 1985, Little, Brown.)

uma combinação destas três variáveis. A desnutrição proteico-calórica pode estar associada a outras deficiências de nutrientes, que podem ser evidentes no exame físico (Tabela 30-2).

INSUFICIÊNCIA DO CRESCIMENTO

A **desnutrição** pediátrica é frequentemente chamada de **insuficiência ou falência do crescimento** e descreve as circunstâncias em que uma criança não consegue ganhar peso adequadamente ou, em casos mais graves, apresenta retardo no crescimento linear ou do perímetro cefálico. Os termos falência do crescimento **orgânica** e **não orgânica** perderam espaço no reconhecimento da interação frequente entre condições clínicas subjacentes que podem causar crescimentos mal-adaptativos. Da mesma maneira, os fatores sociais e comportamentais que, inicialmente, podem ter sido associados a problemas alimentares (Cap. 21) e o crescimento precário também podem ser associados a problemas clínicos, como as doenças comuns, agudas e leves.

MARASMO

O *marasmo* resulta de resposta fisiológica do corpo a calorias e nutrientes inadequados. A perda de massa muscular e de estoques de gordura subcutânea pode ser confirmada por inspeção ou palpação e quantificada por medidas antropométricas. A cabeça pode parecer grande, mas geralmente é proporcional ao comprimento do corpo. Edema é geralmente ausente. A pele é seca e fina, e os cabelos podem ser finos, escassos e facilmente retirados. Crianças marasmáticas podem ser apáticas, fracas e podem ser irritáveis quando tocadas. Bradicardia e hipotermia significam desnutrição grave e ameaçadora da vida. Práticas de desmame impróprias ou inadequadas e diarreia crônica são achados comuns em países em desenvolvimento. O nanismo (crescimento linear comprometido) resulta de uma combinação de desnutrição, especialmente de micronutrientes e infecções recorrentes.

KWASHIORKOR

A kwashiorkor resulta de ingestão inadequada de proteínas na presença de ingestão calórica de regular a boa. O estado hipoalbuminêmico resulta em edema depressível que começa nas extremidades inferiores e sobe com o aumento da gravidade. Outros fatores, tais como infecção aguda, toxinas e possivelmente desequilíbrios específicos de micronutrientes ou aminoácidos, são suscetíveis de contribuir para a etiologia. A principal **manifestação clínica** do kwashiorkor é que o peso corporal fica próximo do normal para a idade; o peso isoladamente não reflete com precisão o estado nutricional devido ao edema. O **exame físico** revela uma relativa manutenção do tecido adiposo subcutâneo e uma atrofia acentuada da massa muscular. O edema varia de uma depressão

Tabela 30-2	Sinais Físicos de Distúrbios de Deficiência Nutricional				
SISTEMA	SINAL	DEFICIÊNCIA	SISTEMA	SINAL	DEFICIÊNCIA
Aspecto geral	Peso reduzido para altura	Calorias		Papilas atróficas	Riboflavina, ferro, niacina, folato, vitamina B_{12}
Pele e cabelos	Palidez	Anemias (ferro, vitamina B_{12}, vitamina E, folato e cobre)		Língua lisa	Ferro
				Língua vermelha (glossite)	Vitaminas B_6, B_{12}, niacina, riboflavina, folato
	Edema	Proteína, tiamina		Edema de parótida	Proteína
	Seborreia nasolabial	Calorias, proteína, vitamina B_6, niacina, riboflavina		Cáries	Fluoreto
	Dermatite	Riboflavina, ácidos graxos essenciais, biotina		Anosmia	Vitamina A, B_{12}, zinco
	Dermatite de fotossensibilidade	Niacina		Hipogeusia	Vitamina A, zinco
	Acrodermatite	Zinco		Bócio	Iodo
	Hiperceratose folicular (semelhante a lixa)	Vitamina A	Cardiovascular	Insuficiência cardíaca	Tiamina, selênio, anemias nutricionais
	Pele despigmentada	Calorias, proteína	Genital	Hipogonadismo	Zinco
	Púrpura	Vitaminas C, K	Esquelético	Alargamentos costocondrais	Vitaminas D, C
	Dermatite escrotal, vulvar	Riboflavina		Hemorragia subperióstea	Vitamina C, cobre
	Alopecia	Zinco, biotina, proteína		Bossa craniana	Vitamina D
	Cabelos despigmentados, opacos, facilmente arrancados	Proteína, calorias, cobre		Fontanela larga	Vitamina D
Tecido subcutâneo	Reduzido	Calorias		Aumento epifiseal	Vitamina D
Olho (visão)	Adaptação ao escuro	Vitaminas A, E, zinco		Craniotabes	Vitamina D, cálcio
	Discriminação de cores	Vitamina A		Ossos sensíveis	Vitamina C
	Manchas de Bitot, xeroftalmia, ceratomalacia	Vitamina A		Panturrilhas sensíveis	Tiamina, selênio, vitamina C
	Palidez conjuntival	Anemias nutricionais		Unhas em forma de colher (coiloníquia)	Ferro
	Microaneurismas capilares do fundo	Vitamina C		Linha transversal da unha	Proteína
Face, boca e pescoço	Face em lua cheia	Kwashiorkor	Neurológico	Neuropatia sensorial, motora	Tiamina, vitamina E, B_6, B_{12}
	Face símia	Marasmo		Ataxia, arreflexia	Vitamina E
	Estomatite angular	Riboflavina, ferro		Oftalmoplegia	Vitamina E, tiamina
	Queilose	Vitamina B_6, niacina, riboflavina		Tetania	Vitamina D, Ca^{2+}, Mg^{2+}
	Gengivas com sangramento	Vitaminas C, K		Retardo	Iodo, niacina
				Demência, delírio	Vitamina E, niacina, tiamina
				Sensação precária de posição, ataxia	Tiamina, vitamina B_{12}

menor do dorso do pé até edema generalizado com envolvimento de pálpebras e escroto. O cabelo é escasso; é facilmente arrancado; e tem aspecto castanho, vermelho ou amarelo-branco opaco. A repleção nutricional restaura a cor do cabelo, deixando uma faixa de cabelo com pigmentação alterada seguida por uma faixa com pigmentação normal (sinal da bandeira). As alterações da pele são comuns e variam de hiperceratose hiperpigmentada até erupção macular eritematosa (pelagroide) no tronco e nas extremidades. Na forma mais grave de kwashiorkor, uma descamação superficial ocorre ao longo de superfícies de pressão (erupção em "pintura flocosa"). Queilose angular, atrofia das papilas filiformes da língua e estomatite moniliacal são comuns. Aumento das glândulas parótidas e edema facial resultam em face em lua cheia; apatia e desinteresse em comer são típicos de kwashiorkor. O exame do abdome pode revelar fígado aumentado, mole, com bordas indefinidas. Linfonodos e tonsilas são comumente atróficos. O exame do tórax pode revelar estertores basilares. O abdome encontra-se distendido e os sons intestinais tendem a ser hipoativos.

MARASMO-KWASHIORKOR MISTO
Essas crianças muitas vezes têm perda de peso e edema concorrentes além de nanismo. Essas crianças exibem características de dermatite, anormalidades neurológicas e fígado gorduroso.

TRATAMENTO DA DESNUTRIÇÃO
A taxa metabólica basal e as necessidades imediatas de nutrientes diminuem em casos de desnutrição. Quando os nutrientes são fornecidos, a taxa metabólica aumenta, estimulando o anabolismo

e aumentando as demandas de nutrientes. O corpo da criança desnutrida pode ter compensado as deficiências de micronutrientes com menores taxas metabólicas e de crescimento, e a realimentação pode tornar evidentes essas deficiências. A reabilitação nutricional deve ser iniciada e avançada *lentamente* para minimizar essas complicações. A abordagem inicial envolve a correção da desidratação e terapia anti-infecciosa (bactérias, parasitas) se indicado. A reidratação oral é recomendada em detrimento de líquidos intravenosos para evitar excesso de líquidos e sobrecarga de solutos e sua resultante insuficiência cardíaca ou renal.

Quando a reabilitação nutricional é iniciada, as calorias podem ser iniciadas com segurança a 20% acima da ingestão recente da criança. Se nenhuma estimativa da ingestão calórica estiver disponível, 50 a 75% da exigência de energia normal é segura. Soluções orais de alto teor calórico ou alimentos terapêuticos prontos para o uso (uma mistura de leite em pó, amendoim, açúcar, vitaminas e minerais) são frequentemente utilizados nos países em desenvolvimento. A reabilitação nutricional pode ser complicada pela **síndrome de realimentação**, que é caracterizada pela retenção de líquidos, hipofosfatemia, hipomagnesemia e hipocalemia. O monitoramento cuidadoso dos valores laboratoriais e do estado clínico da desnutrição grave é essencial.

Quando a reabilitação nutricional começa, a ingestão calórica pode ser aumentada de 10 a 20% por dia, com monitoramento dos desequilíbrios eletrolíticos, função cardíaca reduzida, edema ou intolerância alimentar. Se alguma destas situações ocorrer, outros aumentos calóricos não serão feitos até que o estado da criança se estabilize. A ingestão de calorias é aumentada até que o crescimento apropriado ou a recuperação do crescimento sejam iniciadas. A recuperação do crescimento refere-se a ganhar peso acima do percentil 50 para a idade e pode exigir 150% ou mais de calorias recomendadas para uma criança de mesma idade, bem-nutrida. A regra geral para lactentes e crianças de até 3 anos é fornecer de 100 a 120 kcal/kg com base no peso *ideal* para a altura. As necessidades de proteína também são aumentadas à medida que o anabolismo começa e são providas na proporção da ingestão calórica. A ingestão de vitaminas e minerais acima da ingestão diária recomendada é promovida para atender ao aumento da demanda; isto é frequentemente realizado fornecendo-se diariamente um multivitamínico apropriado para a idade, com outros suplementos de micronutrientes isolados conforme justificado por anamnese, exame físico ou exames de laboratório. Suplementos de ferro não são recomendados durante a fase aguda de reabilitação, especialmente para crianças com kwashiorkor, para quem os níveis de ferritina são muitas vezes elevados. Ferro adicional pode representar um estresse oxidativo; a suplementação de ferro está associada a maior morbidade e mortalidade.

Na maioria dos casos, as fórmulas à base de leite de vaca são toleradas e fornecem uma combinação adequada de nutrientes. Outros alimentos facilmente digeridos, apropriados para a idade, também podem ser introduzidos lentamente. Se ocorrer intolerância alimentar, fórmulas sem lactose ou semielementares devem ser consideradas.

COMPLICAÇÕES DA DESNUTRIÇÃO

As crianças desnutridas são mais suscetíveis a **infecção**, especialmente sepse, pneumonia e gastroenterite. Hipoglicemia é comum após os períodos de jejum grave, mas pode também ser um sinal de sepse. A hipotermia pode significar infecção ou, com bradicardia, pode significar uma diminuição da taxa metabólica para conservar energia. Bradicardia e débito cardíaco precário predispõem a criança desnutrida a insuficiência cardíaca, o que é agravado por cargas de líquido ou soluto agudas. As **deficiências de micronutrientes** também podem complicar a desnutrição. Deficiências de vitamina A e zinco são comuns no mundo em desenvolvimento e são uma causa importante de resposta imune alterada e aumento da morbidade e mortalidade. Dependendo da idade de início e da duração da desnutrição, as crianças desnutridas podem apresentar retardo permanente de crescimento (decorrente de desnutrição no útero, na lactância ou na adolescência) e atraso no desenvolvimento (decorrente de desnutrição na lactância ou na adolescência). Privação ambiental (social) pode interagir com os efeitos da desnutrição prejudicando ainda mais o desenvolvimento e a função cognitiva.

Capítulo 31

DEFICIÊNCIAS DE VITAMINAS E DE MINERAIS

Os **micronutrientes** incluem vitaminas e oligoelementos. Em sociedades industrializadas, as deficiências clínicas francas são incomuns em crianças saudáveis, mas podem acontecer e acontecem em determinadas circunstâncias de alto risco. Os fatores de risco incluem dietas que são consistentemente limitadas em variedade, especialmente com a exclusão de grupos de alimentos inteiros, síndromes de má absorção e condições que causam altas demandas fisiológicas. Várias etiologias comuns de estados de deficiência de vitaminas e nutrientes estão em destaque na Tabela 31-1 e características de deficiências de vitaminas são delineadas na Tabela 31-2. O tratamento é observado na Tabela 31-3.

VITAMINAS HIDROSSOLÚVEIS

As vitaminas hidrossolúveis não são *armazenadas* no corpo, exceto a vitamina B_{12}; portanto, a ingestão altera os níveis teciduais. A absorção a partir da dieta é geralmente alta e os compostos imediatamente fazem trocas entre líquidos intracelulares e extracelulares; a excreção é realizada através da urina. As vitaminas hidrossolúveis tipicamente funcionam como coenzimas no metabolismo de energia, proteína, aminoácidos e ácido nucleico; como cossubstratos em reações enzimáticas; e como componentes estruturais.

Ácido Ascórbico

As principais formas de vitamina C são o ácido ascórbico e a forma oxidada, o ácido deidroascórbico. O ácido ascórbico acelera as reações de hidroxilação em muitas reações de biossíntese, incluindo hidroxilação de prolina na formação de colágeno. As necessidades das crianças nascidas a termo de ácido ascórbico e ácido deidroascórbico são calculadas pela estimativa da disponibilidade no leite humano.

A deficiência de ácido ascórbico resulta nas manifestações clínicas de **escorbuto**. O escorbuto infantil manifesta-se por irritabilidade, sensibilidade óssea com edema e pseudoparalisia das pernas. A doença pode ocorrer se os bebês forem alimentados com leite de vaca sem suplementação no primeiro ano de vida ou se a dieta for desprovida de frutas e legumes. Hemorragia

Tabela 31-1 — Etiologia dos Quadros de Deficiência de Vitaminas e Nutrientes

ETIOLOGIA	DEFICIÊNCIA
DIETA	
Veganos (estritamente)	Proteína, vitaminas B_{12}, D, riboflavina, ferro
Lactente sob aleitamento materno	Vitaminas K, D
Lactente amamentado com leite de vaca	Ferro
Bulimia, anorexia nervosa	Eletrólitos, outras deficiências
Alimentação parenteral	Ácidos graxos essenciais, oligoelementos
Alcoolismo	Calorias, vitamina B_1, B_6, folato
PROBLEMAS CLÍNICOS	
Síndromes de malabsorção	Vitaminas A, D, E, K, zinco, ácidos graxos essenciais.
Colestase	Vitaminas E, D, K, A, zinco, ácidos graxos essenciais
MEDICAMENTOS	
Sulfonamidas	Folato
Fenitoína, fenobarbital	Vitaminas D, K, folato
Óleo mineral	Vitaminas A, D, E, K
Antibióticos	Vitamina K
Isoniazida	Vitamina B_6
Antiácidos	Ferro, fosfato, cálcio
Digitálicos	Magnésio, cálcio
Penicilamina	Vitamina B_6
MECANISMOS ESPECÍFICOS	
Transcobalamina II ou deficiência de fator intrínseco	Vitamina B_{12}
Outra enzima digestiva	Carboidrato, gordura, deficiências de proteínas
Síndrome dos cabelos em palha de ferro de Menkes	Cobre
Acrodermatite enteropática	Zinco
Exposição reduzida à luz solar direta	Vitamina D

subperióstea, sangramento nas gengivas e petéquias, hiperceratose dos folículos pilosos e uma sucessão de alterações mentais caracterizam a progressão da doença. Anemia secundária a sangramento, diminuição da absorção de ferro ou metabolismo anormal do folato também são observados no escorbuto crônico. O tratamento é destacado na Tabela 31-3.

Vitaminas B

As vitaminas B tiamina, riboflavina e niacina são rotineiramente adicionadas a derivados de grãos enriquecidos; deficiências em hospedeiros normais são raras nos Estados Unidos. Os níveis no leite humano refletem a ingestão materna e a deficiência pode desenvolver-se em lactentes sob aleitamento materno de mães com deficiência.

Tiamina

A vitamina B_1 funciona como uma coenzima em reações bioquímicas relacionadas com o metabolismo dos carboidratos, descarboxilação de α-cetoácidos e piruvato e reações de transcetolase da via de pentose. A tiamina também está envolvida na descarboxilação de aminoácidos de cadeia ramificada. A tiamina é perdida durante a pasteurização e a esterilização do leite.

A deficiência de tiamina ocorre em alcoolistas e foi relatada em adolescentes que se submeteram à cirurgia bariátrica para obesidade grave. O **beribéri infantil** ocorre entre 1 e 4 meses de idade em crianças amamentadas cujas mães têm uma deficiência de tiamina (alcoolismo), em crianças com desnutrição proteico-calórica, em lactentes que receberam hiperalimentação não suplementada e em lactentes que receberam leite fervido. O **beribéri úmido** agudo com sintomas e sinais cardíacos predomina no beribéri infantil. Anorexia, apatia, vômitos, agitação e palidez evoluem para dispneia, cianose e morte por insuficiência cardíaca. Os lactentes com beribéri têm um choro afônico típico; eles parecem estar chorando, mas nenhum som é proferido. Outros sinais incluem neuropatia periférica e parestesias. Para o tratamento consulte a Tabela 31-3.

Riboflavina

A vitamina B_2 é um componente de duas coenzimas, riboflavina 5'-fosfato e dinucleotídeo flavina-adenina, componentes essenciais da glutationa redutase e xantina-oxidase, que estão envolvidas no transporte de elétrons. A deficiência de riboflavina afeta o metabolismo da glicose, de ácidos graxos e de aminoácidos. A riboflavina e seu fosfato são decompostos por exposição à luz e por soluções alcalinas fortes.

A **arriboflavinose** é caracterizada por estomatite angular; glossite; queilose; dermatite seborreica em torno do nariz e da boca; e alterações oculares que incluem redução do lacrimejamento, fotofobia, vascularização da córnea e formação de catarata. Foram encontradas deficiências subclínicas de riboflavina em indivíduos diabéticos, crianças de famílias com baixo nível socioeconômico, crianças com doença cardíaca crônica e lactentes submetidos a fototerapia prolongada para hiperbilirrubinemia.

Niacina

A niacina consiste em compostos do ácido nicotínico e nicotinamida (niacinamida). A nicotinamida, a forma predominante da vitamina, funciona como um componente das coenzimas nicotinamida-adenina-dinucleotídeo (NAD) e nicotinamida-adenina-dinucleotídeo-fosfato (NADP). A niacina está envolvida em vários processos metabólicos, incluindo síntese de gordura, metabolismo respiratório intracelular e glicólise.

Na determinação das necessidades de niacina, o teor de triptofano na dieta deve ser considerado, pois o triptofano é convertido em niacina. A niacina é estável em alimentos e é resistente a aquecimento e armazenamento prolongado. Aproximadamente 70% dos equivalentes totais de niacina no leite humano são derivados de triptofano. A **pelagra**, ou doença de deficiência de niacina, é caracterizada por fraqueza, cansaço, dermatite, fotossensibilidade, inflamação de membranas mucosas, diarreia, vômitos, disfagia e, em casos graves, demência.

Tabela 31-2	Características das Deficiências de Vitaminas			
VITAMINA	**OBJETIVO**	**DEFICIÊNCIA**	**COMENTÁRIOS**	**FONTE**
HIDROSSOLÚVEIS				
Tiamina (B_1)	Coenzima em descarboxilação de cetoácido (p. ex., piruvato → reação de acetil-CoA transcetolase	*Beribéri*: polineuropatia, sensibilidade na panturrilha, insuficiência cardíaca, edema, oftalmoplegia	Erros inatos de metabolismo do lactato; ferver o leite destrói B_1.	Fígado, carne, leite, cereais, castanhas, legumes
Riboflavina (B_2)	Coenzima de FAD em reações de oxidação-redução	Anorexia, mucosite, anemia, queilose, seborreia nasolabial	Fotossensibilizador	Leite, queijo, fígado, carne, ovos, grãos integrais, vegetais folhosos verdes
Niacina (B_3)	Coenzima NAD em reações de oxidação-redução	*Pelagra*: fotossensibilidade, dermatite, demência, diarreia, morte	Triptofano é um precursor	Carne, peixe, fígado, grãos integrais, vegetais folhosos verdes
Piridoxina (B_6)	Cofator em metabolismo de aminoácidos	Convulsões, hiperacusia, anemia microcítica, seborreia nasolabial, neuropatia	Estado de dependência: deficiência secundária a fármacos	Carne, fígado, grãos integrais, amendoins, soja
Ácido pantotênico	CoA em ciclo de Krebs	Nada relatado		Carne, vegetais
Biotina	Cofator em reações de carboxilase de aminoácidos	Alopecia, dermatite, hipotonia, morte	Ressecção intestinal, erro inato do metabolismo,* e ingestão de ovos crus	Levedura, carnes; feito pela flora intestinal.
B_{12}	Coenzima para formação de 5-metiltetra-hidrofolato; síntese de DNA	Anemia megaloblástica, neuropatia periférica, doença da coluna espinhal lateral posterior, vitiligo	Veganos; tênia do peixe; síndrome do intestino curto; transcobalamina ou deficiências de fator intrínseco	Carne, peixe, queijo, ovos
Folato	Síntese do DNA	Anemia megaloblástica; defeitos do tubo neural.	Deficiência em leite de cabra; fármacos antagonistas; inativado pelo calor	Fígado, verduras, vegetais, cereais, queijo
Ácido ascórbico (C)	Agente redutor; metabolismo do colágeno	*Escorbuto*: irritabilidade, púrpura, gengivas sangrantes, hemorragia perióstea, ossos doloridos	Pode melhorar metabolismo da tirosina em lactentes pré-termo	Frutas cítricas, vegetais verdes; cozimento o destrói
LIPOSSOLÚVEIS				
A	Integridade da célula epitelial; visão	Cegueira noturna, xeroftalmia, manchas de Bitot, hiperceratose folicular; defeitos imunes	Comum na desnutrição proteico-calórica; má absorção	Fígado, leite, ovos, vegetais verdes e amarelos, frutas
D	Mantém níveis séricos de cálcio e de fósforo	*Raquitismo*: mineralização óssea reduzida	Pró-hormônio de 25 e 1,25-vitamina D	Leite enriquecido, queijo, fígado; luz solar
E	Antioxidante	Hemólise em lactentes pré-termo; arreflexia, ataxia, oftalmoplegia	Pode beneficiar pacientes com deficiência de G6PD	Sementes, vegetais, óleos de gérmen de plantas, grãos
K	Carboxilação pós-translação de fatores de coagulação II, VII, IX, X e proteínas C, S	Tempo prolongado de protrombina; hemorragia; elevação do antagonista da vitamina K (PIVKA)	Má absorção; lactentes sob aleitamento materno	Fígado, vegetais verdes; produzido pela flora intestinal

CoA, Coenzima A; *FAD*, dinucleotídeo de flavina e adenina; *G6PD*, glicose-6-fosfato desidrogenase; *NAD*, dinucleotídeo de nicotinamida e adenina; *PIVKA*, proteína induzida pela ausência de Vitamina K.
*Deficiência de biotinidase.

Vitamina B_6

A vitamina B_6 refere-se a três piridinas de ocorrência natural: piridoxina (piridoxol), piridoxal e piridoxamina. Os fosfatos das duas últimas piridinas são metabolicamente e funcionalmente relacionados e são convertidos no fígado à forma de coenzima, o fosfato de piridoxal. As funções metabólicas da vitamina B_6 incluem reações de interconversão de aminoácidos, conversão do triptofano em niacina e serotonina, reações metabólicas no cérebro, metabolismo dos carboidratos, desenvolvimento imune e biossíntese de heme e prostaglandinas. As formas piridoxal e piridoxamina da vitamina são destruídas pelo calor; o tratamento térmico foi responsável pela deficiência de vitamina B_6 e convulsões em lactentes alimentados com fórmulas processadas de maneira inadequada. O leite de cabra é deficiente em vitamina B_6.

A privação dietética ou má absorção de vitamina B_6 em crianças resulta em anemia microcítica hipocrômica, vômitos, diarreia, retardo de crescimento, apatia, hiperirritabilidade e convulsões. Crianças que receberam isoniazida ou penicilamina podem precisar de vitamina B_6 adicional porque o fármaco liga-se à vitamina. É incomum, mas a vitamina B_6, uma vitamina hidrossolúvel, em doses muito grandes (≥ 500 mg/dia) foi associada a uma neuropatia sensorial.

Tabela 31-3	Tratamento de Deficiências de Vitaminas	
	MANIFESTAÇÕES CLÍNICAS	**DOSES SUGERIDAS**
Vitamina A	Deficiência grave com xeroftalmia	Lactentes: 7.500-15.000 U/dia IM, seguidos por 5.000-10.000 U/dia via oral durante 10 dias. Crianças de 1-8 anos: 5.000-10.000 U/kg/dia por via oral durante 5 dias ou até a recuperação. Crianças > 8 anos e adultos: por via oral 500.000 U/dia durante 3 dias; em seguida, 50.000 U/dia durante 14 dias; em seguida 10.000-20.000 U/dia para 2 meses.
	Deficiência sem alterações da córnea	Lactente < 1 ano: 100.000 U/dia por via oral, a cada 4-6 meses. Crianças 1-8 anos: 200.000 U/dia por via oral, a cada 4-6 meses. Crianças > 8 anos e adultos: 100.000 U/dia durante 3 dias, seguidos por 50.000 U/dia durante 10 dias.
	Deficiência	IM administrado apenas para aqueles pacientes com má absorção nos quais a dose oral não é possível. Lactentes: 7.500-15.000 U/dia, durante 10 dias. Crianças 1-8 anos: 17.500-35.000 U/dia, durante 10 dias. Crianças > 8 anos e adultos: 100.000 U/dia, durante 3 dias, depois 50.000 U/dia durante 14 dias. Dar seguimento multivitamínico oral que contenha vitamina A: Lactentes BPN: nenhuma dose estabelecida, crianças ≤ 8 anos: 5.000-10.000 U/dia, crianças > 8 anos e adultos: 10.000-20.000 U/dia.
	Síndrome de má absorção (profilaxia)	Crianças > 8 anos e adultos: por via oral 10.000-50.000 U/dia do produto hidrossolúvel
	Fibrose cística	1.500-10.000 U/dia para profilaxia
	Sarampo	Recomendações da OMS: dose única, repetindo a dose no dia seguinte e em 4 semanas para as crianças com achados oculares: 6 meses a 1 ano: 100.000 U; > 1 ano: 200.000 U.
Vitamina D	Doença hepática	4.000-8.000 U/dia de ergocalciferol.
	Má absorção	1.000 U/dia de ergocalciferol
	Raquitismo nutricional e osteomalacia	Ergocalciferol: crianças e adultos com absorção normal: 1.000-5.000 U/dia. Crianças com má absorção: 10.000-25.000 U/dia. Adultos com má absorção: 10.000-300.000 U/dia.
	Doença e insuficiência renal	Ergocalciferol: Criança: 4.000-40.000 U/dia; adultos: 20.000 U/dia.
	Fibrose cística	Ergocalciferol: 400-800 U VO/dia
	Hipoparatireoidismo	Crianças: 50.000-200.000 U/dia de ergocalciferol e suplementos de cálcio. Adultos: 25.000-200.000 U/dia de ergocalciferol e suplementos de cálcio.
	Raquitismo dependente de vitamina D	Crianças: 3.000-5.000 U/dia de ergocalciferol; máx.: 60.000 U/dia. Adultos: 10.000-60.000 U/dia de ergocalciferol.
	Raquitismo resistente a vitamina D	Crianças: inicial 40.000-80.000 U/dia com suplementos de fosfato, a dose diária é aumentada a intervalos de 3-4 meses em incrementos de 10.000-20.000 U. Adultos: 10.000-60.000 U/dia com suplementos de fosfato.
Vitamina E	Lactente prematuro, recém-nascidos, bebês de baixo peso ao nascimento	d-α-tocoferol: 25-50 U/dia por 1 semana por via oral.
	Má absorção de gordura e doença hepática	10-25 U/kg/dia de preparação de vitamina E hidrossolúvel.
	Fibrose cística	< 1 ano de idade: 25-50 U/dia; 1-2 anos: 100 U/dia; > 2: 100 U/dia 2x/dia ou 200 U por via oral diariamente
	Anemia falciforme	450 U/dia por via oral.
	β-talassemia	750 U/dia por via oral.
Vitamina K	Doença hemorrágica do recém-nascido	Fitonadiona: 0,5-1 mg SC ou IM como profilaxia dentro de 1 hora de nascimento, pode repetir 6-8 horas mais tarde; 1-2 mg/dia como tratamento.
	Deficiência	Bebês e crianças: 2,5-5 mg/dia por via oral, ou 1-2 mg/dose SC, IM, IV em dose única; adultos: 5-25 mg/dia ou 10 mg IM, IV.
	Fibrose cística	2,5 mg, duas vezes por semana
Folato, ácido fólico e folacina	Deficiência	Lactentes: 50 μg diários. Crianças de 1-10 anos: 1 mg/dia inicialmente, então 0,1-0,4 mg/dia, como manutenção. Crianças > 11 anos e adultos: inicialmente 1 mg/dia, em seguida 0,5 mg/dia, como manutenção.
	Anemia hemolítica	Pode exigir doses mais elevadas do que as listadas anteriormente.
Niacina	Pelagra	Crianças: 50-100 mg 3x/dia. Adultos: 50-100 mg/dia, máx.: 100 mg/dia.

(continua)

Tabela 31-3 | Tratamento de Deficiências de Vitaminas – continuação

	MANIFESTAÇÕES CLÍNICAS	DOSES SUGERIDAS
Piridoxina (B$_6$)	Convulsões	Recém-nascidos e lactentes: inicial 50-100 mg/dia por via oral, IM, IV, SC.
	Deficiências induzidas por fármacos	Crianças: 10-50 mg/dia como tratamento, 1-2 mg/kg/dia como profilaxia. Adultos: 100-200 mg/dia como tratamento, 25-100 mg/dia como profilaxia.
	Deficiência dietética	Crianças: 5-25 mg/dia durante 3 semanas, em seguida 1,5-2,5 mg/dia em um produto multivitamínico. Adultos: 10-20 mg/dia durante 3 semanas.
Riboflavina (B$_2$)		Crianças de 2,5-10 mg/dia em doses divididas. Adultos: 5-30 mg/dia em doses divididas.
Tiamina (B$_1$)	Beribéri: doentes graves	Crianças: 10-25 mg/dia IM ou IV. Adultos: 5-30 mg/dose IM, IV 3x/dia, em seguida, 5-30 mg/dia por via oral em uma única ou três doses divididas, por 1 mês.
	Beribéri: não criticamente doente	Crianças: 10-50 mg/dia por via oral por 2 semanas, em seguida, 5-10 mg/dia durante 1 mês.
	Doença metabólica	Adultos: 10-20 mg/dia por via oral.
	Encefalopatia de Wernicke	Adultos: inicialmente 100 mg IV, depois 50-100 mg/dia IM/IV até comer uma dieta equilibrada.
Cianocobalamina (B$_{12}$)	Deficiência nutricional	Gel intranasal: 500 μg uma vez por semana. Oralmente: 25-250 μg/semana.
	Anemia	Administre IM ou SC profunda; via oral não é recomendada por causa da má absorção e via IV não recomendada devido a eliminação mais rápida.
	Anemia perniciosa	Se evidência de envolvimento neurológico em recém-nascidos e lactentes (congênita), 1.000 μg/dia IM, SC, durante pelo menos 2 semanas, e, em seguida, manutenção, 50-100 μg/mês ou 100 μg/dia durante 6-7 dias. Se houver melhora clínica, administrar 100 μg todos os dias durante 7 doses, em seguida a cada 3-4 dias por 2-3 semanas, seguidas de 100 μg/mês durante a vida. Administrar com ácido fólico, se necessário (1 mg/dia durante 1 mês concomitantemente). Crianças: 30-50 μg/dia por 2 ou mais semanas (dose total de 1.000 μg) IM, SC, em seguida, 100 μg/mês como manutenção. Adultos: 100 μg/dia durante 6-7 dias; se houver melhora, administrar a mesma dose em dias alternados durante 7 doses, em seguida a cada 3-4 dias por 2-3 semanas. Após os valores hematológicos estarem normais, administrar doses de manutenção de 100 μg/mês por via parenteral.
	Remissão hematológica	Não há evidências de haver envolvimento neurológico: usar gel intranasal: 500 μg por semana.
	Deficiência de vitamina B$_{12}$	Crianças com sinais neurológicos: 100 μg/dia por 10-15 dias (dose total de 1-1,5 mg), em seguida, 1-2/semana por vários meses e redução gradual para 60 μg/mês. Crianças com sinais hematológicos: 10-50 μg/dia durante 5-10 dias, seguido de 100-250 μg/dia a cada 2-4 semanas. Adultos: 30 μg/dia durante 5-10 dias, seguido por doses de manutenção de 100-200 μg/mês.
Ácido ascórbico	Escorbuto	Crianças: 100-300 mg/dia em doses divididas por via oral, IM, IV ou SC por vários dias. Adultos: 100-250 mg/dia uma a duas vezes/dia.

Dados de Lexi-Comp Inc., Hudson, Ohio, 2004; table from Kronel S, Mascarenhas: Vitamin deficiencies and excesses. In Burg FD, Ingelfinger JR, Polin RA, Gershon AA, editors: Current Pediatric Therapy, Philadelphia, 2006, Elsevier, Table 3, pp 104–105.
FC, fibrose cística; IM, intramuscular; IV, intravenoso; BPN, baixo peso ao nascimento; VO, via oral; SC, subcutâneo; OMS, Organização Mundial da Saúde.

Folato

Uma variedade de formas químicas de folato é nutricionalmente ativa. O folato funciona no transporte de fragmentos de carbono simples na síntese de ácidos nucleicos, para o metabolismo normal de determinados aminoácidos e na conversão de homocisteína em metionina. Fontes de alimentos incluem vegetais de folhas verdes, laranjas e cereais integrais; o enriquecimento de grãos com folato é agora rotina nos Estados Unidos.

A deficiência de folato, caracterizada por **neutrófilos hipersegmentados**, **anemia macrocítica** e glossite, pode resultar de uma baixa ingestão dietética, má absorção ou interações vitamina-fármaco. A deficiência pode se desenvolver a partir de algumas semanas do nascimento, porque os lactentes precisam de 10 vezes mais folato que os adultos em relação ao peso corporal, pois podem ter estoques escassos de folato no período neonatal.

O folato é particularmente instável no calor. Fórmulas caseiras esterilizadas com calor podem diminuir o teor de folato à metade. O leite evaporado e o leite de cabra são pobres em folato. Os pacientes com hemólise crônica (anemia falciforme, talassemia) podem exigir folato extra para evitar a deficiência, em razão da demanda relativamente alta de vitamina para dar suporte à eritropoiese. Outras condições com risco de deficiência incluem gravidez, alcoolismo e tratamento com anticonvulsivantes (fenitoína) ou antimetabólitos (metotrexato). A primeira ocorrência e a recorrência de **defeitos do tubo neural** são reduzidas significativamente pela suplementação materna durante a embriogênese. Pelo fato de o fechamento do tubo neural ocorrer antes do reconhecimento normal da gravidez, recomenda-se a todas as mulheres em idade reprodutiva que consumam pelo menos 400 μg/dia de folato como profilaxia.

Vitamina B_{12}

A vitamina B_{12} é uma das mais complexas das moléculas de vitaminas, contendo um átomo de cobalto mantido em um *anel de corrina* (semelhante ao do ferro na hemoglobina). O íon de cobalto está no centro ativo do anel e serve como local para a ligação de grupos alquila durante a sua transferência. A vitamina funciona na transferência de carbono simples e está intimamente relacionada com a função de folato e interconversões. A vitamina B_{12} é essencial para o metabolismo normal dos lipídios e dos carboidratos na produção de energia e na biossíntese de proteínas e síntese de ácido nucleico.

Em contraste com outras vitaminas hidrossolúveis, a absorção de vitamina B_{12} é complexa, envolvendo a clivagem da vitamina da proteína da dieta e ligando-se a uma glicoproteína chamada *fator intrínseco*, que é secretada pela mucosa gástrica (células parietais). O complexo de fator intrínseco-cobalamina é eficientemente absorvido a partir do íleo distal.

À medida que a vitamina B_{12} é absorvida na circulação portal, ela é transportada ligada a uma proteína específica, a transcobalamina II. Seus grandes estoques no fígado também são incomuns para uma vitamina hidrossolúvel. A circulação entero-hepática eficiente normalmente protege de deficiência por meses ou anos. Fontes dietéticas da vitamina são apenas produtos de origem animal. Os estritamente vegetarianos deveriam tomar um suplemento de vitamina B_{12}.

A deficiência de vitamina B_{12} em crianças é rara. O diagnóstico precoce e o tratamento desse distúrbio na infância são importantes por causa do perigo de danos neurológicos irreversíveis. A maioria dos casos na infância resulta de um defeito específico na absorção (Tabela 31-2). Tais defeitos incluem **anemia perniciosa congênita** (fator intrínseco ausente), **anemia perniciosa juvenil** (autoimune) e deficiência de transporte de transcobalamina II. A ressecção gástrica ou intestinal e o supercrescimento bacteriano do intestino delgado também causam deficiência de vitamina B_{12}. Bebês amamentados exclusivamente de leite materno ingerem quantidade adequada de vitamina B_{12}, a menos que a mãe seja estritamente vegetariana, sem suplementação.

A diminuição de vitamina B_{12} sérica e o aparecimento de neutrófilos hipersegmentados e macrocitose (indistinguíveis de deficiência de folato) são manifestações clínicas iniciais da deficiência. A deficiência de vitamina B_{12} também provoca **manifestações neurológicas**, incluindo depressão, neuropatia periférica, sinais na coluna vertebral posterior, demência e coma subsequente. Os sinais neurológicos não ocorrem em deficiência de folato, mas a administração de ácido fólico pode mascarar os sinais hematológicos de deficiência de vitamina B_{12}, enquanto as manifestações neurológicas vão progredindo. Os pacientes com deficiência de vitamina B_{12} também apresentam níveis urinários elevados de ácido metilmalônico. A maioria dos casos de deficiência de vitamina B_{12} em lactentes e crianças não é de origem alimentar e necessita de tratamento por toda a vida. A terapia de manutenção consiste em injeções intramusculares mensais repetidas, embora exista uma forma de vitamina B_{12} administrada por via intranasal.

VITAMINAS LIPOSSOLÚVEIS

As vitaminas lipossolúveis geralmente têm estoques no corpo e as deficiências alimentares geralmente se desenvolvem mais lentamente do que para vitaminas hidrossolúveis. A absorção de vitaminas lipossolúveis depende da ingestão normal, digestão e absorção de gordura. A complexidade de absorção de gordura normal e o potencial para perturbação em muitos estados de doença explica a ocorrência mais comum de deficiências dessas vitaminas.

Vitamina A

O constituinte básico do grupo da vitamina A é o retinol. A ingestão de caroteno vegetal ou ésteres de retinol de tecido animal libera retinol após hidrólise por enzimas pancreáticas e intestinais. Ésteres de retinol transportados por quilomícrons são armazenados no fígado como palmitato de retinol. O retinol é transportado do fígado para os tecidos-alvo por proteína de ligação de retinol, liberando retinol livre para os tecidos-alvo. O rim, em seguida, excreta a proteína de ligação ao retinol. Doenças do rim diminuem a excreção de proteína de ligação ao retinol, enquanto a doença do parênquima hepático ou desnutrição diminui a síntese de proteína de ligação de retinol. Proteínas de ligação celulares específicas facilitam a captação de retinol por tecidos-alvo. No olho, o retinol é metabolizado formando a **rodopsina**; a ação da luz sobre a rodopsina é o primeiro passo do processo visual. O retinol também influencia crescimento e diferenciação do epitélio. As manifestações clínicas de deficiência de vitamina A em humanos aparecem como um grupo de sinais oculares denominados **xeroftalmia**. O primeiro sintoma é a **cegueira noturna**, seguida por **xerose** da conjuntiva e da córnea. Se não for tratada, a xeroftalmia pode resultar em ulceração, necrose, ceratomalacia e uma cicatriz permanente da córnea. As deficiências clínicas e subclínicas de vitamina A estão associadas à **imunodeficiência**, aumentando o risco de infecção, especialmente sarampo e com o aumento do risco de mortalidade, especialmente em nações em desenvolvimento. A xeroftalmia e a deficiência de vitamina A devem ser urgentemente tratadas. A hipervitaminose A também tem sequelas graves, como cefaleias, pseudotumor cerebral, hepatotoxicidade e teratogenicidade.

Vitamina E

Oito compostos de ocorrência natural têm atividade da vitamina E. O mais ativo desses, o α-tocoferol, é responsável por 90% da vitamina E presente em tecidos humanos e está comercialmente disponível como um acetato ou succinato. A vitamina E atua como um produto biológico **antioxidante** através da inibição da peroxidação de ácidos graxos poli-insaturados presentes nas membranas das células. Isso elimina os radicais livres gerados pela redução de oxigênio molecular e pela ação das enzimas oxidativas.

A deficiência de vitamina E ocorre em crianças com má absorção de gordura secundária a doença hepática, doença celíaca não tratada, fibrose cística e abetalipoproteinemia. Nessas crianças, sem suplementação de vitamina E, desenvolve-se uma síndrome de **neuropatia sensorial e motora** progressiva; o primeiro sinal de deficiência é a perda de reflexos tendíneos profundos. Os lactentes prematuros deficientes com um a dois meses de idade têm anemia hemolítica caracterizada por elevada contagem de reticulócitos, sensibilidade aumentada dos eritrócitos para hemólise em peróxido de hidrogênio, edema periférico e trombocitose. Todas as anormalidades são corrigidas após terapia oral, lipídica ou hidrossolúvel de vitamina E.

Vitamina D

O colecalciferol (vitamina D_3) é a forma de vitamina D dos mamíferos e é produzido por irradiação ultravioleta de precursores inativos na pele. O ergocalciferol (vitamina D_2) é a forma derivada de plantas. A vitamina D_2 e a vitamina D_3 requerem mais metabolismo para se tornarem ativas. Elas têm potências equivalentes. O uso de vestuário, a falta de exposição à luz solar e a pigmentação da pele reduzem a produção de vitamina D na epiderme e derme.

A vitamina D (D_2 e D_3) é metabolizada no fígado em calcidiol ou 25-hidroxivitamina D (25-[OH]-D); este metabólito, que tem pouca atividade intrínseca, é transportado por uma globulina de ligação no plasma para o rim, onde é convertido no metabólito mais ativo, o calcitriol, ou 1,25-di-hidroxivitamina D (1,25-$[OH]_2$-D). A ação de 1,25-$(OH)_2$-D resulta em uma diminuição da concentração de RNA mensageiro (RNAm) para o colágeno no osso e um aumento da concentração de RNAm para a proteína dependente de vitamina D de ligação ao cálcio no intestino (mediando diretamente o aumento do transporte de cálcio no intestino). A ação antirraquítica da vitamina D provavelmente é mediada pelo fornecimento de concentrações adequadas de cálcio e fosfato no espaço extracelular do osso e por aumento da absorção intestinal melhorada destes minerais. A vitamina D também pode ter um efeito anabólico direto no osso. A 1,25-$(OH)_2$-D tem retorno direto para a glândula paratireoide e inibe a secreção do hormônio da paratireoide.

A deficiência de vitamina D aparece como **raquitismo** nas crianças e como **osteomalacia** em adolescentes pós-púberes. A exposição direta inadequada ao sol e a ingestão deficiente de vitamina D são causas suficientes, mas também outros fatores, como vários fármacos (fenobarbital, fenitoína) e má absorção, podem aumentar o risco de desenvolvimento do raquitismo por deficiência de vitamina D. Bebês amamentados, especialmente aqueles com pele de pigmentação escura, apresentam risco de deficiência de vitamina D.

A fisiopatologia do raquitismo resulta de crescimento de osso defeituoso, especialmente na matriz de cartilagem da epífise, que não mineraliza. O osteoide não calcificado resulta em uma zona ampla, irregular de tecido mal sustentado, a metáfise raquítica. Esta zona mole, em vez de endurecida, produz muitas das deformidades esqueléticas através de compressão e abaulamento lateral ou alargamento das extremidades dos ossos.

As **manifestações clínicas** de raquitismo são mais comuns durante os primeiros 2 anos de vida e podem se tornar evidentes apenas após vários meses de dieta deficiente em vitamina D. **Craniotabes** é causado por adelgaçamento da plataforma externa do crânio, que quando comprimida parece uma bola de pingue-pongue ao toque. O alargamento da junção costocondral (**rosário raquítico**) e o espessamento dos punhos e tornozelos podem ser palpados. A fontanela anterior é aumentada e seu fechamento pode ser retardado. No raquitismo avançado, escoliose e lordose exagerada podem estar presentes. Pernas tortas e genuvalgos podem ser evidentes em crianças mais velhas e fraturas em galho verde podem ser observadas em ossos longos.

O **diagnóstico** de raquitismo baseia-se em uma história de pouca ingestão de vitamina D e pouca exposição à luz solar ultravioleta direta. O cálcio sérico geralmente é normal, mas pode ser baixo; o nível sérico de fósforo geralmente é reduzido e a atividade de fosfatase alcalina sérica é elevada. Quando os níveis séricos de cálcio diminuem para menos de 7,5 mg/dL, pode ocorrer tetania. Níveis de 24,25-$(OH)_2$-D são indetectáveis e os níveis séricos de 1,25-$(OH)_2$-D são comumente menores que 7 ng/mL, embora os níveis de 1,25-$(OH)_2$-D também possam ser normais. A melhor medida de estado de vitamina D é o nível de 25-(OH)-D. Alterações **radiográficas** típicas da ulna e rádio distais incluem alargamento; escavação côncava e extremidades desgastadas, precariamente demarcadas. O aumento do espaço observado entre as extremidades distais do rádio e da ulna e os ossos do metacarpo é alargado e a metáfise não é ossificada.

Bebês sob aleitamento materno nascidos de mães com estoques adequados de vitamina D geralmente mantêm níveis séricos adequados de vitamina D pelo menos durante dois meses, mas podem desenvolver raquitismo posteriormente se estes lactentes não forem expostos ao sol ou não receberem vitamina D suplementar. A American Academy of Pediatrics recomenda suplementação com vitamina D de todos os bebês sob aleitamento materno na quantidade de 400 UI/dia, começando logo após o nascimento e sendo administrada até que a criança esteja tomando mais de 1.000 mL/dia de fórmula láctea ou leite enriquecido com vitamina D (para crianças acima de 1 ano). Os efeitos tóxicos do excesso crônico de vitamina D podem incluir hipercalcemia, fraqueza muscular, poliúria e nefrocalcinose.

Vitamina K

A forma vegetal da vitamina K é a filoquinona, ou vitamina K_1. Outra forma é a menaquinona, ou vitamina K_2, uma de uma série de compostos com cadeias laterais insaturadas sintetizadas por bactérias intestinais. Os fatores plasmáticos II (protrombina), VII, IX e X na cascata de fatores de coagulação do sangue dependem da vitamina K para a síntese e conversão pós-translacional das suas proteínas precursoras. A conversão pós-translacional de resíduos de glutamil em ácido carboxiglutâmico de uma molécula de protrombina cria locais eficazes de ligação ao cálcio, tornando a proteína ativa.

Outras proteínas dependentes de vitamina K incluem proteínas C, S e Z no plasma e proteínas que contêm ácidos γ-carboxiglutâmico em vários tecidos. O osso contém uma maior quantidade de proteína dependente de vitamina K, osteocalcina e quantidades menores de outras proteínas que contêm ácido glutâmico.

A filoquinona é absorvida do intestino e transportada por quilomícrons. A raridade de deficiência dietética de vitamina K em seres humanos com função intestinal normal sugere que a absorção de menaquinonas é possível. A deficiência de vitamina K tem sido observada em indivíduos com absorção comprometida de gordura causada por icterícia obstrutiva, insuficiência pancreática e doença celíaca; frequentemente esses problemas são combinados com a utilização de antibióticos que alteram a flora intestinal.

A **doença hemorrágica do recém-nascido**, uma doença mais comum entre os bebês em aleitamento materno, ocorre nas primeiras semanas de vida. É rara em crianças que recebem vitamina K intramuscular profilática no primeiro dia de vida. A doença hemorrágica do recém-nascido geralmente é marcada por equimoses generalizadas, hemorragia gastrointestinal ou sangramento de uma circuncisão ou coto umbilical; pode

Tabela 31-4	Características das Deficiências de Oligominerais			
MINERAL	**FUNÇÃO**	**MANIFESTAÇÕES DE DEFICIÊNCIA**	**COMENTÁRIOS**	**FONTES**
Ferro	Macromoléculas que contêm heme (p. ex., hemoglobina, citocromo e mioglobina)	Anemia, unhas em colher, redução do desempenho muscular e mental	História de pica, uso de leite de vaca, sangramento gastrointestinal	Carne, fígado, grãos, legumes
Cobre	Reações de oxidorredução (p. ex., citocromo oxidase)	Anemia hipocrômica, neutropenia, osteoporose, hipotonia, hipoproteinemia	Erro inato, síndrome dos cabelos em palha de ferro de Menkes	Fígado, castanhas, grãos, legumes, chocolate
Zinco	Metaloenzimas (p. ex., fosfatase alcalina, anidrase carbônica, polimerase de DNA); cicatrização da ferida	*Acrodermatite enteropática*: crescimento insuficiente, erupção cutânea acro-orificial, alopecia, retardo do desenvolvimento sexual, hipogeusia, infecção	Desnutrição proteico-calórica; desmame; síndromes de má absorção	Carne, grãos, legumes
Selênio	Antioxidante; glutationa peroxidase	Cardiomiopatia de Keshan na China	Áreas endêmicas; NPT de longo prazo sem **Se**	Carne, vegetais
Cromo	Cofator de insulina	Ganho de peso insuficiente, intolerância à glicose, neuropatia	Desnutrição proteico-calórica, NPT de longo prazo sem **Cr**	Levedura, pães
Flúor	Fortalecimento do esmalte dental	Cáries	Suplementação durante o crescimento do dente, faixa terapêutica estreita, fluorose pode causar manchas nos dentes	Frutos do mar, água enriquecida
Iodo	Tiroxina, produção de tri-iodotironina	Bócio endêmico simples *Cretinismo mixedematoso*: hipotireoidismo congênito *Cretinismo neurológico*: retardo mental, surdez, espasticidade, nível normal de tiroxina ao nascimento	Endêmico na Nova Guiné, no Congo; endêmico na área dos Grandes Lagos (EUA/Canadá) antes do uso de sal iodado	Frutos do mar, sal iodado

NPT, nutrição parenteral total.

ocorrer hemorragia intracraniana, mas é incomum. A American Academy of Pediatrics recomenda que a vitamina K parenteral (0,5 a 1 mg) seja administrada a todos os recém-nascidos logo após o nascimento.

MINERAIS

Os minerais mais importantes são aqueles que requerem a ingestão de mais de 100 mg/dia e contribuem com pelo menos 0,1% do peso corporal total. Há sete minerais essenciais principais: cálcio, fósforo, magnésio, sódio, potássio, cloreto e enxofre. Dez oligominerais, que constituem menos do que 0,1% do peso corporal, desempenham papéis fisiológicos essenciais. As características das deficiências de oligominerais estão listadas na Tabela 31-4.

Cálcio

Algoritmos para Tomada de Decisão

O cálcio é o mineral essencial mais abundante. Noventa e nove por cento do cálcio está no esqueleto; o 1% restante encontra-se em líquidos extracelulares, compartimentos intracelulares e membranas celulares. O cálcio não esquelético tem um papel na condução nervosa, contração muscular, coagulação do sangue e permeabilidade da membrana. Há dois reservatórios distintos de fosfato de cálcio ósseo – uma forma cristalina grande e uma fase menor, amorfa. O cálcio ósseo transforma-se constantemente, com concomitante reabsorção e formação óssea. Aproximadamente metade da **deposição mineral óssea** ocorre durante a adolescência. A densidade mineral óssea atinge o pico no início da idade adulta e é influenciado por ingestão anterior e concomitante de cálcio na dieta, exercícios e estado hormonal (testosterona, estrogênio).

A ingestão de cálcio pode vir de uma variedade de fontes e os laticínios fornecem a fonte mais comum e concentrada. O equivalente de cálcio de uma xícara de leite (cerca de 300 mg de cálcio) é 3/4 [como 4/5, da linha abaixo] de xícara de iogurte natural, 42,5 g de queijo cheddar, duas xícaras de sorvete, 4/5 de xícara de amêndoas ou 70,8 g de sardinhas. Outras fontes de cálcio incluem alguns vegetais de folhas verdes (brócolis, couves); milho processado com hidróxido de cálcio; queijo de soja precipitado com cálcio; e sucos, cereais e pães enriquecidos com cálcio.

Não há síndrome clássica de deficiência de cálcio porque os níveis sanguíneos e celulares estão bem regulados. O corpo pode mobilizar cálcio esquelético e aumentar a eficiência de absorção do cálcio dietético. A **osteoporose** que ocorre na infância está relacionada a desnutrição proteico-calórica, deficiência de vitamina C, terapia com esteroides, distúrbios endócrinos, imobilização e desuso, osteogênese imperfeita ou deficiência de cálcio (em prematuros). Acredita-se que o método primário de prevenção da o**steoporose pós-menopausa** é assegurar o pico máximo de massa óssea, proporcionado com a ingestão adequada de cálcio durante a infância e adolescência. O estado mineral ósseo pode ser monitorado por densitometria óssea por DEXA (absorciometria com emissão de raios x de dupla energia). Nenhum efeito adverso foi observado em adultos com ingestões dietéticas de cálcio de 2,5 g/dia. Existe a preocupação de que um consumo elevado possa aumentar o risco de formação de cálculos urinários, constipação, diminuição da função renal e possa inibir a absorção intestinal de outros minerais (ferro, zinco).

Ferro

O ferro, o oligomineral mais abundante, é utilizado na síntese de hemoglobina, mioglobina e ferro enzimático. O teor de ferro corporal é regulado principalmente pela modulação de absorção do ferro, a qual depende dos estoques de ferro no organismo, da forma e quantidade de ferro em alimentos e da mistura de alimentos na dieta. Existem duas categorias de ferro nos alimentos. A primeira é o *ferro heme*, presente na hemoglobina e na mioglobina, que é fornecido pela carne e raramente responde por mais de um quarto do ferro ingerido por lactentes. A absorção do ferro heme é relativamente eficaz e não é influenciada por outros constituintes da dieta. A segunda categoria é de **ferro não heme**, que representa a preponderância da ingestão de ferro consumido por lactentes e existe na forma de sais de ferro. A absorção do ferro não heme é influenciada pela composição dos alimentos consumidos. Os reforçadores da absorção de ferro não heme são o ácido ascórbico, carnes, peixes e aves. Os inibidores são farelo, polifenóis (como tanatos no chá) e ácido fítico, um composto encontrado em legumes e cereais integrais. A porcentagem de absorção intestinal da pequena quantidade de ferro no leite humano é de 10%; 4% são absorvidos da fórmula com leite de vaca enriquecido com ferro e de cereais secos infantis enriquecidos com ferro.

Em um lactente a termo normal, há pouca alteração no ferro corporal total e pouca necessidade de ferro exógeno antes dos quatro meses de idade. A deficiência de ferro é rara em lactentes nascidos a termo durante os primeiros quatro meses, a menos que tenha havido perda de sangue substancial (Cap. 62). Depois de cerca de quatro meses de idade, as reservas de ferro tornam-se marginais e, a menos que fontes exógenas de ferro sejam fornecidas, a criança entra progressivamente em risco de anemia à medida que a demanda de ferro para sustentar eritropoiese e crescimento aumenta (Cap. 150). Lactentes prematuros ou de baixo peso ao nascimento têm uma menor quantidade de ferro armazenado porque quantidades significativas de ferro são transferidas da mãe no terceiro trimestre. Além disso, suas necessidades de ferro pós-natais são maiores por causa das taxas rápidas de crescimento e quando ocorre flebotomia frequente. As necessidades de ferro podem ser atendidas por suplementação (sulfato ferroso) ou por alimentos complementares que contêm ferro. Em circunstâncias normais, a fórmula láctea enriquecida com ferro deve ser a única alternativa ao leite materno em crianças menores de um ano de idade. Os lactentes prematuros alimentados com leite humano podem desenvolver anemia ferropriva mais cedo, a menos que recebam suplementação de ferro. Os lactentes prematuros alimentados com fórmula láctea devem receber fórmula enriquecida com ferro.

Em crianças mais velhas, a deficiência de ferro pode resultar de ingestão inadequada de ferro com a ingestão excessiva de leite de vaca ou da ingestão de alimentos com baixa biodisponibilidade de ferro. A deficiência de ferro também pode resultar da perda de sangue a partir de outras fontes tais como menstruações ou ulceração gástrica. A deficiência de ferro acomete muitos tecidos (músculo e sistema nervoso central), além de produzir anemia. A **deficiência de ferro** e a **anemia** têm sido associadas a letargia e diminuição da capacidade de trabalho e **desenvolvimento neurocognitivo comprometido**, cujas deficiências podem ser irreversíveis quando o início ocorre nos primeiros dois anos de vida.

O diagnóstico de anemia ferropriva é estabelecido pela presença de uma anemia hipocrômica microcítica, baixos níveis séricos de ferritina, níveis séricos baixos de ferro, redução de saturação da transferrina, distribuição do tamanho dos eritrócitos normal a elevada e aumento da capacidade de ligação ao ferro. O volume corpuscular médio e os índices de eritrócitos são reduzidos e a contagem de reticulócitos é baixa. A deficiência de ferro pode estar presente sem anemia. As manifestações clínicas são mostradas na Tabela 31-4.

O **tratamento** da anemia por deficiência de ferro inclui mudanças na dieta para fornecer ferro adequado e a administração de 2 a 6 mg de ferro/kg/24 h (como sulfato ferroso) dividido em duas ou três vezes ao dia. A reticulocitose é percebida em um período de 3-7 dias após o início do tratamento. O tratamento oral deve ser continuado por cinco meses. Raramente, a terapia com ferro intramuscular ou intravenosa é necessária, se ferro oral não puder ser administrado. A terapia parenteral traz o risco de anafilaxia e deve ser administrada de acordo com um protocolo estrito, incluindo uma dose de teste.

Zinco

O zinco é o segundo oligomineral mais abundante e é importante no metabolismo e na síntese da proteína, no metabolismo do ácido nucleico e na estabilização de membranas celulares. O zinco funciona como um cofator para mais de 200 enzimas e é essencial em inúmeras funções metabólicas celulares. O estado adequado do zinco é especialmente importante durante os períodos de crescimento e para a proliferação do tecido (sistema imunitário, cicatrização de feridas, integridade da pele e do trato gastrointestinal); as funções fisiológicas para as quais o zinco é essencial incluem o crescimento normal, maturação sexual e função imunológica.

O zinco dietético é absorvido (20 a 40%) no duodeno e no intestino delgado proximal. As melhores fontes alimentares de zinco são produtos de origem animal, incluindo o leite humano, a partir do qual ele é prontamente absorvido. Os grãos integrais e legumes também contêm quantidades moderadas de zinco, mas o ácido fítico inibe a absorção a partir dessas fontes. Em uma base global, a biodisponibilidade precária secundária ao ácido fítico é considerada um fator mais importante do que o baixo consumo na ocorrência generalizada de deficiência de zinco. A excreção de zinco ocorre a partir do trato gastrointestinal. Na presença de perdas contínuas, como nos casos de diarreia crônica, as demandas podem aumentar drasticamente.

A **síndrome de nanismo por deficiência de zinco** foi descrita pela primeira vez em um grupo de crianças no Oriente Médio, com baixos níveis de zinco nos cabelos, falta de apetite, diminuição da acuidade do paladar, hipogonadismo e baixa estatura. A suplementação com zinco reduz a morbidade e a mortalidade por **diarreia** e **pneumonia** e aumenta o crescimento nos países em desenvolvimento. A deficiência de zinco leve a moderada é considerada altamente prevalente em países em desenvolvimento, especialmente em populações com altas taxas de **nanismo**. A deficiência de zinco leve ocorre em lactentes mais velhos sob aleitamento materno sem ingestão adequada de zinco a partir de alimentos complementares ou em crianças menores com má ingestão de zinco total ou biodisponível em uma dieta geral. Uma carga infecciosa alta também pode aumentar o risco de deficiência de zinco nos países em desenvolvimento. Deficiência de zinco grave aguda ocorre em pacientes que recebem nutrição parenteral total sem a suplementação de zinco e em lactentes prematuros alimentados com leite humano sem enriquecimento. As **manifestações clínicas** da deficiência de zinco leve incluem anorexia, deficiência de crescimento e comprometimento imunológico. As manifestações moderadamente graves são atraso da maturação sexual, pele áspera e hepatoesplenomegalia. Os sinais de deficiência grave incluem dermatite descamativa eritematosa acral e periorificial; comprometimento do crescimento e imunológico; diarreia; alterações do humor; alopecia; cegueira noturna; e fotofobia.

O **diagnóstico** de deficiência de zinco é um desafio. A concentração plasmática de zinco é mais comumente utilizada, mas os níveis são frequentemente normais em condições de deficiência leve; os níveis na deficiência moderada a grave são tipicamente menores que 60 µg/dL. A infecção aguda também pode resultar em depressão dos níveis circulantes de zinco. O padrão para o diagnóstico de deficiência é a resposta a uma tentativa de suplementação, com desfechos como o crescimento linear melhorado ou ganho de peso, melhora do apetite e melhora da função imunológica. Pelo fato de não haver nenhum efeito farmacológico do zinco sobre estas funções, uma resposta positiva à suplementação é considerada evidência de uma deficiência preexistente. Clinicamente, uma tentativa empírica de suplementação com zinco (1 µg/kg/dia) é uma abordagem segura e razoável em situações em que a deficiência é considerada possível.

A **acrodermatite enteropática** é uma doença autossômica recessiva que começa dentro de 2-4 semanas após os lactentes terem desmamado do leite materno. É caracterizada por uma dermatite perioral e perianal aguda, alopecia e falha do crescimento. A doença é causada pela deficiência de zinco grave decorrente de um defeito específico de absorção intestinal de zinco. Os níveis plasmáticos de zinco são acentuadamente reduzidos e a atividade da fosfatase alcalina sérica é baixa. O **tratamento** é com altas doses de suplementos de zinco orais. Uma condição relativamente incomum associada à apresentação de deficiência de zinco grave é decorrente de um defeito na secreção de zinco a partir da glândula mamária, resultando em concentrações de zinco no leite anormalmente baixas. Bebês em aleitamento materno, especialmente aqueles nascidos prematuramente, apresentam sinais clássicos de deficiência de zinco: falha do crescimento, diarreia e dermatite. Como não há nenhum defeito na capacidade da criança para absorver zinco, o tratamento consiste em fornecer complementação com zinco para a criança durante o período de aleitamento materno, o que pode ser continuado com sucesso. Os filhos subsequentes nascidos dessa mãe também vão precisar de suplementação de zinco se amamentados. O zinco é relativamente não tóxico. O excesso de ingestão produz náuseas, vômitos, dor abdominal, cefaleia, vertigem e convulsões.

Flúor

O esmalte dentário é reforçado quando o flúor é substituído pelos íons de hidroxila na matriz mineral cristalina de hidroxiapatita do esmalte. A fluoroapatita resultante é mais resistente aos danos químicos e físicos. O flúor é incorporado ao esmalte durante os estágios de mineralização de formação dos dentes e pela interação de superfície após o dente entrar em erupção. O flúor é de maneira semelhante incorporado ao mineral ósseo e pode proteger contra a osteoporose mais tarde na vida.

Devido à preocupação com o risco de **fluorose**, os lactentes não devem receber suplementos de flúor antes dos seis meses de idade. As fórmulas comerciais são feitas com água desfluoretada e contêm pequenas quantidades de flúor. O teor de flúor do leite humano é baixo e não é influenciado significativamente por ingestão materna. Os médicos devem avaliar todas as fontes potenciais de flúor e realizar uma avaliação de risco de cárie antes de prescrever suplementação de flúor.

Leitura Sugerida

Kliegman RM, Stanton B, St. Geme J, et al: *Nelson textbook of pediatrics*, ed 19, Philadelphia, 2011, Saunders. Chap. 41–51.

Eidelman AI, Schanler RJ: American Academy of Pediatrics Section on Breastfeeding. Breastfeeding and the Use of Human Milk, *Pediatrics* 129(3):827–841, 2012.

Centers for Disease Control and Prevention: Racial and ethnic differences in breastfeeding initiation and duration, by state National Immunization Survey, United States, 2004–2008, *MMWR Morb Mortal Wkly Rep* 59(11):327–334, 2010.

http://www.nal.usda.gov

http://www.choosemyplate.gov

www.pediatrics.org/cgi/content/full/102/3/e38

Gribble JN, Murray NJ, Menotti EP: Reconsidering childhood undernutrition: can birth spacing make a difference? An analysis of the 2002–2003 El Salvador National Family Health Survey, *Matern Child Nutr* 5:49–63, 2009.

Boschert S, Robinson T: Fight obesity with specific, countable goals, *Pediatric News* 1, Oct 2012.

Grover Z, Ee LC: Protein energy malnutrition, *Pediatr Clin North Am* 56:1055–1068, 2009.

Krebs NF, Hambidge KM: Trace elements. In Duggan C, Watkins JB, Walker WA, editors: *Nutrition in pediatrics: basic science and clinical applications*, ed 4, Hamilton, Ontario, 2008, BC Decker, pp 67–82.

Penny ME: Protein-energy malnutrition: pathophysiology, clinical consequences, and treatment. In Duggan C, Watkins JB, Walker WA, editors: *Nutrition in pediatrics: basic science and clinical applications*, ed 4, Hamilton, Ontario, 2008, BC Decker, pp 127–142.

Wagner CL, Greer FR: Section on Breastfeeding and Committee on Nutrition, American Academy of Pediatrics: Prevention of rickets and vitamin D deficiency: new guidelines for vitamin D intake, *Pediatrics* 122:1142–1152, 2008.

Fluidos e Eletrólitos

Larry A. Greenbaum e Raed Bou-Matar

SEÇÃO 7

Capítulo 32

TERAPIA DE MANUTENÇÃO HÍDRICA

COMPOSIÇÃO CORPORAL

A água é o principal constituinte do organismo humano. A **água corporal total** (ACT), como o percentual da massa corpórea, varia com a idade. O feto possui elevada ACT, que gradualmente se reduz a cerca de 75% do peso ao nascer no neonato a termo. Durante o primeiro ano de vida, a ACT reduz-se a aproximadamente 60% da massa corpórea e permanece assim até a puberdade. Na puberdade, o conteúdo de gordura das mulheres aumenta mais que o dos homens, que, por sua vez, adquirem mais massa muscular. Como a gordura tem baixo teor de água, ao contrário do músculo, que apresenta elevado teor de água, ao final da puberdade, a ACT em homens permanece em 60%, sendo de 50% da massa corpórea nas mulheres. Durante a desidratação, a ACT se reduz, correspondendo a um menor percentual da massa corpórea.

A ACT é dividida em dois compartimentos: o **líquido intracelular (LIC)** e o **líquido extracelular (LEC)**. Fetos e neonatos apresentam um maior volume de LEC que de LIC. A diurese pós-natal normal causa uma redução imediata no volume de LEC, que é seguida por uma expansão contínua do volume de LIC devido ao crescimento celular. Em torno de 1 ano de idade, a relação entre o volume de LIC e LEC é similar à observada em adultos. O volume de LEC compreende de 20 a 25% da massa corpórea e o volume de LIC, de 30 a 40% da mesma (Fig. 32-1). Durante a puberdade, o aumento da massa muscular faz com que os homens apresentem maior volume de LIC que as mulheres.

O LEC é ainda dividido em **água plasmática** e **líquido intersticial** (Fig. 32-1). A água plasmática compreende cerca de 5% da massa corporal. O volume sanguíneo, considerando um hematócrito de 40%, usualmente representa 8% da massa corporal, embora esse percentual seja maior em neonatos e lactentes. O líquido intersticial, que normalmente compreende 15% da massa corporal, pode aumentar acentuadamente em doenças que cursam com edema, como insuficiência cardíaca, enteropatia perdedora de proteínas, insuficiência hepática e síndrome nefrótica.

A composição de solutos difere entre o LEC e LIC. O sódio e o cloreto são o cátion e o ânion dominante no LEC. O potássio é o cátion mais abundante no LIC, enquanto proteínas, ânions orgânicos e fosfatos são os principais ânions no LIC. A diferença entre os ânions presentes no LIC e LEC é determinada, em grande parte, pela presença de moléculas intracelulares que não atravessam a membrana celular, a barreira que separa esses dois compartimentos. Por outro lado, a diferença na distribuição de cátions – sódio e potássio – deve-se à atividade da bomba Na^+, K^+-ATPase, que permite o efluxo de sódio das células em troca por potássio.

REGULAÇÃO DO VOLUME E OSMOLALIDADE INTRAVASCULAR

O funcionamento adequado das células requer uma regulação bastante precisa da osmolalidade plasmática e do volume intravascular. Esses são controlados por sistemas independentes de balanço hídrico, que determina a osmolalidade; e balanço de sódio, que determina o volume. A manutenção da **osmolalidade** normal depende do controle do balanço hídrico. Já o controle da **volemia** depende da regulação do balanço de sódio.

A osmolalidade plasmática é precisamente controlada e mantida entre 285 e 295 mOsm/kg por meio da regulação da ingestão de líquidos e das perdas de água pela urina. Um aumento pequeno na osmolalidade plasmática estimula a sede. As perdas de água pela urina são reguladas pela secreção do **hormônio antidiurético** (HAD), que aumenta em resposta a um aumento na osmolalidade plasmática. O HAD, ao estimular a reabsorção tubular renal de água, reduz as perdas de água pela urina. O controle da osmolalidade é subordinado à manutenção de um volume intravascular adequado. Em caso de depleção significativa de volume, tanto a secreção de HAD como a sede são estimuladas, independentemente da osmolalidade plasmática.

A depleção e a sobrecarga de volume podem causar morbidade e mortalidade significativas. Como o sódio é o principal cátion extracelular e está restrito principalmente ao LEC, quantidades adequadas de sódio corporal são necessárias para manter o volume intravascular. O balanço de sódio é determinado pelos rins, pois há pouco controle homeostático sobre a ingestão de sódio. Entretanto, em casos esporádicos, como nas crianças com perda renal crônica de sódio, pode ocorrer um desejo pela ingestão de sódio. Os rins regulam os níveis de sódio alterando o percentual do sódio filtrado que é reabsorvido ao longo do néfron. O **sistema renina-angiotensina** é um importante regulador da reabsorção e excreção renal de sódio. O aparelho justaglomerular produz renina em resposta a uma redução *efetiva* no volume intravascular. A renina cliva o angiotensinogênio produzindo angiotensina I, que é convertida pela enzima conversora de angiotensina em angiotensina II. As ações da angiotensina

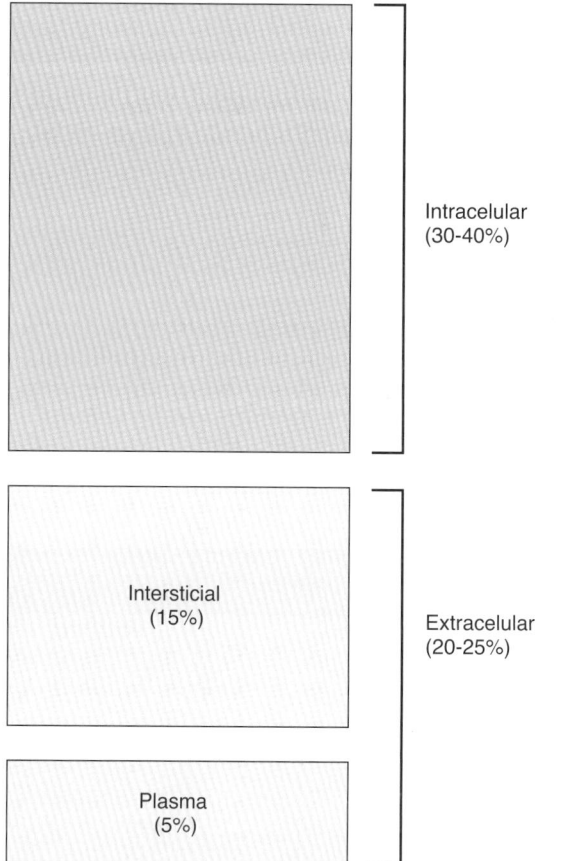

Figura 32-1 – Compartimentos da água corporal total em crianças mais velhas ou adultos, expressos como percentual da massa corpórea. *(De Greenbaum LA: Pathophysiology of body fluids and fluid therapy. In Kliegman RM, Stanton, BF, St Geme JW, et al, editors: Nelson Textbook of Pediatrics, 19th ed. Philadelphia, 2011, Saunders, p 212.e1.)*

II incluem a estimulação direta do túbulo proximal para aumentar a reabsorção de sódio e a estimulação da glândula adrenal para aumentar a secreção de aldosterona, que, por sua vez, aumenta a reabsorção de sódio no néfron distal. Por outro lado, a expansão de volume estimula a síntese de **peptídeo natriurético atrial**, que aumenta a excreção urinária de sódio.

TERAPIA DE MANUTENÇÃO HÍDRICA

A terapia com líquidos de manutenção administrados por via intravenosa (IV) é utilizada em crianças que não podem ser alimentadas por via enteral. Além dos líquidos de manutenção, algumas crianças podem necessitar de **líquidos de reposição** se apresentarem **perdas contínuas**, como as que podem ocorrer com a drenagem por uma sonda nasogástrica. Além disso, em caso de desidratação, o paciente também deve receber líquidos para reposição do déficit (Cap. 33).

Os líquidos de manutenção são compostos por uma solução de água, glicose, sódio, potássio e cloreto. Essa solução repõe as perdas de eletrólitos pela urina e fezes, assim como as perdas de água pela urina, fezes, pele e pulmões. A glicose nos líquidos de manutenção fornece cerca de 20% da necessidade normal de energia de um paciente. Esse percentual é suficiente para prevenir o desenvolvimento de cetoacidose de jejum e diminuir a degradação de proteínas que poderia ocorrer se o paciente não recebesse calorias.

Os líquidos de manutenção não fornecem a quantidade adequada de calorias, proteína, gordura, minerais ou vitaminas.

Tabela 32-1	Método para Cálculo dos Líquidos de Manutenção e Velocidade de Administração com Base na Massa Corpórea	
MASSA CORPÓREA (KG)	**VOLUME POR DIA**	**VELOCIDADE POR HORA**
0-10	100 mL/kg	4 mL/kg/h
11-20	1.000 mL + 50 mL/kg para cada 1 kg >10 kg	40 mL/h + 2 mL/kg/h x (massa corporal – 10)
> 20	1.500 mL + 20 mL/kg para cada 1 kg > 20 kg*	60 mL/h + 1 mL/kg/h x (massa corporal – 20)†

*A quantidade máxima de líquido por dia é normalmente 2.400 mL.
† A velocidade máxima de administração é normalmente de 100 mL/h.

Os pacientes não devem permanecer em terapia de manutenção indefinidamente; a nutrição parenteral (Cap. 34) deve ser iniciada em pacientes que não possam receber alimentação por via enteral por mais de alguns dias.

As perdas diárias de água (urina e fezes) podem ou não ser mensuráveis (*perdas insensíveis* pela pele e pulmões). A incapacidade de repor essas perdas resulta em uma criança com sede e, por fim, desidratada. A Tabela 32-1 fornece o método para o cálculo da quantidade necessária de **água de manutenção diária** com base na massa corpórea do paciente. O sódio e o potássio são fornecidos na solução de manutenção para repor as perdas pela urina e fezes.

Após o cálculo da necessidade de água e de eletrólitos, a criança usualmente recebe ou soro glicosado a 5% (SG 5%) juntamente com soro fisiológico (SF) a ¼ acrescido de 20 mEq/L de cloreto de potássio (KCl) ou SG 5% juntamente com SF a ½ acrescido de 20 mEq/L de KCl. Crianças pesando menos que 10 kg respondem melhor quando se utiliza a solução contendo SF a ¼ (38,5 mEq/L) devido a sua maior necessidade de água por quilograma. Por outro lado, crianças maiores e adultos podem receber a solução com SF a ½ (77 mEq/L). Essas recomendações devem ser seguidas desde que não haja nenhuma doença subjacente que requeira um ajuste no volume ou na composição de eletrólitos dos líquidos de manutenção. Crianças com insuficiência renal podem apresentar hipercalemia por serem incapazes de excretar potássio, podendo não tolerar os 20 mEq/L de KCl. Em crianças com distúrbios fisiopatológicos complicados pode ser necessário ajustar a composição de eletrólitos e a velocidade de infusão empiricamente, com base na dosagem de eletrólitos e na avaliação do balanço hídrico.

Capítulo 33

DESIDRATAÇÃO E TERAPIA DE REPOSIÇÃO HÍDRICA

TERAPIA DE REPOSIÇÃO HÍDRICA

Há três compartimentos relacionados com as perdas normais de água – os componentes de manutenção da água (Cap. 32): urina (60%), **perdas insensíveis** pela pele e pulmões (35%) e fezes (5%) (Tabela 33-1). A perda pelo suor não é insensível e, ao contrário das perdas por evaporação, o suor contém água e eletrólitos.

Tabela 33-1	Componentes da Água de Manutenção
Urina	60%
Perdas insensíveis (pele e pulmões)	35%
Fezes	5%

Tabela 33-2	Ajustes na Água de Manutenção	
FONTE	CAUSAS DE AUMENTO DA NECESSIDADE DE ÁGUA	CAUSAS DE REDUÇÃO DA NECESSIDADE DE ÁGUA
Pele	Aquecimento por radiação Fototerapia Febre Sudorese Queimaduras	Oxitenda Incubadora (bebês prematuros)
Pulmões	Taquipneia Traqueostomia	Umidificador Oxitenda
Gastrointestinal	Diarreia Êmese Sucção nasogástrica	
Renal	Poliúria	Oligúria/anúria
Outras	Dreno cirúrgico Perdas para o terceiro espaço	Hipotireoidismo

Tabela 33-3	Ajuste da Terapia de Reposição Hídrica para Perdas Gastrointestinais
COMPOSIÇÃO MÉDIA	ORIENTAÇÕES PARA REPOSIÇÃO
DIARREIA Sódio: 55 mEq/L	REPOSIÇÃO DAS PERDAS FECAIS Solução: glicose 5% em soro fisiológico a ¼ + 20 mEq/L bicarbonato de sódio + 20 mEq/L cloreto de potássio Repor as perdas fecais mL/mL a cada 1-6 h
Potássio: 25 mEq/L Bicarbonato: 15 mEq/L	
FLUIDO GÁSTRICO Sódio: 60 mEq/L	REPOSIÇÃO DAS PERDAS GÁSTRICAS Solução: soro fisiológico + 10 mEq/L cloreto de potássio Repor o débito mL/mL a cada 1-6 h
Potássio: 10 mEq/L Cloreto: 90 mEq/L	

Tabela 33-4	Ajuste da Terapia de Reposição Hídrica para Débito Renal Alterado
OLIGÚRIA/ANÚRIA	POLIÚRIA
Colocar o paciente em perdas insensíveis (1/3 manutenção)	Colocar o paciente em perdas insensíveis (1/3 manutenção)
Repor o débito urinário mL/mL com soro fisiológico a ½	Medir os eletrólitos urinários Repor o débito urinário mL/mL com uma solução baseada nos eletrólitos medidos na urina

A manutenção de um balanço hídrico normal é afetada por diversas situações clínicas (Tabela 33-2). A perda de água pela pele por evaporação pode ser maior em neonatos, especialmente prematuros que estejam sob aquecedores radiantes ou que sejam submetidos à fototerapia. As queimaduras podem resultar em perdas massivas de água e eletrólitos (Cap. 44). A febre aumenta as perdas insensíveis. A taquipneia ou uma traqueostomia aumentam as perdas evaporativas pelos pulmões.

O trato gastrointestinal é uma fonte potencial de perda considerável de água e eletrólitos. Uma criança que apresente elevada perda pela via gastrointestinal deve ter essas perdas medidas e repostas com uma **solução de reposição** apropriada (Tabela 33-3).

O débito urinário é, normalmente, a principal causa de perda de *água*. Doenças como insuficiência renal e a síndrome da secreção inapropriada do hormônio antidiurético (SIHAD) podem resultar em uma redução no volume urinário. A administração de líquidos de manutenção em um paciente com oligúria ou anúria pode causar sobrecarga hídrica. Por outro lado, outras condições podem gerar um aumento no volume urinário, como a fase poliúrica de necrose tubular aguda, diabetes melito e diabetes insípido. Em caso de diurese elevada, deve-se administrar ao paciente mais do que a terapia padrão com líquidos de manutenção para prevenir desidratação.

A abordagem terapêutica para débito urinário aumentado ou diminuído é similar (Tabela 33-4). As perdas insensíveis são repostas por uma solução administrada a um terço do volume normal de manutenção. Tratar uma criança **anúrica** como "perdas insensíveis" teoricamente mantém um balanço hídrico, com a ressalva de que um terço dos líquidos de manutenção é apenas uma *estimativa* das perdas insensíveis. Pode ser necessário ajustar essa taxa com base no monitoramento da massa corporal do paciente e seu estado de hidratação. Uma criança **oligúrica** precisa receber uma solução de reposição urinária. A maioria das crianças com **poliúria** (exceto aquelas com diabetes melito [Cap. 171]) deve ser tratada com reposição de perdas insensíveis e urinárias.

Os débitos oriundos de drenagem cirúrgica e torácica, quando significativos, devem ser medidos e repostos. As **perdas para o terceiro espaço** se manifestam como edema e ascite e devem-se a um deslocamento de líquido do espaço intravascular para o espaço intersticial. Essas perdas não podem ser quantificadas. Apesar disso, elas podem ser grandes o suficiente para causar depleção de volume intravascular, apesar do aumento da massa corporal por edema ou ascites. A reposição de líquido perdido para o terceiro espaço é empírica, mas deve ser antecipada em pacientes que estejam sob risco, como crianças queimadas ou submetidas à cirurgia abdominal. A perda para o terceiro espaço e o débito de drenagem torácica são isotônicos e usualmente requerem reposição com um **fluido isotônico**, como soro fisiológico ou Ringer lactato. Ajustes na quantidade de líquidos de reposição para compensar perdas para o terceiro espaço são baseados na avaliação contínua no estado de volume intravascular do paciente.

DESIDRATAÇÃO

A desidratação, causada principalmente por gastroenterite, é comum em crianças. O primeiro passo no tratamento de uma criança desidratada é avaliar o grau de desidratação, pois este irá determinar a urgência da situação e o volume de líquidos necessário para reidratação. A Tabela 33-5 resume as características clínicas presentes conforme o grau de desidratação.

Um paciente com **desidratação leve** apresenta poucos sinais ou sintomas clínicos. A história pode revelar uma baixa ingestão, mas é mais frequente observar perdas de líquidos. Um lactente

Tabela 33-5	Avaliação do Grau de Desidratação		
	LEVE	**MODERADA**	**GRAVE**
Lactentes	5%	10%	15%
Adolescentes	3%	6%	9%
Lactentes e crianças jovens	Sede, alerta; inquieta	Sede; inquieta ou letárgica; irritada	Sonolenta; flácida, fria, suada, extremidades cianóticas; pode estar comatosa
Crianças mais velhas	Sede, alerta	Sede, alerta (usualmente)	Usualmente consciente (mas em um nível reduzido), apreensiva; fria, suada, extremidades cianóticas; pele enrugada nos dedos de mãos e pés; cãibras musculares
SINAIS E SINTOMAS			
Taquicardia	Ausente	Presente	Presente
Pulsos palpáveis	Presente	Presente (fraco)	Reduzido
Pressão arterial	Normal	Hipotensão ortostática	Hipotensão
Perfusão cutânea	Normal	Normal	Reduzida e rendilhada
Turgor da pele	Normal	Levemente reduzido	Reduzido
Fontanela	Normal	Levemente deprimida	Deprimida
Membrana mucosa	Úmida	Seca	Muito seca
Lágrimas	Presentes	Presentes ou ausentes	Ausentes
Respiração	Normal	Profunda, pode ser rápida	Profunda e rápida
Débito urinário	Normal	Oligúria	Anúria e oligúria grave

Dados da Organização Mundial da Saúde.

com **desidratação moderada** apresenta sinais e sintomas físicos perceptíveis. O paciente necessita de intervenção imediata. Um paciente com **desidratação grave** está muito doente. A redução na pressão arterial indica que órgãos vitais podem não estar sendo perfundidos adequadamente (choque) (Cap. 40). Esse paciente deve receber uma terapia intravenosa (IV) imediata e agressiva. A avaliação clínica da desidratação é apenas uma estimativa; o paciente deve ser continuamente reavaliado durante o tratamento. O grau de desidratação é subestimado na desidratação hipernatrêmica, pois o deslocamento por osmolalidade de água do espaço intracelular para o extracelular ajuda a preservar o volume intravascular.

Avaliação Laboratorial

Os níveis séricos de nitrogênio ureico sanguíneo (NUS) e creatinina são úteis na avaliação de uma criança com desidratação. A depleção de volume sem insuficiência renal pode causar um aumento desproporcional nos níveis de NUS, com pouca ou nenhuma alteração na concentração de creatinina. Isso é resultante de um aumento da reabsorção passiva de ureia no túbulo proximal causada por mecanismos adequados de conservação renal de sódio e água. Esse aumento no NUS pode não ser observado em uma criança com baixa ingestão de proteína, pois a produção de ureia depende da degradação proteica. Por outro lado, o NUS pode estar muito aumentado em uma criança com produção aumentada de ureia, como ocorre em caso de sangramento gastrointestinal ou tratamento com glicocorticoides. Elevação significativa na concentração de creatinina sugere lesão renal.

A densidade urinária se encontra aumentada (≥ 1,025) em casos de desidratação importante, mas diminui após a reidratação.

Na desidratação, a urinálise pode mostrar cilindros hialinos e granulosos, poucos leucócitos e eritrócitos, além de 30 a 100 mg/dL de proteinúria. Esses achados normalmente não estão associados a uma doença renal significante e retornam à normalidade com o tratamento. O aumento no hematócrito e na hemoglobina pode ser resultante de hemoconcentração.

Cálculo do Déficit de Líquidos

A criança com desidratação tem perda de água, usualmente acompanhada de perda de sódio e potássio. O déficit de líquidos é calculado como o percentual de desidratação multiplicado pela massa corporal do paciente (para uma criança de 10 kg, 10% de 10 kg = déficit de 1 L).

Abordagem em Caso de Desidratação

Uma criança com desidratação requer intervenção aguda para garantir que haja perfusão tecidual adequada (Cap. 40). Essa fase de expansão requer rápida restauração do volume intravascular circulante, que deve ser feita com uma solução isotônica, como soro fisiológico (SF) ou Ringer com lactato. O sangue é o fluido de escolha para uma criança com perda aguda de sangue. O líquido deve ser administrado em bólus, usualmente 20 mL/kg da solução isotônica, ao longo de 20 minutos. Em caso de desidratação grave podem ser necessários vários bólus em uma velocidade de infusão mais rápida. A fase inicial de expansão e reidratação é terminada quando houver melhora dos sinais de depleção de volume intravascular. A criança se torna mais alerta e há uma redução da frequência cardíaca, normalização da pressão arterial e melhora da perfusão.

Após a obtenção do volume intravascular adequado, deve-se planejar a hidratação para as 24 horas seguintes (Tabela 33-6).

Tabela 33-6	Tratamento da Desidratação com Fluidos
Restaurar o volume intravascular	
Soro fisiológico: 20 mL/kg durante 20 minutos	
Repetir se necessário	
Depleção rápida de volume: 20 mL/kg de soro fisiológico (máximo = 1 L) ao longo de 2 horas	
Calcular a necessidade de hidratação de 24 horas: manutenção + déficit de volume	
Subtrair a solução isotônica já administrada das necessidades de 24 horas	
Administrar o volume restante ao longo de 24 horas utilizando glicose 5% em soro fisiológico a ½ + 20 mEq/L KCl	
Repor as perdas contínuas conforme ocorram	

Tabela 33-7	Monitoração do Tratamento
Sinais vitais	
Pulso	
Pressão arterial	
Ingestão e débito	
Equilíbrio hídrico	
Débito urinário e gravidade específica	
Exame físico	
Peso	
Sinais clínicos de depleção ou sobrecarga	
Eletrólitos	

Para garantir a restauração do volume intravascular, o paciente deve receber um bólus adicional de 20 mL/kg de solução isotônica ao longo de 2 horas. A necessidade total de líquidos da criança é considerada em conjunto (manutenção + déficit). O volume de líquidos isotônicos que o paciente recebeu durante a fase de expansão aguda deve ser subtraído desse total. O volume de líquidos restante é, então, administrado ao longo de 24 horas. Normalmente, o potássio não é adicionado aos líquidos IV até que o paciente urine, exceto em caso de hipocalemia. *A criança com perdas constantes deve receber uma solução de reposição apropriada.*

Monitoração e Ajuste da Terapia
Todos os cálculos na terapia de hidratação são estimativas. Assim, o paciente deve ser monitorado durante o tratamento, com modificações no mesmo baseadas na situação clínica (Tabela 33-7).

A **desidratação hiponatrêmica** ocorre em crianças com diarreia e que estejam recebendo líquidos hipotônicos (água ou fórmula diluída). A depleção de volume estimula a secreção do hormônio antidiurético, que previne a excreção de água com o objetivo de corrigir a hiponatremia. Alguns pacientes podem desenvolver sintomas pela hiponatremia, predominantemente neurológicos (Cap. 35). A maioria dos pacientes com desidratação hiponatrêmica responde bem à mesma abordagem geral descrita na Tabela 33-6. Deve-se evitar a correção excessivamente rápida da hiponatremia (> 12 mEq/L/24 h), pois há um risco raro de **mielinólise pontina central.**

A **desidratação hipernatrêmica** é usualmente consequente à ingestão inadequada de líquidos, por falta de acesso, mecanismo inadequado de controle da sede (comprometimento neurológico), êmese intratável ou anorexia. O movimento da água do espaço intracelular para o extracelular durante a desidratação hipernatrêmica protege, em parte, o volume intravascular. O débito urinário pode ser mantido por mais tempo e o paciente pode apresentar menos taquicardia. As crianças com desidratação hipernatrêmica usualmente se apresentam letárgicas e irritadas. A hipernatremia pode causar febre, hipertonicidade, hiper-reflexia e convulsões. Sintomas neurológicos mais graves podem ocorrer em caso de sangramento cerebral ou trombose.

O tratamento excessivamente rápido da desidratação hipernatrêmica pode causar morbidade e mortalidade significantes. **Osmóis idiogênicos** podem ser produzidos no cérebro durante o desenvolvimento da hipernatremia. Os osmóis idiogênicos aumentam a osmolalidade dentro das células cerebrais, protegendo-as contra um encolhimento causado pela saída de água para o líquido extracelular hipertônico. Esses osmóis idiogênicos se dissipam lentamente durante a correção da hipernatremia. Com a redução rápida da osmolalidade extracelular durante a correção da hipernatremia, pode ser criado um novo gradiente causando o movimento de água do espaço extracelular para o intracelular, causando **edema cerebral**. O edema cerebral pode se manifestar como estado mental alterado, convulsões e herniação cerebral potencialmente fatal.

Para minimizar o risco de edema cerebral durante a correção de uma desidratação hipernatrêmica, a concentração sérica de sódio não deve diminuir mais do que 12 mEq/L a cada 24 horas (Fig. 33-1). Os déficits de uma desidratação hipernatrêmica grave devem ser corrigidos ao longo de 2-4 dias. A escolha da solução e a sua velocidade de administração são bem menos importantes do que a monitoração constante da concentração sérica de sódio e o ajuste do tratamento com base nos resultados (Fig. 33-1). Apesar disso, a fase inicial de expansão-reidratação é a mesma dos outros tipos de desidratação.

Reidratação Oral
A desidratação leve a moderada causada por diarreia por qualquer causa pode ser tratada utilizando uma solução de reidratação oral (SRO) simples contendo glicose e eletrólitos (Cap. 112). A SRO se baseia no cotransporte de sódio e glicose no intestino. A terapia de reposição oral reduz de modo significativo a morbidade e a mortalidade por diarreia aguda, mas é subutilizada em países desenvolvidos. Ela deve ser tentada para a maioria dos pacientes com desidratação diarreica leve a moderada. A terapia de reposição oral é mais barata que a terapia IV e apresenta uma menor taxa de complicações. A terapia IV pode ser necessária para pacientes com desidratação grave; pacientes com vômitos incontroláveis; pacientes incapazes de ingerir líquidos por fadiga excessiva, estupor ou coma; ou pacientes com distensão gástrica ou intestinal. O tratamento do vômito pode ser feito com ondansentrona de rápida absorção, facilitando assim a reidratação oral.

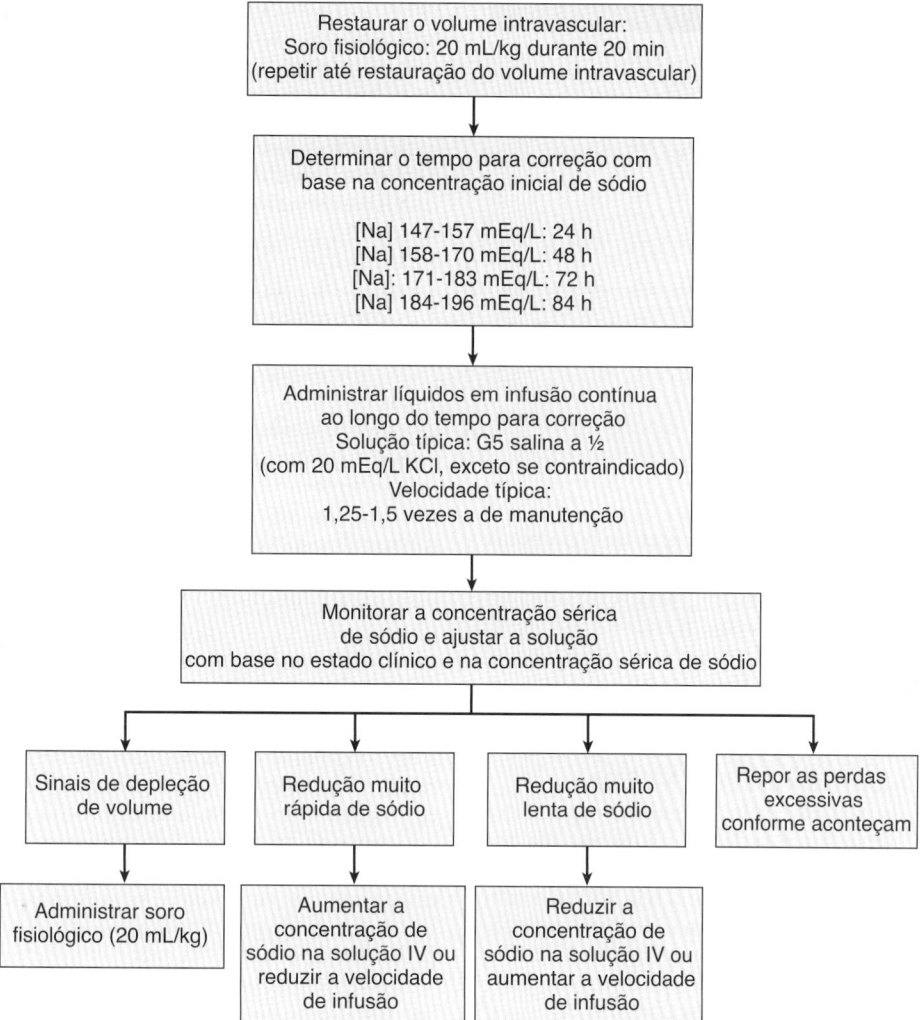

Figura 33-1 – Estratégia para o tratamento de desidratação hipernatrêmica.

Como uma diretriz para a reidratação oral, 50 mL/kg de SRO devem ser administrados em até 4 horas para um paciente com desidratação leve; e 100 mL/kg em 4 horas para um paciente com desidratação moderada. A administração suplementar de SRO deve ser dada para repor as perdas adicionais por diarreia ou êmese. Um adicional de 10 mL/kg de SRO deve ser dado para cada evacuação. A ingestão de líquidos deve ser reduzida se o paciente aparentar estar completamente hidratado mais cedo que o esperado ou se apresentar edema periorbital. Após a reidratação, o paciente deve retornar à sua dieta habitual (leite materno, fórmulas).

Quando a reidratação estiver completa, a terapia de manutenção deve ser iniciada, utilizando 100 mL de SRO/kg em 24 horas até que a diarreia cesse. A alimentação, por amamentação ou fórmula, deve ser introduzida em não mais que 24 horas e mantida. Os pacientes com diarreia mais grave necessitam de supervisão contínua. O volume de SRO ingerido deve ser igual ao volume fecal. Se o volume fecal não puder ser medido, recomenda-se administrar 10 a 15 mL de SRO/kg/hora.

Capítulo 34

NUTRIÇÃO PARENTERAL

A nutrição parenteral (NP) é necessária quando a alimentação enteral não é suficiente para atender às necessidades nutricionais do paciente. A nutrição enteral é sempre a via de escolha por ser mais fisiológica, menos onerosa e por estar associada a menos complicações. Um número menor de complicações é esperado quando, pelo menos, parte da alimentação puder ser administrada por via enteral.

INDICAÇÕES

Diversas situações clínicas demandam NP (Tabela 34-1). A NP aguda é administrada com frequência em unidades de tratamento intensivo nas seguintes situações: paciente com baixa tolerância à alimentação enteral, geralmente secundária a um íleo transitório;

Tabela 34-1	Indicações para Nutrição Parenteral

AGUDA
Prematuridade
Trauma
Queimaduras
Cirurgia de intestino
Falência múltipla de órgãos
Transplante de medula óssea
Malignidade
CRÔNICA
Intestino curto
Síndromes diarreicas intratáveis
Pseudo-obstrução intestinal
Doença inflamatória intestinal
Imunodeficiência

preocupações com a isquemia intestinal; ou risco de pneumonia por aspiração. A **síndrome do intestino curto** é a indicação mais comum para NP prolongada; ela pode ser causada por anomalia gastrointestinal congênita ou ser adquirida após enterocolite necrosante (Cap. 63). Em alguns pacientes com indicação inicial para NP prolongada, pode haver a transição para alimentação enteral parcial ou completa.

ACESSO PARA NUTRIÇÃO PARENTERAL

A NP pode ser administrada por via intravenosa (IV) periférica ou venosa central. A NP prolongada deve ser administrada por acesso venoso central (AVC). A NP aguda pode ser administrada perifericamente, embora um AVC temporário seja utilizado com frequência. A maior parte das crianças com câncer ou que estejam recebendo transplante de medula óssea possui um AVC. Um **cateter central inserido perifericamente** é uma forma excelente de acesso central para NP aguda, pois apresenta um risco menor de complicações que com AVC padrão.

O acesso IV periférico apresenta duas limitações importantes. Em primeiro lugar, ele falha com frequência, necessitando de interrupção da NP, com a introdução de um novo acesso potencialmente dolorosa. Em segundo lugar, soluções de elevada osmolalidade causam **flebite** das veias periféricas; isso limita a quantidade de glicose e aminoácidos que pode ser administrada na NP periférica. A quantidade de glicose na NP periférica não pode exceder 12%, com uma tolerância ainda menor se a quantidade de aminoácidos for alta. A emulsão lipídica apresenta baixa osmolalidade; logo, ela pode ser administrada por via periférica pelo mesmo acesso IV que a solução de glicose e aminoácidos. Os pacientes podem receber uma nutrição adequada por acesso IV periférico, mas o volume de NP precisa ser maior que o necessário por administração central pelas limitações na concentração de glicose e aminoácidos. Isso pode ser um problema para pacientes que não toleram elevados volumes de líquidos.

COMPOSIÇÃO DA NUTRIÇÃO PARENTERAL

A NP pode fornecer calorias, aminoácidos, eletrólitos, minerais, ácidos graxos essenciais, vitaminas, ferro e elementos traço. As **calorias** da NP são derivadas da glicose e de lipídios. Os aminoácidos da NP são uma possível fonte de calorias, mas eles devem ser utilizados preferencialmente para síntese proteica. A NP é fornecida em duas soluções separadas: uma solução de glicose e aminoácidos e uma emulsão com 20% de lipídios. A solução de glicose possui todos os outros componentes da NP, exceto lipídios.

A concentração de glicose da NP periférica é, normalmente, de 10 a 12%, enquanto da NP central, de aproximadamente 20%, podendo ser aumentada para 25 a 30% em pacientes com restrição de líquidos. Para evitar hiperglicemia, o aporte de glicose deve ser aumentado gradualmente. O fornecimento de proteínas na NP é feito via aminoácidos na solução de glicose. O objetivo é oferecer 0,8 a 2 g proteína/kg/24 h para crianças mais velhas; 1,5 a 3 g/kg/24 h para lactentes mais velhos e nascidos a termo; e 2,5 a 3,5 g/kg/24 h para lactentes prematuros.

A composição de eletrólitos e minerais da NP depende da idade e da doença de base. A emulsão de lipídios a 20% fornece ácidos graxos essenciais e calorias. A emulsão lipídica é iniciada a uma taxa de 0,5 a 1 g/kg/24 h, sendo aumentada gradualmente de modo a oferecer a quantidade adequada de calorias para o paciente, geralmente 2,5 a 3,5 g/kg/24 h. A emulsão lipídica normalmente fornece de 30% a 40% da quantidade necessária de calorias, não devendo exceder 60%. A concentração sérica de triglicerídeos deve ser monitorada conforme a taxa de emulsão lipídica aumenta, com redução da emulsão lipídica em caso de hipertrigliceridemia significativa.

COMPLICAÇÕES

Há muitas complicações potenciais da NP. O AVC está associado a complicações durante a inserção (pneumotórax ou sangramento) e em longo prazo (trombose). É comum a ocorrência de **sepse relacionada ao cateter**, mais comumente causada por estafilococos coagulase-negativos, que, caso ocorra, necessita de remoção do cateter. Outros potenciais patógenos incluem *Staphylococcus aureus*, bacilos gram-negativos e fungos. Anormalidades eletrolíticas, deficiências nutricionais, hiperglicemia e complicações decorrentes de ingestão proteica excessiva (azotemia ou hiperamonemia) podem ser detectadas com uma monitoração cuidadosa.

A complicação mais grave da NP prolongada é a **doença hepática colestática**, que pode levar à cirrose e à insuficiência hepática. O risco de doença hepática pode ser diminuído pela redução na quantidade de aminoácidos hepatotóxicos. A melhor estratégia de prevenção é a utilização o mais cedo possível do trato gastrointestinal, mesmo quando apenas a nutrição enteral mínima é tolerada.

Capítulo 35

DISTÚRBIOS DA HOMEOSTASE DO SÓDIO

Os rins regulam a homeostase de sódio e são o principal local de excreção desse eletrólito. O sódio é especial entre os eletrólitos, pois a sua concentração é determinada pelo **equilíbrio hídrico**, não pelo equilíbrio de sódio. Quando a concentração de sódio se eleva, o aumento resultante na osmolalidade plasmática provoca aumento na sede e na secreção de hormônio antidiurético (HAD), o qual determina a conservação renal de água. Ambos os mecanismos aumentam a quantidade de água no organismo, fazendo com que a concentração de sódio retorne ao normal. Em caso de hiponatremia, a queda na osmolalidade plasmática reduz a secreção de HAD e a consequente excreção renal de água resulta em aumento na concentração de sódio. Embora o equilíbrio hídrico seja regulado pela osmolalidade, a depleção de volume estimula a sede, secreção de HAD e conservação renal de água. De fato, a depleção de volume precede a influência da osmolalidade; assim, depleção de volume estimula a secreção de HAD, mesmo quando o paciente se encontra com hiponatremia.

A excreção de sódio pelos rins não é determinada pela osmolalidade plasmática. O volume plasmático efetivo do paciente regula a quantidade de sódio na urina por meio de diversos sistemas regulatórios, incluindo o sistema renina-angiotensina-aldosterona. Na hiponatremia ou na hipernatremia, a fisiopatologia subjacente determina a concentração urinária de sódio, não a concentração sérica de sódio.

HIPONATREMIA
Etiologia

A hiponatremia pode ser causada por diferentes mecanismos (Fig. 35-1). A **pseudo-hiponatremia** é um artefato laboratorial que pode ocorrer quando o plasma contém concentrações elevadas de proteínas ou lipídios. Esta condição não ocorre quando a concentração de sódio é determinada diretamente por um eletrodo íon-seletivo, uma técnica que tem sido cada vez mais utilizada nos laboratórios de análises clínicas. Na hiponatremia verdadeira, a osmolalidade *medida* é baixa, enquanto, na pseudo-hiponatremia, ela é normal. A **hiperosmolalidade**, causada pela infusão de manitol ou pela hiperglicemia, resulta em baixos níveis séricos de sódio, pois a água se move conforme o gradiente osmótico, do espaço intracelular para o extracelular, diluindo a concentração de sódio. Para cada aumento de 100 mg/dL nos níveis séricos de glicose, há uma redução de 1,6 mEq/L nos níveis séricos de sódio. Como as manifestações de hiponatremia são causadas pela baixa osmolalidade plasmática, os pacientes com hiponatremia causada por hiperosmolalidade não apresentam sintomas de hiponatremia e não necessitam de correção.

A classificação da hiponatremia verdadeira é feita com base no estado volêmico do paciente (Fig. 35-1). Na **hiponatremia hipovolêmica**, há perda de sódio pelo organismo. O balanço hídrico pode ser positivo ou negativo, mas com uma maior perda de sódio que de água. Normalmente, isso ocorre por ingestão oral ou administração intravenosa (IV) de líquidos, com retenção de água pelos rins para compensar a depleção de volume intravascular. Se a perda de sódio for causada por uma doença não renal (p. ex., diarreia), a concentração urinária de sódio é muito baixa, uma vez que os rins tentam preservar o volume intravascular conservando o sódio. Nos casos de doença renal, os níveis urinários de sódio encontram-se muito elevados.

Os pacientes com hiponatremia e sem evidência de sobrecarga ou depleção de volume apresentam **hiponatremia euvolêmica**. Esses pacientes tipicamente apresentam um excesso de água corporal total e uma pequena redução no sódio corporal. Alguns desses pacientes podem apresentar um aumento na massa corporal, sugerindo que haja sobrecarga de volume. Apesar disso, esses pacientes se apresentam clinicamente normais ou com apenas alguns sinais sutis de sobrecarga de volume. Na **síndrome da secreção inadequada de HAD (SIHAD)**, a secreção de HAD não é inibida nem pela baixa osmolalidade sérica nem pela expansão do volume intravascular. A retenção de água causa hiponatremia e a expansão do volume intravascular resulta em um aumento na excreção renal de sódio. A hiponatremia em pacientes internados é frequentemente causada por SIHAD secundária a estresse na

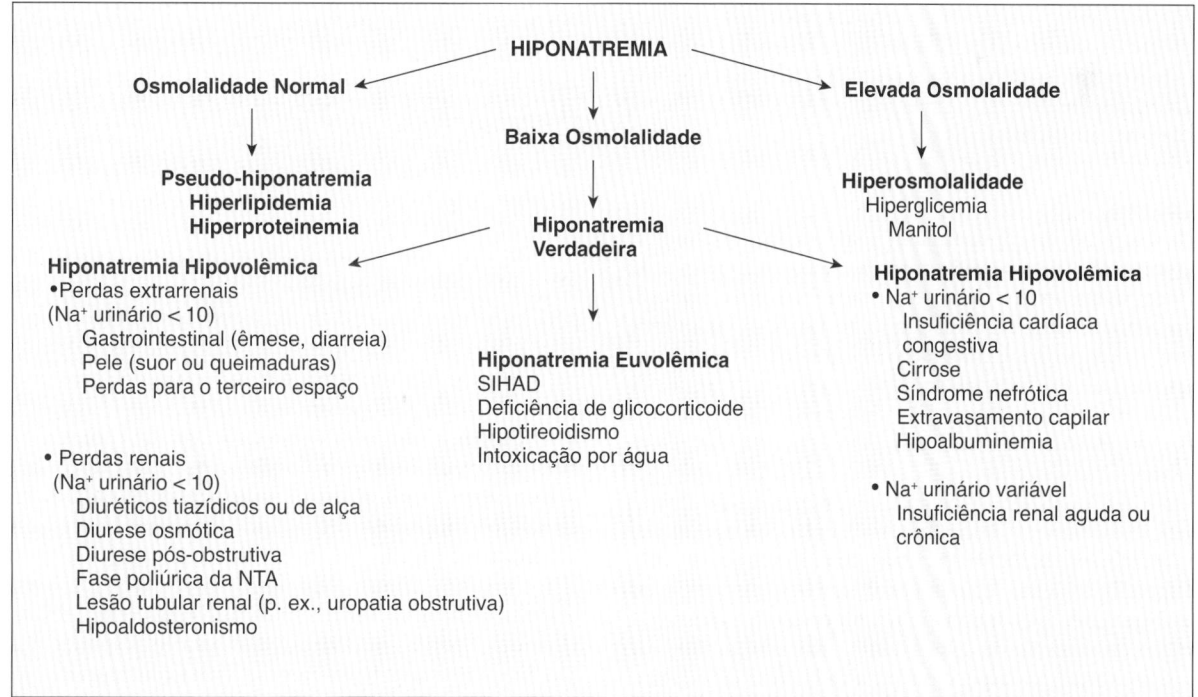

Figura 35-1 – Diagnóstico diferencial de hiponatremia. A avaliação da hiponatremia é realizada em três etapas: (1) Determinar a osmolalidade; se for baixa, o paciente tem hiponatremia verdadeira. (2) Avaliar a volemia do paciente. (3) Determinar a concentração urinária de sódio para ajudar a restringir as possibilidades diagnósticas. *NTA*, necrose tubular aguda; *SIHAD*, síndrome da secreção inadequada de hormônio antidiurético.

presença de líquidos hipotônicos. A SIHAD também está associada a pneumonia, ventilação mecânica, meningite e a outros distúrbios do sistema nervoso central (trauma). A produção ectópica (tumor) de HAD é rara em crianças. Os lactentes podem desenvolver hiponatremia euvolêmica por um consumo de água excessivo ou fórmula diluída de maneira errada.

Na **hiponatremia hipervolêmica** há um excesso de água corporal total e sódio, embora o aumento na quantidade de água seja maior do que o aumento de sódio. Na insuficiência renal, há uma incapacidade de excreção de sódio ou água; os níveis urinários de sódio podem estar baixos ou elevados, dependendo da causa de insuficiência renal. Em outras causas de hiponatremia hipervolêmica, há uma redução no volume sanguíneo efetivo devido a uma perda de líquidos para o terceiro espaço ou baixo débito cardíaco (Cap. 145). Em resposta a um baixo volume sanguíneo efetivo, o HAD causa retenção de água e sódio pelos rins, resultando em baixa concentração de sódio na urina. A concentração sérica de sódio do paciente diminui quando a ingestão de água excede a de sódio e o HAD impede a perda normal do excesso de água.

Manifestações Clínicas

A hiponatremia leva a uma queda na osmolalidade do espaço extracelular. Como o espaço intracelular apresenta uma osmolalidade mais elevada, a água se move do espaço extracelular para o intracelular para manter o equilíbrio osmótico. O aumento na água intracelular pode causar edema celular. O **edema cerebral** é responsável pela maioria dos sintomas da hiponatremia. Os sintomas neurológicos de hiponatremia incluem anorexia, náuseas, êmese, indisposição, letargia, confusão, agitação, cefaleia, crises convulsivas, coma e redução dos reflexos. Os pacientes podem desenvolver hipotermia e respiração de Cheyne-Stokes. A hiponatremia pode causar cãibras e fraqueza muscular. Os sintomas são mais graves quando a hiponatremia se desenvolve rapidamente; a hiponatremia crônica pode ser assintomática em função da redução compensatória da osmolalidade das células cerebrais, que limita o edema cerebral.

Tratamento

A rápida correção da hiponatremia pode causar **mielinólise pontina central**. Deve-se evitar um aumento superior a 12 mEq/L nos níveis séricos de sódio a cada 24 horas, especialmente na hiponatremia crônica. O tratamento da hiponatremia hipovolêmica requer a administração de líquidos IV com sódio para fornecer as necessidades de manutenção e a correção de déficits, assim como repor as perdas contínuas (Cap. 33). Para crianças com SIHAD, o ponto chave do tratamento é a restrição de água. Crianças com hiponatremia secundária ao hipotireoidismo ou à deficiência de cortisol necessitam de terapia de reposição hormonal específica. A **intoxicação aguda por água** é rapidamente autocorrigida com uma restrição transitória na ingestão de água, seguida por introdução de uma dieta normal. O tratamento da hiponatremia hipervolêmica baseia-se na restrição da ingestão de água e sódio, mas podem também ser necessárias medidas específicas para cada condição clínica, como diálise em caso de insuficiência renal.

O tratamento de emergência da **hiponatremia sintomática**, como as convulsões, inclui solução salina hipertônica IV para aumentar a concentração sérica de sódio rapidamente, resultando em redução no edema celular. Um mililitro por quilograma de cloreto de sódio 3% aumenta os níveis séricos de sódio em aproximadamente 1 mEq/L. Uma criança normalmente melhora após receber de 4 a 6 mL/kg de cloreto de sódio 3%.

HIPERNATREMIA
Etiologia

Há três mecanismos básicos de hipernatremia (Fig. 35-2). A **intoxicação por sódio** é frequentemente iatrogênica em ambiente hospitalar, decorrente da correção de acidose metabólica com bicarbonato de sódio. No hiperaldosteronismo, há retenção renal de sódio e consequente hipertensão; a hipernatremia é leve.

A hipernatremia resultante de perda de água ocorre apenas quando o paciente não tem acesso a água ou não pode ingerir quantidades adequadas de água por distúrbios neurológicos, êmese ou anorexia. Os lactentes estão sob maior risco devido à sua incapacidade de controlar a sua própria ingestão de água. A amamentação ineficaz, usualmente em mães primíparas, pode resultar em desidratação hipernatrêmica grave. Elevadas perdas insensíveis de água são muito comuns em bebês prematuros; as perdas são maiores com o uso de aquecedores radiantes ou fototerapia para hiperbilirrubinemia. As crianças com perdas extrarrenais de água apresentam níveis mais elevados de HAD e urina muito concentrada.

As crianças com diabetes insípido apresentam urina muito diluída. O **diabetes insípido nefrogênico** hereditário pode causar perda massiva de água pela urina. Por se tratar comumente de um distúrbio ligado ao cromossomo X causado por uma mutação no gene para o receptor de HAD, usualmente ocorre em meninos, que podem apresentar episódios de desidratação hipernatrêmica grave e incapacidade de se desenvolver adequadamente. O *diabetes insípido nefrogênico adquirido* pode ser secundário a nefrite intersticial, anemia falciforme, hipercalcemia, hipocalemia ou uso de medicamentos (lítio ou anfotericina). Se o distúrbio for causado por **diabetes insípido central**, há uma redução no débito urinário e aumento na osmolalidade urinária em resposta à administração de um análogo de HAD. As causas centrais de deficiência de HAD incluem tumor, infarto ou trauma. Criança com diabetes insípido nefrogênico não responde ao tratamento com um análogo de HAD.

A diarreia pode causar depleção de sódio e água. A maioria das crianças com gastroenterite não desenvolve hipernatremia, pois bebe uma quantidade suficiente de líquidos hipotônicos para compensar, pelo menos parcialmente, as perdas de água pelas fezes. A hipernatremia é mais provável de ocorrer em uma criança com diarreia que apresente ingestão inadequada de líquidos, seja por êmese, falta de acesso à água ou anorexia. Algumas doenças renais, incluindo uropatia obstrutiva, displasia renal e nefronoftise juvenil, podem causar perdas de sódio e água, que cursam com hipernatremia quando o paciente ingere quantidade insuficiente de água.

Em casos de déficits combinados de sódio e água, a análise da urina permite a diferenciação de etiologias renais e não renais. Quando as perdas são extrarrenais, os rins respondem à depleção de volume com baixa diurese, urina concentrada e retenção de sódio (sódio urinário < 10 mEq/L). Na etiologia renal, a diurese está normalmente elevada, a urina não está maximamente concentrada e os níveis urinários de sódio podem estar muito elevados.

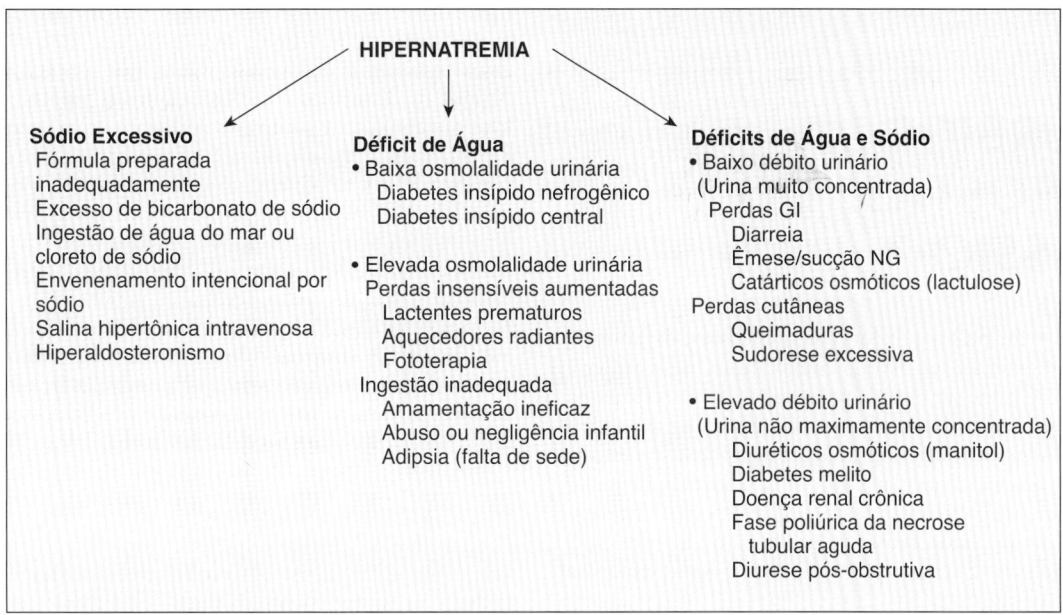

Figura 35-2 – Diagnóstico diferencial de hipernatremia por mecanismo. *GI*, gastrointestinal; *NG*, nasogástrico.

Manifestações Clínicas

A maioria das crianças com hipernatremia se encontra desidratada e apresenta os sinais e sintomas típicos de desidratação (Cap. 33). As crianças com desidratação hipernatrêmica tendem a apresentar melhor preservação do espaço intravascular devido a um deslocamento da água do espaço intracelular para o extracelular. Os lactentes hipernatrêmicos apresentam maior probabilidade de ficarem desidratados antes de procurarem atendimento médico. Por causa da perda de água intracelular, a prega abdominal de um lactente desidratado, hipernatrêmico, tem o comportamento *pastoso*.

A hipernatremia, mesmo na ausência de desidratação, causa sintomas no sistema nervoso central que tendem a acompanhar o grau de elevação nos níveis de sódio e a velocidade do aumento. Os pacientes ficam irritáveis, inquietos, fracos e letárgicos. Alguns lactentes apresentam choro agudo e hiperpneia. Os pacientes conscientes apresentam-se com muita sede e, às vezes, com náusea. A hipernatremia pode causar febre, embora alguns pacientes possam ter uma condição subjacente que contribua para a febre.

A hemorragia cerebral é a consequência mais devastadora da hipernatremia. À medida que a osmolalidade extracelular aumenta, a água se desloca para fora dos neurônios, resultando em redução no volume cerebral. Essa redução pode romper as veias intracerebrais e determinar o surgimento de pontes de vasos sanguíneos conforme o cérebro se afasta do crânio e das meninges. Os pacientes podem apresentar hemorragia subaracnoidea, subdural e parenquimatosa. Convulsões e coma são possíveis sequelas da hemorragia.

Tratamento

À medida que a hipernatremia se desenvolve, o cérebro gera osmóis idiogênicos para aumentar a osmolalidade intracelular e prevenir a perda de água cerebral. Esse mecanismo não é instantâneo e se torna mais evidente quando a hipernatremia se desenvolve gradualmente. Se a concentração sérica de sódio for reduzida rapidamente, há um movimento de água do soro para as células cerebrais para equilibrar a osmolalidade entre os dois compartimentos. O edema cerebral resultante pode se manifestar como convulsões ou coma. Por causa desses riscos, a hipernatremia deve ser corrigida lentamente. O objetivo é reduzir a concentração sérica de sódio com menos de 12 mEq/L a cada 24 horas (Fig. 33-1). O componente mais importante da correção da hipernatremia moderada ou grave é o monitoramento frequente da concentração sérica de sódio para permitir ajustes na terapia hídrica e possibilitar uma correção adequada, que não seja muito lenta, nem muito rápida.

Em uma criança com desidratação hipernatrêmica, como em qualquer criança com desidratação, a prioridade número um é a restauração do volume intravascular com solução isotônica. A Figura 33-1 descreve uma abordagem geral para corrigir a desidratação hipernatrêmica secundária à gastroenterite. Se a hipernatremia e a desidratação forem secundárias a uma perda de água, como no diabetes insípido, uma solução mais hipotônica IV é mais apropriada. Uma criança com diabetes insípido central deve receber um análogo de HAD para prevenir perda adicional de água. Em caso de diabetes insípido nefrogênico, deve ser administrada uma solução para reposição das perdas urinárias para corrigir as perdas constantes de água. Cronicamente, a perda de água no diabetes insípido nefrogênico pode ser diminuída com a redução na ingestão de sódio, administração de diuréticos tiazídicos e anti-inflamatórios não esteroides.

A hipernatremia grave, aguda, normalmente é secundária à administração de sódio e pode ser corrigida mais rapidamente, pois ainda não houve tempo para acúmulo de osmóis idiogênicos. Assim, o risco das elevadas morbidade e mortalidade associadas à hipernatremia aguda e grave é balanceado com os riscos de uma correção muito rápida. Quando a hipernatremia for causada por intoxicação por sódio e for grave, pode ser impossível administrar uma quantidade de água suficiente para corrigir rapidamente a hipernatremia sem piorar a sobrecarga de volume. Em alguns casos, pode ser necessário administrar um diurético de alça ou realizar diálise.

Capítulo 36

DISTÚRBIOS DA HOMEOSTASE DO POTÁSSIO

Os rins são os principais reguladores da homeostase do potássio, cuja excreção é ajustada de acordo com a ingestão. A excreção renal de potássio pode ser afetada pelos seguintes fatores: aldosterona, equilíbrio ácido-base, concentração sérica de potássio e função renal. A concentração intracelular de potássio é cerca de 30 vezes maior que a extracelular. Diversas condições podem alterar a distribuição de potássio entre os compartimentos intracelular e extracelular, podendo causar hipocalemia ou hipercalemia. A concentração plasmática nem sempre reflete a quantidade total de potássio no organismo.

HIPOCALEMIA
Etiologia

A hipocalemia é comum em crianças, e a maioria dos casos está relacionada à gastroenterite. A hipocalemia espúria ocorre em pacientes com leucemia e contagem elevada de leucócitos quando o plasma para análise é deixado em temperatura ambiente, permitindo a captação de potássio do plasma pelos leucócitos. Há quatro mecanismos básicos de hipocalemia (Tabela 36-1). A depleção corporal de potássio pode ser associada a baixa ingestão, perdas extrarrenais e perdas renais. Por causa da **distribuição transcelular**, a quantidade de potássio corporal total pode estar normal, exceto se houver depleção concomitante de potássio por outros fatores.

A distribuição transcelular de potássio que ocorre após o início do tratamento com insulina em crianças com cetoacidose diabética (Cap. 171) pode ser acentuada. Esses pacientes exibem níveis baixos de potássio corporal total devido às perdas urinárias, mas eles geralmente apresentam níveis séricos normais de potássio antes do tratamento com insulina. Isso se deve a uma distribuição transcelular para o espaço extracelular, causado pela deficiência de insulina e acidose metabólica. As crianças que recebem doses agressivas de agonistas β-adrenérgicos (albuterol) para o tratamento de asma podem apresentar hipocalemia resultante do movimento intracelular de potássio. Raramente, a hipocalemia é causada por baixa ingestão de potássio, exceto quando associada a uma perda de peso significativa (anorexia nervosa).

As fezes diarreicas possuem uma concentração elevada de potássio. A hipocalemia resultante usualmente está associada à acidose metabólica causada pela perda de bicarbonato pelas fezes. No caso de êmese ou sucção nasogástrica, há perda gástrica de potássio, mas que é mínima considerando o baixo teor de potássio do suco gástrico (aproximadamente 10 mEq/L). Nesse caso, a perda gástrica de ácido clorídrico é mais importante, pois resulta em alcalose metabólica e depleção de volume. Pela alcalose metabólica e depleção de volume aumentam as perdas urinárias de potássio.

As perdas de potássio pela urina podem ser acompanhadas de acidose metabólica (acidose tubular renal proximal ou distal) (Cap. 37). Os diuréticos de alça e os tiazídicos podem causar hipocalemia e alcalose metabólica. A **síndrome de Bartter** e a **síndrome de Gitelman** são distúrbios autossômicos recessivos resultantes de alterações nos transportadores tubulares. Ambos os distúrbios estão associados à hipocalemia e à alcalose metabólica. A síndrome de Bartter geralmente cursa com hipercalciúria, muitas vezes com nefrocalcinose; já as crianças com síndrome de Gitelman apresentam baixa perda urinária de cálcio, mas hipomagnesemia secundária às perdas urinárias. Na presença de níveis elevados de aldosterona, há perda urinária de potássio, hipocalemia e alcalose metabólica. Há também retenção renal de sódio, levando à hipertensão. Diversos distúrbios genéticos e adquiridos podem causar níveis elevados de aldosterona. A **síndrome de Liddle**, um distúrbio autossômico recessivo com alteração principal nos canais de sódio, apresenta as mesmas características clínicas do hiperaldosteronismo, mas com baixos níveis séricos de aldosterona.

Manifestações Clínicas

O coração e o músculo esquelético são os órgãos mais vulneráveis à hipocalemia. As **alterações eletrocardiográficas (ECG)** incluem um achatamento da onda T, depressão do segmento ST e o aparecimento de uma onda U, localizada entre a onda T (se visível) e a onda P. Podem ocorrer fibrilação ventricular e *torsades de pointes*, particularmente se houver alguma doença cardíaca de base. A hipocalemia pode tornar o coração especialmente suscetível às arritmias induzidas por digitálicos.

As consequências clínicas relacionadas ao músculo esquelético incluem fraqueza e cãibras musculares. Pode ocorrer **paralisia** (geralmente quando os níveis de potássio são inferiores a 2,5 mEq/L). A paralisia normalmente se inicia nos membros inferiores, seguida dos membros superiores. Pode ser necessária ventilação mecânica em caso de paralisia respiratória.

Alguns pacientes hipocalêmicos desenvolvem **rabdomiólise**, especialmente após exercício. A hipocalemia reduz a motilidade gastrointestinal; níveis de potássio inferiores a 2,5 mEq/L podem causar íleo paralítico. A hipocalemia afeta o funcionamento da bexiga, podendo resultar em retenção urinária. A hipocalemia também pode cursar com poliúria devido ao diabetes insípido nefrogênico secundário. A hipocalemia crônica pode determinar lesão renal, incluindo nefrite intersticial e cistos renais. Em crianças, a hipocalemia crônica, assim como a síndrome de Bartter, pode comprometer o crescimento.

Diagnóstico

É importante investigar a alimentação da criança, história de perdas gastrointestinais e do uso de medicamentos. A êmese e o uso de diuréticos podem resultar na perda de potássio. A presença de hipertensão sugere excesso de mineralocorticoides. Anormalidades eletrolíticas concomitantes são indícios úteis. A combinação de hipocalemia e acidose metabólica é característica de diarreia, acidose tubular renal distal e acidose tubular renal proximal. Uma alcalose metabólica concomitante é característica de perdas gástricas, excesso de aldosterona, uso de diuréticos, síndrome de Bartter ou síndrome de Gitelman.

Tratamento

O tratamento da hipocalemia é influenciado pelos seguintes fatores: nível de potássio, sintomas clínicos, função renal, presença de distribuições transcelulares de potássio, perdas contínuas e tolerância do paciente à administração oral de potássio. A hipocalemia grave e sintomática requer tratamento agressivo.

Tabela 36-1	Causas de Hipocalemia
Espúria	Com alcalose metabólica
Contagem elevada de leucócitos	Cloreto baixo na urina
Desvios transcelulares	Êmese/sucção nasogástrica
Alcalemia	Estenose pilórica
Insulina	Diarreia com perda de cloreto
Agonistas β-adrenérgicos	Fibrose cística
Medicamentos/toxinas (teofilina, bário, tolueno)	Fórmulas com baixo teor de cloreto
Paralisia hipocalêmica periódica	Pós-hipercapnia
Síndrome de realimentação	Uso prévio de diuréticos tiazídicos ou de alça
Ingestão reduzida	Cloreto alto na urina e pressão arterial normal
Perdas extrarrenais	Síndrome de Gitelman
Diarreia	Síndrome de Bartter
Abuso de laxantes	Diuréticos de alça ou tiazídicos
Sudorese	Cloreto alto na urina e pressão arterial elevada
Perdas renais	Adenoma ou hiperplasia adrenal
Com acidose metabólica	Aldosteronismo tratado com glicocorticoides
ATR distal	Doença renovascular
ATR proximal	Tumor secretante de renina
Ureterossigmoidostomia	Deficiência de 17α-hidroxilase
Cetoacidose diabética	Deficiência de 11β-hidroxilase
Sem distúrbios ácido-base específicos	Síndrome de Cushing
Toxinas tubulares (anfotericina, cisplatina, aminoglicosídeos)	Deficiência de 11β-hidroxiesteroide desidrogenase
Nefrite intersticial	Ingestão de alcaçuz
Fase diurética da necrose tubular aguda	Síndrome de Liddle
Diurese pós-obstrutiva	
Hipomagnesemia	
Quantidade elevada de ânions na urina (p. ex., penicilina ou derivados da penicilina)	

ATR, acidose tubular renal.

A suplementação deve ser feita com cautela em caso de comprometimento na função renal devido à capacidade limitada dos rins de excretar o excesso de potássio. Os níveis plasmáticos de potássio nem sempre representam uma estimativa precisa do déficit de potássio corporal total, pois pode haver desvio do potássio do espaço intracelular para o plasma. Clinicamente, esse desvio é mais comum na acidose metabólica e na deficiência de insulina na cetoacidose diabética; os níveis plasmáticos de potássio levam a subestimar o grau de depleção de potássio corporal total. Após a correção desse problema, o potássio se move para o espaço intracelular e esses pacientes necessitam de suplementação adicional de potássio para corrigir a hipocalemia. Os pacientes com perdas contínuas de potássio necessitam de correção do déficit e reposição das perdas contínuas.

Devido ao risco de hipercalemia, a administração intravenosa (IV) de potássio deve ser feita com cautela. A administração de potássio por via oral é mais segura em situações que não sejam de urgência. A dose de potássio IV é de 0,5 a 1 mEq/kg, usualmente administrada ao longo de uma hora. A dose máxima para adultos é de 40 mEq. Deve-se preferir uma dose conservadora. Para pacientes com perdas urinárias excessivas, os diuréticos poupadores de potássio são eficazes. Em caso de hipocalemia, alcalose metabólica e depleção de volume, a restauração do volume intravascular reduz as perdas urinárias de potássio.

HIPERCALEMIA
Etiologia

A hipercalemia é causada por três mecanismos básicos (Tabela 36-2). Em um paciente individual, a etiologia é, às vezes, multifatorial. A **pseudo-hipercalemia** é normalmente causada por hemólise durante a flebotomia, mas também pode resultar de uso prolongado de torniquete ou do movimento de fechamento de punho, que podem causar liberação local de potássio pelo músculo. Níveis séricos falsamente elevados de potássio podem ocorrer em pacientes com contagem muito elevada de leucócitos ou plaquetas. O plasma deve ser imediatamente analisado para fornecer um resultado preciso.

Pela capacidade dos rins de excretar potássio, é improvável que a ingestão elevada em si cause hipercalemia. Isso pode ocorrer no paciente que recebe grandes quantidades de potássio por via IV ou oral para repor perdas excessivas já corrigidas. Os níveis de potássio podem ser aumentados agudamente por transfusões de sangue frequentes e rápidas devido ao elevado teor de potássio no sangue armazenado. A hipercalemia pode ser precipitada pelo aumento da ingestão de potássio e algum comprometimento na excreção deste íon.

Tabela 36-2	Causas de Hipercalemia
Resultados laboratoriais espúrios	Doença de Addison adquirida
Hemólise	Deficiência de 21-hidroxilase
Isquemia tecidual durante a coleta de sangue	Deficiência de 3β-hidroxiesteroide desidrogenase
Trombocitose	Hiperplasia adrenal lipoide congênita
Leucocitose	Hipoplasia adrenal congênita
Aumento da entrada	Deficiência de aldosterona sintase
IV ou VO	Adrenoleucodistrofia
Transfusões de sangue	Hipoaldosteronismo hiporreninêmico
Desvios transcelulares	Obstrução do trato urinário
Acidemia	Anemia falciforme
Rabdomiólise	Transplante renal
Síndrome de lise tumoral	Nefrite por lúpus
Necrose tecidual	Doença tubular renal
Hemólise/hematomas/sangramento gastrointestinal	Pseudo-hipoaldosteronismo tipo 1
Succinilcolina	Pseudo-hipoaldosteronismo tipo 2
Intoxicação digitálica	Obstrução do trato urinário
Intoxicação por fluoreto	Anemia falciforme
Bloqueadores β-adrenérgicos	Transplante renal
Exercício	Medicamentos
Hiperosmolalidade	Inibidores da ECA
Deficiência de insulina	Bloqueadores de angiotensina II
Hipertermia maligna	Diuréticos poupadores de potássio
Paralisia hipercalêmica periódica	Ciclosporina
Excreção reduzida	AINEs
Insuficiência renal	Trimetoprim
Doença adrenal primária	

AINE, anti-inflamatórios não esteroides; *ECA*, enzima conversora de angiotensina; *IV*, intravenoso; *VO*, via oral.

O espaço intracelular tem uma concentração elevada de potássio, pelo que o **desvio de potássio do espaço intracelular** para o extracelular pode ter impacto significativo sobre os níveis plasmáticos de potássio. Essa redistribuição pode ocorrer na presença de acidose, destruição celular (rabdomiólise ou síndrome de lise tumoral), deficiência de insulina, medicamentos (succinilcolina, β-bloqueadores), hipertermia maligna e paralisia hipercalêmica periódica.

A insuficiência renal pode reduzir a excreção renal de potássio e causar hipercalemia. A deficiência de aldosterona ou uma não responsividade à aldosterona também podem levar à hipercalemia, usualmente associada a acidose metabólica (Cap. 37) e hiponatremia. A causa mais frequente de deficiência de aldosterona nas crianças é a **deficiência de 21-hidroxilase**, uma forma de hiperplasia adrenal congênita. Em lactentes do sexo masculino, esse distúrbio se manifesta com hipercalemia, acidose metabólica, hiponatremia e depleção de volume. Já as lactentes do sexo feminino com esse distúrbio normalmente são diagnosticadas quando recém-nascidas, em função da presença de genitália ambígua.

A renina, via angiotensina II, estimula a secreção de aldosterona. A deficiência de renina, resultante de lesão renal, pode reduzir a produção de aldosterona. Esses pacientes tipicamente apresentam hipercalemia e acidose metabólica, sem hiponatremia. Alguns pacientes podem apresentar disfunção renal, o que contribui, em parte, para a hipercalemia; mas a magnitude da redução na excreção de potássio é mais importante do que a esperada para o grau de insuficiência renal.

As crianças com **pseudo-hipoaldosteronismo tipo 1** apresentam hipercalemia, acidose metabólica e perdas de sódio, resultando em hiponatremia e depleção de volume; os níveis de aldosterona permanecem elevados. Na variante autossômica recessiva, há um defeito no canal de sódio renal que é normalmente ativado pela aldosterona. Na forma dominante autossômica, os pacientes apresentam um defeito no receptor de aldosterona e a doença é mais leve, frequentemente ocorrendo remissão na idade adulta. O pseudo-hipoaldosteronismo tipo 2, também denominado **síndrome de Gordon**, é um distúrbio autossômico dominante caracterizado por hipertensão secundária à retenção de sódio e comprometimento da excreção de potássio e ácidos, resultando em hipercalemia e acidose metabólica. O risco de hipercalemia causada por medicamentos que reduzam a excreção renal de potássio é maior em pacientes com insuficiência renal subjacente.

Manifestações Clínicas

Os efeitos mais importantes da hipercalemia estão associados ao papel do potássio na polarização da membrana. A maior preocupação é com o sistema de condução cardíaca. As **alterações ECG** se iniciam com ondas T pontiagudas. À medida que os níveis de potássio aumentam, há um aumento no intervalo P-R, achatamento da onda P e alargamento do complexo QRS, podendo, eventualmente, progredir para fibrilação ventricular. Pode ocorrer assistolia. Alguns pacientes apresentam parestesia, fraqueza e formigamento, mas os sintomas cardíacos normalmente precedem esses sintomas.

Diagnóstico

A etiologia de hipercalemia é quase sempre de fácil identificação. A pseudo-hipercalemia é comum em crianças; assim, recomenda-se uma nova dosagem dos níveis de potássio. Quando houver um aumento significativo da contagem de leucócitos ou plaquetas, um novo exame deve ser feito com plasma com medição imediata. A história deve inicialmente focar a ingestão de potássio, fatores de risco para os desvios transcelulares de potássio, medicamentos que causem hipercalemia e presença de sinais de insuficiência renal, como oligúria ou urinálise anormal. A avaliação laboratorial inicial deve incluir medida de creatinina sérica e do estado ácido-base. Muitas causas de hipercalemia, como insuficiência renal e insuficiência ou resistência à aldosterona, causam acidose metabólica. Em caso de destruição celular, como na rabdomiólise e na síndrome de lise tumoral, também se encontra hiperfosfatemia, hiperuricemia e níveis séricos elevados de lactato desidrogenase.

Tratamento

A agressividade do tratamento é determinada pelos níveis plasmáticos de potássio, alterações ECG e pelo risco de agravamento do problema. Níveis séricos elevados de potássio com alterações ECG requerem um tratamento mais agressivo. Deve-se ter atenção para com o paciente que apresente aumento no potássio plasmático apesar de uma ingestão mínima. Essa situação pode ocorrer em caso de liberação celular de potássio (síndrome de lise tumoral), especialmente em condições de excreção diminuída (insuficiência renal).

A primeira ação em uma criança com elevação preocupante nos níveis plasmáticos de potássio é suspender todas as fontes de potássio adicionais (orais e IV). Se os níveis de potássio forem superiores a 6,5 mEq/L, deve ser feito um ECG para avaliar a urgência da situação. O tratamento da hipercalemia tem dois objetivos básicos:
1. Prevenir arritmias cardíacas potencialmente fatais.
2. Remover o potássio do organismo (Tabela 36-3).

Tabela 36-3	Tratamento para Hipercalemia
Com rápida diminuição no risco de arritmias cardíacas potencialmente fatais	
Desvios do potássio para o intracelular	
Administração de bicarbonato de sódio (IV)	
Insulina e glicose (IV)	
β-Agonista (albuterol via nebulizador)	
Estabilização da membrana cardíaca	
IV cálcio	
Eliminação do potássio do organismo	
Diuréticos de alça (IV ou VO)	
Poliestireno de sódio (VO ou retal)	
Diálise	

A resposta aos tratamentos para prevenção aguda de arritmias é rápida (dentro de minutos), mas esses não removem o potássio do organismo.

O tratamento crônico da hipercalemia inclui redução da ingestão por meio de alterações dietéticas e a eliminação ou redução de medicamentos que causem hipercalemia. Alguns pacientes necessitam de medicamentos como sulfonato de poliestireno de sódio e diuréticos de alça ou tiazídicos para aumentar a perda de potássio. Os distúrbios causados por deficiência de aldosterona respondem a uma terapia de reposição com fludrocortisona, um mineralocorticoide.

Capítulo 37

DISTÚRBIOS DO EQUILÍBRIO ACIDOBÁSICO

A regulação precisa do pH é fundamental para o funcionamento ótimo de enzimas celulares e de outros processos metabólicos, o que deve ocorrer a um pH normal (7,35 a 7,45). Alterações leves e crônicas no equilíbrio acidobásico podem comprometer o crescimento e o desenvolvimento, enquanto alterações pronunciadas e agudas no pH podem ser fatais. O controle do equilíbrio acidobásico depende dos rins, pulmões e tampões intracelulares e extracelulares.

Os pulmões e os rins mantêm o equilíbrio acidobásico normal. O dióxido de carbono (CO_2) gerado durante o metabolismo normal é um ácido fraco. Os pulmões evitam o aumento da pressão parcial de CO_2 (Pco_2) no sangue através da eliminação de CO_2. A produção de CO_2 varia conforme as necessidades do organismo. A rápida resposta pulmonar às alterações na concentração de CO_2 ocorre por sensibilidade central à Pco_2 e subsequente aumento ou redução na ventilação para manter valores normais de Pco_2 (35 a 45 mm Hg).

Os rins excretam ácidos endógenos. Um adulto normalmente produz cerca de 1 a 2 mEq/kg/dia de íons hidrogênio, enquanto uma criança produz de 2 a 3 mEq/kg/dia. Os íons hidrogênio oriundos da produção endógena de ácidos são neutralizados pelo bicarbonato, com consequente redução na concentração de bicarbonato. Os rins regeneram o bicarbonato ao secretar íons hidrogênio, mantendo a concentração sérica de bicarbonato dentro do normal (20 a 28 mEq/L).

AVALIAÇÃO CLÍNICA DOS DISTÚRBIOS ACIDOBÁSICOS

A **acidemia** é um pH abaixo do normal (< 7,35) e **alcalemia**, um pH acima do normal (> 7,45). A **acidose** é um processo patológico que causa um aumento na concentração de íons hidrogênio, enquanto a **alcalose** é um processo patológico que determina uma redução na concentração de íons hidrogênio. Um **distúrbio acidobásico simples** é uma alteração primária única. Durante um distúrbio metabólico simples, há compensação respiratória:

a Pco_2 diminui durante a acidose metabólica e aumenta durante a alcalose metabólica. Com a acidose metabólica, a diminuição no pH aumenta o estímulo ventilatório, resultando em redução na Pco_2. A queda na concentração de CO_2 leva a um aumento no pH. Essa **compensação respiratória adequada** para um processo metabólico ocorre rapidamente e é completada em 12-24 horas.

Durante um processo respiratório primário, há compensação metabólica mediada pelos rins. Os rins respondem à acidose respiratória aumentando a excreção de íons hidrogênio, aumentando a produção de bicarbonato que eleva a concentração sérica de bicarbonato. Os rins aumentam a excreção de bicarbonato para compensar uma alcalose respiratória; há redução na concentração sérica de bicarbonato. Em contraste com a rápida compensação respiratória, os rins levam de 3 a 4 dias para uma **compensação metabólica apropriada**. No entanto, há uma alteração pequena e rápida na concentração de bicarbonato durante um processo respiratório primário. A compensação metabólica apropriada esperada para um distúrbio respiratório depende de o processo ser agudo ou crônico.

Um **distúrbio misto acidobásico** ocorre quando há mais de um distúrbio acidobásico primário. Um lactente com displasia broncopulmonar pode apresentar acidose respiratória causada pela doença pulmonar crônica de base e alcalose metabólica devido ao diurético utilizado para tratar a mesma doença. Existem fórmulas para o cálculo da compensação metabólica ou respiratória apropriada para os seis tipos de distúrbios acidobásicos primários (Tabela 37-1). A compensação apropriada é esperada em um distúrbio simples e não é opcional. Quando o paciente não apresentar uma compensação adequada, um distúrbio ácido-básico misto poderá se instalar.

ACIDOSE METABÓLICA

A acidose metabólica ocorre com frequência em crianças hospitalizadas, sendo a diarreia a causa mais comum. Em um paciente com diagnóstico ainda desconhecido, a presença de acidose metabólica pode ser sempre útil, uma vez que restringe as possibilidades diagnósticas (Tabela 37-2).

Etiologia

A diarreia causa a perda de bicarbonato pelo organismo. A quantidade de bicarbonato perdido pelas fezes depende do volume da diarreia e da concentração de bicarbonato nas fezes, que tende a aumentar de acordo com a gravidade da diarreia. A diarreia normalmente resulta em depleção de volume devido à perda de sódio e água, podendo agravar a acidose pela hipoperfusão (choque) e acidose lática. Há três formas de acidose tubular renal (ATR):
- Distal (tipo I)
- Proximal (tipo II)
- Hipercalêmica (tipo IV)

Na **ATR distal**, as crianças podem também apresentar hipocalemia, hipercalciúria, nefrolitíase e nefrocalcinose e, em casos raros, raquitismo. A principal queixa na apresentação desses quadros é o desenvolvimento inadequado, resultante de acidose metabólica crônica. Existem formas autossômicas recessivas e dominantes de ATR distal. A forma autossômica dominante é relativamente leve. A ATR distal autossômica recessiva é mais grave e frequentemente associada à surdez secundária a um defeito no gene para uma H^+-ATPase presente nos rins e na orelha interna. A ATR distal também pode ser secundária ao uso de medicamentos ou a doença renal congênita ou adquirida. Os pacientes com ATR distal não conseguem acidificar a urina, e o pH urinário é superior a 5,5, apesar da acidose metabólica.

A **ATR proximal** raramente está presente de modo isolado. Na maioria dos pacientes, a ATR proximal é parte da **síndrome de Fanconi**, uma disfunção generalizada do túbulo proximal. Além da perda renal de bicarbonato, a síndrome de Fanconi causa glicosúria, aminoacidúria e perdas urinárias excessivas de fosfato e ácido úrico. A hipofosfatemia crônica é clinicamente mais importante, pois pode causar raquitismo em crianças. Raquitismo ou falência do crescimento podem ser as queixas na apresentação. A síndrome de Fanconi raramente é um distúrbio genético isolado. Os casos pediátricos são, normalmente, secundários a um distúrbio genético subjacente, na maior parte das vezes **cistinose**. Alguns medicamentos, como ifosfamida ou valproato, podem causar síndrome de Fanconi. A capacidade de acidificação da urina está preservada na ATR proximal. Pacientes não tratados possuem um pH urinário inferior a 5,5. No entanto, o tratamento com bicarbonato aumenta as perdas de bicarbonato pela urina e o pH urinário aumenta.

Na **ATR hipercalêmica**, a excreção renal de ácido e potássio está comprometida por causa da ausência de aldosterona ou da incapacidade dos rins de responder à aldosterona. Em caso da

Tabela 37-1	Compensação Adequada Durante os Distúrbios Acidobásicos Simples
DISTÚRBIO	**COMPENSAÇÃO RESPIRATÓRIA***
Acidose metabólica	Pco_2 = 1,5 × [HCO_3^-] + 8 ± 2
Alcalose metabólica	Pco_2 aumenta em 7 mm Hg para cada aumento de 10 mEq/L no [HCO_3^-] sérico
Acidose respiratória	
Aguda	[HCO_3^-] aumenta em 1 para cada 10 mm Hg de aumento na Pco_2
Crônica	[HCO_3^-] aumenta em 3,5 para cada 10 mm Hg de aumento na Pco_2
Alcalose respiratória	
Aguda	[HCO_3^-] reduz em 2 para cada 10 mm Hg de aumento na Pco_2
Crônica	[HCO_3^-] reduz em 4 para cada 10 mm Hg de aumento na Pco_2

*[HCO_3^-] é expressa em mEq/L.

Tabela 37-2	Causas de Acidose Metabólica
ANION GAP NORMAL	
Diarreia	
Acidose tubular renal	
Derivações do trato urinário	
Pós-hipocapnia	
Aumento na ingestão de cloreto de amônia	
ANION GAP AUMENTADO	
Acidose láctica (choque)	
Cetoacidose (diabética, jejum ou alcoólica)	
Insuficiência renal	
Intoxicação (p. ex., etilenoglicol, metanol ou salicilatos)	
Erros inatos de metabolismo	

deficiência grave de aldosterona, como na hiperplasia adrenal congênita secundária à deficiência de 21α-hidroxilase, a hipercalemia e a acidose metabólica são acompanhadas de hiponatremia e depleção de volume por perda de sais pelos rins. A deficiência parcial de aldosterona causa distúrbios eletrolíticos menos graves; as crianças podem apresentar ATR hipercalêmica isolada, hipercalemia sem acidose ou hiponatremia isolada.

A **acidose láctica** é normalmente causada pelo metabolismo anaeróbio e pela produção excessiva de ácido láctico devido a um fornecimento inadequado de oxigênio aos tecidos. A acidose láctica pode ser secundária a choque, anemia grave ou hipoxemia. Erros inatos do metabolismo do carboidrato causam uma acidose láctica grave (Cap. 52). No diabetes melito, um aporte inadequado de insulina pode causar hiperglicemia e cetoacidose diabética (Cap. 171). A insuficiência renal (Cap. 165) causa acidose metabólica, pois os rins são incapazes de excretar o ácido produzido pelo metabolismo normal.

Diversas **ingestões tóxicas** podem causar acidose metabólica. A intoxicação aguda pelo **salicilato** ocorre após superdosagem. A intoxicação crônica pelo salicilato pode acontecer pelo acúmulo gradual do medicamento. Além da acidose metabólica, alguns pacientes podem apresentam alcalose respiratória. Outros sintomas de intoxicação por salicilato incluem febre, convulsões, letargia e coma. A hiperventilação pode ser bastante acentuada. Sintomas de zumbido, vertigem e comprometimento da audição são mais prováveis de ocorrer com a intoxicação crônica. O **etilenoglicol**, um componente anticongelante (aditivo que diminui o ponto de congelação de um líquido à base de água), é convertido no fígado a ácido gliocílico e oxálico, causando acidose metabólica grave. A excreção excessiva de oxalato faz com que sais de cristais de oxalato apareçam na urina. A precipitação de oxalato nos túbulos renais pode causar insuficiência renal. A toxicidade do **metanol** também depende do metabolismo hepático; o ácido fórmico é o produto final tóxico que causa acidose metabólica e outras sequelas, incluindo lesão do nervo óptico e do sistema nervoso central.

Há muitos **erros inatos do metabolismo** que podem causar acidose metabólica (Seção 10). A acidose metabólica pode ser devida à produção excessiva de cetoácidos, ácido láctico ou outros ânions orgânicos. Alguns pacientes também apresentam hiperamonemia. Na maioria dos casos a acidose ocorre episodicamente durante descompensações agudas, que podem ser precipitadas pela ingestão de nutrientes específicos (proteínas), estresse de uma enfermidade leve (jejum, catabolismo) ou baixa aderência ao tratamento médico e dietético.

Manifestações Clínicas

A maior parte dos sinais e sintomas apresentados pela criança é decorrente do distúrbio de base, com acidose metabólica leve ou moderada. As manifestações clínicas da acidose estão relacionadas ao grau de acidemia. Os pacientes com compensação respiratória adequada e acidemia leve apresentam menos manifestações do que aqueles pacientes com acidose respiratória concomitante. Quando o pH sérico é inferior a 7,2, há comprometimento da contratilidade cardíaca e aumento do risco de arritmias, especialmente na presença de doença cardíaca subjacente ou de outros distúrbios eletrolíticos. Devido à acidemia, há redução na resposta cardiovascular às catecolaminas, podendo agravar a hipotensão nas crianças com depleção de volume ou choque. A acidemia determina vasoconstrição da vasculatura pulmonar, o que é especialmente problemático em neonatos com hipertensão pulmonar primária do recém-nascido (Cap. 61). A resposta respiratória normal à acidose metabólica — hiperventilação compensatória — pode ser discreta com acidose metabólica leve, mas ela causa um aumento do esforço respiratório, o que piora a acidemia. A acidose metabólica crônica prejudica o crescimento da criança.

Diagnóstico

A medida do *anion gap* plasmático é útil para a avaliação de pacientes com acidose metabólica. Ela divide os indivíduos em dois grupos diagnósticos: *anion gap* normal e *anion gap* aumentado. O *anion gap* é determinado pela seguinte fórmula:

$$\text{Anion gap} = [Na^+] - [Cl^-] - [HCO_3^-]$$

Valores de *anion gap* entre 3 e 11 são considerados normais. A redução na concentração de albumina em 1 g/dL reduz o *anion gap* em cerca de 4 mEq/L. Da mesma forma, embora menos comum, o aumento nos níveis de cátions não medidos, como cálcio, potássio ou magnésio, reduz o *anion gap*. Por outro lado, uma redução na concentração de cátions não medidos raramente causa um aumento no *anion gap*. Devido a essas variáveis, à ampla faixa de valores considerados normais e a outros fatores, a presença de *anion gap* normal ou aumentado nem sempre é confiável para a diferenciação entre as causas de acidose metabólica, especialmente em casos leves. Alguns pacientes podem ter mais de uma explicação para sua acidose metabólica, como uma criança com diarreia e acidose láctica secundária à hipoperfusão. O *anion gap* não deve ser interpretado isoladamente; devem-se considerar outras anormalidades metabólicas e a história clínica para aumentar a sua utilidade diagnóstica.

Tratamento

A abordagem terapêutica mais eficaz para um paciente com acidose metabólica é a correção do distúrbio de base, se possível. A administração de insulina na cetoacidose diabética ou a restauração da perfusão na acidose láctica causada por choque eventualmente resultam em normalização do equilíbrio acidobásico. O tratamento com bicarbonato é indicado quando o distúrbio de base não puder ser corrigido, por exemplo, na ATR e na insuficiência renal crônica. Na intoxicação por salicilato, a administração de álcalis aumenta a depuração renal de salicilato e reduz a quantidade de salicilato nas células cerebrais. Terapia de curta duração é necessária em outros tipos de intoxicação e erros inatos do metabolismo.

ALCALOSE METABÓLICA
Etiologia

As causas de alcalose metabólica podem ser divididas em duas categorias com base nos níveis urinários de cloreto (Tabela 37-3). A alcalose em pacientes com baixa concentração urinária de cloreto é mantida por depleção de volume. Os quadros são descritos como **responsivos ao cloreto**, pois a reposição de volume com líquidos que contenham cloreto de sódio e cloreto de potássio é suficiente para corrigir a alcalose metabólica. A causa mais comum de alcalose metabólica é a êmese, que provoca perda de ácido clorídrico e depleção de volume. O uso de diuréticos aumenta a excreção de cloreto na urina. Consequentemente, enquanto o paciente estiver recebendo diurético, a concentração urinária de cloreto é normalmente alta (> 20 mEq/L). Após cessar o efeito do diurético, a concentração urinária de cloreto se reduz (< 15 mEq/L), pois há retenção renal de cloreto em resposta à depleção de volume. A classificação dos diuréticos com base no cloreto urinário depende do momento da medida. A alcalose metabólica causada por diuréticos é claramente responsiva ao cloreto e é corrigida somente após a reposição adequada de volume. Essa é a fundamentação para a sua inclusão entre as causas de alcalose metabólica responsivas ao cloreto.

As causas de alcalose metabólica **resistentes ao cloreto** podem ser subdivididas com base nos valores de pressão arterial. Os pacientes podem se apresentar com distúrbios raros que cursam com alcalose metabólica e hipertensão ou apresentam níveis aumentados de aldosterona ou respondem como se tivessem níveis elevados de aldosterona. Os pacientes com síndrome de Bartter ou síndrome de Gitelman (Cap. 36) apresentam alcalose metabólica, hipocalemia e pressão arterial normal resultantes de defeitos nos túbulos renais que causam perdas contínuas de cloreto pela urina.

Manifestações Clínicas

Os sintomas de pacientes com alcalose metabólica geralmente se relacionam com a doença de base e com os distúrbios eletrolíticos associados. A hipocalemia está presente com frequência, podendo ser grave, nas doenças que causam alcalose metabólica (Cap. 36). As crianças com alcalose metabólica responsivas ao cloreto apresentam sintomas relacionados à depleção de volume (Cap. 33). Por outro lado, crianças com causas não responsivas ao cloreto podem apresentar sintomas relacionados à hipertensão. A alcalemia grave pode causar arritmias, hipóxia secundária à hipoventilação ou redução do débito cardíaco.

Diagnóstico

A medida da concentração urinária de cloreto é o teste mais útil para a diferenciação das causas de alcalose metabólica. A história do paciente usualmente sugere o diagnóstico, embora nenhuma explicação possa ser encontrada para a bulimia, uso não autorizado de diuréticos ou distúrbio genético não diagnosticado como síndrome de Bartter ou síndrome de Gitelman.

Tratamento

O tratamento da alcalose metabólica depende da gravidade da alcalose e da etiologia da doença de base. Em crianças com alcalose metabólica leve ($[HCO_3^-] < 32$ mEq/L), normalmente não é necessário nenhum tipo de intervenção. Os pacientes com alcalose metabólica responsiva ao cloreto responderão à correção da hipocalemia e de volume com cloreto de sódio e de potássio. No entanto, deve-se evitar a reposição hídrica agressiva quando se observar uma leve depleção de volume, como na criança recebendo tratamento com diuréticos. Em crianças com causas de alcalose metabólica resistentes ao cloreto associadas à hipertensão, a reposição hídrica é contraindicada, pois pode agravar a hipertensão e não corrigirá a alcalose metabólica. O tratamento deve ser direcionado para a eliminação ou bloqueio da ação dos mineralocorticoides em excesso. Em crianças com síndrome de Bartter ou síndrome de Gitelman, o tratamento deve incluir suplementação oral de potássio e diuréticos poupadores de potássio.

DISTÚRBIOS ACIDOBÁSICOS RESPIRATÓRIOS

Durante uma acidose respiratória, há uma redução na eficácia da remoção de CO_2 pelos pulmões. As causas de uma acidose respiratória são pulmonares ou não pulmonares (Tabela 37-4). Alcalose respiratória é a redução inadequada na concentração sanguínea de CO_2. Diversos fatores podem aumentar o estímulo ventilatório e causar alcalose respiratória (Tabela 37-5). O tratamento de distúrbios acidobásicos respiratórios deve concentrar-se na correção do distúrbio de base. Ventilação mecânica pode ser necessária em uma criança com acidose respiratória refratária.

Tabela 37-3 | Causas de Alcalose Metabólica

RESPONSIVO AO CLORETO (CLORETO URINÁRIO < 15 mEq/L)
- Perdas gástricas (êmese ou sucção nasogástrica)
- Estenose pilórica
- Diuréticos (de alça ou tiazídicos)
- Diarreia com perda de cloreto
- Fórmulas com deficiência de cloreto
- Fibrose cística (perda de cloreto pelo suor)
- Pós-hipercapnia (perda de cloreto durante acidose respiratória)

RESPONSIVO AO CLORETO (CLORETO URINÁRIO > 20 mEq/L)

Pressão arterial elevada
- Adenoma ou hiperplasia adrenal
- Aldosteronismo tratado com glicocorticoides
- Doença renovascular
- Tumor secretor de renina
- Deficiência de 17α-hidroxilase
- Deficiência de 11β-hidroxilase
- Síndrome de Cushing
- Deficiência de 11β-hidroxiesteroide desidrogenase
- Ingestão de alcaçuz
- Síndrome de Liddle

Pressão arterial normal
- Síndrome de Gitelman
- Síndrome de Bartter
- Administração de bases

Tabela 37-4 | Causas de Acidose Respiratória

- Depressão do sistema nervoso central (encefalite ou superdose de narcóticos)
- Distúrbios na medula espinal, nervos periféricos ou junção neuromuscular (botulismo ou síndrome de Guillain-Barré)
- Fraqueza da musculatura respiratória (distrofia muscular)
- Doença pulmonar (pneumonia ou asma)
- Doença em vias aéreas superiores (laringoespasmo)

Tabela 37-5 | Causas de Alcalose Respiratória

- Hipoxemia ou hipóxia tecidual (intoxicação por monóxido de carbono ou doença cardíaca cianótica)
- Estimulação de receptores pulmonares (pneumonia ou embolismo pulmonar)
- Estimulação central (ansiedade ou tumor cerebral)
- Ventilação mecânica
- Hiperamonemias

Leitura Sugerida

Colletti JE, Brown KM, Sharieff GQ, et al: The management of children with gastroenteritis and dehydration in the emergency department, *J Emerg Med* 38:686–698, 2010.

Friedman A: Fluid and electrolyte therapy: a primer, *Pediatr Nephrol* 25:843–846, 2010.

Gennari FJ: Pathophysiology of metabolic alkalosis: a new classification based on the centrality of stimulated collecting duct ion transport, *Am J Kidney Dis* 58:626–636, 2011.

Greenbaum LA: Pathophysiology of body fluids and fluid therapy. In Kliegman RM, Stanton BF, St. Geme JW, et al, editors: *Nelson textbook of pediatrics*, ed 19, Philadelphia, 2011, Elsevier Science, pp 212–249.

Kraut JA, Madias NE: Differential diagnosis of nongap metabolic acidosis: value of a systematic approach, *Clin J Am Soc Nephrol* 7:671–679, 2012.

Pepin J, Shields C: Advances in diagnosis and management of hypokalemic and hyperkalemic emergencies, *Emerg Med Pract* 14:1–17, 2012.

Simpson JN, Teach SJ: Pediatric rapid fluid resuscitation, *Curr Opin Pediatr* 23:286–292, 2011.

Unwin RJ, Luft FC, Shirley DG: Pathophysiology and management of hypokalemia: a clinical perspective, *Nat Rev Nephrol* 7:75–84, 2011.

A Criança com Doença ou Lesão Aguda

K. Jane Lee

SEÇÃO 8

Capítulo 38

AVALIAÇÃO E RESSUSCITAÇÃO

AVALIAÇÃO INICIAL

A avaliação inicial (os **ABCs – vias aéreas, ventilação e circulação**) de uma criança com doença ou lesão aguda inclui a rápida identificação dos desarranjos fisiológicos que alteram a **perfusão e oxigenação tecidual**. Uma vez identificados, deve-se implementar a ressuscitação imediata antes de se buscarem as informações necessárias para se obter um diagnóstico diferencial. As medidas iniciais de ressuscitação são direcionadas para atingir e manter a perfusão e oxigenação tecidual. A **demanda de oxigênio** depende de débito cardíaco, concentração de hemoglobina e saturação de oxigênio da hemoglobina. A saturação de oxigênio depende de movimento do ar para dentro dos pulmões, troca gasosa alveolar, fluxo sanguíneo pulmonar e características da ligação do oxigênio com a hemoglobina.

HISTÓRIA

Na fase de ressuscitação, o acesso à informação histórica pode ser limitado. Os membros da equipe que não estiverem envolvidos na ressuscitação devem buscar por caracterização do início dos sintomas, detalhes de eventos e uma breve identificação do problema médico subjacente. Tentativas de se identificarem questões históricas que influenciam os ABCs são úteis, mas não devem atrasar a intervenção quando a oxigenação e perfusão estiverem significativamente alteradas.

EXAME FÍSICO

A avaliação inicial deve focar rapidamente os **ABCs** (Tabela 38-1) para resolver as questões relacionadas com a demanda sistêmica de oxigênio pelos tecidos. A patência de vias aéreas é a primeira a ser resolvida, incluindo-se a avaliação da habilidade da criança com trauma neurológico de proteger a via aérea. A proteção da coluna cervical também deve ser iniciada nesta fase em qualquer criança com lesão traumática ou que apresente alteração do estado mental de etiologia desconhecida. A avaliação da ventilação inclui a ausculta do movimento do ar nos pulmões e a aplicação de um oxímetro de pulso (quando disponível) para se identificar o estado de oxigenação atual. A condição circulatória é avaliada pela palpação dos pulsos distais e centrais, considerando-se a presença e qualidade dos pulsos. Pulsos cheios e com uma pressão ampla geralmente indicam o primeiro sinal da fase vasodilatatória do choque e requerem medidas imediatas de ressuscitação. Pulsos fracos, filiformes ou ausentes são indicativos de ressuscitação com fluido, início de compressão torácica ou ambos. Ao se completar a avaliação dos **ABCs** e se tomarem as medidas para atingir o nível desejável da oxigenação, realiza-se o exame físico completo. A sequência deste exame depende de a situação envolver seja uma doença médica aguda ou trauma. Em pacientes com trauma, o exame deve seguir o **caminho do ABCDE**. O **D** se refere à avaliação da inabilidade e à pronta-avaliação do sistema neurológico, assim como à consideração de lesões traumáticas maiores. O **E** se refere à exposição; a criança é despida e examinada quanto à evidência de qualquer problema que coloque sua vida em risco ou ameace seus membros. Para a criança com alguma doença e/ou lesão aguda, o exame físico subsequente deve buscar identificar a evidência de disfunção de órgãos, começando pelas áreas sugeridas pela queixa principal e progredindo para uma investigação minuciosa e sistêmica de todo paciente.

MANIFESTAÇÕES COMUNS

As respostas fisiológicas a doença e lesão aguda são mecanismos que tentam corrigir inadequações de oxigenação e perfusão tecidual. Quando alterações iniciais, tais como aumento das frequências cardíaca e respiratória, falham em atender às necessidades corporais, ocorrem outras manifestações iminentes de insuficiência cardiopulmonar (Tabela 38-2). A **insuficiência respiratória** é a causa mais comum de deterioração aguda em crianças, o que pode resultar em inadequada oxigenação tecidual e em acidose respiratória. Sinais e sintomas de insuficiência respiratória (taquipneia, taquicardia, aumento do trabalho respiratório, estado mental anormal) progridem à medida que a oxigenação tecidual se torna mais inadequada. A perfusão inadequada (choque) leva ao inadequado consumo de oxigênio pelos tecidos, o que resulta em acidose metabólica. O **choque** é caracterizado por sinais de perfusão tecidual inadequada (palidez, pele fria, pulsos fracos, tempo de preenchimento capilar aumentado, oligúria e estado mental anormal). A presença de qualquer desses sinais e sintomas demanda a avaliação e intervenção cuidadosa com correção da anormalidade para se evitar deterioração maior.

AVALIAÇÃO DIAGNÓSTICA INICIAL
Testes de Triagem

Durante a fase inicial de ressuscitação, a monitoração dos sinais vitais e do estado fisiológico são a atividade-chave da triagem. A monitoração contínua, atentando-se às alterações, pode indicar

Tabela 38-1	Avaliação Cardiopulmonar Rápida

PATÊNCIA DE VIA AÉREA

Capaz de ser mantida independentemente

Mantém, com posicionamento, sucção

Não mantém, requer assistência

RESPIRAÇÃO

Frequência

Mecânica

- Retrações
- Grunhidos
- Uso de músculos acessórios
- Corrimento nasal

Movimento do ar

- Expansão torácica
- Sons respiratórios
- Estridor
- Sibilos
- Movimento torácico paradoxal

Cor

CIRCULAÇÃO

Frequência cardíaca

Pulsos periférico e central

- Presente/ausente
- Volume/força

Perfusão da pele

- Tempo de preenchimento capilar
- Temperatura da pele
- Cor
- Manchas

Pressão sanguínea

PERFUSÃO DO SISTEMA NERVOSO CENTRAL

Responsividade (AVPU)

Reconhecimento dos pais ou cuidadores

Tamanho de pupila

Postura

AVPU, Alerta, responde à voz, responde à dor, não responde.

Tabela 38-2	Sinais de Alerta e Sintomas Sugestivos da Necessidade de Ressuscitação*
SISTEMA	**SINAIS E SINTOMAS**
Sistema nervoso central	Letargia, agitação, delírio, obnubilação, confusão
Respiratório	Apneia, grunhidos, corrimento nasal, dispneia, retração, taquipneia, pouco movimento de ar, estridor, sibilo
Cardiovascular	Arritmia, bradicardia, taquicardia, pulsos fracos, aumento do tempo de preenchimento capilar, hipotensão
Pele e membrana mucosa	Manchas, palidez, cianose, diaforese, redução do turgor de pele, membranas mucosas secas

*Uma ação raramente seria tomada se apenas um ou dois destes sinais e sintomas estivessem presentes, mas a ocorrência de diversos em sequência prenuncia graves consequências. A intervenção deve ser direcionada para a desordem primária.

resposta ao tratamento ou maior deterioração, o que pode requerer intervenção adicional. Durante a avaliação rápida inicial, a consideração diagnóstica geralmente é limitada a oximetria de pulso e mensuração dos níveis de glicose à beira do leito. A última é importante em qualquer criança com estado mental alterado ou sob risco de estoque inadequado de glicogênio (crianças, pacientes desnutridos). Após as medidas de ressuscitação, geralmente são necessários outros testes de diagnósticos e imagem.

Testes de Diagnóstico e Imagem

A escolha de testes diagnósticos e exames de imagem adequados é determinada pelo mecanismo da doença e resulta da avaliação após a ressuscitação inicial. A avaliação inicial de pacientes com traumas extensos é focada na identificação de evidências de hemorragia e lesões de órgãos e tecidos. Para uma criança com doença aguda e desconforto respiratório, a radiografia de tórax é importante. Devem-se obter culturas adequadas quando se suspeita de sepse. Solicitar a dosagem de eletrólitos além da avaliação de bicarbonato, nitrogênio e creatinina séricos de crianças com evidência histórica ou física de volume intravascular inadequado.

RESSUSCITAÇÃO

A ressuscitação deve focar a correção das anormalidades de oxigenação e perfusão identificadas, assim como prevenir a deterioração maior. A **suplementação de oxigênio** pode melhorar a saturação de oxigênio, mas pode não corrigir completamente a oxigenação tecidual. Quando a suplementação de oxigênio é insuficiente ou a troca gasosa é inadequada, deve-se iniciar a ventilação assistida. A perfusão inadequada geralmente é mais bem manejada quando se administra um bólus de fluidos. **Cristaloides isotônicos** (solução de cloreto de sódio a 0,9%, solução de Ringer lactato) são os fluidos de escolha iniciais. Um bólus de 10 a 20 mg/kg deve ser administrado em condições monitoradas. A melhora, mas não a correção, após um bólus inicial deve ser seguida por bólus repetidos até que a circulação tenha sido restabelecida. Pelo fato de a maioria das crianças em choque apresentar causas não cardíacas, a administração de fluido desta magnitude é bem tolerada. Caso exista hemorragia conhecida ou haja uma grande suspeita da mesma, é adequado administrar concentrado de hemácias. A monitoração para se detectar deterioração do estado fisiológico durante a ressuscitação com fluido (aumento na frequência cardíaca, diminuição da pressão arterial) identifica crianças que podem se apresentar com diminuição da função cardíaca. A ressuscitação com fluido aumenta a pré-carga, o que pode piorar o edema pulmonar e a função cardíaca. Caso a deterioração ocorra, a administração de fluido deve ser interrompida e a ressuscitação deve objetivar a melhora da função cardíaca.

Quando o suporte respiratório e a ressuscitação com fluido forem insuficientes, o próximo passo consiste em introduzir **substâncias vasoativas**. A escolha de qual agente utilizar depende do tipo de choque presente. O choque hipovolêmico (quando há contraindicação de mais volume) e o choque distributivo se beneficiam de fármacos que aumentam a resistência vascular sistêmica (fármacos com atividade α-agonista, tais como adrenalina e noradrenalina). O tratamento do choque cardiogênico é mais complexo. Para melhorar o débito cardíaco aumentando a frequência cardíaca, devem ser utilizados fármacos com cronotropia positiva. A redução da pós-carga utilizando-se fármacos tais como dobutamina, nitroprussiato ou milrinona também pode ser necessária. As medidas da saturação de oxigênio no sangue venoso, da pressão venosa central e da saturação de oxigênio auxiliam a guiar a terapia.

PARADA CARDIOPULMONAR

O desfecho da parada cardiopulmonar em crianças é desfavorável; a sobrevivência para alta hospitalar é cerca de 6% nas paradas fora do hospital e cerca de 27% para aquelas dentro do hospital, com a maioria dos sobreviventes apresentando inaptidões neurológicas permanentes. A habilidade de antecipar ou reconhecer condições de pré-parada cardiopulmonar e iniciar uma pronta terapia adequada não apenas salva vidas, mas também preserva a qualidade de vida (Tabela 38-2).

Crianças que necessitam de ressuscitação cardiopulmonar (RCP) geralmente têm uma parada respiratória primária. A hipóxia geralmente inicia a cascata de eventos que levam à parada e também produz disfunção ou lesão orgânica (Tabela 38-3). A abordagem da parada cardiopulmonar se estende além da RCP e inclui esforços para se preservar a função orgânica vital. A meta da ressuscitação de um paciente pediátrico após uma parada cardiopulmonar deve ser conduzida para se otimizar o **débito cardíaco** e o consumo de oxigênio, o que deve ser alcançado pelo uso de ventilação artificial e compressão torácica e pela administração cuidadosa de agentes farmacológicos.

Suporte Avançado de Vida em Pediatria e RCP

Em 2010, a American Heart Association revisou as recomendações para ressuscitação de adultos, crianças e bebês. A maior mudança é a recomendação para se iniciarem compressões torácicas imediatamente, ao invés de se começar pela via aérea e respiração.

Circulação

As **compressões torácicas** devem ser iniciadas caso o pulso não seja palpável ou se a frequência cardíaca for menor que 60 batimentos/min com sinais de redução da perfusão sistêmica. As compressões torácicas devem ser realizadas imediatamente por uma pessoa, enquanto uma segunda pessoa prepara para iniciar a ventilação. A **ventilação** é extremamente importante em paradas pediátricas devido à alta probabilidade de uma causa respiratória primária; entretanto, a ventilação requer equipamento e, portanto, às vezes é atrasada. Por esta razão, a recomendação é de se iniciarem primeiro as compressões torácicas enquanto se prepara para ventilação.

Para uma compressão torácica ideal, a criança deve estar na posição supina sobre uma superfície plana e dura. A RCP eficaz requer uma compressão profunda, de um terço até metade do diâmetro torácico anteroposterior, com completo recolhimento após cada compressão. A frequência de compressão deve ser de, pelo menos, 100/min com ventilações realizadas de 8 a 10 vezes por minuto. As compressões não devem ser pausadas para ventilação, caso uma via aérea avançada esteja estabelecida; ambos devem continuar simultaneamente.

Via Aérea

A ventilação requer uma **via aérea patente**. Em crianças, a patência de via aérea geralmente está comprometida pela perda de tônus muscular, permitindo o bloqueio mandibular por descanso de tecido, incluídos a língua, mandíbula óssea e os tecidos moles circunjacentes, contra a parede faríngea posterior. A manobra de inclinação da cabeça e elevação do queixo deve ser utilizada para se abrir a via aérea em crianças sem sinal de trauma de crânio ou região cervical. Em crianças com sinais de trauma de crânio ou região cervical deve-se utilizar a manobra de tração da mandíbula.

A ventilação com ambu e máscara pode ser tão eficaz quanto e, possivelmente, mais segura que a entubação endotraqueal por períodos curtos em um cenário não hospitalar. Caso haja disponibilidade de pessoal capacitado e equipamento adequado, pacientes pediátricos requerendo ressuscitação devem ser entubados endotraquealmente. Antes da entubação, o paciente deve ser ventilado com 100% de oxigênio, utilizando-se um ambu e máscara. A pressão cricoide deve ser utilizada para minimizar a insuflação do estômago. Muitos pacientes conscientes podem se beneficiar do uso de medicamento de indução (sedativos, analgésicos e paralíticos) para assistência na entubação, mas é necessário cuidado para se evitar maior comprometimento cardiovascular pelos efeitos vasodilatadores de muitos sedativos. O tamanho correto do tubo pode ser estimado de acordo com o tamanho da falange média do quinto dedo da criança ou pela seguinte fórmula: 4 + (idade do paciente em anos/4).

Após a colocação do tubo endotraqueal, deve-se checar a adequação da ventilação e da posição do tubo. Recomenda-se o uso de ambas: avaliação clínica e dispositivos confirmatórios. A avaliação clínica pode incluir a procura por movimentos adequados da parede torácica e a ausculta do tórax para detectar sons respiratórios bilaterais e simétricos. Dispositivos confirmatórios, tais como monitores de concentração de dióxido de carbono (CO_2) no ar expirado, são úteis para a validação da colocação endotraqueal, mas a detecção de baixos níveis de CO_2 pode ser secundária à circulação pulmonar inadequada. Se a condição do paciente não melhorar ou deteriorar, considere as possibilidades de **D**eslocamento ou **O**brução do tubo, **P**neumotórax ou falha do **E**quipamento (mnemônico DOPE).

Respiração

O principal papel da entubação endotraqueal é de proteger ou manter a via aérea e assegurar o consumo adequado de oxigênio pelo paciente. Pelo fato de a hipóxia ser uma via final comum nas paradas cardiopulmonares pediátricas, é mais importante fornecer oxigênio do que corrigir a acidose respiratória. O clínico deve fornecer 100% de oxigênio em uma taxa de 8 a 10 respirações/min durante RCP, ou 12 a 20 respirações/min para um paciente que tenha um ritmo de perfusão. Utilize apenas o volume corrente necessário para produzir expansão torácica visível. Deve-se ter cuidado para não hiperventilar o paciente.

Tabela 38-3	Órgãos-Alvo para Lesões Hipóxico-Isquêmicas
ÓRGÃO	**EFEITO**
Cérebro	Convulsões, edema cerebral, infarto, herniação, lesão anóxica, SIADH, diabetes insípido
Cardiovascular	Insuficiência cardíaca, infarto do miocárdio
Pulmão e vasculatura pulmonar	Síndrome da angústia respiratória aguda, hipertensão pulmonar
Fígado	Infarto, necrose, colestase
Rim	Necrose tubular aguda, necrose cortical aguda
Trato gastrointestinal	Ulceração gástrica, lesão de mucosa
Hematológico	Coagulação intravascular disseminada

SIADH, Síndrome da secreção inapropriada de hormônio antidiurético.

Fármacos

A intervenção farmacológica para restabelecer a circulação adequada é essencial quando os meios mecânicos falham (Tabela 38-4). Caso o acesso intravascular não esteja presente ou estabelecido rapidamente, recomenda-se a administração através da via intraóssea. Alguns fármacos podem também ser administrados eficazmente através do tubo endotraqueal.

A **adrenalina**, uma catecolamina com propriedades mistas α-agonista e β-agonista, constitui a principal terapia farmacológica na RCP. Os efeitos α-adrenérgicos são mais importantes durante as fases agudas da ressuscitação, causando um aumento na resistência vascular sistêmica que melhora o fluxo sanguíneo coronário. A terapia com a dose padrão é recomendada para o primeiro e subsequentes bólus. Não se observa benefício com a utilização de altas doses de adrenalina. A vasopressina, um hormônio endógeno que causa constrição das pequenas arteríolas e dos capilares, pode ser útil. Dados insuficientes apoiam o seu uso na rotina, mas a vasopressina pode ser considerada em crianças que não respondem à administração de medicamentos-padrão.

O uso rotineiro de **bicarbonato de sódio** não é recomendado atualmente. O bicarbonato de sódio pode ser utilizado com critério para se tratarem intoxicações ou parada hipercalêmica; entretanto, devem-se estabelecer primeiramente aporte de oxigênio e eliminação de CO_2. Efeitos colaterais incluem hipernatremia, hiperosmolalidade, hipocalemia, alcalose metabólica (desvio da curva da oxi-hemoglobina para a esquerda e prejuízo no aporte tecidual de oxigênio), redução no nível de cálcio ionizado e prejuízo da função cardíaca.

A administração de rotina de **cálcio** não é recomendada. Ela pode ser útil em casos de hipocalcemia confirmada, *overdose* de bloqueador de canal de cálcio, hipermagnesemia ou hipocalemia, mas caso contrário não é benéfica e é potencialmente danosa.

A hipoglicemia não é incomum em bebês e crianças que sofreram uma parada cardíaca. Devem-se checar os níveis de glicose sanguínea e tratar prontamente a hipoglicemia com **glicose**.

A **desfibrilação** elétrica imediata está indicada quando se observa fibrilação ventricular ou taquicardia ventricular sem pulso (Tabela 38-5). Deve-se continuar a RCP até imediatamente antes da desfibrilação e retomá-la imediatamente após, minimizando-se interrupções nas compressões. Se uma segunda tentativa de desfibrilação for necessária, ela deve ser seguida por uma dose de adrenalina. Crianças que não respondem a dois episódios de desfibrilação podem se beneficiar da administração de amiodarona. A desfibrilação deve ser diferenciada da **cardioversão** das taquicardias supraventriculares, as quais também podem comprometer o débito cardíaco. A cardioversão requer uma dose inicial baixa e a sincronização da descarga com o eletrocardiograma para evitar descargas durante um período suscetível, o que pode converter taquicardia supraventricular em taquicardia ventricular ou fibrilação.

Tabela 38-5 | Recomendações para Desfibrilação e Cardioversão em Crianças

DESFIBRILAÇÃO

Coloque as almofadas autoadesivas ou pás de desfibrilação com gel de eletrodo no ápice do coração e lado direito superior do tórax
- Utilize pás ou almofadas autoadesivas de bebês para crianças com menos de 10 kg; tamanho adulto para crianças com mais de 10 kg

Avise toda a equipe participante antes de descarregar as pás, para que ninguém esteja em contato com paciente ou cama
Inicie com 2 J/kg; retome as compressões torácicas imediatamente
Se não houver sucesso, aumente para 4 J/kg e repita
Podem-se considerar níveis mais altos de energia, não excedendo 10 J/kg ou a dose máxima para adulto

CARDIOVERSÃO

Considere a sedação se possível

Sincronize o sinal com o ECG para taquicardia supraventricular sintomática* ou taquicardia ventricular com pulso

Escolha as pás, posicione as almofadas e avise a equipe, assim como anteriormente

Inicie com 0,5 – 1 J/kg

Se não houver sucesso, utilize 2 J/kg

ECG, eletrocardiograma.
*Considerar adenosina primeiramente (Tabela 38-4).

Tabela 38-4 | Dose de Fármacos para Ressuscitação Cardiopulmonar

FÁRMACO	INDICAÇÃO	DOSE
Adenosina	Taquicardia supraventricular	0,1 mg/kg (máximo 6 mg); segunda dose: 0,2 mg/kg (máximo 12 mg)
Amiodarona	FV/TV sem pulso	5 mg/kg; pode ser repetida duas vezes até 15 mg/kg; dose única máxima 300 mg
	Taquiarritmias com perfusão	Dose como a anterior, mas administrar lentamente durante 20 a 60 minutos. Consulta a especialista altamente recomendada.
Atropina	Bradicardia supraventricular ou juncional	0,02 mg/kg (dose mínima 0,1 mg); até 0,5 mg; doses mais altas necessárias em intoxicação por organofosforados
Bicarbonato	Hipercalemia, algumas toxidromes	1 mEq/kg bólus; garantir ventilação adequada; monitorar ABGs; pode repetir a cada 10 min
Cloreto de cálcio	Hipocalcemia, overdose de bloqueador de canal de cálcio, hipermagnesemia, hipercalemia	20 mg/kg; dose única máxima 2 g; administrar lentamente
Adrenalina	Hipotensão, cronotropia, inotropia	0,01 mg/kg IV/IO; 0,1 mg/kg ET; pode repetir a cada 3 – 5 minutos; pode causar arritmias
Fluido	Hipovolemia, sepse	Administrar cristaloide em bólus de 20 mL/kg conforme as necessidades fisiológicas do paciente
Glicose	Hipoglicemia	Recém-nascidos: 5 – 10 mL/kg de glicose a 10%; bebês e crianças: 2 – 4 mL/kg de glicose a 25%; adolescentes: 1 – 2 mL/kg de glicose a 50%
Lidocaína	TV	1 mg/kg/bólus seguido por infusão contínua de 20 – 50 mcg/kg/min

Dados de 2010 da American Heart Association Guidelines for Cardiopulmonary Resuscitation and Emergency Cardiovascular Care. Part 14: Pediatric Advanced Life Support, *Circulation 122* [suppl 3]:S876-S908, 2010.
ABG, Gas sanguíneo arterial; ET, endotraqueal; IO, intraósseo; IV, intravenoso; FV, fibrilação ventricular; TV, taquicardia ventricular.

Capítulo 39

INSUFICIÊNCIA RESPIRATÓRIA

ETIOLOGIA

A insuficiência respiratória aguda ocorre quando o sistema pulmonar não é capaz de manter a troca gasosa adequada para atender às demandas metabólicas. A insuficiência resultante pode ser classificada como hipercápnica ($PaCO_2$ > 50 mmHg em crianças previamente sadias), hipoxêmica (PaO_2 < 60 mmHg em crianças previamente sadias sem um desvio intracardíaco), ou ambos. A **insuficiência respiratória hipoxêmica** é frequentemente causada por um desequilíbrio na relação ventilação-perfusão (perfusão do pulmão que não é ventilado adequadamente) e *shunting* (desvio do sangue desoxigenado dos alvéolos ventilados). A **insuficiência respiratória hipercápnica** resulta da ventilação alveolar inadequada, secundária à diminuição da ventilação-minuto (volume corrente × frequência respiratória), ou do aumento na ventilação do espaço-morto (ventilação de áreas não perfundidas).

A insuficiência respiratória pode ocorrer com **lesão pulmonar aguda (LPA)** ou **síndrome da angústia respiratória aguda (SARA)**. As definições dos mesmos estão em processo de revisão; entretanto, atualmente, LPA é definida pela apresentação das quatro seguintes características clínicas: início agudo, edema pulmonar bilateral, ausência de evidência clínica de aumento da pressão atrial esquerda e uma relação entre PaO_2 e FiO_2 ≤300 mmHg, independentemente do nível da pressão positiva ao final da expiração (PEEP). A SARA é uma subclasse da LPA com hipoxemia mais severa (PaO_2/FiO_2 ≤200 mmHg). Estas síndromes podem ser desencadeadas por uma variedade de agravos, incluindo-se sepse, pneumonia, choque, queimaduras ou lesões traumáticas, todas resultando em inflamação e aumento da permeabilidade vascular levando ao edema pulmonar. Diversos mediadores de inflamação (fator de necrose tumoral, interferon-γ, fator nuclear κβ e moléculas de adesão) podem estar envolvidos no desenvolvimento da SARA. A atividade do surfactante também pode ser acometida.

EPIDEMIOLOGIA

A insuficiência respiratória é causada frequentemente por bronquiolite (geralmente causada por vírus sincicial respiratório), asma, pneumonia, obstrução de via aérea superior e sepse/SARA. A insuficiência respiratória requerendo ventilação mecânica se desenvolve em 7 a 21% dos pacientes hospitalizados para o vírus sincicial respiratório.

A asma está aumentando em prevalência e é a causa mais comum de admissões hospitalares não eletivas em crianças de 3 a 12 anos nos Estados Unidos. Fatores ambientais (exposição à fumaça do cigarro) e características anteriores da doença (severidade da asma, intolerância ao exercício, início tardio da terapia e admissões prévias à unidade de cuidados intensivos) influenciam a hospitalização e os episódios quase fatais. A taxa de mortalidade por asma em indivíduos com idade menor que 19 anos tem aumentado para próximo de 80% desde 1980. As mortes são mais comuns em crianças afro-americanas.

A insuficiência respiratória crônica (com exacerbações agudas) ocorre geralmente devido a doença pulmonar crônica (displasia broncopulmonar, fibrose cística), neurológica ou anormalidades neuromusculares e anomalias congênitas.

MANIFESTAÇÕES CLÍNICAS

Sinais precoces de insuficiência respiratória hipóxica incluem **taquipneia e taquicardia**, na tentativa de melhorar a ventilação-minuto e o débito cardíaco e manter a oferta de sangue oxigenado aos tecidos. A progressão subsequente da doença pode resultar em dispneia, corrimento nasal, grunhidos, uso de músculos acessórios da respiração e diaforese. Sinais tardios de consumo de oxigênio inadequado incluem **cianose** e **estado mental alterado** (inicialmente confusão e agitação). Sinais e sintomas de insuficiência respiratória hipercápnica incluem tentativas de aumentar o volume minuto (taquipneia e aumento da profundidade da respiração) e estado mental alterado (sonolência).

ESTUDOS LABORATORIAIS E DE IMAGEM

Uma radiografia de tórax pode mostrar evidência da etiologia da insuficiência respiratória. A detecção de atelectasia, hiperinsuflação, infiltrados ou pneumotóraces auxilia no tratamento proposto. Infiltrados difusos ou edema pulmonar podem sugerir SARA. A radiografia torácica pode ser normal quando as etiologias são obstrução de via aérea superior ou lesão nos mecanismos de controles respiratórios. Em pacientes com estridor ou outra evidência de obstrução de via aérea superior, uma radiografia lateral de pescoço ou tomografia computadorizada (TC) podem apontar para defeitos anatômicos. A visualização direta através de broncoscópios flexíveis permite a identificação de anormalidades dinâmicas de via aérea anatômica. A TC helicoidal auxilia no diagnóstico da embolia pulmonar.

A **oximetria de pulso** permite a avaliação não invasiva e contínua da oxigenação, mas não é capaz de fornecer informação sobre anormalidades na ventilação. A determinação dos níveis de CO_2 requer uma hemogasometria (arterial, venosa ou capilar). Uma **hemogasometria arterial** permite a mensuração dos níveis de CO_2 e análise da gravidade do distúrbio na oxigenação, através do cálculo da diferença alvéolo-arterial de oxigênio. A CO_2 normal em um paciente que se encontra em hiperventilação deve aumentar a preocupação sobre o risco de deterioração subsequente.

DIAGNÓSTICO DIFERENCIAL

A insuficiência respiratória hipóxica resultante do dano na função alvéolo-capilar pode ser observada em SARA; edema pulmonar cardiogênico; doença pulmonar intersticial; pneumonia aspirativa; bronquiolite; pneumonia bacteriana, fúngica ou viral; e sepse. Ela ainda pode ocorrer devido ao *shunting* intracardíaco ou intrapulmonar associado à atelectasia e à embolia.

A insuficiência respiratória hipercápnica pode ser observada quando há falha no centro respiratório, como resultado do uso de fármacos (opioides, barbitúricos, agentes anestésicos), anormalidades neurológicas ou na junção neuromuscular (trauma na coluna cervical, doenças desmielinizantes, doença da célula do tronco anterior, botulismo), lesões de parede torácica ou doenças que causam aumento na resistência ao fluxo de ar (garrotilho, paralisia de corda vocal, edema pós-extubação). A manutenção da ventilação requer o funcionamento adequado de parede torácica e diafragma. Distúrbios das vias neuromusculares, tais como distrofia muscular, *miastenia gravis* e botulismo, resultam em um movimento inadequado da parede torácica, desenvolvimento de atelectasias e insuficiência respiratória. A escoliose raramente resulta em deformidade torácica significativa que leve à restrição da função pulmonar. Danos semelhantes à troca de ar podem resultar da distensão do abdome (pós-operativamente ou devido a ascite, obstrução ou a uma massa) e trauma torácico (tórax flácido).

Formas mistas de insuficiência respiratória são comuns e ocorrem quando a doença resulta em mais de uma alteração fisiopatológica. O aumento de secreções observado na asma geralmente leva a atelectasia e hipóxia, enquanto as restrições no fluxo expiratório de ar podem levar à hipercapnia. A progressão para insuficiência respiratória resulta da obstrução de via aérea periférica, atelectasias extensas e na hipóxia e retenção de CO_2 resultantes.

TRATAMENTO

O tratamento inicial de pacientes com angústia respiratória inclui a realização dos ABCs (Cap. 38). A ventilação com ambu/máscara deve ser iniciada em pacientes com apneia. Em outros pacientes, a oxigenioterapia é administrada utilizando-se métodos adequados (p. ex., máscara simples). A administração de oxigênio por cânula nasal permite que o paciente respire ar ambiente e oxigênio, tornando este método de administração insuficiente para a maioria das crianças com insuficiência respiratória. Os métodos de administração, incluindo-se entubação e ventilação mecânica, devem ser prescritos se houver incapacidade de aumentar a saturação de oxigênio adequadamente.

Pacientes que apresentam insuficiência respiratória hipercápnica geralmente também são hipóxicos. Quando houver estabelecimento da oxigenação, devem-se tomar medidas para resolução da causa subjacente da hipercapnia (reversão da ação de fármaco, controle da febre ou convulsões). Os pacientes que se encontram hipercápnicos sem sinais de fadiga respiratória ou sonolência podem não requerer entubação, baseando-se na PCO_2 isolada; entretanto, pacientes com aumento marcante no trabalho respiratório ou esforço respiratório inadequado podem requerer assistência ventilatória.

Após a identificação da etiologia da insuficiência respiratória, intervenções específicas e tratamento são adaptados às necessidades do paciente. O suporte externo da oxigenação e ventilação pode ser proporcionado por métodos de **ventilação não invasiva** (cânula nasal de alto fluxo aquecido e umidificado, pressão positiva contínua nas vias aéreas, pressão positiva bifásica nas vias aéreas ou ventilação com pressão negativa) ou através de métodos invasivos (**ventilação mecânica** tradicional, ventilação oscilatória de alta frequência ou oxigenação extracorpórea por membrana). A eliminação de CO_2 é alcançada através da manipulação do volume-minuto (volume corrente e frequência respiratória). A oxigenação é melhorada pelas alterações nas variáveis que influenciam o aporte de oxigênio (fração inspiratória de oxigênio) ou pressão média de via aérea (PEEP, pressão de pico inspiratório, tempo inspiratório, fluxo de gás).

COMPLICAÇÕES

A maior complicação da insuficiência respiratória hipóxica é o desenvolvimento de disfunção orgânica. A disfunção múltipla de órgãos inclui o desenvolvimento de dois ou mais dos seguintes aspectos: insuficiência respiratória, insuficiência cardíaca, insuficiência/falência renal, insuficiência gastrointestinal ou hepática, coagulação intravascular disseminada e lesão cerebral hipóxico-isquêmica. As taxas de mortalidade aumentam com o número de órgãos acometidos (Tabela 38-3).

As complicações associadas à ventilação mecânica incluem lesão pulmonar associada à pressão e associada ao volume. Ambas, hiperdistensão e distensão pulmonar insuficiente (perda de capacidade residual funcional), estão associadas à lesão pulmonar. O pneumomediastino e pneumotórax são possíveis complicações da doença e hiperdistensão. Mediadores inflamatórios podem desempenhar um papel no desenvolvimento de doenças pulmonares fibróticas crônicas em pacientes ventilados.

PROGNÓSTICO

O prognóstico varia com a etiologia da insuficiência respiratória. Menos de 1% de crianças com bronquiolite, previamente sadias, morre. A taxa de mortalidade por asma, apesar de ainda ser baixa, tem aumentado. Apesar dos avanços no suporte e na compreensão da fisiopatologia da SARA, a taxa de mortalidade permanece aproximadamente em 30%.

PREVENÇÃO

As estratégias de prevenção são explícitas à etiologia da insuficiência respiratória. Algumas causas infecciosas podem ser prevenidas através da imunização ativa contra os organismos causadores da doença respiratória primária (pertussis, pneumococos, *Haemophilus influenzae* tipo b) e sepse (pneumococos, *H. influenzae* tipo b). A imunização passiva com imunoglobulinas para o vírus respiratório sincicial previne doença grave em pacientes altamente suscetíveis (prematuros, displasia broncopulmonar). A prevenção primária de lesões traumáticas pode diminuir a incidência de SARA. A terapia adequada para asma pode diminuir o número de episódios de insuficiência respiratória (Cap. 78).

Capítulo 40

CHOQUE

ETIOLOGIA E EPIDEMIOLOGIA

Choque é a incapacidade de fornecer perfusão suficiente de sangue oxigenado e substrato aos tecidos para atender às demandas metabólicas. O aporte **de oxigênio** está diretamente relacionado ao conteúdo de oxigênio arterial (saturação de oxigênio e concentração de hemoglobina) e ao débito cardíaco (volume sistólico e frequência cardíaca). Alterações nos requerimentos metabólicos são atendidas primariamente pelos ajustes no débito cardíaco. O volume sistólico está relacionado ao comprimento da fibra miocárdica ao final da diástole (pré-carga), contratilidade miocárdica (inotropismo) e resistência à ejeção de sangue pelo ventrículo (pós-carga) (Cap. 145). Em bebês novos, cujos miocárdios possuem relativamente menos tecido contrátil, o aumento na demanda do débito cardíaco é alcançado primariamente por um aumento na frequência cardíaca mediado por estimulação neuronal. Em crianças mais velhas e adolescentes, o débito cardíaco é mais eficientemente elevado pelo aumento no volume sistólico através de alterações no tônus vascular mediadas por estimulação neuro-hormonal, resultando em aumento no retorno venoso ao coração (aumento da pré-carga), diminuição na resistência arterial (diminuição da pós-carga) e aumento na contratilidade do miocárdio.

CHOQUE HIPOVOLÊMICO

A hipovolemia aguda é a causa mais comum de choque em crianças. Ela resulta da perda de fluido do espaço intravascular, secundário a inadequada captação ou perdas excessivas (vômito e diarreia, perda de sangue, síndromes de aumento da permeabilidade capilar ou perdas patológicas de fluidos renais) (Tabela 40-1). A redução no volume de sangue diminui a pré-carga, volume sistólico e débito

Tabela 40-1	Classificação do Choque e Causas Subjacentes Comuns	
TIPO	DESARRANJO CIRCULATÓRIO PRIMÁRIO	CAUSAS COMUNS
Hipovolêmico	Diminuição do volume sanguíneo circulante	Hemorragia Diarreia Diabetes insípido, diabetes melito Queimaduras Síndrome adrenogenital Extravasamento capilar
Distributivo	Vasodilatação → acúmulo venoso → diminuição da pré-carga	Sepse
	Má distribuição do fluxo sanguíneo regional	Anafilaxia Lesão no SNC/espinal Intoxicação farmacológica
Cardiogênico	Diminuição da contratilidade miocárdica	Doença cardíaca congênita Arritmia Lesões hipóxico-isquêmicas Cardiomiopatia Desarranjos metabólicos Miocardite Intoxicação farmacológica Doença de Kawasaki
Obstrutivo	Obstrução mecânica ao preenchimento ou fluxo de saída ventricular	Tamponamento cardíaco Êmbolo pulmonar Pneumotórax Tensional Tumor cardíaco
Dissociativo	Ligação ou liberação inadequada de oxigênio pela hemoglobina	Envenenamento por monóxido de carbono Meta-Hemoglobinemia

SNC, Sistema nervoso central.

cardíaco. O choque hipovolêmico resulta em aumento na atividade simpatoadrenal, produzindo um aumento na frequência cardíaca e contratilidade do miocárdio. A constrição de arteríolas e vasos de capacitância, mediada por estimulação neuro-hormonal, mantém a pressão arterial, aumenta o retorno venoso ao coração para aumentar a pré-carga e redistribui o fluxo sanguíneo de órgãos não vitais para os vitais. Caso o choque hipovolêmico permaneça sem tratamento, o aumento na frequência cardíaca pode reduzir o fluxo sanguíneo coronário e preenchimento ventricular, enquanto o aumento na resistência vascular sistêmica aumenta o consumo de oxigênio pelo miocárdio, resultando em prejuízo da função miocárdica. Por último, vasoconstrição sistêmica intensa e hipovolemia produzem isquemia tecidual, danificando o metabolismo celular e liberando mediadores vasoativos potentes de células lesionadas. Citocinas e outros peptídeos vasoativos podem alterar a contratilidade do miocárdio e o tônus vascular, bem como promover liberação de outros mediadores inflamatórios que aumentam a permeabilidade capilar e danificam ainda mais a função orgânica.

CHOQUE DISTRIBUTIVO

Anormalidades na distribuição do fluxo sanguíneo podem resultar em grandes inadequações na perfusão tecidual, mesmo na presença de um débito cardíaco normal ou elevado. Esta má distribuição do fluxo geralmente resulta de anormalidades no tônus vascular. O choque séptico é o tipo mais comum de choque distributivo em crianças. Outras causas incluem anafilaxia, lesão neurológica e causas associadas a fármacos (Tabela 40-1).

O choque distributivo pode se apresentar com a **síndrome da resposta inflamatória sistêmica** (SIRS), estabelecida com dois ou mais dos seguintes parâmetros: temperatura maior que 38°C ou menor que 36°C; frequência cardíaca maior que 90 batimentos/min ou mais que dois desvios padrão acima do normal para idade; taquipneia ou contagem de leucócitos maior que 12.000 células/mm^3, menor que 4.000 células/mm^3 ou presença de mais que 10% de formas imaturas.

CHOQUE CARDIOGÊNICO

O choque cardiogênico é causado por uma anormalidade na função do miocárdio e é expresso como depressão na contratilidade miocárdica e débito cardíaco com diminuição da perfusão tecidual. Os mecanismos compensatórios podem contribuir para a progressão do choque, por meio da depressão subsequente da função cardíaca. As respostas vasoconstritoras neuro-hormonais aumentam a pós-carga e também o trabalho do ventrículo insuficiente. A taquicardia pode reduzir o fluxo sanguíneo coronário com a diminuição do aporte de oxigênio ao miocárdio. O aumento no volume sanguíneo central, causado pela retenção de sódio e água e pelo esvaziamento incompleto dos ventrículos durante a sístole, resulta no aumento de volume e pressão no ventrículo esquerdo, o qual reduz o fluxo sanguíneo subendocárdico. Como os mecanismos compensatórios encontram-se ultrapassados, o ventrículo esquerdo insuficiente produz aumento no volume e na pressão diastólica final do ventrículo, o qual leva ao aumento da pressão atrial esquerda, resultando em edema pulmonar. Esta sequência também contribui para a falência do ventrículo direito, devido ao aumento na pressão da artéria pulmonar e aumento na pós-carga do ventrículo direito.

O choque cardiogênico primário pode ocorrer em crianças que possuem doença cardíaca congênita. Também pode ocorrer em crianças previamente sadias, secundário a miocardite viral, disritmias ou anormalidades tóxicas ou metabólicas ou após lesão hipóxico-isquêmica (Caps. 142, 145 e 147; Tabela 40-1).

CHOQUE OBSTRUTIVO

O choque obstrutivo resulta da obstrução mecânica do fluxo de saída ventricular. As causas incluem lesões congênitas, tais como coarctação da aorta, interrupção do arco aórtico e estenose valvular aórtica grave, junto com doenças adquiridas (p. ex., cardiomiopatia hipertrófica) (Tabela 40-1). Para neonatos com choque, devem-se considerar as lesões obstrutivas.

LESÕES DISSOCIATIVAS

O choque dissociativo se refere a condições nas quais a perfusão tecidual encontra-se normal, mas as células não são capazes de utilizar o oxigênio pelo fato de a hemoglobina apresentar uma afinidade anormal ao oxigênio, prevenindo sua liberação para os tecidos (Tabela 40-1).

MANIFESTAÇÕES CLÍNICAS

Todas as formas de choque produzem evidência de que a perfusão e oxigenação tecidual encontram-se insuficientes (aumento na frequência cardíaca, pressão arterial anormal, alterações dos pulsos periféricos). A etiologia do choque pode alterar a apresentação inicial destes sinais e sintomas.

Choque Hipovolêmico
O choque hipovolêmico é diferenciado de outras causas de choque por histórico e ausência de sinais de insuficiência cardíaca ou sepse. Além dos sinais de atividade simpatoadrenérgica (taquicardia, vasoconstrição), as manifestações clínicas incluem sinais de desidratação (mucosas secas, diminuição do débito urinário) ou perda de sangue (palidez). A recuperação depende do grau de hipovolemia, do estado prévio do paciente e de um rápido diagnóstico e tratamento. O prognóstico é bom, com uma baixa taxa de mortalidade em casos sem complicações.

Choque Distributivo
Pacientes com choque distributivo geralmente apresentam taquicardia e alterações de perfusão periférica. Nos estágios iniciais, quando a liberação de citocina resulta em vasodilatação, o pulso pode estar forte e pode haver manutenção de função de órgão vital (um paciente alerta, com rápido tempo de preenchimento capilar e algum débito urinário no *choque quente*). À medida que a doença progride sem tratamento as extremidades se tornam frias e manchadas com um atraso no tempo de preenchimento capilar. Neste estágio, o paciente apresenta hipotensão e vasoconstrição. Se a etiologia do choque distributivo for sepse, o paciente geralmente apresenta febre, letargia, petéquias ou púrpuras que podem indicar uma fonte identificável de infecção.

Choque Cardiogênico
O choque cardiogênico ocorre quando o miocárdio não é capaz de suprir o débito cardíaco requerido para atender a perfusão tecidual e função orgânica. Devido a este ciclo autoperpetuante, a progressão da insuficiência cardíaca para morte pode ser rápida. Pacientes com choque cardiogênico apresentam taquicardia e taquipneia. O fígado geralmente encontra-se aumentado, um ritmo cardíaco galopante geralmente está presente e pode-se notar distensão da veia jugular. Devido ao fluxo sanguíneo renal fraco, há retenção de sódio e água, resultando em oligúria e edema periférico.

Choque Obstrutivo
A restrição do débito cardíaco resulta em um aumento na frequência cardíaca e uma alteração do volume sistólico. A pressão do pulso é filiforme (tornando difícil a palpação do pulso) e há aumento do tempo de preenchimento capilar. O fígado encontra-se geralmente aumentado e pode haver uma evidente distensão da veia jugular.

Choque Dissociativo
A principal anormalidade no choque dissociativo é a incapacidade de permitir o aporte de oxigênio aos tecidos. Os sintomas incluem taquicardia, taquipneia, alterações no estado mental e, por fim, colapso cardiovascular.

ESTUDOS LABORATORIAIS E DE IMAGEM
O choque requer ressuscitação imediata antes de se obter um estudo laboratorial ou diagnóstico. Após a estabilização inicial (incluindo-se administração de glicose, caso haja hipoglicemia), o tipo de choque dita os estudos laboratoriais necessários. Todos os pacientes com choque podem se beneficiar da determinação basal de hemogasometria arterial e nível de lactato sanguíneo para avaliação do distúrbio na oxigenação tecidual. A medida da **saturação de oxigênio no sangue venoso misto** auxilia na avaliação do aporte de oxigênio. Em contraste com as outras formas de choque, os pacientes com sepse geralmente apresentam valores altos de saturação venosa mista, devido a distúrbio na função mitocondrial e incapacidade tecidual de extrair oxigênio. Um hemograma completo pode avaliar, possivelmente, o volume de sangue intravascular após a estabilização de uma hemorragia. Mensurações de eletrólitos em pacientes com choque hipovolêmico podem identificar perdas anormais. Pacientes com choque distributivo requerem culturas bacterianas e virais adequadas para identificar a causa da infecção. Quando houver suspeita de choque cardiogênico ou obstrutivo, um ecocardiograma auxilia no diagnóstico e, em caso de tamponamento, auxilia na colocação de um dreno pericárdico para remover o fluido. Pacientes com choque distributivo requerem detecção do agente causador (monóxido de carbono, meta-hemoglobina). O tratamento do choque também requer monitoração por hemogasometria arterial para oxigenação, ventilação (CO_2) e acidose, além de avaliação frequente dos níveis séricos de eletrólitos, cálcio, magnésio, fósforo e nitrogênio ureico sanguíneo (BUN).

DIAGNÓSTICO DIFERENCIAL
TABELA 40-1.

TRATAMENTO
Princípios Gerais
A chave do tratamento é o reconhecimento do choque em seu estado inicial parcialmente compensado, quando muitas das alterações hemodinâmicas e metabólicas podem ser reversíveis. O tratamento inicial para o choque segue os ABCs da ressuscitação. O tratamento posterior pode então ser direcionado para a causa subjacente. O tratamento deve minimizar o trabalho cardiopulmonar, enquanto assegura débito cardíaco, pressão arterial e troca gasosa. A entubação, associada à ventilação mecânica com suplementação de oxigênio, melhora a oxigenação e diminui ou elimina o trabalho respiratório, mas pode dificultar o retorno venoso se houver distensão excessiva pelas pressões nas vias aéreas (pressão positiva ao final da expiração [PEEP] ou pressão de pico inspiratório). O suporte à pressão arterial é crucial, pois a vasodilatação na sepse pode reduzir a perfusão, apesar do débito cardíaco supranormal.

A monitoração de uma criança em choque requer manutenção de acessos à circulação arterial e venosa central para registrar as medidas de pressão, coletar amostra de sangue e medir continuamente a pressão arterial sistêmica. Estas medidas facilitam a estimação da pré-carga e pós-carga. A monitoração regional com espectroscopia infravermelha pode possibilitar a detecção inicial e não invasiva de alterações na perfusão.

Terapias Direcionadas ao Órgão
Ressuscitação com Fluido
Alterações na pré-carga possuem um efeito importante no débito cardíaco. No choque hipovolêmico e distributivo, a redução da pré-carga diminui significativamente o débito cardíaco. Nestes casos, a ressuscitação inicial agressiva com fluidos é importante e influencia muito o desfecho. No choque cardiogênico, uma pré-carga aumentada contribui para o edema pulmonar. A escolha de fluidos para ressuscitação e uso na manutenção é ditada pelas circunstâncias clínicas. Em geral, recomendam-se os expansores volêmicos cristaloides como escolhas iniciais, pois são eficazes e não são caros. A maioria das crianças com sinais de doença aguda

pode seguramente receber e, geralmente, se beneficia muito de um bólus de 20 mL/kg de um cristaloide isotônico em 5 a 15 minutos. Esta dose pode ser repetida até que se note uma resposta. Os coloides contêm moléculas maiores que podem permanecer no espaço intravascular por mais tempo que soluções cristaloides e exercer pressão osmótica, removendo fluido dos tecidos para o compartimento vascular. Entretanto, os riscos a longo prazo dos coloides podem superar seus benefícios. Deve-se ter cuidado no tratamento do choque cardiogênico com expansão de volume, pois as pressões de preenchimento ventricular podem aumentar sem melhora da performance cardíaca. A monitoração cuidadosa de débito cardíaco ou pressão venosa central orienta uma reposição de volume segura.

Suporte Cardiovascular

Na tentativa de melhorar o débito cardíaco após ressuscitação volêmica ou quando a reposição volêmica subsequente for arriscada, uma variedade de fármacos inotrópicos e vasodilatadores pode ser útil (Tabela 40-2). O tratamento é direcionado primeiro para o aumento da contratilidade do miocárdio e depois para a diminuição da pós-carga ventricular esquerda. O estado hemodinâmico do paciente dita a escolha do agente.

O tratamento pode ser iniciado com 3 a 15 mcg/kg/min de dopamina; entretanto, adrenalina e noradrenalina podem ser preferíveis em pacientes com choque descompensado. Além de melhorar a contratilidade, algumas catecolaminas causam um aumento na resistência vascular sistêmica. A adição de um fármaco vasodilatador pode melhorar a performance cardíaca pela redução da resistência contra a qual o coração deve bombear (pós-carga). A redução da pós-carga pode ser atingida com dobutamina, milrinona, amrinona, nitroprussiato, nitroglicerina e inibidores da enzima conversora de angiotensina. O uso destes fármacos pode ser particularmente importante no choque tardio, quando há vasoconstrição proeminente.

Suporte Respiratório

O pulmão é um órgão-alvo para mediadores inflamatórios no choque e SIRS. A insuficiência respiratória pode se desenvolver rapidamente e se tornar progressiva. A intervenção requer entubação endotraqueal e ventilação mecânica, acompanhada pelo uso de suplementação de oxigênio e PEEP. Deve-se ter cuidado com o processo de entubação, pois uma criança com choque compensado pode descompensar-se repentinamente ao se administrarem administrarem medicações sedativas que reduzem a resistência vascular sistêmica. A insuficiência cardiopulmonar grave pode ser manejada com inalação de óxido nítrico e, se necessário, oxigenação por membrana extracorpórea.

Salvamento Renal

Débito cardíaco fraco acompanhado por redução do fluxo sanguíneo renal pode causar azotemia pré-renal e oligúria/anúria. Hipotensão grave pode causar **necrose tubular aguda** e **insuficiência renal aguda**. A azotemia pré-renal é corrigida após reposição dos déficits no volume sanguíneo ou melhora da contratilidade do miocárdio, mas a necrose tubular aguda não melhora imediatamente após correção do choque. A azotemia pré-renal está associada a uma relação BUN:creatinina sérica maior que 10:1 e a um nível de sódio urinário menor que 20 mEq/L; a necrose tubular aguda possui uma relação BUN:creatinina de 10:1 ou menor e um nível de sódio urinário entre 40 e 60 mEq/L (Cap. 165). A reposição volêmica agressiva geralmente é necessária para reduzir a oligúria associada à azotemia pré-renal. Pelo fato de o manejo do choque requerer administração de grandes volumes de fluido, a manutenção do débito urinário facilita bastante o manejo do paciente.

A prevenção da necrose tubular aguda e das complicações subsequentes associadas à insuficiência renal aguda (hipercalemia, acidose, hipocalcemia, sobrecarga de fluido) é importante. O uso de agentes farmacológicos para aumentar o débito urinário é indicado após a reposição do volume intravascular. O uso de diuréticos de alça, tais como furosemida, ou associações de diurético de alça e um agente tiazida podem aumentar o débito urinário. A infusão de dopamina em dose baixa, a qual produz vasodilatação de artéria renal, pode também melhorar o débito urinário. Entretanto, caso haja hipercalemia, acidose refratária, hipervolemia ou alteração do estado mental associado à uremia, deve-se iniciar a diálise ou hemofiltração.

COMPLICAÇÕES

O choque resulta em prejuízo da perfusão e oxigenação tecidual e ativação da inflamação e vias das citocinas. A maior complicação do choque é a falência múltipla de órgãos sistêmicos, definida como a disfunção de mais de um órgão, incluindo-se insuficiência respiratória, insuficiência renal, disfunção hepática, distúrbios de coagulação ou disfunção cerebral. Pacientes com choque e falência múltipla de órgãos têm uma taxa de mortalidade mais alta e os sobreviventes têm uma estadia hospitalar mais longa.

PROGNÓSTICO

O reconhecimento precoce e a **intervenção guiada por metas** em pacientes com choque aumenta a sobrevida. Entretanto, atrasos no tratamento da hipotensão aumentam a incidência de falência múltipla de órgãos e a mortalidade. A terapia direcionada à meta, focada na manutenção da saturação de oxigênio no sangue venoso misto, pode aumentar a sobrevivência.

Tabela 40-2	Medicamentos Utilizados para Aumentar o Débito Cardíaco				
	INOTRÓPICO POSITIVO	CRONOTRÓPICO POSITIVO	PRESSOR DIRETO	VASOCONSTRITOR	VASODILATADOR
Dopamina	++	+	±	++ (dose alta)	+ (dose baixa)*
Dobutamina	++	±	-	-	+
Adrenalina	+++	+++	+++	++ (dose alta)	+ (dose baixa)†
Norepinefrina	+++	+++	+++	+++	—
Milrinona	+	-	-	-	+

*Primariamente esplâncnico e renal em doses baixas (3 – 5 mcg/kg/min).
†Dose baixa (< 0,3 mcg/kg/min).

PREVENÇÃO

As estratégias de prevenção para o choque são focadas, na maior parte, para o choque associado a sepse e hipovolemia. Algumas formas de choque séptico podem ser prevenidas através do uso de imunizações (vacinas para *Haemophilus influenzae* tipo b, meningococos, pneumococos). A redução do risco de sepse em um paciente com doença aguda requer adesão estrita à lavagem de mão, práticas de isolamento e minimização na manutenção de cateteres internos. Medidas para a redução de trauma pediátrico contribuem muito para minimizar a hemorragia induzida por choque.

Capítulo 41
PREVENÇÃO DE LESÃO

EPIDEMIOLOGIA E ETIOLOGIA

Lesão não intencional é a principal causa de morte em crianças de 1 a 18 anos. Em 2010, aproximadamente 52% destas mortes foram causadas por colisão de veículo motorizado. A maioria das mortes remanescentes relacionadas à lesão não intencional foi resultado de afogamento (15%), envenenamento (9%), queimaduras (5%) e sufocamento (4%). Geografia, clima, densidade populacional (acesso a cuidados) e as características da população variam e influenciam a frequência, etiologia e gravidade das lesões.

A lesão ocorre através da interação do **hospedeiro** (criança) com o **agente** (p. ex., carro e condutor), por meio de um vetor e um **ambiente** (p. ex., estradas, clima) que contribui para a exposição. A idade da criança pode determinar a exposição a diversos agentes e ambientes. Por exemplo, a maioria das lesões em bebês e crianças ocorre em casa, como resultado da exposição a agentes lá encontrados (aquecedores de água, banheiras, cama macia). O gênero influencia a exposição à lesão, com os meninos apresentando uma taxa de lesão fatal maior que as meninas.

EDUCAÇÃO PARA PREVENÇÃO DE LESÕES

O reconhecimento de que a maior morbidade e mortalidade é determinada no cenário do acidente tem estimulado o desenvolvimento de medidas de prevenção. A **matriz de Haddon** combina os componentes epidemiológicos (hospedeiro, agente, ambientes físico e social) com fatores de tempo (antes, durante e depois do evento) para identificar intervenções eficazes focadas em diferentes aspectos do evento lesional. Estratégias primárias (prevenção do evento), secundárias (minimização da gravidade da lesão) e terciárias (minimização do impacto de longo prazo) podem ser direcionadas para cada componente epidemiológico. Tais estratégias tipicamente se encaixam em uma das três áreas: educação, reforço e ambiente (incluindo-se engenharia).

Educação é geralmente a primeira estratégia a ser considerada, mas requer mudança de comportamento e ações por parte das pessoas. A maioria das estratégias educacionais não são bem avaliadas.

Apesar da confiança em uma ação por parte dos indivíduos envolvidos, algumas estratégias ativas se beneficiam da aplicação. As crianças utilizando capacete ao andar de bicicleta vivenciam uma incidência significativamente menor de trauma craniencefálico e morte. Aplicação de leis para cinto de segurança aumenta o uso do cinto de segurança e pode diminuir as lesões.

Estratégias automáticas não requerem ação por parte da população e geralmente mudam o ambiente (redutores de velocidade) ou envolvem engenharia (frascos de comprimidos resistentes à criança, *air bags*). Estratégias automáticas têm resultado mais consistentemente em uma redução significativa de acidentes. As abordagens de maior sucesso para evitar lesões têm combinado estratégias (educação, mudanças ambientais e alterações pela engenharia focadas no hospedeiro, agente e ambiente em todas as três fases do processo).

Capítulo 42
TRAUMA MAIOR

AVALIAÇÃO E RESSUSCITAÇÃO

A meta geral do **atendimento pré-hospitalar do trauma** é a rápida avaliação, suporte dos ABCs, imobilização e transporte. Os desfechos de pacientes com trauma maior ou com risco de morte são significativamente melhores em um centro de trauma pediátrico ou em um centro adulto com certificação de trauma pediátrico, comparado aos centros de trauma adulto nível I ou II.

Uma vez que a criança com lesão chega no departamento de emergência, a equipe do trauma deve iniciar uma resposta organizada e sincronizada. A avaliação inicial de uma criança com lesão grave deve envolver uma abordagem sistemática, incluindo-se uma pesquisa primária, ressuscitação, pesquisa secundária, monitoração pós-ressuscitação e cuidado definitivo. A **primeira pesquisa** foca nos **ABCDE** do atendimento de emergência, assim como modificado para os ABC do trauma da ressuscitação cardiopulmonar (Cap. 38). A avaliação de via aérea e componentes da respiração deve incluir controle meticuloso da coluna cervical (principalmente se o paciente apresenta um estado mental alterado), avaliação de lesões anatômicas que poderiam prejudicar a entrada de ar ou troca gasosa e a consideração da probabilidade de o estômago estar cheio (risco de pneumonia por aspiração). A circulação pode ser avaliada via inspeção (frequência cardíaca, cor da pele, estado mental) e palpação (qualidade do pulso, preenchimento capilar, temperatura da pele) e restauração (quando possível, via duas grandes linhas intravenosas periféricas), enquanto o controle do sangramento é alcançado pelo uso de pressão direta. A avaliação de inaptidões (D), incluindo-se o estado neurológico, abrange o exame do tamanho e reatividade da pupila, uma breve avaliação do estado mental (*AVPU* – do inglês a*lert*; *responds to voice*; *responds to pain*; u*nresponsive* [alerta; responsivo à voz; responsivo à dor; não responsivo]) e exame do movimento de extremidade para verificar quanto à lesão de coluna espinal. A **Escala de Coma de Glasgow** pode direcionar decisões em relação ao início da ressuscitação cerebral em pacientes com suspeita de lesões fechadas de crânio (Tabela 42-1). E, que se refere à exposição, requer uma avaliação completa do paciente através de completa remoção das roupas da criança para um exame detalhado do corpo inteiro. O examinador deve assegurar um ambiente térmico neutro para evitar hipotermia.

Tabela 42-1	Escalas de Coma de Glasgow	
ATIVIDADE	MELHOR RESPOSTA	PONTUAÇÃO
Abertura ocular	Espontânea	4
	Ao estímulo verbal	3
	À dor	2
	Nenhuma	1
Verbal	Orientada	5
	• Bebês: balbucia, murmura	
	Confusa	4
	• Bebê: irritado, chora	
	Palavras inadequadas	3
	• Bebê: chora de dor	
	Sons inespecíficos	2
	• Bebê: geme de dor	
	Nenhuma	1
Motora	Segue comandos	6
	• Bebê: movimento espontâneo	
	Localiza a dor	5
	• Bebê: retira ao toque	
	Retira de dor	4
	Flexão à dor	3
	• Bebê: flexão anormal	
	Extensão à dor:	2
	• Bebê: extensão anormal	
	Nenhuma	1

Tabela 42-2	Avaliação Laboratorial Inicial do Paciente de Trauma Maior
HEMATOLOGIA	
Hemograma completo	
Contagem plaquetária	
Tipagem e prova cruzada	
URINÁLISE	
Macroscópica	
Microscópica	
BIOQUÍMICA CLÍNICA	
Amilase	
RADIOGRAFIA	
Radiografia da coluna cervical	
Radiografia anteroposterior de tórax	
Radiografias de todas as fraturas aparentes	
Exames de tomografia computadorizada quando indicados para trauma de crânio, tórax e abdome	

AST/ALT, aspartato aminotransferase/alanina aminotransferase.

Ao se completar a pesquisa primária, deve ser realizado um exame mais detalhado da cabeça aos pés (a **pesquisa secundária**) junto com esforços para se obter um histórico mais completo. O objetivo desta reavaliação cuidadosa é identificar lesões de risco à vida ou ao membro, assim como lesões menos graves. Junto à pesquisa secundária e dependendo, em parte, do estado fisiológico avaliado do paciente, dá-se início a certos procedimentos e medidas de ressuscitação. A priorização do cuidado definitivo precisa ser determinada pelos achados sobre a lesão, coletados nas pesquisas primária e secundária, resposta fisiológica da criança à ressuscitação e informações da monitoração contínua. Uma **pesquisa terciária**, incluindo-se repetição das pesquisas primária e secundária, junto à revisão dos testes de laboratório e estudos radiográficos, deve ser realizada em 24 horas.

ETIOLOGIA E EPIDEMIOLOGIA
CAPÍTULO 41.

ESTUDOS LABORATORIAIS E DE IMAGEM
Estudos laboratoriais de triagem durante a ressuscitação inicial geralmente incluem os testes listados na Tabela 42-2. Estudos radiográficos são determinados pelo padrão das lesões. Uma tomografia computadorizada (TC) de crânio deve ser obtida em pacientes com evidência de trauma de crânio ou histórico de perda de consciência. Pacientes com lesões óbvias de tórax ou abdome, ou os que apresentam sintomas pulmonares ou abdominais, podem se beneficiar do exame de TC. O ultrassom abdominal para trauma está ganhando popularidade, devido às preocupações sobre exposição à radiação. Lavagem peritoneal diagnóstica possui uma utilidade limitada. Um exame de TC em espiral aprimorado deve ser realizado, caso haja preocupação quanto a lesões aórticas.

MANIFESTAÇÕES CLÍNICAS E TRATAMENTO
As lesões de crânio e lesões dos membros são as mais comuns. O envolvimento múltiplo de órgãos também é comum e o trauma penetrante está se tornando mais frequente. Após a avaliação inicial e estabilização, a equipe foca no envolvimento de sistemas orgânicos.

Trauma de Crânio
CAPÍTULO 184.

Trauma de Medula Espinal
Apesar de a lesão de medula espinal não ser comum em pacientes com trauma pediátrico, quando ela ocorre, é possivelmente devastadora. A imobilização da coluna cervical deve ser mantida até que a lesão de medula espinal seja descartada. Radiografias da medula cervical não são suficientes para se descartar uma lesão de medula espinal, pois a coluna vertebral imatura em crianças pode permitir alongamento da medula ou raízes nervosas sem anormalidades radiográficas (lesão de medula espinal sem anormalidade radiográfica [SCIWORA]). SCIWORA pode ocorrer em uma porcentagem significativa de crianças com lesão de medula espinal; quando houver suspeita, deve-se realizar um exame de ressonância magnética.

Trauma Torácico
A lesão torácica é a segunda causa principal de morte por trauma. Contusão pulmonar, pneumotórax e fraturas de costela ocorrem mais comumente e os pacientes podem não apresentar sinais externos de trauma. Os pacientes com lesão de parênquima pulmonar devem receber tratamento de suporte para garantir a oxigenação e a ventilação adequadas. A maioria das

lesões de contusão torácicas pediátricas pode ser manejada sem cirurgia. Lesão de coração e grandes vasos é raro, mas requer diagnóstico e tratamento urgente. Deve-se suspeitar de lesão de vasos grandes caso se observe um mediastino alargado na radiografia de tórax.

Trauma Abdominal

A lesão de abdome ocorre em aproximadamente 8% dos pacientes com trauma pediátrico e é a terceira maior causa de morte por trauma. O tamanho relativo e a proximidade dos órgãos intra-abdominais em crianças aumentam o risco de lesões significativas após um trauma por contusão. O trauma penetrante pode resultar numa criança assintomática ou que apresente choque hipovolêmico.

Estudos de imagem, tais como TC abdominal e exames físicos seriados, são os métodos primários para se obter informação na qual basear as decisões em relação à intervenção cirúrgica. Hematoma na parede abdominal é um achado de exame físico importante e está associado a uma lesão intra-abdominal significativa em mais de 10% dos pacientes. Intervenção cirúrgica pode ser requerida em pacientes cujos sinais vitais são persistentemente instáveis à frente da ressuscitação agressiva com fluido, mesmo na ausência de perda de volume extravascular ou abdome aumentado. A presença de irritação peritoneal ou descoloramento da parede abdominal, junto a sinais de perda de volume intravascular, indicam a necessidade de laparotomia.

A maioria das lesões por contusão de órgão sólido é manuseada de forma não cirúrgica. A observação clínica é importante, pois a maioria das falhas no tratamento não cirúrgico ocorre nas primeiras 12 horas.

Lesão do Baço

O baço é o órgão abdominal mais frequentemente lesionado em crianças. Deve-se aumentar a suspeita de uma lesão esplênica, caso haja abrasões ou flacidez no quadrante superior esquerdo. Um *sinal de Kehr* positivo (pressão no quadrante superior esquerdo desencadeando dor no ombro esquerdo) ocorre devido à irritação diafragmática pelo baço rompido e sugere fortemente lesão esplênica. Exames de TC são utilizados para identificar e graduar a lesão de baço.

O manejo não operativo é o tratamento de escolha para a maioria das lesões graves de baço, a não ser que haja uma grande perda contínua de sangue ou instabilidade hemodinâmica. Caso seja realizada uma esplenectomia, os pacientes devem receber profilaxia com penicilina e vacinas de pneumococos e *Haemophilus influenzae* para diminuir o grande aumento no risco de sepse.

Trauma de Fígado

Trauma maior de fígado é uma causa grave de morbidade. A hemorragia grave é mais comum em pacientes com lesão de fígado do que em outras lesões abdominais, devido ao seu duplo suprimento sanguíneo. A lesão hepática sem lesão vascular importante se apresenta e se comporta clinicamente como uma lesão esplênica. O manejo não cirúrgico é recomendado, mas requer estreita observação clínica para sinais de perda de sangue em andamento ou instabilidade hemodinâmica. Assim como na lesão esplênica, há um sistema de graduação baseado no padrão da lesão.

Lesão Renal

O rim é menos frequentemente lesionado que o fígado ou baço e, quando lesionado, geralmente está associado a outras lesões. Um rim de uma criança mais nova é mais vulnerável ao trauma do que o de um adulto, devido a uma caixa torácica mais complacente e desenvolvimento relativamente imaturo da musculatura abdominal. O diagnóstico de lesão renal é baseado no histórico e exame físico pareados com urinálise, mostrando sangue ou aumento nos níveis de proteína. Um exame de ultrassonografia ou TC também pode ser útil. A lesão renal de baixo grau é manejada geralmente de forma conservadora, com repouso no leito, drenagem com cateter e monitoração com ultrassom ou TC para resolução da lesão. A cirurgia pode ser requerida para casos de queda nos níveis de hemoglobina, choque refratário ou obstrução urinária causada por coágulos.

Lesão Pancreática

Lesões do pâncreas são menos comuns em crianças do que em adultos, mas podem ser observadas em lesões com guidão de bicicleta, acidentes com veículos motorizados e trauma não acidental. O diagnóstico é difícil, a não ser que haja uma lesão óbvia em estruturas subjacentes, tais como o estômago ou duodeno. A flacidez abdominal difusa, dor e vômito podem ser acompanhados por elevações na amilase e lipase, mas podem não ocorrer até diversos dias após a lesão. A instabilidade hemodinâmica, secundária à hemorragia retroperitoneal, pode ser o sinal presente. A sucção nasogástrica e nutrição parenteral são indicadas no manejo destes pacientes. O manejo não cirúrgico é adequado para contusões, mas a intervenção cirúrgica pode ser requerida em paciente com transecção distal. A drenagem de pseudocistos, em pacientes que os desenvolvem, pode ser requerida caso não sejam responsivos ao descanso de alça e nutrição parenteral.

Lesão Intestinal

A lesão ao intestino ocorre menos frequentemente que a lesão aos órgãos sólidos intra-abdominais e varia com a quantidade de conteúdo intestinal. Há maior probabilidade de uma alça repleta torcer mais facilmente do que uma alça vazia. A torção ocorre nos pontos de fixação (o ligamento de Treitz, a válvula ileocecal e as reflexões peritoneais ascendentes e descendentes). O pneumoperitôneo deve requerer imediata cirurgia exploratória. Exames físicos seriados são úteis quando não há certeza sobre o quadro clínico.

O hematoma duodenal pode ocorrer na ausência de perfuração. Os hematomas duodenais resultam da lesão por contusão ao abdome e pacientes acometidos geralmente apresentam uma dor persistente e êmese com presença de bilirrubina. A maioria dos hematomas responde ao manejo não cirúrgico com descompressão gástrica e nutrição parenteral.

COMPLICAÇÕES

Os pacientes que requerem hospitalização para trauma múltiplo estão sob o risco de uma variedade de complicações baseadas no tipo e na gravidade da lesão. Sepse e falência múltipla de órgãos podem ocorrer em crianças com trauma múltiplo. Atrasos na nutrição enteral devido a um *ileus* podem aumentar ainda mais o risco de sepse secundária ao translocamento bacteriano através da mucosa intestinal.

A falência renal secundária à mioglobinúria pode ser observada em crianças com esmagamento persistente ou ferimentos e queimaduras elétricas. Trombose venosa profunda é menos comum na população pediátrica, mas geralmente se fornece a profilaxia para crianças que serão imobilizadas devido à lesão.

PROGNÓSTICO

Lesão não intencional é a principal causa de morte em indivíduos com idades entre 1 e 18 anos; entretanto, muitas destas mortes ocorrem no campo, imediatamente após a lesão. Após a admissão hospitalar, as taxas de mortalidade são muito mais baixas. As morbidades são inúmeras e incluem lesão cerebral hipóxico-isquêmica, perda de membros e disfunção psicológica.

PREVENÇÃO
CAPÍTULO 41.

Capítulo 43
AFOGAMENTO

ETIOLOGIA

O afogamento, definido pelo World Congress on Drowning em 2002, é o processo de vivenciar um dano respiratório por submersão/imersão em líquido. O afogamento pode ainda ser classificado como fatal ou não fatal, enquanto outros termos, tais como quase afogamento, afogamento secundário ou afogamento seco devem ser abandonados.

Inicialmente, a submersão ou imersão resulta na aspiração de quantidades pequenas de fluido na laringe, desencadeando o ato de prender a respiração ou laringoespasmo. Em muitos casos, o laringoespasmo não ocorre e maiores volumes de água ou conteúdos gástricos são aspirados para os pulmões, destruindo a surfactante e causando alveolite e disfunção da troca gasosa alvéolo-capilar. A hipóxia resultante leva à lesão cerebral hipóxica, que é exacerbada pela lesão isquêmica após o colapso circulatório.

EPIDEMIOLOGIA

Em geral, as mortes por afogamento têm diminuído ao longo da última década; entretanto, o afogamento ainda é uma causa significativa de morbidade e mortalidade. Em 2010, o afogamento foi a causa principal de morte por lesão em crianças de 1 a 4 anos e a segunda causa de morte por lesão em indivíduos entre 1 e 18 anos. Os meninos apresentam uma probabilidade quatro vezes maior de se afogar do que as meninas. A localização mais comum de afogamento varia com a idade, com afogamento em locais de água natural se tornando mais frequente em grupos mais velhos.

MANIFESTAÇÕES CLÍNICAS

Hipóxia é o resultado de laringoespasmo e aspiração durante o afogamento. As vítimas podem ainda desenvolver angústia respiratória secundária à **lesão endotelial pulmonar**, **aumento da permeabilidade capilar** e **destruição de surfactante**. As manifestações clínicas incluem taquipneia, taquicardia, aumento do trabalho respiratório e diminuição dos sons respiratórios com ou sem crepitações. Pode ocorrer lesão hipóxico-isquêmica, que pode levar à depressão da função do miocárdio, resultando em taquicardia, comprometimento da perfusão e, possivelmente, colapso cardiovascular. Após a ressuscitação, a síndrome da angústia respiratória aguda é comum. Pode haver alteração do estado mental, que requer monitoração frequente do estado neurológico. Após a submersão em água fria, a hipotermia pode resultar em relativa bradicardia e hipotensão e coloca a criança sob o risco de disritmias cardíacas.

ESTUDOS LABORATORIAIS E DE IMAGEM

Após a ressuscitação, a mensuração da hemogasometria arterial auxilia na avaliação da troca gasosa pulmonar. Um perfil bioquímico pode revelar aumento de enzimas hepáticas, caso hipóxia e isquemia sejam de longa duração, e fornece funções renais basais. Os eletrólitos geralmente são obtidos, apesar de as alterações de eletrólitos séricos serem mínimas, mesmo em afogamento em água fresca.

TRATAMENTO

A ressuscitação de uma vítima de afogamento inclui os ABCs básicos (Cap. 38). As vítimas de afogamento sem testemunha requerem estabilização da coluna cervical, devido à possibilidade de uma queda ou lesão de mergulho. A otimização da oxigenação e manutenção da perfusão cerebral são dois dos principais focos do tratamento. O reaquecimento do paciente hipotérmico requer atenção cuidadosa para detalhes, incluindo-se estado acidobásico e cardíaco. O tratamento subsequente é baseado na resposta do paciente à ressuscitação inicial. Algumas crianças começam a respirar espontaneamente e acordam antes da chegada em um pronto-socorro. Se o episódio for importante, estas crianças ainda requerem observação cuidadosa quanto a complicações pulmonares nas 6 a 12 horas subsequentes. As crianças que apresentam evidência de lesão pulmonar, comprometimento cardiovascular ou comprometimento neurológico devem ser monitoradas em uma unidade de cuidados intensivos. A disfunção pulmonar geralmente resulta em hipóxia. Deve-se implementar a suplementação de oxigênio para manter as saturações de oxigênio normais. A ventilação mecânica pode ser necessária em pacientes com disfunção pulmonar ou neurológica importante. O comprometimento cardiovascular geralmente resulta de um dano na contratilidade, devido à lesão hipóxico-isquêmica. O uso de equipamentos de monitoração da pressão intracraniana e tratamento médico com hipotermia e sedação é controverso e não tem demonstrado melhorar os casos. Antibióticos profiláticos não têm demonstrado ser benéficos e podem aumentar a seleção de organismos resistentes.

PROGNÓSTICO

O desfecho do afogamento é determinado por sucesso dos esforços de ressuscitação imediatos e gravidade da **lesão hipóxico-isquêmica** no cérebro. Pacientes que tenham recuperado a consciência na chegada ao hospital irão provavelmente sobreviver com função neurológica intacta. Marcadores de prognóstico desfavorável incluem a necessidade de RCP por mais de 25 minutos, continuidade da RCP no hospital, Escala de Coma de Glasgow de 5 ou menor, pupilas fixas e dilatadas, convulsões e coma por mais de 72 horas.

PREVENÇÃO

Apesar da redução na incidência de afogamento desde a década de 1990, poucas estratégias de prevenção têm demonstrado ser eficazes. Exceções incluem a implementação mandatória de cercas nos quatro lados ao redor das piscinas (reduzindo o número de afogamento de crianças <5 anos) e aplicação imediata de RCP em crianças que se afogam. O uso de coletes salva-vidas em crianças mais velhas durante atividades esportivas aquáticas pode ser benéfico. Aumento da supervisão é requerido para se reduzir a incidência de afogamento de crianças em banheiras.

Capítulo 44

QUEIMADURAS

ETIOLOGIA

A fisiopatologia da lesão por queimadura é causada pela ruptura das três funções-chave da pele: regulação da perda de calor, preservação de fluidos corporais e barreira contra infecção. A lesão por queimadura libera mediadores inflamatórios e vasoativos resultando em aumento da permeabilidade capilar, diminuição do volume plasmático e diminuição do débito cardíaco. O corpo então se torna hipermetabólico com aumento do gasto de energia em repouso e catabolismo proteico. Este estado hipermetabólico pode continuar por mais de um ano após a lesão.

As queimaduras são geralmente classificadas com base em quatro critérios:
1. Profundidade da lesão
2. Porcentagem da área de superfície corpórea acometida
3. Localização da queimadura
4. Associação a outras lesões

EPIDEMIOLOGIA

Mais de 100.000 crianças apresentam uma lesão por queimadura a cada ano. As queimaduras são a terceira causa principal de morte relacionada à lesão em crianças com idades de 1 a 9 anos e são a principal causa de morbidade. Há maior probabilidade de meninos apresentarem uma lesão por queimadura, assim como crianças de 6 anos de idade ou menos. Queimaduras por escaldadura são mais comuns em crianças mais novas, quando comparado a crianças mais velhas. Em geral, queimaduras térmicas, secundárias à escaldadura ou chama, são muito mais comuns do que queimaduras elétricas ou químicas. A maioria das mortes ou lesões na infância relacionadas ao fogo ocorre em casa.

MANIFESTAÇÕES CLÍNICAS

A profundidade da lesão deve ser avaliada pela aparência clínica. As categorias de primeiro grau, segundo grau e terceiro grau são utilizadas comumente; entretanto, a classificação pela profundidade (superficial, espessura parcial superficial, espessura parcial profunda e espessura completa) transmite mais informação sobre as estruturas lesionadas e a probabilidade da necessidade de tratamento cirúrgico, podendo ser mais útil clinicamente.

Queimaduras **superficiais** (primeiro grau) são vermelhas, dolorosas e secas. Comumente vistas na exposição ao sol ou lesões leves por escaldadura, estas queimaduras envolvem lesão apenas da epiderme. Elas se curam em 2 a 5 dias sem cicatriz e não estão incluídas nos cálculos de área e superfície queimada. Queimaduras de **espessura parcial superficial** (segundo grau) envolvem toda a epiderme e derme superficial. Estas queimaduras têm

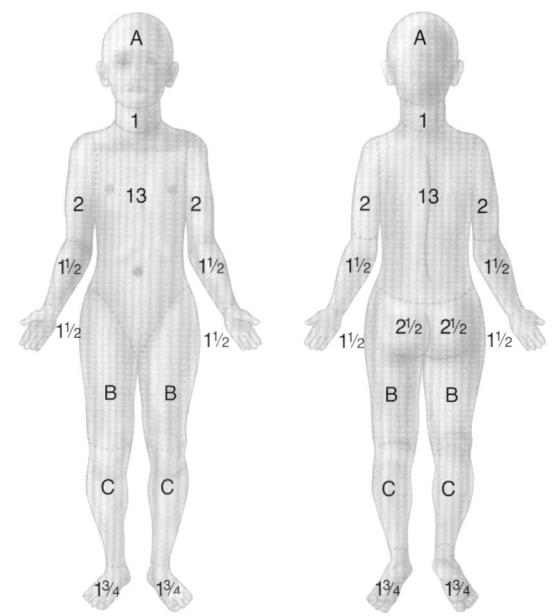

PORCENTAGEM DE ÁREA DE SUPERFÍCIE DE CABEÇA E PERNAS EM DIVERSAS IDADES

ÁREA EM DIAGRAMA	IDADE EM ANOS				
	0	1	5	10	15
A = ½ da cabeça	9½	8½	6½	5½	4½
B = ½ de uma coxa	2¾	3¼	4	4¼	4½
C = ½ de uma canela	2½	2½	2¾	3	3¼

Figura 44-1 Este esquema de áreas corporais, juntamente com a tabela inserida na figura mostrando a porcentagem de área de superfície de cabeça e pernas em diversas idades, pode ser utilizado para se estimar a área de superfície queimada em uma criança. De Solomon JR: Pediatric burns, *Crit Care Clin* 1:159-174, 1985.

bolhas contendo fluido. Após o debridamento, a derme subjacente terá aparência eritematosa e úmida, será dolorosa e irá branquear sob pressão. A cura é dependente da derme não lesionada e, geralmente, ocorre em cerca de 2 semanas, sem a necessidade de enxerto de pele e sem cicatriz. Queimaduras de **espessura parcial profunda** (também de segundo grau) envolvem toda a epiderme e porções mais profundas da derme. Estas queimaduras podem também apresentar bolhas, mas a base dérmica é menos branca, manchada de rosa ou branca, e menos dolorosa que as queimaduras de espessura parcial superficial. Elas se comportam mais como queimaduras de espessura total e irão requerer geralmente excisão e enxerto. Queimaduras de **espessura total** (terceiro grau e quarto grau) envolvem todas as camadas da pele. Elas têm aparência seca, branca, vermelha escura, marrom ou preta em cor. Não se branqueiam e geralmente são insensíveis. Queimaduras de espessura total requerem manejo cirúrgico. Queimaduras de quarto grau envolvem fáscia, músculo ou osso subjacente e podem requerer reconstrução, além de enxerto. Deve-se suspeitar de **lesões por inalação** se houver queimaduras faciais, pelos nasais chamuscados ou esputo carbonáceo. Rouquidão na voz também é consistente com uma lesão supraglótica. As lesões por inalação podem resultar em broncoespasmo, inflamação de via aérea e prejuízo da função pulmonar.

Há múltiplos métodos e esquemas disponíveis para calcular a porcentagem da superfície de pele envolvida em uma queimadura. Um método que pode ser utilizado para crianças em diversas idades está apresentado na Figura 44-1. A extensão de pele envolvida pode ser estimada em adolescentes mais velhos ou pacientes adultos da seguinte forma: cada membro superior, 9%; cada membro inferior, 18%; tronco anterior, 18%; tronco posterior, 18%; cabeça, 9%; e períneo, 1%.

A localização da queimadura é importante para avaliação do risco de incapacidade. O risco é maior quando há envolvimento de rosto, olhos, orelhas, pé, períneo ou mãos. As lesões por inalação não apenas causam comprometimento respiratório como também podem resultar em dificuldade para comer e beber.

ESTUDOS LABORATORIAIS E DE IMAGEM

O teste laboratorial inicial, incluindo-se hemograma completo, tipagem e prova cruzada de sangue, estudos de coagulação, perfil bioquímico básico, hemogasometria arterial e radiografia torácica, pode ser útil em pacientes com queimaduras maiores. Uma avaliação de carboxi-hemoglobina deve ser realizada para qualquer suspeita de exposição à inalação (incêndio em casa ou espaço fechado ou na vítima de queimadura que requer ressuscitação cardiopulmonar). Níveis de cianeto devem ser considerados em crianças que apresentam inalação de fumaça e alteração do estado mental. Padrões não comuns de queimaduras podem aumentar a suspeita de abuso à criança e resultam em avaliação apropriada para se verificar quanto à ocorrência de trauma não acidental do esqueleto e sistema nervoso central.

TRATAMENTO

Para queimaduras graves, o atendimento é mais bem conduzido por uma equipe multidisciplinar em um centro qualificado para queimaduras. Os critérios da American Burn Asociation para pacientes que devem ser transferidos para um centro de queimaduras são: queimaduras parcial e de espessura total maior que 10% do total da área de superfície corpórea (TASC), em pacientes menores de 10 anos ou maiores de 50 anos, ou mais de 20% TASC em outros grupos etários; queimaduras parcial e de espessura total envolvendo rosto, mãos, pé, genitália, períneo ou articulações maiores; queimaduras elétricas; queimaduras químicas; lesão por inalação; lesão por queimadura em pacientes com condições médicas preexistentes que podem complicar o tratamento, prolongar a recuperação ou aumentar a taxa de mortalidade; qualquer queimadura com trauma concomitante, no qual a lesão por queimadura impõe maior risco; lesão por queimadura em crianças admitidas em hospitais sem profissionais qualificados ou equipamento para cuidado pediátrico; lesão por queimadura em pacientes requerendo apoio social, emocional ou de reabilitação especial, incluindo-se casos de crianças vítimas de abuso.

O tratamento inicial deve seguir os ABCs da ressuscitação. O **manejo de vias aéreas** deve incluir a avaliação da presença de lesão em via aérea ou por inalação, com entubação precoce caso haja suspeita de tal lesão. Inalação de fumaça pode estar associada à toxicidade de monóxido de carbono; deve-se fornecer 100% de oxigênio umidificado, caso haja suspeita de hipóxia ou inalação.

O extravasamento capilar sistêmico, que ocorre após uma queimadura grave, torna crucial o suporte inicial com fluido e eletrólito de uma criança com queimadura. A prioridade nesse caso é o suporte ao volume sanguíneo circulante que requer a administração de fluidos intravenosos, para fornecer fluido de manutenção e requerimentos de eletrólitos e para repor perdas em andamento relacionadas à queimadura. Fórmulas existem para auxiliar a guiar o **manejo de fluido**; entretanto, nenhuma fórmula prediz acuradamente as necessidades de fluido de cada paciente com queimadura. Crianças com uma queimadura importante devem receber um bólus rápido de 20 mL/kg de solução de Ringer lactato. Em seguida, a fórmula de ressuscitação para fluidoterapia é determinada pela porcentagem de superfície corporal queimada.

O total de fluidos é 2 a 4 mL/kg/percentual de queimadura/24 horas, com metade do requerimento estimado da queimadura administrado durante as primeiras 8 horas. (Caso haja atraso na ressuscitação, metade da reposição com fluido deve ser completada ao final da oitava hora após a lesão). Fluidos devem ser titulados para se atingir adequada perfusão, cujo marcador é o débito urinário maior que 1 mL/kg/hora. Existem controvérsias sobre se e quando administrar coloide durante a ressuscitação com fluido. A terapia com coloide pode ser necessária em pacientes com queimaduras extensas.

Pelo fato de as lesões por queimaduras produzirem resposta **hipermetabólica**, crianças com queimaduras importantes requerem suporte nutricional imediato. Alimentação enteral deve ser iniciada no começo, a não ser que haja uma contraindicação específica. As crianças com lesão por queimadura crítica podem requerer nutrição parenteral, caso sejam incapazes de tolerar uma alimentação enteral completa. Considere a suplementação com vitaminas e elementos-traço. Fatores que podem modificar o estado hipermetabólico, tais como bloqueadores beta, esteroides androgênicos e outros, estão sendo investigados.

Os **cuidados com a ferida** se iniciam com limpeza e debridamento do ferimento. O controle eficaz da dor é importante para permitir um debridamento completo. Agentes tópicos e curativos são então aplicados para controlar a colonização bacteriana, diminuir as perdas evaporativas e auxiliar no controle da dor. Agentes tópicos utilizados comumente incluem sulfadiazina de prata (Silvadene®) ou, caso a queimadura seja superficial, creme de polimixina B/bacitracina/neomicina (Neosporin®). Nitrato de prata e acetato de mafenida (Sulfamylon®) são agentes microbianos alternativos. Sulfamylon® tem o benefício de penetrar na escara, mas é doloroso e pode causar acidose metabólica. Nitrato de prata é utilizado menos comumente devido a pouca penetração tecidual e possibilidade de anormalidades eletrolíticas.

Tabela 44-1	Complicações das Queimaduras
PROBLEMA	**TRATAMENTO**
Sepse	Monitoramento para infecção, evitar antibióticos profiláticos
Hipovolemia	Reposição de fluido
Hipotermia	Ajuste da temperatura ambiente: cobertores secos no campo
Edema de laringe	Entubação endotraqueal, traqueostomia
Envenenamento por monóxido de carbono	100% de oxigênio, oxigênio hiperbárico
Envenenamento por cianeto	100% O_2 mais nitrato de amila, nitrato de sódio e tiossulfato de sódio
Disfunção cardíaca	Agentes inotrópicos, diuréticos
Úlcera gástrica	Antagonista de receptor H_2, antiácidos
Síndrome compartimental	Incisão de escaratomia
Contraturas	Fisioterapia
Estado hipermetabólico	Suporte nutricional enteral e parenteral
Falência renal	Cuidado paliativo, diálise
Antidiurese transitória	Manejo com expectorantes
Anemia	Transfusões conforme indicadas
Trauma psicológico	Reabilitação psicológica
Infiltrado pulmonar	PEEP, ventilação, oxigênio
Edema pulmonar	Evitar super-hidratação, fornecer diuréticos
Pneumonia	Antibióticos
Broncoespasmo	Aerossol β-agonista

PEEP, pressão positiva ao final da expiração.

Estes agentes inibem, mas não previnem, o crescimento bacteriano. Diversos enxertos, tais como aloenxertos de cadáver, xenoenxertos porcino ou substitutos da pele têm sido utilizados inicialmente para cobrir as feridas. Para queimaduras de espessura completa, o autoenxerto de pele e substitutos da pele são requeridos para eventual fechamento.

COMPLICAÇÕES
TABELA 44-1.

PROGNÓSTICO
A maioria das crianças que apresentam queimaduras se recupera sem sequelas significativas; entretanto, as queimaduras permanecem como a terceira causa de mortes relacionadas a lesões em crianças com idades entre 1 e 9 anos. É difícil calcular uma estimativa da morbidade a partir de base de dados. Cicatriz física e impacto emocional de queimaduras desfigurantes são consequências de longo prazo das lesões por queimadura.

PREVENÇÃO
Cerca de 92% das queimaduras ocorrem em casa. A prevenção é possível pelo uso de alarmes de fumaça e fogo, presença de saída de emergência identificada e extintores de incêndio e redução da temperatura da água quente para 49°C (120°F). Queimaduras de espessura total de imersão se desenvolvem após 1 segundo a 70°C (158°F), após 5 segundos a 60°C (140°F), após 30 segundos a 54,5°C (130°F) e após 10 minutos a 49°C (120 °F).

Capítulo 45

INTOXICAÇÃO

ETIOLOGIA E EPIDEMIOLOGIA
Entre os agentes mais comuns ingeridos por crianças pequenas estão os cosméticos, produtos de cuidado pessoal, de limpeza e analgésicos. Intoxicações fatais na infância são mais comumente causadas por analgésicos, anti-histamínicos, sedativos/hipnóticos e fumaças/gases/vapores.

Mais de dois milhões de casos humanos são encaminhadas aos centros de controle de intoxicações nos Estados Unidos a cada ano. Mais da metade de todas as exposições ocorre em crianças (63% em 2010), com uma predominância masculina em crianças menores de 13 anos, mas feminina na adolescência. A maioria das ingestões em crianças pequenas não são intencionais. As intencionais se tornam mais comuns em crianças de 13 anos ou mais velhas. A maioria das ingestões ocorre em casa (91%) e é de única substância (90%).

MANIFESTAÇÕES CLÍNICAS
Em qualquer criança que apresente sintomas sem explicação, incluindo-se alteração do estado mental, convulsão, comprometimento cardiovascular ou anormalidade metabólica, deve-se considerar a suspeita da ingestão de veneno, até que se prove o contrário. Análise do histórico e exame físico feitos por profissional que entende os sinais e sintomas de diversas ingestões geralmente fornece pistas suficientes para distinguir entre ingestão tóxica e doença orgânica (Tabela 45-1). A determinação de todas as substâncias as quais a criança foi exposta, do tipo de medicação, da quantidade de medicação e do tempo de exposição é crucial para direcionar as intervenções. Os dados disponíveis, geralmente incompletos ou inacurados, requerem exame físico cuidadoso e abordagem laboratorial. Um exame físico completo é necessário, incluindo-se sinais vitais. Certos complexos de sintomas e sinais são relativamente específicos para uma dada classe de fármacos (intoxicação) (Tabela 45-2).

COMPLICAÇÕES
Uma criança envenenada pode exibir qualquer um dos seis padrões clínicos básicos: coma, toxicidade, acidose metabólica, aberrações no ritmo cardíaco, sintomas gastrointestinais e convulsões.

Coma
Coma talvez seja o sintoma mais notável de uma ingestão de veneno, mas pode ser visto como o resultado de diversas outras causas, incluindo-se trauma, acidente cerebrovascular, asfixia ou meningite. Análise de histórico e exame clínico cuidadosos são necessários para discernir entre essas alternativas.

Toxicidade Direta
A ingestão de hidrocarboneto ocasionalmente pode resultar em toxicidade sistêmica, mas mais comumente leva à toxicidade pulmonar. Os hidrocarbonetos com baixa viscosidade, tensão superficial baixa e alta volatilidade impõem o maior risco de produzir pneumonia aspirativa; entretanto, quando deglutidos, não impõem riscos a não ser que se induza êmese. A êmese ou lavagem *não* deve ser iniciada em uma criança que tenha ingerido hidrocarbonetos voláteis.

Ingestões cáusticas podem causar disfagia, dor epigástrica, queimaduras na mucosa oral e febre de baixo grau. Pacientes com lesões no esôfago podem ter queimaduras orais ou podem apresentar sinais e sintomas importantes. O tratamento depende do agente ingerido e da presença ou ausência de lesão esofágica. Agentes álcalis podem ser sólidos, granulares ou líquidos. Agentes líquidos não possuem sabor e produzem necrose de liquefação de espessura completa no esôfago ou na orofaringe. Quando as lesões esofágicas se curam, há formação de estenose. A ingestão destes agentes também cria um risco de carcinoma esofágico a longo prazo. O tratamento inclui antibióticos, se houver sinais de infecção e dilatação de estenose de formação tardia (2 ou 3 semanas mais tarde).

A ingestão de pilhas também pode produzir lesão cáustica na mucosa. Baterias que permanecem no esôfago podem causar queimaduras e erosão e devem ser removidas com um endoscópio. Agentes ácidos podem lesionar pulmões (vapor de ácido hidroclorídrico), mucosa oral, esôfago e estomago. Pelo fato de os ácidos terem sabor azedo, as crianças geralmente param de tomar a solução, limitando a lesão. Ácidos produzem uma necrose coagulativa, que limita a penetração do químico em camadas mais profundas da mucosa, pelo que danifica os tecidos menos gravemente que os álcalis. Os sinais, os sintomas e as medidas terapêuticas são semelhantes àqueles da ingestão de álcalis.

Acidose Metabólica
Uma criança envenenada também pode ter uma acidose metabólica com um *anion gap* alto (mnemônico *MUDPILES*) (Tabela 45-3),

Tabela 45-1 | Achados Físicos e no Histórico nas Intoxicações

ODOR

Amêndoas amargas	Cianeto
Acetona	Álcool isopropílico, metanol, paraldeído, salicilato
Álcool	Etanol
Wintergreen	Salicilato de metila
Alho	Arsênio, talio, organofosforados, selênio
Violetas	Turpentina

SINAIS OCULARES

Miose	Narcóticos (exceto prooxifeno, meperidina e pentazocina), organofosforados, cogumelos muscarínicos, clonidina, fenotiazinas, hidrato de cloral, barbiturados (tardio)
Midríase	Atropina, cocaína, anfetaminas, anti-histamínicos, antidepressivos cíclicos, PCP, LSD
Nistagmo	Fentoína, barbituratos, etanol, carbamazepina, PCP, cetamina, dextrometorfano
Lacrimejamento	Organofosforados, gases ou vapores irritantes
Hiperemia da retina	Metanol
Visão reduzida	Metanol, botulismo, monóxido de carbono

SINAIS CUTÂNEOS

Faixas de agulhas	Heroína, PCP, anfetamina
Pele seca, quente	Agentes anticolinérgicos, botulismo
Diaforese	Organofosforados, cogumelos muscarínicos, aspirina, cocaína
Alopecia	Tálio, arsênio, chumbo, mercúrio
Eritema	Ácido bórico, mercúrio, cianeto, anticolinérgicos

SINAIS ORAIS

Salivação	Organofosforados, salicilato, corrosivos, estricnina, cetamina
Boca seca	Anfetamina, anticolinérgicos, anti-histamina
Queimaduras	Corrosivos, plantas contendo oxalato
Linhas de goma	Chumbo, mercúrio, arsênio
Disfagia	Corrosivos, botulismo

SINAIS INTESTINAIS

Diarreia	Antimicrobianos, arsênio, ferro, ácido bórico, colinérgicos
Constipação	Chumbo, narcóticos, botulismo
Hematoemese	Corrosivos, ferro, salicilatos, AINEs

SINAIS CARDÍACOS

Taquicardia	Atropina, aspirina, anfetamina, cocaína, antidepressivos cíclicos, teofilina
Bradicardia	Digitalis, narcóticos, clonidina, organofosforados, betabloqueadores, bloqueadores de canais de cálcio
Hipertensão	Anfetamina, LSD, cocaína, PCP
Hipotensão	Fenotiazina, barbiturados, antidepressivos cíclicos, ferro, betabloqueadores, bloqueadores de canais de cálcio, clonidina, narcóticos

SINAIS RESPIRATÓRIOS

Respiração deprimida	Álcool, narcóticos, barbiturados
Respiração aumentada	Anfetaminas, aspirina, etilenoglicol, monóxido de carbono, cianeto
Edema pulmonar	Hidrocarbonetos, organofosforados

SINAIS DO SISTEMA NERVOSO CENTRAL

Ataxia	Álcool, barbituratos, anticolinérgicos, narcóticos
Coma	Sedativos, narcóticos, barbituratos, salicilato, cianeto, monóxido de carbono, antidepressivos cíclicos, álcool
Hiperpirexia	Anticolinérgicos, salicilatos, anfetamina, cocaína
Fasciculação muscular	Organofosforados, teofilina
Rigidez muscular	Antidepressivos cíclicos, PCP, fenotiazinas, haloperidol
Neuropatia periférica	Chumbo, arsênio, mercúrio, organofosforados
Alteração de comportamento	LSD, PCP, anfetaminas, cocaína, álcool, anticolinérgicos

LSD, dietilamida do ácido lisérgico; *MSG*, glutamato monossódio; *AINE*, anti-inflamatório não esteroide; *PCP*, fenciclidina.

Tabela 45-2	Síndromes Tóxicas
AGENTE	**MANIFESTAÇÕES**
Acetaminofen	Náusea, vômito, palidez, icterícia tardia – insuficiência hepática (72 – 96 horas)
Anfetamina, cocaína e simpatomiméticos	Taquicardia, hipertensão, hipertermia, psicose e paranoia, convulsões, midríase, diaforese, piloereção, comportamento agressivo
Anticolinérgicos	Mania, delírio, febre, pele seca avermelhada, boca seca, taquicardia, midríase, retenção urinária
Monóxido de carbono	Dor de cabeça, tontura, coma, acometimento de outros sistemas
Cianeto	Coma, convulsões, hiperpneia, odor de amêndoa amarga
Etilenoglicol (anticongelamento)	Acidose metabólica, hiperosmolaridade, hipocalcemia, cristalúria de oxalato
Ferro	Vômito (com sangue), diarreia, hipotensão, insuficiência hepática, leucocitose, hiperglicemia, pílulas radiopacas no KUB, estenosa intestinal tardia, sepse por *Yersinis*
Narcóticos	Coma, depressão respiratória, hipotensão, pupilas puntiformes, bradicardia
Colinérgicos (organofosforados, nicotina)	Miose, salivação, urinação, diaforese, lacrimejamento, broncoespasmo (broncorreia), fraqueza e fasciculações musculares, êmese, defecação, coma, confusão, edema pulmonar, bradicardia
Salicilatos	Taquipneia, febre, letargia, coma, vômito, diaforese, alcalose (início), acidose (tardia)
Antidepressivos cíclicos	Coma, convulsões, midríase, hiper-reflexia, arritmia (intervalo Q-T prolongado), parada cardíaca, choque

KUB, radiografia de rim-ureter-bexiga.

Tabela 45-3	Pistas de Exames Laboratoriais no Diagnóstico Toxicológico
ACIDOSE METABÓLICA *ANION GAP* (MNEMÔNICO = MUDPILES)	
Metanol,* metformina	
Uremia*	
Cetoacidose **d**iabética*	
Paraldeído,* fenformina	
Isoniazida, ferro	
Acidose **l**ática (cianeto, monóxido de carbono)	
Etanol,* etilenoglicol*	
Salicilatos, fome, convulsões	
HIPOGLICEMIA	
Etanol	
Isoniazida	
Insulina	
Propranolol	
Agentes hipoglicêmicos orais	
HIPERGLICEMIA	
Salicilatos	
Isoniazida	
Ferro	
Fenotiazinas	
Simpatomiméticos	
HIPOCALCEMIA	
Oxalato	
Etilenoglicol	
Fluoreto	
SUBSTÂNCIA RADIOPACA NO KUB (MNEMÔNICO = CHIPPED)	
Hidrato de **c**loral, carbonato de cálcio	
Metais Pesados [**H**eavy Metals] (chumbo, zinco, bário, arsênio, lítio, bismuto como no Pepto-Bismol®)	
Ferro [**I**ron]	
Fenotiazinas [**P**henothiazines]	
Play-Doh®, cloreto de potássio	
Pílulas com revestimento **e**ntérico	
Amálgama **d**entário	

KUB, radiografia de rim-ureter-bexiga.
*Indica condição hiperosmolar.

que é detectado facilmente por hemogasometria arterial, níveis de eletrólitos séricos e pH da urina. Um *gap* osmolar, se presente, sugere fortemente a presença de um componente não mensurado, tal como metanol ou etileno glicol. Estas ingestões requerem avaliação minuciosa e intervenção imediata.

Disritmias

As disritmias podem ser sinais proeminentes de uma variedade de ingestões tóxicas, apesar de as arritmias ventriculares serem raras. Intervalos Q-T prolongados podem sugerir ingestão de fenotiazina ou anti-histamina e alargamentos de complexos QRS são observados nas ingestões de antidepressivos cíclicos e quinidina. Pelo fato de muitas overdoses de drogas e químicos poderem levar à taquicardia sinusal, este não é um sinal útil ou discriminativo; entretanto, bradicardia sinusal sugere ingestão de digoxina, cianeto, agente colinérgico ou betabloqueador (Tabela 45-4).

Sintomas Gastrointestinais

Sintomas gastrointestinais de intoxicação incluem êmese, náusea, câimbras abdominais e diarreia. Estes sintomas podem ser o resultado de efeitos tóxicos diretos na mucosa intestinal ou de toxicidade sistêmica após absorção.

Convulsões

As convulsões são o sexto principal modo de apresentação de uma criança com ingestões tóxicas, mas intoxicação é uma causa pouco comum em convulsões sem febre. Quando as convulsões ocorrem por intoxicação, elas podem ter risco de morte e requerer intervenção terapêutica agressiva.

ESTUDOS LABORATORIAIS E DE IMAGEM

Estudos laboratoriais úteis no tratamento inicial incluem ensaios fármaco-toxina específicos; hemogasometria arterial e mensuração de eletrólitos, osmolaridades e glicose; e cálculo do ânion

Tabela 45-4	Drogas Associadas aos Principais Modos de Apresentação
CAUSAS TÓXICAS COMUNS DE ARRITMIA CARDÍACA	Agentes hipoglicemiantes
Anfetamina	Chumbo
Antiarrítmicos	Lítio
Anticolinérgicos	Metahemoglobinemia*
Anti-histamínicos	Metildopa
Arsênio	Narcóticos
Monóxido de carbono	Fenciclidina
Hidrato de cloral	Fenotiazinas
Cocaína	Salicilatos
Cianeto	**AGENTES COMUNS CAUSADORES DE CONVULSÕES (MNEMÔNICO = CAPS)**
Antidepressivos cíclicos	Cânfora
Digitalis	Carbamazepina
Freon	Monóxido de carbono
Fenotiazinas	Cocaína
Fisostigmina	Cianeto
Propanolol	Aminofilina
Quinina, quinidina	Anfetamina
Teofilina	Anticolinérgicos
CAUSAS DE COMA	Antidepressivos (cíclico)
Álcool	Pb (chumbo) (lítio também)
Anticolinérgicos	Pesticida (organofosforado)
Anti-histamínicos	Fenciclidina
Barbituratos	Fenol
Monóxido de carbono	Fenotiazinas
Clonidina	Propoxifeno
Cianeto	Salicilatos
Antidepressivos cíclicos	Estricnina

*Causas de meta-hemoglobinemia: nitrato amila, corantes anilina, bezocaína, subnitrato de bismuto, dapsona, primaquina, quinonas, espinafre, sulfonamidas.

ou *gap* osmolar. Um eletrocardiograma 12 deve fazer parte da avaliação inicial em todos os pacientes com suspeita de ingestão de substâncias tóxicas. Exames de urina para drogas de abuso ou para confirmar suspeita de ingestão de medicamentos em casa podem ser reveladores.

Ensaios toxicológicos quantitativos são importantes para alguns agentes (Tabela 45-5), não apenas para identificação de drogas específicas, mas também para fornecer guia para terapia, antecipação de complicações e estimativa de prognóstico.

TRATAMENTO
Os quatro focos do tratamento para as intoxicações são cuidado paliativo, descontaminação, aumento da eliminação e antídotos específicos.

Cuidado Paliativo
Cuidado paliativo é a base do tratamento na maioria dos casos. Deve ser dada atenção imediata para proteger e manter as vias aéreas, estabelecer uma ventilação eficaz e dar suporte à circulação. Esta sequência de manejo é realizada antes de outros procedimentos diagnóstico ou terapêuticos. Se o nível de consciência estiver deprimido e houver suspeita de uma substância tóxica, deve-se administrar glicose (1 g/kg via intravenosa), oxigênio a 100% e naloxona.

Descontaminação Gastrointestinal
O intuito da descontaminação gastrointestinal é prevenir a absorção de uma possível substância tóxica e, em teoria, evitar as intoxicações. Há grande controvérsia sobre quais métodos são os mais seguros e mais eficazes. As recomendações da American Academy of Clinical Toxicology (AAC) e da European Association of Poison Centres and Clinical Toxicologists (EAPCCT) são as que seguem. **Xarope de ipeca** não deve ser administrado rotineiramente em pacientes envenenados devido à possibilidade de complicações e não há evidência de que melhora o desfecho. Do mesmo modo, a **lavagem gástrica** não deve ser aplicada de forma rotineira, uma vez que, no tratamento de pacientes intoxicados, mostra falta de eficácia e possibilidade de complicações. Uma **dose única de carvão ativado** diminui a absorção da droga, quando utilizado em até 1 hora após a ingestão; entretanto, não tem demonstrado

melhora no desfecho. Assim, deve ser utilizado seletivamente no manejo de um paciente intoxicado. O carvão é ineficaz contra agentes cáusticos ou corrosivos, hidrocarbonetos, metais pesados (arsênio, chumbo, mercúrio, ferro, lítio), glicóis e componentes insolúveis na água.

A administração de um catártico (sorbitol ou citrato de magnésio) sozinho desempenha um papel no tratamento do paciente intoxicado. A AACT tem afirmado que, baseado em dados disponíveis, não há recomendação para o uso de um catártico em associação com carvão ativado.

A irrigação intestinal total utilizando polietileno glicol (GoLYTELY) como um catártico não absorvível pode ser eficaz para ingestão tóxica de drogas com liberação persistente ou com revestimento entérico.

A AACT não recomenda o uso de rotina da irrigação intestinal total. Entretanto, há benefício teórico em seu uso para possíveis ingestões tóxicas de ferro, chumbo, zinco ou pacotes de drogas ilícitas.

Aumento da Eliminação

Carvão ativado em múltiplas doses deve ser considerado apenas se um paciente tiver ingerido uma quantidade com risco de morte de carbamazepina, dapsona, fenobarbital, quinina ou teofilina. A **alcalinização da urina** pode ser útil quando da ingestão de salicilato ou metotrexato. A **diálise** pode ser utilizada para substâncias que têm baixo volume de distribuição, baixo peso molecular, baixa ligação a proteínas e alto grau de solubilidade em água, tais como metanol, etilenoglicol, salicilatos, teofilina, bromídio e lítio.

Antídotos Específicos
TABELA 45-6.

Nos Estados Unidos, quando há dúvida sobre o tratamento, o contato de um dos Poison Control Centers (1-800-222-1222) pode ajudar na determinação de qual tratamento adicional é necessário.

PROGNÓSTICO

A maioria das intoxicações resulta em toxicidade mínima ou ausente. Grandes intoxicações são observadas em menos de 1% das ingestões, com fatalidade em menos de 0,1%. Apenas 12% das crianças com quadros de intoxicação com 12 anos ou menos requerem tratamento em uma unidade de saúde, comparado com 48% dos adolescentes.

PREVENÇÃO

Pais que educam adequadamente em relação ao estoque seguro de medicamentos e toxinas caseiras são necessários para evitar as ingestões. Deve-se contactar um centro de controle de intoxicações, caso uma criança tenha ingerido produtos tóxicos.

Tabela 45-5	Drogas Passíveis de Monitoração Terapêutica para Toxicidade Farmacológica
ANTIBIÓTICOS	
Aminoglicosídeos – gentamicina, tobramicina e amicacina	
Cloranfenicol	
Vancomicina	
IMUNOSSUPRESSORES	
Metotrexato	
Ciclosporina	
ANTIPIRÉTICOS	
Acetaminofen	
Salicilato	
OUTROS	
Digoxina	
Lítio	
Teofilina	
Drogas anticonvulsivantes	
Agente inibidor da captação de serotonina	

Tabela 45-6	Antídotos Específicos		
AGENTE TÓXICO	**ANTÍDOTO**	**DOSAGEM**	**COMENTÁRIOS**
Acetaminofen	N-Acetilcisteína	140 mg/kg VO dose inicial, depois 70 mg/kg VO q4hr × 17 doses	Mais eficaz dentro de 16h de ingestão
Benzodiazepínico	Flumazenil	0,2 mg IV, pode ser repetido para 1 mg max	Possível convulsões, arritmias; NÃO UTILIZAR PARA INGESTÕES DESCONHECIDAS
Agentes betabloqueadores	Glucagon	0,15 mg/kg IV, seguido da infusão de 0,05-0,15 mg/kg/hr	
Monóxido de carbono	Oxigênio	100%; O_2 hiperbárico	Meia-vida da carboxihemoglobina é de 5h em ar ambiente, mas 1,5 hr em O_2 100%
Antidepressivos cíclicos	Bicarbonato de sódio	1 – 2 mEq/kg IV, seguido de infusão contínua; titulado para produzir pH de 7,5 – 7,55	Seguir os níveis de potássio e repor conforme necessário
Ferro	Deferoxamina	Infusão de 5 – 15 mg/kg/hr IV (max 6 g/24 hr)	Hipotensão (pior com taxas de infusão rápidas)

(continua)

Tabela 45-6 | Antídotos Específicos – continuação

AGENTE TÓXICO	ANTÍDOTO	DOSAGEM	COMENTÁRIOS
Chumbo	Edetato de cálcio dissódio (EDTA)	35 – 50 mg/kg/dia IV × 5 dias; infusão contínua ou dividida a cada 12 horas	
	BAL (Britsh anti-Lewisite [dimercaprol])	3 – 5 mg/kg/dose IM a cada 4h × 4 – 11 dias	Pode causar abcessos estéreis. Preparado em óleo de amendoim, não usar em pacientes com alergia ao amendoim.
	Succímero (2,3-dimercaptosuccínico [DMSA])	10 mg/kg/dose VO tid × 5 dias, depois 10 mg/kg/dose VO bid × 14 dias	Poucos efeitos tóxicos, requer casa livre de chumbo, além de uma família complacente
Nitritos/meta-hemoglobinemia*	Azul de metileno	1-2 mg/kg, repetir a cada 30 – 60 min se necessário; tratar para níveis >30%	Pode ser necessário trocar a transfusão para meta-hemoglobinemia grave; a *overdose* de azul de metileno também causa meta-hemoglobinemia
Opioides	Naloxona	0,1 mg/kg IV, ET, SC, IM para crianças, até 2 mg, repetir conforme necessário	Naloxona não causa depressão respiratória
Organofosforados	Atropina	0,05 – 0,1 mg/kg IV/ET, repetir a cada 5 – 10 min. conforme necessário	Fisiológico: bloqueia acetilcolina
	Pralidoxima (2 PAM®; Protopam®)	25 – 50 mg/kg IV durante 5 – 10 min (max 200 mg/min); pode repetir após 1 – 2 h, depois a cada 10 – 12 h conforme necessário	Específico: rompe a ligação fosfato-colinesterase

De Kliegman RM, Stanton BF, St. Geme JW, et al., editores: Nelson Textbook of Pediatrics, ed 19, Filadelfia, 2011, Saunders, pp 256-258.
ET, Endotraqueal; IM, intramuscular; IV, intravenoso; VO, via oral; SC, subcutâneo.
*Tabela 45-4.

Capítulo 46

SEDAÇÃO E ANALGESIA

O paciente pediátrico com doença aguda pode apresentar dor, desconforto e ansiedade resultantes de lesão, cirurgia e procedimentos invasivos (entubação, aspiração de medula óssea, colocação de acesso venoso) ou durante a ventilação mecânica de manutenção à vida. Metas claras devem ser identificadas para permitir o fornecimento de analgesia ou sedação ideais sem comprometimento do estado fisiológico do paciente. A ansiedade, cooperação, amnésia, mobilidade e falta de consciência são situações que podem demandar sedação que pode ser alcançada com diversos fármacos (Tabela 46-1). Muitas dessas situações podem ser alcançadas por meio de técnicas de comportamento (orientação pré-procedimento), mas a sedação é geralmente um adjunto necessário para procedimentos dolorosos. A dor pode ser expressa verbalmente ou por desconforto visível, choro, agitação, taquicardia, hipertensão e taquipneia. Uma variedade de escalas tem sido desenvolvida na tentativa de quantificar a dor e permitir tratamento mais adequado. Algumas dessas escalas são bem validadas, principalmente em populações de crianças com doença aguda e desarranjos fisiológicos secundários à patologia subjacente. A dor causada por intervenções de procedimentos não dolorosos deve ser sempre tratada com analgésicos, além da sedação (Tabela 46-2).

AVALIAÇÃO
Sedação para Procedimento Não Doloroso
Deve-se realizar uma avaliação médica em qualquer paciente recebendo sedação para procedimento não doloroso, para identificar condições médicas subjacentes que podem influenciar a escolha dos agentes sedativos. Deve-se tomar cuidado especial na avaliação de vias aéreas (no que se refere à capacidade de manter a patência da via aérea) e sistema respiratório (asma, doença respiratória recente, dente solto), estado cardiovascular (principalmente adequação do estado volêmico), fatores que influenciem o metabolismo de fármacos (doença renal ou hepática) e risco de aspiração (incapacidade da utilização da via oral, refluxo gastroesofágico). Durante a administração da sedação para procedimento não doloroso, a avaliação da condição clínica deve incluir monitoração da saturação de oxigênio, frequência cardíaca e respiratória, assim como alguma avaliação da eficácia da ventilação. Esta avaliação deve ser realizada por alguém que não esteja envolvido no procedimento; essa pessoa também é responsável por registrar sinais vitais e fármacos administrados em um gráfico cronológico. A monitoração deve ser continuada até que a criança tenha retornado aos valores basais. Os pacientes que estiverem recebendo sedação de longo prazo (p. ex., para manter o posicionamento do tubo endotraqueal) podem precisar apenas de anestesia local para procedimentos dolorosos, mas também podem se beneficiar da sedação ou analgesia adicional.

Sedação para Procedimento Doloroso
Muitos pacientes pediátricos não ventilados requerem sedação e alguma analgesia enquanto entubados. A escolha mais comum é uma combinação de um benzodiazepínico de duração mais longa e um opioide. É importante evitar o excesso de sedação. O uso de escores adequados para dor e sedação permite a titulação de medicamentos para atingir as metas do plano de sedação. O uso de benzodiazepínicos de longa duração e opioides leva à tolerância, uma ocorrência problemática que deve ser considerada quando as medicações são adicionadas e desmamadas. O vício verdadeiro é uma ocorrência rara, principalmente quando as medicações são fornecidas em um nível mínimo necessário para atingir sedação e controle da dor adequados.

Tabela 46-1 | Agentes que Produzem Sedação

SEDATIVOS	EFEITO	PREOCUPAÇÕES
Midazolam	Ansiolítico, sedação, relaxamento muscular, amnésia	Tolerância é possível; apneia, hipotensão, depressão da função do miocárdio, ação curta
Lorazepam	Ansiolítico, sedação, relaxamento muscular, amnésia	As mesmas que para o midazolam; ação longa
Dexmedetomidina	Sedação sem depressão respiratória	Pode causar bradicardia
Quetamina	Anestesia, analgesia, amnésia	Reações dissociativas, taquicardia, hipertensão, aumento das secreções brônquicas, surgimento de delírio, alucinações; aumento na pressão intracraniana
Hidrato de Cloral	Sedativo	Êmese, hipotensão, arritmias, disfunção hepática
Propofol	Sedação de início rápido para indução e manutenção da anestesia	Acidose metabólica em crianças; pode deprimir a função do miocárdio

Tabela 46-2 | Agentes que Produzem Analgesia

ANALGÉSICO	EFEITO	COMPLICAÇÕES
Acetaminofen e AINEs	Analgesia moderada, antipirético	Efeito-teto, requer administração VO; AINEs – ulceração, sangramento gastrointestinal
Opioides		Sem efeito-teto; depressão respiratória, sedação, prurido, náusea/vômito, diminuição da motilidade gástrica, retenção urinária, tolerância com possibilidade de abuso
Morfina	Analgesia	Pode causar depressão do miocárdio
Codeína	Analgesia	Náusea/vômito
Fentanil, alfentanil, sulfentanil	Analgesia, sedação	Sem efeitos adversos no sistema cardiovascular; síndrome do tórax rígido
Metadona	Analgesia	

AINEs, anti-inflamatórios não esteroidais; *VO*, via oral.

DOR E ANALGESIA

O aspecto subjetivo da dor requer que o autorrelato seja utilizado para avaliação. Escalas analógicas visuais, desenvolvidas para pacientes adultos (permite que pacientes graduem a dor em uma escala de 1 a 10), têm sido utilizadas por crianças mais velhas. Escalas de dor para crianças mais novas geralmente incorporam parâmetros de comportamento e fisiológicos, apesar da imprecisão das respostas fisiológicas.

Anestésicos locais, tais como lidocaína, podem ser utilizados para procedimentos menores. Entretanto, requerem lidocaína administrada via subcutânea ou intradérmica. O uso de EMLA, um creme contendo lidocaína e prilocaína, é menos eficaz que a lidocaína intradérmica, mas é preferível por muitos pacientes.

Analgesia controlada pelo paciente é um método eficaz para fornecer analgesia balanceada em crianças mais velhas e adolescentes. Crianças pacientes que utilizam analgesia controlada por si mesmas têm melhor alívio da dor e vivenciam menos sedação do que pacientes que recebem analgésicos em bólus intermitente, controlados pela enfermeira. Os analgésicos podem ser administrados através de bombas de analgesia controladas pelo paciente, por meio de infusões basais contínuas, administração em bólus ou ambos.

A morfina é o opioide mais frequentemente utilizado para analgesia controlada pelo paciente. A monitoração das saturações de oxigênio e frequência respiratória é crucial nas infusões contínuas de opioide, devido ao desvio da curva de resposta do CO_2 e possibilidade de diminuição da resposta ventilatória à hipóxia.

A analgesia peridural diminui a necessidade de anestésicos inalatórios durante a cirurgia e pode fornecer analgesia significativa sem sedação no período pós-operatório. A diminuição dos custos e da duração da internação hospitalar também é considerada como benefícios nas abordagens da analgesia peridural. As medicações utilizadas em peridurais incluem bupivacaína e morfina. Efeitos adversos incluem náusea e vômito, bloqueio motor e problemas técnicos que requerem a remoção do cateter. A infecção e déficits neurológicos permanentes são raros.

Sugestão de Leitura

Kleinman ME, Chameides L, Schexnayder SM, et al: Part 14: pediatric advanced life support: 2010 American Heart Association guidelines for cardiopulmonary resuscitation and emergency cardiovascular care, *Circulation* 122(Suppl 3):S876–S908, 2010.

Kliegman RM, Stanton BF, St. Geme JW, et al, editors: *Nelson Textbook of Pediatrics*, ed 19, Philadelphia, 2011, Elsevier.

Genética Humana e Dismorfologia

Paul A. Levy e Robert W. Marion

SEÇÃO 9

Capítulo 47

PADRÕES DE HERANÇA

TIPOS DE DOENÇAS GENÉTICAS

Entre as crianças nascidas nos Estados Unidos, de 2% a 4% têm **malformações congênitas**, anormalidades na forma ou função identificáveis ao nascimento. Com um ano de idade, o número se aproxima de 7%, porque algumas anomalias podem não ser identificáveis até o fim do período neonatal. A prevalência de malformações congênitas é muito maior na população de pacientes pediátricos internados: de 30 a 50% das crianças hospitalizadas possuem anomalias congênitas ou desordens genéticas.

O geneticista clínico busca identificar a etiologia, o modo de herança e o risco de que a alteração possa ocorrer nos irmãos das crianças afetadas. Na avaliação de crianças com malformações congênitas, a condição do paciente pode ser classificada em uma de cinco categorias diferentes:

1. Alterações de um único gene contabilizam 6% de anomalias genéticas em crianças.
2. Alterações cromossômicas são responsáveis por aproximadamente 7,5%.
3. Condições de herança multifatorial correspondem a 20%.
4. Doenças que apresentam um padrão de herança incomum correspondem a de 2 a 3%.
5. Condições causadas pela exposição a teratógenos correspondem a 6%.

INTRODUÇÃO À GENÉTICA E À GENÔMICA

O DNA é composto por quatro blocos na construção de nucleotídeos: adenina, guanina, citosina e timina. Cada nucleotídeo é ligado a outros nucleotídeos, formando uma cadeia. A molécula de DNA consiste em duas cadeias de nucleotídeos mantidos juntos por pontes de hidrogênio. Os nucleotídeos purina, adenina e guanina ligam-se de maneira cruzada pelas pontes de hidrogênio, com pirimidinas, timina e citosina. Devido a esta ligação, a sequência de nucleotídeos de uma fita determina a sequência da outra fita. A separação das duas fitas permite que nucleotídeos complementares se liguem a cada fita de DNA; isso copia o DNA e replica a sequência.

O DNA existe como fragmentos múltiplos, que juntamente com um esqueleto de proteínas (cromatina) formam os cromossomos. As células humanas possuem 23 pares de cromossomos, com cada cópia de cromossomo sendo herdada de cada um dos pais. Os vinte e dois pares de cromossomos são **autossomos**; o par restante é denominado de **cromossomo sexual**. O sexo feminino tem dois cromossomos X; e o masculino tem um X e um Y.

Dispersos ao longo dos cromossomos, como pérolas em um fio, os DNAs em sequência formam **genes**, a unidade básica da hereditariedade. Um gene típico contém uma sequência promotora, uma região não codificante, um quadro de leitura aberta, todos entre o 5' e o 3' do fim do DNA. Em um quadro de leitura aberta, cada três nucleotídeos representam um único **códon**, que codifica um aminoácido particular. Desta forma, a sequência de bases dita a sequência de aminoácidos na proteína correspondente. Alguns códons, em vez de codificarem um aminoácido específico, agem como um sinal de "início", enquanto outros servem como um sinal de "parada". Entre os códons de início e parada, os genes são constituídos por duas porções principais: **éxons**, regiões contendo o código que em última análise corresponde à sequência de aminoácidos, e os **íntrons** (sequência interveniente), os quais não fazem parte da sequência de aminoácidos.

Os genes são **transcritos** em RNA mensageiro (RNAm), sendo então **traduzidos** em proteínas. Durante a transcrição, o RNA é processado para remover os íntrons. O RNAm serve de modelo para construção da proteína.

O material genético humano contém 3,1 bilhões de bases. Menos de 2% do DNA codifica alguma proteína, compreendendo aproximadamente 21.000 genes do genoma. Por meio de um mecanismo denominado *splicing* **alternativo**, estes 21.000 genes podem criar mais de 100.000 proteínas. A porção restante do DNA, não envolvida na formação de proteínas, tem sido denominada *DNA lixo*, que de acordo com o projeto ENCODE (Enciclopédia dos elementos do DNA) parece ser funcional e provavelmente com alguma função regulatória.

Doenças podem ser causadas por alterações ou **mutações** na sequência de DNA, sendo o tipo mais comum a **mutação pontual**, uma alteração em uma única base de DNA. Uma mutação pontual altera um códon e o aminoácido resultante que vai para a proteína é referido como uma **mutação *missense***. Uma **mutação *nonsense*** é uma mutação pontual que altera o códon para um códon de parada, com a transcrição sendo estancada prematuramente. A **mutação *frameshift*** frequentemente se origina da perda ou adição de uma ou mais bases de DNA; isto causa uma alteração no modo como o DNA é transcrito e geralmente determina códigos de parada prematuros.

Construção do Heredograma Familiar

Para identificar padrões específicos de hereditariedade, geneticistas constroem e analisam heredogramas, representações ilustradas do histórico familiar. O sexo masculino é representado por quadrados e o sexo feminino, por círculos. Os casais são conectados por uma linha sólida entre cada símbolo do casal. Casais não casados frequentemente são conectados por uma linha pontilhada. Filhos de um casal são representadas abaixo dos seus pais e assim as gerações seguintes.

Os avós, tios e tias são adicionados de maneira similar. Os filhos dos tios também podem ser incluídos. As idades ou os aniversários podem ser escritos próximo ou abaixo de cada símbolo. O probando (o paciente índice, que é o contato inicial) é indicado por uma flecha. Os indivíduos acometidos são indicados por sombreamento, ou alguma outra técnica, que deve ser explicada em uma chave. Os portadores de determinada doença (p. ex., doença falciforme) normalmente são indicados por um ponto no centro do seu símbolo (Fig. 47-1).

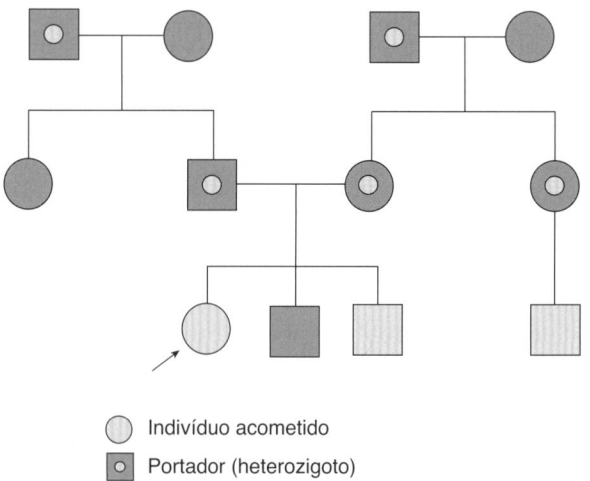

Figura 47-1 – Heredograma familiar representando indivíduos acometidos e portadores.

Para ser útil, os *pedigrees* devem incluir representantes de pelo menos três gerações de membros familiares.

Doenças Autossômicas Dominantes (AD)

Quando uma única cópia de um gene carregando a mutação é suficiente para causar a doença e o gene não está no cromossomo sexual, a condição é herdada através do modo AD (Tabela 47-1). Nas desordens AD, um pai acometido tem uma chance de 50% de transmitir o gene mutado para cada filho (Fig. 47-2; Tabela 47-2). Quando coexistem um gene *funcional* e um gene *não funcional*, temos um **heterozigoto**. Se ambas as cópias são o mesmo, elas são referidas como **homozigotas**.

Algumas pessoas portadoras obrigatórias de uma mutação conhecida por causar uma desordem AD podem não apresentar sinais clínicos da doença. Este fenômeno é referido como **penetrância**. Se todos os indivíduos que carregam a mutação para uma doença AD apresentam sinais para aquela desordem, diz-se que o gene tem penetrância completa. Muitas doenças AD apresentam penetrância diminuída.

Frequentemente, doenças AD apresentam variabilidade nos sintomas expressados em diferentes indivíduos em relação ao mesmo gene mutado. Alguns indivíduos têm somente sintomas clínicos leves, enquanto outros apresentam doença mais grave. Este fenômeno é referido como **expressividade variada**.

Algumas vezes as desordens AD aparecem em uma criança de pais não acometidos devido a uma **mutação espontânea**. As mutações espontâneas, em alguns casos, podem ser associadas com a idade paterna avançada (> 35 anos de idade) na maioria dos indivíduos com algumas desordens. Aproximadamente 80% dos pacientes com acondroplasia têm uma mutação espontânea no gene do receptor do fator de crescimento de fibroblastos do tipo 3 (*FGFR3*). A seguir, exemplos de desordens autossômicas dominantes.

Tabela 47-1	Doenças Autossômicas Dominantes	
DOENÇA	**FREQUÊNCIA**	**COMENTÁRIOS**
Acondroplasia Displasia tanatofórica Síndrome de Crouzon com acantose *nigricans* Craniossinostose não sindrômica	~1:12.000	Mutações estão no gene para o receptor do *fator de crescimento dos fibroblastos-3* no cromossomo 4p16.3. Cerca de 40% dos casos são mutações novas (mutações diferentes no mesmo gene causam acondroplasia, displasia tanatofórica, síndrome de Crouzon com acantose e craniossinostose não sindrômica).
Neurofibromatose 1	1:3.500	Cerca de 50% dos casos resultam de novas mutações no gene para a neurofibromina, um gene supressor de tumor localizado no 17q11.2. A expressão é bastante variável.
Neurofibromatose 2 (NF2, neuromas acústicos bilaterais, Merlin)	Genótipo ao nascer, 1:33.000 Prevalência do fenótipo, 1:200.000	O gene NF2 é um gene supressor de tumor localizado no 22q12.2. A proteína é chamada de "Merlin"
Doença de Huntington (HD)	Variável nas populações 1:5.000-1:20.000	A doença é causada por uma expansão da repetição (CAG) no gene da proteína de "Huntington" no cromossomo 4p16.3
Distrofia miotônica (DM, doença de Steinert)	1:500 em Quebec 1:25.000 nos europeus	A doença é causada pela expansão da repetição (CTG) no gene da quinase DM no cromossomo 19q13.2. A condição apresenta antecipação genética com gerações sucessivas
Síndrome de Marfan (FBN-1)	1:10.000	A síndrome é causada por mutações no gene da fibrilina 1 (FBN 1) no cromossomo 15q21.1; há uma expressão variável
Angioedema hereditário (HANE) (inibidor da esterase C-1 que regula o componente do complemento C1)	1:10.000	O gene é localizado no cromossomo 11q11-q13-2. O fenótipo do inchaço episódico e variável subcutâneo e submucoso e a dor são causados pela diminuição ou alteração da proteína inibidora da esterase, a qual pode resultar de qualquer uma das mutações neste gene

Acondroplasia

Causada por um defeito no osso derivado da cartilagem, a acondroplasia (ACH) é a displasia esquelética mais comum em humanos. As anormalidades ósseas levam a baixa estatura, macrocefalia, o terço médio da face plano, com testa proeminente, e encurtamento desproporcional dos membros. O distúrbio ocorre em aproximadamente um em cada 12.000 nascimentos.

A ACH é causada por mutações no gene *FGFR3*. Logo no início do desenvolvimento, o *FGFR3* é expresso durante a formação endocondral do osso. Mais de 95% dos casos de ACH são causados por uma ou duas mutações no mesmo par de bases (nucleotídeo 1138). Este local, extremamente ativo para mutações, é conhecido como um ***hot spot*** mutacional.

À medida que crescem, as crianças com ACH frequentemente desenvolvem problemas médicos e psicológicos associados. Hidrocefalia e apneia central podem ocorrer devido a estreitamento do forame magno e compressão do tronco cerebral, com possível complicação e risco de vida na infância. O curvamento das pernas pode ocorrer mais tarde na infância por causa do crescimento desigual da tíbia e da fíbula. Má oclusão dental, apneia obstrutiva e perda auditiva devido à disfunção da orelha média são comuns na infância tardia. Durante a infância tardia e adolescência, podem-se manifestar efeitos psicológicos da baixa estatura. Na vida adulta, complicações posteriores incluem a compressão da raiz dos nervos e ciática. Pessoas com ACH têm longevidade e inteligência normais.

O diagnóstico de ACH é realizado com base nos achados clínicos; as anormalidades características na radiografia confirmam o diagnóstico. Testes moleculares estão disponíveis, mas geralmente são reservados para os casos difíceis de diagnosticar ou para aqueles nos quais o diagnóstico pré-natal é necessário. O diagnóstico pré-natal é possível pelo teste molecular, usando células fetais obtidas por amniocentese ou amostra da vilosidade coriônica.

Neurofibromatose Tipo 1 (NF1)

Estima-se que a NF1, uma das doenças AD mais comuns, está presente em um em cada 3.500 indivíduos. A NF1 é causada por uma mutação no gene *NF1*, que codifica a proteína neurofibromina.

Embora a penetrância da NF1 seja 100%, a expressão é extremamente variável. Muitos indivíduos acometidos têm características tão leves que nunca serão diagnosticados.

CAPÍTULO 186.

Síndrome de Mafran (MFS)

Uma condição que ocorre em aproximadamente 1 em cada 10.000 indivíduos, a MFS apresenta pleiotropia, condição em que anormalidades em múltiplos órgãos de sistemas são causadas pela mutação em um único gene. Causados pela mutação no gene *FBN1*, os sintomas clínicos na MFS envolvem principalmente três sistemas: **cardíaco**, **oftalmológico** e **esquelético**. Os achados esqueléticos incluem corpo alto e magro (dolicostenomelia), dedos das mãos e dos pés como aranha (aracnodactilia), anormalidades do esterno (osso do tórax escavado ou carenado), escoliose, pés planos e frouxidão ligamentar. Os achados oculares incluem miopia de alto grau, que pode determinar degeneração vitreorretiniana; ligamento suspensório anormal das lentes, que pode levar a ectopia das lentes (deslocamento das lentes); e catarata. Os achados cardíacos incluem dilatação progressiva da raiz da aorta. A insuficiência aórtica é seguida pela dissecção da aorta como uma complicação comum. Outras características clínicas da MFS incluem a ectasia dural, septação pulmonar anormal e estrias. Os critérios diagnósticos para MFS estão resumidos na Tabela 47-3.

Novas mutações do *FBN1* podem ser observadas em 25% dos casos de MFS. O gene é grande e complexo; mais de 600 mutações foram identificadas nos indivíduos acometidos. Muitos dos sintomas da MFS são causados não pelo defeito na proteína fibrilina, mas por um excesso de fator de crescimento transformante beta (TGF-β), uma proteína normalmente ligada pela fibrilina. A losartana, um antagonista do receptor da angiotensina II que também diminui os níveis de TGF-β, pode prevenir aneurismas nos pacientes com MFS.

Doenças Autossômicas Recessivas (AR)

As doenças hereditárias segundo o modo AR se manifestam somente quando *ambas* as cópias de um par de genes localizados em um cromossomo não sexual têm uma mutação (Tabelas 47-4, 47-5). Geralmente as crianças acometidas nascem de pais não acometidos, cada um dos quais carrega uma cópia da mutação. Se ambos os membros de um casal são portadores (ou heterozigotos) para esta mutação, cada filho tem uma chance de 25% de ser acometido (Fig. 47-3).

Doença Falciforme

CAPÍTULO 150.

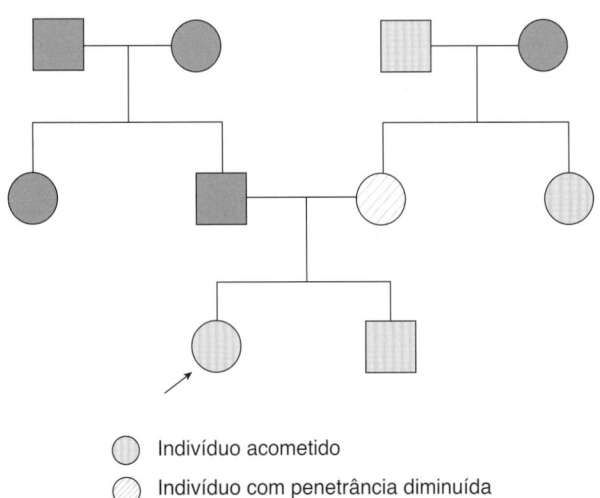

Figura 47-2 – Heredograma apresentando penetrância diminuída para uma doença autossômica dominante. O probante (*flecha*) é acometido. O avô materno também é acometido. Presume-se que a mãe é uma portadora do gene, embora ela possa apresentar somente sintomas leves da doença.

○ Indivíduo acometido
○ Indivíduo com penetrância diminuída

Tabela 47-2	Normas da Doença Hereditária Dominante Autossômica
O traço aparece em cada geração	
Cada criança de um progenitor acometido tem uma em duas chances de ser acometida	
Os sexos feminino e masculino são igualmente acometidos	
Ocorre a transmissão de homem para homem	
Os traços geralmente envolvem mutações nos genes que codificam proteínas regulatórias ou estruturais (colágeno)	

Tabela 47-3 | Nosologia de Ghent Revisada para o Diagnóstico da Síndrome de Marfan

SEM HISTÓRICO FAMILIAR

DILATAÇÃO DA RAIZ AÓRTICA* (Z ≥ 2SD) OU DISSECÇÃO DA AORTA	LENTE ECTÓPICA	PONTOS SISTÊMICOS ≥ 7	MUTAÇÃO *FBN1*	DIAGNÓSTICO
+	+	- ou +		MFS†
+			+	MFS
+	-	+	(desconhecido ou negativo)	MFS†
-	+		+	MFS
-	+			Síndrome da lente ectópica
-		≥ 5		MASS
MVP	-	< 5		MVPS

COM HISTÓRICO FAMILIAR

	+			MFS
		+		MFS†
+ (Z ≥ 5 se > 20 anos) (Z ≥ 3 se < 20 anos)				MFS†

SISTEMA DE PONTOS PARA CARACTERÍSTICAS SISTÊMICAS‡

Sinal do polegar E pulso	3
Sinal do polegar OU pulso	1
Pectus carinatum	2
Pectus excavatum ou assimetria do tórax	1
Deformidade do retropé	2
Pé plano	1
Pneumotórax (história)	2
Ectasia dural	2
Acetábulo protuso	2
Proporção US/LS diminuída E Altura/Braço aumentada MAS SEM ESCOLIOSE	1
Escoliose ou cifose toracolombar	1
Extensão do ombro reduzida	1
Características faciais (3 de 5)§	1
Estrias na pele	1
Miopia > 3 dioptrias	1
Prolapso da válvula mitral	1

Dados de Loeys BL, et al. The revised Ghent nosology for the Marfan syndrome. J Med Genet 47:476-485, 2010.
FBN1, fibrilina-1; *MASS*, miopia, prolapso da válvula mitral, dilatação da raiz da aorta (Z < 2), estrias, achados esqueléticos; *MVPS*, síndrome do prolapso da válvula mitral.
* Dilatação da raiz da aorta (medida nos seios de Valsalva);
† Síndrome de Loeys-Dietz (LDS), síndrome de Shprintzen-Goldberg (SGS) e a forma vascular da Ehlers Danlos (vEDS) devem ser excluídas. Se as características clínicas são sugestivas, então os testes para *TGFBR1*, *TGFBR2* (LDS), *COL3A1* (vEDS) ou bioquímica do colágeno devem ser realizados para auxiliar a excluir estas doenças.
‡ Total máximo: 20 pontos; mais de 7 pontos indica envolvimento sistêmico.
§ Características faciais: dolicocefalia, enoftalmia, inclinação inferior de fendas palpebrais, hipoplasia malar, retrognatismo.

Doença de Tay-Sachs

CAPÍTULOS 55 e 185.

Doenças Ligadas ao X

Mais de 1.000 genes foram identificados no cromossomo X, ao passo que, acredita-se, apenas cerca de 200 estão presentes no cromossomo Y. No sexo feminino, cujas células têm duas cópias de um cromossomo X e apresentam duas cópias de cada gene do cromossomo X, enquanto o sexo masculino, com um cromossomo X e um Y, tem apenas uma cópia destes genes. No início do desenvolvimento embrionário feminino, um cromossomo X é randomicamente inativado em cada célula. Existem muitos distúrbios ligados ao X (daltonismo, distrofia muscular de Duchenne, hemofilia A) nos quais os indivíduos heterozigotos do sexo feminino apresentam apenas manifestações da doença (portadora) devido à inativação alternada do cromossomo X.

Tabela 47-4 — Doenças Autossômicas Recessivas

DOENÇA	FREQUÊNCIA	COMENTÁRIOS
Hiperplasia adrenal, congênita (CAH, deficiência da hidroxilase-21, CA21H, CYP21, citocromo P450, subfamília XXI)	1:5.000	A variação fenotípica corresponde aproximadamente a variações alélicas. A deficiência provoca virilização em mulheres. O gene está localizado no 6p21.3 dentro do complexo de HLA e dentro de 0,005 centímetros (cm) de HLA B
Fenilcetonúria (PKU, deficiência da fenilalanina hidroxilase, PAH)	1:12.000-1:17.000	Existem centenas de mutações causadoras da doença no gene PAH localizado no cromossomo 12q22-q24-1. A primeira população baseada no estudo de recém-nascidos foi um teste para PKU devido a doença ser tratável pela dieta. As mulheres com fenilalanina elevada têm bebês com dano no sistema nervoso central porque a fenilalanina alta é neurotóxica e teratogênica
Fibrose cística (CF)	1:2.500 brancos	O gene *CF regulador da condução transmembrana* (CFTR) está no cromossomo 7q31.2
Ataxia de Friedreich (FA, frataxina)	1:25.000	A frataxina é uma proteína mitocondrial envolvida no metabolismo do ferro e na respiração. O gene está no cromossomo 9q13-q21 e a mutação comum é a expansão da repetição tripla GAA localizada no primeiro *íntron* do gene. A FA não apresenta antecipação.
Doença de Gaucher, todos os tipos (deficiência de glicocerebrosidase, e deficiência de β-glicosidase) (uma doença de estocagem de lisossoma)	1:2.500 Judeus asquenazes	O gene é localizado no cromossomo 1q21. Existem muitas mutações; algumas mutações levam a doença neuropática, mas a maioria tem expressão leve. Os fenótipos correspondem aos genótipos, mas os últimos são difíceis de analisar
Doença falciforme (*locus* beta hemoglobina, mutação beta 6 glu → val)	1:625 afro-americanos	Esta é a primeira condição com um defeito molecular definido (1959). Uma única base altera o resultado na substituição de aminoácidos da valina para o ácido glutâmico na posição 6 na cadeia beta da hemoglobina, com resultado da anemia hemolítica. O gene está no cromossomo 11p15.5. A penicilina profilática reduz a morte por infecções por pneumococos nas pessoas acometidas, especialmente os lactantes.

Tabela 47-5 — Normas da Doença Hereditária Recessiva

O traço aparece nos irmãos, não nos progenitores ou sua prole

Na média, 25% dos irmãos do probante são acometidos (no momento da concepção, cada irmão tem uma chance de 25% de ser acometido)

Um irmão *normal* de um indivíduo acometido tem dois terços de chance de ser um portador (heterozigoto)

Os sexos feminino e masculino são igualmente acometidos

Os traços raros são suscetíveis a serem associados à consanguinidade parental

Os traços geralmente envolvem mutações nos genes que codificam para enzimas (p. ex., fenilalanina hidroxilase – deficiência em PKU) e são associados com doença grave e tempo de vida encurtado

PKU, fenilcetonúria.

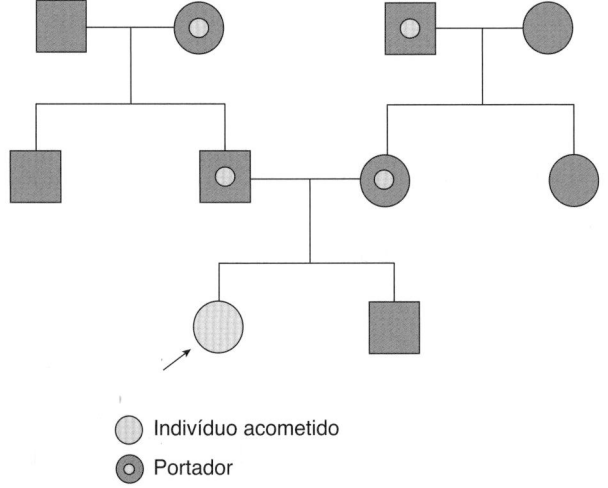

Figura 47-3 – Heredograma da família mostrando herança autossômica recessiva.

Herança Recessiva Ligada ao X

A maioria dos distúrbios que envolvem o cromossomo X são recessivos. Com apenas uma cópia do cromossomo X, os homens são mais propensos a manifestar essas doenças do que as mulheres. Cada filho nascido de uma portadora de doença recessiva ligada ao X tem uma chance de 50% de herdar aquele traço, mas nenhuma das filhas será acometida (cada filha tem uma chance de 50% de ser portadora). Um pai acometido transmite a mutação para todas as filhas, mas não ao filho; tendo recebido o cromossomo Y do pai, eles não serão acometidos (assim não há transmissão de macho para macho) (Tabela 47-6, 47-7 e Fig. 47-4).

Distrofia Muscular de Duchenne
CAPÍTULO 182.

Hemofilia A
CAPÍTULO 151.

Herança Dominante Ligada ao X

Foram descritas poucas doenças dominantes ligadas ao X. Tanto o sexo masculino como o sexo feminino são acometidos por este grupo de doenças, mas indivíduos do sexo feminino apresentam sintomas menos graves devido à inativação do cromossomo X. Este é o caso do **raquitismo resistente à vitamina D ligada ao X** (raquitismo hipofosfatêmico), uma doença em que a habilidade dos rins de reabsorver o fosfato é prejudicada. Os níveis de fosfato e o raquitismo resultante não são tão graves no sexo feminino como no sexo masculino.

Contudo, muitas doenças dominantes ligadas ao X são letais no sexo masculino. As mães acometidas podem ter filhas normais ou acometidas, mas somente filhos normais. Os filhos acometidos morrem no útero. Este é o caso da **incontinência pigmentar**, que apresenta pele com hiperpigmentação característica em forma de

Tabela 47-6 | Doenças Recessivas Ligadas ao X

DOENÇA	FREQUÊNCIA	COMENTÁRIOS
Síndrome do X frágil (FRAXA; outros nomes numerosos)	1:4.000 no sexo masculino	O gene é localizado no Xq27.3 A condição é atribuída à expansão do triplet CGG associado com a metilação (inativação) distal dos genes. As mulheres podem ter alguma expressão. A instabilidade no local pode levar ao mosaicismo tecidual; o genótipo e fenótipo dos linfócitos podem não ser correlacionados
Distrofia muscular de Duchenne (DMD, MD pseudo-hipertrófico progressivo, distrofina, variantes de Becker)	1:4.000 no sexo masculino	O gene está localizado no Xp21 O gene é relativamente grande, com 79 éxons, e mutações e deleções podem ocorrer em qualquer lugar. O produto gênico é denominado *distrofina*. A distrofina é ausente na DMD, mas anormal da MD Becker
Hemofilia A (deficiência do fator VIII, hemofilia clássica)	1:5.000-1:10.000 no sexo masculino	O gene é localizado no *locus* Xq28 O fator VIII é essencial para a coagulação sanguínea normal. O fenótipo depende do genótipo e da presença de qualquer atividade residual do fator VIII
Síndrome de Rett (RTT, autismo RTS, demência, ataxia e perda do uso proposital da mão); gene MECP2 (proteína 2 ligante do metil CpG)	1:10.000-1:15.000 nas meninas	O gene é localizado no *locus* Xq28 Essas doenças são um subgrupo do autismo. Há perda da regulação (repressão) para outros genes, incluindo aqueles na posição *trans*. A doença é letal no sexo masculino. Os casos representam novas mutações ou mosaicismo gonadal parental
Daltonismo (série deutan parcial, daltonismo verde [75%]; série protan parcial, daltonismo vermelho [25%])	1:12; no sexo masculino	O gene é localizado no Xq28 (proximal) para daltonismo deutan e no Xq28 (distal) para daltonismo protan
Adrenoleucodistrofia (ALD, XL-ALD, doença de Adison e esclerose cerebral)	Incomum	O gene está localizado no Xq28 A doença envolve um defeito na função do peroxissomo relacionado a *Acil-CoA sintetase dos ácidos graxos de cadeia muito longa* com acumulação de ácidos graxos C-26. O fenótipo é variável, de rápida progressão na infância até o início tardio e progressão lenta
Deficiência da glicose-6-fosfato desidrogenase (G6PD)	1:10 afro-americanos 1:5 judeus curdos Um heteromorfismo nesta e em outras populações	O gene está localizado no Xq28 Existem variantes numerosas em que os oxidantes causam hemólise. As variantes podem conferir resistência parcial à malária grave

Tabela 47-7 | Normas da Herança Recessiva Ligada ao X

A incidência do traço é mais alta no sexo masculino do que no feminino

O traço é transmitido pelas mulheres portadoras, que podem apresentar expressão leve dos sintomas. O gene é transmitido para a metade dos filhos, os quais são mais gravemente acometidos

Cada filho de uma mulher portadora tem a chance de uma em duas de ser acometido

O traço é transmitido dos homens acometidos para todas as suas filhas, nunca ocorrendo a transmissão de pai para filho

Como o traço pode ser passado através de múltiplas mulheres portadoras, ele pode *pular* gerações

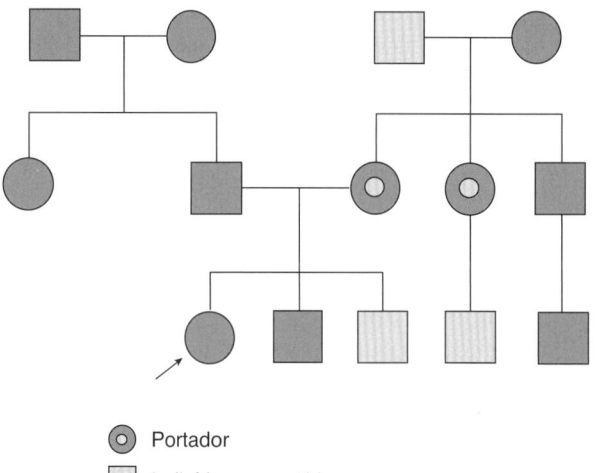

Figura 47-4 – Heredograma mostrando hereditariedade recessiva ligada ao X.

espiral que se desenvolve após uma erupção cutânea perinatal com bolhas. Os indivíduos do sexo feminino acometidos também têm envolvimento variável do sistema nervoso central, cabelo, unhas, dentes e olhos. Na **síndrome de Rett**, causada por mutações no gene *MECP2*, as meninas são normais ao nascimento, mas depois, no primeiro ano de vida, desenvolvem microcefalia e regressão no desenvolvimento e platô. Cerca de 50% dos pacientes desenvolvem convulsões. As meninas frequentemente são diagnosticadas com autismo e por volta dos 2 anos adotam uma postura *de lavar a louça* pela perda total dos movimentos voluntários.

OUTROS TIPOS DE DISTÚRBIOS GENÉTICOS
Doenças Multifatoriais

Frequentemente denominada **herança poligênica**, as doenças hereditárias multifatoriais resultam da interação entre a genética e o ambiente. Além de 20% das malformações congênitas, incluindo fissura labiopalatina e espinha bífida, as doenças mais comuns na infância e vida adulta, como asma, aterosclerose, diabetes e câncer, resultam da interação entre genes e meio ambiente. Estes distúrbios não seguem os modos de herança simples de Mendel; em vez disso, os indivíduos acometidos tendem a se aglomerar nas famílias. Estas doenças ocorrem mais frequentemente nos parentes de primeiro e segundo graus do que seria o esperado pela probabilidade e são mais propensas a serem concordantes (embora não 100%) nos gêmeos monozigóticos do que nos gêmeos dizigóticos.

Estenose Hipertrófica Pilórica

Ocorrendo em cerca de 1 em cada 300 crianças, a estenose pilórica hipertrófica (HPS) é cinco vezes mais provável de ocorrer no sexo masculino do que no feminino. Quando uma criança com HPS nasce, o risco de reincidência na prole futura é de 5 a 10% para o sexo masculino e de 1,5 a 2% para o sexo feminino. Na vida adulta, o risco de um homem acometido ter um filho acometido é aumentado de modo marcante sobre a população em geral: 4% dos filhos e 1% das filhas provavelmente serão acometidos. Ainda mais surpreendente é o risco de crianças nascidas das mulheres acometidas: 17 a 20% dos filhos e 7% das filhas serão acometidos.

A espessura do músculo pilórico pode ser distribuída ao longo de uma curva em forma de sino; a posição da curva em forma de sino é determinada por muitos fatores, incluindo a expressão de muitos genes desconhecidos. A HPS pode resultar das influências genéticas e ambientais que causam no indivíduo a queda para uma posição extrema da curva, que passa certo ponto, denominado **limiar**. Na HPS, este limiar é mais para a esquerda para os homens do que para mulheres.

Defeitos do Tubo Neural

Antes de 1998, a mielomeningocele acometia 1 a cada 1.000 nascidos vivos nos Estados Unidos. A anencefalia ocorria com uma frequência similar, embora a maioria dos bebês ou fossem natimortos ou morressem durante o período neonatal. Desde 1998, devido à suplementação dos produtos alimentares com ácido fólico, ambas as condições passaram a ser menos frequentes. Múltiplos fatores genéticos e não genéticos ditam a velocidade com que o tubo neural se fecha, conforme sequência a seguir:

1. A frequência de defeitos no tubo neural (NTDs) varia grandemente nos diferentes grupos étnicos. NTDs são mais comuns nas Ilhas Britânicas, onde, em 1990, elas ocorreram em um a cada 250 nascidos vivos, mas muito menos comuns na Ásia, onde a frequência era de um em 4.000. Estas diferenças étnicas sugerem um componente **genético**.
2. Casais das Ilhas Britânicas que se mudaram para os Estados Unidos apresentam um risco intermediário entre os riscos no Reino Unido e nos Estados Unidos, sugerindo um componente **ambiental**.
3. A ocorrência de NTDs apresenta sazonalidade. Nos Estados Unidos, é mais provável que os lactantes acometidos nasçam durante a fim do outono e início do inverno, novamente sugerindo um componente **ambiental**.
4. A suplementação periconceptual com ácido fólico tem diminuído significativamente o risco de ter um bebê com uma NTD. A influência nutricional sugere um componente **ambiental**.
5. Os pais que têm uma criança com uma NTD são 20 a 40 vezes mais propensos a ter uma segunda criança acometida; isto fornece uma evidência adicional de um componente **genético**.

Doenças com Padrões Não Usuais de Hereditariedade

Hereditariedade Mitocondrial

As células humanas contêm DNA não nuclear; um único cromossomo está presente em cada mitocôndria e mutações neste DNA estão associadas com um grupo de doenças.

O DNA mitocondrial (DNAmt), que é circular e tem 16,5 kb de comprimento, replica-se independentemente do DNA nuclear. Envolvido na produção de energia usada para a célula funcionar, o DNAmt codifica para poucas proteínas da cadeia respiratória (a maioria das proteínas são codificadas pelo DNA nuclear) e para um grupo de RNA de transferência únicos para a síntese proteica mitocondrial. Virtualmente todas as mitocôndrias são fornecidas pelo oócito, o que significa que o DNAmt é derivado da mãe. Uma mulher com uma mutação no DNAmt passa esta mutação para todos os filhos. Mais de uma população de mitocôndria pode estar presente no oócito, um fenômeno denominado **heteroplasmia**. A mutação no DNAmt pode estar presente em poucas ou muitas mitocôndrias. Quando o ovo fertilizado se divide, as mitocôndrias são distribuídas randomicamente. A presença dos sintomas na prole, e a sua gravidade, depende da proporção de DNAmt mutantes e normais presentes em um tecido em particular. Se a abundância de mitocôndrias mutantes existe nos tecidos que têm alto requerimento energético (cérebro, músculo e fígado), ocorrem sintomas clínicos. Quando poucas mitocôndrias mutantes estão presentes, poucos sintomas clínicos podem ser observados.

A encefalomiopatia mitocondrial com acidose láctica e episódios semelhantes a acidente vascular cerebral (**MELAS**) é um exemplo de distúrbio mitocondrial. Normais no início da infância, os indivíduos acometidos pela MELAS desenvolvem episódios de vômito, convulsões e danos cerebrais recorrentes que se assemelham ao acidente vascular cerebral entre os 5 e os 10 anos. Em 80% dos casos, a análise do DNAmt revela uma mutação específica (A3242G) no *MTTL1*, um gene que codifica para um RNA de transferência mitocondrial.

Em famílias em que ocorre MELAS, uma variedade de sintomas é observada nos parentes em primeiro grau, incluindo **oftalmoplegia externa progressiva**, perda auditiva, cardiomiopatia e diabetes melito. Embora toda a prole de uma mulher portadora de uma mutação seja acometida, devido à heteroplasmia, a gravidade da doença varia, dependendo da porcentagem de mitocôndria com mutação que está presente.

Dissomia Uniparental

A avaliação de uma criança com dissomia uniparental (UPD) revela um cariótipo normal. Contudo, os marcadores cromossômicos para um cromossomo particular são idênticos aos marcadores encontrados nos cromossomos maternos ou paternos do paciente (mas não em ambos). Na UPD, o indivíduo herda duas cópias de um cromossomo de um dos pais e nenhuma cópia do outro progenitor.

Provavelmente a UPD ocorre devido a poucos mecanismos, mas como o resultado mais comum de um mecanismo de *resgate* espontâneo. No momento da concepção, através da não disjunção, o ovo fertilizado é trissômico para um cromossomo em particular, com duas cópias de um cromossomo de um dos progenitores e uma cópia do cromossomo do outro progenitor; conceptos com trissomia muitas vezes abortam no início do desenvolvimento. Fetos com UPD sobrevivem devido à perda espontânea de uma das três cópias do cromossomo acometido. Se um único cromossomo de um progenitor é perdido, o paciente tem UPD.

Uma explicação alternativa envolve a monossomia para um cromossomo em vez de trissomia. Tendo o concepto, no momento da concepção, herdado somente uma única cópia do cromossomo, a duplicação espontânea deste único cromossomo iria levar a UPD.

Síndromes de Angelman e Prader-Willi

A **síndrome de Prader-Willi (PWS)**, que ocorre em aproximadamente 1 em cada 10.000 lactentes, é caracterizada por hipotonia que se inicia no período pré-natal; atraso de crescimento pós-natal; uma aparência característica, incluindo olhos em forma de amêndoas e mãos e pés pequenos; deficiência no desenvolvimento; hipogonadismo hipogonadotrópico; e obesidade após a infância. No início da vida, as crianças acometidas são tão hipotônicas que não conseguem consumir calorias suficientes para manter o peso. Invariavelmente, a alimentação nasogástrica é necessária e a falência do crescimento é comum. Durante o primeiro ano de vida, a tonicidade muscular melhora e a criança desenvolve um apetite voraz. Cerca de 60 a 70% dos indivíduos com PWS têm uma pequena deleção no cromossomo 15 (15q11). Nos indivíduos sem deleção, 20% tem UPD no cromossomo 15.

A **síndrome de Angelman (AS)** é uma condição com retardo mental de moderado a grave, ausência de fala, movimentos atáxicos de braços e pernas, aparência craniofacial característica e doença convulsiva caracterizada por risada inapropriada. A AS também é caracterizada por uma deleção na região 15q11 em 70% dos indivíduos acometidos; a UPD para o cromossomo 15 pode ser demonstrada em aproximadamente 10% dos pacientes com AS.

Quando uma deleção ocorre no cromossomo 15 paterno, os indivíduos acometidos têm PWS, enquanto a AS resulta de uma deleção somente no cromossomo 15 materno. Quando a UPD é responsável, a UPD materna resulta em PWS, enquanto a UPD paterna resulta em AS. Para resumir, se uma cópia do cromossomo paterno 15q11.2 está faltando, ocorre PWS; se o cromossomo materno 15q11.2 está faltando, resulta em AS.

Este fenômeno é explicado por *imprinting* **genômico**. O *imprinting* é um fenômeno **epigenético**, uma alteração não hereditária no DNA que causa alteração na expressão gênica baseada na origem parental do gene. A PWS é causada por uma deficiência no produto proteico do gene *SNRPN* (ribonucleoproteína nuclear pequena). Embora presente tanto nos cromossomos derivados maternalmente quanto paternalmente do cromossomo 15, o *SNRPN* é expresso somente no cromossomo derivado paternalmente. A expressão é bloqueada no cromossomo materno porque as bases da janela de leitura encontram-se metiladas; esta alteração física no DNA previne a expressão gênica. A PWS ocorre sempre que o cromossomo paterno 15 está faltando, tanto por deleção quanto por UPD.

A AS resulta da falta da expressão da proteína ubiquitina ligase E3A (*UBE3A*), um segundo gene na região do cromossomo 15q11.2. A *UBE3A* é normalmente expressa somente no cromossomo 15 derivado maternalmente. Embora presente no cromossomo 15 paterno, a *UBE3A* é metilada e a expressão gênica é bloqueada. Desta forma, se tanto a região crítica do cromossomo materno 15 for deletada, quanto estiver presente UPD paterna, o indivíduo irá manifestar sintomas da AS.

Expansão de um Trinucleotídeo Repetido

Mais de 50% do DNA humano aparecem como sequências repetidas, duas ou três bases repetidas várias vezes. Os distúrbios causados pela expansão de trinucleotídeos repetidos incluem a **síndrome do X frágil, doença de Huntington, distrofia miotônica, ataxia de Friedreich** e **ataxias espinocerebelares**. Embora um aumento no número das três bases repetidas esteja no coração de cada distúrbio, o mecanismo molecular difere.

A **síndrome do X frágil (FRAX)**, que ocorre com uma frequência aproximada de uma em cada 2.000 crianças, é a causa mais comum da inabilidade intelectual hereditária. As características incluem os achados craniofaciais característicos (cabeça grande, testa, mandíbula e orelhas proeminentes); macro-orquidismo com volume testicular duas vezes o normal na idade adulta; um distúrbio do tecido conjuntivo leve, incluindo frouxidão articular, tuba auditiva patulosa (aberta) e prolapso da válvula mitral; perfil neurocomportamental característico, incluindo inabilidade intelectual (variando de leve a profunda) e transtornos do espectro do autismo.

A clonagem posicional na região Xq27 identificou uma região de repetição triplet composta de uma citosina e dois resíduos de guanina (CGG). Estas repetições ocorrem em uma ilha CpG, uma parte da região promotora de um gene que tem sido chamado *FMR1*. Os indivíduos normais que não têm histórico familiar de FRAX têm de zero a 45 repetições CGG (a maioria tem entre 25 e 35). Nos indivíduos com FRAX, o número de repetições é maior que 200; diz-se que tais pessoas têm uma *mutação total*. Entre estas duas categorias, um terceiro grupo tem entre 56 e 200 repetições; sempre fenotipicamente normais, estes indivíduos são **portadores de pré-mutação**.

A FRAX resulta de uma falha na expressão de FMRP, o produto proteico do gene *FMR1*. A "proteína do retardo mental do X Frágil" (FMRP) transporta o RNAm entre o núcleo e o citoplasma no sistema nervoso central e outras áreas (p. ex., testículos e desenvolvimento) durante o início do desenvolvimento embrionário. Embora a FMRP seja produzida em indivíduos não afetados e em portadores pré-mutação, naqueles com mutação total a transcrição da proteína FMRP é bloqueada porque o grande número de repetições do CGG na ilha de CPG se torna metilada (um fenômeno epigenético). Assim, a FRAX ocorre como consequência de uma **mutação com perda de função** – a falha de expressão da FMRP devido à metilação da sequência promotora.

Nos portadores de pré-mutação do sexo feminino, pode ocorrer durante a gametogênese uma expansão no número de repetições da pré-mutação para a extensão da mutação total. Não se conhece a causa desta expansão. Embora estas mulheres não tenham sintomas ou sinais de FRAX, as portadoras da pré-mutação podem manifestar falência ovariana prematura e/ou uma condição neurológica conhecida como síndrome do tremor/ataxia do X frágil mais tarde na vida.

AGENTES TERATOGÊNICOS

Aproximadamente 6,5% de todos os defeitos ao nascimento são atribuídos a teratógenos – agentes químicos, físicos ou biológicos que têm potencial para danificar o tecido embrionário e resultar em malformações congênitas. Agentes conhecidos como teratogênicos incluem fármacos (prescritos e não prescritos); infecções intrauterinas (rubéola); doenças maternas, como diabetes melito; e substâncias ambientais, como álcool e metais pesados. O conhecimento de agentes teratogênicos e de seus efeitos no feto em desenvolvimento é importante, pois a limitação da exposição a estes agentes é uma maneira efetiva de prevenir defeitos ao nascimento (Caps. 58, 59 e 60).

Infecções Maternas
A rubéola foi a primeira infecção materna conhecida a causar um padrão de malformações nos fetos acometidos no útero. O citomegalovírus, *Toxoplasma gondii*, o herpes-vírus *simplex* e a varicela são potencialmente teratogênicos adicionais nas infecções no útero (Cap. 66).

Doença Materna
O diabetes melito e a fenilcetonúria materna podem resultar em anomalias congênitas no feto. O controle estrito destas desordens antes e durante a gestação protege a criança em desenvolvimento (Cap. 59).

Fármacos e Químicos
Desordem do espectro alcóolico fetal, que ocorre em 10-20 a cada 1.000 crianças, pode ser a síndrome teratogênica mais comum. As características incluem deficiência no crescimento pré-natal e pós-natal, deficiências de desenvolvimento, microcefalia, anomalias esqueléticas e cardíacas e uma aparência facial característica. Para causar a síndrome alcóolica fetal em pleno desenvolvimento, mulheres grávidas precisam ingerir bebidas alcoólicas durante a gravidez. Menos consumo durante toda a gestação ou parte dela irá levar a sintomas mais leves.

Varfarina, ácido retinoico e fenitoína são agentes teratogênicos adicionais (Cap. 59).

Radiação
A exposição a altas doses de radiação durante a gestação em Hiroshima e Nagasaki, no Japão, mostrou aumento da taxa de abortos espontâneos e resultou em crianças nascidas com microcefalia, retardo mental e malformações esqueléticas. Estima-se que a exposição para causar estes efeitos seja de aproximadamente 25 rad. *A dose dos exames diagnósticos radiológicos de rotina está na faixa do milirrad.*

Capítulo 48
AVALIAÇÃO GENÉTICA

Os indivíduos enviados a um geneticista devido a uma suspeita de uma doença genética são referidos como **probantes**; os indivíduos que chegam para aconselhamento genético são **consultantes**. A referência para avaliação genética pode ser feita para uma ampla variedade de razões e em diferentes fases da vida (do feto, recém-nascido, na infância, na gravidez).

ACONSELHAMENTO ANTES DA CONCEPÇÃO E PRÉ-NATAL
Fatores Familiares
As famílias com parentes acometidos por doenças genéticas podem necessitar de esclarecimentos a respeito de como a doença é transmitida. O padrão de herança e o risco de ter uma criança acometida podem ser discutidos com um geneticista.

Em algumas culturas é comum os parentes se relacionarem sexualmente. Essa **consanguinidade** não aumenta a probabilidade de a prole ter qualquer doença genética em particular, mas pode haver uma chance aumentada de que a criança possa nascer com uma condição autossômica recessiva (AR) rara, pelo fato do gene mutado segregado na família. Geralmente quanto mais genes mutados em comum, maior o risco de a prole apresentar uma doença AR. O risco de primos em primeiro grau terem uma criança com uma doença AR é de 1 em 64. Nos casais avaliados, é importante determinar a qual grupo étnico eles pertencem para testar as condições comumente encontradas naquele grupo.

Screening
É comum que os casais sejam estudados para desordens que podem comumente ocorrer no seu grupo étnico particular. As pessoas de origem judaica Ashkenazi podem optar por verificar a heterozigocidade num painel de distúrbios AR, incluindo a doença de Tay-Sachs, doença de Niemann-Pick, a síndrome de Bloom, a doença de Canavan, a síndrome de Gaucher, a fibrose cística, a anemia de Fanconi e disautonomia familiar. As pessoas com ancestrais afro-americanos podem optar ser estudadas para a anemia falciforme. As pessoas cujos ancestrais são originários do Mediterrâneo podem ser avaliadas para a talassemia.

Historicamente, os estudos pré-natais envolvem o teste do soro materno para a α-fetoproteína (AFP), uma proteína secretada durante a vida fetal pelo fígado, trato gastrointestinal e saco vitelino. Parte da AFP cruza a placenta e entra na circulação materna. Embora o estudo do soro materno tenha sido inicialmente usado para detectar os altos níveis de AFP associados aos defeitos do tubo neural (NTDs) e à ruptura de tegumento fetal, tais como onfalocele ou gastrosquises, baixos níveis de AFP, foram associados à aneuploidia fetal. Aproximadamente em 50% dos fetos com trissomias autossômicas (Síndrome de Down, trissomia do 18, trissomia do 13) serão detectados pelos baixos níveis séricos maternos da AFP. Três outras proteínas – estriol não conjugado (uE3), inibina A e gonadotrofina coriônica (HCG) – foram adicionadas ao estudo sérico materno para criar o **teste quádruplo**. A adição destes componentes aumenta a taxa de detecção em cerca de 80%.

O teste quádruplo é feito no segundo trimestre. Durante o primeiro trimestre, a medição de uma coleção fluida da parte posterior do pescoço do feto em desenvolvimento é denominada translucência nucal. Um aumento na translucência nucal é um marcador para anormalidades cromossômicas bem como para anormalidades genéticas e estruturais no feto. Essa associação fornece um marcador não invasivo para o primeiro trimestre. Uma vez que a normalidade da medida da translucência nucal foi considerada, a taxa de detecção de aneuploidias se aproximou de 70%.

Os testes para anormalidades nos dois primeiros trimestres, β-HCG livre e PAPP-A (proteínas plasmáticas associadas à gravidez) reforçaram o rastreamento de primeiro trimestre para uma taxa de detecção de quase 90%.

Embora o risco de não disjunção que resulta em aneuploidia aumente à medida que a mulher fica mais velha (e mais ainda para as com mais de 35 anos), todas as mulheres grávidas devem ser orientadas individualmente quanto ao seu risco para aneuploidia e outras anormalidades fetais. A combinação da triagem do primeiro e segundo trimestres em conjunto com a idade das mulheres produz um fator de risco individualizado. É importante enfatizar que as triagens do primeiro e do segundo trimestres são apenas testes para identificar o risco aumentado. Se esse risco é alto ou há uma preocupação a respeito de anormalidades fetais a partir do histórico familiar, do ultrassom ou de testes séricos, então testes mais definitivos, como amostra do vilo coriônico (CVS, *chorionic villus sampling*) ou amniocentese, são oferecidos como testes posteriores. Geralmente as células fetais são testadas para anormalidades cromossômicas por técnicas de citogenética, mas o uso de *microarray* cromossômico está se tornando mais comum. Os testes bioquímicos para uma história familiar conhecida de distúrbio metabólico hereditário também podem ser realizados nas células fetais, do mesmo modo que testes moleculares para mutações familiares para as doenças conhecidas.

Historicamente, os testes séricos têm exigido o uso de testes invasivos para confirmar os resultados. Como o teste invasivo carrega um risco pequeno, mas real de aborto, muitas mulheres não se mostravam dispostas a se submeter a uma amniocentese ou à CVS. Havia a necessidade de um teste definitivo não invasivo, em que um risco para o feto é negligenciável. Recentemente, a busca de testes não invasivos tem sido bem-sucedida.

O diagnóstico pré-natal usando o DNA fetal nas células livres do sangue materno oferece a perspectiva de detectar trissomias nos fetos usando nada mais do que uma simples amostra do sangue materno. Embora ainda esteja no estágio de pesquisa, essa técnica está sendo testada em gestações de alto risco.

É desejável que as gestantes realizem um *ultrassom de triagem* com 18 semanas de gestação. Neste, é realizada uma varredura anatômica para procurar anomalias congênitas. São examinados cérebro, coração, rins, pulmões e medula espinal.

Fatores Maternos

A presença de doença materna aguda ou crônica durante a gestação pode levar a complicações no feto em desenvolvimento. As condições crônicas podem expor o feto a medicações maternas que são potencialmente teratogênicas. Doenças agudas, como a varicela, doença de Lyme e citomegalovírus, expõem o feto a agentes infecciosos que podem causar defeitos congênitos. Outros fatores, como o fumo materno, o uso de álcool e a exposição materna a radiação ou a produtos químicos, também podem demandar o aconselhamento genético.

Pós-natal – Recém-nascido e Lactante

Dois a quatro porcento dos recém-nascidos têm uma anormalidade genética ou um defeito congênito. Esta definição ampla de um defeito congênito inclui não somente as malformações visíveis, mas também defeitos funcionais que podem não ser aparentes ao nascimento.

Os defeitos congênitos têm um impacto significativo na morbidade e na mortalidade na infância. Quase 11% das mortes na infância podem ser devidas a causa genética. Quando os fatores genéticos que contribuem para as mortes na infância são considerados, esse número aumenta para quase 25%. Um recém-nascido ou um lactante podem ser examinados por um geneticista pelos mais diferentes achados, incluindo a presença de malformação, resultados anormais dos testes de rotina de triagem neonatal, anormalidades no crescimento (p. ex., falha em ganhar peso, aumento de estatura ou crescimento anormal da cabeça), retardo no desenvolvimento, cegueira ou surdez, além da existência de um histórico familiar para doença genética ou anormalidade cromossômica (como resultado de um teste pré-natal) ou pela presença de uma doença genética ou anormalidade cromossômica na criança.

Adolescente e Adulto

Os adolescentes e adultos podem ser vistos por um geneticista para a avaliação de uma desordem genética que tem início tardio. Algumas doenças neurodegenerativas, como a doença de Huntington e a atrofia muscular espinal de início na vida adulta, apresentam-se mais tarde na vida. Algumas formas de cegueira hereditária (doenças degenerativas retinais) e surdez (síndrome de Usher, neurofibromatose do tipo 2) podem não apresentar sintomas significativos até a adolescência ou o início da vida adulta. A consulta genética também pode ser solicitada em razão de um histórico familiar conhecido como **síndrome de câncer hereditário** (câncer de mama, tireoide, cólon e ovários). Essas consultas têm também o objetivo de determinar se o paciente apresenta mutações para uma dessas síndromes e por isso sob risco para desenvolver certos tipos de câncer. O histórico familiar conhecido ou a história pessoal de um distúrbio cromossômico ou anormalidade genética pode justificar testes antes do planejamento da gravidez.

ABORDAGEM GERAL DOS PACIENTES
Histórico Familiar

Geralmente um heredograma é desenvolvido para auxiliar na visualização dos vários padrões de hereditariedade. Responder as questões sobre a família auxilia a determinar se há um distúrbio autossômico dominante, AR, ligado ao X ou esporádico. Quando uma criança é acometida de um novo início de uma doença AD, é necessário examinar os pais para checar a presença de manifestações. Se os pais não são acometidos, mais provavelmente a condição da criança é o resultado de uma nova mutação; o risco de recorrência é extremamente baixo (embora não chague a 0, devido à possibilidade de mosaicismo em um dos pais). Quando um dos pais é acometido (mesmo que levemente, devido a penetrância variável), o risco de recorrência aumenta para 50%. Nos distúrbios ligados ao X, o foco é no histórico familiar materno para determinar se há um risco suficientemente significativo para justificar o teste.

As questões a respeito da idade do casal são importantes para determinar o risco relacionado à idade materna para anormalidades cromossômicas e à idade paterna para novas mutações que conduzem a AD e distúrbios ligados ao X. Um histórico de mais de dois abortos espontâneos aumenta o risco de que um dos pais tenha uma translocação equilibrada e de que os abortos espontâneos sejam devidos a anomalias cromossômicas no feto.

Gestação

Durante uma consulta de pré-natal é importante colher informações a respeito da gravidez (Caps. 58, 59 e 60). O histórico materno de condição médica crônica, tal como convulsões ou diabetes, tem consequências conhecidas sobre o feto. A medicação utilizada na gravidez pode ser teratogênica; a exposição da gestante a produtos químicos tóxicos (relacionados ao trabalho) ou uso de álcool, cigarros ou drogas de abuso pode ter efeitos graves no desenvolvimento do feto. A infecção materna durante a gestação com varicela, *Toxoplasma*, citomegalovírus e parvovírus B19, entre outros, tem sido apontada como causa de malformações no feto.

O seguimento é necessário, se a amniocentese ou CVS revelar resultados anormais. O ultrassom fetal pode detectar uma malformação que orienta para o seguimento do bebê após o nascimento. Frequentemente a hidronefrose é detectada no pré-natal. Esses bebês necessitam de repetir o ultrassom após o nascimento.

Parto e nascimento
Um bebê prematuro provavelmente apresentará mais complicações do que um bebê a termo. Um bebê pode ser pequeno, adequado ou grande para sua idade gestacional; com cada uma destas hipóteses com implicações para a criança (Caps. 58, 59 e 60). Geralmente, o achado de um bebê pequeno para a idade gestacional pode ser sugestivo de exposição a um teratogênico ou da presença de uma anormalidade cromossômica.

Histórico Médico
Crianças com erros inatos do metabolismo podem frequentemente apresentar sintomas intermitentes com hospitalizações múltiplas devido a desidratação e vômito. As crianças com distúrbios neuromusculares podem ter um período normal seguido pelo aumento da fraqueza ou ataxia. As crianças com doenças degenerativas mitocondriais e lisossômicas, tais como as mucopolissacaridoses, frequentemente apresentam tem infecções recorrentes de ouvido e podem desenvolver apneia noturna.

Desenvolvimento
Muitas doenças genéticas são associadas a deficiências no crescimento. Contudo, o início da deficiência pode não estar sempre presente a partir do período de neonatal; muitos erros inatos do metabolismo, incluindo as doenças de depósito, causam manifestações no desenvolvimento após um período de desenvolvimento normal (Caps. 7 e 8). Alguns distúrbios de início na vida adulta não apresentam sintomas até a adolescência ou mais tarde. A verificação de dificuldades escolares é importante. O tipo de problema no aprendizado, a idade de início e a ocorrência de melhora com intervenção ou declínio continuado são importantes para a avaliação apropriada.

Exame Físico
Um exame físico cuidadoso e completo é necessário para todos os pacientes com sinais, sintomas ou suspeita de doença genética. Às vezes, pistas sutis podem levar a um diagnóstico insuspeito. Características sugestivas de uma síndrome são discutidas em mais detalhe no Capítulo 50.

Avaliação Laboratorial
Análise Cromossômica
O material cromossômico de um indivíduo, conhecido como cariótipo, pode ser analisado utilizando-se células com potencial para se dividir. Na pediatria, os linfócitos obtidos do sangue periférico são a origem comum para tais células; células obtidas da aspiração da medula óssea, biópsia de pele (fibroblastos), ou, pré-natalmente, do fluido amniótico ou da vilosidade coriônica também podem ser usadas. As células são colocadas em um meio de cultura e estimuladas a crescer, a sua divisão é parada tanto na metáfase quanto na prófase, os slides são realizados, a coloração com Giemsa ou outros corantes é feita, para em seguida se analisarem os cromossomos.

Na metáfase, os cromossomos são curtos, achatados e fáceis de contar. A análise na metáfase deve ser pedida no caso de crianças cujas características sugerem uma síndrome de aneuploidia conhecida, como a trissomia ou a monossomia. Os cromossomos analisados na prófase são longos, finos e prolongados; a análise fornece muito mais detalhes do que os observados nas preparações da metáfase. A análise na prófase deve ser solicitada nos indivíduos com múltiplas anomalias congênitas sem um distúrbio óbvio.

Hibridização *In Situ* Fluorescente
A hibridização in situ fluorescente (FISH, *fluorescent in situ hybridization*) permite a identificação da presença ou ausência de uma região específica do DNA. Uma sonda de DNA complementa uma região específica é desenvolvida e um marcador fluorescente é ligado. A sonda é incubada com células do sujeito e observada em um microscópio. A sonda ligada fluoresce, permitindo a contagem do número de cópias do segmento de DNA em questão. Esta técnica é útil nas síndromes de Prader-Willi e de Angelman, nas quais ocorre uma deleção em um segmento do 15q11.2, e na síndrome velocardiofacial (DiGeorge), a qual está associada a uma deleção do 22q11.2.

Hibridização Genômica Comparativa por Microarray
A hibridização genômica comparativa por *microarray* (array CGH) tem suplantado a análise pela prófase nos casos em que se suspeita de uma deleção ou duplicação cromossômica súbita (variação do número de cópias). No array CGH o DNA do indivíduo estudado e um controle normal são submetidos a marcadores fluorescentes e hibridizados com milhões de sondas como no FISH para sequências espalhadas por todo o genoma. As sondas são derivadas de genes conhecidos e regiões não codificantes. Pela análise da razão da intensidade do marcador fluorescente em cada ponto, é possível determinar se o indivíduo em questão tem qualquer diferença no número de cópias quando comparado com o DNA controle.

Análise Direta do DNA
A análise direta do DNA permite a identificação de mutações em um número crescente de distúrbios. Usando a reação da cadeia da polimerase, o gene específico em questão pode ser amplificado e analisado. O website www.genetest.org lista distúrbios nos quais a análise direta do DNA está disponível e identifica os laboratórios que realizam tais testes.

Capítulo 49

DISTÚRBIOS CROMOSSÔMICOS

Os erros que ocorrem na meiose durante a produção dos gametas podem levar a anormalidades na estrutura ou no número dos cromossomos. As síndromes causadas pelas anormalidades cromossomais incluem a trissomia do 21 (síndrome de Down ou SD), trissomia do 13, trissomia do 18, síndrome de Turner (ST) e síndrome de Klinefelter (SK), bem como duplicações cromossômicas mais raras, deleções ou inversões.

As anormalidades cromossômicas ocorrem aproximadamente em 8% dos ovos fertilizados, mas em somente 0,6% dos bebês nascidos vivos. Cinquenta por cento dos abortos espontâneos têm anormalidades cromossômicas, sendo a mais comum a 45,X (ST), com uma estimativa de que 99% dos fetos 45,X são abortados espontaneamente. A taxa de perda fetal para SD, a mais viável das aneuploidias autossômicas, aproxima-se de 80%. A maioria das outras anormalidades cromossômicas também afeta a viabilidade fetal de maneira adversa. Em recém-nascidos e outras crianças, as características que sugerem a presença de uma anomalia cromossômica incluem baixo peso ao nascer (pequeno para a idade gestacional), insuficiência de crescimento, atraso no desenvolvimento, bem como a presença de três ou mais malformações congênitas.

ANORMALIDADES NO NÚMERO (ANEUPLOIDIA)

Durante a meiose ou mitose, a falha de um par de cromossomos em se separar apropriadamente resulta em não disjunção. A **aneuploidia** é uma alteração no número de cromossomos que resulta da não disjunção. Uma célula pode ter um (**monossomia**) ou três (**trissomia**) cópias de um cromossomo em particular.

Trissomias
Síndrome de Down

SD é a anormalidade do número de cromossomos mais comum. Ela ocorre em 1 a cada 1.000 nascidos vivos. A maioria dos casos (92,5%) é devido à não disjunção; em 68%, o evento não disjuncional ocorre na fase I da meiose materna, onde há três cópias do cromossomo 21 (trissomia do 21); usando a nomenclatura citogenética padrão, a trissomia do 21 é designada 47,XX,+21 ou 47,XY,+21. Em 4,5% dos casos, um cromossomo extra é arte de uma **translocação robertsoniana**, a qual ocorre quando os braços longos (q) de dois cromossomos acrocêntricos (números 13, 14, 15, 21 ou 22) se fundem nos centrômeros e os braços curtos (p), contendo cópias do RNA ribossomal, são perdidos. A translocação robertsoniana mais comum que leva ao SD envolve os cromossomos 14 e 21; a nomenclatura padrão é 46,XX,t(14q21q) ou 46,XY,t(14q21q). Os pais de crianças SD com translocações devem ter um cariótipo para excluir uma translocação equilibrada.

Em aproximadamente 1 a 2% das crianças com SD ocorre **mosaicismo**. Estes indivíduos têm duas populações celulares: um com trissomia do 21 e um com cromossomo complementar normal. O mosaicismo resulta tanto de um evento não disjuncional que ocorre após a fertilização e após algumas poucas divisões celulares como de um **resgate trissômico**. A perda desta aneuploidia retorna a célula para 46,XX ou 46,XY. Em ambos os casos, o indivíduo é referido como um mosaico para estas duas populações celulares e é designado por 47,XX,+21/46XX ou 47,XY,+21/46,XY. Embora seja amplamente acreditado que os indivíduos com mosaicismo SD são acometidos de maneira mais leve, existe uma ampla variedade nos achados clínicos.

As crianças com SD são mais provavelmente diagnosticadas no período recém-nascido. Essas crianças tendem a ter peso e comprimento normais, mas são hipotônicas. A aparência facial característica, com braquicefalia, occipital achatado, hipoplasia da face média, ponte nasal achatada, fissuras palpebrais inclinadas para cima, dobras epicantais e grande língua protuberante, é evidente no nascimento. Os lactentes também têm mãos curtas amplas, frequentemente com uma única prega transversal palmar e uma grande diferença entre o primeiro e segundo dedos. A hipotonia grave pode causar problemas de alimentação e atividade diminuída.

Aproximadamente 50% das crianças com SD têm **doença cardíaca congênita**, incluindo canal atrioventricular, defeitos do septo ventricular e do septo atrial e doença valvular. Aproximadamente 10% dos recém-nascidos com SD têm **anomalias do trato gastrointestinal**. Os três defeitos mais comuns são atresia duodenal, pâncreas anular e atresia anal.

Foi encontrado que 4 a 18% dos recém-nascidos com SD têm hipotireoidismo congênito, o qual é identificado como parte do programa de testes do recém-nascido. O hipotireoidismo adquirido é um problema mais comum. O teste de função da tireoide deve ser monitorado periodicamente durante a vida da criança.

A policitemia ao nascimento (níveis do hematócrito >70%) é comum e pode necessitar de tratamento. Algumas crianças com SD apresentam uma reação leucemoide, com elevação da contagem das células brancas do sangue. Embora se assemelhe com a leucemia congênita, trata-se de uma condição autolimitada, que se resolve por conta própria durante o primeiro mês da vida. No entanto, as crianças com síndrome de Down também apresentam risco aumentado para leucemia, da ordem de 10 a 20 vezes se comparado com indivíduos sem SD. Nas crianças menores de 2 anos com SD, o tipo de leucemia geralmente é a megacarioblástica aguda; nos indivíduos mais velhos do que 3 anos, os tipos de leucemia são similares àqueles de outras crianças, com a leucemia linfoblástica aguda sendo o tipo predominante.

Crianças com SD são mais suscetíveis a infecção, mais propensas a desenvolver catarata e aproximadamente 10% têm instabilidade atlantoaxial, uma distância aumentada entre a primeira e segunda vértebras cervicais que pode predispor a lesão da coluna espinal. Muitos indivíduos com mais de 35 anos desenvolvem características similares ao Alzheimer.

O risco de recorrência para os pais que tiveram uma criança com SD depende dos achados citogenéticos da criança. Se a criança tem trissomia do 21, o risco empírico de recorrência é de 1% (adicionado ao risco idade-específico para mulheres acima dos 40 anos; após os 40, o risco idade-específico sozinho é utilizado para as gestações subsequentes). Se a criança tem uma translocação robertsoniana, a análise cromossômica de ambos os pais deve ser realizada. Em aproximadamente 65% dos casos, a translocação é encontrada como tendo surgido novamente (ou seja, de forma espontânea, com ambos os pais com cariótipo normal), e, em 35% dos casos, um dos pais tem uma translocação balanceada. O risco de recorrência depende de qual dos pais é o portador: se a mãe é a portadora, o risco é de 10 a 15%; se o pai é o portador, o risco de recorrência é de 2 a 5%.

Trissomia do 18

A trissomia do 18 (47,XX,+18 ou 47,XY,+18) é a segunda causa mais comum de trissomia autossômica, ocorrendo em aproximadamente 1 em 7.500 nascidos vivos. Mais de 95% dos conceptos com trissomia do 18 são abortados espontaneamente no primeiro trimestre. Geralmente a trissomia do 18 é letal; menos do que 10% dos lactentes acometidos sobrevivem até o primeiro aniversário. A maioria dos lactentes com trissomia do 18 é pequena para a idade gestacional. As características clínicas incluem hipertonia, occipital proeminente, micrognatia, baixa implantação de orelhas,

Tabela 49-1	Possíveis Achados Clínicos na Trissomia do 13 e Trissomia do 18	
	TRISSOMIA DO 13	TRISSOMIA DO 18
Cabeça e face	Defeitos do couro cabeludo (p. ex., aplasia da pele) Microftalmia, anormalidades da córnea Fissura labiopalatina em 60-80% dos casos Microcefalia Fronte inclinada Holoprosencefalia (arrinocefalia) Hemangiomas capilares Surdez	Aparência pequena e prematura Fendas palpebrais apertadas Nariz estreito e asa do nariz hipoplástica Diâmetro bifrontal estreito Occipital proeminente Micrognatia Fissura labial ou palatina
Tórax	Doença cardíaca congênita (p. ex., VSD, PDA e ASD) em 80% dos casos Costelas posteriores finas (ausência de costelas)	Doença cardíaca congênita (p. ex., VSD, PDA e ASD) Esterno curto, mamilos pequenos
Extremidades	Sobreposição dos dedos dos pés e das mãos (clinodactilia) Polidactilia Unhas hipoplásicas Unhas hiperconvexas	Abdução limitada do quadril Dedos sobrepostos (clinodactilia); índice sobre o terceiro, o quinto sobre o quarto Pé em "mata-borrão" Unhas hipoplásicas
Geral	Atraso importante no desenvolvimento e retardo no crescimento pré-natal e pós-natal Anormalidades renais Projeções nucleares nos neutrófilos Somente 5% vivem > 6 meses	Atraso importante no desenvolvimento e retardo no crescimento pré-natal e pós-natal Nascimento prematuro, poli-hidrâmnio Hérnia inguinal ou abdominal Somente 5% vivem > 1 ano

ASD, defeito do septo atrial; PDA, ducto arterial patente; VSD, defeito septal ventricular.

que podem ser malformadas, esterno curto, pé em mata-borrão, unhas hipoplásicas e apertamento característico dos punhos – o segundo e quinto dígitos se sobrepõem ao terceiro e quarto dígitos (Tabela 49-1).

Trissomia do 13

A terceira causa mais comum das trissomias, a trissomia do 13 (47,XX,+13 ou 47,XY,+13), ocorre em 1 em 12.000 nascidos vivos. Geralmente é fatal no primeiro ano de vida; somente 8,6% dos lactentes sobrevivem além do seu primeiro aniversário.

Os lactentes com trissomia do 13 apresentam numerosas malformações (Tabela 49-1). Estes lactentes são pequenos para a idade gestacional e microcefálicos. Defeitos da linha medial facial como ciclopia (órbita única), cebocefalia (narina única) e lábio leporino e fenda palatina são comuns, assim como anomalias do sistema nervoso central da linha média, como holoprosencefalia alobar. A fronte geralmente é inclinada, as orelhas muitas vezes são pequenas e malformadas e pode ocorrer a microftalmia ou anoftalmia. É comum a polidactilia pós-axial das mãos, assim como pés tortos ou pés mata-borrão. Hipospadia e criptorquidismo são comuns em meninos, enquanto as meninas geralmente têm hipoplasia dos pequenos lábios. A maioria dos lactentes com trissomia do 13 também tem doença cardíaca congênita. Muitos lactentes com esta condição têm uma falha cutânea no couro cabeludo ao longo da região occipital chamada **aplasia cutânea congênita**; quando visto em conjunto com polidactilia e alguns ou todos os dados dos achados faciais, esta descoberta é essencialmente patognomônica para o diagnóstico de trissomia 13.

Síndrome de Klinefelter

Ocorrendo em 1 em 500 nascimentos do sexo masculino, SK é a causa genética mais comum de hipogonadismo e infertilidade nos homens. Ela é causada pela presença de um cromossomo X extra (47,XXY) (Cap. 174). O cromossomo X extra surge de uma não disjunção tanto no espermatozoide como no ovo. Foi encontrado que cerca de 15% dos meninos com características de SK são mosaicos, com o mosaicismo 46,XY/47,XXY sendo o mais comum. Antes da puberdade, os meninos com SK são fenotipicamente indistinguíveis do resto da população.

O diagnóstico é frequentemente realizado quando o menino tem 15 ou 16 anos de idade. Nesta época, o achado do desenvolvimento progressivo de pelos púbicos e axilares na presença de testículos que permanecem infantis em volume deve alertar os médicos para este distúrbio. Os adolescentes e adultos jovens com SK tendem a ser altos, com membros longos. Durante a adolescência ou idade adulta, ocorre a ginecomastia.

Devido à falha de crescimento e maturação dos testículos, os homens com SK têm deficiência em testosterona e falham em produzir esperma viável. A baixa produção de testosterona testicular resulta na falência para desenvolver as características secundárias sexuais posteriores, tais como barba, engrossamento da voz e libido. Na idade adulta, osteopenia e osteoporose se desenvolvem. Com estes achados, a suplementação de testosterona está indicada.

A maioria dos homens com SK são inférteis porque produzem poucos espermatozoides viáveis. O isolamento de espermatozoides viáveis através da biópsia testicular, juntamente com a fertilização in vitro e injeção intracitoplasmática de esperma, permite que os homens com SK sejam pais de crianças; todas as crianças nascidas destes homens utilizando esta tecnologia tiveram um complemento cromossômico normal.

Monossomias
Síndrome de Turner

ST é a única condição na qual o concepto monossômico sobrevive até o termo; contudo, 99% dos embriões com 45,X são abortados espontaneamente. A aneuploidia mais comum encontrada nos conceptos (contando para 1,4%), 45,X é observada em 13% das perdas gestacionais no primeiro trimestre. Ocorrendo em 1 a cada 3.200 nascidos do sexo feminino, ST é notável pelo seu espectro de achados físicos e de desenvolvimento relativamente discretos. As mulheres acometidas tendem a ter inteligência e expectativa de vida normais.

As mulheres com ST mostram aspectos típicos como a aparência facial característica com implantação baixa e orelhas malformadas, face triangular, ponte nasal achatada e epicanto. Apresentam pescoço alado, com ou sem higroma cístico, tórax similar a um baú, com distância ampliada entre os mamilos, e inchaço das mãos e dos pés. As malformações internas podem incluir malformação cardíaca congênita (em 45% das crianças com ST, nas quais a coarctação da aorta é a anomalia mais comum, seguida pela válvula aórtica bicúspide; mais tarde na vida, podem desenvolver dilatação aórtica pós-estenótica com aneurisma). As anomalias renais incluem rins em forma de ferradura, que podem ser diagnosticados em mais de 50% dos pacientes. A baixa estatura é uma característica cardinal desta condição, com o hipotireoidismo adquirido sendo cinco vezes mais frequente nas mulheres com ST do que na população em geral.

A presença de gônadas (disgenesia gonadal) ao invés de ovários bem desenvolvidos leva à deficiência de estrogênio, o que impede estas mulheres de desenvolver características sexuais secundárias e consequente amenorreia. Embora 10% das mulheres com ST possam ter desenvolvimento puberal normal, sendo até mesmo férteis, a maioria das mulheres acometidas exige reposição de estrogênio para completar o desenvolvimento sexual secundário.

A infertilidade nessas mulheres não é corrigida pela reposição de estrogênio. A tecnologia de reprodução assistida usando um óvulo de um doador tem permitido que mulheres com ST tenham filhos. Durante a gestação, estas mulheres devem ser seguidas cuidadosamente, devido à dilatação pós-estenótica da aorta, com potencial risco para o aneurisma dissecante.

Muitas meninas com ST não são diagnosticadas no período neonatal, pelas características fenotípicas sutis. Somente 33% das crianças com ST são diagnosticadas no período neonatal, devido à presença de doença cardíaca e características físicas; outros 33% são diagnosticadas na infância, muitas vezes durante uma propedêutica para baixa estatura (e recebem terapia de hormônio de crescimento); as 33% restantes são diagnosticadas durante a adolescência, quando elas não conseguem desenvolver características sexuais secundárias.

O espectro cariotípico nas meninas com ST é amplo. Somente 50% têm um cariotipo 45,X; 15% possuem um isocromossomo Xq [46,X,i(Xq)], no qual o cromossomo X é representado pelas duas cópias do braço longo (levando à trissomia do Xq e monossomia do Xp); e aproximadamente 25% são mosaicos (45,X/46,XX ou 45,X/46,XY). Deleções envolvendo o braço curto (p) do cromossomo X (Xp22) produzem a baixa estatura e as malformações congênitas, enquanto deleções do braço longo (Xq) causam disgenesia gonadal.

Embora a monossomia do X seja causada pela disjunção, ST não está associado com a idade materna avançada. Em vez disso, acredita-se que o cariotipo 45,X resulte da perda tanto de um cromossomo X quanto de um Y após a concepção; isto é, evento não disjuncional pós-conceptual mitótico (ao invés de meiótico).

SÍNDROMES ENVOLVENDO DELEÇÕES CROMOSSÔMICAS

Síndrome crie-du-chat (síndrome do miado de gato)

Uma deleção no braço curto do cromossomo 5 é responsável pela síndrome *cri-du-chat*, na qual a criança apresenta o choro similar ao do miado do gato durante a fase inicial da infância, como resultado da hipoplasia traqueal. Outras características clínicas incluem o baixo peso ao nascer e falência pós-natal do crescimento, hipotonia, deficiência de desenvolvimento, microcefalia e dimorfismo craniofacial, incluindo hipertelorismo ocular, epicanto, obliquidade descendente das fendas palpebrais e orelhas com baixa implantação e malformadas. Podem ser observadas as fissuras labial e palatina, doença cardíaca congênita e outras malformações.

A gravidade clínica da síndrome *cri-du-chat* depende do tamanho da deleção do cromossomo.

Deleções longas estão associadas com expressão mais grave. A maioria dos casos são mutações novas; geralmente a deleção é no cromossomo 5 herdado do pai.

Síndrome de Williams

A síndrome de Williams se deve a uma pequena deleção do cromossomo 7q11.2. A doença cardíaca congênita é observada em 80% das crianças acometidas, com a válvula aórtica supravalvar, estenose da válvula pulmonar e estenose pulmonar periférica sendo as anomalias mais comuns. Embora essas crianças muitas vezes tenham o peso normal, elas podem ter atraso de crescimento, manifestando baixa estatura. A síndrome determina uma aparência facial distintiva ("face de elfo"), com descida mediana das sobrancelhas, plenitude da região perioral e periorbital, íris azuis com padrão estrelado do pigmento e ponte nasal deprimida com anteversão das narinas. Deficiência intelectual moderada (QI médio na faixa de 50 a 60) é comum, com testes de desenvolvimento revelando força nas habilidades sociais pessoais e deficiências nas áreas cognitivas. A hipercalcemia está presente em recém-nascidos.

Frequentemente os indivíduos com síndrome de Williams têm uma personalidade marcante. Falantes e sociáveis, são normalmente descritos como tendo uma personalidade festiva. No entanto, aproximadamente 10% das crianças com síndrome de Williams têm características de transtorno do espectro do autismo. Ocasionalmente os pacientes têm habilidade musical não usual (cerca de 20% têm orelha absoluta ou perfeita). A maioria das crianças com síndrome de Williams tem uma deleção nova. Nos casos raros, a deleção é herdada de um dos pais de maneira autossômica dominante.

Associação de Aniridia com Tumor de Wilms

A síndrome WAGR (tumor de Wilms, aniridia, anomalias geniturinárias e retardo mental) é causada pela deleção do 11p13 e é geralmente uma mutação nova. As anormalidades geniturinárias incluem a criptorquidia e hipospadia. Os pacientes muitas vezes têm baixa estatura e metade pode apresentar microcefalia. Tumor de Wilms se desenvolve em 50% dos pacientes com aniridia, anormalidades do trato geniturinário e atraso mental (Cap. 159).

Síndrome de Prader-Willi
CAPÍTULO 47

Síndrome de Angelman
CAPÍTULO 47.

Síndromes de Deleção do Cromossomo 22q11.2

As deleções no cromossomo 22q11.2 são responsáveis por um grupo de achados que tem sido denominado por diversos nomes, incluindo **síndrome velocardiofacial, síndrome da anomalia facial conotruncal, síndrome de Shprintzen** e **síndrome de DiGeorge**. Estas condições representam um *continuum* de desfechos, praticamente devidos à eliminação cromossômica.

Embora deleções do cromossomo 22q11.2 possam ser herdadas de maneira autossômica dominante, a maioria dos casos surge de novas mutações. As características comuns incluem fissuras do palato com insuficiência velofaríngea; defeitos cardíacos conotruncais (incluindo tronco arterial, defeito ventriculosseptal, tetralogia de Fallot e arco aórtico do lado direito); e uma aparência facial característica, incluindo nariz proeminente e base nasal alargada. São comuns as dificuldades na fala e linguagem, bem como leve deficiência intelectual. Têm sido identificadas mais de 200 anormalidades adicionais em indivíduos com estas condições. Cerca de 70% têm imunodeficiências, amplamente relacionada à disfunção dos linfócitos T. Um amplo espectro de distúrbios psiquiátricos, incluindo esquizofrenia e transtorno bipolar, tem sido observado em mais de 33% dos adultos acometidos.

Danos nas terceira e quarta bolsas faríngeas, estruturas embrionárias que formam partes da porção cranial do embrião em desenvolvimento, levam às anomalias de face em desenvolvimento (fissuras do palato, micrognatia), timo, glândulas paratireoides e de região conotruncal do coração. Este espectro de achados, denominado de sequência de **malformação DiGeorge**, é uma importante síndrome de deleção do cromossomo 22.

A deleção que ocorre no cromossomo 22q1 é usualmente muito pequena para ser observada pela análise do padrão do cromossomo; tanto a hibridização *in situ* fluorescente quanto o *microarray* cromossômico são necessários para identificar a deleção. Um gene denominado *TBX1* está na sequência deletada. Acredita-se que a deleção de uma cópia do *TBX1* seja responsável por muitas das características das várias síndromes de deleção do 22q11.

SÍNDROMES ENVOLVENDO A DUPLICAÇÃO CROMOSSÔMICA

As duplicações e deleções ocorrem secundariamente ao desalinhamento e *crossing over* desigual durante a meiose. Cromossomos extrapequenos são encontrados em uma pequena porcentagem da população (0,06%). Estes "marcadores" cromossômicos são algumas vezes associados com retardo mental e outras anormalidades, mas outras vezes não apresentam efeitos fenotípicos aparentes.

Duplicação Invertida do Cromossomo 15

O cromossomo 15 é o mais comum de todos os marcadores cromossômicos e sua duplicação invertida ocorre em quase 40% das anormalidades cromossômicas deste grupo. As anormalidades observadas nas crianças com 47,XX,+inv dup (15q) ou 47,XY,+inv dup (15q) dependem do tamanho do material cromossômico extra presente: quanto maior a região, pior o prognóstico. As crianças com este distúrbio tendem a apresentar grau variável de inabilidade de desenvolvimento e transtornos do espectro do autismo; convulsões são comuns, assim como os problemas de comportamento. O fenótipo mostra características dismórficas mínimas, com uma testa inclinada, fendas palpebrais curtas e oblíquas para baixo, nariz proeminente com a base nasal alargada, sulcos longos e bem definidos, vinco na linha média no lábio inferior e micrognatia.

Síndrome do Olho de Gato

Nomeado pelo coloboma da íris, que dá aos olhos do paciente uma aparência felina, a síndrome do olho de gato é devida a um cromossomo supranumerário pequeno com uma inversão na duplicação do 22q11. As duas cópias do 22q11 neste cromossomo extra mais as duas cópias normais no cromossomo 22 resultam em quatro cópias desta região. Embora o coloboma nomeie a síndrome, ele ocorre em menos de 50% dos indivíduos com o cromossoma especificado. Outras características clínicas incluem o retardo mental leve, distúrbios de comportamento, hipertelorismo ocular leve, fendas palpebrais descendentes oblíquas, micrognatia, covas e/ou marcas auriculares, atresia anal com fístula retovestibular e agenesia renal.

Capítulo 50

A ABORDAGEM PARA A CRIANÇA DISMÓRFICA

A **dismorfologia** é o reconhecimento de um padrão de malformações congênitas (frequentemente múltiplas condições congênitas) e funcionalidades dismórficas que caracterizam uma síndrome em particular. As **síndromes** são um grupo de anormalidades, incluindo **malformações**, **deformações**, características dismórficas e comportamento anormal que têm uma etiologia unificadora, identificável. Esta etiologia pode ser pela presença de uma mutação em um único gene, como é o caso da **Síndrome de Rett**, um distúrbio que é causado pela mutação no gene *MEPC2* no Xq28; pela deleção ou duplicação do material cromossômico, como é o caso da **síndrome de Prader-Willi**, a qual é causada pela deleção da cópia paterna do gene *SNRPN* impresso no cromossomo 15q11.2; ou pela exposição a uma substância teratogênica durante o desenvolvimento embrionário, como na síndrome alcoólica-fetal.

DEFINIÇÕES

As **malformações** congênitas são definidas como anormalidades clinicamente significantes tanto na forma quanto na função. Resultam de defeitos **intrínsecos** na morfogênese que ocorreram no embrião ou precocemente durante a vida fetal. Tal evento pode ter sido por distúrbio no desenvolvimento de algumas causas desconhecidas, mas geralmente mutações nos genes levam à anormalidade. Os fatores **extrínsecos** podem causar disruptura no desenvolvimento de tecidos aparentemente normais. Essas disrupturas podem incluir bridas amnióticas, interrupção do fornecimento de sangue para os tecidos em desenvolvimento ou exposição a teratógenos. Uma **sequência de malformações** é o resultado final de uma malformação que tem efeitos secundários sobre os eventos posteriores de desenvolvimento. Um exemplo é a **sequência** de **Pierre Robin**. A malformação primária, falência do crescimento da mandíbula durante as primeiras semanas de gestação, resulta em micrognatismo, o qual força a língua de tamanho normal para uma posição incomum. A posição anormal da língua bloqueia a fusão das lâminas palatinas, que normalmente se juntam na linha média para produzir o palato duro e mole; isto conduz à presença de uma fenda palatina em forma de U. Após o parto, a língua de tamanho normal na cavidade oral menor que o normal leva à obstrução das vias aéreas, com potencial risco de vida. A sequência de Pierre Robin compreende uma tríade de anomalias (micrognatia, fenda palatina em forma de U e apneia obstrutiva), a qual resulta de uma única malformação, a falha da mandíbula para crescer em tempo crítico durante a gestação. Muitas crianças com síndrome de Pierre Robin têm síndrome de Stickler, uma doença dominante autossômica causada pela mutação nos genes de colágeno. A síndrome de Stickler também se manifesta com anormalidades oculares e musculoesqueléticas. As deformidades ocorrem como resultado das forças ambientais agindo nas estruturas normais. Elas aparecem mais tarde na gestação ou depois do parto.

Por exemplo, a plagiocefalia (cabeça em forma romboide) pode resultar do posicionamento intrauterino ou de torcicolo presente no período neonatal. Frequentemente as deformações se resolvem com intervenções mínimas, mas como é de praxe podem requerer tratamento médico e cirúrgico.

As deformidades **menores**, consideradas como variantes do normal, observadas em menos que 3% da população, incluem achados como pregas únicas transversais palmares, orelhas com baixa implantação ou hipertelorismo, que, quando isoladas, não têm qualquer significado clínico.

A **síndrome de malformações múltiplas** é o padrão reconhecível de anomalias que resultam de uma única causa subjacente identificável. Ela pode envolver uma série de malformações, sequências de malformações e deformidades. Estas síndromes demandam uma consulta com o geneticista clínico. A **dismorfologia** é a especialidade da genética responsável pelo reconhecimento de padrões de malformações que ocorrem nas síndromes (Tabela 50-1).

Uma **associação** difere de uma síndrome porque, na primeira, nenhuma etiologia subjacente explica o padrão de reconhecimento de anomalias que ocorrem em conjunto mais frequentemente do que seria esperado apenas por acaso.

A associação **VACTERL** (anomalias vertebrais, atresia anal, defeitos cardíacos, fístula traqueoesofagial, anomalias renais e anomalias nos membros) é o exemplo de um grupo de malformações que ocorrem mais comumente juntas do que seria esperado pela probabilidade. Nenhuma única etiologia unificante explica esta condição, logo é considerada como uma associação.

Em aproximadamente 50% das crianças observadas com uma ou mais malformações congênitas, somente uma única malformação é identificável; nas outras 50%, estão presentes múltiplas malformações. Cerca de 6% das crianças com malformações congênitas têm defeitos cromossômicos, 7,5% têm um distúrbio em um único gene, 20% têm condições devidas a efeitos multifatoriais (uma interação entre os fatores genéticos e ambientais) e aproximadamente 7% são devidos a um teratógeno. Em mais de 50% dos casos, nenhuma causa pode ser identificada.

HISTÓRICO E EXAME FÍSICO
Histórico Gestacional
A história da gravidez e do nascimento pode revelar fatores de risco múltiplos que são associados com dismorfologia. Crianças pequenas para a idade gestacional podem ter uma anomalia cromossômica ou podem ter sido expostas a um teratogênico. Crianças grandes para a idade gestacional podem ser bebês de mães diabéticas ou têm uma síndrome de crescimento excessivo, como a síndrome de Beckwith-Wiedemann. Quando é avaliada uma criança mais velha sem habilidade intelectual, complicações da prematuridade extrema podem contar para os problemas da criança. A pós-maturidade também é associada com algumas anomalias cromossômicas (p. ex., trissomia 18) e anencefalia. Bebês nascidos de apresentação pélvica são mais propensos a ter malformações congênitas.

Conforme a mulher envelhece, há um risco aumentado de não disjunção, levando a trissomias. A idade paterna avançada pode ser associada com o risco de uma nova mutação, determinando doença autossômica dominante. Problemas médicos maternos e exposições (a medicações, fármacos, fumo de cigarros e uso de álcool) estão associados com malformações (Caps. 47 e 48).

Uma quantidade aumentada de líquido amniótico pode ser associada com obstrução intestinal ou uma anomalia do sistema nervoso central que leva à má deglutição. Uma quantidade diminuída de líquido amniótico pode ser o resultado de um vazamento crônico do fluído amniótico ou indicar para uma anormalidade do trato urinário que resulta em falha para produção de urina.

Histórico Familiar
Um heredograma compreendendo pelo menos três gerações deve ser construído, procurando por anormalidades similares ou dissimilares nos parentes em primeiro ou segundo grau. O histórico das

Tabela 50-1	Glossário dos Termos Selecionados Usados em Dismorfologia

TERMOS RELACIONADOS À FACE E CABEÇA

Braquicefalia: Condição na qual a forma da cabeça é encurtada da frente para trás ao longo do plano sagital; o crânio é mais arredondado do que o normal

Cantos: O ângulo lateral e medial do olho formado pela junção das pálpebras superior e inferior

Columela: O tecido carnoso do nariz que separa as narinas

Glabela: Proeminência óssea na linha média da sobrancelha

Aba do nariz: A abertura lateral do nariz

Dobra nasolabial: Sulco que se estende da margem da aba do nariz até a borda lateral dos lábios

Hipertelorismo ocular: Aumento da distância entre as pupilas dos olhos

Fissura palpebral: A forma dos olhos baseada no formato das pálpebras

Filtro: O sulco vertical no meio da face entre o nariz e o lábio superior

Plagiocefalia: Condição na qual a forma da cabeça é assimétrica nos planos sagital e coronal; pode resultar da assimetria no fechamento da sutura ou da assimetria do crescimento cerebral

Escafocefalia: Condição na qual a cabeça é alongada da frente para trás no plano sagital; a maioria dos crânios normais é escafocefálica

Sinofridia: Sobrancelhas grossas que se encontram na linha média

Telecanto: Um espaço grande entre os cantos mediais

TERMOS RELACIONADOS ÀS EXTREMIDADES

Braquidactilia: Condição de possuir dedos curtos

Camptodactilia: Condição na qual um dedo é curvado ou fixado na direção da flexão

Unha hipoplástica: Uma unha anormalmente pequena em um dos dedos

Melia: Sufixo significando "membro" (p. ex., amelia – falta do membro; braquimelia – membro curto)

Polidactilia: A condição de possuir seis ou mais dedos em uma extremidade

Sindactilia: A condição de possuir dois ou mais dedos fundidos pelo menos parcialmente (pode envolver qualquer grau de fusão, de alargamento da pele até a fusão óssea completa dos dedos adjacentes).

gestações ou de perda neonatal deve ser documentado. Para uma discussão mais detalhada dos heredogramas, veja o Capítulo 47.

Exame Físico
Quando examinar uma criança com características dismórficas, deve-se usar a abordagem descrita a seguir.

Crescimento
A altura (comprimento), o peso e a circunferência da cabeça devem ser mensurados cuidadosamente e plotados em uma curva de crescimento apropriada. O tamanho pequeno ou a restrição de crescimento podem ser secundários a anormalidade cromossômica, displasia esquelética ou exposição a um agente tóxico ou teratogênico. O tamanho maior do que o esperado sugere uma **síndrome de crescimento aumentado** (Síndrome de Sotos ou de Beckwith-Wiedemann) ou no período neonatal pode indicar uma mãe diabética.

O médico deve perceber se a criança é proporcional. Os membros muito curtos para a cabeça e o tronco implicam a presença de uma displasia óssea com membros curtos, tal como a acondroplasia. Um tronco e uma cabeça muito pequenos que são muito curtos para as extremidades sugerem um distúrbio acometendo a vértebra, tal como na displasia espondiloepifisária.

Craniofacial
O exame cuidadoso da cabeça e da face é crucial para o diagnóstico de muitas síndromes de malformações congênitas. A forma da cabeça deve ser cuidadosamente avaliada; quando a cabeça não é normal em tamanho ou forma (normocefálica), ela pode ser longa e fina (**dolicocefálica**), curta e ampla (**braquicefálica**) ou assimétrica ou desigual (**plagiocefálica**).

Qualquer assimetria das características faciais deve ser observada. A assimetria pode ser devido a uma deformação relacionada com a posição intrauterina ou malformação de um lado da face. A face deve ser dividida em quatro regiões, as quais devem ser avaliadas separadamente. A fronte pode apresentar proeminência evidente (acondroplasia) ou deficiência (frequentemente descrita como uma aparência inclinada, a qual ocorre em crianças com microcefalia primária). O terço médio da face, que se estende desde as sobrancelhas até o lábio superior e do ângulo ocular externo até as comissuras da boca, é especialmente importante. A avaliação cuidadosa da distância entre os olhos (distância cantal interior) e entre as pupilas (distância interpupilar) pode confirmar a impressão de **hipotelorismo** (os olhos são muito próximos um do outro), o qual sugere um defeito na formação da linha média do cérebro, ou **hipertelorismo** (olhos que são muito afastados um do outro).

O comprimento da fenda palpebral deve ser observado e pode auxiliar a definir se a abertura para o olho é estreita, como observado na síndrome alcoólica-fetal, ou excessivamente ampla, como na síndrome da máscara de Kabuki (baixa estatura, retardo mental, fendas palpebrais longas com eversão da porção lateral da pálpebra inferior).

Outras características dos olhos devem ser notadas. A obliquidade (inclinação) das fendas palpebrais pode ser para cima (como observado na síndrome de Down) ou para baixo (como na síndrome de Treacher Collins). A presença de pregas epicânticas (síndrome de Down e síndrome alcoólica-fetal) também é importante. As características do nariz – especialmente a ponte nasal, que pode ser achatada como na síndrome de Down, síndrome alcoólica-fetal e muitas outras, ou ser proeminente como na síndrome velocardiofacial – devem ser observadas.

A região **malar** da face é a próxima a ser examinada. Ela se estende da orelha ao meio da face. As orelhas devem ser checadas em relação a tamanho (medidas e comparadas com curvas de crescimento apropriadas), forma, posição (baixa implantação das orelhas é considerada quando estas se encontram abaixo de uma linha traçada a partir do canto externo do olho para a região occipital) e orientação (rotação posterior quando as orelhas parecem voltadas para a parte de trás da cabeça). As orelhas podem parecer ter baixa implantação porque são pequenas (ou micróticas) ou por causa de uma malformação da região mandibular.

A **região mandibular** é a área da porção inferior das orelhas até o queixo delimitada pela mandíbula. Na maioria dos recém-nascidos, o queixo é discretamente recuado (isto é, um pouco atrás da linha vertical que se estende a partir da fronte até o filtro, que é o sulco vertical mediano da face entre o nariz e o lábio superior). Se o recuo do queixo é pronunciado, a criança pode ter a sequência de malformações de Pierre Robin. Além disso, a boca deve ser examinada. O número e a aparência dos dentes devem ser observados, a língua deve ser analisada para anormalidades e o palato e a úvula, checados para defeitos.

Pescoço
O exame do pescoço pode revelar alargamento, uma característica comum na síndrome de Turner e síndrome de Noonan, ou encurtamento, como é observado ocasionalmente em algumas displasias esqueléticas e nas condições em que ocorrem anomalias na espinha cervical, tais como a síndrome de Klippel-Feil. A posição da linha posterior do cabelo também deve ser observada. O tamanho da glândula tireoide deve ser avaliado.

Tronco
O tronco deve ser examinado em relação a forma (tórax em escudo, como na síndrome de Noonan e síndrome de Turner) e simetria. A presença de deformidade no tórax é comum e pode ser encontrada na síndrome de Marfan. A presença de escoliose deve ser avaliada; é comum na síndrome de Marfan e em muitas outras síndromes.

Extremidades
Muitas síndromes de malformações congênitas estão associadas com anomalias das extremidades. Todas as articulações devem ser examinadas em relação a amplitude de movimento. A presença de contraturas articulares únicas e múltiplas sugere tanto uma disfunção neuromuscular intrínseca, como em algumas formas da distrofia muscular, quanto forças externas deformantes e limitantes do movimento das articulações no útero. As contraturas múltiplas também são encontradas na **artrogripose multiplex congênita** e são devidas a uma variedade de causas. A **sinostose radioulnar**, uma incapacidade para pronação ou supinação do cotovelo, ocorre no transtorno do espectro alcoólico-fetal e em algumas síndromes de aneuploidia do cromossomo X.

O exame das mãos é importante. A **polidactilia** (presença de dedos extras) geralmente ocorre como uma doença autossômica dominante, mas também pode ser vista na trissomia do 13. A **oligodactilia** (deficiência do número de dedos) é observada na síndrome de Fanconi (anemia, leucopenia, trombocitopenia e associada com anomalias no coração, rins e membros – geralmente aplasia radial e malformação ou aplasia do polegar), na qual é geralmente parte de um defeito mais grave de redução dos membros, ou secundária à amputação intrauterina, que pode ocorrer como sequência da interrupção da banda amniótica. A

sindactilia (uma articulação com dois ou mais dedos) é comum a muitas síndromes, incluindo a síndrome de Smith-Lemli-Opitz (Caps. 199 e 201).

Dermatóglifos avaliam o padrão das impressões digitais palmares. Uma prega transversa palmar única, indicativo de hipotonia durante a vida fetal precoce, é observada em cerca de 50% das crianças com síndrome de Down (e 10% dos indivíduos na população geral). O padrão característico de prega palmar única também é observado no distúrbio do espectro alcóolico-fetal.

Genitália

A genitália deve ser examinada detalhadamente para anormalidades na estrutura. Nos meninos, se o pênis parece curto, ele deve ser medido e comparado com dados conhecidos relacionados com a idade. A genitália ambígua frequentemente é associada com distúrbios endócrinos, tais como a hiperplasia adrenal congênita (meninas têm genitália masculinizada, mas a genitália masculina pode não ser afetada) ou distúrbios cromossômicos como o mosaicismo 45,S/46,XY ou possivelmente secundário a uma síndrome de anomalia congênita múltipla (Caps. 174 e 177). Embora hipospadias ocorram em 1 em cada 300 recém-nascidos do sexo masculino, é uma malformação congênita que ocorre frequentemente como um defeito isolado; se ele está associado com outras anomalias, especialmente criptorquidismo, há uma forte possibilidade para uma síndrome.

AVALIAÇÃO LABORATORIAL

Análise cromossômica deve ser solicitada para crianças com anomalias congênitas múltiplas, acometimento de um sistema de órgãos principais e a presença de características dismórficas múltiplas, ou com a presença de retardo mental. Nos anos recentes, a hibridização genômica comparativa por *microarray* tem suplantado a rotina da análise cromossômica de alta resolução na maioria das situações. Para uma discussão completa da análise cromossômica, veja o Capítulo 48.

Análise direta do DNA pode ser realizada para identificar mutações específicas. É necessário usar os recursos baseados na web para manter-se atualizado. Um website extremamente útil é o www.genetests.org, o qual fornece informações sobre a disponibilidade de testes para condições específicas e identifica laboratórios que realizam os testes.

Imagens radiológicas têm um papel importante na avaliação de crianças com características dismórficas. Os indivíduos com múltiplas malformações externas devem ter uma avaliação cuidadosa no sentido de buscar a presença de malformações internas. Os exames podem incluir **avaliações através de ultrassom** de cabeça e abdome para observar anomalias em cérebro, rim, bexiga, fígado e baço. As **radiografias do esqueleto** devem ser realizadas se há preocupação a respeito da possibilidade de displasia esquelética. A presença de sopros cardíacos indica a necessidade da avaliação pelo cardiologista; o eletrocardiograma e o ecocardiograma podem ser indicados. A **imagem de ressonância magnética** pode ser indicada nas crianças com anormalidades neurológicas ou defeito na coluna espinal. A presença de craniossinostose pode indicar um **exame de tomografia computadorizada** do crânio.

Para aqueles pacientes para os quais os testes não resultarem num diagnóstico, o sequenciamento de todo o exoma ou de todo o genoma tem se tornado uma ferramenta poderosa.

DIAGNÓSTICO

Embora a presença de achados característicos possa realizar o diagnóstico de uma malformação simples, na maioria dos casos nenhum diagnóstico específico é imediatamente evidente. Algumas constelações de achados são raras e encontrar uma "combinação" pode tornar-se difícil. Em muitos casos, todos os testes laboratoriais são normais, e a confirmação depende de achados subjetivos. Os geneticistas têm tentado resolver esta dificuldade através do desenvolvimento de sistemas de pontos, tabelas que misturam várias referências de anomalias que ajudam no desenvolvimento de um diagnóstico diferencial e programas de diagnóstico computadorizado. O diagnóstico acurado é importante pelas seguintes razões:

1. Ele oferece uma explicação para a família da razão pela qual a criança nasceu com anormalidades congênitas. Isto pode auxiliar a aplacar a culpa dos pais, que frequentemente acreditam ser os responsáveis pelo problema do filho(a).
2. Com histórias naturais bem descritas de muitas desordens, um diagnóstico permite a antecipação dos problemas médicos associados com uma síndrome em particular, assim como testes apropriados. Também fornece garantia de que outros problemas médicos não são mais prováveis de ocorrer do que com outras crianças que não têm o diagnóstico.
3. Permite que o aconselhamento genético seja realizado para identificar o risco futuro de crianças e permite que o teste pré-natal seja feito para os distúrbios em questão.

O diagnóstico possibilita aos médicos fornecer materiais educacionais para a família a respeito do diagnóstico e facilita o contato com grupos de apoio para distúrbios particulares. A internet se tornou uma fonte de informação importante. Cuidado deve ser tomado, pois as informações não estão sujeitas ao controle editorial e podem não ser precisas. Um bom site é o National Organization for Rare Disorders (www.rarediseases.org), um centro para obter informações sobre as doenças raras e os seus grupos de apoio. Informações de testes genéticos estão disponíveis no site da Genetests (www.genetests.org). Este site fornece informações sobre testes clínicos e de investigação disponíveis para muitas doenças.

Leitura Sugerida

Brent RL: Environmental causes of human congenital malformations, *Pediatrics* 113:957–968, 2004.

Crissman BG, Worley G, Roizen N, et al: Current perspectives on Down syndrome: selected medical and social issues, *Am J Med Genet C Semin Med Genet* 142C:127–130, 2006.

Encode Project Consortium: An integrated encyclopedia of DNA elements in the human genome, *Nature* 489:57–74, 2012.

Hobbs CA, Cleves MA, Simmons CJ: Genetic epidemiology and congenital malformations: from the chromosome to the crib, *Arch Pediatr Adolesc Med* 156:315–320, 2002.

Holmes LB, Westgate MN: Inclusion and exclusion criteria for malformations in newborns exposed to potential teratogens, *Birth Defects Research (Part A)* 91:807–812, 2011.

Kliegman RM, Stanton B, St. Geme J, et al: *Nelson Textbook of Pediatrics*, 19th ed, Philadelphia, 2011, Saunders.

Online Mendelian Inheritance in Man (website): http://www.ncbi.nlm.nih.gov/sites/entrez?db=omim.

Distúrbios Metabólicos
David Dimmock

SEÇÃO 10

Capítulo 51

AVALIAÇÃO METABÓLICA

A obtenção de desfechos ótimos em crianças com erros inatos do metabolismo (EIMs) depende do reconhecimento dos sinais e sintomas da doença metabólica, da avaliação rápida e do encaminhamento imediato para um centro médico familiarizado com o seu tratamento. Atrasos no diagnóstico poderão resultar em danos nos órgãos-alvo, inclusive com lesão neurológica progressiva ou morte.

Com exceção da fenilcetonúria (PKU) e da deficiência de acil-CoA desidrogenase de cadeia média (MCAD), a maioria dos distúrbios metabólicos é rara e tem uma incidência de menos de 1 caso para 100.000 nascimentos nos Estados Unidos. Quando considerados em conjunto, a incidência poderá se aproximar de um para 800 a 2.500 nascimentos (Tabela 51-1); e a prevalência do distúrbio metabólico confirmado detectado por triagem neonatal é de 1 para 4.000 nascidos vivos (cerca de 12.500 diagnósticos por ano) nos Estados Unidos. Esses dados são compatíveis com 1 caso em 1.000 bebês com sepse bacteriana de início precoce e com um caso em 3.000 bebês com infecções estreptocócicas do grupo B invasivas.

Os EIMs são, com frequência, a causa de quadros clínicos semelhantes a sepse, retardo mental, convulsões, morte súbita do recém-nascido e dano neurológico; 20% das internações em um hospital infantil regional estão relacionadas a distúrbios genéticos.

Os distúrbios metabólicos podem ser classificados utilizando-se vários esquemas baseados no quadro clínico, inclusive idade de início, tecidos ou sistemas de órgãos envolvidos, vias metabólicas defeituosas ou localização subcelular do defeito subjacente. Esses esquemas de classificação têm diferentes utilidades quando se consideram a abordagem diagnóstica, o tratamento e as estratégias de triagem. O quadro clínico e o prognóstico a longo prazo influenciam muito o tratamento das crianças com distúrbios metabólicos genéticos.

Os distúrbios metabólicos genéticos resultam da deficiência de uma enzima, de seus cofatores ou de transportadores bioquímicos que levam a deficiência de um metabólito indispensável, ao acúmulo de um composto tóxico ou a uma combinação de ambos (Fig. 51-1, Tabela 51-2). Saber qual desses mecanismos está envolvido, e se os efeitos são sistêmicos ou restritos a um tecido local, possibilita a adoção de abordagens diagnóstica e terapêutica adequadas.

SINAIS E SINTOMAS

Os sinais e sintomas do paciente com um erro inato são variados e podem envolver qualquer sistema de órgãos. O quadro clínico varia entre os grupos etários. Os erros inatos do metabolismo manifestam-se com frequência algumas horas a semanas após o nascimento, muitas vezes imitando a sepse de início tardio. Os bebês que sobrevivem ao período neonatal sem desenvolver sintomas reconhecíveis apresentam com frequência fases intermitentes de doença intercaladas por períodos de bem-estar. Enquanto prossegue a avaliação dos quadros clínicos específicos (p. ex., a abordagem do recém-nascido doente, da criança irritável ou da criança com disfunção hepática), o médico deve considerar a presença de distúrbios metabólicos hipoglicêmicos e intoxicantes (encefalopatia) quando estiver diante de recém-nascidos que apresentem letargia, tônus fraco, alimentação deficiente, hipotermia, irritabilidade ou convulsões. Na maioria dos casos, a avaliação desses recém-nascidos deve incluir a determinação da amônia plasmática, da glicose sanguínea e do intervalo aniônico (*anion gap*) (Fig. 51-2). A presença de cetose significativa no recém-nascido não é comum e indica a existência de um distúrbio que envolve os ácidos orgânicos. De modo similar, distúrbios metabólicos específicos predispõem a cardiomiopatia, miopatia, hepatopatia, retardo do desenvolvimento, sepse e regressão do desenvolvimento; a avaliação apropriada deve ser adaptada ao quadro clínico.

Tabela 51-1	Estimativas da Incidência de Vários Tipos de Distúrbios Diagnosticados ou Acompanhados em Clínicas Especializadas a Cada 100.000 Indivíduos*	
	COLÚMBIA BRITÂNICA 1969-1996	**MIDLANDS OCIDENTAIS 1999-2003**
Distúrbios do metabolismo de aminoácidos (exceto fenilcetonúria)	7,5	19
Doenças do armazenamento nos lisossomos	7,5	19
Fenilcetonúria	7,5	8
Acidemias orgânicas	4	12,5
Distúrbios peroxissomais	3,5	7,5
Doenças mitocondriais	3	20
Doenças de depósito de glicogênio	2	7
Doenças do ciclo da ureia	2	4,5

*População da Colúmbia Britânica, Canadá (população predominantemente branca), entre 1969 e 1996, e população das Midlands Ocidentais, Reino Unido (que tem uma composição étnica diversificada) entre 1999 e 2003.

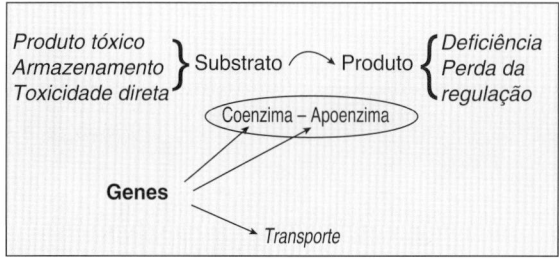

Figura 51-1 – Representação do paradigma básico dos distúrbios herdados do metabolismo. A deficiência de um complexo enzimático resulta no acúmulo de metabólitos próximo ao local do metabolismo bloqueado e na deficiência do produto da reação. Os locais de controle genético estão indicados.

A introdução de novos alimentos ou um estresse metabólico associado a jejum ou febre pode tornar evidente um erro inato do metabolismo durante a infância ou em crianças mais velhas. A introdução de frutose ou sacarose na dieta poderá causar a descompensação da intolerância hereditária à frutose. Em crianças mais velhas, o aumento da ingestão proteica poderá trazer à tona um distúrbio da detoxificação da amônia.

TIPOS DE QUADRO CLÍNICO OBSERVADOS EM ERROS INATOS DO METABOLISMO
Quadro Tóxico

O quadro tóxico manifesta-se com frequência na forma de **encefalopatia**. Febre, infecção, jejum ou outros estresses catabólicos

Tabela 51-2 | Mecanismos Fisiopatológicos Subjacentes Primários de Certos Distúrbios Metabólicos

DISTÚRBIO	DEFICIÊNCIA DE UM COMPOSTO INDISPENSÁVEL	ACÚMULO DE COMPOSTO TÓXICO	RESULTADO
DISTÚRBIOS HIPOGLICÊMICOS			
Defeitos na oxidação dos ácidos graxos de cadeia média	Gordura para a produção de energia		Uso da glicose com consequente hipoglicemia
Defeitos na oxidação dos ácidos graxos de cadeia longa	Gordura para a produção de energia	Ácidos graxos de cadeia longa	Uso da glicose com consequente hipoglicemia; disfunção mitocondrial no fígado, coração etc., que leva a disfunção do órgão
Doença de depósito de glicogênio	Glicose para evitar a hipoglicemia no jejum	Acúmulo de glicogênio que resulta no seu depósito no fígado, nos músculos e no coração	Risco de lesão cerebral por hipoglicemia e de disfunção por depósito tecidual
Distúrbios relacionados com a utilização das cetonas	Gordura para a produção de energia	Cetonas	Risco de lesão cerebral por hipoglicemia; acidose metabólica intensa e disfunção neurológica reversível
Galactosemia		Galactose	Níveis elevados de galactose causam disfunção hepática grave, lesão neurológica e comprometimento da resposta imune
DISTÚRBIOS INTOXICANTES (ENCEFALOPATIA)			
Defeitos no ciclo da ureia		Amônia	Disfunção do sistema nervoso central, provavelmente mediada pela glutamina
Acidemia propiônica, acidemia metilmalônica e outras acidemias orgânicas		Ácidos orgânicos	Comprometimento local ou sistêmico da função mitocondrial; comprometimento da neurotransmissão; comprometimento do ciclo da ureia
Fenilcetonúria	Tirosina	Fenilalanina	Comprometimento do metabolismo do triptofano que leva a deficiência de serotonina; neurotransmissão deficiente e lesão da substância branca
Doença da urina em xarope de bordo		Leucina	A toxicidade da leucina causa edema cerebral
DISTÚRBIOS NO COMPARTIMENTO CELULAR			
Doença mitocondrial	Deficiência de ATP (energia) nos tecidos afetados		Incapacidade dos tecidos afetados de realizar funções normais, p. ex., fraqueza muscular, deficiência do relaxamento dos músculos dos vasos sanguíneos
Distúrbios peroxissomais	Deficiência de ácidos graxos de cadeia muito longa e de hormônios esteroides necessários para a sinalização		Padrão embrionário aberrante e deficiência hormonal, defeitos na manutenção da mielina e da substância branca
Distúrbios do armazenamento nos lisossomos		Acúmulo de composto não metabolizado pelos lisossomos em tecidos específicos	Lesão em um tipo celular específico e disfunção como resultado de defeito lisossomal e reação ao acúmulo de produtos residuais
OUTROS			
Distúrbios da biossíntese da creatina	Deficiência de creatina cerebral	O acúmulo de guanidinoacetato na deficiência de arginina:glicina amidinotransferase causa convulsões	A deficiência de energia cerebral global causa retardos cognitivos graves
Distúrbios na biossíntese do colesterol	Deficiência de hormônios esteroides		Endocrinopatias; sinalização celular desorganizada

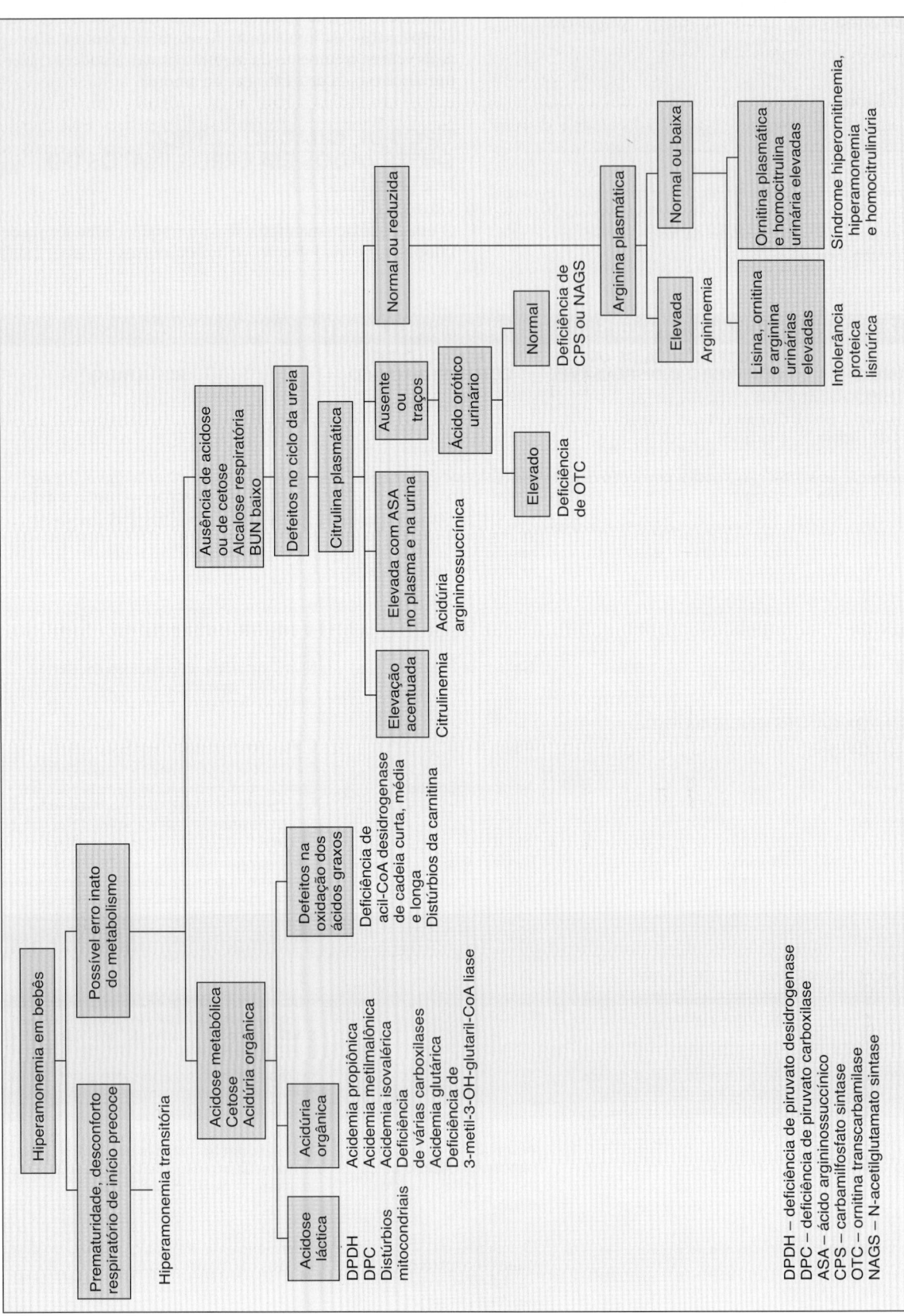

Figura 51-2 – Algoritmo para a abordagem de bebês com hiperamonemia. *ASA*, ácido argininossuccínico; *BUN*, Nitrogênio ureico sanguíneo; *CPS*, carbamilfosfato sintase; *NAGS*, N-acetilglutamato sintase; *OTC*, ornitina transcarbamilase; *PC*, deficiência de piruvato carboxilase; *PDH*, deficiência de piruvato desidrogenase.

poderão precipitar o aparecimento do complexo sintomático. **Acidose metabólica**, vômitos, letargia e outros achados neurológicos poderão estar presentes. Os exames diagnósticos são mais eficazes quando os metabólitos se apresentam com altas concentrações no sangue e na urina. A causa poderá ser o metabolismo anormal de aminoácidos, de ácidos orgânicos, da amônia ou de carboidratos. A **hiperamonemia** é uma possibilidade diagnóstica importante quando o bebê ou a criança se apresenta com características de encefalopatia tóxica (Fig. 51-2). Os sinais e sintomas dependem da causa subjacente da hiperamonemia, da idade na qual ela surge e de seu grau. A gravidade da hiperamonemia poderá dar uma pista sobre a etiologia (Tabelas 51-3 e 51-4).

Hiperamonemia Neonatal Grave

Bebês com defeitos genéticos na síntese da ureia, hiperamonemia neonatal transitória e síntese deficiente de ureia e glutamina decorrente de distúrbios genéticos no metabolismo dos ácidos orgânicos podem apresentar níveis de amônia sanguínea (> 1.000 µmol/L) superiores a 10 vezes o normal no período neonatal. Alimentação deficiente, hipotonia, apneia, hipotermia e vômitos conduzem rapidamente ao **coma** e às vezes a convulsões intratáveis.

É comum a ocorrência de alcalose respiratória. A morte ocorrerá em horas a dias se a condição permanecer sem tratamento.

Hiperamonemia Neonatal Moderada

A hiperamonemia neonatal moderada (variação: 200 a 400 µmol/L) está associada à depressão do sistema nervoso central, à alimentação deficiente e a vômitos. Convulsões não são comuns. Poderá ocorrer alcalose respiratória. Esse tipo de hiperamonemia poderá ser causado por bloqueios parciais ou mais distais na síntese da ureia, mas normalmente é causado por distúrbios no metabolismo dos ácidos orgânicos (produzindo acidose metabólica) que interferem secundariamente na eliminação do nitrogênio.

Hiperamonemia Clínica no Fim do Primeiro Ano de Vida e na Infância

Os bebês que apresentam defeitos no ciclo da ureia poderão permanecer bem enquanto estiverem ingerindo leite materno, que tem baixo teor proteico, e desenvolverão hiperamonemia clínica quando o teor proteico da dieta for aumentado ou quando ocorrer estresse catabólico. Os vômitos e a letargia poderão progredir até o coma. As convulsões não são comuns. Durante uma crise, o nível da amônia plasmática costuma ser de 200 a 500 µmol/L. No entanto, como o nível de amônia cai quando a ingestão de proteínas é reduzida, a condição poderá passar despercebida por anos, principalmente se não houver nenhum sintoma relacionado ao sistema nervoso central. Se ocorrer uma crise durante um surto de gripe, a criança poderá receber o diagnóstico equivocado de **síndrome de Reye**.

Tabela 51-3 | Erros Inatos do Metabolismo que se Manifestam com Sinais Neurológicos em Bebês < 3 Meses de Vida

CONVULSÕES GENERALIZADAS	COMA ENCEFALOPÁTICO COM OU SEM CONVULSÕES

Todos os distúrbios que causam hipoglicemia:
    A maioria das doenças de depósito de glicogênio
    Galactosemia, intolerância hereditária à frutose
    Deficiência de frutose-1,6-bifosfatase
    Distúrbios da oxidação beta dos ácidos graxos
    Deficiência de transportador de glicose
Distúrbios da via do propionato
Deficiência de HMG-CoA liase
Doença de Menkes
Deficiência de piruvato carboxilase (PCD)
Doença da urina em xarope de bordo
	Doenças mitocondriais:
	    Deficiência de *POLG*
	    Doença do centro de ferro-enxofre
	Doença da urina em xarope de bordo
	Hiperglicemia não cetótica
	Doenças que produzem hiperamonemia intensa:
	    Distúrbios do ciclo da ureia
	    Distúrbios da via do propionato
	    Distúrbios da betaoxidação
	Acidose láctica congênita (PCD)

CONVULSÕES E/OU POSTURA ANORMAL	
Hiperglicemia não cetótica Doença da urina em xarope de bordo	

HMG-CoA, 3-hidroxi-3-metilglutaril-CoA.

Tabela 51-4 | Etiologias da Hiperamonemia em Bebês

ETIOLOGIA DA HIPERAMONEMIA	COMENTÁRIO
Distúrbios do ciclo da ureia	A hiperamonemia letal é comum
Distúrbios da via do propionato	A hiperamonemia grave poderá preceder a acidose
Distúrbios do catabolismo dos ácidos graxos e da cetogênese	Possível síndrome semelhante à Síndrome de Reye
Hiperamonemia transitória do recém-nascido	Idiopática, autolimitada
Desvio portossistêmico	Trombose da veia porta, cirrose, hepatite
Depleção de DNA mitocondrial	Normalmente associada a níveis elevados de lactato
Intoxicação por medicamentos: salicilato, ácido valproico, acetaminofeno	Determine os níveis dos medicamentos
Hiperinsulinismo/síndrome da hiperamonemia	Hipoglicemia clínica, hiperamonemia subclínica
Doença hepática não metabólica, inclusive infecções como herpes e citomegalovírus	Avalie a função hepática e realize exames diagnósticos adicionais apropriados para doenças infecciosas

Crianças mais velhas poderão apresentar alterações neuropsiquiátricas ou comportamentais (Fig. 51-2).

Quadro Clínico Envolvendo Órgãos Específicos

Qualquer órgão ou sistema pode ser lesado pelo acúmulo tóxico de qualquer um dos metabólitos envolvidos nos erros inatos. Os sintomas relacionam-se à toxicidade e à lesão de um órgão ou sistema específicos. Os exemplos englobam o sistema nervoso (convulsões, coma, ataxia), o fígado (lesão hepatocelular), os olhos (catarata, luxação do cristalino), os rins (disfunção tubular, cistos) e o coração (cardiomiopatia, derrame pericárdico) (Tabela 51-1).

Deficiência de Energia

Os pacientes com distúrbios cuja fisiopatologia causa deficiência energética (p. ex., os distúrbios da oxidação dos ácidos graxos, da função mitocondrial/fosforilação oxidativa ou do metabolismo dos carboidratos) poderão apresentar miopatia; disfunção do sistema nervoso central, inclusive retardo mental e convulsões; cardiomiopatia; vômitos; hipoglicemia; ou acidose tubular renal.

Cetose e Hipoglicemia Cetótica

A acidose é encontrada com frequência em crianças sem doenças metabólicas e poderá ser causada por jejum associado a anorexia, vômitos, diarreia e desidratação no curso de uma doença viral. Nessa consequência normal do jejum, a glicose sanguínea está relativamente baixa; poderá haver acidose leve e cetonúria. A administração de carboidratos restaura o equilíbrio. O aparecimento de cetose grave também poderá ser a consequência de distúrbios na utilização das cetonas, como a deficiência de cetotiolase ou a deficiência de SCOT (succinil-CoA:3 cetoácido CoA transferase). Nessas condições, que com frequência se manifestam durante um jejum, uma infecção com febre ou a ingestão reduzida resultante de vômitos e diarreia, a hipoglicemia poderá ser intensa; a cetose desaparece lentamente. À medida que os corpos cetônicos se acumulam, poderão sobrevir vômitos cíclicos. A **hipoglicemia cetótica** é uma condição comum na qual a tolerância ao jejum está comprometida. Quando a criança passa por um estresse catabólico, surge hipoglicemia sintomática com convulsões ou coma. O estresse poderá ser significativo (infecção viral com vômitos) ou de pouca importância (um prolongamento de várias horas do jejum noturno normal). A hipoglicemia cetótica aparece pela primeira vez no segundo ano de vida e se manifesta em crianças que são de resto saudáveis. É tratada com ingesta alimentar frequente e pelo fornecimento de glicose durante os períodos de estresse. A fisiopatologia é muito pouco compreendida (Cap. 172). Embora a cetonúria seja uma resposta normal ao jejum prolongado (não noturno) em bebês mais velhos e em crianças, ela indica doença metabólica em recém-nascidos. A presença de **acidose metabólica com intervalo aniônico alto, acompanhada ou não de cetose**, sugere distúrbio metabólico (Tabela 51-6). Embora a produção de cetonas possa estar reduzida em alguns distúrbios da oxidação dos ácidos graxos, a presença de cetonúria não exclui esse grupo de distúrbios.

Distúrbios Associados a Achados Dismórficos

As características dismórficas ou as malformações congênitas não são vistas intuitivamente como sinais e sintomas de erros inatos. As condições que causam malformações congênitas compreendem a síndrome das glicoproteínas com deficiência de carboidratos, os distúrbios da biossíntese do colesterol (síndrome de Smith-Lemli-Opitz), os distúrbios do transporte do cobre (síndrome de Menkes, síndrome do corno occipital), a síndrome da fenilcetonúria materna, a acidúria glutárica tipo II (também chamada de deficiência múltipla de acil-coenzima A [CoA] desidrogenases) e várias doenças de depósito (ou de armazenamento).

Doenças de Depósito (ou de Armazenamento)

As doenças de depósito (ou de armazenamento) são causadas pelo acúmulo de macromoléculas parcialmente metabolizadas. Esse armazenamento ocorre com frequência em organelas subcelulares, como os lisossomos. As doenças de depósito de glicogênio e os distúrbios do metabolismo dos mucopolissacarídeos são exemplos de doenças de depósito.

Tabela 51-5	Erros Inatos do Metabolismo que se Manifestam com Hepatomegalia ou Disfunção Hepática em Bebês	
HEPATOMEGALIA	**FALÊNCIA HEPÁTICA**	**ICTERÍCIA**
DDG tipo I	Deficiência de citrina Galactosemia	Deficiência de citrina Galactosemia
DDG tipo III	Intolerância hereditária à frutose	Intolerância hereditária à frutose
Mucopolissacaridose tipos I e II	Tirosinemia tipo 1 (deficiência de fumarilacetoacetato hidrolase)	Tirosinemia infantil (deficiência de fumarilacetoacetato hidrolase)
Doença de Gaucher e de Niemann-Pick	DDG tipo IV (de evolução lenta)	Doença de Crigler-Najjar Síndrome de Rotor e de Dubin-Johnson

DDG, Doença de depósito de glicogênio.

Tabela 51-6	Etiologias da Acidose Metabólica Causada por Erros Inatos do Metabolismo em Bebês
DISTÚRBIO	**COMENTÁRIO**
Acidemia metilmalônica (AMM)	Hiperamonemia, cetose, neutropenia, trombocitopenia
Acidemia propiônica	Similar à AMM
Acidemia isovalérica	Similar à AMM; odor de *pés suados*
Deficiência de piruvato desidrogenase	Acidose láctica, hiperamonemia
Deficiência de piruvato carboxilase	Acidose láctica, hipoglicemia e cetose
Distúrbios da cadeia respiratória (mitocondriais)	Acidose láctica; às vezes, há cetose
Deficiência de acil-CoA desidrogenase de cadeia média (MCAD)	Acidose moderada, hipoglicemia, cetose reduzida, possível hiperamonemia
Outros defeitos da oxidação dos ácidos graxos	Similar à MCAD, com potencial doença hepática e cardíaca
Galactosemia	Acidose tubular renal, sepse neonatal por *Escherichia coli*, hipoglicemia
Deficiência de 3-hidroxi-3-metilglutaril-CoA liase	Acidose láctica intensa, hiperamonemia, hipoglicemia
Deficiência de múltiplas acil-CoA desidrogenases (acidúria glutárica tipo 2)	Acidose metabólica, hipoglicemia, malformações renais letais

AVALIAÇÃO CLÍNICA E EXAMES LABORATORIAIS

A avaliação clínica começa com a obtenção cuidadosa da história (individual e familiar) e do exame físico. Os exames laboratoriais clínicos podem definir o distúrbio metabólico (Tabela 51-7). Os resultados apontam os diagnósticos diferenciais, com exames laboratoriais mais específicos sendo necessários para a confirmação do diagnóstico.

A combinação de sintomas e resultados laboratoriais alterados indica a necessidade de uma avaliação metabólica imediata. O quadro de emergência metabólica com frequência compreende vômitos, acidose, hipoglicemia, cetose (ou *ausência de cetose relevante*), infecção intercorrente, anorexia/alimentação deficiente, letargia que progride até o coma e hiperventilação ou hipoventilação. A avaliação clínica deve enfocar a avaliação cardíaca, renal, neurológica e do desenvolvimento, bem como a busca por alterações do estado mental, convulsões, tônus anormal, sintomas visuais, deficiências no progresso do desenvolvimento, retardo global do desenvolvimento, perda das fases do desenvolvimento (regressão), cardiomiopatia, insuficiência cardíaca, malformação renal cística e disfunção tubular renal.

Os primeiros **exames laboratoriais clínicos** realizados devem ser aqueles disponíveis na maioria dos laboratórios clínicos hospitalares. O cuidado na coleta e no manuseio das amostras laboratoriais é fundamental para a obtenção de resultados precisos. A quantificação do lactato e da amônia no plasma está particularmente sujeita a erros se essas substâncias não forem manipuladas de modo adequado. A presença de cetose significativa em recém-nascido é incomum e sugere um distúrbio dos ácidos orgânicos. A presença de cetose desproporcional ao estado de jejum em uma criança mais velha é vista nos distúrbios que envolvem a utilização das cetonas. A ausência de cetose intensa em uma criança mais velha sob condições de estresse metabólico é uma característica dos distúrbios da oxidação dos ácidos graxos.

Tabela 51-7	Avaliação Diagnóstica Inicial dos Casos com Suspeita de Erro Inato do Metabolismo*
SANGUE E PLASMA	**URINA**
Gasometria arterial	Glicose
Eletrólitos — intervalo aniônico	pH
Glicose	Cetonas
Amônia	Substâncias redutoras
Enzimas hepáticas	Ácidos orgânicos
Hemograma completo, contagem diferencial[†] e contagem de plaquetas	Acilglicinas
Lactato, piruvato	Ácido orótico
Ácidos orgânicos	
Aminoácidos	
Acilcarnitinas	
Carnitina	

*A avaliação de um órgão específico está indicada quando há sintomas específicos (p. ex., imagens por ressonância magnética do crânio para os casos de coma ou convulsões; ecocardiografia para os casos de cardiomiopatia; determinação dos aminoácidos do líquido cerebrospinal por cromatografia em coluna se houver suspeita de hiperglicemia não cetótica).
[†]Trombocitopenia e neutropenia são vistas nas acidúrias orgânicas; linfócitos vacuolados e grânulos metacromáticos são vistos em distúrbios lisossomais.

Em algumas doenças, como os distúrbios do ciclo da ureia, os distúrbios na utilização das cetonas, as formas mais leves dos defeitos na oxidação dos ácidos graxos e a doença da urina em xarope de bordo intermitente, as alterações laboratoriais poderão estar presentes apenas durante um quadro agudo. Por essa razão, os exames realizados durante uma fase de bem-estar que apresentarem resultados normais não descartarão a presença de um distúrbio metabólico.

ASPECTOS GENÉTICOS DOS ERROS INATOS DO METABOLISMO
Mecanismos da Herança

Embora todos os mecanismos clássicos da herança estejam representados, a maioria dos erros inatos do metabolismo tem herança autossômica recessiva. O isolamento ou o efeito fundador poderão tornar uma condição recessiva específica comum em algumas populações (p. ex., a doença da urina em xarope de bordo é comum na população menonita *Old Order*, da Pensilvânia). As condições ligadas ao X manifestam-se mais em homens. Em geral, os portadores de doenças recessivas ou ligadas ao X (mulheres) são assintomáticos. No entanto, na deficiência de ornitina transcarbamilase, as mulheres podem ser sintomáticas se tiverem uma porcentagem baixa de células normais no fígado. A maioria dos distúrbios mitocondriais de crianças resulta de mutações em genes autossômicos, embora haja formas ligadas ao X. As mutações no DNA mitocondrial também causam doença mitocondrial. Nesse caso, o tipo e a gravidade do quadro clínico dependem dos defeitos específicos e da razão específica para cada tecido entre as cópias normais e anormais de DNA mitocondrial (*o grau de heteroplasmia*).

Identificação da Patologia Molecular

Se a base molecular de um determinado erro inato do metabolismo for conhecida (*i. e.*, se o gene ou genes foram mapeados e as mutações definidas), poderá haver um exame genético específico para uso na prática clínica. Em alguns distúrbios, há uma boa correlação entre mutações específicas e o desfecho clínico. O exame genético de outros familiares em risco pode fornecer informações genéticas importantes para eles e possibilitar a tomada de decisões pelos demais membros da família.

Tabela 51-8	Distúrbios Identificados pelos Programas de Triagem de Recém-nascidos nos Estados Unidos	
DISTÚRBIOS	**MÉTODOS**	**EXAMES CONFIRMATÓRIOS**
AMINOÁCIDOS		
Fenilcetonúria (PKU)	Guthrie,* MS/MS	Fenilalanina plasmática, pesquisa de mutações
Tirosinemia	Guthrie, MS/MS	Perfil dos aminoácidos do plasma, succinilacetona urinária
Doença da urina em xarope de bordo (DXB)	Guthrie, MS/MS	Perfil dos aminoácidos do plasma; pesquisa de aloisoleucina
ÁCIDO ORGÂNICO		
Acidemia propiônica	MS/MS	Perfil dos ácidos orgânicos da urina
Acidemias metilmalônicas	MS/MS	Perfil dos ácidos orgânicos da urina; perfil dos aminoácidos do plasma; homocisteína plasmática
Acidemia isovalérica	MS/MS	Perfil dos ácidos orgânicos da urina
Deficiência de biotinidase	Quantificação enzimática	Quantificação da biotinidase; pesquisa de mutações no DNA
ÁCIDO GRAXO		
Deficiência de acil-CoA desidrogenase de cadeia média (MCAD)	MS/MS	Perfil dos ácidos orgânicos da urina; perfil das acilglicinas da urina, perfil das acilcarnitinas do plasma
Deficiência de 3-hidroxiacil-CoA desidrogenase de cadeia longa (LCHAD)	MS/MS	Perfil dos ácidos orgânicos da urina; perfil das acilglicinas da urina; perfil das acilcarnitinas do plasma
Deficiência de acil-CoA desidrogenase de cadeia muito longa (VLCAD)	MS/MS	Perfil dos ácidos orgânicos da urina; perfil das acilglicinas da urina; perfil das acilcarnitinas do plasma
CARBOIDRATO		
Galactosemia	Quantificação da enzima GALT	Quantificação da enzima GALT; mutações do DNA; quantificação da galactose-1-P
CICLO DA UREIA		
	MS/MS	Perfil dos aminoácidos do plasma; mutações do DNA

IDENTIFICAÇÃO DOS ERROS INATOS DO METABOLISMO PELA TRIAGEM NEONATAL

Distúrbios Identificados pela Triagem Neonatal

Nos Estados Unidos, a maioria dos bebês diagnosticados com um distúrbio metabólico tratável é identificada a partir da obtenção de um resultado anormal na triagem neonatal. Grande parte dos estados utiliza a espectrometria de massas em *tandem* (MS/MS) para rastrear um conjunto de 29 distúrbios (Tabela 51-8). Na maioria dos estados, a deficiência de biotinidase e a galactosemia normalmente são rastreadas por meio da avaliação da função enzimática.

Estratégia da Triagem Neonatal

O objetivo da triagem neonatal é a detecção precoce e o tratamento rápido dos distúrbios antes do início dos sintomas, prevenindo assim a morbidade e a mortalidade. Na maioria dos estados, os bebês são submetidos aos exames dentro de 24 a 48 horas (Cap. 58). Quando o resultado é positivo, há necessidade de uma avaliação imediata. Os exames específicos de acompanhamento e o tratamento da criança afetada dependem do distúrbio. Em consonância com a maioria dos testes de triagem, uma porcentagem significativa de bebês com resultado positivo para a triagem neonatal não tem distúrbio metabólico.

Princípios dos Exames Confirmatórios

A triagem neonatal foi concebida para maximizar a detecção de bebês afetados, mas ela não é diagnóstica. Os "valores de corte" relativos a cada exame são estabelecidos cuidadosamente para identificar os bebês com concentração elevada de uma substância ou atividade enzimática diminuída, com um número aceitável de resultados falso-positivos. Uma triagem com resultado positivo deve ser seguida de uma avaliação clínica imediata conforme recomendado pelo programa de triagem e acompanhada por um especialista em metabolismo (um geneticista ou um endocrinologista). Em muitos casos, as crianças também receberão tratamento até o término do exame definitivo.

Uma triagem com resultado positivo provoca ansiedade nos pais; o controle dessa ansiedade é fundamental para minimizar os efeitos negativos do programa. Além disso, os exames definitivos precisam ser realizados com rapidez e precisão. Se for excluída a existência de um erro inato do metabolismo, os pais necessitarão de uma explicação detalhada dos resultados e da garantia de que o bebê está bem. Essas explicações frequentemente exigem a experiência profissional de um especialista em metabolismo ou em aconselhamento genético no período neonatal e talvez sejam necessárias reavaliações realizadas pelo médico da atenção primária a longo prazo.

Exames Clínicos e Laboratoriais Especializados

Os exames especializados para detectar distúrbios herdados do metabolismo são eficazes na confirmação de suspeitas diagnósticas baseadas nos resultados alterados da triagem neonatal ou de suspeitas clínicas. Os exames considerados úteis e os exemplos de diagnósticos feitos com o uso desses exames dependem da via deficiente do distúrbio em estudo (Tabela 51-9).

A análise dos aminoácidos é realizada em amostras de plasma, urina e líquido cerebrospinal. O perfil dos aminoácidos plasmáticos é muito útil para a identificação dos distúrbios do catabolismo dos aminoácidos. Os aminoácidos da via deficiente dos distúrbios dos ácidos orgânicos poderão estar alterados, mas com frequência estão normais, ou poderão não ser diagnósticos.

Tabela 51-9 — Exames Metabólicos Especializados

EXAME	ANALITOS QUANTIFICADOS	EXAME ÚTIL NA IDENTIFICAÇÃO DOS DISTÚRBIOS
Perfil dos aminoácidos do plasma	Aminoácidos, inclusive aloisoleucina	PKU, defeitos do ciclo da ureia, tirosinemias, DXB, homocistinúria
Homocisteína plasmática total	Homocisteína ligada a proteína e livre	Homocistinúria, algumas formas de acidemia metilmalônica
Perfil dos aminoácidos da urina	Aminoácidos	Distúrbios do transporte renal dos aminoácidos
Perfil das acilcarnitinas do plasma	Derivados das acilcarnitinas oriundos do catabolismo dos ácidos orgânicos e graxos	Distúrbios dos ácidos orgânicos; distúrbios da oxidação dos ácidos graxos
Perfil de acilglicina na urina	Derivados da acilglicina oriundos do catabolismo dos ácidos orgânicos e graxos	Distúrbios dos ácidos orgânicos; distúrbios da oxidação dos ácidos graxos
Carnitinas plasmáticas	Carnitina livre, total e acilada	Deficiência primária e secundária de carnitinas; anormais em muitos distúrbios dos ácidos orgânicos e dos ácidos graxos
Perfil dos ácidos orgânicos da urina	Ácidos orgânicos	Distúrbios dos ácidos orgânicos, mitocondriais e dos ácidos graxos
Succinilacetona do sangue ou da urina	Succinilacetona	Tirosinemia I
Cromatografia dos oligossacarídeos da urina	Glicosaminoglicanas, mucopolissacarídeos	Distúrbios do armazenamento nos lisossomos

DXB, doença da urina em xarope de bordo; *PKU*, fenilcetonúria.

O perfil dos aminoácidos urinários é útil no diagnóstico dos distúrbios primários da função tubular renal, como a síndrome de Lowe e a cistinúria, bem como dos distúrbios secundários da função tubular renal, como a cistinose e a síndrome de Fanconi de qualquer causa. O perfil dos aminoácidos urinários não é o exame de escolha para o diagnóstico dos distúrbios do metabolismo dos aminoácidos ou dos ácidos orgânicos.

Os marcadores da oxidação alterada dos ácidos graxos são quantificados na urina e no plasma. Os intermediários em excesso resultantes da oxidação dos ácidos graxos e do catabolismo dos ácidos orgânicos são conjugados com glicina e carnitina. O **perfil das acilglicinas urinárias** e o **perfil das acilcarnitinas plasmáticas** refletem esse acúmulo. Nos distúrbios dos ácidos orgânicos e nos distúrbios da oxidação dos ácidos graxos, a quantificação da carnitina plasmática poderá revelar uma deficiência secundária de carnitina e uma distribuição anormal de carnitina livre e acilada. O perfil dos ácidos graxos livres do plasma é útil no diagnóstico dos distúrbios da oxidação dos ácidos graxos. O excesso de 3-OH-butirato sugere um distúrbio no metabolismo das cetonas; a ausência de cetonas ou o achado de quantidades reduzidas de 3-OH-butirato sugere um distúrbio na oxidação dos ácidos graxos. O perfil dos intermediários dos ácidos graxos em fibroblastos cutâneos cultivados poderá trazer mais informações.

O perfil dos ácidos orgânicos urinários é bastante característico nos distúrbios do metabolismo dos ácidos orgânicos, como a acidemia propiônica e a acidemia metilmalônica. Embora as análises do sangue e da urina geralmente indiquem o diagnóstico específico, normalmente são necessários exames mais direcionados que quantifiquem a atividade enzimática na via ou que comprovem a presença de alterações no DNA do gene.

Como reflexo dos distúrbios da biossíntese da creatina, observa-se a redução da creatina do líquido cerebrospinal (LC) e, em uma das formas, o aumento do ácido guanidinoacético no sangue e na urina. O perfil anormal das purinas urinárias, como a xantina, a hipoxantina, a inosina, a guanosina, a adenosina, a adenina ou a succiniladenosina, sugere a existência de um distúrbio do metabolismo das purinas e das pirimidinas. De modo similar, os distúrbios do metabolismo das pirimidinas são identificados pelo perfil anormal das pirimidinas urinárias, entre elas a uracila, a uridina, a timina, a timidina, o ácido orótico, a orotidina, a di-hidrouracila, a di-hidrotimina, a pseudouridina, a *N*-carbamoil-β-alanina ou o *N*-carbamoil-β-aminoisobutirato.

Nos pacientes com doenças de depósito, os mucopolissacarídeos (glicosaminoglicanas, glicoproteínas), o ácido siálico, o sulfato de heparana, o sulfato de dermatana ou o sulfato de condroitina urinários estão alterados. A enzimologia específica depende do distúrbio; e, dependendo do exame, o tecido pode consistir em fibroblastos cutâneos cultivados ou glóbulos brancos. Em vários distúrbios, o LC é a amostra mais útil, inclusive na encefalopatia por glicina (o perfil dos aminoácidos do LC é comparado com os aminoácidos plasmáticos coletados simultaneamente), nos distúrbios da síntese de neurotransmissores (perfil das aminas biogênicas), na deficiência do transportador da glicose (GLUT1) (razão entre a glicose do plasma e a do líquido cerebrospinal) e no defeito da síntese da serina (perfil dos aminoácidos).

Em muitos distúrbios, o perfil metabólico anormal está presente quando a criança está doente e também quando ela está bem. Em alguns casos, o perfil só é diagnóstico durante uma manifestação da doença.

VISÃO GERAL DO TRATAMENTO

Há vários princípios básicos para o tratamento dos erros inatos do metabolismo. Os pacientes com síndromes tóxicas manifestam com frequência encefalopatia; a remoção dos compostos tóxicos é a primeira meta do tratamento. As estratégias terapêuticas compreendem a hemodiálise, a hemofiltração venovenosa e a administração de agentes de vias alternativas (Cap. 53). Uma segunda estratégia consiste em aumentar a atividade enzimática deficiente por meio da administração de cofatores enzimáticos (p. ex., piridoxina na homocistinúria e tetraidrobiopterina na PKU). Se a deficiência de um produto de uma via desempenhar um papel importante, o fornecimento dos produtos faltantes será muito útil (p. ex., tirosina no tratamento da fenilcetonúria). Um princípio importante consiste em reduzir o fluxo na via deficiente restringindo a oferta de precursores na dieta. Como exemplos, mencione-se a restrição de proteínas nos distúrbios da detoxificação da amônia e de precursores dos aminoácidos nos distúrbios dos ácidos orgânicos.

Capítulo 52

DISTÚRBIOS DOS CARBOIDRATOS

DOENÇAS DE DEPÓSITO DE GLICOGÊNIO

Muitas doenças de depósito (ou de armazenamento) de glicogênio são caracterizadas por **hipoglicemia** e **hepatomegalia** (Tabela 52-1). O glicogênio, a forma de armazenamento da glicose, é encontrado abundantemente no fígado (onde regula os níveis de glicose do sangue) e nos músculos (onde facilita o trabalho anaeróbico). O glicogênio é sintetizado a partir da uridina difosfoglicose pela ação conjunta da glicogênio sintetase e de uma enzima ramificadora (Fig. 52-1). O acúmulo de glicogênio é estimulado pela insulina. A glicogenólise se dá através de uma cascata iniciada pela epinefrina ou pelo glucagon. Como resultado, ocorre a fosforólise rápida do glicogênio com produção de glicose 1-fosfato, acompanhada, em menor grau, da hidrólise dos resíduos de glicose dos pontos de ramificação das moléculas de glicogênio. No fígado e nos rins, a glicose 1-fosfato é convertida em glicose 6-fosfato pela ação da fosfoglicomutase; a glicose-6-fosfatase hidrolisa a glicose 6-fosfato, produzindo glicose. Esta última enzima não está presente nos músculos. As doenças de depósito de glicogênio podem ser divididas em quatro grupos:

1. Doenças que afetam predominantemente o fígado e têm influência direta sobre a glicose sanguínea (tipos I, VI e VIII).
2. Doenças que envolvem predominantemente os músculos e afetam a capacidade de realizar o trabalho anaeróbico (tipos V e VII).
3. Doenças que podem afetar o fígado e os músculos e influenciar diretamente a glicose sanguínea e o metabolismo muscular (tipo III).
4. Doenças que afetam diversos tecidos, mas não têm um efeito direto sobre a glicose sanguínea ou sobre a capacidade de realizar trabalho anaeróbico (tipos II e IV).

O **diagnóstico** da doença de depósito de glicogênio de tipo I ou tipo III é indicado pelo achado de níveis sanguíneos elevados de ácido úrico, lactato e triglicerídeos. Para todas as formas, o diagnóstico normalmente pode ser confirmado pela pesquisa de mutações no DNA dos glóbulos brancos. Quando essa pesquisa é possível, os procedimentos invasivos, como a biópsia de músculo ou de fígado, podem ser evitados. Quando a pesquisa de mutações não estiver disponível ou for inconclusiva, a quantificação das enzimas no tecido do órgão afetado confirmará o diagnóstico. Se o diagnóstico não puder ser estabelecido, poderá ser necessário submeter o paciente a um teste de estresse metabólico (*metabolic challenge*) e a um teste com exercícios. O **tratamento** da doença de depósito de glicogênio no fígado visa à manutenção de níveis sanguíneos de glicose satisfatórios ou ao fornecimento de fontes de energia alternativas para os músculos. Na deficiência

Tabela 52-1 — Doenças de Depósito de Glicogênio*

DOENÇA	ENZIMA AFETADA	ÓRGÃOS AFETADOS	SÍNDROME CLÍNICA	MANIFESTAÇÕES NEONATAIS	PROGNÓSTICO
Tipo 1a: von Gierke	Glicose-6-fosfatase	Fígado, rins, trato GI, plaquetas	Hipoglicemia, acidose láctica, cetose, hepatomegalia, hipotonia, crescimento lento, diarreia, distúrbio da coagulação, gota, hipertrigliceridemia, xantomas	Hipoglicemia, acidemia láctica, o fígado poderá ter um tamanho normal	Morte precoce resultante de hipoglicemia, acidose láctica; evolui bem com diagnóstico precoce e adesão rigorosa ao tratamento dietético; hepatomas poderão surgir no final da infância
Tipo 1b	Glicose-6-fosfato translocase	Fígado, rins, trato GI, plaquetas, glóbulos brancos	Como o tipo 1a, mas também apresenta neutropenia clinicamente significativa	Como o tipo 1a, mas também poderão ocorrer infecções	Além dos riscos do tipo 1a, as crianças têm disfunção GI significativa. Historicamente, a morte por infecções ocorre na segunda década
Tipo II: Pompe	α-glicosidase lisossômica	Todos; principalmente os músculos estriados e as células nervosas	Fraqueza muscular intensa e simétrica, cardiomegalia, insuficiência cardíaca, intervalo P-R encurtado	Poderá haver fraqueza muscular ou cardiomegalia, ou ambas	Muito ruim para a forma neonatal; é comum a morte no primeiro ano de vida; existem variantes; o tratamento com α-glicosidase humana recombinante é promissor
Tipo III: Forbes	Enzima desramificadora	Fígado, músculos	Na fase inicial do curso clínico, ocorre hipoglicemia, cetonúria, hepatomegalia que desaparece com a idade; poderá haver fadiga muscular	Geralmente nenhuma	Muito bom para o distúrbio hepático; se houver miopatia, tenderá a ser como aquela dos tipos I e V
Tipo IV: Andersen	Enzima ramificadora	Fígado, outros tecidos	Cirrose hepática que começa vários meses depois do nascimento; insuficiência hepática precoce	Geralmente nenhuma	Muito ruim; é comum a morte resultante de insuficiência hepática na primeira década
Tipo V: McArdle	Fosforilase muscular	Músculo	Fadiga muscular que começa na adolescência	Nenhuma	Bom, com estilo de vida sedentário
Tipo VI: Hers	Fosforilase hepática	Fígado	Hipoglicemia leve com hepatomegalia, cetonúria	Geralmente nenhuma	Provavelmente bom
Tipo VII: Tarui	Fosfofrutoquinase muscular	Músculo	Achados clínicos similares aos do tipo V	Nenhuma	Similar àquele do tipo V
Tipo VIII	Fosforilase quinase	Fígado	Achados clínicos similares aos do tipo III, sem miopatia	Nenhuma	Bom

GI, Gastrointestinal.
*Esses distúrbios são autossômicos recessivos, exceto uma forma de fosforilase quinase hepática, que é ligada ao X.

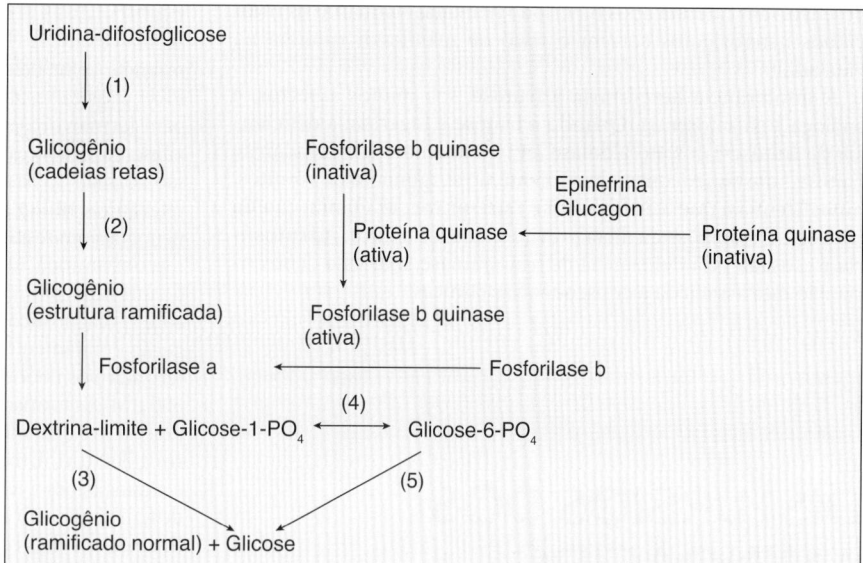

Figura 52-1 – Síntese e degradação do glicogênio. (1) Glicogênio sintetase, (2) enzima ramificadora, (3) enzima desramificadora, (4) fosfoglicomutase, (5) glicose-6-fosfatase.

de glicose-6-fosfatase (tipo I), o tratamento geralmente requer administrações intragástricas noturnas de glicose durante o primeiro ou os dois primeiros anos de vida. Posteriormente, lanches ou administrações intragástricas noturnas de amido de milho não cozido poderão ser suficientes; os tumores hepáticos (às vezes malignos) são uma ameaça na adolescência e na vida adulta. Não existe um tratamento específico para as doenças musculares que comprometem os exercícios realizados pela musculatura esquelética que causam isquemia. A reposição de enzimas em uma fase precoce da vida é eficaz na doença de Pompe (tipo II), que afeta os músculos cardíaco e esquelético.

GALACTOSEMIA

A galactosemia é uma doença autossômica recessiva causada pela deficiência de galactose-1-fosfato uridiltransferase (Fig. 52-2). As manifestações clínicas são mais impactantes no recém-nascido que, quando alimentado com leite, geralmente exibe evidências de **insuficiência hepática** (hiperbilirrubinemia, distúrbios da coagulação, hipoglicemia), **função tubular renal** alterada (acidose, glicosúria, aminoacidúria) e **catarata**. O resultado da triagem neonatal deve ser fornecido rapidamente porque os bebês afetados poderão morrer na primeira semana de vida. Os bebês afetados correm um risco maior de desenvolver sepse neonatal grave por *Escherichia coli*. Os principais efeitos sobre o fígado e a função renal e o desenvolvimento de catarata estão limitados aos primeiros anos de vida; crianças mais velhas poderão ter distúrbios de aprendizado apesar da obediência à dieta. As meninas geralmente desenvolvem insuficiência ovariana prematura apesar do tratamento.

As **alterações laboratoriais** da galactosemia dependem da ingestão dietética de galactose. Quando há ingestão de galactose (na forma de lactose), os níveis da galactose plasmática e da galactose 1-fosfato eritrocitária estão elevados. A hipoglicemia é frequente, e a albuminúria está presente. A galactose é encontrada com frequência na urina e pode ser detectada quando se obtém uma reação positiva para substâncias redutoras na urina sem que haja reação com a glicose oxidase da tira reagente. A ausência de substâncias redutoras na urina não deve excluir o diagnóstico. O diagnóstico é feito por meio da demonstração da redução extrema da atividade da galactose-1-fosfato uridiltransferase dos eritrócitos. O exame do DNA em busca de mutações na galactose-1-fosfato uridiltransferase confirma o diagnóstico e poderá ser útil na determinação do prognóstico. A disfunção tubular renal poderá ser evidenciada pelo encontro de acidose metabólica hiperclorêmica com intervalo aniônico normal. O **tratamento** por meio da eliminação da galactose da alimentação leva à rápida correção das alterações, mas os bebês que estiverem extremamente doentes antes do tratamento poderão morrer antes que a terapia se torne eficaz.

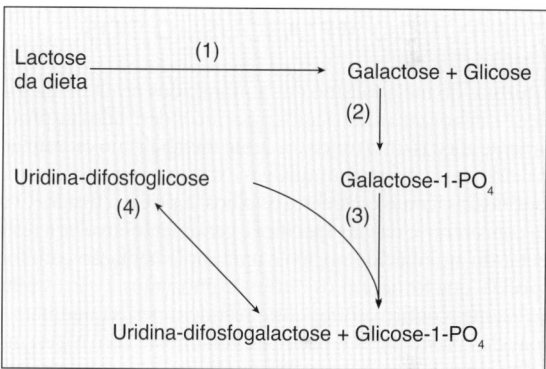

Figura 52-2 – Via do metabolismo da galactose. (1) Lactase (intestinal), (2) galactoquinase, (3) galactose-1-fosfato uridiltransferase, (4) uridina difosfoglicose 4-epimerase.

A **deficiência de galactoquinase**, um distúrbio autossômico recessivo, também leva ao acúmulo de galactose nos líquidos corporais (Fig. 52-2), o que resulta na formação de galactitol (dulcitol) por meio da ação da aldose redutase. O galactitol, que age como agente osmótico, pode ser responsável pela formação de catarata e, em raras ocasiões, pelo aumento da pressão intracraniana. Essas são as únicas manifestações clínicas. Os indivíduos homozigotos para a deficiência de galactoquinase geralmente desenvolvem catarata após o período neonatal, enquanto os indivíduos heterozigotos correm o risco de manifestar catarata na vida adulta.

A **intolerância hereditária à frutose**, sob muitos aspectos, é análoga à galactosemia. Quando a frutose é ingerida, a deficiência de frutose-1-fosfato aldolase leva ao acúmulo intracelular de frutose 1-fosfato e, consequentemente, ao surgimento de vômitos, hipoglicemia e doenças hepática e renal graves. A eliminação da frutose e da sacarose da dieta previne a doença clínica. A **frutosúria** é causada pela deficiência de frutoquinase, mas essa deficiência não está associada a consequências clínicas.

Capítulo 53

DISTÚRBIOS DOS AMINOÁCIDOS

DISTÚRBIOS DO METABOLISMO DOS AMINOÁCIDOS

Os distúrbios do metabolismo dos aminoácidos resultam da incapacidade de catabolizar aminoácidos específicos derivados de proteínas. Geralmente apenas uma única via desse metabolismo está afetada. O aminoácido dessa via se acumula em excesso e se torna tóxico para diversos órgãos, como o cérebro, os olhos, a pele e o fígado. O tratamento concentra-se na via específica e geralmente envolve a restrição alimentar do aminoácido nocivo e uma suplementação com fórmulas especiais que fornecem os outros aminoácidos e vários nutrientes. Os exames confirmatórios compreendem perfis quantitativos de aminoácidos plasmáticos específicos juntamente com a pesquisa de mutações específicas e, às vezes, enzimologia.

FENILCETONÚRIA

A fenilcetonúria (PKU), uma doença autossômica recessiva, compromete principalmente o cérebro e afeta 1 em 10.000 pessoas. A PKU clássica resulta de um defeito na hidroxilação da fenilalanina para formar tirosina (Fig. 53-1); a atividade da fenilalanina hidroxilase no fígado está ausente ou muito reduzida. Os bebês afetados são normais ao nascimento, mas, quando não tratados, desenvolvem retardo mental grave (QI 30) no primeiro ano de vida. A triagem neonatal com resultado positivo deve ser seguida da análise quantitativa dos aminoácidos plasmáticos. Quanto à fenilalanina, o encontro de um valor plasmático superior a 360 μM (6 mg/dL) é compatível com o diagnóstico de uma das hiperfenilalaninemias e requer avaliação e tratamento imediatos. A PKU clássica, não tratada, é caracterizada por concentrações sanguíneas de fenilalanina superiores a 600 μM. As formas mais leves de hiperfenilalaninemia são indicadas por valores de fenilalanina plasmática inferiores a esse, mas superiores a 360 μM. Uma porcentagem significativa de bebês prematuros e alguns bebês a termo apresentam elevações transitórias dos níveis de fenilalanina. O acompanhamento a curto prazo geralmente identifica esses bebês com rapidez. Uma pequena porcentagem de bebês diagnosticados com PKU (≤ 2% nos Estados Unidos) tem um defeito na síntese ou no metabolismo da tetraidrobiopterina, o cofator da fenilalanina hidroxilase e de outras enzimas envolvidas no metabolismo intermediário dos aminoácidos aromáticos. Esses distúrbios no metabolismo da biopterina são diagnosticados pela quantificação da diidrobiopterina redutase dos eritrócitos e pela análise dos metabólitos da biopterina na urina. Esses exames devem ser realizados em todos os bebês com hiperfenilalaninemia.

O **tratamento** é concebido para manter os valores plasmáticos da fenilalanina dentro do intervalo terapêutico de 120 a 360 mM com a adoção de uma dieta sem fenilalanina, mas nutricionalmente completa. Desde o início da década de 1980, recomenda-se que o tratamento seja para toda a vida a fim de reduzir os riscos de problemas neuropsiquiátricos a longo prazo e de reduzir o risco de síndrome da PKU materna.

O **desfecho** do tratamento da PKU clássica é excelente. A maioria dos bebês com PKU clássica que recebe tratamento já nos

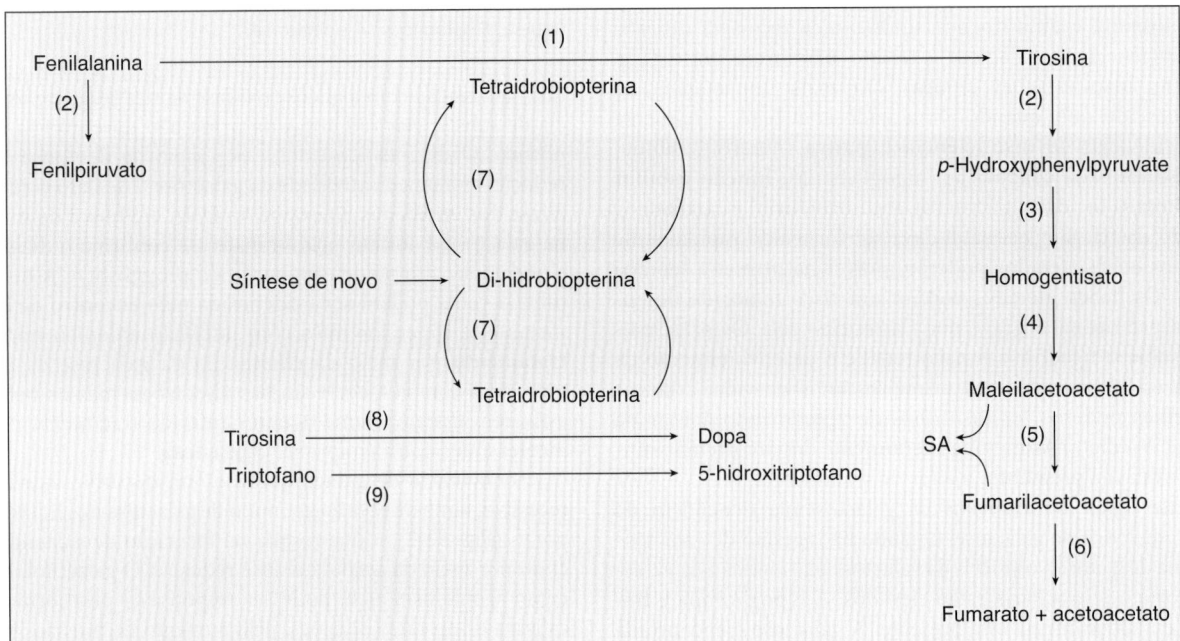

Figura 53-1 – Metabolismo dos aminoácidos aromáticos. (1) Fenilalanina hidroxilase, (2) transaminase, (3) p-hidroxifenilpiruvato oxidase, (4) homogentisato oxidase, (5) maleilacetoacetato isomerase, (6) fumarilacetoacetato hidrolase, (7) di-hidrobiopterina redutase, (8) tirosina hidroxilase, (9) triptofano hidroxilase. *SA*, Succinilacetona.

primeiros 10 dias de vida alcança níveis de inteligência normais. No entanto, problemas de aprendizado e problemas com a função executiva são mais frequentes nessas crianças do que naquelas não afetadas. A concentração segura de fenilalanina nas crianças mais velhas e nos adultos com PKU ainda não foi determinada de forma clara. A elevação aguda da fenilalanina plasmática de adultos e crianças com PKU está associada à disfunção cognitiva reversível. Se o nível permanecer elevado, a disfunção poderá se tornar irreversível. O tratamento com um preparado modificado de tetraidrobiopterina produziu respostas benéficas em alguns pacientes com PKU.

As mulheres com PKU e seus familiares devem ser informados sobre os riscos e a prevenção da "síndrome da PKU materna". A **hiperfenilalaninemia materna** requer um controle rigoroso antes da concepção e durante a gravidez para prevenir dano cerebral, doença cardíaca congênita e microcefalia do feto.

TIROSINEMIAS

Nos programas de triagem neonatal, a tirosinemia é identificada com o uso da espectrometria de massas em *tandem*, que detecta níveis elevados de tirosina e/ou succinilacetona. Níveis altos de tirosina também surgem como uma consequência inespecífica da doença hepática grave ou da tirosinemia transitória do recém-nascido, que responde ao tratamento com ácido ascórbico. Os distúrbios herdados do metabolismo da tirosina são o alvo da triagem neonatal. A **tirosinemia de tipo 1**, que resulta da deficiência de fumarilacetoacetato hidrolase (Fig. 53-1), é uma doença rara na qual metabólitos acumulados produzem doença hepática grave associada a distúrbio da coagulação, hipoglicemia, hipoalbuminemia, transaminases elevadas e defeitos na função tubular renal. Com o tempo, poderá surgir um carcinoma hepatocelular. A quantificação da tirosina plasmática e da succinilacetona sanguínea ou urinária é realizada após a obtenção de um resultado positivo na triagem neonatal. O **diagnóstico** da tirosinemia I é confirmado pelo encontro de concentração elevada de succinilacetona; algumas mutações podem ser detectadas pela pesquisa do DNA. O **tratamento** com nitisinona (NTBC) (um inibidor da oxidação do ácido para-hidroxifenilpirúvico) elimina de maneira eficaz a produção da succinilacetona tóxica. A adoção de uma dieta com baixo teor de fenilalanina e de tirosina também poderá ajudar. Esses tratamentos têm afastado a necessidade imediata de transplante de fígado das crianças identificadas pela triagem neonatal. Não se sabe se eles eliminam completamente a ocorrência de carcinoma hepatocelular.

As **tirosinemias II e III** são formas mais benignas da tirosinemia hereditária. Resultam de um bloqueio nas etapas iniciais da via do metabolismo da tirosina; como consequência, não há produção de succinilacetona. As características clínicas englobam **hiperceratose** das palmas e plantas e **ceratite**, que pode causar problemas visuais graves. Na tirosinemia de tipo II, a falta de obediência à dieta está associada a um comprometimento cognitivo leve. O tratamento com dieta que restringe a ingestão de fenilalanina e tirosina é eficaz.

HOMOCISTINÚRIA

A homocistinúria, uma doença autossômica recessiva (1:200.000 nascidos vivos) que afeta o tecido conjuntivo, o cérebro e o sistema vascular, é causada pela deficiência de cistationina β-sintase. No metabolismo normal dos aminoácidos que contêm enxofre, a metionina dá origem à cistina, e a homocisteína é um intermediário crucial (Fig. 53-2). Quando há deficiência de cistationina β-sintase, a homocisteína acumula-se no sangue e aparece na urina. Outra consequência é o aumento da reconversão da homocisteína em metionina, o que eleva à concentração da metionina no sangue. A triagem neonatal mais utilizada quantifica a metionina. O excesso de homocisteína produz uma **síndrome clínica** de evolução lenta que compreende a luxação dos cristalinos; extremidades longas e delgadas; rubor malar; e livedo reticular. Aracnodactilia, escoliose, *pectus excavatum* ou *carinatum* e genuvalgo são características esqueléticas. Poderá haver retardo mental ou doença psiquiátrica, ou ambos. O desenvolvimento de trombose arterial ou venosa importante é uma ameaça constante.

A confirmação do **diagnóstico** dá-se pelo encontro de níveis elevados de homocisteína total no sangue. O perfil dos aminoácidos plasmáticos revela hipermetioninemia. O exame de quantificação da cistationina β-sintase não está disponível para uso na prática clínica, mas já se conhecem numerosas mutações do gene que podem ser pesquisadas.

Há duas formas clínicas de homocistinúria. Em uma das formas, a atividade da enzima deficiente pode ser aumentada por meio da administração de doses grandes de piridoxina (100 a 1.000 mg/dia). Faz-se a suplementação de folato quando houver deficiência de folato como resultado do seu aprisionamento no processo de remetilação da homocisteína a metionina. Essa forma responsiva à piridoxina representa cerca de 50% dos casos e é a forma com mais probabilidade de passar despercebida na triagem neonatal, porque as concentrações da metionina nem sempre estão acima do valor de corte da triagem. A segunda forma não responde à terapia com piridoxina. O acúmulo de homocisteína é controlado pela adoção de dieta com restrição de metionina e pela suplementação com cistina e folato. O uso de betaína suplementar (trimetilglicina), um doador de grupos metila para a remetilação da homocisteína em metionina, também auxilia no tratamento dos pacientes que não respondem à piridoxina. Às vezes, a dieta e o uso de betaína são necessários para controlar a homocisteína plasmática, mesmo nos pacientes que respondem à piridoxina. O prognóstico é bom para os bebês cuja concentração de homocisteína plasmática é controlada.

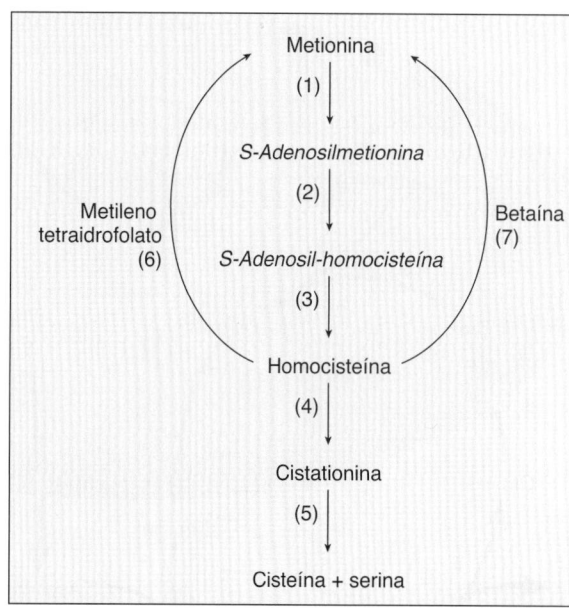

Figura 53-2 – Metabolismo da metionina e da homocisteína. (1) Metionina adenosiltransferase, (2) S-metiltransferase, (3) S-adenosil--homocisteína hidrolase, (4) cistationina β-sintase, (5) cistationase, (6) homocisteína metiltransferase, (7) betaína-homocisteína metiltransferase.

DOENÇA DA URINA EM XAROPE DE BORDO

A doença da urina em xarope de bordo (DXB) é uma doença autossômica recessiva, também chamada de **cetoacidúria de cadeia ramificada**. A deficiência de descarboxilase dá início à degradação dos análogos cetoácidos dos três aminoácidos de cadeia ramificada – leucina, isoleucina e valina (Fig. 53-3). A DXB clássica é rara (1:250.000) na população geral, mas muito mais comum em algumas populações isoladas (os menonitas, da Pensilvânia, 1:150). A triagem neonatal do American College of Medical Genetics inclui a DXB.

Embora a DXB tenha formas com início intermitente e com início tardio, as **manifestações clínicas** da forma clássica normalmente começam dentro de 1 a 4 semanas do nascimento. Observam-se com frequência alimentação deficiente, vômitos e taquipneia, mas a marca característica da doença é a depressão intensa do sistema nervoso central, associada a hipotonia e hipertonia (**espasmos extensores**) alternantes, opistótono e convulsões. A urina tem o odor do xarope de bordo.

As alterações laboratoriais encontradas na DXB incluem hipoglicemia e a presença variável de acidose metabólica, com elevação dos ânions não mensuráveis; a acidose é causada, em parte, pelos ácidos orgânicos de cadeia ramificada do plasma e, em parte, pelos *corpos cetônicos* normais – β-hidroxibutirato e acetoacetato. Os cetoácidos de cadeia ramificada da urina (mas não o β-hidroxibutirato ou o acetoacetato) reagem imediatamente com a 2,4-dinitrofenilidrazina, formando uma grande quantidade de precipitado branco.

O **diagnóstico definitivo** da DXB geralmente é feito pelo achado de concentrações plasmáticas muito aumentadas de leucina, isoleucina e valina e pela identificação de um excesso de aloisoleucina no plasma. O perfil dos ácidos orgânicos urinários geralmente está alterado e mostra os derivados cetoácidos dos aminoácidos de cadeia ramificada.

O fornecimento de calorias e proteínas adequadas, **com restrição de leucina**, é crucial para o tratamento agudo e crônico. Além do monitoramento rigoroso e do tratamento para edema cerebral, a hemodiálise, a hemofiltração e a diálise peritoneal podem salvar a vida do paciente durante as crises acidóticas. Estresses catabólicos comuns, como infecções moderadas ou o trabalho de parto e o próprio parto, podem precipitar crises clínicas nos pacientes com DXB. O transplante de fígado trata de modo eficaz a DXB.

DISTÚRBIOS DO PROCESSO DE REMOÇÃO DA AMÔNIA

Já foram descritas deficiências enzimáticas herdadas para cada uma das etapas da síntese da ureia (Fig. 53-4). Atualmente, a triagem neonatal não detecta todos os distúrbios do ciclo da ureia.

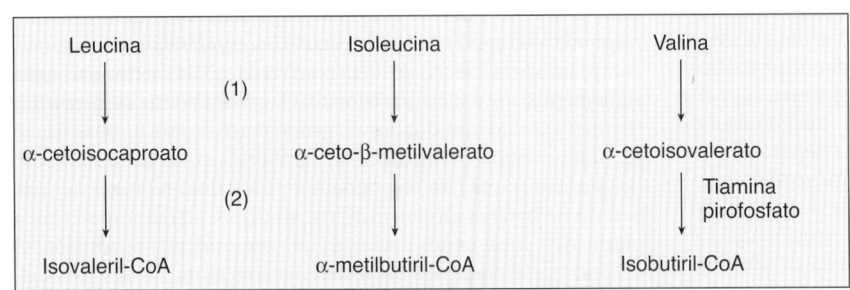

Figura 53-3 – Metabolismo dos aminoácidos de cadeia ramificada. (1) Aminotransferases, (2) complexo da α-cetoácido desidrogenase.

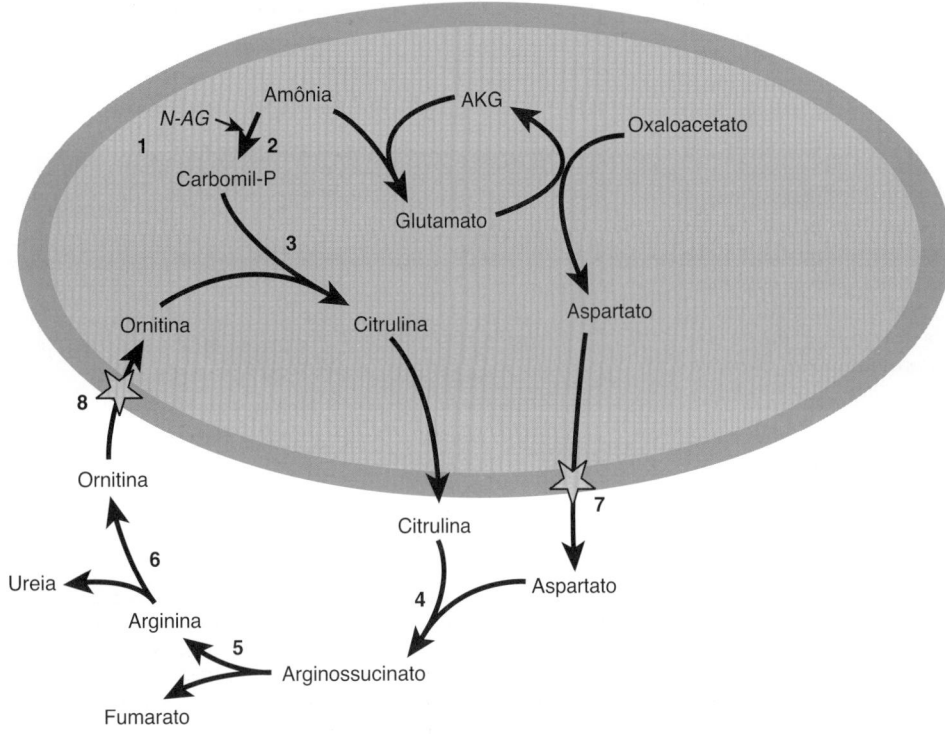

Figura 53-4 – Ciclo da ureia. Local dos defeitos enzimáticos: (1) *N*-acetilglutamato sintase (*N*-AG), (2) carbamoil fosfato sintetase, (3) ornitina carbamoiltransferase, (4) argininossuccinato ácido sintetase, (5) argininossuccinato ácido liase, (6) arginase. Transportadores (*estrela*). (7) citrina, (8) transportador da ornitina (*estrela*). AKG, Alfa cetoglutarato.

Na prática clínica, os dois distúrbios mais frequentes nos Estados Unidos são a deficiência de ornitina carbamoiltransferase (OTC) e a deficiência de argininossuccinato liase (ASL).

A **deficiência de ornitina carbamoiltransferase (OTC)** está ligada ao X. As mutações genéticas compreendem deleções e mutações pontuais. Se a enzima for não funcionante, a atividade da OTC estará ausente nos indivíduos do sexo masculino afetados, e eles provavelmente morrerão no período neonatal. Os indivíduos do sexo feminino afetados são heterozigotos e, por causa da lionização, poderão apresentar um grau significativo de deficiência enzimática e poderão ser afetados clinicamente em qualquer momento da vida. As **manifestações clínicas** variam da doença letal no indivíduo do sexo masculino (coma, encefalopatia) à normalidade clínica em uma alta porcentagem de indivíduos do sexo feminino. Os indivíduos do sexo masculino também podem apresentar formas de início tardio. As manifestações clínicas dos indivíduos do sexo feminino afetados compreendem vômitos recorrentes, letargia, convulsões, retardo do desenvolvimento, retardo mental ou confusão episódica. Esses indivíduos poderão limitar espontaneamente a ingestão proteica.

Os exames que confirmam o diagnóstico de deficiência de OTC englobam o perfil dos aminoácidos plasmáticos, que poderá mostrar concentrações reduzidas de citrulina e arginina com aumento de glutamato e alanina. O perfil dos ácidos orgânicos urinários mostra uma excreção aumentada de ácido orótico após uma carga proteica ou com a administração simultânea de alopurinol. A pesquisa de mutações, a pesquisa de deleções e o sequenciamento de toda a região codificadora dos genes relacionados estão disponíveis para uso na prática clínica.

A **deficiência de argininossuccinato liase (ASL)** é autossômica recessiva. Nos Estados Unidos, a maioria das crianças com essa deficiência é detectada pela triagem neonatal, que revela níveis elevados de citrulina. O diagnóstico é confirmado pela detecção de quantidades elevadas de ácido argininossuccínico na urina.

Tratamento da Hiperamonemia

Durante os episódios de hiperamonemia sintomática, reduz-se a ingestão de proteínas e administra-se glicose intravenosa em quantidade suficiente para interromper o catabolismo das proteínas endógenas. A amônia pode ser eliminada com o uso de agentes da **via alternativa** – o **benzoato de sódio** e o **fenilacetato de sódio** – que são excretados na urina como conjugados da glicina e da glutamina. Administra-se também arginina, que geralmente está deficiente. Quando os níveis de amônia estão muito altos (> 1.000 µM) ou são refratários à terapia, é necessária a remoção direta da amônia por meio de hemodiálise ou hemofiltração, mas não diálise peritoneal. O estado neurológico deve ser acompanhado com atenção, e o edema cerebral deve ser tratado imediatamente. Apesar do tratamento bem-sucedido das crises hiperamonêmicas, o desfecho a longo prazo relativo aos indivíduos do sexo masculino com deficiência de OTC neonatal grave e a todas as crianças com deficiência grave de ASL é reservado. O transplante hepático realizado em uma fase inicial tem aumentado a sobrevida, principalmente dos indivíduos do sexo masculino com deficiência grave de OTC.

A restrição da ingestão de proteínas às necessidades diárias é a base do tratamento contínuo dos pacientes com defeitos do ciclo da ureia. Aminoácidos essenciais cristalinos podem ser fornecidos em quantidades suficientes apenas para manter a síntese das proteínas. A arginina é um aminoácido essencial quando a síntese da arginina por meio do ciclo da ureia está muito prejudicada; assim, deve-se fornecer arginina, exceto nos casos de deficiência de arginase. Em alguns distúrbios do ciclo da ureia, é preciso fornecer citrulina. Na deficiência de OTC e na deficiência de carbamoil fosfato sintase, o tratamento com fenilbutirato (que é metabolizado a fenilacetato) evita o acúmulo de amônia.

DISTÚRBIOS DO TRANSPORTE DE AMINOÁCIDOS QUE AFETAM OS MECANISMOS ESPECÍFICOS DE TRANSPORTE NOS RINS E NO INTESTINO

A **cistinúria** é um distúrbio do transporte tubular renal dos aminoácidos cistina, lisina, arginina e ornitina. Embora o transporte intestinal esteja afetado em algumas formas genéticas, os sintomas são causados em grande parte pela alteração do transporte renal. A concentração de cistina excede seu produto de solubilidade e leva à formação de cálculos renais importantes. A avaliação e o diagnóstico baseiam-se no padrão da excreção urinária dos aminoácidos. Pode-se fazer a pesquisa de mutações. O **tratamento** visa a aumentar a solubilidade da cistina por meio da formação de complexos entre ela e compostos como a penicilamina.

O transporte intestinal de triptofano está prejudicado na **síndrome de Hartnup**; essa deficiência provoca sintomas semelhantes aos da pelagra. O diagnóstico baseia-se no padrão dos aminoácidos na urina. O tratamento com triptofano é bem-sucedido.

Capítulo 54

DISTÚRBIOS DOS ÁCIDOS ORGÂNICOS

DISTÚRBIOS DO METABOLISMO DOS ÁCIDOS ORGÂNICOS

Os distúrbios dos ácidos orgânicos resultam de um bloqueio nas vias do catabolismo dos aminoácidos. Quando o bloqueio ocorre após a remoção da fração amino, eles provocam o acúmulo de ácidos orgânicos específicos no sangue e na urina. O tratamento tem como alvo a alteração específica e envolve a restrição dos substratos precursores e a administração de cofatores enzimáticos, quando disponíveis. O desfecho geralmente é ruim para as crianças portadoras de acidemia propiônica ou metilmalônica com início no período neonatal, mas é influenciado pela frequência e gravidade das crises e é ótimo quando o diagnóstico é feito antes do surgimento do primeiro episódio. O transplante de fígado tem sido realizado em alguns pacientes com indicadores iniciais de sucesso. Os exames confirmatórios começam com o perfil dos ácidos orgânicos na urina e o perfil dos aminoácidos no plasma. Os exames mais específicos com frequência requerem a quantificação de enzimas nos tecidos adequados. Quando os resultados alterados sugerirem um distúrbio específico, a pesquisa do DNA poderá identificar as mutações envolvidas.

ACIDEMIA PROPIÔNICA E ACIDEMIA METILMALÔNICA

A acidemia propiônica e a acidemia metilmalônica resultam de defeitos em uma série de reações denominadas via do propionato (Fig. 54-1). Os defeitos dessas etapas produzem **cetose** e **hiperglicinemia**. A acidemia propiônica e a acidemia metilmalônica são identificadas pela triagem neonatal com o uso da espectrometria de massas em *tandem*. As **manifestações clínicas** desses dois distúrbios no período neonatal consistem em taquipneia, vômitos, letargia, coma, cetoacidose intermitente, hiperglicinemia, neutropenia, trombocitopenia, hiperamonemia e hipoglicemia. Se esses

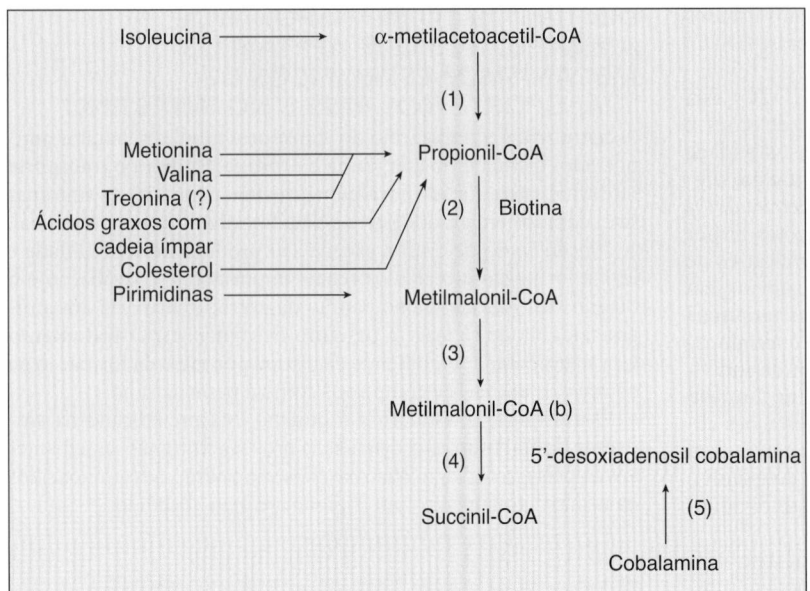

Figura 54-1 – Via do propionato. (1) β-cetotiolase, (2) propionil-CoA carboxilase, (3) metilmalonil-CoA isomerase, (4) metilmalonil-CoA mutase, (5) via metabólica da cobalamina. CoA, Coenzima A.

distúrbios não forem identificados pela triagem neonatal, ocorrerão episódios intermitentes de acidose metabólica. As crises ocorrem durante os períodos de estresse catabólico, como febre, vômitos e diarreia, mas também poderão ocorrer sem que haja um evento precipitante evidente. Durante os períodos de neutropenia, o risco de infecção bacteriana grave é maior. É comum a ocorrência de déficit de crescimento e de desenvolvimento.

A **acidemia propiônica** resulta da deficiência de propionil CoA-carboxilase, uma enzima que tem dois pares de subunidades idênticas. Todas as formas de acidemia propiônica são herdadas de maneira autossômica recessiva e resultam de mutações em uma das subunidades. A **acidemia metilmalônica** resulta da deficiência de metilmalonil mutase; essa deficiência poderá ser causada por mutações no gene da própria proteína mutase ou em uma das etapas da síntese dos cofatores cobalamínicos da enzima. Um conjunto complexo de defeitos do metabolismo da cobalamina produz outras formas de acidemia metilmalônica, algumas das quais estão associadas à hiper-homocistinemia. O **tratamento** com altas doses de hidroxocobalamina (a forma ativa da vitamina B_{12}) é útil em alguns casos de acidemia metilmalônica.

O tratamento da acidemia propiônica e das formas de acidemia metilmalônica que não respondem à vitamina B_{12} compreende a restrição alimentar de proteínas e o fornecimento de um alimento medicinal (*medical food*) que não contenha os precursores aminoacídicos específicos da propionil-CoA (isoleucina, valina, metionina e treonina). A suplementação com carnitina é com frequência necessária porque essa substância é perdida na urina na forma de acilcarnitinas. As bactérias intestinais produzem uma quantidade significativa de propionato; por isso, a adoção de um tratamento antibacteriano para reduzir a população de bactérias no intestino tem um efeito benéfico na acidemia propiônica e na acidemia metilmalônica que não responde à vitamina B_{12}.

ACIDEMIA ISOVALÉRICA

A acidemia isovalérica resulta de um bloqueio no catabolismo da leucina. Suas manifestações clínicas são similares àquelas dos defeitos da via do propionato. O odor forte do ácido isovalérico é responsável pelo **odor de pés suados** dos bebês não tratados. O tratamento envolve a restrição da ingestão de leucina e o fornecimento de glicina como uma via alternativa

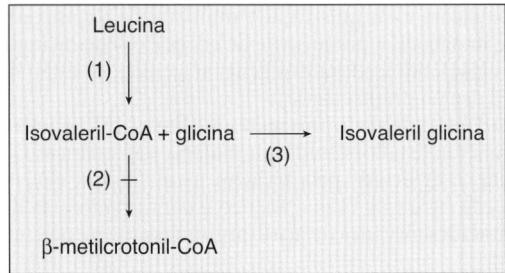

Figura 54-2 – Metabolismo na acidemia isovalérica. (1) Via catabólica da leucina (transaminação e descarboxilação), (2) isovaleril-CoA desidrogenase, (3) glicina aciltransferase. CoA, Coenzima A.

terapêutica que conjuga o ácido isovalérico (Fig. 54-2) que é então excretado na urina.

ACIDEMIA GLUTÁRICA I

A acidemia glutárica I resulta de uma deficiência no final da via catabólica da lisina. É uma doença autossômica recessiva produzida pela atividade deficiente da glutaril-CoA desidrogenase (Fig. 54-3). As **manifestações clínicas** incluem **macrocefalia**, que poderá estar presente ao nascimento, acompanhada de febre e sofrimento metabólico. Antes do advento da triagem neonatal, mais de 70% das crianças tinham *episódios semelhantes a um acidente vascular cerebral metabólico* associados a infarto dos gânglios da base e **distonia**, que se desenvolve caracteristicamente após um episódio de doença intercorrente, embora possa refletir estresse ao nascimento ou lesões pré-natais. O **tratamento** engloba uma dieta com restrição de proteínas acompanhada de um alimento medicinal (*medical food*) desprovido de lisina e do controle agressivo da doença intercorrente. Apesar desse tratamento, até um terço das crianças desenvolve sintomas neurológicos.

DEFICIÊNCIA DE BIOTINIDASE E DEFICIÊNCIA DE HOLOCARBOXILASE

A biotina é uma vitamina ubíqua que está ligada covalentemente a muitas carboxilases e não pode ser reciclada após se ligar às carboxilases. Assim, a deficiência herdada de biotinidase aumenta consideravelmente a necessidade dietética de biotina. Os indivíduos

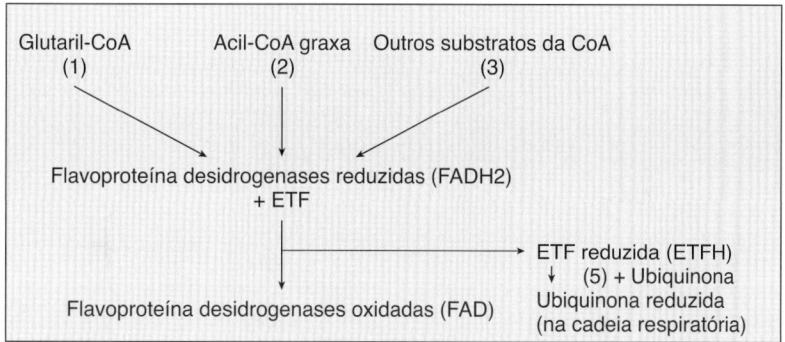

Figura 54-3 – Esquema do metabolismo da flavoproteína relacionado à acidúria glutárica de tipo I e II. (1) Glutaril-CoA desidrogenase (deficiente na acidúria glutárica de tipo 1), (2) acil-CoA graxa desidrogenases, (3) outras flavoproteína desidrogenases, (4) ETF (a deficiência causa acidúria glutárica de tipo II), (5) ETF-ubiquinona oxidorredutase (a deficiência causa acidúria glutárica de tipo II). *CoA*, Coenzima A; *ETF*, flavoproteína transferidora de elétrons.

afetados tornam-se deficientes em biotina mesmo consumindo dietas normais. A doença clínica pode aparecer no período neonatal ou surgir apenas na fase final da infância, dependendo do grau da deficiência.

As **manifestações clínicas** da deficiência de biotina variam muito (convulsões, hipotonia, surdez neurossensorial, alopecia, erupção cutânea, acidose metabólica, deficiências imunológicas) e dependem de quais enzimas pertencentes a quais tecidos apresentam a maior depleção de biotina. A carboxilação é uma reação crucial do metabolismo dos ácidos orgânicos; a maioria dos pacientes com deficiência de biotinidase excreta quantidades anormais de vários ácidos orgânicos e, entre eles, a β-metilcrotonilglicina se destaca. Além da deficiência de biotinidase, a deficiência herdada de holocarboxilase sintetase dá origem a uma doença grave e a padrões similares de acidúria orgânica. Essas duas condições respondem bem ao **tratamento** com doses altas de biotina (10 a 40 mg/dia). O exame confirmatório consiste na quantificação da atividade da biotinidase.

Capítulo 55

DISTÚRBIOS DO METABOLISMO DAS GORDURAS

DISTÚRBIOS DA OXIDAÇÃO DOS ÁCIDOS GRAXOS

Os ácidos graxos derivam da hidrólise de triglicerídeos e do catabolismo das gorduras. O catabolismo dos ácidos graxos (Fig. 55-1) prossegue por meio da remoção oxidativa e sequencial de dois carbonos por vez na forma de grupos acetila (cada um na forma de acetil-CoA). As reações são catalisadas por um grupo de enzimas que exibe especificidades relacionadas ao comprimento da cadeia e a outras propriedades dos ácidos graxos: acil-CoA desidrogenase de cadeia muito longa (VLCAD), hidroxiacil-CoA desidrogenase de cadeia longa (LCHAD) ou proteína trifuncional, acil-CoA desidrogenase de cadeia média (MCAD) e acil-CoA desidrogenase de cadeia curta (SCAD).

A **deficiência de MCAD** é o erro inato mais comum da β-oxidação. A hipoglicemia hipocetótica é uma manifestação comum, assim como a doença semelhante à síndrome de Reye com hipoglicemia e enzimas hepáticas elevadas. Também ocorre infiltração gordurosa do fígado. A insuficiência hepática verdadeira é rara. Os episódios poderão ser recorrentes no paciente ou na família. Há relatos de **síndrome da morte súbita do recém-nascido** em bebês com deficiência de MCAD, talvez relacionada à hipoglicemia. O **tratamento** requer que se evite o jejum e que se forneçam calorias quando houver febre ou outro estresse metabólico. Os triglicerídeos de cadeia média devem ser evitados.

A deficiência de VLCAD e a deficiência de LCHAD (proteína trifuncional) provocam miopatia e cardiomiopatia significativas. Na fase final da infância, a deficiência de LCHAD é acompanhada de retinopatia. Em todos os distúrbios da β-oxidação, pode ocorrer depleção de carnitina por meio da excreção urinária excessiva de ésteres da carnitina dos ácidos graxos parcialmente oxidados. A quantificação da carnitina plasmática é útil para o monitoramento dessa deficiência, que causa fraqueza e dor muscular, além de mioglobinúria em algumas pessoas.

Apesar de não ser um distúrbio da β-oxidação, a **deficiência de hidroximetilglutaril-CoA liase** interfere profundamente na adaptação hepática ao jejum ao comprometer a cetogênese (Fig. 55-1). As manifestações clínicas são as mesmas da deficiência de MCAD, exceto pela depleção de carnitina, que é menos acentuada.

O diagnóstico dos distúrbios que envolvem uma β-oxidação deficiente é sugerido pelo quadro clínico e pela **hipoglicemia hipocetótica**. O diagnóstico é confirmado pela análise dos perfis dos ácidos orgânicos urinários e das acilglicinas urinárias, juntamente com os perfis das acilcarnitinas plasmáticas e dos ácidos graxos livres plasmáticos. A quantificação enzimática e a pesquisa do DNA completam os exames confirmatórios. O perfil das acilcarnitinas em fibroblastos cutâneos cultivados poderá ser útil se os outros testes não forem conclusivos. Na deficiência de MCAD, uma única mutação 985 A→G é responsável por uma porcentagem significativa de casos. O **tratamento** requer que se evite o jejum e que se forneçam líquidos e calorias durante os períodos de estresse metabólico, como a febre. Na deficiência de MCAD, os triglicerídeos de cadeia média devem ser evitados. Nos distúrbios metabólicos dos ácidos graxos de cadeia longa, o fornecimento de ácidos graxos de cadeia média melhora o metabolismo energético muscular.

ACIDÚRIA GLUTÁRICA DE TIPO II

A acidúria glutárica de tipo II (deficiência de múltiplas acil-CoA desidrogenases) é uma doença clínica produzida por um defeito na transferência de elétrons dos flavina adenina nucleotídeos para a cadeia transportadora de elétrons (flavoproteína transferidora de elétrons [ETF] ou ETF desidrogenase); esse defeito resulta na deficiência de múltiplas acil-CoA graxa desidrogenases (Fig. 55-1).

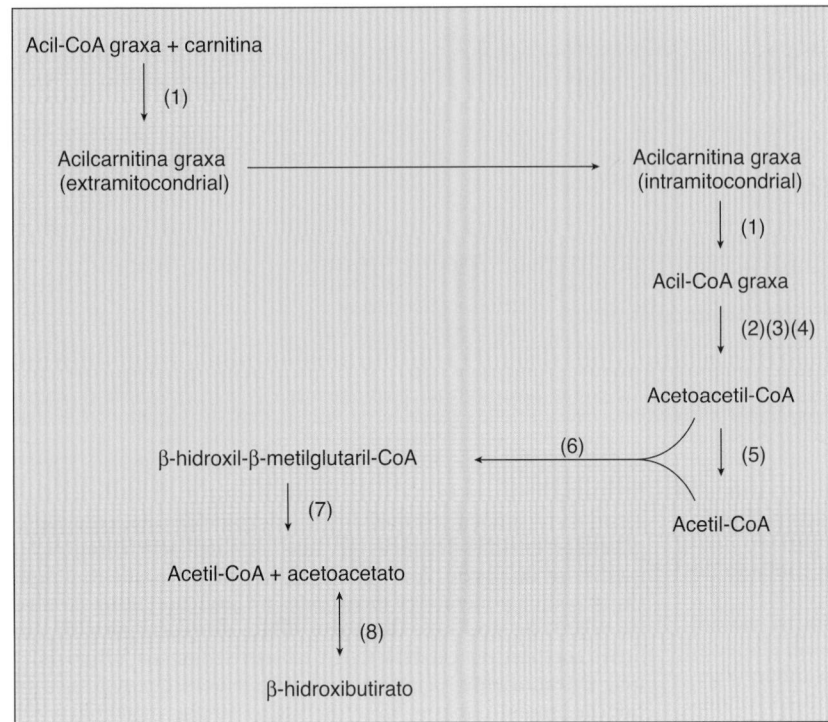

Figura 55-1 – Esquema do catabolismo dos ácidos graxos e da formação dos corpos cetônicos. (1) Carnitina acil-CoA desidrogenases, (2) acil-CoA graxa de cadeia longa desidrogenase (proteína trifuncional), (3) acil-CoA graxa de cadeia média desidrogenase, (4) acil-CoA graxa de cadeia curta desidrogenase, (5) β-cetotiolase, (6) β-hidroxi-β-metilglutaril-CoA sintase, (7) β-hidroxi-β-metilglutaril-CoA liase, (8) β-hidroxibutirato desidrogenase. CoA, Coenzima A.

Essa condição não deve ser confundida com a acidemia glutárica de tipo I (Cap. 54). Quando a enzima é não funcionante, as anomalias congênitas são comuns, inclusive os cistos renais, as anormalidades faciais, os pés em mata-borrão e a hipospadia. Os bebês gravemente afetados apresentam hipoglicemia não cetótica, acidose metabólica e odor de pés suados logo após o nascimento; esses bebês poderão morrer dentro do período neonatal. Os bebês menos gravemente afetados poderão apresentar uma doença semelhante à síndrome de Reye, mais periódica. A miopatia esquelética e cardíaca pode ser significativa nessa doença complexa e multissistêmica. O surgimento na fase final da infância poderá ser marcado por hipoglicemia recorrente e miopatia. O **tratamento** não tem sido eficaz nos bebês com deficiência total. Os pacientes com formas mais leves respondem quando se evita o jejum e se fornecem calorias durante o estresse metabólico. Alguns pacientes respondem à administração de riboflavina. A acidúria glutárica de tipo II tem herança autossômica recessiva. O exame confirmatório é similar àquele utilizado em outros distúrbios da oxidação dos ácidos graxos.

DEFICIÊNCIA DE CARNITINA

A carnitina é um cofator crucial para o transporte dos ácidos graxos de cadeia longa através da membrana mitocondrial interna (Fig. 55-1). Nos humanos, ela é sintetizada a partir da lisina e está presente na carne vermelha e nos laticínios. A deficiência de carnitina pode ser primária (causada pela falta de ingestão, de síntese ou de transporte de carnitina) ou secundária (causada pela excreção de quantidades excessivas de carnitina na forma de ésteres de carnitila em pacientes com outros erros inatos do metabolismo; pelo tratamento com fármacos que formam complexos com a carnitina, como o ácido valproico; ou como resultado de terapia de reposição renal). A deficiência primária de carnitina sistêmica é rara e resulta da reabsorção renal inadequada de carnitina decorrente de uma mutação no transportador de carnitina dependente de sódio. Ela responde bem à suplementação de carnitina. Existem numerosos exemplos de deficiência secundária de carnitina entre as acidúrias orgânicas, principalmente em distúrbios da via do propionato e em distúrbios da β-oxidação dos ácidos graxos de cadeias média e longa. As manifestações clínicas da deficiência de carnitina englobam hipoglicemia hipocetótica, letargia, lassidão, fraqueza muscular, morte súbita e cardiomiopatia.

Capítulo 56

DISTÚRBIOS LISOSSOMAIS E PEROXISSOMAIS

DISTÚRBIOS PEROXISSOMAIS

Os peroxissomos são organelas subcelulares envolvidas no metabolismo e na biossíntese dos ácidos biliares, dos fosfolipídios das membranas e em parte da β-oxidação dos ácidos graxos de cadeia longa. Os distúrbios englobam condições causadas pela função anormal de enzimas peroxissomais e pela biogênese anormal dos peroxissomos. Os **sintomas clínicos** são variados e com frequência incluem **retardo do desenvolvimento** e **características dismórficas** que podem envolver o esqueleto e a cabeça. A síndrome de Zellweger, a adrenoleucodistrofia neonatal e a doença de Refsum infantil são exemplos de distúrbios da biogênese dos peroxissomos. A **síndrome de Zellweger**, uma doença autossômica recessiva (1:100.000 nascimentos), também é chamada de *síndrome cérebro-hepatorrenal*. Os peroxissomos estão praticamente ausentes, assim como as funções peroxissomais normais,

Tabela 56-1 | Doenças do Armazenamento nos Lisossomos

DOENÇA (EPÔNIMO)	DEFICIÊNCIA ENZIMÁTICA	INÍCIO CLÍNICO	DISOSTOSE MULTIPLEX	CÓRNEA	RETINA	FÍGADO, BAÇO	ACHADOS DO SNC	MATERIAL DEPOSITADO NA URINA	LEUCÓCITOS (SANGUE)/ MEDULA ÓSSEA	COMENTÁRIO	FORMAS MÚLTIPLAS
MUCOPOLISSACARIDOSES (MPS)											
MPS I (Hurler)	α-L-Iduronidase	~1 ano	Sim	Borrada	—	Ambos aumentados	Perda acentuada da função	Mucopolissacarídeo ácido	Corpos de Alder-Reilly (leucócitos)	Cifose	Sim – Scheie e compostos
MPS II (Hunter)	Iduronato-2-sulfatase	1-2 anos	Sim	Transparente	Degeneração retiniana, papiledema	Ambos aumentados	Perda lenta da função	Mucopolissacarídeo ácido	Corpos de Alder-Reilly (leucócitos)	Ligada ao X	Sim
MPS III (Sanfilippo)	Uma das várias que degradam o sulfato de heparana	2-6 anos	Leve	Transparente	—	Fígado ± aumentado	Perda rápida da função	Mucopolissacarídeo ácido	Corpos de Alder-Reilly (leucócitos)	—	Vários tipos bioquímicos
MPS IV (Morquio)	Galactose-6-sulfatase ou β-galactosidase	2 anos	Não, deformidades do nanismo	Borramento tênue	—	—	Normal	Mucopolissacarídeo ácido	Corpos de Alder-Reilly (leucócitos)	—	Sim
MPS VI (Maroteaux-Lamy)	N-Acetilgalactosamina-4-sulfatase	2 anos	Sim	Borrada	—	Com tamanho normal	Normal	Mucopolissacarídeo ácido	Corpos de Alder-Reilly (leucócitos)	—	Sim
MPS VII (Sly)	β-Glicuronidase	Período neonatal, mas variável	Sim	± Borrada	—	Ambos aumentados	± Afetado	Mucopolissacarídeo ácido	Corpos de Alder-Reilly (leucócitos)	Hidropisia não imune	Sim
LIPIDOSES											
Lipidose glicosilceramida (Gaucher 1)	Glicocerebrosidase	Qualquer idade	Não	Transparente	Normal	Ambos aumentados	Normal	Não	Células de Gaucher na medula	Fraturas e dor óssea	A variabilidade é a regra
Lipidose 2 glicosilceramida (Gaucher 2)	Glicocerebrosidase	Da vida fetal até o segundo ano	Não	Transparente	Normal	Ambos aumentados	Perda acentuada da função	Não	Células de Gaucher na medula	—	Sim
Lipidose A esfingomielina (Niemann-Pick A)	Esfingomielinase	Primeiro mês	Não	Transparente	Manchas vermelho-cereja (50%)	Ambos aumentados	Perda acentuada da função	Não	Células espumosas na medula	—	Não
Lipidose B esfingomielina (Niemann-Pick B)	Esfingomielinase	Primeiro mês ou mais tarde	Não	Transparente	Normal	Ambos aumentados	Normal	Não	Células espumosas na medula	—	Sim
Niemann-Pick C	Colesterol lisossomal; trânsito intracelular (gene NPC1)	Da vida fetal até a adolescência	Não	Transparente	Normal	Aumentados	Oftalmoplegia vertical, distonia, cataplexia, convulsões	Não	Células espumosas e histiócitos azul-marinho na medula	A patogênese é diferente da NP-A e da NP-B	Da forma neonatal letal até a forma com início na adolescência
Gangliosidose GM₂ (Tay-Sachs)	Hexosaminidase A	3-6 meses	Não	Transparente	Manchas vermelho-cereja	Normal	Perda acentuada da função	Não	Normal	Relacionada à doença de Sandhoff	Sim
Gangliosidose generalizada (infantil) (GM₁)	β-Galactosidase	Do período neonatal até o 1° mês	Sim	Transparente	Manchas vermelho-cereja (50%)	Ambos aumentados	Perda acentuada da função	Não	Inclusão nos leucócitos	—	Sim
Leucodistrofia metacromática	Arilsulfatase A	1-2 anos	Não	Transparente	Normal	Normal	Perda acentuada da função	Não	Normal	—	Sim
Doença de Fabry	α-Galactosidase A (cerebrosidase)	Infância e adolescência	Não	Borrada (com a lâmpada de fenda)	—	O fígado poderá estar aumentado	Normal	Não	Normal	Ligado ao X	Não
Lipidose galactosilceramida (Krabbe)	Galactocerebrosideo β-galactosidase	Primeiros meses	Não	Transparente	Atrofia óptica	Normal	Perda acentuada da função	Não	Normal	Armazenamento não lisossomal	Sim
Doença de Wolman	Lipase ácida	Período neonatal	Não	Transparente	Normal	Ambos aumentados	Perda acentuada da função	Não	Inclusão em leucócitos	—	Sim

Tabela 56-1 | Doenças do Armazenamento nos Lisossomos – continuação

DOENÇA (EPÔNIMO)	DEFICIÊNCIA ENZIMÁTICA	INÍCIO CLÍNICO	DISOSTOSE MULTIPLEX	CÓRNEA	RETINA	FÍGADO, BAÇO	ACHADOS DO SNC	MATERIAL DEPOSITADO NA URINA	LEUCÓCITOS (SANGUE)/ MEDULA ÓSSEA	COMENTÁRIO	FORMAS MÚLTIPLAS
Lipogranulomatose de Farber	Ceramidase ácida	Primeiros 4 meses	Não	Geralmente transparente	Manchas vermelho-cereja (12%)	Poderão estar aumentados	Normal ou comprometido	Geralmente não	—	Artrite, nódulos	Sim
MUCOLIPIDOSES (ML) E DOENÇA CLINICAMENTE RELACIONADA											
Sialidose II (antigamente ML I)	Neuraminidase	Período neonatal	Sim	Borrada	Mancha vermelho-cereja	Ambos aumentados	Sim	Oligossacarídeos	Linfócitos vacuolados	—	Sim (ver também galactossialidose)
Sialidose I (antigamente ML I)	Neuraminidase	Geralmente na segunda década	Não	Opacidades finas	Mancha vermelho-cereja	Normal	Mioclonia, convulsões	Oligossacarídeos	Geralmente nada	Mancha vermelho-cereja/síndrome mioclônica	A gravidade varia
Galactossialidose	A ausência de proteína protetora lisossomal/ catepsina A causa perda de neuraminidase e de β-galactosidase	Geralmente na segunda década	Frequente	Borrada	Mancha vermelho-cereja	Às vezes aumentados	Mioclonia, convulsões, retardo mental	Oligossacarídeos	Linfócitos espumosos	Início de 1 a 40 anos	Formas congênita e infantil como a sialidose 2
ML II (doença das células de inclusão)	Manosil fosfotransferase	Período neonatal	Sim	Borrada	—	Com frequência o fígado está aumentado	Perda acentuada da função	Oligossacarídeos	Não	Hiperplasia gengival	Não
ML III (polidistrofia pseudo-Hurler)	Manosil fosfotransferase	2-4 anos	Sim	Borramento tardio	Normal	Tamanho normal?	Perda moderada da função	Oligossacarídeos	Não	—	Não
Deficiência de múltiplas sulfatases	Muitas sulfatases	1-2 anos	Sim	Geralmente transparente	Geralmente normal	Ambos aumentados	Perda acentuada da função	Mucopolissacarídeo ácido	Corpos de Alder-Reilly (leucócitos)	Ictiose	Sim
Aspartilglicosaminúria	Aspartilglicosaminidase	6 meses	Leve	Transparente	Normal	Na fase inicial, mas não em uma fase adiantada	Perda acentuada da função	Aspartilglicosamina	Inclusões em linfócitos	Desenvolvimento de catarata	Não
Manosidose	α-Manosidase	1° mês	Sim	Borrada	—	Fígado aumentado	Perda acentuada da função	Geralmente não	Inclusões em linfócitos	Catarata	Sim
Fucosidose	α-l-Fucosidase	1° mês	Sim	Transparente	Poderá estar pigmentada	Ambos geralmente aumentados	Perda acentuada da função	Oligossacarídeos	Inclusões em linfócitos	—	Sim
DOENÇAS DE ARMAZENAMENTO CAUSADAS POR DEFEITOS NA PROTEÓLISE LISOSSOMAL											
Lipofuscinose ceroide neuronal (LCN), doença de Batten	Proteólise lisossomal deficiente — várias etiologias específicas	De 6 meses a 10 anos, forma adulta	Não	Normal	Poderá ter pigmento castanho	Normais, bem delimitados	Atrofia óptica, convulsões, demência			Quadro clínico consistente, curso temporal variável	Formas relacionadas à idade com etiologia própria
DOENÇAS DE ARMAZENAMENTO CAUSADAS PELA SÍNTESE DEFEITUOSA DA MEMBRANA LISOSSOMAL											
Cardiomiopatia, miopatia, retardo mental, doença de Danon	Deficiência de Lamp-2, uma proteína estrutural dos lisossomos.	Geralmente entre os 5-6 anos	Não	Normal	Normal	Hepatomegalia	Retardo do desenvolvimento, convulsões			Doença pediátrica ligada ao X que só afeta o sexo masculino	Variação no curso temporal dos sinais
DOENÇAS DE ARMAZENAMENTO CAUSADAS POR DISFUNÇÃO DAS PROTEÍNAS TRANSPORTADORAS LISOSSOMAIS											
Cistinose nefropática	Defeito no transporte da cistina do lisossomo para o citoplasma	6 meses-1 ano	Não	Cristais de cistina	Retinite pigmentar	A hepatomegalia é comum	SNC com função normal	Aminoacidúria generalizada	Cistina elevada nos leucócitos	O tratamento com cisteamina é eficaz	Sim
Doença de Salla	Defeito no transporte do ácido siálico do lisossomo para o citoplasma	6-9 meses	Não	Normal	Normal	Normal	Retardo do desenvolvimento, ataxia, nistagmo, exotropia	Acidúria siálica	Linfócitos vacuolados poderão ser encontrados	Retardo do crescimento em alguns	A forma infantil é letal

SNC, Sistema nervoso central.

que incluem a oxidação de ácidos graxos de cadeia muito longa. Os bebês afetados têm testa alta, margens supraorbitais planas, fontanelas bastante abertas, hepatomegalia e hipotonia. Outras anomalias também são comuns. Déficit de desenvolvimento ponderoestatural, convulsões e nistagmo surgem cedo, e a morte ocorre no primeiro ano de vida. A doença de Refsum, a adrenoleucodistrofia neonatal e a acidúria malônica são exemplos de distúrbios resultantes da deficiência de uma única enzima peroxissomal. Os exames diagnósticos compreendem a quantificação dos ácidos graxos de cadeia muito longa no plasma e do ácido pipecólico na urina. O exame molecular específico, especialmente para os distúrbios que envolvem um dos genes da série de genes *PEX*, está disponível para alguns distúrbios. A maioria dessas condições é intratável; no entanto, o transplante de medula óssea pode ser útil na adrenoleucodistrofia ligada ao X, antes do início dos sintomas graves.

DISTÚRBIOS DO ARMAZENAMENTO NOS LISOSSOMOS

Os lisossomos são organelas subcelulares que contêm enzimas degradadoras para as **glicosaminoglicanas** complexas, também chamadas de **mucopolissacarídeos**. As glicosaminoglicanas são macromoléculas que desempenham várias funções dentro das células. Os distúrbios genéticos resultam da formação anormal do próprio lisossomo ou da deficiência (a) de enzimas hidrolíticas específicas, (b) nos mecanismos que protegem as enzimas intralisossomais da destruição hidrolítica ou (c) no transporte de materiais para dentro do lisossomo e de metabólitos para fora dele. Esses materiais são armazenados nas células e, com o tempo, provocam a sua destruição, principalmente no sistema nervoso. Os distúrbios clínicos são variados, refletindo a especificidade tecidual da função lisossomal e as taxas de renovação intrínsecas das substâncias cujo ciclo está afetado (Tabela 56-1). Alguns distúrbios afetam muitos tecidos, mas poupam o encéfalo. Alguns se tornam aparentes apenas na vida adulta. O armazenamento em órgãos sólidos causa organomegalia. Em muitos desses distúrbios, o retardo do desenvolvimento, o turvamento da córnea e a limitação da mobilidade articular são características comuns. O armazenamento em tecidos das vias aéreas superiores e inferiores poderá comprometer a respiração. Em vários distúrbios lisossomais, ocorre hidropisia fetal não imune.

EXAMES DIAGNÓSTICOS

Os exames diagnósticos compreendem a quantificação das glicosaminoglicanas na urina e ensaios específicos que determinam a atividade das enzimas lisossomais nos glóbulos brancos do sangue. Se o exame da urina for positivo, ele ajudará a direcionar a quantificação enzimática. Se for negativo, ele não excluirá a existência de um distúrbio do armazenamento lisossômico e outros tipos de exames serão necessários caso os sinais clínicos sejam convincentes. O exame molecular refina o diagnóstico nos casos de distúrbios causados por mutações específicas conhecidas. O diagnóstico específico, a pesquisa de portadores e a avaliação dos familiares em risco requerem uma dessas abordagens. O estabelecimento do diagnóstico específico está ganhando cada vez mais importância porque o tratamento específico de alguns distúrbios lisossômicos é bastante eficaz.

ESTRATÉGIAS TERAPÊUTICAS

Já existe tratamento específico para a alteração metabólica de alguns dos distúrbios lisossomais. Em distúrbios específicos (doença de Gaucher), a medicação oral poderá reduzir com sucesso o acúmulo do metabólito que não pode ser catabolizado. Em alguns distúrbios, o transplante de medula óssea (célula-tronco) consegue restaurar a função dos lisossomos. Em outros, a reposição da enzima hidrolítica em falta por meio da administração sistêmica da enzima permite a degradação do material armazenado. Os distúrbios causados pela deficiência de α-L-iduronidase (síndrome de Hurler, síndrome de Scheie e suas variantes) respondem ao tratamento com α-L-iduronidase recombinante humana intravenosa (laronidase). A terapia enzimática também está disponível para outros distúrbios, como a MPS de tipo VI (síndrome de Maroteaux-Lamy), a doença de Gaucher, a doença de Fabry e a MPS de tipo II (síndrome de Hunter). O transplante de células-tronco tem sido útil ou está sendo investigado para uso nos seguintes distúrbios: MPS de tipo IH (síndrome de Hurler), MPS de tipo VI (síndrome de Maroteaux-Lamy), MPS de tipo VII (síndrome de Sly), doença de Krabbe, leucodistrofia metacromática, alfafucosidose, alfamanosidose, doença de Gaucher e doença de Niemann-Pick de tipo B. No entanto, o tratamento de muitas dessas condições é de suporte, com atenção especial para a função respiratória e a fisioterapia. Por causa das mudanças rápidas nas opções terapêuticas, devem-se consultar os geneticistas com interesse especial nesses distúrbios quando se suspeitar de um desses diagnósticos. As decisões relativas ao tratamento devem ser tomadas pela família tendo em vista os possíveis benefícios terapêuticos e os fardos do tratamento e geralmente antes do início das manifestações do sistema nervoso central, que normalmente não melhoram com essas abordagens.

Capítulo 57

DISTÚRBIOS MITOCONDRIAIS

FUNÇÃO MITOCONDRIAL

As mitocôndrias são organelas muito complexas encontradas em praticamente todas as células do corpo. Elas realizam várias funções, como a sinalização intracelular da pressão parcial do oxigênio e papéis-chave na morte celular programada. Do ponto de vista bioquímico, as mitocôndrias são o principal local de produção de energia na célula. De fato, é nestas organelas que ocorrem a betaoxidação (Cap. 55), o ciclo de Krebs e partes do ciclo da ureia (Fig. 53-4). Esses processos complexos requerem mais de 1.000 proteínas localizadas especificamente na mitocôndria. Apenas 13 dessas proteínas são codificadas pelo DNA mitocondrial (DNAmt); o restante é codificado no núcleo (pelos cromossomos) e precisa ser levado para dentro da mitocôndria. Além disso, o DNA mitocondrial precisa de um conjunto próprio de proteínas para a sua manutenção, transcrição e tradução.

Os **distúrbios mitocondriais** normalmente são definidos como defeitos na capacidade de gerar energia a partir da fosforilação oxidativa para a produção de ATP por meio da transferência de elétrons formados pela glicólise e pelo ciclo de Krebs para uma cascata que produz NADH e $FADH_2$ (Fig. 57-1); eles também são conhecidos como distúrbios da fosforilação ou distúrbios da cadeia respiratória. Quanto mais dependente da produção de energia um órgão for, mais intensos serão os sintomas da deficiência da função mitocondrial nesse órgão. Algumas proteínas são expressas apenas em tecidos específicos e, quando defeituosas, causam padrões diferentes de doença. Tomados em conjunto, os distúrbios mitocondriais podem afetar até 1 em 2.500 pessoas.

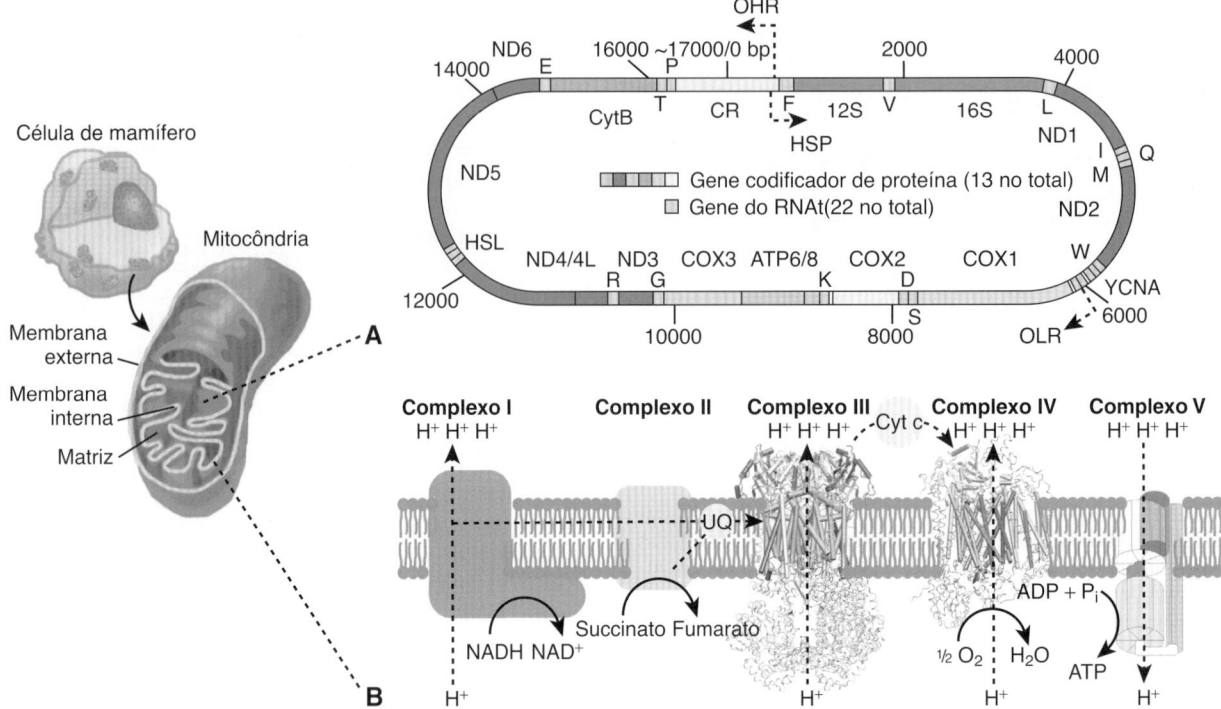

Figura 57-1 – O genoma mitocondrial dos mamíferos e o repertório de genes codificadores de proteínas envolvido na via da fosforilação oxidativa. (A) Representação esquemática dos genes dentro do genoma mitocondrial dos mamíferos (~7.000 pb). Os genes do círculo externo são transcritos a partir da cadeia leve. A localização dos RNAt (*caixas em cinza escuro*) obedece ao arranjo canônico dos mamíferos placentários. (B) Visão simplificada do mecanismo da fosforilação oxidativa mitocondrial. Os complexos I (NADH desidrogenase) e II (succinato desidrogenase) recebem elétrons do NADH ou do $FADH_2$. Em seguida, os elétrons são transportados entre os complexos pelas moléculas transportadoras coenzima Q/ubiquinona (UQ) e citocromo c (CYC). A energia potencial dessas transferências de elétrons é utilizada para bombear prótons contra o gradiente, da matriz mitocondrial para dentro do espaço entre as membranas [complexos I e III (citocromo bc_1) e IV (citocromo c oxidase)]. A síntese de ATP pelo complexo V (ATP sintase) é impulsionada pelo gradiente de prótons e ocorre na matriz mitocondrial. *HSP*, Provável promotor para a transcrição da cadeia pesada; *IM*, espaço entre as membranas; *MM*, matriz mitocondrial; *OHR*, origem da replicação da cadeia pesada; *OLR*, origem da replicação da cadeia leve. *(De da Fonseca RR, Johnson WE, O'Brien SJ, et al: The adaptive evolution of the mammalian mitochondrial genome, BMC Genomics 9:119, 2008.) (Esta imagem está disponível em cores na página 755)*

SINAIS E SINTOMAS DOS DISTÚRBIOS GENÉTICOS DA FUNÇÃO MITOCONDRIAL

Os sinais e sintomas dos distúrbios mitocondriais são variados. Os sintomas dependem de como um determinado órgão é afetado pela deficiência de energia. O comprometimento da função muscular causa fadiga e fraqueza musculares. A miopatia é comum, e a biópsia muscular poderá revelar **fibras vermelhas rotas**. Poderá ocorrer **rabdomiólise**. A disfunção cerebral poderá ser expressa na forma de convulsões, perda da função intelectual, dor de cabeça ou de sinais compatíveis com derrame. Poderá ocorrer paraplegia espástica. Ataxia e sintomas relacionados aos gânglios da base são características de alguns distúrbios. A visão e os movimentos da musculatura ocular poderão estar comprometidos; a **oftalmoplegia externa progressiva** é quase diagnóstica de defeito na fosforilação oxidativa. A **cardiomiopatia** é frequente e também ocorrem distúrbios do ritmo cardíaco. A disfunção hepática poderá ser expressa na forma de deficiências de síntese ou de insuficiência hepática. O diabetes poderá indicar envolvimento pancreático. Alterações tubulares renais e insuficiência renal também ocorrem. Os sintomas gastrointestinais englobam diarreia e prisão de ventre que são difíceis de tratar. Os pacientes com **doença de Alper** (degeneração cerebral e doença hepática) ou **doença de Leigh** (encefalomielopatia necrosante subaguda) exibem lesões cerebrais similares, mas em áreas diferentes do cérebro. Visto que os sinais e sintomas podem envolver vários órgãos e podem parecer inespecíficos, talvez os médicos não suspeitem de distúrbio mitocondrial até que já tenha ocorrido uma progressão significativa.

ANORMALIDADES BIOQUÍMICAS DA FUNÇÃO MITOCONDRIAL

Os defeitos da cadeia respiratória mitocondrial poderão produzir **acidose láctica**. Dada a complexidade da cadeia respiratória, não é de surpreender que os defeitos descritos variem quanto à causa, à intensidade e aos tecidos afetados. O metabolismo da glicose em dióxido de carbono e água, com o piruvato como intermediário (Fig. 57-2), ocorre como parte do ciclo de energia em muitos tecidos. Uma interferência no metabolismo oxidativo mitocondrial poderá causar o acúmulo de piruvato. Como a lactato desidrogenase é ubíqua e como o equilíbrio catalisado por essa enzima favorece enormemente o lactato em vez do piruvato, o acúmulo de piruvato provoca acidose láctica. A causa mais comum dessa acidose láctica é a deficiência de oxigênio causada por hipóxia ou má perfusão. A acidose láctica também ocorre quando reações específicas do piruvato estão prejudicadas. No fígado, o piruvato sofre carboxilação, originando oxaloacetato por meio da ação da enzima piruvato carboxilase; a deficiência dessa enzima causa acidose láctica grave. Em muitos tecidos, o lactato é catabolizado, originando acetil coenzima A (CoA) por meio da ação do complexo da piruvato desidrogenase; a deficiência de piruvato desidrogenase também pode causar acidose láctica. Como essas reações também participam da gliconeogênese, a hipoglicemia pode ser uma característica desses distúrbios. Esses distúrbios englobam formas de **acidose láctica primária**. Elas frequentemente se manifestam como uma acidose letal, intratável, nos primeiros dias ou semanas da vida e são difíceis de tratar. Algumas

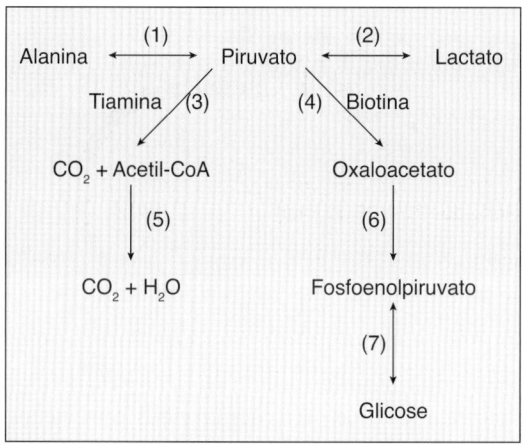

Figura 57-2 – Metabolismo do piruvato e do lactato. (1) Alanina aminotransferase, (2) lactato desidrogenase, (3) piruvato desidrogenase, (4) piruvato carboxilase, (5) ciclo de Krebs, (6) fosfoenolpiruvato carboxilase, (7) glicólise reversa. *CoA*, Coenzima A.

das enzimas dessa via podem ser quantificadas e consegue-se chegar ao diagnóstico específico. Para tal, poderão ser necessárias a biópsia de tecidos ou a coleta de glóbulos brancos do sangue.

GENÉTICA DOS DISTÚRBIOS MITOCONDRIAIS

A função mitocondrial é realizada por meio de proteínas codificadas por genes nucleares e mitocondriais. Essas enzimas são extremamente complexas, e várias são muito grandes. O genoma das mitocôndrias codifica 13 subunidades das enzimas envolvidas na fosforilação oxidativa mitocondrial. Mais de 85 genes autossômicos codificam o restante das subunidades dessas enzimas. Em crianças, só cerca de 15% dos casos de doença mitocondrial são causados por mutações no DNA mitocondrial (DNAmt); os demais casos resultam de mutações nos genes nucleares. Em várias séries grandes, os casos mais frequentes consistiram em mutações que reduzem a capacidade do DNAmt de manter a si mesmo. Estudos com populações grandes revelaram que a porcentagem de portadores é de cerca de 2% da população para mutações na polimerase (dirigida pelo DNA), na polimerase gama (*POLG*) e na desoxiguanosina quinase (*DGUOK*). A maioria dos distúrbios tem herança autossômica recessiva. Alguns são ligados ao X ou são transmitidos por mutações no DNAmt materno, como a encefalopatia mitocondrial com acidose láctica (**MELAS**) e a encefalopatia mitocondrial com fibras vermelhas rotas (**MERRF**), ou por deleções no DNAmt materno, como o diabetes e a surdez com herança materna (MIDD).

TRATAMENTO DOS DISTÚRBIOS MITOCONDRIAIS

É muito difícil corrigir o déficit básico de energia e deslocar os fármacos e cofatores adequados até o local apropriado dentro das mitocôndrias. No entanto, várias estratégias são utilizadas, inclusive uma fisioterapia criteriosa e exercícios com descanso adequado, nutrição apropriada e cofatores para a via deficiente. Para a maioria dos defeitos mitocondriais, o tratamento específico é limitado. Cofatores de vitaminas para a cadeia respiratória, como a riboflavina e formas farmacêuticas da coenzima Q, são bastante utilizados. Quando um único órgão sofre a maior parte do dano, o transplante de órgão poderá ser eficaz. A identificação dos familiares em risco permite que se chegue ao diagnóstico e ao tratamento mais cedo.

O autor gostaria de agradecer à Dra. Margretta R. Seashore pelo excelente trabalho realizado na última edição. Sua análise do tópico foi esplêndida e auxiliou muito a presente discussão.

Leitura Sugerida

de Baulny HO, Benoist JF, Rigal O, et al: Methylmalonic and propionic acidaemias: management and outcome, *J Inherit Metab Dis* 28(3):415–423, 2005.

Heese BA: Current strategies in the management of lysosomal storage diseases, *Semin Pediatr Neurol* 15(3):119–126, 2008.

Kayser MA: Inherited metabolic diseases in neurodevelopmental and neurobehavioral disorders, *Semin Pediatr Neurol* 15(3):127–131, 2008.

Kliegman RM, Stanton BF, St. Geme JW, et al: *Nelson Textbook of Pediatrics*, ed 19, Philadelphia, 2011, Elsevier Science.

Koeberl DD, Kishnani PS, Chen YT: Glycogen storage disease types I and II: treatment updates, *J Inherit Metab Dis* 30(2):159–164, 2007.

Kompare M, Rizzo WB: Mitochondrial fatty-acid oxidation disorders, *Semin Pediatr Neurol* 15(3):140–149, 2008.

Tuchman M, Lee B, Lichter-Konecki U, et al: Cross-sectional multicenter study of patients with urea cycle disorders in the United States, *Mol Genet Metab* 94(4):397–402, 2008.

Medicina Fetal e Neonatal

Clarence W. Gowen, Jr.

SEÇÃO 11

Capítulo 58

AVALIAÇÃO DA MÃE, DO FETO E DO RECÉM-NASCIDO

AVALIAÇÃO DA MÃE

As gestações associadas a morbidade ou mortalidade perinatal são consideradas de alto risco. A identificação das gestações de alto risco é essencial para o cuidado da criança, pois elas podem resultar em óbito fetal intrauterino, restrição do crescimento intrauterino (RCIU), anomalias congênitas, crescimento fetal excessivo, asfixia e trauma no parto, prematuridade (nascimento < 38 semanas) ou pós-termo (nascimento ≥ 42 semanas), doença neonatal ou risco a longo prazo de paralisia cerebral, retardo mental e sequelas crônicas decorrentes da terapia intensiva neonatal. Entre 10 e 20% das mulheres podem ser consideradas de alto risco em algum momento durante a gestação. Apesar de algumas complicações obstétricas serem observadas pela primeira vez apenas durante o trabalho de parto ou no parto propriamente dito e portanto não poderem ser previstas, mais de 50% da morbimortalidade perinatal resultam de problemas que podem ser identificados antes do parto como de alto risco. Após a identificação de uma gestação de alto risco, podem-se instituir medidas para a prevenção de complicações, monitorização fetal intensiva e início de tratamento adequado da mãe e do feto.

Antecedentes de prematuridade, óbito fetal, gestação múltipla, RCIU, malformação congênita, óbito neonatal explicado ou não (p. ex., sepse por estreptococo do grupo B), trauma de parto, pré-eclâmpsia, diabete gestacional, grande multípara (cinco ou mais gestações) ou cesariana estão associados a um maior risco nas gestações subsequentes.

Complicações da gestação que aumentam o risco de um desfecho desfavorável podem ser secundárias a causas maternas, fetais ou ambas. Complicações incluem placenta prévia; descolamento prematuro de placenta; pré-eclâmpsia; diabetes gestacional; oligoâmnio ou polidrâmnio; gestação múltipla; isoimunização; níveis anormais de estriol não conjugado, gonadotrofina coriônica ou alfafetoproteína; ultrassonografia fetal anormal; hidropisia fetal; trauma ou cirurgia materna; apresentação fetal anômala (pélvica); exposição a drogas prescritas ou ilícitas; trabalho de parto prolongado; desproporção cefalopélvica; prolapso de cordão; sofrimento fetal; ruptura prematura ou prolongada de membranas; comprimento cervical curto (< 25 mm) e presença de fibronectina fetal nas secreções cervicais com menos de 35 semanas de gestação (preditor de parto prematuro); infecções cervicais e vaginites; e infecções congênitas, incluindo rubéola, citomegalovírus, herpes simples, vírus da imunodeficiência humana (HIV), toxoplasmose, sífilis e gonorreia.

Complicações clínicas maternas associadas a maiores morbimortalidades materna e fetal incluem diabetes, hipertensão arterial crônica, doença cardíaca congênita (principalmente com *shunt* direita–esquerda e hipertensão pulmonar), glomerulonefrite, colagenoses (principalmente lúpus eritematoso sistêmico, com ou sem produção de anticorpos antifosfolípides), doença pulmonar (fibrose cística), anemia grave (anemia falciforme), hipertireoidismo, miastenia grave, púrpura trombocitopênica idiopática, erros inatos do metabolismo (fenilcetonúria materna) e neoplasias.

Complicações obstétricas estão geralmente associadas ao aumento no risco fetal ou neonatal. Sangramento vaginal no primeiro trimestre ou no início do segundo trimestre pode ser decorrente de uma ameaça de aborto ou aborto espontâneo e está associado a um maior risco de malformações congênitas ou cromossomopatias. Sangramento vaginal sem dor, não associado ao parto e ocorrendo no final do segundo ou mais provavelmente no terceiro trimestre, geralmente é o resultado de **placenta prévia**. O sangramento se desenvolve quando a placenta se sobrepõe ao óstio cervical interno; pode levar a um choque hemorrágico materno, com necessidade de transfusão sanguínea. O sangramento também pode resultar em parto prematuro. O sangramento vaginal doloroso geralmente é o resultado da hemorragia retroplacentária que ocorre no **descolamento prematuro de placenta**. Ele pode estar associado a idade materna avançada, paridade, hipertensão arterial crônica materna, uso de cocaína pela mãe, ruptura prematura de membranas, polidrâmnio, gemelaridade e pré-eclâmpsia. A asfixia fetal ocorre quando o hematoma retroplacentário causa separação da placenta, o que interfere na oxigenação fetal. Os dois tipos de sangramento estão associados à perda de sangue fetal, Contudo, a anemia neonatal é mais frequente na placenta prévia.

Anormalidades no volume de líquido amniótico, resultando em oligoâmnio ou polidrâmnio, estão associadas ao aumento do risco fetal e neonatal. O **oligoâmnio** (índice de líquido amniótico pelo ultrassom ≤ 2 cm) está associado a RCIU e malformações congênitas maiores, particularmente dos rins fetais, e a síndromes cromossômicas. A agenesia renal bilateral resulta em diminuição na produção do líquido amniótico e uma síndrome específica (**síndrome de Potter**), a qual inclui pé torto congênito, fácies característica devido a compressão intrauterina, orelhas de implantação baixa, abdome escavado e diminuição da caixa torácica acompanhada por hipoplasia pulmonar e, frequentemente, pneumotórax. A compressão uterina que ocorre na ausência do líquido amniótico compromete o crescimento pulmonar levando estes pacientes a óbito pela insuficiência respiratória antes da insuficiência renal. A síndrome da transfusão feto-fetal (feto doador) e as complicações da perda de líquido amniótico também estão associadas ao oligoâmnio. O oligoâmnio aumenta o risco de sofrimento fetal durante o parto (líquido amniótico tinto por mecônio e desacelerações); o risco pode ser reduzido pela âmnioperfusão com solução salina durante o parto).

O **polidrâmnio** pode ser agudo e associado a parto prematuro, desconforto e comprometimento respiratório maternos. Mais frequentemente, o **polidrâmnio** é crônico e está associado a diabetes, hidropisia fetal imune ou não imune, gestação múltipla, trissomia de 18 ou 21 e anomalias congênitas maiores. Anencefalia, hidrocefalia e mielomeningocele estão associadas à diminuição da deglutição fetal de fluido amniótico. A atresia de esôfago e de duodeno, assim como a fenda palatina, interfere na deglutição e na dinâmica do fluido gastrointestinal. Outras causas de polidrâmnio incluem síndromes de Werdnig-Hoffmann e Beckwith-Wiedemann, gêmeos siameses, quilotórax, malformação pulmonar cística adenomatoide, hérnia diafragmática, gastrosquise, teratoma sacral, corioangioma placentário e distrofia miotônica. A **hidropisia fetal** pode ser o resultado de incompatibilidades Rh ou de outros grupos sanguíneos. Os anticorpos maternos sensibilizados do tipo IgG passam pela placenta causando hemólise intrauterina de eritrócitos fetais e consequentemente anemia do feto. A hidropisia é caracterizada por edema, ascite, hipoalbuminemia e insuficiência cardíaca congestiva. Causas de **hidropisia não imune** incluem arritmia fetal (taquicardia supraventricular, bloqueio cardíaco congênito), anemia fetal (supressão de medula óssea, hemólise não imune ou transfusão feto-fetal), malformação congênita grave, infecções intrauterinas, neuroblastoma congênito, erros inatos do metabolismo (doenças de depósito), hepatite fetal, síndrome nefrótica e linfangiectasia pulmonar. A síndrome da transfusão feto-fetal (receptor) também pode estar associada ao polidrâmnio. Frequentemente o polidrâmnio tem etiologia desconhecida. Em quadros de maior gravidade pode ser necessário repouso, indometacina ou amniocenteses seriadas.

Ruptura prematura de membranas, que ocorre na ausência de trabalho de parto, e **ruptura prolongada de membranas** (> 24 horas) estão associadas a um alto risco de infecção materna e fetal (corioamnionite) e de prematuridade. No período neonatal precoce, estreptococos do grupo B e *Escherichia coli* são os dois patógenos mais frequentemente associados à sepse. *Listeria monocytogenes* é um agente menos comum. *Mycoplasma hominis*, *Ureaplasma urealyticum*, *Chlamydia trachomatis* e bactéria anaeróbica da flora vaginal também têm sido implicadas na infecção do líquido amniótico. Em recém-nascidos com infecções de pele ou sabidamente expostos, deve-se considerar a infecção por *Staphylococcus aureus* resistente à metacilina adquirido na comunidade. O risco de infecção fetal grave aumenta à medida que a duração entre ruptura de membranas e parto (período latente) aumenta, principalmente se este período for maior que 24 horas. O tratamento com antibióticos intraparto diminui o risco de sepse neonatal.

Gestações múltiplas estão associadas a um maior risco devido a polidrâmnio, prematuridade, RCIU, apresentação anormal (pélvica), anomalias congênitas (atresia intestinal, porencefalia e artéria umbilical única), óbito fetal intrauterino, asfixia e síndrome de transfusão feto-fetal. A **síndrome de transfusão feto-fetal** está associada a uma alta mortalidade e é vista apenas em gêmeos monozigóticos que compartilham uma placenta comum e têm um *shunt* arteriovenoso entre suas circulações. O feto do lado arterial do *shunt* serve como doador de sangue, o que resulta em anemia fetal, retardo no crescimento e oligoâmnio. O feto receptor, do lado venoso do *shunt*, é maior ou discordante em tamanho, é pletórico e policitêmico e pode apresentar polidrâmnio. Diferenças de 20% no peso e de 5 g/dL na concentração de hemoglobina sugerem o diagnóstico. O exame de ultrassom no segundo trimestre revela volume de líquido amniótico discordante com oligúria/oligoâmnio e hipervolemia/poliúria/polidrâmnio com bexiga distendida, com ou sem hidropisia e insuficiência cardíaca. Os tratamentos incluem amniocentese e tentativas de ablação do *shunt* arteriovenoso (utilizando um *laser*). A ordem de nascimento também influencia a morbidade, pois o segundo gemelar tem maior risco de apresentação pélvica, asfixia ao nascimento, trauma no parto e síndrome do desconforto respiratório.

Em geral, a gemelaridade é observada em 1 de cada 80 gestações; 80% de todas as gestações gemelares são dizigóticas. O diagnóstico do tipo de gemelaridade pode ser determinado por placentação, sexo, estrutura da membrana fetal e, se necessário, tipagem do grupo sanguíneo e tecido ou análise de DNA.

A toxemia gravídica, ou **pré-eclâmpsia/eclâmpsia**, é uma desordem de etiologia ainda desconhecida, mas provavelmente vascular. Pode levar a hipertensão materna, insuficiência uteroplacentária, RCIU, asfixia intrauterina, convulsões maternas e morte materna. A toxemia é mais comum em mulheres nulíparas ou naquelas que apresentam gestação gemelar, hipertensão crônica, obesidade, doença renal, histórico familiar positivo para toxemia ou diabetes melito. Uma subcategoria de pré-eclâmpsia, a síndrome *HELLP* (***h**emolysis*, ***e**levated **l**iver enzyme levels*, ***l**ow **p**latelets* – hemólise, enzimas hepáticas elevadas e plaquetopenia), é mais grave e geralmente está associada a um erro inato na oxidação de ácidos graxos no feto (hidroxiacil coenzima A de cadeia longa desidrogenase do complexo de proteína trifuncional).

FETO E RECÉM-NASCIDO

O período neonatal precoce e fetal tardio tem a taxa de mortalidade mais alta do que qualquer outra faixa etária. A **mortalidade perinatal** se refere aos óbitos que ocorrem da 20ª semana de gestação até o 28º dia após o nascimento e é expressa como número de mortes para cada 1.000 nascidos vivos. Os óbitos fetais intrauterinos representam de 40 a 50% da mortalidade perinatal. Estes recém-nascidos, chamados **natimortos**, nascem sem batimentos cardíacos e em apneia, são hipotônicos, pálidos e cianóticos. Muitos natimortos apresentam maceração; pele pálida e descamativa; opacificação de córnea; e conteúdos cranianos amolecidos.

A taxa de mortalidade ao nascimento é expressa como número de mortes por 1.000 nascidos vivos. A **taxa de mortalidade neonatal** inclui todos os recém-nascidos nascidos vivos que morrem até 28 dias de vida. As unidades de cuidado intensivo neonatal permitem a sobrevida durante o período neonatal de muitos recém-nascidos com doenças de alto risco. Parte deles acaba indo a óbito após 28 dias de vida devido às doenças originais ou de complicação do tratamento. Esta mortalidade tardia e a mortalidade por doenças adquiridas ocorrem durante o **período pós-neonatal**, que se inicia após o 28º dia de vida e se estende até o final do primeiro ano de vida.

A **taxa de mortalidade infantil** compreende os períodos neonatal e pós-neonatal. Nos Estados Unidos foi reduzida para 6,15:1.000 em 2010. A taxa para bebês afro-americanos foi de aproximadamente 11,6:1.000. As causas mais frequentes de morte

Tabela 58-1	Principais Causas de Mortalidade Perinatal e Neonatal
FETO	
Descolamento de placenta	
Anomalias cromossômicas	
Malformações congênitas (coração, SNC, rins)	
Hidropisia fetal	
Asfixia intrauterina*	
Infecção intrauterina*	
Doença materna subjacente (hipertensão crônica, doença autoimune, diabetes melito)	
Gestação múltipla*	
Insuficiência de placenta*	
Acidente com cordão umbilical	
RECÉM-NASCIDO PRÉ-TERMO	
Síndrome do desconforto respiratório/displasia broncopulmonar (doença pulmonar crônica)*	
Imaturidade grave*	
Anomalias congênitas	
Infecção	
Hemorragia intraventricular*	
Enterocolite necrosante	
RECÉM-NASCIDO DE TERMO	
Asfixia ao nascimento*	
Traumatismo ao nascimento	
Anomalias congênitas*	
Infecção*	
Macrossomia	
Pneumonia por aspiração de mecônio	
Hipertensão pulmonar persistente	

SNC, Sistema nervoso central.
*Comum.

perinatal e neonatal estão listadas na Tabela 58-1. De modo geral as causas mais importantes de mortalidade neonatal são as anormalidades congênitas e a prematuridade.

Recém-nascidos de **baixo peso (BP) ao nascer**, definidos como aqueles com peso de nascimento menor que 2.500 g, representam um componente desproporcionalmente grande das taxas de mortalidade neonatal e infantil. Embora os recém-nascidos BP constituam apenas cerca de 6 a 7% de todos os nascimentos, eles representam mais de 70% das mortes neonatais. RCIU é a causa mais comum de BP em países em desenvolvimento, enquanto a prematuridade é a principal causa em países desenvolvidos.

Recém-nascidos de **muito baixo peso (MBP) ao nascer** são aqueles que pesam menos de 1.500 g ao nascimento. Eles representam cerca de 1% de todos os nascimentos, mas correspondem a 50% das mortes neonatais. Comparados aos recém-nascidos com peso de nascimento de 2.500 g ou mais, há 40 vezes maior probabilidade de os recém-nascidos de BP morrerem no período neonatal; já os recém-nascidos de MBP têm um risco 200 vezes maior de morte neonatal. A taxa de BP não tem melhorado nos últimos anos e é uma das maiores razões para que a taxa de mortalidade infantil nos Estados Unidos seja alta comparada a outros países grandes, modernos, industrializados.

Fatores maternos associados ao BP devido a prematuridade ou RCIU incluem um recém-nascido BP anterior, baixa condição socioeconômica, baixo nível de educação da mãe, ausência de pré-natal, idade da mãe menor que 16 anos ou maior que 35 anos, intervalo curto entre gestações, tabagismo, uso de álcool ou drogas ilícitas, estresses físicos (ficar de pé ou andar em excesso) ou psicológico (pouco apoio social), mãe solteira, peso baixo antes da gestação (< 45 kg), baixo ganho de peso durante a gestação (< 4,5 kg) e raça afro-americana. As taxas de BP e MBP para mulheres afro-americanas são duas vezes maiores do que em mulheres brancas. As mortalidades neonatal e infantil dos recém-nascidos afro-americanos são aproximadamente duas vezes maiores. Essas diferenças raciais são apenas parcialmente explicadas pela pobreza.

AVALIAÇÃO DO FETO

O **tamanho do feto** pode ser determinado acuradamente pelas técnicas de ultrassom. O **crescimento fetal** pode ser avaliado pela determinação da altura do fundo do útero por meio do exame bimanual do abdome gravídico. As medidas de ultrassom de diâmetro biparietal fetal, comprimento do fêmur e circunferência abdominal são utilizados para estimar o crescimento fetal. A combinação destas medidas prediz o peso do feto. Desvios da curva normal de crescimento fetal estão associados a condições de alto risco.

A **RCIU** está presente quando há interrupção do crescimento fetal e, ao longo do tempo, diminuição para menos do percentil 5 de crescimento para a idade gestacional ou quando o crescimento ocorre lentamente, mas o tamanho absoluto permanece menor que o percentil 5. A restrição do crescimento pode resultar de condições fetais que reduzem o potencial inato de crescimento, como infecções congênitas por rubéola, síndromes genéticas de baixa estatura, anormalidades cromossômicas e síndromes malformativas. A baixa produção fetal de insulina e de fator de crescimento semelhante à insulina tipo 1 está associada à restrição do crescimento fetal. Causas placentárias de RCIU incluem vilosite (infecções congênitas), tumores placentários, descolamento crônico de placenta, síndrome de transfusão feto-fetal e insuficiência placentária. Causas maternas incluem doenças vasculares periféricas graves que reduzem o fluxo sanguíneo uterino (hipertensão crônica, vasculopatia diabética e pré-eclâmpsia/eclâmpsia), baixa ingestão de nutrientes, abuso de álcool ou drogas, tabagismo e limitação uterina (observada principalmente em mães de estatura baixa com baixo peso anterior à gestação) e baixo ganho de peso durante a gestação. As consequências da RCIU dependem da causa do baixo crescimento fetal e das complicações associadas após o nascimento (Tabela 58-2). Os fetos submetidos à hipóxia intrauterina crônica, como resultado de insuficiência uteroplacentária, têm um maior risco de comorbidades como asfixia, policitemia e hipoglicemia. Fetos com redução de massa corpórea devido a síndromes cromossômicas, metabólicas ou de múltiplas anomalias congênitas podem apresentar evolução desfavorável, de acordo com o prognóstico de cada síndrome em particular. Fetos nascidos de mães pequenas e fetos com baixo aporte nutricional geralmente apresentam recuperação do crescimento após o nascimento.

O tamanho do feto nem sempre se correlaciona com a maturidade funcional ou estrutural. A determinação da **maturidade fetal** é crucial para indicar a interrupção da gestação no caso de doença fetal ou maternal. A idade gestacional do feto pode ser determinada acuradamente com base em uma estimativa correta do último período menstrual. Marcos clinicamente relevantes podem ser usados para determinar a idade gestacional; os primeiros sons cardíacos audíveis pelo fetoscópio são detectados nas 18-20 semanas (12-14 semanas por métodos de Doppler) e a aceleração dos movimentos fetais geralmente é percebida nas 18-20 semanas. Entretanto, nem sempre é possível determinar

Tabela 58-2	Problemas de Restrição ao Crescimento Intrauterino e Pequeno para Idade Gestacional
PROBLEMA*	**PATOGÊNESE**
Óbito fetal intrauterino	Insuficiência placentária, hipóxia, acidose, infecção, anomalia letal
Instabilidade térmica	Estresse pelo frio, ↓ estoques de gordura, hipóxia, hipoglicemia
Asfixia perinatal	↓ Perfusão uteroplacentária durante o trabalho de parto com ou sem acidose-hipóxia fetal crônica, síndrome de aspiração meconial
Hipoglicemia	↓ Estoques de glicogênio tecidual; ↓ gliconeogênese, hiperinsulinismo, ↑ necessidades de glicose da hipóxia, hipotermia, cérebro relativamente grande
Policitemia-hiperviscosidade	Hipóxia fetal com ↑ produção eritropoetina
Redução no consumo de oxigênio/hipotermia	Hipóxia, hipoglicemia, efeito de inanição, poucos estoques subcutâneos de gordura
Dismorfologia	Sequências de malformações, desordens genéticas cromossômicas, deformidades induzidas pelo oligoâmnio
Hemorragia pulmonar	Hipotermia, policitemia, hipóxia

Modificado de Carlo WA: The high-risk infant. In Kliegman RM, Stanton BF, St. Geme JW, et al, editors: Nelson Textbook of Pediatrics, ed 19, Philadelphia, 2011, Elsevier Science.
*Outros problemas são comuns para os riscos relacionados à idade gestacional de prematuridade se o parto ocorrer antes de 37 semanas.

a maturidade fetal dessa forma, principalmente em uma situação de alto risco, como trabalho de parto prematuro ou diabetes gestacional.

O **surfactante**, composto de fosfolipídios e proteínas com propriedades tensoativas, é produzido pelo pulmão fetal maduro e posteriormente secretado no líquido amniótico. A quantidade de surfactante no líquido amniótico é um reflexo direto da quantidade de material tensoativo no pulmão fetal e pode ser utilizada para inferir a presença ou ausência de **maturidade pulmonar**. Como a fosfatidilcolina, ou lecitina, é o principal componente do surfactante, a dosagem de lecitina no líquido amniótico é utilizada para predizer a maturidade fetal. A concentração de lecitina aumenta com o aumento da idade gestacional, começando com 32-34 semanas.

Os métodos empregados para avaliar a **vitalidade fetal** antes do início do trabalho de parto estão centrados na identificação de fetos sob risco de asfixia ou naqueles já comprometidos pela insuficiência uteroplacentária. O **teste de tolerância às contrações** simula as contrações uterinas, por meio de uma infusão de ocitocina suficiente para produzir três contrações em um período de 10 minutos. A ocorrência de bradicardia fetal periódica, não sincronizada com as contrações uterinas (desaceleração tardia), é um teste positivo e prediz um feto sob risco.

O **teste sem sobrecarga ou reatividade cardíaca fetal** avalia a variação da frequência cardíaca em resposta aos movimentos fetais. A resposta é positiva se ocorre aumento na frequência cardíaca em mais de 15 batimentos/min durante 15 segundos. Se dois destes episódios ocorrerem em 30 minutos, o feto é considerado reativo (contra não reativo) e não está sob risco. Sinais adicionais de bem-estar fetal são movimentos respiratórios, movimentos corporais, tônus fetal e presença de bolsão de líquido amniótico de mais de 2 cm, detectados pelo ultrassom. O **perfil biofísico** combina o teste sem sobrecarga com estes quatro parâmetros e oferece a avaliação fetal mais acurada.

O **exame de Doppler** da aorta fetal ou das artérias umbilicais permite a identificação da diminuição ou reversão do fluxo sanguíneo diastólico, o que está associado a aumento da resistência vascular periférica, hipóxia fetal com acidose e insuficiência placentária. A **cordocentese** (punção percutânea para obtenção de sangue umbilical) pode fornecer sangue fetal para medidas de PO_2, pH, lactato e hemoglobina e assim identificar um feto hipóxico, acidótico ou anêmico, que esteja sob risco de óbito fetal ou asfixia. A cordocentese também permite determinar o tipo de sangue fetal, a contagem plaquetária, o título de anticorpo, além da execução de testes microbiológicos e do cariótipo rápido.

Em uma gestação de alto risco, a frequência cardíaca do feto deve ser monitorada continuamente durante o trabalho de parto, assim como devem ser as contrações uterinas. As anormalidades na frequência cardíaca fetal podem indicar taquicardia basal (> 160 batimentos/min como resultado de anemia, drogas β-simpatomiméticas, febre materna, hipertireoidismo, arritmia ou sofrimento fetal), **bradicardia** basal (< 120 batimentos/min como resultado de sofrimento fetal, bloqueio cardíaco completo ou anestésicos locais) ou redução na variabilidade dos batimentos (achatamento da curva resultante de sono fetal, taquicardia, atropina, sedativos, prematuridade ou sofrimento fetal). Mudanças periódicas na frequência cardíaca relacionadas à compressão uterina auxiliam a determinação da presença de hipóxia e acidose causadas por insuficiência uteroplacentária ou hipotensão materna (desacelerações tardias ou tipo II) ou por compressão do cordão umbilical (desacelerações variáveis). Na presença de desaceleração grave (variação prolongada repetida ou tardia), deve-se obter gasometria de sangue do couro cabeludo fetal para avaliar **acidose fetal**. Um pH do couro cabeludo menor que 7,20 indica hipóxia fetal. Um pH entre 7,20 e 7,25 é limite e requer a repetição do teste.

Anomalias fetais podem ser detectadas pela ultrassonografia. Deve-se dar ênfase na visualização de trato geniturinário; cabeça (para anencefalia ou hidrocefalia), pescoço (para translucência nucal espessada) e costas (para espinha bífida); esqueleto; trato gastrointestinal; e coração. Visualizações das quatro câmaras e grande artéria são necessárias para detecção de anomalias do coração. **Síndromes cromossômicas** geralmente são associadas a um "teste triplo" anormal (baixos estrióis, baixos níveis séricos de alfafetoproteína materna e elevados níveis placentários de gonadotropina coriônica). Se uma anormalidade fetal é detectada, o tratamento do feto ou a indução do parto com terapia na unidade de cuidado intensivo neonatal podem salvar vidas.

AVALIAÇÃO DO RECÉM-NASCIDO

A abordagem ao nascimento de um recém-nascido requer uma história detalhada (Tabela 58-3). O conhecimento dos fatores de risco maternos permite que a equipe na sala de parto antecipe problemas que podem ocorrer após o nascimento. O histórico do trabalho de parto e do parto propriamente dito permite o reconhecimento de eventos que podem levar a complicações tanto da mãe quanto do neonato, mesmo quando a gestação tenha sido previamente considerada de baixo risco. A antecipação da necessidade de ressuscitação de um recém-nascido que apresenta sofrimento fetal aumenta a probabilidade de sucesso do procedimento.

A **transição da fisiologia fetal para a neonatal** ocorre ao nascimento. O transporte de oxigênio através da placenta resulta em um gradiente entre o PaO_2 materno e fetal. Embora o sangue oxigenado fetal tenha um nível de PaO_2 baixo comparado ao de adultos e crianças, o feto não é anaeróbico. A captação e o consumo de oxigênio pelo feto são semelhantes às taxas neonatais, mesmo que os ambientes térmicos e os níveis de atividade dos fetos e neonatos sejam diferentes. O conteúdo de oxigênio do sangue fetal é

Tabela 58-3	Componentes da História Perinatal
INFORMAÇÃO SOCIAL E DEMOGRÁFICA	Vitalidade fetal (TTC, RCF, perfil biofísico)
Idade	Ultrassonografia (anomalias, hidropisias)
Raça	Análise do líquido amniótico (relação L/S)
Infecções sexualmente transmitidas, hepatite, AIDS	Oligoâmnio-polidrâmnio
Drogas ilícitas, fumo, álcool, cocaína	Sangramento vaginal
Estado imune (sífilis, rubéola, hepatite B, HIV, grupo sanguíneo)	Trabalho de parto prematuro
Exposição ocupacional	Ruptura prematura (prolongada) de membranas (duração)
DOENÇAS ANTERIORES	Pré-eclâmpsia
Hipertensão crônica	Infecção do trato urinário
Doença cardíaca	Colonização (herpes simples, estreptococo grupo B)
Diabetes melito	Medicações/drogas
Distúrbios da tireoide	Doença clínica aguda/exposição a agentes infecciosos
Hematológica/malignidade	Terapia fetal
Colagenoses-vasculites (LES)	**TRABALHO DE PARTO E PARTO**
Histórico genético — erros inatos de metabolismo, sangramento, icterícia	Duração do trabalho de parto
Tratamento farmacológico	Apresentação — cefálica, pélvica
GESTAÇÃO ANTERIOR	Parto vaginal *versus* cesariana
Abortamento/natimorto	Trabalho de parto espontâneo *versus* indução ou estímulo com ocitocina (Syntocinon)
Óbito fetal intrauterino	Parto a fórceps
Malformação congênita	Presença de líquido amniótico tinto por mecônio
Incompetência cervical	Febre materna/amnionite
Peso de nascimento	Padrões de frequência cardíaca fetal (sofrimento)
Prematuridade	pH do couro cabeludo
Gemelaridade	Analgesia, anestesia materna
Sensibilização ao grupo sanguíneo/icterícia neonatal	Circular de cordão
Hidropisia	Boletim de Apgar/métodos de ressuscitação
Infertilidade	Avaliação da idade gestacional
GESTAÇÃO ATUAL	Adequação do crescimento (AIG, GIG, PIG)
Idade gestacional atual	
Método de avaliação da idade gestacional	

AIG, Adequado para idade gestacional; *AIDS*, síndrome da imunodeficiência adquirida; *GIG*, grande para idade gestacional; *L/S*, relação lecitina/esfingomielina; *RCF*, reatividade cardíaca fetal; *TTC*, teste de tolerância às contrações; *PIG*, pequeno para idade gestacional; *LES*, lúpus eritematoso sistêmico.

quase igual ao de lactentes e crianças, pois o sangue fetal tem uma concentração muito maior de hemoglobina.

A hemoglobina fetal (duas cadeias alfa e duas gama) tem uma afinidade pelo oxigênio mais alta do que a hemoglobina tipo adulto, facilitando a transferência de oxigênio através da placenta. A curva de dissociação hemoglobina-oxigênio do feto é desviada para a esquerda em relação à curva do adulto (Fig. 58-1); no mesmo nível de PaO_2 a hemoglobina fetal é mais saturada que a hemoglobina tipo adulto. Como a hemoglobina fetal funciona nos níveis mais baixos da curva de saturação de oxigênio (PaO_2, 20 a 30 mmHg), a liberação de oxigênio para o tecido não é deficiente. Em contraste, sob as concentrações de oxigênio mais altas presentes na placenta, há aumento na captação de oxigênio. No último trimestre, a produção de hemoglobina fetal começa a diminuir, à medida que a produção de hemoglobina tipo adulto começa a aumentar, tornando-se a única hemoglobina disponível para o bebê ao redor dos 3-6 meses de vida. Neste período, a curva de dissociação da hemoglobina fetal é desviada para a posição da curva do adulto.

Uma porção do sangue venoso umbilical bem oxigenado que retorna da placenta para o coração perfunde o fígado. O restante é desviado do fígado através de um *shunt* (o **ducto venoso**) e vai para a veia cava inferior. Na veia cava este sangue oxigenado constitui 65 a 70% do retorno venoso ao átrio direito. A *crista dividens* no átrio direito direciona um terço deste sangue, através do forame oval patente, para o átrio esquerdo. Subsequentemente ele é bombeado pelo ventrículo esquerdo para as circulações coronária, cerebral e dos membros superiores. O retorno venoso da parte superior do corpo se associa ao dois terços restantes do sangue da veia cava no átrio direito e é direcionado ao ventrículo direito. Esta mistura de sangue venoso com baixa oxigenação da parte superior e da inferior do corpo entra na artéria pulmonar. Apenas 8 a 10% dele passam pela circulação pulmonar; e 80 a 92% do débito do ventrículo direito desviam dos pulmões através do **ducto arterioso patente** e entram na aorta descendente. O fluxo sanguíneo para o sistema pulmonar é baixo, pois a vasoconstrição produzida pela hipertrofia da camada muscular média das arteríolas e o líquido presente no pulmão fetal aumentam a

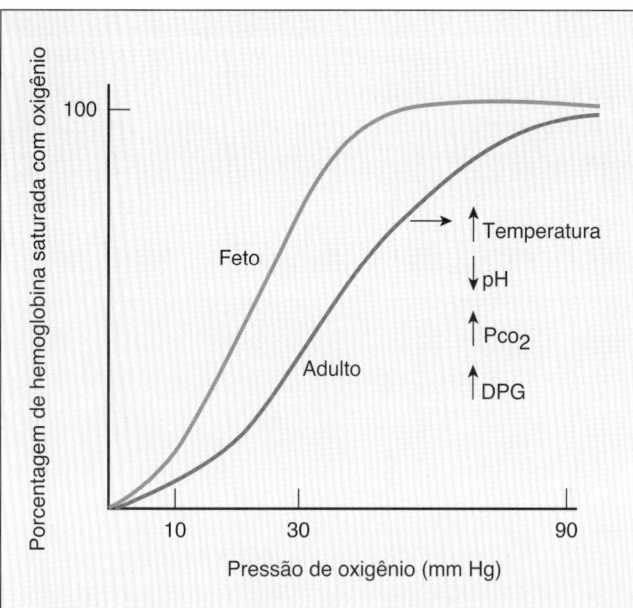

Figura 58-1 – Curvas de dissociação hemoglobina-oxigênio. A posição da curva do adulto depende de ligação da hemoglobina adulta ao 2,3-difosfoglicerato (DPG), temperatura, PCO_2 e concentração de íon hidrogênio (pH).

resistência a este fluxo. O tônus da artéria pulmonar também responde a hipóxia, hipercapnia e acidose com vasoconstrição, o que pode aumentar a resistência vascular pulmonar. O ducto arterioso permanece patente no feto devido aos baixos níveis de PaO_2 e prostaglandinas vasodilatadoras. No útero, o ventrículo direito é o ventrículo dominante, bombeando 65% do débito ventricular combinado, o que é um volume alto (450 mL/kg/min) comparado ao bombeado pelo ventrículo direito de um lactente (200 mL/kg/min).

A **transição da circulação**, que ocorre entre os períodos fetal e neonatal, envolve a remoção da circulação placentária de baixa resistência, o início da respiração, a redução da resistência de artéria pulmonar e o fechamento dos *shunts* intrauterinos. O clampeamento do cordão umbilical elimina o sistema de baixa pressão da placenta e aumenta a pressão sanguínea sistêmica. A diminuição do retorno venoso da placenta diminui a pressão atrial direita. À medida que a respiração começa, o ar substitui o líquido pulmonar, preservando a capacidade residual funcional. O líquido deixa o pulmão, em parte, através da traqueia e é tanto deglutido como eliminado por compressão durante o parto vaginal. Os sistemas linfático e venoso pulmonar reabsorvem o líquido remanescente.

A maioria dos recém-nascidos normais requer pouca pressão para abrir os pulmões espontaneamente após o nascimento (5 a 10 cm H_2O). Com o início da respiração, a resistência vascular pulmonar diminui, em parte como resultado da mecânica respiratória, em parte como resultado da elevação da pressão arterial de oxigênio. O aumento no fluxo sanguíneo pulmonar aumenta o volume de sangue venoso pulmonar que retorna ao átrio esquerdo; a pressão no átrio esquerdo agora excede a pressão no átrio direito e há fechamento do forame oval. À medida que há aumento no fluxo através da circulação pulmonar e na pressão arterial de oxigênio, o ducto arterioso começa a se contrair. Em um recém-nascido a termo, essa constrição leva ao fechamento funcional do ducto arterioso 1 dia após o nascimento. Um fechamento permanente requer trombose e fibrose, um processo que pode levar diversas semanas. Em um recém-nascido pré-termo, o ducto arterioso é menos sensível aos efeitos do oxigênio; se os níveis circulantes de prostaglandinas vasodilatadoras estiverem elevados, o ducto arterioso pode não se fechar. O ducto arterioso patente é um problema comum em recém-nascidos prematuros com síndrome do desconforto respiratório.

A ventilação, a oxigenação e níveis normais de pH e PCO_2 imediatamente reduzem a vasoconstrição da artéria pulmonar por causarem relaxamento da musculatura lisa. O remodelamento da hipertrofia da camada muscular média das arteríolas começa ao nascimento e continua nos 3 meses seguintes, resultando subsequentemente em uma redução da resistência vascular pulmonar e por conseguinte um aumento do fluxo sanguíneo pulmonar. A persistência ou o agravamento da vasoconstrição pulmonar causados por acidose, hipóxia, hipercapnia, hipotermia, policitemia, asfixia, desvio do sangue dos pulmões ou hipoplasia parenquimatosa pulmonar resultam em **hipertensão pulmonar persistente no recém-nascido (HPPRN)**. A falha em substituir completamente o fluido alveolar pulmonar por ar pode levar a desconforto respiratório (**taquipneia transitória do recém-nascido**).

Cuidados de Rotina na Sala de Parto e Ressuscitação

O nitrato de prata (1%) instilado em ambos os olhos, sem enxágue, é eficaz na prevenção da conjuntivite gonocócica neonatal, que pode resultar em panoftalmite grave e cegueira subsequente. O nitrato de prata pode produzir uma conjuntivite química com secreção mucopurulenta e não é eficaz contra *C. trachomatis*. Muitos hospitais utilizam colírio de eritromicina para prevenir a conjuntivite neonatal por gonococo ou clamídia.

A colonização bacteriana de um recém-nascido pode começar intraútero, caso haja ruptura de membranas. A maioria dos recém-nascidos é colonizada após o nascimento e adquire as bactérias presentes no trato geniturinário materno, como estreptococos do grupo B, estafilococos, *E. coli* e clostrídio. Cuidados antissépticos com a pele e com o cordão são rotineiros na maioria dos berçários para prevenir a passagem de bactérias patogênicas de um paciente para outro e o aparecimento de doenças em cada indivíduo. Impetigo bolhoso estafilocócico, onfalite, diarreia e doença sistêmica podem resultar da colonização por *S. aureus* virulento. Antibiótico tópico triplo (polimixina B, neomicina e bacitracina) ou bacitracina podem ser aplicados ao cordão umbilical para reduzir sua colonização por bactérias gram-positivas. Epidemias de infecções por *S. aureus* no berçário são manejadas com medidas estritas de controle de doença infecciosa (coortização, lavagem de mãos e monitoração de colonização).

A **profilaxia com vitamina K (intramuscular)** deve ser realizada em todos os recém-nascidos para a prevenção da doença hemorrágica do recém-nascido. Antes da alta, também devem ser vacinados para a hepatite B e realizar triagem para diversas doenças (Tabelas 58-4 e 58-5).

Hipóxia, hipercapnia, baixo débito cardíaco e acidose metabólica do feto ou do recém-nascido podem resultar de diversas condições que acometem o feto, a placenta ou a mãe. Seja intraútero ou após o nascimento, a **lesão cerebral hipóxico-isquêmica** decorrente da asfixia é o resultado de redução nas trocas gasosas através da placenta ou dos pulmões. A asfixia associada a bradicardia intensa ou insuficiência cardíaca reduz ou suprime o fluxo sanguíneo tecidual, resultando em isquemia. Os sistemas circulatórios fetal e neonatal respondem à redução na disponibilidade de oxigênio pelo desvio de sangue preferencialmente para cérebro, coração e glândulas adrenais, com diminuição do fluxo para intestino, rins, pulmões e pele.

Tabela 58-4 | Distúrbios Genéticos com Recomendação para Triagem pelo American College of Medical Genetics

DISTÚRBIO	ACRÔNIMO	MARCADOR PRIMÁRIO
DISTÚRBIOS METABÓLICOS DETECTADOS UTILIZANDO-SE ESPECTROMETRIA DE MASSA TANDEM		
Distúrbios de Ácidos Orgânicos		
Deficiência de betacetotiolase (deficiência de acetoacetil CoA tiolase mitocondrial)	BKT	C5:1/C5OH
Defeitos de cobalamina A, B	CBL (A,B)	C3
Acidemia isovalérica*	IVA	C5
Acidúria glutárica I	GA-I	C5DC
Deficiência de 3-hidroxi 3-metilglutaril-CoA liase*	HMG	C5OH/C5-3M-DC
Deficiência múltipla de carboxilase*	MCD	C3/C5OH
Deficiência de 3-metilcrotonil-CoA carboxilase	3MCC	C5OH
Acidúria metilmalônica (mutase)*	MMA	C3
Acidemia propiônica*	PA	C3
Defeitos na Oxidação de Ácidos Graxos		
Defeito na captação de carnitina (defeito no transportador de carnitina)	CUD	C0
Deficiência de hidroxiacil-CoA desidrogenase de cadeia longa*	LCHAD/D	C16OH/C18:1OH
Deficiência de acil-CoA desidrogenase de cadeia média	MCAD/D	C8
Deficiência de proteína trifuncional*	TFP	C16OH/C18:1OH
Deficiência de acil-CoA desidrogenase de cadeia muito longa	VLCAD/D	C14:1/C14
Distúrbios de Aminoácidos		
Acidúria Argininossuccínica (deficiência de argininossuccinato liase)*	ASA	ASA
Citrulinemia I (deficiência de argininossuccinato sintase)*	CIT-I	Citrulina
Fenilcetonúria	PKU	Fenilalanina
Doença do xarope de bordo na urina*	MSUD	Leucina
Homocistinúria	HCY	Metionina
Tirosinemia I	TYR-I	Tirosina
OUTROS DISTÚRBIOS METABÓLICOS		
Deficiência de biotinidase	BIOT	Atividade biotinidase
Galactosemia*	GALT	Galactose total, atividade GALT
DISTÚRBIOS ENDÓCRINOS		
Hiperplasia adrenal congênita*	CAH	17-Hidroxiprogesterona
Hipotireoidismo congênito	CH	T_4, TSH
DISTÚRBIOS DE HEMOGLOBINA		
Anemia falciforme	HbSS	Variantes de Hb
Distúrbio falciforme	HbS/C	Variantes de Hb
Hemoglobina S/β-talassemia	HbS/betaTh	Variantes de Hb
OUTROS DISTÚRBIOS		
Fibrose cística	CF	Tripsinogênio imunorreativo
Escuta	HEAR	

De Sahai I, Levy H: Newborn screening. In Gleason C, Devasker D editors: Avery's diseases of the newborn, ed 9, Philadelphia, 2012, Saunders.
*Pode manifestar-se agudamente na primeira semana de vida.

A acidose metabólica que ocorre durante a asfixia é causada pelos efeitos combinados do débito cardíaco baixo, secundário à depressão da função do miocárdio por hipóxia sistêmica propriamente dita e metabolismo anaeróbico tecidual. Com a asfixia intrauterina ou neonatal prolongada ou intensa há acometimento múltiplo de órgãos vitais (Tabela 58-6).

Muitas condições que contribuem para a **asfixia fetal ou neonatal** são os mesmos problemas médicos ou obstétricos associados à gestação de alto risco (Tabela 58-7). Doenças maternas que interferem na perfusão uteroplacentária (hipertensão crônica, pré-eclâmpsia e diabetes melito) põem o feto sob o risco de asfixia intrauterina. Anestesia peridural materna e o desenvolvimento de síndrome da compressão da veia cava podem levar à hipotensão materna, a qual diminui a perfusão uterina. As medicações maternas utilizadas para o controle da dor durante o trabalho de parto podem atravessar a placenta e deprimir o centro respiratório do feto, resultando em apneia no momento do nascimento.

Capítulo 58 ♦ Avaliação da Mãe, do Feto e do Recém-nascido

Tabela 58-5 | Resultados de Triagem Anormal de Recém-Nascidos: Possíveis Implicações e Ação Inicial a Ser Tomada

ACHADO DA TRIAGEM NEONTAL	DIAGNÓSTICO DIFERENCIAL	CONDUTA INICIAL
↑ Fenilanina	PKU, hiperfenilalaninemia não PKU, defeito de pterina, galactosemia, hiperfenilalaninemia transitória	Repetir amostragem de sangue
↓ T_4, ↑ TSH	Hipotireoidismo congênito, exposição ao iodo	Repetir amostragem de sangue ou teste de função da tireoide, iniciar tratamento com tiroxina
↑ T_4, TSH normal	Hipertireoidismo materno, deficiência de globulina ligada à tiroxina, hipotireoidismo secundário, hipotireoidismo congênito com elevação tardia de TSH	Repetir amostragem de sangue
↑ Galactose (1-P) transferase	Galactosemia, doença hepática, redução de substância, variante de deficiência repetida (Duarte), transitória	Avaliação clínica, amostragem de sangue e de urina. Se pesquisa de substâncias redutoras for positiva, iniciar fórmula livre de lactose
↑↓ Galactose-1-fosfato uridiltransferase	Galactosemia, variante da deficiência de transferase (Duarte), transitória	Avaliação clínica, pesquisa de substâncias redutoras na urina, repetir amostra de sangue. Se pesquisa de substâncias redutoras for positiva, iniciar fórmula livre de lactose
↑ Metionina	Homocistinúria, disfunção hepática isolada, tirosinemia tipo I, hipermetioninemia transitória	Repetir a amostragem de sangue e urina
↑ Leucina	Doença do xarope de bordo na urina, elevação transitória	Avaliação clínica incluindo urina para cetonas, estado acidobásico, estudos de aminoácidos, cuidados intensivos neonatais (ICU) imediatos, caso urina seja positiva para cetonas
↑ Tirosina	Tirosinemia tipo I ou tipo II, tirosinemia transitória, doença hepática	Repetir amostragem de sangue
↑ 17α-hidroxiprogesterona	Hiperplasia adrenal congênita, prematuridade, transitória (córtex adrenal fetal residual), estresse no período neonatal, coleção de amostra precoce	Avaliação clínica incluindo exame genital, eletrólitos séricos, repetição da amostragem de sangue
Hemoglobina S	Doença falciforme, traço falciforme	Eletroforese de hemoglobina
↑ Tripsinogênio	Fibrose cística, transitória, anomalias intestinais, estresse perinatal, trissomias 13 e 18, insuficiência renal	Repetir a amostragem de sangue, possível teste do suor e teste de DNA
↑ Creatinina fosfoquinase	Distrofia muscular de Duchenne, outro tipo de distrofia muscular, traumatismo ao nascimento, procedimento invasivo	Repetir o exame de sangue
↓ Biotinidase	Deficiência de biotinidase	Teste de biotinidase sérica, terapia com biotina
↓ G6PD	Deficiência de G6PD	Hemograma completo, determinação de bilirrubina
↓ α$_1$-Antitripsina	Deficiência de α$_1$-antitripsina	Teste confirmatório
Anticorpo anti-*Toxoplasma* (IgM)	Toxoplasmose congênita	Avaliação de infectologista
Anticorpo anti-HIV (IgG)	HIV transmitido pela mãe, possibilidade de AIDS	Avaliação de infectologista
↑ Ácidos orgânicos	Defeitos na oxidação de ácidos graxos (deficiência de acil-CoA desidrogenase de cadeia média)	Realizar ensaio específico (espectroscopia de massa); alimentações frequentes

De Kim SZ, Levy HL: Newborn screening. In Taeusch HW, Ballard RA, editors: Avery's Diseases of the Newborn, *ed 7, Philadelphia, 1998, Saunders.*
AIDS, Síndrome da imunodeficiência adquirida; *G6PD*, glicose-6-fosfato desidrogenase; *HIV*, Vírus da imunodeficiência humana; *ICU*, Unidade de cuidados intensivos; *PKU*, fenilcetonúria; T_4, tiroxina; *TSH*, hormônio estimulador da tireoide.

Tabela 58-6 | Efeitos da Asfixia

SISTEMA	EFEITO
Sistema nervoso central	Encefalopatia hipóxico-isquêmica, HIV, LPV, edema cerebral, convulsões, hipotonia, hipertonia
Cardiovascular	Isquemia miocárdica, contratilidade diminuída, insuficiência de tricúspide, hipotensão
Pulmonar	Hipertensão pulmonar persistente, síndrome do desconforto respiratório
Renal	Necrose tubular ou cortical aguda
Adrenal	Hemorragia adrenal
Gastrointestinal	Perfuração, ulceração, necrose
Metabólico	Secreção inapropriada de HAD, hiponatremia, hipoglicemia, hipocalcemia, mioglobinúria
Tegumento	Necrose gordurosa subcutânea
Hematologia	Coagulação intravascular disseminada

HDA, Hormônio antidiurético; *HIV*, hemorragia intraventricular; *LPV*, leucomalacia periventricular.

Tabela 58-7	Etiologia da Asfixia ao Nascimento
TIPO	**EXEMPLO**
INTRAUTERINA	
Hipóxica-isquêmica	Insuficiência uteroplacentária, descolamento de placenta, prolapso de cordão, hipotensão materna, desconhecido
Anemia-choque	Vasos prévios, placenta prévia, hemorragia fetomaterna, eritroblastose fetal
INTRAPARTO	
Traumatismo ao nascimento	Desproporção cefalopélvica, distocia de ombro, apresentação pélvica, transecção de medula espinal
Hipóxica-isquêmica	Compressão de cordão umbilical, contrações tetânicas, descolamento de placenta
PÓS-PARTO	
Sistema nervoso central	Medicação materna, traumatismo, episódios prévios de hipóxia e acidose fetal
Doença neuromuscular congênita	Miastenia grave congênita, miopatia, distrofia miotônica
Infecção	Consolidação pneumônica, choque
Distúrbio de via aérea	Atresia de coanas, obstrução por bócio grave ou tumor, membrana laríngea
Distúrbio pulmonar	Imaturidade grave, pneumotórax, derrame pleural, hérnia diafragmática, hipoplasia pulmonar
Distúrbio renal	Hipoplasia pulmonar, pneumotórax

Tabela 58-8	Boletim de Apgar		
	PONTOS		
SINAIS	**0**	**1**	**2**
Frequência cardíaca	0	< 100/min	> 100/min
Respiração	Ausente	Choro fraco	Choro vigoroso
Tônus muscular	Ausente	Alguma flexão de extremidade	Braços, pernas bem flexionados
Irritabilidade reflexa	Ausente	Algum movimento	Choro, retirada
Coloração	Azul	Corpo rosado, extremidades azuis	Inteiramente rosado

Condições fetais associadas à asfixia geralmente não se manifestam até o parto, quando o bebê deve iniciar e manter a ventilação. Além disso, as vias aéreas superiores e inferiores devem estar patentes e desobstruídas. Os alvéolos devem estar livres de material estranho, tais como mecônio, debris do líquido amniótico e exsudatos infecciosos, os quais aumentam a resistência de vias aéreas, reduzem a complacência pulmonar e levam a desconforto respiratório e hipóxia. Alguns recém-nascidos extremamente imaturos, pesando menos de 1.000 g ao nascimento, podem ser incapazes de expandir seus pulmões, mesmo na ausência de outra patologia. Sua parede torácica complacente e a deficiência de surfactante podem resultar em trocas gasosas insuficientes, retrações, hipóxia e apneia.

O recém-nascido (particularmente o pré-termo) responde paradoxalmente à hipóxia com apneia, em vez que taquineia, como ocorre em adultos. Episódios de asfixia intrauterina também podem deprimir o sistema nervoso central neonatal. Caso haja recuperação da frequência cardíaca fetal, como resultado da melhora da perfusão uteroplacentária, pode haver resolução de hipóxia e acidose fetal. Mesmo assim, se o efeito no centro respiratório for mais grave, um recém-nascido pode não iniciar uma resposta ventilatória adequada ao nascimento e pode sofrer outro episódio de asfixia.

O **boletim de Apgar**, um sistema de pontuação baseado nas respostas fisiológicas ao processo de nascimento, é um bom método para avaliação da necessidade de ressuscitação de um recém-nascido (Tabela 58-8). Nos intervalos de 1 minuto e 5 minutos após o nascimento, cada um dos cinco parâmetros fisiológicos é observado ou obtido por um examinador qualificado. Recém-nascidos a termo, com uma adaptação cardiopulmonar normal, devem pontuar 8 a 9 ao primeiro e ao quinto minuto. Boletim de Apgar entre 4 e 7 demanda maior atenção para determinar se o estado do recém-nascido irá melhorar e para averiguar se existe condição patológica contribuindo para o boletim de Apgar baixo.

Por definição, um boletim de Apgar entre 0 e 3 pode representar tanto uma parada cardiopulmonar quanto uma condição causada por bradicardia grave, hipoventilação ou depressão do sistema nervoso central. A maioria dos boletins de Apgar baixos é causada pela dificuldade de estabelecer ventilação adequada e não por patologia cardíaca primária. Além dos boletins de Apgar entre 0 e 3, a maioria dos recém-nascidos com asfixia grave o suficiente para causar dano neurológico também manifesta acidose fetal (pH < 7); convulsões, coma ou hipotonia; e disfunção múltipla de órgãos. Boletins de Apgar baixos podem ser causados por hipóxia fetal ou outros fatores listados na Tabela 58-7. A maioria dos recém-nascidos com boletim de Apgar baixo responde à ventilação assistida por máscara facial ou por entubação endotraqueal e, geralmente, não precisa de medicação de emergência.

A **ressuscitação** de um recém-nascido com um boletim de Apgar baixo segue a mesma sequência sistemática da ressuscitação de pacientes mais velhos, mas no período neonatal esta abordagem *ABCD* simplificada requer alguma qualificação (Fig. 58-2). Na abordagem ABCD, **A** representa assegurar uma via aérea patente pela aspiração do líquido amniótico ou do mecônio; **A** também é um lembrete da *antecipação* e necessidade de conhecer os eventos de gestação, parto e trabalho de parto. Evidência de uma hérnia diafragmática e uma nota de Apgar baixa indicam necessidade de entubação endotraqueal imediata. Se uma máscara e ambu são utilizados, o gás entra no pulmão e no estômago, mas o último pode atuar como uma massa expansiva no tórax, comprometendo a respiração. No caso de hidropisia fetal com derrame pleural, pode ser necessária uma toracocentese bilateral para esvaziar o derrame e assim estabelecer uma ventilação adequada.

B representa **ventilação** (do inglês *breathing*). Se o neonato estiver em apneia ou hipoventilando e permanecer cianótico, deve-se iniciar a ventilação artificial. A ventilação deve ser realizada com uma máscara bem adaptada, conectada a um balão anestésico e a um manômetro para evitar o fornecimento de pressões extremamente altas ao recém-nascido; deve-se administrar

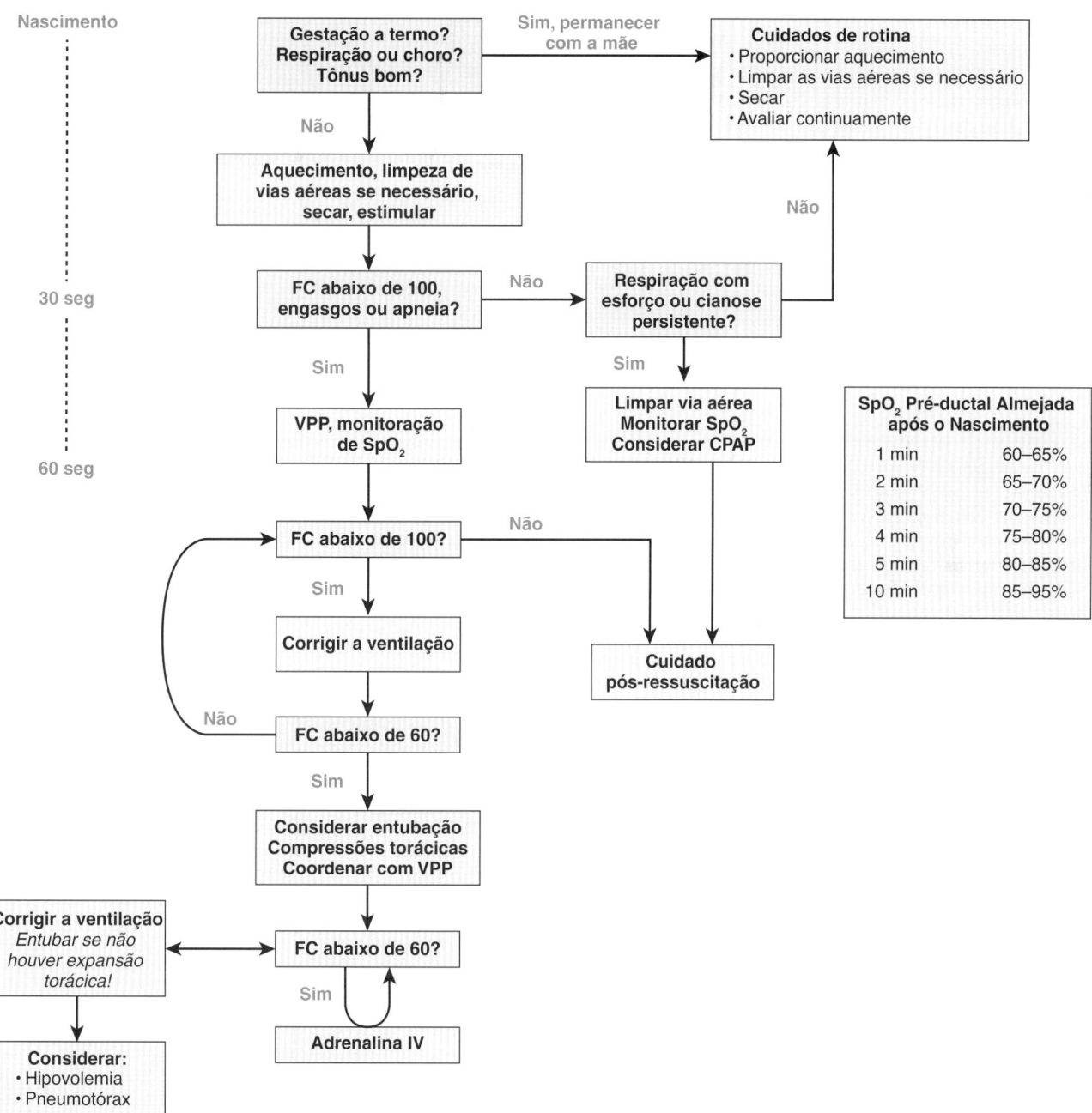

Figura 58-2 – Novas Diretrizes e Algoritmo para Ressuscitação Neonatal. *CPAP*, Pressão positiva contínua em vias aéreas; *VPP*, Ventilação com pressão positiva. (De Kattwinkel J, Perlman JM, Aziz K, et al: Special Report—Neonatal Resuscitation: 2010 American Heart Association Guidelines for Cardiopulmonary Resuscitation and Emergency Cardiovascular Care, Pediatrics 126(5):e1400–e1413, 2010. Erratum in Neoreviews 128(1):176, 2011. doi: 10.1542/peds.2011-1260.)

100% de oxigênio através da máscara. Se o recém-nascido não responder, uma cânula endotraqueal deve ser introduzida, conectada ao balão anestésico e ao manômetro, e deve-se administrar 100% de oxigênio. A pressão usada deve ser inicialmente de 20 a 25 cm H_2O, com uma frequência de 40 a 60 respirações/minuto. Uma resposta adequada à ventilação inclui uma boa expansão torácica, retorno de sons respiratórios, coloração de pele indicando boa oxigenação, retorno da frequência cardíaca para intervalo normal (120 a 160 batimentos/minuto), concentração de dióxido de carbono no ar expirado normal e, mais tarde, aumento da atividade muscular e vigília. A recuperação comum após uma parada cardíaca envolve primeiro um retorno à frequência cardíaca normal, seguido por desaparecimento da cianose e melhora notável da perfusão. Um bebê pode permanecer flácido e apneico por um longo período após retorno do débito cardíaco e correção da acidose.

O início da respiração deve ser brevemente atrasado se o líquido amniótico estiver corado por mecônio para evitar a disseminação do mecônio para os pulmões, produzindo pneumonia aspirativa grave. Se for observado mecônio no líquido amniótico, a orofaringe deve ser aspirada quando a cabeça for liberada. Após

Tabela 58-9	Anomalias Congênitas com Risco de Vida
NOME	**MANIFESTAÇÕES**
Atresia de coana (estenose)	Desconforto respiratório na sala de parto, apneia, impossibilidade de passar a sonda nasogástrica através das narinas
Síndrome de Pierre Robin	Micrognatia, palato fendido, obstrução de vias aéreas
Hérnia diafragmática	Abdome escavado, sons intestinais presentes no lado esquerdo do tórax, desvio do coração para direita, desconforto respiratório, polidrâmnio
Fístula traqueoesofágica	Polidrâmnio, pneumonia aspirativa, salivação excessiva, impossibilidade de colocar uma sonda nasogástrica no estômago
Obstrução intestinal: vólvulo, atresia duodenal, atresia ileal	Polidrâmnio, vômito bilioso, distensão abdominal
Gastrosquise/onfalocele	Polidrâmnio; obstrução intestinal
Agenesia renal/síndrome de Potter	Oligoâmnio, anúria, hipoplasia pulmonar, pneumotórax
Hidronefrose	Massas abdominais bilaterais
Defeitos de tubo neural: anencefalia, meningomielocele	Polidrâmnios, aumento de α-fetoproteína; diminuição da atividade fetal
Síndrome de Down (trissomia 21)	Hipotonia, cardiopatia congênita, atresia duodenal
Cardiopatia congênita canal-dependente	Cianose, sopro cardíaco, choque

o nascimento de um **recém-nascido deprimido**, a cavidade oral deve ser aspirada novamente; as cordas vocais devem ser visualizadas e o recém-nascido, entubado.

C representa **circulação** e massagem cardíaca externa. Se a ventilação artificial não melhorar a bradicardia, se houver assistolia ou se pulso periférico não puder ser palpado, a massagem cardíaca externa deve ser realizada em uma frequência de 120 compressões/minuto com compressões e respirações fornecidas em uma relação 3:1. A massagem cardíaca externa geralmente não é necessária, pois a maioria dos neonatos na sala de parto responde à ventilação.

D representa **administração de drogas**. Se a bradicardia não for responsiva à ventilação ou se estiver presente assistolia, deve-se administrar adrenalina. A adrenalina intravenosa (IV) (1:10.000), 0,1 a 0,3 mL/kg, deve ser administrada através de um acesso venoso umbilical ou diretamente na cânula endotraqueal. Entretanto, quando a adrenalina é administrada através da cânula endotraqueal, o resultado é geralmente imprevisível. Na presença de atividade cardíaca elétrica com pulsos fracos, é importante determinar se há **pneumotórax** antes que as medicações sejam administradas. A transiluminação do tórax, envolvendo o uso de uma luz intensa através de cada lado do tórax e sobre o esterno, pode sugerir pneumotórax se um lado transmitir mais luz que o outro. Sons respiratórios podem estar diminuídos diante de um pneumotórax e pode haver um desvio dos sons cardíacos para o lado contrário do pneumotórax hipertensivo.

Caso a depressão do sistema nervoso central do recém-nascido possa ser causada por narcóticos administrados à mãe, deve ser administrado 0,1 mg/kg de naloxona (Narcan) ao recém-nascido por via intravenosa ou endotraqueal. Antes da administração dessa droga, os ABCs devem ser seguidos com cuidado. A naloxona não deve ser administrada a um recém-nascido de uma mãe com suspeita de vício em narcóticos ou que esteja sob manutenção com metadona, pois o recém-nascido pode apresentar convulsões graves por crise de abstinência.

Em recém-nascidos de mais de 35 semanas de gestação, apresentando lesão hipóxico-isquêmica ao nascimento, a indução de hipotermia terapêutica (33ºC a 34ºC) por 72 horas tem demonstrado ser eficaz em estudos clínicos, para redução da gravidade da lesão cerebral. A hipotermia cerebral, se induzida por resfriamento de todo corpo ou seletivamente da cabeça, proporciona neuroproteção contra encefalopatia presumidamente devida à isquemia hipóxica.

Exame Físico e Avaliação da Idade Gestacional

O primeiro exame físico de um neonato pode ser um exame físico geral de um recém-nascido que esteja bem ou um exame para confirmar diagnósticos fetais ou para determinar a causa de diversas manifestações de doenças neonatais. Problemas na transição da vida fetal para a vida neonatal podem ser detectáveis imediatamente na sala de parto ou durante o primeiro dia de vida. O exame físico também pode revelar efeitos do trabalho de parto e do parto resultantes de asfixia, drogas ou traumatismo ao nascimento. O primeiro exame do recém-nascido é uma forma importante de detectar malformações ou deformidades congênitas (Tabela 58-9). Malformações congênitas significativas podem estar presentes em 1 a 3% de todos os nascimentos.

Aspecto Geral

Sinais como cianose, batimento de asa de nariz, retrações intercostais e gemidos sugerem doença pulmonar. Cordão umbilical, unhas e pele tintos por mecônio sugerem sofrimento fetal e possibilidade de pneumonia aspirativa. O nível de atividade espontânea, tônus muscular passivo, qualidade do choro e apneia são sinais de triagem úteis para avaliar o estado do sistema nervoso.

Sinais Vitais

O exame deve prosseguir com uma avaliação dos sinais vitais, particularmente frequência cardíaca (frequência normal, 120 a 160 batimentos/min); frequência respiratória (frequência normal, 30 a 60 respirações/min); temperatura (geralmente obtida pelo reto e mais tarde pela medida axilar); e pressão sanguínea (geralmente reservada para recém-nascidos doentes). Comprimento, peso e circunferência de cabeça devem ser medidos e plotados nas curvas de crescimento para determinar se o crescimento está normal, acelerado ou retardado para uma específica idade gestacional.

Maturidade física	−1	0	1	2	3	4	5
Pele	Pegajosa, friável, transparente	Gelatinosa, vermelha, translúcida	Macia, rosada, veias visíveis	Descamação superficial ou *rash*, poucas veias visíveis	Rachaduras, áreas pálidas, raras veias visíveis	Apergaminhada, rachaduras profundas, ausência de veias visíveis	Coriácea, rachada, enrugada
Lanugo	Ausente	Esparso	Abundante	Rarefeito	Áreas sem lanugo	Maior parte sem lanugo	
Superfície plantar	Calcanhar-hálux 40-50 mm: -1 Menos de 40 mm: -2	< 50 mm, sem pregas	Marcas vermelhas fracas	Prega anterior transversa única	Pregas nos 2/3 anteriores	Pregas sobre toda a superfície plantar	
Mama	Imperceptível	Pouco perceptível	Aréola plana – broto mamário ausente	Aréola puntiforme, broto mamário de 1-2 mm	Aréola elevada, broto mamário de 3-4 mm	Aréola desenvolvida, broto mamário de 5-10 mm	
Olhos/orelhas	Pálpebras fundidas, frouxamente (-1), firmemente (-2)	Pálpebras abertas, pavilhão plano, permanece dobrado	Pavilhão levemente curvado, macio, recolhimento lento	Pavilhão bem curvado, macio, recolhimento rápido	Pavilhão bem formado e firme; recolhimento instantâneo	Cartilagem grossa, orelha firme	
Genitália masculina	Escroto plano e liso	Escroto vazio, rugas superficiais	Testículos no canal superior, raras rugas	Testículos descendo, poucas rugas	Testículos na bolsa, rugas evidentes	Testículos pendulares, rugas profundas	
Genitália feminina	Clitóris proeminente, lábios planos	Clitóris proeminente, pequenos lábios pouco desenvolvidos	Clitóris proeminente, pequenos lábios mais desenvolvidos	Pequenos e grandes lábios igualmente proeminentes	Grandes lábios maiores, pequenos lábios menores	Grandes lábios cobrem o clitóris e os pequenos lábios	

Figura 58-3 – Critérios físicos para avaliação da maturidade e da idade gestacional. O escore de *New Ballard* Expandido (NBS) inclui recém-nascidos extremamente prematuros e foi refinado para melhorar a acurácia em recém-nascidos mais maduros. *(De Ballard JL, Khoury JC, Wedig K, et al: New Ballard Score, expanded to include extremely premature infants, J Pediatr 119:417-423, 1991.)*

Idade Gestacional

A idade gestacional é determinada por uma avaliação de vários sinais físicos (Fig. 58-3) e características neuromusculares (Fig. 58-4) que variam de acordo com a idade e a maturidade fetal. Os **critérios físicos** maturam com o avanço da idade fetal, incluindo aumento da firmeza do pavilhão auricular; aumento no tamanho do tecido mamário; diminuição do lanugo fino e imaturo sobre as costas; e diminuição na opacidade da pele. Os **critérios neurológicos** maturam com a idade gestacional, incluindo aumento na flexão de pernas, quadris e braços; aumento no tônus de músculos flexores do pescoço e diminuição da frouxidão das articulações. Estes sinais são determinados durante o primeiro dia de vida e escores são atribuídos. O escore cumulativo está correlacionado com a idade gestacional, a qual geralmente é acurada em até 2 semanas (Fig. 58-5).

A avaliação da idade gestacional permite a detecção de padrões de crescimento fetal anormais, ajudando na predição de complicações neonatais grandes ou pequenas para a idade gestacional (Fig. 58-6). Recém-nascidos com um peso de nascimento maior que o percentil 90 para a idade são considerados **grandes para a idade gestacional**. Entre os riscos associados ao fato de ser grande para a idade gestacional estão todos os riscos de um recém-nascido de uma mãe diabética e riscos associados à pós-maturidade. Aqueles nascidos com um peso menor que o percentil 10 para idade (algumas curvas de crescimento utilizam < 2 desvios-padrão ou o percentil 5) são **pequenos para a idade gestacional** e apresentam RCIU. Problemas associados aos recém-nascidos pequenos para a idade gestacional incluem malformações congênitas, além dos problemas listados na Tabela 58-2.

Pele

A pele deve ser avaliada quanto a palidez, pletora, icterícia, cianose, coloração de mecônio, petéquias, equimose, nevos congênitos e exantemas neonatais. A instabilidade vasomotora com cútis marmorata, telangiectasia, flebectasia (manchas intermitentes com proeminência venosa) e acrocianose (pés e mãos) é normal em um bebê prematuro. Acrocianose também pode ser observada em um recém-nascido a termo hígido nos primeiros dias após nascimento.

A pele é coberta por lanugo, o qual desaparece no termo da gestação. **Tufos de pelos** sobre a coluna lombossacra sugerem defeito na medula espinal. O **vérnix caseoso**, uma camada macia, branca e cremosa que cobre a pele dos prematuros, desaparece a termo. Recém-nascidos pós-termo geralmente apresentam descamação em pergaminho. **Manchas mongólicas** são máculas pigmentadas azul-escuras a pretas, transitórias, observadas sobre a parte inferior das costas e nádegas em 90% de recém-nascidos afro-americanos, indianos e asiáticos. *Nevus simples* (*mancha salmão*), ou hemangioma macular rosa, é comum, geralmente transitório e observado atrás de pescoço, pálpebras e testa. *Nevus flammeus* ou **mancha em vinho do Porto** é observada no rosto e deve levar o examinador a considerar a síndrome Sturge-Weber (angiomatose trigeminal, convulsões e calcificações intracranianas ipsilateral em trilho de trem).

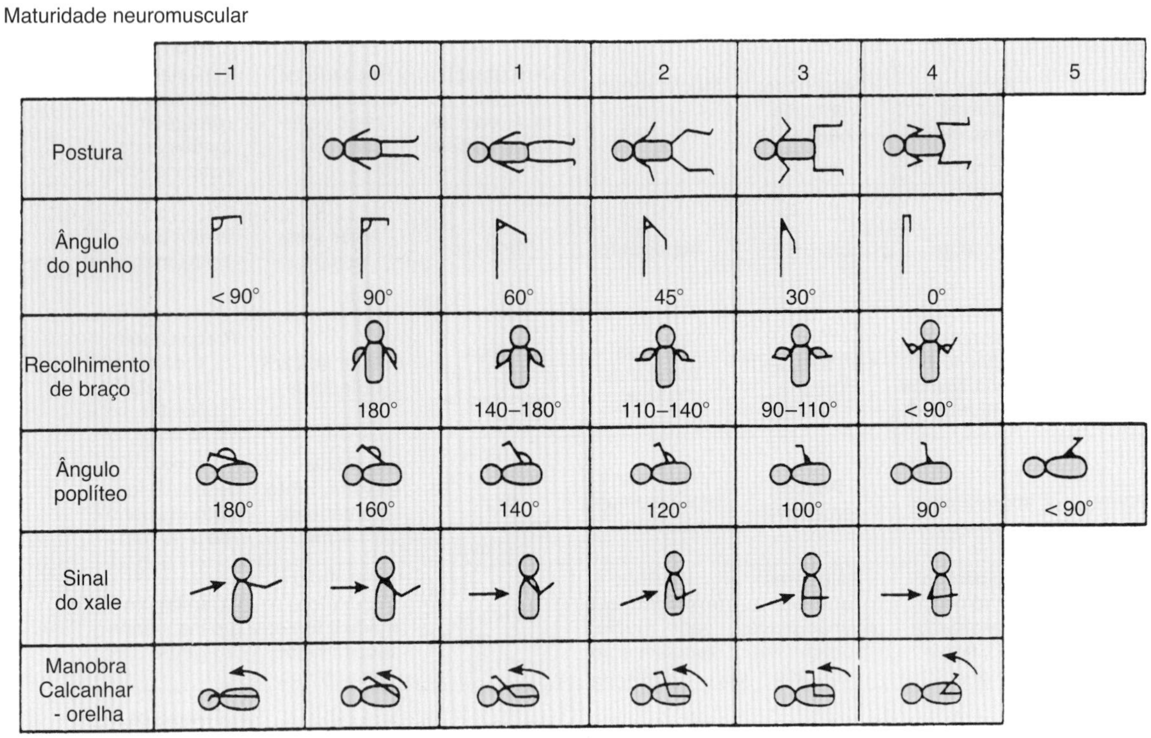

Maturidade neuromuscular

	-1	0	1	2	3	4	5
Postura							
Ângulo do punho	< 90°	90°	60°	45°	30°	0°	
Recolhimento de braço		180°	140–180°	110–140°	90–110°	< 90°	
Ângulo poplíteo	180°	160°	140°	120°	100°	90°	< 90°
Sinal do xale							
Manobra Calcanhar - orelha							

Figura 58-4 – Critério neuromuscular para avaliação da maturidade e da idade gestacional. O escore de *New Ballard* (NBS) expandido inclui recém-nascidos extremamente prematuros e tem sido refinado para melhorar a acurácia em recém-nascidos mais maduros. *(De Ballard JL, Khoury JC, Wedig K, et al: New Ballard Score, expanded to include extremely premature infants, J Pediatr 119:417-423, 1991.)*

Classificação da maturidade

Escore	Semanas
-10	20
-5	22
0	24
5	26
10	28
15	30
20	32
25	34
30	36
35	38
40	40
45	42
50	44

Figura 58-5 – Classificação da maturidade, calculada pela adição de escores físico e neurológico, calculando a idade gestacional. *(De Ballard JL, Khoury JC, Wedig K, et al: New Ballard Score, expanded to include extremely premature infants, J Pediatr 119:417-423, 1991.).*

Nevos melanocíticos congênitos são lesões pigmentadas de tamanhos variados observadas em 1% dos neonatos. **Nevos pigmentados gigantes** não são comuns, mas têm potencial maligno. **Hemangiomas capilares** são lesões vermelhas elevadas, enquanto **hemangiomas cavernosos** são massas azuis mais profundas. Ambas as lesões aumentam em tamanho após o nascimento e então desaparecem quando a criança tem entre 1 e 4 anos. Quando muito grandes, estes hemangiomas podem produzir insuficiência cardíaca de alto débito ou sequestro de plaqueta e hemorragia. **Eritema tóxico** é uma erupção eritematosa, vesiculopapular comum em neonatos, que se desenvolve após o nascimento e envolve eosinófilos no fluido vesicular. **Melanose pustulosa**, mais comum em recém-nascidos afro-americanos, pode ser observada ao nascimento e consiste em uma vesícula pequena, seca em uma base macular pigmentada de marrom. O eritema tóxico e a melanose pustulosa são lesões benignas, mas podem mimetizar condições mais graves, como erupção vesicular de herpes simples disseminado ou erupção bolhosa de impetigo por *S. aureus*. Podem ser necessários citologia de Tzanck, coloração de Gram, coloração de Wright, coloração direta com anticorpo fluorescente, reação de polimerase em cadeia para DNA de herpes e culturas adequadas para distinguir estas erupções. Outras erupções características comuns são **milia** (cistos epidérmicos branco-amarelados dos folículos pilossebáceos observados no nariz) e **miliária** (brotoeja), as quais são causadas por glândulas sudoríparas obstruídas. **Edema** pode estar presente nos prematuros, mas também sugere hidropisia fetal, sepse, hipoalbuminemia ou disfunção linfáticas.

Crânio

O crânio pode-se apresentar alongado e moldado após um trabalho de parto prolongado; isso se resolve em 2-3 dias após o nascimento. As suturas devem ser palpadas para determinar a largura e a presença de fusão prematura ou sinostose craniana.

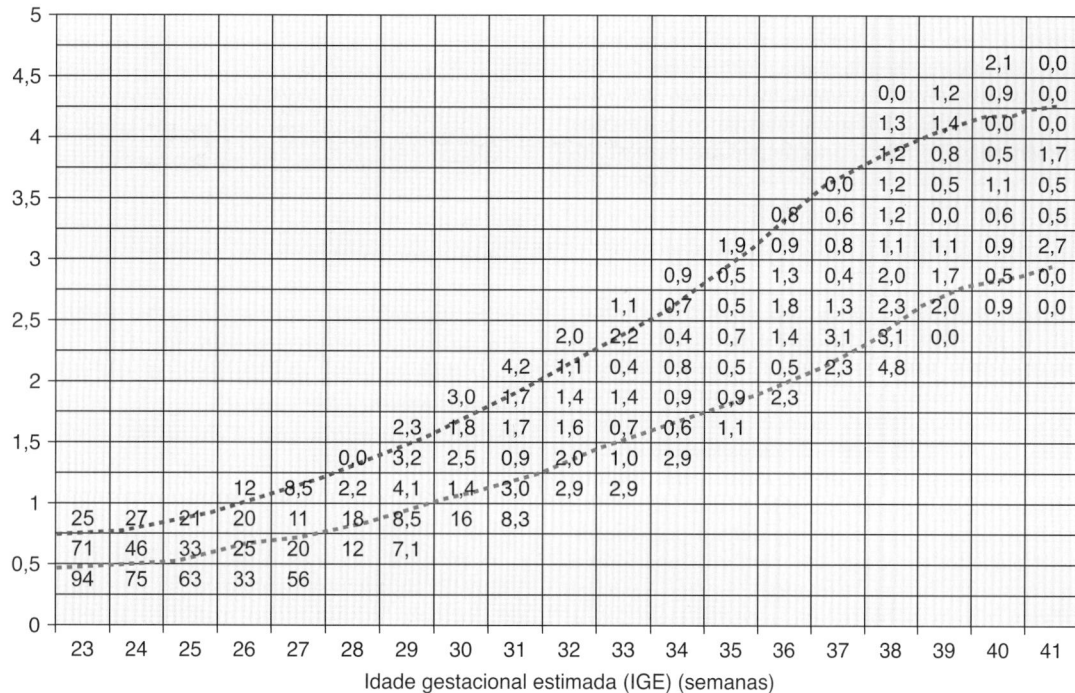

Figura 58-6 – Taxas de mortalidade específicas para peso de nascimento e para idade gestacional. As linhas tracejadas da figura representam os percentis 10 e 90 de peso. As linhas da grade estão plotadas para cada idade gestacional e em aumentos de 250 g de peso. Cada número na caixa é a taxa de mortalidade em porcentagem para a grade definida por idade gestacional e intervalo de peso ao nascimento. *(De Thomas P, Peabody J, Turnier V, et al: A new look at intrauterine growth and impact of race, attitude, and gender, Pediatrics 106:E21, 2000.)*

As fontanelas anterior e posterior devem ser normotensas e não abauladas, com a anterior maior que a posterior. Uma fontanela grande está associada a hidrocefalia, hipotireoidismo, raquitismo e outras desordens. Áreas macias longe da fontanela são **craniotabes**; à palpação, estas lesões se assemelham a uma bola de pingue-pongue. Elas podem ser o resultado de uma compressão intrauterina. O crânio deve ser examinado cuidadosamente para sinais de traumatismo ou lacerações nos locais de eletrodo fetal interno ou amostragem de pH do couro cabeludo fetal; abcessos podem se desenvolver nestas áreas.

Face, Olhos e Boca

A face deve ser inspecionada quanto a características dismórficas, como dobras epicantais, hipertelorismo, apêndices ou fossetas pré-auriculares, orelhas de baixa implantação, filtro longo e palato ou lábio fendidos. Assimetria facial pode ser o resultado de uma paralisia de sétimo nervo; a inclinação de cabeça pode ser causada por torcicolo.

Os olhos devem abrir espontaneamente, principalmente na posição vertical. Antes das 28 semanas de gestação, as pálpebras podem estar fundidas. Coloboma, megalocórnea e microftalmia sugerem outras malformações ou infecções intrauterinas. Uma córnea opacificada maior que 1 cm em diâmetro ainda pode ser observada em glaucoma congênito, disgenesia do trato uveal e doenças de depósito. Hemorragias de conjuntiva e de retina são comuns e geralmente não têm significado. A resposta pupilar à luz está presente nas 28 semanas de gestação. O **reflexo vermelho** da retina é facilmente demonstrado. Um reflexo branco, ou **leucocoria**, é anormal e pode ser o resultado de catarata, tumor ocular, coriorretinite grave, vítreo primário hiperplásico persistente ou retinopatia de prematuridade.

A boca deve ser inspecionada quanto à presença de dente natal, fendas em palato mole, palato duro e úvula e micrognatismo. Úvula bífida sugere uma fenda submucosa. Cistos de inclusão epidérmicos transitórios múltiplos, brancos, brilhantes (pérolas de Epstein) no palato duro são normais. Massas endurecidas, do tamanho de bola de gude na mucosa oral geralmente são necrose gordurosa idiopática transitória. As **membranas timpânicas** são amorfas, cinza, opacas e imóveis nas primeiras 1-4 semanas. Estes achados não devem ser confundidos com otite média.

Pescoço e Tórax

O pescoço tem aparência curta e simétrica. Anormalidades incluem fendas ou massas na linha média causadas por cistos do ducto tireoglosso ou por bócio. Na porção lateral podem ocorrer massas ou seios, os quais são o resultado de fendas branquiais. Higromas císticos e hemangiomas podem estar presentes. Encurtamento do músculo esternocleidomastoideo com um tumor fibroso sobre o músculo produz inclinação de cabeça e face assimétrica (torcicolo neonatal). Malformação Arnold-Chiari e lesões na coluna cervical também produzem torcicolo. Pescoço alado e edemaciado sugerem síndrome de Turner. Ambas as clavículas devem ser palpadas para avaliar a presença de fraturas.

O exame do **tórax** inclui inspeção da parede torácica para identificar assimetria resultante da ausência de músculo peitoral e inspeção do tecido mamário para determinar a idade gestacional e detectar um abscesso mamário. Meninos e meninas podem apresentar ingurgitamento peitoral e produzir leite; não se deve tentar extrair o leite. **Mamilos supranumerários** podem ser bilaterais e podem estar associados a anomalias renais.

Pulmões

O exame dos pulmões inclui observações da frequência, amplitude e natureza das retrações intercostais ou esternais. Os sons respiratórios devem ser iguais em ambos os lados do tórax e estertores não devem ser escutados após as primeiras 1-2 horas de vida. Diminuição ou ausência de sons respiratórios em um lado sugerem pneumotórax, atelectasia pulmonar, derrame pleural ou hérnia diafragmática. Desvios do impulso cardíaco contrários ao pneumotórax hipertensivo e à hérnia diafragmática e em direção ao pulmão atelectasiado compõem um achado físico útil para diferenciação destes distúrbios. Enfisema subcutâneo do pescoço ou do tórax também sugere pneumotórax ou pneumomediastino, enquanto sons intestinais auscultados no tórax na presença de um abdome escavado sugerem uma hérnia diafragmática.

Coração

O coração do recém-nascido é mais medial do que o de crianças mais velhas. O primeiro som cardíaco é normal, enquanto o segundo pode não estar desdobrado no primeiro dia de vida. Diminuição do desdobramento do segundo som cardíaco é observado na HPPRN, na transposição de grandes vasos e na atresia pulmonar. Sopros cardíacos em recém-nascidos são comuns na sala de parto e durante o primeiro dia de vida. A maioria dos sopros é transitória e causada por fechamento do ducto arterioso, estenose de artéria pulmonar periférica ou defeito pequeno de septo. Devem ser palpados os pulsos nos membros superiores e inferiores (sobre as artérias braquial e femoral). A pressão arterial deve ser medida nos membros superiores e inferiores em todos os pacientes com sopro ou insuficiência cardíaca. Um gradiente de pressão entre membro superior e inferior de mais de 10 a 20 mm Hg sugere coarctação da aorta.

Abdome

O fígado pode ser palpado 2 cm abaixo do rebordo costal direito. A palpação da ponta do baço é menos provável. Um fígado do lado esquerdo sugere *situs inversus* e síndrome da asplenia. Ambos os rins devem ser palpados no primeiro dia de vida com palpação gentil profunda. A primeira micção ocorre durante o primeiro dia de vida em mais de 95% dos bebês a termo normais

Massas abdominais geralmente representam hidronefrose ou displasia renal multicística. Menos comumente, as massas indicam ovário cístico, duplicação intestinal, neuroblastoma ou nefroma mesoblástico. As massas devem ser avaliadas imediatamente com ultrassom. A distensão abdominal pode ser causada por obstruções intestinais, como atresia ileal, íleo meconial, volvo intestinal, ânus imperfurado ou doença de Hirschsprung. O mecônio geralmente é eliminado em até 48 horas após o nascimento em 99% dos recém-nascidos a termo. O ânus deve estar patente. Um ânus imperfurado nem sempre é visível; a primeira mensuração de temperatura com um termômetro retal deve ser tomada com cuidado. A musculatura da parede abdominal pode estar ausente, assim como na síndrome de Prune-Belly, ou fraca, resultando em diástase de reto. **Hérnias umbilicais** são comuns em bebês afro-americanos. O cordão umbilical deve ser inspecionado para determinar a presença de duas artérias e uma veia e a ausência de um úraco ou uma herniação de conteúdo abdominal, assim como ocorre na **onfalocele**, a qual pode estar associada a problemas extraintestinais, como trissomias genéticas e hipoglicemia (síndrome Beckwith-Wiedemann). O sangramento do cordão sugere um distúrbio de coagulação e uma saída crônica de secreção pode ser um granuloma do coto umbilical ou, menos comumente, a drenagem de um cisto onfalomesentérico ou úraco. Eritema ao redor do umbigo é **onfalite** e pode causar tromboflebite de veia porta e hipertensão portal extra-hepática subsequente. A herniação de alça intestinal através da parede abdominal, de 2 a 3 cm lateral ao coto umbilical, é uma **gastrosquise**.

Genitais

Ao termo, os testículos devem ter descido para um escroto pigmentado bem formado e enrugado. Os testículos ocasionalmente estão no canal inguinal; isso é mais comum entre prematuros, assim como a criptorquidia. Edema escrotal pode representar hérnia, hidrocele transitória, torção dos testículos intraútero ou, raramente, dissecção meconial a partir de íleo meconial e peritonite. Hidroceles são claras e prontamente vistas pela transiluminação, enquanto torção testicular no recém-nascido pode-se apresentar como edema escurecido e indolor. A abertura uretral deve ocorrer na extremidade do pênis. Epispadias ou hipospadias isoladas não devem causar preocupação quanto a pseudo-hermafroditismo. Entretanto, se não houver testículos presentes no escroto e houver presença de hipospadia, deve-se suspeitar de problemas no desenvolvimento sexual. A circuncisão deve ser postergada na presença de hipospadia, pois o prepúcio geralmente é necessário para a correção. O prepúcio normal geralmente é bem justo para se retrair no período neonatal.

A genitália feminina geralmente pode revelar uma secreção vaginal branca leitosa ou com estrias de sangue como resultado de liberação de hormônio materno. Apêndices mucosos dos lábios maiores são comuns. A distensão de um hímen imperfurado pode produzir hidrometrocolpos e uma massa abdominal na linha média baixa, como resultado da distensão do útero. O aumento do clitóris com fusão das dobras escroto-labiais (lábios maiores) sugerem síndrome adrenogenial ou exposição a hormônios maternos masculinizantes.

Extremidades

O exame das extremidades deve envolver a avaliação do comprimento, da simetria e da presença de hemi-hipertrofia, atrofia, polidactilismo, sindactilismo, prega palmar única, ausência de dedos, sobreposição de dedos, pés em "cadeira de balanço", pé torto congênito, bandas congênitas, fraturas e amputações.

Coluna

A coluna deve ser examinada quanto à evidência de tufos de pelos em região sacral, fosseta sacral com pertuito, escoliose congênita (como resultado de uma hemivértebra) e massas de tecido mole, como lipomas ou mielomeningocele.

Quadris

Os quadris devem ser examinados quanto à displasia congênita (deslocamento). Assimetria das dobras glúteas ou discrepância no comprimento das pernas sugerem displasia, mas o examinador deve realizar o teste de Barlow e a manobra de Ortolani para avaliar a estabilidade da articulação do quadril. Estes testes determinam se a cabeça do fêmur pode ser deslocada do acetábulo (**teste de Barlow**) e então reposicionada (**manobra de Ortolani**).

AVALIAÇÃO NEUROLÓGICA

O exame neurológico deve incluir avaliação do tônus ativo e passivo, nível de alerta, reflexos neonatais primários (primitivos), reflexos tendíneos profundos, atividade motora espontânea e de

Tabela 58-10 | Diagnóstico Diferencial de Cianose Neonatal

SISTEMA/DOENÇA	MECANISMO
PULMONAR	
Síndrome do desconforto respiratório	Deficiência de surfactante
Sepse, pneumonia	Inflamação, hipertensão pulmonar, SARA
Pneumonia por aspiração de mecônio	Obstrução mecânica, inflamação, hipertensão pulmonar
Hipertensão pulmonar persistente do recém-nascido	Hipertensão pulmonar
Hérnia diafragmática	Hipoplasia pulmonar, hipertensão pulmonar
Taquipneia transitória	Retenção de líquido pulmonar
CARDIOVASCULAR	
Cardiopatia cianótica com diminuição do fluxo sanguíneo pulmonar	*Shunt* direita-esquerda como na atresia pulmonar, tetralogia de Fallot
Cardiopatia cianótica com aumento do fluxo sanguíneo pulmonar	Lesão mista como no ventrículo único ou *truncus arteriosus*
Cardiopatia cianótica com insuficiência cardíaca congênita	Edema pulmonar e baixo débito cardíaco como na hipoplasia de coração esquerdo e coarctação de aorta
Insuficiência cardíaca isolada	Edema pulmonar e contratilidade cardíaca diminuída como na sepse, miocardite, taquicardia supraventricular ou bloqueio cardíaco completo; insuficiência cardíaca de alto débito como na PCA, veia de Galeno ou outras malformações arteriovenosas
SISTEMA NERVOSO CENTRAL (SNC)	
Drogas sedativas maternas	Hipoventilação, apneia
Asfixia	Depressão do SNC
Hemorragia intracraniana	Depressão do SNC, convulsão
Doença neuromuscular	Hipotonia, hipoventilação, hipoplasia pulmonar
HEMATOLÓGICA	
Perda de sangue aguda	Choque
Perda de sangue crônica	Insuficiência cardíaca
Policitemia	Hipertensão pulmonar
Meta-hemoglobinemia	Hemoglobina de baixa afinidade ou defeito de enzima eritrocitária
METABÓLICA	
Hipoglicemia	Depressão do SNC, insuficiência cardíaca congestiva
Síndrome adrenogenital	Choque (perda de sal)

SARA, Síndrome da angústia respiratória aguda; *SNC*, Sistema nervoso central; *PCA*, persistência do canal arterial.

---

nervos cranianos (envolvendo exame de retina, movimento do músculo extraocular, força do masseter como na sucção, motilidade facial, audição e função da língua). O reflexo de Moro, um dos reflexos primários do recém-nascido, está presente ao nascimento e desaparece aos 3-6 meses. É desencadeado pela queda leve e repentina da cabeça apoiada de uma posição supina levemente elevada, a qual deve desencadear abertura das mãos e extensão e abdução dos braços, seguida pela flexão das extremidades superiores e choro. A preensão palmar está presente ao redor das 28 semanas de gestação e é perdida ao redor dos quatro meses de idade. Reflexos tendíneos profundos podem ser vivos em um recém-nascido normal; de 5 a 10 movimentos de clônus do tornozelo são normais. O sinal Babinski é em extensão (para cima). O exame sensorial pode ser avaliado pela retirada de uma extremidade, careta e choro em resposta ao estímulo doloroso. O reflexo de procura ou de voracidade (virada da cabeça em direção à estimulação tátil leve da área perioral) está presente ao redor das 32 semanas de gestação.

Condições Especiais que Requerem Ressuscitação na Sala de Parto

Cianose

Acrocianose (mãos e pés de cor azulada com o restante do corpo de cor rosada) é comum na sala de parto e é geralmente normal. A **cianose central** de tronco, membranas mucosas e língua pode ocorrer em qualquer momento após o nascimento e sempre é manifestação de uma condição subjacente grave. A cianose é observada com 4 a 5 g/dL de hemoglobina desnaturada. A cianose central pode ser causada por problemas em muitos sistemas orgânicos diferentes, apesar de as doenças cardiopulmonares serem as mais comuns (Tabela 58-10). A síndrome do desconforto respiratório, sepse e doença cardíaca cianótica são as três causas mais comuns de cianose em recém-nascidos admitidos em uma unidade de cuidados intensivos neonatais. Uma avaliação sistemática destas e de outras causas de cianose é requerida para cada recém-nascido cianótico, após a administração imediata de oxigênio, com ventilação assistida ou sem ela.

Malformações Congênitas com Risco de Vida

Diversas anomalias congênitas podem interferir na função de órgãos vitais após o nascimento (Tabela 58-9). Algumas malformações, como atresia de coana e outras lesões com obstrução das vias aéreas, podem complicar a ventilação. Lesões intratorácicas, como cistos ou hérnia diafragmática, interferem na respiração. Outras malformações que obstruem o sistema gastrointestinal no nível do esôfago, duodeno, íleo ou cólon podem levar a pneumonia aspirativa, perfuração intestinal ou gangrena. Gastrosquise e onfalocele estão associadas à exposição de alça intestinal na parede abdominal. A onfalocele geralmente está associada a outras malformações, enquanto a necrose intestinal é mais comum na gastrosquise.

Choque

O choque na sala de parto é manifestado por palidez, tempo de preenchimento capilar aumentado, ausência de pulsos palpáveis, hipotonia, cianose e parada cardiopulmonar. A perda de sangue antes ou durante o trabalho de parto e o parto é uma causa comum de choque na sala de parto. A perda de sangue pode ser causada por hemorragia fetal-materna, placenta prévia, vasos prévios, síndrome da transfusão feto-fetal ou deslocamento de sangue do feto para placenta, assim como durante asfixia (*asphyxia pallida*). A hemorragia em uma víscera, como fígado ou baço, pode ser observada em recém-nascidos macrossômicos, enquanto a hemorragia em ventrículos cerebrais pode produzir choque e apneia em prematuros. Anemia, hipoalbuminemia, hipovolemia e choque ao nascimento são manifestações comuns de hidropisia imune Rh.

A sepse bacteriana intrauterina grave pode apresentar-se com choque na sala de parto ou imediatamente após o recém-nascido ser transferido para a enfermaria. Tipicamente, esses bebês apresentam manchas, hipotonia, cianose e diminuição de pulsos periféricos. Eles apresentam uma concentração de hemoglobina normal, mas podem manifestar neutropenia, trombocitopenia e coagulação intravascular disseminada. Gangrena simétrica periférica (erupção purpúrica) geralmente é um sinal de choque hipotensivo em recém-nascidos com infecções bacterianas congênitas graves. A obstrução congênita do ventrículo cardíaco esquerdo (estenose aórtica crítica ou síndrome do coração esquerdo hipoplásico) também produz choque, mas não na sala de parto.

O **tratamento** de recém-nascidos em choque deve envolver as abordagens de manejo utilizadas para o recém-nascido enfermo. Problemas podem ser antecipados por conhecimento do estado imunológico do bebê, evidência de hidropisia ou suspeita de infecção ou anomalias intrauterinas. A estabilização da via aérea e a instituição de suporte respiratório são essenciais. O choque hipovolêmico deve ser manejado com bólus repetidos de 10 a 15 mL/kg de solução de cloreto de sódio a 0,9% ou solução de Ringer lactato. Caso a hemólise imune grave seja prevista, sangue previamente escolhido considerando a tipagem sanguínea da mãe deve estar disponível na sala de parto e deve ser dado ao recém-nascido se sinais de anemia e choque estiverem presentes. Posteriormente, todo o sangue deve ser avaliado quanto à compatibilidade com o sangue do recém-nascido e da mãe antes da transfusão.

Fármacos como dopamina, adrenalina ou cortisol podem melhorar o débito cardíaco e a perfusão tecidual.

Trauma de Parto

Trauma de parto se refere às lesões evitáveis e não evitáveis do feto durante o processo de nascimento. *Caput succedaneum* é um inchaço difuso edematoso e geralmente escuro do tecido mole do couro cabeludo, que se estende através da linha média e das linhas de sutura. Em recém-nascidos de apresentação cefálica, o edema de tecidos moles das pálpebras e do rosto é um fenômeno equivalente. O *caput succedaneum* pode ser observado após parto prolongado em recém-nascidos a termo e pré-termo. A moldagem da cabeça, muitas vezes associada ao *caput succedaneum* (bossa serossanguínea), é o resultado da pressão que provoca o cavalgamento dos ossos parietal e frontal contra as suas respectivas suturas.

O **céfalo-hematoma** é uma hemorragia subperióstea que não atravessa as linhas de sutura circunjacentes aos respectivos ossos. Uma fratura craniana linear raramente pode ser observada subjacente ao céfalo-hematoma. Com o tempo, o céfalo-hematoma pode se organizar, calcificar e formar uma depressão central.

Os recém-nascidos com céfalo-hematoma e *caput succedaneum* não requerem um tratamento específico. Ocasionalmente, um prematuro pode desenvolver uma hemorragia de couro cabeludo maciça. Este **sangramento subgaleal** e o sangramento de um céfalo-hematoma podem causar hiperbilirrubinemia indireta, que necessita de fototerapia. **Hemorragias retinianas e subconjuntivais** são comuns, mas geralmente são pequenas e sem significado. Não há necessidade de tratamento.

As **lesões de medula espinal** ou **de coluna** podem ocorrer no feto como resultado da hiperextensão cervical. As lesões também podem ocorrer em bebês após transmissão de força rotacional (em C3-4) ou longitudinal (em C7-T1) excessiva ao pescoço durante o parto cefálico ou pélvico. As fraturas de vértebra são raras; o traumatismo pode causar dano direto à medula espinal, levando a transecção e sequela permanente, hemorragia, edema e sinais neurológicos. Raramente, um estalo indicando transecção de medula, em vez de deslocamento vertebral, é escutado no momento do parto. A lesão neurológica geralmente envolve paralisia flácida completa, ausência de reflexos tendíneos profundos e ausência de respostas ao estímulo doloroso abaixo da lesão. O estímulo doloroso pode desencadear flexão reflexa das pernas. Recém-nascidos com lesão de medula espinal geralmente são flácidos, apneicos e asfixiados, todos podendo mascarar uma transecção de medula espinal subjacente.

A lesão de nervos do **plexo braquial** pode resultar de tração excessiva do pescoço, produzindo paresia ou paralisia completa. A lesão mais leve (neuropraxia) é o edema; axonotmese é mais grave e consiste em ruptura de fibras nervosas com uma bainha mielínica intacta; neurotmese, ou ruptura completa de nervo ou avulsão de raiz, é mais grave. A **paralisia Erb-Duchenne** envolve o quinto e sexto nervos cervicais e é a lesão mais comum e geralmente mais leve. O recém-nascido não consegue abduzir o braço na altura do ombro, fazer a rotação externa do braço ou efetuar a supinação do antebraço. A imagem comum é uma adução sem dor, rotação interna do braço e pronação do antebraço. O **reflexo de Moro** encontra-se ausente no lado envolvido e a preensão palmar encontra-se intacta. A **paralisia de nervo frênico** (C3, C4 e C5) pode levar a paralisia diafragmática e desconforto respiratório. A elevação do diafragma causada pela lesão de nervo deve ser diferenciada da elevação causada pela eventração resultante de fraqueza congênita ou ausência de músculo diafragma. A **paralisia de Klumpke** é causada pela lesão do sétimo e oitavo nervos cervicais e o primeiro nervo torácico resultando em paralisia de mão e, se os nervos simpáticos estiverem lesionados, **síndrome de Horner** ipsilateral (ptose, miose). Paralisia completa de mão e braço é observada na forma mais grave de lesão de C5, C6, C7, C8 e T1. O **tratamento** da lesão do plexo braquial é de suporte e inclui posicionamento para evitar contraturas. Uma gama de exercícios motores ativos e passivos também pode ser benéfica. Se o déficit persistir, o enxerto de nervo pode ser benéfico.

A **lesão de nervo facial** pode ocorrer como resultado da compressão do sétimo nervo entre o osso facial e os ossos da pelve da mãe ou o fórceps do médico. Esta lesão de nervo periférico é caracterizada por um rosto assimétrico durante o choro, cujo lado normal, incluindo a fronte, se movimenta de maneira regular. O lado acometido é flácido, o olho não fecha, o sulco nasolabial é ausente e a rima labial cai no repouso. Se houver lesão central do nervo facial, apenas os dois terços inferiores do rosto (não a fronte) são envolvidos. Agenesia completa do núcleo facial resulta da paralisia facial central; quando a anomalia é bilateral, como na **síndrome de Möbius**, o rosto parece sem expressão.

Fraturas de crânio são raras, geralmente são lineares e não requerem tratamento, a não ser observação para complicações muito raras, tardias (1-3 meses) (p. ex., cisto leptomeníngeo). Fraturas cranianas com afundamento não são comuns, mas podem ser observadas nos partos a fórceps complicados e podem necessitar de correção cirúrgica. Fraturas da **clavícula** geralmente são unilaterais e são observadas em recém-nascidos macrossômicos após distocia de ombro. Com frequência, um estalo é escutado após um parto difícil e o recém-nascido exibe um reflexo de Moro assimétrico e diminuição de movimentação do lado acometido. O prognóstico é excelente; muitos bebês não requerem tratamento ou uma simples imobilização em oito.

As **fraturas de extremidade** são menos comuns que as fraturas de clavícula e envolvem com mais frequência o úmero do que o fêmur. O **tratamento** envolve imobilização e bandagem triangular para o úmero e suspensão com tração da perna para fratura femoral. O prognóstico é excelente.

As fraturas de **ossos faciais** são raras, mas o deslocamento da parte cartilaginosa do septo nasal para fora do sulco de vômer e columela é comum. As manifestações clínicas incluem dificuldade para se alimentar, desconforto respiratório, assimetria de narinas e achatamento e deslocamento lateral do nariz. O tratamento reduz o deslocamento pela elevação da cartilagem de volta para o sulco do vômer.

O **traumatismo visceral** de fígado, baço ou glândula adrenal ocorre em recém-nascidos macrossômicos e nos extremamente prematuros, com ou sem parto pélvico ou vaginal. A ruptura de fígado com formação de hematoma subcapsular pode levar a anemia, hipovolemia, choque, hemoperitônio e coagulação intravascular disseminada. Recém-nascidos com anemia e choque, com suspeita de hemorragia intraventricular, mas com um exame ultrassonográfico de crânio normal, devem ser avaliados para ruptura hepática ou esplênica. A hemorragia adrenal pode ser assintomática, detectada apenas pelo achado de glândulas adrenais calcificadas em recém-nascidos normais. Recém-nascidos com hemorragia adrenal grave podem exibir uma massa no flanco, icterícia e hematúria com ou sem choque.

Regulação da Temperatura

Após o nascimento, os recém-nascidos permanecem cobertos pelo líquido amniótico e encontram-se em um ambiente frio (20°C a 25°C). A temperatura da pele pode diminuir 0,3°C/min e a temperatura central pode diminuir 0,1°C/min na sala de parto. Na ausência de uma fonte de aquecimento externa, o recém-nascido precisa aumentar significativamente o metabolismo para manter a temperatura do corpo.

A perda de calor ocorre por quatro mecanismos básicos. Na sala de parto fria, o recém-nascido úmido perde temperatura predominantemente por **evaporação** (perda cutânea e respiratória quando úmido ou em baixa umidade), **radiação** (perda para superfícies próximas sólidas e frias) e **convecção** (perda para a corrente de ar). Quando o recém-nascido está seco, a radiação, a convecção e a **condução** (perda para o objeto em contato direto com o recém-nascido) são causas importantes de perda de calor. Após o nascimento, todos os recém-nascidos de alto risco devem ser secos imediatamente para eliminar as perdas de calor por evaporação. Um aquecedor radiante ou convectivo deve ser fornecido para estes recém-nascidos de alto risco. Recém-nascidos a termo normais devem ser secos e enrolados em um cobertor.

A temperatura ambiente ideal é a que corresponde ao **ambiente térmico neutro**, ou seja, a temperatura ambiente que resulta na menor taxa de produção de calor pelo recém-nascido e mantém a temperatura do corpo normal. A temperatura ambiente térmica neutra diminui com aumento da idade gestacional e pós-natal. Temperaturas ambiente menores que o ambiente térmico neutro resultam em aumento nas taxas de consumo de oxigênio para produção de calor, a qual é designada para manter a temperatura corporal normal. Se há subsequente redução na temperatura ambiente ou se o consumo de oxigênio não pode aumentar suficientemente (devido a hipóxia, hipoglicemia ou fármacos), a temperatura central do corpo diminui.

A produção de calor pelo recém-nascido é gerada, predominantemente, pela termogênese sem tremor em áreas especializadas de tecido contendo tecido adiposo marrom. A gordura marrom é altamente vascularizada, contém muitas mitocôndrias por célula e está situada ao redor de vasos sanguíneos grandes, resultando em rápida transferência de calor para a circulação. Os vasos do pescoço, do tórax e da região interescapular são locais comuns de gordura marrom. Estes tecidos também são inervados pelo sistema nervoso simpático, que serve de estímulo primário para produção de calor pelas células do tecido adiposo marrom. O tremor não ocorre em recém-nascidos.

A **lesão pelo frio** grave em um recém-nascido se manifesta por acidose, hipóxia, hipoglicemia, apneia, bradicardia, hemorragia pulmonar e pele de coloração rosada. A cor é causada pelo aprisionamento de hemoglobina oxigenada nos capilares cutâneos. Muitos desses recém-nascidos parecem estar mortos, mas a maioria responde ao tratamento e se recupera. Graus mais leves de lesão pelo frio na sala de parto podem contribuir para acidose metabólica e hipóxia após o nascimento. Da mesma forma, a hipóxia atrasa a geração de calor em recém-nascidos estressados pelo frio.

O **tratamento** da hipotermia grave deve envolver ressuscitação e rápido aquecimento central (p. ex., pulmão e estômago) e de superfícies externas. A ressuscitação volêmica também pode ser necessária para tratar a hipovolemia, observada em muitos desses recém-nascidos. A redução da temperatura central (de 32°C para 35°C) no período neonatal imediato geralmente requer apenas aquecimento externo com um aquecedor radiante, incubadora ou ambos.

Temperatura Elevada

A exposição a temperaturas ambientes acima do ambiente térmico neutro resulta em *estresse de calor* e elevação da temperatura central. O suor não é comum em recém-nascidos e pode ser observado apenas na fronte. Em resposta ao estresse de calor moderado, os recém-nascidos podem aumentar sua frequência respiratória para dissipar o calor. As temperaturas ambientes excessivas podem resultar em hipertermia ou na síndrome de encefalopatia e choque hemorrágico.

DISTÚRBIOS DIVERSOS
Hipocalcemia

A hipocalcemia é comum em recém-nascidos enfermos e prematuros. Os níveis de cálcio são mais altos no sangue do cordão do que no sague materno, devido à transferência placentária ativa de cálcio para o feto. O aumento de cálcio fetal no terceiro trimestre é próximo de 150 mg/kg/24 h; o conteúdo mineral ósseo fetal duplica entre 30 e 40 semanas de gestação. Todos os recém-nascidos apresentam uma diminuição leve nos níveis séricos de cálcio após o nascimento, atingindo o menor nível com 24 a 48 horas, momento em que ocorre a hipocalcemia. Os níveis de cálcio sérico total menores que 7 mg/dL e níveis de cálcio ionizado menores que 3 a 3,5 mg/dL são considerados hipocalcemia.

A etiologia da hipocalcemia varia com o tempo de início e com doenças associadas da criança. A **hipocalcemia neonatal precoce** ocorre nos primeiros três dias de vida e geralmente é assintomática. O hipoparatireoidismo transitório e uma resposta diminuída da paratireoide à redução pós-natal dos níveis séricos de cálcio podem ser responsáveis pela hipocalcemia nos prematuros e nos filhos de mães diabéticas. A ausência congênita de glândula paratireoide com síndrome de DiGeorge é uma causa de hipocalcemia. A **hipomagnesemia** (< 1,5 mg/dL) pode ser observada simultaneamente a hipocalcemia, principalmente em recém-nascidos de mãe diabética. O tratamento apenas com cálcio não alivia os sintomas nem aumenta os níveis séricos de cálcio, até que a hipomagnesemia também seja tratada. O tratamento com bicarbonato de sódio, liberação de fosfato pela necrose celular, hipoparatireoidismo transitório e hipercalcitoninemia podem ser responsáveis pela hipocalcemia neonatal precoce associada a asfixia. A hipocalcemia de início precoce associada a asfixia geralmente ocorre com convulsões resultantes de uma encefalopatia hipóxico-isquêmica.

A **hipocalcemia neonatal tardia**, ou **tetania neonatal**, geralmente é o resultado da ingestão de leite contendo altos níveis de fosfato ou da incapacidade de excretar o fósforo comum em fórmulas infantis comerciais. A hiperfosfatemia (> 8 mg/dL) geralmente ocorre em recém-nascidos com hipocalcemia após a primeira semana de vida. A deficiência de vitamina D e a má absorção também têm sido associadas à hipocalcemia de início tardio.

As manifestações clínicas de hipocalcemia e hipomagnesemia incluem apneia, espasmo muscular, convulsões, laringoespasmo, **sinal de Chvostek** (espasmo do músculo facial após bater no mesmo lado do rosto sobre o sétimo nervo) e **sinal de Trousseau** (espasmo do carpo induzido pela insuflação parcial de um manguito de pressão sanguínea). Os dois últimos sinais são raros no período neonatal imediato.

A hipocalcemia neonatal pode ser prevenida em neonatos de alto risco pelo fornecimento de suplementação oral ou intravenosa de cálcio em uma taxa de 25 a 75 mg/kg/24 h. A hipocalcemia assintomática precoce de recém-nascidos prétermo e filhos de mãe diabética geralmente é autolimitante. A hipocalcemia sintomática deve ser tratada com 2 a 4 mL/kg de gluconato de cálcio 10% fornecido lentamente por via intravenosa durante 10-15 minutos, seguido de infusão contínua de 75 mg/kg/24 h de cálcio elementar. Se houver hipomagnesemia associada à hipocalcemia, deve-se administrar sulfato de magnésio 50%, 0,1 mL/kg, por via intramuscular com repetições a cada 8-12 horas.

O **tratamento** da hipocalcemia tardia inclui manejo imediato, assim como na hipocalcemia precoce, além de alimentação com fórmula com baixos níveis de fosfato. A infiltração subcutânea de sais de cálcio de uso intravenoso pode causar necrose tecidual; suplementos orais são hipertônicos e podem irritar a mucosa intestinal.

Adição e Abstinência de Fármacos no Neonato

Os recém-nascidos podem tornar-se, passivamente e fisiologicamente, adictos de medicamentos ou drogas de abuso (heroína, metadona, barbitúricos, tranquilizantes, anfetaminas) tomados cronicamente pela mãe durante a gestação; estes recém-nascidos subsequentemente podem apresentar sinais e sintomas de abstinência de drogas. Muitas destas gestações são de alto risco para outras complicações relacionadas ao abuso de drogas intravenosas, tais como hepatite, síndrome da imunodeficiência adquirida (AIDS) e sífilis. Além disso, a taxa de BP e o risco de longo prazo de síndrome de morte súbita são mais altos em recém-nascidos destas mulheres de alto risco.

Opiáceos

Sinais e sintomas de abstinência neonatal geralmente se iniciam em 1-5 dias de vida no uso materno de heroína e 1-4 semanas na adição materna de metadona. As manifestações clínicas de abstinência incluem espirros, bocejos, apetite voraz, vômito, diarreia, febre, sudorese, taquipneia, choro agudo, tremores, hiperexcitabilidade, diminuição do sono, diminuição da alimentação e convulsões. A doença tende a ser mais grave durante a abstinência de metadona. O tratamento inicial inclui enrolar os bebês em cobertores em um quarto silencioso e escuro. O tratamento farmacológico é indicado quando a hiperatividade for constante e a irritabilidade interferir no sono e na alimentação, ou quando diarreia e convulsões estiverem presentes. As convulsões geralmente são tratadas com fenobarbital. Os outros sintomas podem ser manejados com uso de um narcótico (geralmente tintura de ópio) para acalmar o recém-nascido; o desmame de narcóticos pode ser prolongado por 1-2 meses.

Cocaína

O uso de cocaína durante a gestação está associado a trabalho de parto prematuro, descolamento de placenta, irritabilidade do recém-nascido e diminuição da atenção. Os recém-nascidos podem ser pequenos para a idade gestacional e apresentar perímetro cefálico pequeno. O tratamento geralmente não é necessário.

Capítulo 59
DOENÇAS MATERNAS QUE ACOMETEM O RECÉM-NASCIDO

Doenças maternas durante a gestação podem acometer o feto direta ou indiretamente (Tabela 59-1). Doenças mediadas por anticorpos podem ter consequências no feto e no neonato, pois os anticorpos são geralmente do tipo IgG e podem atravessar a placenta para a circulação fetal.

Tabela 59-1	Doença Materna com Acometimento do Feto ou do Neonato	
DOENÇA MATERNA	**EFEITOS NO FETO**	**MECANISMO**
Doença cardíaca cianótica	Restrição no crescimento intrauterino	Aporte de oxigênio ao feto insuficiente
Diabetes melito		
Leve	Grande para idade gestacional, hipoglicemia	Hiperglicemia fetal – gera hiperinsulinemia, promovendo o crescimento
Grave	Retardo no crescimento	Doença vascular, insuficiência placentária
Abuso de substâncias	Restrição do crescimento intrauterino, síndrome de abstinência neonatal	Efeito direto das drogas associado a dieta pobre
Bócio endêmico	Hipotireoidismo	Deficiência de iodo
Doença de Graves	Tireotoxicose transitória	Passagem placentária de anticorpos para receptor da tireotropina
Hiperparatireoidismo	Hipocalcemia	Cálcio materno passa para o feto e suprime a glândula paratireoide fetal
Hipertensão	Restrição no crescimento intrauterino, morte fetal intrauterina	Insuficiência placentária, hipóxia fetal
Púrpura trombocitopênica idiopática	Trombocitopenia	Anticorpos plaquetários não específicos atravessam a placenta
Infecção	Sepse neonatal (Cap. 66)	Infecção transplacentária ou ascendente
Neutropenia ou trombocitopenia isoimune	Neutropenia ou trombocitopenia	Anticorpos específicos antineutrófilos ou plaquetas do feto atravessam a placenta após a sensibilização da mãe
Melanoma maligno	Tumor placentário ou fetal	Metástase
Miastenia grave	Miastenia neonatal transitória	Anticorpo para receptor de acetilcolina atravessa a placenta
Distrofia miotônica	Distrofia miotônica neonatal	Autossômico dominante com antecipação genética
Fenilcetonúria	Microcefalia, retardo mental, defeito de septo interventricular	Níveis elevados de fenilalanina fetal
Sensibilização pelo Rh ou outro grupo sanguíneo	Anemia fetal, hipoalbuminemia, hidropisia, icterícia neonatal	Anticorpo atravessa a placenta direcionado às células fetais com antígeno
Lúpus eritematoso sistêmico	Bloqueio cardíaco congênito, *rash* cutâneo, anemia, trombocitopenia, neutropenia, miocardiopatia, natimorto	Anticorpo direcionado ao coração, eritrócitos, leucócitos e plaquetas do feto; anticoagulante lúpico

De Stoll BJ, Kliegman RM: The fetus and neonatal infant. In Behrman RE, Kliegman RM, Jenson HB, editors: Nelson textbook of pediatrics, ed 16, Philadelphia, WB Saunders, 2000.

SÍNDROME ANTIFOSFOLÍPIDE

A síndrome antifosfolípide está associada a trombofilia e perdas fetais recorrentes. Os anticorpos antifosfolípides são encontrados em 2 a 5% da população geral saudável, mas podem também estar associados ao lúpus eritematoso sistêmico e a outras doenças reumatológicas. Complicações obstétricas decorrem dos efeitos protrombóticos dos anticorpos antifosfolípides sobre a placenta. Vasculopatia, infarto e trombose têm sido identificados em mães com síndrome antifosfolípide. A síndrome antifosfolípide pode incluir danos ao crescimento fetal, insuficiência placentária, pré-eclâmpsia materna e nascimento prematuro.

TROMBOCITOPENIA IDIOPÁTICA

A púrpura trombocitopênica idiopática (PTI) é observada em aproximadamente 1 a 2 para cada 1.000 nascidos vivos e consiste em um processo imune no qual anticorpos são direcionados contra plaquetas. Anticorpos IgG associados a plaquetas podem atravessar a placenta e causar trombocitopenia no feto e no recém-nascido. O feto com trombocitopenia grave está sob alto risco de hemorragia intracraniana. A PIT durante a gestação requer manejo minucioso da mãe e do feto para reduzir os riscos de hemorragia materna com risco de vida e traumatismo ao feto no parto. O cuidado pós-natal envolve a contagem de plaquetas do recém-nascido. Para aqueles que apresentam evidência de hemorragia, podem-se administrar plaquetas irradiadas de um único doador para controlar o sangramento. O recém-nascido pode-se beneficiar de uma infusão intravenosa de imunoglobulina. A trombocitopenia neonatal geralmente resolve em 4-6 semanas.

LÚPUS ERITEMATOSO SISTÊMICO

As alterações imunes do lúpus eritematoso sistêmico (LES) podem levar à produção de anticorpos anti-Ro (SS-A) e anti-La (SS-B), os quais podem atravessar a placenta e causar lesão no tecido fetal. A complicação mais grave é o dano ao sistema de condução cardíaco, que resulta em **bloqueio cardíaco congênito**. O bloqueio cardíaco, observado em associação ao LES materno, tende a ser completo (terceiro grau), apesar de bloqueios menos avançados terem sido observados. A taxa de mortalidade é de aproximadamente 20%; a maioria dos recém-nascidos sobreviventes requer marca-passo. O lúpus neonatal pode ocorrer e é caracterizado por lesões de pele (placas eritematosas nitidamente demarcadas ou máculas com atrofia central e descamação periférica, com predileção por olhos, rosto e couro cabeludo), trombocitopenia, hemólise autoimune e comprometimento hepático.

Tabela 59-2	Problemas do Diabetes na Gestação
MATERNOS	
Cetoacidose	
Hiperglicemia/hipoglicemia	
Nefrite	
Pré-eclâmpsia	
Polidrâmnio	
Retinopatia	
NEONATAIS	
Asfixia perinatal	
Tocotraumatismo (macrossomia, distocia de ombro)	
Malformações congênitas (disgenesia lombossacra — regressão caudal)	
Malformação cardíaca congênita (defeitos de septo ventricular e atrial, transposição de grandes artérias, tronco arterioso, dupla via de saída do ventrículo direito, coarctação da aorta)	
Hiperbilirrubinemia (não conjugada)	
Hipocalcemia	
Hipoglicemia	
Hipomagnesemia	
Malformações do sistema nervoso (defeitos do tubo neural, holoprosencefalia)	
Organomegalia	
Policitemia (hiperviscosidade)	
Distúrbios renais (duplicação ureteral, trombose de veia renal, hidronefrose, agenesia renal)	
Síndrome do desconforto respiratório	
Síndrome do cólon esquerdo hipoplásico	
Taquipneia transitória do recém-nascido	

Tabela 59-3	Substâncias Teratogênicas Comuns
SUBSTÂNCIA	**RESULTADOS**
Álcool	Síndrome alcoólica fetal, microcefalia, malformação cardíaca
Aminopterina	Mesomelia, displasia cranial
Cumarínicos	Ponte nasal hipoplásica, condrodisplasia punctata
Fluoxetina	Malformações menores, baixo peso ao nascimento, dificuldade na adaptação neonatal
Antagonistas do ácido fólico*	Defeitos no tubo neural, coração e rins, fenda palatina
Isotretinoína e vitamina A	Anomalias faciais e auriculares, malformação cardíaca
Lítio	Anomalia de Ebstein
Metilmercúrio	Microcefalia, cegueira, surdez, retardo mental (doença de Minamata)
Misoprostol	Artrogripose
Penicilamina	Síndrome da cútis laxa
Fenitoína	Unhas hipoplásicas, restrição ao crescimento intrauterino, fácies típicas
Iodo radioativo	Hipotireoidismo fetal
Radiação	Microcefalia
Estilbestrol (DES)	Adenocarcinoma vaginal na adolescência
Estreptomicina	Surdez
Substâncias tipo testosterona	Virilização das meninas
Tetraciclina	Hipoplasia do esmalte de dente
Talidomida	Focomelia
Tolueno (abuso de solvente)	Síndrome tipo alcoólica fetal, parto prematuro
Trimetadiona	Anomalias congênitas, fácies típicas
Valproato	Espinha bífida
Vitamina D	Estenose aórtica supravalvar

*Trimetoprim, triantereno, fenitoína, primidona, fenobarbital, carbamazepina.

HIPERTIREOIDISMO NEONATAL

A doença de Graves está associada aos anticorpos estimuladores de tireoide. Tem sido relatada uma prevalência de 0,1 a 0,4% do hipertireoidismo clínico na gestação; é a segunda alteração endócrina mais comum durante a gravidez (depois do diabetes). O hipertireoidismo neonatal ocorre devido à passagem transplacentária de anticorpos estimuladores da tireoide; o hipertireoidismo pode surgir rapidamente nas primeiras 12-48 horas. Os sintomas podem incluir restrição do crescimento intrauterino, prematuridade, bócio (pode causar obstrução traqueal), exoftalmia, olhar fixo, craniossinostose (geralmente coronal), rubor, insuficiência cardíaca, taquicardia, arritmia, hipertensão, hipoglicemia, trombocitopenia e hepatoesplenomegalia. O tratamento inclui propiltiouracil, gotas de iodo e propranolol. O hipertireoidismo neonatal autoimune geralmente resolve em 2-4 meses.

DIABETES MELITO

O diabetes melito que se desenvolve durante a gestação (*diabetes gestacional* é observado em cerca de 5% das mulheres) ou diabetes que esteja presente antes da gestação influenciam negativamente o bem-estar do feto e do neonato. O efeito do diabetes no feto depende, em parte, da gravidade do estado diabético: idade do início do diabetes, duração do tratamento com insulina e presença de doença vascular. O diabetes materno mal controlado leva a hiperglicemia materna e fetal, que estimula o pâncreas fetal, resultando em hiperplasia das ilhotas de Langerhans.

A hiperinsulinemia fetal resulta em aumento na síntese de gorduras e proteínas, produzindo um feto considerado grande para sua idade gestacional. Após o nascimento, a hiperinsulinemia persiste, resultando em hipoglicemia neonatal por jejum. O controle estrito do diabetes materno durante a gestação e a prevenção da hiperglicemia durante o trabalho de parto e parto evitam a macrossomia fetal e a hipoglicemia neonatal. Problemas adicionais da mãe diabética e seu feto e recém-nascido estão resumidos na Tabela 59-2.

OUTRAS CONDIÇÕES

Outras enfermidades maternas, como doença pulmonar grave (fibrose cística), doença cardíaca cianótica e anemia falciforme podem reduzir a disponibilidade de oxigênio para o feto. A vasculopatia grave, hipertensiva ou diabética, pode resultar em insuficiência uteroplacentária. O feto e o recém-nascido também podem sofrer efeitos negativos decorrentes das medicações utilizadas para tratamento da doença materna. Estes efeitos podem aparecer como teratogênese (Tabela 59-3) ou como efeitos metabólicos, neurológicos ou cardiopulmonares adversos à adaptação à vida extrauterina (Tabela 59-4). Doenças infecciosas adquiridas da mãe também podem acometer negativamente o feto ou o recém-nascido.

Tabela 59-4 — Agentes que Atuam na Mulher Grávida que Podem Influenciar de Forma Adversa o Bebê Recém-Nascido

AGENTE	POSSÍVEIS CONDIÇÕES
Acebutolol	RCIU, hipotensão, bradicardia
Acetazolamida	Acidose metabólica
Corticosteroides adrenais	Insuficiência adrenocortical (rara)
Amiodarona	Bradicardia, hipotireoidismo
Agentes anestésicos (voláteis)	Depressão do SNC
Aspirina	Sangramento neonatal, gestação prolongada
Atenolol	RCIU, hipoglicemia
Chá de erva cohosh azul	Insuficiência cardíaca neonatal
Brometos	*Rash*, depressão do SNC, RCIU
Captopril, enalapril	Insuficiência renal anúrica transitória, oligoâmnios
Anestesia caudal-paracervical com mepivacaína (introdução acidental de anestésico no couro cabeludo do bebê)	Bradipneia, apneia, bradicardia, convulsões
Agentes colinérgicos (edrofônio, piridostigmina)	Fraqueza muscular transitória
Depressores do SNC (narcóticos, barbitúricos, benzodiazepínicos) durante o parto	Depressão do SNC, hipotonia
Cefalotina	Teste de Coombs direto positivo
Fluoxetina	Possível abstinência neonatal transitória, hipertonicidade, anomalias menores
Haloperidol	Abstinência
Brometo de hexametônio	Íleo paralítico
Ibuprofeno	Oligoâmnio, HPTRN
Imipramina	Abstinência
Indometacina	Oligúria, oligoâmnio, perfuração intestinal, HPTRN
Fluidos intravenosos durante o parto (p. ex., soluções livres de sais)	Distúrbios eletrolíticos, hiponatremia, hipoglicemia
Iodo (radioativo)	Bócio
Iodetos	Bócio neonatal
Chumbo	Redução na função intelectual
Sulfato de magnésio	Depressão respiratória, rolha de mecônio, hipotonia
Metimazol	Bócio, hipotireoidismo
Morfina e seus derivados (vício)	Sintomas de abstinência (baixa aceitação alimentar, vômito, diarreia, agitação, bocejos e espreguiçadas, dispneia e cianose, febre e suor, palidez, tremores, convulsões)
Naftalina	Anemia hemolítica (em recém-nascidos com deficiência de G6PD)
Nitrofurantoína	Anemia hemolítica (em recém-nascidos com deficiência de G6PD)
Oxitocina	Hiperbilirrubinemia, hiponatremia
Fenobarbital	Diátese hemorrágica (deficiência de vitamina K), possível redução a longo prazo no QI, sedação
Primaquina	Anemia hemolítica (em recém-nascidos com deficiência de G6PD)
Propranolol	Hipoglicemia, bradicardia, apneia
Propiltiouracil	Bócio, hipotireoidismo
Reserpina	Sonolência, congestão nasal, instabilidade térmica
Sulfonamidas	Interferência na ligação de bilirrubina à proteína; kernicterus em baixos níveis de bilirrubina sérica, hemólise com deficiência de G6PD
Sulfonilureia	Hipoglicemia refratária
Agentes simpatomiméticos (agonista β-tocolítico)	Taquicardia
Tiazidas	Trombocitopenia neonatal (rara)

Stoll BJ, Kliegman RM: The fetus and neonatal infant. In Behrman RE, Kliegman RM, Jenson HB, editors: Nelson textbook of pediatrics, ed 16, Philadelphia, WB Saunders, 2000.

SNC, Sistema nervoso central; *G6PD*, glicose-6-fosfato desidrogenase; *RCIU*, restrição do crescimento uterino; *HPPRN*, hipertensão pulmonar persistente do recém-nascido.

Capítulo 60

DOENÇAS DO FETO

Os principais determinantes de doença fetal incluem o genótipo fetal e o ambiente intrauterino. Variações nos fatores ambientais têm um papel mais significativo na determinação do bem-estar fetal geral do que fatores genéticos. Porém, um feto geneticamente anormal pode não crescer tão bem ou sobreviver. O desenvolvimento de amniocentese, fetoscopia, biópsia de vilo coriônico, amostragem de sangue fetal, teste genético de DNA fetal circulante no sangue da mãe e ultrassonografia em tempo real permite melhores avaliações genética, bioquímica e física do feto.

RESTRIÇÃO DO CRESCIMENTO INTRAUTERINO E PEQUENO PARA IDADE GESTACIONAL

Os fetos submetidos a condições anormais da mãe, da placenta ou do próprio feto que restrinjam o crescimento formam um grupo de alto risco e, tradicionalmente, são classificados como apresentando restrição do crescimento intrauterino (RCIU). Os termos RCIU e PIG (pequeno para idade gestacional) não são sinônimos. A RCIU representa um desvio dos padrões de crescimento esperados. A diminuição no crescimento fetal associada à RCIU é uma adaptação a condições intrauterinas desfavoráveis, que resulta em alterações permanentes no metabolismo, crescimento e desenvolvimento. A RCIU ocorre com frequência com condições maternas associadas ao parto prematuro. PIG descreve um recém-nascido cujo peso ao nascimento é estatisticamente menor que o percentil 10 ou dois desvios-padrão abaixo da média de peso ao nascimento para idade gestacional. A causa do PIG pode ser patológica, como em um recém-nascido com RCIU, ou não patológica, como em um recém-nascido que é pequeno, porém saudável (Tabela 60-1).

Apenas cerca de 50% dos recém-nascidos com RCIU são identificados antes do nascimento. A mensuração e o registro da altura do fundo uterino materno, em conjunto com avaliação ultrassonográfica seriada do feto (taxa de crescimento, volume de fluido amniótico, malformações, anomalias e o Doppler do fluxo sanguíneo uterino, placentário e fetal), podem auxiliar a detecção. Quando houver suspeita e identificação, os fetos com RCIU e PIG devem ser monitorados para o bem-estar fetal e devem-se instituir cuidados maternos adequados (Cap. 58).

Ao nascimento, os recém-nascidos que são leve ou moderadamente PIG parecem menores que o normal, com diminuição de gordura subcutânea. Aqueles mais gravemente acometidos podem apresentar uma *aparência consumida*, com achados assimétricos, incluindo cabeça grande para o tamanho do corpo (sistema nervoso central preservado), fontanela anterior ampla, abdome pequeno, braços e pernas finos, diminuição de gordura subcutânea, pele seca e redundante, diminuição da massa muscular e cordão umbilical fino (geralmente tinto de mecônio). A idade gestacional é geralmente difícil de ser avaliada quando baseada na aparência física e na maturidade neurológica. O exame físico deve detalhar a presença de características dismórficas, extremidades anormais ou anomalias grosseiras que podem sugerir malformações congênitas subjacentes, defeitos cromossômicos ou exposição a teratógenos. Hepatoesplenomegalia, icterícia e *rash* cutâneo, além de distúrbios oculares, como coriorretinite, catarata, glaucoma e opacidade de córnea, sugerem a presença de infecção

Tabela 60-1	Etiologias para Restrição ao Crescimento Intrauterino e Pequeno para Idade Gestacional ao Nascimento
FATORES MATERNOS	
Idade (jovem e avançada)	
Tabagismo	
Genética (estatura baixa, peso)	
Doença durante a gestação (pré-eclâmpsia, diabetes grave, hipertensão crônica, doença do tecido conjuntivo)	
Infecções (intrauterinas)	
Falta de cuidado pré-natal adequado	
Oligoâmnio	
Má nutrição	
Raça (afro-americana)	
FATORES FETAIS	
Anormalidade cromossômica e síndromes não cromossômicas	
Infecções congênitas	
Erros inatos do metabolismo	
Gestações múltiplas	
Resistência à insulina ou redução na produção de insulina ou fator de crescimento tipo insulina 1	
MEDICAÇÕES MATERNAS	
Antimetabólitos (metotrexato)	
Metais pesados (mercúrio, chumbo)	
Hidantoína	
Narcóticos (morfina, metadona)	
Esteroides (prednisona)	
Uso de substância e droga ilícita (álcool, cocaína)	
Varfarina	
ANORMALIDADES PLACENTÁRIAS E UTERINAS	
Descolamento de placenta	
Implantação anormal	
Vasos placentários anormais	
Corioangioma	
Placenta circunvalada	
Trombose de vasos do feto	
Necrose isquêmica de vilo	
Gestações múltiplas	
Nós verdadeiros no cordão umbilical	
Vilite (infecção congênita)	

congênita ou erro inato do metabolismo. Recém-nascidos com RCIU ou PIG graves, particularmente em conjunto com sofrimento fetal, podem ter problemas ao nascimento que incluem acidose respiratória e metabólica, asfixia, hipóxia, hipotensão, hipoglicemia, policitemia, síndrome da aspiração meconial e hipertensão pulmonar persistente do recém-nascido.

O cuidado dos recém-nascidos com RCIU e dos PIG geralmente é sintomático e de suporte. A avaliação diagnóstica ao nascimento deve ser direcionada para identificação, se possível, da causa da RCIU e do PIG. As consequências da RCIU e de PIG dependem da etiologia, da gravidade e da duração do retardo no crescimento. As taxas de mortalidade de recém-nascidos que são gravemente acometidos são 5 a 20 vezes maiores do que daqueles que são adequados para idade gestacional. O crescimento e desenvolvimento pós-natal dependem, em parte, de etiologia, aporte pós-natal de nutrientes e ambiente social. Aqueles que apresentam RCIU ou os PIG secundários à infecção congênita, anormalidades cromossômicas ou síndromes constitucionais permanecem pequenos por toda a vida. Já os que apresentam diminuição do crescimento no período final da gestação, devido a restrições uterinas, insuficiência placentária ou nutrição insuficiente, apresentam *catch-up* do crescimento e, sob condições ambientais ótimas, se aproximam de seu potencial genético de crescimento e desenvolvimento.

HIDROPISIA FETAL

A hidropisia fetal é causada por condições imunes e não imunes. A hidropisia fetal é uma condição clínica do feto de acúmulo excessivo de fluido na pele e em um ou mais compartimentos corporais, incluindo espaço pleural, cavidade peritoneal, saco pericárdico ou placenta, resultando em alta morbidade e mortalidade. A hidropisia inicialmente foi descrita em associação à isoimunização pelo grupo sanguíneo Rh. O uso da imunoglobulina Rho (D) tem reduzido a incidência de hidropisia fetal isoimune. Concomitantemente, a incidência de hidropisia não imune tem aumentado como causa desta condição clínica grave.

A hidropisia fetal resulta de um desequilíbrio pelo acúmulo de fluido intersticial e diminuição na remoção de fluido pelos capilares e sistema linfático. O acúmulo de fluido pode ser secundário a insuficiência cardíaca congestiva, obstrução do fluxo linfático ou redução da pressão oncótica plasmática (estados hipoproteinêmicos). A formação de edema é a via comum final para muitos processos de doença que acometem o feto, incluindo síndromes cardíacas, genéticas, hematológicas, metabólicas, infecciosas ou malformativas.

Os esforços no diagnóstico da hidropisia fetal devem enfatizar a descoberta da causa de base. Os achados maternos podem incluir hipertensão, anemia, gestação múltipla, espessamento de placenta e polidrâmnio, enquanto os achados fetais podem incluir taquicardia, ascites, edema de couro cabeludo e parede e efusão pleural e pericárdica. Avaliação fetal invasiva pode ser indicada. A amniocentese fornece amostras de líquido amniótico para cariótipo, cultura, alfafetoproteína e análise metabólica e enzimática. A punção percutânea do cordão umbilical pode fornecer sangue fetal para análise cromossômica e estudos hematológicos e metabólicos, proporcionando uma via para intervenção (transfusão fetal para anemia profunda).

Os cuidados vão depender da causa de base e da idade gestacional do feto. Geralmente são necessárias medidas de ressuscitação no parto. Muitas vezes é necessária a remoção do líquido ascítico ou do derrame pleural para melhorar a ventilação. A anemia profunda necessita de transfusão imediata com concentrado de hemácias.

A mortalidade geral para recém-nascidos com hidropisia não imune é de aproximadamente 50%. Se o diagnóstico é realizado antes de 24 semanas de gestação com parto prematuro subsequente, a taxa de sobrevivência é de aproximadamente 4 a 6%.

Capítulo 61

DOENÇAS RESPIRATÓRIAS DO RECÉM-NASCIDO

A angústia respiratória que se torna manifestada por taquipneia, retrações intercostais, redução de troca gasosa, cianose, gemido expiratório e batimentos de asas nasais é uma resposta não específica à doença grave. Um diagnóstico diferencial de angústia respiratória inclui distúrbios pulmonares, cardíacos, hematológicos, infecciosos, anatômicos e metabólicos que podem envolver os pulmões direta ou indiretamente. A deficiência de surfactante causa **síndrome da angústia respiratória (SAR)**, resultando em cianose e taquipneia; a **infecção** produz pneumonia, demonstrada pelos infiltrados intersticial ou lobar; a **aspiração de mecônio** resulta em uma pneumonite química com hipóxia e hipertensão pulmonar; a **hidropsia fetal** causa anemia e hipoalbuminemia com insuficiência cardíaca com débito alto e edema pulmonar; e a **hipoplasia pulmonar** congênita ou adquirida causa hipertensão pulmonar e insuficiência pulmonar. Esses diagnósticos também são clinicamente úteis para se diferenciarem as causas comuns de angústia respiratória, de acordo com a idade gestacional (Tabela 61-1). Além do tratamento específico para o distúrbio individual, os cuidados de suporte e a avaliação do bebê com angústia respiratória podem ser aplicados para todos os problemas mencionados anteriormente (Tabela 61-2). A monitoração e interpretação da hemogasometria são componentes-chave dos cuidados respiratórios gerais.

O tratamento da hipóxia requer conhecimento de valores normais. Em bebês a termo, o nível de PaO_2 arterial é de 55 a 60 mmHg aos 30 minutos de vida, 75 mmHg às 4 horas e 90 mmHg às 24 horas. Bebês pré-termo têm valores mais baixos. Os níveis de $PaCO_2$ devem ser de 35 a 40 mmHg, enquanto o pH deve ser de 7,35 a 7,40. É imperativo que a hemogasometria arterial seja realizada em todos os bebês com angústia respiratória significativa, independentemente de se perceber cianose ou não. A cianose se torna evidente quando há 5 g de hemoglobina não saturada; a anemia pode interferir na percepção da cianose. A icterícia também pode interferir na aparência da cianose. As determinações de gases sanguíneos capilares são úteis na determinação dos níveis de pH e $PaCO_2$ sanguíneos, mas podem resultar em leituras falsas de baixo PaO_2 sanguíneo. Os níveis de gases sanguíneos seriados podem ser monitorados por um cateter arterial colocado em uma artéria periférica ou através da artéria umbilical. Outro método de monitorar os níveis de gases sanguíneos é combinar técnicas de gases sanguíneos capilares com métodos não invasivos utilizados

| Tabela 61-1 | Etiologia da Angústia Respiratória |

RECÉM-NASCIDO PRÉ-TERMO
Síndrome da angústia respiratória (SAR)*
Eritroblastose fetal
Hidropisia não imune
Hemorragia pulmonar

RECÉM-NASCIDO A TERMO
Hipertensão pulmonar primária do neonato*
Pneumonia por aspiração de mecônio*
Policitemia
Aspiração de fluido amniótico

RECÉM-NASCIDO PRÉ-TERMO E A TERMO
Sepse bacteriana (GBS)*
Taquipneia transitória*
Pneumotórax espontâneo
Anomalias congênitas (p. ex., enfisema lobar congênito, malformação adenomatoide cística, hérnia diafragmática)
Doença cardíaca congênita
Hipoplasia pulmonar
Infecção viral (p. ex., herpes simples, CMV)
Erros metabólicos inatos

CMV, citomegalovírus; *GBS*, estreptococos do grupo B.
*Comum.

| Tabela 61-2 | Avaliação Laboratorial Inicial da Angústia Respiratória |

TESTE	RACIONAL
Radiografia torácica	Determinação do padrão granular reticular da SAR; determinação da presença de pneumotórax, cardiomegalia, anormalidades congênitas de ameaça à vida
Gasometria arterial	Determinação da gravidade de comprometimento respiratório, hipóxia e hipercania e tipo de acidose; gravidade determina a estratégia de tratamento
Hemograma completo	Hemoglobina/hematócrito para determinar anemia e policitemia; contagem de leucócitos para determinação de neutropenia/sepse; contagem plaquetária e esfregaço para determinar CID
Cultura de sangue	Recuperação do possível patógeno
Glicose sanguínea	Determinação da presença de hipoglicemia, a qual pode produzir ou ocorrer simultaneamente à angústia respiratória; determinação de hiperglicemia por estresse
Ecocardiograma, ECG	Na presença de sopro cardíaco cardiomegalia ou hipóxia refratária; determinação de doença cardíaca estrutural ou HPPRN

CID, Coagulação intravascular disseminada; *ECG*, eletrocardiograma; *HPPRN*, hipertensão pulmonar primária do recém-nascido; *SAR*, síndrome da angústia respiratória.

para monitorar oxigênio (oximetria de pulso ou difusão de oxigênio transcutânea).

A **acidose metabólica**, definida como uma redução no pH (<7,25) e concentração de bicarbonato (<18 mEq/L), acompanhada por um nível normal ou baixo de $PaCO_2$, pode ser causada por hipóxia ou por perfusão tecidual insuficiente. A origem do distúrbio pode ser pulmonar, cardíaca, infecciosa, renal, hematológica, nutricional, metabólica ou iatrogênica. A abordagem inicial para acidose metabólica é a determinação de causa e tratamento do problema fisiopatológico. Essa abordagem pode incluir, como na sequência do tratamento para hipóxia, aumento na concentração inspirada de oxigênio; aplicação de pressão positiva contínua em vias aéreas por via nasal; ou início de ventilação mecânica utilizando pressão positiva ao final da expiração. Pacientes com hipotensão produzida por hipovolemia requerem fluidos e podem precisar de suporte com fármacos inotrópicos ou vasoativos. Se houver persistência da acidose metabólica, apesar de tratamento específico, o bicarbonato de sódio (1 mEq/kg/dose) pode ser administrado por infusão intravenosa lenta. Níveis de PCO_2 próximos ao normal ou baixos devem ser documentados antes da infusão de bicarbonato de sódio. O efeito de tamponamento do bicarbonato de sódio resulta no aumento dos níveis de PCO_2, a não ser que seja mantida uma ventilação adequada.

A **acidose respiratória**, definida como um nível de PCO_2 elevado e redução de pH sem uma redução na concentração de bicarbonato, pode ser causada por insuficiência pulmonar ou hipoventilação central. A maioria dos distúrbios que produz angústia respiratória pode levar à hipercapnia. O tratamento envolve ventilação assistida, mas não bicarbonato de sódio. Se a depressão respiratória relacionada ao sistema nervoso central for causada por passagem placentária de analgésicos narcóticos, a ventilação assistida é instituída primeiro e então a depressão do sistema nervoso central é revertida com naloxona.

SÍNDROME DA ANGÚSTIA RESPIRATÓRIA (DOENÇA DA MEMBRANA HIALINA)

A SAR ocorre após o início da respiração e está associada à insuficiência de surfactante pulmonar.

Desenvolvimento do Pulmão

O revestimento dos alvéolos consiste em 90% de células tipo I e 10% de células tipo II. Após 20 semanas de gestação, as células do tipo II contêm corpos de inclusão vacuolados, osmofílicos, lamelares, os quais são concentrados de material de superfície ativa (Fig. 61-1). Essa lipoproteína surfactante é 90% lipídio e é composta, predominantemente, de fosfatidilcolina saturada (lecitina), mas também contém fosfatidilglicerol, outro fosfolipídio, e lipídios neutros. As proteínas do surfactante, SP-A, SP-B, SP-C e SP-D, são embaladas no interior do corpo lamelar e contribuem para as propriedades de superfície-ativa e reciclagem de surfactante. O surfactante previne atelectasias pela redução da tensão superficial em volumes pulmonares baixos, quando está concentrado ao final da expiração, à medida que há diminuição do raio alveolar; o surfactante contribui para o recolhimento pulmonar, por aumentar a superfície de tensão em volumes pulmonares maiores, quando é diluído durante a inspiração, à medida que há aumento do raio alveolar. Sem o surfactante, as forças de tensão superficiais não são reduzidas e há desenvolvimento de atelectasia durante o final da expiração, à medida que os alvéolos colapsam.

O tempo de produção do surfactante em quantidades suficientes para se prevenir atelectasia, depende de um aumento nos níveis de cortisol do feto, o que acontece entre 32 e 34 semanas de gestação. Ao redor das 34 – 36 semanas há material de superfície

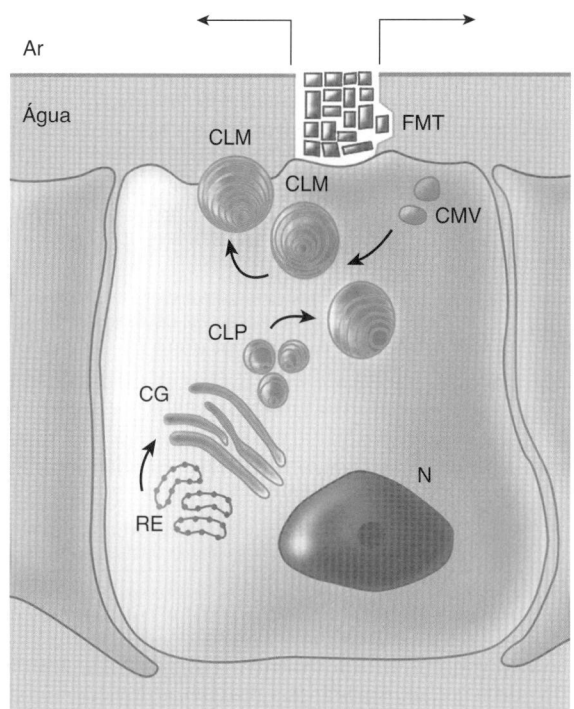

Figura 61-1 Via proposta de síntese, transporte, secreção e recaptação de surfactante nas células alveolares tipo II. Os fosfolipídios são sintetizados no retículo endoplasmático liso (RE). O precursor glicose/glicerol pode ser derivado do glicogênio pulmonar ou da glicose circulante. Os fosfolipídios e as proteínas do surfactante são embalados no complexo de Golgi (CG), emergem como corpos lamelares pequenos (CLP), convalescem para corpos lamelares maduros (CLM), migram para a membrana apical e são liberados por exocitose para a hipófase líquida abaixo da interface ar-líquido. O corpo lamelar intimamente enrolado se desenrola para formar a figura mielina treliça (tubular) (FMT), o precursor imediato da monocamada fosfolipídica na superfície alveolar. A recaptação por endocitose forma corpos multivesiculares (CMV), que reciclam surfactante. As enzimas, os receptores, os transportadores e as proteínas do surfactante são controlados pelos processos reguladores no nível transcricional no núcleo (N). Corticosteroides e os hormônios tireoideos são ligantes reguladores que podem acelerar a síntese de surfactante. (De Hansen T, Corbet A: Lung development and function. In Taeusch HW, Ballard R, Avery ME, editors: Diseases of the Newborn, ed 6, Philadelphia, 1991, Saunders, p 46.)

ativo e suficiente produzido pelas células do tipo II no pulmão, secretado no lúmen alveolar e excretado no fluido amniótico. A concentração de lecitina no fluido amniótico indica maturidade pulmonar do feto. Pela dificuldade na quantificação de lecitina, determina-se a relação entre a lecitina (que aumenta com a maturidade) e a esfingomielina (que permanece constante durante a gestação) (relação L/S). Uma relação L/S de 2:1 geralmente indica maturidade pulmonar. A presença de fosfolipídios menores, tais como fosfatidilglicerol, também é indicativa de maturidade pulmonar do feto e pode ser útil em situações nas quais a relação L/S se encontre no limiar ou esteja, possivelmente, influenciada por diabetes materna, a qual reduz a maturidade pulmonar. A ausência de fosfatidilglicerol sugere que o surfactante pode não estar maduro.

Manifestações Clínicas

A deficiência de surfactante pulmonar (mais frequentemente devido à prematuridade) resulta em atelectasias, diminuição da capacidade residual funcional, hipóxia arterial e angústia respiratória. A síntese de surfactante pode também estar reduzida, como resultado de hipovolemia, hipotermia, acidose, hipóxia e raros distúrbios genéticos de síntese de surfactante. Esses fatores também produzem vasoespasmo arterial pulmonar, o qual pode contribuir para SAR em bebês prematuros maiores, os quais têm a musculatura lisa arteriolar pulmonar suficientemente desenvolvida para produzir vasoconstrição. A atelectasia induzida pela deficiência de surfactante permite a perfusão alveolar, mas não a ventilação, resultando em *shunt* pulmonar e hipóxia. À medida que a atelectasia aumenta, torna-se altamente difícil a expansão dos pulmões e a complacência pulmonar diminui. Pelo fato de a parede torácica do recém-nascido prematuro ser muito complacente, o lactente tenta superar a diminuição na complacência pulmonar com aumento das pressões inspiratórias, resultando em retrações da parede torácica. A sequência de diminuição na complacência pulmonar e retrações da parede torácica leva a má troca gasosa e aumento do espaço morto fisiológico, hipoventilação alveolar e hipercapnia. Um ciclo de hipóxia, hipercapnia e acidose atua nas células do tipo II, reduzindo a síntese de surfactante e, em alguns lactentes, nas arteríolas pulmonares, produzindo hipertensão pulmonar.

Os lactentes com maior risco de SAR são prematuros e têm uma relação L/S imatura. A incidência de SAR aumenta com a diminuição da idade gestacional. A SAR se desenvolve em 30 a 60% dos recém-nascidos entre 28 a 32 semanas de gestação. Outros fatores de risco incluem parto anterior de um recém-nascido pré-termo com SAR, diabetes materna, hipotermia, angústia fetal, asfixia, gênero masculino, raça branca, ser o segundo gêmeo a nascer e parto por cesariana sem trabalho de parto.

A SAR pode se desenvolver imediatamente na sala de parto, em recém-nascidos extremamente imaturos, da 26ª a 30ª semanas de gestação. Alguns recém-nascidos mais maduros (34 semanas de gestação) podem não demonstrar sinais de SAR até 3 a 4 horas após o nascimento, correlacionando-se com a liberação inicial de surfactante armazenado no início da respiração, acompanhada por incapacidade contínua de substituir o surfactante devido a estoques inadequados. As **manifestações** da SAR incluem cianose, taquipneia, batimento de asas nasais, retrações intercostais e esternal e gemidos. Os gemidos são causados pelo fechamento de glote durante a expiração, cujo efeito é manter volume pulmonar (diminuição da atelectasia) e troca gasosa durante a expiração. A atelectasia é bem documentada no exame radiográfico do tórax, o qual demonstra uma opacidade em vidro fosco pulmonar, circundante por brônquios preenchidos com ar (o broncograma aéreo r) (Fig. 61-2). Uma SAR grave pode demonstrar áreas pulmonares sem ar (*ausente*) em uma radiografia, podendo ainda obliterar a distinção entre os pulmões atelectásicos e o coração.

Durante as primeiras 72 horas, os lactentes com SAR não tratada apresentam aumento de angústia e hipóxia. Em lactentes com SAR grave, o desenvolvimento de edema, apneia e insuficiência respiratória necessita de ventilação assistida. Consequentemente, casos não complicados demonstram uma melhora espontânea, que geralmente é apresentada por diurese e uma resolução marcante do edema. As complicações incluem o desenvolvimento de um pneumotórax, persistência do ducto arterioso (PDA) e displasia broncopulmonar (DBP). O diagnóstico diferencial de SAR inclui doenças associadas à cianose e à angústia respiratória (Tabela 58-10).

Prevenção e Tratamento

As estratégias para prevenir o nascimento pré-termo incluem cerclagem cervical da mãe, repouso no leito, tratamento de infecções e administração de medicações tocolíticas. Além disso, a prevenção de estresse pelo frio do neonato, asfixia ao nascimento e hipovolemia reduz o risco de SAR. Se o parto prematuro for inevitável, a administração pré-natal de corticosteroides (p. ex.,

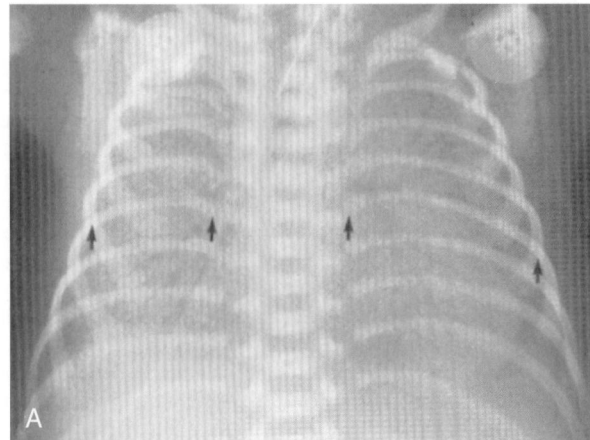
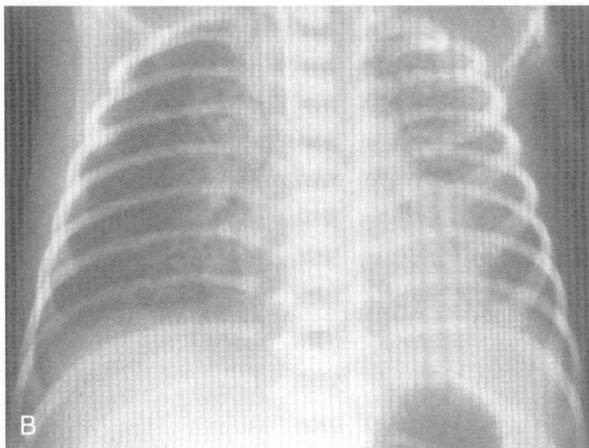

Figura 61-2 Síndrome da angústia respiratória. O bebê está entubado e os pulmões mostram um padrão reticulonodular denso com broncogramas aéreos (A). Para avaliar a rotação do tórax frontal, os comprimentos das costelas posteriores são comparados da esquerda para a direita (*setas*). Pelo fato de o lactente estar em posição supina, o lado das costelas mais compridas indica para qual lado o tórax está rotacionado. Neste caso, as costelas esquerdas são mais compridas e essa radiografia é uma visão oblíqua posterior esquerda. O surfactante foi administrado, resultando em uma melhora significativa na densidade do pulmão (B). O pulmão direito está levemente mais bem aerado que o esquerdo. A distribuição desigual da aeração é comum. *(De Hilton S, Edwards D: Practical Pediatric Radiology, ed 2, Philadelphia, 1994, Saunders.)*

Tabela 61-3	Causas Potenciais de Apneia Neonatal
Sistema Nervoso Central	IVH, fármacos, convulsões, lesões hipóxicas
Respiratórias	Pneumonia, lesões obstrutivas das vias aéreas, atelectasia, prematuridade extrema (<1000 g), reflexo laríngeo, paralisia do nervo frênico, SAR grave, pneumotórax
Infecciosas	Sepse, enterite necrotizante, meningite (bacteriana, fúngica, viral)
Gastrointestinais	Alimentação oral, movimento intestinal, refluxo gastroesofágico, esofagite, perfuração intestinal
Metabólicas	↓ Glicose, ↓ cálcio, ↓ Po2, ↓↑ sódio, ↑ amônia, ↑ ácidos orgânicos, ↑ temperatura ambiente, hipotermia
Cardiovasculares	Hipotensão, hipertensão, insuficiência cardíaca, anemia, hipovolemia, mudança no tônus vagal
Idiopáticas	Imaturidade do centro respiratório, estado do sono, colapso das vias aéreas superiores

IVH, Hemorragia Intraventricular; SAR, Síndrome da Angústia Respiratória.

betametasona) na mãe (e, portanto, no feto) estimula a produção de surfactante pelo pulmão do feto; essa estratégia requer doses múltiplas por no mínimo 48 horas.

Após o nascimento, a SAR pode ser prevenida ou sua severidade pode ser reduzida pela administração intratraqueal de surfactante exógeno, imediatamente após o nascimento na sala de parto, ou nas primeiras horas de vida. Um surfactante derivado de mamíferos é atualmente o preferido. O surfactante exógeno pode ser administrado repetidamente durante o curso da SAR em pacientes que receberam entubação endotraqueal, ventilação mecânica e terapia com oxigênio. O manejo adicional inclui os cuidados de ventilação e de suporte em geral apresentados na Tabela 61-3.

O nível de PaO_2 deve ser mantido entre 60 a 70 mmHg (saturação de oxigênio de 90%) e o pH deve ser mantido acima de 7,25. Um aumento na concentração de oxigênio inspirado aquecido e umidificado, administrado via uma cânula nasal ou um capuz de oxigênio, pode ser tudo de que se necessita para recém-nascidos prematuros maiores. Se a hipóxia (PaO_2 <50 mmHg) estiver presente e a concentração de oxigênio inspirado necessário for 70 a 100%, deve ser adicionada uma pressão positiva contínua em vias aéreas via nasal, à pressão de distensão de 8 a 10 cm H_2O. Se houver insuficiência respiratória (PCO_2 >60 mmHg, pH <7,20 e PaO_2 <50 mmHg com 100% de oxigênio) indica-se ventilação assistida utilizando um ventilador. Taxa convencional (25 a 60 ventilações/min), ventilação de alta frequência (150 a 600 ventilações/min) e ventiladores oscilatórios (900 a 3.000 ventilações/min) têm tido sucesso no manejo da insuficiência respiratória causada por SAR grave. As configurações iniciais sugeridas em um ventilador convencional são fração inspirada de oxigênio de 0,60 a 1; pressão de pico inspiratória de 20 a 25 cm H_2O; pressão positiva ao final da expiração de 5 cm H_2O e frequência respiratória de 30 a 50 ventilações/min.

Em resposta à persistente hipercapnia, a ventilação alveolar (volume corrente – espaço morto × frequência) deve ser aumentada. A ventilação pode ser aumentada por aumento na frequência do ventilador ou aumento no volume corrente (o gradiente entre a pressão de pico inspiratória e a pressão positiva ao final da expiração, utilizando ventilador com pressão controlada). Em resposta à hipóxia, o conteúdo de oxigênio inspirado pode ser aumentado. Alternativamente, o grau de oxigenação depende da pressão média em vias aéreas. A pressão média em vias aéreas está diretamente relacionada a pressão positiva ao final da expiração, fluxo e tempo inspiratório. O aumento da pressão média em via aérea pode melhorar a oxigenação por melhorar o volume pulmonar, aumentando a relação ventilação-perfusão. Pela dificuldade em distinguir a sepse e a pneumonia da SAR, os antibióticos parenterais de amplo espectro (ampicilina e gentamicina) são administrados por 48 a 72 horas, dependendo da recuperação de um microrganismo de cultura de sangue obtida anteriormente.

COMPLICAÇÃO DA SÍNDROME DA ANGÚSTIA RESPIRATÓRIA
Persistência do Canal Arterial

A PCA é uma complicação comum, que ocorre em muitos recém-nascidos de baixo peso ao nascimento que apresentam SR. A incidência de PCA está inversamente relacionada à maturidade do recém-nascido. Em recém-nascidos a termo, o canal se fecha em 24 a 48 horas após o nascimento. Entretanto, nos recém-nascidos pré-termo, os canais frequentemente falham em fechar, requerendo fechamento médico ou cirúrgico. O canal arterial em um recém-nascido pré-termo é menos responsivo à estimulação vasoconstritora, a qual, quando complicada por hipóxia durante a SAR, pode levar a PCA que cria um desvio entre as circulações pulmonar e sistêmica.

Durante a fase aguda da SAR, a hipóxia, hipercapnia e acidose levam à vasoconstrição arterial pulmonar. As pressões pulmonar e sistêmica podem ser equalizadas e o fluxo através do canal pode ser pequeno ou bidirecional. Quando a SAR melhora e a resistência vascular pulmonar diminui, o fluxo através do canal arterial aumenta na direção da esquerda-para-a-direita. Um desvio sistêmico parapulmonar significativo pode levar à insuficiência cardíaca e ao edema pulmonar. A administração de fluidos intravenosos em excesso pode aumentar a incidência de PCA sintomática. O estado respiratório do recém-nascido se deteriora pelo aumento de fluido pulmonar, hipercapnia e hipóxia.

As **manifestações clínicas** da PCA geralmente se tornam aparentes no dia 2 a 4 de vida. Pelo fato de o desvio da esquerda para a direita direcionar o fluxo de uma circulação de alta pressão para uma de baixa pressão, a pressão de pulso se amplia; um precórdio inativo anteriormente passa a mostrar um impulso precordial extremamente ativo, e os pulsos periféricos se tornam facilmente palpáveis e amplos. O sopro cardíaco de uma PCA pode ser contínuo na sístole e na diástole, mas, geralmente, apenas o componente sistólico é auscultado. A insuficiência cardíaca e o edema pulmonar resultam em estertores e hepatomegalia. Uma radiografia de tórax mostra cardiomegalia e edema pulmonar; um ecocardiograma bidimensional mostra persistência do canal; e os estudos com Doppler mostram aumento marcante de fluxo da esquerda para a direita através do canal.

O **tratamento** de uma PCA durante SAR envolve a restrição inicial de fluido e administração de diurético. Se não houver melhora após 24 a 48 horas, um inibidor de sintetase de prostaglandina, indometacina ou ibuprofeno deve ser administrado. As contraindicações ao uso de indometacina incluem trombocitopenia (plaquetas <50.000/mm^3), sangramento, mensuração de creatinina sérica menor que 1,8 mg/dL e oligúria. Pelo fato de 20 a 30% dos recém-nascidos não responderem inicialmente à indometacina e de a PCA reabrir em 10 a 20% dos lactentes, a repetição do curso de indometacina ou a ligação cirúrgica são requeridas em alguns pacientes.

Extravasamento de Ar Pulmonar

A ventilação assistida com altas pressões de pico inspiratório e pressões positivas ao final da expiração pode causar hiperdistensão de alvéolos em áreas localizadas do pulmão. A ruptura do revestimento epitelial alveolar pode produzir enfisema intersticial pulmonar à medida que o gás se difunde ao longo de espaço intersticial e linfáticos peribronquiais. O extravasamento de gás no parênquima pulmonar reduz a complacência pulmonar e piora a insuficiência respiratória. A dissecção do gás no espaço mediastínico produz um pneumomediastino, ocasionalmente dissecando para os tecidos subcutâneos ao redor do pescoço, causando enfisema subcutâneo.

A ruptura alveolar adjacente ao espaço pleural produz um **pneumotórax** (Fig. 61-3). Se o gás estiver sob tensão, o pneumotórax desvia o mediastino para o lado oposto do tórax, produzindo hipotensão, hipóxia e hipercapnia. O diagnóstico de um pneumotórax pode ser baseado em uma transiluminação

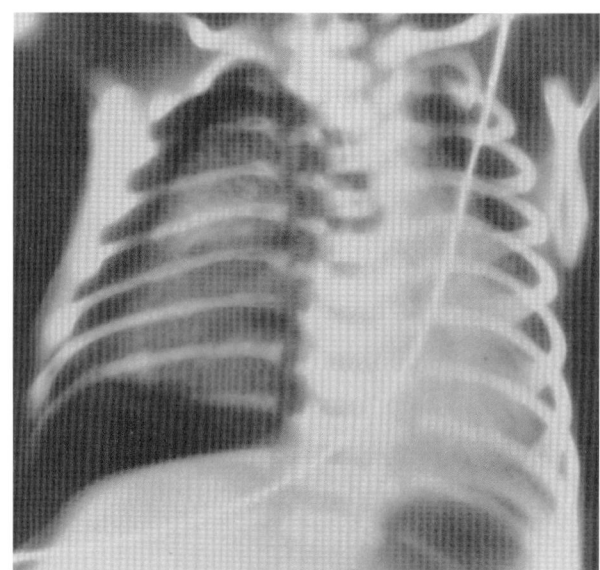

Figura 61-3 Pneumotórax. O ar pleural hiperlucente do lado direito é óbvio. Observação dos achados de ar intersticial linear e pulmão resultante não complacente, porém colapsado. *(De Heller RM, Kirschner SG:* Advanced exercises in diagnostic radiology: the newborn, *Philadelphia, WB Saunders, 1979.)*

desigual do tórax e pode ser confirmado pela radiografia do tórax. O tratamento de um pneumotórax sintomático requer inserção de um tubo torácico pleural conectado à pressão negativa ou a um dreno sob a água. O uso profilático ou terapêutico de surfactante exógeno tem reduzido à incidência de extravasamentos de ar pulmonar.

O pneumotórax também é observado após ressuscitação vigorosa, pneumonia aspirativa por mecônio, hipoplasia pulmonar e hérnia diafragmática. O pneumotórax espontâneo é observado em menos de 1% dos partos e pode estar associado a malformações renais.

Displasia Broncopulmonar (DBP) (Doença Pulmonar Crônica)

O diagnóstico clínico da DBP é definido por uma dependência de oxigênio nas 36 semanas de idade pós-conceptual, acompanhada por características clínicas e achados radiográficos que correspondem a anormalidades anatômicas. As concentrações de oxigênio maiores que 40% são tóxicas para o pulmão do neonato. A lesão pulmonar mediada pelo oxigênio resulta da geração de superóxidos, peróxido de hidrogênio e radicais livres de oxigênio, os quais rompem lipídios de membrana. A ventilação assistida com pico pressórico elevado produz barotrauma, compondo os efeitos danificadores dos altos níveis de oxigênio inspirado. Na maioria dos pacientes, a DBP se desenvolve, após a ventilação, para SAR, que pode ter sido complicada por PCA ou enfisema intersticial pulmonar. A inflamação da ventilação assistida pulmonar prolongada e das infecções sistêmicas e pulmonares repetidas pode desempenhar um papel principal. A falha na melhora da SAR após 2 semanas, a necessidade da ventilação mecânica prolongada e a terapia com oxigênio requerida nas 36 semanas de idade pós-conceptual são características de pacientes com SAR, nos quais há desenvolvimento de DBP. A DPC também pode se desenvolver em recém-nascidos que pesam menos de 1.000 g, que requerem ventilação mecânica por insuficiência do centro respiratório, na ausência de SAR. Cinquenta por cento dos bebês de 24 a 26 semanas de idade gestacional requerem oxigênio nas 36 semanas de idade corrigida.

A **aparência radiográfica** da DBP é caracterizada inicialmente por opacificação pulmonar e, subsequentemente, pelo desenvolvimento de cistos acompanhados por áreas de hiperdistensão e atelectasia, dando uma aparência tipo esponja ao pulmão. A histopatologia da DBP revela edema intersticial, atelectasia, metaplasia mucosa, fibrose intersticial, bronquiolite obliterante necrotizante e hiperdistensão de alvéolos.

As **manifestações clínicas** da DBP são dependência de oxigênio, hipercapnia com uma alcalose metabólica compensatória, hipertensão pulmonar, crescimento insuficiente e desenvolvimento de insuficiência cardíaca do lado direito. O aumento na resistência de vias aéreas com broncoconstrição de via aérea reativa também é observado e é tratado com agentes broncodilatadores. Retrações torácicas graves produzem pressão intersticial negativa que drena fluido para o espaço intersticial. Junto com a *cor pulmonale*, essas retrações torácicas causam retenção de fluido, necessitando de restrição de fluidos e administração de diuréticos.

Os pacientes com DBP grave podem precisar de tratamento com ventilação mecânica por muitos meses. Uma traqueostomia pode ser indicada para reduzir o risco de estenose subglótica. Com o intuito de reduzir a toxicidade do oxigênio e o barotrauma, os ajustes do ventilador são reduzidos para manter os gases sanguíneos em níveis levemente menores de PaO_2 (50 mmHg) e maiores de $PaCO_2$ (50 a 75 mmHg), em relação aos lactentes, durante a fase aguda da SAR. O tratamento com dexametasona pode reduzir a inflamação, melhorar a função pulmonar e aumentar o desmame dos pacientes com ventilação assistida. Entretanto, a dexametasona pode amentar o risco de paralisia cerebral ou o desfecho de desenvolvimento neuromotor anormal. Sobreviventes de mais idade da DBP têm hiperinsuflação, vias aéreas reativas e atraso no desenvolvimento. Eles estão sob risco de pneumonia pelo vírus sincicial respiratório grave e, como lactentes, devem receber profilaxia contra o vírus sincicial respiratório.

Retinopatia da Prematuridade (Fibroplasia Retrolental)

A retinopatia da prematuridade (RP) é causada pelo efeito agudo e crônico da toxicidade do oxigênio no desenvolvimento de vasos sanguíneos da retina do recém-nascido prematuro. A retina completamente vascularizada do recém-nascido a termo não é suscetível à RP. A RP é uma causa líder de cegueira em lactentes de peso ao nascimento muito baixo (<1.500 g). As tensões excessivas de oxigênio arterial produzem vasoconstrição na vasculatura da retina imatura no primeiro estágio dessa doença. Em seguida, há vaso-obliteração caso a duração e a extensão da hiperóxia sejam prolongadas além do período em que a vasoconstrição é reversível. A hipercapnia e a hipóxia podem contribuir para RP. Os estágios proliferativos subsequentes são caracterizados pela proliferação fibrovascular extrarretinal, formando um cume entre as porções vascular e extravascular da retina, e pelo desenvolvimento de tufos neovasculares. Nos casos leves, a proliferação de vasos é observada na periferia da retina. Casos graves podem apresentar neovascularização envolvendo toda a retina, descolamento da retina, resultante da tração de vasos à medida que eles deixam o disco óptico, proliferação fibrosa por trás das lentes produzindo leucocoria e sinéquia deslocando a lente para frente, levando ao glaucoma. Ambos os olhos geralmente estão envolvidos, mas a gravidade pode ser assimétrica.

A incidência de RP pode ser reduzida pela monitoração cuidadosa dos níveis de gases sanguíneos arteriais em todos os pacientes que recebem oxigênio. Apesar de não haver nível absolutamente seguro de PaO_2, é importante manter os níveis de oxigênio arterial entre 50 a 70 mmHg nos lactentes prematuros. Os recém-nascidos que pesam menos de 1.500 g ou que nascem antes de 28 semanas de idade gestacional (alguns autores dizem 32 semanas) devem ser avaliados ao alcançarem 4 semanas de idade ou mais de 34 semanas de idade gestacional corrigida; ou o que vier antes. A terapia com laser ou (menos comumente) a crioterapia podem ser utilizadas para hemorragia de vítreo ou para vasoproliferação progressiva grave. A cirurgia é indicada para descolamento de retina. Estágios menos graves de RP se resolvem espontaneamente e sem distúrbio visual na maioria dos pacientes.

TAQUIPNEIA TRANSITÓRIA DO RECÉM-NASCIDO

A taquipneia transitória do recém-nascido é uma condição autolimitada caracterizada pela taquipneia, retrações leves, hipóxia e gemidos ocasionais, normalmente sem sinais de angústia respiratória grave. A cianose, quando presente, geralmente requer tratamento com suplementação de oxigênio no intervalo de 30 a 40%. A taquipneia transitória do recém-nascido frequentemente é observada em lactentes prematuros tardios e em recém-nascidos a termo nascidos por parto precipitado ou seção de cesárea sem trabalho de parto anterior. Recém-nascidos com mães diabéticas e recém-nascidos com depressão de centro respiratório, como resultado de passagem placentária de drogas analgésicos, estão sob risco. A taquipneia transitória do recém-nascido pode ser causada por fluido pulmonar retido ou reabsorção lenta de fluido pulmonar. Radiografias torácicas mostram marcas vasculares centrais proeminentes, fluidos nas fissuras pulmonares, hiperaeração e, ocasionalmente, uma efusão pleural pequena. Broncogramas aéreos e um padrão reticulogranular não são observados; sua presença sugere outro processo pulmonar, tais como SAR ou pneumonia.

SÍNDROME DA ASPIRAÇÃO DE MECÔNIO

O fluido amniótico corado por mecônio é observado, predominantemente, em 15% dos partos a termo e pós-termo. Apesar de a passagem de mecônio para o fluido amniótico ser comum em recém-nascidos na apresentação pélvica, o fluido corado por mecônio deve ser considerado clinicamente como um sinal de angústia fetal em todos os recém-nascidos. A presença de mecônio no fluido amniótico sugere angústia no útero com asfixia, hipóxia e acidose.

A aspiração de fluido amniótico contaminado com partículas de mecônio pode ocorrer em um feto com angústia e ofegante, no útero; contudo, geralmente, o mecônio é aspirado para o pulmão imediatamente após o parto. Recém-nascidos acometidos têm radiografias de tórax anormais, demonstrando uma alta incidência de pneumonia e pneumotórax.

A **pneumonia por aspiração de mecônio** é caracterizada por taquipneia, hipóxia, hipercapnia e obstrução de vias aéreas pequenas, causando um efeito bola-válvula, levando a aprisionamento de ar, hiperdistensão e extravasamentos de ar extra-alveolar. A obstrução completa das vias aéreas pequenas produz atelectasias. Em 24 a 48 horas, além de uma pneumonite química, há desenvolvimento dos efeitos mecânicos de obstrução de via aérea. A função pulmonar anormal pode ser causada pelo mecônio, em parte, através da inativação de surfactante. A hipertensão pulmonar primária do recém-nascido (HPPRN) frequentemente acompanha a aspiração de mecônio, com desvio da direita para a esquerda causado por aumento da resistência vascular pulmonar. A radiografia de tórax revela infiltrações desiguais, hiperdistensão, achatamento do diafragma, aumento anteroposterior do diâmetro e uma alta incidência de pneumomediastino e pneumotórax. Comorbidades incluem aquelas associadas a uma asfixia no útero, que se iniciou com a eliminação de mecônio.

O **tratamento** da aspiração de mecônio inclui os cuidados gerais de suporte e ventilação assistida. Os recém-nascidos com uma apresentação tipo HPPRN devem ser tratados para HPPRN. Se a hipóxia grave não for controlada com ventilação convencional ou de alta frequência, a terapia com surfactante e inalação de óxido nítrico, oxigenação de membrana extracorpórea (ECMO) pode ser benéfica.

A prevenção da síndrome de aspiração de mecônio envolve um cuidado de monitoração para prevenir a asfixia no útero. Quando o fluido corado por mecônio é observado, a obstetra deve aspirar a orofaringe do bebê, antes da retirada do restante do corpo do recém-nascido. Se o recém-nascido estiver deprimido com tônus insuficiente, mínimo esforço respiratório e cianose, deve-se aspirar a orofaringe do lactente, visualizar as cordas vocais e aspirar a área abaixo das cordas vocais para remoção de qualquer mecônio da traqueia. A infusão intrauterina de solução salina no âmnio durante o trabalho de parto pode reduzir a incidência de aspiração e pneumonia.

HIPERTENSÃO PULMONAR PRIMÁRIA DO RECÉM-NASCIDO

A HPPRN ocorre nos recém-nascidos pós-termo, termo ou próximo do termo. A HPPRN é caracterizada por hipóxia grave, sem evidência de doença pulmonar parenquimatosa ou doença cardíaca estrutural. Habitualmente, a HPPRN é observada com asfixia ou fluido corado por mecônio. A radiografia de tórax geralmente revela campos pulmonares normais, em vez de infiltrados esperados, e hiperinsuflação que pode acompanhar a aspiração de mecônio. Problemas adicionais que podem levar à HPPRN são pneumonia congênita, hiperviscosidade-policitêmica, hérnia diafragmática congênita, hipoplasia pulmonar, doença cardíaca cianótica congênita, hipoglicemia e hipotermia. O retorno venoso anômalo associado à obstrução do fluxo sanguíneo pode produzir um quadro clínico que envolve hipóxia grave e que inicialmente é indistinguível da HPPRN; entretanto, uma radiografia do tórax revela ingurgitamento venoso pulmonar grave e um coração pequeno. A ecocardiografia, ou cateterização cardíaca, confirma o diagnóstico.

O desvio da direita-para-a-esquerda significativo através de um forame oval persistente, pela PCA e pelos canais intrapulmonares, é característico da HPPRN. A vasculatura pulmonar geralmente apresenta hipertrofia da musculatura lisa da parede arterial, sugerindo que o processo ou uma predisposição à HPPRN se iniciou no útero, como resultado de períodos prévios de hipóxia fetal. Após o nascimento, hipóxia, hipercapnia e acidose exacerbam a vasoconstrição arterial pulmonar, levando a mais hipóxia e acidose. Alguns bebês com HPPRN têm manifestações extrapulmonares como resultado da asfixia. Lesões do miocárdio incluem insuficiência cardíaca, insuficiência transitória de mitral e infarto do músculo papilar ou do miocárdio. Também são observados trombocitopenia, trombo atrial direito e embolismo pulmonar.

O **diagnóstico** é confirmado pelo exame ecocardiográfico, que mostra pressões elevadas de artéria pulmonar e locais de desvio da direita para a esquerda. A ecocardiografia também elimina a possibilidade de doença cardíaca congênita estrutural e disfunção miocárdica transitória.

O **tratamento** envolve os cuidados gerais de suporte; correção da hipotensão, anemia e acidose; e manejo das complicações associadas à asfixia. Se a disfunção do miocárdio estiver presente, é necessária dopamina ou dobutamina. O tratamento mais importante para HPPRN é a ventilação assistida. A hipertensão pulmonar leve reversível pode responder à ventilação assistida convencional. Os pacientes com HPPRN grave nem sempre respondem ao tratamento convencional. A paralisia para relaxamento muscular pode ser necessária para a ventilação assistida vigorosa. A reposição de surfactante parece não ter efeito quando a HPPRN é o diagnóstico primário. Se a ventilação mecânica e os cuidados de suporte não tiverem sucesso na melhora da oxigenação, deve-se administrar óxido nítrico por inalação, um agente vasodilatador seletivo para artéria pulmonar. Se a hipóxia persistir, o paciente pode ser um candidato para ECMO. Os recém-nascidos que requerem ajustes extremamente altos no ventilador, marcados pelo gradiente de oxigênio alvéolo-arterial maior que 620 mmHg, apresentam uma alta taxa de mortalidade e se beneficiam da ECMO, caso não responderem ao óxido nítrico. Além disso, o índice de oxigenação (IO) é utilizado para avaliar a gravidade da hipoxemia e para guiar o tempo das intervenções, tais como inalação de óxido nítrico e ECMO. O IO é calculado utilizando-se a equação IO = [(pressão média de vias aéreas × fração inspirada de oxigênio)/PaO_2] × 100. Um alto IO indica insuficiência respiratória hipóxica grave.

APNEIA DA PREMATURIDADE

Apesar de a apneia estar associada tipicamente à imaturidade do sistema de controle respiratório, também pode ser o sinal presente de outras doenças, ou estados patofisiológicos, que acomete recém-nascidos pré-termo (Tabela 61-3). Uma consideração completa das possíveis causas é sempre garantida, principalmente com início ou aumento inesperados na frequência de episódios de apneia (ou bradicardia).

A apneia é definida como a ausência de fluxo de ar pulmonar para um intervalo de tempo específico, geralmente maior que 10 a 20 segundos. A bradicardia geralmente acompanha apneia prolongada. A **apneia central** se refere a uma ausência completa de fluxo de ar e esforços respiratórios sem movimento da parede torácica. A **apneia obstrutiva** se refere à ausência de fluxo de ar notável, mas com manutenção dos movimentos da parede torácica. A **apneia mista**, uma combinação desses dois eventos, é o tipo mais frequente. Ela pode se iniciar como um episódio breve de obstrução, seguido por uma apneia central. Alternativamente, a apneia central pode produzir fechamento de via aérea superior (hipotonia faríngea passiva), resultando em apneia mista.

Uma avaliação cuidadosa para determinar a causa de apneia deve ser realizada imediatamente em qualquer lactente com apneia. A incidência de apneia aumenta com a diminuição da idade gestacional. A apneia idiopática, uma doença de lactentes prematuros, aparece na ausência de quaisquer outros estados de doença identificáveis durante a primeira semana de vida e, geralmente, se resolve em 36 a 40 semanas da idade pós-conceptual (idade gestacional ao nascimento + idade pós-natal). O processo de regulação da respiração do recém-nascido prematuro é especialmente vulnerável à apneia. Os recém-nascidos pré-termo respondem de forma paradoxal à hipóxia, pelo desenvolvimento de apneia, em vez de aumentarem as respirações, como os lactentes maduros. Um tônus insuficiente dos músculos laríngeos também pode levar ao colapso de via aérea superior, causando obstrução. A apneia obstrutiva isolada também pode ocorrer como resultado de flexão ou posicionamento lateral extremo da cabeça do recém-nascido prematuro, o que pode obstruir a traqueia flexível.

O **tratamento** da apneia da prematuridade envolve a administração de oxigênio nos lactentes hipóxicos, transfusão nos bebês anêmicos e estimulação cutânea física para bebês com apneia leve. As metilxantinas (cafeína ou teofilina) são a base do tratamento farmacológico da apneia. O tratamento com xantina aumenta a ventilação minuto, melhora a sensitividade ao dióxido de carbono, diminui a depressão hipóxica da respiração, aumenta a atividade diafragmática e diminui a respiração periódica. O tratamento geralmente começa com uma dose inicial seguida pela manutenção do tratamento. O tratamento com cânula nasal de alto fluxo e pressão positiva contínua em vias aéreas por via nasal de 4 a 6 cm H_2O também é eficaz e é um método relativamente seguro de tratamento da apneia obstrutiva ou mista; eles podem funcionar pela estimulação do bebê e por suporte à via aérea superior. A pressão positiva contínua em vias aéreas provavelmente também aumenta a capacidade residual funcional, melhorando a oxigenação.

Capítulo 62

ANEMIA E HIPERBILIRRUBINEMIA

ANEMIA

A hematopoiese embrionária se inicia ao redor do vigésimo dia de gestação e é evidenciada como ilhas de sangue no saco vitelino. No meio da gestação, a eritropoiese ocorre no fígado e baço; a medula óssea se torna o local predominante no último trimestre. A concentração de hemoglobina aumenta de 8 a 10 g/dL na 12ª semana para 16,5 g/dL a 18 g/dL na 40ª semana. A produção de eritrócitos pelo feto é responsiva à eritropoietina; a concentração desse hormônio aumenta com a hipóxia e anemia fetal.

Após o nascimento, os níveis de hemoglobina aumentam transitoriamente na 6ª a 12ª horas e então diminuem para 11 a 12 g/dL no 3º ao 6º meses. Um bebê prematuro (<32 semanas de idade gestacional) tem uma concentração de hemoglobina mais baixa e um declínio pós-natal mais rápido do nível de hemoglobina, a qual alcança a menor concentração em 1 a 2 meses após o nascimento. Os eritrócitos fetal e neonatal possuem uma vida útil mais curta (70 a 90 dias) e um volume corpuscular médio maior (110 a 120 fL) que as células adultas. No feto, a síntese de hemoglobina nos últimos dois trimestres de gestação produz hemoglobina fetal (hemoglobina F), composta de duas cadeias alfa e duas cadeias gama. Imediatamente antes do nascimento, o bebê inicia a síntese de cadeias beta-hemoglobina; o bebê a termo deve ter algumas hemoglobinas adultas (duas cadeias alfa e duas cadeias beta). A hemoglobina fetal representa 60 a 90% da hemoglobina de um recém-nascido a termo. Os seus níveis diminuem para níveis adultos de menos de 5% por volta de 4 meses de idade.

Para um bebê a termo, o volume de sangue é de 72 para 93 mL/kg e, para um bebê pré-termo, o volume de sangue é de 90 a 100 mL/kg. A placenta e os vasos umbilicais contêm, aproximadamente, 20 a 30 mL/kg de sangue adicional, que pode aumentar o volume sanguíneo do neonato e os níveis de hemoglobina transitoriamente para os primeiros três dias de vida, se clampeamento ou ordenha (*extração*) do cordão umbilical for retardado ao nascimento. O clampeamento tardio pode aumentar o risco de policitemia e icterícia, mas isso melhora a filtração glomerular. O clampeamento precoce pode levar a anemia, sopro cardíaco, perfusão periférica insuficiente e menos taquipneia. A pressão hidrostática influencia a transferência de sangue entre a placenta e o bebê ao nascimento. Uma transfusão feto-para-placenta indesejada ocorre se o recém-nascido estiver situado acima do nível da placenta.

A anemia fisiológica, observada no 2º para 3º mês de idade em recém-nascidos a termo e no 1º para o 2º mês de idade nos recém-nascidos pré-termo, é um processo normal que não resulta em sinais de doença e não requer qualquer tratamento. É uma condição fisiológica que se acredita estar relacionada a diversos fatores, incluindo-se o aumento da oxigenação tecidual vivenciada ao nascimento, encurtamento da vida útil de eritrócitos e baixos níveis de eritropoietina.

Etiologia

A anemia sintomática no período neonatal (Fig. 62-1) pode ser causada por diminuição na produção de eritrócitos, aumento na destruição de eritrócitos ou perda de sangue.

Diminuição na Produção de Eritrócitos

A anemia causada pela diminuição na produção de eritrócitos aparece ao nascimento com palidez, uma baixa contagem de reticulócitos e ausência de precursores eritroides na medula óssea. As possíveis causas de diminuição neonatal na produção de eritrócitos incluem síndromes de insuficiência da medula óssea (aplasia congênita de eritrócitos [anemia de Diamond-Blackfan]), infecção (infecções virais congênitas [parvovírus, rubéola], sepse bacteriana ou viral adquirida), deficiências nutricionais (proteína, ferro, folato, vitamina B_{12}) e leucemia congênita.

Aumento na Destruição de Eritrócitos

A hemólise imunologicamente mediada no útero pode levar à **eritroblastose fetal**, ou o feto pode ser preservado, e pode aparecer a **doença hemolítica** no recém-nascido. A hemólise dos eritrócitos fetais é o resultado de diferenças no grupo sanguíneo entre a mãe sensibilizada e o feto, o que causa a produção de anticorpos IgG pela mãe direcionados contra um antígeno nas células do feto.

A **incompatibilidade de grupo sanguíneo ABO** com hemólise neonatal se desenvolve apenas caso a mãe tenha anticorpos IgG, de uma exposição prévia a antígenos A ou B. Esses anticorpos IgG atravessam a placenta por transporte ativo e alcançam o feto ou recém-nascido. A sensibilização da mãe aos antígenos fetais pode ter ocorrido por transfusões prévias ou por condições gestacionais que resultam da transferência de eritrócitos

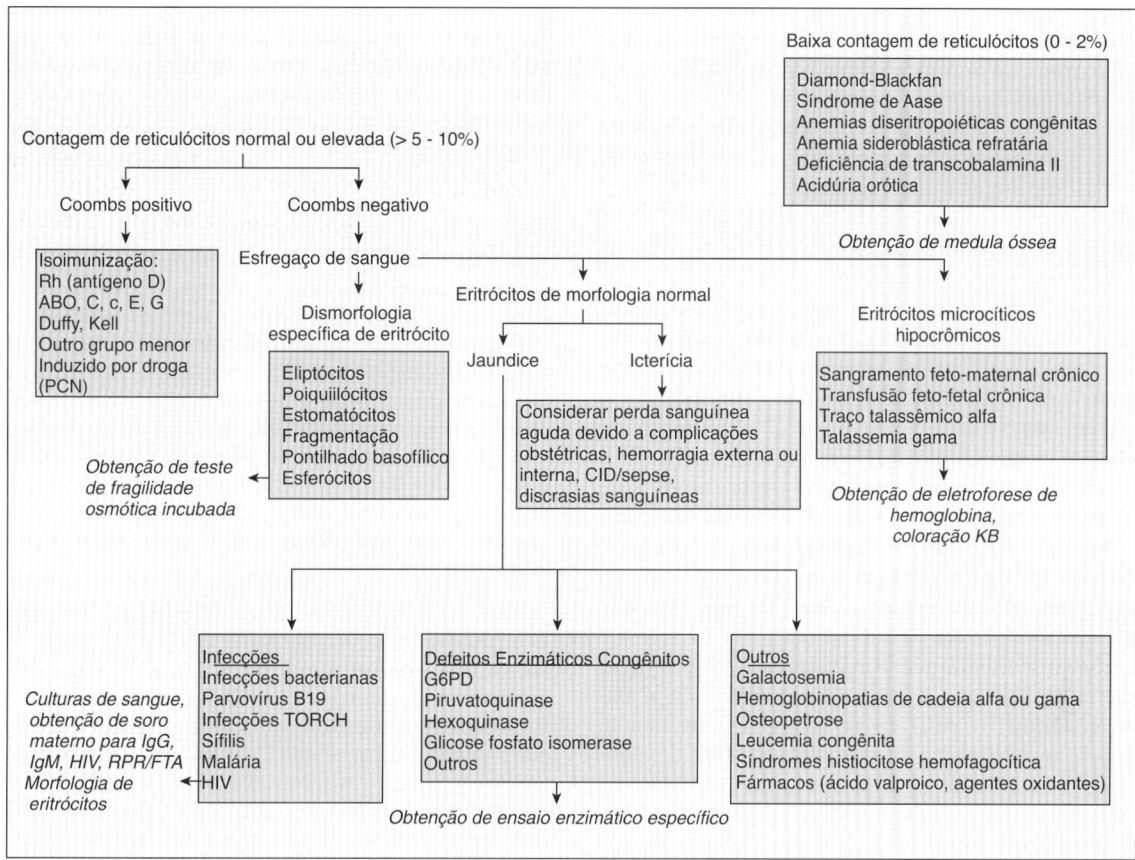

Figura 62-1 Diagnóstico diferencial de anemia do neonato. O médico obtém informação da família, mãe e históricos de parto e trabalho de parto, bem como testes de laboratório, incluindo-se hemoglobina, contagem de reticulócitos, tipo sanguíneo, teste de Coombs direto, esfregaço periférico, índices hematimétricos e concentração de bilirrubina. *CID*, coagulação intravascular disseminada; *FTA*, teste de anticorpo de treponema fluorescente; *G6PD*, glicose-6-fosfato desidrogenase; *HIV*, vírus da imunodeficiência humana; *KB*, Kleihauer-Betke; *PCN*, penicilina; *RPR*, testes da reagina plasmática rápidos; *TORCH*, toxoplasmose, outro, rubéola, citomegalovírus, herpes simplex. (De Ohls RK: Anemia in the neonate. In Christensen RD, editor: Hematologic problems of the neonate, Philadelphia, 2000, Saunders, p 162.)

fetais para a circulação materna, tais como aborto no primeiro trimestre, gestação ectópica, amniocentese, extração manual da placenta, procedimentos de versão (externa ou interna) ou gestação normal.

A incompatibilidade ABO com sensibilização geralmente não causa outra doença fetal além da anemia extremamente leve. Ela pode produzir **doença hemolítica do recém-nascido**, a qual é manifestada como uma anemia e hiperbilirrubinemia significativa. Pelo fato de as mães que apresentam grupo sanguíneo O terem anticorpos IgG para A e B antes da gestação, o primeiro bebê a nascer de um tipo sanguíneo A ou B pode ser acometido. Em contraste à doença Rh, a doença hemolítica ABO não se torna mais grave nas gestações subsequentes. A hemólise com incompatibilidade ABO é menos grave que a hemólise na gestação sensibilizada pelo Rh, tanto devido ao anticorpo anti-A ou anti-B poder se ligar às células não eritrocíticas que contêm antígeno A ou B, como pelo fato de os eritrócitos fetais apresentarem menos determinantes antigênicos A ou B do que os locais de Rh. Com a diminuição na incidência de doença hemolítica Rh, a incompatibilidade ABO tem se tornado a causa mais comum de hiperbilirrubinemia neonatal, requerendo tratamento – atualmente representando, aproximadamente, 20% das icterícias clinicamente significativas no recém-nascido.

A **eritroblastose fetal** é causada classicamente pela incompatibilidade do grupo sanguíneo Rh. A maioria das mulheres Rh negativas não têm anticorpos anti-Rh no momento de sua primeira gestação. O sistema de antígeno Rh consiste em cinco antígenos: C, D, E, c, e; o tipo d não é antigênico. Nos casos mais sensibilizados de Rh, o antígeno D do feto sensibiliza a mãe Rh negativa (d), resultando na produção de anticorpo IgG durante a primeira gestação. Pelo fato de a maioria das mães não ser sensibilizada pelos antígenos Rh no início da gestação, a eritroblastose fetal Rh é geralmente uma doença da segunda ou das gestações subsequentes. A primeira gestação acometida resulta em uma resposta de anticorpo na mãe, a qual pode ser detectada durante o acompanhamento pré-natal com o teste de Coombs, determinada como sendo por anticorpo anti-D. O primeiro recém-nascido acometido pode não apresentar doença fetal grave e pode manifestar doença hemolítica do recém-nascido apenas pelo desenvolvimento de anemia e hiperbilirrubinemia. As gestações subsequentes resultam em um aumento na gravidade da resposta, devido a um início precoce da hemólise no útero. A anemia fetal, insuficiência cardíaca, aumento da pressão venosa, obstrução de veia porta e hipoalbuminemia resultam em **hidropisia fetal**, a qual é caracterizada por ascite, efusões pleural e pericárdica e anasarca (Capítulo 60). O risco de morte do feto é alto.

O **tratamento** de uma gestação complicada pela sensibilização Rh depende da gravidade da hemólise, de seus efeitos no feto e da maturidade do feto no momento em que é acometido. A gravidade da hemólise pode ser avaliada pela quantidade de bilirrubina transferida do feto para o fluido amniótico, quantificada por análise espectrofotométrica da densidade óptica (a 450 nm) do fluido amniótico.

Três zonas de densidades ópticas com curvas decrescentes em direção ao termo da gestação têm sido desenvolvidas para se predizer a gravidade da doença. A zona 3 de densidade óptica alta é associada à hemólise grave. Os fetos nas zonas mais baixas, provavelmente, não são acometidos. Se a medida de densidade óptica do feto para bilirrubina cair para zona 3 e o feto apresentar maturidade pulmonar determinada pela relação lecitina/esfingomielina, deve-se realizar o parto do recém-nascido e tratá-lo na unidade de cuidado intensivo neonatal. Se os pulmões estiverem imaturos e o feto estiver entre as 22 e 33 semanas de idade gestacional, indica-se uma transfusão intrauterina guiada por ultrassom com sangue tipo O negativo na veia umbilical, que pode ter de ser repetida até se alcançar a maturidade pulmonar ou se detectar sofrimento fetal. As indicações para transfusão intravascular fetal em fetos sensibilizados entre as 22 e 32 semanas de idade gestacional incluem um hematócrito fetal menor que 25 a 30%, hidropisia fetal e sofrimento fetal muito precoce na gestação que contraindique o parto. A transfusão intrauterina intravascular corrige a anemia fetal, melhora o desfecho da hidropisia grave e reduz a necessidade de transfusão de troca pós-natal, mas está associada à anemia neonatal como resultado de uma hemólise contínua associada à supressão da eritropoiese.

A **prevenção** da sensibilização da mãe com feto Rh-positivo é possível pelo tratamento da mãe durante a gestação (>28 semanas de idade gestacional) e nas 72 horas após o nascimento com imunoglobulina anti-Rh-positiva (RhoGAM). A dose de RhoGAM (300 µg) é baseada na capacidade de essa quantidade de anticorpo anti-Rh-positivo se ligar a todos os possíveis eritrócitos Rh-positivos do feto que entrarem na circulação materna durante a transfusão feto-para-mãe durante o parto (aproximadamente 30 mL). O RhoGAM pode se ligar aos eritrócitos Rh-positivos do feto, ou, ainda, interferir na produção de anticorpo anti-Rh-positivo materno por outro mecanismo desconhecido. O RhoGAM é eficaz apenas na prevenção da sensibilização ao antígeno D. Outros antígenos do grupo sanguíneo que podem causar hidropisia imune e eritroblastose incluem o Rh C, E, Kell e Duffy. A aloimunidade anti-Kell produz níveis mais baixos de bilirrubina amniótica e uma contagem de reticulócitos mais baixa, pois, além da hemólise, ela inibe a eritropoiese.

As causas não imunes de hemólise no recém-nascido incluem deficiências nas enzimas de eritrócitos da via Embden-Meyerhof, tais como deficiência de piruvato quinase ou de glicose-6-fosfato desidrogenase. Os distúrbios de membrana de eritrócitos são outras causas de hemólise não imune. A esferocitose hereditária é herdada como uma forma recessiva autossômica grave ou forma dominante autossômica menos grave e é o resultado de uma deficiência de espectrina, uma proteína da membrana de eritrócitos. As hemoglobinopatias, tais como a talassemia, são outra causa de hemólise não mediada imunologicamente.

Perda de Sangue

A anemia por perda de sangue ao nascimento é manifestada por dois padrões de apresentação, dependendo da rapidez da perda de sangue. A **perda de sangue aguda** após hemorragia feto-materna, ruptura de cordão umbilical, placenta prévia ou hemorragia interna (hematoma hepático ou esplênico; retroperitoneal) é caracterizada por palidez, diminuição dos pulsos periféricos e choque. Não há sinais de hematopoiese extramedular e não há hepatoesplenomegalia. O conteúdo de hemoglobina e os níveis de ferro sérico, inicialmente, encontram-se normais, mas os níveis de hemoglobina diminuem durante as 24 horas subsequentes. Os recém-nascidos com **perda de sangue crônica** causada por hemorragia feto-materna crônica, ou uma transfusão feto-fetal, apresentam uma palidez marcante, insuficiência cardíaca, hepatoesplenomegalia com ou sem hidropisia, um baixo nível de hemoglobina ao nascimento, um esfregaço de sangue microcítico hipocrômico e diminuição nos estoques de ferro sérico. O sangramento feto-maternal ocorre em 50 a 75% de todas as gestações, com perdas de sangue fetal variando de 1 a 50 mL; a maioria das perdas de sangue é de 1 mL ou menos, 1 em 400 é de aproximadamente 30 mL e 1 em 2.000 é de aproximadamente 100 mL.

O diagnóstico de hemorragia feto-maternal é confirmado pelo teste da eluição ácida de Kleihauer-Betke. Os eritrócitos rosas do feto são observados e contados nos esfregaços de sangue periférico da mãe, pois a hemoglobina do feto é resistente à eluição ácida; a hemoglobulina adulta é eluída, deixando as células maternas sem cor (pacientes com anemia falciforme ou persistência hereditária de hemoglobina fetal podem apresentar resultado falso-positivo, enquanto a incompatibilidade ABO pode produzir um resultado falso-negativo).

Diagnóstico e Tratamento

A hemólise no útero, resultante de qualquer causa, pode produzir um espectro de manifestações clínicas ao nascimento. A hidropisia grave com anasarca, insuficiência cardíaca e edema pulmonar pode impedir uma ventilação adequada ao nascimento, resultando em asfixia. Os recém-nascidos acometidos por hemólise no útero têm hepatoesplenomegalia e palidez, tornando-se ictéricos nas primeiras 24 horas após o nascimento. Recém-nascidos menos gravemente acometidos manifestam palidez e hepatoesplenomegalia ao nascimento e se tornam ictéricos subsequentemente. Geralmente, os pacientes com incompatibilidade ABO são assintomáticos e não apresentam sinais físicos ao nascimento; uma anemia leve com icterícia se desenvolve durante as primeiras 24 a 72 horas de vida.

A hidropisia, anemia ou icterícia são secundárias a muitas causas diversas de hemólise e uma avaliação laboratorial é necessária em todos os pacientes com suspeita de hemólise. Um hemograma completo, esfregaço sanguíneo, contagem de reticulócitos, tipo sanguíneo e teste de Coombs direto (para determinar a presença de eritrócitos cobertos por anticorpos) devem ser realizados na avaliação inicial de todos os recém-nascidos com hemólise. A redução nos níveis de hemoglobina, reticulocitose e esfregaço sanguíneo caracterizado por policromasia e anisocitose são esperados nas hemólises isoimunes. Os esferócitos comumente são observados na incompatibilidade ABO. A determinação do tipo sanguíneo e o teste de Coombs identificam o antígeno responsável e o anticorpo na hemólise mediada imunologicamente.

Na ausência de teste de Coombs positivo e diferenças de grupo sanguíneo entre a mãe e o feto, outras causas de hemólise não imune devem ser consideradas. Os ensaios enzimáticos de eritrócitos, eletroforese de hemoglobina, ou testes de membrana de eritrócitos (fragilidade osmótica, ensaio de espectrina) devem ser realizados. A hemorragia interna também pode estar associada à anemia, à reticulocitose e à icterícia, quando esta hemorragia for reabsorvida; a avaliação por ultrassom de cérebro, fígado, baço ou glândula adrenal pode ser indicada quando se suspeita de hemólise não imune. O choque é mais típico em pacientes com hemorragia interna, enquanto que nas doenças hemolíticas a insuficiência cardíaca pode ser observada com anemia grave. A avaliação de uma possível hemorragia feto-maternal deve incluir o teste de Kleihauer-Betke.

O **tratamento** da anemia neonatal *sintomática* é a transfusão de concentrado de hemácias com compatibilidade cruzada. Se a hemólise imune estiver presente, as células a serem transferidas devem ter compatibilidade cruzada com o plasma materno e neonatal. A perda de volume agudo pode necessitar de ressuscitação com produtos não derivados de sangue, tais como a solução salina 0,9%, caso não haja sangue disponível; o concentrado de hemácias pode ser fornecido subsequentemente. Para se corrigir a anemia e qualquer deficiência de volume sanguíneo remanescente, 10 a 15 mL/kg de concentrado de hemácias deve ser suficiente. O sangue citomegalovírus-soronegativo deve ser fornecido aos recém-nascidos citomegalovírus-soronegativos e todos os derivados de sangue devem ser irradiados para reduzir o risco de doença enxerto contra hospedeiro; o sangue deve ser avaliado para HIV, hepatite B e C, sífilis. A eritropoietina recombinante pode melhorar o hematócrito de recém-nascidos com uma anemia hiporregenerativa após a transfusão no útero.

HIPERBILIRRUBINEMIA

A doença hemolítica do recém-nascido é uma causa comum de icterícia neonatal. Entretanto, devido à imaturidade das vias do metabolismo de bilirrubina, muitos bebês recém-nascidos sem evidência de hemólise se tornam ictéricos.

A bilirrubina é produzida pelo catabolismo de hemoglobina no sistema reticuloendotelial. O anel tetrapirrólico do heme é clivado pela heme oxigenase para formar quantidades equivalentes de biliverdina e monóxido de carbono. Pela inexistência de outra fonte biológica de monóxido de carbono, a excreção desse gás é estequiometricamente idêntica à produção de bilirrubina. A biliverdina é convertida para bilirrubina pela biliverdina redutase. Um grama de hemoglobina produz 35 mg de bilirrubina. Outras fontes de bilirrubina, que não a hemoglobina circulante, representam 20% da produção de bilirrubina; essas fontes incluem a produção de hemoglobina ineficiente (desvio) e a lise de células precursoras na medula óssea. Comparados aos adultos, os recém-nascidos têm uma taxa de duas a três vezes maior de produção de bilirrubina (6 a 10 mg/kg/24 h contra 3 mg/kg/24 h). Essa produção maior é causada, em parte, por um aumento na massa de eritrócitos (hematócrito mais alto) e um encurtamento na vida útil dos eritrócitos de 70 a 90 dias, comparado aos 120 dias de vida útil dos eritrócitos em adultos.

A bilirrubina produzida após o catabolismo de hemoglobina é solúvel em lipídeo e não conjugada e reage como um reagente indireto no teste de van den Bergh. A bilirrubina não conjugada, de reação indireta, é tóxica ao sistema nervoso central e é insolúvel em água, limitando sua excreção. A bilirrubina não conjugada se liga à albumina em locais de ligação específicos na bilirrubina; 1 g de albumina se liga a 8,5 mg de bilirrubina em um recém-nascido. Caso os locais de ligação se tornem saturados ou um composto competitivo se ligue ao local, deslocando a bilirrubina ligada, a bilirrubina livre se torna disponível para entrar no sistema nervoso central. Ácidos orgânicos, tais como ácidos graxos livres e drogas, tais como sulfisoxazole, podem deslocar a bilirrubina de seus locais de ligação na albumina.

A bilirrubina se dissocia da albumina no hepatócito e se liga à proteína hepática citoplasmática Y (ligandina). A conjugação hepática resulta na produção de diglucuronídeo de bilirrubina, a qual é solúvel em água e capaz de ser excretada via biliar e renal. A enzima glucuronosiltransferase representa o passo taxa-limitante da conjugação de bilirrubina. As concentrações de ligandina e glucuronosiltransferase são mais baixas em recém-nascidos, particularmente em recém-nascidos pré-termo, do que em crianças mais velhas.

A bilirrubina conjugada resulta em uma reação direta no teste de van den Bergh. A maioria das bilirrubinas conjugadas é excretada através da bile no intestino delgado e eliminada nas fezes. Entretanto, algumas bilirrubinas podem ser submetidas à hidrólise, retornando à fração não conjugada pela glucoronidase intestinal, e podem ser reabsorvidas (recirculação êntero-hepática). Além disso, bactérias no intestino do neonato convertem bilirrubina em urobilinogênio e estercobilinogênio, os quais são excretados na urina e nas fezes, e, geralmente, limitam a reabsorção de bilirrubina. A passagem tardia de mecônio, o qual contém bilirrubina, também pode contribuir para a recirculação êntero-hepática de bilirrubina.

A bilirrubina é produzida no útero pelo feto normal e pelo feto acometido por eritroblastose fetal. A bilirrubina indireta, não conjugada, solúvel em lipídeo do feto é transferida através da placenta e se torna conjugada pelas enzimas hepáticas maternas. A placenta é impermeável à bilirrubina conjugada solúvel em água. Os níveis de bilirrubina fetal se tornam apenas levemente elevados na presença de hemólise grave, mas podem aumentar quando a hemólise produz estase da bile espessa hepática no feto e hiperbilirrubinemia conjugada. A hiperbilirrubinemia materna indireta (mas não a direta) também pode aumentar os níveis de bilirrubina fetal.

Etiologia da Hiperbilirrubinemia Não Conjugada Indireta

A **icterícia fisiológica** é uma causa comum de hiperbilirrubinemia entre recém-nascidos. É um diagnóstico de exclusão, feito após uma avaliação cuidadosa ter excluído causas mais graves de icterícia, tais como hemólise, infecção e doenças metabólicas. A icterícia fisiológica é o resultado de muitos fatores que são características fisiológicas normais dos recém-nascidos: aumento na produção de bilirrubina, resultante de um aumento na massa de eritrócitos, encurtamento da vida útil de eritrócitos e imaturidade hepática da ligandina e da glucuronosiltransferase. A icterícia fisiológica pode ser elevada nos recém-nascidos com descendência grega e asiática.

O padrão clínico da icterícia fisiológica em recém-nascidos a termo inclui um pico nos níveis de bilirrubina de reação indireta de não mais que 12 mg/dL no terceiro dia de vida. Em recém-nascidos prematuros, o pico é mais alto (15 mg/dL) e ocorre mais tarde (quinto dia). O nível de bilirrubina indireta no pico, durante a icterícia fisiológica, pode ser mais alto em recém-nascidos sob alimentação com leite materno do que em recém-nascidos alimentados com fórmula láctea (15 a 17 mg/dL contra 12 mg/dL). Esse nível mais elevado pode ser resultante, em parte, da diminuição na ingestão de fluidos pelos recém-nascidos alimentados com leite materno. A icterícia não é fisiológica e é patológica se for clinicamente evidente no primeiro dia de vida, caso os níveis de bilirrubina aumentem mais que 0,5 mg/dL/hr, se o pico de bilirrubina for maior que 13 mg/dL em recém-nascidos a termo, se a fração de bilirrubina direta for maior que 1,5 mg/dL ou ainda se houver presença de hepatoesplenomegalia e anemia.

A **síndrome de Crigler-Najjar** é uma deficiência grave, rara, autossômica recessiva, permanente de glucuronosiltransferase, que resulta em hiperbilirrubinemia indireta grave. O tipo II responde à indução da enzima pelo fenobarbital, produzindo um aumento na atividade enzimática e uma redução nos níveis de bilirrubina. O tipo I não responde ao fenobarbital e se manifesta como hiperbilirrubinemia indireta persistente, geralmente levando ao kernicterus.

A **doença de Gilbert** é causada pela mutação da região promotora de glucuronosiltransferase e resulta em uma hiperbilirrubinemia indireta leve. Na presença de outro fator icterogênico (hemólise), pode haver desenvolvimento de uma icterícia mais grave.

Tabela 62-1	Etiologia da Hiperbilirrubinemia Não Conjugada	
	PRESENÇA DE HEMÓLISE	**AUSÊNCIA DE HEMÓLISE**
Comum	*Incompatibilidade de grupo sanguíneo:* ABO, Rh, Kell, Duffy. Infecção.	Icterícia fisiológica, icterícia do leite materno, hemorragia interna, policitemia, recém-nascido de mãe diabética
Rara	*Defeitos de enzimas do eritrócito:* glicose-6-fosfato desidrogenase, piruvatoquinase *Distúrbios da membrana de eritrócitos:* esferócitos, ovalocitose *Hemoglobinopatia:* talassemia	Mutações da enzima glucuronil transferase (síndrome Crigler-Najjar, doença de Gilbert), estenose pilórica, hipotireoidismo, trombocitopenia imune

Tabela 62-2	Etiologia da Hiperbilirrubinemia Conjugada
COMUM	
Colestase por hiperalimentação	
Infecção CMV	
Outras infecções congênitas perinatais (TORCH)	
Bile espessada por hemólise prolongada	
Hepatite neonatal	
Sepse	
INCOMUM	
Infarto hepático	
Erro inato do metabolismo (galactosemia, tirosinemia)	
Fibrose cística	
Atresia biliar	
Cisto de colédoco	
Deficiência de α1- antitripsina	
Doença do armazenamento de ferro do neonato	
Síndrome de Alagille (displasia artério-hepática)	
Doença de Byler	

CMV, Citomegalovírus; *TORCH*, toxoplasmose, outro, rubéola, citomegalovírus, herpes simplex.

A **icterícia do leite materno** pode estar associada à hiperbilirrubinemia não conjugada sem evidência de hemólise durante a primeira ou segunda semanas de vida. Os níveis de bilirrubina raramente aumentam para mais de 20 mg/dL. A interrupção do aleitamento materno por 1 ou 2 dias resulta em uma rápida diminuição nos níveis de bilirrubina, os quais não aumentam significativamente após retomar a amamentação. O leite materno pode conter um inibidor da conjugação de bilirrubina ou pode aumentar a recirculação êntero-hepática de bilirrubina, devido à glicuronidase do leite materno.

A **icterícia no primeiro dia de vida** é sempre patológica e é necessária a atenção imediata para estabelecer a sua causa. O início precoce geralmente é o resultado de uma hemólise, hemorragia interna (céfalo-hematoma, hematoma hepático ou esplênico) ou infecção (Tabela 62-1). A infecção também geralmente está associada à bilirrubina direta reativa resultante de infecções congênitas perinatais ou de sepse bacteriana.

A evidência física de icterícia em recém-nascidos é observada quando os níveis de bilirrubina alcançam 5 a 10 mg/dL (contra 2 a 3 mg/dL em adultos). Quando a icterícia é observada, a avaliação laboratorial para hiperbilirrubinemia deve incluir uma medida de bilirrubina total para determinar a magnitude da hiperbilirrubinemia. Os níveis de bilirrubina maiores que 5 mg/dL no primeiro dia de vida ou maior que 13 mg/dL nos dias seguintes em recém-nascidos a termo devem ser avaliados com mensuração dos níveis de bilirrubina direta e indireta, tipagem de sangue, teste de Coombs, hemograma completo, esfregaço sanguíneo e contagem de reticulócitos. Esses testes devem ser realizados antes do tratamento da hiperbilirrubinemia com fototerapia ou exsanguineotransfusão. Na ausência de hemólise ou evidência tanto para causas comuns como raras de hiperbilirrubinemia indireta não hemolítica, o diagnóstico é tanto fisiológica quanto icterícia do leite materno. A icterícia presente após 2 semanas de idade é patológica e sugere hiperbilirrubinemia conjugada e de reação direta.

Etiologia da Hiperbilirrubinemia Conjugada Direta

A hiperbilirrubinemia de reação direta (definida como um nível de bilirrubina >2 mg/dL ou >20% da bilirrubina total) nunca é fisiológica e deve sempre ser avaliada minuciosamente de acordo com as categorias de diagnóstico (Tabela 62-2). A bilirrubina de reação direta (composta em sua maior parte por bilirrubina conjugada) não é neurotóxica para o recém-nascido, mas significa um distúrbio subjacente grave, envolvendo colestase ou lesão hepatocelular. A avaliação diagnóstica dos pacientes com hiperbilirrubinemia de reação direta envolve a determinação dos níveis de enzimas hepáticas (aspartato aminotransferase, fosfatase alcalina, alanina aminotransferase, γ-glutamil transpeptidase), culturas bacteriana e viral, testes de triagem metabólicos, ultrassom de fígado, teste de cloro no suor e, ocasionalmente, biópsia hepática. Além disso, a presença de urina escura e fezes cinza esbranquiçadas (acolia) com icterícia após a segunda semana de vida sugere fortemente atresia biliar. O tratamento de distúrbios manifestados por bilirrubinemia direta é específico para doenças que estão listadas na Tabela 62-2. Essas doenças não respondem a fototerapia ou exsanguineotransfusão.

Kernicterus (Encefalopatia Bilirrubínica)

A fração de bilirrubina solúvel em lipídeo, não conjugada, indireta é tóxica para o desenvolvimento do sistema nervoso central, principalmente quando as concentrações de bilirrubina indireta são altas e excedem a capacidade de ligação à albumina. O *kernicterus* resulta do depósito da bilirrubina indireta nas células cerebrais e distúrbio de metabolismo e função neuronal, principalmente nos núcleos da base. A bilirrubina indireta pode atravessar a barreira hematoencefálica devido à sua solubilidade em lipídeo. Outras teorias propõem que uma ruptura da barreira hematoencefálica permite a entrada de um conjugado de bilirrubina-albumina ou bilirrubina-ácido graxo livre.

O *kernicterus* geralmente é observado quando o nível de bilirrubina encontra-se excessivamente alto para a idade gestacional. Em geral, ele não se desenvolve em recém-nascidos a termo, quando os níveis de bilirrubina são menores que 20 a 25 mg/dL, mas a incidência aumenta à medida que os níveis de bilirrubina sérica excedem 25 mg/dL. O *kernicterus* também pode ser observado em níveis de bilirrubina menores que 20 mg/dL na presença de sepse, meningite, hemólise, asfixia, hipóxia, hipotermia, hipoglicemia, drogas que deslocam a bilirrubina (drogas com sulfa) e prematuridade. Outros riscos para *kernicterus* em recém-nascidos a termo são hemólise, icterícia observada nas primeiras 24 horas de nascimento e diagnóstico tardio de hiperbilirrubinemia. O *kernicterus* tem se desenvolvido em recém-nascidos extremamente imaturos, pesando menos de 1.000 g, quando os níveis de bilirrubina são menores que 10 mg/dL, devido a uma barreira hematoencefálica mais permeável associada à prematuridade.

As manifestações clínicas mais precoces de *kernicterus* são letargia, hipotonia, irritabilidade, reflexo de Moro fraco e alimentação insuficiente. Um choro de tom agudo e êmese também podem estar presentes. Os sinais iniciais são observados após o 4º dia de vida. Sinais tardios incluem fontanela abaulada, postura de opistótono, hemorragia pulmonar, febre, hipertonicidade, paralisia do olhar para cima e convulsões. Recém-nascidos com casos graves de *kernicterus* morrem no período neonatal. A espasticidade se resolve em lactentes sobreviventes, os quais podem manifestar mais tarde surdez neurossensorial, paralisia cerebral coreoatetoide, retardo mental, displasia dentária e descoloração de dentes como sequela permanente. O *kernicterus* pode ser prevenido ao evitar níveis de bilirrubina indireta excessivamente altos e condições ou drogas que podem deslocar a bilirrubina da albumina. Sinais iniciais de *kernicterus*, ocasionalmente, podem ser revertidos pela instituição imediata de uma exsanguineotransfusão (ver a seguir).

Tratamento da Hiperbilirrubinemia Indireta

A **fototerapia** é um método eficaz e seguro na redução dos níveis de bilirrubina indireta, particularmente quando iniciada antes do aumento da bilirrubina sérica para níveis associados ao *kernicterus*. Em recém-nascidos a termo, a fototerapia é iniciada quando os níveis de bilirrubina indireta encontram-se entre 16 a 18 mg/dL. A fototerapia é principiada em recém-nascidos prematuros quando a bilirrubina encontra-se em níveis mais baixos, para evitar que a bilirrubina alcance concentrações altas que necessitem de exsanguineotransfusão. Luzes azuis e brancas são eficazes na redução dos níveis de bilirrubina.

Sob os efeitos da luz da fototerapia com máxima irradiação na banda de comprimento de onda 425 a 475 nm, a bilirrubina é transformada em isômeros que são solúveis em água e facilmente excretados. A bilirrubina não conjugada (IX) está na configuração 4Z, 15Z. A fototerapia causa uma reação fotoquímica produzindo o isômero reversível e mais solúvel em água, bilirrubina IX 4Z, 15E. Esse isômero pode ser facilmente excretado, desviando do sistema de conjugação no fígado. Outra reação fotoquímica resulta na rápida produção de lumirrubina, um isômero mais solúvel em água que o isômero antes mencionado, o qual não reverte espontaneamente para bilirrubina nativa não conjugada e pode ser excretado pela urina.

As complicações da fototerapia incluem um aumento na perda de água insensível, diarreia e desidratação. Os problemas adicionais são erupção de pele vermelha maculo-papilar, mascarando a cianose, letargia, obstrução nasal pelos tampões oculares e possibilidade de dano de retina. A pele bronzeada pode ser observada em recém-nascidos com hiperbilirrubinemia de reação direta. Lactentes com doença hemolítica leve do recém-nascido, ocasionalmente, podem ser manejados com sucesso com fototerapia para hiperbilirrubinemia, mas deve-se ter cuidado para acompanhar esses bebês quanto à ocorrência de anemia tardia, devido à hemólise contínua.

A **exsanguineotransfusão** geralmente é reservada para recém-nascidos com níveis de bilirrubina indireta excessivamente altos, os quais estão sob risco de *kernicterus*. Como uma regra geral, um nível de 20 mg/dL para bilirrubina indireta é o *número para exsanguineotransfusão* para recém-nascidos *com hemólise*, os quais pesam mais de 2.000 g. Recém-nascidos assintomáticos com icterícia fisiológica ou do leite materno podem não requerer exsanguineotransfusão, a não ser que o nível de bilirrubina indireta exceda 25 mg/dL. O nível de bilirrubina indireta para exsanguineotransfusão em outros recém-nascidos pode ser estimado pelo cálculo de 10% do peso ao nascimento em gramas: o nível em um bebê pesando 1.500 g deve ser 15 mg/dL. Recém-nascidos pesando menos que 1.000 g geralmente não requerem uma exsanguineotransfusão até que o nível de bilirrubina exceda 10 mg/dL.

A exsanguineotransfusão geralmente é realizada através de um cateter colocado na veia umbilical, na veia cava inferior ou, se um fluxo livre for obtido, na confluência da veia umbilical e do sistema porta. O nível de bilirrubina sérica imediatamente após a exsanguineotransfusão diminui para níveis que são ao redor da metade daqueles antes da exsanguineotransfusão; os níveis retornam 6 a 8 horas mais tarde como resultado de uma hemólise contínua e redistribuição da bilirrubina dos estoques teciduais.

As **complicações** da exsanguineotransfusão incluem problemas relacionados ao sangue (reação à transfusão, instabilidade metabólica ou infecção), ao cateter (perfuração vascular ou hemorragia) ou ao procedimento (hipotensão ou enterocolite necrotizante [NEC]). Complicações pouco frequentes incluem trombocitopenia e doença do enxerto-contra-hospedeiro. A manutenção da fototerapia pode reduzir a necessidade de exsanguineotransfusão subsequente.

Policitemia (Síndrome da Hiperviscosidade)

A policitemia corresponde a um hematócrito excessivamente alto (≥65%), o qual pode levar a uma hiperviscosidade que produz sintomas relacionados à estase vascular, à hipoperfusão e à isquemia. À medida que o hematócrito aumenta de 40 para 60%, há um pequeno aumento na viscosidade do sangue. Quando o hematócrito central aumenta para mais de 65%, a viscosidade sanguínea começa a aumentar significativamente e os sintomas podem aparecer. Os eritrócitos neonatais são menos filtráveis ou deformáveis que os eritrócitos adultos, os quais contribuem mais para hiperviscosidade. O hematócrito venoso central de 65% ou maior é observado em 3 a 5% dos recém-nascidos. Os recém-nascidos que estão sob especial risco para policitemia são aqueles a termo e pós-termo pequenos para a idade gestacional, recém-nascidos com mães diabéticas, recém-nascidos com clampeamento tardio do cordão umbilical e recém-nascidos com hipertireoidismo neonatal, síndrome adrenogenital, trissomia 13, trissomia 18, trissomia 21, síndrome da transfusão feto-fetal (receptor) ou síndrome Beckwith-Wiedemann. Em alguns recém-nascidos, a policitemia pode refletir uma compensação por períodos prolongados de hipóxia fetal, causada por insuficiência placentária; estes têm aumento nos níveis de eritropoietina ao nascimento.

Pacientes com policitemia parecem pletóricos ou corados e podem desenvolver acrocianose. Os sintomas são o resultado de um aumento na massa de eritrócitos e de comprometimento vascular. Convulsões, letargia e irritabilidade refletem anormalidades da microcirculação no cérebro, enquanto a hiperbilirrubinemia pode refletir circulação hepática insuficiente ou aumento na quantidade de hemoglobina que está sendo transformada para bilirrubina. Problemas adicionais incluem angústia respiratória e hipertensão pulmonar primária do recém-nascido (HPPRN), que resultam em parte do aumento da resistência vascular pulmonar. A radiografia torácica geralmente revela cardiomegalia, aumento nas marcas vasculares, efusões pleurais e edema intersticial. Outros problemas são NEC, hipoglicemia, trombocitopenia, priapismo, infarto testicular, acidente vascular cerebral hemiplégico e intolerância à alimentação. Muitas dessas complicações também estão relacionadas à condição primária associada à policitemia (recém-nascidos pequenos para a idade gestacional estão sob risco de hipoglicemia e HPPRN após períodos de hipóxia no útero).

Sequelas da policitemia neonatal, em longo prazo, estão relacionadas a anormalidades no neurodesenvolvimento que podem ser prevenidas pelo tratamento dos recém-nascidos sintomáticos com exsanguineotransfusão parcial ao nascimento. Uma exsanguineotransfusão parcial remove sangue total e o substitui por solução salina de cloreto de sódio 0,9%. A equação utilizada para calcular o volume trocado é baseada no hematócrito venoso central, pois o hematócrito periférico pode ser falsamente elevado:

Volume a ser trocado (mL) =
[volume de sangue × (hematócrito observado
– hematócrito desejado)]/hematócrito observado

O hematócrito desejado é 50% e o volume de sangue 85 mL/kg.

DISTÚRBIOS DA COAGULAÇÃO

Os distúrbios da coagulação são comuns no período neonatal. A hemorragia durante esse período pode ser o resultado de um traumatismo, deficiência permanente hereditária de fatores de coagulação, deficiências transitórias de fatores dependentes de vitamina K, distúrbios plaquetários e coagulação intravascular disseminada (CID), observada em recém-nascidos enfermos com choque ou hipóxia. A trombose também é um possível problema no recém-nascido, devido ao desenvolvimento de níveis circulantes mais baixos de antitrombina III, proteína C (proteína dependente de vitamina K que inibe fatores VIII e V) e o sistema fibrinolítico.

Os fatores de coagulação não passam através da placenta para o feto e os recém-nascidos têm níveis relativamente baixos de fatores II, VII, IX e X, dependentes de vitamina K. Os fatores de contato XI e XII, precalicreína e cininogênio também são mais baixos em recém-nascidos do que em adultos. O fibrinogênio (fator I); níveis plasmáticos de fatores V, VIII e XIII; e contagem de plaquetas encontram-se dentro do intervalo normal de adultos.

Devido às deficiências relativas transitórias de fatores de contato e fatores dependentes de vitamina K, o *tempo de tromboplastina parcial* (TTP), o qual é dependente de fatores XII, IX, VIII, X, V, II e I, é aumentado no período neonatal. Os recém-nascidos pré-termo têm o prolongamento mais significativo de TTP (50 a 80 segundos) comparado aos recém-nascidos a termo (35 a 50 segundos) e aos recém-nascidos a termo e de mais idade (25 e 35 segundos). A administração de heparina e a presença de CID, hemofilia e deficiência grave de vitamina K aumentam o TTP.

O *tempo de protrombina* (TP), o qual é dependente de fatores X, VII, V, II e I, é um teste mais sensível para a deficiência de vitamina K. O TP é apenas levemente prolongado em recém-nascidos a termo (13 a 20 segundos), comparado aos recém-nascidos pré-termo (13 a 21 segundos) e pacientes mais maduros (12 a 14 segundos). O prolongamento anormal do TP ocorre na deficiência de vitamina K, lesão hepática e CID. Os níveis de *fibrinogênio* e de *produtos da degradação de fibrinogênio* são semelhantes em recém-nascidos e adultos. O *tempo de sangramento*, o qual reflete função e número plaquetário, encontra-se normal durante o período neonatal na ausência de tratamento materno com salicilatos.

A *vitamina K* é um cofator necessário para a carboxilação do glutamato em proteínas precursoras, convertendo-as em fatores de coagulação mais ativos II, VII, IX e X; ácido γ-carboxiglutâmico se liga ao cálcio, o qual é requerido para a ativação imediata de fatores durante a hemorragia. Não há deficiência congênita de síntese hepática dessas proteínas precursoras, mas na ausência de vitamina K sua conversão para fator ativo não é possível. Os níveis de *proteínas induzidas pela ausência de vitamina K* aumentam na deficiência de vitamina K e são úteis como marcadores diagnósticos; a administração de vitamina K rapidamente corrige os defeitos de coagulação, reduzindo proteínas induzidas pela ausência de vitamina K para níveis indetectáveis.

Apesar de a maioria dos recém-nascidos nascer com níveis reduzidos de fatores dependentes de vitamina K, as complicações hemorrágicas se desenvolvem apenas raramente. Os recém-nascidos sob risco de **doença hemorrágica do recém-nascido** têm uma deficiência profunda de fatores dependentes de vitamina K e esses fatores diminuem mais após o nascimento. Pelo fato de o leite materno ser uma fonte insuficiente de vitamina K, recém-nascidos em aleitamento materno estão sob maior risco de hemorragia, o que geralmente ocorre entre o 3º e 7º dias de vida. O sangramento geralmente se inicia no cordão umbilical, local da circuncisão, intestino, couro cabeludo, mucosa e pele, mas a hemorragia interna coloca o recém-nascido sob risco de complicações fatais, tais como sangramento intracraniano.

A hemorragia no primeiro dia de vida, resultante da deficiência de fatores dependentes de vitamina K, geralmente está associada à administração de drogas à mãe, que acometem o metabolismo de vitamina K no recém-nascido. Esse padrão inicial de hemorragia tem sido visto no tratamento materno com varfarina ou antibiótico (p. ex., isoniazida ou rifampicina) e em recém-nascidos cuja mãe está recebendo fenobarbital e fenitoína. O sangramento também pode ocorrer 1 a 3 meses após o nascimento, particularmente entre lactentes em aleitamento materno. A deficiência de vitamina K em lactentes nessa fase, também pode aumentar a suspeita da possibilidade de má absorção de vitamina K, resultante de fibrose cística, atresia biliar, hepatite ou supressão antibiótica das bactérias produtoras de vitamina K no cólon.

O sangramento associado à deficiência de vitamina K pode ser **prevenido** pela administração de vitamina K em todos os recém-nascidos ao nascimento. Antes da administração de rotina de vitamina K, 1 a 2% de todos os recém-nascidos apresentam doença hemorrágica do recém-nascido. Uma dose intramuscular (1 mg) de vitamina K previne o sangramento por deficiência de vitamina K. O **tratamento** do sangramento resultante da deficiência de vitamina K envolve a administração intravenosa de 1 mg de vitamina K. Caso seja grave, e haja presença de hemorragia com risco de morte, o plasma fresco congelado também deve ser fornecido. Não comumente, altas doses de vitamina K para o recém-nascido podem ser necessárias para doença hepática neonatal e quando houver tratamento materno com varfarina ou anticonvulsivante.

Manifestações Clínicas e Diagnósticos Diferenciais de Distúrbios do Sangramento

Os distúrbios do sangramento em um recém-nascido podem estar associados ao sangramento cutâneo, tais como céfalo-hematoma, hemorragia subgaleal, equimose e petéquia. As petéquias faciais são comuns em recém-nascidos com apresentação cefálica, com ou sem circular de cordão nucal, e, geralmente, são insignificantes. O sangramento de mucosa pode aparecer como hematêmese, melena ou epistaxe. A hemorragia interna resulta em disfunção órgão-específica, tais como convulsões associadas à hemorragia intracraniana. O sangramento de locais de punção venosa ou no calcanhar, nos locais de circuncisão ou no cordão umbilical também é comum.

O diagnóstico diferencial depende, parcialmente, das circunstâncias clínicas associadas à hemorragia. Em um **recém-nascido enfermo**, o diagnóstico diferencial deve incluir CID, insuficiência hepática e trombocitopenia. A trombocitopenia em todos os neonatos pode ser secundária ao consumo por sequestro de plaquetas em um hemangioma (**síndrome de Kasaback-Merritt**) ou pode estar associada a infecções perinatal, congênita ou bacteriana; NEC; endocardite trombótica; HPPRN; acidemia orgânica; pré-eclâmpsia materna; ou asfixia. A trombocitopenia também pode ocorrer devido à lavagem periférica de plaquetas após uma exsanguineotransfusão. O tratamento de um recém-nascido enfermo com trombocitopenia deve ser direcionado à desordem subjacente, suplementado por infusões de plaquetas, sangue ou ambos.

A etiologia da CID em um recém-nascido inclui hipóxia, hipotensão, asfixia, sepse bacteriana ou viral, NEC, morte do gêmeo no útero, hemangioma carvernoso, hidropisia não imune, lesão neonatal pelo frio, neoplasia neonatal e doença hepática. O tratamento da CID deve ser focado primariamente no tratamento para o distúrbio inicial ou subjacente. O manejo de suporte da coagulopatia consumidora envolve as transfusões de plaquetas e a reposição de fator com plasma fresco congelado. A heparina e o concentrado de fator C devem ser reservados para recém-nascidos com CID que também apresentem trombose.

Distúrbios de hemostase em uma criança que está bem não estão associados à doença sistêmica em um recém-nascido, mas refletem a deficiência de fator de coagulação e plaquetas. A hemofilia inicialmente está associada ao sangramento cutâneo ou de mucosa sem doença sistêmica. Se o sangramento continuar, pode haver desenvolvimento de choque hipovolêmico. O sangramento no cérebro, fígado ou baço pode resultar em sinais órgão-específicos e choque.

Em uma criança que está bem, a trombocitopenia pode ser parte de uma síndrome, tal como na síndrome da anemia de Fanconi (envolvendo hipoplasia e aplasia do polegar), síndrome de trombocitopenia-aplasia radial (polegares presentes) ou síndrome de Wiskott-Aldrich. Diversas drogas maternas também podem reduzir a contagem de plaquetas no neonato, sem produzir outros efeitos adversos. Essas drogas incluem sulfonamidas, quinidina, quinina e diuréticos tiazídicos.

As causas mais comuns de trombocitopenia em recém-nascidos que estão bem são trombocitopenia isoimune transitória e trombocitopenia neonatal transitória. A **trombocitopenia isoimune** é causada por anticorpos antiplaquetários produzidos pela mãe HPLA-1 negativa, após sensibilização por antígeno plaquetário paterno específico (HPA-1a e HPA-5b representam 85 e 10% dos casos, respectivamente) expresso nas plaquetas do feto. A incidência é de 1 em 1.000 para 1 em 2.000 nascimentos. Essa resposta aos anticorpos maternos sensibilizados, que produzem trombocitopenia isoimune, é análoga à resposta que produz eritroblastose fetal. O anticorpo antiplaquetário materno não produz trombocitopenia materna; mas, após atravessar a placenta, esse anticorpo IgG se liga às plaquetas fetais que são sequestradas pelo tecido reticuloendotelial, resultando em trombocitopenia. Recém-nascidos com trombocitopenia produzida dessa maneira estão sob risco de desenvolvimento de petéquia, púrpura e hemorragia intracraniana (uma incidência de 10 a 15%) antes ou após o nascimento. O parto vaginal pode aumentar o risco de sangramento do neonato; a secção cesariana pode ser indicada.

O **tratamento** específico para trombocitopenia grave (<20.000 plaquetas/mm^3) ou sangramento significativo é a transfusão de plaquetas maternas ABO-compatível e RhD-compatível, HPA-1a-negativo e HPA-5b-negativo. Pelo fato de o anticorpo na trombocitopenia isoimune ser direcionado contra o feto, em vez das plaquetas maternas, a trombocitoferese da mãe induz plaquetas suficientes para tratar o bebê acometido. Após uma transfusão de plaqueta, a contagem de plaqueta do recém-nascido aumenta significativamente e normalmente permanece em um intervalo seguro. Sem o tratamento, a trombocitopenia se resolve durante o primeiro mês de vida, à medida que o nível de anticorpo materno diminui. O *tratamento* da mãe com imunoglobulina intravenosa ou do feto trombocitopênico com transfusão de plaqueta intravascular (cordocentese) também é eficaz. A secção cesariana reduz o risco de hemorragia intracraniana.

A **trombocitopenia neonatal em recém-nascidos de mulheres com púrpura trombocitopênica idiopática (PTI)** também é o resultado de uma transferência placentária de anticorpos IgG maternos. Na PTI, esses anticorpos são direcionados contra todos os antígenos plaquetários; mãe e recém-nascido podem apresentar contagem de plaquetas baixa. Os riscos de hemorragia em um recém-nascido de uma mãe com PIT podem ser reduzidos pela secção cesariana e pelo tratamento da mãe com corticosteroides.

O **tratamento** de um recém-nascido acometido, nascido de uma mãe com PIT, pode envolver prednisona e imunoglobulina intravenosa. Em uma emergência, plaquetas de doador aleatório podem ser utilizadas e produzir um aumento transitório na contagem plaquetária do recém-nascido. A trombocitopenia se resolve espontaneamente durante o primeiro mês de vida, à medida que os níveis de anticorpos derivados da mãe diminuem. Os níveis elevados de anticorpos associados às plaquetas também têm sido observados em recém-nascidos trombocitopênicos com sepse e trombocitopenia de causa desconhecida, os quais nasceram de mães sem anticorpos plaquetários demonstráveis.

A avaliação laboratorial de um recém-nascido (bem ou doente) com sangramento pode incluir uma contagem de plaquetas, esfregaço sanguíneo e avaliação de TTP e TP. A trombocitopenia isolada em um recém-nascido que está bem sugere trombocitopenia imune. A evidência laboratorial de CID inclui TTP e TP significativamente prolongados (minutos, em vez de segundos), trombocitopenia e um esfregaço sanguíneo sugerindo anemia hemolítica microangiopática (equinócitos ou células sanguíneas fragmentadas). Avaliações subsequentes revelam baixos níveis de fibrinogênio (<100 mg/dL) e níveis elevados de produtos da degradação de fibrina. A deficiência de vitamina K prolonga o TP mais que o TTP, enquanto a hemofilia resultante da deficiência de fatores VIII e IX prolonga apenas o TTP. Níveis de fatores específicos confirmam o diagnóstico para hemofilia.

Capítulo 63

ENTEROCOLITE NECROTIZANTE

A **enterocolite necrotizante (ECN)** é uma síndrome de lesão intestinal e é a emergência intestinal mais comum que ocorre em recém-nascidos pré-termo admitidos na unidade de cuidado intensivo neonatal. A ECN ocorre em 1 a 3 de 1.000 nascidos vivos e em 1 a 8% de admissões à unidade de cuidado intensivo neonatal. A prematuridade é o fator mais consistente e significativo associado à ECN neonatal. A doença ocorre em 4 a 13% dos recém-nascidos que pesam menos de 1.500 g ao nascimento. O ECN não é frequente em recém-nascidos a termo (<10% dos bebês acometidos).

A maioria dos casos de ECN ocorre em recém-nascidos prematuros nascidos antes das 34 semanas de gestação, os quais tenham sido alimentados via enteral. A prematuridade associada à imaturidade do trato gastrointestinal, incluindo-se diminuição na integridade da barreira mucosa intestinal, depressão de enzimas de mucosa, supressão de hormônios gastrointestinais, supressão do sistema de defesa do intestino do hospedeiro, diminuição na coordenação da motilidade intestinal e diferenças na autorregulação do fluxo sanguíneo, os quais se acredita desempenharem um papel significativo na patogênese da ECN. Mais de 90% dos recém-nascidos diagnosticados para ECN foram alimentados via enteral, mas a ECN também tem sido relatada em recém-nascidos que nunca foram alimentados. A alimentação com leite humano tem mostrado desempenhar um papel benéfico na redução da incidência de ECN. Além disso, os probióticos podem oferecer possíveis benefícios para o recém-nascido pré-termo pelo aumento da função da barreira de mucosa e pela redução da colonização de mucosa pelos possíveis patógenos. Também tem sido teorizado que o comprometimento do fluxo sanguíneo intestinal contribui para a ECN.

Os sinais clínicos iniciais da ECN incluem distensão abdominal, intolerância à alimentação/aumento dos resíduos gástricos, êmese, sangramento de reto e, ocasionalmente, diarreia. À medida que a doença progride, os pacientes podem desenvolver distensão abdominal significativa, êmese biliosa, ascite, eritema de parede abdominal, letargia, instabilidade da temperatura, aumento dos episódios de apneia/bradicardia, coagulação intravascular disseminada e choque. Com a perfuração abdominal, o abdome pode desenvolver uma descoloração azulada.

A contagem de leucócitos pode estar elevada, mas geralmente encontra-se diminuída. A trombocitopenia é comum. Além disso, os recém-nascidos podem desenvolver anormalidades de coagulação com alterações metabólicas, incluindo-se acidose metabólica, desequilíbrios eletrolíticos, hipoglicemia e hiperglicemia. Nenhum agente infeccioso exclusivo tem sido associado à ECN; culturas bacteriológicas e fúngicas podem ser úteis, mas não conclusivas.

A **imagem radiográfica** é essencial para o diagnóstico da ENC. Os primeiros achados radiográficos são íleo paralítico, geralmente associado a espessamento de alças intestinais e níveis de ar-fluido. O achado radiográfico patognomônico é a **pneumatose intestinal,** causada pela produção de gás hidrogênio por bactérias patogênicas presentes entre as camadas subserosa e muscular da parede intestinal. Os achados radiográficos também podem incluir uma alça intestinal dilatada fixa ou persistente, gás venoso intra-hepático e *pneumoperitônio* visto nas rupturas intestinais.

O **diagnóstico diferencial** da ECN inclui sepse com íleo paralítico ou um volvo intestinal. Ambas as condições podem apresentar sinais sistêmicos de sepse e distensão abdominal. A ausência de pneumatose nas radiografias abdominais não elimina o diagnóstico de ECN; outras causas de distensão e ruptura abdominal (perfuração gástrica ou de íleo) devem ser consideradas e investigadas. Os pacientes diagnosticados com enterocolite de Hirschsprung ou gastroenterite grave podem apresentar pneumatose intestinal.

O **manejo** da ECN inclui interrupção da alimentação enteral, descompressão gastrointestinal com sucção nasogástrica, reposição fluida e eletrolítica, nutrição parenteral total e antibióticos sistêmicos de amplo espectro. Quando o diagnóstico de ECN é realizado, deve-se obter uma consulta com um cirurgião pediátrico. Mesmo com o manejo médico agressivo e adequado, 25 a 50% dos bebês com ECN requerem intervenção cirúrgica. A decisão para se realizar cirurgia é óbvia quando a presença de pneumoperitônio é observada na radiografia abdominal. Outras indicações não tão óbvias para intervenção cirúrgica incluem deterioração clínica rápida apesar do tratamento médico, início rápido e progressão para pneumatose, massa abdominal e obstrução intestinal. O procedimento cirúrgico de escolha é a laparotomia com remoção da alça significativamente necrótica e não viável. Muitos recém-nascidos extremamente pequenos são manejados inicialmente com drenagem peritoneal primária, seguida pela intervenção cirúrgica, posteriormente, conforme necessário, quando o recém-nascido estiver estável e uma laparotomia puder ser realizada com segurança. Os desfechos a longo prazo incluem estenoses intestinais requerendo intervenção cirúrgica subsequente, síndrome do intestino curto com absorção insuficiente de fluidos e nutrientes enterais, associados à colestase com cirrose e insuficiência hepática resultantes da nutrição parenteral prolongada, além de atraso no neurodesenvolvimento pela hospitalização prolongada.

Capítulo 64

ENCEFALOPATIA HIPÓXICO-ISQUÊMICA, HEMORRAGIA INTRACRANIANA E CONVULSÕES

O recém-nascido humano gasta mais tempo adormecido (predominantemente em sono ativo, isto é, o sono em movimento rápido dos olhos) do que no estado acordado e é totalmente dependente dos adultos. Os reflexos primitivos, tais como o de Moro, da preensão palmar, o de marcha reflexa, de busca, de sucção e reflexos extensores cruzados, são prontamente desencadeados e são normais para essa idade. Além disso, o recém-nascido tem uma riqueza de funções corticais que são menos facilmente demonstradas (p. ex., a capacidade de extinguir estímulo repetitivo ou doloroso). O recém-nascido também tem a capacidade de fixação atenta do olho e respostas diferenciais à voz da mãe. Durante o período perinatal, muitos mecanismos fisiopatológicos podem adversamente, e permanentemente, acometer o desenvolvimento do cérebro, incluindo eventos no pré-natal, tais como hipóxia, isquemia, infecções, inflamação, malformações, fármacos usados pela mãe e distúrbios da coagulação, assim como eventos pós-natais, tais como trauma e hipóxia-isquemia ao nascimento, erros inatos do metabolismo, hipoglicemia, hipotireoidismo, hipertireoidismo, policitemia, hemorragia e meningite.

CONVULSÕES DO NEONATO
As convulsões durante o período neonatal podem ser o resultado de causas múltiplas, com **manifestações históricas e clínicas**

Tabela 64-1	Características Clínicas de Convulsões do Neonato
DESIGNAÇÃO	**CARACTERIZAÇÃO**
Clônica focal	Contrações repetidas rítmicas de grupos musculares de membros, rosto ou tórax Pode ser unilateral ou multifocal Pode aparecer síncrona ou assíncrona em várias regiões do corpo Não pode ser suprimida pela contenção
Tônica focal	Sustentação da postura de um único membro Sustentação assimétrica da postura do tórax Sustentação do desvio de olhar Não pode ser provocada pela estimulação ou suprimida pela contenção
Mioclônica	Contrações arrítmicas de grupos musculares de membros, rosto ou tronco Tipicamente não repetitiva ou pode recorrer em uma taxa lenta Pode ser generalizada, focal ou fragmentada Pode ser provocada pela estimulação
Tônica generalizada	Sustentação da postura simétrica de membros, tórax e pescoço Pode ser flexora, extensora ou mista extensora/flexora Pode ser provocada pela estimulação Pode ser suprimida por contenção ou reposicionamento
Sinais oculares	Movimentos oculares aleatórios e conjugados laterais ou nistagmo Diferente do desvio ocular tônico
Movimentos orobucolinguais	Sucção, mastigação, protrusões da língua Pode ser provocada pela estimulação
Movimentos de progressão	Movimentos de remar ou nadar dos braços Movimentos de pedalar ou de andar de bicicleta das pernas Pode ser provocada pela estimulação Pode ser suprimida por contenção ou reposicionamento

De Mizrahi EM: Neonatal seizures. In Shinnar S, Branski D, editors: Pediatric and adolescent medicine, vol 6, Childhood seizures, Basel, 1995, S. Karger.

características. As convulsões causadas por **encefalopatia hipóxico-isquêmica** (convulsões pós-asfixia), uma causa comum de convulsões no recém-nascido a termo, geralmente ocorrem 12 a 24 horas após um histórico de asfixia ao nascimento e geralmente são refratárias a doses convencionais de medicações anticonvulsivantes. As convulsões pós-asfixia também podem ser causadas por distúrbios metabólicos associados à asfixia neonatal, tais como hipoglicemia e hipocalcemia. A **hemorragia intraventricular (IVH)** é uma causa comum de convulsões em recém-nascidos prematuros e geralmente ocorre entre 1 a 3 dias de idade. Convulsões com IVH estão associadas a fontanela abaulada, fluido espinal hemorrágico, anemia, letargia e coma. Convulsões causadas por **hipoglicemia** ocorrem, normalmente, quando os níveis de glicose sanguínea diminuem para o valor pós-natal mais baixo (1 a 2 horas de idade ou após 24 a 48 horas de ingestão nutricional insuficiente). As convulsões causadas por **hipocalcemia** e **hipomagnesemia** se desenvolvem em lactentes de alto risco e respondem bem ao tratamento com cálcio, magnésio ou ambos.

As convulsões observadas na sala de parto geralmente são causadas pela *administração direta de agentes anestésicos locais* no couro cabeludo fetal (associado a bradicardia transitória e pupilas fixas dilatadas), *anóxia* grave ou *malformação cerebral congênita*. As convulsões após os primeiros cinco dias de vida podem ser o resultado de *infecção* ou *abstinência de drogas*. As convulsões associadas à letargia, à acidose e a um histórico familiar de morte de lactente podem ser o resultado de um *erro inato no metabolismo*. Um lactente cujos pais têm um histórico de convulsão neonatal também estão sob risco de *convulsões familiares benignas*. Em um lactente que parece bem, um início repentino de convulsões no 1º a 3º dia de vida que são de curta duração e que não são recorrentes, pode resultar de uma *hemorragia subaracnoide*. As convulsões focais geralmente são o resultado de infarto cerebral local.

As convulsões podem ser de difícil diferenciação da hiperexcitabilidade benigna ou do tremor em lactentes de mães diabéticas, em lactentes com síndrome da abstinência narcótica e em qualquer lactente após um episódio de asfixia. Em contraste às convulsões, hiperexcitabilidade e tremores são dependentes sensoriais, desencadeados pelo estímulo e interrompidos ao se segurar a extremidade. A atividade convulsiva se manifesta como uma atividade grosseira, atividade clônica rápida e lenta, enquanto a hiperexcitabilidade é caracterizada pelo movimento fino e rápido. As convulsões podem estar associadas aos movimentos anormais de olhos, tais como desvio tônico para um lado. O eletroencefalograma geralmente demonstra atividade convulsiva quando o diagnóstico clínico é incerto. A identificação das convulsões no período neonatal geralmente é difícil, pois o lactente, principalmente o recém-nascido com baixo peso ao nascer, geralmente não demonstra atividade motora tônico-clônica maior típica da criança mais velha (Tabela 64-1). As convulsões repentinas são uma manifestação comum dos recém-nascidos. Os sinais súbitos de atividade convulsiva incluem apneia, desvio dos olhos, movimentos involuntários da língua, piscar de olhos, flutuação de sinais vitais e olhar fixo. A monitoração contínua com eletroencefalograma no leito hospitalar pode auxiliar na identificação de convulsões súbitas.

A **avaliação diagnóstica** de lactentes com convulsões deve envolver uma determinação imediata de níveis de glicose sanguínea capilar com uma fita teste (*Chemstrip*). Além disso, as concentrações sanguíneas de sódio, cálcio, glicose e bilirrubina devem ser determinadas. Quando houver suspeita de infecção, líquido cefalorraquidiano e amostras de sangue devem ser obtidos para cultura. Após o término da convulsão, um exame cuidadoso deve ser realizado para identificação de sinais de aumento da pressão intracraniana, malformações congênitas e doença sistêmica. Caso não haja sinais de elevação da pressão intracraniana, uma punção lombar deve ser realizada. Se o diagnóstico não for aparente a esta altura, uma avaliação subsequente deve envolver ressonância magnética, tomografia computadorizada ou ultrassom cerebral e testes para determinar a presença de um erro inato do metabolismo. As determinações de erros inatos do metabolismo são importantes principalmente em lactentes com letargia sem explicação, coma, acidose, cetonúria ou alcalose respiratória.

O **tratamento** das convulsões do neonato pode ser específico, tal como o tratamento da meningite ou correção de **hipoglicemia, hipocalcemia, hipomagnesemia, hiponatremia** ou **deficiência de vitamina B_6** ou **dependência**. Na ausência de uma causa identificável, o tratamento deve envolver um agente anticonvulsivante, tal como 20 a 40 mg/kg de fenobarbital, 10 a 20 mg/kg de fenitoína ou 0,1 a 0,3 mg/kg de diazepam. O tratamento do estado epilético requer doses repetidas de fenobarbital e pode requerer diazepam ou midazolam, titulados para os sinais clínicos. O desfecho em longo prazo para convulsões neonatais geralmente está relacionado à causa subjacente e à patologia primária, tal como encefalopatia hipóxico-isquêmica, meningite, abstinência de droga, infarto ou hemorragia.

HEMORRAGIA INTRACRANIANA

A hemorragia intracraniana pode estar confinada a uma área anatômica do cérebro, tal como a região subdural, subaracnoide, periventricular, intraventricular, intraparenquimatosa ou cerebelar. As **hemorragias subdurais** são observadas em associação a traumatismo de nascimento, desproporção cefalopélvica, parto com fórceps, lactentes grandes para a idade gestacional, fraturas de crânio e traumatismo craniano pós-natal. O hematoma subdural nem sempre causa sintomas imediatamente após o nascimento; entretanto, com o tempo, os eritrócitos sofrem hemólise e água é drenada para a hemorragia devido à alta pressão oncótica das proteínas, resultando em uma lesão sintomática expansiva. A anemia, o vômito, as convulsões e a macrocefalia podem ocorrer em um bebê que tenha 1 a 2 meses de idade e tenha um hematoma subdural. O **abuso infantil** nesta situação deve ser uma suspeita, devendo-se realizar a avaliação diagnóstica adequada para identificar outros possíveis sinais de lesão óssea, ocular ou de tecidos moles. Ocasionalmente, uma hemorragia subdural massiva no período neonatal é causada pela ruptura da veia de Galeno ou por um distúrbio de coagulação herdado, tal como a hemofilia. Lactentes com essas condições apresentam choque, convulsões e coma. O **tratamento** de todos os hematomas subdurais sintomáticos é a drenagem cirúrgica.

As **hemorragias subaracnoides** podem ser espontâneas, associadas à hipóxia ou causadas pelo sangramento de uma malformação cerebral arteriovenosa. As convulsões são uma manifestação presente comum e o *prognóstico* depende da lesão subjacente. O tratamento é direcionado à convulsão e à rara ocorrência de hidrocefalia pós-hemorrágica.

A **hemorragia periventricular** e o **IVH** são comuns em lactentes com peso muito baixo ao nascimento; o risco diminui com o aumento da idade gestacional. Cinquenta porcento dos bebês que pesam menos de 1.500 g têm evidência de sangramento intracraniano. A patogênese para essas hemorragias é desconhecida (elas geralmente não são causadas por distúrbios de coagulação), mas o local inicial do sangramento podem ser vasos sanguíneos frágeis na matriz germinativa periventricular. Os vasos nessa área têm um suporte estrutural insuficiente. Esses vasos podem se romper e apresentar hemorragia devido a mudanças passivas no fluxo sanguíneo cerebral, ocorrendo com as variações de pressão sanguínea, geralmente exibidas por lactentes prematuros enfermos (falha na autorregulação). Em alguns lactentes enfermos, essas variações de pressão sanguínea são os únicos fatores etiológicos identificáveis. Em outros, os distúrbios que podem causar a elevação ou a depressão da pressão sanguínea ou que interferem com o retorno venoso à cabeça (estase venosa) aumentam o risco de IVH; esses distúrbios incluem asfixia, pneumotórax, ventilação mecânica, hipercapnia, hipóxia, parto longo, apresentação pélvica, persistência de ducto arterioso, insuficiência cardíaca e tratamento com soluções hipertônicas, tais como bicarbonato de sódio.

A maioria das hemorragias periventriculares e IVHs ocorre nos primeiros três dias de vida. É pouco comum que a IVH ocorra após 5 dias de vida. As manifestações clínicas de IVH incluem convulsões, apneia, bradicardia, letargia, coma, hipotensão, acidose metabólica, anemia não corrigida por transfusão sanguínea, abaulamento de fontanela e manchas cutâneas. Muitos lactentes com hemorragias pequenas (grau 1 ou 2) são assintomáticos; lactentes com hemorragias maiores (grau 4) geralmente têm um evento catastrófico que rapidamente progride para choque e coma.

O diagnóstico para IVH é confirmado e a gravidade medida por ultrassom, através da fontanela anterior ou do exame de tomografia computadorizada. O IVH de grau 1 é confinado à matriz germinativa; o grau 2 é uma extensão do grau 1, com sangue observado no ventrículo sem alargamento ventricular; grau 3 é uma extensão do grau 2 com dilatação ventricular; e o grau 4 apresenta sangue nos ventrículos dilatados e no córtex cerebral, tanto contíguo quanto distante ao ventrículo. A hemorragia de grau 4 têm um prognóstico ruim, assim como o desenvolvimento de lesões periventriculares, pequenas, císticas ecolucentes com ou sem cistos porencefálicos e hidrocefalia pós-hemorrágica. Os cistos periventriculares são observados usualmente após a resolução de áreas ecodensas na substância branca periventricular. Os cistos podem corresponder ao desenvolvimento de **leucomalácia periventricular**, a qual pode ser um precursor da paralisia cerebral. Ecodensidades intraparenquimatosas extensas representam necrose hemorrágica. Elas estão associadas à alta taxa de mortalidade e têm um prognóstico de neurodesenvolvimento desfavorável para os sobreviventes.

O tratamento de uma hemorragia aguda envolve os cuidados de suporte padrão, incluindo-se ventilação para apneia e transfusão de sangue para choque hemorrágico. A hidrocefalia pós-hemorrágica pode ser manejada com punções lombares diárias seriadas, tubo externo de ventriculostomia ou uma derivação ventrículo-peritoneal permanente. A implementação do desvio geralmente é tardia, devido ao alto conteúdo de proteína do fluido ventricular hemorrágico.

ENCEFALOPATIA HIPÓXICO-ISQUÊMICA

As condições conhecidas por reduzirem o fluxo sanguíneo uteroplacentário ou interferirem na respiração espontânea levam a hipóxia perinatal, acidose lática e se forem graves o suficiente podem reduzir o débito cardíaco ou causar parada cardíaca, isquemia. A associação da redução na disponibilidade de oxigênio para o cérebro, resultante de hipóxia, e da redução ou ausência de fluxo sanguíneo para o cérebro, resultante da isquemia, leva à redução de glicose para o metabolismo e a um acúmulo de lactato que produz acidose tecidual local. Após a reperfusão, a lesão hipóxico-isquêmica também pode ser complicada por necrose celular e edema endotelial vascular, bem como por redução do fluxo sanguíneo distal para o tecido envolvido. Tipicamente, a encefalopatia hipóxico-isquêmica no lactente a termo é caracterizada por edema cerebral,

Tabela 64-2	Encefalopatia Hipóxico-Isquêmica em Recém-nascidos a Termo		
SINAIS	**ESTÁGIO 1**	**ESTÁGIO 2**	**ESTÁGIO 3**
Nível de consciência	Hiperalerta	Letárgico	Estupor
Tônus muscular	Normal	Hipotônico	Flácido
Reflexos tendinosos/clônus	Hiperativo	Hiperativo	Ausente
Reflexo de Moro	Forte	Fraco	Ausente
Pupilas	Midríase	Miose	Desiguais, reflexo à luz diminuído insuficiente
Convulsões	Nenhuma	Comum	Descerebração
Eletroencefalograma	Normal	Mudança de voltagem baixa à atividade convulsiva	Surto de supressão para isoelétrico
Duração	>24 h se progredir, caso contrário pode permanecer normal	24 h a 14 dias	Dias a semanas

Modificação de Sarnat HB, Sarnat MS: Neonatal encephalopathy following fetal distress, Arch Neurol 33:696, 1976.

necrose cortical e envolvimento do gânglio basal, enquanto o lactente pré-termo é caracterizado por leucomalácia periventricular. Ambas as lesões podem resultar em atrofia cortical, retardamento mental e quadriplegia ou paraplegia espástica.

As manifestações clínicas e o curso característico da encefalopatia hipóxico-isquêmica variam de acordo com a gravidade da lesão (Tabela 64-2). Os lactentes com o grave estágio 3 de encefalopatia hipóxico-isquêmica são geralmente hipotônicos, apesar de ocasionalmente se apresentarem, no início, hipertônicos e hiperalertas ao nascimento. À medida que o edema cerebral se desenvolve, as funções cerebrais são comprometidas em uma ordem descendente; a depressão cortical produz coma e a depressão do tronco cerebral resulta em apneia. Conforme o edema cerebral progride, as convulsões refratárias se iniciam 12 a 24 horas após o nascimento. Concomitantemente, o bebê não apresenta sinais de respirações espontâneas, apresenta-se hipotônico e tem diminuição ou ausência de reflexos do tendão profundo.

Os sobreviventes da encefalopatia hipóxico-isquêmica de estágio 3 apresentam uma alta incidência de convulsões e graves desvantagens no neurodesenvolvimento. O prognóstico de asfixia grave também depende da lesão em outro sistema orgânico (Tabela 58-6). Outro indicador de prognóstico desfavorável é o tempo do início da respiração espontânea, conforme estimado pelo escore Apgar. Lactentes com escores de Apgar de 0 a 3 aos 10 minutos apresentam uma mortalidade de 20% e uma incidência de 5% de paralisia cerebral; se o escore permanecer assim baixo por 20 minutos, a mortalidade aumenta para 50% e a incidência de paralisia cerebral aumenta para 57%.

Capítulo 65

SEPSE E MENINGITE

As infecções sistêmicas e locais (pulmão, cutânea, ocular, umbilical, renal, articulação-óssea e meníngea) são comuns no período neonatal. A infecção pode ser adquirida no útero através de vias transplacentárias ou transcervicais, durante ou após o nascimento. A infecção ascendente através do cérvix com ou sem ruptura de membranas de fluido amniótico pode resultar em amnionite, funisite (infecção do cordão umbilical), pneumonia congênita e sepse. As bactérias responsáveis pela infecção ascendente do feto são organismos bacterianos comuns do trato geniturinário materno, tal como estreptococos do grupo B, *Escherichia coli*, *Haemophilus influenzae* e *Klebsiella*. O vírus do herpes simples (HSV)-1 ou, mais comumente, HSV-2 também causa infecção ascendente que às vezes pode ser indistinguível da sepse bacteriana. A sífilis e *Listeria monocytogenes* são adquiridos por infecção transplacentária.

A imunidade humoral materna pode proteger o feto contra alguns patógenos neonatais, tais como os estreptococos do grupo B e HSV. Entretanto, diversas deficiências dos mecanismos de defesa antimicrobiano do neonato provavelmente são mais importantes que o estado imune materno, como fatores contribuintes para a infecção neonatal, principalmente nos bebês com baixo peso ao nascer. A incidência de sepse é de aproximadamente 1:1.500 em recém-nascidos a termo e 1:250 em recém-nascidos pré-termo. A taxa seis vezes mais alta de sepse em lactentes pré-termo está relacionada aos sistemas imunológicos mais imaturos desses lactentes e aos seus períodos prolongados de hospitalização, os quais aumentam o risco de doenças infecciosas nosocomiais adquiridas.

Os recém-nascidos pré-termo, antes das 32 semanas de idade gestacional, não receberam a quantidade adequada de anticorpos maternos (IgG), que atravessa a placenta por transporte ativo, predominantemente, na última metade do terceiro trimestre. Além disso, apesar de os recém-nascidos com baixo peso ao nascer poderem gerar anticorpos IgM, sua própria resposta IgG à infecção encontra-se reduzida. Esses lactentes também têm deficiências das vias de ativação do complemento alternativas e, em um grau menor, as clássicas, as quais resultam em diminuição da opsonização mediada pelo complemento. Os recém-nascidos também apresentam uma deficiência de migração fagocítica para o local da infecção (para o pulmão) e nas reservas de leucócitos na medula óssea. Além disso, na presença de ativação subótima do complemento, os neutrófilos neonatais ingerem e matam as bactérias menos eficazmente que os neutrófilos adultos o fazem. Os neutrófilos de recém-nascidos enfermos parecem apresentar uma deficiência ainda maior na capacidade de extermínio de bactérias, comparado às células fagocíticas de neonatos normais.

Os mecanismos de defesa contra patógenos virais também podem estar deficientes em um recém-nascido. A imunidade neonatal dependente de anticorpo mediada por célula pelos linfócitos exterminadores naturais é deficiente na ausência de anticorpos maternos e na presença de redução na produção de interferon; uma redução nos níveis de anticorpos ocorre em recém-nascidos prematuros e em lactentes nascidos durante uma infecção viral primária da mãe, tal como enterovírus, HSV-2 ou citomegalovírus. Além disso, a citotoxicidade independente de anticorpo pode estar reduzida nos linfócitos dos recém-nascidos.

A sepse e a meningite bacteriana geralmente estão intimamente ligadas em neonatos. Apesar dessa associação, a incidência de meningite em relação à sepse no neonato tem apresentado uma pronta diminuição. A incidência de meningite é de, aproximadamente, 1 em 20 casos de sepse. Os organismos causadores isolados mais frequentemente são os mesmos para a sepse do neonato: estreptococos do grupo B, *E. coli* e *L. monocytogenes*. Organismos Gram-negativos, tais como *Klebsiella*, *Salmonella* e *Serratia morcescens*, são mais comuns em países menos desenvolvidos, ao passo que estafilococos coagulase negativo precisa ser considerado em recém-nascidos com peso muito baixo ao nascer. Recém-nascidos masculinos parecem ser mais suscetíveis à infecção neonatal que os femininos. Recém-nascidos gravemente prematuros estão sob um risco ainda maior, secundário a mecanismos de defesa menos eficazes e transferência deficiente de anticorpos da mãe para o feto (o que na maioria das vezes ocorre após 32 semanas de gestação). Os neonatos na unidade de cuidado intensivo neonatal vivem em um ambiente hostil, com exposição a tubos endotraqueais, cateteres venosos e arteriais centrais e exames de sangue, todos predispondo à bacteremia e à meningite. Fatores genéticos têm sido implicados na capacidade da bactéria de atravessar a barreira hematoencefálica. Essa penetração tem sido observada em estreptococos do grupo B, *E. coli*, *Listeria*, *Citrobacter* e *Streptococcus pneumoniae*.

A sepse neonatal se apresenta durante três períodos. A **sepse de início precoce** normalmente se inicia no útero e, geralmente, é o resultado de uma infecção causada por bactéria do trato geniturinário da mãe. Os organismos relacionados à sepse incluem estreptococos do grupo B, *E. coli*, *Klebsiella*, *L. monocytogenes* e *H. influenzae* não tipicável. A maioria dos recém-nascidos infectados é prematura e apresenta sinais cardiorrespiratórios não específicos, tais como gemidos, taquipneia e cianose ao nascimento. Os fatores de risco para sepse de início precoce incluem colonização vaginal por estreptococos do grupo B, ruptura prolongada de membranas (>24 horas), amnionite, febre ou leucocitose materna, taquicardia fetal e nascimento pré-termo. Fatores de risco adicionais para a sepse neonatal inexplicáveis são pertencimento a raça afro-americana e ao gênero masculino. A **sepse de início precoce** (nascimento até 7 dias) é uma doença sistêmica multiorgânica devastadora, frequentemente manifestada como insuficiência respiratória, choque, meningite (em 30% dos casos), coagulação intravascular disseminada, necrose tubular aguda e gangrena periférica simétrica. As manifestações iniciais – gemido, alimentação insuficiente, palidez, apneia, letargia, hipotermia ou um choro anormal – podem ser inespecíficas. A neutropenia prolongada, hipóxia e hipotensão podem ser refratárias ao tratamento com antibióticos de amplo espectro, ventilação mecânica e vasopressores, tais como dopamina e dobutamina. Nos estágios iniciais da sepse de início precoce em um recém-nascido pré-termo, geralmente é difícil diferenciá-la da síndrome da angústia respiratória. Devido a essa dificuldade, recém-nascidos prematuros com síndrome da angústia respiratória recebem antibióticos de amplo espectro.

As manifestações clínicas da sepse são difíceis de serem separadas das manifestações da meningite no neonato. Recém-nascidos com sepse de início precoce devem ser avaliados quanto a culturas de sangue e de líquido cefalorraquidiano (LCR), coloração Gram do LCR, contagem celular e níveis de proteínas e glicose. Em geral, recém-nascidos normais apresentam um conteúdo elevado de proteína no LCR (100 a 150 mg/dL) e podem apresentar 25 a 30/mm^3 leucócitos (média, 9/mm^3), os quais são 75% linfócitos na ausência de infecção. Alguns recém-nascidos com meningite neonatal causada por estreptococos do grupo B não apresentam uma contagem de leucócitos no LCR elevada, mas parecem ter microrganismos na coloração Gram do LCR. Além da cultura, outros métodos de identificação de bactérias patogênicas são a determinação de antígeno bacteriano em amostras de sangue, urina ou LCR. Nos casos de meningite neonatal, a relação de glicose no LCR em relação à glicose sanguínea geralmente é menor que 50%. O teste de reação em cadeia da polimerase primariamente é utilizado para identificar infecções virais. Contagens sanguíneas completas seriadas devem ser realizadas para identificar neutropenia, um aumento no número de neutrófilos imaturos (bandas) e trombocitopenia. Os níveis de proteína C reativa encontram-se, frequentemente, elevados em pacientes neonatos com sepse bacteriana. Uma radiografia torácica também deve ser obtida para determinar a presença de pneumonia. Além dos patógenos tradicionais do neonato, a pneumonia em recém-nascidos com peso muito baixo ao nascer pode ser o resultado da aquisição de agente micoplasma genital materno (p. ex., *Ureaplasma urealyticum* ou *Mycoplasma hominis*). Gases sanguíneos arteriais devem ser monitorados para detectar hipóxia e acidose metabólica, que podem ser causados por hipóxia, choque ou ambos. A pressão sanguínea, débito urinário e perfusão periférica devem ser monitorados para determinar a necessidade de tratamento de choque séptico com fluidos e agentes vasopressores.

A base do tratamento para sepse e meningite é o tratamento com antibióticos. Os antibióticos são utilizados para suprimir o crescimento bacteriano, permitindo que os mecanismos de defesa dos lactentes tenham tempo para responder. Além disso, medidas de suporte, tais como ventilação assistida e suporte cardiovascular, são igualmente importantes no manejo do lactente. Uma associação de ampicilina e um aminoglicosídeo (geralmente gentamicina) por 10 a 14 dias é um tratamento eficaz contra a maioria dos organismos responsáveis para sepse de início precoce. A associação de ampicilina e cefotaxime também é proposta como um método alternativo de tratamento. Caso a meningite esteja presente, o tratamento deve ser estendido para 21 dias ou 14 dias após um resultado negativo para cultura de LCR. Resultados persistentemente positivos para culturas de LCR são comuns na meningite neonatal causada por organismos Gram-negativos, mesmo com tratamento adequado com antibióticos, e podem estar presentes por 2 a 3 dias após a terapia com antibiótico. Se a meningite Gram-negativa estiver presente, algumas autoridades continuam a tratar com um derivado da penicilina eficaz associado a um aminoglicosídeo, enquanto a maioria muda para uma cefalosporina de terceira geração. Alta dose de penicilina (250.000 a 450.000 U/kg/24 h) é adequada para meningite por estreptococos do grupo B. Inalação de óxido nítrico, oxigenação de membrana extracorpórea (em recém-nascidos a termo), ou ambos, podem melhorar o desfecho da hipertensão pulmonar relacionada à sepse. O surfactante intratraqueal pode reverter a insuficiência respiratória. A profilaxia empírica com penicilina intraparto em mães colonizadas por estreptococos do grupo B ou mães com fatores de risco (febre, trabalho de parto a termo, recém-nascidos anteriores com estreptococos do grupo B e amnionite) apresentam uma redução na taxa de infecção de início precoce.

A **sepse de início tardio** (8 a 28 dias) geralmente ocorre em um recém-nascido a termo saudável que tenha recebido alta com bom estado de saúde da enfermaria de recém-nascidos normais. As manifestações clínicas podem incluir letargia, alimentação insuficiente, hipotonia, apatia, convulsões, fontanela abaulada, febre e hiperbilirrubinemia direta reagente. Além da bacteremia, a disseminação hematogênica pode resultar em infecções focais, tais como meningite (em 75% dos casos), osteomielite (estreptococos do grupo B, *Staphylococcus aureus*), artrite (gonococos, *S. aureus*, *Candida albicans*, bactérias Gram-negativas) e infecção do trato urinário (bactérias Gram-negativas).

A avaliação de lactentes com sepse de início tardio é semelhante à de lactentes com sepse de início precoce, com atenção especial dada ao exame físico cuidadoso dos ossos (lactentes com osteomielite podem exibir pseudoparalisia) e para o exame laboratorial e cultura de urina obtida por aspiração suprapúbica estéril ou cateterização uretral. A sepse de início tardio pode ser causada pelos mesmos patógenos da sepse de início precoce, mas lactentes exibindo sepse tardia no período neonatal também podem apresentar infecções causadas por patógenos geralmente encontrados em lactentes mais velhos (*H. influenzae*, *S. pneumoniae* e *Neisseria meningitidis*). Além disso, agentes virais (HSV, citomegalovírus ou enterovírus) podem se manifestar como um quadro tipo sepse de início tardio.

Devido ao aumento na taxa de resistência de *H. influenzae* e pneumococos à ampicilina, alguns centros iniciam o tratamento com ampicilina e uma cefalosporina de terceira geração (e vancomicina, se houver presença de meningite) quando a sepse ocorre na última semana do primeiro mês de vida. O tratamento da sepse neonatal com início tardio e meningite é o mesmo que para a sepse de início precoce.

Capítulo 66

INFECÇÕES CONGÊNITAS

Uma infecção adquirida via transplacentária durante a gestação é uma infecção congênita. Diversos patógenos que produzem doença leve ou subclínica em lactentes mais velhos e crianças podem causar doença grave em neonatos que adquirem tais infecções no período pré-natal ou perinatal. A sepse, a meningite, a pneumonia e outras infecções causadas por diversos patógenos adquiridos no período perinatal são a causa de morbidade e mortalidade neonatal significativa. As infecções congênitas incluem um grupo de patógenos fúngicos, bacterianos e virais bem conhecido: toxoplasmose, rubéola, citomegalovírus (CMV), herpes-vírus *simplex* (HSV), vírus da varicela-zóster, sífilis congênita, parvovírus, vírus da imunodeficiência humana (HIV), hepatite B, *Neisseria gonorrhoeae*, *Chlamydia* e *Mycobacterium tuberculosis*.

Muitas das manifestações clínicas das infecções congênitas são semelhantes, incluindo-se restrição ao crescimento intrauterino, hidropisia não imune, anemia, trombocitopenia, icterícia, hepatoesplenomegalia; coriorretinite e malformações congênitas. Algumas manifestações exclusivas e características epidemiológicas dessas infecções estão listadas na Tabela 66-1. A avaliação de pacientes com suspeita de infecção congênita deve incluir tentativas de se isolar o organismo por cultura (para rubéola, CMV, HSV, gonorreia e *M. tuberculosis*), por identificação do antígeno do patógeno (para hepatite B e *Chlamydia trachomatis*), por identificação do genoma do patógeno com reação em cadeia da polimerase (PCR) e por identificação da produção fetal específica de anticorpos (IgM ou aumento no título de IgG para *Toxoplasma*, sífilis, parvovírus, HIV ou *Borrelia*).

O tratamento nem sempre é disponível, específico ou eficaz. Entretanto, alguns resultados encorajadores têm sido relatados para prevenção da doença e para tratar especificamente o lactente quando o diagnóstico correto é obtido (Tabela 66-1).

TOXOPLASMOSE

A transmissão vertical de *Toxoplasma gondii* ocorre pela transferência transplacentária do organismo da mãe para o feto, após uma infecção materna aguda. A infecção fetal raramente pode ocorrer após a reativação da doença em uma mãe gestante imunocomprometida. A transmissão de uma mãe com infecção aguda para seu feto ocorre em cerca de 30 a 40% dos casos, mas a taxa varia diretamente com a idade gestacional. As taxas de transmissão e o tempo da infecção fetal se correlacionam diretamente com o fluxo sanguíneo placentário; o risco de infecção aumenta ao longo da gestação para 90% ou mais próximo ao termo da gestação, assim como diminui o intervalo de tempo entre a infecção materna e fetal.

A gravidade da doença fetal varia inversamente com a idade gestacional na qual a infecção materna ocorre. A maioria dos bebês tem infecção subclínica sem doença evidente ao nascimento; entretanto, a avaliação do sistema nervoso central (SNC) e oftalmológica específica pode revelar anormalidades. Os achados clássicos de hidrocefalia, coriorretinite e calcificações intracerebrais sugerem o diagnóstico de toxoplasmose congênita. Lactentes acometidos tendem a ser pequenos para a idade gestacional, desenvolvem icterícia de início precoce, apresentam hepatoesplenomegalia e apresentam erupção cutânea maculopapular generalizada. Convulsões são comuns e radiografias do crânio podem revelar calcificações corticais difusas, em contraste ao padrão periventricular observado com CMV. Esses bebês estão sob risco aumentado para complicações neurológicas e de neurodesenvolvimento em longo prazo.

Testes sorológicos são os meios primários de diagnóstico. Anticorpos específicos IgG alcançam um pico de concentração em 1 a 2 meses após a infecção e permanecem positivos indefinidamente. Para lactentes com soroconversão ou um aumento de quatro vezes nos títulos de IgG, as determinações de anticorpos específicos IgM devem ser realizadas para confirmar a doença. Principalmente nas infecções congênitas, as medidas de anticorpos IgA e IgE podem ser úteis para confirmar a doença. As minuciosas avaliações oftalmológicas, auditivas e neurológicas (tomografia computadorizada de cabeça e exame de líquido cefalorraquidiano [LCR]) são indicadas.

Para infecções congênitas sintomáticas ou assintomáticas, o tratamento inicial deve incluir pirimetamina (suplementada com ácido fólico) associada à sulfadiazina. A duração do tratamento geralmente é prolongada, podendo durar até 1 ano. As dosagens ótimas de medicações e a duração do tratamento devem ser determinadas na consulta com um especialista adequado.

RUBÉOLA

Com a difusão do uso de vacinas, a rubéola congênita é rara em países desenvolvidos. Adquirida no útero durante o início da

Tabela 66-1 | Infecções Congênitas Perinatais (TORCH)

AGENTE	EPIDEMIOLOGIA MATERNA	CARACTERÍSTICAS DO NEONATO
Toxoplasma gondii	Mononucleose heterófila negativa Exposição a gatos ou carne crua ou imunossupressão Exposição de alto risco na 10ª-24ª semanas de gestação	Hidrocefalia, líquido cefalorraquidiano anormal, calcificações intracranianas, coriorretinite, icterícia, hepatoesplenomegalia, febre Muitos lactentes assintomáticos ao nascimento *Tratamento:* pirimetamina associada à sulfadiazina
Vírus da rubéola	Mãe soronegativa não imunizada; febre ± erupção cutânea Defeitos detectáveis com infecção: 85% ao redor da 8ª semana, 50% na 9ª – 12ª semanas, 16% na 13ª – 20ª semanas O vírus pode estar presente na garganta do lactente por 1 ano *Prevenção:* vacina	Restrição ao crescimento intrauterino, microcefalia, microftalmia, catarata, glaucoma, coriorretinite "sal e pimenta", hepatoesplenomegalia, icterícia, PDA, surdez, erupções tipo *blueberry muffin*, anemia, trombocitopenia, leucopenia, radioluscências na metáfise, deficiência de linfócito B e T Lactente pode ser assintomático ao nascimento
CMV	Doença sexualmente transmissível: infecção genital primária pode ser assintomática Mononucleose heterófila negativa; lactente pode apresentar virúria por 1 a 6 anos	Sepse, restrição ao crescimento intrauterino, coriorretinite, microcefalia, calcificações periventriculares, erupções tipo *blueberry muffin*, trombocitopenia, neutropenia, hepatoesplenomegalia, icterícia, surdez, pneumonia Muitos assintomáticos ao nascimento *Prevenção:* produtos sanguíneos CMV negativos *Possível tratamento:* ganciclovir
Herpes-vírus *simplex* tipo 2 ou 1	Doença sexualmente transmissível: infecção genital primária pode ser assintomática; infecção intrauterina rara, aquisição mais comum no momento do nascimento	*Infecção intrauterina:* coriorretinite, lesões de pele, microcefalia *Pós-natal:* encefalite, doença localizada ou disseminada, vesículas de pele, ceratoconjuntivite *Tratamento:* aciclovir
Vírus varicela-zóster	Infecção intrauterina por catapora Lactentes desenvolvem varicela neonatal grave com doença materna 5 dias antes ou 2 dias após o parto	Microftalmia, catarata, coriorretinite, aplasia/hipoplasia/atrofia cutânea e óssea, cicatrizes cutâneas Zóster como em criança mais velha *Prevenção da condição neonatal com VZIG* *Tratamento do neonato enfermo:* aciclovir
Treponema pallidum (sífilis)	Doença sexualmente transmissível Mãe primariamente assintomática: sem dor e com cancro "escondido" Penicilina, não a eritromicina, previne infecção fetal	Apresentação *ao nascimento* como hidropisia não imune, prematuridade, anemia, neutropenia, trombocitopenia, pneumonia, hepatoesplenomegalia *Apresentação Neonatal tardia* como *snuffles* (rinite sifilítica), erupção cutânea, hepatoesplenomegalia, condiloma plano ou *lata*, metafisite, pleocitose do líquido cefalorraquidiano, ceratite, periostite, linfocitose, hepatite *Início tardio:* dentes, olhos, ossos, pele, sistema nervoso central, orelha *Tratamento:* penicilina
Parvovírus	Etiologia da quinta doença; febre, erupção de pele, artralgia em adultos	Hidropisia não imune, anemia fetal *Tratamento:* transfusão no útero
HIV	AIDS; a maioria das mães é assintomática e soropositiva; histórico de alto risco; prostituição, abuso de drogas, casamento com bissexual, ou hemofílico	Sintomas de AIDS se desenvolvem entre 3 e 6 meses de idade em 10-25%; retardo de crescimento, infecção recorrente, hepatoesplenomegalia, anormalidades neurológicas *Manejo:* trimetoprim/sulfametoxazole, AZT, outros agentes antirretrovirais *Prevenção:* AZT pré-natal, intraparto, pós-parto; evitar aleitamento materno
Vírus da hepatite B	Transmissão vertical comum; pode resultar em cirrose, carcinoma hepatocelular	Hepatite neonatal aguda; muitos se tornam portadores assintomáticos *Prevenção:* HBIG, vacina
Neisseria gonorrhoeae	Doença sexualmente transmissível, lactente adquire no nascimento *Tratamento:* cefotaxime, ceftriaxona	Oftalmia gonocócica, sepse, meningite *Prevenção:* nitrato de prata ou colírio de eritromicina nos olhos *Tratamento:* ceftriaxona
Chlamydia trachomatis	Doença sexualmente transmissível, o lactente adquire ao nascimento *Tratamento:* eritromicina oral	Conjuntivite, pneumonia *Prevenção:* colírio de eritromicina nos olhos *Tratamento:* eritromicina oral
Mycobacterium tuberculosis	Teste cutâneo de PPD positivo, viragem tuberculínica recente, radiografia torácica positiva, membro da família positivo *Tratamento:* INH e rifampicina ± etambutol	Pneumonia congênita séptica rara; TB pulmonar primária adquirida; assintomática, após PPD *Prevenção:* INH, BCG, isolamento *Tratamento:* INH, rifampicina, pirazinamida
Trypanossoma cruzi (doença de Chagas)	Nativo da América do Sul e Central, imigrantes, viagem Doença crônica na mãe	Retardo de crescimento, insuficiência cardíaca, acalasia *Tratamento:* nifurtimox

AZT, Zidovudine (azidothymidine); *BCG*, bacilo Calmette-Guerin; *CMV*, citomegalovírus; *HBIG*, imunoglobulina hiperimune anti-hepatite B; *INH*, isoniazida; *PDA*, persistência de ducto arterioso; *PPD*, derivativo proteico purificado; *TB*, tuberculose; *VZIG*, imunoglobulina hiperimune antivaricela-zóster.

gestação, a rubéola pode causar consequências neonatais graves. A ocorrência de defeitos congênitos aproxima-se de 85% se a infecção é adquirida durante as primeiras 4 semanas de gestação; cerca de 40% são abortos espontâneos ou natimortos. Caso a infecção ocorra durante a 13ª a 16ª semanas, 35% dos lactentes podem apresentar anormalidades. A infecção após 4 meses de gestação não parece causar a doença.

As anormalidades características mais comuns associadas à rubéola congênita incluem alterações oftalmológicas (catarata, retinopatia e glaucoma), cardíacas (persistência de ducto arterioso e estenose de artéria pulmonar periférica), auditivas (perda de audição neurossensorial) e neurológicas (distúrbios de comportamento, menigoencefalite e retardo mental). Além disso, os lactentes podem apresentar retardo no crescimento, hepatoesplenomegalia, icterícia de início precoce, trombocitopenia, osteopatia radioluscente e lesões de pele purpúricas (aparência de *muffin blueberry* da eritropoiese dérmica).

A detecção de anticorpo IgM específico para rubéola geralmente indica infecção recente. A mensuração de IgG específico para rubéola durante diversos meses pode ser confirmatória. O vírus da rubéola pode ser isolado do sangue, urina, LCR e amostras de *swab* da garganta. Os lactentes com rubéola congênita têm infecção crônica e persistente e tendem a eliminar o vírus vivo na urina, fezes e secreções respiratórias por 1 ano. Os lactentes devem ser isolados enquanto estiverem no hospital e mantidos longe de mulheres gestantes suscetíveis quando enviados para casa.

CITOMEGALOVÍRUS

O CMV é a infecção congênita mais comum e a causa mais frequente da perda de audição neurossensorial, retardo mental, doença de retina e paralisia cerebral. O CMV congênito ocorre em cerca de 0,5 a 1,5% dos nascimentos. Quando a infecção primária ocorre nas mães durante uma gestação, o vírus é transmitido ao feto em, aproximadamente, 35% dos casos. As taxas de infecção por CMV são de três a sete vezes maiores em lactentes nascidos de mães adolescentes comparados às outras. O risco de transmissão de CMV ao feto é independente da idade gestacional no momento da infecção materna. Quanto mais precoce for a infecção primária da mãe durante a gestação, mais sintomático o lactente será ao nascimento. As fontes mais comuns de infecções primárias por CMV em mães durante a gestação são os contatos sexuais e contato com crianças pequenas. É sabido que o CVM pode ser transmitido ao feto mesmo quando a infecção materna tiver ocorrido bem antes da concepção. Essa transmissão pode ocorrer como resultado de uma reativação do vírus, infecção crônica ou reinfecção por uma nova cepa.

Mais de 90% dos lactentes que apresentam infecção congênita por CMV não exibem evidência clínica de doença ao nascimento. Aproximadamente 10% dos lactentes infectados são pequenos para idade gestacional e apresentam sintomas ao nascimento. Os achados incluem microcefalia, trombocitopenia, hepatoesplenomegalia, hepatite, calcificações intracranianas, coriorretinite e anormalidades auditivas. Alguns lactentes podem apresentar uma aparência de *blueberry muffin* como resultado de uma eritropoiese dérmica. Radiografias de crânio podem revelar calcificações periventriculares. Um adicional de 10% dos lactentes infectados pode não apresentar sinais até mais tarde durante infância ou início da adolescência, quando são encontrados perda auditiva neurossensorial e atrasos no desenvolvimento. A mortalidade é de 10 a 15% em recém-nascidos sintomáticos. A infecção perinatal por CMV adquirido durante o nascimento ou do leite materno não está associada à doença do recém-nascido ou sequela do SNC.

A infecção congênita por CMV é diagnosticada pela detecção do vírus na urina ou saliva. A detecção geralmente é acompanhada por métodos de cultura tradicionais do vírus, mas pode levar diversas semanas para ser obtido um resultado. Os métodos de cultura rápidos utilizando centrifugação para aumentar a infectividade, e de anticorpo monoclonal, para detectar antígenos diretos em culturas de tecidos infectados, podem fornecer resultados em 24 horas. O PCR também pode ser utilizado para detectar quantidades pequenas de DNA do CMV na urina. A detecção de CMV nas primeiras três semanas após o nascimento é considerada prova de uma infecção congênita por CMV.

Estudos experimentais com o agente antiviral ganciclovir em recém-nascidos com sintomas graves têm demonstrado ausência de progressão na perda de audição.

HERPES-VÍRUS *SIMPLEX*

O HSV-2 é responsável por 90% dos herpes genitais primários. Cerca de 70 a 85% das infecções por herpes simples neonatal são adquiridas da mãe logo antes do nascimento (infecção ascendente) ou durante a passagem através do canal do parto. A incidência de HSV neonatal é estimada em torno de 1 em 3.000 para 1 em 20.000 de nascimentos vivos. Lactentes com infecções por HSV têm uma maior probabilidade de nascerem prematuramente (40% dos lactentes acometidos têm <36 semanas de gestação). O risco de infecção ao nascimento, em um lactente nascido via vaginal, de uma mãe com herpes genital primário, é cerca de 33 a 50%. O risco para um lactente nascido de uma mãe com infecção reativada é menor que 5%. Mais de 75% dos lactentes que adquirem a infecção por HSV nascem de mães que não apresentam histórico anterior ou achados clínicos consistentes com infecção por HSV.

A maioria dos lactentes é normal ao nascimento e os sintomas de infecção se desenvolvem dos 5 a 10 dias de vida. Os sintomas de infecção neonatal por HSV incluem a disseminação da doença, envolvendo múltiplos sistemas orgânicos, mais notavelmente o fígado e pulmões; infecção localizada no SNC; ou infecção localizada em pele, olhos e boca. Os sintomas podem se sobrepor e, em muitos casos de disseminação da doença, as lesões de pele são um achado tardio. A disseminação da infecção deve ser considerada em quaisquer lactentes com sintomas de sepse, disfunção hepática e culturas bacteriológicas negativas. Também deve se suspeitar da infecção por HSV em qualquer neonato que apresente febre, irritabilidade, achados anormais no LCR e convulsões. Os sintomas iniciais podem ocorrer em qualquer momento entre o nascimento e 4 semanas de vida, apesar de a disseminação da doença geralmente ocorrer durante a primeira semana de vida. As infecções por HSV geralmente são graves e um atraso no tratamento pode resultar em morbidade e mortalidade significativas.

Para o diagnóstico da infecção neonatal por HSV, as amostras para cultura devem ser obtidas de qualquer vesícula de pele, nasofaringe, olhos, urina, sangue, LCR, fezes ou reto. As culturas positivas obtidas desses locais, após 48 horas do nascimento, indicam a exposição intraparto. O PCR é um método sensível para detectar o DNA do HSV em sangue, urina e LCR.

Aciclovir parenteral é o tratamento de escolha para as infecções neonatais por HSV. O aciclovir deve ser administrado em todos os lactentes com suspeita de infecção ou diagnosticados com HSV. O desfecho mais benigno em relação à morbidade e à mortalidade é observado em lactentes com doença limitada a pele, olhos e boca.

SÍFILIS CONGÊNITA

A sífilis congênita resulta mais comumente da infecção transplacentária do feto, apesar de o feto poder adquirir a infecção pelo contato com um cancro ao nascimento. Além disso, a infecção via hematogênica pode ocorrer durante a gestação. Quanto mais longo o tempo decorrido entre a infecção materna e a gestação, menor a probabilidade de a doença ser transmitida ao feto.

A infecção intrauterina pode resultar em natimorto, hidropisia fetal ou prematuridade. Os sintomas clínicos variam, mas incluem hepatoesplenomegalia, rinite sifilítica (*snuffles*), linfadenopatia, lesões mucocutâneas, osteocondrite, exantema, anemia hemolítica e trombocitopenia. Lactentes não tratados, independente de manifestarem sintomas ao nascimento, podem desenvolver sintomas tardios, os quais geralmente aparecem após 2 anos de idade e envolvem SNC, ossos, articulações, dentes, olhos e pele. Algumas manifestações da doença podem não se tornar aparentes até muitos anos após o nascimento, tais como ceratite intersticial, surdez do oitavo par de nervos cranianos, dentes de Hutchinson, arqueamento da tíbia ou tíbia em "sabre", bossa frontal, molares em amora, nariz em sela, rágades e articulações de Clutton. A associação de ceratite intersticial, surdez do oitavo par de nervos cranianos e dentes de Hutchinson comumente é referida como a *tríade de Hutchinson* (Tabela 66-1).

Muitos lactentes são assintomáticos no momento do diagnóstico. Se não tratados, a maioria dos lactentes desenvolve sintomas nas primeiras 5 semanas de vida. As lesões mais graves acometem os tecidos mucocutâneos e ossos. Os sinais iniciais de infecção podem ser alimentação insuficiente e *snuffles* (rinite sifilítica). A rinite sifilítica é mais grave e persistente do que o resfriado comum e geralmente apresenta sangue. Erupções descamativas maculopapulares se desenvolvem nas palmas e plantas e ao redor da boca e do ânus. A erupção pode progredir se tornando vesiculares com bolhas. Lactentes gravemente doentes podem nascer com hidropisia e apresentar anemia grave. Uma pneumonia consolidada grave pode estar presente ao nascimento e pode haver achados laboratoriais consistentes com glomerulonefrite. A avaliação do LCR pode revelar pleocitose e aumento de proteína. Mais de 90% dos bebês sintomáticos exibem anormalidades radiográficas nos ossos longos, consistentes com osteocondrite e pericondrite.

Nenhum recém-nascido deve receber alta hospitalar sem o conhecimento ou a determinação do estado sorológico para sífilis da mãe. Todos os bebês nascidos de mães soropositivas requerem um exame cuidadoso e um teste para sífilis não treponêmico quantitativo. O exame de campo escuro direto de coloração dos organismos com anticorpo fluorescente, obtido pelo raspado das lesões de pele ou mucosa, é o método mais rápido e mais direto de diagnóstico. Mais comumente, o teste sorológico é utilizado. Os testes de anticorpo da reagina não treponêmico – o Venereal Disease Reserch Laboratory (VDRL) e o da reagina plasmática direto – são úteis como indicadores de doença. O teste realizado no lactente deve ser o mesmo que o realizado na mãe para permitir comparação dos resultados. Um lactente deve receber avaliação subsequente caso o título da mãe tenha aumentado quatro vezes, também, se o título do lactente for quatro vezes maior que o título da mãe, se o lactente for sintomático ou ainda se a mãe apresentar sífilis tratada inadequadamente. Uma mãe com infecção tardia durante a gestação pode dar a luz a um lactente que esteja incubando doença ativa. A mãe e o lactente podem apresentar teste sorológico negativo ao nascimento. Quando os testes clínicos ou sorológicos sugerirem sífilis congênita, o LCR deve ser examinado microscopicamente e um teste VDRL do LCR deve ser realizado. Um aumento na contagem de leucócitos no LCR e da concentração de proteínas sugere neurossífilis; um VDRL positivo no LCR é diagnóstico.

A **penicilina parenteral** é a droga de escolha preferida para o tratamento da sífilis. A penicilina G por 10 a 14 dias é o único tratamento eficaz documentado para lactentes que apresentem sífilis e neurossífilis congênita. Os lactentes devem ter títulos de anticorpos não treponêmicos repetidos aos 3, 6 e 12 meses para documentar queda dos títulos. Os lactentes com neurossífilis devem ser acompanhados cuidadosamente com testes sorológicos e de determinações no LCR a cada 6 meses, por no mínimo 3 anos ou até que os achados no LCR sejam normais.

VÍRUS DA IMUNODEFICIÊNCIA HUMANA
(CAPÍTULO 125)

HEPATITE B
(CAPÍTULO 113)

NEISSERIA GONORRHOEAE

A infecção por *N. gonorrhoeae* em um recém-nascido geralmente envolve os olhos (conjuntivite neonatal ou oftalmia *neonatorum*). Outros locais de infecção incluem abcessos no couro cabeludo (normalmente associados ao monitoramento fetal com eletrodos no couro cabeludo), vaginite e doença disseminada com bacteremia, artrite ou meningite. A transmissão para o lactente frequentemente ocorre durante a passagem através do canal do parto, quando as mucosas entram em contato com as secreções infectadas.

A infecção geralmente está presente nos primeiros 5 dias de vida e é caracterizada, inicialmente, por um corrimento transparente aquoso, o qual rapidamente se torna purulento. Há hiperemia conjuntival e quemose marcantes. A infecção tende a ser bilateral; entretanto, um olho pode estar clinicamente pior do que o outro. As infecções não tratadas podem se espalhar para a córnea (ceratite) e câmara anterior do olho. Essa extensão pode resultar em ruptura de córnea e cegueira.

O **tratamento recomendado** para infecção isolada, tal como oftalmia *neonatorum*, é uma dose intramuscular de ceftriaxona. Os lactentes com oftalmia gonocócica devem receber irrigações oculares com solução salina em intervalos frequentes antes da alta hospitalar. O tratamento com antibiótico tópico isolado é inadequado e desnecessário, quando há administração de tratamento antimicrobiano sistêmico recomendado. Os lactentes com oftalmia gonocócica têm de ser hospitalizados e avaliados para disseminação da doença (sepse, artrite, meningite). A disseminação da doença deve ser tratada com tratamento antimicrobiano (ceftriaxona ou cefotaxime) por 7 dias. O cefotaxime pode ser utilizado em lactentes com hiperbilirrubinemia. Caso seja documentado, os lactentes com meningite precisam ser tratados por 10 a 14 dias.

Testes para infecção concomitante por *C. trachomatis*, sífilis congênita e HIV devem ser realizados. Os resultados do teste materno para antígeno de superfície da hepatite B devem ser confirmados. A profilaxia tópica, com nitrato de prata, eritromicina e tetraciclina, é recomendada para todos os recém-nascidos como prevenção de oftalmia gonocócica.

CLAMÍDIA

O *C. trachomatis* é a infecção sexualmente transmissível reportada mais comumente, com uma alta taxa de infecção entre os adolescentes sexualmente ativos e adultos jovens. A prevalência do organismo em mulheres gestantes varia de 6 a 12% e pode ser de 40% em adolescentes. A *Chlamydia* pode ser transmitida do trato genital de uma mãe infectada para seu recém-nascido. A aquisição ocorre em cerca de 50% dos bebês nascidos via vaginal de mães infectadas. A transmissão também tem sido relatada em alguns lactentes de parto por secção cesariana com membranas intactas. Em lactentes infectados, o risco de conjuntivite é de 25 a 50% e o risco de pneumonia é de 5 a 20%. A nasofaringe é o local anatômico mais comumente infectado.

A conjuntivite clamidial neonatal é caracterizada por congestão ocular, edema e corrimento, desenvolvendo-se 5 a 14 dias a diversas semanas após o nascimento e por 1 a 2 semanas. As manifestações clínicas variam de conjuntivite leve a inflamação e inchaço severo. Ambos os olhos são quase sempre acometidos; entretanto, um olho pode parecer mais inchado e infectado do que o outro. A córnea é raramente envolvida e a adenopatia pré-auricular é rara.

A pneumonia em lactentes jovens pode ocorrer entre 2 a 19 semanas de idade e é caracterizada por uma doença afebril com uma tosse importante repetitiva, taquipneia e estertores. Os espirros não são comuns. A hiperinflação com infiltrados difusos pode ser observada na radiografia torácica. A congestão nasal e otite média podem ocorrer.

O diagnóstico pode ser realizado por raspado da conjuntiva e cultura do material. A coloração *Giemsa* dos raspados de conjuntiva, revelando a presença de inclusões intracitoplasmáticas coradas em azul no interior de células epiteliais, é diagnóstica. O PCR também se encontra disponível. Os lactentes com conjuntivite e pneumonia são tratados com eritromicina oral por 14 dias. O tratamento tópico da conjuntivite é ineficaz e desnecessário. A profilaxia tópica, recomendada com nitrato de prata, eritromicina ou tetraciclina, para todos os recém-nascidos na prevenção de oftalmia gonocócica, não previne a conjuntivite clamidial neonatal.

TUBERCULOSE MICOBACTERIANA
(CAPÍTULO 124)

Leitura Sugerida

Engle WE: Infants born late preterm: definition, physiologic and metabolic immaturity, and outcomes, *NeoReviews* 10:e280, 2009.

Frankovich J, Sandborg C, Barnes P, et al: Neonatal lupus and related autoimmune disorders of infants, *NeoReviews* 9:e207–217, 2008.

HAPO Study Cooperative Research Group: Hyperglycemia and adverse pregnancy outcomes, *N Engl J Med* 358(19):1991–2002, 2008.

Jesse N, Neu J: Necrotizing enterocolitis: relationship to innate immunity, clinical features and strategies for prevention, *NeoReviews* 7:e143, 2006.

Kates EH, Kates JS: Anemia and polycythemia in the newborn, *Pediatr Rev* 28:33–34, 2007.

Kattwinkel J, Perlman J: The neonatal resuscitation program: the evidence evaluation process and anticipating edition 6, *NeoReviews* 11:e673, 2010.

Shankaran S: Neonatal encephalopathy: treatment with hypothermia, *NeoReviews* 11:e85, 2010.

Silva RA, Moshfeghi DM: Interventions in retinopathy of prematurity, *NeoReviews* 13:e476, 2012.

Steinhorn RH, Farrow KN: Pulmonary hypertension in the neonate, *NeoReviews* 8:e14–e21, 2007.

Wong RJ, Stevenson DK, Ahlfors CE, et al: Neonatal jaundice: bilirubin physiology and clinical chemistry, *NeoReviews* 8:e58–e67, 2007.

Medicina do Adolescente

Kim Blake e Lisa M. Allen

SEÇÃO 12

Capítulo 67

VISÃO GERAL E AVALIAÇÃO DOS ADOLESCENTES

As principais causas de mortalidade (Tabela 67-1) e morbidade (Tabela 67-2) em adolescentes nos Estados Unidos se relacionam com distúrbios do comportamento. Acidentes de automóveis e outras lesões representam mais de 75% de todas as mortes. Comportamentos alimentares pouco saudáveis e atividade física inadequada resultam em obesidade com complicações de saúde associadas (p. ex., diabetes e hipertensão).

É responsabilidade do médico considerar todas as oportunidades para descobrir comportamentos de risco (Fig. 67-1), independentemente do motivo da consulta. Sintomas físicos em adolescentes estão muitas vezes relacionados a problemas psicossociais.

ENTREVISTANDO ADOLESCENTES

Os dados da anamnese são gerados a partir de informações fornecidas pelos adolescentes e seus pais. Entrevistar um adolescente sozinho e discutir confidencialidade são as bases para a obtenção de informações sobre comportamentos de risco, condutas antecipatórias e fatores protetores (Caps. 7 e 9).

A entrevista deve levar em conta a idade e o desenvolvimento do adolescente (Tabela 67-3). Conversas sobre amigos, filmes, esportes e atividades fora da escola podem ser úteis em todas as idades e ajudam a entender as afinidades (Fig. 67-2).

A **confidencialidade** é um elemento-chave ao entrevistar um adolescente (Tabela 67-4). A conversa sobre comportamento de risco terá mais chance de ocorrer quando o adolescente estiver sozinho (Tabela 67-5). Existem fatos que não podem se manter confidenciais, como intenção suicida e revelação de abuso físico ou sexual. Caso haja uma situação duvidosa, é aconselhável obter consulta legal, ética ou do serviço social. Ao cuidar de um jovem adolescente, o profissional de saúde deve incentivar discussões abertas com pais, tutor ou outro adulto.

A lei confere certos direitos aos adolescentes, conforme sua condição de saúde e características pessoais, permitindo-lhes receber assistência médica sem autorização parental (Tabela 67-6). Geralmente, adolescentes podem procurar serviços de saúde, sem o consentimento dos pais, para assistência de saúde mental, reprodutiva e de emergência. Adolescentes emancipados e *menores maduros* podem receber tratamento sem o consentimento dos pais; tal condição deve ser documentada no prontuário médico. As principais características dos menores maduros são a competência e a capacidade de assimilação e não sua idade cronológica. Deve haver uma avaliação sensata de que a intervenção médica é do melhor interesse do adolescente.

Tabela 67-1	Principais Causas de Morte entre Adolescentes	
POSIÇÃO	CAUSA	TAXA (POR 100.000)
1	Lesões não intencionais	30,3
2	Agressão (homicídio)	10,4
3	Suicídio	6,9
4	Neoplasias malignas (câncer)	3,2
5	Doenças do coração	1,6

De Centers for Disease Control and Prevention, National Center for Health Statistics: National Vital Statistics 2007.

Tabela 67-2	Doenças Crônicas Comuns Predominantes em Crianças e Adolescentes
DOENÇA	PREVALÊNCIA
PULMONAR	
Asma	8-12%
Fibrose cística	1:2.500 brancos, 1:17.000 negros
NEUROMUSCULAR	
Paralisia cerebral	2 – 3:1.000
Retardo mental	1-2%
Distúrbios convulsivos	3,5:1.000
Convulsões (outras)	3-5%
Deficiência audiovisual	2-3%
Paralisias traumáticas	2:1.000
Escoliose	3% masculino, 5% feminino
Enxaqueca	6-27% (↑ com aumento da idade)
ENDÓCRINA/NUTRICIONAL	
Diabetes melito	1,8:1.000
Obesidade	25-30%
Anorexia nervosa	0,5-1%
Bulimia	1% (adolescentes jovens) e 5-10% (19-20 anos)
Dismenorreia	20%
Acne	65%

Guia Estruturado de Comunicação do Adolescente (SCAG)

Instruções de uso deste formulário

Por favor, após o exame avalie seu médico (ou estudante de medicina) usando este formulário

Exemplos:

0 = não	1 = sim	2 = Muito bem
O médico não perguntou.	O médico perguntou como se lendo de uma lista.	O médico estabeleceu bom relacionamento.
	O médico perguntou com constrangimento.	O médico perguntou sem constrangimento.
	Me senti julgado(a).	O médico não me julgou.
	Me senti um pouco constrangido(a).	Me senti à vontade.

Avaliação Geral: Dê sua impressão geral de cada item.
A = Excelente, B = Bom, C = Regular, D = Ruim, F = Péssimo

	Não 0	Sim 1	Muito bem 2	Cite exemplos de momentos que se destacaram em sua entrevista, tanto positiva como negativamente.
A. COMEÇANDO				*Exemplo: Gostei de você ter falado comigo e não apenas com a minha mãe.*
1. Me cumprimentou.	0	1	2	
2. Se apresentou.	0	1	2	
3. Falou sobre confidencialidade.	0	1	2	
AVALIAÇÃO GERAL	A B	C D	F	

	Não 0	Sim 1	Muito bem 2	Cite exemplos de momentos que se destacaram em sua entrevista, tanto positiva como negativamente.
B. COLETANDO INFORMAÇÕES				*Exemplo: Me senti constrangido quando me perguntou sobre tabagismo na frente da minha mãe.*
4. Boa linguagem corporal.	0	1	2	
5. Me encorajou a falar com perguntas.	0	1	2	
6. Incentivou meus pais a falar. (Desconsidere se estiver desacompanhado)	0	1	2	
7. Me escutou e não me julgou.	0	1	2	
8. Estabeleceu boa relação comigo por meio de vocabulário adequado.	0	1	2	
AVALIAÇÃO GERAL	A B	C D	F	

Figura 67-1 – Guia Estruturado de Comunicação do Adolescente. Esse guia é uma ferramenta para entrevista desenvolvida para o uso com pacientes reais ou simulados. Incorpora os quatro componentes principais da entrevista: confidencialidade, separação do adolescente de seu responsável, coleta de dados psicossociais (usando técnicas mnemônicas de abordagem HEADDSS) e uma abordagem sem julgamento. O guia possui nível de leitura de grau 5 e demonstrou confiabilidade e eficácia. Uma versão para impressão está disponível em MedEdPORTAL.

(continua)

	Não 0	Sim 1	Muito bem 2	Cite exemplos de momentos que se destacaram em sua entrevista, tanto positiva como negativamente.
C. ADOLESCENTE SOZINHO				*Exemplo: Gostei de você ter falado sobre confidencialidade, porém preciso da certeza de que minha mãe não saberá.*
9. Me separaram dos meus pais. (Desconsidere se estiver desacompanhado.)	0	1	2	
10. Conversou sobre confidencialidade.	0	1	2	
11. Me deu oportunidade de falar sobre assuntos diferentes daqueles que eu vim discutir.	0	1	2	
12. Refletiu sobre meus sentimentos ou preocupações (p. ex.: Você parece...).	0	1	2	
Estilo de Vida: O médico pergunta ou conversa sobre:				
13. **Lar:** Família	0	1	2	
14. **Educação:** Escola	0	1	2	
15. Amizades	0	1	2	
16. **Atividades**	0	1	2	
17. **Bebidas alcoólicas:** Cerveja e destilados	0	1	2	
18. **Drogas:** Cigarros	0	1	2	
19. Maconha	0	1	2	
20. Outras drogas	0	1	2	
21. **Alimentação:** Peso/dieta/ hábitos alimentares	0	1	2	
22. **Sexualidade:** Namorado / namorada	0	1	2	
23. Atividade sexual	0	1	2	
24. Sexo seguro / contraceptivos	0	1	2	
25. **O próprio adolescente:** Imagem corporal, autoestima	0	1	2	*Por Exemplo: O médico não se constrangeu ao falar sobre sexo OU pareceu constrangido ao falar sobre sexo.*
26. Humor/depressão/ suicídio	0	1	2	
AVALIAÇÃO GERAL A B C D F				

	Não 0	Sim 1	Muito bem 2	Cite exemplos de momentos que se destacaram em sua entrevista tanto positiva como negativamente.
D. FINALIZANDO				*Por Exemplo: Não tive certeza do que seria a próxima etapa.*
27. Síntese, revisou assuntos	0	1	2	
28. Manteve a confidencialidade	0	1	2	
29. Perguntou se havia dúvidas	0	1	2	
30. Falou sobre as próximas etapas (acompanhamentos)	0	1	2	
AVALIAÇÃO GERAL A B C D F				

Figura 67-1, continuação

Capítulo 67 ◆ Visão Geral e Avaliação dos Adolescentes

Tabela 67-3	Desenvolvimento Psicológico do Adolescente		
FASE	**IDADE**	**PENSAMENTO**	**CARACTERÍSTICAS**
Adolescência inicial	10-14	Concreto ↓	Aparência: "Eu sou normal?"
			Invencível
			Grupos sociais
			Vive o momento
Adolescência média	15 – 17		Considera mais os riscos
			Testa limites
			"Quem sou eu?"
			Experimentação de ideias
Adolescência final	18 – 21	Operatório formal	Futuro
			Planejamento
			Parcerias
			Separação

Tabela 67-5	Entrevistando o Adolescente Sozinho: Discussões Sobre os Tópicos do HEADDSS*
FAMÍLIA/amigos	Família, relacionamentos e atividades. "O que você faz para se divertir?"
EDUCAÇÃO	"Do que você mais gosta na escola?" "Como está na escola?"
ÁLCOOL	"Algum dos seus amigos bebe?" "Você bebe?"
DROGAS	Cigarros, maconha, outras drogas. "Já fumou?" "Muitos adolescentes já experimentaram diferentes tipos de drogas e substâncias... Você já experimentou alguma coisa?"
ALIMENTAÇÃO*	Peso, dieta/hábitos alimentares. "Muitos adolescentes se preocupam com o peso e tentam fazer dieta. Já fez isso?"
SEXO	Atividade sexual, contracepção. "Você está namorando alguém?" "Namorou no passado?"
SUICÍDIO/ DEPRESSÃO	Mudanças de humor, depressão, tentativas de suicídio ou pensamentos a respeito, autoimagem. "Se sentir triste ou deprimido é comum a todos. Você já se sentiu tão mal que quis fazer mal a si mesmo?"

* O acrônimo HEADDSS pode representar outros termos, isto é, A = Atividades, D = Depressão. Veja também a Figura 67-1

PREPARO ~ ASSUNTOS ~ EXPLORAÇÃO ~ PLANEJAMENTO

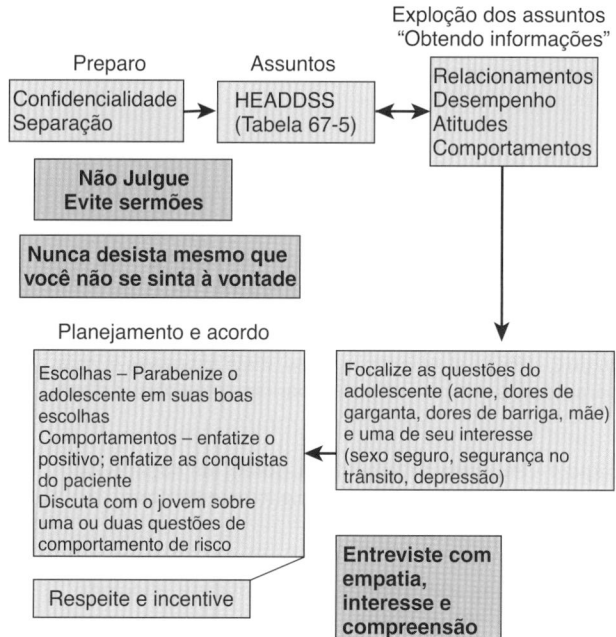

Figura 67-2 – Roteiro para a entrevista com o adolescente

Tabela 67-6	Direitos Legais de Menores
	Idade da maioridade (≥ 18 anos na maioria dos estados)
	Exceções em que serviços de saúde podem ser fornecidos para um menor de idade*:
	Cuidados emergenciais (p. ex., condição com risco de vida ou condição em que um atraso no tratamento iria aumentar significativamente a probabilidade de morbidade)
	Diagnóstico e tratamento de saúde relacionados à sexualidade
	Diagnóstico e tratamento de saúde relacionados a droga
	Menores emancipados (fisicamente e financeiramente independentes da família; Forças Armadas; casado; genitor)
	Maduros menores (capazes de compreender os riscos e benefícios de avaliações e tratamento)
	Todas as exceções devem ser documentadas claramente no prontuário do paciente.

* Determinado pelas leis individuais do estado.

Durante o exame físico deve-se sugerir a presença de um dos pais ou de um acompanhante.

CRESCIMENTO E DESENVOLVIMENTO FÍSICO DOS ADOLESCENTES
Meninas

O broto mamário abaixo da aréola (telarca) e o crescimento de pelos longos e finos no púbis (**adrenarca** ou **pubarca**) são mudanças puberais precoces, ocorrendo em torno dos 11 anos de idade (podendo variar dos 8 aos 13 anos) (Cap. 174). Estas mudanças marcam o início da maturidade sexual, ou o estágio II de Tanner do desenvolvimento puberal (Figs. 67-3 e 67-4). A conclusão das fases de Tanner deve levar de 4 a 5 anos. O pico do estirão puberal geralmente ocorre em torno de um ano após a telarca nos estágios III e IV do desenvolvimento mamário e antes do início da

Tabela 67-4	Diretrizes para a Confidencialidade
	Prepare o pré-adolescente e os pais para a confidencialidade e para serem entrevistados sozinhos.
	Discuta sobre confidencialidade no início da entrevista.
	Conversas com os pais/tutores/adolescente são confidenciais (com exceções*).
	Reafirme a confidencialidade quando sozinho com o adolescente.

* As exceções à confidencialidade incluem grande ou iminente dano a qualquer pessoa (i. e., abuso, suicídio, homicídio).

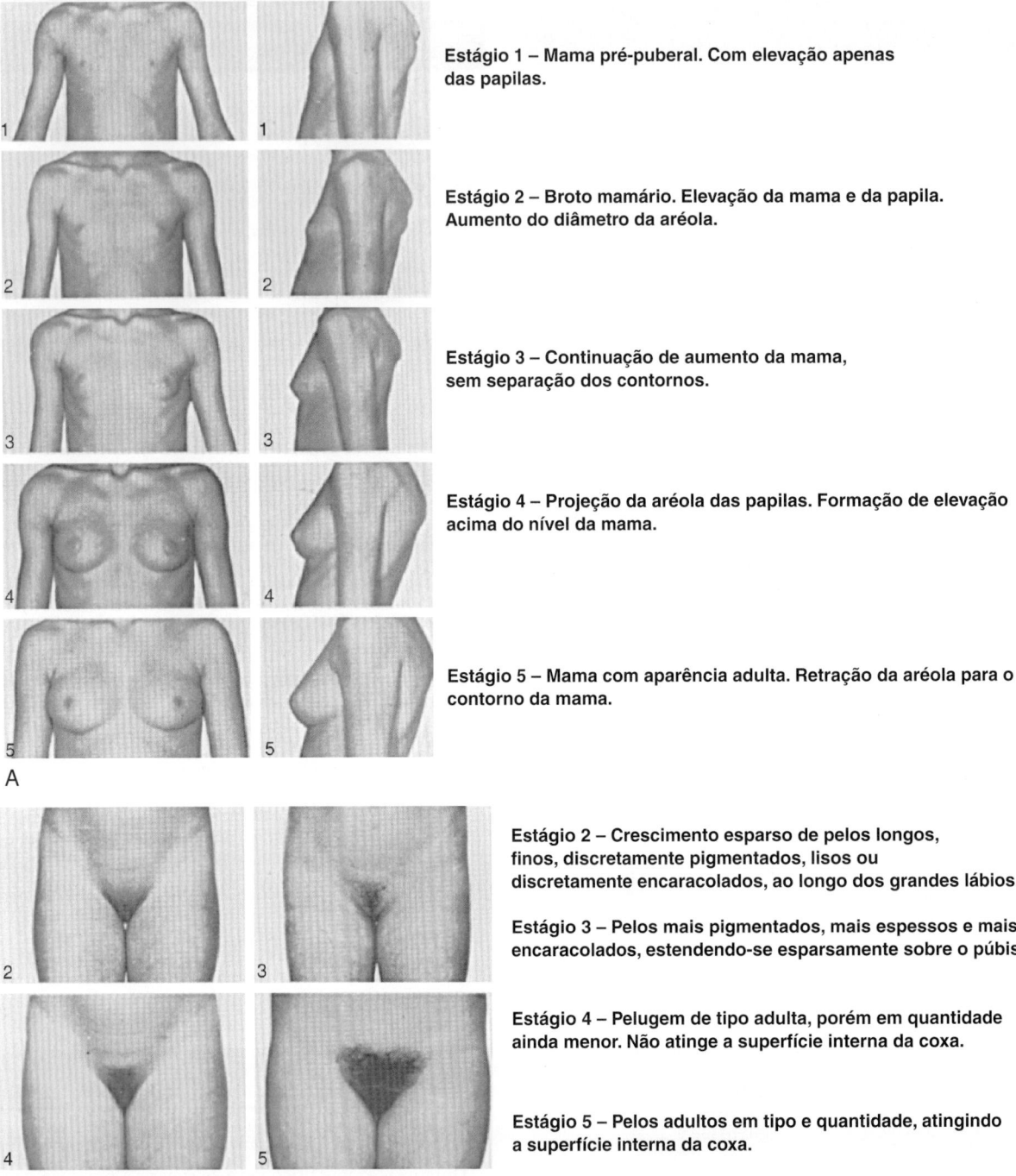

Figura 67-3 – Progressão típica de desenvolvimento puberal feminino nos estágios 1 a 5 de Tanner. A, Desenvolvimento puberal do tamanho das mamas femininas. B, Desenvolvimento puberal dos pelos pubianos femininos. Nota-se que no estágio 1 (não mostrado) não há pelos pubianos. *(Cortesia de J.M. Tanner, MD, Institute of ChildHealth, Department of Growth and Development, University of London, London, England.)*

menstruação (**menarca**). A menarca é um acontecimento puberal relativamente tardio. As adolescentes crescem apenas de 2 a 5 cm de altura antes de sua ocorrência (Cap. 174).

A idade média de ocorrência da telarca e da adrenarca em meninas afro-americanas e brancas é de aproximadamente 9 e 10 anos, respectivamente. A idade média da menarca entre as adolescentes afro-americanas e brancas é de 12,2 e 12,9, respectivamente. O intervalo entre o início da telarca até o começo da menstruação (menarca) é de 2,3 ± 1 ano. Mudanças puberais antes dos 6 anos em meninas afro-americanas e antes dos 7 anos nas brancas são consideradas precoces.

Meninos

O aumento do volume testicular (≥ 2,5cm) corresponde aos estágios iniciais da maturidade sexual ou aos estágios I e II da classificação de Tanner (Figs. 67-5 e 67-6). O crescimento testicular é seguido pelo desenvolvimento de pelos pubianos na base do

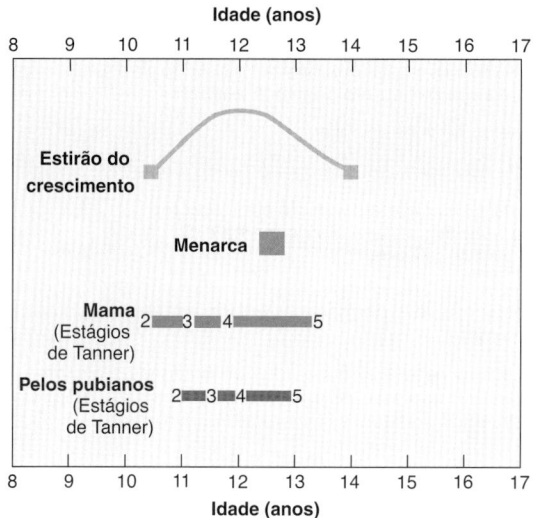

Figura 67-4 – Sequência de eventos da puberdade feminina das americanas. Estudos mais recentes sugerem que o início do desenvolvimento das mamas pode ser aos 9 anos para as afro-americanas e aos 10 anos para as meninas brancas. *(De Brookman RR, Rauh JL, Morrison JA, et al: The Princeton maturation study, 1976, unpublished data for adolescents in Cincinnati, Ohio. Reprinted from* Assessment of Pubertal Development, *Columbus, Ohio, 1986, Ross Laboratories.)*

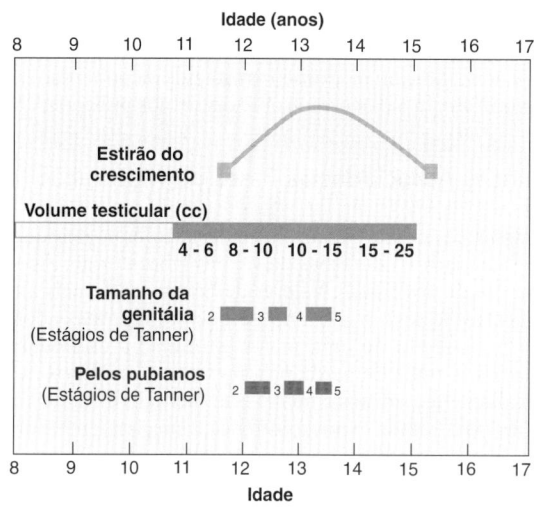

Figura 67-6 – Sequência de eventos da puberdade masculina dos americanos. Volume testicular inferior a 4 mL, utilizando um orquidômetro (Prader Beads), representa estágio pré-púbere. *(De Brookman RR, Rauh JL, Morrison JA, et al: The Princeton maturation study, 1976, unpublished data for adolescents in Cincinnati, Ohio. Reprinted from* Assessment of Pubertal Development, *Columbus, Ohio, 1986, Ross Laboratories.)*

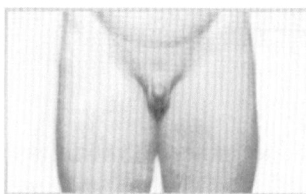

Estágio 1 – Tamanho de pênis, testículos e escroto é pré-puberal

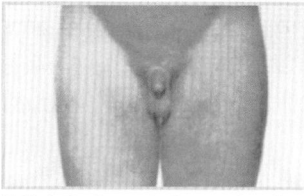

Estágio 2 – Aumento do escroto e dos testículos, sem aumento do pênis. Pele da bolsa escrotal rosada.

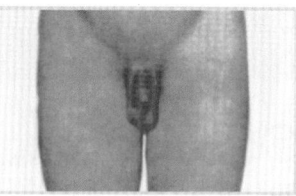

Estágio 3 – Aumento do pênis em comprimento. Continua o aumento dos testículos e do escroto.

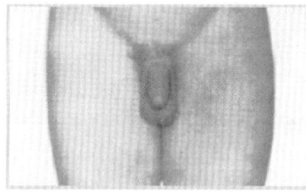

Estágio 4 – Aumento do pênis principalmente em seu diâmetro. Ainda continua o crescimento dos testículos e do escroto.

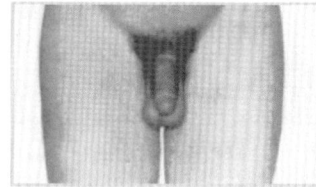

5 - Estágio 5 – Genitália adulta em tamanho e forma.

A

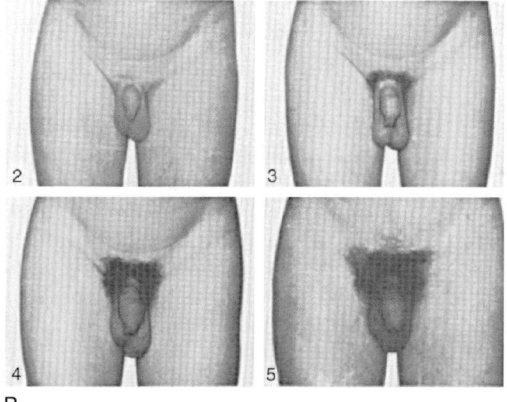

Estágio 2 – Crescimento esparso de pelos longos, finos, discretamente pigmentados, lisos ou discretamente encaracolados na base do pênis.

Estágio 3 – Pelos mais pigmentados, mais espessos e mais encaracolados, estendendo-se esparsamente sobre o púbis.

Estágio 4 – Pelugem de tipo adulta, porém em quantidade ainda menor. Não atinge a superfície interna da coxa.

Estágio 5 – Pelos adultos em tipo e quantidade, atingindo a superfície interna da coxa.

B

Figura 67-5 – Progressão típica de desenvolvimento puberal masculino. A, Desenvolvimento puberal do tamanho dos órgãos genitais masculinos. B, Desenvolvimento puberal dos pelos pubianos masculinos. Nota-se que na fase 1 não há pelos pubianos. *(Cortesia de J.M. Tanner, MD, Institute of Child Health, Department of Growth and Development, University of London, London, England.)*

pênis (**adrenarca**) e, ao decorrer do ano, pelos axilares. O estirão de crescimento é um evento relativamente tardio; pode ocorrer a partir dos 10½ anos até os 16 anos. Engrossamento da voz, pelos faciais e acne indicam os primeiros estágios da puberdade. Veja o Capítulo 174 para a discussão sobre distúrbios puberais.

Mudanças Associadas às Fases de Maturação Física

Os estágios de Tanner sinalizam maturação biológica que pode estar relacionada a alterações de valores laboratoriais específicos e certas condições físicas. Valores de hematócrito mais altos em adolescentes do sexo masculino do que em meninas adolescentes são o resultado de uma maior estimulação androgênica da medula óssea e não de perda pela menstruação. Níveis de fosfatase alcalina em meninos e meninas aumentam durante a puberdade devido à rápida renovação óssea, especialmente durante o estirão de crescimento. Agravamento da escoliose leve é comum em adolescentes durante o estirão da puberdade.

CRESCIMENTO E DESENVOLVIMENTO PSICOLÓGICO DOS ADOLESCENTES
TABELA 67-3 E CAPÍTULOS 7 E 9.

Capítulo 68

CUIDADOS COM O ADOLESCENTE SAUDÁVEL

Ao entrevistar um adolescente, use uma abordagem livre de julgamentos e escolha assuntos em comum para incentivar o adolescente a falar de si mesmo. O questionario mnemônico HEADDSS (casa, educação, álcool, drogas, dieta, sexo, suicídio/depressão) considera importantes fatores de risco do histórico do paciente (Tabela 67-5). Adolescentes que vivenciam um desses fatores muitas vezes já experienciaram algumas outras áreas desses elementos de risco. Quando todas essas informações forem recolhidas, o médico deve escolher um ou dois itens para discussão, deixando claro que as informações são confidenciais e que ele está ali para ajudar o adolescente de uma forma colaborativa. Embora o foco no cuidado ao adolescente seja sobre as questões psicossociais, um exame geral também deve ser realizado (Tabela 68-1). Questões pediátricas, como imunização (Cap. 94) e exames de triagem, devem ser incluídas (Tabela 9-5).

ADOLESCÊNCIA INICIAL (IDADES DE 10 A 14 ANOS)
As rápidas mudanças físicas e comportamentais são as principais características na adolescência inicial, determinando grande dose de autoconsciência e necessidade de privacidade. O histórico da adolescência inicial centra-se na saúde física e psicossocial.

ADOLESCÊNCIA MÉDIA (IDADES DE 15 A 17 ANOS)
Autonomia e senso de identidade global são as principais características da adolescência média. O histórico nesta fase é centrado nas interações do adolescente com família, escola e parceiros. Comportamentos de alto risco, como resultado de experimentação, são comuns.

ADOLESCÊNCIA FINAL (IDADES DE 18 A 21 ANOS)
Individualidade e planejamento do futuro são as principais características da adolescência final. Dá-se maior ênfase à responsabilidade do adolescente final sobre sua saúde.

EXAME PÉLVICO
O exame pélvico completo em adolescentes virgens é raramente necessário. O toque retal bimanual-abdominal (todos os órgãos genitais medianos internos estão imediatamente sobrepostos à parede retal) é tão eficaz quanto o toque vaginal-abdominal. Em algumas pacientes, a anestesia pode ser necessária para um exame pélvico completo. Antes de um exame pélvico, a paciente deve ser informada sobre a importância da avaliação e seus procedimentos; ela deve ser incentivada a fazer perguntas antes, durante ou após o exame. É recomendada a presença de uma enfermeira durante o exame quando o acompanhante da paciente não estiver presente. É importante garantir à paciente controle sobre o exame e permitir sua participação usando um espelho ou orientando o médico. O médico deve manter contato

---

Tabela 68-1 | Exame do Adolescente

EXAME FÍSICO – CHECKLIST

Explique a sua paciente o que você vai fazer.

Explique como você vai fazer.

Pergunte ao adolescente se quer o pai ou a mãe no consultório.*

Seja sensível às necessidades do adolescente.

Sempre use um lençol ou uma coberta para proporcionar privacidade.

O adolescente deve permanecer vestido e retirar a roupa conforme a necessidade.

Faça algumas perguntas à medida que você realiza o exame para manter o adolescente à vontade. Dê a garantia de que os procedimentos do exame são normais para a idade.

AVALIAÇÃO

O exame pode ser usado para oferecer confiança sobre a normalidade.†

Avalie o seguinte:

- Altura/peso/índice de massa corporal e preencha os gráficos de curvas do crescimento
- Acne
- Doença periodontal
- Estágios de Tanner
- Mamas e testículos
- Tireoide (palpação)
- No esqueleto: escoliose, doença de Osgood-Schlatter, epifisiólise femoral
- Estado mental para avaliar depressão; exames de rastreamento
- Sinais de uso de drogas, comportamentos de risco e trauma

*Se não, deve-se providenciar um acompanhante.
†Por exemplo, 70% dos meninos podem ter aumento mamário (ginecomastia), e meninas têm, frequentemente, uma mama maior que a outra.

Tabela 68-2	Etiologia das Massas Mamárias em Adolescentes
Fibroadenoma clássico ou juvenil (70%)	
Doença fibrocística	
Cisto de mama	
Abscesso/mastite	
Papiloma intraductal	
Necrose gordurosa/lipoma	
Cistossarcoma filoide (de baixo grau de malignidade)	
Hiperplasia adenomatosa	
Hemangioma, linfangioma, linfoma (raro)	
Carcinoma (< 1%)	

Tabela 68-3	Etiologia da Ginecomastia
Idiopática	
Hipogonadismo (primário ou secundário)	
Doença hepática	
Doença renal	
Hipertireoidismo	
Neoplasias	
Adrenal	
Secreção ectópica de gonadotrofina coriônica humana	
Testicular	
Fármacos	
Antiandrogênicos	
Antibióticos (isoniazida, cetoconazol, metronidazol)	
Antiácidos (bloqueadores de H_2)	
Quimioterapia para câncer (especialmente agentes alquilantes)	
Medicamentos cardiovasculares	
Abuso de substâncias	
Álcool	
Anfetaminas	
Heroína	
Maconha	
Hormônios (sexo feminino)	
Agentes psicoativos (p. ex., diazepam, fenotiazinas, antidepressivos tricíclicos)	

visual durante os procedimentos. A paciente deve ser informada sobre o que esperar dos procedimentos e suas sensações antes do exame.

Mesas de exame acolchoadas e a posição da paciente em decúbito dorsal maximizam o conforto de um exame pélvico. Os estribos podem ser usados, mas podem causar desconforto. O consultório, lubrificantes e instrumentos devem estar com temperatura amena. O exame deve ser feito sem pressa, mas de forma eficiente.

A **inspeção** da genitália inclui a avaliação de pelos pubianos, grandes lábios e pequenos lábios, clitóris, uretra e anel himenal. Havendo necessidade de exame especular, este deve ser realizado antes do exame de toque bimanual da genitália interna, pois lubrificantes podem interferir na avaliação de amostras microscópicas e microbiológicas. O espéculo permite a visualização das paredes vaginais e do colo do útero para a coleta de amostras apropriadas, como culturas ou esfregaços de Papanicolau (Pap). Esse exame não é necessário enquanto a adolescente não for sexualmente ativa, a menos que haja um histórico de abuso sexual ou infecção vaginal com o papilomavírus humano. Nas raras circunstâncias em que um exame vaginal é necessário em uma adolescente virgem, o espéculo Huffman (1,27 cm x 11,43 cm) ou Pederson (2,29 cm x 11,43 cm) deve ser usado. Um espéculo para adultas de tamanho médio a pequeno pode ser usado em pacientes não virgens.

VARIANTES NORMAIS DA PUBERDADE
Assimetria e Nódulos Mamários

Não é incomum uma mama começar a crescer antes da outra (ou crescer mais rapidamente do que a outra), resultando em assimetria. Para alguns pacientes é importante a garantia de que após a maturação completa da mama a assimetria será menos evidente e que algum grau de assimetria é comum. O broto mamário é uma massa, aproximadamente do tamanho de uma ervilha, abaixo do mamilo, e muitas vezes macia. Ocasionalmente, mulheres jovens apresentam massas mamárias que consistem em cistos ou **fibroadenomas benignos** (Tabela 68-2). O câncer de mama é extremamente raro nesta faixa etária. O exame ultrassonográfico é melhor para a avaliação das mamas jovens e densas e evita a exposição à radiação da mamografia.

Leucorreia Fisiológica

As jovens durante o período peripuberal (maturidade sexual estágio III) muitas vezes queixam-se de corrimento vaginal. Se a secreção é clara, sem sintomas de prurido ou odor, é mais provável que seja leucorreia fisiológica devido à estimulação ovariana de estrogênio do útero e da vagina. O exame físico deve revelar a evidência de uma vulva estrogenizada e hímen sem eritema ou escoriação. O médico deve estar sempre alerta a sinais de abuso. Se houver sintomas, devem-se obter culturas. Nessas circunstâncias, culturas vaginais podem ser obtidas sem espéculo, já que as **infecções sexualmente transmissíveis** até a menarca são contraídas pela vagina, quando as infecções do colo do útero são a regra. O exame da leucorreia fisiológica mostra alguns glóbulos brancos, maturação das células epiteliais e ausência de patógenos na cultura.

Irregularidade Menstrual

A menarca ocorre geralmente cerca de dois anos após a telarca, com a idade média de 12,6 anos. As menstruações iniciais são anovulatórias e tendem a ser irregulares. Esta irregularidade pode persistir por 2-5 anos, pelo que é necessário tranquilizar a paciente. Durante esta fase, a reação de estrogênio no hipotálamo diminui a secreção de gonadotrofinas, o que reduz a produção de estrogênio e induz à hemorragia de privação de estrogênio, que pode ser prolongada e intensa. Sangramento anovulatório é geralmente indolor. Com o amadurecimento do eixo hipotálamo-hipófise-gonadal, o ciclo torna-se ovulatório e a menstruação torna-se secundária à privação da progesterona. Quando a ovulação é estabelecida, a duração média do ciclo é de 21 a 45 dias. Algumas adolescentes ovulam em seus primeiros ciclos, tal como indicado pela gravidez antes da menarca.

Ginecomastia

O aumento das mamas em meninos é geralmente uma condição benigna autolimitada. A ginecomastia é observada em 50 a 60% dos meninos durante o início da adolescência. É frequentemente idiopática, mas pode ser observada em várias condições (Tabela 68-3). Durante o estágio de maturidade sexual III os achados típicos incluem o surgimento de massa firme e muitas vezes elástica, subareolar, de 1 cm a 3 cm, redonda e livremente móvel. Massas com grandes dimensões, duras e sem mobilidade associadas a qualquer secreção mamilar requerem uma investigação mais aprofundada. Tranquilidade e confiança em relação ao diagnóstico são os únicos recursos necessários. Se a condição não apresentar melhora ou se houver associação com alguma morbidade psicológica, ela poderá ser tratada com bromocriptina. O tratamento cirúrgico com mamoplastia redutora pode ser indicado em caso de hipertrofia maciça.

Capítulo 69

GINECOLOGIA NA ADOLESCÊNCIA

DISTÚRBIOS MENSTRUAIS

A **menstruação irregular** é a queixa mais comum das jovens adolescentes. Com a regularização dos ciclos ovulatórios, a dor com a menstruação (**dismenorreia**) se torna uma queixa frequente.

Amenorreia

A **amenorreia primária** é a completa ausência de menstruação aos 16 anos na presença de desenvolvimento mamário ou aos 14 anos de idade quando não há desenvolvimento mamário. No entanto, 98% das adolescentes têm início da menarca até os 15 anos; logo, as investigações devem começar nessa idade em jovens ainda sem menstruação. A **amenorreia secundária** refere-se à cessação da menstruação por mais de 3 meses consecutivos, a qualquer momento após a menarca.

A amenorreia primária pode ser resultado de alterações funcionais ou anatômicas de hipotálamo, glândula pituitária, ovários, útero ou vagina. Imaturidade fisiológica, estresse, excesso de exercício e hábitos alimentares anormais (anorexia/bulimia) são as causas mais comuns de amenorreia. Gravidez é uma possibilidade que deve ser considerada em todos os casos de amenorreia secundária, mesmo a paciente negando a atividade sexual.

A **história** e o **exame físico** da paciente devem orientar a investigação. Obstrução da via de saída deve ser descartada em adolescentes com amenorreia primária, dor abdominal e características sexuais secundárias. Massa abdominal resultante de sangue acumulado pode estar presente. A obstrução da via de saída, como um hímen imperfurado, é visível ao exame. Uma avaliação endócrina é indicada para jovens adolescentes com amenorreia primária, sem características sexuais secundárias e histórico e exame físico não preocupantes. Níveis elevados do hormônio folículo-estimulante (FSH) e do hormônio luteinizante (LH) indicam insuficiência ovariana primária, o que pode refletir em disgenesia ovariana ou agenesia ovariana, fundamentando assim a realização do cariótipo. **A síndrome de Turner** é uma causa comum, mas outras anomalias cromossômicas, síndrome do X frágil e etiologias autoimunes devem ser descartadas. Baixos níveis de FSH e LH sugerem disfunção do hipotálamo, que pode ser devido a imaturidade fisiológica (muitas vezes hereditário), deficiência isolada de gonadotrofina ou hipogonadismo hipogonadotrófico (doenças crônicas, baixo peso corporal, estresse). Avaliações hormonais adicionais incluem a do hormônio estimulante da tireoide e da prolactina. O hipotireoidismo é uma causa comum na disfunção menstrual. Prolactinoma, ainda que raro, deve ser descartado.

Meninas com amenorreia secundária têm características sexuais secundárias. As causas mais comuns são gravidez, anorexia/estresse (LH, FSH e estradiol baixos) e **síndrome dos ovários policísticos** (SOP). Na SOP pode haver sintomas de excesso de androgênio, como acne e hirsutismo, ganho de peso e, com a resistência à insulina, acantose. Se hirsutismo ou virilização estão presentes, níveis de testosterona livre e total, androstenediona e sulfato de deidroepiandrosterona devem ser medidos para descartar tumores do ovário ou da suprarrenal. Níveis normais de 17-hidroxiprogesterona levam a descartar **hiperplasia adrenal congênita** de início tardio. SOP é diagnosticada com dois dos seguintes sinais: irregularidade menstrual ou amenorreia secundária, hiperandrogenismo clínico ou bioquímico e morfologia policística dos ovários a ultrassonografia. O estradiol pode apresentar níveis normais ou baixos; e androgênios, incluindo sulfato de deidroepiandrosterona, podem ser elevados, mas não na medida em que um tumor produziria. Pacientes podem apresentar intolerância a glicose ou hipercolesterolemia.

Em um paciente com amenorreia (primária ou secundária), características sexuais secundárias normais, teste de gravidez negativo, prolactina e hormônio estimulante da tireoide normais e sem evidências de obstrução da via de saída, o efeito total de estrogênio no útero (em vez de uma única medida do nível de estradiol) pode ser determinado por um **teste de supressão de progesterona**. Para isso, devem ser administrados diariamente de 5 mg a 10 mg de medroxiprogesterona (dependendo do peso da paciente) durante 5 dias. Se o útero é normal e preparado pelo estrogênio (eixo hipotálamo-hipófise-gonadal intacto) e não há obstrução da via de saída, deve haver sangramento dentro de uma semana após a última dose de progesterona. Se houver sangramento, a anovulação é precedente à amenorreia. Se não houver hemorragia de privação de progesterona, o útero não terá sido suficientemente exposto ao estrogênio e haverá deficiência sistêmica de estrogênio.

O **tratamento** para a amenorreia deve levar em conta a etiologia. Anovulação pode ser controlada com a supressão da progesterona cíclica ou o uso de contraceptivos hormonais combinados (CHC). Na amenorreia hipotalâmica e na falência ovariana, há um quadro de hipoestrogenismo associado; o tratamento é direcionado para a substituição de estrógeno e progesterona, comumente com o uso de CHC. SOP geralmente pode ser tratada com perda de peso, exercício, retirada de progesterona ou CHC. Se houver evidência de excesso de andrógenos, CHC reduz a produção de andrógenos pelos ovários e aumenta a globulina de ligação do hormônio sexual para reduzir a quantidade de andrógenos disponível. A espironolactona ajuda no tratamento do hirsutismo e, quando há evidência de insensibilidade à insulina, a metformina pode restaurar os ciclos ovulatórios. Se for o caso, deve-se prescrever contracepção.

Sangramento Uterino Anormal

O ciclo menstrual ovulatório normal pode ocorrer em intervalos de 21 a 45 dias, contando a partir do primeiro dia da menstruação até ao primeiro dia da menstruação seguinte, cuja duração média é de 3-7 dias. Passando de 7 dias, é considerada prolongada. O uso de mais de oito absorventes encharcados ou 12 absorventes internos por dia pode ser considerado excessivo, mesmo considerando difícil a avaliação da quantidade de sangue perdido. A Tabela 69-1, de acordo com a nova nomenclatura e classificação da International Federation of Gynecology and Obstetrics, define os distúrbios menstruais com **sangramento uterino anormal** (SUA). Quando o problema menstrual não estiver claro nem agudo, a observação e criação de gráficos em um calendário menstrual são justificáveis. Sangramento excessivo e denso, prolongado ou pouco frequente no primeiro ano após a menarca é muitas vezes fisiológico, mas deve ser investigado, especialmente se estiver associado a anemia por deficiência de ferro.

Cerca de 20% dos adolescentes com menstruações abundantes e prolongadas, particularmente aquelas na menarca precoce, apresentam distúrbio de coagulação e 10% têm alguma outra patologia. Se uma patologia subjacente é descoberta, o tratamento deve ser dirigido para o distúrbio primário e posteriormente para a disfunção menstrual.

O diagnóstico diferencial do SUA é encontrado na Tabela 69-2. A **anovulação** é a causa mais comum em adolescentes. Sem progesterona do corpo lúteo, o estrogênio provoca hiperplasia endometrial e eliminação decidual endometrial irregular, que pode ser prolongada e densa e às vezes causar risco de vida. A progesterona induz a secreção do endométrio. Com a supressão da progesterona, o endométrio é expelido com as contrações vasculares e do miométrio (causando dismenorreia, porém limitando a perda de sangue). Durante os primeiros 1-2 anos de pós-menarca, a maioria dos ciclos ao longo da adolescência são anovulatórios. O surgimento de sangramento irregular após 1 ano de ciclos regulares geralmente indica uma anormalidade orgânica.

A história completa com um calendário menstrual indicando a quantidade de fluxo e sintomas associados é seguida por um exame físico, incluindo exame pélvico em adolescentes não virgens ou ultrassonografia em adolescentes virgens. O exame físico também deve avaliar se há sinais de anemia, hematomas ou petéquias, sinais de hiperandrogenismo ou doença da tireoide. Hemograma completo, teste de gravidez, testes de função da tireoide e testes de coagulação devem ser realizados. Em adolescentes sexualmente ativas, devem-se descartar **doenças sexualmente transmissíveis (DST)**.

A menstruação inesperada, intensa e prolongada pode prejudicar a frequência escolar e o funcionamento social; anemia por deficiência de ferro está associada a baixo rendimento escolar. O **tratamento** é indicado para sangramento intenso. O sangramento agudo e crônico pode ser controlado com CHC; múltiplas doses diárias podem ser necessárias até que a perda de sangue seja controlada. Ocasionalmente o sangramento incontrolável requer hospitalização para administração de fluidos intravenosos e altas doses de estrogênio. A curetagem uterina é raramente indicada em adolescentes. Terapia com ferro também é importante. Usa-se CHC para regular a menstruação e permitir a maturação do eixo hipotálamo-hipófise-gonadal; poderão ser necessários de 6 a 12 meses de tratamento. CHC são primordiais na gestão de sangramento menstrual importante em indivíduos com **distúrbios hemorrágicos** (doença de Von Willebrand), embora a terapia adjuvante com ácido tranexâmico possa ser necessária em uma hemorragia de privação. Existe a preocupação dos pais de que o uso de CHC fará com que suas filhas se tornem sexualmente ativas, mas não há evidencias que apoiam isso.

Tabela 69-1	Definição de Distúrbios Menstruais	
DIMENSÃO CLÍNICA	**TERMO DESCRITIVO**	**DEFINIÇÃO**
Frequência	Sangramento menstrual frequente	< 21 dias/ciclo
	Sangramento menstrual infrequente	> 35 dias/ciclo
Regularidade	Amenorreia	Ausência por 6 meses ou mais
	Sangramento menstrual irregular	> 20 dias de variação durante o ciclo
Duração	Sangramento menstrual prolongado	> 8 dias de fluxo
	Sangramento menstrual reduzido	< 2 dias de fluxo
Fluxo	Sangramento menstrual intenso	> 80 ml de perda
	Sangramento menstrual leve	< 5 ml de perda
Sangramento intermenstrual		Sangramento entre ciclos regulares

Tabela 69-2	Diagnóstico Diferencial de Sangramento Vaginal Anormal*
Gravidez, inclusive gravidez ectópica	
Infecção – geralmente transmitida sexualmente	
Transtorno endócrino – tireoide, SOP, doença hipofisária	
Discrasia sanguínea	
Doença sistêmica	
Trauma	
Medicamentos	
Contracepção	
Distúrbios vaginais, cervicais ou uterinos	
Tumor do ovário/cisto	
Corpo estranho	

SOP, síndrome de ovários policísticos.
* Quando tudo for descartado, o diagnóstico da hemorragia uterina disfuncional pode ser realizado.

Dismenorreia

A queixa ginecológica mais comum das jovens é a menstruação dolorosa, ou dismenorreia, durante os primeiros 3 dias de sangramento. A **dismenorreia primária** é definida como dor pélvica durante a menstruação na ausência de patologia pélvica e é uma característica da ovulação. Desenvolve-se tipicamente 1 ou 3 anos após a menarca, com incidência cada vez maior até os 24 anos, quando ciclos ovulatórios são estabelecidos. A liberação de prostaglandinas e leucotrienos pelo endométrio degenerado, após a queda dos níveis de progesterona, causa um aumento do tônus uterino e da frequência e intensidade das contrações uterinas. Isso cria isquemia e pressões uterinas excessivas aumentando a sensibilidade das fibras de dor para a ação de bradicinina e outros estímulos físicos.

A **dismenorreia secundária** é a dor menstrual associada à patologia pélvica e é causada mais frequentemente por **endometriose** ou **doença inflamatória pélvica**. Adolescentes com endometriose geralmente têm grau leve a moderado da doença. Jovens com vias de saída obstruídas tendem a ter endometriose severa logo após a menarca. Os tipos de dismenorreia geralmente podem ser distinguidos por meio da história e do exame físico. A ultrassonografia é o exame mais indicado para investigar obstruções ou lesões do trato genital. A ressonância magnética pode ser útil em anomalias complexas do trato reprodutivo. A laparoscopia é necessária para diagnosticar com certeza a endometriose e a doença inflamatória pélvica, embora geralmente seja reservada para pacientes resistentes ao tratamento clínico.

O **tratamento** da dismenorreia primária deve ser considerado apenas se os sintomas causarem dores significativas. Terapia de primeira linha são os anti-inflamatórios não esteroides (AINEs) (Tabela 69-3). Para maximizar o alívio da dor, AINEs devem ser tomados antes da menstruação ou logo que ela comece, e a administração das doses deve ser acompanhada com atenção. Normalmente são necessários de 2 a 3 dias de uso. Caso não haja o alívio previsto, CHC ou anticoncepcionais reversíveis de longa duração podem ser adicionados ao tratamento. Estes contraceptivos podem ser terapia de primeira linha, dependendo da necessidade de prevenção da gravidez. Se a dismenorreia persistir apesar de um tratamento adequado de CHC (> 4 meses), deve-se considerar um diagnóstico alternativo, como endometriose. Quando os CHCs falharem, deve-se realizar uma laparoscopia antes do avanço do tratamento para confirmação do diagnóstico e retirada de lesões de endometriose. Tratamento prolongado de CHC (84 dias de CHC ativo seguido por um intervalo de 5-7 dias livre de hormônio) pode controlar os sintomas. Outra possibilidade é o acetato de medroxiprogesterona de depósito (150 mg) a cada 2 meses até que os sintomas sejam controlados e, em seguida, o sistema intrauterino liberador de levonorgestrel a cada 3 meses. A endometriose pode ser tratada com agonistas do hormônio libertador da gonadotrofina (nafarelin ou leuprolide) e terapia hormonal em adolescentes mais velhos (> 16 anos), quando for necessário o alívio dos sintomas.

GRAVIDEZ

A idade média da primeira relação sexual nos Estados Unidos é de 17 anos para meninas e 16 anos para os meninos, média da maioria dos países desenvolvidos. Embora a idade da iniciação sexual seja semelhante entre os diferentes grupos socioeconômicos, a prevalência de gravidez na adolescência é maior nos estratos socioeconômicos mais baixos. Fatores de risco para gravidez na adolescência incluem menor *status* socioeconômico, baixa escolaridade, baixa autoestima, falta de acesso a métodos anticoncepcionais, álcool e uso de drogas e precoces experiências de vida adversas no ambiente doméstico. Cerca de 900 mil mulheres norte-americanas de 12 a 19 anos ficam grávidas a cada ano. Para cada 1.000 mulheres com menos de 20 anos, há 97 gestações, 54 partos e 29 abortos. Um aumento no uso de contraceptivos reduziu a gravidez na adolescência em até 35% desde 1990, o ano de maior índice. Adolescentes que continuam a gravidez aumentam a incidência de partos prematuros, ou muito prematuros, recém-nascidos de baixo peso, internação neonatal, mortalidade pós-neonatal, abuso infantil, desemprego subsequente da mãe, assim como baixo desempenho escolar. Estes riscos são influenciados pelo comportamento e *status* socioeconômico, bem como pelos riscos biológicos inerentes aos adolescentes. Boa assistência pré-natal, nutrição e apoio social melhoram as consequências da gravidez.

Diagnóstico

A gravidez deve ser cogitada e descartada em qualquer adolescente que apresente amenorreia secundária. Normalmente as adolescentes gestantes procuram um diagnóstico apenas após vários períodos sem sangramento e, a princípio, podem negar ter tido relações sexuais. Adolescentes iniciais costumam apresentar outros sintomas, como vômitos, dores indistintas ou mudança de comportamento e podem apresentar menstruação normal. Por causa das variadas apresentações da gravidez na adolescência, uma história menstrual completa deve ser obtida de todas as adolescentes que menstruam. Exames de urina são sensíveis cerca de 7-10 dias após a concepção. Estupro ou incesto deve ser descartado em todos os casos de gravidez na adolescência.

Quando a gravidez é confirmada, o acompanhamento gestacional imediato é importante para auxiliar no planejamento. As opções podem ser de continuar ou interromper a gravidez (não após 20-24 semanas de gestação). Com o genitor, a adolescente pode escolher entre adoção ou criação do bebê. Adolescentes devem ser encorajadas a envolver suas famílias na tomada de decisões; os pais podem ser mais compreensivos do que as adolescentes pressupõem.

Tabela 69-3	Tratamento da Dismenorreia
AINEs	
Sem prescrição	
Ibuprofeno ou naproxeno sódico a cada quatro horas	
Com prescrição	
Ibuprofeno 400 mg (oral) quatro vezes ao dia	
Naproxeno 500 mg (oral) inicialmente, seguido de 250 mg a 500 mg (oral) duas vezes ao dia	
Ácido mefenâmico 500 mg (oral) inicialmente, seguido de 250 mg quatro vezes ao dia ou 500 mg (oral) três vezes ao dia	
Diclofenaco 100 mg (oral) inicialmente, seguido de 50 mg três vezes ao dia	
Contraceptivos hormonais combinados — cíclicos ou contínuos	
Pílula somente de progestogênio	
Depo-Provera — 150 mg (intramuscular) a cada 12-14 semanas	
Dispositivo intrauterino liberador de levonorgestrel	

AINEs, medicamentos anti-inflamatórios não esteroides.

Continuação da Gravidez

As adolescentes que continuam a gravidez precisam, durante o pré-natal, de cuidados precoces, consistentes e abrangentes de uma equipe de profissionais de saúde. A sua situação socioeconômica deve ser avaliada em um esforço para otimizar a saúde e o desenvolvimento do bebê. Embora menos de 5% das adolescentes optem pela entrega em adoção, esta opção deve ser discutida. A gravidez é a causa mais comum que leva as adolescentes a abandonarem a escola; por isso, deve ser dada especial atenção para manter a jovem na escola durante e após a gravidez.

Interrupção

Se uma adolescente escolhe interromper a gravidez, ela deve ser encaminhada imediatamente a um serviço especializado de aborto. As opções para a interrupção da gravidez dependem da idade gestacional. Os procedimentos cirúrgicos incluem aspiração manual (< 8 semanas de idade gestacional), curetagem de sucção (< 12 a 14 semanas de idade gestacional, dependendo da gestante) e dilatação e evacuação (14 a 20 semanas de idade gestacional). A gravidez precoce (< 8 semanas de idade gestacional) pode ser interrompida medicamente com mifepristona (RU-486) em combinação com misoprostol, metotrexato com misoprostol ou misoprostol isolado. As adolescentes raramente se apresentam cedo o suficiente para explorar essas opções. No segundo trimestre (> 12 semanas de idade gestacional) a indução do trabalho de parto pode ser realizada, por via vaginal, com misoprostol ou a instilação intra-amniótica de prostaglandinas ou solução salina hipertônica. Após esses procedimentos, apoio psicossocial e aconselhamento em contraceptivos devem ser disponibilizados para as adolescentes.

CONTRACEPÇÃO

As adolescentes muitas vezes começam a relação sexual sem a devida proteção de um método de controle de natalidade. Uma vez que a gravidez indesejada pode ser associada à morbidade psicossocial significativa para a mãe, o pai e a criança, a prevenção deve ser a meta principal. Todos os métodos de contracepção reduzem significativamente o risco de gravidez quando utilizados de forma correta e consistente. A melhor forma de contracepção é aquela que o indivíduo vai efetivamente usar. Contraceptivos podem ser divididos em métodos com base em seus usuários e anticoncepcionais de longa duração. É importante lembrar às jovens que os contraceptivos esteroides ou os anticoncepcionais de longa duração não oferecem proteção contra DSTs, e os preservativos devem ser usados para reduzir o risco de infecção.

Abstinência

Abster-se de relações sexuais é a forma mais comumente usada e mais eficaz de controle de natalidade entre adolescentes. Certo grau de autocontrole, autoconfiança e autoestima são necessárias. Métodos de controle de natalidade devem ser oferecidos às adolescentes que optarem ser sexualmente ativas, já que existe a chance de 70% de gravidez em um ano de relação sexual regular e desprotegida.

Contraceptivos Esteroides

Anticoncepcionais Orais Combinados

Os anticoncepcionais orais combinados (AOCs) contêm um estrogênio sintético e progesterona que suprimem a secreção de gonadotrofinas e o desenvolvimento folicular ovariano e a ovulação. Os AOCs também produzem um endométrio atrófico (inóspito para implantação do blastocisto) e engrossam o muco cervical para inibir a penetração do espermatozoide. Os AOCs são 99% eficazes se tomados regularmente e têm outros benefícios (diminuição da acne, menos dismenorreia e fluxo menstrual mais leve). Após histórico clínico e exame físico, AOCs podem ser iniciados no primeiro dia do próximo período menstrual ou como um início imediato. O método de início imediato refere-se a iniciar em qualquer dia do ciclo, normalmente no dia da consulta com o médico, desde que a gravidez tenha sido descartada. Contraindicações e contraindicações relativas aos AOCs estão listadas nas Tabelas 69-4 e 69-5. Aferição da pressão arterial para descartar hipertensão preexistente deve ser feita antes de prescrever um AOC. A princípio, a adolescente deve ser vista mensalmente para reforçar o bom uso de contraceptivos e o sexo seguro. Quando a jovem mostra incapacidade de tomar a pílula diariamente, contracepção com AOCs deve ser evitada. Quando AOCs são prescritos, recomenda-se o uso das embalagens de 28 dias, pois assim estimula-se uma rotina diária. Um novo procedimento de uso de contraceptivos usa embalagens com 84 comprimidos ativos, usados sequencialmente e seguidos por um intervalo de 7 dias livres de hormônio e em seguida a próxima embalagem. Qualquer AOC pode ser usado dessa maneira para induzir longos intervalos entre hemorragia de privação.

Efeitos colaterais iniciais, como náuseas (comprimidos devem ser tomados à noite para sua atenuação), sensibilidade mamária e sangramento de escape (especialmente em caso de negligência do uso das pílulas), são comuns e geralmente transitórios. AOCs em geral, não causam ganho de peso. Normalmente, o uso de um AOC de 3-4 meses é necessário para determinar sua aceitabilidade. Se houver sangramento de escape, o médico deve determinar a frequência dos intervalos de uso das pílulas antes de mudar

Tabela 69-4	Contraindicações Absolutas para Contraceptivos Hormonais Combinados
Tabagismo e idade > 35 anos	
Hipertensão (sistólica ≥ 160 mmHg ou diastólica ≥ 100mmHg)	
Presença ou histórico de tromboembolismo venoso	
Doença isquêmica do coração	
Histórico de acidente vascular cerebral	
Doença cardíaca valvular complicada (hipertensão pulmonar, fibrilação atrial, história de endocardite bacteriana subaguda)	
Enxaqueca com sintomas neurológicos focais	
Câncer de mama (presente)	
Diabetes com retinopatia/nefropatia/neuropatia	
Cirrose grave	
Tumor do fígado (adenoma ou hepatoma)	

Tabela 69-5	Contraindicações Relativas a Contraceptivos Hormonais Combinados
< 1 mês pós-parto e amamentação ou < 21 dias pós-parto não amamentando	
Hipertensão adequadamente controlada	
Hipertensão (sistólica 140-159 mmHg, diastólica 90-99 mmHg)	
Enxaqueca e idade > 35 anos	
Doença sintomática da vesícula biliar presente	
Cirrose moderada	
História de colestase relacionada a contraceptivo oral combinado	
História de procedimento de cirurgia bariátrica	

Tabela 69-6	Procedimentos em Casos de Descuido no Uso de Anticoncepcionais Orais Combinados
Uma pílula ativa com atraso de < 24 horas em qualquer semana	Tomar um comprimido ativo o mais rápido possível. Continuar a tomar um comprimido diário até o fim da cartela.
Uma ou mais pílulas ativas esquecidas (semana 1)	Tomar um comprimido ativo o mais rápido possível. Continuar a tomar um comprimido diário até o fim da cartela. Usar métodos alternativos de contracepção durante 7 dias. Considerar contracepção de emergência.
< 3 comprimidos esquecidos (semana 2 ou 3)	Tomar um comprimido ativo o mais rápido possível. Continuar a tomar um comprimido diário até o fim da cartela. Descartar qualquer pílula de placebo. Começar novo ciclo de COC sem HFI.
Três ou mais pílulas esquecidas (semana 2 ou 3)	Tomar um comprimido ativo o mais rápido possível. Continuar a tomar um comprimido diário até o fim da cartela. Descartar qualquer pílula de placebo e começar novo ciclo sem HFI. Usar métodos alternativos de contracepção durante 7 dias. Considerar contracepção de emergência.

COC, contraceptivo oral combinado; HFI, intervalo livre de hormônio.

o medicamento. Deve-se ensinar às adolescentes como agir em caso de esquecimento ou impossibilidade de tomar as pílulas (Tabela 69-6). Os médicos, em geral, sugerem o uso de contraceptivos adicionais no primeiro mês.

Pílulas de Progestogênio ou Minipílula

Apesar de não ser tão amplamente empregada como AOC, a pílula de progestogênio (ou só de progestina), *noretindrona (Micronor®)*, é uma forma segura e eficaz de contracepção, quando usada de forma estável. É fornecida em embalagens de 28 comprimidos, cada um contendo noretindrona e sem intervalos livres de hormônios. A pílula impede a gravidez por meio de redução de volume, aumento da viscosidade e alteração da estrutura molecular do muco cervical, resultando em pouca ou nenhuma penetração do esperma. Além disso, as mudanças do endométrio reduzem a possibilidade de implantação e a ovulação é parcialmente ou completamente suprimida. Aproximadamente 40% das mulheres que usam contraceptivos apenas com progestogênio continuam a ovular. Contraceptivos apenas com progestogênio são indicados para mulheres que têm contraindicação para os contraceptivos à base de estrogênio (Tabela 69-4) ou sofrem efeitos colaterais relacionados ao estrogênio.

Anel Vaginal Contraceptivo

O anel vaginal contraceptivo (Nuvaring®) é um anel flexível de Silastic®. O anel libera uma taxa constante de 15 mg de etinilestradiol e 0,120 mg de etonogestrel por dia. Cada anel é usado continuamente durante três semanas e depois removido. Um novo anel é inserido sete dias mais tarde. As contraindicações e os efeitos colaterais são os mesmos dos AOCs.

Adesivo Contraceptivo

O adesivo contraceptivo (norelgestromin [Evra®]) é um adesivo rosa de 25 cm², aplicado geralmente nas nádegas por uma semana. Após esse período é removido e um novo adesivo é aplicado para um total de 3 semanas de uso. Após uma semana sem o adesivo, para uma hemorragia de privação, repete-se o ciclo de 4 semanas. A dose diária é equivalente a 35 mg de etinilestradiol AOC. Em mulheres com peso superior a 90 kg, o adesivo contraceptivo é menos eficaz. As contraindicações e os efeitos colaterais são os mesmos dos AOCs.

Contraceptivos Reversíveis de Longa Duração
Injeções e Implantes Hormonais

A injeção intramuscular de 150 mg de acetato de medroxiprogesterona (Depo-Provera) a cada 12-14 semanas é uma forma eficaz de controle de natalidade. Contracepção de apenas progestogênio é associada a irregularidades menstruais (70% de amenorreia e 30% de sangramento menstrual frequente). Acetato de medroxiprogesterona (Depo-Provera SubQ 104) é projetado para uso subcutâneo a cada 12-14 semanas e pode ser autoadministrado com treinamento simples. Um implante contendo etonogestrel (Implanon) já está disponível no mercado dos Estados Unidos. Trata-se de uma haste implantada subcutaneamente e é eficaz por três anos. Essas formas de contracepção não dependem da conduta sexual de quem as usa e reduzem assim falhas de dosagens.

Dispositivos Intrauterinos

Dispositivos intrauterinos (DIU) são inseridos no útero, onde libertam cobre (ParaGard), que é espermicida, ou levonorgestrel (Mirena DIU), que impede a implantação mediante a indução de um endométrio atrófico. O DIU de cobre, que dura até 10 anos, pode aumentar a quantidade e a duração do sangramento, bem como a dismenorreia. O sistema intrauterino liberador de levonorgestrel é altamente eficaz por até cinco anos, ao passo que diminui o sangramento e a dismenorreia, até mesmo causando amenorreia. Embora exista um pequeno aumento de risco de doença inflamatória pélvica durante 21 dias após a inserção do DIU, o risco diminui posteriormente e continua baixo durante o restante do tempo em que a jovem usa um DIU. As adolescentes devem ser examinadas para diagnóstico de DST no momento da inserção do DIU, com o tratamento fornecido o mais rápido possível caso haja resultados positivos ou se houver receio quanto à inserção do DIU. A colocação em mulheres nulíparas pode ser auxiliada pela utilização de um bloco paracervical. Por não exigir um envolvimento ativo por parte das jovens que o utilizam, o DIU pode ser considerado como uma das primeiras opções em contracepção na adolescência. O uso de preservativos deve ser estimulado para reduzir o risco de DST.

Contracepção de Emergência Pós-coito

A contracepção de emergência pós-coito deve ser discutida em cada visita. Uma prescrição médica deve ser dada previamente à paciente quando não houver disponibilidade de acesso a medicamentos sem prescrição. A contracepção de emergência reduz o risco de gravidez após relação sexual sem proteção se usada dentro de 5 dias. Quanto mais cedo for usada, maior será sua eficácia. Outras indicações e contraindicações para a contracepção de emergência pós-coito estão listadas na Tabela 69-7. Há duas formas de contracepção de emergência: (a) **Plano B** (0,75 mg de levonorgestrel), um comprimido tomado duas vezes com intervalo de 12 horas, ou dois comprimidos administrados de uma vez e (b) uso de um comprimido de CHC equivalente a 50 mg de etinilestradiol e 250 μg de norgestrel, repetindo a dose em 12 horas. O Plano B também está associado a maior redução de náusea e vômito do que o método CHC. Mifepristone também é um contraceptivo pós-coito eficaz; no entanto, não está aprovado para esse uso nos Estados Unidos. Um DIU pode ser inserido até 7 dias após uma relação sexual sem o uso de proteção e tem uma eficácia de mais de 99%, porém este método geralmente não é recomendado para adolescentes.

Tabela 69-7	Contracepção de Emergência
INDICAÇÕES	
Nenhum método de contracepção sendo usado	
Rompimento de preservativo	
Diafragma desalojado/removido < 6 h	
Pílulas anticoncepcionais esquecidas	
> 1 semana de atraso com Depo-Provera	
Ejaculação na genitália externa	
A agressão sexual	
CONTRAINDICAÇÕES	
Conhecimento de gravidez	
Se houver fortes contraindicações a estrogênios, usar progesterona.	

Métodos de Barreira
Preservativos e Espuma
Quando preservativos e espermicidas (espuma, gel, filme, esponja) são usados em conjunto de forma correta (o filme deve ser colocado 10 minutos antes da relação sexual), são quase tão eficazes quanto AOC na prevenção da gravidez, especialmente nos indivíduos que mantêm relações sexuais esporadicamente. Este método é disponível sem a necessidade de prescrição (preservativos de látex e poliuretano) ou de uma visita ao médico e reduz o risco de doenças sexualmente transmissíveis, incluindo o vírus da imunodeficiência humana (HIV). O preservativo feminino (Reality®) é um método de barreira adicional de poliuretano que oferece às mulheres mais controle, mas os adolescentes geralmente não o consideram esteticamente agradável.

Esponja, Capuz Cervical e Diafragma
A esponja vaginal (Protectaid®) é uma esponja sintética impregnada de espermicida, eficaz por 24 horas de coito. O *FemCap* é um capuz de silicone fornecido por um médico e colocado diretamente sobre o colo do útero pela mulher antes da relação sexual. Este método é tecnicamente difícil, especialmente para uma adolescente. O *diafragma* é fornecido por um médico, mas é tecnicamente mais simples de usar do que o capuz cervical porque as bordas vão para o fundo do saco vaginal. Sua eficácia depende do uso do espermicida aplicado na membrana interna ao longo das bordas. O diafragma precisa de espermicida complementar a cada relação sexual. O Lea's Shield® é um dispositivo de silicone, semelhante a um diafragma, que cobre o colo do útero e adere à cavidade vaginal por um leve vácuo gerado pelo seu formato. Todos estes métodos precisam ser deixados no local por seis horas após a última relação sexual para otimizar sua eficácia.

Coito Interrompido
A retirada é um método comum de controle da natalidade usado por adolescentes sexualmente ativos, mas é ineficaz porque o esperma é liberado na vagina antes mesmo da ejaculação e a retirada pode ocorrer após a ejaculação.

Método do Ritmo (Abstinência Periódica)
O método do ritmo é a prática da abstinência periódica pouco antes, durante e logo após a ovulação. Este método requer que a adolescente tenha disciplina, um conhecimento exato de seu ciclo e a percepção dos indícios que indicam a ovulação. As adolescentes tendem a ter ciclos imprevisíveis e ovulação, consequentemente, menos previsível, por isso, é difícil determinar com precisão a época do mês que pode ser considerada totalmente segura.

Sexo Oral e Anal
Alguns adolescentes praticam sexo oral ou anal, porque acreditam que elimina a necessidade de contracepção. Muitos não consideram esta atividade como "ter relações sexuais". Preservativos não são geralmente utilizados durante o sexo oral ou anal, mas o risco de adquirir uma DST ainda é presente. Deve-se perguntar aos adolescentes especificamente sobre formas não vaginais de atividade sexual. Adolescentes que praticam sexo oral e anal deverão passar por aconselhamento e triagem em DST e HIV.

ESTUPRO
O *estupro* é um termo legal para a relação sexual não consensual. Quase metade das vítimas de estupro é adolescente, e o agressor é conhecido em 50% dos casos. Embora a coleta de evidências históricas e físicas para uma investigação criminal seja importante, a principal responsabilidade do médico é executar essas funções de forma solidária, sem julgamento. O histórico deve incluir detalhes sobre a agressão sexual, momento do abuso até a apresentação, se a vítima se limpou, data da última menstruação e atividade sexual anterior, se houver.

Para melhores resultados, a coleta do material biológico para fins forenses deve ser feita no prazo de 72 horas da agressão. Roupas, especialmente peças íntimas, devem ser colocadas em um saco de papel para secar (plástico mantém a umidade, o que permite aos organismos crescerem, destruindo provas forenses). A paciente deve ser examinada para evidências de hematomas e mordidas e traumas orais, genitais e anais. As fotografias são os melhores registros para documentar lesões. As amostras devem ser recolhidas de unhas, boca, vagina, pelos pubianos e ânus. O *kit* de agressão sexual fornece materiais para obtenção de DNA de sêmen, saliva, sangue, raspas de unhas e pelos pubianos. Amostras de fluidos vaginais mostram a presença ou ausência de esperma sob o microscópio. Amostras para DST devem ser colidas, mas muitas vezes apresentam resultados negativos (a menos que previamente infectadas), pois são necessárias 72 horas para que a carga bacteriana seja suficiente para uma cultura. O sangue deve ser coletado para HIV e sífilis (teste do laboratório de investigação das doenças venéreas [VDRL]). Todos os materiais devem ser mantidos em uma "cadeia de evidências" que não pode ser posta em questão nos tribunais.

A terapia após um estupro inclui profilaxia para contracepção de emergência e DST e, se indicado, imunoglobulina anti-hepatite e vacina contra hepatite. Uma única dose oral de cefixima, 400 mg, e azitromicina, 1 g, trata clamídia, gonorreia e sífilis. Uma forma alternativa é uma dose única, intramuscular, de ceftriaxona, 125 mg, com uma única dose oral de azitromicina, 1g. Para a profilaxia contra a vaginose bacteriana e *Trichomonas*, uma dose oral única de metronidazol, 2g, é recomendada. Culturas de repetição, montagens molhadas e um teste de gravidez devem ser realizados três semanas após a agressão, seguidos de sorologia para sífilis, hepatite e HIV até 12 semanas. Sequelas a longo prazo são comuns; apoio psicológico imediato e contínuo deve ser oferecido às pacientes, como os serviços oferecidos pelos núcleos ou grupos de apoio às vítimas de estupro.

Capítulo 70

TRANSTORNOS ALIMENTARES

Os transtornos alimentares são doenças crônicas comuns em adolescentes, especialmente em mulheres. O *Manual Diagnóstico e Estatístico de Transtornos Mentais, quinta edição (DSM-V)*, classifica-os como doenças psiquiátricas. O diagnóstico em jovens adolescentes (estirão de crescimento, tensão pré-menstrual) pode não seguir os critérios diagnósticos típicos (Tabela 70-1).

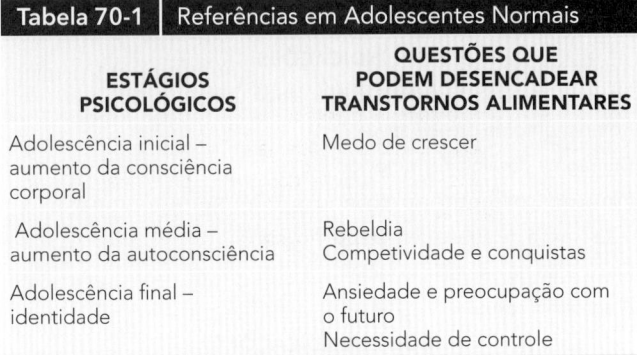

ANOREXIA NERVOSA

A *prevalência* da anorexia nervosa é de 1,5% em meninas adolescentes. A proporção do sexo feminino para o masculino é de aproximadamente 20:1 e a condição mostra um padrão familiar. A causa da anorexia nervosa é desconhecida, mas envolve uma complexa interação entre eventos sociais, ambientais, psicológicos e biológicos (Fig. 70-1), com fatores de risco tendo sido identificados (Fig. 70-2).

Manifestações Clínicas e Diagnóstico

A triagem para distúrbios alimentares é importante e ainda mais eficiente como parte de uma triagem psicossocial para os fatores de comportamento de risco (Fig. 67-1). Embora seja recomendado que os adolescentes sejam entrevistados sozinhos, eles podem minimizar o problema; logo, também é importante entrevistar os pais sozinhos. O primeiro evento descrito por um paciente afetado é geralmente mudança no comportamento alimentar ou exercício (i. e., obsessão por alimentos, cismas relacionadas à alimentação, alterações de humor). O paciente tem uma imagem irreal do próprio corpo e se sente muito gordo, apesar de parecer excessivamente magro. A reação dos pais a esta situação pode ser de raiva, autoacusação, foco de atenção na criança, ignorância do transtorno ou aprovação do comportamento.

O médico deve ser imparcial, coletar informações e avaliar o diagnóstico diferencial. O **diagnóstico diferencial** de perda de peso inclui refluxo gastroesofágico, úlcera péptica, câncer, diarreia crônica, malabsorção, doença inflamatória do intestino, aumento da demanda de energia, lesões do hipotálamo, hipertireoidismo, diabetes melito e doença de Addison. Transtornos psiquiátricos também precisam ser considerados (p. ex., abuso de drogas, depressão, transtorno obsessivo-compulsivo).

As **características clínicas** da anorexia incluem o uso de roupas largas, em camadas, para esconder a aparência, fina penugem no rosto e tronco (lanugo), pele áspera e descamativa, bradicardia, hipotermia, diminuição do índice de massa corporal, erosão do esmalte dentário (ácido por efeito de êmese) e acrocianose de mãos e pés. Sinais de hipertireoidismo não devem estar presentes (Cap. 175). Os critérios diagnósticos para anorexia nervosa estão listados na Tabela 70-2.

Tratamento e Prognóstico

O *tratamento* requer uma abordagem multidisciplinar, incluindo um programa de alimentação, bem como a terapia individual e familiar. A alimentação é realizada pela ingestão voluntária de alimentos, fórmula nutricional por via oral ou por sonda

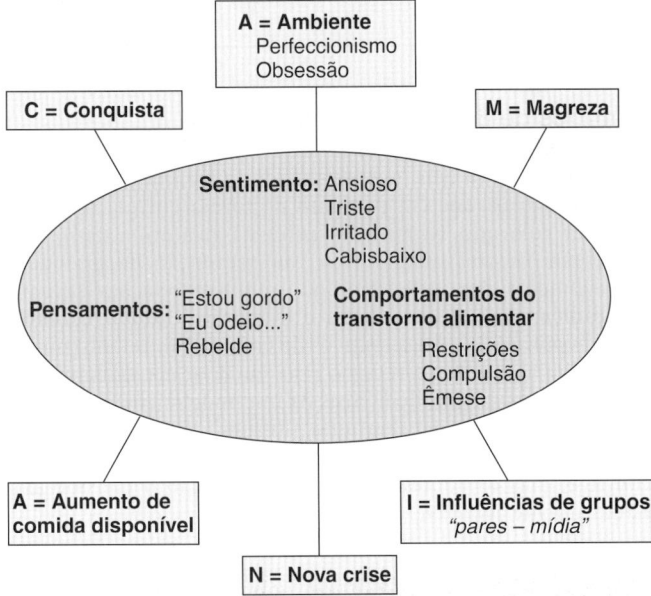

Figure 70-1 – Ciclo do transtorno alimentar.

nasogástrica. Quando os sinais vitais estão estáveis, a discussão e negociação com o paciente e os pais sobre um acordo de tratamento detalhado são essenciais. O primeiro passo é restaurar o peso corporal. Hospitalização pode ser necessária (Tabela 70-3). Quando 80% do peso normal é atingido, a liberdade de ganho de peso a um ritmo pessoal é dada ao doente. O *prognóstico* inclui uma taxa de mortalidade de 3 a 5% (suicídio, desnutrição), o desenvolvimento de sintomas de bulimia (30% dos indivíduos) e síndrome de anorexia nervosa persistente (20% dos indivíduos).

BULIMIA NERVOSA

Algoritmo para Tomada de Decisão

A Tabela 70-4 apresenta os critérios de diagnóstico de bulimia nervosa. A prevalência de bulimia nervosa é de 5% em estudantes universitários do sexo feminino. A proporção do sexo feminino para o masculino é de 10:1. Episódios de compulsão alimentar consistem no consumo rápido de grandes quantidades de alimentos, muitas vezes vetados, ou sobras ou ambos, seguido por vômitos. Anormalidades metabólicas resultam do excesso de vômitos ou da ingestão de diuréticos e laxantes. Episódios de compulsão alimentar e perda de controle ao comer

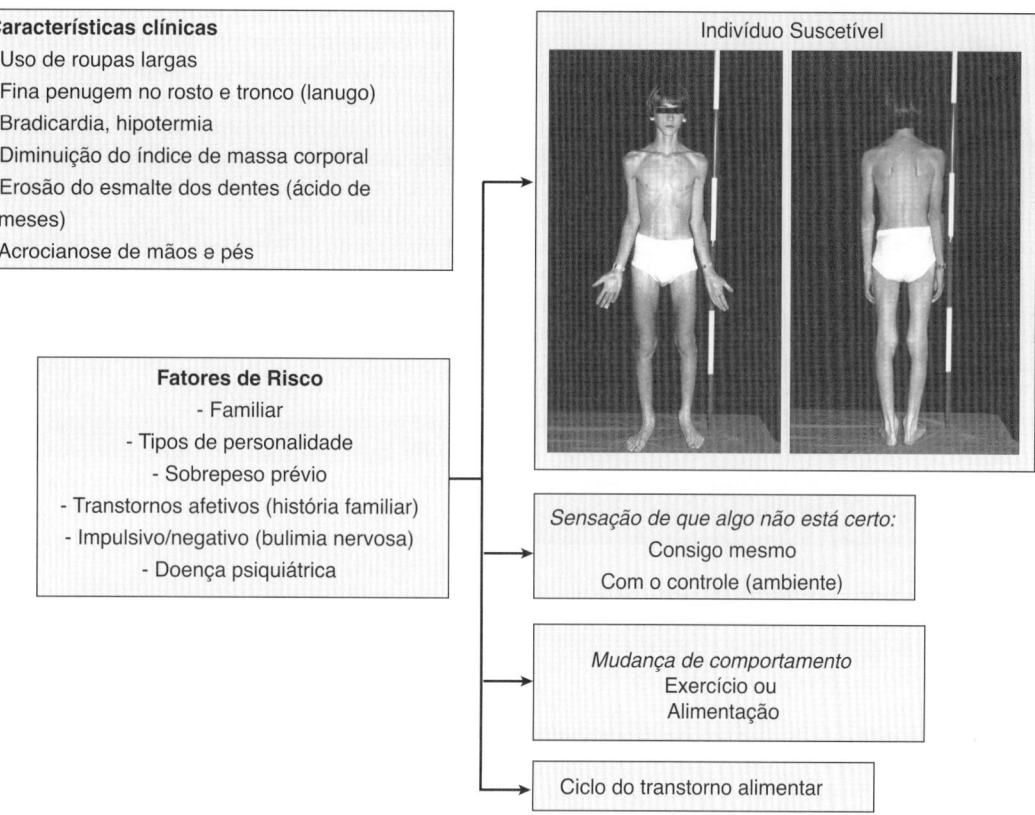

Características clínicas
- Uso de roupas largas
- Fina penugem no rosto e tronco (lanugo)
- Bradicardia, hipotermia
- Diminuição do índice de massa corporal
- Erosão do esmalte dos dentes (ácido de êmeses)
- Acrocianose de mãos e pés

Fatores de Risco
- Familiar
- Tipos de personalidade
- Sobrepeso prévio
- Transtornos afetivos (história familiar)
- Impulsivo/negativo (bulimia nervosa)
- Doença psiquiátrica

Indivíduo Suscetível

Sensação de que algo não está certo:
Consigo mesmo
Com o controle (ambiente)

Mudança de comportamento
Exercício ou
Alimentação

Ciclo do transtorno alimentar

Figura 70-2 – A "ladeira" escorregadia dos transtornos alimentares.

Tabela 70-2 — Critérios Diagnósticos para Anorexia Nervosa

Recusa em manter o peso corporal igual ou superior à faixa normal para a idade e altura (p. ex., perda de peso levando a um peso corporal < 85% do ideal)*

Medo intenso de ganhar peso ou ficar gordo, mesmo que esteja abaixo do peso

Negação da gravidade do baixo peso corporal – distúrbio do modo pelo qual o peso ou a forma do corpo da pessoa é experimentada

A amenorreia em mulheres pós-menarca*

* Os critérios de diagnóstico podem ser difíceis de perceber em jovens adolescentes. Considere amplas possibilidades das características clínicas.

Tabela 70-3 — Quando Hospitalizar Um Paciente Anoréxico

Perda de peso > 25% do peso corporal ideal*

Risco de suicídio

Bradicardia, hipotermia

Desidratação, hipocalemia, arritmias

Fracasso no tratamento ambulatorial

* Menor perda de peso pode ser considerada em jovens adolescentes.

Tabela 70-4 — Critérios Diagnósticos para Bulimia Nervosa

Episódios recorrentes de compulsão alimentar, pelo menos duas vezes por semana por 3 meses, caracterizados pelo seguinte:

Comer em um período limitado uma quantidade de comida definitivamente maior do que a maioria das pessoas consumiria durante um período similar

Sensação de falta de controle sobre o comportamento alimentar durante o episódio (p. ex., sentimento de que não se pode parar de comer ou controlar o que ou o quanto se está comendo)

Comportamento compensatório para evitar o ganho de peso (i.e., vômito autoinduzido, uso indevido de laxantes ou diuréticos, excesso de exercício)

Autoavaliação influenciada indevidamente por forma e peso corporais

Distúrbios não ocorrem exclusivamente durante episódios de anorexia nervosa

muitas vezes ocorrem em mulheres jovens, ligeiramente acima do peso, com histórico de dieta.

Técnicas nutricionais, educacionais e de automonitoramento são usadas para aumentar a conscientização sobre o comportamento mal-adaptativo. O empenho para mudar o comportamento alimentar deve ter acompanhamento. Os pacientes com bulimia nervosa podem responder bem à terapia com antidepressivos, já que muitas vezes eles têm distúrbios de personalidade, dificuldades para controlar impulsos e histórico familiar de desordem afetiva. Os pacientes sentem constrangimento, culpa e vergonha de suas ações. Tentativa de suicídio e suicídio consumado (5%) são preocupações sérias.

Capítulo 71

USO ABUSIVO DE SUBSTÂNCIAS

A idade em que drogas ilícitas estão sendo utilizadas pela primeira vez está diminuindo (<12 anos) e as mulheres estão ultrapassando os homens em termos de uso. Cerca de 90% dos adultos fumantes iniciam o hábito durante seus anos de adolescência. O uso da maconha e de drogas estimulantes está aumentando. O uso de inalantes (cola, solventes, produtos de aerosol) é predominante em adolescentes mais jovens e nos nativos americanos. O uso de drogas de clube por adolescentes de grupos de classes mais altas em festas *raves* (3,4-metilenodioximetanfetamina [ecstasy]) e as chamadas drogas de estupro (gama-hidroxibutirato ou flunitrazepam [RohypnoI*]) aumentou consideravelmente. O uso de esteroides anabolizantes aumentou em adolescentes do sexo masculino em busca de melhor desempenho atlético.

A história do uso de drogas deve ser feita de forma imparcial e solidária e incluir os tipos de substâncias, frequência, tempo, circunstâncias e os resultados de seu uso. A Tabela 71-1 é uma ferramenta útil de triagem. Há poucos resultados físicos mesmo com o uso crônico de substâncias. O adolescente pode apresentar um estado de overdose ou intoxicação, ou com quadro de psicose desencadeada por alucinógenos, tal como a fenciclidina ("Pó de anjo"). Drogas de clube têm efeitos adversos diretos (coma e convulsões) e indiretos (agressão sexual e desidratação). Os esteroides anabolizantes também têm efeitos adversos diretos (ginecomastia e atrofia testicular) e indiretos (mudanças de humor e violência).

OVERDOSE AGUDA

Muitas drogas (mais comumente álcool, anfetaminas, opiáceos e cocaína) podem resultar em emergência toxicológica, frequentemente com o primeiro uso (Tabela 71-2). O cuidado inicial deve ser dirigido para o tratamento médico de suporte adequado, com acompanhamento orientacional após diminuição dos efeitos tóxicos.

Tabela 71-1	CRAFFT: Ferramenta de Triagem Para Uso Abusivo De Substâncias de Adolescente
Carro	Dirigindo sob influência de drogas
Relaxar	Uso de drogas para relaxar, socializar, se sentir melhor
Sozinho	Uso de drogas e álcool enquanto está sozinho
Esquecimento	Esquece coisas devido ao uso de drogas e álcool
Família/Amigos	A família e os amigos dizem ao jovem que pare ou diminua o uso
Problemas	Se mete em problemas por causa do uso abusivo de drogas /álcool

Tabela 71-2	Abuso de Substâncias por Adolescentes: Nomes e Efeitos Agudos		
SUBSTÂNCIA (NOME ALTERNATIVO/POPULAR)	**EFEITOS E FATOS**	**VIA DE ADMINISTRAÇÃO (TEMPO DE AÇÃO)**	**DETECÇÃO**
Álcool (Metanfetamina)	Desinibição, ataxia, fala arrastada, depressão respiratória e do SNC	Ingerido (depende da quantidade e tolerância)	Urina e sangue
Nicotina	Relaxamento, dependência do SNC, ↑pressão arterial, ↑frequência cardíaca, ↓temperatura	Tragada (minutos), cheirada, mastigada	
Maconha (*Cannabis*, haxixe, cigarros)	Euforia, relaxamento, ↑apetite, ↓ tempo de reação	Tragada (minutos) Comprimidos (30 min +)	Urina até um mês
Estimulantes	Agitação, euforia	Tragado ou inalado	Urina até 48 h
Cocaína (crack)	Insônia, ↓apetite	(Efeito rápido) Tabletes (efeito demorado)	
Anfetaminas (cristais)			
Alucinógenos	Alucinação, ansiedade	Oral	
Mescalina	Psicose, pupilas dilatadas	Injetada, inalada, ingerida	Imunoensaio
Psilocibina (cogumelos)	Disforia		
LSD	"Viagem artística" "Lucy in the sky with diamonds" (Lucy no céu com diamantes)	2–12 h "viagem"	
Fenciclidina (PCP, pó de anjo)	Microtabletes em diferentes cores Pode induzir ao suicídio		Imunoensaio para PCP
EDMA			

Tabela 71-2 | Abuso de Substâncias por Adolescentes: Nomes e Efeitos Agudos – continuação

SUBSTÂNCIA (NOME ALTERNATIVO/POPULAR)	EFEITOS E FATOS	VIA DE ADMINISTRAÇÃO (TEMPO DE AÇÃO)	DETECÇÃO
Ecstasy (drogas de clube: combinadas, i.e. alucinógenos e anfetaminas)			Ecstasy não é detectado pela urina
Opiáceos	Euforia, ataxia, miose, fala arrastada	Oral, intravenosa, fumado, inalado	
Heroína			
Ópio e heroína (mesclado)	Mistura comum entre adolescentes		
OxyContin® (algodão, hillbilly) – nova			
Tranquilizantes			
Flunitrazepam (Rohypnol®, boa noite Cinderela)		Pílula branca e pequena; fácil dissolução, inodoro, incolor, insípido (frequentemente misturado ao álcool)	Urina 1–24 h
Sedativos (barbitúricos, "depressores")			
Inalantes (solventes, gasolina)	Como álcool	Inalado	
Anabolizantes	Esteroides para aumentar o desempenho atlético	Tabletes	Urina

Efeitos colaterais comuns (tratamento) do uso abusivo de substância são a paranoia (haloperidol), convulsões (diazepam), hipertermia (resfriamento lento), hipertensão (betabloqueadores) e overdose de opiáceos (naloxona).
Por Office of the Surgeon General: Reducing tobacco use: a report of the Surgeon General, 09 de agosto de 2000 (website). http://www.surgeongeneral.gov/library/reports/tobacco_use/index.html. Acessado em 31 de outubro de 2013.
SNC, sistema nervoso central; EDMA, 3,4-etilenodioxi-N-metilanfetamina; LSD, dietilamida do ácido lisérgico; PCP, fenciclidina.

EFEITOS CRÔNICOS E AGUDOS

Uso exagerado de álcool pode causar gastrite aguda e pancreatite aguda. O uso de drogas por via intravenosa pode resultar em hepatite B, endocardite bacteriana, osteomielite, embolia pulmonar séptica, infecção ou síndrome da imunodeficiência adquirida (vulgarmente conhecida como AIDS). O uso crônico da maconha ou do tabaco é associado a broncoconstrição e bronquite. O uso compulsivo de drogas ou de álcool resulta em um adolescente incapaz de defender a si mesmo das sequelas psicossociais que envolvem tais vícios (p. ex., roubo, prostituição, tráfico de drogas, desemprego, insucesso escolar, isolamento social).

TRATAMENTO

Cuidados específicos do uso de substâncias por adolescentes dependem de muitos fatores individuais do paciente. Por causa da natureza altamente viciante (física e psicológica) das substâncias, tratamento de drogas em comunidades pode ser sugerido, especialmente para os mais jovens.

Leitura Sugerida

Black A, Fleming N, Rome E: Pregnancy in adolescents, *Adolesc Med State Art Rev Apr* 23(1):123–138, 2012.
Blake K, Mann K, Kutcher M: The structured communication adolescent guide (SCAG), *MedEdPORTAL*, 2008. https://www.mededportal.org/publication/798. Accessed October 31, 2013.
The Emergency Contraception Website, Office of Population Research: Princeton, NJ. http://ec.princeton.edu/. Updated June 2012.
Hartman L, Monasterio E, Hwang L: Adolescent contraception: review and guidance for pediatric clinicians, *Curr Probl Pediatr Adolesc Health Care* 24:221–263, 2012.
Keel PK, Brown TA: Update on course and outcome in eating disorders, *Int J Eat Disord* 43(3):195–204, 2010.
Williams C, Creighton S: Menstrual disorders in adolescents: review of current practice, *Horm Res Paediatr* 78(30):135–143, 2012.

Imunologia
James W. Verbsky

SEÇÃO 13

Capítulo 72

AVALIAÇÃO

Os maiores componentes do sistema de defesa do hospedeiro compreendem as barreiras anatômicas e os sistemas de imunidade inata e adaptativa. A integridade das **barreiras anatômicas** e **mucociliares** (p. ex., pele e membranas mucosas) é essencial para a proteção contra infecções e, portanto, falhas funcionais nestas barreiras podem resultar em processos infecciosos (Tabela 72-1). A **imunidade inata** atua como uma primeira linha de defesa contra patógenos, respondendo rapidamente e de forma inespecífica, antes mesmo do desenvolvimento de uma imunidade mais versátil, a **adaptativa**. A **imunidade inata** compreende fatores solúveis como proteínas de fase aguda, citocinas, quimiocinas e o complemento, bem como componentes celulares como neutrófilos, monócitos/macrófagos e células *natural killer* (NK). A **imunidade adaptativa** é composta de linfócitos T e B e suas moléculas efetoras (Tabela 72-2).

O reconhecimento de patógenos pela imunidade inata é facilitado por receptores em macrófagos, células NK e também neutrófilos, os quais reconhecem sítios nos patógenos chamados de **padrões moleculares associados a patógenos (PAMPs),** tais como lipopolissacarídeos de bactérias Gram-negativas, ácido lipoteicoico de bactérias Gram-positivas, a manana presente nos fungos, além de sequências específicas de nucleotídeos de DNA bacteriano e viral. O reconhecimento de PAMPs pelo sistema inato leva à produção de citocinas e quimiocinas que induzem inflamação e recrutamento celular, indução de resposta aguda celular (p. ex., proteína C-reativa, lecitina de ligação a manose, complemento) e ativação de imunidade adaptativa. As proteínas do complemento destroem patógenos por facilitar a captura ou lise destes por células fagocíticas. Neutrófilos polimorfonucleares ingerem bactérias piogênicas e alguns fungos. Macrófagos são células efetoras na destruição de organismos intracelulares facultativos, tais como *Mycobacterium*, *Toxoplasma* e *Legionella*. Além disso, linfócitos NK mediam ações citotóxicas contra células infectadas por vírus e tumorais.

As características principais da **imunidade adaptativa** são a especificidade antigênica e o desenvolvimento de memória imunológica induzida pela expansão e maturação de células T antígeno-específicas e células B. Anticorpos (imunoglobulinas) produzidos por **células B** neutralizam toxinas liberadas por patógenos, opsonizam patógenos para facilitar a captura destes por células fagocíticas, ativam o complemento levando a citólise do patógeno e orientam células NK a destruírem células infectadas através de citotoxicidade mediada por anticorpos. **Células T** destroem células infectadas por vírus e tumorais, induzem macrófagos a destruir patógenos intracelulares e enviam sinais necessários à produção de anticorpos e formação de memória por células B. Imunodeficiências podem resultar de falhas em um ou mais componentes da imunidade inata ou adaptativa, levando a infecções recorrentes, oportunistas ou

Tabela 72-1	Defeitos Anatômicos e Mucociliares que Resultam em Infecções Recorrentes e Oportunistas
DEFEITOS ANATÔMICOS NAS VIAS AÉREAS SUPERIORES	
Síndromes de aspiração (refluxo gastroesofágico, tosse ineficaz, corpo estranho)	
Fenda palatina, disfunção da tuba auditiva	
Hipertrofia da adenoide	
Pólipos nasais	
Obstrução da drenagem dos seios paranasais (doença do complexo ostiomeatal), encefaloceles	
Tratos sinusais congênitos ou pós-traumáticos (rinorreia de LCR)	
DEFEITOS ANATÔMICOS NA ÁRVORE TRAQUEOBRÔNQUICA	
Fístula traqueoesofágica, fístula broncobiliar	
Sequestro pulmonar, cistos broncogênicos	
Anel vascular	
Tumor, corpo estranho ou linfonodos aumentados	
DEFEITOS FISIOLÓGICOS NAS VIAS AÉREAS SUPERIORES E INFERIORES	
Síndromes de discinesia ciliar primária, síndrome de Young	
Fibrose cística	
Displasia broncopulmonar	
Bronquiectasia	
Doença alérgica (rinite alérgica, asma)	
Exposição crônica à fumaça do cigarro	
OUTROS DEFEITOS	
Queimaduras	
Dermatite atópica crônica	
Obstrução ureteral, refluxo vesicoureteral	
Uso de drogas via intravenosa	
Catéter venoso central, válvula cardíaca artificial, sistemas de drenagem de LCR, cateter de diálise peritoneal, cateter urinário	
Tratos sinusais dérmicos	

LCR, Líquido cefalorraquidiano.

potencialmente fatais. Imunodeficiências primárias isoladas são relativamente raras, porém quando presentes de forma concomitante podem causar doenças crônicas importantes, morbidade e mortalidade (Tabela 72-3).

HISTÓRIA

A frequência, gravidade e localização da infecção e dos patógenos envolvidos podem auxiliar no diagnóstico de infecções em indivíduos sadios e naqueles com imunodeficiência (Tabela 72-3). Apesar de otite média e infecções sinopulmonares serem comuns em crianças e em infecções recorrentes, invasivas ou estabelecidas, infecções que necessitam de doses múltiplas de antibióticos orais ou mesmo intravenosos ou infecções oportunistas sugerem imunodeficiência primária. Infecções sinopulmonares recorrentes com bactérias encapsuladas indicam falha na imunidade mediada por anticorpos já que tais patógenos escapam da fagocitose. Retardo de desenvolvimento, diarreia, mal-absorção e infecções oportunistas (p. ex., fungos, *Candida* sp., *Pneumocystis jiroveci [carinii]*) sugerem imunodeficiência de células T. Infecções virais recorrentes podem resultar de deficiência de células T ou NK. Abscessos estabelecidos e infecções por *Staphylococcus aureus*, *Serratia marcescens* e *Aspergillus* indicam distúrbios funcionais em neutrófilos como a doença granulomatosa crônica (DGC). A separação tardia do cordão umbilical, principalmente na presença de onfalite e de doença periodontal de início tardio, além da malformação de abscessos, sugere deficiência de adesão leucocitária.

A idade do início dos sintomas pode ser importante no diagnóstico da deficiência imunológica, embora varie bastante. Defeitos em neutrófilos (p. ex., neutropenia congênita, deficiência de adesão leucocitária) podem ser observados nos primeiros meses de vida. Defeitos em anticorpos (p. ex., agamaglobulinemia) e células T (p. ex., imunodeficiência combinada grave [SCID]) geralmente surgem depois dos 3 primeiros meses de vida, após redução dos níveis de anticorpos maternos. O surgimento de sintomas de deficiência de anticorpos na adolescência ou no início da vida adulta sugere imunodeficiência comum variável (DICV) em vez de agamaglobulinemia, embora fenótipos mais brandos de imunodeficiências primárias possam não aparecer até estágios

Tabela 72-2 | Citocinas, Citocinas Quimiotáxicas e suas Funções

FATOR	FONTE	FUNÇÃO
IL-1	Macrófagos	Efeito coestimulatório de células T; aumenta a apresentação antigênica; induz resposta de fase aguda, febre
IL-2	Células T	Fator de crescimento primário de células T; fator de crescimento de células B e NK; necessário para a função e sobrevivência de células T regulatórias
IL-3	Células T	Fator de crescimento de mastócitos; fator estimulador de colônias
IL-4	Células T	Fator de crescimento de células T; aumenta produção de IgE; aumenta a diferenciação de células B; crescimento de mastócitos
IL-5	Células T	Aumenta a diferenciação de eosinófilos; aumenta a produção de imunoglobulinas; aumenta a produção de IgA
IL-6	Células T, macrófagos, fibroblastos, endotélio	Aumenta a produção de imunoglobulinas; atividade antiviral; induz resposta de fase aguda, febre, hematopoiese
IL-7	Células estromais	Estimula o crescimento de células pré-T
IL-8	Células T, macrófagos, epitélio	Proteína ativadora de neutrófilos; fator quimiotático de neutrófilos e células T
IL-9	Células T	Age em sinergia com IL-4 para induzir produção de IgE; crescimento de mastócitos
IL-10	Células T, incluindo células T regulatórias, macrófagos	Fator inibitório da produção de citocinas; suprime função de macrófagos; estimula crescimento de células B; inibe produção de IL-12; suprime inflamação em mucosas
IL-12	Macrófagos, neutrófilos	Fator estimulatório de células NK; fator de maturação de linfócitos citotóxicos; aumenta a síntese de IFN-γ; inibe a síntese de IL-4
IL-13	Células T	Aumenta a síntese de IgE; estimula o crescimento de células B; inibe a ativação de macrófagos; causa hiper-reatividade das vias aéreas
IL-17	Células T	Induz a produção de IL-1β e IL-6; importante em infecções fúngicas
IL-18	Macrófagos	Aumenta a produção de IFN-γ
IFN-γ	Células T	Ativação de macrófagos; inibe a produção de IgE; atividade antiviral
TGF-β	Células T, incluindo células T regulatórias, e muitas outras	Inibe a proliferação e ativação de células T e B; induz células T regulatórias
RANTES	Células T, endotélio	Quimiocina para monócitos, células T e eosinófilos
MIP-1α	Células mononucleares, endotélio	Quimiocina para células T; aumenta a diferenciação de células T CD4+
Eotaxina 1,2 e 3	Epitélio, endotélio, eosinófilos, fibroblastos, macrófagos	Quimiocina para eosinófilos, basófilos e células Th2
IP-10	Monócitos, macrófagos, endotélio	Quimiocina para células T ativadas, monócitos e células NK

IFN, interferon; *NK*, natural killer; *RANTES*, regulação da ativação, expressão e secreção das células T; *Th2*, T helper 2.

Tabela 72-3 — Características Clínicas de Imunodeficiências Primárias

DEFEITOS EM CÉLULAS B
- Infecções piogênicas por organismos extracelulares encapsulados como *Streptococcus pneumoniae*, *Haemophilus influenzae* tipo b e estreptococos do grupo A
- Otite, sinusite, pneumonia recorrente, bronquiectasia e conjuntivite
- Problemas menores com infecções fúngicas e virais (exceto enterovírus e poliomielite)
- Diarreia comum, principalmente secundária à infecção por *Giardia lamblia*
- Retardo mínimo no crescimento
- Compatível com sobrevivência à vida adulta ou por vários anos após o início dos sintomas a menos que ocorram complicações

DEFEITOS NO COMPLEMENTO
- Infecções bacterianas recorrentes por organismos extracelulares encapsulados como *S. pneumoniae*, *H. influenzae*
- Suscetibilidade a infecções recorrentes por *Neisseria meningitides*
- Incidência aumentada de doença autoimune
- Infecção grave ou recorrente de pele ou trato respiratório

DEFEITOS EM CÉLULAS T
- Infecções recorrentes por organismos oportunistas ou menos virulentos como fungos, *Candida* sp., micobactérias, vírus e protozoários, além de bactérias
- Retardo no crescimento, má absorção, diarreia e falhas no desenvolvimento
- Anergia
- Suscetibilidade à doença enxerto *versus* hospedeiro a partir de transfusão de sangue não irradiado ou enxerto maternal
- Reações fatais podem ocorrer a partir de vacinação por vírus vivos ou bacilo de Calmette-Guérin
- Alta incidência de malignidade
- Baixa sobrevivência após a infância

DEFEITOS EM NEUTRÓFILOS
- Infecções dermatológicas recorrentes por bactérias como *Staphylococcus*, *Pseudomonas* e *Escherichia coli* e fungos como *Aspergillus*
- Abscessos subcutâneos, pulmonares, hepáticos e linfonodais
- Infecções pulmonares comuns, incluindo abscessos e pneumatocele, contribuindo para a cronicidade
- Infecções comuns ósseas e articulares
- Separação tardia do cordão umbilical
- Abscesso purulento no local da infecção
- Baixa cicatrização de feridas

Tabela 72-4 — Causas de Imunodeficiência Secundária

INFECÇÕES VIRAIS
- HIV (destrói células T CD4)
- Sarampo
- Rubéola
- Gripe

DISTÚRBIOS METABÓLICOS
- Diabetes melito
- Má nutrição
- Uremia
- Anemia falciforme
- Deficiência de zinco e vitaminas
- Deficiência múltipla de carboxilase
- Queimaduras

DOENÇAS COM PERDA PROTEICA
- Síndrome nefrótica
- Enteropatia perdedora de proteínas

OUTRAS CAUSAS
- Prematuridade
- Agentes imunossupressores (p. ex., corticoides, radiação e antimetabólitos)
- Malignidade (leucemia, doença de Hodgkin, câncer não linfoide)
- Asplenia adquirida
- Neutropenia adquirida (induzida por autoimunidade, vírus ou fármacos)
- Transplante de células-tronco/doença enxerto *versus* hospedeiro
- Lúpus eritematoso sistêmico e outras doenças autoimunes
- Sarcoidose

mais avançados da vida adulta. A presença de outras doenças associadas, tais como cardiopatia congênita e hipocalcemia (síndrome de DiGeorge), distúrbios da marcha e telangiectasia (ataxia-telangiectasia), dermatite atópica (síndrome de hiper IgE e síndrome de Omenn) e facilidade para desenvolver hematomas ou distúrbios de coagulação (síndrome de Wiskott-Aldrich), podem ser bastante úteis para o diagnóstico de doenças do sistema imunológico. Além disso, a **história familiar** de deficiência imunológica primária ou morte precoce de criança na família devido a infecções sugere uma avaliação mais detalhada da imunidade, sobretudo na presença de infecções recorrentes.

EXAME FÍSICO

Infecções recorrentes em crianças imunologicamente deficientes estão associadas a patologias nos sítios de infecção, resultando em significante morbidade como a cicatrização das membranas timpânicas acarretando perda auditiva ou mesmo a doença pulmonar crônica devido à pneumonia recorrente. Os percentis de altura e peso, o estado nutricional e a presença de gordura subcutânea devem ser avaliados. Candidíase oral, secreção nasal e ocular, além de estertores crônicos, podem ser uma evidência de infecções repetidas e persistentes. A ausência de tecido linfoide (p. ex., tonsilas) sugere agamaglobulinemia ou SCID, enquanto o tamanho aumentado indica DICV, DGC ou infecção pelo vírus da imunodeficiência humana (HIV). Ataxia cerebelar e telangiectasia sugerem ataxia-telangiectasia. Eczema grave e doença inflamatória intestinal são vistos em alguns distúrbios de regulação da imunidade com poliendocrinopatia e enteropatia associados ao cromossomo X (IPEX), enquanto eczemas e petéquias ou hematomas indicam síndrome de Wiskott-Aldrich.

DIAGNÓSTICO DIFERENCIAL

Existem muitas causas secundárias de imunodeficiência que devem ser consideradas, principalmente se os testes imunológicos forem insatisfatórios (Tabela 72-4). Em pacientes com imunodeficiências primárias, infecções desenvolvem-se em múltiplos locais (p. ex., ouvidos, seios nasais, pulmões, pele), ao passo que, em indivíduos com problemas anatômicos (p. ex., lobo pulmonar sequestrado, refluxo uretral), infecções são confinadas a um único local anatômico. A asplenia está associada a infecções recorrentes e graves, mesmo na presença de títulos protetores de anticorpos. Infecções com HIV devem ser consideradas em qualquer paciente que apresente história sugestiva de imunodeficiência de células T.

AVALIAÇÃO DIAGNÓSTICA

O diagnóstico de pacientes com imunodeficiência primária depende do reconhecimento precoce de sinais e sintomas, seguido por testes laboratoriais que avaliem o funcionamento do sistema imunológico. A identificação do paciente com imunodeficiência indica a necessidade de avaliação e encaminhamento para um imunologista (Tabela 72-3).

Testes Laboratoriais

O diagnóstico de imunodeficiência primária não pode ser realizado sem o auxílio de testes laboratoriais baseados na história clínica do paciente (Tabela 72-5). A **quantificação total e diferencial de células sanguíneas** deve ser sempre solicitada com o objetivo de identificar pacientes com neutropenia ou linfopenia (SCID), assim como a presença de eosinófilos (alergia) e anemia (doença crônica). A **dosagem de imunoglobulinas séricas** é essencial para o diagnóstico de imunodeficiência primária. Os níveis de anticorpos variam com a idade, com os valores de IgG de adultos normais se relacionando com os de recém-nascidos devido à transferência transplacentária de anticorpos IgG materna, ocorrendo uma queda fisiológica entre 3 e 6 meses de idade e um gradual aumento para valores dos adultos ao longo de vários anos. IgA e IgM são baixos ao nascimento, com aumento gradual dos níveis ao longo de vários anos, com o IgA demorando mais tempo para atingir valores normais de adultos. Baixos níveis de albumina e de imunoglobulinas sugerem reduzida síntese proteica total, ou mesmo perda de proteínas aumentada como na enteropatia perdedora de proteínas. Altos índices de imunoglobulinas indicam imunidade mediada por células B intacta, a qual pode ser observada em doenças com infecções recorrentes, tais como DGC, síndrome dos cílios imóveis, fibrose cística, HIV e doenças autoimunes. Elevados níveis de IgE podem estar relacionados com um grande número de imunodeficiências como a síndrome de hiper IgE, assim como a dermatite atópica.

Títulos de anticorpos específicos após vacinação infantil (vacinas contra tétano, difteria, *Haemophilus influenzae* tipo b ou *Streptococcus pneumoniae*) refletem a capacidade do sistema imunológico de sintetizar anticorpos e, consequentemente, desenvolver memória mediada por células B. Na presença de baixos títulos, imunização com vacinas específicas torna-se necessária. Títulos obtidos 4 a 6 meses pós-vacinação podem confirmar resposta a imunização. Resposta ineficaz a imunização por antígenos polissacarídeos bacterianos é normal antes dos 24 meses de idade, porém está também associada à deficiência seletiva de anticorpos ou mesmo de subclasses de IgG. O desenvolvimento de vacinas à base de polissacarídeos conjugados a proteínas tem prevenido infecções contra esses organismos durante a primeira infância. Respostas de anticorpos contra sorotipos de *S. pneumoniae* encontrados na vacina composta de polissacarídeo valente 23, mas não na vacina conjugada, podem ser utilizadas para testar respostas de anticorpos a polissacarídeos.

Testes cutâneos de **hipersensibilidade do tipo tardia** para antígenos proteicos, tais como tétano, difteria, *Candida* ou caxumba, evidenciam a presença de células T antígeno-específicas e de células apresentadoras de antígenos. Caso o teste de hipersensibilidade do tipo tardio seja negativo, o paciente deve receber uma dose de reforço seguida de um novo teste após 4 semanas.

Tabela 72-5 Testes para Investigação de Imunodeficiências

GERAL

Hemograma completo, incluindo hemoglobina, contagem diferencial de leucócitos e análise morfológica, contagem de plaquetas

Radiografias para documentar infecção no tórax, seios nasais, mastoide e ossos longos, se sugestivo pela história clínica

Culturas, se necessárias

IMUNIDADE MEDIADA POR ANTICORPOS

Níveis quantitativos de imunoglobulinas: IgG, IgA, IgM, IgE, iso-hemaglutininas (anti-A, anti-B: avaliam função de IgM)

Níveis de anticorpos específicos

Antígenos proteicos: difteria, tétano

Antígenos conjugados a proteínas: *Haemophilus influenzae*, *Streptococcus pneumoniae* (vacina conjugada)

Antígenos polissacarídeos: *S. pneumoniae* (vacina não conjugada)

Contagem de células B e subconjuntos por citometria de fluxo

IMUNIDADE MEDIADA POR CÉLULAS

Contagem de linfócitos e análise morfológica

Testes cutâneos de hipersensibilidade tardia (*Candida*, toxoide tetânico, caxumba): avalia a função de células T e macrófagos

Contagem de células T, NK e subconjuntos por citometria de fluxo

Análises funcionais de linfócitos T (respostas a mitógenos, citocinas)

Testes de citotoxicidade de células NK

FAGOCITOSE

Contagem de neutrófilos e análise morfológica

Teste do nitroazul tetrazólio/di-hidrorodamina 123 por citometria de fluxo

Teste de sensibilidade de estafilococos e testes quimiotáticos

Coloração da mieloperoxidase

COMPLEMENTO

Dosagem total do complemento hemolítico CH_{50}: avalia atividade das vias clássica e comum

Determinação de AH_{50}: avalia atividade das vias alternativa e comum

Níveis individuais de componentes do complemento

Nível e função do inibidor C1

NK, *Natural killer.*

A **fenotipagem de linfócitos** por citometria de fluxo expressa o percentual e os números absolutos dos subtipos de células T, B e NK. A citometria de fluxo também pode ser útil para avaliar a presença de proteínas de superfície que são necessárias para a imunidade normal como as moléculas do sistema de histocompatibilidade principal e moléculas de adesão e também para analisar proteínas intracelulares de sinalização e citocinas. Os testes de **proliferação de células T** para mitógenos (fito-hemaglutinina, concanavalina A e *pokeweed*) ou antígenos (toxoide tetânico e *Candida*) são testes *in vitro* utilizados para avaliar a capacidade de células T de proliferar em resposta a estímulos não específicos (mitógenos) ou à presença de células T de memória antígeno-específicas (antígenos). Para que haja tal memória, torna-se necessária vacinação (tétano) ou exposição (*Candida*) prévia aos antígenos. **Testes para a síntese de citocinas ou expressão de marcadores de ativação** por células T podem ser obtidos em laboratórios especializados de pesquisa. Além disso, estes testes podem ser uma importante ferramenta para identificar falhas funcionais em células T quando a história clínica indicar distúrbio ligado a estas células.

Testes para o estudo do sistema complemento incluem o CH_{50}, o qual avalia a presença de proteínas da via clássica do complemento (C1, C2, C3, C4), e o AH_{50} que analisa as proteínas da via alternativa do complemento (C3, fator B, properdina). Valores anormais de CH_{50} e AH_{50} sugerem falhas na via comum de ambas as vias do complemento (C5—C9). Laboratórios especializados podem quantificar ou avaliar especificamente a função das proteínas do complemento. Testes para o antígeno inibidor C1 são utilizados para diagnosticar edema angioneurótico hereditário ou adquirido.

Testes para avaliar a função de neutrófilos incluem o nitroazul tetrazólio (NBT) e a di-hidrorodamina 123 (DHR), que são usados para diagnosticar a DGC, na qual os radicais livres de oxigênio gerados por neutrófilos ativados oxidam e transformam o NBT em um composto azul insolúvel e a DHR em uma molécula fluorescente. Pacientes com DGC, por exemplo, não apresentam neutrófilos corados pelo NBT e têm fluorescência quando a DHR é aplicada. Testes in vitro para avaliar a ação fagocítica, quimiotática e destrutiva de bactérias pelos neutrófilos, assim como para a atividade da mieloperoxidase, estão disponíveis em alguns laboratórios. Testes para a expressão de moléculas de adesão como o CD18 (antígeno tipo 1 associado à função leucocitária, LFA-1) podem ser realizados por citometria de fluxo.

Testes genéticos para confirmar o diagnóstico de imunodeficiência primária podem ser requisitados em laboratórios especializados e serão úteis na escolha do tratamento, determinando, assim, a história natural e o prognóstico da doença, o aconselhamento genético e o diagnóstico pré-natal. Em pacientes com suspeita de síndrome de DiGeorge, estudos de hibridização fluorescente in situ para deleções do cromossomo 22 podem também ser de bastante relevância. Já em pacientes suspeitos de ataxia-telangiectasia, estudos envolvendo quebras nos cromossomos 7 e 14 são úteis.

Diagnóstico por Imagem

A ausência do timo no exame de raios X de tórax sugere síndrome de DiGeorge ou ainda outros distúrbios no desenvolvimento de células T. Anormalidades no cerebelo são encontradas em pacientes com ataxia-telangiectasia. Entretanto, outras aplicações das imagens na avaliação de imunodeficiências são principalmente limitadas ao diagnóstico de doenças infecciosas.

Capítulo 73

DISTÚRBIOS DE LINFÓCITOS

Distúrbios que afetam desenvolvimento ou função linfocitária resultam em imunodeficiência significativa, uma vez que os linfócitos são responsáveis pela especificidade antigênica e indução de memória à resposta imunológica. As células-tronco hematopoiéticas dão origem aos precursores linfoides, os quais se tornam linfócitos T no timo ou linfócitos B na medula óssea (Fig. 73-1). Distúrbios isolados de células B levam a **doenças caracterizadas pela deficiência de anticorpos**, enquanto distúrbios de células T geralmente causam **imunodeficiência combinada** porque os linfócitos T desempenham papel de destaque na imunidade mediada por células para eliminar patógenos intracelulares e na produção de anticorpos por linfócitos B. Células NK originam-se a partir de precursores linfoides e são componentes importantes da **imunidade inata**, podendo destruir células infectadas por vírus, além de células tumorais. A presença de anticorpos pode estimular a função das células NK através da citotoxicidade mediada por anticorpos.

ETIOLOGIA E MANIFESTAÇÕES CLÍNICAS
Doenças Causadas pela Deficiência de Anticorpos

Distúrbios de células B levam à suscetibilidade aumentada a infecções por bactérias encapsuladas.

A **agamaglobulinemia** é consequência da ausência ou de falhas funcionais das células B seguida de grave declínio nos níveis de imunoglobulinas e na total ausência de especificidade dos anticorpos. A **agamaglobulinemia ligada ao cromossomo X** afeta homens e é caracterizada por deficiência profunda de células B, grave hipogamaglobulinemia e ausência de tecido linfoide (Tabela 73-1; Fig. 73-1). O defeito é causado por mutações no gene que codifica a tirosina quinase *Btk* no cromossomo Xq22, a qual está envolvida na sinalização do receptor das células pré-B e no receptor de antígenos das células B. A **agamaglobulinemia recessiva autossômica** é causada por uma variedade de defeitos nos complexos de receptores antigênicos das células pré-B e B, incluindo mutações no gene de cadeia pesada μ, além de λ5, Igα, Igβ e BLNK. A agamaglobulinemia ligada ao X é uma forma mais comum que a recessiva autossômica.

Pacientes com agamaglobulinemia geralmente apresentam sintomas da doença durante os primeiros 6 a 12 meses de vida em virtude da redução dos anticorpos maternos, embora os sintomas possam também surgir anos mais tarde. Estes pacientes desenvolvem infecções por *Streptococcus pneumoniae*, *Haemophilus influenza* tipo b, *Staphylococcus aureus* e *Pseudomonas*, contra os quais os anticorpos são importantes opsoninas. Eles também têm elevada suscetibilidade a giardíase e infecções enterovirais, levando a meningoencefalite enteroviral crônica e poliomielite associada à vacina (casos imunizados com a vacina oral de poliovírus vivos e atenuados).

A **imunodeficiência comum variável** (DICV) é um distúrbio heterogêneo, caracterizado por hipogamaglobulinemia, a qual é desenvolvida após um período inicial de imunidade normal, mais comumente na segunda e terceira décadas da vida (Tabela 73-1). Os níveis séricos de IgG apresentam-se menores que 500 mg/dL (geralmente <300 mg/dL) com IgA a níveis menores que 10 mg/dL e/ou valores baixos de IgM. Além disso, pacientes têm títulos baixos ou indetectáveis de anticorpos contra antígenos proteicos como tétano e difteria e polissacarídeos como pneumococo. O número e a função de células T são altamente variáveis e a quantidade de células B pode ser baixa ou mesmo normal. Pacientes possuem linfonodos e tonsilas normais ou aumentados, podendo também apresentar esplenomegalia. Eles são suscetíveis a infecções respiratórias frequentes causadas por *Streptococcus pneumoniae*, *Haemophilus influenzae* tipo b e *Mycoplasma*. Infecções gastrointestinais por *Giardia*, *Campylobacter*, *Salmonella*, *Helicobacter* e enteroviroses são comuns. Anemia hemolítica autoimune e trombocitopenia ocorrem frequentemente, assim como doença granulomatosa que acomete trato gastrointestinal, fígado e pulmões, levando à significativa morbidade. Câncer, sobretudo linfoma, é a maior causa de mortalidade.

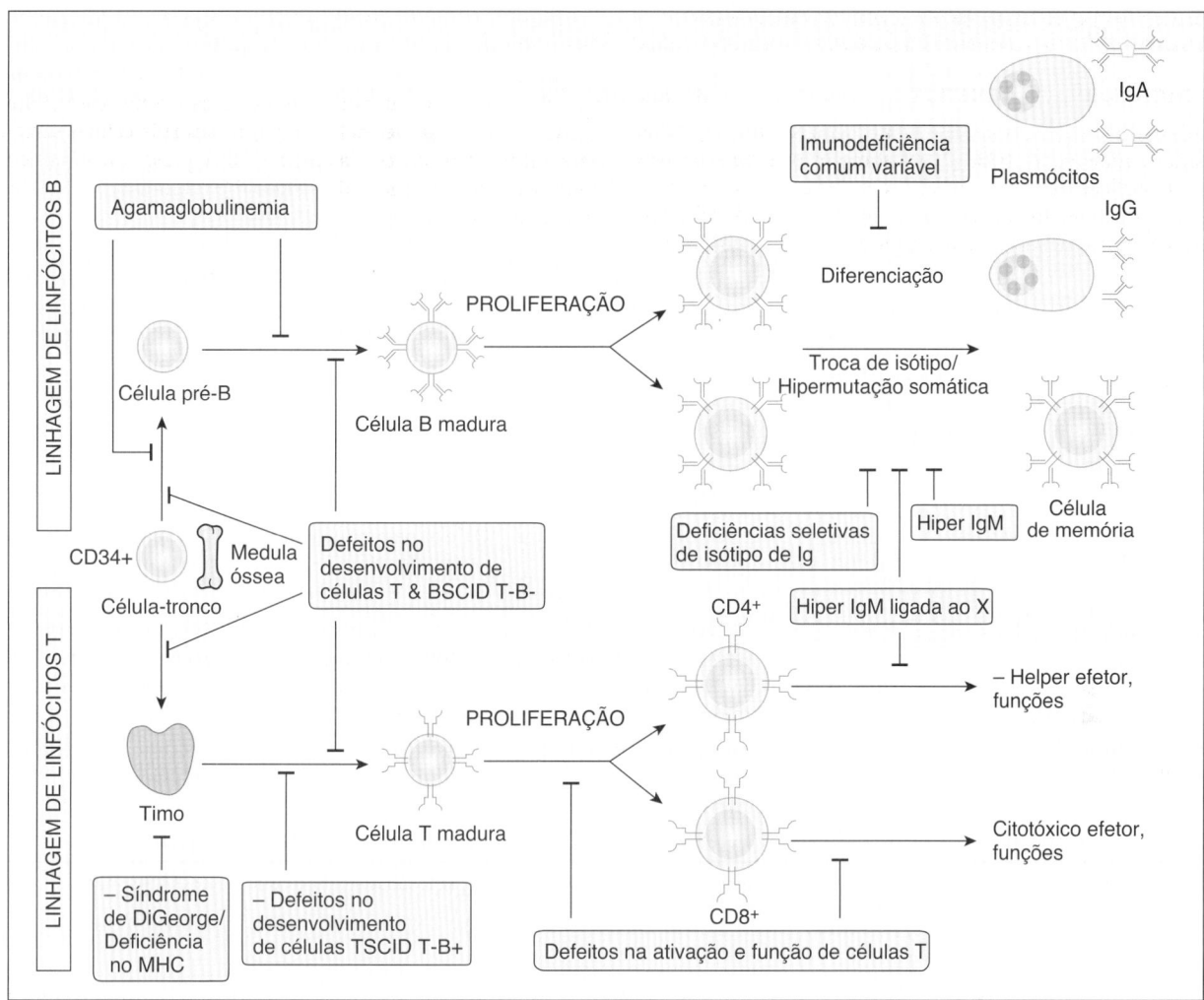

Figura 73-1 Locais de anormalidades celulares em imunodeficiências congênitas. Em imunodeficiências primárias, a maturação ou ativação de linfócitos B ou T pode estar bloqueada em diferentes etapas. T, Inibição; B, linfócito B; T, linfócito T. (*Adaptado de Abbas AK, Lichtman AH, Pober JS: Cellular and Molecular Immunology, ed 3, Philadelphia, 1977, Saunders.*)

Defeitos em genes que causam a maioria dos casos de DICV são desconhecidos. Alguns pacientes apresentam defeitos no gene que codifica o co-estimulador induzível (ICOS) em células T ativadas, o ativador transmembrana e modulador do cálcio e interativo do ligante da ciclofilina (TACI), os marcadores CD19, CD21, CD81 ou o receptor da proteína BAFF. É importante excluir a agamaglobulinemia e a doença linfoproliferativa ligadas ao X, a síndrome de hiper IgM e também outras causas de hipogamaglobulinemia como aquela associada ao timoma, a secundária à enteropatia perdedora de proteínas ou a medicações, antes do diagnóstico de DICV.

A **deficiência seletiva de IgA** é definida como aquela que apresenta níveis séricos abaixo de 10 mg/dL com valores normais de outras imunoglobulinas. O diagnóstico não pode ser confirmado até que o paciente atinja pelo menos 4 anos de vida, quando os valores de IgA alcançam os níveis do adulto. A deficiência seletiva de IgA ocorre em aproximadamente 1 em cada 500 pessoas, sendo a maioria dos pacientes assintomática. Nos demais, entretanto, está associada a infecções sinopulmonares recorrentes, deficiência de IgG$_2$, deficiência seletiva de anticorpos, alergia alimentar, doença autoimune ou mesmo doença celíaca. A deficiência de IgA é encontrada em famílias, sugerindo herança autossômica. A deficiência de subclasses de IgG ocorre quando o nível de anticorpos em uma ou mais das quatro subclasses de IgG é seletivamente reduzido, enquanto os valores totais de IgG apresentam-se normais. Indivíduos normais podem vir a expressar baixos níveis de uma ou mais subclasses, portanto a história de infecções recorrentes torna-se importante. A incapacidade de produzir anticorpos específicos contra proteínas ou antígenos polissacarídeos é o melhor marcador de deficiência de subclasses de IgG associada a infecções recorrentes, necessitando, portanto, de terapia.

A **hipogamaglobulinemia transitória da infância** é uma condição temporária caracterizada por produção tardia de imunoglobulinas. A patogênese deste distúrbio é desconhecida, porém pode ser o resultado de prolongada hipogamaglobulinemia fisiológica da infância. Os níveis mais baixos de imunoglobulinas, que ocorrem aos 6 meses de vida, são acentuados e acompanhados de valores de imunoglobulinas menores que 200 mg/dL. Estes níveis permanecem diminuídos durante todo o primeiro ano de vida e geralmente atingem valores normais até os 2 a 4 anos. A incidência de infecção sinopulmonar é aumentada em alguns pacientes, e seu diagnóstico é baseado em níveis normais de células B e T, além de respostas normais de anticorpos a antígenos proteicos como difteria e toxoide tetânico. Entretanto, a natureza temporária desse distúrbio não pode ser confirmada até que os níveis de imunoglobulinas retornem aos valores normais.

A **síndrome de deficiência seletiva de anticorpos** é caracterizada por infecções recorrentes com níveis normais de imunoglobulinas e de linfócitos e seus subconjuntos. Porém, os pacientes

Tabela 73-1 | Doenças por Deficiência de Anticorpos

DISTÚRBIO	GENÉTICA	INÍCIO	MANIFESTAÇÕES	PATOGÊNESE	CARACTERÍSTICAS ASSOCIADAS
Agamaglobulinemia	Ligada ao X, RA	Infância (6-9 meses)	Infecções recorrentes, sinusite, pneumonia, meningite (bactérias encapsuladas, enteroviroses)	Bloqueio na diferenciação de células B (nível pré-B); mutações: gene *Btk* (ligada ao X); cadeia μ, BLNK, Igα, Igβ, Vpre-B e λ5 (RA)	Hipoplasia linfoide
Imunodeficiência comum variável	RA; DA; esporádica	Segunda à terceira décadas	Sinusite, bronquite, pneumonia, diarreia crônica	Bloqueio na diferenciação de plasmócitos, mutações em ICOS, TACI, CD19	Doença autoimune, AR, LES, doença de Graves, PTI, malignidade, doença granulomatosa
Hipogamaglobulinemia transitória da infância		Infância (3-7 meses)	Infecções virais e piogênicas recorrentes	Desconhecida; maturação tardia de plasmócitos	Frequente em famílias com outras imunodeficiências
Deficiência de IgA	Variável	Variável	Infecções sinopulmonares podem ser normais	Falha na expressão de IgA	Deficiência de subclasse de IgG, doenças autoimunes
Deficiência de subclasse de IgG	Variável	Variável	Infecções sinopulmonares podem ser normais	Defeito na produção de isótipo de IgG	Deficiência de IgA, ataxia-telangiectasia, deficiência de anticorpo polissacarídeo
Deficiência de IgM	Variável	Primeiro ano	Variável (infecções sinopulmonares normais ou recorrentes e meningite)	Distúrbio na interação célula T helper – célula B	Doença de Whipple, enterite regional, hiperplasia linfoide
Deficiência seletiva de anticorpos, deficiência de IgA	Variável	Após os dois anos de idade	Infecções sinopulmonares	Desconhecida	Deficiência de subclasse de IgG
Síndrome de hiper IgM	RA	Variável	Infecções sinopulmonares	Defeito em AID, UNG	Autoimunidade

AID, citidina desaminase induzida por ativação; *AR*, Artrite reumatoide; *DA*, Dominante autossômica; *LES*, Lúpus eritematoso sistêmico; *RA*, Recessiva autossômica; *PTI*: Púrpura trombocitopênica idiopática; *UNG*, uracil-DNA-glicosilase.

são incapazes de sintetizar anticorpos específicos contra antígenos polissacarídeos como a vacina pneumocócica 23-valente. A patogênese deste distúrbio é desconhecida. A falta de títulos de anticorpos específicos explica a ocorrência de infecções recorrentes, justificando a terapia.

Imunodeficiência Combinada

Distúrbios que afetam o desenvolvimento de células T ou suas funções geralmente resultam em imunodeficiência combinada porque as células T são responsáveis pelos sinais necessários para a diferenciação de células B. A **síndrome de hiper IgM ligada ao X**, a forma mais comum da síndrome de hiper IgM, é uma imunodeficiência combinada, apresentando deficiência funcional de células T devido a defeitos no ligante do CD40. Defeitos neste ligante causam a **síndrome de hiper IgM recessiva autossômica**, semelhante à síndrome de hiper IgM ligada ao X (Fig. 73-2 e Tabela 73-2). A síndrome de hiper IgM é caracterizada por falhas na troca de isótipo das imunoglobulinas IgM e IgD para IgG, IgA ou IgE, além de deficiência de memória imunológica. Os pacientes possuem níveis séricos normais ou elevados de IgM com níveis baixos ou nulos de IgG, IgA e IgE. A troca de isótipo de imunoglobulinas faz com que as células B mantenham a especificidade antigênica ao mesmo tempo em que a função da imunoglobulina é alterada. Este processo é coordenado por citocinas e pela interação entre o ligante do CD40 em células T CD4 e o CD40 em células B (Fig. 73-2). A transdução de sinais via CD40 ativa uma série de moléculas de sinalização e fatores de transcrição, incluindo o fator nuclear κB (NF-κB) e duas enzimas, a citidina desaminase induzida por ativação (AID) e a uracil-DNA-glicosilase (UNG), as quais são necessárias para a mudança de classes de imunoglobulinas. A deficiência de AID ou UNG leva à falha na troca de isótipo de imunoglobulinas sem que haja qualquer alteração funcional em células T. Estas formas de hiper IgM são doenças com deficiência de anticorpos, não imunodeficiências combinadas (Tabela 73-1).

Todos os pacientes com síndrome de hiper IgM tem suscetibilidade aumentada para infecções sinopulmonares, enquanto pacientes com defeitos no CD40 ou no seu ligante são suscetíveis a infecções oportunistas como pelo *P. jiroveci* (*carinii*) e *Crystoporidium parvum*. A sinalização via CD40 em células B e outras células apresentadoras de antígenos leva ao aumento de moléculas coestimulatórias importantes para a diferenciação de células T e ativação da imunidade celular. O fenótipo de hiper IgM é também encontrado no distúrbio ligado ao X associado à displasia ectodermal, a partir de defeitos no gene que codifica o modulador essencial do NF-κB (NEMO). Pacientes com defeitos no NEMO são suscetíveis a um amplo espectro de agentes infecciosos, principalmente meningite e infecção por micobactérias atípicas, uma vez que a sinalização do NF-κB é importante para a função da resposta inata e adaptativa.

A **imunodeficiência combinada grave (SCID)** é caracterizada por disfunção de células B e profunda deficiência quantitativa ou funcional de células T (Tabela 73-2). A disfunção de células B é causada pela ausência de células B por um defeito no gene ou secundaria à deficiência funcional de células T. As células T

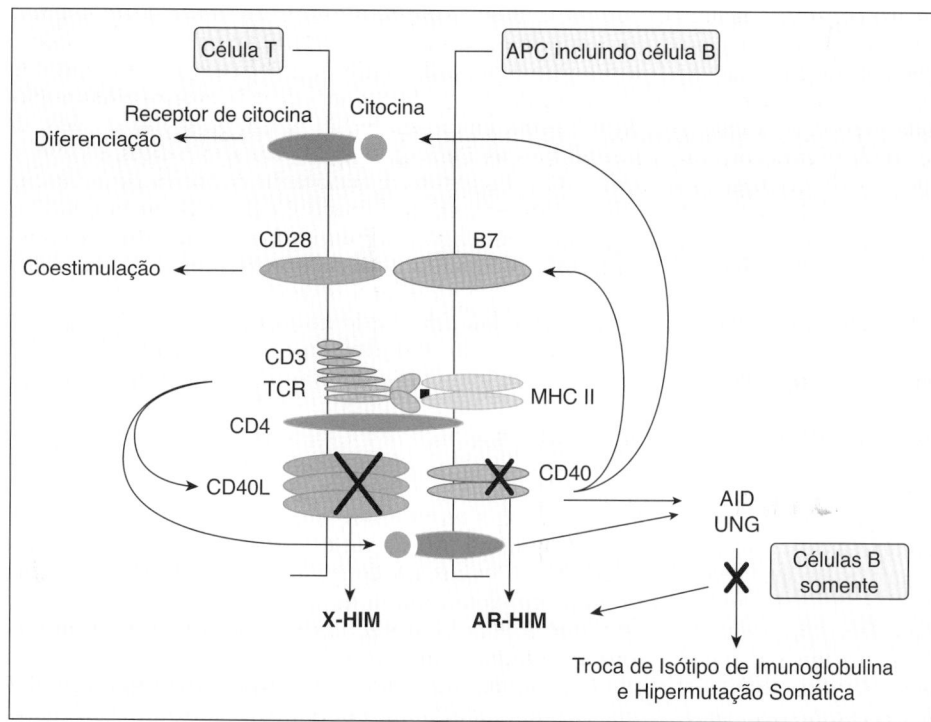

Figura 73-2 Representação esquemática da interação entre células T CD4 e células B. Ativação de células T após o reconhecimento de peptídio antigênico pelo receptor de células T via MHC classe II, resultando em expressão do ligante de CD40 (CD40L) e síntese de citocinas. O CD40L estimula células B (APC) via CD40, levando a expressão de moléculas coestimulatórias (B7) que são importantes na ativação de células T e produção de citocinas, as quais direcionam a diferenciação de células T. O CD40 e a sinalização de citocinas em células B ativam a citidina desaminase induzida por ativação (AID) e uracil-DNA-glicosilase (UNG) para promover a troca de isótipo de imunoglobulina e hipermutação somática. Defeitos no CD40L causam hiper IgM ligada ao X (X-HIM), enquanto defeitos no CD40, AID ou UNG causam hiper IgM recessiva autossômica (RA-HIM). Defeitos em CD40L ou CD40 afetam a coestimulação de células T e ativação, levando a falhas nas células T, enquanto defeitos em AID e UNG mantêm a coestimulação e função de células T normais.

Tabela 73-2 — Doenças por Imunodeficiências Combinadas

DISTÚRBIO	GENÉTICA	INÍCIO	MANIFESTAÇÕES	PATOGÊNESE	CARACTERÍSTICAS ASSOCIADAS
Síndrome de hiper IgM (Tabela 73-1)	Ligada ao X, RA	Primeiro ano	Infecções sinopulmonares, infecções oportunistas, *Pneumocystis jiroveci*	Defeitos no CD40 (RA) ou no seu ligante (ligado ao X)	Neutropenia, distúrbios hepáticos, câncer
Anomalia de DiGeorge	Deleção em 22q11.2 (ou 10p)	Recém-nascido, início da infância	Tetania hipocalcêmica, infecções piogênicas, deficiência parcial ou completa de células T	Hipoplasia da terceira ou quarta bolsas faríngeas	Doença cardíaca congênita (anomalias do arco aórtico), hipoparatireoidismo, micrognatia, hipertelorismo
Imunodeficiência combinada grave (SCID T-B+)	Ligada ao X, RA	1-3 meses	Candidíase, todos os tipos de infecções, falha no desenvolvimento, diarreia crônica	Mutação na cadeia da IL-2Rγ, Jak3 cinase, ZAP-70, IL-7Ra, subunidades do CD3	GVHD de transfusões materno-fetais, grave GVHD de transfusão de sangue não irradiado
Imunodeficiência combinada grave (SCID T-B-)	RA	1-3 meses	Mesmo que SCID T-B+	Mutação em RAG1/2, Artemis, deficiência de ADA/PNP	Mesmo que SCID T-B+ Deficiência de ADA: displasia condro-óssea Deficiência de PNP: distúrbios neurológicos
Síndrome de Omenn	RA	1-3 meses	Mesmo que SCID T-B-, eritroderma esfoliante, linfadenopatia, hepatoesplenomegalia	Mutações hipomórficas em genes responsáveis por SCID (RAG1/2, Artemis)	Heterogeneidade restrita do receptor de células T, eosinofilia, elevada IgE
Disgenesia reticular (SCID T-B-)	RA	1-3 meses	O mesmo que SCID T-B-	Defeitos na maturação de células-tronco comuns devido a mutações em *AK2*	Agamaglobulinemia, linfopenia, granulocitopenia
Síndrome dos linfócitos nus (deficiência de MHC classe I)	RA	Primeira década	Infecções sinopulmonares	Mutação em TAP1 ou TAP2 (associada ao transporte e processamento de antígenos)	Reduzidas células T CD8, inflamação pulmonar crônica
Síndrome dos linfócitos nus (deficiência de MHC classe II)	RA	Início da infância	Infecções do trato respiratório, diarreia crônica, infecções virais do sistema nervoso central	Mutações em CIITA, RFX5, RFXAP e RFX-B (fatores de ligação ao DNA)	Reduzidas células T CD4, doença autoimune

ADA; Adenosina deaminase; *DA*, Dominante autossômico; *dATP*, trifosfato de deoxiadenosina; dGTP, trifosfato de deoxiguanosina; *GVHD*, Doença enxerto *versus* hospedeiro; *IL*, interleucina; IL-2Rγ, cadeia gama do receptor de IL-2; *MHC*, complexo de histocompatibilidade principal; *PNP*, purina nucleosídeo fosforilase; *RA*, Recessiva autossômica; *SCID*, imunodeficiência combinada grave; T-B+, ausência de células T e presença de células B; T-B-, ausência de células T e B.

desenvolvem-se a partir de precursores derivados da medula óssea no timo (Fig. 73-2), onde eles passam por vários estágios de desenvolvimento caracterizados por recombinação do DNA da região variável dos genes envolvidos na codificação do receptor antigênico das células T, gerando grande diversidade de repertório dos receptores de células T. O processo de seleção positiva ocorre no timo com o objetivo de selecionar timócitos com receptor de antígenos que possam interagir com moléculas do complexo de histocompatibilidade principal (MHC), garantindo sua sobrevivência (Fig. 73-2). Timócitos que interagem com moléculas do MHC classe I ou II diferenciam-se em células T CD8 ou CD4, respectivamente. Entretanto, parte dos timócitos selecionados positivamente possui receptores antigênicos capazes de reconhecer autoantígenos apresentados por moléculas MHC no timo. Estas células são deletadas pelo processo de seleção negativa no timo. A seleção positiva e a negativa têm como objetivo garantir que as células maduras que deixam o timo possam interagir com moléculas MHC e com isso reconhecer uma grande variedade de antígenos não próprios sem que haja indução de autoimunidade. SCID pode resultar de mutações genéticas específicas que interfiram no desenvolvimento de células T no timo ou em sua funcionalidade na periferia.

Manifestações clínicas da SCID incluem falhas no desenvolvimento, graves infecções bacterianas, infecções fúngicas como a candidíase crônica e outras, infecções virais crônicas, infecções pelo *P. jiroveci* (*carinii*) e por outros agentes oportunistas, além de diarreia intratável. Os pacientes frequentemente apresentam doença de pele semelhante ao eczema, possivelmente relacionado a doença enxerto *versus* hospedeiro (GVHD) a partir de linfócitos maternos, a qual em geral não é fatal. Pacientes com SCID são extremamente suscetíveis à GVHD fatal por linfócitos provenientes de transfusões sanguíneas, podendo ser infectados por derivados sanguíneos positivos para o citomegalovírus. Pacientes com distúrbios de células T devem, portanto, sempre receber derivados sanguíneos irradiados.

A **SCID ligada ao X**, que é a forma mais comum, é causada por mutações no gene do cromossomo Xq13.1 que codifica a cadeia gama comum dos receptores de interleucina-2 (IL-2), IL-4, IL-7, IL-9, IL-15 e IL-21. Os pacientes afetados são desprovidos de células T ou NK no sangue periférico, mas possuem valores normais de células B e baixos ou indetectáveis níveis de imunoglobulinas devido à ausência de células T CD4 para ativar células B. Falhas no desenvolvimento de células T resultam de defeitos de sinalização no receptor de IL-7, afetando consequentemente IL-15 que é necessária para o desenvolvimento de células NK. Existem muitas causas de **SCID recessiva autossômica**. Defeitos na Janus cinase-3 (Jak3), a qual se liga à cadeia gama comum, levam a um fenótipo semelhante à SCID ligada ao X. Defeitos no receptor de IL-7, ZAP-70 e em subunidades da molécula CD3 resultam em deficiência de células T acompanhada de números normais de células B e NK. Além disso, há uma grande variedade de falhas que afetam a recombinação do DNA em células T e B, incluindo os *genes de ativação de recombinase (RAG) 1 e 2* e outros genes importantes para excisão e reparo do DNA como o *Artemis*. Defeitos em quaisquer genes que impeçam a recombinação ou o reparo de DNA levam ao desenvolvimento de SCID recessiva autossômica sem células T e B. Mutações em *RAG1, RAG2* ou *Artemis* que preservem parcialmente suas funções resultam em **síndrome de Omenn**, uma forma variante da SCID que se caracteriza por eritroderma esfoliante, linfoadenopatia, hepatoesplenomegalia, marcante eosinofilia, elevada IgE sérica e reduzida funcionalidade de células T. Pacientes com síndrome de Omenn possuem células T na periferia, mas com repertório limitado.

Deficiências em **adenosina desaminase (ADA)** e **purina nucleotídeo fosforilase**, duas enzimas envolvidas na via de salvação de purinas, também resultam em SCID. O acúmulo de substratos de nucleosídeos ou seus produtos metabólitos no plasma e na urina é tóxico para as células T, B e NK. A maioria dos pacientes apresenta infecção grave nos primeiros anos de vida, embora o diagnóstico daqueles com função enzimática parcial possa não ser definido mesmo após os 5 anos de vida ou, em alguns casos, mesmo na idade adulta. Pacientes com início tardio da doença são geralmente linfopênicos, apresentando células B e níveis de imunoglobulinas totais normais, porém com reduzida funcionalidade de anticorpos (**síndrome de Nezelof**). Todos os pacientes com SCID por deficiência de ADA ou purina nucleotídeo fosforilase possuem linfopenia e perda de imunidade ao longo do tempo.

A **síndrome dos linfócitos nus** ocorre a partir de defeitos em fatores de transcrição que regulam a expressão de moléculas classe II ou genes responsáveis pelo transporte de peptídios antigênicos, os quais levam à ausência de moléculas classe I ou II do MHC. Tecido linfoide e células B podem estar presentes em quantidades normais, entretanto, células T CD4 e CD8 apresentam-se reduzidas ou mesmo ausentes na deficiência de classes II e I, respectivamente. Alguns pacientes podem ter números normais de células T CD4 ou CD8, porém sem funcionalidade, já que antígenos peptídios não podem ser apresentados a células T.

A **síndrome de DiGeorge**, também conhecida como **síndrome velocardiofacial** ou **síndrome CATCH 22** (anormalidades cardíacas, face anormal, hipoplasia tímica, fissura no palato e hipocalcemia), é o resultado da dismorfogênese da terceira e quarta bolsas faríngeas, resultando em hipoplasia do timo, o qual é necessário para a maturação de células T. A maioria dos pacientes com síndrome de DiGeorge possui defeitos no cromossomo 22q11.2. Esta síndrome é classicamente caracterizada por tetania hipocalcêmica, anomalias do arco conotruncal e aórtico e aumento do número de infecções. O diagnóstico é estabelecido por hibridização fluorescente *in situ* ou reação de polimerase em cadeia com sondas de DNA para detectar deleções no cromossomo 22q11.2. A maioria dos pacientes tem imunidade comprometida com baixos números e reduzida função de células T, mas é geralmente acompanhada de melhora com a idade. A deficiência grave de células T é rara, porém pode resultar em SCID devido à completa ausência de células T. É importante ressaltar que a síndrome de DiGeorge e a dos linfócitos nus não respondem bem ao transplante de medula óssea como outras formas de SCID o fazem, uma vez que os defeitos são no timo, apesar de que a transferência de células T maduras durante o transplante possa conferir alguma imunidade ao paciente.

A **síndrome de Wiskott-Aldrich** é um distúrbio ligado ao X caracterizado por trombocitopenia, eczema, falhas na imunidade humoral e mediada por células, além de predisposição a doenças linfoproliferativas (Tabela 73-3). Ela é causada por mutações de um gene no cromossomo Xp11.22 que codifica proteína de Wiskott-Aldrich (WASP), a qual é expressa em linfócitos, plaquetas e monócitos. A deficiência dessa proteína resulta em profunda trombocitopenia, elevados níveis de IgE e IgA, reduzida IgM e baixa resposta a antígenos polissacarídeos, afetando consideravelmente a função de células T. Infecções oportunistas e citopenias autoimunes tornam-se difíceis de serem resolvidas em crianças com idade mais avançada. A **trombocitopenia isolada ligada ao X** também resulta de mutações no mesmo gene. Um terço dos pacientes com síndrome de Wiskott-Aldrich morre como resultado de hemorragia e dois terços morrem em consequência de infecções recorrentes causadas por citomegalovírus, *P. jiroveci* (*carinii*) ou herpes simples. O transplante de células-tronco tem corrigido problemas imunológicos e hematológicos em alguns pacientes.

A **ataxia-telangiectasia** é uma síndrome causada pelo gene *ATM* (ataxia-telangiectasia mutado) no cromossomo 11q22.3 (Tabela 73-3). Pacientes apresentam telangiectasias cutâneas e

Tabela 73-3 — Doenças por Outras Imunodeficiências

DISTÚRBIO	GENÉTICA	INÍCIO	MANIFESTAÇÕES	PATOGÊNESE	CARACTERÍSTICAS ASSOCIADAS
Síndrome de Wiskott-Aldrich	Ligada ao X (Xp11.22)	Início da infância	Trombocitopenia, dermatite atópica, infecções recorrentes	Defeitos na proteína de 53 kDa (WASP)	Deficiência de anticorpo polissacarídeo, plaquetas pequenas, reduzida imunidade mediada por células, linfoproliferação
Ataxia-telangiectasia	RA (11q22.3)	2-5 anos	Otite média recorrente, pneumonia, meningite por organismos encapsulados	Mutação no gene *ATM* Distúrbio nos pontos de checagem do ciclo celular e no reparo da quebra do DNA de dupla fita	Disfunção neurológica e endócrina, malignidade, telangiectasia, sensibilidade à radiação
Síndrome de quebra de Nijmegen	RA (8q21)	Infância	Infecções sinopulmonares, bronquiectasia, infecções do trato urinário	Defeito nos mecanismos de reparo dos cromossomos; mutação hipomórfica em *NBS1* (Nibrina)	Sensibilidade à radiação ionizante; microcefalia com dano neurológico; malignidade
Hipoplasia cartilagem-cabelo (nanismo com membros curtos)	RA (9p13–21)	Nascimento	Suscetibilidade variável a infecções	Mutação em *RMRP*	Displasia metafiseal, extremidades curtas
Candidíase mucocutânea crônica (APECED)	RA	3-5 anos	Candidíase em mucosas, pele e unhas	Mutação em AIRE	Endocrinopatias autoimunes
Síndromes linfoproliferativas ligadas ao X	Ligadas ao X	Variável	Redução variável na função de células T, B e NK, hipogamaglobulinemia	Mutação em *SH2D1A* (SAP: proteína associada à SLAM) ou *XIAP*	Infecção pelo vírus Epstein-Barr com risco de vida, linfoma, doença de Hodgkin, anemia aplásica, distúrbio linfo-histiocítico
Síndrome de hiper IgE	RA, DA	Variável	Abscessos cutâneos e pulmonares, infecções fúngicas, eczema, elevada IgE	Mutação em STAT3 (DA), TYK2 (RA) e DOCK8 (RA)	Características faciais grosseiras, falha na perda da dentição primária, fraturas frequentes (STAT3), infecções virais e outras (TYK2 e DOCK8)

DA, Dominante autossômica; *RA*, Recessiva autossômica; *NK*, natural killer.

conjuntivais além de ataxia cerebelar progressiva com degeneração das células de Purkinje. Deficiência de IgA e da subclasse IgG$_2$ com níveis variáveis de gravidade, níveis baixos de IgE e variável comprometimento da função de células T pode ser observada. O papel do gene *ATM* não está claro, entretanto, parece estar envolvido na detecção de danos no DNA e/ou na inibição do crescimento celular até que o dano seja reparado, ou ambos. As células de pacientes com ataxia-telangiectasia são altamente sensíveis à radiação. Leucemias, linfomas e diabetes também podem estar presentes e a maturação sexual, atrasada. Não há consenso na utilização de uma terapia efetiva, porém a terapia antimicrobiana e a aplicação de imunoglobulina intravenosa (IVIG) podem ser úteis.

Candidíase mucocutânea crônica (distrofia ectodérmica, candidíase e endocrinopatia [APECED]) é caracterizada por candidíase recorrente em mucosas, pele e unhas (Tabela 73-3). A produção de anticorpos é normal, mas com redução significativa ou mesmo ausência de proliferação linfocítica além de reatividade cutânea tardia à *Candida*. De modo geral, os pacientes não respondem à terapia tópica antifúngica, devendo ser tratados com agentes orais. Na maioria dos pacientes, a doença endócrina autoimune como o hipertireoidismo e a doença de Addison desenvolve-se nos primeiros anos da vida adulta. Outras doenças autoimunes têm sido relatadas. O início insidioso requer uma avaliação frequente para doenças endócrinas autoimunes. Essa doença resulta de um defeito no gene regulador da autoimunidade (*AIRE*), o qual é um fator de transcrição necessário para a expressão de antígenos do tecido periférico no timo, levando a seleção negativa e indução de tolerância em indivíduos normais. Pacientes com **doença linfoproliferativa ligada ao X** (Tabela 73-3) têm uma falha na resposta imunológica ao vírus Epstein-Barr (EB). Meninos com esta doença apresentam desenvolvimento normal até serem infectados pelo vírus EB, o qual é fatal em 80% dos pacientes. A doença é causada por mutação do gene *SH2D1A* no cromossomo Xq25 que é responsável por codificar uma proteína adaptadora envolvida na transdução de sinais de linfócitos. A mutação acompanhada da infecção pelo EB resulta em ampla expansão de células T CD8, necrose hepática e morte. Meninos que sobrevivem à infecção pelo EB têm significante hipogamaglobulinemia e alto risco de desenvolver anemia aplásica e linfoma. Uma doença semelhante é vista em meninos com mutações no gene *XIAP*, levando à doença linfoproliferativa ligada ao X tipo 2.

Tabela 73-4	Cuidados Gerais em Pacientes com Imunodeficiência

Evitar transfusões com produtos sanguíneos exceto se irradiados e negativos para citomegalovírus

Evitar vacinas com vírus vivos, sobretudo em pacientes com deficiências de células T ou agamaglobulinemia e em membros do grupo familiar

Uso de profilaxia para *Pneumocystis jiroveci* (*carinii*) na imunodeficiência de células T e na hiper IgM ligada ao X; considerar profilaxia antifúngica na imunodeficiência de células T

Acompanhar a função pulmonar de pacientes com pneumonia recorrente

Utilizar fisioterapia respiratória e drenagem postural em pacientes com pneumonia recorrente

Considerar o uso profilático de antibióticos já que infecções menores podem disseminar-se rapidamente

Examinar fezes diarreicas para *Giardia lamblia* e *Clostridium difficile*

Evitar exposição desnecessária de indivíduos com infecção
Ferver água para pacientes com distúrbios de células T e síndrome de hiper IgM (risco de contaminação por *Crypstoporidium*)

Uso de imunoglobulinas para deficiência grave de anticorpos (400-600 mg/kg IV a cada 3-4 semanas)

A **síndrome de hiper IgE** é caracterizada por níveis bastante elevados de IgE sérica, exantemas que se assemelham a dermatite atópica, eosinofilia e ainda por abscessos na pele, pulmões, articulações e vísceras causadas por *Staphylococcus* (Tabela 73-3). Infecções por *H. influenza* tipo b, *Candida* e *Aspergillus* também podem ocorrer. Estes pacientes têm características faciais grosseiras, desenvolvem osteopenia e podem apresentar extensas pneumatoceles após pneumonias estafilocócicas. Apesar de níveis normais de IgG, IgA e IgM, a resposta humoral específica a antígenos é reduzida, assim como na imunidade mediada por células. O tratamento a longo prazo com medicações antiestafilococos torna-se indicado, e a terapia de reposição de imunoglobulinas pode ser útil. A maioria dos pacientes tem a forma dominante autossômica por herança, enquanto alguns pacientes possuem a forma recessiva. Defeitos nos genes *TYK2* e *DOCK8* têm sido encontrados em pacientes com a síndrome de hiper IgE recessiva autossômica ao passo que falhas no gene *STAT3* (sinal de tradução e ativação da transcrição 3) foram identificadas na forma dominante autossômica da síndrome de hiper IgE.

TRATAMENTO

O enfoque terapêutico de doenças dos linfócitos depende de diagnóstico, achados clínicos e resultados laboratoriais (Tabela 73-4). Caso haja suspeita de imunodeficiência e a avaliação ainda esteja em curso, todos os produtos sanguíneos devem ser irradiados, além de serem negativos para o citomegalovírus. A presença de linfócitos em produtos sanguíneos pode causar GVHD fatal em pacientes com SCID. Infecção por citomegalovírus também pode ser fatal em pacientes imunodeficientes com transplante de células-tronco. Vacinas com vírus vivos devem ser contraindicadas em pacientes e familiares até que o diagnóstico seja estabelecido.

As infecções devem ser tratadas com antibióticos apropriados; antibióticos profiláticos podem ser utilizados para prevenir infecções recorrentes, fornecer uma melhor qualidade de vida, além de minimizar possíveis sequelas. A **profilaxia antibiótica** pode ser aplicada pela administração de uma dose diária de sulfametoxazol-trimetoprima ou metade da dose terapêutica diária de amoxicilina. Pacientes com graves deficiências de células T devem receber profilaxia contra *Pneumocystis* e fungos até que células-tronco sejam transplantadas. Pacientes com formas mais brandas de deficiência de anticorpos podem beneficiar-se da vacinação com conjugados de proteína para o *H. influenzae* tipo b e *S. pneumoniae*, avaliando os títulos de anticorpos pelo menos um mês após a vacinação. Estas vacinas são administradas rotineiramente a crianças mais jovens; em crianças mais velhas e adultos com síndrome da deficiência de anticorpos, a vacinação também é recomendada com o objetivo de produzir níveis protetores de anticorpos.

A **reposição de imunoglobulinas** por via intravenosa ou subcutânea é uma terapia que salva a vida de pacientes com grave deficiência de anticorpos e SCID. Esta terapia fornece imunidade passiva contra microrganismos comuns e reduz a frequência e gravidade de infecções na maioria dos pacientes. A terapia de reposição de imunoglobulinas é geralmente administrada na dose mensal total de 400 a 600 mg/kg de peso corpóreo via intravenosa a cada 3 a 4 semanas ou subcutânea por bomba de infusão a cada 1 a 2 semanas. A terapia de IVIG deve ser monitorada regularmente através de dosagem de imunoglobulinas e, sobretudo, por acompanhamento clínico do paciente. Pacientes que apresentam infecções recorrentes persistentes, principalmente nas últimas semanas antes da administração de IVIG, podem necessitar de doses mais altas ou mesmo administradas com maior frequência. A combinação de antibióticos profiláticos e terapia de reposição de imunoglobulinas pode ser indicada em pacientes que apresentam infecções recorrentes. **Complicações da terapia de IVIG** incluem reações transfusionais com calafrios, febre e mialgias. Elas podem ser prevenidas em subsequentes infusões pelo pré-tratamento com anti-histamina e antitérmico, bem como pela redução da velocidade de infusão. Dores de cabeça provenientes de meningite asséptica podem surgir após terapia de IVIG geralmente nas primeiras 24 horas. Entretanto, muito frequentemente respondem ao tratamento com ibuprofeno. Reações alérgicas à IVIG podem ocorrer em pacientes sem IgA sérica. Em pacientes com níveis detectáveis de IgA ou que não possam sintetizar quaisquer anticorpos, reações alérgicas são raras. A administração subcutânea de imunoglobulinas apresenta poucos efeitos adversos, porém pode ser complicada por reações alérgicas no local de infusão. O risco de transmissão de agentes infecciosos, apesar da preparação a partir de grande número de doadores selecionados, é extremamente baixo.

A terapia para as doenças que gravemente afetam as células T é o transplante de células-tronco, principalmente de irmãos HLA compatíveis (Cap. 76). A reposição de imunoglobulinas fornece imunidade passiva mediada por anticorpo. Alguns pacientes continuam a apresentar comprometimento das funções das células B mesmo após transplante de células-tronco, necessitando de reposição de imunoglobulinas ao longo da vida. A **GVHD**, na qual as células transplantadas iniciam uma resposta imunológica contra o tecido do hospedeiro, é a principal complicação do transplante de células-tronco. Pacientes com a forma de SCID deficiente em ADA, onde os irmãos não são compatíveis, podem receber doses repetidas intramusculares de reposição de ADA, as quais podem ser estabilizadas por polietilenoglicol. A terapia gênica tem sido aplicada em vários pacientes com deficiência de cadeia gama comum e de ADA por transferência de gene normal em células-tronco da medula óssea, as quais são infundidas no paciente. A terapia gênica para a deficiência de cadeia gama comum foi bem-sucedida na maioria dos pacientes tratados; entretanto, foi complicada pelo desenvolvimento de leucemia em alguns pacientes.

PREVENÇÃO E TRIAGEM DO RECÉM-NASCIDO

Estudos populacionais de triagem para a SCID estão em andamento porque a identificação precoce de SCID, anterior a complicações infecciosas, aumenta a possibilidade de um resultado final satisfatório. Com o objetivo de detectar grave linfopenia de células T, a amplificação da reação de polimerase em cadeia dos círculos excisados do receptor de células T (TRECs) formados durante a recombinação do receptor destas células pode ser realizada em amostras de sangue utilizadas para triagem neonatal de deficiências. O teste de triagem neonatal para TRECs tem sido utilizado para detectar SCID ao nascimento, sendo também recomendado para triagem universal.

Capítulo 74

DISTÚRBIOS EM NEUTRÓFILOS

Neutrófilos desempenham importante papel na imunidade e na cicatrização de feridas; suas funções primárias estão relacionadas com ingestão e destruição de patógenos. Distúrbios em neutrófilos podem resultar de deficiências quantitativas ou defeitos funcionais (Tabela 74-1). Pacientes com distúrbios neutrofílicos são suscetíveis a uma variedade de infecções bacterianas e determinadas infecções fúngicas. Sinais sugestivos incluem infecções nas mucosas (gengivite), abscessos na pele e nas vísceras, linfadenite, má cicatrização de feridas, separação tardia do cordão umbilical e ausência de secreção purulenta. Neutrófilos desenvolvem-se na medula óssea a partir de células-tronco hematopoiéticas pela ação de vários fatores estimuladores de colônias, como o fator de células-tronco, fator estimulador de colônias de granulócitos e monócitos, fator estimulador de colônias de granulócitos (G-CSF) e interleucina-3. Ao deixarem a medula óssea, neutrófilos maduros são encontrados na circulação ou mesmo no compartimento marginal. Moléculas de adesão são necessárias para a rolagem e adesão de neutrófilos ao endotélio vascular e consequente migração do sangue para o local de infecção, onde fagocitam e destroem patógenos, principalmente aqueles cobertos por complemento ou anticorpos. Fatores quimiotáticos como o fragmento C5a do complemento, interleucina-8 e peptídios bacterianos mobilizam neutrófilos a penetrar em tecidos e alcançar os sítios de infecção. Neutrófilos ingerem e destroem patógenos pela ação de enzimas granulares ou ativação de intermediários reativos de oxigênio.

ETIOLOGIA E MANIFESTAÇÕES CLÍNICAS
Distúrbios Quantitativos de Neutrófilos

A contagem normal de neutrófilos varia de acordo com idade. Neutropenia é definida como uma contagem neutrofílica absoluta (CNA) inferior a 1.500/mm³ para crianças brancas de 1 ano ou mais. Crianças afro-americanas normalmente apresentam baixa contagem total de leucócitos e neutrófilos. As consequências da neutropenia dependem da sua gravidade. A suscetibilidade a infecções é pouco aumentada quando a CNA é menor que 1.000/mm³. A maioria dos pacientes sente-se bem com CNA maior que 500/mm³. Nestes níveis, infecções localizadas são mais comuns que bacteremia generalizada. Infecções bacterianas graves são mais comuns com CNA menor que 200/mm³. Os principais tipos de infecções associadas à neutropenia são celulite, faringite, gengivite, linfadenite, abscessos (cutâneos ou perianais), enterite (tiflite, inflamação no ceco) e pneumonia. Em geral, os locais de infecção são altamente colonizados por bactérias da flora normal que se tornam invasivas na presença de neutropenia. A neutropenia pode ser congênita ou adquirida (Tabela 74-2), podendo estar associada a doenças específicas, sobretudo infecções (Tabela 74-3), ou ainda ser proveniente de reações a fármacos (Tabela 74-4).

Existem várias formas de neutropenia congênita. A **neutropenia congênita grave (síndrome de Kostmann)** é um distúrbio recessivo autossômico em que as células mieloides não conseguem se tornar maduras além dos estádios iniciais de promielócito devido a mutações no gene *HAX-1*. Monocitose exacerbada pode estar presente no sangue periférico. Embora níveis endógenos de G-CSF possam se apresentar elevados, o G-CSF exógeno leva a um aumento na contagem de neutrófilos, melhorando os sintomas das crianças afetadas. A leucemia mieloide pode afetar os poucos pacientes que sobrevivem até a adolescência. O transplante de células-tronco pode ter efeito curativo. Defeitos em *G6PC3* e *GFI1* também têm sido relatados como causadores de neutropenia congênita grave. A **neutropenia cíclica** é uma perturbação em células-tronco, nas quais todos os elementos da medula entram no ciclo celular. A neutropenia cíclica pode ser transmitida como um distúrbio recessivo ou dominante autossômico ou mesmo esporádico. Em função da vida-média curta de neutrófilos no sangue (6 a 7 horas) em comparação com as plaquetas (10 dias) e hemácias (120 dias), a neutropenia é a única anormalidade clinicamente significante. O ciclo neutrofílico é de 21 dias, com neutropenia durando cerca de 4 a 6 dias, acompanhado por monocitose e, frequentemente, eosinofilia. Intensas dores ósseas debilitantes são comuns quando a contagem de neutrófilos é baixa. G-CSF leva a aumento do número de neutrófilos e duração mais curta da neutropenia. Defeitos em *ELA2*, o gene que codifica a elastase neutrofílica, têm sido encontrados em pacientes com neutropenia cíclica. Estudos aprofundados têm identificado mutações na *ELA2* em alguns casos de neutropenia congênita grave.

A neutropenia congênita grave que pode ser persistente ou cíclica também é um componente da **síndrome de Shwachman-Diamond**, uma síndrome recessiva autossômica de insuficiência pancreática, acompanhada por disfunção da medula óssea. Esta síndrome é um distúrbio pan-mieloide, no qual a neutropenia é a manifestação mais importante. A disostose metafiseal e o nanismo podem surgir, sendo que os pacientes geralmente respondem ao G-CSF. Outras neutropenias congênitas causadas pela produção deficiente de neutrófilos variam de acordo com a gravidade, porém não estão bem caracterizadas. O ganho de função na mutação da proteína da síndrome de Wiskott-Aldrich tem também sido associado à neutropenia congênita grave ligada ao X. A **neutropenia congênita benigna** é o diagnóstico funcional de pacientes com significante neutropenia, nos quais as principais complicações infecciosas não se desenvolvem. Muitos pacientes cujo CAN varia de 100 a 500/mm³ têm alta frequência de infecções, sobretudo respiratórias, embora a maior dificuldade seja a lenta resolução de infecções que se instalam. Estes distúrbios podem ser esporádicos ou familiares, sendo transmitidos de forma dominante autossômica em alguns casos. A neutropenia congênita grave pode ser associada à imunodeficiência combinada grave na **disgenesia reticular**, um distúrbio das células-tronco

Tabela 74-1 | Distúrbios Fagocíticos

NOME	DEFEITO	COMENTÁRIO
Doença granulomatosa crônica	Bactericida	Recessiva ligada ao X (66%), recessiva autossômica (33%); eczema, osteomielite, granulomas, abscessos causados por *Staphylococcus aureus*, *Burkholderia cepacia*, *Aspergillus fumigatus*
Síndrome de Chédiak Higashi (1q42-44)	Bactericida mais quimiotaxia; função reduzida de células NK	Recessiva autossômica; albinismo oculocutâneo, neuropatia, inclusões citoplasmáticas neutrofílicas gigantes; malignidade, neutropenia
Hiperimunoglobulina E (Síndrome de Job)	Quimiotaxia, opsonização	Dominante autossômica (mutação em STAT3), recessiva autossômica (mutação em TYK2, DOCK8), eczema, abscessos estafilocócicos, quimiotaxia de granulócitos e monócitos afetados
Deficiência de mieloperoxidase	Bactericida, fungicida	Quimioluminescência reduzida; recessiva autossômica (1:4.000); candidíase persistente em pacientes diabéticos
Deficiência de glicose-6-fosfato desidrogenase	Bactericida	Fenotipicamente semelhante à doença granulomatosa crônica
Queimaduras, desnutrição	Bactericida e quimiotaxia	Defeitos reversíveis
Síndrome do leucócito preguiçoso	Quimiotaxia	Células da medula óssea normais, mas com migração limitada; granulocitopenia
Deficiência de adesão leucocitária	Aderência, quimiotaxia, fagocitose; citotoxicidade linfocítica reduzida	Queda tardia ou infecção do cordão umbilical; infecções bacterianas não purulentas letais; recessiva autossômica; neutropenia; deficiência de LFA-1, Mac-1, CR3
Síndrome de Shwachman-Diamond	Quimiotaxia, neutropenia	Insuficiência pancreática, condrodisplasia metafiseal; recessiva autossômica

CR3, receptor 3 do complemento; *LFA-1*, antígeno associado à função leucocitária 1; *Mac-1*, antígeno do macrófago 1.

hematopoiéticas que atinge todas as linhagens celulares da medula óssea devido a mutações no gene *AK2*.

A **neutropenia isoimune** afeta neonatos como o resultado de transferência transplacentária de anticorpos maternos contra antígenos neutrofílicos fetais. A mãe é sensibilizada por antígenos neutrofílicos específicos expressos por leucócitos fetais que são herdados do pai e que não estão presentes nas células maternas. A neutropenia neonatal isoimune, semelhante a anemia isoimune e trombocitopenia, é, contudo, um processo transitório (Caps. 62 e 151). Infecções cutâneas são comuns, sendo rara a sepse. O tratamento precoce de infecções em neonatos neutropênicos é o maior objetivo da terapia. A aplicação intravenosa de imunoglobulinas pode reduzir a duração da neutropenia.

A **neutropenia autoimune** desenvolve-se geralmente em crianças de 5 a 24 meses de idade, persistindo frequentemente por períodos mais longos. Autoanticorpos neutrofílicos podem ser dos tipos IgG, IgM, IgA ou uma combinação destes. De modo geral, a condição se resolve em 6 meses a 4 anos. Embora a utilização de imunoglobulina intravenosa e corticoides tenha sido testada, a maioria dos pacientes responde ao G-CSF. A neutropenia autoimune pode raramente ser uma manifestação precoce de lúpus eritematoso sistêmico, artrite reumatoide ou doença linfoproliferativa autoimune.

Distúrbios da Migração de Neutrófilos

Neutrófilos normalmente aderem ao endotélio e migram para locais de inflamação pela interação de proteínas da membrana chamadas de *integrinas* e *selectinas* com moléculas de adesão endoteliais. A característica principal dos distúrbios na migração neutrofílica é a ausência de pus nos sítios de infecção. Na **deficiência de adesão leucocitária tipo I (LAD-I)**, crianças deficientes em integrina β-2 (CD18) apresentam esta condição no início da infância por falhas na separação do cordão umbilical (frequentemente aos 2 meses após o nascimento) com concomitante onfalite e sepse (Tabela 74-1). A contagem de neutrófilos é geralmente superior a 20.000/mm^3 em função de falhas na adesão ao epitélio vascular, assim como na migração através do sangue para os tecidos (Fig. 74-1). Infecções cutâneas, respiratórias e em mucosas podem ocorrer. Crianças com esta condição apresentam frequentemente gengivite grave. A sepse geralmente leva à morte no início da infância. Este distúrbio é transmitido como uma condição recessiva autossômica. O transplante de células-tronco pode recuperar o paciente e salvar sua vida.

LAD-II resulta de perturbações no rolamento de neutrófilos ao longo da parede vascular, o qual é o estágio inicial da migração para os tecidos e locais de infecção. O rolamento é mediado por formas sializadas e fucosializadas dos tetrassacarídeos, os quais estão relacionados com antígenos sializados do grupo sanguíneo Lewis X (S-LeX), expressos na superfície de neutrófilos, monócitos e linfócitos ativados e ligados a moléculas de selectina no endotélio vascular (Fig. 74-1). LAD-II é a consequência de defeitos gerais no metabolismo de fucose, levando à ausência do antígeno sanguíneo S-LeX na superfície de neutrófilos e outros leucócitos. LAD-III é um distúrbio raro causado por defeitos na proteína KINDLIN-3, resultando em deficiente adesão neutrofílica assim como defeitos plaquetários. Perturbações na migração de neutrófilos têm também sido descritas na **síndrome de hiper IgE** e em mutações no gene *RAC2* (Cap. 73 e Tabela 74-1).

Distúrbios da Função Neutrofílica

Defeitos na função neutrofílica são distúrbios relativamente raros e tendem a estar associados a uma marcante suscetibilidade a infecções bacterianas e fúngicas. A **doença granulomatosa crônica (DGC)** é um distúrbio em leucócitos que resulta de defeitos

Tabela 74-2	Mecanismos de Neutropenia
MEDULA ÓSSEA ANORMAL	

Lesão medular óssea
Fármacos: idiossincrásica, citotóxica (mielossupressiva)
Radiação
Compostos químicos: DDT, benzeno
Imunomediada: células T e B e imunoglobulina
Infecções (vírus, rickettsia)
Processos infiltrativos: tumor, doença de armazenamento
Mielodisplasia
Anemia aplástica

Defeitos de Maturação
Deficiência de ácido fólico
Vitamina B_{12}
Cobre

Distúrbios Congênitos
Síndrome de Kostmann (HAX-1, G6PC3, ELA-2, G-CSF, GFI-1)
Neutropenia cíclica (ELA-2)
Hipoplasia cartilagem-cabelo
Síndrome de Shwachman-Diamond
Síndrome de Diamond-Blackfan
Síndrome de Griscelli
Síndrome de Chédiak-Higashi
Síndrome WHIM (verrugas, hipogamaglobulinemia, infecções, mielocatexia)
Doença de armazenamento do glicogênio tipo Ib
Metilmalonicacidemia

CIRCULAÇÃO PERIFÉRICA
Pseudoneutropenia: redistribuição para a medula óssea
Hereditária
Infecção grave

Intravascular
Destruição: isoimune neonatal, autoimune, hiperesplenismo
Doenças autoimunes (lúpus eritematoso sistêmico, artrite reumatoide, síndrome de Sjögren)
Leucoaglutinação: pulmões, após cirurgia de revascularização do miocárdio

ELA-2, Elastase 2; *G6PC3*, subunidade catalítica 3 da glicose-6-fosfatase; *G-CSF*, fator estimulador de colônias de granulócitos; *GFI-1*, fator de crescimento independente 1; *HAX-1*, proteína X-1 associada à HS1.

Tabela 74-3	Neutropenia Associada a Infecções
BACTERIANA	

Tifoide-paratifoide
Brucelose
Sepse neonatal
Meningococcemia
Sepse grave
Sífilis congênita
Tuberculose

VIRAL
Sarampo
Hepatite B
HIV
Rubéola
Citomegalovírus
Influenza
Vírus Epstein-Barr

RICKETTSIAL
Febre Maculosa das Montanhas Rochosas
Tifo
Erliquiose
Rickettsiose

HIV, vírus da imunodeficiência humana.

Tabela 74-4	Neutropenia Associada a Fármacos
CITOTÓXICA	

Mielossupressivo, agentes quimioterápicos
Agentes imunossupressivos

IDIOSSINCRÁTICA
Indometacina
Derivados do para-aminofenol
Derivados da pirazolona (aminopirina, dipirona, oxifenbutazona)
Cloranfenicol
Sulfonamidas
Fármacos antitireoidianos (propiltiouracil, metimazol, carbimazol)
Fenotiazinas (clorpromazina, fenotiazinas)
Penicilinas, inclusive semissintéticas

Adaptado de Dale DC: Neutropenia. In Lichtman MA, Kipps TJ, Seligsohn U, et al., editors: Williams Hematology, ed 8, New York, 2010, McGraw-Hill.

na destruição de bactérias e outros patógenos intracelulares por neutrófilos e macrófagos devido à inabilidade em ativar a "explosão respiratória", a conversão catalítica do oxigênio em superóxido (O_2^-). A forma reduzida da nicotinamida adenina dinucleotídeo fosfato oxidase, enzima que catalisa a explosão respiratória, consiste em quatro subunidades: gp91^{phox}, p22^{phox}, p47^{phox} e p67^{phox}. Defeitos em qualquer destas enzimas levam à inabilidade dos leucócitos em destruir patógenos catalase-positivos como *S. aureus*, bactérias entéricas Gram-negativas (*Burkholderia*) e fungos (*Aspergillus fumigatus*, *Candida albicans*). O gene gp91^{phox} está localizado no cromossomo Xp21.1 e é responsável pelo tipo mais comum da doença. Defeitos em outros genes são herdados de forma recessiva autossômica. A localização cromossômica destes genes são 16p24 para o p22^{phox}, 7q11.23 para o p47^{phox} e 1q25 para o p67^{phox}. A enzima glicose-6-fosfato desidrogenase também está envolvida na produção de superóxido, e formas graves da deficiência de glicose-6-fosfato desidrogenase também resultam em DGC. Pacientes apresentam geralmente linfadenopatia, hipergamaglobulinemia, hepatoesplenomegalia, dermatite, falhas no crescimento, anemia, diarreia crônica e abscessos. Infecções ocorrem nos pulmões, ouvido médio, trato gastrointestinal, pele, trato urinário, linfonodos, fígado e ossos. Granulomas são visíveis, podendo obstruir piloro ou ureteres.

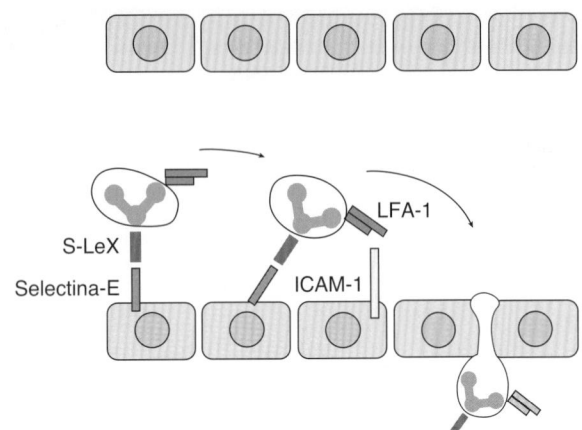

Figura 74-1 Representação esquemática da migração de neutrófilos do espaço vascular através do endotélio para os tecidos. Neutrófilos ligam-se a moléculas de selectina (E ou P) na superfície do endotélio vascular via tetrassacarídeos sializados ou fucosilados relacionados com o grupo sanguíneo S-LeX presentes na superfície destas células. Uma vez ligados, neutrófilos rolam ao longo do endotélio e tornam-se firmemente aderidos pela interação entre o antígeno associado à função leucocitária 1 (LFA-1) nos neutrófilos e a molécula de adesão intercelular tipo 1 no endotélio vascular, permitindo que os neutrófilos migrem através do endotélio para os tecidos. (Adaptado de Janeway CA, Travers P, Walport M, et al.: Immunobiology: the Immune System in Health and Disease, ed 4, New York, 1999, Elsevier.)

A **síndrome de Chédiak-Higashi**, anormalidade de grânulos secundários, é um distúrbio recessivo autossômico causado por uma mutação na proteína citoplasmática CHS1 que pode estar envolvida no tráfego de proteínas vesiculares, levando à fusão de grânulos primários e secundários de neutrófilos. Grânulos gigantes estão presentes em muitas células, incluindo linfócitos, plaquetas e melanócitos. Pacientes apresentam geralmente albinismo oculocutâneo parcial. O defeito na síndrome de Chédiak-Higashi resulta em perturbação funcional de neutrófilos e células NK, causando infecções recorrentes e, ocasionalmente, fatais por estreptococos e estafilococos. A maioria dos pacientes evolui para um estágio avançado associado à infecção pelo vírus Epstein-Barr e caracterizado por **síndrome linfoproliferativa** com infiltrados linfo-histiocíticos generalizados, febre, icterícia, hepatomegalia, linfadenopatia e pancitopenia. A condição assemelha-se à linfo-histiocitose hemofagocítica.

DIAGNÓSTICO LABORATORIAL

A avaliação da criança neutropênica depende de sintomas clínicos da infecção, história familiar e de medicamentos, idade do paciente, natureza cíclica ou persistente da condição, sinais de infiltração na medula óssea (malignidade ou doenças de armazenamento), além de evidência do envolvimento de outras linhagens celulares. A neutropenia é confirmada pelo hemograma e contagem diferencial de leucócitos. O aspirado de medula óssea e a biópsia podem ser necessários pra determinar se a neutropenia é decorrente da falha de produção ou infiltração na medula óssea ou mesmo perda de neutrófilos na periferia. A presença de anticorpos antineutrofílicos auxilia no diagnóstico de neutropenia autoimune.

Defeitos quimiotáticos em neutrófilos podem ser excluídos pela presença de neutrófilos no local de infecções. A **janela cutânea de Rebuck** é um teste *in vivo* com duração de 4 horas para a avaliação da quimiotaxia neutrofílica, a qual não é empregada rotineiramente pela maioria dos laboratórios. Estudos *in vitro* para a avaliação da migração neutrofílica estão disponíveis em laboratórios especializados. A citometria de fluxo para a presença de moléculas de adesão como CD18 ou CD15 pode auxiliar no diagnóstico de falhas na adesão leucocitária. Mutações pontuais que afetam a função de moléculas de adesão, mas que não alteram a ligação dos anticorpos, não são detectadas por citometria de fluxo. A DGC pode ser diagnosticada por di-hidrorodamina 123 através de citometria de fluxo ou pelo teste do **nitroazul tetrazólio** (Cap. 72). A microscopia ótica de neutrófilos para a visualização de grânulos gigantes pode ajudar no diagnóstico da síndrome de Chédiak-Higashi.

TRATAMENTO

A terapia para a neutropenia depende da causa primária. Pacientes com infecções bacterianas graves necessitam de tratamento com antibióticos de amplo espectro; a resolução da neutropenia é o fator prognóstico mais importante. A maioria dos pacientes com neutropenia congênita ou autoimune responde à terapia com G-CSF. A transfusão de granulócitos deve ser indicada para infecções com risco de vida. A neutropenia crônica branda não associada à imunossupressão pode ser tratada com uso imediato de antimicrobianos contra infecções de tecidos moles, as quais são geralmente causadas por *S. aureus* ou estreptococos do grupo A.

A utilização frequente de antibióticos, incluindo a profilaxia por sulfametoxazol-trimetoprima e o desbridamento cirúrgico de infecções, torna-se necessária na **DGC**. Pelo fato de *A. fumigatus* poder causar infecções graves em pacientes com DGC, feno mofado, decomposição proveniente de compostagem e outros meios potenciais para crescimento de fungos devem ser evitados. Consequentemente, o uso de antifúngicos profiláticos pode ser útil. A frequência com que ocorrem infecções na DGC é atenuada pelo tratamento com **interferon-γ recombinante** subcutâneo três vezes por semana. O transplante de células-tronco (Cap. 76) pode salvar vidas na DGC, LAD-1 e síndrome de Chédiak-Higashi.

PROGNÓSTICO E PREVENÇÃO

O prognóstico depende do distúrbio específico do paciente. Defeitos mais brandos e temporários no número de neutrófilos têm melhor prognóstico. A ausência prolongada de neutrófilos ou de suas funções apresenta pior prognóstico, sobretudo com o risco de sepse bacteriana e fúngica. Tratamento com antibióticos profiláticos e interferon-γ tem melhorado o prognóstico de pacientes com DGC. O transplante de células-tronco é a única terapia atualmente disponível que pode reverter o baixo prognóstico de distúrbios neutrofílicos graves. Assim como em outras perturbações genéticas, o diagnóstico pré-natal e o aconselhamento genético são possíveis para todas as mutações genéticas conhecidas.

Capítulo 75

SISTEMA COMPLEMENTO

O **sistema complemento** é formado por proteínas do plasma e de membranas celulares que atuam na imunidade inata, agindo no sentido de facilitar a imunidade adaptativa. As **proteínas do complemento** são capazes de destruir patógenos com ou sem o

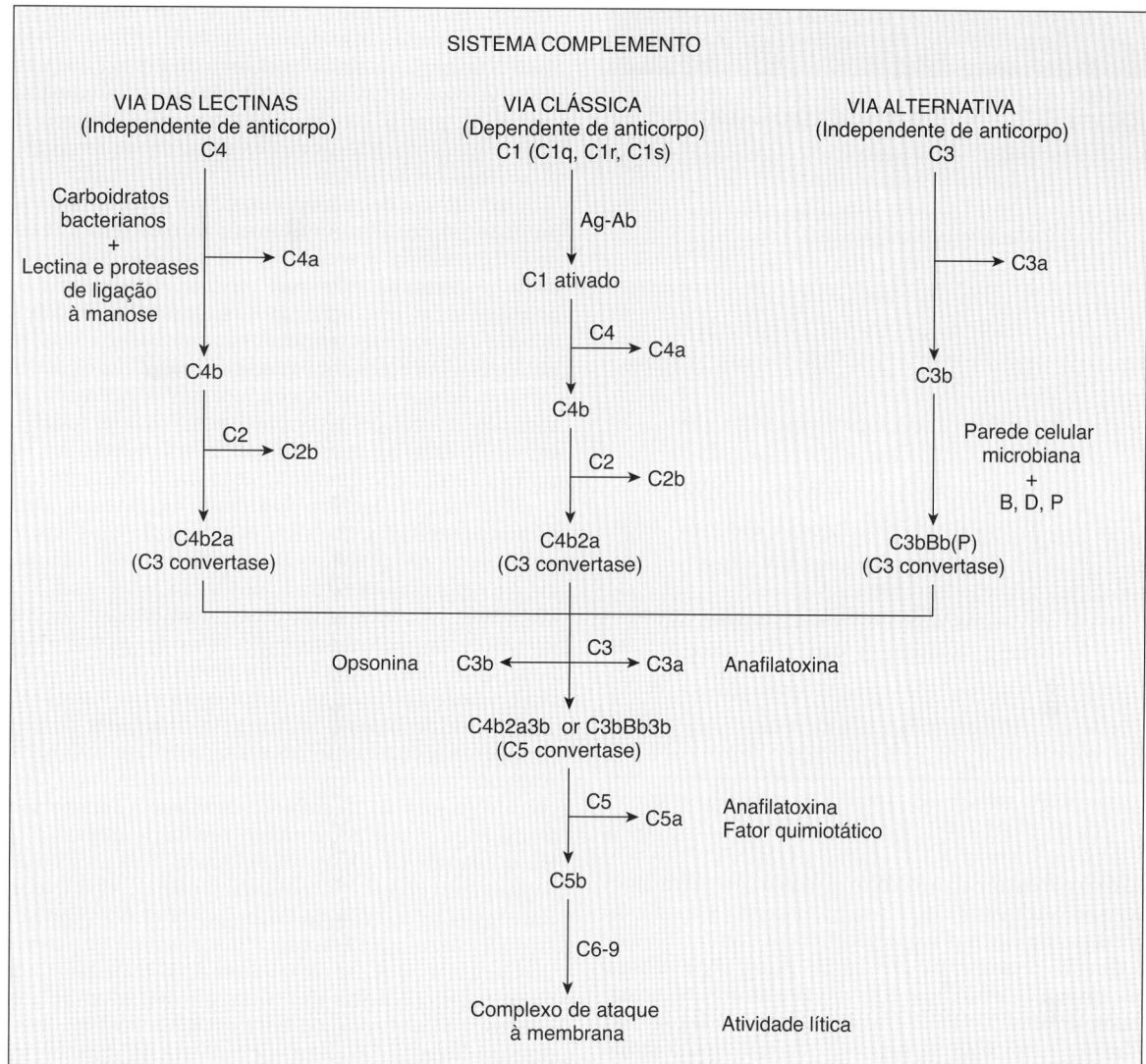

Figura 75-1 Cascata de ativação do sistema complemento envolvendo as vias clássica, alternativa e das lectinas. Os eventos que desencadeiam a indução das vias diferem entre si, mas todos resultam em produção de atividade enzimática que cliva C3, etapa essencial onde as três vias convergem para sequências de ativação terminal. *Ag – Ac*, Complexo antígeno-anticorpo; *B*, fator B; *D*, fator D (enzima de clivagem do fator B); *P*, properdina.

auxílio de anticorpos, opsonizar patógenos para facilitar sua captura por fagócitos e mediar a resposta inflamatória. O sistema complemento pode ser ativado por três vias – clássica, alternativa e da lectina – que envolvem a ativação em cascata e de forma sequencial de fatores do complemento, amplificando a resposta imunológica (Fig. 75-1). Distúrbios do sistema complemento predispõem a infecções recorrentes, autoimunidade e angioedema (Tabela 75-1).

ETIOLOGIA

As três vias de ativação do complemento são iniciadas por diferentes mecanismos. A **via clássica** é ativada por complexos antígeno-anticorpo ou proteína C-reativa. A **via alternativa** pode ser induzida por C3b gerado pela ativação da via clássica ou por hidrólise espontânea de C3 na superfície microbiana. A **via das lectinas** é iniciada pela interação da lectina de ligação à manose com carboidratos microbianos. A ativação da via clássica por complexos antígeno-anticorpo é iniciada por ligação de C1q na porção Fc da molécula do anticorpo presente no complexo imunológico.

A autoativação de C1r leva à clivagem de C1s, o qual cliva C4 e, então, C2, formando a convertase C3, C4b2a. O C4b2a é ativado pela via da lectina quando a proteína de ligação à manose liga-se a resíduos de açúcar na superfície de patógenos e as proteases associadas à proteína de ligação a manose (MASP) clivam C4 e C2. A via alternativa está sempre fracamente ativa e é amplificada quando o C3 ativo liga-se a superfícies que não expressam proteínas regulatórias. O C3b produzido a partir de C3 liga-se ao fator B, o qual é clivado pelo fator D para formar a C3 convertase da via alternativa, o C3bBb. A properdina liga-se e estabiliza a C3 convertase (Fig. 75-1). A C3 convertase pode então clivar C3, resultando em maior deposição de C3b e consequente ativação e amplificação da via alternativa pela geração de grandes quantidades de C3b. A C3 convertase pode também dar origem à C5 convertase, a qual inicia a formação do **complexo de ataque à membrana (CAM)**. O CAM é um complexo formado por C5b, C6, C7, C8 e várias moléculas de C9, sendo comum a todas as três vias (Fig. 75-1). O CAM abre poros na membrana, levando à lise celular. C3a e C5a, produzidos pela clivagem de C3 e C5, respectivamente, podem liberar histamina de mastócitos e basófilos, causando aumento de

Tabela 75-1	Deficiência do Complemento e Doenças Associadas
PROTEÍNA DEFICIENTE	**DOENÇA ASSOCIADA**
C1q, C1r	LES, glomerulonefrite; infecções por bactérias encapsuladas
C2	LES, glomerulonefrite; infecções por bactérias encapsuladas
C3	Infecções bacterianas recorrentes, rara glomerulonefrite, ou LES
C4	LES, glomerulonefrite; infecções por bactérias encapsuladas
C5	Infecções meningocócicas recorrentes
C6	Infecções meningocócicas recorrentes
C7	Infecções meningocócicas recorrentes
C8	Infecções meningocócicas recorrentes
C9	Infecções meningocócicas ocasionais
Properdina	Infecções recorrentes, grave infecção meningocócica
MBL	Aumentada suscetibilidade a infecções
Fator H	Glomerulonefrite, SHU atípica
Fator I	Infecções recorrentes, glomerulonefrite
MCP	Glomerulonefrite, SHU atípica
Inibidor de C1	Angioedema hereditário

SHU, síndrome hemolítico-urêmica; MBL, lectina de ligação à manose; MCP, proteína cofator de membrana; LES, lúpus eritematoso sistêmico.

permeabilidade vascular e contração do músculo liso. Além disso, C5a possui atividade quimiotática, atraindo fagócitos para o local de ativação do complemento, o que pode levar à degranulação de fagócitos. Quando presente na superfície do patógeno, o C3b age como uma opsonina por se ligar aos fagócitos através do receptor 1 do complemento (CR1). O produto da degradação de C3b, iC3b, pode ligar-se ao CR3 na superfície de fagócitos, levando à ingestão do patógeno cuja superfície está coberta por C3b ou iC3b. O iC3b e seu produto de degradação, C3dg, podem ligar-se ao receptor 2 do complemento (CR2) na superfície de células B, levando a ativação e posterior diferenciação celular.

O sistema complemento está sob rigoroso controle, já que possui potente atividade inflamatória, além de potencial para causar significante destruição de células do hospedeiro. A cascata do complemento está intrinsecamente regulada pela vida média curta de C4b e C3b e pela instabilidade de C3 convertases, C4b2a e C3bBb. O inibidor de C1 controla a cascata bloqueando sítios ativos no C1r, C1s e MASP. O fator I desestabiliza os complexos de C3 convertase e degrada os fragmentos ativos. Outros inibidores do complemento são as proteínas de membrana como o fator aceleração-bloqueio, CR1, proteína cofator de membrana (MCP), além de proteínas plasmáticas como proteína de ligação ao C4b e fator H. A formação de MAC pode ser bloqueada por CD59 de superfície celular, proteína S e outras proteínas plasmáticas. A deficiência de quaisquer destas proteínas regulatórias pode resultar em resposta inflamatória, dano tecidual ou excessivo consumo do complemento.

Perturbações nas proteínas do complemento podem ser consequência de deficiências hereditárias ou ser secundárias ao consumo elevado. As consequências da redução do complemento dependem do fator afetado (Tabela 75-1). **Deficiências dos componentes iniciais** da via clássica (C1, C2 ou C4) não são geralmente associadas a infecções graves, embora pacientes com deficiência de C2 possam apresentar infecções recorrentes brandas. Pacientes com deficiência de C1, C2 ou C4 são suscetíveis a doenças autoimunes, sobretudo lúpus eritematoso sistêmico. O exato mecanismo envolvido nesta suscetibilidade não é conhecido, mas se acredita que esteja relacionado com o papel dos componentes iniciais do complemento na remoção de complexos imunológicos.

A **deficiência de properdina, C3 ou componentes terminais** predispõe pacientes a graves infecções recorrentes. A deficiência de C3, a principal opsonina, devido a defeito genético ou secundária ao consumo excessivo, predispõe pacientes a infecções, principalmente por organismos encapsulados. A deficiência de um dos componentes terminais que compõem o MAC predispõe pacientes a infecções por *Neisseria meningitides*. A deficiência do complemento pode ser encontrada em 40% dos pacientes que apresentem infecções recorrentes por *Neisseria*. A deficiência de lectina de ligação à manose também está associada à frequência aumentada de infecções bacterianas, incluindo sepses.

Deficiências congênitas do inibidor de C1 resultam em **angioedema hereditário**, caracterizado por episódios recorrentes de angioedema não prurítico com duração de 48 a 72 horas, o qual ocorre espontaneamente ou após traumas menores, estresse ou ansiedade. O edema abdominal pode causar dor abdominal; edema de vias aéreas superiores pode apresentar risco à vida, podendo necessitar de traqueostomia de emergência. O distúrbio é herdado como uma doença dominante autossômica, proveniente de deficiência heterozigota de inibidor de C1, levando a níveis plasmáticos inferiores a 30% dos valores normais. Algumas mutações (angioedema hereditário tipo II) resultam em níveis normais de inibidor de C1 com função anormal. A forma adquirida de angioedema resulta de autoanticorpos contra o inibidor de C1 em malignidades linfoides ou distúrbios autoimunes, porém é incomum na infância. O inibidor de C1 é um regulador do fator de Hageman (fator de coagulação XIIa), fator de coagulação XIa, calicreína plasmática e plasmina, além do C1r e C1s. A falta de inibição de sistema de contato, fator Hageman e calicreína plasmática é responsável pelo desenvolvimento de angioedema. Deficiências nas proteínas regulatórias do complemento fator H, fator I e MCP resultam em **síndrome hemolítico-urêmica atípica** e **glomerulonefrite membranoproliferativa tipo II**. Elas têm sido associadas à **degeneração macular relacionada à idade**.

ESTUDOS LABORATORIAIS

A **dosagem do CH_{50}** é um teste amplamente disponível para avaliar a função da via clássica, baseado em reações hemolíticas anticorpo-dependentes, o qual mede a diluição do plasma que resulta em lise de 50% de hemácias de ovelha. O teste do CH_{50} depende da função de todas as nove proteínas do complemento, de C1 a C9. **O teste do AH_{50}** que avalia a ativação do complemento usando hemácias de diferentes espécies (p. ex., coelho) que podem ativar a via alternativa sem anticorpos está menos disponível que o do CH_{50} e requer componentes da via alternativa, além de C5 a C9. Resultados anormais em ambos os testes indicam deficiência em componentes terminais comuns a ambas as vias, enquanto resultados anormais de um ou de outro sugerem deficiência de um componente inicial da respectiva via. Caso os níveis de CH_{50} ou AH_{50} estejam alterados, os componentes podem ser analisados isoladamente em laboratórios especializados.

A determinação dos níveis do inibidor de C1 e sua função torna-se necessária para diagnosticar o angioedema hereditário. Alguns testes funcionais não são capazes de detectar mutações raras que permitem o inibidor de C1 ligar-se a C1s, mas não a uma ou mais enzimas com as quais ele interage. Baixos níveis de inibidor de C1 ou função comprometida resultam em níveis de C4 cronicamente reduzidos, além de diminuição de C2 durante episódios agudos. Baixos valores de C1q são encontrados na deficiência adquirida de inibidor de C1, os quais a distinguem do angioedema hereditário. Testes para autoanticorpos contra C1q e o inibidor de C1 podem ser realizados por ensaio imunoadsorvente ligado à enzima.

TRATAMENTO

O tratamento específico para deficiências do complemento por reposição de proteínas do complemento não está disponível. Frequentes e longas aplicações de antibióticos constituem a terapia primária. A imunização de pacientes e familiares com vacinas pneumocócicas e meningocócicas pode ser útil, mas infecções podem ainda surgir em pacientes imunizados deficientes em complemento. A reposição de proteínas do complemento por transfusão de plasma tem sido utilizada em alguns pacientes com deficiência de C2, fator H ou fator I. A deficiência de MCP é tratada com transplante renal, pois se trata de uma membrana proteica.

Pacientes com deficiência de inibidor de C1 e com episódios frequentes de angioedema respondem ao uso profilático oral de andrógeno atenuado (**stanozolol** ou **danazol**), o qual aumenta as concentrações séricas do inibidor de C1. Efeitos adversos, incluindo masculinização em mulheres, bloqueio do crescimento e hepatite, entretanto, limitam seu uso. A administração profilática de plasma congelado fresco antes da cirurgia pode prevenir o angioedema, mas a administração durante episódio agudo pode exacerbá-lo. O angioedema de vias aéreas superiores pode apresentar-se como uma emergência aguda, necessitando de traqueostomia, uma vez que a administração de epinefrina, anti-histaminas ou corticoides é ineficaz em reverter este tipo de angioedema. O inibidor de C1 purificado está disponível e pode ser utilizado profilaticamente (antes da cirurgia) e durante episódios agudos de angioedema. Inibidores da enzima conversora de angiotensina como captopril devem ser evitados em pacientes com deficiência de inibidor de C1 porque tais fármacos podem desencadear episódios de angioedema por inibirem a degradação de cininas que mediam a formação de edema. Novos agentes terapêuticos, incluindo o inibidor de calicreína e o antagonista do receptor 2 de bradicinina, estão sendo investigados como terapias potenciais para o angioedema hereditário.

Capítulo 76

TRANSPLANTE DE CÉLULAS-TRONCO HEMATOPOIÉTICAS

O transplante de células-tronco hematopoiéticas (TCTH) pode curar pacientes com imunodeficiência primária (Tabela 76-1). O uso de TCTH está, contudo, restrito a imunodeficiências com defeitos de células T, algumas doenças de armazenamento metabólico (Caps. 55 e 56), malignidades (Cap. 154), anemia aplásica (Cap. 150), hemoglobinopatias (Cap. 150) e alguns outros tipos de distúrbios.

Tabela 76-1 Imunodeficiências Curáveis por Transplante de Medula Óssea

Imunodeficiência combinada grave (SCID)
  SCID ligada ao X (deficiência de γ_c)
  Deficiência de Jak3 cinase
  Deficiência de ZAP70 e outros defeitos de ativação de células T
  Deficiência de RAG1/RAG2 e outras SCID TB⁻
  Síndrome de Omenn
  Deficiência de adenosina desaminase
  Deficiência de purina nucleosídeo fosforilase
  Disgenesia reticular
  Síndrome dos linfócitos nus
Síndrome de Wiskott-Aldrich
Hiper IgM ligada ao X
Síndromes linfoproliferativas ligadas ao X
Hipoplasia cartilagem-cabelo
Síndrome linfoproliferativa autoimune (defeito na expressão de Fas)
Neutropenia congênita grave
Síndrome de Shwachman-Diamond
Distúrbio de regulação da imunidade, poliendocrinopatia, enteropatia, ligada ao X (IPEX)
Neutropenia cíclica
Síndrome de Chédiak-Higashi
Deficiência de adesão leucocitária tipo I
Linfo-histiocitose hemofagocítica familiar

O objetivo do TCTH é substituir as células-tronco deficitárias do paciente por células-tronco normais. As células-tronco hematopoiéticas residem na medula óssea, mas também podem ser obtidas a partir do sangue periférico ou cordão umbilical. O sangue periférico não possui uma proporção significante de células-tronco a menos que a medula óssea do doador seja ativamente estimulada para gerar células-tronco. O sangue do cordão é uma boa fonte de células-tronco, sendo utilizada para TCTH entre irmãos ou não relacionados.

O **complexo de histocompatibilidade principal (MHC)** é essencial na escolha do doador de células-tronco para evitar a rejeição de suas células pelo sistema imunológico do hospedeiro e para prevenir a doença enxerto *versus* hospedeiro (GVHD) por contaminação de células T maduras. As células-tronco do doador dão origem a células T que se desenvolvem no timo do hospedeiro, necessitando de interação com as células apresentadoras de antígeno do hospedeiro e doador. Em casos de não compatibilidade de MHC dos doadores, células T maduras precisam ser removidas do doador para minimizar o risco de **GVHD**; esta complicação, entretanto, prevalece sobre o longo tempo de 90 a 120 dias necessário para o desenvolvimento de células T. Pacientes correm o risco de desenvolver **doenças linfoproliferativas de células B**, geralmente associadas ao vírus Epstein-Barr, quando técnicas de depleção de células T são utilizadas, muito provavelmente devido ao enxerto tardio de células T.

O fator mais importante que afeta o TCTH é a semelhança com o MHC do doador. Os melhores resultados são obtidos a partir de irmãos com MHC idênticos (25% de chance de compatibilidade entre irmãos) como doadores, seguido por doadores não relacionados compatíveis. Diferentemente do transplante em outros distúrbios, a medula óssea com MHC haploidêntico de pais (preferido) ou de irmãos pode ser usada para tratar imunodeficiência combinada grave (SCID), provavelmente devido à não funcionalidade de células T nestes pacientes. Células-tronco de doadores parcialmente não compatíveis como um dos pais pode levar à reconstituição funcional do sistema imunológico, porque o paciente tem pelo menos metade das moléculas do MHC semelhantes às células-tronco do doador.

As moléculas do MHC são altamente polimórficas e, por isso, a tipagem é atualmente realizada no DNA, não por sorologia. Registros de medula óssea e sangue de cordão estão disponíveis mundialmente. A procura e a identificação de um doador podem ser um processo bastante longo, sobretudo para grupos étnicos sub-representados. Encontrar um doador de cordão apropriado é mais rápido porque o sangue obtido encontra-se armazenado, enquanto doadores de medula óssea devem ser identificados, localizados e testados. Irmãos compatíveis, se disponíveis, são uma fonte mais adequada de células-tronco hematopoiéticas.

Pacientes com SCID são candidatos ideais para TCTH, a qual é a única opção de tratamento para a SCID no momento. Em geral, pacientes não sobrevivem mais que 1 ou 2 anos sem transplante. Além disso, eles apresentam células T incapazes de rejeitar células doadoras. Portanto, eles talvez não necessitem de passar por regime de condicionamento com quimioterapia ou irradiação antes do transplante. A utilização de transplante com medula óssea haploidêntica e depletada de células T a partir de um dos pais para a SCID tem transformado cada paciente com esta doença em um potencial doador. A mãe é a fonte mais indicada para a medula óssea haploidêntica, caso ela esteja apta a doar, uma vez que a transferência de células T maternas pode ocorrer durante a gravidez, sendo que estas células podem rejeitar aquelas obtidas do pai. A taxa de sobrevivência após TCTH para a SCID é de aproximadamente 90 e 60% com transplante de medula óssea com MHC idênticos e haploidênticos, respectivamente. O transplante antes do estabelecimento de um processo infeccioso aumenta as chances de melhores resultados. Devido ao fato de a triagem de recém-nascidos para a SCID ser agora viável, o transplante de células-tronco pode ocorrer tão logo seja possível e quando a criança for saudável, oferecendo melhor oportunidade para a cura.

A decisão de tratar outras imunodeficiências primárias com TCTH torna-se mais complicada porque é difícil prever o prognóstico de um paciente em particular por causa da variabilidade do curso clínico da maioria das imunodeficiências primárias. Este fato deve ser considerado em relação aos riscos do transplante. Além disso, o TCTH para outras imunodeficiências é menos eficaz que para a SCID porque os pacientes geralmente apresentam células T funcionais e necessitam de regime de condicionamento com os riscos associados a ele. A disponibilidade de irmãos compatíveis favorece a realização de TCTH. Distúrbios de células B não têm sido tratados com TCTH porque células B, em muitos casos, não enxertam e pacientes geralmente sentem-se bem com imunoglobulina intravenosa. Apesar disso, uma variedade de imunodeficiências primárias tem sido tratada com TCTH (Tabela 76-1).

COMPLICAÇÕES

A **rejeição** de células enxertadas é a primeira complicação em potencial do TCTH e depende da imunocompetência do paciente, do grau de incompatibilidade, além do número de células administradas. O preconcicionamento com fármacos mieloablativos como o busulfan e a ciclofosfamida pode prevenir a rejeição de enxertos, mas pode ser complicado pela toxicidade pulmonar e por doença veno-oclusiva do fígado, a qual resulta em danos ao endotélio vascular hepático, podendo ser fatais. A mieloablação leva a anemia, leucopenia e trombocitopenia, fazendo com que os pacientes sejam suscetíveis a infecções e sangramentos. Precauções com a neutropenia devem ser mantidas assim como pacientes transfundidos com hemácias e plaquetas até que linhagens de neutrófilos, hemácias e plaquetas sejam enxertadas. Redução na intensidade do preconcicionamento tem sido usada recentemente para prevenir rejeição de enxerto e diminuir efeitos adversos da mieloablação. **Distúrbios linfoproliferativos de células B** podem desenvolver-se após transplante de medula óssea depletada de células T. A **GVHD** pode surgir a partir de transplante com MHC não compatível ou incompatibilidade de antígenos do sistema de histocompatibilidade secundário que não são testados antes do transplante. A depleção de células T de medula óssea haploidêntica reduz o risco de GVHD. Em geral, pacientes com SCID transplantados com medula óssea haploidêntica e depletada de células T não desenvolvem grave GVHD. A **forma aguda de GVHD** começa 6 ou mais dias após o transplante, podendo ser consequente à transfusão de produtos não irradiados em pacientes sem células T funcionais. A GVHD aguda causa febre, exantema e grave diarreia. Pacientes desenvolvem febre alta e persistente, exantema eritematoso maculopapular mobiliforme que é dolorido e prurítico, além de hepatoesplenomegalia, testes de função hepática anormais, náusea, vômitos, dor abdominal e diarreia aquosa. A GVHD aguda é classificada em graus de 1 a 4, dependendo da febre e do nível de envolvimento de pele, trato gastrointestinal e fígado. A **GVHD crônica** é consequência da doença aguda, porém com duração mais longa que 100 dias, podendo, contudo, evoluir sem GVHD aguda ou mesmo após resolução da forma aguda. A forma crônica é caracterizada por lesões na pele (hiperqueratose, hiperpigmentação reticular, fibrose e atrofia com ulceração), limitação do movimento das articulações, pneumonite intersticial e desregulação imunológica com formação de autoanticorpos e imunocomplexos.

Leitura Recomendada

Klein C: Genetic defects in severe congenital neutropenia: emerging insights into life and death of human neutrophil granulocytes, *Annu Rev Immunol* 29:399–413, 2011.

Ricklin D, Hajishengallis G, Yang K, et al: Complement: a key system for immune surveillance and homeostasis, *Nat Immunol* 11:785–797, 2010.

Szabolcs P, Cavazzana-Calvo M, Fischer A, et al: Bone marrow transplantation for primary immunodeficiency diseases, *Pediatr Clin N Am* 57:207–237, 2010.

Waleed A, Bousfiha A, Casanova JL, et al: Primary immunodeficiency diseases: an update on the classification from the International Union of Immunological Societies Expert Committee for Primary Immunodeficiency, *Front Immunol* 2:1–26, 2011.

Alergia
Asriani M. Chiu

SEÇÃO 14

Capítulo 77

AVALIAÇÃO

Atopia é decorrente de uma interação complexa entre múltiplos genes e fatores ambientais. Implica doenças específicas mediadas por IgE, incluindo rinite alérgica, asma e dermatite atópica. Um **alérgeno** é um antígeno que desencadeia uma resposta IgE em indivíduos geneticamente predispostos.

Os transtornos de **hipersensibilidade** do sistema imune são classificados em quatro grupos com base no mecanismo que leva à inflamação tecidual (Tabela 77-1). As **reações do tipo I** são desencadeadas pela ligação do antígeno a receptores IgE de alta afinidade na superfície dos mastócitos, basófilos circulantes ou ambos, causando a liberação de mediadores químicos pré-formados, como a histamina e a triptase, e mediadores recém-gerados, como leucotrienos, prostaglandinas e fator ativador de plaquetas. Esses mediadores contribuem para o desenvolvimento dos sintomas alérgicos, sendo a anafilaxia o sintoma mais grave. Várias horas depois da resposta inicial, pode desenvolver-se uma **reação de fase tardia**, com influxo de outras células inflamatórias, como basófilos, eosinófilos, monócitos, linfócitos e neutrófilos e seus mediadores inflamatórios. O recrutamento dessas células leva a sintomas mais persistentes e crônicos.

As **reações do tipo II (citotoxicidade por anticorpos)** envolvem anticorpos IgM, IgG ou IgA que se ligam à superfície celular e ativam a via inteira do complemento, resultando em lise da célula ou liberação de anafilatoxinas, como C3a, C4a e C5a (Cap. 75). Essas anafilatoxinas desencadeiam a degranulação dos mastócitos, resultando em liberação de mediadores inflamatórios. O alvo podem ser os antígenos da membrana da superfície celular, como as hemácias (anemia hemolítica); moléculas da superfície das plaquetas (trombocitopenia), moléculas da membrana basal no rim (síndrome de Goodpasture); cadeia alfa do receptor da acetilcolina na junção neuromuscular (miastenia *gravis*); e o receptor do hormônio tireostimulante nas células da tireoide (doença de Graves).

As **reações do tipo III (imunocomplexo)** envolvem a formação de complexos antígeno-anticorpo ou imunocomplexos que entram na circulação e são depositados em tecidos como os vasos e órgãos de filtração (i. e., fígado, baço e rim). Esses complexos iniciam a lesão tecidual por ativação da cascata do complemento e

Tabela 77-1	Classificação de Gell e Coombs de Transtornos de Hipersensibilidade				
TIPO	INTERVALO ENTRE A EXPOSIÇÃO E A REAÇÃO	CÉLULA EFETORA	ALVO OU ANTÍGENO	EXEMPLOS DE MEDIADORES	EXEMPLOS
I – Fase tardia imediata anafilática	< 30 mim 2-12 h	IgE	Pólens, alimento, veneno, medicamentos	Histamina, triptase, leucotrienos, prostaglandinas, fator ativador das plaquetas	Anafilaxia, urticária, rinite alérgica, asma alérgica
II – Anticorpo citotóxico	Variável (minutos a horas)	IgG, IgM, IgA	Hemácias, plaquetas	Complemento	Anemia hemolítica Rh, trombocitopenia, hemólise (quinidina), síndrome de Goodpasture
III – Reações com imunocomplexos	1-3 semanas depois da exposição ao medicamento	Agregados antígeno-anticorpo	Vasos, fígado, baço, rim, pulmão	Complemento, anafilatoxina	Doença do soro (cefaclor), pneumonite por hipersensibilidade
IV – Tipo tardio	2-7 dias depois da exposição ao medicamento	Linfócitos	*Mycobacterium tuberculosis*, substâncias químicas	Citocinas (IFN-γ, TNF-α, GM-CSF)	Teste cutâneo para TB, dermatite de contato (neomicina), doença enxerto contra hospedeiro

GM-CSF, fator estimulador da formação de colônias de granulócitos-macrófagos; *IFN-γ*, interferon-γ; *TB*, tuberculose; *TNF-α*, fator de necrose tumoral-α.

recrutamento de neutrófilos que liberam seus mediadores tóxicos. As reações locais causadas pela injeção de antígeno no tecido são chamadas **reações de Arthus**. A administração de grandes quantidades de antígeno leva à **doença do soro**, um exemplo clássico de reação do tipo III. Outras reações mediadas pelo tipo III incluem a pneumonite por hipersensibilidade e algumas síndromes vasculíticas.

As **reações tipo IV (imunomediadas por células ou hipersensibilidade tardia)** envolvem o reconhecimento do antígeno por linfócitos T sensibilizados. As células apresentadoras de antígenos formam peptídeos que se expressam na superfície celular associados às moléculas classe II do complexo principal de histocompatibilidade. Os linfócitos T da memória reconhecem o peptídeo dos complexos com peptídeo do antígeno/moléculas classe II do complexo principal de histocompatibilidade. As citocinas, como o interferon-γ, o fator de necrose tumoral-α e o fator estimulador da formação de colônias de granulócitos-macrófagos, são secretadas a partir dessa interação, o que ativa e atrai macrófagos teciduais. As **alergias de contato** (níquel, hera venenosa, medicamentos tópicos) e a imunidade à tuberculose são reações do tipo IV.

HISTÓRIA

Antecedentes familiares de doença alérgica costumam estar presentes nos pacientes afetados. Múltiplos genes predispõem à atopia. Se um dos pais tem alergia, o risco de um filho desenvolver uma doença alérgica é de 25%. Se ambos os pais tiverem alergia, o risco aumenta para 50 a 70%. Doenças atópicas semelhantes tendem a ocorrer em famílias.

EXAME FÍSICO

As crianças com rinite alérgica apresentam frequentemente prurido nasal e esfregam o nariz com a palma da mão, o **cumprimento alérgico**, que pode levar a uma prega nasal transversa encontrada na parte inferior do dorso do nariz. **Olheiras alérgicas**, um distúrbio de coloração cinza a púrpura abaixo das pálpebras inferiores, atribuídos à congestão venosa, juntamente com edema das pálpebras ou hiperemia conjuntival, costumam estar presentes nas crianças. Os achados dermatológicos de atopia incluem hiperlinearidade das palmas e plantas, dermatografismo branco, pitiríase alba, pregas proeminentes sob as pálpebras inferiores (**pregas de Dennie-Morgan** ou **linha de Dennie**) e ceratose pilar (pápulas foliculares córneas assintomáticas nas superfícies extensoras dos membros superiores).

MANIFESTAÇÕES COMUNS

As manifestações cutâneas são mais comuns e variam da **xerose** (pele seca) generalizada à urticária, às pápulas e vesículas pruriginosas e eritematosas da dermatite atópica. Pode haver envolvimento do trato respiratório superior, com rinite alérgica, e do trato respiratório inferior, com asma. A doença alérgica, pode envolver somente a pele ou o nariz, olhos, pulmões e trato gastrointestinal isoladamente ou de modo associado. É distinguida por exposição ambiental a um desencadeante e geralmente existe uma história de doença semelhante prévia ou o desenvolvimento dos sintomas depois da suspeita de exposição a um desencadeante. Muitos pacientes têm mais de um sintoma alérgico.

Tabela 77-2	Transtornos Associados à Elevação da Imunoglobulina e no Sangue
Doença alérgica	
Dermatite (eczema) atópica	
Síndromes de hiperimunoglobulina-E	
Infestações helmínticas invasivas de tecidos	
Aspergilose broncopulmonar alérgica	
Síndrome de Wiskott-Aldrich	
Transplante da medula óssea	
Doença de Hodgkin	
Penfigoide bolhoso	
Síndrome nefrótica idiopática	

AVALIAÇÃO DIAGNÓSTICA INICIAL
Testes de Triagem

A atopia se caracteriza por níveis elevados de IgE (Tabela 77-2) **e osinofilia** (3 a 10% dos leucócitos ou uma contagem absoluta de eosinófilos > 250/mm^3), com predominância de citocinas Th2, incluindo interleucina (IL)-4, IL-5 e IL-13. A eosinofilia muito elevada sugere um transtorno não alérgico, tal como as infecções por parasitas invasivos dos tecidos, reações a medicamentos ou doenças malignas (Tabela 77-3). Um exemplo clássico de reação do tipo IV é o teste cutâneo da tuberculina. Uma pequena quantidade de derivado proteico purificado (PPD) do *Mycobacterium tuberculosis* é injetada por via intradérmica (Cap. 124). Em um indivíduo previamente sensibilizado, desenvolve-se uma reação inflamatória do tipo IV (infiltração) ao longo das 24 a 72 horas seguintes.

Existem dois métodos para identificar a IgE específica do alérgeno: testes cutâneos *in vivo* e testes no soro *in vitro* (Tabela 77-4). Os **testes cutâneos *in vivo*** introduzem alérgenos na pele por meio de uma perfuração/punção ou injeção intradérmica. O alérgeno se difunde através da pele, interagindo com a IgE que está ligada aos mastócitos. As ligações cruzadas da IgE causam degranulação dos mastócitos, o que resulta em uma liberação de histamina; isso leva ao desenvolvimento de uma **reação de urticária com pápula central e eritema em redor**. A reação de urticária ocorre 15 a 20 minutos depois que o alérgeno foi inoculado. Os testes cutâneos realizados de modo apropriado são o melhor método à disposição para detectar a presença de IgE específica para alérgenos.

Testes *in vitro* no soro, como os imunoensaios do tipo **teste de radioalergoabsorção** (também conhecido como **RAST**) e o ensaio imunoabsorvente ligado a enzima (também conhecido como **ELISA**), medem os níveis de IgE específica para o antígeno. Muitos alergistas e laboratórios se referem ao *ImmunoCAP System* como método de escolha. Esse método usa uma fase sólida e mostra sensibilidade, especificidade e reprodutibilidade mais altas. O teste usa um imunoensaio fluorescente quantitativo (*FEIA*); este ensaio *FEIA* é mais sensível do que outros. Esses testes são indicados para

Tabela 77-3	Transtornos Associados à Eosinofilia

DOENÇAS ALÉRGICAS

Rinite alérgica

Dermatite atópica

Asma

GASTROINTESTINAIS

Gastroenterite eosinofílica

Colite alérgica

Doença inflamatória intestinal

INFECCIOSO

Infestações helmínticas invasivas de tecidos

NEOPLÁSICOS

Leucemia eosinofílica

Doença de Hodgkin

RESPIRATÓRIOS

Pneumonia eosinofílica

Aspergilose broncopulmonar alérgica

SISTÊMICOS

Síndrome hipereosinofílica idiopática

Insuficiência suprarrenal

Mastocitose

IATROGÊNICO

Induzido por medicamentos

Tabela 77-4	Comparação dos Testes Cutâneos *In Vivo* com Imunoensaio com Anticorpos IgE Séricos no Diagnóstico de Alergias	
TESTE CUTÂNEO *IN VIVO*	**IMUNOENSAIO *IN VITRO* NO SORO**	
Menos caro	Sem riscos para o paciente	
Maior sensibilidade	Conveniência para o paciente/médico	
Ampla seleção de alérgenos	Não suprimido por anti-histamínicos	
Resultados prontos imediatamente	Preferível ao teste cutâneo para dermatografismo Dermatite generalizada Crianças que não colaboram	

Extraída de Skoner DP: Allergicrhinitis: definition, epidemiology, pathophysiology, detection, and diagnosis, J Allergy Clin Immunol 108:S2–S8, 2001.

pacientes que tenham dermatografismo ou dermatite extensa; que não consigam descontinuar sua medicação, como os anti-histamínicos, que interferem com os resultados dos testes na pele; que sejam muito alérgicos pela sua história clínica, casos em que a anafilaxia é um risco possível; ou que não colaborem para a realização dos testes cutâneos. A presença de anticorpos específicos contra IgE isoladamente não é suficiente para o diagnóstico de doenças alérgicas. O diagnóstico precisa se basear na avaliação do quadro clínico inteiro pelo médico, incluindo a história e o exame físico, a presença de anticorpos específicos contra IgE e a correlação dos sintomas com a reação inflamatória mediada pela IgE.

IMAGENS PARA DIAGNÓSTICO

As imagens para diagnóstico têm um papel limitado na avaliação de doença alérgica. A radiografia do tórax é útil para o diagnóstico diferencial de asma. A radiografia e a tomografia computadorizada dos seios paranasais podem ser úteis, mas quando as imagens forem anormais não distinguem doença alérgica de doença não alérgica.

Capítulo 78

ASMA

ETIOLOGIA

As células inflamatórias (mastócitos, eosinófilos, linfócitos T, neutrófilos), mediadores químicos (histamina, leucotrienos, fator ativador das plaquetas, bradicinina) e os fatores quimiotáticos (citocinas, eotaxina) medeiam a reação inflamatória subjacente encontrada nas vias aéreas dos asmáticos. A reação inflamatória contribui para a **hiper-responsividade das vias aéreas** (constrição das vias aéreas em resposta a alérgenos, irritantes, infecções virais e exercício). Também resulta em edema, aumento da produção de muco nos pulmões, influxo de células inflamatórias para vias aéreas e erosão das células epiteliais. A inflamação crônica pode levar ao **remodelamento das vias aéreas**, o que decorre de uma proliferação de proteínas da matriz extracelular e de hiperplasia vascular e pode levar a alterações estruturais irreversíveis e a uma perda progressiva da função pulmonar.

EPIDEMIOLOGIA

A asma é a doença crônica mais comum da infância nos países industrializados, afetando quase 7 milhões de pacientes com menos de 18 anos de idade nos Estados Unidos. O número de pessoas com asma continua a crescer. Uma em cada 11 crianças (7 milhões) tinha asma e 1 em 12 (18,7 milhões) adultos (totalizando mais de 25 milhões, ou 8% da população dos Estados Unidos) tinha asma em 2010, em comparação com 1 em 14 pessoas (cerca de 20 milhões, ou 7%) em 2001. Uma em cada cinco crianças precisou passar em consulta em pronto-socorro, apresentando um quadro relacionado com a asma em 2009. As mulheres têm mais possibilidade que os homens de apresentar asma, e os meninos têm mais probabilidade do que as meninas de apresentar asma.

MANIFESTAÇÕES CLÍNICAS

As crianças com asma têm sintomas de tosse, sibilância, falta de ar ou respiração rápida e aperto no peito. A história deve obter dados sobre frequência, intensidade e fatores que pioram os sintomas da criança, bem como antecedentes familiares de asma e alergia. Os fatores exacerbantes incluem infecções virais, exposição a alérgenos e irritantes (p. ex., fumaça de cigarro, odores fortes, gases), exercício, emoções e alteração do clima/umidade. São comuns os sintomas noturnos. Rinossinusite, refluxo gastroesofágico e anti-inflamatórios não esteroides (especialmente a aspirina) podem

Tabela 78-1	Diagnóstico Diferencial de Tosse e Sibilância em Lactentes e Crianças	
TRATO RESPIRATÓRIO SUPERIOR	**TRATO RESPIRATÓRIO MÉDIO**	**TRATO RESPIRATÓRIO INFERIOR**
Rinite alérgica	Estenose brônquica	Asma
Hipertrofia das tonsilas faríngeas/palatinas	Aumento dos linfonodos	Bronquiectasia
Corpo estranho	Epiglotite	Displasia broncopulmonar
Rinite infecciosa	Corpo estranho	*Chlamydia trachomatis*
Sinusite	Membranas laríngeas	Aspiração crônica
	Laringomalacia	Fibrose cística
	Laringotraqueobronquite	Corpo estranho
	Linfadenopatia mediastinal	Refluxo gastroesofágico
	Coqueluche	Síndrome da hiperventilação
	Inalação de substância tóxica	Bronquiolite obliterante
	Fístula traqueoesofágica	Hemossiderose pulmonar
	Estenose da traqueia	Inalação de substância tóxica, inclusive fumaça
	Traqueomalacia	Tumor
	Tumor	Bronquiolite viral
	Anéis vasculares	
	Disfunção da prega vocal	

De Lemanske RF Jr, Green CG: Asthma in infancy and childhood. In Middleton E Jr, Reed CE, Ellis EF, et al, editores: *Allergy: Principles and Practice*, 5. ed. St Louis, 1998, Mosby–Year Book, p. 878.

agravar a asma. O tratamento dessas condições pode diminuir a frequência e a intensidade da asma.

Durante episódios agudos, podem estar presentes taquipneia, taquicardia, tosse, sibilância e uma fase expiratória prolongada. Os achados físicos podem ser sutis. A sibilância clássica pode não ser proeminente se houver pouco movimento do ar pela obstrução das vias aéreas. À medida que a crise evolui, podem-se observar cianose, diminuição do movimento do ar, retrações, agitação, incapacidade de falar, posição sentada em tripé, diaforese e pulso paradoxal (diminuição da pressão arterial > 15 mmHg com a inspiração). O exame físico pode mostrar evidências de outras doenças atópicas, como o eczema ou a rinite alérgica.

ESTUDOS LABORATORIAIS E POR IMAGENS

As medidas objetivas da função pulmonar (**espirometria**) ajudam a estabelecer o diagnóstico e a dirigir o tratamento da asma. A espirometria é usada para monitorar a resposta ao tratamento, avaliar o grau de reversibilidade com a intervenção terapêutica e medir a intensidade da exacerbação da asma. As crianças com mais de 5 anos podem realizar manobras de espirometria. A variabilidade dos valores de referência do pico de fluxo torna a espirometria preferível às medidas do pico de fluxo no diagnóstico da asma. Para crianças com menos idade, que não consigam realizar as manobras da espirometria ou do pico de fluxo, um ensaio terapêutico usando medicamentos controladores ajuda no diagnóstico da asma.

Devem ser incluídos **testes cutâneos para alergia** na avaliação de todas as crianças com asma persistente, mas não durante uma exacerbação da sibilância. Resultados positivos dos testes cutâneos, identificando hipersensibilidade imediata a **aeroalérgenos** (p. ex., pólens de árvores ou da grama e poeira), se correlacionam fortemente com os desafios provocativos com alérgenos brônquicos. Os testes *in vitro* no soro, como o teste de radioalergoabsorção (também conhecido como *RAST*), o imunoensaio fluorescente com enzimas (também conhecido como FEIA) ou o ensaio imunoabsorvente ligado à enzima, em geral, são menos sensíveis para definir alérgenos clinicamente pertinentes, são mais caros e precisam de vários dias até os resultados ficarem prontos, em comparação com alguns minutos para os testes cutâneos (Tabela 77-4).

Deve ser realizada uma **radiografia do tórax** no primeiro episódio de asma ou nos episódios recorrentes de tosse ou sibilos sem diagnóstico para excluir anormalidades anatômicas. Não é necessário repetir as radiografias do tórax com novos episódios, a menos que haja febre (sugerindo pneumonia) ou achados localizatórios ao exame físico.

Duas novas formas de monitorar diretamente a asma e a inflamação das vias aéreas incluem **análise do óxido nítrico expirado** e a pesquisa quantitativa de eosinofilia no escarro expectorado.

DIAGNÓSTICO DIFERENCIAL

Muitas condições infantis podem causar sibilância e tosse de asma (Tabela 78-1), mas nem toda tosse e sibilo é asma. O diagnóstico errado atrasa a correção da causa subjacente e expõe a criança a uma terapia inapropriada para asma (Tabela 78-2).

A **aspergilose broncopulmonar alérgica** é um tipo de reação de hipersensibilidade a antígenos do fungo *Aspergillus fumigatus*. Ocorre primariamente com a asma dependente de esteroides e em pacientes com fibrose cística.

TRATAMENTO

O tratamento clínico ideal para asma inclui vários componentes básicos: controle ambiental, terapia farmacológica e orientação do paciente, inclusive aquisição de habilidades de automanejo.

Tabela 78-2 | Mnemônica das Causas de Tosse nos Primeiros Meses de Vida

C – Cística, fibrose

R – Respiratório, infecções no trato

A – Aspiração (disfunção da deglutição, refluxo gastroesofágico, fístula traqueoesofágica, corpo estranho)

D – Discinéticos, cílios

L – Pulmão (*lung*) e vias aéreas, malformações (membranas laríngeas, laringotraqueomalacia, estenose da traqueia, anéis vasculares completos e incompletos)

E – Edema (insuficiência cardíaca, cardiopatia congênita)

Cradle significa berço.
De Schidlow DV: Cough. In Schidlow DV, Smith DS, editores: *A Practical Guide to Pediatric Disease*, Filadélfia, 1994, Hanley & Belfus.

Tabela 78-3 | Controle dos Fatores que Contribuem para a Gravidade da Asma

PRINCIPAIS DESENCADEANTES DE ASMA EM INTERIORES	SUGESTÕES PARA REDUZIR A EXPOSIÇÃO
Infecção viral do trato respiratório superior (VSR, *influenza*)	Limitar exposição a infecções virais (escola infantil com menos crianças)
Fumaça de cigarro, fumaça de madeira	Não fumar perto da criança ou na casa da criança Ajudar os pais e cuidadores a abandonarem o tabagismo Eliminar o uso de fogões à lenha e lareiras

Ácaros da poeira	Providências essenciais
	   Encapar o travesseiro, o colchão e as molas em revestimento impermeável a alérgenos
	   Lavar as roupas de cama em água quente semanalmente
	Providências desejáveis
	   Evitar dormir ou se deitar em móveis estofados
	   Minimizar o número de brinquedos de pelúcia no quarto da criança
	   Reduzir a umidade nos interiores a < 50%
	   Se possível, retirar todos os carpetes e tapetes do quarto e áreas de lazer; se não for possível, aspirar frequentemente

Fâneros de animais	Retirar o animal da casa ou mantê-lo fora da casa (se a remoção não for aceitável) Manter o animal fora do quarto Usar um filtro ou ductos de ar no quarto da criança Dar banho no animal semanalmente (não foram ainda firmemente estabelecidas as evidências que dão suporte a isso)
Alérgenos de baratas	Não deixar alimentos ou lixo expostos Usar armadilhas com ácido bórico Reduzir a umidade interna a < 50% Consertar torneiras e canos com vazamentos
Bolor no interior da casa	Evitar vaporizadores Reduzir a umidade interna a < 50% Consertar torneiras e canos com vazamentos

De American Academy of Allergy Asthma & Immunology: *Pediatric Asthma: Promoting Best Practice*, Milwaukee, Wisconsin, 1999, American Academy of Allergy Asthma & Immunology, p. 50.
VSR, vírus sincicial respiratório.

Como muitas crianças com asma têm alergias coexistentes, devem ser tomadas providências para minimizar a exposição a alérgenos (Tabela 78-3). Para todas as crianças com asma, devem ser minimizadas as exposições à fumaça de cigarros ou de madeira, bem como a pessoas com infecções virais. São indicadas as imunizações contra *influenza*. Os medicamentos para asma podem ser divididos em medicamentos de controle a longo prazo e medicamentos de alívio rápido.

Medicamentos de Controle no Longo Prazo
Corticosteroides Inalatórios

Os corticosteroides inalatórios são os anti-inflamatórios mais eficazes para o tratamento da asma crônica persistente e a terapia preferida ao iniciar o controle no longo prazo. A intervenção precoce com corticosteroides inalatórios reduz a morbidade, mas não altera a história natural da asma. O uso regular reduz a hiper-reatividade das vias aéreas, a necessidade de terapia de resgate com broncodilatador, o risco de hospitalização e o risco de óbito por asma. Os corticosteroides inalatórios são disponibilizados como aerossol para inalação, em inalador com pó seco e em solução nebulizadora.

Os riscos em potencial dos corticosteroides inalatórios se equilibram de maneira favorável com seus benefícios. Pode ocorrer redução da velocidade de crescimento quando a asma está mal controlada ou pelo uso dos corticosteroides inalatórios. Corticosteroides inalatórios em dose baixa a média podem diminuir a velocidade de crescimento (aproximadamente 1 cm no primeiro ano de tratamento), embora esses efeitos sejam pequenos, em geral não progressivos e reversíveis. A altura deve ser monitorada regularmente com medidas agendadas. Os corticosteroides inalatórios não têm efeitos adversos clinicamente significativos sobre a função do eixo hipotálamo-hipofisário-suprarrenal, o metabolismo da glicose ou catarata subcapsular ou glaucoma quando usados em doses baixas a médias em crianças. Enxaguar a boca depois da inalação e usar espaçadores ajuda a diminuir os efeitos adversos locais de disfonia e candidíase e diminui a absorção sistêmica pelo trato gastrointestinal. Os corticosteroides inalatórios devem ser titulados até a dose mais baixa necessária para manter o controle da asma da criança. Para as crianças com asma grave, podem ser necessários corticosteroides inalatórios com dose mais alta para minimizar a dose de corticosteroide oral, pelo que pode ser considerado como uma terapia complementar (v. seções a seguir).

Modificadores de Leucotrienos

Os leucotrienos, sintetizados por meio da cascata do metabolismo do ácido araquidônico, são potentes mediadores de inflamação e constrição da musculatura lisa brônquica. Os modificadores dos leucotrienos são medicamentos orais para uso diário que inibem esses efeitos biológicos nas vias aéreas. Duas classes de modificadores dos leucotrienos incluem os antagonistas do receptor de cisteinil leucotrienos (zafirlucaste e montelucaste) e os inibidores da síntese de leucotrienos (zileuton). Os antagonistas do receptor de leucotrienos têm um apelo muito mais amplo do que o zileuton. O zafirlucaste está aprovado para crianças com mais de 5 anos e é dado duas vezes ao dia. O montelucaste é usado uma vez ao dia, à noite, em grânulos de 4 mg ou comprimidos mastigáveis (para crianças de 6 meses a 5 anos), em comprimidos mastigáveis de 5 mg (6 a 14 anos) e em comprimidos de 10 mg (15 anos ou mais). Estudos pediátricos mostram a utilidade dos modificadores dos leucotrienos e a atenuação da constrição brônquica induzida pelo exercício. Esses agentes podem ser úteis como agentes poupadores de esteroides em pacientes com asma que seja mais difícil de controlar.

Agonistas β_2 de Longa Ação

Os agonistas β_2 de longa ação formoterol e salmeterol têm uma posologia de duas vezes ao dia e relaxam a musculatura lisa das vias aéreas por 12 horas, mas não têm nenhum efeito anti-inflamatório significativo. Acrescentar um broncodilatador de longa ação à terapia com corticosteroide inalatório é mais benéfico do que duplicar a dose dos corticosteroides inalatórios. Múltiplas formulações estão à disposição. O formoterol é aprovado para uso em crianças com mais de 5 anos para terapia de manutenção da asma e para prevenção da asma induzida pelo exercício. Tem início de ação rápido, semelhante ao do salbutamol (15 minutos). O salmeterol está aprovado para crianças com 4 anos ou mais e tem início de ação em 30 minutos. Como os agentes associados administram dois medicamentos simultaneamente, a adesão, em geral, melhora.

Teofilina

A teofilina era mais amplamente usada anteriormente, mas, como a conduta atual tem como objetivo o controle inflamatório, sua popularidade tem declinado. É leve a moderadamente eficaz como broncodilatador e considerada tratamento alternativo complementar aos corticosteroides inalatórios em baixa e média dose.

Omalizumabe

O omalizumabe é um anticorpo monoclonal humanizado anti-IgE que impede a ligação da IgE aos receptores de alta afinidade nos basófilos e mastócitos. É aprovado para asma alérgica moderada a grave em crianças com 12 anos ou mais. O omalizumabe é oferecido por injeção subcutânea a cada 2 a 4 semanas, dependendo do peso corporal e do nível sérico de IgE pré-tratamento.

Medicamentos para Alívio Rápido

Agonistas β_2 de Curta Ação

Os agonistas β_2 de curta ação, como o salbutamol, o levalbuterol e o pirbuterol, são broncodilatadores eficazes que exercem seu efeito relaxando a musculatura lisa brônquica em 5 a 10 minutos após a administração. Duram 4 a 6 horas. Em geral, prescreve-se um agonista β_2 de curta ação para sintomas agudos e como profilaxia antes da exposição a alérgenos e do exercício. A via inalatória é a preferida porque os efeitos adversos – tremor, taquicardia prolongada e irritabilidade – são menores. O **uso excessivo** de agonistas β_2 implica controle inadequado, pelo que pode estar justificada a troca dos medicamentos. A definição de *uso excessivo* depende da gravidade da asma da criança; o uso de mais de um recipiente com inalador dosimetrado por mês ou mais de oito jatos por dia sugere controle insatisfatório.

Anticolinérgico

O brometo de ipratrópio é um broncodilatador anticolinérgico que alivia a constrição brônquica, diminui a hipersecreção de muco e neutraliza a irritabilidade dos receptores da tosse ligando-se à acetilcolina nos receptores muscarínicos encontrados na musculatura lisa dos brônquios. Parece ter um efeito aditivo aos agonistas β_2 quando usado para exacerbações agudas de asma. O uso de longo prazo de anticolinérgicos na asma não tem sustentação na literatura.

Corticosteroides Orais

Períodos curtos de corticosteroides orais (3 a 10 dias) são administrados a crianças com exacerbações agudas. A dose de início é de 1 a 2 mg/kg/dia de prednisona, seguidos por 1 mg/kg/dia durante os 2 a 5 dias seguintes. Os corticosteroides orais estão à disposição nas apresentações em líquido ou comprimido. O uso prolongado de corticosteroides orais pode resultar em efeitos adversos sistêmicos, como supressão do eixo hipotálamo-hipofisário-suprarrenal, características cushingoides, ganho de peso, hipertensão, diabetes, catarata, glaucoma, osteoporose e supressão do crescimento. As crianças com asma grave podem precisar de corticosteroides orais por períodos prolongados. A dose deve ser gradualmente diminuída assim que possível até a dose mínima eficaz, preferivelmente administrada em dias alternados.

Abordagem da Terapia

A terapia se baseia no conceito de que a inflamação crônica é característica fundamental da asma e que os processos subjacentes à asma podem variar de intensidade com o passar do tempo, exigindo que o tratamento seja ajustado de acordo. A classificação da intensidade da asma é enfatizada pelo início da terapia em pacientes que não estavam recebendo medicamentos controladores. Enfatiza-se a avaliação do controle para monitoramento e ajuste da terapia. Usa-se uma abordagem gradual para a conduta em lactentes e pré-escolares com 0 a 4 anos, crianças com 5 a 11 anos (Fig. 78-1), jovens com 12 anos ou mais e adultos (Fig. 78-2). O tipo, a quantidade e o horário da medicação são determinados pelo nível de intensidade da asma ou de controle da asma. A terapia é então aumentada (**incrementada**) conforme necessário e diminuída (**baixada**) quando possível. Um broncodilatador de curta ação deve ser disponibilizado para todas as crianças com asma. Uma criança com asma intermitente tem sintomas de asma menos do que duas vezes por semana. Para determinar se uma criança está tendo asma mais persistente, é útil usar a **Regra das Duas Vezes**: sintomas diurnos que ocorrem duas ou mais vezes por semana ou despertar à noite duas ou mais vezes por mês implicam necessidade de anti-inflamatório diário.

Os corticosteroides inalatórios são a terapia de controle de longo prazo inicial preferida para crianças de todas as idades (Fig. 78-3). A terapia de controle por longo prazo diária é recomendada para lactentes e pré-escolares com 0 a 4 anos que tenham apresentado quatro ou mais episódios de sibilância no ano anterior que durassem mais de 1 dia, afetassem o sono e que tivessem um índice preditivo de asma positivo. Para crianças acima de 5 anos de idade com asma persistente moderada, combinar broncodilatadores de longa ação com doses baixas a médias de corticosteroides inalatórios melhora a função pulmonar e reduz o uso de medicação de resgate. Para crianças com asma persistente grave, um corticosteroide inalatório em alta dose e um broncodilatador de longa ação são a terapia preferida. As diretrizes também recomendam que o tratamento seja reavaliado em 2 a 6 semanas depois do início da terapia. Uma vez que a asma esteja sob controle, este deve ser avaliado em base contínua a cada 1 a 6 meses. A asma deve estar bem controlada há pelo menos 3 meses antes de baixar a terapia. Observe que as diretrizes de conduta para asma se baseiam na revisão de evidências publicadas, não unicamente em recomendações e doses para a idade aprovadas pela Food and Drug Administration dos Estados Unidos.

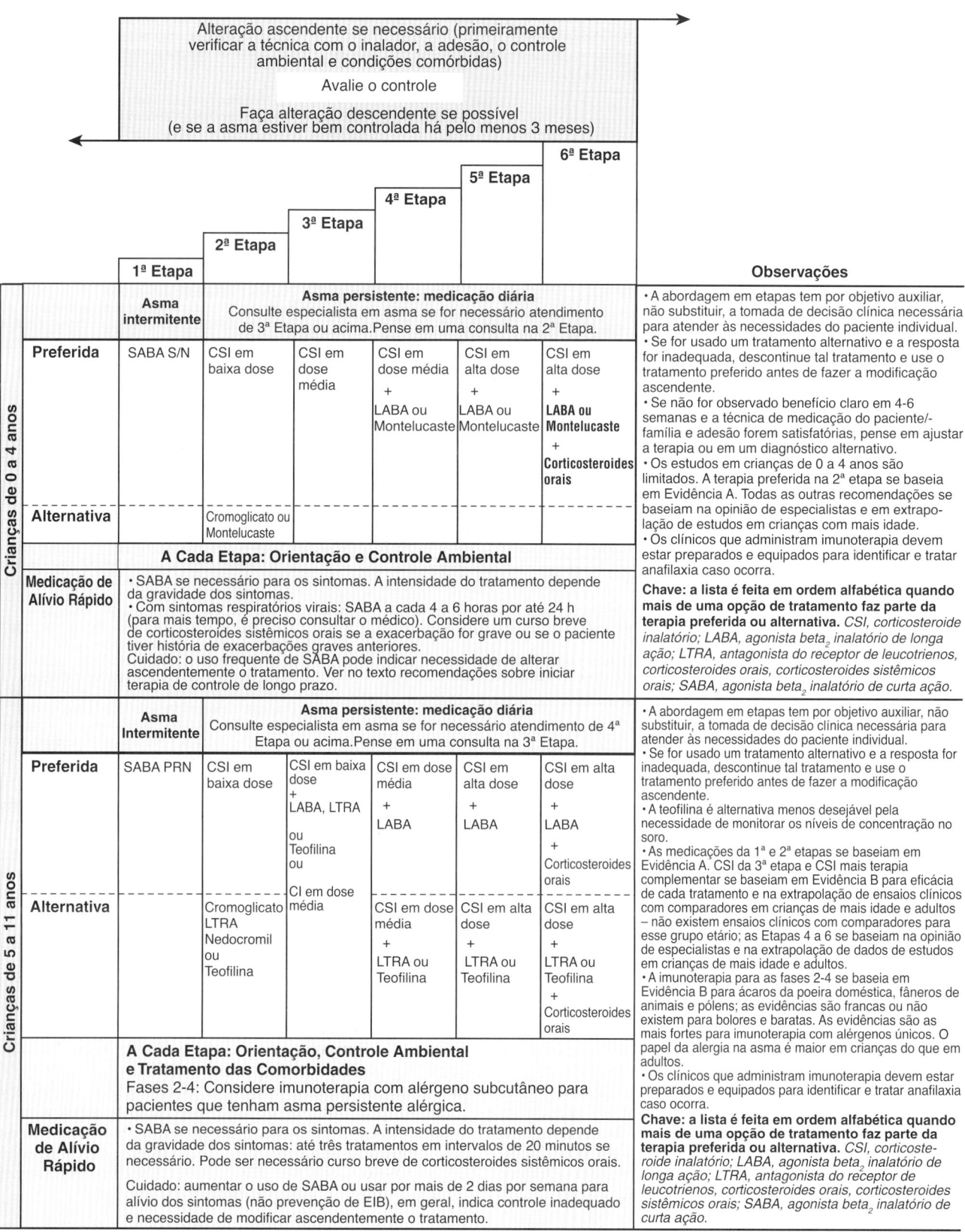

Figura 78-1 Abordagem gradual de longo prazo para tratamento da asma em crianças com 0 a 4 anos e 5 a 11 anos. (De National Heart Lung Blood Institute, National Asthma Education and Prevention Program: Expert panel report 3: guidelines for the diagnosis and management of asthma. Summary report 2007, *NIH Publication No. 08-5846*, Bethesda, MD, 2007, U.S. Department of Health and Human Services, p. 42, http://www.nhlbi.nih.gov/guidelines/asthma/asthsumm.pdf.)

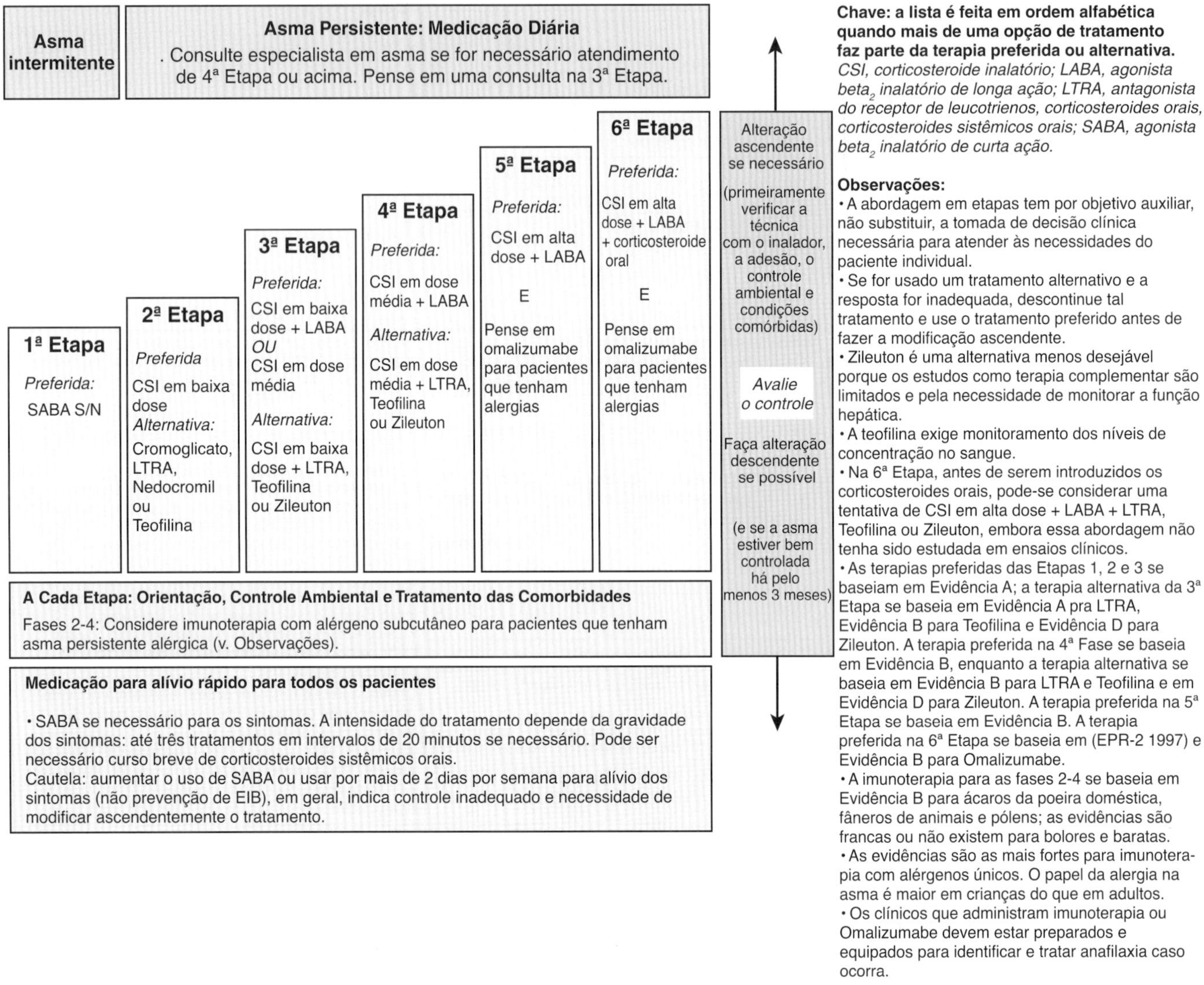

Figura 78-2 Abordagem gradual para tratamento da asma em jovens com 12 anos ou mais e adultos. (De National Heart Lung Blood Institute, National Asthma Education and Prevention Program: Expert panel report 3: guidelines for the diagnosis and management of asthma. Summary report 2007, *NIH Publication No. 08-5846*, Bethesda, MD, 2007, U.S. Department of Health and Human Services, p. 45, http://www.nhlbi.nih.gov/guidelines/asthma/asthsumm.pdf.)

COMPLICAÇÕES

A maioria das exacerbações de asma pode ser tratada com sucesso em casa. O **estado de mal asmático** é uma exacerbação aguda de asma que não responde adequadamente às medidas terapêuticas e pode exigir hospitalização. As exacerbações podem evoluir ao longo de vários dias ou ocorrer subitamente e variam em intensidade de leves a potencialmente letais. Desconforto respiratório significativo, dispneia, sibilância, tosse e diminuição do **pico de fluxo expiratório (PFE)** caracterizam a deterioração do controle da asma. Durante episódios graves de sibilância, a oximetria de pulso é útil para monitorar a oxigenação. No estado de mal asmático, pode ser necessária gasometria arterial para medida da ventilação. À medida que a obstrução das vias aéreas piora e diminui a complacência torácica, pode ocorrer retenção de dióxido de carbono. Em face de taquipneia, uma P_{CO_2} *normal* (40 mmHg) indica parada respiratória iminente.

A conduta de primeira escolha para exacerbações de asma inclui oxigênio suplementar e administração repetitiva ou contínua de broncodilatadores de curta ação. A administração precoce de corticosteroides orais ou intravenosos (Fig. 78-4) é importante para tratar a inflamação subjacente. A administração de anticolinérgicos (ipratrópio) com broncodilatadores diminui as taxas de hospitalização e a duração de tempo no pronto-socorro. O sulfato de magnésio intravenoso é dado no departamento de emergência se houver deterioração clínica apesar do tratamento com agonistas β_2, ipratrópio e glicocorticoides sistêmicos. A dose típica é de 25 a 75 mg/kg (máximo de 2,0 g) por via intravenosa administrada ao longo de 20 minutos. A epinefrina (intramuscular) ou a terbutalina (subcutânea) raramente são usadas, exceto quando a asma grave se associa à anafilaxia ou não é responsiva à administração contínua de broncodilatadores de curta ação.

PROGNÓSTICO

Para algumas crianças, os sintomas de sibilância com infecções respiratórias desaparecem na idade pré-escolar, enquanto que outras têm sintomas de asma mais persistentes. Os indicadores de prognóstico para crianças com menos de 3 anos sob risco de apresentarem asma incluem eczema, asma nos pais ou dois dos

Medicamento	Dose Diária Baixa			Dose Diária Média			Dose Diária Alta		
	Criança 0–4 anos	Criança 5–11 anos	≥12 anos e adultos	Criança 0–4 anos	Criança 5–11 anos	≥12 anos e adultos	Criança 0–4 anos	Criança 5–11 anos	≥12 anos e adultos
Beclometasona HFA 40 ou 80 µg/jato	NA	80–160 µg	80–240 µg	NA	>160–320 µg	>240–480 µg	NA	>320 µg	>480 µg
Budesonida DPI 90, 180 ou 200 µg/inalação	NA	180–400 µg	180–600 µg	NA	>400–800 µg	>600–1.200 µg	NA	>800 µg	>1.200 µg
Budesonida Inalatória Suspensão inalatória para nebulização	0,25 - 0,5 mg	0,5 mg	NA	>0,5–1 mg	1 mg	NA	>1 mg	2 mg	NA
Flunisolida 250 µg/jato	NA	500–750 µg	500–1.000 µg	NA	1.000–1.250 µg	>1.000–2.000 µg	NA	>1.250 µg	>2.000 µg
Flunisolida HFA 80 µg/jato	NA	160 µg	320 µg	NA	320 µg	>320–640 µg	NA	≥640 µg	>640 µg
Fluticasona HFA/MDI:: 44, 110 ou 220 µg/jato	176 µg	88–176 µg	88–264 µg	>176–352 µg	>176–352 µg	>264–440 µg	>352 µg	>352 µg	>440 µg
DPI: 50, 100 ou 250 µg/inalação	NA	100–200 µg	100–300 µg	NA	>200–400 µg	>300–500 µg	NA	>400 µg	>500 µg
Mometasona DPI 200 µg/inalação	NA	NA	200 µg	NA	NA	400 µg	NA	NA	>400 µg
Acetonida de triancinolona 75 µg/jato	NA	300–600 µg	300–750 µg	NA	>600–900 µg	>750–1.500 µg	NA	>900 µg	>1.500 µg

Chave: *DPI*, inalador com pó seco; *HFA*, hidrofluoralcano; *MDI*, inalador dosimetrado; *NA*, não disponível (não aprovado, não foram disponibilizados dados ou segurança e eficácia não estabelecidas para esse grupo etário)

Questões Terapêuticas:
- O determinante mais importante de posologia apropriada é o julgamento da resposta do paciente à terapia realizado pelo clínico. Este precisa monitorar a resposta do paciente em vários parâmetros clínicos e ajustar a dose de acordo com isso. Uma vez obtido o controle da asma, a dose deve ser cuidadosamente titulada até a dose mínima necessária para manter o controle.
- As preparações não são intercambiáveis em base de µg ou por jato. Esta figura apresenta doses diárias comparáveis estimadas. V. discussão no EPR-3 Full Report 2007.
- Algumas doses podem estar fora da bula, especialmente na faixa de altas doses. A suspensão de budesonida para nebulizador é o único corticosteroide inalatório (CSI) com rotulagem aprovada pela FDA para crianças com menos de 4 anos.
- Para crianças com menos de 4 anos: não se estabeleceram a segurança e a eficácia dos CSIs em crianças com menos de 1 ano. As crianças com menos de 4 anos, em geral, exigem CSI (budesonida ou fluticasona) oferecida por meio de máscara facial que se adapte confortavelmente a nariz e boca para que se evite nebulização nos olhos. Lave a face depois de cada tratamento para prevenir efeitos colaterais do corticosteroide no local. Para a budesonida, a dose pode ser administrada 1-3 vezes ao dia. A suspensão de budesonida é compatível com soluções para nebulização com salbutamol, ipratrópio e levalbuterol no mesmo nebulizador. Use somente nebulizadores a jato, pois os nebulizadores ultrassônicos são ineficazes para suspensões. Para a fluticasona HFA, a dose deve ser fracionada em duas vezes ao dia; a dose baixa para crianças com menos de 4 anos é mais alta do que para as crianças com 5-11 anos devido ao fato de a dose mais baixa ser oferecida com a máscara facial e tendo em vista dados de eficácia em crianças pequenas.

Efeitos Adversos em Potencial dos Corticosteroides Inalatórios:
- Tosse, disfonia, candidíase oral
- Câmara com espaçador ou válvula com MDIs que não atuam com a respiração e lavagem da boca e cuspir depois da inalação diminuem os efeitos colaterais locais.
- Alguns CSIs, incluindo fluticasona, budesonida e mometasona, são metabolizados no trato gastrointestinal e no fígado por isoenzimas CYP3A4. Inibidores potentes de CYP3A4, como o ritonavir e o cetoconazol, têm o potencial de aumentar as concentrações sistêmicas desses CSIs por aumento da disponibilidade oral e diminuição da excreção sistêmica. Foram relatados alguns casos de síndrome de Cushing clinicamente significativa e de insuficiência secundária da suprarrenal.
- Em altas doses, podem ocorrer efeitos sistêmicos, embora os estudos não sejam conclusivos e não tenha sido estabelecida a significância clínica desses efeitos (p. ex., supressão da suprarrenal, osteoporose, diminuição da espessura da pele e facilidade para contusões). Nas doses baixas a médias, foi observada supressão da velocidade de crescimento em crianças, mas esse efeito pode ser transitório e não se estabeleceu a significância clínica.

Figura 78-3 Doses diárias comparativas estimadas para corticosteroides inalatórios. (De National Heart Lung Blood Institute, National Asthma Education and Prevention Program: Expert panel report 3: guidelines for the diagnosis and management of asthma. Summary report 2007, *NIH Publication No. 08-5846*, Bethesda, MD, 2007, U.S. Department of Health and Human Services, p. 49, http://www.nhlbi.nih.gov/guidelines/asthma/asthsumm.pdf.)

seguintes sintomas: rinite alérgica, sibilância com um resfriado ou eosinofilia acima de 4%. Atopia é o preditor mais forte para que a sibilância continue e se torne asma persistente (Tabela 78-4).

PREVENÇÃO

A orientação desempenha papel importante para ajudar os pacientes e suas famílias a aderirem à terapia prescrita e precisa começar quando se faz o diagnóstico. A orientação bem-sucedida envolve ensinar os fatos básicos sobre a asma, explicar o papel da medicação, ensinar medidas de controle ambiental e melhorar as habilidades do paciente no uso dos dispositivos com espaçador para os inaladores dosimetrados e monitoramento do pico de fluxo. As famílias devem ter um plano de conduta para a asma (Fig. 78-5) para os cuidados diários e para as exacerbações.

O **monitoramento do pico de fluxo** é uma ferramenta de autoavaliação útil para crianças acima de 5 anos. É aconselhável para as crianças que *percebem mal* a obstrução das vias aéreas,

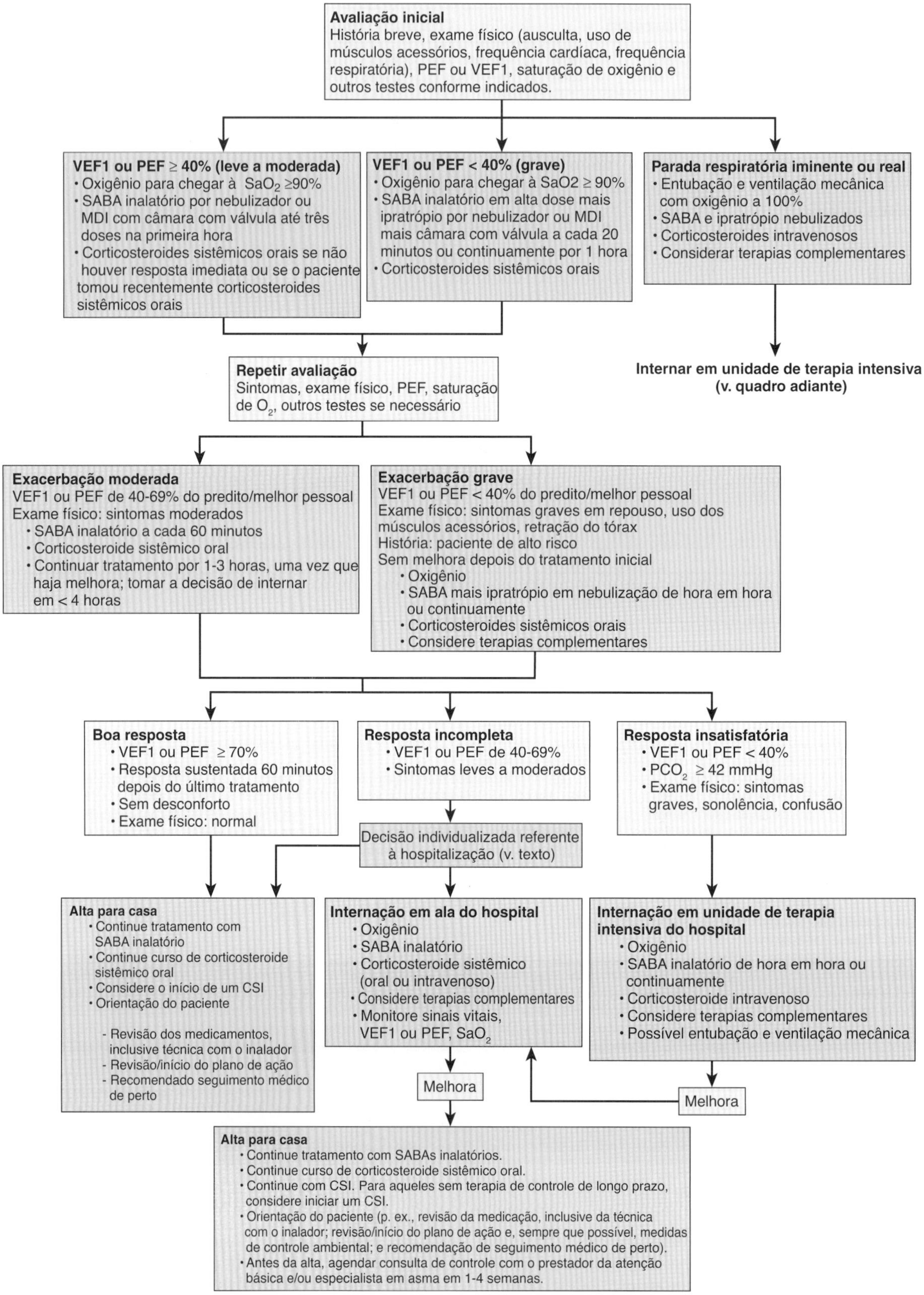

Avaliação inicial
História breve, exame físico (ausculta, uso de músculos acessórios, frequência cardíaca, frequência respiratória), PEF ou VEF1, saturação de oxigênio e outros testes conforme indicados.

VEF1 ou PEF ≥ 40% (leve a moderada)
- Oxigênio para chegar à SaO₂ ≥90%
- SABA inalatório por nebulizador ou MDI com câmara com válvula até três doses na primeira hora
- Corticosteroides sistêmicos orais se não houver resposta imediata ou se o paciente tomou recentemente corticosteroides sistêmicos orais

VEF1 ou PEF < 40% (grave)
- Oxigênio para chegar à SaO2 ≥ 90%
- SABA inalatório em alta dose mais ipratrópio por nebulizador ou MDI mais câmara com válvula a cada 20 minutos ou continuamente por 1 hora
- Corticosteroides sistêmicos orais

Parada respiratória iminente ou real
- Entubação e ventilação mecânica com oxigênio a 100%
- SABA e ipratrópio nebulizados
- Corticosteroides intravenosos
- Considerar terapias complementares

Internar em unidade de terapia intensiva (v. quadro adiante)

Repetir avaliação
Sintomas, exame físico, PEF, saturação de O₂, outros testes se necessário

Exacerbação moderada
VEF1 ou PEF de 40-69% do predito/melhor pessoal
Exame físico: sintomas moderados
- SABA inalatório a cada 60 minutos
- Corticosteroide sistêmico oral
- Continuar tratamento por 1-3 horas, uma vez que haja melhora; tomar a decisão de internar em < 4 horas

Exacerbação grave
VEF1 ou PEF < 40% do predito/melhor pessoal
Exame físico: sintomas graves em repouso, uso dos músculos acessórios, retração do tórax
História: paciente de alto risco
Sem melhora depois do tratamento inicial
- Oxigênio
- SABA mais ipratrópio em nebulização de hora em hora ou continuamente
- Corticosteroides sistêmicos orais
- Considere terapias complementares

Boa resposta
- VEF1 ou PEF ≥ 70%
- Resposta sustentada 60 minutos depois do último tratamento
- Sem desconforto
- Exame físico: normal

Resposta incompleta
- VEF1 ou PEF de 40-69%
- Sintomas leves a moderados

Resposta insatisfatória
- VEF1 ou PEF < 40%
- PCO₂ ≥ 42 mmHg
- Exame físico: sintomas graves, sonolência, confusão

Decisão individualizada referente à hospitalização (v. texto)

Alta para casa
- Continue tratamento com SABA inalatório
- Continue curso de corticosteroide sistêmico oral
- Considere o início de um CSI
- Orientação do paciente
  - Revisão dos medicamentos, inclusive técnica com o inalador
  - Revisão/início do plano de ação
  - Recomendado seguimento médico de perto

Internação em ala do hospital
- Oxigênio
- SABA inalatório
- Corticosteroide sistêmico (oral ou intravenoso)
- Considere terapias complementares
- Monitore sinais vitais, VEF1 ou PEF, SaO₂

Internação em unidade de terapia intensiva do hospital
- Oxigênio
- SABA inalatório de hora em hora ou continuamente
- Corticosteroide intravenoso
- Considere terapias complementares
- Possível entubação e ventilação mecânica

Melhora

Alta para casa
- Continue tratamento com SABAs inalatórios.
- Continue curso de corticosteroide sistêmico oral.
- Continue com CSI. Para aqueles sem terapia de controle de longo prazo, considere iniciar um CSI.
- Orientação do paciente (p. ex., revisão da medicação, inclusive da técnica com o inalador; revisão/início do plano de ação e, sempre que possível, medidas de controle ambiental; e recomendação de seguimento médico de perto).
- Antes da alta, agendar consulta de controle com o prestador da atenção básica e/ou especialista em asma em 1-4 semanas.

Chave: VEF1, volume expiratório forçado em 1 segundo; CSI, corticosteroide inalatório; MDI, inalador dosimetrado; PCO₂, pressão parcial de dióxido de carbono; PEF, pico de fluxo expiratório; SABA, agonista beta₂ de curta ação; SaO₂, saturação de oxigênio.

Figura 78-4 Tratamento das exacerbações de asma: atendimento no pronto-socorro e intra-hospitalar. (De National Heart Lung Blood Institute, National Asthma Education and Prevention Program: Expert panel report 3: guidelines for the diagnosis and management of asthma. Summary report 2007, *NIH Publication No. 08-5846*, Bethesda, MD, 2007, U.S. Department of Health and Human Services, p. 55, http://www.nhlbi.nih.gov/guidelines/asthma/asthsumm.pdf.)

Capítulo 78 ◆ Asma **281**

Plano de Ação para Asma

Para: _____ Médico: _____ Data: _____

Número do Telefone do Médico _____ Número do Telefone do Hospital/Pronto-Socorro _____

Passando bem
- Sem tosse, sem aperto no peito nem falta de ar durante o dia ou a noite
- Consegue realizar as atividades habituais

E, se for usado um medidor do pico de fluxo,

Pico de fluxo: mais do que _____
(80% ou mais do meu melhor pico de fluxo)

Meu Melhor Pico de Fluxo é: _____

ZONA VERDE

Tome estes medicamentos de controle no longo prazo a cada dia (inclua um anti-inflamatório).

Remédio	Quanto tomar	Quando tomar

Identifique, evite e controle as coisas que fazem sua asma piorar, como (liste aqui): _____

Antes de exercício, se prescrito, tome: ☐ 2 ou ☐ 4 jatos 5 a 60 minutos antes do exercício

A Asma Está Piorando
- Tosse, chiado, aperto no peito ou falta de ar ou
- Caminhar à noite por causa da asma ou
- Consigo fazer algumas, mas nem todas as atividades habituais
- Sintomas estão na mesma ou pioraram depois de 24 horas na Zona Amarela

Ou

Pico de fluxo: _____ a _____
(50 a 79% do meu melhor pico de fluxo)

ZONA AMARELA

Acrescentar remédio para alívio rápido – e continuar tomando seu remédio da ZONA VERDE

☐ 2 ou ☐ 4 jatos, a cada 20 minutos por até 1 hora
(agonista beta₂ de curta ação) ☐ Nebulizador uma vez

Se aplicável, afastar-se da coisa que fez sua asma piorar
Se seus sintomas (e pico de fluxo quando usado) voltarem à ZONA VERDE depois de 1 hora do tratamento anterior:
☐ Continuar a monitorar para ter certeza de que permanece na zona verde.

Ou

Se seus sintomas (e pico de fluxo quando usado) não retornarem à ZONA VERDE depois de 1 hora do tratamento anterior:
☐ Tomar: _____ ☐ 2 ou ☐ 4 jatos ou ☐ Nebulizador
(agonista beta₂ de curta ação)
☐ Acrescentar: _____ mg por dia. Por _____ (3–10) dias
(corticosteroide oral)
☐ Telefonar para o médico _____ ☐ antes/☐ dentro de _____ horas depois de tomar o corticosteroide oral
(telefone)

Alerta Médico!
- Respiração muito curta ou
- Remédios para alívio rápido não ajudaram ou
- Não consigo fazer atividades habituais ou
- Sintomas estão na mesma ou pioraram depois de 24 horas na Zona Amarela

Ou

Pico de fluxo: menor do que _____
(50% do meu melhor pico de fluxo)

ZONA VERMELHA

Tome este remédio:

☐ _____ ☐ 2 ou ☐ 4 jatos ou ☐ Nebulizador
(agonista beta₂ de curta ação)
☐ _____ mg
(corticosteroide oral)

Então chame seu médico AGORA. Vá para o hospital ou chame uma ambulância se:
- Ainda estiver na zona vermelha depois de 15 minutos E
- Você não conseguiu falar com seu médico.

SINAIS DE PERIGO
- Problema para andar e falar por causa da falta de ar
- Lábios ou unhas estão azuis

- Tome ☐ 4 ou ☐ 6 jatos de seu remédio de alívio rápido **E**
- Vá para o hospital ou peça uma ambulância _____ **AGORA!**
(telefone)

Figura 78-5 Diretriz para automanejo na asma. (De National Heart Lung Blood Institute, National Asthma Education and Prevention Program: Expert panel report 3: guidelines for the diagnosis and management of asthma. Summary report 2007, *NIH Publication No. 05-5251*, Bethesda, MD, 2007, U.S. Department of Health and Human Services, p. 119, http://www.nhlbi.nih.gov/guidelines/asthma/asthgdln.pdf.)

Tabela 78-4	Fatores de Risco para Asma Persistente

Alergia
    Dermatite atópica
    Rinite alérgica
    Níveis elevados de IgE total no soro (primeiro ano de vida)
    Eosinofilia no sangue periférico > 4% (2-3 anos de idade)
    Sensibilização a alérgenos de alimentos e inalatórios
Gênero
    Meninos
        Sibilância transitória
        Asma persistente associada à alergia
    Meninas
        Asma associada à obesidade e à puberdade de início precoce
        Asma em tríade (idade adulta)
Asma parental
Infecção do trato respiratório inferior
    Vírus sincicial respiratório, parainfluenza
    Bronquiolite grave (p. ex., que tenha precisado de hospitalização)
    Pneumonia
Exposição ambiental à fumaça de cigarros (inclusive pré-natal)

De Liu A, Martinez FD, Taussig LM: Natural history of allergic diseases and asthma. In Leung DYM, Sampson HA, Geha RS, et al, editores: *Pediatric Allergy: Principles and Practice*. St Louis, 2003, Mosby, p.15.

que tenham asma moderada a grave ou que tenham história de exacerbações graves. O monitoramento do pico de fluxo também pode ser útil em crianças que ainda estejam aprendendo a reconhecer os sintomas da asma.

Para usar um medidor do pico de fluxo expiratório, a criança deve ficar em pé, sendo o indicador do fluxo colocado na parte inferior da escala. Ela precisa inspirar profundamente, colocar o dispositivo na boca, fechar os lábios em torno do bocal e soprar com força e rapidamente. O indicador sobe na escala numérica. O pico do fluxo expiratório (PEFR) é o número mais alto alcançado. O teste é repetido três vezes para obter o melhor esforço possível. Os medidores do pico de fluxo expiratório são disponibilizados em variação baixa (< 300 L/s) e variação alta (< 700 L/s). É importante fornecer o medidor com a variação apropriada para que sejam obtidas medidas acuradas e as crianças não fiquem desanimadas porque suas expirações mal movem o indicador.

O melhor esforço pessoal de uma criança é o PEFR mais alto alcançado durante um período de 2 semanas quando estável. Assim, com base no melhor pessoal da criança, pode ser estabelecido um **plano de ação por escrito**, o qual se divide em três zonas, semelhantemente a um semáforo. A zona verde indica um PEFR de 80 a 100% do melhor valor pessoal da criança. Nessa zona, a criança provavelmente está assintomática e deve continuar com a medicação como de costume. A zona amarela indica um PEFR de 50 a 80% do melhor valor pessoal da criança, o que, em geral, coincide com mais sintomas de asma. São acrescentados medicamentos de resgate, como o salbutamol. Pode-se justificar um telefonema para o médico se os picos de fluxo não voltarem à zona verde em 24 a 48 horas ou se estiverem aumentando os sintomas de asma. A zona vermelha indica um PEFR abaixo de 50% e é uma emergência médica. A medicação de resgate deve ser tomada imediatamente. Se o PEFR continuar na zona vermelha ou se a criança tiver comprometimento significativo das vias aéreas, é necessário ligar para o médico ou o atendimento de emergência.

As crianças com asma devem ser atendidas não apenas quando estiverem doentes, mas também quando estiverem saudáveis. Consultas regulares permitem que a equipe de atenção à saúde analise a **adesão** à medicação e às medidas de controle e determine se as doses da medicação precisam de ajuste.

Capítulo 79

RINITE ALÉRGICA

ETIOLOGIA

Rinite descreve doenças que envolvem inflamação do epitélio nasal e se caracteriza por espirros, prurido, rinorreia e congestão. Existem muitas causas diferentes de rinite em crianças, mas aproximadamente metade de todos os casos de rinite é causada por alergias.

A **rinite alérgica**, comumente conhecida no exterior como **febre do feno**, é causada por uma reação alérgica mediada por IgE. Durante a fase alérgica inicial, os mastócitos se desgranulam e liberam mediadores químicos pré-formados, como a histamina e a triptase, e mediadores recentemente gerados, como os leucotrienos, prostaglandinas e fator ativador das plaquetas. Depois de uma fase de repouso, em que são recrutadas outras células, ocorre uma fase tardia aproximadamente 4 a 8 horas mais tarde. Eosinófilos, basófilos, linfócitos T CD4, monócitos e neutrófilos liberam seus mediadores químicos, o que leva ao desenvolvimento de inflamação nasal crônica.

A rinite alérgica pode ser sazonal, perene ou episódica, dependendo do alérgeno em particular e da exposição. Algumas crianças apresentam sintomas perenes com exacerbações sazonais. A **rinite alérgica sazonal** é causada por pólens originados no ar, os quais têm padrões sazonais. Tipicamente, as árvores polinizam na primavera, a grama, no final da primavera para o verão e as ervas daninhas, no verão e outono. O pólen, que tem tamanho microscópico, pode trafegar centenas de quilômetros pelo ar e ser inalado facilmente para o trato respiratório. A **rinite alérgica perene** é causada primariamente por alérgenos de ambientes internos, como os dos ácaros da poeira doméstica, dos fâneros de animais, dos fungos e de baratas. A **rinite episódica** ocorre com a exposição intermitente a alérgenos, como visitar a casa de um amigo onde viva um animal de estimação.

EPIDEMIOLOGIA

A rinite crônica é um dos transtornos mais comumente encontrados em lactentes e crianças. De um modo geral, a rinite alérgica é observada em 10 a 25% da população, sendo crianças e adolescentes mais frequentemente afetados do que os adultos. A prevalência de rinite alérgica diagnosticada por um médico pode ser de 40%.

MANIFESTAÇÕES CLÍNICAS

As características que diferenciam a rinite alérgica são claras: rinorreia aquosa; congestão nasal; paroxismos de espirros; e prurido

Tabela 79-1	Classificação da Etiologia da Rinite em Crianças		
		NÃO ALÉRGICA	
ALÉRGICA	**NÃO ANATÔMICA**		**ANATÔMICA**
Sazonal	Rinite não alérgica, não infecciosa (vasomotora)		Hipertrofia das tonsilas faríngeas
Perene	Rinossinusite infecciosa		Rinorreia de LCS
Episódica	Rinite não alérgica com eosinofilia		Atresia das cóanas
	Rinite física		Anomalias congênitas
	Rinite medicamentosa		Corpo estranho
			Pólipos nasais
			Desvio do septo
			Tumores
			Hipertrofia das conchas

LCS, Líquido cerebrospinal.

em olhos, nariz, orelhas e palato. O gotejamento pós-nasal pode resultar em frequentes tentativas de limpar a garganta, tosse noturna e rouquidão. É importante correlacionar início, duração e intensidade dos sintomas com exposições sazonais ou perenes, alterações no ambiente doméstico ou escolar e exposição a irritantes inespecíficos, como a fumaça de cigarro.

O exame físico inclui minucioso exame nasal e avaliação de olhos, ouvidos, garganta, tórax e pele. Os achados físicos podem ser sutis. Os achados físicos clássicos incluem conchas nasais rosa pálido ou cinza azulado edemaciadas e de consistência amolecida com secreções claras aquosas. O frequente prurido nasal e o esfregar do nariz com a palma da mão, o **cumprimento alérgico**, podem levar a uma prega nasal transversa encontrada atravessando a parte inferior do dorso do nariz. As crianças podem produzir sons cacarejados ao esfregar o palato com a língua. O exame orofaríngeo pode revelar hiperplasia linfoide do palato mole e da faringe posterior ou muco visível ou ambos. Podem ser vistas anormalidades ortodônticas nas crianças com respiração bucal crônica. **Olheiras alérgicas**, áreas escuras periorbitais edemaciadas causadas por congestão venosa, juntamente com pálpebras edemaciadas ou hiperemia conjuntival, costumam estar presentes nas crianças. Também se podem encontrar membranas timpânicas retraídas por disfunção da tuba auditiva ou por otite média serosa. Outras doenças atópicas, como a asma ou a dermatite, podem estar presentes, o que ajuda a levar o clínico ao diagnóstico correto.

ESTUDOS LABORATORIAIS E POR IMAGENS

Podem ser realizados testes de alergia *in vivo* na pele ou *in vitro* no soro (teste da radioalergoabsorção [RAST], imunoensaio com enzimas fluorescentes [FEIA] ou ensaio imunoabsorvente ligado a enzima [ELISA]) para alérgenos pertinentes encontrados no ambiente do paciente (Tabela 77-4). Os testes na pele (picadas/punção) fornecem resultados imediatos e acurados. Testes positivos se correlacionam fortemente com desafios provocativos com alérgenos nasais e brônquicos. Os testes *in vitro* no soro são úteis para os pacientes com condições anormais na pele, para aqueles com tendência à anafilaxia ou para aqueles que tomam medicamentos que interferem nos testes cutâneos. As desvantagens dos testes no soro incluem aumento do custo, impossibilidade de obter resultados imediatos e redução da sensibilidade, em comparação com os testes cutâneos. Não é recomendada a triagem generalizada com testes no soro sem considerar os sintomas. A dosagem da IgE total no soro ou de eosinófilos no sangue, em geral, não é útil. A presença de eosinófilos no esfregaço da secreção nasal sugere diagnóstico de alergia, mas os eosinófilos também podem ser encontrados em pacientes com rinite não alérgica com eosinofilia. A eosinofilia no esfregaço da secreção nasal costuma ser preditiva de uma boa resposta clínica aos aerossóis de corticosteroides nasais.

DIAGNÓSTICO DIFERENCIAL

A rinite pode ser dividida em alérgica e não alérgica (Tabela 79-1). A rinite não alérgica descreve um grupo de doenças nasais nas quais não existem evidências de etiologia alérgica. Pode ser ainda dividida em etiologias não anatômicas e anatômicas. O tipo mais comum de rinite não alérgica em crianças é a infecciosa, que pode ser aguda ou crônica. A rinite infecciosa aguda (resfriado comum) é causada por vírus, incluindo os rinovírus e os coronavírus, e tipicamente se resolve em 7 a 10 dias (Cap. 102). Uma criança tem, em média, três a seis resfriados comuns por ano, sendo as mais novas e as que frequentam creches as mais afetadas. A infecção é sugerida pela presença de garganta irritada, febre e diminuição do apetite, especialmente com história de exposição a outros com resfriados. Deve-se suspeitar de **rinossinusite** infecciosa crônica ou sinusite se houver secreção nasal mucopurulenta com sintomas que persistam além de 10 dias (Cap. 104). Os sinais clássicos de sinusite aguda, em crianças mais velhas, incluem dor à palpação da face, dor no dente, cefaleia e febre. Os sinais clássicos geralmente não estão presentes em pré-escolares, que podem ter drenagem pós-nasal com tosse, pigarro, halitose e rinorreia. O caráter das secreções nasais com rinite infecciosa varia de purulenta a mínima ou ausente. A coexistência de doença na orelha média, como otite média ou disfunção da tuba auditiva, pode ser indício adicional de infecção.

A **rinite não alérgica e não infecciosa** (antigamente conhecida como *rinite vasomotora*) pode se manifestar como rinorreia e espirros em crianças com secreção nasal clara e abundante. A exposição a irritantes, como a fumaça do cigarro e poeira, e gases e odores fortes, como perfumes e o cloro em piscinas, podem desencadear esses sintomas nasais. A rinite não alérgica com síndrome de eosinofilia se associa a uma secreção nasal clara e eosinófilos no esfregaço nasal, sendo vista infrequentemente em crianças. O ar frio (**nariz de esquiador**), ingestão de alimentos apimentados/condimentados (**rinite gustatória**) e a exposição à luz forte (**rinite reflexa**) são exemplos de rinite física. O tratamento com ipratrópio tópico antes da exposição pode ser útil.

A **rinite medicamentosa**, causada primariamente pelo uso excessivo de descongestionantes nasais tópicos, como a oximetazolina, a fenilefrina ou a cocaína, não é condição comum nas crianças mais novas. Adolescentes e adultos jovens podem tornar-se dependentes desses medicamentos com venda isenta de prescrição. O tratamento exige descontinuação do aerossol descongestionante causador, corticosteroides tópicos e, frequentemente, um período curto de corticosteroides orais.

O problema anatômico mais comumente observado nas crianças pequenas é a obstrução secundária à hipertrofia das tonsilas faríngeas e a suspeita do diagnóstico vem de sintomas como respiração bucal, roncos, fala hiponasal e rinite persistente com ou sem otite média crônica. A infecção da nasofaringe pode ser secundária à infecção do tecido hipertrofiado das tonsilas faríngeas.

A **atresia das cóanas** é a anomalia congênita mais comum no nariz e consiste em um septo ósseo ou membranoso entre o nariz e a faringe uni ou bilateralmente. A atresia bilateral das cóanas classicamente se apresenta em recém-nascidos como cianose cíclica, porque eles respiram preferencialmente pelo nariz. A obstrução das vias aéreas e cianose são aliviadas quando a boca é aberta para chorar e recorre quando o lactente calmo tenta novamente respirar pelo nariz. Alguns recém-nascidos mostram dificuldade respiratória somente ao se alimentarem. Quase metade dos lactentes com atresia das cóanas tem outras anomalias congênitas como parte da **associação CHARGE** (coloboma, cardiopatia congênita, atresia das cóanas, retardo mental, defeitos geniturinários, anomalias da orelha). A atresia das cóanas unilateral pode ficar sem diagnóstico até mais tarde na vida e se apresenta com sintomas de obstrução e secreção nasais unilaterais.

Os **pólipos nasais** tipicamente aparecem como sacos bilaterais reluzentes de cor cinza que se originam dos seios etmoidais e podem associar-se a secreção nasal clara ou purulenta. Os pólipos nasais são raros em crianças com menos de 10 anos, mas, se presentes, justificam pesquisa de um processo patológico subjacente, como a fibrose cística ou a discinesia ciliar primária. A **asma em tríade** é constituída por asma, hipersensibilidade à aspirina e pólipos nasais com sinusite crônica ou recorrente.

Corpos estranhos são vistos mais comumente em crianças pequenas que colocam alimentos, pequenos brinquedos, pedras ou outras coisas no nariz. O índice de suspeita deve se elevar com uma história de secreção nasal unilateral purulenta ou odor fétido. O corpo estranho muitas vezes é visto ao exame com um espéculo nasal.

TRATAMENTO

A conduta para a rinite alérgica se baseia na intensidade da doença, no impacto da doença sobre o paciente e na capacidade do paciente de cumprir as recomendações. As modalidades de tratamento incluem evitar os alérgenos, terapia farmacológica e imunoterapia. O controle ambiental e providências para minimizar a exposição a alérgenos, como na prevenção da asma, devem ser implementados sempre que possível (Tabela 78-3).

Farmacoterapia

Os **corticosteroides intranasais** são a terapia farmacológica mais potente para tratamento da rinite alérgica e não alérgica. Eles incluem a beclometasona, budesonida, ciclesonida, flunisolida, fluticasona, mometasona e triancinolona. Os agentes tópicos atuam reduzindo inflamação, edema e produção de muco. São eficazes para sintomas de congestão nasal, rinorreia, prurido e espirros, porém menos úteis para sintomas oculares. Os aerossóis nasais com corticosteroides têm sido usados seguramente na terapia de longo prazo. Não se relatam efeitos prejudiciais sobre a função da suprarrenal ou as membranas nasais quando esses agentes são usados apropriadamente. Os efeitos adversos mais comuns incluem irritação local, ardor e espirros, que ocorrem em 10% dos pacientes. Pode ocorrer sangramento nasal por técnica inadequada (pulverização no septo nasal). Foram relatados casos raros de perfuração do septo nasal.

Os **anti-histamínicos** são os medicamentos usados mais frequentemente para tratar rinite alérgica. São úteis no tratamento de rinorreia, espirros, prurido nasal e prurido ocular, porém menos úteis no tratamento da congestão nasal. Os **anti-histamínicos de primeira geração**, como a difenidramina e a hidroxizina, atravessam facilmente a barreira hematoencefálica, sendo a sedação o efeito adverso mais comumente relatado. O uso dos anti-histamínicos de primeira geração em crianças tem efeito adverso sobre as funções cognitiva e acadêmica. Nas crianças muito pequenas, observou-se um efeito estimulatório paradoxal do sistema nervoso central, resultando em irritabilidade e agitação. Outros efeitos adversos dos anti-histamínicos de primeira geração incluem os efeitos anticolinérgicos, como visão embaçada, retenção urinária, boca seca, taquicardia e constipação. Os **anti-histamínicos de segunda geração**, como a cetirizina, loratadina, desloratadina, fexofenadina e levocetirizina, têm menos probabilidade de atravessar a barreira hematoencefálica, resultando em menos sedação. A cetirizina, a fexofenadina e a loratadina são medicamentos de venda isenta de prescrição. A azelastina e a olopatadina, aerossóis anti-histamínicos nasais tópicos, estão aprovadas para crianças com mais de 5 anos e mais de 6 anos, respectivamente.

Os **descongestionantes**, tomados por via oral ou usados pela via intranasal, podem ser usados para aliviar a congestão nasal. Os medicamentos orais, como a pseudoefedrina e a fenilefrina, são disponibilizados isoladamente ou associados aos anti-histamínicos. Os efeitos adversos dos descongestionantes orais incluem insônia, nervosismo, irritabilidade, taquicardia, tremores e palpitações. Para crianças com mais idade que participam de atividades esportivas, o uso de descongestionantes orais pode sofrer restrições. Os aerossóis de descongestionantes nasais tópicos são eficazes para o alívio imediato da obstrução nasal, mas devem ser usados por menos de 5 a 7 dias para prevenir a congestão nasal de rebote (rinite medicamentosa).

O brometo de ipratrópio tópico, um anticolinérgico em aerossol nasal, é usado primariamente para rinite não alérgica e rinite associada à infecção das vias aéreas superiores por vírus. Os modificadores dos leucotrienos têm sido estudados no tratamento da rinite alérgica. O montelucaste está aprovado para uso na rinite alérgica sazonal.

Imunoterapia

Se as medidas de controle ambiental e a intervenção medicamentosa tiverem efeito apenas parcial ou produzirem efeitos adversos inaceitáveis, pode-se recomendar a imunoterapia. O mecanismo de ação para a imunoterapia contra alérgenos é complexo, mas inclui aumento da produção de um anticorpo bloqueador da IgG, diminuição da produção de IgE específica e alteração da expressão de citocinas produzidas em resposta a um desafio alergênico. A imunoterapia é eficaz na dessensibilização a pólens, ácaros da poeira e proteínas dos gatos e cães. O uso em crianças pequenas pode ser limitado pela necessidade das injeções frequentes. A imunoterapia precisa ser administrada no consultório de um médico e, depois da injeção do alérgeno, o paciente passa por um período de observação de 20 a 30 minutos. Pode ocorrer anafilaxia e o médico precisa ser experiente no tratamento dessas reações alérgicas adversas graves.

COMPLICAÇÕES

Aproximadamente 60% das crianças com rinite alérgica têm sintomas de doença reativa das vias aéreas/asma (Ca. 78). A inflamação alérgica crônica leva a tosse crônica por gotejamento pós-nasal; disfunção da tuba auditiva e otite média; sinusite; e hipertrofia das tonsilas palatinas e faríngeas, o que pode levar à apneia do sono obstrutiva. As crianças com rinite alérgica podem apresentar distúrbios do sono, limitações da atividade, irritabilidade e transtornos do humor e cognitivos que afetam adversamente seu desempenho na escola e seu senso de bem-estar.

PROGNÓSTICO E PREVENÇÃO

A rinite alérgica sazonal é uma condição comum e proeminente que pode não melhorar à medida que as crianças ficam mais velhas. Os pacientes se tornam mais adeptos da automedicação. A rinite alérgica perene melhora com o controle dos alérgenos domésticos.

Recomenda-se a remoção ou evitação do alérgeno causador. A única medida efetiva para minimizar os alérgenos dos animais de estimação é a retirada do animal da casa. Evitar o pólen e os bolores do exterior pode ser feito permanecendo em locais com ambiente controlado. O uso de ar condicionado e a permanência de janelas e portas fechadas reduzem a exposição ao pólen. Filtros de partículas do ar com alta eficiência reduzem a exposição aos alérgenos (p. ex., fâneros dos animais de estimação). Encapar colchão, travesseiro e cobertas em invólucros à prova de alérgenos é a estratégia mais eficaz para redução do alérgeno dos ácaros. As roupas de cama devem ser lavadas em água quente (> 55 °C) todas as semanas.

Capítulo 80

DERMATITE ATÓPICA

ETIOLOGIA

A dermatite atópica é uma condição inflamatória crônica, pruriginosa e recorrente da pele. A patogênese é multifatorial e envolve um inter-relacionamento complexo de fatores, incluindo predisposição genética, anormalidades imunológicas, distúrbios da função de barreira da pele, interações ambientais e desencadeantes infecciosos. Vários genes codificam as proteínas epidérmicas (filagrina) ou outras proteínas estruturais epiteliais, com genes que codificam elementos importantes do sistema imune desempenhando um papel fundamental na dermatite atópica.

Têm sido descritas várias anormalidades imunorregulatórias nos pacientes com dermatite atópica. Existe uma resposta inflamatória cutânea exagerada aos desencadeantes ambientais, incluindo irritantes e alérgenos. As células de Langerhans ativadas na derme que expressam IgE ligada à superfície estimulam os linfócitos T. Nas lesões agudas, os linfócitos Th2 ativados infiltram a derme. Eles iniciam e mantêm a inflamação tecidual local primariamente por meio da interleucina-4 (IL-4) e a IL-13, que promovem a produção de IgE, e a IL-5, que promove a diferenciação dos eosinófilos. À medida que a doença evolui de aguda para uma fase crônica, existe uma mudança da resposta celular de Th2 para Th1/Th0. As lesões crônicas são caracterizadas por aumento de IL-12 e IL-18.

Os pacientes com dermatite atópica têm **pele hiperirritável**, e muitos fatores podem fazer com que a doença piore ou recorra. Desencadeantes conhecidos incluem ansiedade e estresse, clima (extremos de temperatura e umidade), irritantes, alérgenos e infecções. Aproximadamente 35 a 40% dos lactentes e pré-escolares com dermatite atópica moderada a intensa têm alergias alimentares coexistentes. Quanto mais intensa a dermatite atópica e mais jovem o paciente, maior a probabilidade de ser identificada alergia alimentar como fator contribuinte. A alergia a ovos é a causa mais comum de reações eczematosas induzidas por alimentos.

EPIDEMIOLOGIA

A prevalência de dermatite atópica aumentou 2 a 3 vezes ao longo dos últimos 30 anos. Aproximadamente 15 a 20% das crianças e 2 a 10% dos adultos são afetados. A dermatite atópica geralmente se inicia nos primeiros meses de vida. Aproximadamente 50% das crianças afetadas mostram sintomas no primeiro ano de vida e 80% dessas crianças apresentam início da doença antes dos 5 anos de idade. A dermatite atópica costuma ser a primeira manifestação de outras doenças atópicas. Aproximadamente 80% das crianças com dermatite atópica desenvolvem outras doenças alérgicas, como asma ou rinite alérgica. Os sintomas de dermatite costumam desaparecer quando se inicia a alergia respiratória.

MANIFESTAÇÕES CLÍNICAS

As manifestações clínicas da dermatite atópica variam com a idade. Nos lactentes, a dermatite atópica envolve a face, o couro cabeludo, as bochechas e as superfícies extensoras das extremidades

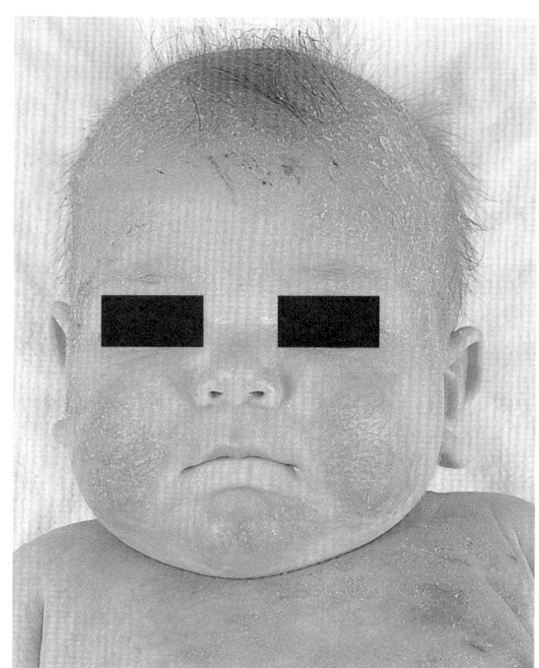

Figura 80-1 Típico envolvimento das faces na dermatite atópica. *(De Eichenfield LF, Frieden IJ, Esterly NB: Textbook of Neonatal Dermatology, Philadelphia, 2001, Saunders, p 242.)* Esta imagem está disponível em cores na página 756.

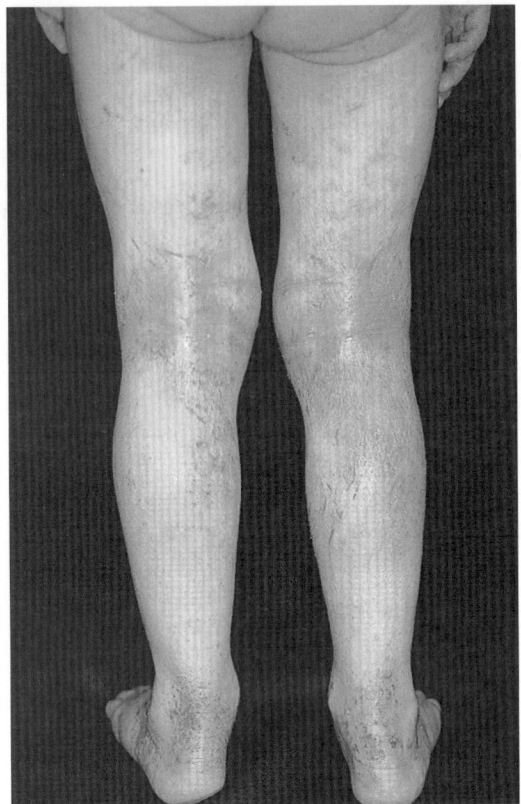

Figura 80-2 A fricção e o coçar das áreas flexurais inflamadas causam espessamento (liquenificação) da pele. *(De Habif T: Clinical Dermatology, ed 4, Philadelphia, 2004, Elsevier.)* Esta imagem está disponível em cores na página 756.

Tabela 80-1	Critérios para o Diagnóstico de Dermatite Atópica

O diagnóstico exige evidências de pele pruriginosa (ou relato parental de prurido e atrito) mais três ou mais dos seguintes:
1. História de envolvimento de pregas da pele
2. História de asma ou rinite alérgica (ou história de doença atópica em parente em primeiro grau se a criança tiver menos de 4 anos)
3. História de pele seca em geral no ano anterior
4. Início em uma criança com menos de 2 anos de idade (critério não usado se a criança tiver menos de 4 anos)
5. Dermatite flexural visível (inclusive dermatite afetando as faces, a fronte e as faces laterais das extremidades nas crianças com menos de 4 anos)

Modificada de Williams HC, Burney PG, Hay RJ, et al: Diagnostic criteria for atopic dermatitis. III. Independent hospital validation. Br J Dermatol 131:406–416, 1994.

Tabela 80-2	Diagnóstico Diferencial de Dermatite Atópica

TRANSTORNOS CONGÊNITOS
Síndrome de Netherton
Ceratose pilar familiar

DERMATOSES CRÔNICAS
Dermatite seborreica
Dermatite de contato (alérgica ou por irritante)
Eczema numular
Psoríase
Ictioses

INFECÇÕES E INFESTAÇÕES
Escabiose
Dermatite associada ao HIV
Dermatofitose

DOENÇAS MALIGNAS
Linfoma de células T cutâneo (micose fungoide/síndrome de Sezary)
Histiocitose de células de Langerhans

DISTÚRBIOS AUTOIMUNES
Dermatite herpetiforme
Pênfigo foliáceo
Doença enxerto *versus* hospedeiro
Dermatomiosite

IMUNODEFICIÊNCIAS
Síndrome de Wiskott-Aldrich
Imunodeficiência combinada grave
Síndromes de hiper IgE
IPEX

TRANSTORNOS METABÓLICOS
Deficiência de zinco
Deficiência de piridoxina (vitamina B6) e niacina
Deficiência múltipla de carboxilases, fenilcetonúria

De Leung DYM: Atopic dermatitis. In Leung DYM, Sampson HA, Geha RS, et al, editors: Pediatric allergy: principles and practice, St Louis, 2003, Mosby, p 562. IPEX, Imunodeficiência da poliendocrinopatia ligada a X.

(Fig. 80-1). A área da fralda é poupada. Nas crianças mais velhas, o *rash* se localiza nas superfícies flexurais antecubital e poplítea, cabeça e pescoço. Nos adolescentes e adultos, veem-se placas liquenificadas nas áreas flexurais (Fig. 80-2) e nas regiões de cabeça e pescoço. O prurido tem impacto significativo sobre a qualidade de vida da criança e da família; costuma piorar à noite, interrompendo o sono. O exame físico pode mostrar hiperlinearidade das palmas das mãos e plantas dos pés, dermatografismo branco, pitiríase alba, pregas sob as pálpebras inferiores (**pregas de Dennie-Morgan ou linhas de Dennie**) e **ceratose pilar** (pápulas foliculares corneais assintomáticas nas superfícies extensoras dos braços).

ESTUDOS LABORATORIAIS E POR IMAGENS

O diagnóstico da dermatite atópica se baseia no quadro clínico, não em exames laboratoriais (Tabela 80-1). A biópsia da pele tem pouco valor, mas pode ser usada para excluir outras doenças de pele que simulem a dermatite atópica. Os testes na pele ou, alternativamente, o imunoensaio fluorescente CAP (também conhecido como *FEIA*) podem ser úteis para avaliar a contribuição de alergias alimentares ou ambientais para a expressão da doença.

DIAGNÓSTICO DIFERENCIAL

Muitas condições compartilham sinais e sintomas de dermatite atópica (Tabela 80-2). Em lactentes que apresentem, no primeiro ano de vida, insuficiência de crescimento, infecções recorrentes na pele ou sistêmicas e *rash* descamativo e eritematoso, devem-se pesquisar transtornos de imunodeficiência. A síndrome de Wiskott-Aldrich é uma síndrome recessiva ligada a X caracterizada por dermatite atópica, trombocitopenia, plaquetas de tamanho pequeno e infecções recorrentes. A histiocitose de células de Langerhans se caracteriza por lesões hemorrágicas ou petequiais. A escabiose é uma condição cutânea intensamente pruriginosa causada pelo ácaro da escabiose humana. A presença de um túnel encontrado nos espaços interdigitais dos dedos, nas superfícies flexoras dos punhos, cotovelos, axilas ou genitais é patognomônica. Os túneis, entretanto, podem ser em pequeno número ou até estar ausentes.

TRATAMENTO

Os objetivos da terapia são reduzir o número e a intensidade das reativações e aumentar o número de períodos livres da doença. A conduta bem-sucedida envolve hidratação da pele, terapia farmacológica para reduzir o prurido e identificação e evitação dos desencadeantes. Os pacientes com dermatite atópica têm diminuição da função de barreira da pele e aumento da perda de água transepidérmica. Um componente importante e diário da terapia são os banhos mornos por 15 a 20 minutos, seguidos imediatamente pela aplicação de emolientes sem fragrância para reter a umidade. A prevenção da xerose é importante para controlar o prurido e para manter a integridade da barreira epitelial. Os emolientes devem ser pomadas ou cremes, como vaselina, Aquaphor, Eucerin ou Cetaphil. As loções não são tão eficazes porque contêm água ou álcool e podem ter um efeito de ressecamento devido à evaporação. Também se recomenda um agente de limpeza suave, que não seja sabonete.

Os anti-inflamatórios tópicos, incluindo corticosteroides e imunomoduladores, são a base da terapia para as reativações agudas e a prevenção de recorrências. Os corticosteroides tópicos são usados para reduzir a inflamação e o prurido; são eficazes para as fases aguda e crônica da doença. As pomadas, em geral, são preferidas a cremes e loções porque aumentam a potência da penetração na pele. Os corticosteroides são posicionados pela potência em sete classes. Deve ser usado o corticosteroide menos potente que seja eficaz. Podem ser necessários corticosteroides com potência mais alta para diminuir a reativação da dermatite, mas devem ser usados por períodos limitados. Os corticosteroides com baixa potência não fluorados devem ser usados na face, áreas intertriginosas (região inguinal, axila) e grandes áreas para reduzir o risco de efeitos adversos. A redução da eficácia dos corticosteroides tópicos pode estar relacionada com a intensidade da doença, não com resistência ao glicocorticoide. Efeitos adversos locais, como atrofia da pele e estrias, e efeitos adversos sistêmicos, como supressão do eixo hipotálamo-hipofisário-suprarrenal e de crescimento e hiperglicemia, estão relacionados com a potência, a duração do uso e a extensão de aplicação da medicação. Nos lactentes e pré-escolares, a possibilidade de efeitos adversos induzidos pelo corticosteroide pode ser maior. Quando se obtém o controle das lesões inflamatórias, a maioria dos pacientes pode ser tratada com emolientes e corticosteroides tópicos com baixa potência.

Os imunomoduladores tópicos tacrolimo e pimecrolimo estão aprovados como agentes de segunda escolha por curto prazo e tratamento intermitente da dermatite atópica em pacientes não responsivos a outras terapias ou intolerantes a elas. São aprovados para uso em crianças com mais de 2 anos. Esses agentes podem ser usados em todos os locais do corpo e são especialmente úteis em pontos delicados da pele, como a face, o pescoço e a axila, sem o efeito adverso da atrofia cutânea vista com os corticosteroides tópicos. Esses medicamentos têm um potencial para aumento do risco de câncer e sua segurança no longo prazo ainda não foi estabelecida. Outros efeitos adversos menos sérios incluem ardor local e a necessidade de proteção solar.

COMPLICAÇÕES

A imunidade celular defeituosa leva a aumento da suscetibilidade a muitas infecções bacterianas, virais e fúngicas da pele. Mais de 90% dos pacientes com dermatite atópica têm colonização da pele lesional por *Staphylococcus aureus*, e mais de 75% dos pacientes têm colonização da pele saudável. A colonização e infecção pelo *S. aureus* se associam à intensidade da doença. O *S. aureus* secreta exotoxinas que atuam como superantígeno, estimulando as células T e aumentando a produção de IgE. A dermatite atópica secundariamente infectada costuma apresentar-se como lesões impetiginosas pustulares com crostas e exsudato milicérico. Antibióticos tópicos, como a mupirocina ou a retapamulina, podem ser usados para tratar áreas locais de infecção ou podem ser usados antibióticos orais (como a cefalexina, dicloxacilina ou amoxicilina-clavulanato) para doença multifocal ou para infecção em torno de olhos e boca, que é difícil de tratar topicamente. As culturas bacterianas podem ser úteis em pacientes que não respondam aos antibióticos orais ou que tenham infecção depois de múltiplos cursos de antibióticos. A incidência de *Staphylococcus aureus* resistente à meticilina adquirido na comunidade está aumentando.

A superinfecção da pele afetada pelo herpes-vírus *simplex*, ou **erupção variceliforme de Kaposi** ou **eczema herpético**, resulta em lesões vesiculopustulares que aparecem em grupos e podem tornar-se hemorrágicas. A infecção pelo herpes-vírus *simplex* pode ser erroneamente diagnosticada como infecção bacteriana e deve ser considerada se as lesões da pele deixarem de responder aos antibióticos.

Nos indivíduos com dermatite atópica, a vacinação contra varíola ou a exposição a um indivíduo vacinado pode levar ao **eczema *vaccinatum***, uma superinfecção vacinal localizada da pele afetada. O eczema *vaccinatum* pode evoluir para vacínia generalizada, com o aparecimento das lesões da vacínia em locais distantes da inoculação. Nos pacientes com imunodeficiências subjacentes, pode ocorrer risco de vida.

Infecções generalizadas pelo papilomavírus humano (verrugas) e molusco contagioso também são comuns em crianças com dermatite atópica.

PROGNÓSTICO

A dermatite atópica é um transtorno da pele crônico e recorrente que tende a ser mais intenso e proeminente em crianças pequenas. Os sintomas se tornam menos intensos em dois terços das crianças, havendo remissão completa para aproximadamente 20%. O início precoce de doença generalizada, asma e rinite alérgica concomitantes, antecedentes familiares de dermatite atópica e níveis elevados de IgE no soro podem predizer uma evolução mais persistente. Os pacientes e as famílias devem ser ensinados que são improváveis uma causa única e a cura para a dermatite atópica, mas que é possível bom controle para a maioria dos pacientes afetados.

PREVENÇÃO

Um passo importante no manejo da dermatite atópica é identificar e evitar alérgenos e irritantes. Os irritantes comuns incluem sabões, detergentes, fragrâncias, substâncias químicas, fumo e extremos de temperatura e umidade. Lã e tecidos sintéticos podem ser irritantes para a pele; tecido 100% algodão é preferível. O suor é um desencadeante reconhecido. As unhas devem ser aparadas frequentemente para minimizar escoriações pelo coçar.

Em lactentes e pré-escolares que não respondam às terapias habituais, identificar e remover o alérgeno alimentar da dieta pode levar à melhora clínica. A alergia alimentar não é desencadeante comum para pacientes mais velhos. Outras exposições ambientais, como ácaros da poeira, fâneros de animais de estimação ou pólens, também podem contribuir para o estado de doença.

Capítulo 81

URTICÁRIA, ANGIOEDEMA E ANAFILAXIA

ETIOLOGIA

A **urticária** é o edema da derme e uma das condições cutâneas mais comumente observadas na prática clínica. O **angioedema** resulta de um processo semelhante ao da urticária, mas a reação se estende abaixo da derme. A urticária e o angioedema ocorrem em resposta à liberação de mediadores inflamatórios, incluindo histamina, leucotrienos, fator ativador das plaquetas, prostaglandinas e citocinas dos mastócitos presentes na pele. Vários estímulos podem levar os mastócitos e basófilos a liberarem seus mediadores químicos. Geralmente, os mastócitos se desgranulam quando ocorre ligação cruzada da IgE ligada à membrana. A liberação desses mediadores resulta em vasodilatação, aumento do extravasamento vascular e prurido. Os basófilos do sistema circulatório também podem localizar-se no tecido e liberar mediadores semelhantes aos dos mastócitos. Os pacientes com urticária têm um conteúdo elevado de histamina na pele e ela é mais facilmente liberada.

A **anafilaxia** é mediada pela IgE, enquanto as **reações anafilactoides** resultam de mecanismos não imunológicos. Ambas as reações são agudas, graves e potencialmente letais devido à liberação maciça de mediadores inflamatórios. É mais apropriado considerar a urticária, o angioedema e a anafilaxia como sintomas porque têm grande variedade de causas.

Nem toda ativação de mastócitos é mediada por IgE. Estímulos imunológicos, não imunológicos, físicos e químicos podem produzir desgranulação dos mastócitos e basófilos. As **anafilatoxinas** C3a e C5a podem causar liberação de histamina em uma reação não mediada por IgE. As anafilatoxinas são geradas na doença do soro (reações a transfusões de sangue) (Cap. 82) e em doenças infecciosas, neoplásicas e reumáticas. Além disso, a desgranulação dos mastócitos pode ocorrer por um efeito farmacológico direto ou ativação física ou mecânica, como a urticária depois da exposição a medicamentos opiáceos e o dermatografismo.

A urticária/angioedema pode ser classificada em três subcategorias: aguda, crônica e física. Por definição, **urticária** e **angioedema** agudos são edema difuso que dura pelo menos 6 semanas. Muitas vezes, a história é muito útil para descobrir a causa da reação aguda (Tabela 81-1). Um mecanismo por IgE é mais comumente encontrado na urticária aguda do que na urticária crônica. A **urticária** e o **angioedema crônicos** se caracterizam pela persistência dos sintomas além de 6 semanas (Tabela 81-2). Alguns têm sintomas diários de urticária e edema, enquanto outros têm episódios intermitentes ou recorrentes. A urticária crônica pode

Tabela 81	Etiologia da Urticária Aguda
Alimentos	Ovos, leite, trigo, amendoins, castanhas, soja, frutos do mar, morangos (desgranulação direta dos mastócitos)
Medicamentos	Suspeitar de todos os medicamentos, até aqueles de venda isenta de prescrição e os homeopáticos
Picadas de insetos	*Hymenoptera* (abelhas, vespas, formigas lava-pés, insetos que mordem (urticária papular)
Infecções	Bacterianas (faringite por estreptococos do grupo A, *Mycoplasma*, sinusite); virais (hepatite B, mononucleose [EBV], coxsackievírus A e B); parasitárias (*Ascaris, Ancylostoma, Echinococcus, Fasciola, Filaria, Schistosoma, Strongyloides, Toxocara, Trichinella*); fúngicas (dermatófitos, *Candida*)
Alergia de contato	Látex, pólen, saliva de animais, plantas do tipo urtiga, lagartas
Reações transfusionais	Sangue, hemoderivados ou administração de IGIV
Idiopática	

De Lasley MV, Kennedy MS, Altman LC: Urticaria and angioedema. In Altman LC, Becker JW, Williams PV, editors: *Allergy in Primary Care*, Philadelphia, 2000, Saunders, p 232.
EBV, vírus de Epstein-Barr; IGIV, imunoglobulina intravenosa.

Tabela 81-2	Etiologia da Urticária Crônica
Idiopática	75-90% dos casos
	25-50% dos pacientes adultos têm autoanticorpos IgG, anti-IgE e anti-FcεR1 (cadeia alfa de alta afinidade do receptor de IgE)
Física	Dermatografismo
	Urticária colinérgica
	Urticária ao frio
	Urticária por pressão demorada
	Urticária solar
	Urticária vibratória
	Urticária aquagênica
Reumatológica	Lúpus eritematoso sistêmico
	Artrite idiopática juvenil
Endócrina	Hipertireoidismo
	Hipotireoidismo
Neoplásica	Linfoma
	Mastocitose
	Leucemia
Angioedema	Angioedema hereditário (deficiência hereditária autossômica dominante de inibidor da C1-esterase)
	Angioedema adquirido
	Inibidores da enzima conversora da angiotensina

De Lasley MV, Kennedy MS, Altman LC: Urticaria and angioedema. In Altman LC, Becker JW, Williams PV, editors: *Allergy in Primary Care*, Philadelphia, 2000, Saunders, p 234.

ser idiopática com fatores causais desconhecidos; 35 a 40% dos casos de urticária crônica têm um processo autoimune causado por autoanticorpos que se ligam diretamente à IgE ou ao receptor de IgE. A **urticária** e o **angioedema físicos** se caracterizam por fatores externos desencadeantes conhecidos que podem incluir pressão, frio, calor, exercício ou exposição ao sol ou à água.

A urticária física mais comum é o dermatografismo, afetando 2 a 5% das pessoas. **Dermatografismo** significa "escrita na pele" e é facilmente diagnosticado quando se risca firmemente a pele com um objeto com extremidade não pontiaguda, como a ponta de madeira de um *swab* de algodão ou com um abaixador de língua. Caracteriza-se por uma reação urticariana localizada no ponto em que a pele sofreu trauma. Sugere-se que o trauma induz uma reação mediada por IgE, fazendo com que seja liberada histamina dos mastócitos.

A **urticária colinérgica**, caracterizada pelo aparecimento de urticas de 1 a 3 mm cercadas por grandes halos eritematosos depois de um aumento da temperatura central do corpo, ocorre comumente em adultos jovens. As lesões podem desenvolver-se durante exercício extenuante, depois de um banho quente ou de estresse emocional. A falta de sintomas nas vias respiratórias a diferencia da anafilaxia induzida pelo exercício.

A **urticária pelo frio** ocorre com exposição ao frio e pode desenvolver-se em minutos nas áreas diretamente expostas ao frio ou no reaquecimento das partes afetadas. A ingestão de bebidas frias pode resultar em edema dos lábios. As síndromes de urticária pelo frio podem ser categorizadas em transtornos adquiridos e familiares. Podem ocorrer reações graves, resultando em óbito, em água fria durante natação ou mergulho. Os pacientes jamais devem nadar sozinhos, devem evitar a exposição total do corpo ao frio e ter epinefrina injetável à disposição.

O **angioedema hereditário** (AEH) é uma doença autossômica dominante causada por uma deficiência do inibidor de C1. O defeito genético pode ser causado por mutação espontânea; aproximadamente 25% dos casos ocorrem em pacientes sem antecedentes familiares. Estima-se que a doença afete aproximadamente 10.000 pessoas nos Estados Unidos. Caracteriza-se por crises imprevisíveis e recorrentes de edema episódico que envolve a face, as extremidades, a genitália, o abdome, a orofaringe e a faringe. Os episódios costumam ser desencadeados por trauma. Asfixia por crises laríngeas é causa significativa de mortalidade. Os pacientes com AEH raramente têm urticária associada ao angioedema. A maioria dos pacientes (85%) tem doença **tipo I**, que se deve à diminuição da produção do inibidor da C1-esterase. Uma minoria de pacientes (15%) tem doença **tipo II**, que se deve à produção de inibidor da C1-esterase disfuncional. Um baixo nível de C4 serve como teste de triagem inicial. Os pacientes com redução de C4 devem ser submetidos a dosagens dos níveis quantitativos e funcionais do inibidor da C1-esterase. Os níveis de C2 são baixos durante uma crise aguda. Os pacientes com AEH **tipo III** têm avaliação laboratorial normal. Esses pacientes geralmente são do gênero feminino, mas alguns do gênero masculino estão relatados na literatura. Três produtos são aprovados para tratar as crises de AEH: Berinert (o inibidor da C1-esterase – para crises agudas faciais ou abdominais em pacientes ≥ 13 anos), Ecalantida (para crise agudas em pacientes ≥ 16 anos) e Cinryze (inibidor da C1-esterase do complemento – para profilaxia em adolescentes e adultos).

As **reações anafiláticas** são reações do tipo I mediadas por IgE e resultam de muitas causas (Tabela 81-3). A ligação cruzada da molécula de IgE com o alérgeno leva à ativação do receptor de IgE no mastócito e basófilo e à liberação dos mediadores, incluindo

Tabela 81-3	Causas Comuns de Anafilaxia em Crianças*
Alimentos	Amendoins, castanhas, leite, ovos, peixes, frutos do mar, sementes, frutas, grãos
Medicamentos	Penicilinas, cefalosporinas, sulfonamidas, anti-inflamatórios não esteroides, opiáceos, relaxantes musculares, vancomicina, dextrana, tiamina, vitamina B_{12}, insulina, tiopental, anestésicos locais
Veneno de *Hymenoptera*	Abelha, vespa, formiga lava-pés
Látex	
Imunoterapia para alérgenos	
Exercício	Com alimentos específicos, exercício pós-prandial (não específica para alimentos)
Vacinações	Tétano, sarampo, caxumba, *influenza*
Variadas	Meios de radiocontraste, imunoglobulina, temperatura fria, agentes de quimioterapia, hemoderivados, inalantes
Idiopática	

De Young MC: *General treatment of anaphylaxis.* In Leung DYM, Sampson HA, Geha RS, et al, editors: Pediatric Allergy: Principles and Practice, St Louis, 2003, Mosby, p 644.
*Em ordem de frequência.

histamina, triptase, fator de necrose tumoral, fator ativador de plaquetas, leucotrienos, prostaglandinas e citocinas. Outros tipos de células envolvidas nas reações incluem monócitos, macrófagos, eosinófilos, neutrófilos e plaquetas. A liberação de mediadores resulta no quadro clínico da anafilaxia.

As **reações anafilactoides** se devem a mecanismos não imunológicos. Mastócitos e basófilos podem ser ativados por estimulação direta inespecífica, embora não se saiba qual seja o mecanismo exato subjacente. Reações a agentes, como os opiáceos e os radiocontrastes, são exemplos clássicos. A ativação do sistema do complemento também pode resultar em ativação dos mastócitos e basófilos. As **anafilatoxinas** C3a e C5a recebem esses nomes por sua capacidade de desencadear liberação de mediadores e são geradas na doença do soro. A causa mais comum desse tipo de reação é a transfusão de hemoderivados. Existem outras causas de reações anafilactoides cujos mecanismos ainda não foram esclarecidos.

EPIDEMIOLOGIA

A urticária e o angioedema são condições comuns na pele, afetando 15 a 25% dos indivíduos em alguma época da vida. A maioria dos casos de urticária é autolimitada, mas, para alguns pacientes, é crônica. Em aproximadamente 50% dos pacientes, a urticária e o angioedema ocorrem juntos. Nos restantes 50%, 40% têm apenas urticária e 10% têm apenas angioedema. A incidência de anafilaxia em crianças é desconhecida.

MANIFESTAÇÕES CLÍNICAS

Lesões elevadas eritematosas com o centro pálido, intensamente pruriginosas, caracterizam a **urticária** (Fig. 81-1). As lesões variam em tamanho e podem ocorrer em qualquer ponto do corpo. Geralmente, a urticária se origina subitamente e pode se

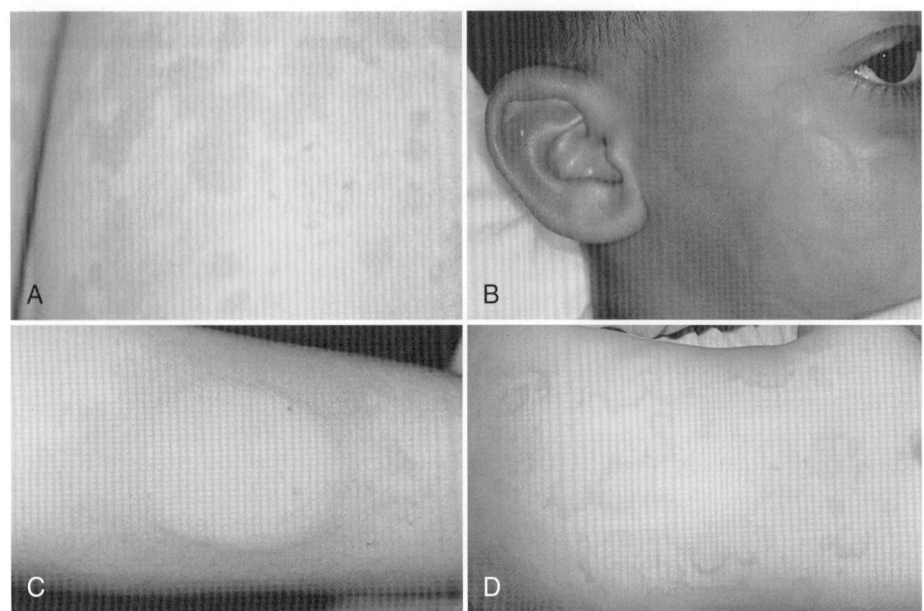

Figura 81-1 Exemplos de urticária. (De Zitelli BJ, Davis HW, editors: *Pediatric Physical Diagnosis Electronic Atlas*, Philadelphia, 2004, Mosby) Esta imagem está disponível em cores na página 756.

resolver em 1 a 2 horas ou persistir por 24 horas. O **angioedema** é um processo semelhante que envolve a derme mais profunda ou o tecido subcutâneo, sendo edema o sintoma principal. Em geral, o angioedema não é pruriginoso, pode ser levemente doloroso e persiste por mais de 24 horas. Em casos raros, pode colocar a vida em risco se o edema afetar as vias respiratórias superiores.

As manifestações clínicas de **anafilaxia** e das reações **anafilactoides** são as mesmas para crianças e adultos. Os sinais e sintomas variam de achados leves na pele a uma reação fatal. Cerca de 90% dos pacientes apresentam sintomas cutâneos, incluindo urticária, angioedema, rubor e calor; a ausência de sintomas dérmicos não exclui o diagnóstico de anafilaxia. Outros sistemas de órgãos afetados incluem o trato respiratório (rinorreia, edema orofaríngeo, edema laríngeo, disfonia, estridor, sibilância, dispneia e asfixia), sistema cardiovascular (taquicardia, hipotensão, choque, síncope e arritmias), trato gastrointestinal (náuseas, dor abdominal, diarreia com cólicas e vômitos) e sistema neurológico (síncope, crise convulsiva, tonturas e sensação de desgraça iminente). A gravidade de uma reação anafilática costuma ser proporcional à velocidade de início dos sintomas.

ESTUDOS LABORATORIAIS E POR IMAGENS

A avaliação laboratorial dos pacientes com urticária e angioedema precisa ser moldada à situação clínica. A urticária e o angioedema agudos não precisam de avaliação laboratorial específica, exceto para documentar a causa suspeita. Para pacientes com urticária e angioedema crônicos, deve ser realizada avaliação laboratorial para excluir doenças subjacentes (Tabela 81-4). Nos pacientes com angioedema recorrente *sem* urticária deve-se pesquisar AEH (Tabela 81-5).

A dosagem dos mediadores dos mastócitos, histamina e triptase, pode ser útil quando se questiona o diagnóstico de anafilaxia. O nível de triptase é o teste mais útil porque a histamina é liberada rapidamente, tem meia-vida curta e muitas vezes é difícil detectá-la no soro. Os níveis de triptase no soro têm pico 1 a 1,5 hora depois da anafilaxia. Níveis elevados podem ser úteis para estabelecer o diagnóstico, mas níveis normais de triptase não descartam o diagnóstico. É melhor dosar o nível de triptase no soro 1 a 2 horas depois do início dos sintomas. Também pode ser avaliado retrospectivamente em soro estocado que tenha menos de 2 dias.

Tabela 81-4	Testes Sugeridos para Urticária Crônica/Angioedema de Etiologia Desconhecida
TESTES BÁSICOS	**TESTES DISCRICIONÁRIOS COM BASE EM**
Hemograma completo	Se houver suspeita de vasculite
Velocidade de hemossedimentação	Fator antinuclear
Análise da urina	Biópsia da pele
Testes de função hepática	CH_{50}
Função e autoanticorpos da tireoide	Se os testes de função hepática estiverem anormais
Teste para autoanticorpo anti-FcεR1 da urticária crônica autoimune	Sorologia para hepatite B

De Zuraw B: Urticaria and angioedema. In Leung DYM, Sampson HA, Geha RS, et al, editors: *Pediatric Allergy: Principles and Practice*, St Louis, 2003, Mosby, p 580.

DIAGNÓSTICO DIFERENCIAL

O diagnóstico de urticária e angioedema é fácil de fazer; encontrar a etiologia pode ser mais difícil. Outras condições dermatológicas podem simular urticária. O **eritema multiforme** tem lesões em forma de alvo eritematosas maculares ou papulares que podem se assemelhar à urticária, mas as lesões são fixas e duram vários dias. Outras doenças dermatológicas incluem dermatite herpetiforme e penfigoide bolhoso, que são muito pruriginosos e, no início, as lesões podem assemelhar-se à urticária. Mastocitose se caracteriza por infiltrados de mastócitos em vários órgãos, incluindo a pele. Alguns pacientes têm lesões cutâneas com aspecto semelhante ao da urticária, no lugar da clássica urticária pigmentosa. A urticária pigmentosa aparece como máculas hiperpigmentadas castanho-avermelhadas que podem coalescer. Quando essas lesões são

Tabela 81-5	Avaliação do Complemento de Pacientes com Angioedema Recorrente				
ENSAIO	ANGIOEDEMA IDIOPÁTICO	ANGIOEDEMA HEREDITÁRIO TIPO I	ANGIOEDEMA HEREDITÁRIO TIPO II	DEFICIÊNCIA ADQUIRIDA DO INIBIDOR DA C1-ESTERASE	VASCULITE
C4	Normal	Baixo	Baixo	Baixo	Baixo ou normal
Razão C4d/C4	Normal	Alta	Alta	Alta	Alta ou normal
Nível do inibidor C1-esterase	Normal	Baixo	Normal	Baixo	Normal
Função do inibidor da C1-esterase	Normal	Baixa	Baixa	Baixa	Normal
C1q	Normal	Normal	Normal	Baixo	Baixo ou normal
C3	Normal	Normal	Normal	Normal	Baixo ou normal

De Zuraw B: Urticaria and angioedema. In Leung DYM, Sampson HA, Geha RS, et al, editors: Pediatric Allergy: Principles and Practice, St Louis, 2003, Mosby, p 580.

atingidas, aparece a urticária, o que é chamado **sinal de Darier**. Um transtorno raro que deve ser incluído no diagnóstico diferencial de urticária é a **síndrome de Muckle-Wells**. É um transtorno autossômico dominante caracterizado por urticária episódica que se apresenta nos lactentes com surdez neurossensorial, amiloidose, artralgias e anormalidades esqueléticas. Outra síndrome rara é a **síndrome de Schnitzler**, caracterizada por urticária crônica, macroglobulinemia, dor óssea, anemia, febre, fadiga e perda de peso. A **vasculite urticariforme** é uma vasculite de pequenos vasos com características histológicas de uma resposta leucocitoclástica. A principal característica distintiva é que as lesões duram mais de 24 horas, podem ser dolorosas à palpação e cursam com pigmentação da pele após a mesma. É necessária biópsia de pele para o diagnóstico definitivo.

O diagnóstico de anafilaxia geralmente é aparente pelo início agudo e muitas vezes com grave envolvimento multissistêmico de pele, trato respiratório e sistema cardiovascular. Súbito colapso cardiovascular na ausência de sintomas cutâneos sugere colapso vasovagal, transtorno epilético, aspiração, embolia pulmonar ou infarto do miocárdio. Edema laríngeo, especialmente com dor abdominal, sugere AEH. Muitos pacientes com anafilaxia inicialmente são considerados com tendo choque séptico (Cap. 40).

TRATAMENTO
É importante evitar os agentes desencadeantes no tratamento da urticária e do angioedema. A base do tratamento farmacológico são os anti-histamínicos H_1. Os agentes de segunda geração, como a cetirizina, a desloratadina, a fexofenadina, a levocetirizina e a loratadina, são preferidos porque têm menos efeitos adversos. Se um anti-histamínico H_1 de segunda geração, por si mesmo, não proporcionar alívio adequado, a etapa seguinte será acrescentar um anti-histamínico H_1 com propriedades de sedação à noite ou anti-histamínicos H_2, como a cimetidina ou a ranitidina. Os antidepressivos tricíclicos, como a doxepina, exibem potente atividade nos receptores H_1 e H_2. Os corticosteroides são eficazes no tratamento da urticária e do angioedema, embora os efeitos adversos pelo uso prolongado obriguem à dose mais baixa pelo tempo mais curto. Quando a urticária for resistente ao tratamento, usa-se o bloqueador do receptor de leucotrienos montelucaste em vários estudos de casos. Têm sido usados imunomoduladores, como ciclosporina, hidroxicloroquina, metotrexate, ciclofosfamida e imunoglobulina intravenosa; entretanto, são limitados os dados que dão respaldo ao seu uso e eles exigem monitoramento laboratorial devido aos efeitos adversos em potencial.

A anafilaxia é uma emergência médica; o reconhecimento pronto e o tratamento imediato são cruciais (Fig. 81-2). A administração precoce de epinefrina intramuscular é a base da terapia e deve ser dada ao mesmo tempo em que estejam sendo realizadas medidas básicas de ressuscitação cardiorrespiratória. Se a criança não estiver em um estabelecimento médico, deverão ser chamados os serviços médicos de atendimento de emergências. Devem-se administrar oxigênio suplementar e líquidos intravenosos com a criança deitada em decúbito ventral. Deve-se manter patente uma via respiratória; pode ser necessária entubação ou traqueotomia. Podem ser dadas terapias farmacológicas adicionais, como corticosteroides, anti-histamínicos, antagonistas do receptor H_2 e broncodilatadores, para melhorar os sintomas. Até 20% das pessoas com anafilaxia têm anafilaxia **bifásica** ou **prolongada**.

Uma pessoa com **anafilaxia bifásica** tem reações de fases precoce e tardia. A reação bifásica é a recorrência de sintomas anafiláticos depois de uma remissão inicial, ocorrendo em 8 a 72 horas depois da reação inicial. Uma pessoa com **anafilaxia prolongada** tem sinais e sintomas que persistem por horas ou até dias apesar do tratamento, embora isso seja raro.

PREVENÇÃO
A prevenção da urticária, do angioedema e da anafilaxia se concentra em evitar desencadeantes conhecidos. Sugere-se o encaminhamento a um especialista em alergia para que seja feita uma história minuciosa, sejam realizados exames diagnósticos e obtidas recomendações para evitação aos pacientes após reações intensas ou anafilaxia. Os testes cutâneos e específicos para IgE estão disponíveis para alimentos, inalantes, venenos de insetos, medicamentos (penicilina), vacinas e látex. Orientar paciente e familiares sobre os sinais e sintomas de anafilaxia e o uso de epinefrina autoadministrada precocemente, o que resulta em melhores resultados. Tem ocorrido anafilaxia fatal apesar do tratamento oportuno e apropriado. Deve ser usado um **bracelete de alerta médico** com informações apropriadas. Medicamentos como betabloqueadores, inibidores da enzima conversora da angiotensina e inibidores da monoamina oxidase devem ser descontinuados, porque podem exacerbar a anafilaxia ou interferir no tratamento.

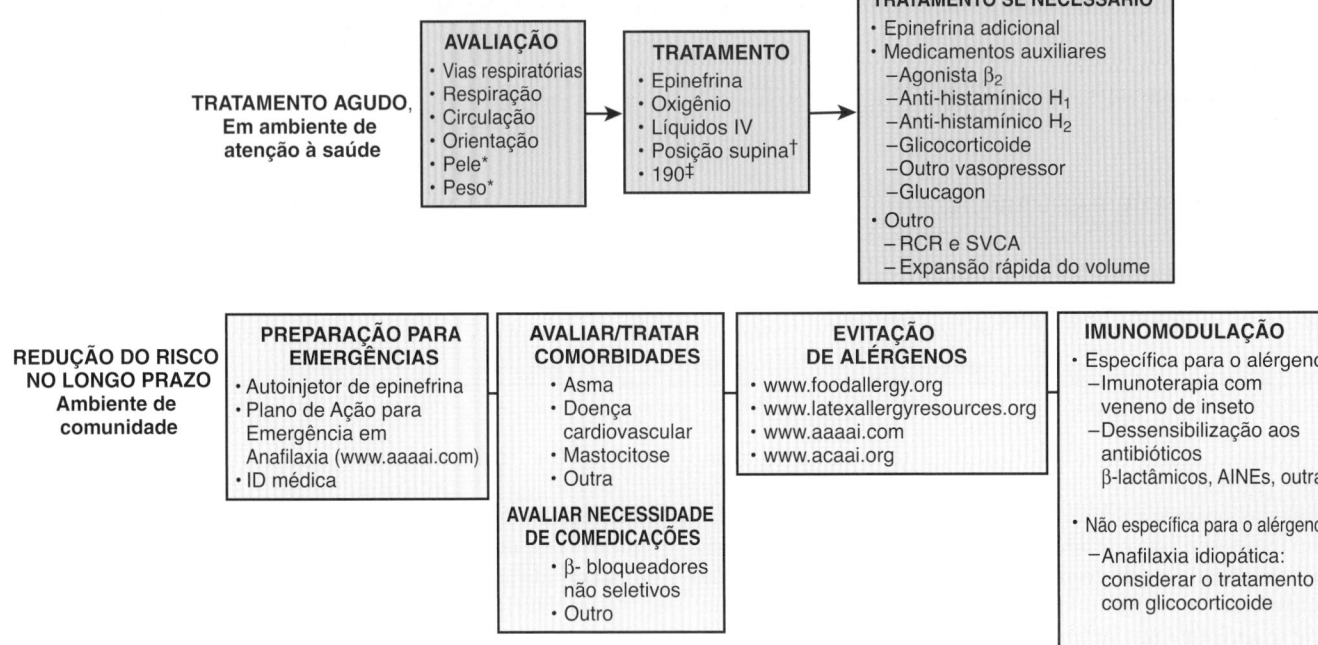

Figura 81-2 Resumo do manejo da anafilaxia. O tratamento agudo é o mesmo, independentemente do mecanismo ou desencadeante envolvido na anafilaxia. Diferentemente, para a redução do risco no longo prazo, as medidas de evitação e imunomodulação são específicas do desencadeante; atualmente, a imunomodulação está disponível apenas para uma minoria de indivíduos com anafilaxia. Todos os indivíduos sob risco alto precisam ser submetidos à avaliação de comorbidades e comedicação, receber instruções sobre a importância de estar preparado para emergências e de ser instruído sobre o uso de epinefrina autoinjetável. *SVCA*, suporte de vida cardíaco avançado; *RCR*, na ressuscitação cardiorrespiratória; *CV*, cardiovascular; *GI*, gastrointestinal; *ID*, identificação (p. ex., bracelete, cartão na carteira); *IV*, via intravenosa. *(De Simon FER: Anaphylaxis, J Allergy Clin Immunol 121:S405, 2008)*
*A pele deve ser inspecionada e é importante a estimativa do peso, especialmente em lactentes e crianças, bem como em adolescentes e adultos com sobrepeso ou obesos, a fim de se calcular a dose ideal de epinefrina e outros medicamentos necessários no tratamento e na ressuscitação.
†Posição supina, se tolerada, para prevenir a síndrome do ventrículo vazio.
‡Chamar 190/Serviços Médicos de Emergência para anafilaxia que ocorra em estabelecimentos de atenção à saúde na comunidade, como em clínicas médicas, odontológicas ou de infusão, onde pode não estar disponível uma retaguarda ideal para ressuscitação.

Capítulo 82

DOENÇA DO SORO

ETIOLOGIA

A doença do soro é uma reação de hipersensibilidade do tipo III (Tabela 77-1). O sistema imune do paciente reconhece as proteínas no medicamento ou no antissoro como estranhas e produz anticorpos contra elas. Os anticorpos recém-formados se ligam à proteína estranha para formar antígeno-anticorpo ou imunocomplexos, que podem entrar na circulação e ser depositados nos vasos e em órgãos de filtração. Esses complexos causam lesão tecidual ativando a cascata do complemento e recrutando neutrófilos, o que resulta em aumento da permeabilidade capilar, liberação de mediadores tóxicos e dano tecidual.

EPIDEMIOLOGIA

Os imunocomplexos foram descritos pela primeira vez depois da administração de soro heterólogo, tal como no soro de cavalo para difteria. A existência de anticorpos biológicos humanizados criados por bioengenharia e farmacoterapias alternativas reduziu grandemente a incidência da doença do soro. Agentes incitadores comuns incluem os hemoderivados e proteínas estranhas, como a globulina antitimócito e antivenenos. Os medicamentos frequentemente implicados incluem penicilina, sulfonamidas, minociclina, cefaclor, hidantoínas e tiazídicos.

MANIFESTAÇÕES CLÍNICAS

Os sintomas da doença do soro ocorrem geralmente 7 a 21 dias depois da administração de medicamentos, proteínas estranhas ou infecções. O início do sintomas pode ser mais rápido (1 a 4 dias) em indivíduos previamente sensibilizados. As manifestações clínicas clássicas consistem em febre, artralgias poliarticulares, linfadenopatia e sintomas cutâneos. As lesões cutâneas variam e podem incluir urticária, angioedema, eritema multiforme, *rash* morbiliforme e uma púrpura palpável ou erupção serpenteante na interface das faces dorsal e palmar ou plantar de mãos e pés.

Cardite, glomerulonefrite, síndrome de Guillain-Barré, encefalomielite e neurite periférica são complicações raras.

ESTUDOS LABORATORIAIS E POR IMAGENS

Os exames laboratoriais podem mostrar uma velocidade de hemossedimentação elevada, presença de imunocomplexos circulantes e depressão dos níveis do complemento (C3 e C4). A biópsia da pele mostra imunodepósitos de IgM, IgA, IgE ou C3. Pode estar presente hematúria ou proteinúria ou ambas. O diagnóstico é estabelecido por história de exposição a uma causa incitante, manifestações clínicas características e exames laboratoriais mostrando imunocomplexos circulantes e depressão dos níveis de complemento.

TRATAMENTO E PREVENÇÃO
A doença do soro é autolimitada e se resolve em 1 a 2 semanas; portanto, o tratamento é o alívio sintomático. Podem ser administrados anti-histamínicos para aliviar o prurido. São dados anti-inflamatórios não esteroides para a febre e dor articular e, se necessário, administra-se prednisona (1 a 2 mg/kg VO ao dia), que depois é retirada gradualmente. Testes cutâneos para alergia não predizem a probabilidade do desenvolvimento de doença do soro.

Os meios primários de prevenção são evitar a exposição à causa implicada.

Capítulo 83
ALERGIAS A INSETOS

ETIOLOGIA
As reações alérgicas geralmente resultam de picadas de insetos da ordem **Hymenoptera**, que inclui a superfamília *Apoidea* (abelha e abelhão), **vespídeos** (jaqueta amarela, vespa) e **Formicidae** (formiga lava-pés e formiga vermelha). As abelhas têm um ferrão farpado que continua cravado depois da picada. Os jaquetas amarelas são responsáveis pela maioria das reações alérgicas na maior parte dos Estados Unidos, enquanto as vespas são a causa mais frequente de reações a picadas no Texas. As formigas lava-pés são encontradas no sudeste e centro-sul dos Estados Unidos.

As picadas de insetos raramente causam anafilaxia. Foi descrita anafilaxia, entretanto, depois de picadas de barbeiro (*Triatoma*), percevejos, borrachudos e mosca dos estábulos. Grandes reações locais por picadas de insetos como mosquitos, pulgas e moscas são ocorrência comum. A reação parece urticariforme e é causada pelas secreções salivares depositadas pela picada do inseto e não representa uma reação alérgica.

EPIDEMIOLOGIA
A alergia a picadas de insetos pode desenvolver-se em qualquer idade e geralmente se manifesta depois de várias picadas sem intercorrências. Embora as crianças sejam picadas mais frequentemente do que os adultos, ocorrem reações alérgicas sistêmicas em apenas aproximadamente 1% das crianças e 3% dos adultos. As reações nos adultos, em geral, são mais intensas do que nas crianças e podem resultar em óbito. Grandes reações locais a picadas de insetos são mais comuns nas crianças, com uma incidência estimada de 20% para crianças e 10% para adultos.

MANIFESTAÇÕES CLÍNICAS
O diagnóstico de alergia a picada de inseto depende da história da reação e da presença de IgE específica para o veneno. As reações normais às picadas de insetos, observadas em 90% das crianças,

Tabela 83-1 | Classificação das Reações a Picadas de Insetos

TIPO DE REAÇÃO	CARACTERÍSTICAS
Normal	Diâmetro < 5 cm
	Dor e eritema transitórios
	Duração < 24 h
Grande reação local	Diâmetro > 5 cm
	Edema contíguo ao local
	Duração de 2-7 dias
Sistêmica	
Sem ameaça à vida	Reação generalizada imediata confinada à pele (eritema, urticária, angioedema)
Potencialmente letal	Reação generalizada imediata não confinada à pele com sintomas respiratórios (edema laríngeo, broncoespasmo) ou cardiovasculares (hipotensão, choque)
Tóxica	Vem após múltiplas picadas e é produzida por aminas vasoativas exógenas no veneno
Incomuns	Doença do soro, vasculite, nefrose, neurite, encefalite
	Os sintomas se iniciam vários dias a semanas depois da picada do inseto.

incluem dor localizada, edema e eritema no local da picada, o que geralmente desaparece em 24 horas. Ocorrem grandes reações locais em 10% dos pacientes. Geralmente são reações de fase tardia mediadas por IgE, têm grande edema contíguo ao local da picada, desenvolvendo-se ao longo de 24 a 48 horas e resolvendo-se em 2 a 7 dias. Praticamente todos os indivíduos com grandes reações locais têm reações semelhantes com picadas subsequentes. As reações sistêmicas são mediadas por IgE e ocorrem em 1% das crianças. Podem ser leves e não oferecerem risco à vida, tendo apenas sintomas cutâneos, ou podem trazer risco à vida, com sintomas respiratórios, cardiovasculares ou neurológicos de anafilaxia (Cap. 81). Podem ocorrer reações tóxicas se uma pessoa receber um grande número de picadas (50 a 100). Os sintomas incluem mal-estar, náuseas e vômitos decorrentes dos efeitos tóxicos do veneno. Reações incomuns, como vasculite, nefrose, neurite, doença do soro e encefalite, raramente se associam a picadas de insetos (Tabela 83-1).

ESTUDOS LABORATORIAIS E POR IMAGENS
Um teste cutâneo positivo para extrato de veneno de *Hymenoptera* demonstra a presença de IgE específica para o veneno no contexto de uma história de reação positiva a picadas e ajuda a identificar insetos específicos aos quais um indivíduo é alérgico. Anticorpos IgE específicos para o veneno também podem ser dosados por testes *in vitro* no soro. Ambos os métodos de testes devem ser considerados complementares porque nenhum teste isoladamente detecta todos os pacientes com alergia a picadas de insetos. Futuras reações se relacionam mais com os padrões do indivíduo no passado do que com o nível de sensibilidade dos testes cutâneos para veneno ou com os testes de IgE específica no soro.

DIAGNÓSTICO DIFERENCIAL
Uma história de reação sistêmica imediata é necessária antes dos testes com o veneno, pelo que se deve considerar imunoterapia.

A identificação do inseto causador não costuma ser confiável. Picadas de abelha podem ser identificadas pelo ferrão que permanece no local. Picadas de vespas geralmente não são provocadas e ocorrem no final do verão, quando os insetos são mais agressivos.

TRATAMENTO

As reações locais devem ser tratadas com limpeza do local, aplicação de compressas frias e administração de anti-histamínicos e analgésicos orais. Ocasionalmente, grandes reações locais podem ser erroneamente diagnosticadas como celulite. É improvável uma infecção se a reação ocorrer 24 a 48 horas depois de uma picada. O tratamento é com um corticosteroide oral por 4 a 5 dias, não com antibióticos orais.

O tratamento das reações sistêmicas é guiado pela gravidade da reação, mas a epinefrina é a base da terapia e deve ser administrada sem demora. Os anti-histamínicos podem ser administrados concomitantemente com a epinefrina. Os corticosteroides devem ser dados para prevenir sintomas recorrentes ou prolongados. Para as reações graves, podem ser necessários líquidos e epinefrina pela via intravenosa, oxigênio e suporte respiratório em uma unidade de terapia intensiva. Depois dos cuidados agudos de uma reação sistêmica a uma picada, devem-se fornecer aos pacientes um autoinjetor de epinefrina, encaminhamento a um alergista/imunologista e instruções sobre a prevenção de picadas de insetos.

COMPLICAÇÕES

Pelo menos 50 a 100 fatalidades por ano nos Estados Unidos são atribuídas a reações a picadas de insetos. A maioria dos óbitos (80%) ocorre em adultos com mais de 40 anos e somente 2% ocorrem em indivíduos com menos de 20 anos. Aproximadamente metade dos óbitos ocorre em pessoas sem antecedentes de uma reação a picadas de insetos.

PROGNÓSTICO

O fator prognóstico mais importante é ter sucesso em evitar as picadas de insetos. Mais de 85% dos adultos que completam 5 anos de imunoterapia desafiam as picadas sem reações sistêmicas por 5 a 10 anos depois da finalização.

PREVENÇÃO

As medidas para reduzir as chances de picada acidental incluem exterminar áreas infestadas; não comer nem beber ao ar livre; usar calças e sapatos; evitar roupas muito coloridas, fragrâncias ou *spray* para o cabelo quando ao ar livre. Os repelentes de insetos comuns não têm efeito contra *Hymenoptera*.

As atuais recomendações são administrar **imunoterapia para veneno** a indivíduos que tenham uma reação sistêmica potencialmente letal por uma picada de inseto e tenham testes cutâneos positivos para veneno ou níveis elevados de IgE específica para veneno. Todas as pessoas com história de reações sistêmicas a insetos devem ser orientadas sobre o uso do autoinjetor de epinefrina e incentivadas a usar o **bracelete de Alerta Médico**. Os pacientes com menos de 16 anos de idade que tenham apresentado apenas uma reação cutânea, em geral, não precisam de imunoterapia, porque seu prognóstico é benigno e podem ser tratados se a epinefrina estiver à mão.

Capítulo 84

REAÇÕES ADVERSAS A ALIMENTOS

ETIOLOGIA E EPIDEMIOLOGIA

Reação adversa a alimento é uma descrição genérica de qualquer reação indesejável depois da ingestão de alimentos, incluindo reações tóxicas, como a intoxicação alimentar, e reações não tóxicas, que podem ser subdivididas ainda em reações imunes e não imunes. A intolerância à lactose é uma reação não imune. As reações de alergia ou hipersensibilidade a alimentos englobam reações imunes ao alimento e podem ser ainda divididas em reações mediadas por IgE, que geralmente têm início rápido, e reações não mediadas por IgE.

Tolerância oral é o processo de supressão da resposta imune ao conjunto de elementos da dieta ingeridos diariamente. As **reações de alergia** ou **hipersensibilidade a alimentos** são resultado de reações imunes a glicoproteínas e se desenvolvem em indivíduos geneticamente predispostos. Nas crianças, o leite de vaca, ovos, amendoins, soja, trigo, nozes, peixe e frutos do mar causam 90% das reações mediadas por IgE. Nas crianças mais velhas e nos adultos, amendoins, nozes, peixe e frutos do mar são responsáveis pela maioria das reações. A exposição à proteína alimentar alergênica resulta em ligação cruzada do receptor de IgE encontrado nos mastócitos e basófilos, que se tornam ativados e desgranulam, liberando inúmeros mediadores potentes e citocinas. As reações não mediadas por IgE normalmente ocorrem horas a dias depois da ingestão do alérgeno e se manifestam como sintomas gastrointestinais. O responsável pode ser um mecanismo imune celular.

Aproximadamente 6 a 8% das crianças são afetadas por alergia alimentar. Nos adultos, isso declina para 1 a 2%.

MANIFESTAÇÕES CLÍNICAS

Os sintomas de reações de hipersensibilidade variam desde o envolvimento de pele, trato gastrointestinal e trato respiratório até a anafilaxia. A alergia alimentar não mediada por IgE geralmente se apresenta em lactentes como proctite/proctocolite, enteropatia ou enterocolite (Tabela 84-1).

ESTUDOS LABORATORIAIS E POR IMAGENS

Nas reações agudas por IgE, os testes cutâneos de hipersensibilidade imediata e os testes sorológicos a alimentos podem ajudar a confirmar a suspeita de alergia alimentar.

DIAGNÓSTICO

A história cuidadosa enfoca sintomas, intervalo de tempo da ingestão ao início dos sintomas, quantidade de alimento necessária para provocar a reação, reação mais recente, padrões de reatividade e fatores associados, como exercício e uso de medicação. Os testes cutâneos de hipersensibilidade imediata podem ser realizados para confirmar alergias alimentares mediadas por IgE. Um teste cutâneo negativo praticamente exclui uma reação mediada por IgE (a menos que a história clínica sugira uma reação grave depois de uma ingestão isolada do alimento). Um teste cutâneo positivo indica sensibilização, mas não comprova reatividade clínica e precisa ser interpretado com base na história.

Tabela 84-1 — Transtornos Alérgicos Gastrointestinais Relacionados com Alimentos

TRANSTORNO	GRUPO ETÁRIO	CARACTERÍSTICAS	DIAGNÓSTICO	PROGNÓSTICO/ EVOLUÇÃO
MEDIADOS POR IGE				
Hipersensibilidade gastrointestinal aguda	Todas	Início: minutos a 2 h Náuseas, dor abdominal, vômitos, diarreia Geralmente em conjunto com sintomas cutâneos e/ou respiratórios	História, teste cutâneo de hipersensibilidade imediata positivo e/ou IgE para o alimento no soro Desafio oral confirmatório	Variável, dependente do alimento Leite, soja, ovos e trigo geralmente desaparecem com o crescimento Amendoins, nozes, sementes e frutos do mar normalmente persistem
Síndrome da alergia a pólen-alimentos (síndrome da alergia oral)	Todas, mais comumente em adultos jovens (50% pólen de bétula em adultos)	Sintomas imediatos com o contato das frutas cruas com a mucosa oral Prurido, parestesias, eritema ou angioedema dos lábios, língua, orofaringe, prurido/aperto na garganta	História, teste cutâneo de hipersensibilidade imediata positivo com frutas ou hortaliças cruas; desafio oral positivo com frutas cruas e negativo quando cozidas	A intensidade dos sintomas pode variar com a estação de pólen Os sintomas podem melhorar com imunoterapia para pólen em um subgrupo de pacientes
MEDIADOS OU NÃO MEDIADOS POR IGE				
Esofagite eosinofílica alérgica	Todas, mas especialmente lactentes, crianças e adolescentes	Crianças: sintomas crônicos/intermitentes de refluxo gastroesofágico, náuseas, disfagia, dor abdominal, irritabilidade Adultos: dor abdominal, disfagia, impacção do alimento	História, teste cutâneo de hipersensibilidade imediata e/ou IgE contra o alimento positivos em 50%, mas não é boa a correlação com os sintomas clínicos Teste de contato pode ter valor na Dieta de Eliminação e Desafio Oral Endoscopia com biópsia fornece informações conclusivas sobre o diagnóstico e a resposta ao tratamento	Variável, ainda não bem estabelecida, melhora com a dieta de eliminação em 6 a 8 semanas Pode ser necessária dieta elementar Costuma responder a esteroides tópicos deglutidos
Gastroenterite eosinofílica alérgica	Todas	Dor abdominal crônica/intermitente, vômitos, irritabilidade, atraso do crescimento, perda de peso, anemia, gastroenteropatia perdedora de proteínas	História, teste cutâneo de hipersensibilidade imediata positivo e/ou IgE para o alimento em 50%, mas relação clínica com os sintomas não é boa, dieta de eliminação e desafio oral Endoscopia e biópsia fornecem informações conclusivas sobre o diagnóstico e a resposta ao tratamento	Variável, não bem estabelecido, melhora com a dieta de eliminação em 6-8 semanas Pode ser necessária dieta elementar
NÃO MEDIADOS POR IGE				
Proctocolite alérgica	Lactentes com menos de 6 meses, frequentemente recebendo aleitamento materno	Fezes com estrias de sangue; no restante, lactente tem aparência saudável	História, resposta rápida (resolução do sangue macroscópico em 48 h) com a eliminação do alérgeno Biópsia conclusiva, mas não é necessária na maioria	Maioria capaz de tolerar leite/soja com 1 ano de idade
Síndrome da enterocolite induzida por proteínas dos alimentos	Primeiros meses de vida	Vômitos crônicos, diarreia, atraso do crescimento com a exposição crônica Com a reexposição após um período de eliminação, vômitos repetitivos subagudos, desidratação (choque em 15%), diarreia Aleitamento materno é protetor	História, resposta à restrição da dieta Desafio oral	A maior parte se resolve em 1 a 3 anos
Enteropatia induzida por proteínas da dieta	Primeiros meses de vida	Diarreia prolongada (esteatorreia), vômitos, atraso do crescimento, anemia em 40%	História, endoscopia e biópsia Resposta à restrição na dieta	Maioria dos casos se resolve em 1-2 anos
Doença celíaca (enteropatia sensível ao glúten)	Todas	Diarreia crônica, má absorção, distensão abdominal, flatulência, atraso do crescimento ou perda de peso Pode associar-se a úlceras orais e/ou dermatite herpetiforme	Diagnóstico por biópsia: atrofia das vilosidades Triagem com IgA antitransglutaminase tecidual antigliadina Resolução dos sintomas com eliminação do glúten e recorrência com desafio oral	Evolução durante a vida toda

De Adkinson NF Jr, Bochner BS, Busse WW, et al: Middleton's Allergy: Principles and Practice, ed 7, Philadelphia, 2008, Mosby. OFC, Oral food challenge; PST, prick skin test.

Tabela 84-2	Interpretação das Concentrações de Anticorpos IgE no Sangue	
ALIMENTO	CONCENTRAÇÕES DE ANTICORPOS IGE ESPECÍFICOS PARA ALIMENTOS EM NÍVEIS NOS QUAIS AS REAÇÕES CLÍNICAS SÃO ALTAMENTE PROVÁVEIS OU ACIMA DELES (kUa/L)	VALOR PREDITIVO POSITIVO (%)
Ovo	7	98
≤ 2 anos	2	95
Leite	15	95
≤ 2 anos	5	95
Amendoim	14	95-100
Peixe	20	100
Soja	30	73
Trigo	26	74
Nozes	≈ 15	≈ 5

Adaptada de Sampson HA: Food allergy, J Allergy Clin Immunol 111:S544, 2003.

Também se pode usar um ensaio específico para IgE para ajudar a confirmar alergia clínica. Muitos alergistas e laboratórios consideram o sistema ImmunoCAP o método de escolha. Esse método usa um imunoensaio fluorescente quantitativo, que é mais sensível do que outros ensaios; esse método também tem melhor especificidade e reprodutibilidade, em comparação com outros ensaios. Esses testes fornecem informações suplementares aos testes cutâneos. Os pesquisadores têm tentado determinar as concentrações de IgE específica dos alimentos em que as reações clínicas tenham alta probabilidade de ocorrer (Tabela 84-2). Os pacientes com níveis de IgE específica de alérgeno acima de 95% do valor preditivo podem ser considerados alérgicos e não há necessidade de um desafio oral com o alimento. Pode ser útil monitorar o nível de IgE específica para o alérgeno para predizer se uma criança ultrapassou a alergia alimentar depois de certa idade. Os desafios orais com alimentos continuam a ser o padrão de diagnóstico e podem ser realizados para determinar se uma criança pode comer o alimento com segurança.

TRATAMENTO

O manejo das alergias alimentares consiste em educar o paciente para evitar a ingestão do alérgeno responsável e para iniciar a terapia se ocorrer ingestão. Para sintomas leves limitados à pele, como o prurido leve ou a urticária na área do contato com o alérgeno, podem-se administrar anti-histamínicos orais, como a difenidramina ou a cetirizina. Se os sintomas se estenderem além da pele, incluindo, entre outras coisas, dificuldade para respirar ou deglutir, edema da língua ou da faringe, vômitos e perda de consciência ou sintomas que não respondam à difenidramina em 20 minutos, devem-se administrar epinefrina injetável e procurar atendimento médico imediato. Os tipos de epinefrina injetável incuem EpiPen (0,3 mg), EpiPen Jr. (0,15 mg) e Twinject (0,3 ou 0,15 mg).

COMPLICAÇÕES

A anafilaxia é a complicação mais séria das reações alérgicas a alimentos e pode resultar em óbito (Cap. 81).

PROGNÓSTICO E PREVENÇÃO

A hipersensibilidade a ovos, leite, trigo e soja se resolve em aproximadamente 80% das crianças nos primeiros 5 anos de vida. A sensibilidade a certos alimentos, como amendoins, nozes, peixe e frutos do mar tende a durar a vida toda. No entanto, 20% das crianças que manifestam alergia a amendoins antes dos 2 anos podem superá-la mais tarde.

É crucial evitar o alimento suspeito. A leitura cuidadosa dos rótulos dos alimentos é prioridade. Deve ser usado um **bracelete de Alerta Médico** que contenha informações apropriadas. A organização Food Allergy Research & Education (www.foodallergy.org) é um recurso educacional útil para famílias e médicos.

As recomendações para prevenção de doenças alérgicas dirigidas ao recém-nascido *de alto risco* que não tenha manifestado doença atópica incluem: (1) amamentação nos primeiros 4 a 6 meses ou (2) usar uma fórmula de caseína hidrolisada (p. ex., Alimentum ou Nutramigen) ou fórmula com soro de leite parcialmente hidrolisado (p. ex., Good Start) (em suplementação) nos primeiros 4 a 6 meses e adiar a introdução de alimentos sólidos para depois disso. Outras abordagens, como a mãe evitar determinadas dietas durante a gravidez e durante a lactação, bem como evitar alimentos alergênicos para os lactentes além de 6 meses, não têm comprovação.

Capítulo 85

REAÇÕES ADVERSAS A MEDICAMENTOS

ETIOLOGIA

Define-se uma **reação adversa a medicamento** como uma consequência não desejada e negativa associada ao uso de um medicamento ou agente biológico. As reações a medicamentos podem ser classificadas como imunológicas ou não imunológicas (Tabela 85-1). Aproximadamente 75 a 80% das reações adversas a medicamentos são causadas por um mecanismo previsível não imunológico e entre 5 e 10% de todas as reações a medicamentos são explicados por um mecanismo imunomediado. As reações a medicamentos restantes são causadas por um mecanismo imprevisível, que pode ou não ser imunomediado. A **classificação de Gell e Coombs** pode ser usada para descrever algumas reações alérgicas induzidas por medicamentos (Tabela 77-1). Muitas reações a medicamentos não podem ser classificadas porque não se definiu o mecanismo imune exato. A maioria dos medicamentos não consegue desencadear uma resposta imune por causa do seu tamanho pequeno; no entanto, o medicamento ou um metabólito atuam como hapteno e se ligam a moléculas maiores, como as proteínas dos tecidos ou do soro, segundo um processo chamado de **haptenização**. O complexo multivalente hapteno-proteína forma um novo epítopo imunogênico que desencadeia respostas de linfócitos T e B.

EPIDEMIOLOGIA

As reações às penicilinas e cefalosporinas são as reações alérgicas mais comuns a medicamentos encontradas na população pediátrica. Aproximadamente 6 a 10% das crianças são rotuladas como *alérgicas à penicilina*. Os fatores de risco para reações a medicamentos incluem exposição prévia ao medicamento, idade mais alta (> 20 anos de idade), administração parenteral ou tópica, dose mais

Tabela 85-1 | Classificação das Reações Adversas a Medicamento

TIPO	EXEMPLO
IMUNOLÓGICAS	
Reação tipo I (mediada por IgE)	Anafilaxia por antibiótico β-lactâmico
Reação tipo II (citotóxica)	Anemia hemolítica por penicilina
Reação tipo III (imunocomplexos)	Doença do soro por globulina antitimócito
Reação tipo IV (tardia, celular)	Dermatite de contato por anti-histamínico tópico
Ativação específica de linfócitos T	*Rash* morbiliforme por sulfonamidas
Apoptose induzida por Faz/ligante do Fas	Síndrome de Stevens-Johnson; necrólise epidérmica tóxica
Outra	Síndrome lúpus-*like* induzida por medicamento; síndrome de hipersensibilidade a anticonvulsivantes
NÃO IMUNOLÓGICAS	
Previsíveis	
Efeito adverso farmacológico	Boca seca pelos anti-histamínicos; tremor com o salbutamol
Efeito adverso farmacológico secundário	Candidíase oral durante o uso de antibióticos; colite associada ao *Clostridium difficile* (colite pseudomembranosa) pela clindamicina (e outros antibióticos)
Toxicidade medicamentosa	Hepatotoxicidade pelo metotrexato
Interações medicamentosas	Arritmia em *torsades de pointes* por terfenadina com eritromicina
Overdose de medicamento	Necrose hepática pelo paracetamol
Imprevisíveis	
Pseudoalérgicas	Reação anafilactoide depois de meios de contraste
Idiossincráticas	Anemia hemolítica em um paciente com deficiência de G6PD depois de terapia com primaquina
Intolerância	Tinido depois de uma dose única pequena de aspirina

Adaptada de Riedl MA, Casillas AM: Adverse drug reactions: types and treatment options, Am Fam Physician 68(9):1781–1790, 2003. G6PD, Glucose-6-phosphate dehydrogenase.
G6PD, Glicose 6-fosfato desidrogenase.

alta, exposição repetida e uma predisposição genética para metabolismo lento do medicamento. Uma constituição atópica não predispõe um indivíduo ao desenvolvimento de reações a medicamentos, mas pode indicar um risco maior de reação mais grave.

MANIFESTAÇÕES CLÍNICAS

As reações alérgicas podem ser classificadas como **imediatas** (**anafiláticas**), que ocorrem em até 60 minutos da administração do medicamento; **reações aceleradas**, que começam 1 a 72 horas depois da administração do medicamento; e **reações tardias**, que ocorrem depois de 72 horas. O tipo mais comum de reação adversa a medicamento é o cutâneo. As reações aceleradas geralmente são dermatológicas ou reações de doença do soro. As reações tardias incluem dermatite descamativa, síndrome de Stevens-Johnson, necrólise epidérmica tóxica e doença do soro.

ESTUDOS LABORATORIAIS E POR IMAGENS

Os protocolos de testes cutâneos são padronizados para penicilina e bem descritos para outros agentes, como anestésicos locais, relaxantes musculares, vacinas e insulina. Os testes cutâneos positivos a tais reagentes confirmam a presença de IgE específica para o antígeno e sustentam o diagnóstico de uma reação de hipersensibilidade do tipo I no contexto clínico apropriado.

DIAGNÓSTICO DIFERENCIAL

A experiência mais ampla no manejo de reações adversas a medicamentos é com a penicilina. A alergia à penicilina deve ser avaliada quando o indivíduo estiver bem, não na necessidade aguda de tratamento. Os testes cutâneos para penicilina são úteis para reações mediadas por IgE por causa de seu valor preditivo negativo; somente 1 a 3% dos pacientes com testes cutâneos negativos têm uma reação, que é leve, quando reexpostos à penicilina. Os testes cutâneos para penicilina devem ser realizados usando o **determinante maior, peniciloil polilisina** (disponível como Pre-Pen), e os **determinantes menores**, que incluem penicilina G, peniciloato e peniloato. Os testes cutâneos para penicilina não predizem reações não mediadas por IgE. Para pacientes com história compatível com doença do soro ou reações do tipo descamativo, não devem ser realizados testes cutâneos, e a penicilina deve ser evitada indefinidamente.

O risco de uma criança que reage positivamente aos testes cutâneos para penicilina sofrer uma reação alérgica a uma cefalosporina é inferior a 2%. Acredita-se que as cefalosporinas de primeira geração (p. ex., cefalexina) têm mais probabilidade do que as cefalosporinas de segunda geração (p. ex., cefuroxima) ou de terceira geração (cefpodoxima) de causarem uma reação cruzada. Isso se deve à semelhança química das cadeias laterais do anel β-lactâmico entre a penicilina e as cefalosporinas de primeira geração.

TRATAMENTO

Se o teste cutâneo para penicilina for positivo, a penicilina deverá ser evitada e usado um antibiótico alternativo. Se houver necessidade definitiva de penicilina, pode-se efetuar a **dessensibilização** por administração de quantidades crescentes de medicamento ao longo de um tempo curto em um ambiente hospitalar. Não é claro o mecanismo exato da dessensibilização; entretanto, pensa-se que torne os mastócitos não responsivos ao medicamento. Para manter a dessensibilização, o medicamento precisa ser dado pelo menos duas vezes ao dia. Se o medicamento for parado por mais de 48 horas, o paciente não ficará *dessensibilizado* e o protocolo precisará ser repetido antes de se repetir o uso do antibiótico.

Para outros antibióticos, os determinantes alergênicos relevantes produzidos pelo metabolismo ou degradação não foram bem definidos. Podem ser realizados testes cutâneos para o antibiótico nativo em concentrações não irritantes. Uma resposta negativa não exclui alergia; entretanto, uma resposta positiva sugere a presença de alergia mediada por IgE. No caso de uma resposta negativa ao teste cutâneo, pode ser administrado um desafio graduado ou dose teste, dependendo da história clínica da reação. Os pacientes que apresentaram síndrome de Stevens-Johnson, necrólise epidérmica tóxica ou doença do soro não devem ser desafiados.

COMPLICAÇÕES
Anafilaxia é a complicação mais séria das reações alérgicas a medicamento e pode resultar em óbito (Cap. 81).

PROGNÓSTICO
A maioria das reações a medicamentos não parece ser de natureza alérgica. A exposição repetida intermitente durante infância ou início da idade adulta contribui para um aumento da incidência de reações adversas a medicamento em adultos.

PREVENÇÃO
A evitação do medicamento suspeito é fundamental. Deve ser usado um **bracelete de Alerta Médico** com as informações apropriadas. Uma das preocupações mais comuns com referência às reações alérgicas a medicamentos é a reatividade cruzada entre a penicilina e as cefalosporinas. Nas crianças com história de alergia à penicilina, é importante determinar se são verdadeiramente alérgicas por testes cutâneos para penicilina usando os determinantes maiores e menores. Se o teste cutâneo para penicilina for negativo, não haverá aumento do risco de uma reação alérgica às cefalosporinas.

Um teste cutâneo positivo para penicilina leva a um antibiótico alternativo sem reação cruzada, a um desafio graduado para a cefalosporina necessária, sob monitoramento apropriado ou dessensibilização para a cefalosporina exigida.

Para crianças com história de alergia a uma cefalosporina que precisem de outra cefalosporina, podem ser consideradas duas abordagens: um desafio graduado com uma cefalosporina que não compartilhe o mesmo determinante de cadeia lateral ou teste cutâneo com a mesma cefalosporina ou uma cefalosporina diferente. Uma resposta positiva sugere a presença de alergia mediada por IgE e não se sabe qual é o valor de um teste negativo. Os testes cutâneos com cefalosporina não foram padronizados nem validados.

Leitura Sugerida
Bieber T: Atopic dermatitis, *N Engl J Med* 58:483–1494, 2008.
Greenberger P, Grammer L: Northwestern University allergy-immunology syllabus 2012: residents and students, *Allergy Asthma Proc* 33(3), 2012 Suppl 1.
Greer FR, Sicherer SH, Burks AW: Effects of early nutritional interventions on the development of atopic disease in infants and children: the role of maternal dietary restriction, breastfeeding, timing of introduction of complementary foods and hydrolyzed formulas, *Pediatrics* 121:183–191, 2008.
Leung DYM, Sampson HA, Geha RS, et al: *Pediatric Allergy: Principles and Practice,* ed 2, St Louis, 2010, Elsevier.
National Heart, Lung, and Blood Institute and National Asthma Education and Prevention Program: Expert panel report 3: guidelines for the diagnosis and management of asthma. Full report 2007. *NTH Publication No. 08-4051.* Bethesda, MD, 2007, U.S. Department of Health and Human Services. Available at http://www.nhlbi.nih.gov/guidelines/asthma/asthgdln.htm.
National Heart, Lung, and Blood Institute and National Asthma Education and Prevention Program: Expert panel report 3: guidelines for the diagnosis and management of asthma. Summary report 2007. *NTH Publication No. 08-5846.* Bethesda, MD, 2007, U.S. Department of Health and Human Services. Available at http://www.nhlbi.nih.gov/guidelines/asthma/asthsumm.pdf.
Shearer WT, Leung DYM: 2010 primer on allergic and immunologic diseases, *J Allergy Clin Immunol* 125:S1–S2, 2010.
Sicherer SH: *Understanding and Managing Your Child's Food Allergies*, Baltimore, 2006, Johns Hopkins University Press.
Williams HC: Atopic dermatitis, *N Engl J Med* 352:2314–2324, 2005.
Wood RA: *Food Allergies for Dummies*, Hoboken, NJ, 2007, Wiley.

Doenças Reumáticas da Infância

Hilary M. Haftel

SEÇÃO 15

Capítulo 86

AVALIAÇÃO

As **doenças reumáticas** (**doenças do colágeno e vascular** ou **do tecido conjuntivo**) da infância são caracterizadas por autoimunidade e inflamação, que podem ser localizadas ou generalizadas. As doenças reumáticas clássicas das crianças compreendem a artrite idiopática juvenil (AIJ), antigamente denominada *artrite reumatoide juvenil*, o lúpus eritematoso sistêmico (LES) e a dermatomiosite juvenil (DMJ). As **síndromes dolorosas musculoesqueléticas** são um conjunto de condições sobrepostas caracterizadas por dor mal localizada que afeta as extremidades. A esclerodermia, a síndrome de Behçet e a síndrome de Sjögren são raras na infância. O diagnóstico diferencial dos distúrbios reumatológicos normalmente engloba infecções, processos pós-infecciosos e tumores malignos (Tabela 86-1).

HISTÓRIA

A história possibilita a identificação dos sintomas que apontam a fonte da inflamação e revelam se ela é localizada ou sistêmica. Os sintomas da inflamação sistêmica tendem a ser inespecíficos. A **febre**, causada pela liberação de citocinas, pode se manifestar de várias formas. A febre héctica, sem periodicidade ou padrão, normalmente é encontrada nas vasculites, como a doença de Kawasaki, mas também ocorre em crianças com infecção subjacente. Certas doenças, como a AIJ de início sistêmico, provocam uma febre caracterizada por picos periódicos de temperatura que aparecem uma ou duas vezes ao dia. As outras doenças reumáticas provocam febre baixa. O registro do padrão da febre da criança, especialmente na ausência de antipiréticos, é bastante útil. Também ocorrem erupções cutâneas de vários tipos (Tabela 86-1). Outros sintomas sistêmicos (mal-estar, anorexia, perda de peso e fadiga) podem variar de leve a debilitante.

Os sintomas da inflamação localizada variam de acordo com o local afetado. A **artrite**, ou a inflamação da membrana sinovial (**sinovite**), causa dor articular, inchaço e limitação do uso da articulação comprometida. Há relatos de rigidez matinal ou após um período de inatividade. A criança poderá demorar a levantar de manhã, mancar e também se esquivar de realizar as atividades habituais ou de praticar exercícios físicos. **Entesite** é a inflamação da inserção de um ligamento a um osso. A **serosite**, a inflamação de um revestimento seroso, como a pleurite, a pericardite ou a peritonite, causa dor torácica, falta de ar ou dor abdominal. A **miosite**, a inflamação de um músculo, poderá causar sintomas como dor muscular, fraqueza ou dificuldade para realizar tarefas do cotidiano. A **vasculite**, a inflamação dos vasos sanguíneos, provoca sintomas inespecíficos, como erupções/manchas cutâneas (petéquias, púrpura) e edema quando vasos pequenos e profundos da derme papilar são afetados; o envolvimento de vasos de calibre médio leva ao aparecimento de um nódulo circunscrito e doloroso.

EXAME FÍSICO

A história e o exame físico completo geralmente são suficientes para estreitar o diagnóstico diferencial e levar ao diagnóstico final. O aspecto global da criança e o déficit de crescimento ou de desenvolvimento ponderoestatural poderão indicar um distúrbio inflamatório subjacente significativo. O exame de cabeça e pescoço poderá revelar ulceração de mucosas, vista em doenças como o LES. O exame dos olhos conseguirá mostrar irregularidade pupilar e sinéquias resultantes de uveíte ou a conjuntivite da doença de Kawasaki. Poderá haver linfadenopatia difusa inespecífica. Os exames pulmonar e cardíaco podem revelar atrito pleural ou pericárdico, que indicam serosite. O encontro de esplenomegalia ou hepatomegalia levanta a suspeita de ativação do sistema reticuloendotelial que ocorre na AIJ de início sistêmico ou no LES.

O exame das articulações é fundamental para o diagnóstico da artrite e é capaz de indicar a presença de inchaço articular, derrame articular, dor e eritema resultantes do aumento do fluxo sanguíneo. Poderão ocorrer também contraturas articulares. A membrana sinovial, um revestimento articular, poderá estar espessada como resultado de inflamação crônica. A ativação das placas de crescimento epifisiais de uma área de artrite pode causar proliferação óssea localizada e discrepância no comprimento dos membros. Por outro lado, a inflamação de centros imaturos de crescimento pode levar ao desenvolvimento anormal de ossos, como os carpais e os tarsais, provocando encavalamento, ou das articulações temporomandibulares, produzindo micrognatia. Erupções cutâneas ou evidências de distúrbios cutâneos subjacentes, como o espessamento da pele resultante de esclerodermia ou esclerodactilia, poderão ser observadas. O fenômeno de Raynaud crônico é capaz de causar alterações nos capilares das pregas ungueais, ulceração ou perda da ponta dos dedos.

MANIFESTAÇÕES COMUNS

As doenças reumáticas da infância compreendem um grupo heterogêneo de doenças com uma patogênese subjacente comum, ou seja, o funcionamento desordenado do sistema imune que causa um processo inflamatório dirigido contra proteínas nativas, com

Tabela 86-1 | Diagnóstico Diferencial das Síndromes Artríticas Pediátricas

CARACTERÍSTICA	LÚPUS ERITEMATOSO SISTÊMICO	ARTRITE IDIOPÁTICA JUVENIL	FEBRE REUMÁTICA	DOENÇA DE LYME	LEUCEMIA	MENINGOCOCEMIA	DOENÇA DE KAWASAKI
Sexo	F > M	Dependente do tipo	M = F	M = F	M = F	F > M	M = F
Idade	10-20 anos	1-16 anos	5-15 anos	>5-20 anos	2-10 anos	>12 anos	<5 anos
Artralgia	Sim	Sim	Sim	Sim	Sim	Sim	Sim
Rigidez matinal	Sim	Sim	Não	Não	Não	Não	Não
Erupções/manchas cutâneas	Em borboleta; discoide	Máculas rosa-salmão (início sistêmico)	Eritema marginado	Eritema migratório	Não	Palmas/plantas, papulopústulas	Maculopapular difusa (inespecífica), descamação
Monoarticular, pauciarticular	Sim	50%	Não	Sim	Sim	Sim	—
Poliarticular	Sim	Sim	Sim	Não	Sim	Não	Sim
Articulações pequenas	Sim	Sim	Não	Raro	Sim	Não	Sim
Art. temporomandibular	Não	Raro	Não	Raro	Não	Não	Não
Doença ocular	Uveíte/retinite	Iridociclite (rara na sistêmica)	Não	Conjuntivite, ceratite	Não	Não	Conjuntivite, uveíte
Contagem total de leucócitos	Diminuída	Aumentada (diminuída na síndrome de ativação dos macrófagos)	Normal ou aumentada	Normal	Aumentada ou neutropenia ± blastos	Aumentada	Aumentada
ANA	Positivo (>99%)	Positivo (50%)	Negativo	Negativo	Negativo	Negativo	Negativo
Fator reumatoide	Positivo ou negativo	Positivo (10%) (poliarticular)	Negativo	Negativo	Negativo	Negativo	Negativo
Outros resultados laboratoriais	↓Complemento, ↑anticorpos anti-DNA de fita dupla	Anticorpo anti-CCP + na AR de tipo adulto	ASLO, anti-DNAse B	↑Crioglobulina, ↑complexos imunes	+ Medula óssea	+ Cultura para Neisseria gonorrhoeae	Trombocitose, complexos imunes
Artrite erosiva	Raro	Sim	Raro	Raro	Não	Sim	Não
Outras manifestações clínicas	Proteinúria, serosite	Febre, serosite (início sistêmico)	Cardite, nódulos, coreia	Cardite, neuropatia, meningite	Trombocitopenia	Atividade sexual, menstruações	Febre, linfadenopatia, mãos/pés inchados, lesões bucais
Patogênese	Autoimune	Autoimune	Estreptococos do grupo A	Borrelia burgdorferi	Leucemia linfoblástica aguda	N. gonorrhoeae	Desconhecida
Tratamento	AINEs, corticosteroides, hidroxicloroquina, agentes imunossupressores	AINEs, metotrexato, bloqueadores do TNF para a doença resistente	Aspirina, corticosteroides, profilaxia com penicilina	Penicilina, doxiciclina, ceftriaxona	Corticosteroides, quimioterapia	Ceftriaxona	Imunoglobulina intravenosa, aspirina

ANA, Anticorpo antinuclear; ASLO, título de antiestreptolisina O; CCP, proteína citrulinada cíclica; AINE, anti-inflamatório não esteroide; TNF, fator de necrose tumoral.

Tabela 86-2	Manifestações Associadas a Autoanticorpos

Anemia hemolítica Coombs-positiva

Neutropenia imune

Trombocitopenia imune

Trombose (anticardiolipina, antifosfolipídio, lúpus, anticoagulante)

Linfopenia imune

Antimitocondriais (cirrose biliar primária, LES)

Antimicrossomais (hepatite crônica ativa, LES)

Antitireoide (tireoidite, LES)

Anticorpo anticitoplasma dos neutrófilos (ANCA-citoplasmático) (granulomatose com poliangiite)

ANCA-perinuclear (poliangiite microscópica)

Anti-CCP (AIJ reumatoide-positiva)

ANTICORPOS ANTINUCLEARES CONTRA ANTÍGENOS NUCLEARES ESPECÍFICOS E MANIFESTAÇÕES ASSOCIADAS

DNA de fita única (inespecífico, indica inflamação)

DNA de fita dupla (LES, doença renal)

Histonas do DNA (LES induzido por fármacos)

Sm (Smith) (LES, renal, SNC)

RNP (ribonucleoproteína) (LES, síndrome de Sjögren, esclerodermia, polimiosite, DTCM)

Ro (Robert: SSA) (LES, lúpus neonatal-bloqueio cardíaco congênito)

La (Lane: SSB) (LES, lúpus neonatal [bloqueio cardíaco congênito], síndrome de Sjögren)

Jo-1 (polimiosite, dermatomiosite)

Scl-70 (esclerose sistêmica)

Centrômero (CREST; esclerodermia limitada)

PM-Scl (esclerodermia, DTCI)

Adaptado de Condemi J: The autoimmune disease, JAMA 268:2882-2892, 1992.
ANCA, Anticorpo anticitoplasma dos neutrófilos; *CCP*, proteína citrulinada cíclica; *SNC*, sistema nervoso central; *síndrome CREST*, calcinose, fenômeno de Raynaud, disfunção esofágica, esclerodactilia, telangiectasia; *DTCM*, doença do tecido conjuntivo misto; *LES*, lúpus eritematoso sistêmico; *SSA*, antígeno A da síndrome de Sjögren; *SSB*, antígeno B da síndrome de Sjögren; *DTCI*, doença do tecido conjuntivo indiferenciado.

aumento secundário no número de linfócitos ativados, citocinas inflamatórias e anticorpos circulantes. Essa produção de anticorpos poderá ser inespecífica ou dirigida contra proteínas nativas específicas, levando a manifestações mórbidas subsequentes (Tabela 86-2). Apesar de a hiperatividade do sistema imune poder ser autolimitada, a marca característica da maioria das doenças reumáticas da infância é a cronicidade, ou a perpetuação do processo inflamatório, que em longo prazo pode causar limitações.

AVALIAÇÃO DIAGNÓSTICA INICIAL
Apesar de os pacientes com doenças reumáticas exibirem, às vezes, sintomas inespecíficos, principalmente no início, com o tempo pode surgir um conjunto característico de sintomas e achados físicos. Por meio de exames laboratoriais confirmatórios escolhidos de modo criterioso, obtém-se um diagnóstico diferencial apropriado e, por fim, chega-se ao diagnóstico correto e a um plano terapêutico.

Os diagnósticos reumatológicos são, em sua maioria, alcançados levando-se em conta os achados clínicos e certos critérios de classificação. Os exames laboratoriais devem ser judiciosos e baseados em diagnósticos diferenciais, não em um rastreamento aleatório em busca de um diagnóstico. Os exames laboratoriais servem para confirmar um diagnóstico clínico, não para levar até ele.

EXAMES LABORATORIAIS
A presença de inflamação sistêmica subjacente poderá ser indicada pela elevação dos reagentes da fase aguda, principalmente da velocidade de hemossedimentação, mas também da proteína C-reativa e da contagem de leucócitos e plaquetas. O hemograma completo poderá revelar a anemia normocrômica e normocítica da doença crônica. Esses achados laboratoriais são inespecíficos para qualquer diagnóstico reumatológico específico. Certos exames laboratoriais poderão auxiliar na confirmação de um diagnóstico, como a produção de autoanticorpos no LES e a elevação das enzimas musculares na dermatomiosite juvenil, ou identificar um risco maior de complicações, como a uveíte em um paciente com artrite idiopática juvenil com anticorpo antinuclear positivo.

EXAMES DIAGNÓSTICOS POR IMAGENS
Os exames radiológicos devem ter como foco as áreas de interesse identificadas pela história ou exame físico. A radiografia das articulações de um paciente cujo exame tenha revelado artrite poderá ser útil, mas é possível que as alterações radiográficas estejam muito defasadas em relação aos achados clínicos. Os exames com maior sensibilidade, como a cintilografia óssea, a tomografia computadorizada e a ressonância magnética, poderão ser úteis quando se quer diferenciar uma sinovite de uma lesão traumática de tecidos moles. As imagens obtidas por ressonância magnética também poderão ser úteis quando se buscam evidências de envolvimento do sistema nervoso central no LES ou de miosite na dermatomiosite juvenil.

Capítulo 87
PÚRPURA DE HENOCH-SCHÖNLEIN

ETIOLOGIA
A púrpura de Henoch-Schönlein (PHS) é uma vasculite de etiologia desconhecida caracterizada por inflamação de vasos sanguíneos pequenos com infiltração tecidual leucocítica, hemorragia e isquemia. Os complexos imunes associados à PHS são compostos predominantemente de IgA.

EPIDEMIOLOGIA
A PHS é a vasculite sistêmica mais comum da infância e principal causa de púrpura não trombocitopênica; sua incidência é de 13 por 100.000 crianças. Embora já tenha sido descrita em adultos, ela ocorre principalmente em crianças de 3 a 15 anos. A PHS é ligeiramente mais comum em meninos do que em meninas e ocorre com maior frequência nos meses de inverno do que nos meses de verão.

MANIFESTAÇÕES CLÍNICAS

A PHS caracteriza-se por erupção cutânea, artrite e, com menos frequência, por vasculite gastrointestinal ou renal. A característica distintiva da PHS é a **púrpura palpebral**, causada pela inflamação de pequenos vasos cutâneos que leva ao extravasamento de sangue para os tecidos circundantes, muitas vezes com deposição de IgA. Classicamente, a erupção cutânea é encontrada nas áreas inferiores do corpo: abaixo da cintura, nas nádegas e nas extremidades inferiores (Fig. 87-1). A erupção cutânea pode começar como máculas pequenas ou lesões urticariformes, mas rapidamente progride para púrpura com áreas de equimose. A erupção cutânea também pode estar acompanhada de edema, principalmente nas panturrilhas, no dorso dos pés, no couro cabeludo e no escroto ou nos lábios genitais. Às vezes, a PHS está associada à encefalopatia, à pancreatite e à orquite.

A artrite ocorre em 80% dos pacientes com PHS e é mais comum nas extremidades inferiores, sobretudo nos joelhos e tornozelos. Ela é aguda, muito dolorosa, e o paciente se recusa a ficar em pé. O inchaço das articulações pode ser confundido com o edema periférico que acompanha a erupção cutânea da PHS.

O envolvimento gastrointestinal ocorre em cerca de metade das crianças afetadas e normalmente se manifesta como dor abdominal com cólica de intensidade leve a moderada; acredita-se que essa dor resulte do envolvimento de pequenos vasos do trato gastrointestinal que causa isquemia. Distensão abdominal significativa, diarreia sanguinolenta, intussuscepção e perfuração abdominal ocorrem com menor frequência e requerem uma intervenção de emergência. O envolvimento gastrointestinal normalmente é visto durante a fase aguda da doença e poderá preceder o início da erupção cutânea.

Um terço das crianças com PHS apresenta envolvimento renal, que pode ser agudo ou crônico. Embora na maioria dos casos o envolvimento renal seja leve, poderá ocorrer glomerulonefrite aguda, manifestada por hematúria, hipertensão ou insuficiência renal aguda. A maioria dos casos de glomerulonefrite ocorre nos primeiros meses do quadro clínico inicial, mas raramente os pacientes desenvolvem doença renal tardia, que no fim pode levar à doença renal crônica, inclusive à insuficiência renal.

EXAMES LABORATORIAIS E DE IMAGEM

A velocidade de hemossedimentação, a proteína C-reativa e a contagem de leucócitos estão elevadas nos pacientes com PHS. A contagem de plaquetas é o exame mais importante porque essa doença tem como característica o desenvolvimento de púrpura não trombocitopênica com contagem de plaquetas normal ou mesmo elevada, o que a diferencia de outras causas de púrpura associadas à trombocitopenia, como a trombocitopenia autoimune, o lúpus eritematoso sistêmico e a leucemia. A urinálise indica se há hematúria. Devem-se quantificar o nitrogênio ureico sanguíneo e a creatinina para avaliar a função renal. A pesquisa de sangue oculto nas fezes poderá indicar se há isquemia intestinal. A suspeita de perfuração intestinal requer investigação radiológica.

DIAGNÓSTICO DIFERENCIAL

O diagnóstico da PHS baseia-se na presença de dois de quatro critérios (Tabela 87-1), o que proporciona 87,1% de sensibilidade e 87,7% de especificidade para a doença. O diagnóstico diferencial engloba outras vasculites sistêmicas (Tabela 87-2) e doenças associadas à púrpura trombocitopênica, como a púrpura trombocitopênica idiopática e a leucemia.

TRATAMENTO

A terapia para a PHS é de suporte. Pode-se administrar um ciclo de curta duração de anti-inflamatórios não esteroides para a artrite aguda. Os corticosteroides sistêmicos geralmente são reservados para as crianças com doença gastrointestinal e proporcionam um alívio significativo da dor abdominal. A posologia habitual é de 1 mg/kg/dia de prednisona durante 1 a 2 semanas, seguido pela redução gradual da dose. Se a dor abdominal reaparecer com a retirada dos corticosteroides, poderá ser necessário adotar um ciclo de tratamento mais longo. A nefrite aguda normalmente é tratada com corticosteroides, mas talvez seja necessário utilizar uma terapia imunossupressora mais agressiva.

COMPLICAÇÕES

A maioria dos casos de PHS é monofásica, dura de 3 a 4 semanas e desaparece completamente. No entanto, a erupção cutânea pode aumentar e diminuir de modo alternado durante 1 ano após a PHS. Os pais devem ser avisados sobre as possíveis recorrências. A artrite da PHS não deixa nenhuma lesão articular permanente; normalmente ela não reaparece. O envolvimento gastrointestinal pode alterar temporariamente a peristalse, aumentando o risco de

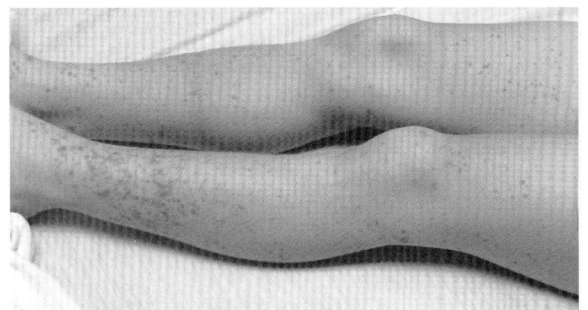

Figura 87-1. Erupção cutânea da púrpura de Henoch-Schönlein nas extremidades inferiores de uma criança. Nota-se a presença de púrpura e petéquias. Esta imagem está disponível em cores na página 757.

Tabela 87-1	Critérios para o Diagnóstico da Púrpura de Henoch-Schönlein*
CRITÉRIOS	**DEFINIÇÃO**
Púrpura palpável	Lesões cutâneas hemorrágicas elevadas e palpáveis na ausência de trombocitopenia
Angina intestinal	Dor abdominal difusa ou diagnóstico de isquemia intestinal
Biópsia diagnóstica	Alterações histológicas que mostram granulócitos nas paredes das arteríolas ou vênulas; depósitos de IgA na parede dos vasos
Grupo etário pediátrico	Início dos sintomas em idade < 20 anos

*O diagnóstico de púrpura de Henoch-Schönlein baseia-se na presença de dois de quatro critérios.

Tabela 87-2	Classificação das Vasculites

VASCULITES ASSOCIADAS AO ANTICORPO ANTICITOPLASMA DE NEUTRÓFILO
Granulomatose com poliangiite (antigamente conhecida como granulomatose de Wegener)
Poliarterite nodosa
Síndrome de Churg-Strauss
Poliangiite microscópica
SÍNDROMES DE HIPERSENSIBILIDADE
Púrpura de Henoch-Schönlein
Doença do soro (p. ex., relacionada a fármaco)
Vasculite associada a infecções
DOENÇAS DO TECIDO CONJUNTIVO
Lúpus eritematoso sistêmico
Dermatomiosite
Artrite idiopática juvenil
ARTERITE DE CÉLULAS GIGANTES
Arterite temporal
Arterite de Takayasu
OUTRAS
Síndrome de Behçet
Doença de Kawasaki
Vasculite urticariforme hipocomplementêmica

intussuscepção, que poderá ser seguida de obstrução completa ou infarto com perfuração intestinal. Qualquer criança com história recente de PHS que manifeste dor abdominal aguda, prisão de ventre ou diarreia deve ser avaliada em busca de intussuscepção. O envolvimento renal raramente causa insuficiência renal.

PROGNÓSTICO

O prognóstico da PHS é excelente. Na maioria das crianças ocorre resolução completa da doença sem quaisquer sequelas significativas. Os pacientes com doença renal resultante da PHS (nitrogênio ureico sanguíneo elevado, proteinúria de alto grau persistente) correm maior risco de complicações a longo prazo, como hipertensão e insuficiência renal, sobretudo se a fase inicial for marcada por uma nefrite importante. Em menos de 1% das crianças com PHS, há o risco, a longo prazo, de progressão para doença renal em fase final. Os raros pacientes que desenvolvem doença renal em fase final poderão necessitar de transplante renal. A PHS poderá reaparecer no rim transplantado.

Capítulo 88
DOENÇA DE KAWASAKI

ETIOLOGIA

A doença de Kawasaki (DK) é uma vasculite de etiologia desconhecida que se caracteriza por envolvimento multissistêmico e inflamação de artérias de pequeno e médio calibres, com consequente formação de aneurismas.

EPIDEMIOLOGIA

A DK é a segunda vasculite mais comum da infância. Ela acomete principalmente crianças com ascendência asiática. Tem frequência variável em todas as partes do mundo, porém a repetição é maior no Japão. A DK é mais comum em crianças com menos de 5 anos, ocorre um pico entre os 2 e os 3 anos e é rara em crianças com mais de 7 anos. Nos Estados Unidos, a incidência é de aproximadamente 6 por 100.000 crianças com menos de 5 anos. Nesse país, foi descrita uma variação sazonal com pico entre fevereiro e maio, mas a doença ocorre durante o ano todo.

MANIFESTAÇÕES CLÍNICAS

O curso clínico da DK pode ser dividido em três fases, com cada fase apresentando manifestações específicas. A formação de aneurismas nas artérias coronárias é a manifestação mais importante da DK.

Fase Aguda

A fase aguda da DK, que dura de 1 a 2 semanas, é marcada por **febre** héctica alta (>40°C) de início súbito e sem fonte evidente. O surgimento da febre é seguido por **eritema conjuntival**; alterações mucosas, inclusive **lábios rachados** e secos e **língua em morango**; **linfadenopatia cervical**; e inchaço em mãos e pés (Fig. 88-1). A conjuntivite é bilateral, bulbar e não supurativa. Linfadenopatia cervical é encontrada em 70% das crianças e seu diâmetro deve ser superior a 1,5 cm para que seja diagnóstica. Uma erupção cutânea cujo aspecto pode variar ocorre em 80% das crianças com DK e poderá ser particularmente acentuada na área inguinal e no tórax. Observa-se irritabilidade intensa, especialmente em bebês. Poderão ocorrer dor abdominal e hidropisia da vesícula biliar, pleocitose no líquido cerebrospinal, piúria estéril e artrite, sobretudo nas articulações de tamanho médio a grande. A cardite da fase aguda poderá se manifestar na forma de taquicardia, falta de ar ou de insuficiência cardíaca congestiva evidente. Durante essa fase, podem surgir **aneurismas gigantes nas artérias coronárias**; eles são raros, mas podem ocorrer em crianças muito pequenas.

Fase Subaguda

A fase subaguda, que dura até aproximadamente a quarta semana, é caracterizada pela resolução gradual da febre (quando não tratada) e de outros sintomas. A **descamação** da pele, sobretudo dos dedos das mãos e dos pés, aparece nessa época. A contagem de plaquetas, previamente normal ou um pouco diminuída, aumenta de modo significativo (com frequência acima de 1 milhão/mm³). Essa fase anuncia o surgimento de **aneurismas nas artérias coronárias**, que também poderão surgir na fase de convalescência e aumentam consideravelmente a morbidade e a mortalidade. Os fatores de risco para o desenvolvimento de aneurismas nas artérias coronárias compreendem febre prolongada, elevação prolongada dos parâmetros inflamatórios, como a velocidade de hemossedimentação (VHS), idade inferior a 1 ano ou superior a 6 anos e sexo masculino.

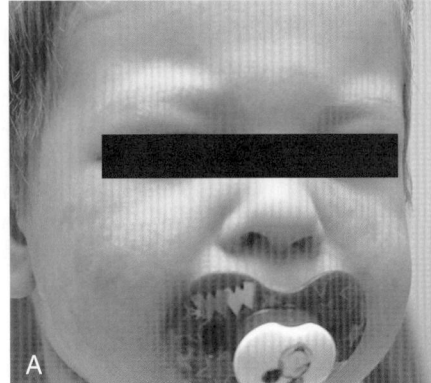
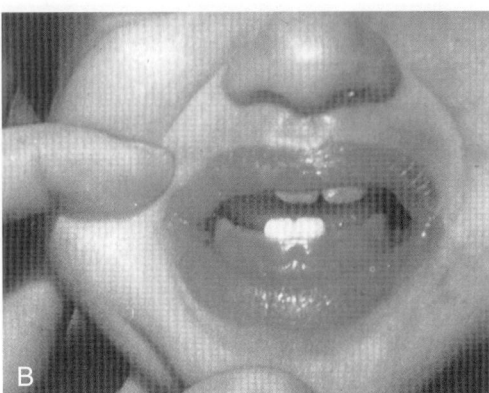

Figura 88-1. Características faciais da doença de Kawasaki. (A) Erupção cutânea morbiliforme e conjuntivite não supurativa e (B) lábios vermelhos e rachados. Esta imagem está disponível em cores na página 757.

Fase de Convalescência

Essa fase começa com o desaparecimento dos sintomas clínicos e continua até a VHS retornar ao normal, geralmente 6 a 8 semanas após o início da doença. Durante essa fase, linhas de Beau poderão aparecer nas unhas dos dedos das mãos.

EXAMES LABORATORIAIS E DE IMAGEM

É particularmente importante excluir outras causas de febre, em especial as infecções. Culturas de sangue e de urina e a radiografia de tórax são exames úteis. Na fase aguda, os parâmetros inflamatórios estão elevados, inclusive a contagem de leucócitos, a proteína C-reativa e a VHS, que pode estar muito elevada (com frequência acima de 80 mm/h). A contagem de plaquetas poderá estar baixa ou normal. A punção lombar, quando realizada para excluir uma infecção, poderá revelar pleocitose. Os exames que avaliam a função hepatobiliar poderão apresentar resultados alterados. Durante a fase subaguda, a contagem de plaquetas está muito elevada. O desenvolvimento de aneurismas nas artérias coronárias é monitorado por meio de ecocardiogramas bidimensionais, realizados geralmente durante a fase aguda, da 2ª à 3ª semana e novamente da 6ª à 8ª semana. Ecocardiogramas mais frequentes e talvez uma angiografia coronariana são indicados para os pacientes que desenvolvem alterações nas artérias coronárias.

DIAGNÓSTICO DIFERENCIAL

O diagnóstico da DK baseia-se na presença de febre por mais de 5 dias sem uma fonte identificável e na presença de quatro de outros cinco critérios clínicos (Tabela 88-1).

O diagnóstico da **DK incompleta (atípica)**, que ocorre com mais frequência em bebês, é feito quando há febre por pelo menos 5 dias, mesmo se apenas dois ou três critérios clínicos estiverem presentes, especialmente se houver aneurismas nas artérias coronárias. O diagnóstico de DK deve ser considerado nos bebês com menos de 6 meses que apresentem febre por no mínimo 7 dias, mesmo se nenhum outro critério estiver presente. Como várias das manifestações da DK são encontradas em outras doenças, muitos diagnósticos precisam ser considerados e excluídos antes que o diagnóstico de DK possa ser estabelecido (Tabela 88-2).

TRATAMENTO

A imunoglobulina intravenosa (IGIV) é a base da terapia para a DK, apesar de o mecanismo de ação ser desconhecido. Na maioria

Tabela 88-1	Critérios para o Diagnóstico da Doença de Kawasaki
Febre com duração superior a 5 dias associada a pelo menos quatro* das cinco alterações apresentadas a seguir:	
Conjuntivite bilateral não supurativa	
Uma ou mais alterações nas membranas mucosas do trato respiratório superior, inclusive eritema faríngeo, lábios secos rachados, lábios vermelhos e língua em morango	
Uma ou mais alterações nas extremidades, inclusive eritema periférico, edema periférico, descamação periungueal e descamação generalizada	
Erupção cutânea polimórfica, principalmente no tronco	
Linfadenopatia cervical com diâmetro superior a 1,5 cm	
A doença não pode ser explicada por outro processo mórbido conhecido	

*O diagnóstico de doença de Kawasaki pode ser feito quando houver febre e apenas três alterações juntamente com doença arterial coronariana documentada por ecocardiografia bidimensional ou angiografia coronariana.

Tabela 88-2	Diagnóstico Diferencial da Doença de Kawasaki
DOENÇAS INFECCIOSAS	
Escarlatina	
Vírus de Epstein-Barr	
Adenovírus	
Meningococcemia	
Sarampo	
Rubéola	
Roséola	
Síndrome do choque tóxico estafilocócico	
Síndrome da pele escaldada	
Toxoplasmose	
Leptospirose	
Febre maculosa das Montanhas Rochosas	
DOENÇAS INFLAMATÓRIAS	
Artrite idiopática juvenil (início sistêmico)	
Poliarterite nodosa	
Síndrome de Behçet	
DOENÇA POR HIPERSENSIBILIDADE	
Reação a fármaco	
Síndrome de Stevens-Johnson (eritema multiforme)	

Tabela 88-3	Complicações da Doença de Kawasaki
Trombose nas artérias coronárias	
Aneurisma em artérias periféricas	
Aneurismas nas artérias coronárias	
Infarto do miocárdio	
Miopericardite	
Insuficiência cardíaca	
Hidropisia da vesícula biliar	
Meningite asséptica	
Irritabilidade	
Artrite	
Piúria estéril (uretrite)	
Trombocitose (tardia)	
Diarreia	
Pancreatite	
Gangrena periférica	

dos pacientes, uma dose única de IGIV (2 g/kg ao longo de 12 horas) leva à diminuição rápida da febre e à resolução da doença clínica e, mais importante, reduz a incidência de aneurismas nas artérias coronárias. O ácido acetilsalicílico é utilizado inicialmente em uma **dose anti-inflamatória** (80 a 100 mg/kg/dia, fracionada em 4 tomadas) na fase aguda. Assim que a febre desaparece, o ácido acetilsalicílico é reduzido para uma **dose antitrombótica** (3 a 5 mg/kg/dia em dose única) e administrado durante as fases subaguda e de convalescência, geralmente por 6 a 8 semanas, até que a ecocardiografia de acompanhamento documente a ausência ou a resolução dos aneurismas das artérias coronárias.

Até 10% das crianças com DK não respondem de modo satisfatório à terapia com IGIV. A maioria desses pacientes responde ao retratamento com IGIV, mas poderá ser necessário utilizar um preparado distinto de IGIV. Diferentemente de outras vasculites, raras vezes, corticosteroides ou o infliximabe são utilizados na DK, mas eles poderão ser úteis durante a fase aguda se houver cardite ativa ou para crianças com febre persistente após duas doses de IGIV.

COMPLICAÇÕES
A maioria dos casos sofre resolução sem deixar sequelas. Há registro de infarto do miocárdio, muito provavelmente causado por estenose de uma artéria coronária no local de um aneurisma. Aneurismas em artérias coronárias encontrados na autópsia de crianças mais velhas após morte cardíaca súbita poderão ser resultantes de DK pregressa. Outras complicações são listadas na Tabela 88-3.

PROGNÓSTICO
A IGIV reduz a prevalência de doença arterial coronariana de 20%—25% nas crianças tratadas apenas com ácido acetilsalicílico para 2%—4% nas crianças tratadas com ácido acetilsalicílico e IGIV. Excetuando-se o risco de aneurisma persistente nas artérias coronárias, a DK possui um prognóstico excelente.

Capítulo 89
ARTRITE IDIOPÁTICA JUVENIL

ETIOLOGIA
As artrites crônicas da infância englobam várias doenças e a mais comum delas é a artrite idiopática juvenil (AIJ), antigamente chamada de *artrite reumatoide juvenil (ARJ)*. A classificação da AIJ inclui vários outros tipos de artrite juvenil, como a artrite relacionada à entesite e a artrite psoriática. A etiologia dessa doença autoimune é desconhecida. A manifestação subjacente comum desse grupo de doenças é a **sinovite** crônica, ou inflamação da membrana sinovial da articulação. Essa membrana se torna espessada e hipervascularizada e exibe um infiltrado de linfócitos, que também podem ser encontrados no líquido sinovial juntamente com citocinas inflamatórias. A inflamação leva à produção e à liberação de proteases e colagenases teciduais. Quando não tratada, a inflamação pode levar à destruição dos tecidos, particularmente da cartilagem articular e, por fim, das estruturas ósseas subjacentes.

EPIDEMIOLOGIA
A AIJ é a doença reumática crônica mais comum da infância, e sua prevalência é de 1:1.000 crianças. A doença tem dois picos de incidência, um entre o 1º e o 3º ano e outro entre o 8º e o 12º ano de vida, mas ela pode ocorrer em qualquer idade. As meninas são mais afetadas do que os meninos, particularmente com a forma oligoarticular da doença.

QUADRO CLÍNICO
De acordo com o número de articulações envolvidas (menos de cinco *versus* cinco ou mais), a existência de envolvimento sacroilíaco e a presença de características sistêmicas, a AIJ pode ser dividida em vários subtipos e cada subtipo apresenta características mórbidas específicas (Tabela 89-1). Apesar de o início da artrite ser lento, muitas vezes o inchaço articular só é detectado pela criança ou pelos pais depois de um acidente ou queda e pode ser confundido com traumatismo (apesar de os derrames traumáticos serem raros em crianças). Dor e rigidez poderão ocorrer na articulação afetada, limitando o seu uso, mas raras vezes a criança se recusa a usá-la completamente. Rigidez matinal e após um período de inatividade também poderá ocorrer na articulação e, quando presente, pode-se acompanhar sua evolução em resposta à terapia.

No exame físico, observam-se sinais e sintomas de inflamação, que incluem dor, eritema e derrame articulares (Fig. 89-1). A amplitude do movimento da articulação poderá estar limitada por causa da dor, do inchaço ou de contraturas resultantes da falta de uso. Pelo fato de haver placas de crescimento ativas nos ossos das crianças, o osso circundante poderá sofrer alterações que causam proliferação óssea e distúrbio de crescimento localizado. Se a

Tabela 89-1	Características dos Subgrupos da Artrite Idiopática Juvenil			
CARACTERÍSTICA	OLIGOARTICULAR	POLIARTICULAR	INÍCIO SISTÊMICO	ESPONDILOARTROPATIAS
N° de articulações	<5	≥5	Varia, geralmente ≥5	Varia
Tipo de articulação	De média a grande (também pequenas na oligoartrite estendida)	De pequena a média	De pequena a média	De média a grande, inclusive as articulações sacroilíacas
Sexo predominante	F > M (principalmente nas crianças menores)	F > M	F = M	M > F
Características sistêmicas	Nenhuma	Algumas constitucionais	Acentuadas	Algumas constitucionais
Doença ocular	+++ (uveíte)	++ (uveíte)	+ (uveíte)	++ (irite)
Manifestações extra-articulares	Nenhuma	Nenhuma	Características sistêmicas	Entesopatia, psoríase, doença intestinal
Positividade para ANA	++	+	–	–
Positividade para FR	–	+ (nas crianças mais velhas com AR de início precoce)	–	–
Desfechos	Excelente, remissão completa em >90%	Bom, remissão completa em >50%, algum risco de invalidez	Variável, depende da extensão da artrite	Variável

ANA, Anticorpo antinuclear; AR, artrite reumatoide; FR, fator reumatoide.

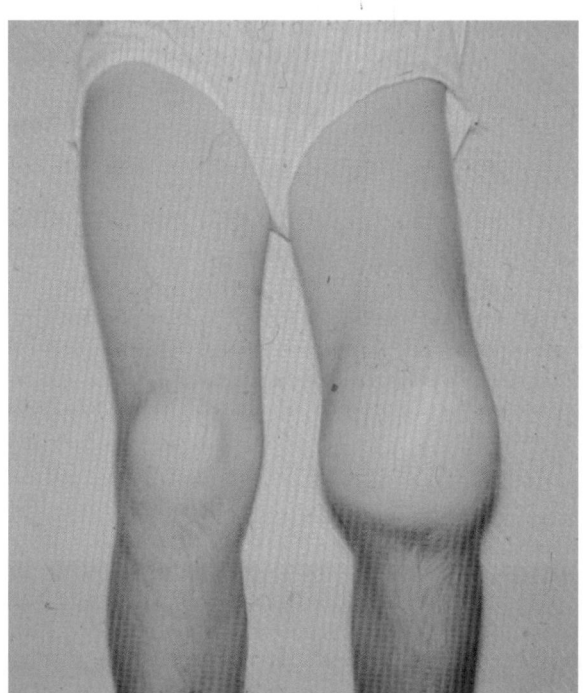

Figura 89-1. Joelho afetado de paciente com artrite idiopática juvenil. Note o derrame de tamanho considerável, a proliferação óssea e a contratura em flexão.

artrite afetar os membros inferiores de modo assimétrico, poderá ser observada uma discrepância considerável no comprimento das pernas.

Todas as crianças com artrite crônica correm o risco de apresentar **iridociclite** ou **uveíte** crônicas. Existe uma associação entre alguns antígenos dos leucócitos humanos (HLAs) (HLA-DR5, HLA-DR6 e HLA-DR8) e a uveíte. A presença de **anticorpo antinuclear** positivo identifica as crianças com artrite que correm um risco maior de uveíte crônica. Embora todas as crianças com AIJ corram um risco maior, o subgrupo de crianças, sobretudo as meninas pequenas, com AIJ oligoarticular (menos de cinco articulações afetadas) e anticorpo antinuclear positivo correm o maior risco; nesse grupo, a incidência de uveíte é de 80%. A uveíte associada à AIJ pode ser assintomática até o momento da perda da visão, o que a torna a principal causa de cegueira tratável em crianças. É muito importante que as crianças com AIJ sejam submetidas regularmente a exames oftalmológicos com lâmpada de fenda para a identificação de uma possível inflamação da câmara anterior e o tratamento imediato de qualquer doença ativa.

Artrite Idiopática Juvenil Oligoarticular

A AIJ oligoarticular é definida como a presença de artrite em menos de cinco articulações nos seis primeiros meses após o diagnóstico. Essa é a forma mais comum de AIJ e ela é responsável por aproximadamente 50% dos casos.

A AIJ oligoarticular afeta crianças pequenas. Observam-se dois picos de incidência, um entre o 1º e o 3º ano e outro entre o 8º e o 12º ano de vida. A artrite é encontrada nas articulações de tamanho médio a grande; o joelho é a articulação mais afetada, seguido pelo tornozelo e punho. O acometimento de articulações pequenas, como a dos dedos de mãos e pés, é incomum, porém pode ocorrer. O envolvimento do pescoço e do quadril também é incomum. Excetuando-se as manifestações articulares, as crianças com AIJ oligoarticular poderão estar bem, sem evidências de inflamação sistêmica, sejam elas clínicas (febre, perda de peso ou déficit de desenvolvimento ponderoestatural) ou laboratoriais (elevação da contagem de leucócitos ou da velocidade de hemossedimentação). Um subgrupo dessas crianças desenvolve mais tarde doença poliarticular (denominada *oligoartrite estendida*).

Artrite Idiopática Juvenil Poliarticular

A AIJ poliarticular caracteriza-se por artrite em cinco ou mais articulações da criança nos primeiros seis meses após o diagnóstico e é responsável por cerca de 40% dos casos de AIJ. As crianças com AIJ poliarticular tendem a ter artrite simétrica, que pode afetar qualquer articulação, mas normalmente acomete as pequenas articulações de mãos e pés, os tornozelos, os punhos e

Tabela 89-2	Comparação entre a Artrite Idiopática Juvenil e as Espondiloartropatias			
MANIFESTAÇÕES CLÍNICAS	AIJ	EAJ	APE	DII
Sexo predominante	F	M	Igual	Igual
Artrite periférica	+++	+	++	+
Sintomas nas costas	–	+++	+	++
História familiar	–	++	++	+
Positividade do ANA	++	–	–	–
Positividade do HLA-B27	–	++	–	–
Positividade do FR	+ (na AIJ de início tardio)	–	–	–
Manifestações extra-articulares	Sintomas sistêmicos (ARJ de início sistêmico)	Entesopatia	Psoríase, alterações ungueais	Sintomas intestinais
Doença ocular	Uveíte anterior, irite		Uveíte posterior	Uveíte anterior

ANA, Anticorpo antinuclear; *DII*, doença inflamatória intestinal; *EAJ*, espondilite ancilosante juvenil; *AIJ*, artrite idiopática juvenil; *APE*, artrite pós-estreptocócica; *FR*, fator reumatoide.

os joelhos. A parte cervical da coluna vertebral pode ser afetada, levando à fusão das vértebras com o passar do tempo. Ao contrário da AIJ oligoarticular, as crianças com a doença poliarticular podem apresentar evidências de inflamação sistêmica, inclusive mal-estar, febre baixa, retardo do crescimento, anemia de doença crônica e elevação dos marcadores da inflamação. A AIJ poliarticular pode surgir em qualquer idade, embora haja um pico de incidência no início da infância. Há um segundo pico na adolescência, mas essas crianças apresentam **fator reumatoide** positivo (e anticorpo antiCCP) e muito provavelmente representam um subgrupo com artrite reumatoide adulta verdadeira; o curso clínico e o prognóstico são similares aos da doença do adulto.

Artrite Idiopática Juvenil de Início Sistêmico

Em um pequeno subgrupo de pacientes (aproximadamente 10%) com artrite juvenil, a manifestação inicial não é a artrite, mas uma **inflamação sistêmica**. Essa forma de AIJ, considerada inicialmente uma doença autoinflamatória, manifesta-se com febre em picos recorrente típica, geralmente uma ou duas vezes ao dia, que pode ocorrer durante várias semanas a meses. Essa febre é acompanhada de erupção cutânea, normalmente **morbiliforme** e de **coloração salmão**. A erupção cutânea poderá ser evanescente e ocorrer apenas durante a febre alta. Em raras ocasiões, a erupção cutânea pode ter natureza urticariforme. Órgãos internos também são afetados. Serosite, como a pleurite e a pericardite, ocorre em 50% das crianças. Poderá ocorrer tamponamento pericárdico, mas é raro. A hepatoesplenomegalia ocorre em 70% das crianças. As crianças com AIJ de início sistêmico parecem doentes; elas têm sintomas constitucionais significativos, inclusive mal-estar e déficit de desenvolvimento ponderoestatural. Os achados laboratoriais revelam inflamação: velocidade de hemossedimentação, proteína C-reativa, contagem de leucócitos e contagem de plaquetas elevadas, além de anemia. A artrite da AIJ surge após 6 semanas a 6 meses da inflamação sistêmica. A artrite normalmente é poliarticular e pode ser extensa e resistente ao tratamento; essas crianças correm o maior risco de apresentar limitações a longo prazo.

Espondiloartropatias

Consistem em um grupo de artrites que englobam a inflamação da articulação sacroilíaca e das articulações do esqueleto axial e entesite, ou seja, a inflamação das inserções tendíneas. As espondiloartropatias incluem a espondilite anquilosante juvenil, a artrite psoriática e a artrite da doença inflamatória intestinal. Esse grupo de doenças também pode se manifestar com artrite periférica e inicialmente pode ser classificado em outros subgrupos. É somente em uma fase posterior, quando o paciente apresenta evidências de artrite sacroilíaca, psoríase ou doença gastrointestinal, que o diagnóstico se torna claro (Tabela 89-2). Outras características importantes desse grupo incluem a presença frequente de HLA-B27 e a necessidade de tratamento prévio com bloqueadores do fator de necrose tumoral (TNF).

EXAMES LABORATORIAIS E DE IMAGEM

A maioria das crianças com AIJ oligoarticular não exibe alterações laboratoriais. As crianças com doença poliarticular e início sistêmico normalmente apresentam elevação dos reagentes da fase aguda e anemia de doença crônica. Deve-se realizar um hemograma completo em todos os pacientes pediátricos com dor articular ou óssea para excluir leucemia, que também pode provocar dor em membros (Cap. 155). Todos os pacientes com AIJ oligoarticular devem realizar o exame que detecta anticorpo antinuclear para auxiliar na identificação daqueles com risco maior de desenvolver uveíte. As crianças mais velhas e os adolescentes com doença poliarticular devem realizar o exame que detecta o fator reumatoide para a identificação daqueles com artrite reumatoide de adultos com início precoce.

A artrocentese diagnóstica poderá ser necessária para excluir a artrite supurativa em crianças que apresentam sintomas monoarticulares de início agudo. A contagem de leucócitos no líquido sinovial normalmente é de menos de 50.000 a 100.000/mm^3, com predomínio de linfócitos, não de neutrófilos, que são vistos na artrite supurativa. A coloração de Gram e a cultura devem ser negativas (Capítulo 118).

Nas fases iniciais da AIJ, as radiografias dos ossos geralmente são normais. Com o tempo, observa-se com frequência osteopenia periarticular, que resulta da mineralização diminuída. Os centros de crescimento poderão desenvolver-se lentamente, ao passo que as placas de crescimento poderão apresentar maturação acelerada ou ainda haver proliferação óssea. A erosão das faces articulares ósseas poderá ser um achado tardio. Se a parte cervical da coluna vertebral for afetada, poderá ocorrer fusão de C1-4 e subluxação atlantoaxial.

DIAGNÓSTICO DIFERENCIAL

O diagnóstico da AIJ é estabelecido pela presença de artrite e de doença com duração de no mínimo 6 semanas, além da exclusão dos outros diagnósticos possíveis. Embora se possa estabelecer uma hipótese diagnóstica de AIJ de início sistêmico para uma criança durante a fase sistêmica, o diagnóstico definitivo só será possível com o surgimento da artrite. As crianças precisam ter menos de 16 anos na época do início da doença; o diagnóstico de AIJ não muda quando a criança se torna um adulto. Como existem muitas outras causas de artrite, esses distúrbios precisam ser excluídos antes de se estabelecer o diagnóstico definitivo de AIJ (Tabela 89-3). As artrites agudas podem afetar as mesmas articulações acometidas na AIJ, mas têm um curso temporal mais curto.

TRATAMENTO

O tratamento da AIJ tem como foco interromper a inflamação, preservar e maximizar a função, prevenir a deformidade e prevenir a cegueira. Os anti-inflamatórios não esteroides (AINEs) são a primeira escolha no tratamento da AIJ. O naproxeno, o sulindaco, o ibuprofeno, a indometacina e outros têm sido utilizados com sucesso. Corticosteroides sistêmicos, como a prednisona e a prednisolona, devem ser evitados, menos em circunstâncias extremas, como na forma grave da AIJ de início sistêmico com envolvimento de órgãos internos ou na artrite ativa significativa que leva à incapacidade de andar. Nesses casos, os corticosteroides são utilizados como **terapia-ponte** até que outros medicamentos comecem a ter efeito. Para os pacientes com algumas articulações inflamadas isoladas, a administração intra-articular de corticosteroides poderá ser útil.

Os medicamentos de segunda linha, como a hidroxicloroquina e a sulfassalazina, têm sido utilizados em pacientes cuja artrite não é totalmente controlada apenas com o uso de AINEs. O **metotrexato**, administrado por via oral ou subcutânea, tornou-se o fármaco de escolha para a AIJ poliarticular e de início sistêmico, que poderão não responder aos agentes de referência apenas. O metotrexato pode causar supressão da medula óssea e hepatotoxicidade; o monitoramento regular pode minimizar esses riscos. A leflunomida, que tem efeitos adversos similares aos do metotrexato, também tem sido utilizada. Os agentes biológicos que inibem o TNF-α e bloqueiam a cascata da inflamação, entre eles o **etanercepte**, o **infliximabe** e o **adalimumabe**, são efetivos no tratamento da AIJ. No entanto, os riscos associados a esses agentes são maiores e compreendem infecção grave e, possivelmente, um risco maior de malignidade. A anaquinra, um antagonista dos receptores da interleucina 1, é muito útil no tratamento das características sistêmicas da AIJ de início sistêmico.

COMPLICAÇÕES

As complicações da AIJ resultam principalmente da perda de função da articulação afetada em decorrência de contraturas, fusão óssea ou perda de espaço articular. A fisioterapia e a terapia ocupacional, realizadas em clínicas especializadas e em casa, são fundamentais para preservar e maximizar a função. As complicações mais graves têm origem na uveíte associada; caso não tratada, ela será capaz de causar perda visual intensa ou cegueira.

PROGNÓSTICO

O prognóstico da AIJ é excelente e a taxa de remissão completa global é de 85%. As crianças com AIJ oligoarticular tendem a evoluir bem, ao passo que as crianças com doença poliarticular e doença de início sistêmico constituem a maioria das crianças com problemas funcionais. A doença de início sistêmico, a presença de fator reumatoide, a resposta ruim à terapia e a presença de erosões nas radiografias implicam um prognóstico pior. A importância da fisioterapia e da terapia ocupacional não pode ser exagerada porque, quando a doença cede, as limitações físicas não desaparecem na vida adulta.

Tabela 89-3 | Diagnóstico Diferencial da Artrite Juvenil

DOENÇAS DO TECIDO CONJUNTIVO
Artrite idiopática juvenil
Lúpus eritematoso sistêmico
Dermatomiosite juvenil
Esclerodermia com artrite

ARTRITE INFECCIOSA
Artrite bacteriana
Artrite viral
Artrite fúngica
Doença de Lyme

ARTRITE REATIVA
Artrite pós-estreptocócica
Febre reumática
Sinovite tóxica
Púrpura de Henoch-Schönlein
Síndrome de Reiter

DISTÚRBIOS ORTOPÉDICOS
Artrite traumática
Doença de Legg-Calve-Perthes
Deslizamento da epífise da cabeça do fêmur
Osteocondrite dissecante
Condromalacia patelar

SÍNDROMES DE DOR MUSCULOESQUELÉTICA
Dores do crescimento
Síndromes de hipermobilidade
Síndrome da dor miofascial/fibromialgia
Distrofia simpática reflexa

DISTÚRBIOS HEMATOLÓGICOS/ONCOLÓGICOS
Leucemia
Linfoma
Doença falciforme
Talassemia
Tumores benignos e malignos do osso, da cartilagem ou da membrana sinovial
Doença metastática óssea
Hemofilia

MISCELÂNEA
Raquitismo/Doença metabólica óssea
Doenças do armazenamento nos lisossomos
Distúrbios hereditários do colágeno

Capítulo 90

LÚPUS ERITEMATOSO SISTÊMICO

ETIOLOGIA

O lúpus eritematoso sistêmico (LES) é um distúrbio multissistêmico de etiologia desconhecida caracterizado pela produção de grandes quantidades de **autoanticorpos circulantes**. Essa produção de anticorpos poderá ser causada pela perda do controle dos linfócitos T sobre a atividade dos linfócitos B, o que leva à hiperatividade dos linfócitos B e, como consequência, à produção de autoanticorpos e anticorpos específicos e inespecíficos. Esses anticorpos formam complexos imunes que ficam aprisionados na microvasculatura, causando inflamação e isquemia.

EPIDEMIOLOGIA

Embora o LES afete principalmente mulheres em idade fértil, cerca de 5% dos casos manifestam-se na infância, sobretudo perto da puberdade. O LES é raro em crianças com menos de 9 anos. Apesar de existir um predomínio em pacientes do sexo feminino na fase adolescente e adulta, o LES afeta igualmente crianças de ambos os sexos. A prevalência global do LES na população pediátrica é de 10 a 25 casos para cada 100.000 crianças.

MANIFESTAÇÕES CLÍNICAS

O LES pode se manifestar de modo abrupto como doença fulminante ou de modo indolente (Tabelas 90-1 e 90-2). Os sintomas inespecíficos são comuns, mas podem ser muito intensos e incluir fadiga, mal-estar, febre baixa e perda de peso.

A doença cutânea pode ser um achado bastante evidente, ocorrendo em até 95% dos pacientes. É comum a presença de erupção cutânea eritematosa e elevada nas bochechas, denominada *erupção cutânea malar em asa de borboleta* (Fig. 90-1). Ela pode ocorrer também na ponte do nariz, na testa e no queixo. A **fotossensibilidade** pode ser um problema, sobretudo durante o verão. Essas lesões cutâneas melhoram com a terapia apropriada. Por outro lado, a erupção cutânea do **lúpus discoide** é um processo inflamatório que leva à ruptura da junção dermoepidérmica, provocando formação de cicatriz permanente e perda da pigmentação na área afetada. Quando o lúpus discoide afeta o couro cabeludo, surge alopecia permanente por causa da perda de folículos pilosos. O **fenômeno de Raynaud**, apesar de não ser específico do LES, e o livedo reticular também podem ocorrer.

Os pacientes com LES queixam-se com frequência de **feridas na boca e no nariz** que resultam da ulceração das mucosas e podem levar à ulceração e à perfuração do septo nasal. Por causa da estimulação do sistema reticuloendotelial, a linfadenopatia e a esplenomegalia são achados comuns no LES. Em particular, a linfadenopatia axilar pode ser um indicador sensível da atividade da doença. Pode ocorrer serosite, com dor torácica e atrito pleural ou pericárdico ou derrame evidente.

O envolvimento renal é uma das manifestações mais graves do LES e é comum no LES pediátrico, ocorrendo em 50 a 70% das crianças. A doença renal poderá variar de proteinúria ou hematúria microscópica a hematúria evidente, síndrome nefrótica e insuficiência renal. A presença de hipertensão ou edema sugere doença renal lúpica.

Artralgias e artrite são comuns. A artrite raras vezes é deformante e normalmente envolve as pequenas articulações da mão; qualquer articulação poderá ser afetada. Mialgias ou miosite, acompanhadas de fraqueza muscular e fadigabilidade muscular, poderão ocorrer. O LES pode afetar o sistema nervoso central (SNC), provocando uma miríade de sintomas que variam de mau desempenho escolar e dificuldade de concentração até convulsões, psicose e acidente vascular cerebral.

EXAMES LABORATORIAIS E DE IMAGEM

Existem alguns exames que podem ser realizados para estabelecer o diagnóstico, determinar o prognóstico e monitorar a resposta à terapia. Embora inespecífico, o resultado positivo para o **anticorpo antinuclear** é encontrado em mais de 97% dos pacientes com LES e geralmente revela títulos elevados. Por causa da alta sensibilidade desse exame, o resultado negativo para o anticorpo antinuclear tem um alto valor preditivo negativo para o LES.

Tabela 90-1 | Critérios para o Diagnóstico do Lúpus Eritematoso Sistêmico*

SINAIS FÍSICOS

Erupção cutânea malar em *asa de borboleta*

Lúpus discoide

Fotossensibilidade

Úlceras orais e nasofaríngeas

Artrite não erosiva (mais de duas articulações com derrame e dor)

Pleurite ou pericardite (serosite)

Convulsões ou psicose na ausência de toxinas metabólicas ou fármacos

DADOS LABORATORIAIS

DOENÇA RENAL (NEFRITE)

Proteinúria (>500 mg/24 h) ou

Cilindros celulares (glóbulos vermelhos, granular ou tubular)

DOENÇA HEMATOLÓGICA

Anemia hemolítica com reticulocitose ou

Leucopenia (<4.000 em duas ocasiões) ou

Linfopenia (<1.500 em duas ocasiões) ou

Trombocitopenia (<100.000/mm^3)

DADOS SOROLÓGICOS

Anti-dsDNA positivo ou

Anti-Sm positivo ou

Evidências da presença de anticorpos antifosfolipídios

    anticorpos anticardiolipina IgG ou IgM ou

    anticoagulante lúpico ou

    VDRL falso-positivo por > 6 meses

ANA positivo na ausência de fármacos conhecidos por induzir o lúpus

ANA, Anticorpo antinuclear; *VDRL*, Venereal Disease Research Laboratory.
*Esses são os critérios modificados em 1997 para o diagnóstico do lúpus eritematoso sistêmico (LES). O paciente precisa apresentar 4 dos 11 critérios para que o diagnóstico de LES seja estabelecido. Esses critérios poderão estar presentes ao mesmo tempo ou em momentos diferentes da doença. Outras manifestações diagnósticas menos específicas estão listadas na Tabela 90-2.

Tabela 90-2	Outras Manifestações do Lúpus Eritematoso Sistêmico

SISTÊMICAS
Febre
Mal-estar
Perda de peso
Fadiga

MUSCULOESQUELÉTICAS
Miosite, mialgia
Artralgia

CUTÂNEAS
Fenômeno de Raynaud
Alopecia
Urticária-angioedema
Paniculite
Livedo reticular

NEUROPSIQUIÁTRICAS
Distúrbios de personalidade
Acidente vascular cerebral
Neuropatia periférica
Coreia
Mielite transversa
Enxaqueca
Depressão

CARDIOPULMONARES
Endocardite
Miocardite
Pneumonite

OCULARES
Episclerite
Síndrome sicca (ou seca)
Corpos citoides na retina

GASTROINTESTINAIS
Pancreatite
Arterite mesentérica
Serosite
Hepatomegalia
Hepatite (lupoide crônica)
Esplenomegalia

RENAIS
Nefrite
Nefrose
Uremia
Hipertensão

RELACIONADAS AO SISTEMA REPRODUTOR
Abortamentos espontâneos repetidos
Lúpus eritematoso neonatal
Bloqueio cardíaco congênito

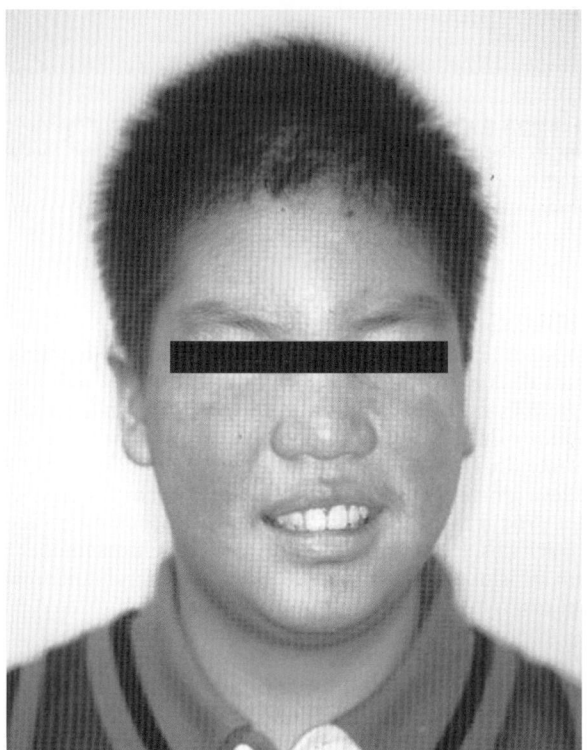

Figura 90-1. Erupção cutânea malar em *asa de borboleta* em adolescente masculino com lúpus eritematoso sistêmico. Note que o eritema afeta as bochechas e o queixo, mas poupa as pregas nasolabiais. Esta imagem está disponível em cores na página 757.

A presença de **anticorpos contra o DNA de fita dupla** deve aumentar a suspeita de LES porque esses anticorpos estão presentes na maioria dos pacientes com LES e são encontrados quase exclusivamente na doença. Os títulos dos anticorpos anti-DNA de fita dupla são quantificáveis e variam com a atividade da doença. Os anticorpos anti-Sm (Smith) são específicos para o LES, mas são encontrados apenas em cerca de 30% das pessoas com LES, o que limita sua utilidade clínica. Os anticorpos anti-Ro (SSA) e anti-La (SSB) também podem ser encontrados em pacientes com LES, mas eles também estão presentes em pacientes com a síndrome de Sjögren. Do mesmo modo, pacientes com LES podem ter anticorpos contra fosfolipídios, que também podem ser vistos em outras doenças reumatológicas e na síndrome antifosfolipídica primária.

Esses anticorpos aumentam o risco de trombose arterial e venosa e podem ser detectados pela presença de anticorpos anticardiolipina – VDRL (Venereal Disease Research Laboratory) com resultado falso-positivo – ou pelo tempo de tromboplastina parcial ativada prolongado.

Alterações hematológicas também são prevalentes nos pacientes com LES. É comum haver leucopenia, manifestada principalmente como linfopenia. Poderá haver trombocitopenia e anemia de doença crônica. Raramente pacientes com LES desenvolvem anemia hemolítica autoimune Coombs positiva. A produção excessiva de anticorpos pode levar à hipergamopatia policlonal com fração globulina elevada no soro. Anticorpos circulantes e complexos imunes ambos em excesso também provocam o consumo de proteínas do complemento, levando à diminuição dos níveis de C3 e C4 e também da função do complemento, conforme medido pelo CH_{50}. A terapia efetiva eleva os níveis do complemento até os valores normais. Essa é uma das maneiras de monitorar a terapia, exceto nos pacientes com deficiência familiar de componentes do complemento, a qual, por si só, predispõe ao LES.

A urinálise poderá mostrar hematúria e proteinúria, identificando os pacientes com nefrite lúpica. O nível sérico de nitrogênio ureico e de creatinina avaliam a função renal. Poderá haver hipoalbuminemia e hipoproteinemia. A elevação das enzimas musculares poderá ser uma pista para a presença de miosite. A elevação da proteína do líquido cerebrospinal (LC) e a elevação da razão IgG/albumina quando se comparam os níveis dessas substâncias no LC e no soro (índice de IgG) podem indicar a produção de anticorpos no LC e auxiliar no diagnóstico do LES que afeta o SNC. O lúpus do SNC tem um padrão específico nas imagens obtidas pela ressonância magnética com gadolínio.

DIAGNÓSTICO DIFERENCIAL
Como o LES é uma doença multissistêmica, chegar ao diagnóstico em uma fase inicial da doença pode ser difícil. A suspeita deve ser grande diante de pacientes que se apresentam com sintomas sistêmicos, particularmente diante de meninas adolescentes. Muitas das manifestações clínicas do LES são encontradas em outras doenças inflamatórias e durante uma infecção aguda ou crônica. Alguns critérios foram elaborados para o diagnóstico do LES (Tabela 90-1). A presença de 4 dos 11 critérios está associada a uma sensibilidade de 98% e a uma especificidade de 97% para o LES.

TRATAMENTO
Os corticosteroides têm sido a base do tratamento do LES há décadas. Com frequência, é necessário utilizar inicialmente metilprednisolona em pulsos e prednisona oral em alta dose (até 2 mg/kg), seguida de uma redução gradual e cautelosa da dose para minimizar a recorrência dos sintomas. Anti-inflamatórios não esteroides têm sido utilizados para tratar as artralgias e a artrite associadas ao LES. A hidroxicloroquina é utilizada no tratamento da doença cutânea lúpica, como o lúpus discoide, e também como terapia de manutenção. O tratamento com hidroxicloroquina produz períodos mais longos de bem-estar entre as exacerbações da doença e também diminui o número de exacerbações.

Os corticosteroides e a hidroxicloroquina muitas vezes não são suficientes para tratar a nefrite ou a cerebrite lúpicas. A ciclofosfamida é efetiva para as piores formas de nefrite lúpica, com melhora significativa do desfecho e redução da porcentagem de progressão para insuficiência renal. O lúpus do SNC responde à ciclofosfamida. O uso de agentes poupadores de esteroides, como a azatioprina, o metotrexato e o micofenolato mofetil, poderá ser indicado para os pacientes que não toleram a redução gradual de corticosteroides.

Os pacientes com LES devem ser aconselhados a usar bloqueador solar e a evitar o sol porque essa exposição precipita as exacerbações da doença. Por causa dessa proibição, os pacientes devem receber suplementos de cálcio e vitamina D para diminuir o risco de osteoporose que poderá resultar do uso prolongado de corticosteroides. O tratamento precoce da hiperlipidemia para diminuir as complicações cardiovasculares em longo prazo também é indicado.

COMPLICAÇÕES
As complicações em longo prazo compreendem necrose avascular decorrente do uso de corticosteroides, infecções e infarto do miocárdio. Os pacientes adultos com LES desenvolvem aterosclerose acelerada, em parte por causa do uso prolongado de corticosteroides e em parte por causa da doença subjacente. Todos os pacientes com LES devem ser aconselhados a cuidar do peso e a manter um estilo de vida ativo para reduzir outros fatores de risco cardíaco.

PROGNÓSTICO
Os desfechos relativos ao LES melhoraram de modo significativo nas últimas décadas e dependem muito dos sistemas de órgãos afetados. Prognósticos ruins são vistos em pacientes com nefrite lúpica grave ou cerebrite, com risco de deficiências crônicas ou de progressão para insuficiência renal. No entanto, com a atual terapia para a doença e o sucesso do transplante renal, a maioria dos pacientes vive bem na idade adulta.

Capítulo 91

DERMATOMIOSITE JUVENIL

ETIOLOGIA
A etiologia da dermatomiosite juvenil (DMJ) é desconhecida. Essa doença é caracterizada pela ativação de linfócitos T e B, a qual produz uma vasculite que afeta os pequenos vasos dos músculos esqueléticos, com deposição de complexos imunes e subsequente inflamação dos vasos sanguíneos e do músculo. A DMJ poderá surgir após infecções, reações alérgicas ou exposição solar, mas ainda não foi encontrada nenhuma relação causal.

EPIDEMIOLOGIA
A DMJ é uma doença rara cuja incidência é de menos de 0,1 : 100.000 crianças. A DMJ pode ocorrer em todos os grupos etários, mas apresenta um pico de incidência entre os 4 e os 10 anos de vida. A doença é um pouco mais comum em meninas do que em meninos.

MANIFESTAÇÕES CLÍNICAS
A dermatomiosite tende a se manifestar de modo lento e progressivo, iniciando de maneira insidiosa com fadiga, mal-estar e fraqueza muscular progressiva, acompanhadas por febre baixa e erupção cutânea. No entanto, em algumas crianças a DMJ se manifesta de modo agudo, com início rápido e doença grave.

A doença muscular da DMJ afeta principalmente os músculos proximais, sobretudo as cinturas escapular e pélvica, e os músculos do pescoço e do abdome. As crianças têm dificuldade para subir escadas, levantar de cadeiras e do chão. O paciente poderá apresentar **sinal de Gower** positivo. Nos casos graves, o paciente não consegue passar do decúbito dorsal para a posição sentada ou mesmo erguer a cabeça quando ela está apoiada sobre a mesa de exame (Capítulo 182). Caso os músculos das vias aéreas superiores e da faringe sejam afetados, a voz do paciente soará nasalada, e o paciente poderá ter dificuldade para engolir.

A **erupção cutânea** clássica da **DMJ** ocorre na face, mais especificamente nas bochechas, mas também pode ser encontrada nos ombros e nas costas (**sinal do xale**). Os pacientes poderão apresentar uma **coloração violácea** ou heliotropo nas pálpebras. Placas vermelhas e escamosas (**pápulas de Gottron**) são encontradas classicamente nas articulações dos dedos das mãos, mas podem ser vistas na face extensora de quaisquer articulações. Os pacientes poderão apresentar eritema periungueal e **dilatação dos capilares das pregas ungueais**. Com menos frequência, os pacientes desenvolvem vasculite cutânea, com inflamação, eritema e úlceras.

Tabela 91-1	Critérios para o Diagnóstico da Dermatomiosite Juvenil*
Erupção cutânea típica da dermatomiosite	
Fraqueza simétrica nos músculos proximais	
Enzimas musculares (ALT, AST, LDH, CPK e aldolase) elevadas	
Alterações EMG típicas da dermatomiosite (fasciculações, irritabilidade após a inserção da agulha e descargas de alta frequência)	
Amostras de biópsia muscular positivas para inflamação crônica	

ALT, Alanina aminotransferase; AST, aspartato aminotransferase; CPK, creatinofosfoquinase; EMG, eletromiografia; LDH, lactato desidrogenase.
*Para o estabelecimento do diagnóstico definitivo da dermatomiosite, é necessária a presença de quatro dos cinco critérios.

Em algum momento, 15% dos pacientes com DMJ desenvolvem artrite, o que geralmente afeta pequenas articulações, mas qualquer articulação poderá ser acometida. Fenômeno de Raynaud, hepatomegalia e esplenomegalia também podem ocorrer.

EXAMES LABORATORIAIS E DE IMAGENS

Muitos pacientes com DMJ não apresentam evidências de inflamação sistêmica (contagem de glóbulos sanguíneos e velocidade de hemossedimentação normais). Evidências de miosite podem ser identificadas em 98% das crianças com DMJ ativa por meio da elevação das enzimas musculares séricas, que incluem a aspartato aminotransferase, a alanina aminotransferase, a creatinofosfoquinase, a aldolase e a lactato desidrogenase. A miosite pode ser documentada pela eletromiografia e pela biópsia muscular. A obtenção de imagens por ressonância magnética constitui um meio não invasivo de mostrar a inflamação muscular.

DIAGNÓSTICO DIFERENCIAL

O diagnóstico da DMJ está baseado na presença de inflamação muscular documentada nos casos de erupção cutânea clássica (Tabela 91-1). Uma pequena porcentagem de crianças tem doença muscular sem manifestações cutâneas, mas a polimiosite é bastante rara em crianças, por isso elas devem ser submetidas a uma biópsia muscular para excluir outras causas de fraqueza muscular, como a distrofia muscular (sobretudo os meninos). O diagnóstico diferencial também inclui a miosite pós-infecciosa e outras miopatias (Cap. 182).

TRATAMENTO

O metotrexato, complementado com corticosteroides sistêmicos por um período curto, é a pedra angular da terapia para a DMJ. O tratamento inicial com metilprednisolona intravenosa em pulsos é seguido por vários meses de redução gradual das doses de prednisona oral. A instituição precoce do metotrexato diminui significativamente a duração do uso dos corticosteroides e da toxicidade associada. Nos casos graves ou refratários, poderá ser necessário usar ciclosporina ou ciclofosfamida. A imunoglobulina intravenosa é útil como terapia adjuvante. A hidroxicloroquina ou a dapsona têm sido utilizadas para tratar as manifestações cutâneas. Esses fármacos não afetam de modo significativo a doença muscular. A exposição ao sol piora as manifestações cutâneas e exacerba a doença muscular; a luz do sol poderá provocar reagudização. Os pacientes devem ser aconselhados a usar bloqueador solar e a evitar a exposição prolongada ao sol. Em consequência, a suplementação com cálcio e formas ativas da vitamina D também é indicada.

COMPLICAÇÕES

A complicação mais grave da DMJ é o desenvolvimento de **calcinose**. A calcificação distrófica pode ocorrer na pele e nos tecidos moles de qualquer área do corpo; ela varia de leve a extensa (**calcinose universal**). Embora seja difícil prever quem desenvolverá calcinose, sabe-se que ela é mais comum em crianças com vasculite cutânea, doença com atividade prolongada ou quando há atraso no início da terapia. Os pacientes com DMJ que desenvolvem vasculite também correm o risco de perfuração gastrointestinal e sangramento gastrointestinal. A DMJ tem sido associada à lipoatrofia e à resistência à insulina, que pode progredir para o diabetes de tipo 2. O controle da resistência à insulina muitas vezes leva à melhora da doença muscular desses pacientes.

PROGNÓSTICO

O desfecho da DMJ depende muito da extensão da doença muscular e do tempo entre o início da doença e o começo da terapia. A DMJ segue um de três cursos clínicos: um curso monofásico, no qual os pacientes são tratados e melhoram sem sequelas significativas; um curso crônico recorrente; e um curso crônico progressivo caracterizado por resposta fraca à terapia e resultante perda de função. Os pacientes que por fim desenvolvem calcinose correm o risco de perda crônica da mobilidade, dependendo da extensão da deposição de cálcio. A associação de dermatomiosite com tumor maligno vista em adultos não ocorre em crianças.

Capítulo 92

SÍNDROMES DOLOROSAS MUSCULOESQUELÉTICAS

DORES DO CRESCIMENTO

As **dores do crescimento**, ou a síndrome dolorosa musculoesquelética benigna, ocorrem em 10% a 20% das crianças em idade escolar. Há um pico de incidência entre os 3 e os 7 anos; a síndrome parece ser mais comum entre os meninos. Não se conhece a etiologia, porém parece haver uma predisposição familiar.

As crianças com dores do crescimento queixam-se de dor profunda e espasmódica nas panturrilhas e coxas. A dor geralmente surge à noite ou durante a noite e pode acordar a criança. As dores do crescimento tendem a ser mais comuns nas crianças muito ativas; as crises são exacerbadas pelo aumento da atividade física. O exame físico é normal, sem evidências de artrite, dor muscular ou fraqueza muscular. Os exames laboratoriais e as radiografias, quando realizados, são normais.

O **diagnóstico** de dores do crescimento é baseado na história típica e no resultado normal do exame físico. A presença de **hipermobilidade** exclui o diagnóstico. É importante considerar a leucemia como uma causa de dor noturna nas pernas em crianças desse grupo etário, por isso é prudente solicitar um hemograma completo que, se estiver normal, excluirá a leucemia.

O **tratamento** das dores de crescimento consiste em tranquilizar os pais e o paciente e em estabelecer um ritual regular de alongamento e relaxamento na hora de dormir. A dor pode ser

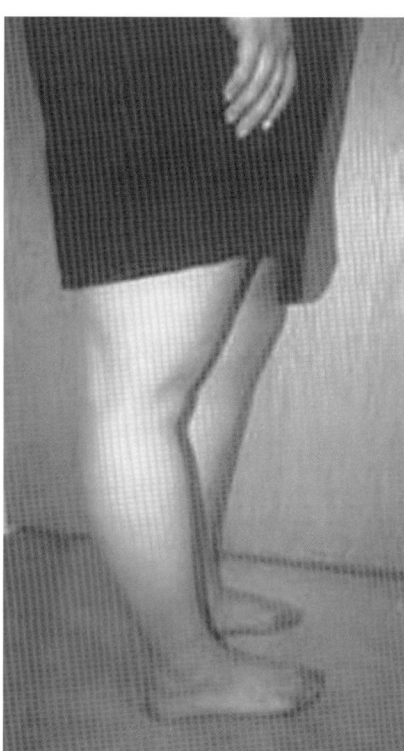

Figura 92-1. Hiperextensão dos joelhos, um exemplo de hipermobilidade.

Tabela 92-1	Critérios para o Diagnóstico da Hipermobilidade Benigna*
Tocar a face flexora do antebraço com o polegar	1 ponto para a direita e 1 ponto para a esquerda
Estender a quinta articulação metacarpofalângica até 90°	1 ponto para a direita e 1 ponto para a esquerda
Hiperextensão do cotovelo superior a 10°	1 ponto para a direita e 1 ponto para a esquerda
Hiperextensão do joelho superior a 10°	1 ponto para a direita e 1 ponto para a esquerda
Tocar as palmas no solo com os joelhos retos	1 ponto

*Quando a soma dos pontos é superior a 6, há hipermobilidade.

aliviada com massagem. Alguns pacientes poderão se beneficiar com uma dose noturna de acetaminofeno ou uma dose analgésica de um anti-inflamatório não esteroide (AINE). Às vezes, o acordar noturno tem longa duração, levando a padrões disruptivos de comportamento. Nesses casos, a intervenção precisa diminuir o ganho secundário associado à atenção parental noturna e deve ter como alvo a higiene do sono. Excetuando-se os padrões negativos de comportamento que podem surgir, não ocorrem complicações significativas. As dores do crescimento não estão associadas a outras doenças e desaparecem com o tempo.

HIPERMOBILIDADE BENIGNA

As **síndromes de hipermobilidade** são distúrbios de etiologia desconhecida que causam dor musculoesquelética como resultado da mobilidade excessiva das articulações. Esses distúrbios normalmente surgem em crianças com idade entre 3 e 10 anos. As meninas são mais afetadas do que os meninos. Existe uma predisposição familiar para as síndromes de hipermobilidade.

A hipermobilidade pode afetar um grupo articular específico ou pode se manifestar como um distúrbio generalizado. Os sintomas variam de acordo com as articulações envolvidas. O sintoma mais constante é a dor, que poderá ocorrer durante o dia ou à noite. O desconforto poderá aumentar após exercícios físicos, mas raras vezes interfere na atividade física regular. As crianças com hipermobilidade dos tornozelos ou pés poderão se queixar de dor crônica nas pernas ou costas.

A hipermobilidade das articulações poderá ser bastante acentuada. A amplitude dos movimentos poderá ser exagerada, com flexão ou extensão excessivas em articulações metacarpofalângicas, pulsos, cotovelos ou joelhos (*genu recurvatum*) (Fig. 92-1). Poderá haver pronação excessiva dos tornozelos. A hipermobilidade do pé (pé plano; pé chato) está presente quando o arco longitudinal do pé desaparece com o apoio do peso do corpo e poderá estar associada a um tendão do calcâneo (de Aquiles) encurtado (Cap. 200). Raramente esses pacientes se queixam de dor ao exame. Os exames laboratoriais não revelam alterações e as radiografias das articulações afetadas são normais.

O diagnóstico de hipermobilidade isolada é feito com base no exame físico que revela a mobilidade exagerada de uma articulação. A hipermobilidade generalizada é diagnosticada quando há critérios suficientes (Tabela 92-1) e nenhum indício de outros distúrbios subjacentes. A elasticidade excessiva da pele, o aparecimento fácil de equimoses e o prolapso da valva mitral sugerem a presença de **síndrome de Ehlers-Danlos** ou de **síndrome de Marfan**, não de hipermobilidade benigna.

O **tratamento** da hipermobilidade consiste em tranquilizar os pais e o paciente e em alongamento regular, similar ao tratamento para outros distúrbios musculoesqueléticos benignos. Os AINEs podem ser administrados quando necessário, mas não devem ser prescritos de modo constante. O uso de apoio para o arco plantar pode ser útil para as crianças com pés planos sintomáticos, mas esses apoios não são indicados para os casos assintomáticos. A hipermobilidade benigna tende a melhorar com o aumento da idade e não está associada a complicações em longo prazo.

SÍNDROMES DOLOROSAS MIOFASCIAIS E FIBROMIALGIA

As síndromes dolorosas miofasciais consistem em um grupo de distúrbios não inflamatórios caracterizados por dor musculoesquelética difusa, presença de vários **pontos dolorosos**, fadiga, mal-estar e padrões de sono insatisfatórios. A etiologia desses distúrbios é desconhecida, no entanto parece haver predisposição familiar. Às vezes, esses distúrbios surgem após uma infecção viral ou traumatismo, porém nenhuma relação causal foi demonstrada. As síndromes dolorosas miofasciais são mais comuns em adultos, mas podem ocorrer em crianças (particularmente naquelas com mais de 12 anos). As síndromes são mais comuns entre as meninas, e a prevalência da fibromialgia em crianças é de 6%.

Os pacientes com síndromes dolorosas miofasciais queixam-se de dor difusa de longa duração em músculos e nos tecidos moles que circundam articulações; essa dor pode ocorrer em qualquer momento do dia, acordar o paciente e interferir em suas atividades regulares. Há com frequência um grau elevado de absenteísmo escolar, mas o desempenho escolar adequado é mantido. Uma porcentagem significativa de pacientes com síndrome dolorosa miofascial exibe sintomas compatíveis com depressão. Foi relatada uma incidência maior de abuso sexual entre as crianças com fibromialgia.

O exame físico normalmente não revela alterações significativas com exceção de pontos específicos que são dolorosos à palpação digital. Esses pontos se localizam com frequência no pescoço, nas costas, nos epicôndilos laterais, no trocânter maior e nos joelhos. Não há evidências de artrite ou de fraqueza muscular.

Os pacientes com síndrome dolorosa miofascial com frequência são submetidos a exames médicos extensos por causa da preocupação com uma doença inflamatória subjacente. Esses exames são invariavelmente normais. A pesquisa de anticorpo antinuclear realizada nessas crianças poderá ter resultado falso-positivo, porém esse achado é encontrado em 20% da população pediátrica normal.

O **diagnóstico** de síndrome dolorosa miofascial é baseado na presença de vários pontos dolorosos sem que existam outras doenças. Para satisfazer os critérios estritos para o diagnóstico de fibromialgia, o paciente precisa ter uma história de dor difusa por no mínimo 3 meses e apresentar, ao exame, 11 dos 18 pontos dolorosos específicos. É importante excluir doenças inflamatórias subjacentes, como o lúpus eritematoso sistêmico, ou a fadiga pós-infecciosa que sucede caracteristicamente as infecções pelos vírus de Epstein-Barr e influenza. Transtornos do humor e conversão também devem ser considerados.

O **tratamento** consiste no controle da dor, geralmente pelo uso de AINEs, fisioterapia, técnicas de relaxamento e higiene do sono. Os pacientes poderão precisar de doses baixas de medicamentos, como amitriptilina para regular o sono ou gabapentina para reduzir a sensibilidade à dor. A orientação e a tranquilização são fundamentais. Por causa da limitação associada às síndromes dolorosas miofasciais, os pacientes e seus pais muitas vezes acreditam que há uma condição grave subjacente; como consequência, poderá ser difícil tranquilizá-los. Deve-se enfatizar que a cura não é simples e que são necessários tempo e perseverança.

Os desfechos em longo prazo relativos às síndromes dolorosas miofasciais variam. Os pacientes e familiares que se concentram na terapia e têm uma abordagem positiva tendem a apresentar desfechos melhores. Os pacientes que exigem avaliações prolongadas, principalmente de vários prestadores de assistência médica, poderão apresentar desfechos insatisfatórios. Em geral, as crianças com fibromialgia e síndromes dolorosas miofasciais têm prognósticos melhores do que os adultos com as mesmas condições.

Leitura Sugerida

Connelly M, Schanberg L: Latest developments in the assessment and management of chronic musculoskeletal pain syndromes in children, *Curr Opin Rheumatol* 18:496–502, 2006.

Falcini F: Kawasaki disease, *Curr Opin Rheumatol* 18:33–38, 2006.

Feldman BM, Rider LG, Reed AM, et al: Juvenile dermatomyosítis and other idiopathic inflammatory myopathies of childhood, *Lancet* 371:2201–2212, 2008.

Gottlieb BS, Ilowite NT: Systemic lupus erythematosus in children and adolescents, *Pediatr Rev* 27:323–330, 2006.

Ravelli A, Martini A: Juvenile idiopathic arthritis, *Lancet* 369:767–778, 2007.

Tizard EJ, Hamilton-Ayres MJJ: Henoch Schonlein purpura, *Arch Dis Child Ed Pract* 93:1–8, 2008.

Doenças Infecciosas

Matthew P. Kronman and Sherilyn Smith

SEÇÃO 16

Capítulo 93

AVALIAÇÃO

Sobreposição de sintomas clínicos causada por doenças infecciosas e não infecciosas torna difícil o diagnóstico de algumas doenças. Os médicos temem que uma infecção menor não tratada possa progredir para uma doença potencialmente fatal caso o tratamento apropriado não seja administrado. No entanto, tratamento desnecessário com antimicrobianos pode causar um problema sério – emergência de organismos resistentes aos antimicrobianos. Diagnóstico preciso das doenças infecciosas e não infecciosas e administração de tratamento específico apenas quando indicado diminuem o uso desnecessário de antibióticos.

Avaliação completa do paciente, incluindo história clínica detalhada, exame físico completo e exames subsidiários apropriados, é a pedra fundamental do melhor atendimento ideal.

AVALIAÇÃO DIAGNÓSTICA INICIAL

A capacidade de diagnosticar precisamente infecções específicas se inicia com a compreensão de sua epidemiologia, fatores de risco, incluindo exposição a contatos com doentes ou ambientes de risco (p. ex., zoonoses); e suscetibilidade conforme a faixa etária, refletindo a maturidade do sistema imune. História clínica e exame físico completos identificam a maioria desses elementos (Tabelas 93-1 e 93-2) e guiam a seleção dos exames subsidiários necessários.

Questões importantes que ajudam a identificar caso uma infecção seja responsável pelos sintomas do paciente incluem história ambiental detalhada (incluindo contatos com doentes, viagens e exposição a animais) (Tabela 93-1). Certas infecções são mais comuns em determinadas áreas geográficas. Por exemplo, infecções parasitárias são mais comuns em climas tropicais. A diarreia pode ser bacteriana, viral ou parasitária nos trópicos, porém em climas temperados, causas parasitárias de diarreia, com exceção da giardíase, são muito pouco frequentes. Certas infecções fúngicas apresentam distribuição geográfica específica (coccidioidomicose no sudoeste dos Estados Unidos, blastomicose no meio-oeste e histoplasmose no centro dos Estados Unidos). Em outras áreas, pneumonias fúngicas são raras, exceto em indivíduos imunodeprimidos.

História da imunização é fundamental para determinar a suscetibilidade e vacinar contra doenças evitáveis. História familiar, especialmente de mortes não esperadas de bebês do sexo masculino, pode sugerir imunodeficiência familiar (Caps. 73 a 76). Sintomas localizados em um determinado local do corpo podem direcionar as possibilidades diagnósticas (Tabela 93-2).

Exame físico completo é essencial para identificar sinais de infecção, os quais podem ser sistêmicos, como febre e choque, ou localizados, incluindo edema, eritema, dor e limitação da função. Muitas doenças infecciosas estão associadas a sinais cutâneos característicos (Tabela 97-1). Exame otorrinolaringológico cuidadoso é importante para o diagnóstico de infecções das vias aéreas superiores e otite média, que são as doenças infecciosas mais comuns na infância nos Estados Unidos.

DIAGNÓSTICO DIFERENCIAL

Febre nem sempre significa infecção. Doenças reumatológicas, doença inflamatória intestinal, doença de Kawasaki, intoxicação e neoplasias malignas também podem causar febre. Particularmente, crianças com infecções fulminantes podem estar afebris ou hipotérmicas. Sintomas comuns, como dor óssea ou linfonodomegalia, os quais sugerem infecção, também podem ser causados por leucemia, linfoma, artrite idiopática juvenil ou doença de Kawasaki (Caps. 88, 89 e 153). Alteração aguda do nível de consciência ou déficit focal neurológico podem ser manifestações de infecções (encefalite, meningite ou abscesso cerebral) ou de doenças não infecciosas (tumor cerebral ou medular, doenças inflamatórias, sequela pós-infecciosa ou comprometimento por ingestão ou inalação de agentes tóxicos). Muitas manifestações de alergia da mucosa (rinite, diarreia) podem simular doenças infecciosas comuns (Cap. 77).

Algumas infecções têm tendência a apresentarem recorrência, especialmente se o tratamento for subótimo (antimicrobiano inadequado ou usado por curto período). Infecções recorrentes, graves ou não habituais (oportunistas) sugerem a possibilidade de imunodeficiência (Caps. 72 e 125).

EXAMES SUBSIDIÁRIOS

Diagnóstico laboratorial de infecção inclui exame da morfologia da bactéria utilizando a coloração de Gram, diversas técnicas de cultura e avaliação da resposta imune pela dosagem de títulos de anticorpos ou testes cutâneos. A **resposta de fase aguda** é uma resposta metabólica e inflamatória inespecífica a infecção, trauma, doença autoimune e algumas neoplasias malignas. **Provas de fase aguda**, como velocidade de hemossedimentação e proteína C-reativa, geralmente estão elevadas durante uma infecção, porém não são específicas e não identificam a infecção

Tabela 93-1	Dados da Anamnese para o Risco de Infecção
Estação do ano	
Idade	
Estado de saúde	
Mudança de peso	
Febre – presença, duração e padrão	
Sintomas semelhantes prévios	
Infecções prévias e outras doenças	
Cirurgias prévias, procedimentos dentários	
Trauma prévio	
Presença de surtos ou epidemias na comunidade	
Exposição a indivíduos infectados	
Exposição à fazenda, a animais selvagens ou a animais domésticos	
Exposição a carrapatos ou mosquitos	
História sexual, incluindo possibilidade de abuso sexual	
Uso de drogas ilícitas	
Transfusão de sangue ou produtos sanguíneos	
História de viagem	
Frequentar creche ou escola	
Fontes de água e alimentos (p. ex., carne não cozida adequadamente, laticínios não pasteurizados)	
Condições sanitárias e de higiene da casa	
Pica	
Exposição a organismos provenientes do solo ou da água (p. ex., nadar em águas salobres)	
Presença de corpo estranho (p. ex., cateter venoso, *shunt*, enxerto)	
História de imunização	
Imunodeficiência (quimioterapia, adquirida, congênita)	
Medicações em uso	

específica. Estes exames são frequentemente utilizados para monitorar a resposta ao tratamento.

Hemograma completo frequentemente é obtido para pesquisar sinais de infecção. A resposta inicial à infecção, especialmente em crianças, geralmente é **leucocitose** (aumento do número de leucócitos circulantes) com resposta neutrofílica inicial a infecções bacterianas e virais. Na maioria das infecções virais, essa resposta é transitória e seguida rapidamente por uma resposta mononuclear característica. Em geral, as infecções bacterianas estão associadas a maiores contagens de neutrófilos do que as infecções virais (Tabela 93-3). **Desvio à esquerda** é um aumento do número de células imaturas da linhagem neutrofílica, incluindo bastonetes, metamielócitos e mielócitos, indicando a liberação rápida de células pela medula óssea. O desvio à esquerda é característico dos estágios iniciais de infecções e, quando sustentado, de infecções bacterianas. Linfopenia transitória no início da doença e com duração de 24 a 48 horas tem sido descrita em muitas infecções virais. **Linfócitos atípicos** são linfócitos T maduros com núcleo grande, excêntrico e irregular, que são classicamente observados na mononucleose infecciosa causada pelo vírus Epstein-Barr. Outras infecções associadas a linfócitos atípicos incluem infecção pelo citomegalovírus, toxoplasmose, hepatite viral, rubéola, roséola, caxumba e reações a drogas. **Eosinofilia** é característica de doenças alérgicas, mas pode ser observada com parasitas multicelulares que invadem tecidos, como na migração dos estágios larvais de parasitas através de pele, tecido conjuntivo e vísceras. Eosinofilia importante (> 30% de eosinófilos, ou contagem total de eosinófilos > 3.000/µL) frequentemente ocorre durante a fase de invasão muscular da triquinelose, durante as fases pulmonares da ascaridíase e

Tabela 93-2	Manifestações Localizadas de Infecções	
LOCAL	**SINTOMAS LOCALIZATÓRIOS**	**SINAIS LOCALIZATÓRIOS***
Olho	Dor ocular, diplopia, fotofobia, secreção conjuntival	Eritema periorbitário, edema periorbitário, drenagem de secreção, quemose, limitação dos movimentos extraoculares
Ouvido	Dor no ouvido, secreção	Membrana timpânica eritematosa e abaulada, drenagem de secreção pelo conduto auditivo
Vias aéreas superiores	Rinorreia, inflamação das amígdalas, tosse, sialorreia, estridor, trismo, dor na região dos seios da face, dor no dente, rouquidão	Congestão nasal, faringe eritematosa, amígdalas aumentadas com exsudato, epiglote edemaciada e eritematosa, linfonodomegalia regional
Vias aéreas inferiores	Tosse, dor torácica, dispneia, catarro, cianose	Taquipneia, estertores, sibilos, redução localizada do murmúrio vesicular, retração intercostal
Trato gastrointestinal	Náuseas, vômitos, diarreia, dor abdominal (localizada ou difusa), anorexia, perda de peso	Ruídos hidroaéreos aumentados ou diminuídos, dor à palpação abdominal (localizada ou difusa), hematoquezia
Fígado	Anorexia, vômitos, urina escura, fezes esbranquiçadas	Icterícia, hepatomegalia, dor à palpação hepática, sangramento, coma
Trato geniturinário	Disúria, polaciúria, urgência, dor suprapúbica ou em flanco, secreção vaginal	Dor à palpação suprapúbica ou de ângulo costovertebral, dor à mobilidade da cérvix uterina, dor à palpação de anexos
Sistema nervoso central	Letargia, irritabilidade, cefaleia, rigidez de nuca, convulsões	Rigidez de nuca, sinal de Kernig, sinal de Brudzinski, abaulamento de fontanela, déficit neurológico focal, alteração do nível de consciência, coma
Cardiovascular	Dispneia, palpitações, fadiga, intolerância aos esforços, dor torácica	Taquicardia, hipotensão, cardiomegalia, hepatomegalia, esplenomegalia, estertores, petéquias, nódulos de Osler, lesões de Janeway, manchas de Roth, sopro novo ou alteração de sopro existente, estase jugular, atrito pericárdico, abafamento de bulhas cardíacas
Musculoesquelético	Claudicação, dor óssea, limitação da função (pseudoparalisia)	Edema local, eritema, calor, diminuição da amplitude de movimentos, dor à palpação óssea, dor à palpação articular

*Febre geralmente acompanha as infecções como uma manifestação sistêmica.

da ancilostomose (pneumonia eosinofílica) e durante a fase hepática no sistema nervoso central da larva migrans visceral.

Outros exames frequentes para o rastreamento incluem **urina tipo I** para infecções do trato urinário, transaminases para função do fígado e **punção liquórica** para avaliação do líquido cefalorraquidiano na pesquisa de meningite ou encefalite (Caps. 100 e 101). Diversos exames ajudam a diferenciar infecção viral de bacteriana, porém o diagnóstico definitivo requer a identificação do agente por cultura ou outro exame, como a reação em cadeia da polimerase.

Culturas são o pilar para o diagnóstico de muitas infecções. **Hemoculturas** são sensíveis e específicas na bacteremia, a qual pode ser primária ou secundária a uma infecção localizada (osteomielite, gastroenterite, infecção do trato urinário e endocardite). Uroculturas são importantes para confirmar infecção do trato urinário, a qual pode ser oculta em lactentes jovens. Culturas devem ser obtidas em todas as punções liquóricas, e nas aspirações, ou biópsias, de coleções ou massas. Culturas específicas (bacteriana, fúngica, viral ou micobacteriana) são guiadas pelo quadro clínico. Técnicas de cultura de tecidos são utilizadas para identificar vírus e bactérias intracelulares.

Antibióticos frequentemente são iniciados antes de o diagnóstico definitivo estar estabelecido, complicando a capacidade de confiar em culturas subsequentes para o diagnóstico microbiológico (Cap. 95). Embora sintomas persistentes ou progressivos, apesar do tratamento antibiótico, possam indicar a necessidade de mudar o tratamento, mais frequentemente isto indica a necessidade de parar todos os antibióticos para facilitar o diagnóstico definitivo ao obter as culturas apropriadas. Antibióticos não devem ser administrados antes de obter as culturas apropriadas, a menos que seja uma situação potencialmente fatal (p. ex., choque séptico).

Testes rápidos, como teste para detecção do antígeno, são úteis para o diagnóstico preliminar e são incluídos para detecção de antígenos bacterianos, virais, fúngicos e parasitários. **Testes sorológicos**, por ensaio imunoabsorvente ligado a enzima (ELISA) ou *Western blotting*, que demonstram resposta de IgM, títulos elevados de IgG ou soroconversão entre as fases aguda e de convalescência, podem ser utilizados para o diagnóstico. **Testes moleculares**, como a **reação em cadeia da polimerase** para DNA ou RNA, fornecem a especificidade das culturas, alta sensibilidade e resultados rápidos. Quando há suspeita de uma infecção não usual, um microbiologista deve ser consultado antes de serem obtidas amostras.

DIAGNÓSTICO POR IMAGEM

A escolha do exame de imagem deve ser feita conforme a localização dos achados. Na ausência de sinais localizatórios e durante uma infecção aguda, realizar exame de imagem de todo o corpo é pouco produtivo. **Radiografia simples** é útil como exame inicial nas infecções das vias aéreas. **Ultrassonografia** é um exame não invasivo e sem uso de radiação que é adequado para visibilização de órgãos sólidos em bebês e crianças. A ultrassonografia também é útil para identificar abscessos em partes moles com linfadenite e para o diagnóstico de artrite séptica do quadril. **Tomografia computadorizada (TC) (com contraste)** e **ressonância nuclear magnética (RNM) (com gadolínio)** permitem a caracterização de lesões e a localização anatômica precisa, sendo os exames de imagem de escolha para o cérebro. A TC mostra os ossos em detalhes, enquanto a RNM mostra os tecidos em detalhes. A RNM é especialmente útil para o diagnóstico de osteomielite, miosite e fasceíte necrotizante. TC de alta resolução é útil nas infecções torácicas complicadas. Uso cauteloso da TC é importante, devido aos efeitos da radiação em longo prazo sobre a saúde das crianças. Estudos com contraste (imagens do trato gastrointestinal alto, enema baritado) são úteis para identificar lesões da mucosa do trato gastrointestinal, enquanto TC ou RNM são preferíveis para a avaliação de apendicite ou massas intra-abdominais. Cistouretrografia miccional pode ser utilizada para avaliar refluxo vesicoureteral, um fator predisponente a infecções do trato urinário alto. **Cintilografia**, por exemplo, com tecnécio-99 para a avaliação de osteomielite ou com ácido dimercaptossuccínico para pielonefrite aguda, geralmente fornece dados úteis.

Tabela 93-3	Diagnóstico Diferencial entre Infecção Viral e Bacteriana	
VARIÁVEL	**VIRAL**	**BACTERIANA**
Petéquias	Presente	Presente
Púrpura	Rara	Casos graves
Leucocitose	Incomum*	Comum
Desvio à esquerda (bastonetes)	Incomum	Comum
Neutropenia	Possível	Sugere infecção fulminante
↑ VHS	Incomum*	Comum
↑ PCR	Incomum	Comum
↑ TNF, IL-1, PAF	Incomum	Comum
Meningite (pleocitose)	Linfocítica†	Neutrofílica
Presença de sinais meníngeos‡	Presente	Presente

IL, interleucina; PAF, fator ativador de plaquetas; PCR, proteína C-reativa; TNF, fator de necrose tumoral; VHS, velocidade de hemossedimentação.
* Adenovírus e herpes-vírus *simplex* podem causar leucocitose e aumento do VHS; Vírus Epstein-Barr podem causar petéquias e aumentar o VHS.
† No início de meningites virais (enterovírus, arbovírus) pode ocorrer pleocitose neutrofílica.
‡ Rigidez de nuca, abaulamento de fontanela, sinal de Kernig, sinal de Brudzinski.

Capítulo 94

IMUNIZAÇÃO E PROFILAXIA

IMUNIZAÇÃO

A imunização na infância diminui significativamente o impacto das doenças infecciosas. A **Imunização ativa** induz imunidade através da administração de uma **vacina** ou **toxoide** (toxina inativada). **Imunização passiva** inclui a transferência transplacentária de anticorpos maternos e a administração de anticorpos, como imunoglobulina ou anticorpos monoclonais.

A vacinação pode ser feita com vírus vivo atenuado (sarampo, caxumba, rubéola [MMR], varicela, influenza nasal), vírus inativado ou morto (pólio, hepatite A, influenza intramuscular), produtos recombinantes (hepatite B, papilomavírus humano), *reassortants* (rotavírus) ou com componentes imunogênicos de bactérias (coqueluche, *Haemophilus influenzae* tipo b, *Neisseria meningitidis* e *Streptococcus pneumoniae*), incluindo toxoides (difteria, tétano). Muitos polissacarídeos purificados são antígenos T-independentes que iniciam a proliferação de células B sem o envolvimento de linfócitos T CD4, sendo imunogênicos ruins em crianças com menos de dois anos de idade. Conjugação de um polissacarídeo com uma **proteína carreadora** induz uma resposta T-dependente em bebês e cria vacinas imunogênicas para *H. influenzae* tipo b, *S. pneumoniae* e *N. meningitidis*.

O calendário de imunização infantil e as recomendações dos Estados Unidos (Figs. 94-1 e 94-2) são formuladas pelos Advisory Committee on Immunization Practices of the Centers for Disease Controle and Prevention (ACIP) e American Academy of Pediatrics, American Academy of Family Physicians. Nos Estados Unidos, devido às leis estaduais que exigem imunização para matrícula escolar, aproximadamente 95% das crianças que entram no jardim da infância foram vacinadas para as doenças infecciosas mais comuns. O ACIP recomenda que as crianças nos Estados Unidos recebam rotineiramente vacinas contra 16 doenças (Fig. 94-1). Esse calendário inclui até 21 injeções em quatro ou cinco visitas até os 18 meses de idade. Crianças e adolescentes com maior risco de infecções pneumocócicas também devem receber vacina pneumocócica polissacarídica. Crianças que estão atrasadas em sua imunização devem receber as imunizações atrasadas para atualizar seu calendário vacinal o mais breve possível. Bebês prematuros, independentemente do peso ao nascimento, devem ser vacinados com a mesma idade cronológica e de acordo com o mesmo calendário vacinal de bebês e crianças a termo (Fig. 94-2). A única exceção a essa prática é a administração da vacina para hepatite B em bebês com menos de 2.000 g, quando a mãe tem o antígeno de superfície para o vírus da hepatite B (HBsAg) negativo, com um mês de idade, em vez de ao nascimento. Vacinas para adolescentes devem ser administradas com 11 a 12 anos (Fig. 94-1), concluindo o esquema entre 13 e 18 anos de idade, e um reforço para *N. meningitidis* aos 16 anos.

As vacinas devem ser administradas após obtenção de consentimento informado. O **National Childhood Vaccine Injury Act** preconiza que todos os serviços de saúde forneçam cópias do **Vaccine Information Statements** preparado pelo Centers for Disease Control and Prevention (http://www.cdc.gov/vaccines/pubs/vis/default.htm) aos pais ou pacientes antes de administrar cada dose da vacina.

A maioria das vacinas é administrada por injeção intramuscular ou subcutânea. Os locais de escolha para administração são a porção anterolateral da coxa em bebês e a região deltoide em crianças e adultos. Múltiplas vacinas podem ser administradas simultaneamente em regiões anatômicas separadas (membros diferentes ou separadas por mais de 2,5 cm), sem ocorrer diminuição da resposta imune. As vacinas MMR e para varicela devem ser administradas simultaneamente ou com mais de 30 dias de diferença. Administração de derivados do sangue e de imunoglobulina pode diminuir a resposta às vacinas com vírus vivo, quando administradas antes do intervalo recomendado.

Contraindicações gerais à vacinação incluem reação alérgica grave (anafilaxia) após uma vacina prévia ou a um componente da vacina, imunodepressão ou gravidez (vacina com vírus vivo) e doença moderada ou grave, com ou sem febre. História de reação anafilactoide a ovo é uma contraindicação às vacinas contra influenza e febre amarela, que são produzidas em ovos embrionados de galinha. Atualmente, as vacinas contra caxumba e sarampo, que são produzidas em cultura de tecido de embrião de galinha, não contêm quantidade significativa de proteína de ovo e podem ser administradas sem teste prévio em crianças com história de alergia a ovo. Doença aguda leve, com ou sem febre, convalescência de doença, exposição recente a doenças infecciosas, tratamento atual com antimicrobiano, amamentação, reação local leve a moderada, febre baixa a moderada após vacinação prévia, história de alergia a penicilina ou outra alergia não vacinal ou imunoterapia com extratos alergênicos **não são contraindicações** à imunização.

Imunodepressão grave causada por imunodeficiência congênita, infecção pelo vírus da imunodeficiência humana (HIV), leucemia, linfoma, quimioterapia ou administração prolongada de corticoesteroides em doses altas (> 2 mg/kg/dia por > 2 semanas) predispõem a complicações e são uma contraindicação às vacinas com vírus vivo. Em crianças infectadas pelo HIV que não apresentam evidências de imunodepressão grave, recomenda-se a vacinação com MMR aos 12 meses de idade e uma segunda dose um mês após, em vez de esperar até os 4 a 6 anos de idade. Vacina contra varicela é contraindicada em indivíduos com imunodeficiência celular, mas é recomendada para indivíduos com comprometimento da imunidade humoral (hipogamaglobulinemia ou disgamaglobulinemia) e aos 12 meses de idade em crianças infectadas pelo HIV, sem evidência de imunodepressão grave, sendo administradas duas doses com intervalo de três meses.

O National Childhood Vaccine Injury Act preconiza que eventos adversos clinicamente significativos após uma vacinação sejam relatados ao **Vaccine Adverse Event Reporting System (VAERS)** (http://www.vaers.hhs.gov ou (800) 822-7967).

Os casos suspeitos de doenças evitáveis por vacina devem ser reportados ao departamento de saúde local ou do estado. O ato também estabeleceu o **National Vaccine Injury Compensation Program**, nos Estados Unidos, um sistema sem culpa, no qual indivíduos que sofreram lesão ou morte decorrente da administração de uma vacina do calendário podem procurar compensação.

PROFILAXIA

Profilaxia pode incluir antibiótico, imunoglobulina ou anticorpo monoclonal e vacina, isoladamente ou em combinação; a profilaxia pode ser feita pós-exposição, para exposição perinatal e pré-exposição em indivíduos com maior risco de infecção. **Profilaxia primária** é utilizada para prevenção da infecção antes da primeira ocorrência. **Profilaxia secundária** é utilizada para prevenir recorrência após um primeiro episódio.

Meningococo

A profilaxia primária para todos os contatos do caso índice de infecção pela *N. meningitidis* deve ser administrada o mais breve possível (Cap. 100). A profilaxia é recomendada para todos os contatos domiciliares, especialmente crianças jovens; contatos de creches ou orfanatos nos últimos 7 dias; para exposição direta às secreções do paciente índice, através de beijo ou compartilhamento de escovas de dentes ou talheres; e para respiração boca a boca ou contato desprotegido durante entubação endotraqueal nos primeiros sete dias da doença. A profilaxia também é recomendada para os contatos que frequentemente dormem ou comem no mesmo domicílio que o paciente índice e para passageiros sentados ao lado do caso índice durante voos com mais de 8 horas de duração. A quimioprofilaxia não é recomendada para contatos casuais sem história de exposição direta às secreções orais (colega de escola ou trabalho), contato indireto com o paciente índice ou equipe de saúde sem exposição direta às secreções orais do paciente. Rifampicina, duas vezes ao dia, por dois dias,

Capítulo 94 ◆ Imunização e Profilaxia

Calendário vacinal recomendado para indivíduos de 0 a 18 anos – 2013
(PARA AQUELES QUE ESTIVEREM ATRASADOS OU QUE INICIARAM TARDIAMENTE, VER O CALENDÁRIO PARA ATUALIZAÇÃO [FIGURA 94-2])

Essas recomendações devem ser lidas juntos com as notas de rodapé que seguem. Para aqueles que estiverem atrasados ou que iniciaram tardiamente, administre as vacinas para atualização na oportunidade mais próxima, conforme indicado pelas barras verdes na Figura 94-1. Para aqueles que iniciaram tardiamente, ver o calendário para atualização (Fig. 94-2). As vacinas para ingresso na escola e na adolescência estão em negrito.

Vacinas	Nascimento	1 mês	2 meses	4 meses	6 meses	9 meses	12 meses	15 meses	18 meses	19–23 meses	2–3 anos	**4–6 anos**	7–10 anos	**11-12 anos**	13–15 anos	16–18 anos
Hepatite B¹ (HepB)	←1ª dose→	←─ 2ª dose ─→			←─────── 3ª dose ───────→											
Rotavírus² (RV) RV-1 (2 doses); RV-5 (3 doses)			1ª dose	2ª dose	Ver nota de rodapé 2											
Difteria, tétano e pertussis acelular (Tríplice bacteriana)³ (DTPa; < 7 anos)			1ª dose	2ª dose	3ª dose			←──── 4ª dose ────→				5ª dose				
Difteria, tétano e pertussis acelular (Tríplice bacteriana)⁴ (dTpa; ≥ 7 anos)														(dTpa)		
Haemophilus influenzae tipo b⁵ (Hib)			1ª dose	2ª dose	Ver nota de rodapé 5		3ª ou 4ª dose Ver nota de rodapé 5									
Pneumocócica conjugada⁶a,c (PCV13)			1ª dose	2ª dose	3ª dose		←── 4ª dose ──→									
Pneumocócica polissacarídica⁶b,c (PPSV23)											Ver nota de rodapé 13					
Vírus da poliomielite inativado⁷ (VIP)			1ª dose	2ª dose	←────── 3ª dose ──────→							4ª dose				
Influenza⁸ (vírus inativado; vírus atenuado) 2 doses em alguns indivíduos; ver nota de rodapé 8						Vacinação anual (apenas vírus inativado)						Vacinação anual (vírus inativado ou vírus atenuado)				
Sarampo, caxumba, rubéola⁹ (MMR)							1ª dose					2ª dose				
Varicela¹⁰ (VAR)							1ª dose					2ª dose				
Hepatite A¹¹ (HepA)							←─── 2ª dose; ver nota de rodapé 11 ───→									
Papilomavírus humano¹² (HPV2: apenas no sexo feminino; HPV4: em ambos os sexos)														3ª dose		
Meningocócica¹³ (Hib-MenCY ≥ 6 semanas; MCV4-D ≥ 9 meses; MCV4-CRM ≥ 2 anos)														1ª dose		Reforço

▨ Faixa etária recomendada para todas as crianças
▨ Faixa etária recomendada para a atualização da imunização
▨ Faixa etária recomendada para certos grupos de alto risco
▨ Faixa etária recomendada durante a atualização e para certos grupos de alto risco
☐ Não recomendado de rotina

Esse calendário inclui recomendações, com efeito, a partir de 1º de janeiro de 2013. Qualquer dose não administrada na faixa etária recomendada deve ser administrada na visita subsequente, quando indicado e possível. O uso de vacinas combinadas geralmente é preferível às injeções separadas de seus componentes. Os provedores de vacinas devem consultar o importante Advisory Committee on Immunization Practices (ACIP) statement para recomendações detalhadas; disponível em: http://www.cdc.gov/vaccines/pubs/acip-list.htm. Eventos adversos clinicamente significativos após vacinação devem ser reportados on-line ao Vaccine Adverse Event Reporting System (VAERS) (http://www.vaers.hhs.gov) ou por telefone (800-822-7967). Casos suspeitos de doenças evitáveis pela vacinação devem ser reportados ao departamento de saúde do estado ou local. Informações adicionais, incluindo cuidados e contraindicações para vacinação, estão disponíveis on-line no CDC (http://www.cdc.gov/vaccines) ou por telefone (800-CDC-INFO[800-322-4636]) (EUA).

. Esse calendário está aprovado pelo Advisory Committee on Immunization Practices (http://www.cdc.gov/vaccines/acip/index.html), pela American Academy of Pediatrics (http://www.aap.org), pela American Academy of Family Physicians (http://www.aafp.org) e pelo American College of Obstetricians and Gynecologists (http://www.acog.org).

Figura 94-1 Calendário vacinal recomendado para indivíduos de 0 a 18 anos – Estados Unidos, 2013 (Aprovado pelo Advisory Committee on Immunization Practices; American Academy of Pediatrics; American Academy of Family Physicians; e American College of Obstetricians and Gynecologists). (Cortesia do U.S. Department of Health and Human Services, Centers for Disease Control and Prevent ion, http://www.cdc.gov/vaccines/schedules/hcp/child-adolescent.html).

(Continua)

Para mais informações sobre o uso das vacinas mencionadas abaixo, acesse:
http://www.cdc.gov/vaccines/pubs/acip-list.htm.

1. **Vacina para Hepatite B (HepB). (Idade mínima: nascimento)**
   Vacinação de rotina:
   Ao nascimento
   – Administrar vacina para hepatite B monovalente para todos os recém-nascidos antes da alta hospitalar.
   – Para bebês cujas mães sejam antígeno de superfície para hepatite B (HBsAg) positivo, administrar vacina para hepatite B e 0,5 mL de imunoglobulina anti-hepatite B (HBIG) em até 12 horas após o nascimento. Esses bebês devem ser testados para HBsAg e para anticorpos para HBsAg (anti-HBs) 1 a 2 meses depois de completar a vacinação para hepatite B, entre 9 e 18 meses de vida (preferencialmente na próxima consulta de puericultura).
   – Se o estado do HBsAg da mãe for desconhecido, administrar vacina para hepatite B em até 12 horas após o nascimento em todos os bebês, independentemente do peso de nascimento. Em bebês com menos de 2.000 gramas, administrar HBIG além da HepB em até 12 horas após o nascimento. Determinar o estado do HBsAg da mãe o mais breve possível e, se ela for HBsAg positivo, também administrar HBIG nos bebês com peso maior que 2.000 gramas (com até uma semana de vida).
   Doses após o nascimento
   – A segunda dose deve ser administrada com 1 a 2 meses de vida. Vacina HepB monovalente deve ser utilizada para doses administradas com doses de 6 semanas de vida.
   – Bebês que não receberam a dose ao nascimento devem receber 3 doses da vacina HepB no esquema 0, entre 1 e 2, e 6 meses, iniciando o mais breve possível. (Fig. 2)
   – O intervalo mínimo entre a 1ª e a 2ª doses é de 4 semanas e entre a 2ª e a 3ª doses é de 8 semanas. A última dose (terceira ou quarta) da vacina HepB deve ser administrada com pelo menos 24 semanas de vida e pelo menos 16 semanas após a primeira dose.
   – Administração de 4 doses de vacina HepB é recomendada quando uma vacina combinada com HepB é administrada após a dose ao nascimento.
   Vacinação de Reforço:
   – Indivíduos não vacinados devem receber uma série de 3 doses.
   – Esquema de 2 doses (intervalo entre elas de pelo menos 4 meses) da formulação adulta Recombivax HB® está liberado para uso em crianças com idade entre 11 e 15 anos.
   – Para outros assuntos sobre reforços, Figura 2.

2. **Vacina contra rotavírus (RV). (Idade mínima: 6 semanas tanto para RV-1 [Rotarix] como para RV-5 [RotaTeq])**
   Vacinação de rotina:
   – Administrar vacinas RV para todos os bebês da seguinte forma:
     1. Se utilizar RV-1, administrar duas doses com 2 e 4 meses de idade.
     2. Se utilizar RV-5, administrar três doses com 2, 4 e 6 meses de idade.
     3. Se alguma dose for com RV-5 ou se o produto utilizado em alguma dose for desconhecido, deve-se administrar um total de três doses.
   Atualização da vacinação:
   – A idade máxima para a primeira dose é de 14 semanas e 6 dias.
   – A vacinação não deve ser iniciada com 15 semanas ou mais de vida.
   – A idade máxima para a última dose de reforço é 8 meses e 0 dias.
   – Se RV-1 (Rotarix) for administrada na primeira e na segunda doses, não há indicação para uma terceira dose.
   – Para outros assuntos sobre atualização, Figura 2.

3. **Vacina com toxoide diftérico e tetânico e pertussis acelular (DTPa; tríplice bacteriana). (Idade mínima: 6 semanas de idade)**
   Vacinação de rotina:
   – Administrar 5 doses da vacina DTPa com 2, 4, 6, 15-18 meses e entre 4 e 6 anos. A quarta dose pode ser administrada mais cedo, aos 12 meses, desde que tenham se passado pelo menos seis meses da terceira dose.
   Atualização da vacinação:
   – A quinta dose (reforço) da vacina DTPa não é necessária se a quarta dose tiver sido administrada com 4 anos ou mais.
   – Para outros assuntos sobre atualização, Figura 2.

4. **Vacina com toxoide diftérico e tetânico e pertussis acelular do tipo adulto (dTpa). (Idade mínima: 10 anos para Boostrix, 11 anos para Adacel)**
   Vacinação de rotina:
   – Administrar uma dose da vacina dTpa para todos os adolescentes com idade entre 11 e 12 anos.
   – dTpa pode ser administrada independentemente do tempo decorrido após a última vacina com toxoide diftérico e tetânico (dT).
   – Administrar uma dose da vacina dTpa em adolescentes grávidas durante cada gestação (preferencialmente entre 27 e 36 semanas de gestação), independentemente do número de anos passados após a última vacina de dT ou dTpa.
   Atualização da vacinação:
   – Indivíduos com idade entre 7 e 10 anos que não foram completamente imunizados com a vacina DTPa na infância devem receber vacinação com dTpa como a primeira dose na atualização; se forem necessárias doses adicionais, utilizar a vacina dT. Para essas crianças, uma vacina dTpa na adolescência não deve ser administrada.
   – Indivíduos com idade entre 11 e 18 anos que não receberam vacinação com dTpa devem receber uma dose da mesma, seguida de reforço com toxoides tetânico e diftérico (dT) a cada 10 anos.
   – Uma dose inadvertida da vacina DTPa administrada em crianças com idade entre 7 e 10 anos pode ser contada para a atualização. Essa dose pode ser contada como a dose da vacina dTpa em adolescentes, ou a criança pode receber mais tarde um reforço de dTpa com 11-12 anos de idade.
   – Para outros assuntos sobre atualização, Figura 2.

5. **Vacina conjugada contra Haemophilus influenzae tipo b (Hib). (Idade mínima: 6 semanas)**
   Vacinação de rotina:
   – Administrar vacinação primária de Hib e dose de reforço em todos os lactentes. As doses iniciais devem ser administradas com 2, 4 e 6 meses de idade; no entanto, se for administrada PRP-OMP (PedvaxHib ou Comvax) com 2 e 4 meses de idade, a dose com 6 meses não é indicada. Uma dose de reforço deve ser administrada entre 12 e 15 meses de idade.
   – Hiberix (PRP-T) deve ser utilizada apenas para a dose de reforço (final) em crianças com idade entre 1 e 4 anos que receberam pelo menos uma dose de Hib.
   Atualização da vacinação:
   – Se uma dose foi administrada com 12-14 meses de idade, administrar uma dose de reforço (como dose final), pelo menos 8 semanas após a dose 1.
   – Se as primeiras duas doses foram com PRP-OMP (PedvaxHib ou Comvax) e foram administradas com 11 meses ou menos de vida, a terceira dose (final) deve ser administrada entre 12 e 15 meses de idade, pelo menos 8 semanas após a segunda dose.
   – Se a primeira dose foi administrada com 7 a 11 meses de vida, administrar a segunda dose pelo menos 4 semanas após, e a última dose entre 12 e 15 meses de idade, independentemente da vacina Hib (PRP-T ou PRP-OMP) utilizada na primeira dose.
   – Em crianças não vacinadas com 15 meses de idade ou mais, administrar apenas uma dose.
   – Para outros assuntos sobre atualização, Figura 2.
   Vacinação de indivíduos de alto risco:
   – Vacina Hib não é recomendada como rotina para pacientes com mais de 5 anos de idade. No entanto, uma dose da vacina Hib deve ser administrada para indivíduos não vacinados, ou parcialmente vacinados, com 5 anos de idade ou mais, que apresentem leucemia, neoplasia maligna, asplenia anatômica ou funcional (incluindo anemia falciforme), infecção pelo vírus da imunodeficiência humana (HIV) ou outras doenças que causem imunodepressão.

6a. **Vacina pneumocócica conjugada (PCV). (Idade mínima: 6 semanas)**
    Vacinação de rotina:
    – Administrar doses da vacina PCV13 com 2, 4 e 6 meses de vida e um reforço entre 12 a 15 meses de idade.
    – Para crianças com idade entre 14 e 59 meses que receberam doses apropriadas para a idade da vacina PCV 7-valente (PCV7), administrar uma dose única suplementar da vacina PCV 13-valente (PCV13).
    Atualização da vacinação:
    – Administrar uma dose de PCV13 para todas as crianças saudáveis com idade entre 24 e 59 meses que não foram completamente vacinadas na idade indicada.
    – Para outros assuntos sobre atualização, Figura 2.
    Vacinação de indivíduos de alto risco:
    – Em crianças com idade entre 24 e 71 meses e com certas doenças clínicas (nota de rodapé 6c), administrar uma dose de PCV13, caso as três doses de PCV tenham sido administradas previamente; administrar 2 doses de PCV13, com pelo menos 8 semanas de intervalo, caso menos que 3 doses de PCV13 tenham sido administradas previamente.
    – Uma dose única de PCV13 pode ser administrada para crianças previamente não vacinadas com idade entre 6 e 18 anos e que apresentem asplenia anatômica ou funcional (incluindo anemia falciforme), infecção pelo HIV ou outra doença que cause imunodepressão, implante coclear ou perda de líquido cefalorraquidiano. Ver MMWR 2010;59 (No. RR-11), disponível em http://cdc.gov/mmwr/pdf/rr/rr5911.pdf
    – Administrar PPSV23, pelo menos 8 semanas após a última dose de PCV, em crianças com 2 anos ou mais de idade e certas doenças clínicas (notas de rodapé 6b e 6c).

6b. **Vacina pneumocócica polissacarídica (PPSV23). (Idade mínima: 2 anos)**
    Vacinação de indivíduos de alto risco:
    – Administrar PPSV23, pelo menos 8 semanas após a última dose de PCV, em crianças com 2 anos ou mais de idade e certas doenças clínicas (nota de rodapé 6c). Uma revacinação única com PPSV deve ser administrada após os 5 anos de idade em crianças com asplenia anatômica ou funcional (incluindo anemia falciforme) ou doença que cause imunodepressão.

6c. **Doenças clínicas com indicação de vacinação com PPSV23 em crianças com 2 anos de idade ou mais e com PCV13 em crianças com idade entre 24 e 71 meses:**
    – Crianças imunocompetentes com cardiopatia crônica (particularmente cardiopatias congênitas cianóticas e insuficiência cardíaca); doença pulmonar crônica (incluindo asma, caso seja tratada com corticosteroides em altas doses), diabetes melito; perda de líquido cefalorraquidiano; ou implante coclear.
    – Crianças com asplenia anatômica ou funcional (incluindo anemia falciforme e outros hemoglobinopatias), asplenia congênita ou adquirida ou disfunção esplênica).
    – Crianças com doenças que causem imunodepressão; infecção pelo HIV, insuficiência renal crônica e síndrome nefrótica, doenças associadas ao tratamento com drogas imunossupressoras ou radioterapia, incluindo neoplasias malignas, leucemias, linfomas e doença de Hodgkin; ou transplante de órgão sólido, imunodeficiência congênita.

7. **Vacina com vírus da poliomielite inativado (VPI). (Idade mínima: 6 semanas)**
   Vacinação de rotina:
   – Administrar doses de VPI com 2, 4 e 6-18 meses de idade e um reforço com 4-6 anos. A dose final deve ser administrada no ou após o quarto aniversário e com pelo menos 6 meses após a dose anterior.
   Atualização da vacinação:
   – Nos primeiros 6 meses de vida, a idade mínima e os intervalos mínimos são recomendados apenas se o indivíduo apresentar risco de exposição iminente ao vírus da poliomielite circulante (p. ex. viagem para regiões endêmicas ou durante um surto).
   – Se 4 ou mais doses foram administradas antes dos 4 anos de idade, uma dose adicional deve ser administrada entre os 4 e 6 anos de vida.
   – Uma quarta dose não é necessária caso a terceira dose seja administrada com 4 anos de idade ou mais e com pelo menos 6 meses de intervalo após a última dose.
   – Se tanto VPI quanto VPO forem administradas, um total de 4 doses deve ser administrado, independentemente da idade atual da criança.
   – VPI não é rotineiramente recomendada para residentes dos Estados Unidos com 18 anos de idade ou mais.
   – Para outros assuntos sobre atualização, Figura 2.

8. **Vacina para influenza. (Idade mínima: 6 meses para vacina com influenza inativado [VII]; 2 anos para vírus vivo atenuado [VVA])**
   Vacinação de rotina:
   – Administrar vacina para influenza anualmente em todas as crianças, iniciando com 6 meses de vida. Para a maioria dos indivíduos saudáveis e não gestantes com idade entre 2 e 49 anos, tanto VII como VVA podem ser utilizadas. No entanto, VVA NÃO deve ser administrada para alguns indivíduos, incluindo 1) aqueles com asma, 2) crianças com idade entre 2 e 4 anos que apresentaram broncoespasmo nos últimos 12 meses ou 3) aqueles que apresentem doenças clínicas que predisponham a complicações pela influenza. Para todas as outras contraindicações à VVA, ver MMWR 2010;59 (No. RR-8), disponível em http://www.cdc.gov/mmwr/pdf/rr/rr5908.pdf.
   – Administrar uma dose em indivíduos com 9 anos ou mais.
   Para crianças com idade entre 6 meses e 8 anos:
   – Para a temporada 2012-2013, administrar 2 doses (com intervalo de pelo menos 4 semanas entre elas) para as crianças que estão recebendo vacinação para influenza pela primeira vez. Para outras exceções, siga as diretrizes de vacinação nas recomendações de 2012 da ACIP para vacinação contra a influenza; MMWR 2012;61:613-618, disponível em http://www.cdc.gov/mmwr/pdf/wk/mm1632.pdf.
   – Para a temporada 2013-2014, siga as diretrizes de doses das recomendações de 2013 para vacinação contra a influenza.

9. **Vacina para sarampo, caxumba e rubéola (MMR). (Idade mínima: 12 meses na vacinação de rotina)**
   Vacinação de rotina:
   – Administrar a primeira dose da vacina MMR entre 12 e 15 meses de idade, e a segunda dose entre 4 e 6 anos. A segunda dose pode ser administrada antes dos 4 anos, desde que haja um intervalo de pelo menos 4 semanas após a primeira dose.
   – Administrar uma dose da vacina MMR em crianças com idade entre 6 e 11 meses antes de sair dos Estados Unidos para viagem internacional. Essas crianças devem ser revacinadas com 2 doses de MMR, a primeira com 12 a 15 meses de idade (12 meses caso a criança permaneça em área onde o risco da doença seja alto) e a segunda dose pelo menos 4 semanas após.
   – Administrar 2 doses de MMR em crianças com 12 meses de idade ou mais, antes de viagem internacional para fora dos Estados Unidos. A primeira dose deve ser administrada com 12 meses de idade ou após e a segunda dose pelo menos 4 semanas depois.
   Atualização da vacinação:
   – Garanta que todas as crianças em idade escolar e adolescentes tenham recebido 2 doses da vacina MMR; o intervalo mínimo entre as doses é de 4 semanas.

10. **Vacina para varicela (VAR). (Idade mínima: 12 meses)**
    Vacinação de rotina:
    – Administrar a primeira da dose da vacina VAR entre 12 e 15 meses de idade e a segunda dose entre 4 e 6 anos. A segunda dose pode ser administrada antes dos 4 anos, desde que se obedeça um intervalo mínimo de 3 meses a partir da primeira dose. A segunda dose for administrada pelo menos 4 semanas após a primeira dose, ela pode ser considerada válida.
    Atualização da vacinação:
    – Garanta que todos os indivíduos com idade entre 7 e 18 anos, sem evidência de imunidade (ver MMWR 2007;56 [No. RR-4], disponível em http://www.cdc.gov/mmwr/pdf/rr/rr5604.pdf), recebam duas doses de vacina para varicela. Para crianças com idade entre 7 e 12 anos, o intervalo mínimo recomendado entre as doses é de 3 meses (se a segunda dose for administrada pelo menos 4 semanas após a primeira dose, ela pode ser considerada válida); para indivíduos com 13 anos de idade ou mais, o intervalo mínimo entre as doses é de 4 semanas.

11. **Vacina para hepatite A (HepA). (Idade mínima: 12 meses)**
    Vacinação de rotina:
    – Iniciar a série de duas doses de vacina HepA em crianças com 12 a 23 meses; as duas doses devem ter intervalo entre elas de 6 a 18 meses.
    – Crianças que receberam apenas uma dose de vacina HepA antes dos 24 meses de idade devem receber uma segunda dose 6 a 18 meses após a primeira dose.
    – Qualquer indivíduo com 2 anos ou mais que não recebeu a vacina HepA deve receber duas doses da vacina com intervalo de 6 a 18 meses entre as doses, se for desejada imunidade contra o vírus da hepatite A.
    Atualização da vacinação:
    – O intervalo mínimo entre as duas doses é de 6 meses.
    Populações especiais
    – Administrar duas doses da vacina HepA, com pelo menos 6 meses de intervalo entre elas, em indivíduos previamente não vacinados que vivem em áreas onde os programas de vacinação têm como alvo crianças mais velhas ou indivíduos com maior risco de infecção.

12. **Vacina para o papilomavírus humano (HPV) (HPV4 [Gardasil] e HPV2 [Cervarix]). (Idade mínima: 9 anos)**
    Vacinação de rotina
    – Administrar 3 doses da vacina para HPV nos meses 0, 1-2 e 6, em todos os adolescentes com 11-12 anos de idade. Tanto a HPV4 como a HPV2 podem ser utilizadas nas meninas, mas apenas a HPV4 pode ser utilizada nos meninos.
    – O esquema de vacinação pode ser iniciado com 9 anos de idade.
    Atualização da vacinação:
    – Administrar as doses em meninas (HPV2 ou HPV4) e meninos (HPV4) entre 13 e 18 anos de idade, se eles não tiverem sido vacinados previamente.
    – Utilizar os intervalos entre as doses recomendados (acima) para a atualização da vacinação.

13. **Vacina meningocócica conjugada (MCV). (Idade mínima: 6 meses para Hib-MenCY, 9 meses para Menactra [MCV4-D], 2 anos para Menveo [MCV4-CRM])**
    – Administrar vacina MCV4 em 11-12 anos, com dose de reforço aos 16 anos.
    – Adolescentes com 11 a 18 anos de idade com infecção pelo vírus da imunodeficiência humana (HIV) devem receber duas doses de MCV4, com pelo menos 8 semanas de intervalo entre as doses. Ver MMWR 2011;60:1018-1019, disponível em http://www.cdc.gov/mmwr/pdf/wk/mm6030.pdf.
    – Ver abaixo para crianças com idade entre 2 meses e 10 anos e alto risco.
    Atualização da vacinação:
    – Administrar vacina MCV4 em indivíduos com 13 a 18 anos sem vacinação prévia.
    – Se a primeira dose tiver sido administrada entre 13 e 15 anos, uma dose de reforço deve ser administrada entre 16 e 18 anos, com intervalo mínimo de 8 semanas entre as doses.
    – Se a primeira dose for administrada com 16 anos ou mais, não é necessária dose de reforço.
    – Para outros assuntos sobre atualização, Figura 2.
    Vacinação de indivíduos de alto risco:
    – Em crianças com menos de 19 meses de vida e asplenia anatômica ou funcional (incluindo anemia falciforme), administrar Hib-MenCY com 2, 4, 6 e 12-15 meses.
    – Em crianças com idade entre 2 e 18 meses e deficiência persistente do complemento, administrar Hib-MenCY com 2, 4, 6 e 12-15 meses ou duas doses de MCV4-D, iniciando com 9 meses de idade e com 8 semanas de intervalo entre as doses. Em crianças com idade entre 19 e 23 meses e deficiência persistente do complemento que não tiveram vacinação completa com Hib-MenCY ou MCV4-D, administrar 2 doses de MCV4-D com 8 semanas de intervalo.
    – Em crianças com 24 meses de idade ou mais e deficiência persistente do complemento ou asplenia anatômica ou funcional (incluindo anemia falciforme) que não tiveram vacinação completa com MCV4-D, administrar duas doses de MCV4-D ou MCV4-CRM. Se for administrada MCV4-D (Menactra) para uma criança com asplenia (incluindo anemia falciforme), não administrar MCV4-D antes dos 2 anos e com pelo menos 4 semanas de intervalo após completar a vacinação com PCV13. Ver MMWR 2011;60:1391-2, disponível em http://www.cdc.gov/mmwr/wk/mm6040.pdf.
    – Em crianças com 9 meses de idade ou mais que residem ou que viajarão para países no cinturão da meningite da África ou para Meca, administrar a vacina apropriada para a idade e doses de MCV4 para proteção contra os sorogrupos A e W-135. Ter recebido previamente Hib-MenCY não é suficiente para as crianças que viajarão para o cinturão da meningite da África ou para Meca. Ver MMWR 2011;60:1391-2, disponível em http://www.cdc.gov/mmwr/wk/mm6040.pdf
    – Em crianças presentes durante um surto causado por um sorogrupo específico, administrar ou completar vacinação com formulação adequada para idade de Hib-MenCY ou MCV4.
    – Para doses de reforço para indivíduos com alto risco, consultar em http://www.cdc.gov/vaccines/pubs/acip-list.htm.

Informações adicionais
– Para contraindicações e precauções ao administrar uma vacina e para informações adicionais quanto a vacina e centros de vacinação (Estados Unidos), consultar as declarações da ACIP disponíveis on-line em http://www.cdc.gov/vaccines/pubs/acip-list.htm.
– Para calcular os intervalos entre doses, 4 semanas = 28 dias. Intervalos de 4 meses ou maior são determinados pelos meses do calendário.
– Informações sobre recomendações e necessidades de vacinação para viagens estão disponíveis em http://www.cdc.gov/travel/page/vaccinations.htm.
– Para vacinação de indivíduos com imunodeficiências primárias e secundárias, Tabela 13, "Vaccination of persons with primary and secondary immunodeficiencies" na seção General Recommendations on Immunization (ACIP), disponível em http://www.cdc.gov/mmwr/preview/mmwrhtml/rr6002a1.htm; e American Academy of Pediatrics. Immunization in Special Clinical Circumstances. In: Pickering LK, Baker CJ, Kimberlin DW, Long SS eds. Red book: 2012 report of the Committee on Infectious Diseases. 29th ed. Elk Grove Village, IL: American Academy of Pediatrics.

Figura 94-1, continuação

A figura a seguir fornece o calendário para a atualização vacinal e os intervalos mínimos entre as doses para crianças com vacinação atrasada. O esquema de vacinação não precisa ser reiniciado, independentemente do tempo transcorrido entre as doses. Utilize a seção apropriada para a idade da criança; sempre utilize essa tabela em conjunto com a Figura 94-1 e as notas de rodapé que seguem.

Vacina	Idade Mínima para a 1ª Dose	Intervalo mínimo entre as doses			
		1ª para 2ª dose	2ª para 3ª dose	3ª para 4ª dose	4ª para 5ª dose
Indivíduos com idade entre 4 meses e 6 anos					
Hepatite B[1]	Nascimento	4 semanas	8 semanas e pelo menos 16 semanas após a primeira dose; idade mínima para a última dose é de 24 semanas		
Rotavírus[2]	6 semanas	4 semanas	4 semanas[2]		
Difteria, tétano, pertussis[3]	6 semanas	4 semanas	4 semanas	6 meses	6 meses[3]
Haemophilus influenzae tipo b[5]	6 semanas	4 semanas Se a primeira dose tiver sido administrada com menos de 12 meses. 8 semanas (como última dose) se a primeira dose tiver sido administrada com 12-14 meses. Não há necessidade de doses adicionais se a primeira dose tiver sido administrada com 15 meses ou mais de idade.	4 semanas[5] Se a idade atual for maior ou igual a 12 meses e a primeira dose tiver sido administrada com menos de 12 meses de idade e a segunda dose tiver sido administrada com menos de 15 meses de idade. 8 semanas (como última dose)[5] Não há necessidade de doses adicionais se a primeira dose tiver sido administrada com 15 meses de idade ou mais.	8 semanas (como última dose) Essa dose é necessária apenas em crianças com idade entre 12 e 59 meses que receberam as 3 doses antes dos 12 meses.	
Pneumocócica[6]	6 semanas	4 semanas Se a primeira dose tiver sido administrada com menos de 12 meses de idade. 8 semanas (como última dose em crianças saudáveis) se a primeira dose tiver sido administrada com 12 meses de idade ou mais, ou se a idade atual for de 24 a 59 meses. Não há necessidade * de doses adicionais em crianças saudáveis quando a primeira dose tiver sido administrada com 24 meses de idade ou mais.	4 semanas Se a idade atual for menor que 12 meses. 8 semanas (como última dose em crianças saudáveis) se a idade atual for 12 meses ou mais. Não há necessidade de doses adicionais em crianças saudáveis se a dose anterior tiver sido administrada com 24 meses de idade ou mais.	8 semanas (como última dose) Essa dose só é necessária em crianças com 12 a 59 meses que receberam as 3 doses antes dos 12 meses ou em crianças com alto risco que receberam as 3 doses com qualquer idade.	
Vírus da poliomielite inativado[7]	6 semanas	4 semanas	4 semanas	6 meses[7] idade mínima de 4 anos para a dose final	
Meningocócica[13]	6 semanas	8 semanas[13]	nota de rodapé 13	nota de rodapé 13	
Sarampo, caxumba, rubéola[9]	12 meses	4 semanas			
Varicela[10]	12 meses	3 meses			
Hepatite A[11]	12 meses	6 meses			
Indivíduos com idade entre 7 e 18 anos					
Tétano, difteria; tétano, difteria, pertussis[4]	7 anos[4]	4 semanas	4 semanas Se a primeira dose tiver sido administrada com menos de 12 meses 6 meses Se a primeira dose tiver sido administrada com 12 meses ou mais	6 meses Se a primeira dose tiver sido administrada com menos de 12 meses	
Papilomavírus humano[12]	9 anos	Intervalos de Rotina entre as Doses são Recomendados[12]			
Hepatite A[11]	12 meses	6 meses			
Hepatite B[1]	Nascimento	4 semanas	8 semanas (e pelo menos 16 semanas após a Primeira Dose)		
Vírus da poliomielite inativado[7]	6 semanas	4 semanas	4 semanas[7]	6 meses[7]	
Meningocócica[13]	6 semanas	8 semanas[13]			
Sarampo, Caxumba, Rubéola[9]	12 meses	4 semanas			
Varicela[10]	12 meses	3 meses Se o indivíduo tiver menos que 13 anos de idade. 4 semanas Se o indivíduo tiver 13 anos de idade ou mais.			

Figura 94-2 Calendário para atualização da imunização em indivíduos de 4 meses a 18 anos de idade que iniciam tardiamente ou com atraso maior que 1 mês na vacinação – Estados Unidos, 2013. A figura descreve o calendário para a atualização vacinal e os intervalos mínimos entre as doses para crianças com vacinação atrasada. A sequência de doses não precisa ser reiniciada, independentemente do tempo transcorrido entre as doses. Utilizar a seção apropriada para a idade da criança. Sempre use essa tabela em conjunto com o calendário vacinal recomendado para 2013 e as notas de rodapé a seguir (Aprovado pelo Advisory Committee on Immunization Practices; American Academy of Pediatrics; American Academy of Family Physicians; e American College of Obstetricians and Gynecologists.) *(Cortesia do U.S. Department of Health and Human Services, Centers for Disease Control and Prevention,* http://www.cdc.gov/vaccines/schedules/hcp/child-adolescent.html).

(Continua)

Para mais informações sobre o uso das vacinas mencionadas, acesse: http://www.cdc.gov/vaccines/pubs/acip-list.htm

1. **Vacina para Hepatite B (HepB). (Idade mínima: nascimento)**
   Vacinação de rotina:
   Ao nascimento
   – Administrar vacina para hepatite B monovalente para todos os recém-nascidos antes da alta hospitalar.
   – Para bebês cujas mães sejam antígeno de superfície para hepatite B (HBsAg) positivo, administrar vacina para hepatite B e 0,5 mL de imunoglobulina anti-hepatite B (HBIG) em até 12 horas após o nascimento. Esses bebês devem ser testados para HBsAg e para anticorpos para HBsAg (anti-HBs) 1 a 2 meses depois de completar a vacinação para hepatite B e entre 9 e 18 meses de vida (preferencialmente na próxima consulta de puericultura).
   – Caso o estado da HBsAg da mãe seja desconhecido, administrar vacina para hepatite B em até 12 horas após o nascimento em bebês com peso, independentemente do peso de nascimento. Em bebês com menos de 2.000 gramas, administrar HBIG além da HepB em até 12 horas após o nascimento. Determinar o estado de HBsAg da mãe o mais breve possível e, se ela for HBsAg positivo, também administrar HBIG nos bebês com peso maior que 2.000 gramas (com até uma semana de vida).
   Doses após a dose ao nascimento
   – A segunda dose deve ser administrada com 1 a 2 meses de vida. Vacina HepB monovalente deve ser utilizada para doses administradas com menos de 6 semanas de vida.
   – Bebês que não receberam a dose ao nascimento devem receber 3 doses da vacina HepB nos meses 0, 1 a 2 e 6, iniciando o mais breve possível. Figura 2.
   – O intervalo mínimo entre a 1ª e a 2ª doses é de 4 semanas e entre a 2ª e a 3ª doses é de 8 semanas. A última dose (terceira ou quarta) da vacina HepB deve ser administrada com pelo menos 24 semanas de vida e pelo menos 16 semanas após a primeira dose.
   – Administração de 4 doses de vacina HepB é recomendada quando uma vacina combinada com HepB é administrada após a dose ao nascimento.
   Atualização da vacinação:
   – Indivíduos não vacinados devem receber 3 doses.
   – Esquema com duas doses (intervalo entre elas de pelo menos 4 meses) da formulação adulta Recombivax HB® está liberada para o uso em crianças com idade entre 11 e 15 anos.
   – Para outros assuntos sobre atualização, Figura 2.

2. **Vacina contra rotavírus (RV). (Idade mínima: 6 semanas tanto para RV-1 [Rotarix] como para RV-5 [Rota-Teq])**
   Vacinação de rotina:
   – Administrar vacinas RV para todos os bebês da seguinte forma:
     1. Se utilizar RV-1, administrar duas doses com 2 e 4 meses de idade.
     2. Se utilizar RV-5, administrar três doses com 2, 4 e 6 meses de idade.
     3. Se alguma dose com RV-5 ou o produto utilizado em alguma dose for desconhecido, deve-se administrar um total de três doses.
   Atualização da vacinação:
   – A idade máxima para a primeira dose é de 14 semanas e 6 dias.
   – Vacinação não deve ser iniciada em bebês com 15 semanas ou mais de vida.
   – A idade máxima para a última dose de reforço é 8 meses e 0 dias.
   – Se RV-1 (Rotarix) for administrada na primeira e na segunda doses, não há indicação para uma terceira dose.
   – Para outros assuntos sobre atualização, Figura 2.

3. **Vacina com toxoide diftérico e tetânico e pertussis acelular (DTPa; tríplice bacteriana). (Idade mínima: 6 semanas)**
   Vacinação de rotina:
   – Administrar 5 doses da vacina DTPa com 2, 4, 6, 15-18 meses e entre 4 e 6 anos de idade. A quarta dose pode ser administrada mais cedo, até 12 meses, desde que tenham passado pelo menos seis meses da terceira dose.
   Atualização da vacinação:
   – A quinta dose (reforço) da vacina DTPa não é necessária se a quarta dose tiver sido administrada com 4 anos ou mais de idade.
   – Para outros assuntos sobre atualização, Figura 2.

4. **Vacina com toxoide diftérico e tetânico e pertussis acelular (dTpa). (Idade mínima: 10 anos para Boostrix, 11 anos para Adacel)**
   Vacinação de rotina:
   – Administrar uma dose da vacina dTpa para todos os adolescentes com idade entre 11 e 12 anos.
   – dTpa pode ser administrada independentemente do tempo decorrido após a última vacina com toxoide diftérico e tetânico.
   – Administrar uma dose da vacina dTpa em adolescentes grávidas durante cada gestação (preferencialmente entre 27 e 36 semanas de gestação), independentemente do tempo decorrido após a última vacina dT ou dTpa.
   Atualização da vacinação:
   – Indivíduos com idade entre 7 e 10 anos de idade que não foram completamente imunizados com a vacina DTPa na infância devem receber vacinação com dTpa como a primeira dose na atualização; caso sejam necessárias doses adicionais, utilizar a vacina dT. Para essas crianças, uma vacina dTpa para adolescentes não deve ser administrada.
   – Indivíduos com idade entre 11 e 18 anos que não receberam vacinação com dTpa devem receber uma dose, seguida de reforço com toxoides tetânico e diftérico (dT) a cada 10 anos.
   – Uma dose inadvertida da vacina DTPa administrada em crianças com idade entre 7 e 10 anos pode ser contada para a atualização. Essa dose pode ser contada como uma dose da vacina dTpa na adolescência ou a criança pode receber tardiamente um reforço de dTpa com 11-12 anos de idade.
   – Para outros assuntos sobre atualização, Figura 2.

5. **Vacina conjugada contra *Haemophilus influenzae* tipo b (Hib). (Idade mínima: 6 semanas)**
   Vacinação de rotina:
   – Administrar vacinação Hib e dose de reforço em todos os bebês. As doses iniciais devem ser administradas com 2, 4 e 6 meses de idade; no entanto, se for administrada PRP-OMP (PedvaxHib ou Comvax) com 2 e 4 meses de idade, a dose com 6 meses não é indicada. Uma dose de reforço deve ser administrada entre 12 e 15 meses de idade.
   – Hiberix (PRP-T) deve ser utilizada apenas para a dose de reforço (final) em crianças com idade entre 1 e 4 anos que receberam pelo menos uma dose de Hib.
   Atualização da vacinação:
   – Se uma dose foi administrada com 12-14 meses de idade, administrar uma dose de reforço (como dose final), pelo menos 8 semanas após a dose 1.
   – Se as primeiras duas doses foram com PRP-OMP (PedvaxHIB ou Comvax) e foram administradas com 11 meses ou menos de idade, a terceira dose (final) deve ser administrada entre 12 e 15 meses de idade e pelo menos 8 semanas após a segunda dose.
   – Se a primeira dose foi administrada com 7 a 11 meses de vida, administrar a segunda dose pelo menos 4 semanas após e a última dose entre 11 e 15 meses de idade, independentemente da vacina Hib (PRP-T ou PRP-OMP) utilizada na primeira dose.
   – Em crianças não vacinadas com 15 meses de idade ou mais, administrar apenas uma dose.
   – Para outros assuntos sobre atualização, Figura 2.
   Vacinação de indivíduos de alto risco:
   – Vacina Hib não é recomendada de rotina para pacientes com mais de 5 anos de idade. No entanto, uma dose da vacina Hib deve ser administrada para indivíduos não vacinados, ou parcialmente vacinados, com 5 anos de idade ou mais, que apresentam leucemia, neoplasia maligna, asplenia anatômica ou funcional (incluindo anemia falciforme), infecção pelo vírus da imunodeficiência humana (HIV) ou outras doenças que causem imunodepressão.

6a. **Vacina pneumocócica conjugada (PCV). (Idade mínima: 6 semanas)**
    Vacinação de rotina:
    – Administrar doses da vacina PCV13 com 2, 4 e 6 meses de vida e um reforço com 12 a 15 meses de idade.
    – Para crianças com idade entre 14 e 59 meses que receberam doses apropriadas para a idade da vacina PCV 7-valente (PCV7), administrar uma dose única suplementar da vacina PCV 13-valente (PCV13).
    Atualização da vacinação:
    – Administrar uma dose de PCV13 para todas as crianças saudáveis com idade entre 24 e 59 meses que não foram completamente vacinadas na idade indicada.
    – Para outros assuntos sobre atualização, Figura 2.
    Vacinação de indivíduos de alto risco:
    – Em crianças com idade entre 24 e 71 meses e certas doenças clínicas (nota de rodapé 6c), administrar uma dose de PCV13, se as três doses de PCV foram administradas previamente, ou administrar 2 doses de PCV13, com pelo menos 8 semanas de intervalo, se menos que 3 doses de PCV tiverem sido administradas previamente.
    – Uma dose única de PCV13 pode ser administrada para crianças previamente não vacinadas com idade entre 6 e 18 anos e que apresentam asplenia anatômica ou funcional (incluindo anemia falciforme), infecção pelo HIV ou outra doença que causa imunodepressão, implante coclear ou perda de líquido cefalorraquidiano. Ver MMWR 2010;59 (No. RR-11), disponível em http://cdc.gov/mmwr/pdf/rr/rr5911.pdf.
    – Administrar PPSV23, pelo menos 8 semanas após a última dose de PCV, em crianças com 2 anos ou mais de idade e certas doenças clínicas (notas de rodapé 6b e 6c).

6b. **Vacina pneumocócica polissacarídica (PPSV23). (Idade mínima: 2 anos)**
    Vacinação de indivíduos de alto risco:
    – Administrar PPSV23, pelo menos 8 semanas após a última dose de PCV, em crianças com 2 anos ou mais de idade e certas doenças clínicas (nota de rodapé 6c). Uma revacinação única com PPSV23 deve ser administrada após os 5 anos de idade em crianças com asplenia anatômica ou funcional (incluindo anemia falciforme) ou doença que causa imunodepressão.

6c. **Doenças clínicas com indicação de vacinação com PPSV23 em crianças com 2 anos de idade ou mais e com PCV13 em crianças com idade entre 24 e 71 meses**
    – Crianças imunocompetentes com cardiopatia crônica (particularmente cardiopatias congênitas cianóticas e insuficiência cardíaca); doença pulmonar crônica (incluindo asma, se tratada com corticosteroides em altas doses), diabetes melito; perda de líquido cefalorraquidiano; ou implante coclear.
    – Crianças com asplenia anatômica ou funcional (incluindo anemia falciforme e outros hemoglobinopatias, asplenia congênita ou adquirida ou disfunção esplênica).
    – Crianças com doenças que causam imunodepressão; infecção pelo HIV, insuficiência renal crônica e síndrome nefrótica, doenças associadas ao tratamento com drogas imunossupressoras ou radioterapia, incluindo neoplasias malignas, leucemias, linfomas e doença de Hodgkin; ou transplante de órgão sólido, imunodeficiência congênita.

7. **Vacina com vírus da poliomielite inativado (VPI). (Idade mínima: 6 semanas)**
   Vacinação de rotina:
   – Administrar doses de VPI com 2, 4 e 6-18 meses de idade e um reforço com 4-6 anos. A dose final deve ser administrada ou quarto aniversário e com pelo menos 6 meses após a dose anterior.
   Atualização da vacinação
   – Nos primeiros 6 meses de vida, a idade mínima e os intervalos mínimos são recomendados apenas se o indivíduo apresentam risco de exposição iminente ao vírus da poliomielite circulante (p. ex., viagem para regiões endêmicas ou durante um surto).
   – Se 4 ou mais doses foram administradas antes dos 4 anos de idade, uma dose adicional deve ser administrada entre os 4 e 6 anos de vida.
   – Uma quarta dose não é necessária se a terceira dose foi administrada com 4 anos de idade ou mais e com pelo menos 6 meses de intervalo após a última dose.
   – Se tanto VPI quanto VPO forem administradas, um total de 4 doses deve ser administrado, independentemente da idade atual da criança.
   – VPI não é rotineiramente recomendada para residentes dos Estados Unidos com 18 anos de idade ou mais.
   – Para outros assuntos sobre atualização, Figura 2.

8. **Vacina para influenza. (Idade mínima: 6 meses para vacina com influenza inativado [VII]; 2 anos para vírus vivo atenuado [VVA])**
   Vacinação de rotina:
   – Administrar vacina para influenza anualmente para todas as crianças, iniciando com 6 meses de vida. Para a maioria dos indivíduos saudáveis e não gestantes com idade entre 2 e 49 anos, tanto VII como VVA podem ser utilizadas. No entanto, VVA NÃO deve ser utilizada para alguns indivíduos, incluindo 1) aqueles com asma, 2) crianças com idade entre 2 e 4 anos que apresentaram broncoespasmo nos últimos 12 meses ou 3) aqueles que apresentam doenças clínicas que predispõem a complicações pelo influenza. Para todas as outras contraindicações à VVA, ver MMWR 2010;59 (No. RR-8), disponível em http://www.cdc.gov/mmwr/pdf/rr/rr5908.pdf.
   – Administrar uma dose em indivíduos com 9 anos ou mais.
   Para crianças com idade entre 6 meses e 8 anos:
   – Para a temporada 2012-2013, administrar 2 doses (com intervalo de pelo menos 4 semanas entre elas) para as crianças que estão recebendo vacinação para influenza pela primeira vez. Siga as diretrizes de doses nas recomendações de 2012 da ACIP para vacinação contra a influenza; MMWR 2012;61:613-618, disponível em http://www.cdc.gov/mmwr/pdf/wk/mm1632.pdf.
   – Para a temporada 2013-2014, siga as diretrizes de doses das recomendações de 2013 para vacinação contra a influenza.

9. **Vacina para sarampo, caxumba e rubéola (MMR). (Idade mínima: 12 meses na vacinação de rotina)**
   Vacinação de rotina:
   – Administrar a primeira dose da vacina MMR entre 12 e 15 meses de idade, e a segunda dose entre 4 e 6 anos de idade. A segunda dose pode ser administrada antes dos 4 anos, desde que haja um intervalo de pelo menos 4 semanas após a primeira dose.
   – Administrar uma dose da vacina MMR com crianças com idade entre 6 e 11 meses antes de sair dos Estados Unidos para viagem internacional. Essas crianças devem ser revacinadas com 2 doses de MMR, a primeira com 12 a 15 meses de idade (12 meses se a criança permanecer em área onde o risco da doença seja alto) e a segunda dose pelo menos 4 semanas após.
   – Administrar 2 doses de MMR em crianças com 12 meses de idade ou mais, antes de viagem internacional para fora dos Estados Unidos. A primeira dose deve ser administrada com 12 meses de idade ou após e a segunda dose pelo menos 4 semanas depois.
   Atualização da vacinação:
   – Garanta que todas as crianças em idade escolar e adolescentes tenham recebido 2 doses da vacina MMR; o intervalo mínimo entre as doses é de 4 semanas.

10. **Vacina para varicela (VAR). (Idade mínima: 12 meses)**
    Vacinação de rotina:
    – Administrar a primeira da dose da vacina VAR entre 12 e 15 meses de idade e a segunda dose entre 4 e 6 anos de idade. A segunda dose pode ser administrada antes dos 4 anos, desde que se obedeça um intervalo mínimo de 3 meses a partir da primeira dose. Se a segunda dose for administrada pelo menos 4 semanas após a primeira dose, ela pode ser considerada válida.
    Atualização da vacinação
    – Garanta que todos os indivíduos com idade entre 7 e 18 anos, sem evidência de imunidade (ver MMWR 2007;56 [No. RR-4], disponível em http://www.cdc.gov/mmwr/pdf/rr/rr5604.pdf), recebam duas doses de vacina para varicela. Para crianças com idade entre 7 e 12 anos, o intervalo mínimo recomendado entre as doses é de 3 meses (se a segunda dose for administrada pelo menos 4 semanas após a primeira dose, ela pode ser considerada válida); para indivíduos com 13 anos de idade ou mais, o intervalo mínimo entre as doses é de 4 semanas.

11. **Vacina para hepatite A (HepA). (Idade mínima: 12 meses)**
    Vacinação de rotina:
    – Iniciar as duas doses de vacina HepA em crianças com 12 a 23 meses; as duas doses devem ter intervalo entre elas de 6 a 18 meses.
    – Crianças que receberam uma dose de vacina HepA antes dos 24 meses de idade devem receber uma segunda dose 6 a 18 meses após a primeira dose.
    – Qualquer indivíduo com 2 anos de idade ou mais que não recebeu a vacina HepA deve receber duas doses da vacina com intervalo de 6 a 18 meses entre as doses, se for desejada imunidade contra o vírus da hepatite A.
    Atualização da vacinação:
    – O intervalo mínimo entre as duas doses é de 6 meses.
    Populações especiais
    – Administrar duas doses da vacina HepA, com pelo menos 6 meses de intervalo entre as doses, em indivíduos previamente não vacinados que vivem em áreas onde os programas de vacinação têm como alvo crianças mais velhas ou indivíduos com maior risco de infecção.

12. **Vacina para o papilomavírus humano (HPV) (HPV4 [Gardasil] e HPV2 [Cervarix]). (Idade mínima: 9 anos)**
    Vacinação de rotina
    – Administrar 3 doses da vacina para HPV nos meses 0, 1-2 e 6, em todos os adolescentes com 11-12 anos de idade. Tanto a HPV4 como a HPV2 podem ser utilizadas nas meninas, mas apenas a HPV4 pode ser utilizada nos meninos.
    – O esquema de vacinação pode ser iniciado com 9 anos de idade.
    – Administrar a segunda dose 1 a 2 meses após a primeira e a terceira dose 6 meses após a primeira dose (pelo menos 24 semanas após a primeira dose).
    Atualização da vacinação:
    – Administrar as doses em meninas (HPV2 ou HPV4) e meninos (HPV4) entre 13 e 18 anos de idade, se eles não tiverem sido vacinados previamente.
    – Utilizar os intervalos entre as doses recomendados (acima) para a atualização da vacinação.

13. **Vacina meningocócica conjugada (MCV). (Idade mínima: 6 semanas para Hib-MenCY, 9 meses para Menactra [MCV4-D], 2 anos para Menveo [MCV4-CRM])**
    – Administrar vacina MCV4 com 11-12 anos de idade, com dose de reforço aos 16 anos.
    – Adolescentes com 11 a 18 anos de idade com infecção pelo vírus da imunodeficiência humana (HIV) devem receber duas doses de MCV4, com pelo menos 8 semanas de intervalo entre as doses. Ver MMWR 2011;60:1018-1019, disponível em http://www.cdc.gov/mmwr/pdf/wk/mm6030.pdf.
    – Ver a seguir para crianças com idade entre 2 meses e 10 anos e alto risco.
    Atualização da vacinação
    – Administrar vacina MCV4 em indivíduos com 13 a 18 anos sem vacinação prévia.
    – Se a primeira dose tiver sido administrada entre 13 e 15 anos de idade, uma dose de reforço deve ser administrada entre 16 e 18 anos, com intervalo mínimo de 8 semanas entre as doses.
    – Se a primeira dose for administrada com 16 anos ou mais, não é necessária dose de reforço.
    – Para outros assuntos sobre atualização, Figura 2.
    Vacinação de indivíduos de alto risco:
    – Em crianças com menos de 19 meses de vida e asplenia anatômica ou funcional (incluindo anemia falciforme), administrar Hib-MenCY com 2, 4, 6 e 12-15 meses.
    – Em crianças com idade entre 2 e 18 meses e deficiência persistente do complemento, administrar Hib-MenCY com 2, 4, 6 e 12-15 meses ou duas doses de MCV4-D, iniciando com 9 meses de idade e pelo menos 8 semanas de intervalo entre as doses. Em crianças com idade entre 19 e 23 meses e deficiência persistente do complemento que não receberam vacinação completa com Hib-MenCY ou MCV4-D, administrar 2 doses de MCV4-D com 8 semanas de intervalo.
    – Em crianças com 24 meses de idade ou mais e deficiência persistente do complemento ou asplenia anatômica ou funcional (incluindo anemia falciforme) e que não receberam vacinação completa com Hib-MenCY ou MCV4-D, administrar duas doses de MCV4-D ou MCV4-CRM. Se for administrada MCV4-D (Menactra) para uma criança com asplenia (incluindo anemia falciforme), não administrar MCV4-D antes dos 2 anos de idade e com pelo menos 4 semanas de intervalo após completar a vacinação com PCV13. Ver MMWR 2011;60:1391-2, disponível em http://www.cdc.gov/mmwr/wk/mm6040.pdf.
    – Em crianças com 9 meses de idade ou mais que residem ou que viajarão para países no cinturão da meningite na África para Meca, administrar a vacina apropriada para a idade de MCV4 para proteção contra os sorogrupos A e W-135. Ter recebido previamente Hib-MenCY não é suficiente para as crianças que viajarão para o cinturão da meningite na África ou para Meca. Ver MMWR 2011;60:1391-2, disponível em http://www.cdc.gov/mmwr/wk/mm6040.pdf.
    – Em crianças presentes durante um surto causado por um sorogrupo específico, administrar uma vacina apropriada com formulação adequada para idade de Hib-MenCY ou MCV4.
    – Para doses de reforço para indivíduos com alto risco, consultar em http://www.cdc.gov/vaccines/pubs/acip-list.htm#mening.
    Informações adicionais
    – Para contraindicações e precauções sobre administrar uma vacina e para informações adicionais quanto a vacina e centros de vacinação (Estados Unidos), consultar as declarações da ACIP disponíveis on-line em http://www.cdc.gov/vaccines/pubs/acip-list.htm.
    – Para calcular os intervalos entre doses, 4 semanas = 28 dias. Intervalos de 4 meses ou maiores são determinados pelos meses do calendário.
    – Informações sobre recomendações e necessidades de vacinação para viagens estão disponíveis em http://www.cdc.gov/travel/page/vaccinations.htm.
    – Para vacinação de indivíduos com imunodeficiências primárias e secundárias, Tabela 13, "Vaccination of persons with primary and secondary immunodeficiencies" na seção General Recommendations on Immunization (ACIP), disponível em http://www.cdc.gov/mmwr/preview/mmwrhtml/rr6002a1.htm; e American Academy of Pediatrics. Immunization in Special Clinical Circumstances. In: Pickering LK, Baker CJ, Kimberlin DW, Long SS eds. Red book: 2012 report of the Committee on Infectious Diseases. 29th ed. Elk Grove Village, IL: American Academy of Pediatrics.

Figura 94-2, continuação

Tabela 94-1	Guia para a Profilaxia de Tétano no Tratamento Habitual de Lesões Perfurocortantes			
	FERIDAS MENORES LIMPAS		**TODAS AS OUTRAS FERIDAS***	
Imunização prévia para tétano (doses)	DTpa, dTpa, ou dT[†]	IGT[†,‡]	DTpa, dTpa, ou dT[†]	IGT[†,‡]
Incerta ou < 3 doses	Sim	Não	Sim	Sim
≥ 3 doses	Sim, se ≥ 10 anos desde a última dose de vacina contendo toxoide tetânico	Não	Sim, se ≥ 5 anos desde a última dose de vacina contendo toxoide tetânico	Não

Modificado de *American Academy of Pediatrics.* Pickering LK, editor: Red Book: 2012 report of the committee on infectious diseases, ed 29, *Elk Grove Village, IL,* 2012, American Academy of Pediatrics.
Tdap, tetanus and diphtheria toxoids, adsorbed (for adolescents >11 yr of age and adults); Td, Tetanus-diphtheria toxoid; *TIG,* tetanus immunoglobulin.
*Como, mas se limitando a, ferimentos comtaminados por sujeira, fezes, terra ou saliva; ferimentos por perfuração; e ferimentos causados por projéteis, trituração e queimaduras por calor ou frio.
[†]dTpa é a melhor escolha para adolescentes que nunca receberam esta vacina. Prefere-se dT nos casos de toxina tetânica em adolescentes que já receberam a dTpa ou quando ela não está disponível.
[‡]Deve-se usar imunoglobulina intravenosa se IGT não estiver disponível.

ceftriaxona em dose única e ciprofloxacino em dose única (> 18 anos de idade) são os esquemas recomendados. Azitromicina pode ser utilizada nos casos com organismos resistentes.

Tétano

O tratamento pós-exposição das feridas se inicia imediatamente, lavando a ferida com água e sabão, retirando-se corpos estranhos e desbridando-se tecido desvitalizado. A profilaxia do tétano após feridas e lesões inclui vacinação dos indivíduos com imunização incompleta e administração de imunoglobulina antitetânica para as feridas contaminadas (solo, fezes, saliva), perfurações, avulsões e feridas resultantes de projeteis, esmagamento, queimaduras e ulceração por gelo (Tabela 94-1).

Raiva

Imunoglobulina antirrábica e vacinação antirrábica são extremamente eficazes para a profilaxia pós-exposição à raiva, porém elas não têm benefício após o início dos sintomas. Como a raiva tem alta mortalidade, o reconhecimento da potencial exposição e a profilaxia são fundamentais. Qualquer animal doméstico responsável por uma mordida aparentemente não provocada deve ser observado por 10 dias para sinais de raiva, sem tratamento imediato da vítima. A profilaxia deve ser administrada se o animal tiver raiva ou houver suspeita de raiva ou se o animal apresentar sinais de raiva enquanto estiver sob observação. Um animal selvagem capturado deve ser sacrificado (por órgãos oficiais), sem período de observação, e seu cérebro deve ser examinado para evidências de raiva. Se o animal que mordeu a vítima não for capturado, particularmente se for um animal selvagem de uma espécie que sabidamente abrigue o vírus na região, deve-se presumir que ele tinha raiva e administrar profilaxia à vítima. Gambás, raposas, guaxinins, marmotas e a maioria dos outros carnívoros, assim como morcegos, são considerados tendo raiva, a menos que algum teste negativo mostre o contrário. Profilaxia também deve ser feita após exposição a morcegos em indivíduos que não saibam ou não sejam capazes de relatar se ocorreu uma mordida ou contato direto, como em indivíduos com retardo mental, crianças dormindo ou lactentes desacompanhados.

Todos os tratamentos para pós-exposição à raiva se iniciam com lavagem imediata e completa da ferida com água e sabão e, se disponível, irrigação com um agente viricida como o iodo-povi-dine. Imunoglobulina antirrábica 20 U/kg deve ser administrada, com a dose completa sendo infiltrada no subcutâneo da área ao redor da lesão, se possível. Se houver dose remanescente que não possa ser infiltrada na ferida, ela deve ser administrada como injeção intramuscular. Vacina antirrábica com vírus inativado deve ser administrada simultaneamente o mais breve possível, com doses adicionais nos dias 3, 7 e 14.

Capítulo 95

TERAPIA ANTIMICROBIANA

A escolha da terapia antimicrobiana depende de diversos fatores: local da infecção e síndrome clínica, imunidade do hospedeiro, prováveis agentes infecciosos, suscetibilidade do patógeno aos antimicrobianos e epidemiologia local de resistência e farmacocinética e farmacodinâmica dos agentes selecionados em populações de pacientes específicas.

Terapia antimicrobiana empírica ou presuntiva é baseada no diagnóstico clínico combinado com as evidências e experiências publicadas sobre os patógenos causadores mais prováveis. A **terapia definitiva** depende do diagnóstico microbiológico por isolamento ou de outras evidências diretas de um determinado patógeno. O diagnóstico microbiológico permite caracterizar a **suscetibilidade** do patógeno aos antimicrobianos e permite fornecer concentrações suficientes do antimicrobiano apropriado no local da infecção para eliminar ou alterar o patógeno e facilitar uma resposta imune eficaz. Terapia antiviral deve incluir consideração da natureza intracelular da replicação viral e, para evitar toxicidade às células hospedeiras, deve ser direcionada a proteínas específicas do vírus, como a timidina quinase dos herpes-vírus ou a transcriptase reversa do vírus da imunodeficiência humana.

A terapia antimicrobiana empírica é mais adequada quando iniciada após a coleta de culturas apropriadas de fluidos ou tecidos. Em situações de alto risco, como na sepse neonatal ou na bacteremia em indivíduos imunocomprometidos, a terapia empírica inclui o uso de antimicrobianos de amplo espectro (Caps. 96 e 120). A terapia antimicrobiana empírica deve ser direcionada a patógenos específicos, de acordo com o diagnóstico clínico (p. ex., faringite estreptocócica) ou riscos definidos (p. ex., exposição domiciliar à tuberculose). A terapia definitiva pode, ainda, minimizar o risco de toxicidade medicamentosa, o desenvolvimento de microrganismos resistentes e o custo.

Agentes antimicrobianos são adjuntos à resposta imune normal do hospedeiro. Infecções associadas com corpos estranhos, como cateter intravascular, são difíceis de erradicar com o uso isolado de antimicrobianos, pois os microrganismos produzem biofilmes que prejudicam a fagocitose. De forma semelhante, é difícil para as células fagocitárias erradicar bactérias presentes em vegetações de fibrina e plaquetas em valvas cardíacas infectadas. Há necessidade de antibioticoterapia bactericida prolongada para estas infecções, e a evolução nem sempre é satisfatória. Pode ser necessária a retirada de cateteres/corpos estranhos se a esterilização não ocorrer prontamente. Infecções em espaços fechados com perfusão limitada (como abscessos ou osteomielite crônica com perfusão óssea ruim) são difíceis de resolver sem drenagem cirúrgica, debridamento do tecido infectado e restabelecimento de uma boa irrigação vascular.

Para a terapia antimicrobiana ideal, há a necessidade de compreensão da **farmacocinética** (p. ex., biodisponibilidade e penetração tissular) do agente administrado e sua **farmacodinâmica** (p. ex., metabolismo e excreção pelo corpo) em populações específicas. A biodisponibilidade dos antibióticos administrados por via oral é variável, dependendo de estabilidade ácida da droga; grau de acidez gástrica; e de ela ser ingerida com alimentos, antiácidos, antagonistas H$_2$ ou outros medicamentos. Presença de íleo ou diarreia profusa podem alterar o tempo de trânsito intestinal e resultar em absorção imprevisível.

O **local e a natureza** da infecção podem influenciar na escolha do antimicrobiano. Os aminoglicosídeos, que são ativos apenas contra organismos aeróbicos, apresentam pouca atividade em abscessos com pH baixo e baixa pressão de oxigênio. Infecções do sistema nervoso central ou oculares necessitam de tratamento com antimicrobianos que penetrem e atinjam níveis terapêuticos nestes locais.

Função renal comprometida (como em bebês prematuros e na insuficiência renal) necessita de ajuste dos intervalos entre as doses para haver tempo adequado para a excreção de certas drogas. O maior volume de distribuição de certos antimicrobianos hidrofílicos e maior *clearance* renal (p. ex., fibrose cística) implicam a necessidade de doses maiores para atingir níveis terapêuticos. Esquemas terapêuticos com doses baseadas no peso podem resultar em superdosagem em crianças obesas, devido aos menores volumes de distribuição das drogas hidrofílicas. Determinação dos níveis séricos dos antibióticos com margem terapêutica estreita (p. ex., aminoglicosídeos e vancomicina) minimiza o risco de efeitos adversos do tratamento.

Interações medicamentosas devem ser consideradas quando diversos agentes antimicrobianos forem utilizados para tratar uma infecção. O uso de dois ou mais antimicrobianos pode ser necessário antes da identificação do organismo ou para aumentar o benefício com duas drogas com diferentes mecanismos de ação. Diversos antimicrobianos são administrados habitualmente em combinação (p. ex., sulfametoxazol-trimetoprima, amoxicilina-clavulanato) devido ao **sinergismo** (ação bactericida ou espectro de atividade significativamente maior do que com o uso isolado). O uso de um bacteriostático, como a tetraciclina, em associação com um betalactâmico, ambos eficazes apenas contra organismos em crescimento, pode resultar em **antagonismo** ou menor ação bactericida quando utilizados em associação do que quando são utilizados isoladamente.

Capítulo 96

FEBRE SEM FOCO DETERMINADO

A temperatura corporal central normalmente é mantida em uma variação de 1º a 1,5º C, em um intervalo de 37º a 38º C. A temperatura corporal normal geralmente é considerada de 37º C. Existe uma variação diurna normal, com temperatura máxima no final da tarde. Temperatura retal maior que 38º C geralmente é considerada anormal, especialmente se associada a sintomas.

A temperatura corporal normal é mantida por um sistema regulatório complexo do hipotálamo anterior. O desenvolvimento da febre se inicia com a liberação de pirógenos endógenos para a circulação, como resultado de infecção, processo inflamatório ou neoplasia maligna. Micróbios e toxinas microbianas agem como **pirógenos externos**, estimulando a liberação de **pirógenos endógenos**, incluindo citocinas como interleucina-1, interleucina-6, fator de necrose tumoral e interferons. Estas citocinas atingem o hipotálamo anterior, liberando ácido aracdônico, o qual é metabolizado para prostaglandina E$_2$. A elevação do termostato hipotalâmico ocorre por interações complexas na produção de prostaglandina E$_2$ e complemento. Antipiréticos (acetaminofeno, ibuprofeno, ácido acetilsalicílico) inibem a ciclo-oxigenase hipotalâmica, diminuindo a produção de prostaglandina E$_2$. O ácido acetilsalicílico está associado a síndrome de Reye em crianças, e seu uso não é recomendado como antipirético. A resposta aos antipiréticos não é diferente entre as infecções bacterianas e virais.

O **padrão de febre** em crianças pode variar, dependendo da idade e da natureza da doença. Neonatos podem não apresentar resposta febril e podem estar hipotérmicos, apesar de infecção significativa, enquanto lactentes tardios e crianças com menos de 5 anos podem apresentar resposta febril exagerada, com temperaturas de até 40,6º C, em resposta a infecções bacterianas graves assim como em infecções virais benignas. Febre deste nível não é habitual em crianças mais velhas e adolescentes, sugerindo um processo mais grave. O padrão de febre não permite distinguir com segurança febre causada por infecção daquela decorrente de neoplasia maligna, doença autoimune ou fármacos.

Crianças com febre sem um foco definido representam um desafio diagnóstico que inclui identificar bacteremia e sepse. **Bacteremia**, presença de bactéria na corrente sanguínea, pode ser primária ou secundária a uma infecção focal. **Sepse** é a resposta sistêmica à infecção que é manifestada por hipertermia ou hipotermia, taquicardia, taquipneia e choque (Cap. 40). Crianças com sepse e sinais de disfunção do sistema nervoso central (irritabilidade, letargia), comprometimento cardiovascular (cianose, má perfusão) e coagulação intravascular disseminada (petéquias, equimoses) são prontamente reconhecidas como estando **toxemiadas** ou **sépticas**. A maioria das doenças febris nas crianças pode ser categorizada da seguinte forma:

- **Febre de curta duração** acompanhada de sinais e sintomas localizados; o diagnóstico frequentemente pode ser estabelecido por história clínica e exame físico.
- **Febre sem sinais localizatórios (febre sem foco determinado)**, frequentemente ocorre em crianças com menos de 3 anos de idade; a história clínica, o exame físico não conseguem estabelecer a causa.
- **Febre de origem indeterminada (FOI)**, definida como febre por mais de 14 dias sem etiologia definida, apesar de história clínica, exame físico e exames subsidiários, ou após uma semana de hospitalização e avaliação.

FEBRE EM LACTENTES COM MENOS DE 3 MESES DE VIDA

Febre ou **instabilidade da temperatura** em lactentes com menos de três meses de vida está associada a maior risco de **infecção bacteriana grave** do que em lactentes mais velhos. Estes lactentes jovens geralmente apresentam apenas febre e comprometimento da alimentação, sem sinais localizatórios de infecção. A maioria das doenças febris nesta faixa etária é causada por patógenos virais comuns, mas infecções bacterianas graves podem ocorrer incluindo **bacteremia** (causada por estreptococo do grupo B [GBS], *Escherichia coli* e *Listeria monocytogenes* em neonatos; e *Streptococcus pneumoniae*, *Haemophilus influenzae*, *Salmonella* não tifoide e *Neisseria meningitidis* em lactentes com 1 a 3 meses de idade), **infecção do trato urinário (ITU)** *(E. coli)*, **pneumonia** *(S. pneumoniae*, GBS ou *Staphylococcus aureus)*, **meningite** *(S. pneumoniae*, *H. influenzae* tipo b, GBS, *N. meningitidis*, herpes-vírus simplex [HSV], enterovírus), **diarreia bacteriana** *(Salmonella, Shigella, E. coli)* e **osteomielite** ou **artrite séptica** *(S. aureus* ou GBS).

A diferenciação entre infecção viral e bacteriana em lactentes jovens é difícil. Lactentes febris com menos de três meses de idade e com comprometimento do estado geral, especialmente se houve incerteza quanto ao seguimento, e todos os bebês febris com menos de 4 semanas de vida devem ser internados no hospital para antibioticoterapia empírica enquanto aguardam os resultados de culturas. Após coleta de hemocultura, urocultura e cultura de liquor, devem-se administrar antibióticos parenterais de amplo espectro (geralmente ampicilina com cefotaxima ou gentamicina). A escolha dos antibióticos depende do patógeno suspeito conforme os achados localizatórios. A possibilidade de HSV neonatal também deve ser considerada em crianças febris com menos de 4 semanas de vida e tratamento empírico com aciclovir deve ser iniciado naqueles em que haja preocupação com HSV neonatal. Lactentes com mais de 4 semanas de idade, bom estado geral, sem foco infeccioso identificável e com certeza da possibilidade de seguimento apresentam baixo risco de desenvolver infecção bacteriana grave (0,8% desenvolve bacteremia e 2% desenvolvem infecção bacteriana localizada grave). Critérios específicos para identificação dos bebês de baixo risco incluem idade maior que um mês, bom estado geral sem foco definido, sem história de prematuridade ou tratamento prévio com antimicrobianos, leucócitos entre 5.000 e 15.000/μL e urina tipo I com menos de 10 leucócitos/campo. Pesquisa de leucócitos fecais e radiografia de tórax podem ser consideradas em lactentes com diarreia ou sinais respiratórios. Lactentes de baixo risco podem ser seguidos ambulatorialmente sem antibioticoterapia empírica, ou, alternativamente, podem ser tratados com ceftriaxone intramuscular. Independentemente da antibioticoterapia, seguimento de perto por pelo menos 72 horas, incluindo reavaliação em 24 horas, ou imediatamente se houver alguma alteração clínica, é fundamental.

FEBRE EM CRIANÇAS COM IDADE ENTRE 3 MESES E 3 ANOS

Um problema comum é a avaliação de uma criança febril com menos de 3 anos de idade e bom estado geral sem sinais localizados de infecção. Embora a maioria destas crianças apresente infecção viral autolimitada, algumas apresentam **bacteremia oculta** (bacteremia sem foco identificável) ou ITU e umas poucas têm doença grave e potencialmente fatal. Mesmo para clínicos experientes é difícil diferenciar pacientes com bacteremia daqueles com doenças benignas.

Observação é um componente importante na avaliação. Descrições de bom estado geral e estado de alerta normal incluem *criança olhando para o examinador* e *olhando ao redor da sala*, com os olhos *brilhando*. Descrições que indicam comprometimento grave incluem *olhos sem brilho* e *olhar vago*. Observações como *sentado, movendo os braços e as pernas na maca ou no colo*, e *sentado sem apoio* refletem capacidade motora normal, enquanto *sem movimento nos braços da mãe* e *inerte sobre a maca* indica comprometimento grave. Comportamentos normais, como *vocalizar espontaneamente, brincar com objetos, tentar pegar objetos, sorrir* e *chorar com estímulo doloroso*, refletem **ludicidade**; comportamentos anormais refletem **irritabilidade**. Normalmente, crianças que estão chorando são **consoláveis** e *param de chorar quando pegas no colo pela mãe ou pelo pai*, enquanto comprometimento grave é indicado por *choro contínuo apesar de ser pega no colo e confortada*.

Crianças com idade entre 2 meses e 3 anos apresentam maior risco de infecção por organismos com cápsulas polissacarídicas, incluindo *S. pneumoniae*, *H. influenzae*, *N. meningitidis* e *Salmonella* não tifoide. Para a fagocitose efetiva destes organismos é necessário anticorpo opsônico. A IgG transplancentária materna inicialmente fornece imunidade a estes organismos, porém, à medida que a IgG gradualmente desaparece, o risco de infecção aumenta. Nos Estados Unidos, assim como no Brasil, o uso de vacinas conjugadas para *H. influenzae* tipo b e *S. pneumoniae* diminuiu drasticamente a incidência destas infecções. Determinar o estado de imunização da criança é fundamental para avaliar o risco destas infecções. Uma abordagem para avaliação destas crianças está demonstrada na Figura 96-1.

A maioria dos episódios de febre em crianças com menos de 3 anos tem uma fonte identificável de infecção, demonstrada por história clínica, exame físico ou exames laboratoriais. Nesta faixa etária, a infecção bacteriana identificada mais comum é a ITU. Hemocultura para avaliar bacteremia oculta e urina tipo I e urocultura para pesquisa de ITU devem ser consideradas em todas as crianças com menos de 3 anos e febre sem sinais localizatórios. Coprocultura deve ser obtida nos pacientes com diarreia com sangue ou muco. Crianças com comprometimento do estado geral devem ser internadas no hospital e tratadas com antibioticoterapia empírica.

Aproximadamente 0,2% das crianças febris com 3 a 36 meses de idade, bom estado geral, vacinadas para *S. pneumoniae* e *H. influenzae* e sem sinais localizatórios apresenta bacteremia oculta. Os fatores de risco para bacteremia oculta incluem temperatura ≥ 39º C, leucócitos ≥ 15.000/mm^3 e aumento do número absoluto de neutrófilos, dos bastões, da velocidade de hemossedimentação ou da proteína C-reativa. Nenhuma combinação de fatores demográficos (estado socioeconômico, raça, gênero e idade), parâmetros clínicos ou exames laboratoriais é um preditor confiável de bacteremia oculta nestas crianças. Bacteremia oculta em crianças previamente saudáveis geralmente é transitória

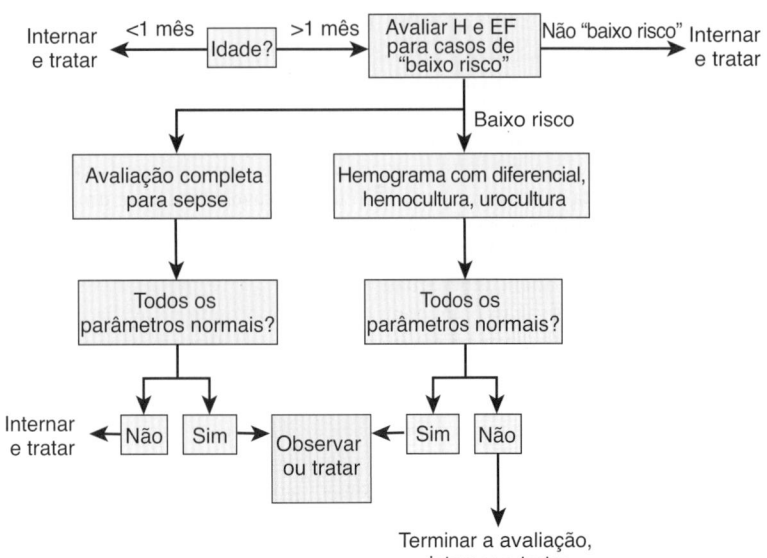

Figura 96-1 Abordagem em crianças com menos de 36 meses de idade com febre sem sinais localizatórios. A abordagem varia conforme a idade e o estado geral da criança.

e autolimitada, porém ela pode progredir para infecções graves. Crianças com bom estado geral normalmente são seguidas em ambulatório sem antibioticoterapia empírica, ou com tratamento com ceftriaxona intramuscular. Independentemente da antibioticoterapia, seguimento de perto por pelo menos 72 horas, incluindo reavaliação em 24 horas, ou imediatamente se houver alguma alteração clínica, é fundamental. Crianças com hemocultura positiva necessitam de reavaliação imediata, repetição de hemoculturas, consideração de coleta de liquor e antibioticoterapia empírica.

Crianças com **anemia falciforme** apresentam comprometimento da função esplênica e opsonização dependente de properdina, o que as coloca em risco para bacteremia, especialmente durante os primeiros cinco anos de vida. Crianças com anemia falciforme e febre e comprometimento do estado geral, temperatura igual ou acima de 40° C e leucócitos menor que 5.000/mm^3 ou maior que 30.000/mm^3 devem ser hospitalizadas e tratadas empiricamente com antibióticos. Em outras crianças com anemia falciforme e febre devem-se coletar hemoculturas, iniciar antibioticoterapia empírica com ceftriaxona e seguir ambulatorialmente de perto os pacientes. Osteomielite por *Salmonella* ou *S. aureus* é mais comum em crianças com anemia falciforme; a hemocultura nem sempre é positiva na presença de osteomielite.

FEBRE DE ORIGEM INDETERMINADA

FOI é definida como temperatura maior que 38° C por mais de 14 dias, sem uma causa óbvia, apesar de história clínica, exame físico e exames subsidiários. É importante diferenciar febre persistente de episódios recorrentes ou periódicos de febre, os quais geralmente representam doenças agudas em série.

A avaliação inicial da FOI necessita de história clínica e exame físico complementados com alguns exames laboratoriais (Fig. 96-2). Exames laboratoriais e de imagem adicionais são guiados pelas alterações encontradas na avaliação inicial. Elementos importantes da história clínica incluem o impacto da febre sobre a saúde e as atividades da criança; perda de peso; uso de drogas, medicamentos ou terapia imunossupressora; história de infecção incomum, grave ou crônica, sugerindo imunodeficiência (Cap. 72); imunizações; exposição a alimentos crus ou não processados; história de pica e exposição a organismos transmitidos por água ou solo; exposição a produtos químicos industriais ou relacionados ao lazer; transfusões sanguíneas; viagem doméstica ou internacional; exposição a mosquitos ou carrapatos; etnia; procedimentos cirúrgicos ou dentários recentes; tatuagem ou *piercing*; e atividade sexual.

A etiologia da maioria das infecções ocultas responsáveis por FOI é a apresentação não habitual de uma doença comum. Sinusite, endocardite, abscessos intra-abdominais (perinefrético, intra-hepático, subdiafragmático) e lesões do sistema nervoso central (tuberculoma, cisticercose, abscesso, toxoplasmose) podem ser relativamente assintomáticos. Infecções são a causa mais comum de FOI em crianças, seguidas de doenças inflamatórias, neoplasias malignas e outras etiologias (Tabela 96-1). **Doenças inflamatórias** são responsáveis por aproximadamente 20% dos episódios de FOI. **Neoplasias malignas** são causas menos frequentes de FOI em crianças do que em adultos, representando aproximadamente 10% de todos os episódios. Aproximadamente 15% das crianças com FOI ficam sem diagnóstico. A febre acaba por desaparecer em muitos casos, geralmente sem deixar sequelas, embora alguns pacientes possam desenvolver sinais definitivos de doença reumática ao longo do tempo. Infecções comuns que causam FOI em pacientes com **imunodeficiência** conhecida ou recém-diagnosticada incluem hepatite viral, vírus Epstein-Barr, citomegalovírus, *Bartonella henselae*, erliquiose, *Salmonella* e tuberculose.

Febre factícia ou febre causada ou simulada intencionalmente pelo paciente (**síndrome de Munchausen**) ou por um dos pais de uma criança (**síndrome de Munchausen por procuração**) é uma importante consideração, particularmente se os familiares conhecem as práticas de cuidados de saúde (Cap. 22). Febre deve ser registrada no hospital por um profissional de confiança que permaneça com o paciente enquanto a temperatura é obtida. Observação contínua por período prolongado e reavaliações repetidas são fundamentais.

Exames para rastreamento da FOI incluem hemograma completo com contagem diferencial dos leucócitos, contagem de

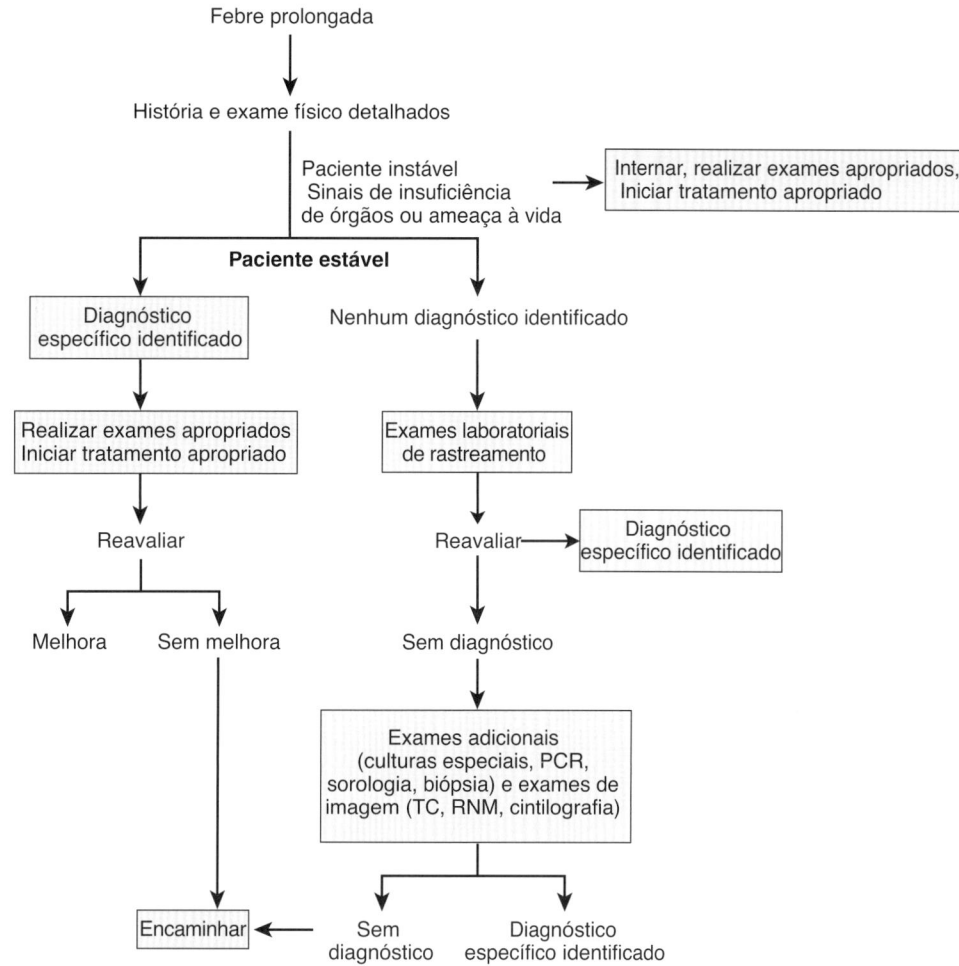

Figura 96-2 Abordagem para avaliação de febre de origem indeterminada (FOI) em crianças. Exames laboratoriais para rastreamento incluem hemograma completo com contagem diferencial dos leucócitos, contagem de plaquetas, velocidade de hemossedimentação, transaminases hepáticas, urina tipo I, urocultura e hemocultura, radiografia de tórax e avaliação para doença reumática com anticorpos antinucleares, fator reumatoide e complemento sérico (C3, C4 e CH_{50}). PCR, reação em cadeia da polimerase.

Tabela 96-1	Causas de Febre de Origem Indeterminada em Crianças
INFECÇÕES	*Mycoplasma pneumoniae*
INFECÇÕES LOCALIZADAS	Febre recorrente (*Borrelia recorrentes*, outra *Borrelia*)
Abscessos: abdominal, cerebral, dentário, hepático, pélvico, perinefrético, retal, subfrênico, esplênico, periapêndice, psoas	Salmonelose
	Spirillum minus (febre da mordedura do rato)
Colangite	*Streptobacillus moniliformis* (febre da mordedura do rato)
Endocardite infecciosa	Sífilis
Mastoidite	Tuberculose
Osteomielite	Doença de Whipple
Pneumonia	Yersiniose
Pielonefrite	**DOENÇAS VIRAIS**
Sinusite	Citomegalovírus
DOENÇAS BACTERIANAS	Hepatites virais
Actinomicose	HIV (e infecções oportunistas associadas)
Bartonella henselae (doença da arranhadura do gato)	Mononucleose infecciosa (vírus Epstein-Barr)
Brucelose	**DOENÇAS POR CLAMÍDIA**
Campylobacter	Linfogranuloma venéreo
Francisella tularensis (tularemia)	Psitacose
Gonococcemia (crônica)	**DOENÇAS POR RIQUÉTSIAS**
Leptospirose	Erliquiose
Listeria monocytogenes (listeriose)	Febre Q (*Coxiella burnetii*)
Doença de Lyme (*Borrelia burgdorferi*)	
Meningococcemia (crônica)	

Tabela 96-1	Causas de Febre de Origem Indeterminada em Crianças (Continuação)
INFECÇÕES	Doença de Hodgkin
Febre maculosa das Montanhosas Rochosas	Pseudotumor inflamatório
Tifo por carrapato	Leucemia
INFECÇÕES FÚNGICAS	Linfoma
Blastomicose (extrapulmonar)	Neuroblastoma
Coccidioidomicose (disseminada)	Feocromocitoma
Histoplasmose (disseminada)	Tumor de Wilms
DOENÇAS PARASITÁRIAS	**MISCELÂNEA**
Amebíase extraintestinal	Doença de Addison
Babesiose	Displasia ectodérmica anidrótica
Giardíase	Doença de Castleman
Malária	Hepatite crônica em atividade
Toxoplasmose	Neutropenia cíclica
Triquinose	Síndrome surdez, urticária, amiloidose
Tripanossomíase	Diabetes insípido (central e nefrogênico)
Larva migrans visceral (*Toxocara*)	Doença de Fabry
DOENÇAS INFLAMATÓRIAS	Febre factícia
Síndrome de Behçet	Disautonomia familiar
Doença de Crohn	Febre Mediterrânea familiar e outros distúrbios autoinflamatórios
Febre por medicamento/droga	Hepatite Granulomatosa
Pneumonite por hipersensibilidade	Síndrome hemofagocítica
Dermatomiosite juvenil	Hipertrigliceridemia
Artrite idiopática juvenil (início sistêmico, doença de Still)	Febre central – hipotalâmica
Doença inflamatória intestinal (doença de Crohn, colite ulcerativa)	Ictiose
Doença de Kawasaki	Hiperostose cortical infantil
Poliarterite nodosa	Doença inflamatória intestinal
Febre reumática	Febre factícia
Sarcoidose	Doença de Kikuchi-Fujimoto
Doença do soro	Febre da fumaça do metal
Lúpus eritematoso sistêmico	Pancreatite
Doença de Weber-Christian	Síndromes febris periódicas
NEOPLASIAS MALIGNAS	Intoxicação
Mixoma atrial	Pós-operatório (pericardiotomia, craniectomia)
Granuloma de colesterol	Embolia pulmonar
Sarcoma de Ewing	Tromboflebite
Hepatoma	Tireotoxicose
Síndrome de febre periódica associada ao receptor do fator de necrose tumoral alfa (TRAPS)	

Modificado de Nield LS, Kamat D: Fever without a focus. In Kliegman RM, Stanton BF, St. Geme III JW, et al.: Nelson Textbook of Pediatrics, ed 19, Philadelphia, 2011, Saunder.

plaquetas, velocidade de hemossedimentação, proteína C-reativa, transaminases hepáticas, urina tipo I, urocultura, hemocultura, radiografia de tórax e pesquisa de doença reumática com anticorpos antinucleares, fator reumatoide e dosagem do complemento sérico (C3, C4, CH_{50}). Exames adicionais na FOI podem incluir cultura de amígdalas, coprocultura, teste tuberculínico (PPD) ou ensaio por liberação de interferon gama, sorologia para HIV, perfil de anticorpos para Epstein-Barr e anticorpo para *B. henselae*. Avaliação de infectologista, imunologista, reumatologista ou oncologista pode ser considerada. Exames adicionais podem incluir coleta de líquido cefalorraquidiano para análise e cultura; tomografia computadorizada ou ressonância nuclear magnética do tórax, abdome e crânio; cintilografia; biópsia de medula óssea para citologia e cultura.

Capítulo 97

INFECÇÕES CARACTERIZADAS POR FEBRE E ERUPÇÃO CUTÂNEA/EXANTEMA

Erupções cutâneas e exantemas são manifestações comuns de muitas infecções; este capítulo descreve cinco infecções virais exantemáticas comuns na infância caracterizadas por febre e erupções cutâneas. A distribuição e a aparência das erupções fornecem dicas importantes para o diagnóstico diferencial, incluindo outros agentes infecciosos (Tabela 97-1).

SARAMPO
Etiologia

Sarampo é uma doença altamente contagiosa causada por um paramixovírus com RNA de cadeia simples com um tipo antigênico. Os seres humanos são o seu hospedeiro natural. O vírus do sarampo infecta o trato respiratório superior e linfonodos regionais e se dissemina sistemicamente durante um breve período de viremia primária com baixa titulação. Uma viremia secundária ocorre em 5 a 7 dias à medida que monócitos infectados pelo vírus se disseminam para trato respiratório, pele e outros órgãos. O vírus está presente em secreções respiratórias, sangue e urina dos indivíduos afetados. O vírus do sarampo é transmitido por gotículas e/ou vias aéreas e é altamente contagioso. Os indivíduos infectados podem contaminar outras pessoas desde 1 a 2 dias antes do início dos sintomas – de aproximadamente 5 dias antes do aparecimento das erupções até 4 dias após – e indivíduos imunocomprometidos podem apresentar excreção prolongada do vírus contagioso.

Epidemiologia

O sarampo ainda é epidêmico em regiões do mundo onde a vacinação não está disponível, sendo responsável por aproximadamente 1 milhão de óbitos anualmente. Desde 2000, geralmente menos de 100 casos são relatados anualmente nos Estados Unidos, embora ocorram surtos decorrentes de vírus importado em viagem internacional. Infecções de crianças não imigrantes podem ocorrer durante os surtos entre aqueles muito jovens para serem vacinados ou em comunidades com baixas taxas de imunização. A maioria dos bebês é protegida até o final do primeiro ano de vida por transmissão transplacentária de anticorpos maternos.

Manifestações Clínicas

A infecção pelo sarampo é dividida em quatro fases: incubação, prodrômica (catarral), exantematosa (erupção) e recuperação. O período de incubação é de 8 a 12 dias, desde a exposição até o início dos sintomas, com média de 14 dias (variação de 7 a 21 dias) entre a exposição e o início do exantema. As manifestações do

Tabela 97-1 Diagnóstico Diferencial de Febre e Erupção Cutânea

LESÃO	PATÓGENO OU DOENÇA
Erupção Cutânea Exantemática, Macular ou Maculopapular	
Vírus	Adenovírus
	Sarampo
	Rubéola
	Roséola (HHV-6 ou HHV-7)
	Eritema infeccioso (quinta doença, parvovírus B19)
	Vírus Epstein-Barr
	Echovírus
	HBV (acrodermatite papular ou síndrome de Gianotti-Crosti)
	HIV
Bactérias	Eritema marginado (febre reumática)
	Escarlatina (estreptococo do grupo A)
	Erisipela (estreptococo do grupo A)
	Arcanobacterium haemolyticum
	Sífilis secundária
	Leptospirose
	Pseudomonas aeruginosa
	Infecção meningocócica (inicial)
	Salmonella typhi (febre tifoide, "manchas rosadas")
	Doença de Lyme (eritema migrans)
	Mycoplasma pneumoniae
Riquétsias	Febre maculosa das Montanhas Rochosas
	Tifo (*Scrub*, endêmico)
	Erliquiose
Outras	Doença de Kawasaki
	Artrite reumatoide
	Reação medicamentosa
Eritrodermia Difusa	
Bactérias	Escarlatina (estreptococo do grupo A)
	Síndrome da pele escaldada estafilocócica
	Síndrome do choque tóxico (*Staphylococcus aureus*, estreptococo do grupo A)
Fungos	*Candida albicans*
Outras	Doença de Kawasaki
Erupção Urticariforme	
Vírus	Vírus Epstein-Barr
	HBV
	HIV
Bactérias	*M. pneumoniae*
	Estreptococo do grupo A
Outras	Reação medicamentosa
	Doença do soro
Vesículas, Bolhas, Pústulas	
Vírus	Herpes-vírus *simplex*
	Vírus varicela-zóster

Tabela 97-1	Diagnóstico Diferencial de Febre e Erupção Cutânea – Continuação
LESÃO	PATÓGENO OU DOENÇA
	Erupção Cutânea Exantemática, Macular ou Maculopapular
	Coxsackievírus
Bactérias	Síndrome da pele escaldada estafilocócica
	Impetigo bolhoso estafilocócico
	Impetigo crostoso por estreptococo do grupo A
Riquétsia	Riquetsiose exantematosa
Outras	Necrólise epidérmica tóxica
	Eritema multiforme (síndrome de Stevens-Johnson)
	Petéquias-Púrpura
Vírus	Adenovírus
	Sarampo atípico
	Rubéola congênita
	Citomegalovírus congênito
	Enterovírus
	Síndrome purpúrica-papular em "luvas e meias" (parvovírus B19)
	HIV
	Febre hemorrágica por vírus
Bactérias	Sepse (Meningococo, gonococo, pneumococo, *Haemophilus influenzae* tipo b)
	Endocardite infecciosa
	Ectima gangrenoso (*Pseudomonas aeruginosa*)
	Vibrio vulnificus
Riquétsias	Febre maculosa das Montanhas Rochosas
	Tifo epidêmico
	Erliquiose
Fungos	Escara necrótica (*Aspergillus, Mucor*)
Outras	Vasculite
	Plaquetopenia
	Púrpura de Henoch-Schölein
	Malária
	Eritema Nodoso
Vírus	Vírus Epstein-Barr
	HBV
Bactérias	Estreptococo do grupo A
	Mycobacterium tuberculosis
	Yersinia
	Doença da arranhadura do gato (*Bartonella henselae*)
Fungos	Coccidioidomicose
	Histoplasmose
Outras	Sarcoidose
	Doença inflamatória intestinal
	Contraceptivo oral contendo estrógeno
	Lúpus eritematoso sistêmico
	Doença de Behçet

HBV, vírus da hepatite B; *HHV*, herpes-vírus humano

período de pródromo de 3 dias são tosse, coriza, conjuntivite e as **manchas de Koplik** (pontos branco-acinzentados do tamanho de grão de areia na mucosa oral oposta aos molares inferiores) que duram 12 a 24 horas. A conjuntiva pode revelar uma linha transversa característica da inflamação ao longo da margem das pálpebras (**linha de Stimson**). Os sintomas clássicos de tosse, coriza e conjuntivite ocorrem durante a viremia secundária da fase exantematosa, a qual frequentemente é acompanhada de febre alta (40° a 40,5 °C). Máculas se iniciam na cabeça (geralmente acima da testa) e se disseminam para a maior parte do corpo, de forma cefalocaudal, em 24 horas. As áreas de exantema frequentemente são confluentes. O exantema desaparece no mesmo padrão, e a gravidade da doença está relacionada à extensão do exantema. Podem ocorrer petéquias ou exantema hemorrágico (**sarampo negro**). À medida que o exantema desaparece, ele se torna amarronzado descolorido e começa a descamar.

Linfadenite cervical, esplenomegalia e linfadenopatia mesentérica com dor abdominal podem ocorrer junto com o exantema. Otite média, pneumonia e diarreia são mais comuns nos bebês. Envolvimento hepático é mais comum em adultos. O termo **sarampo modificado** descreve casos leves de sarampo que ocorrem em indivíduos com proteção parcial contra sarampo. O sarampo modificado ocorre em vacinados com menos de 12 meses de idade ou com a coadministração de imunoglobulina sérica, em bebês com doença modificada por anticorpos transplacentários ou em indivíduos recebendo imunoglobulina.

Exames Laboratoriais e de Imagem

Os achados de exames laboratoriais são inespecíficos e não auxiliam no diagnóstico. Leucopenia é característica. Em pacientes com encefalite aguda, análise do líquido cefalorraquidiano revela aumento de proteínas, pleocitose linfocítica e níveis normais de glicose. Cultura do vírus do sarampo geralmente não está disponível, embora identificação do RNA do vírus por reação em cadeia da polimerase (PCR) via transcriptase reversa possa estar disponível em alguns serviços de saúde ou no Centers for Disease Control and Prevention (CDC; Estados Unidos). Sorologia para anticorpos IgM, os quais aparecem em 1 a 2 dias após o exantema e persistem por 1 a 2 meses em indivíduos não imunizados, confirma o diagnóstico clínico, embora anticorpos IgM possam estar presentes transitoriamente em indivíduos imunizados. Casos suspeitos devem ser notificados imediatamente ao departamento de saúde local ou estadual.

Diagnóstico Diferencial

O conjunto de febre, exantema, tosse e conjuntivite é diagnóstico para sarampo. Manchas de Koplik são patognomônicas, mas nem sempre estão presentes no momento em que o exantema é mais pronunciado. A confirmação é feita pelo aumento dos níveis séricos de anticorpos nas fases aguda e de convalescença. O exantema deve ser diferenciado de rubéola, roséola, infecção por enterovírus ou adenovírus, mononucleose infecciosa, toxoplasmose, meningococcemia, escarlatina, doença por riquétsias, doença de Kawasaki, doença do soro e erupções cutâneas por medicamentos.

Tratamento

O tratamento de suporte inclui manutenção de hidratação adequada e antitérmicos. Suplementação com altas doses de vitamina A mostrou melhorar os desfechos de bebês com sarampo em países em desenvolvimento. A Organização Mundial da Saúde recomenda administração rotineira de vitamina A por 2 dias em todas as crianças com sarampo agudo.

Complicações e Prognóstico

Otite média é a complicação mais comum do sarampo. Pneumonia intersticial (pelo sarampo) pode ocorrer, ou a pneumonia pode ser secundária à infecção bacteriana por *Streptococcus pneumoniae, Staphylococcus aureus* ou estreptococo do grupo A. Indivíduos com comprometimento da imunidade mediada por células podem desenvolver **pneumonia de células gigantes (Hecht)**, a qual geralmente é fatal. Miocardite e linfadenite mesentérica são complicações infrequentes.

Encefalomielite acomete 1 a 2 indivíduos por 1.000 casos e geralmente ocorre 2 a 5 dias após o início do exantema. Encefalite precoce provavelmente é causada por infecção viral direta do tecido cerebral, enquanto que encefalite de início tardio é um fenômeno desmielinizante e, provavelmente, imunológico. **Panencefalite esclerosante subaguda** é uma complicação neurológica tardia de infecção lenta pelo sarampo, a qual é caracterizada por comprometimento comportamental e intelectual progressivo e eventual óbito. Ocorre em aproximadamente 1 em cada 1 milhão de casos de sarampo, em média 8 a 10 anos após a infecção inicial. Não há tratamento eficaz.

Óbitos geralmente resultam de broncopneumonia ou encefalite, sendo o risco muito maior em indivíduos com neoplasias malignas, desnutrição grave, idade menor que 5 anos ou imunodepressão (como infecção pelo HIV). Óbitos tardios em adolescentes e adultos geralmente são causados por panencefalite esclerosante subaguda. Outras formas de encefalite pelo sarampo, em indivíduos imunocompetentes, estão associadas com taxa de mortalidade aproximada de 15%, sendo que 20 a 30% dos sobreviventes apresentam sequela neurológica importante.

Prevenção

Vacina com vírus vivo previne a infecção e é recomendada como vacina contra sarampo, caxumba e rubéola (MMR) para crianças de 12 a 15 meses e de 4 a 6 anos. A vacina MMRV (MMR combinada com vacina contra varicela) é uma alternativa para crianças com 12 meses a 12 anos, desde que não existam contraindicações, porém ela tem maior associação com convulsões febris após a administração. A segunda dose da MMR não é uma dose de reforço, mas diminui significativamente a taxa de insucesso da vacinação primária, de menos de 5% para menos de 1%. Contraindicações à vacina para sarampo incluem imunodepressão ou administração de corticosteroides em dose imunossupressora (> 2 mg/kg/dia por mais de 14 dias); gravidez; ou administração recente de imunoglobulina (3 a 11 meses, dependendo da dose). A vacinação com MMR é recomendada para todos os indivíduos com infecção pelo HIV sem evidências de imunodepressão importante (baixa contagem de linfócitos-T CD4 para a idade ou baixa porcentagem de linfócitos-T CD4 em relação ao total de linfócitos), crianças com câncer em remissão que não receberam quimioterapia nos últimos 3 meses e crianças que não receberam corticosteroides em doses altas no último mês. Contatos domiciliares suscetíveis com doenças crônicas ou que estejam imunodeprimidos devem receber **profilaxia pós-exposição** com vacina para sarampo em até 72 horas após a exposição ao sarampo ou imunoglobulina em até 6 dias após a exposição.

RUBÉOLA (SARAMPO ALEMÃO OU SARAMPO DE 3 DIAS)

Etiologia

Rubéola, também chamada de sarampo alemão ou sarampo de 3 dias, é causada por um vírus de RNA de cadeia simples com envelope glicolipídico e é um membro da família togavírus. O ser humano é seu único hospedeiro natural. O vírus da rubéola invade o epitélio respiratório e se dissemina por viremia primária. Após replicação no sistema reticuloendotelial, ocorre uma viremia secundária, e o vírus pode ser isolado de monócitos sanguíneos periféricos, líquido cefalorraquidiano e urina. O vírus da rubéola é mais contagioso por contato direto ou por gotículas com secreções nasofaríngeas, desde 2 dias antes até 5 a 7 dias após o início do exantema, embora o vírus possa estar presente nas secreções nasofaríngeas desde 7 dias antes até 14 dias após o exantema.

Infecção **intrauterina** resulta em morbidade importante, a **síndrome da rubéola congênita (SRC)**, com manifestações oftalmológicas, cardíacas e neurológicas (Cap. 66). Infecção materna durante o primeiro trimestre da gravidez resulta em infecção fetal, com vasculite generalizada em mais de 90% dos casos. Bebês com rubéola congênita podem disseminar o vírus por secreções nasofaríngeas e urina por mais de 12 meses após o nascimento e pode transmitir o vírus para contatos suscetíveis.

Epidemiologia

Em populações não vacinadas, a rubéola geralmente ocorre na primavera, com epidemias ocorrendo em ciclos de 6 a 9 anos. Aproximadamente 25 a 50% dos casos são subclínicos. Nos Estados Unidos, menos de 20 casos de rubéola ocorrem anualmente. Surtos de rubéola ocasionalmente ocorrem em grupos não vacinados, a partir de casos importados internacionalmente. Anticorpo transplacentário é protetor durante os primeiros seis meses de vida.

Manifestações Clínicas

O período de incubação da rubéola pós-natal é tipicamente de 16 a 18 dias (variação: 14 a 21 dias). Os sintomas catarrais discretos da fase prodrômica da rubéola podem passar despercebidos. Os sinais característicos da rubéola são linfadenopatias retroauricular, cervical posterior e occipital posterior, acompanhada de lesão cutânea eritematosa e maculopapular discreta. A lesão cutânea se inicia na face e se dissemina para o corpo, com duração de 3 dias e com lesões menos proeminentes do que aquelas do sarampo. Pontos com coloração rósea no palato mole, chamados de Sinal de **Forchheimer**, se desenvolvem em 20% dos pacientes e podem aparecer antes das lesões cutâneas. Outras manifestações da rubéola incluem faringite leve, conjuntivite, anorexia, cefaleia, fadiga e febre baixa. Poliartrite, geralmente das mãos, pode ocorrer, especialmente entre mulheres adultas, mas usualmente se resolve sem deixar sequelas. Parestesias e tendinite podem ocorrer.

Exames Laboratoriais e de Imagem

Os achados de exames laboratoriais rotineiros são inespecíficos e geralmente não auxiliam no diagnóstico. Os leucócitos usualmente estão normais ou baixos e plaquetopenia raramente ocorre. O diagnóstico é confirmado por sorologia positiva para anticorpos IgM (tipicamente positivo 5 dias após o início dos sintomas) ou por aumento de quatro vezes ou mais nos níveis de anticorpos IgG específicos em soros pareados da fase aguda e de convalescença. Os casos de **SRC** podem apresentar níveis detectáveis de IgM até os 3 meses de idade e níveis de IgG estáveis ou em elevação nos primeiros 7 a 11 meses de idade. Resultados falso-positivos de IgM podem ocorrer. Casos suspeitos de síndrome da rubéola congênita e de rubéola pós-natal devem ser notificados ao departamento de saúde local e estadual.

Diagnóstico Diferencial
O exantema deve ser diferenciado daquele por sarampo, roséola, infecção por enterovírus ou adenovírus, mononucleose infecciosa, toxoplasmose, escarlatina, doenças por riquétsias, doença de Kawasaki, doença do soro e erupções cutâneas por medicamentos.

Tratamento
Não existe tratamento específico para a rubéola. O tratamento de suporte rotineiro inclui manter hidratação adequada e administração de antitérmicos.

Complicações e Prognóstico
As complicações são raras, com exceção da **síndrome da rubéola congênita** (Cap. 66) que ocorre por infecção durante a gravidez. Óbitos raramente ocorrem na encefalite por rubéola.

Prevenção
Vacinação com vírus vivo previne a infecção e é recomendada como vacina MMR em crianças de 12 a 15 meses e de 4 a 6 anos. Após a vacinação, o vírus da rubéola permanece na nasofaringe por algumas semanas, mas não é transmissível. Em crianças, a vacina contra rubéola raramente está associada com efeitos adversos, porém, em mulheres pós-puberdade, ela causa artralgia em 25% das mulheres vacinadas, e sintomas semelhantes aos de artrite aguda ocorrem em 10% destas mulheres. Estes sintomas tipicamente ocorrem 1 a 3 semanas após a vacinação e duram 1 a 3 dias.

Contraindicações à vacina contra rubéola incluem imunodepressão e administração de corticosteroides em dose imunossupressora (> 2 mg/kg/dia por > 14 dias); gravidez; ou administração recente de imunoglobulina (3 a 11 meses, dependendo da dose). O vírus da vacina já foi recuperado de tecidos fetais, embora não existam casos de **SRC** identificados entre bebês nascidos de mulheres que foram inadvertidamente vacinadas contra rubéola durante a gravidez. Contudo, recomenda-se que as mulheres evitem engravidar por 28 dias após receber vacina contra rubéola. Todas as mulheres grávidas devem fazer sorologia para rubéola durante o pré-natal para determinar sua imunidade à rubéola e as mães suscetíveis devem ser vacinadas após o parto, antes da alta hospitalar.

Indivíduos suscetíveis, e não gestantes, expostos à rubéola devem receber vacina contra a rubéola. Imunoglobulina não é recomendada para profilaxia pós-exposição em mulheres gestantes suscetíveis expostas à rubéola.

ROSÉOLA INFANTIL (EXANTEMA SÚBITO)
Etiologia
Roséola infantil (exantema súbito, sexta doença) é causada primariamente pelo herpes-vírus humano tipo 6 (HHV-6) e pelo HHV-7 em 10 a 30% dos casos. Os vírus HHV-6 e HHV-7 são grandes, com envelope e DNA dupla-hélice e membros da família herpes-vírus. Eles infectam células mononucleares maduras e causam viremia por um período relativamente prolongado (3 a 5 dias) durante a infecção primária. Eles podem ser detectados na saliva de adultos saudáveis, o que sugere, assim como acontece com outros herpes-vírus, o desenvolvimento de infecção latente por toda a vida com períodos intermitentes de disseminação.

Epidemiologia
Anticorpos transplacentários protegem a maioria dos bebês até os 6 meses de idade. A incidência de infecção aumenta à medida que os níveis de anticorpos maternos diminuem. Aos 12 meses de idade, aproximadamente 60 a 90% das crianças apresentam anticorpos contra o HHV-6, e praticamente todas as crianças são soropositivas com 2 a 3 anos de idade. Provavelmente, o vírus é adquirido de adultos assintomáticos que periodicamente disseminam este vírus. O HHV-6 é uma causa importante de doença febril aguda em bebês e pode ser responsável por 20% das visitas de crianças de 6 a 18 meses de idade a serviços de emergências.

Manifestações Clínicas
A **roséola** é caracterizada por febre alta (frequentemente > 40 ºC) e de início súbito, com duração de 3 a 5 dias. Lesões cutâneas maculopapulares com coloração rósea surgem no momento em que a febre desaparece, embora elas possam aparecer antes. As lesões cutâneas geralmente duram de 1 a 3 dias, porém podem desaparecer mais rapidamente e não estar presentes em todos os bebês com infecção pelo HHV-6. Sintomas respiratórios altos, congestão nasal, membrana timpânica eritematosa e tosse podem ocorrer. Sintomas gastrointestinais são descritos. A maioria das crianças com roséola está irritada e parece toxemiada. A roséola se associa com aproximadamente um terço das convulsões febris. A roséola causada pelo HHV-6 e pelo HHV-7 são clinicamente indistinguíveis, embora a roséola associada ao HHV-6 tipicamente ocorra em lactentes jovens. A reativação do HHV-6 após transplante de medula óssea pode resultar em supressão da medula óssea, hepatite, lesões cutâneas e encefalite.

Exames Laboratoriais e de Imagem
Os achados dos exames laboratoriais de rotina são inespecíficos e não auxiliam para o diagnóstico. Encefalite com roséola é caracterizada por pleocitose (30 a 200 células/mm^3) com predomínio de células mononucleares, aumento de proteína e nível normal de glicose. Testes sorológicos mostrando aumento de quatro vezes dos níveis séricos na fase aguda para a de convalescência, ou documentação do DNA do HHV-6 por PCR no líquido cefalorraquidiano, são diagnósticos.

Diagnóstico Diferencial
O padrão de febre alta por 3 a 5 dias, sem achados significativos no exame físico, seguido pelo surgimento de lesões cutâneas após o desaparecimento da febre é característico. Muitas doenças febris podem ser facilmente confundidas com a roséola durante a fase antes das lesões cutâneas. Infecções graves devem ser excluídas, embora a maioria das crianças com roséola esteja alerta, se comporte normalmente e continue com suas atividades diárias habituais.

Tratamento
Não há tratamento específico para a roséola. O tratamento de suporte rotineiro inclui manter hidratação adequada e administrar antitérmicos. Em hospedeiros imunodeprimidos, o uso de ganciclovir ou foscarnet pode ser considerado.

Prognóstico e Complicações
O prognóstico da roséola é excelente. Poucos óbitos têm sido atribuídos ao HHV-6, geralmente em casos complicados por encefalite ou por **síndrome hemofagocítica** associada ao vírus.

Prevenção
Não existem diretrizes para prevenção da roséola.

ERITEMA INFECCIOSO (QUINTA DOENÇA)
Etiologia
Eritema infeccioso (quinta doença) é causado pelo parvovírus B19 humano, um vírus de DNA de cadeia simples que causa um exantema viral benigno em crianças saudáveis. A afinidade viral por células progenitoras de eritrócitos torna este vírus uma importante causa de crise aplástica em pacientes com anemias hemolíticas, incluindo anemia falciforme, esferocitose e talassemia. O parvovírus B19 também causa anemia fetal e hidropisia fetal após infecção primária durante a gestação. O receptor celular para o parvovírus B19 é o **antígeno eritrocitário P**, um glicolipídio presente nos eritrócitos. O vírus se replica ativamente durante a divisão das células troncoeritrocitárias, levando à morte celular, o que resulta em aplasia eritroide e anemia.

Epidemiologia
Eritema infeccioso é comum. A prevalência sorológica do parvovírus B19 é de apenas 2 a 9% em crianças com menos de 5 anos, porém aumenta para 15 a 35% em crianças de 5 a 18 anos e 30 a 60% em adultos. Epidemia na comunidade geralmente ocorre na primavera. O vírus é transmitido por secreções respiratórias e por transfusão de produtos sanguíneos.

Manifestações Clínicas
O período de incubação é tipicamente de 4 a 14 dias e raramente pode durar 21 dias. As infecções pelo parvovírus B19 geralmente se iniciam como uma doença leve e inespecífica, caracterizada por febre, mal-estar, mialgias e cefaleia. Em alguns casos, a lesão cutânea característica aparece 7 a 10 dias depois. O eritema infeccioso se manifesta por lesões cutâneas, febre baixa ou sem febre e ocasionalmente faringite e conjuntivite discretas. As lesões cutâneas aparecem em três estágios. O estágio inicial é caracterizado por **erupção cutânea em "face esbofeteada"** com palidez ao redor da boca. Lesão cutânea eritematosa, simétrica, maculopapular no tronco aparece 1 a 4 dias depois, e, então, evanesce à medida que o centro se torna mais claro, ficando uma **erupção reticulada, rendilhada**, que dura 2 a 40 dias (11 dias em média). Estas lesões podem ser pruriginosas, não descamam e podem ter recidivas com exercício, banho, fricção ou estresse. Adolescentes e adultos podem apresentar mialgia, artralgia ou artrite significativa, cefaleia, faringite, coriza e distúrbios gastrointestinais.

Crianças com sobrevida dos eritrócitos encurtada (p. ex., anemia falciforme) podem desenvolver uma **crise aplástica transitória** caracterizada por produção ineficaz de eritrócitos tipicamente com duração de 7 a 10 dias (Cap. 150). A maioria das crianças com crise aplástica transitória induzida pelo parvovírus B19 apresenta diversos sintomas, incluindo febre, letargia, mal-estar, palidez, cefaleia, sintomas gastrointestinais e sintomas respiratórios. A contagem de reticulócitos está muito baixa e os níveis de hemoglobina são menores que os habituais do paciente. Neutropenia e plaquetopenia transitórias também ocorrem.

A infecção persistente pelo parvovírus B19 pode ocorrer em crianças com imunodeficiência, causando anemia importante por aplasia pura da série vermelha. Estas crianças não apresentam as manifestações típicas do eritema infeccioso.

Exames Laboratoriais e de Imagem
Alterações hematológicas ocorrem na infecção por parvovírus, incluindo reticulocitopenia com duração de 7 a 10 dias, anemia discreta, plaquetopenia, linfopenia e neutropenia. O parvovírus B19 pode ser detectado por PCR e por microscopia eletrônica dos precursores eritroides na medula óssea. Sorologias mostrando anticorpos IgM específicos para o parvovírus são diagnósticas, demonstrando que a infecção provavelmente ocorreu nos últimos 2 a 4 meses.

Diagnóstico Diferencial
O diagnóstico do eritema infeccioso em crianças é estabelecido com base nos achados clínicos de lesão cutânea facial típica, com sintomas prodrômicos ausentes ou discretos, seguido de lesão cutânea reticulada que aumenta e diminui no corpo. O diagnóstico diferencial inclui sarampo, rubéola, escarlatina, infecção por enterovírus ou adenovírus, doença de Kawasaki, lúpus eritematoso sistêmico, doença do soro e reação a medicamentos.

Tratamento
Não existe tratamento específico. O tratamento de suporte rotineiro inclui manter hidratação adequada e administrar antitérmicos. Transfusões podem ser necessárias para crise aplástica transitória. Transfusão intrauterina tem sido realizada para hidropisia fetal associada com infecção fetal pelo parvovírus B19. Imunoglobulina intravenosa pode ser utilizada em indivíduos imunodeprimidos com anemia grave ou infecção crônica.

Complicações e Prognóstico
O prognóstico do eritema infeccioso é excelente. Óbitos associados à crise aplástica transitória são raros. O parvovírus B19 não é teratogênico, porém infecção intrauterina de células eritroides fetais pode resultar em insuficiência cardíaca fetal, hidropisia fetal e óbito fetal. A metade das mulheres em idade fértil é suscetível à infecção pelo parvovírus B19, 30% das mulheres expostas desenvolvem infecção, sendo que 25% dos fetos expostos se tornam infectados e 10% deles evoluem para óbito fetal.

Prevenção
O maior risco é em mulheres gestantes. Medidas eficazes de controle são limitadas. Não é recomendada a exclusão escolar das crianças afetadas, pois geralmente as crianças não transmitem a doença quando as lesões cutâneas estão presentes. Higiene adequada e lavagem das mãos são medidas práticas que devem ajudar a diminuir a transmissão.

INFECÇÃO PELO VÍRUS VARICELA-ZÓSTER (CATAPORA E ZÓSTER)
Etiologia
Catapora e zóster são causados pelo vírus varicela-zóster (VZV), um vírus envelopado, icosaédrico, com DNA de dupla hélice que é membro da família herpes-vírus. O ser humano é

seu hospedeiro natural. **Catapora (varicela)** é a manifestação da infecção primária. VZV infecta indivíduos suscetíveis via conjuntiva ou trato respiratório e replica na nasofaringe e nas vias aéreas superiores. Ele se dissemina por viremia primária e infecta linfonodos regionais, fígado, baço e outros órgãos. Após, ocorre uma viremia secundária que resulta em infecção cutânea com erupção cutânea vesicular típica. Após resolução da catapora, o vírus persiste em infecção latente nas células ganglionares da raiz dorsal. **Zóster** é a manifestação da infecção latente reativada do VZV endógeno. A catapora é altamente transmissível em indivíduos suscetíveis, com taxa de ataque secundário de mais de 90%. O período de contágio vai de 2 dias antes a 7 dias após o início da erupção cutânea, quando todas as lesões estão crostosas.

Epidemiologia

Na era pré-vacinação, o pico de ocorrência era entre 5 e 10 anos de idade, com pico da infecção sazonal no final do inverno e na primavera. Na era pós-vacinação, a incidência da infecção diminuiu em todas as faixas etárias, sendo que o pico de incidência agora é entre os 10 e 14 anos de idade. A transmissão ocorre por contato direto, gotículas e ar. O **zóster** é uma recorrência do VZV latente e é transmitido por contato direto. Apenas 5% dos casos de zóster ocorrem em crianças com menos de 15 anos. A incidência global do zóster (215 casos por 100.000 indivíduos-ano) resulta em incidência acumulada em toda a vida de, aproximadamente, 10 a 20%, com 75% dos casos ocorrendo após os 45 anos. A incidência do zóster é maior em indivíduos imunodeprimidos.

Manifestações Clínicas

O período de incubação da varicela geralmente é de 14 a 16 dias, variando de 10 a 21 dias, após a exposição. Sintomas prodrômicos de febre, mal-estar e anorexia podem preceder a erupção cutânea em um dia. As erupções cutâneas características aparecem inicialmente como pápulas vermelhas pequenas que rapidamente progridem para vesículas ovais, não umbilicadas, em "gota de lágrima" sobre uma base eritematosa. O líquido presente nas vesículas progride de claro para turvo, e as vesículas ulceram, tornam-se crostosas e cicatrizam. Novas lesões aparecem por 3 a 4 dias, geralmente se iniciando no tronco, seguido pela cabeça, face e, menos frequentemente, extremidades. Pode existir um total de 100 a 500 lesões, com todos os tipos de lesões presentes ao mesmo tempo. Prurido é universal e acentuado. As lesões podem estar presentes nas membranas das mucosas. Linfadenopatia pode ser generalizada. A gravidade das erupções cutâneas varia, assim como os sinais sistêmicos e a febre, que geralmente cede após 3 a 4 dias.

A fase pré-erupção cutânea do **zóster** inclui dor de forte intensidade, localizada e constante, além de sensibilidade acentuada (**neurite aguda**) no trajeto de um dermátomo, acompanhada de mal-estar e febre. Em alguns dias, a erupção de pápulas, as quais rapidamente evoluem para vesículas, ocorre em um dermátomo ou em dois dermátomos adjacentes. Grupos de lesões ocorrem por 1 a 7 dias e, então, progridem para crostas e cicatrização. As regiões torácica e lombar são as mais frequentemente envolvidas. As lesões geralmente são unilaterais e acompanhadas de linfadenopatia regional. Em um terço dos pacientes, umas poucas vesículas ocorrem fora do dermátomo primário. Qualquer ramo do nervo trigêmeo (V par craniano) pode estar envolvido, o que também pode causar lesões de córnea ou orais. Envolvimento do nervo facial (VII par craniano) pode resultar em paralisia facial e vesículas no canal auditivo (**síndrome de Ramsay Hunt**). Zóster oftálmico pode estar associado com angeíte cerebral ipsilateral e acidente vascular cerebral. Indivíduos imunodeprimidos podem apresentar zóster grave e doloroso que envolve disseminação cutânea e, raramente, visceral (fígado, pulmões e sistema nervoso central). **Neuralgia pós-herpética**, definida como dor persistente por mais de um mês, é infrequente em crianças.

Exames Laboratoriais e de Imagem

Geralmente é desnecessária a confirmação laboratorial para o diagnóstico. PCR é o método diagnóstico de escolha e genotipagem, para diferenciar vacina e cepas selvagens, está disponível através do CDC (Estados Unidos). Detecção de antígeno específico no líquido vesicular por imunofluorescência utilizando anticorpos monoclonais ou demonstração de aumento de quatro vezes dos níveis séricos de anticorpos na fase aguda para a convalescença também são diagnósticos, porém são menos sensíveis que a PCR.

Diagnóstico Diferencial

O diagnóstico de catapora e zóster é baseado nas características da erupção cutânea. **Eczema herpetiforme** ou **erupção variceliforme de Kaposi** é uma erupção vesicular localizada, causada pelo herpes-vírus *simplex* (HSV), que se desenvolve em pele com eczema ou trauma subjacente. A diferenciação entre zóster e infecção pelo HSV pode ser difícil, pois o HSV pode causar erupções que parecem estar na distribuição de um dermátomo. Infecção pelo vírus coxsackie A tem aparência vesículo-pustular, porém as lesões geralmente estão localizadas nas extremidades e na orofaringe. Um paciente previamente saudável com mais de uma recorrência provavelmente apresenta infecção pelo HSV, a qual pode ser confirmada por cultura viral.

Tratamento

O tratamento sintomático da catapora inclui antitérmicos (sendo contraindicado o ácido acetilsalicílico), banhos frios e higiene cuidadosa. Administração oral rotineira de aciclovir não é recomendada em crianças sem outras doenças. A decisão sobre o uso de medicação antiviral, a via de administração e a duração do tratamento depende de fatores do paciente e do risco de infecção grave ou complicações. Tratamento precoce com antivirais (especialmente nas primeiras 24 horas do início da erupção cutânea) em indivíduos imunodeprimidos é eficaz na prevenção de complicações graves, incluindo pneumonia, encefalite e óbito pela catapora. Aciclovir ou valaciclovir podem ser consideradas nos indivíduos com risco de varicela grave, e nos indivíduos não vacinados com mais de 12 anos; naqueles com doença pulmonar ou cutânea crônica; nos que recebem corticosteroides por breve período, intermitente ou inalatório; e naqueles em terapia de longo prazo com salicilatos. A dose do aciclovir utilizada para infecções pelo VZV é muito maior do que aquela utilizada para o HSV.

O tratamento antiviral do zóster acelera a cicatrização cutânea e a resolução da neurite aguda, além de diminuir o risco de neuralgia pós-herpética. Fanciclovir oral e valaciclovir possuem biodisponibilidade oral muito maior do que o aciclovir e são recomendados para o tratamento do zóster em adultos. Aciclovir é recomendado para crianças e é uma terapia alternativa em adultos. O uso de corticosteroide oral concomitante no tratamento do zóster é controverso.

Complicações e Prognóstico

Infecção secundária das lesões de pele por estreptococo ou estafilococo é a complicação mais comum. Estas infecções podem ser leves, semelhantes ao impetigo, ou potencialmente fatais, com síndrome do choque tóxico ou fasceíte necrotizante. Pneumonia é incomum em crianças saudáveis, porém ocorre em 15 a 20% dos adultos saudáveis e dos indivíduos imunocomprometidos. Miocardite, pericardite, orquite, hepatite, gastrite e úlceras gástricas, glomerulonefrite e artrite podem complicar a catapora. Síndrome de Reye pode seguir a catapora; assim, o uso de salicilato é contraindicado durante a infecção por VZV.

Complicações neurológicas frequentemente incluem encefalite pós-infecciosa, ataxia cerebelar, nistagmo e tremores. Complicações neurológicas menos comuns incluem síndrome de Guillain-Barre, mielite transversa, paralisia de nervos cranianos, neurite óptica e síndrome hipotalâmica.

Catapora primária pode ser uma doença fatal em indivíduos imunodeprimidos, como resultado de disseminação visceral, encefalite, hepatite e pneumonite. A taxa de mortalidade é de quase 15% em crianças com leucemia que não recebem profilaxia ou tratamento para a catapora (Cap. 66).

Uma forma grave de catapora neonatal pode ocorrer em recém-nascidos de mães com catapora (mas não com zóster) no período de 5 dias antes e 2 dias após o parto. O feto é exposto a uma grande inoculação de vírus, porém ele nasce antes do desenvolvimento de resposta de anticorpos maternos que possam cruzar a placenta. Estes bebês devem ser tratados o mais breve possível com imunoglobulina para varicela zóster (VZIG) ou imunoglobulina intravenosa se a VZIG não estiver disponível, para tentar prevenir ou atenuar a infecção.

A catapora primária geralmente resolve-se espontaneamente. A taxa de mortalidade é muito maior em indivíduos com mais de 20 anos de idade e nos imunodeprimidos. O zóster geralmente é autolimitado, especialmente em crianças. Idade avançada e intensidade da dor na apresentação e após um mês são preditores de dor prolongada. Cicatrizes são mais comuns no zóster, devido ao envolvimento de camadas profundas da pele.

Prevenção

Crianças com catapora não devem retornar à escola antes de todas as vesículas se tornarem crostas. Uma criança com catapora hospitalizada deve ser isolada em um quarto com pressão negativa para prevenir a transmissão.

Vacina com vírus vivo atenuado – duas doses para todas as crianças – é recomendada. A primeira dose deve ser administrada com 12 a 15 meses de idade e a segunda dose com 4 a 6 anos. A vacina contra varicela tem eficácia de 85% na prevenção de qualquer forma da doença, e de 97% na prevenção de doença moderada e grave. A transmissão do vírus da vacina a partir de um indivíduo saudável vacinado é rara, mas possível.

Imunidade passiva pode ser fornecida pela VZIG, a qual é indicada, nas primeiras 96 horas após a exposição, para indivíduos com risco aumentado para doença grave. A administração de VZIG não elimina a possibilidade de doença nos indivíduos e prolonga o período de incubação por até 28 dias.

Capítulo 98

INFECÇÕES CUTÂNEAS

INFECÇÕES BACTERIANAS SUPERFICIAIS
Impetigo

Impetigo crostoso ou não bolhoso é causado mais frequentemente pelo *Staphylococcus aureus* e, ocasionalmente, pelos estreptococos do grupo A. Ele se inicia como uma lesão papulovesicular única que progride para uma ou mais **lesões crostosas cor de mel** com drenagem de secreção serosa. **Impetigo bolhoso** representa aproximadamente 10% de todos os impetigos. As lesões de pele são bolhas de paredes finas (0,5 a 3 cm) com margens eritematosas que se assemelham a queimaduras de segundo grau e estão associadas com *S. aureus* fagotipo 71. O impetigo ocorre com maior frequência na face, ao redor de narinas e boca e nas extremidades. Febre é incomum. O diagnóstico geralmente é feito apenas pelo aspecto clínico.

O tratamento recomendado para o impetigo não bolhoso é mupirocina 2% tópica ou antibióticos antiestafilococos por via oral. Lesões extensas ou disseminadas, impetigo bolhoso, lesões ao redor dos olhos ou lesões sem resolução com tratamento tópico são mais bem tratadas com antibióticos por via oral. Impetigo estreptocócico está associado com maior risco de glomerulonefrite pós-infecciosa, mas não com febre reumática aguda (Cap. 163). Antibioticoterapia não diminui o risco de glomerulonefrite pós-infecciosa, mas reduz a possibilidade de disseminação de cepas nefritogênicas a contatos próximos. Crianças com impetigo devem permanecer sem ir a escola ou creche até completarem 24 horas de antibioticoterapia.

Celulite

Celulite é uma infecção dos tecidos subcutâneos e da derme, geralmente causada por *S. aureus* ou estreptococo do grupo A. A celulite tipicamente se apresenta como máculas eritematosas quentes e endurecidas com bordas não nítidas que se expandem rapidamente. Manifestações adicionais comuns incluem febre, linfangite e linfadenite regional. **Erisipela** é uma variante superficial da celulite, geralmente causada pelo estreptococo do grupo A e que envolve apenas a derme. As lesões que avançam rapidamente são dolorosas, eritematosas e brilhantes e com bordas nítidas. Os pacientes podem estar toxemiados. Deve ser obtida coleta de hemocultura de pacientes com erisipela. O tratamento empírico dos pacientes com celulite é feito com cefalosporina de primeira geração, a menos que exista alta taxa local de infecções por *S. aureus* resistente a meticilina, em cujos casos tratamentos alternativos incluem clindamicina ou sulfametoxazol-trimetoprim (embora este último agente tenha pouca atividade contra o estreptococo do grupo A). Muitos pacientes podem ser tratados com antibióticos por via oral e acompanhamento próximo; internação hospitalar e antibióticos por via intravenosa são recomendados para erisipela e celulite de face, mãos, pés ou períneo; pacientes com linfangite; e pacientes que não respondem ao tratamento ambulatorial.

Ectima geralmente é causado pelo estreptococo do grupo A e pode complicar o impetigo. Inicialmente, ele é caracterizado por uma lesão com borda eritematosa e endurecida ao redor de uma escara, a qual, se retirada, revela uma úlcera superficial. **Ectima gangrenoso** é uma infecção grave da pele que ocorre em indivíduos imunocomprometidos por disseminação hematogênica de êmbolo séptico para a pele, sendo classicamente causada por *Pseudomonas aeruginosa*, outras bactérias gram-negativas ou, ocasionalmente, por *Aspergillus*. As lesões se iniciam como máculas roxas que evoluem com necrose central e se tornam úlceras dolorosas, profundas e exteriorizadas, com 2 a 3 cm de diâmetro, e com base necrótica escura, bordas eritematosas elevadas e, às vezes, com exsudato amarelo-esverdeado. Febre geralmente está presente.

Fasceíte necrotizante é a forma mais extensa de celulite e envolve os tecidos subcutâneos profundos e os planos fasciais. Pode progredir para **mionecrose** do músculo subjacente. As causas comuns incluem *S. aureus* e estreptococo do grupo A isoladamente, ou em combinação com organismos anaeróbios, como o *Clostridium perfringens*. Fatores de risco incluem imunodeficiência subjacente, cirurgia ou trauma recente e infecção por varicela. As lesões progridem rapidamente, com bordas elevadas ou bem demarcadas, embora a doença tipicamente se estenda para planos profundos, além das lesões visíveis superficialmente. Sinais de alarme para fasceíte necrotizante incluem dor desproporcional à lesão de pele visível, toxemia ou choque, crepitação por formação de gás no subcutâneo pela presença de organismos anaeróbios. Fasceíte necrotizante é uma emergência cirúrgica e recomenda-se avaliação precoce por um cirurgião experiente. Exames subsidiários como a ressonância magnética nuclear podem confirmar a presença de gás nos tecidos, mas a realização de exames de imagem não deve adiar a avaliação cirúrgica. O tratamento inclui desbridamento cirúrgico precoce de todos os tecidos necróticos e antibioticoterapia intravenosa de amplo espectro, como clindamicina associada a cefotaxima ou ceftriaxona com ou sem um aminoglicosídeo ou vancomicina.

Foliculite

Foliculite se refere a pústulas com formato de cúpula ou pápulas eritematosas predominantemente causadas por *S. aureus* e localizadas nos folículos capilares, com reação inflamatória limitada e superficial do tecido ao redor. **Furúnculos** são infecções profundas dos folículos capilares que se manifestam como nódulos com reação inflamatória intensa ao redor. Eles ocorrem mais frequentemente em pescoço, tronco, axilas e nádegas. Um **carbúnculo** representa a infecção mais profunda do folículo capilar e se caracteriza por abscessos loculados e multisseptados. Furúnculos e carbúnculos frequentemente necessitam de drenagem cirúrgica. Foliculite superficial pode ser tratada com terapia tópica, como lavagem com clorexidine antibacteriana ou com loção ou solução antibacteriana, como clindamicina 1% aplicada duas vezes ao dia por 7 a 10 dias. Antibióticos por via oral são necessários nos casos não responsivos ou para o tratamento de furúnculos e carbúnculos.

Foliculite por *P. aeruginosa* (**foliculite da banheira quente**) apresenta pápulas pruriginosas; pústulas; ou nódulos profundos vermelho-arroxeados, predominantemente em áreas da pele cobertas por sunga após o banho em banheira quente. A foliculite se desenvolve 8 a 48 horas após a exposição, geralmente sem sintomas sistêmicos associados, e se resolve em 1 a 2 semanas sem tratamento.

Dermatite Perianal

Dermatite perianal (doença estreptocócica perianal) é causada por estreptococo do grupo A e é caracterizada por eritema perianal doloroso e bem delimitado, estendendo-se por 2 cm a partir do ânus. Manifestações incluem prurido anal e evacuação dolorosa, às vezes com sangue nas fezes. O diagnóstico diferencial inclui dermatite das fraldas, candidíase, infecções parasitárias e fissuras anais. O tratamento é feito com penicilina ou cefuroxima por via oral.

INFECÇÕES FÚNGICAS SUPERFICIAIS

Infecções cutâneas fúngicas são comuns em crianças (Tabela 98-1). O risco estimado de desenvolver uma **dermatofitose** em toda a vida é de 10 a 20%. O diagnóstico geralmente é feito por inspeção visual e pode ser confirmado por exame com hidróxido de potássio (KOH) ou cultura para fungos de raspado de pele obtido das bordas da lesão. O **tratamento recomendado da tínea** é feito usualmente por 4 a 6 semanas mais 2 semanas após a resolução; cremes tópicos antifúngicos (p. ex., miconazol, clotrimazol, cetoconazol, tolnaftato) são apropriados para *tinea corporis*, *tinea pedis* e *tinea cruris*, enquanto que a *tinea capitis* necessita de tratamento por via oral. O diagnóstico de **onicomicose** deve ser confirmado por exame com KOH e cultura para fungos. O tratamento recomendado é feito com terbinafina ou itraconazol por pelo menos 12 semanas.

INFECÇÕES VIRAIS SUPERFICIAIS
Herpes-vírus *simplex*

Infecções herpéticas primárias podem ocorrer após inoculação do vírus em qualquer região mucocutânea. O herpes-vírus *simplex* tipo 1 (HSV-1) é comum em crianças e classicamente causa gengivoestomatite, enquanto que o HSV-2 classicamente infecta a genitália, sendo uma infecção sexualmente transmissível (Cap. 116), embora o HSV-1 possa causar aproximadamente 30% dos herpes genitais e o HSV-2 possa causar gengivoestomatite. Para as manifestações cutâneas da infecção neonatal por HSV, ver o Capítulo 65.

Gengivoestomatite por herpes envolve a gengiva e a borda vermelha dos lábios. O herpes labial (**bolhas de febre**) é limitado à borda vermelha, envolvendo a pele e as membranas mucosas. As manifestações clínicas da gengivoestomatite primária pelo HSV incluem lesões vesiculares típicas na orofaringe, com febre alta, mal-estar, dor em pontada na boca, sialorreia, hálito ruim e linfadenopatia cervical.

Tabela 98-1 — Infecções Fúngicas Superficiais

NOME	ETIOLOGIA	MANIFESTAÇÕES	DIAGNÓSTICO	TRATAMENTO
DERMATÓFITOS				
Tinea capitis (micose)	Microsporum audouinii, Trichophyton tonsurans, Microsporum canis	Infecção pré-puberal do couro cabeludo e dos fios de cabelos; alopecia com pontos negros; T. tonsurans comum em afro-americanos	Fluorescência para M. audouinii: azul-esverdeada com lâmpada de Wood;* +KOH, cultura	Griseofulvina; terbinafina, itraconazol
Querion	Reação inflamatória à tinea capitis	Massa (inchaço) dolorosa, úmida, com crostas, pus e linfadenopatia secundária distal; eczema generalizado ("reação id") é comum	Como acima	Como acima, adicionar corticosteroides para eczema generalizado
Tinea corporis (micose)	M. canis, Trichophyton rubrum, outros	Pápulas eritematosas em formato de anel, discretamente pruriginosas; placas com descamação e lenta expansão para fora das bordas; verificar gato ou cachorro para M. canis	+KOH, cultura; fluorescência para M. canis: azul-esverdeada com lâmpada de Wood; diagnóstico diferencial: granuloma anelar, pitiríase rósea, eczema numular, psoríase	Tópico: miconazol, clotrimazol, terbinafina, tolnaftato, ciclopirox, oxiconazol ou butenafina
Tinea cruris (prurido do jóquei)	Epidermophyton floccosum, Trichophyton mentagrophytes, T. rubrum	Placas descamativas, simétricas e pruriginosas que poupam o escroto	+KOH, cultura; diagnóstico diferencial: eritrasma (Corynebacterium minutissimum)	Ver Tinea corporis. Tratamento: usar roupa íntima de algodão e folgada
Tinea pedis (pé de atleta)	T. rubrum, T. mentagrophytes	Distribuição interdigital, descamação seca, maceração interdigital com infecção bacteriana secundária	+KOH, cultura; diagnóstico diferencial: eritrasma (C. minutissimum)	Medicações como acima; utilizar meias de algodão
Tinea unguium (onicomicose)	T. mentagrophytes, T. rubrum, Candida albicans	Infrequente antes da puberdade; descamação da placa ungueal distal; espessamento e rachadura das unhas	+KOH, cultura	Terbinafina ou itraconazol oral
Tinea versicolor	Malassezia furfur	Clima tropical, uso de corticosteroides ou imunossupressores; infrequente antes da puberdade; tórax, costas, braços; hipopigmentação ou hiperpigmentação oval em afro-americanos, lesão oval vermelho-amarronzada em caucasianos; placas descamativas	+KOH; fluorescência alaranjada-dourada com lâmpada de Wood; diagnóstico diferencial: pitiríase alba	Sulfeto de selênio tópico, cetoconazol oral
LEVEDURA				
Candidíase	Candida albicans	Área da fralda, placas ou pústulas intensamente eritematosas, isoladas ou confluentes	+KOH, cultura	Nistatina tópica; nistatina oral trata candidíase oral concomitante

KOH, hidróxido de potássio.

*Exame com lâmpada de Wood utiliza uma fonte ultravioleta em uma sala totalmente escura. Trichophyton geralmente não apresenta fluorescência.

Lesões de pele herpéticas são muito dolorosas e caracteristicamente se iniciam como pápulas eritematosas que rapidamente progridem para vesículas agrupadas características, com 2 a 4 mm, líquido dentro e base eritematosa. A retirada da parede da vesícula revela uma úlcera pequena com bordas bem delimitadas e aparência sobrelevada. As vesículas agrupadas características diferenciam a infecção pelo HSV da catapora (Cap. 97). Em alguns dias, as vesículas se tornam pústulas, rompem e viram crostas. O diagnóstico é clínico ou com cultura viral, imunofluorescência ou reação em cadeia da polimerase. Cicatrizes são infrequentes, mas pode haver uma hiperpigmentação residual. Após a infecção primária, o vírus permanece latente nos gânglios das raízes nervosas dorsais. Aproximadamente 20 a 40% dos adultos apresentam episódios recorrentes de HSV labial durante a vida. Recorrências ocorrem aproximadamente na mesma localização e podem ser precedidas por sintomas prodrômicos de parestesia ou queimação, sem febre ou linfadenopatia.

Paroníquia viral (**unheiro herpético**) é uma infecção localizada e dolorosa de um dedo, geralmente do espaço pulpar distal, com erupção eritematosa e, ocasionalmente, vesiculopustular. Ela ocorre em crianças que chupam o polegar, roem as unhas e naqueles com gengivoestomatite herpética. **Herpes gladiatorum** ocorre em lutadores e jogadores de rúgbi, que adquirem o herpes cutâneo a partir do contato corporal próximo com outros esportistas com infecções cutâneas. Infecções cutâneas por HSV em indivíduos com doença da pele subjacente (p. ex., dermatite atópica) podem resultar em **eczema herpético (erupção variceliforme de Kaposi)**, uma infecção cutânea disseminada. Podem ocorrer centenas de vesículas herpéticas no corpo, geralmente concentradas nas áreas da pele acometidas pela doença subjacente.

O tratamento com valaciclovir ou famciclovir oral pode diminuir a duração da doença primária e da infecção recorrente. Terapia antiviral profilática pode ser útil em indivíduos com recorrências frequentes. Lactentes, indivíduos com eczema e indivíduos com imunodeficiência apresentam maior risco de doença disseminada e grave pelo HSV e, assim, devem receber tratamento com aciclovir intravenoso.

Papilomavírus Humano (Verrugas)

Verrugas são causadas pelo Papilomavírus humano (HPV), um vírus não envelopado, com dupla hélice de DNA, que infecta a pele e a membrana mucosa de queratinócitos. Mais de 100 sorotipos de HPV foram identificados, sendo que estes diferentes sorotipos são responsáveis pela variação na localização e apresentação clínica. Existem 15 a 20 tipos **oncogênicos** (**alto risco**), incluindo os tipos 16, 18, 31, 33, 35, 45, 51, 52 e 58. Os tipos 16 e 18 de HPV estão associados a 70% dos casos de câncer de colo de útero, assim como estão associados com o câncer vulvar e vaginal. Tipos comuns **não oncogênicos** (**baixo risco**) incluem os tipos 1, 2, 3, 6, 10, 11, 40, 42, 43, 44 e 54. Independentemente do sorotipo, todas as verrugas estão associadas a hiperplasia das células epidérmicas.

Verrugas ocorrem em todas as idades. **Verrugas comuns** (**verrugas vulgares**), associadas com os tipos 1 e 2 de HPV, são a forma mais comum (71%). Frequentemente ocorrem em crianças em idade escolar, com prevalência de 4 a 20%. São transmitidas por contato direto ou por objetos contaminados e têm período de incubação de aproximadamente 1 mês antes da apresentação clínica. A verruga comum é uma pápula indolor, bem delimitada e pequena (2 a 5 mm) com superfície verrucosa ou papilomatosa, a qual tipicamente está distribuída em dedos de mãos e pés, cotovelos e joelhos. Elas também podem ser encontradas em nariz, orelhas e lábios. **Verrugas filiformes** são pápulas de 2 mm, verrucosas, exofíticas e que apresentam base estreita ou pedunculada. **Verrugas planas** estão associadas com os tipos 3 e 10 de HPV e são múltiplas pápulas de 2 a 4 mm, com o topo plano, agrupadas na superfície dorsal das mãos, nas solas dos pés (**verrugas plantares**) ou na face. Verrugas plantares podem ser dolorosas, devido ao efeito de pressão e fricção nas lesões. **Verrugas genitais** (**condiloma acuminado**) estão associadas com os tipos 6 e 11 de HPV (90%). São lesões da cor da pele, hiperpigmentadas ou eritematosas, que têm aspecto filiforme, vegetante ou em placas e que envolvem múltiplos locais em vulva, vagina, pênis ou períneo. Verruga genital é a doença sexualmente transmissível mais comum, com 1 milhão de novos casos anualmente.

As verrugas são tipicamente autolimitadas e se resolvem espontaneamente, sem tratamento específico, em anos. Estão disponíveis opções de tratamento para verrugas planas e condiloma acuminado. As formulações tópicas para verrugas planas e comuns rompem o epitélio infectado (utilizando ácido salicílico, nitrogênio líquido ou terapia com laser) e promovem cura em aproximadamente 75% dos pacientes. O tratamento das verrugas anogenitais é complexo, e tratamentos específicos (www.cdc.gov/std/hpv/default.htm) podem incluir podofilotoxina ou imiquimod tópicos. Tratamentos adicionais incluem ablação por laser e imunoterapia intralesional com interferon; a imunoterapia pode causar toxicidade significativa.

A consequência mais grave da infecção pelo HPV é o câncer de colo de útero (mais de 12.000 casos novos anualmente), vulvar, vaginal, peniano e anal. Vacinação com vacina quadrivalente e recombinante contra os sorotipos 6, 11, 31 e 33 é recomendada para todas as crianças de 11 a 12 anos, porém pode ser administrada entre os 9 e 26 anos. O esquema de vacinação com três doses tem eficácia de 98 a 100% na prevenção da displasia pré-cancerígena que precede o câncer de colo de útero.

Molusco Contagioso

O vírus do molusco contagioso é um poxvírus que se replica nas células epiteliais do hospedeiro e que causa pápulas pequenas (2 a 4 mm) e discretas, não dolorosas, cor de pele perolada ou rosa, com formato de cúpula e umbilicação central. As pápulas ocorrem com maior frequência em áreas intertriginosas, como axila, virilha e pescoço. Raramente ocorre na face ou na região periorbital. A infecção tipicamente acomete crianças de 1 a 3 anos de idade e crianças pequenas, sendo adquirida por contato direto com indivíduos acometidos. A disseminação ocorre por autoinoculação. A infecção por molusco contagioso pode ser complicada por dermatite ao redor. Indivíduos com imunodepressão grave ou indivíduos com dermatite atópica extensa frequentemente apresentam lesões com ampla disseminação.

O diagnóstico é clínico. As lesões são autolimitadas, com resolução em meses a anos, e usualmente não é recomendado nenhum tratamento específico. As opções de tratamento disponíveis são limitadas a métodos destrutivos, como crioterapia com nitrogênio líquido tópico, terapia vesicante com cantaridina 0,9% tópica ou ressecção por curetagem, os quais devem ser reservados a doenças extensas.

Capítulo 99

LINFADENOPATIA

ETIOLOGIA

O tecido linfoide se expande continuamente até a puberdade e, após, entra em processo de atrofia progressiva. Os linfonodos são mais proeminentes em crianças de 4 a 8 anos de idade. O linfonodo normalmente tem 10 mm de diâmetro, com exceção dos linfonodos inguinais, que têm 15 mm, dos linfonodos epitrocleares, que têm 5 mm, e dos linfonodos supraclaviculares, que têm 2 mm e que geralmente são indetectáveis. **Linfadenopatia** é o aumento dos linfonodos, o qual ocorre em resposta a diversas infecções, inflamações e neoplasias malignas. **Linfadenopatia generalizada** é o aumento de dois ou mais grupos de linfonodos não contíguos, enquanto **linfadenopatia regional** envolve apenas um grupo de linfonodo.

Tabela 99-1	Causas Infecciosas de Linfadenopatia Generalizada

VIRAL

Vírus Epstein-Barr (mononucleose infecciosa)

Citomegalovírus (síndrome infecciosa mononucleose-*like*)

HIV (síndrome retroviral aguda)

Vírus da hepatite B

Vírus da hepatite C

Varicela

Adenovírus

Sarampo

Rubéola

BACTERIANA

Endocardite

Brucella (brucelose)

Leptospira interrogans (leptospirose)

Streptobacillus moniliformis (febre bacilar por mordedura do rato)

Mycobacterium tuberculosis (tuberculose)

Treponema pallidum (sífilis secundária)

FÚNGICA

Coccidioides immitis (coccidioidomicose)

Histoplasma capsulatum (histoplasmose)

PROTOZOÁRIOS

Toxoplasma gondii (toxoplasmose)

Trypanosoma cruzi (doença de Chagas)

Tabela 99-2	Causas Infecciosas de Linfadenopatia Regional

ORIGEM NÃO VENÉREA

Staphylococcus aureus

Estreptococo do Grupo A

Estreptococo do Grupo B (em lactentes)

Bartonella henselae (doença da arranhadura do gato)

Yersinia pestis (praga)

Francisella tularensis (tularemia glandular)

Mycobaterium tuberculosis

Micobactérias não tuberculosas

Sporothrix schenckii (esporotricose)

Vírus Epstein-Barr

Toxoplasma gondii

DOENÇAS SEXUALMENTE TRANSMISSÍVEIS (PRINCIPALMENTE LINFADENOPATIA INGUINAL)

Neisseria gonorrhoeae (gonorreia)

Treponema pallidum (sífilis)

Herpes-vírus *simplex*

Haemophilus ducreyi (cancroide)

Chlamydia trachomatis serovars L_{1-3} (linfogranuloma venéreo)

SÍNDROMES LINFOCUTÂNEAS

Bacillus anthracis (antrax)

F. tularensis (tularemia ulceroglandular)

B. henselae (doença da arranhadura do gato)

Pasteurella multocida (mordedura de cão ou gato)

Riquetsiose exantematosa

Spirillum minus (febre espirilar por mordedura de rato)

Y. pestis (praga)

Nocardia (nocardiose)

Difteria cutânea (*Corynebacterium diphtherial*)

Coccidioidomicose cutânea (*Coccidioides immitis*)

Histoplasmose cutânea (*Histoplasma capsulatum*)

Leishmaniose cutânea

Esporotricose cutânea (*S. schenckii*)

Linfadenite é a inflamação aguda ou crônica dos linfonodos. Linfadenite aguda geralmente ocorre quando bactérias ou toxinas de um local com inflamação aguda são transportadas por via linfática para linfonodos regionais. Diversas infecções causam linfadenopatia e linfadenite (Tabelas 99-1 e 99-2). Causas de linfadenopatia inguinal regional também incluem doenças sexualmente transmissíveis (Cap. 116). Linfadenite regional associada a lesão de pele característica no local da inoculação define diversas **síndromes linfocutâneas**. **Linfangite** é uma inflamação dos canais linfáticos subcutâneos que se apresenta como uma infecção bacteriana aguda, geralmente causada por *Staphylococcus aureus* e pelo estreptococo do grupo A.

Linfadenite cervical é a linfadenite regional mais comum em crianças e está mais frequentemente associada com faringite causada por estreptococo do grupo A (Cap. 103), vírus respiratórios e vírus Epstein-Barr (EBV). Outras causas infecciosas comuns de linfadenite cervical incluem *Bartonella henselae* (doença da arranhadura do gato) e micobactérias não tuberculosas.

EBV é a causa primária da **mononucleose infecciosa**, uma síndrome clínica caracterizada por febre, fadiga, mal-estar, linfadenopatia cervical ou generalizada, tonsilite e faringite. O EBV, um membro da família herpes-vírus, infecta os linfócitos B e se dissemina para a saliva. Após a infecção primária, o EBV permanece latente em múltiplos epissomas no núcleo celular dos linfócitos B em repouso e estabelece infecção vitalícia que permanece clinicamente silenciosa. A maioria dissemina o EBV de forma intermitente, com aproximadamente 20% dos indivíduos saudáveis disseminando o EBV em algum momento. Citomegalovírus (CMV), *Toxoplasma gondii*, adenovírus, vírus da hepatite B, vírus da hepatite C e infecção inicial pelo vírus da imunodeficiência humana (HIV), conhecida como **síndrome retroviral aguda**, podem causar uma síndrome infecciosa mononucleose-*like* com linfadenopatia.

A causa da **doença da arranhadura do gato** é a *B. hanselae*, um bacilo gram-negativo pequeno, pleomórfico, que se torna evidente com a coloração pela prata (Warthin-Starry). A *B. hanselae* causa bacteremia aparentemente assintomática em gatos e gatos com menos de 1 ano de vida têm maior probabilidade de serem hospedeiros do organismo. A *B. hanselae* é transmitida aos humanos por mordeduras ou arranhões, que podem ser pequenos. A *B. hanselae* também causa angiomatose bacilar e peliose hepática em indivíduos com infecção pelo HIV (Cap. 125).

Micobactérias não tuberculosas são onipresentes em solo, vegetação, poeira e água. As espécies de *Mycobacterium* comumente causam linfadenite em crianças, incluindo o complexo *M. avium*, *M. scrofulaceum* e *M. kansaii*. A *M. tuberculosis* é uma causa infrequente de linfadenite cervical.

EPIDEMIOLOGIA

Linfadenite cervical aguda como complicação de infecção por estreptococo do grupo A tem relação com a incidência de faringite estreptocócica (Cap. 103). Muitos casos são causados pelo *S. aureus*. EBV e CMV são onipresentes, com a maioria das infecções ocorrendo em crianças pequenas, as quais frequentemente são assintomáticas ou apresentam apenas sintomas discretos. Os fatores de risco para outras causas específicas de linfadenopatia podem ser indicados por antecedentes pessoais e cirurgias prévias; trauma prévio; exposição a animais; contato com indivíduos infectados com tuberculose; história sexual; história de viagens; ingestão de alimentos, especialmente de carne não cozida adequadamente ou laticínios não pasteurizados; e uso de medicamentos.

MANIFESTAÇÕES CLÍNICAS

A localização exata e medidas detalhadas de tamanho, formato, características e número de linfonodos envolvidos devem ser anotadas, incluindo sua consistência, mobilidade, presença de dor à palpação, calor, flutuação, endurecimento e aderência a tecidos adjacentes. Achados importantes incluem presença ou ausência de doença dentária, lesões de pele ou de orofaringe, doença oftalmológica, outros aumentos de linfonodos e quaisquer outros sinais de doença sistêmica, incluindo hepatoesplenomegalia e lesões de pele.

Linfadenopatia cervical aguda associada com faringite é caracterizada por linfonodos pequenos e elásticos na cadeia cervical anterior, com dor mínima a moderada. Linfadenite cervical supurativa frequentemente é causada por *S. aureus* ou estreptococo do grupo A, apresenta eritema e calor na pele sobrejacente aos linfonodos, com dor moderada a importante à palpação.

A tríade característica da mononucleose infecciosa por EBV é febre, faringite e linfadenopatia. A faringe mostra aumento das tonsilas, exsudato e, por vezes, enantema com petéquias em faringe. Linfadenopatia é mais acentuada nos linfonodos cervicais anteriores e posteriores e nos linfonodos submandibulares e, com menos frequência, nos linfonodos axilares e inguinais. Outros achados incluem esplenomegalia, em 50% dos casos, hepatomegalia, em 10 a 20%, e erupção cutânea maculopapular ou urticariforme, em 5 a 15%. Erupção cutânea eritematosa difusa ocorre em aproximadamente 80% dos pacientes tratados com amoxicilina. Em comparação à infecção pelo EBV, a infecção mononucleose-*like* causada pelo CMV apresenta faringite mínima e, com frequência, esplenomegalia mais proeminente; frequentemente ela se apresenta apenas com febre. A manifestação mais comum da toxoplasmose é linfadenopatia cervical assintomática, porém aproximadamente 10% dos pacientes com toxoplasmose adquirida apresentam linfadenopatia cervical posterior crônica e fadiga, geralmente sem febre significativa.

Doença da arranhadura do gato tipicamente se apresenta com pápula cutânea ou granuloma conjuntival no local de inoculação bacteriana, seguida de linfadenopatia dos linfonodos que drenam a região. Os linfonodos são dolorosos, com supuração em aproximadamente 10% dos casos. A linfadenopatia pode persistir por 1 a 4 meses. Características menos comuns da doença da arranhadura do gato incluem eritema nodoso, lesões osteolíticas, encefalite, síndrome oculoglandular (Parinaud), granulomas hepáticos ou esplênicos, endocardite, polineurite e mielite transversa.

A linfadenite causada pelas **micobactérias não tuberculosas** usualmente é unilateral nas cadeias cervical, submandibular ou pré-auricular, sendo mais comum em crianças de 1 a 3 anos. Os linfonodos são relativamente indolores e com consistência endurecida inicialmente, mas gradativamente eles se tornam menos endurecidos, rompem e drenam com o tempo. A reação local é circunscrita e a pele sobrejacente pode desenvolver uma coloração violácea, sem calor. Febre e sintomas sistêmicos são mínimos ou ausentes.

EXAMES LABORATORIAIS E DE IMAGEM

Os exames laboratoriais iniciais para pacientes com linfadenopatia regional incluem hemograma completo e marcadores inflamatórios. Mononucleose infecciosa é caracterizada por linfocitose com **linfócitos atípicos**; plaquetopenia e aumento de enzimas hepáticas são comuns.

Culturas de lesões de pele infectadas e de exsudatos tonsilares devem ser obtidas. Isolamento de estreptococo do grupo A na orofaringe sugere, mas não confirma, linfadenite cervical estreptocócica. Hemocultura deve ser obtida de crianças com sinais e sintomas sistêmicos de bacteremia.

Sorologia para EBV e para *B. henselae* deve ser obtida conforme achados e suspeita. O teste mais confiável para o diagnóstico de infecção aguda pelo EBV é a pesquisa de IgM para o antígeno do capsídeo viral (Fig. 99-1). Anticorpo heterófilo também é diagnóstico, porém nem sempre é positivo em crianças com menos de 4 anos com mononucleose infecciosa.

A escolha de exames adicionais para avaliação de linfadenopatia é guiada por fatores de risco específicos, história clínica e achados de exame físico. Radiografia de tórax, cultura de tonsilas palatinas, dosagem de antiestreptolisina O e sorologia para CMV, toxoplasmose, sífilis, tularemia, *Brucella*, histoplasmose e coccidioidomicose podem ser indicadas. Avaliação do trato genital e coleta de amostras devem ser realizadas na presença de linfadenopatia inguinal (Cap. 116). Rastreamento para tuberculose pode ser realizado pelo teste tuberculínico ou por ensaio de liberação de interferon gama; ambos podem ser positivos na infecção por micobactérias atípicas.

Punção aspirativa é indicada nos linfonodos cervicais flutuantes com inflamação aguda, especialmente naqueles com mais de 3 cm de diâmetro ou que não respondem ao tratamento com antibiótico. Ultrassonografia ou tomografia computadorizada podem ajudar a estabelecer a extensão da linfadenopatia e definir se a massa é sólida, cística ou supurativa com formação de abscesso. Pus de lesões flutuantes deve ser examinado pelo Gram e pela coloração álcool-ácido, assim como também deve ser utilizada a cultura de bactérias aeróbias e anaeróbias e micobactérias. Biópsia deve ser realizada se houver suspeita de linfoma pela presença de linfonodos endurecidos, coalescentes e não dolorosos e de outras queixas sistêmicas.

Se o diagnóstico permanecer incerto e a linfadenopatia persistir apesar de antibioticoterapia empírica para infecção presumida por *S. aureus* e estreptococo do grupo A, deve-se realizar biópsia excisional de um linfonodo inteiro, se possível. Este procedimento é curativo para linfadenite por micobactérias não tuberculosas. O material da biópsia deve ser submetido a exame histopatológico, assim como Gram, álcool-ácido, Giemsa, ácido periódico-Schiff, coloração pela prata (Warthin-Starry) (*B. henselae*) e corante prata-metenamina. Devem ser realizadas culturas para bactérias aeróbicas e anaeróbicas, micobactérias e fungos.

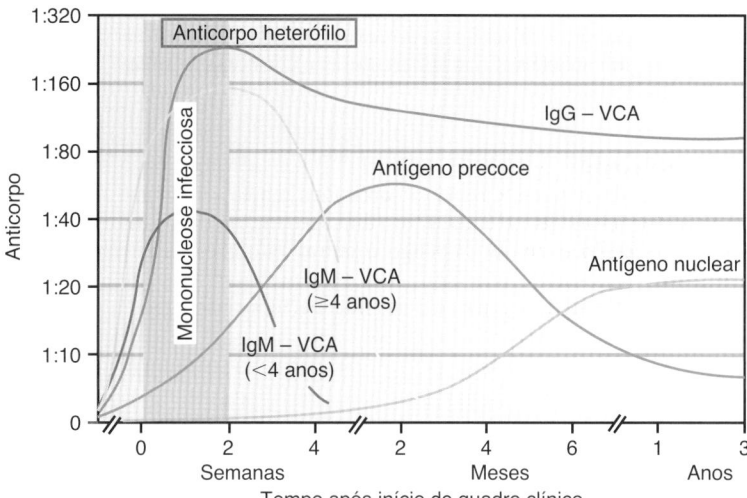

Figura 99-1 Desenvolvimento de anticorpos para diversos antígenos do vírus Epstein-Barr em pacientes com mononucleose infecciosa. Os títulos estão em valores médios geométricos, expressos como recíprocos da diluição sérica. A resposta da IgM a antígenos do capsídeo viral (VCA) é dividida, devido às diferenças significativas observadas conforme a idade do paciente. (De: Jenson HB, Ench Y: Epstein-Barr virus. In Rose NR, Hamilton RG, Detrick B: *Manual of Clinical Laboratory Immunology*, 7. ed., Washington DC, 2006, American Society for Microbiology Press, p. 640.)

DIAGNÓSTICO DIFERENCIAL

Causas não infecciosas de edema cervical e/ou linfadenopatia incluem cistos congênitos e adquiridos, doença de Kawasaki, sarcoidose, neoplasias benignas e malignas. O diagnóstico diferencial de linfadenopatia generalizada inclui artrite idiopática juvenil; lúpus eritematoso sistêmico; doença do soro e outras reações medicamentosas, especialmente a fenitoína e outros anticonsulvivantes, alopurinol, isoniazida, antitireoidianos e pirimetamina. Leucemia, linfoma e, ocasionalmente, neuroblastoma podem apresentar linfonodos endurecidos, coalescentes, não dolorosos e sem inflamação (Caps. 155 e 156). Uma síndrome de **febre periódica, estomatite aftosa, faringite** e **adenite** é uma causa ocasional de febre recorrente e linfadenite cervical (Cap. 103).

TRATAMENTO

O tratamento da linfadenopatia e da linfadenite depende de idade do paciente, achados associados, tamanho e localização dos linfonodos e gravidade dos sintomas sistêmicos agudos. Em crianças, a maioria dos casos de linfadenopatia cervical, sem outros sinais de inflamação aguda, não necessita de tratamento específico e geralmente regride em 2 a 3 semanas. Progressão para linfadenite ou desenvolvimento de linfadenopatia generalizada requer avaliação adicional.

O tratamento específico da linfadenite cervical depende da etiologia do quadro. Tratamento empírico para *S. aureus* e estreptococo do grupo A inclui uma penicilina resistente à penicilinase (p. ex., oxacilina) ou uma cefalosporina de primeira geração (p. ex., cefazolina). Em pacientes com hipersensibilidade a antibióticos betalactâmicos, ou se houver suspeita de *S. aureus* comunitário resistente à meticilina, recomenda-se o uso de clindamicina. A resposta à antibioticoterapia empírica da linfadenite cervical dispensa a necessidade de avaliações adicionais. Ausência de resposta clínica em 48 a 72 horas é uma indicação para avaliação laboratorial adicional e possível biópsia excisional e cultura.

Não há tratamento específico para a mononucleose infecciosa. A doença da arranhadura do gato não necessita de tratamento, pois a linfadenopatia resolve-se em 2 a 4 meses sem sequelas. Azitromicina pode acelerar a resolução e diminui o tamanho dos linfonodos em 30 dias, mas não há benefício evidente com 90 dias. Punção aspirativa é indicada nos linfonodos supurativos. O tratamento recomendado da linfadenite cervical causada por micobactérias não tuberculosas é excisão cirúrgica completa. Tratamento antimicobactérias é necessário apenas se houver recorrência ou se não for possível a excisão completa dos linfonodos, ou se *M. tuberculosis* for identificada, a qual necessita de 6 meses de tratamento com drogas antituberculosas (Cap. 124).

COMPLICAÇÕES E PROGNÓSTICO

A maioria das infecções agudas causadas por *S. aureus* e estreptococo do grupo A responde ao tratamento e apresenta prognóstico excelente. Complicações como formação de abscesso, celulite e bacteremia podem ocorrer. Abscesso é tratado com incisão e drenagem, em associação com antibioticoterapia adequada.

A mononucleose infecciosa geralmente se resolve em 2 a 4 semanas, porém fadiga e mal-estar podem exacerbar e melhorar por semanas a meses. EBV também está associado com diversas complicações durante a fase aguda. Complicações neurológicas incluem convulsões, síndrome de meningite asséptica, paralisia de Bell, mielite transversa, encefalite e síndrome de Guillain-Barre. Complicações hematológicas incluem anemia hemolítica Coombs-positivo, plaquetopenia mediada por anticorpos, síndrome hemofagocítica, e, raramente, anemia aplástica. Corticosteroides têm sido utilizados quando há comprometimento respiratório por hipertrofia tonsilar, a qual responde rapidamente, e para plaquetopenia, anemia hemolítica e complicações neurológicas. Ruptura esplênica é muito rara. **Doença linfoproliferativa ligada ao X**, a qual resulta de mutação do gene *SH2D1A* localizado na região Xq25, se manifesta como uma mononucleose fulminante com infecção primária pelo EBV, progredindo para doença linfoproliferativa maligna ou disgamaglobulinemia.

Infecção pelo EBV, assim como por outros herpes-vírus, persiste por toda a vida, porém não há sintomas atribuíveis à reativação intermitente em indivíduos imunocompetentes. EBV casualmente associa-se a carcinoma de nasofaringe; linfoma de Burkitt; doença de Hodgkin; leiomiossarcoma em indivíduos imunodeprimidos; e doença linfoproliferativa pelo EBV, especialmente em pacientes transplantados e naqueles com síndrome da imunodeficiência adquirida (AIDS).

Linfadenite causada por micobactérias não tuberculosas tem prognóstico excelente. Excisão cirúrgica de linfadenite cervical causada por micobactérias não tuberculosas é curativa em mais de 97% dos casos.

PREVENÇÃO

A incidência de linfadenite regional supurativa reflete a incidência de condições predisponentes, como doença dentária, faringite estreptocócica, otite média, impetigo e outras infecções envolvendo a pele e o couro cabeludo. Não existem diretrizes para prevenção da linfadenite causada pelas micobactérias não tuberculosas.

Tabela 100-1 | Causas Bacterianas de Meningite

IDADE	MAIS FREQUENTE	MENOS FREQUENTE
Neonatal	Estreptococo do Grupo B Escherichia coli Klebsiella Enterobacter	Listeria monocytogenes Estafilococo coagulase-negativo Enterococcus faecalis Citrobacter diversus Salmonella Pseudomonas aeruginosa Haemophilus influenzae tipos a, b, c, d, e, f, e não tipável
> 1 mês	Streptococcus pneumoniae Neisseria meningitidis	H. influenzae tipo b Estreptococo do Grupo A Bacilos Gram-negativos L. monocytogenes

Capítulo 100

MENINGITE

ETIOLOGIA

Meningite, inflamação das leptomeninges, pode ser causada por bactérias, vírus ou, raramente, fungos. O termo **meningite asséptica** se refere principalmente à meningite viral, porém meningite com culturas do líquido cerebrospinal (LCS) negativas para bactérias podem ser observadas com outros agentes infecciosos (doença de Lyme, sífilis, tuberculose), infecções paramenígeas (abscesso cerebral, abscesso epidural, empiema do seio venoso), exposição química (anti-inflamatórios não esteroides, imunoglobulina intravenosa), doenças autoimunes e outras doenças.

Os agentes comumente responsáveis pela meningite bacteriana (Tabela 100-1) antes da disponibilidade das atuais vacinas conjugadas eram *Haemophilus influenzae, Streptococcus pneumoniae* e *Neisseria meningitidis*. Nos Estados Unidos, as taxas de meningite por *Neisseria meningitidis* e *Haemophilus influenzae* tipo b diminuíram significativamente após a introdução de vacinas específicas. As bactérias que causam meningite neonatal são as mesmas que causam a sepse neonatal (Cap. 65). Meningite por estafilococos ocorre principalmente após neurocirurgia ou trauma cranioencefálico penetrante.

Meningite parcialmente tratada se refere à meningite bacteriana complicada por antibioticoterapia antes da coleta de LCS, o que pode resultar em culturas negativas do LCS, embora persistam outros achados sugestivos de meningite bacteriana na análise do LCS. A etiologia, por vezes, pode ser confirmada por reação em cadeia da polimerase do LCS.

Meningite viral é causada principalmente por enterovírus e parecovírus. A excreção fecal e a transmissão são contínuas e persistem por diversas semanas. Enterovírus, parecovírus e arbovírus (encefalite viral de St. Louis, LaCrosse, West Nile, Califórnia) são as principais causas de meningoencefalite (Cap. 101). Outros vírus que causam meningite incluem o herpesvírus *simplex*, vírus Epstein-Barr, citomegalovírus, vírus da coriomeningite linfocítica e vírus da imunodeficiência humana (HIV). O vírus da caxumba é uma causa comum de meningite viral em crianças não vacinadas. Causas menos frequentes de meningite incluem *Borrelia burgdorferi* (doença de Lyme), *Bartonella henselae* (doença da arranhadura do gato), *Mycobacterium tuberculosis, Toxoplasma*, fungos (*Cryptococcus, Histoplasma, Blastomycosis* e *Coccidioides*) e parasitas (*Angiostrongylus cantonensis, Naegleria fowleri* e *Acanthamoeba*).

EPIDEMIOLOGIA

A incidência de meningite bacteriana é maior nas crianças com menos de 1 ano de idade. Taxas extremamente altas são encontradas em índios norte-americanos, nativos do Alasca e aborígines australianos, sugerindo que fatores genéticos tenham papel na suscetibilidade. Outros fatores de risco incluem imunodeficiências adquiridas ou congênitas, hemoglobinopatias como anemia falciforme, asplenia anatômica ou funcional, e aglomerações de pessoas como ocorrem em alguns domicílios, creches ou dormitórios militares ou de faculdades. Perda de LCS (fístula) por anomalia congênita ou fratura da base do crânio aumenta o risco de meningite, principalmente pelo *S. pneumoniae*.

Enterovírus e parecovírus causam meningite com pico durante o verão e outono em locais com clima temperado. Essas infecções são mais prevalentes em grupos de menor nível socioeconômico, crianças pequenas e indivíduos imunodeprimidos. A prevalência da meningite por arbovírus é determinada pela distribuição geográfica e atividade sazonal dos artrópodes (mosquitos) vetores. Nos Estados Unidos, a maioria das infecções por arbovírus ocorre durante o verão e outono.

MANIFESTAÇÕES CLÍNICAS

Sintomas respiratórios prévios são comuns. Início rápido é típico de *S. pneumoniae* e *N. meningitidis*. Indicadores de inflamação meníngea incluem cefaleia, irritabilidade, náuseas, rigidez de nuca, letargia, fotofobia e vômitos. Febre geralmente está presente. Sinais de Kernig e Brudzinski de irritação meníngea frequentemente estão presentes nas crianças com mais de 12 meses de idade. Em lactentes jovens, os sinais de inflamação meníngea podem ser mínimos, manifestando apenas inquietação, irritabilidade, rebaixamento do nível de consciência e má alimentação.

Tabela 100-2		Achados do Líquido Cerebrospinal (LCS) em Diversas Doenças do Sistema Nervoso Central			
DOENÇA	PRESSÃO	LEUCÓCITOS (/μL)	PROTEÍNAS (MG/DL)	GLICOSE (MG/DL)	COMENTÁRIOS
Normal	50-180 mm H$_2$O	< 4; 60%-70% linfócitos, 30%-40% monócitos, 1%-3% neutrófilos	20-45	> 50% da glicose sérica	
Meningite bacteriana aguda	Geralmente elevada	100-60.000+; geralmente algumas centenas; predomínio de PMN	100-500	Geralmente < 40 ou < 40% da glicose sérica	Organismos podem ser observados no Gram e na cultura
Meningite bacteriana parcialmente tratada	Normal ou elevada	1-10.000; usualmente PMNs, mas células mononucleares podem predominar se o tratamento prévio tiver sido prolongado	> 100	Normal ou diminuída	Organismos podem ser observados; tratamento prévio pode deixar o LCS estéril na doença pneumocócica ou meningocócica, mas estes podem ser detectados por PCR
Meningite tuberculosa	Geralmente elevada; pode ser baixa pelo bloqueio do LCS em estágios avançados	10-500; PMNs inicialmente, mas pode haver predomínio de linfócitos e monócitos tardiamente	100-500; pode ser maior se houver bloqueio do LCS	Geralmente < 50; diminui com o tempo se não tratada	Organismos álcool-ácidos resistentes positivos podem ser vistos no esfregaço; organismos podem ser recuperados em cultura ou PCR; considerar TT ou IGRA e radiografia de tórax para confirmar ou apoiar o diagnóstico
Fúngica	Geralmente elevada	25-500; PMNs inicialmente; predomínio de células mononucleares tardiamente	20-500	Geralmente < 50; diminui com o tempo se não tratada	Podem ser observadas leveduras em brotamento; organismos podem ser recuperados em cultura; tinta da China pode ser positiva e o antígeno geralmente é positivo na doença criptocócica
Meningite viral ou meningoencefalite	Normal ou discretamente aumentada	PMNs inicialmente; predomínio de células mononucleares tardiamente; raramente mais de 1.000 células, exceto na encefalite equina oriental	< 200	Geralmente normal; pode estar diminuída para até 40 em algumas doenças virais (em 15%-20% na caxumba)	Enterovírus pode ser recuperado no LCS por cultura viral apropriada ou detectado por PCR; HSV detectado por PCR
Abscesso (infecção parameníngea)	Normal ou aumentada	0-100 PMNs, a menos que haja ruptura para o LCS	20-200	Normal	Perfil pode ser completamente normal

HSV, herpes-vírus *simplex*; *IGRA*, ensaio para tuberculose de liberação de interferon gama; *PCR*, reação em cadeia da polimerase; *PMN*, polimorfonucleares; *TT*, teste tuberculínico.

Sinais neurológicos focais, convulsão, artralgia, mialgia, petéquias ou púrpuras, sepse, choque e coma podem ocorrer. Sintomas de aumento da pressão intracraniana incluem cefaleia, diplopia e vômitos; fontanela abaulada pode estar presente em lactentes. Ptose, paralisia do sexto par craniano, anisocoria, bradicardia com hipertensão arterial e apneia são sinais de aumento da pressão intracraniana e herniação cerebral. Edema de papila é infrequente, a menos que ocorra oclusão dos seios venosos, empiema subdural ou abscesso cerebral.

EXAMES LABORATORIAIS E DE IMAGEM
Se houver suspeita de meningite bacteriana, deve ser feita punção lombar para coleta de LCS, a menos que haja evidência de instabilidade cardiovascular ou de hipertensão intracraniana (pelo risco de herniação), que não seja o abaulamento da fontanela. A análise de rotina do LCS inclui contagem de leucócitos com diferencial, níveis de proteína e glicose e pesquisa de Gram (Tabela 100-2). Deve ser feita cultura do LCS para bactérias e, quando apropriado, para fungos, vírus e micobactérias. A reação em cadeia da polimerase é utilizada para o diagnóstico de enterovírus, parecovírus e herpes-vírus *simplex*; ela é mais sensível e rápida que a cultura viral. Leucocitose no sangue periférico é comum, e as hemoculturas são positivas em 90% dos casos de meningite bacteriana. Um eletroencefalograma pode confirmar a presença de encefalite associada (Cap. 101).

DIAGNÓSTICO DIFERENCIAL
Muitas doenças podem apresentar sinais de irritação meníngea e aumento da pressão intracraniana, incluindo as causas infecciosas de meningite e encefalite, hemorragia, doenças reumáticas e neoplasias malignas. Convulsões estão associadas com meningite, encefalite e abscesso intracraniano, ou podem ser sequela de edema cerebral, infarto cerebral ou hemorragia ou vasculite.

TRATAMENTO
O tratamento da meningite bacteriana foca na esterilização do LCS com o uso de antibióticos (Tabela 100-3) e a manutenção de

Tabela 100-3	Antibioticoterapia Inicial por Idade na Meningite Bacteriana Presumida	
IDADE	TRATAMENTO RECOMENDADO	TRATAMENTOS ALTERNATIVOS
Recém-nascidos (0-28 dias)	Cefotaxima ou ceftriaxona associada à ampicilina com ou sem gentamicina	Ampicilina associada à gentamicina Ceftazidima associada à ampicilina
Lactentes e crianças pequenas (1 mês-4 anos)	Ceftriaxona ou cefotaxima associada à vancomicina	Cefotaxima ou ceftriaxona associada à rifampicina
Crianças e adolescentes (5-13 anos) e adultos	Ceftriaxona ou cefotaxima associada à vancomicina	Cefepima ou ceftazidima associada à vancomicina

perfusão sistêmica e cerebral adequadas. Devido ao aumento da resistência do *S. pneumoniae* a penicilina e cefalosporinas, cefotaxima (ou ceftriaxona) associada à vancomicina empiricamente deve ser administrada até que o antibiograma esteja disponível. Cefotaxima ou ceftriaxona também são adequadas para o tratamento da *N. meningitidis* e do *H. influenzae*. Para lactentes jovens com menos de 2 meses de idade, associa-se ampicilina para cobrir a possibilidade de *Listeria monocytogenes*. A duração do tratamento é de 5 a 7 dias para *N. meningitidis*, 7 a 10 dias para *H. influenzae* e 10 a 14 dias para *S. pneumoniae*.

Dexametasona (0,6 a 0,8 mg/kg/dia, dividida em duas a três doses, por dois dias), como **terapia adjuvante** iniciada imediatamente antes ou junto com a primeira dose dos antibióticos, diminuiu significativamente a incidência de perda auditiva e déficits neurológicos por meningite por *H. influenzae*. Corticosteroides adjuvantes não parecem diminuir a mortalidade ou o tempo de internação hospitalar em estudos realizados em países desenvolvidos.

A terapia de suporte envolve tratar desidratação, choque, coagulação intravascular disseminada, síndrome da secreção inapropriada de hormônio antidiurético (SIADH), convulsões, hipertensão intracraniana, apneia, arritmias e coma. A perfusão cerebral adequada deve ser mantida na presença de edema cerebral.

COMPLICAÇÕES E PROGNÓSTICO

SIADH pode ser uma complicação da meningite e necessita de monitorização do débito urinário e administração de fluidos. Tomografia computadorizada e ressonância magnética nuclear comumente detectam coleções subdurais para meningite com *S. pneumoniae* e *H. influenzae*. A maioria das coleções é estéril e assintomática e, assim, não necessita de drenagem, a menos que esteja associada a hipertensão intracraniana ou déficit neurológico focal. Febre persistente é comum durante o tratamento, porém ela pode estar relacionada a tratamento ineficaz ou derrame pericárdico ou articular mediado por imunocomplexos, tromboflebite, antibiótico ou infecção nosocomial. Deve-se repetir a coleta de LCS após 48 horas nos pacientes que não melhoraram ou que pioraram e nos pacientes que receberam corticosteroides adjuvantes, os quais podem interferir com a capacidade de monitorar a resposta clínica.

Mesmo com antibioticoterapia apropriada, a taxa de mortalidade da meningite bacteriana em crianças é significativa: 25% para *S. pneumoniae*, 15% para *N. meningitidis* e 8% para *H. influenzae*. Entre os pacientes que sobrevivem, 35% apresentam sequelas, particularmente após infecção pneumocócica, incluindo surdez, convulsões, déficit de aprendizagem, amaurose, paresia, ataxia ou hidrocefalia. Todos os pacientes com meningite devem realizar avaliação auditiva antes da alta hospitalar e depois, durante o seguimento. Prognóstico ruim está associado com idade mais jovem, tempo longo de doença antes do início de antibioticoterapia eficaz, convulsões, coma na apresentação, choque, contagem baixa ou ausência de leucócitos no LCS na presença de bactérias visíveis ao Gram e com estados de imunodepressão.

Raramente, **recidiva** pode ocorrer 3 a 14 dias após o tratamento, possivelmente por foco parameníngeo ou organismos resistentes. **Recorrência** pode indicar alteração anatômica ou imunológica subjacente que predispõe o paciente à meningite.

PREVENÇÃO

Imunização de rotina contra *H. influenzae* e *S. pneumoniae* é recomendada em crianças, com início aos 2 meses de idade. Vacinas quadrivalentes contra *N., meningitidis* (sorotipos A, C, Y e W-135) são recomendadas para adolescentes, recém-admitidos em colégios, universidades, militares e viajantes para áreas altamente endêmicas (Cap. 94) e estão liberadas para uso a partir dos 2 anos. **Quimioprofilaxia** com rifampicina, ciprofloxacino ou ceftriaxona, para erradicar o estado de portador e diminuir a transmissão, é recomendada para os casos índices de *N. meningitidis* e *H. influenzae* e para seus contatos próximos.

Capítulo 101

ENCEFALITE

ETIOLOGIA

Encefalite é um processo inflamatório do parênquima cerebral que leva à disfunção cerebral. Geralmente é um processo agudo, porém pode ser uma encefalomielite pós-infecciosa, uma doença degenerativa crônica ou uma infecção viral de progressão lenta. A encefalite pode ser difusa ou localizada. Organismos podem causar encefalite por um ou dois mecanismos: (1) infecção direta do parênquima cerebral ou (2) resposta aparentemente imuno-mediada do sistema nervoso central que geralmente se inicia alguns dias após o aparecimento de manifestações extracerebrais de infecção. Infecções virais são as principais causas de encefalite infecciosa aguda (Tabela 101-1). As causas virais mais comuns de encefalite nos Estados Unidos são enterovírus, arbovírus e herpes-vírus. Vírus da imunodeficiência humana (HIV) é uma importante causa de encefalite subaguda em crianças e adolescentes e pode se apresentar como uma doença febril aguda, porém, mais frequentemente, ela tem início insidioso (Cap. 125). Outras

Capítulo 101 ◆ Encefalite

Tabela 101-1	Causas de Encefalite Aguda	
AGENTE		**FREQUÊNCIA**
Enterovírus e parecovírus		+++
Herpes-vírus *simplex* (HSV 1, 6 e 7)		++
Vírus transmitidos por artrópodes (especialmente vírus do Nilo ocidental, St. Louis, Califórnia, LaCrosse e vírus da encefalite equina)		++
Vírus Epstein-Barr		+
Adenovírus		+
Vírus da imunodeficiência humana		+
Borrelia burgdorferi (doença de Lyme)		+
Bartonella henselae (doença da arranhadura do gato)		+
Mycoplasma pneumoniae		+
Rickettsia rickettsii		+

Adaptado de Willoughby RE Jr, Long SS: Encephalitis, meningoencephalitis, acute disseminated encephalomyelitis, and acute necrotizing encephalopathy. In Long SS, Pickering LK, Prober CG: *Principles and Practice of Pediatric Infectious Diseases*, 3. ed. reimpressão revista, Filadélfia, 2008, Saunders.

causas de encefalite subaguda incluem sarampo, vírus lentos (p. ex., vírus JC) e doenças associadas a príons (p. ex., doença de Creutzfeldt-Jakob). A encefalite também pode ser causada por distúrbios metabólicos, intoxicação e neoplasias.

Encefalomielite disseminada aguda (ADEM) é o súbito desenvolvimento de sinais neurológicos múltiplos relacionados a doenças inflamatórias e desmielinizantes do cérebro e da medula espinal. ADEM ocorre após infecções virais da infância (como sarampo e catapora) ou vacinação e possui semelhanças clínicas com a esclerose múltipla.

EPIDEMIOLOGIA

Encefalites por arbovírus e por enterovírus caracteristicamente aparecem em grupos ou epidemias, as quais ocorrem da metade do verão até o início do outono, embora casos esporádicos de encefalite por enterovírus ocorram durante todo o ano. Herpes-vírus e outros agentes infecciosos são responsáveis pelos casos esporádicos ao longo do ano.

Arboviroses tendem a se limitar a certas áreas geográficas, refletindo os reservatórios e os mosquitos vetores. O vírus da encefalite viral de St. Louis está presente em aves por todo os Estados Unidos. O vírus da encefalite da Califórnia, comum no centro-oeste norte-americano, está presente em roedores e é disseminado por mosquitos. O vírus da encefalite equina ocidental está presente em aves em todo o centro-oeste e oeste dos Estados Unidos. A infecção pelo vírus do Nilo ocidental ocorre em todo o mundo e causa surtos de encefalite de verão na América do Norte. O principal vetor do vírus do Nilo ocidental é o mosquito *Culex pipiens*, porém o organismo pode ser isolado na natureza em diversas espécies de *Cules* e *Aedes*. Uma ampla gama de aves serve como reservatórios principais do vírus do Nilo ocidental.

MANIFESTAÇÕES CLÍNICAS

A encefalite infecciosa aguda usualmente é precedida por um pródromo de alguns dias com sintomas inespecíficos, como dor de garganta, febre, cefaleia e queixas abdominais, os quais são seguidos pelos sintomas característicos de letargia progressiva, alteração comportamental e déficits neurológicos. Convulsão é comum no início do quadro. Crianças com encefalite também podem apresentar erupção cutânea maculopapular e complicações graves, como coma fulminante, mielite transversa, doença das células do corno anterior ou neuropatia periférica.

A encefalite do Nilo ocidental causa um amplo espectro de doenças, desde infecção assintomática até óbito. A gravidade da doença é maior com o aumento da idade. A maioria das crianças é assintomática. Tipicamente os sintomas são discretos, característicos de doença extraneurológica inespecífica como febre, erupção cutânea, artralgias, linfadenopatia, queixas gastrointestinais e conjuntivite.

DIAGNÓSTICO DIFERENCIAL

O diagnóstico é presuntivo, pela presença de sinais neurológicos característicos, achados epidemiológicos típicos e evidência de infecção pela análise de líquido cerebrospinal (LCS), eletroencefalograma (EEG) e exames de imagem cerebral. A encefalite pode ser decorrente de infecções por bactéria, *Mycoplasma*, *Rickettsia*, fungos e parasitas, bem como por diversas doenças não infecciosas, incluindo doenças metabólicas (encefalopatias), como síndrome de Reye, hipoglicemia, colagenoses, fármacos, hipertensão arterial e neoplasias malignas.

EXAMES LABORATORIAIS E DE IMAGEM

O diagnóstico de encefalite viral é apoiado pela análise do LCS, que tipicamente mostra pleocitose linfocítica, discreta elevação de proteínas e níveis normais de glicose. Ocasionalmente, o LCS pode ser normal. Elevação importante de proteínas e redução da glicose sugere tuberculose, infecção criptocócica ou carcinomatose meníngea. O EEG é o exame definitivo e mostra atividade de ondas lentas, embora alterações focais possam também estar presentes. Exames de neuroimagem podem ser normais ou mostrar edema cerebral difuso do parênquima ou alterações focais. Foco em lobo temporal no EEG ou em exame de imagem cerebral é característico de infecção pelo herpes-vírus *simplex* (HSV).

Sorologias devem ser obtidas para arbovírus (incluindo vírus do Nilo ocidental, se indicado pelos fatores de risco do paciente), vírus Epstein-Barr, *Mycoplasma pneumoniae*, doença da arranhadura do gato e doença de Lyme. Sorologias adicionais para patógenos menos comuns devem ser realizadas conforme indicação por história de viagem, social ou antecedentes pessoais. Na maioria dos casos de encefalite viral é difícil isolar o vírus no LCS. Reação em cadeia da polimerase para HSV, enterovírus, vírus do Nilo ocidental e outros vírus está disponível e deve ser realizada. Culturas virais em fezes e *swab* nasofaríngeo podem ser obtidos. Mesmo com pesquisa extensa e uso de ensaios de reação em cadeia da polimerase, a causa da encefalite permanece indeterminada em um terço dos casos.

Biópsia cerebral raramente é realizada, porém ela pode ser útil em pacientes com achados neurológicos focais. Ela pode ser apropriada em pacientes com encefalopatia grave que não apresentam melhora clínica e cujo diagnóstico permanece incerto. Encefalite rábica e doenças relacionadas a príons (doença de Creutzfeldt-Jakob e *kuru*) podem ser diagnosticadas rotineiramente por cultura ou anatomopatológico do tecido cerebral obtido pela biópsia. Biópsia cerebral pode ser útil na identificação de infecção por arbovírus e enterovírus, tuberculose, fungos e de doenças não infecciosas, principalmente vasculopatias e neoplasias primárias do sistema nervoso central.

TRATAMENTO

Com exceções do HSV, vírus varicela-zóster, citomegalovírus e HIV, não há tratamento específico para a encefalite viral. O tratamento é de suporte e frequentemente necessita de internação em unidade de terapia intensiva para facilitar o tratamento agressivo das convulsões, a detecção precoce de alterações eletrolíticas e, quando necessárias, a monitorização das vias aéreas e a prevenção ou redução da elevação da pressão intracraniana e a manutenção de pressão de perfusão cerebral adequada.

Aciclovir intravenoso é o tratamento de escolha para infecções por HSV e vírus varicela-zóster. Infecção por citomegalovírus é tratada com ganciclovir. Infecção pelo HIV pode ser tratada com uma combinação de agentes antirretrovirais. Infecções por *M. pneumoniae* podem ser tratadas com doxiciclina, eritromicina, azitromicina ou claritromicina, embora o valor clínico de tratar encefalite aguda associada a micoplasma seja incerto.

ADEM tem sido tratada com corticosteroides intravenosos em doses altas, porém não está certo se a melhora com o uso de corticosteroides reflete casos mais leves reconhecidos pela ressonância magnética nuclear, menor incidência de casos de ADEM causados pelo sarampo (que causa ADEM grave) ou a melhora do suporte intensivo.

COMPLICAÇÕES E PROGNÓSTICO

Entre os sobreviventes, os sintomas geralmente desaparecem em alguns dias até 2 a 3 semanas. Embora a maioria dos pacientes com formas epidêmicas de encefalite infecciosa (St. Louis, Califórnia, Nilo ocidental e infecções por enterovírus) nos Estados Unidos se recupere sem sequelas, podem ocorrer casos graves que levam ao óbito ou que deixam sequelas neurológicas significativas com qualquer um dos vírus neurotrópicos. Aproximadamente dois terços dos pacientes se recuperam completamente antes da alta hospitalar. Os demais apresentam sintomas/sinais clínicos residuais, incluindo paresia ou espasticidade, comprometimento cognitivo, fraqueza, ataxia e convulsões recorrentes. A maioria dos pacientes com sequelas neurológicas de encefalite infecciosa no momento da alta hospitalar recupera gradualmente o seu funcionamento, de forma completa ou parcial. A mortalidade global da encefalite infecciosa é de aproximadamente 5%.

Doença causada pelo HSV e *M. pneumoniae*, e encefalite equina oriental estão associadas a pior prognóstico. O prognóstico pode ser pior na encefalite em crianças com menos de um ano de idade ou em coma. A raiva, com raríssimas exceções, é fatal.

Recidivas de ADEM ocorrem em 14% dos pacientes, usualmente em até um ano, com os mesmos ou novos sinais clínicos. As recorrências de ADEM na infância podem representar o início de esclerose múltipla.

PREVENÇÃO

A melhor prevenção da encefalite por arbovírus é evitar exposição a mosquitos ou carrapatos e remover cuidadosamente os carrapatos (Cap. 122). Não existem vacinas em uso nos Estados Unidos para a prevenção de infecção por arbovírus ou enterovírus, com exceção da poliomielite. Não existem medidas preventivas específicas para encefalite por HSV, com exceção de parto cesáreo nas mães com lesões genitais ativas (Ca. 65). A raiva pode ser prevenida por vacinação pré- ou pós-exposição. Encefalite por *influenza* pode ser evitada pela vacinação contra *influenza*. Síndrome de Reye pode ser prevenida evitando o uso de ácido acetilsalicílico ou compostos com ácido acetilsalicílico em crianças com febre, de modo geral, assim como evitando o seu uso na febre de crianças após as vacinas para varicela e *influenza*.

Capítulo 102

RESFRIADO COMUM

ETIOLOGIA

O resfriado comum é uma infecção viral com sintomas proeminentes de rinorreia e obstrução nasal, com febre discreta ou ausente e sem manifestações sistêmicas. Frequentemente é chamada de **rinite**, mas em geral envolve a mucosa dos seios da face e é mais corretamente denominada **rinossinusite.**

Os vírus mais associados com os resfriados são os rinovírus e, menos frequentemente, os coronavírus. Outros vírus que causam sintomas de resfriado comum incluem o vírus sincicial respiratório e, menos comumente, *influenza*, *parainfluenza* e adenovírus. Infecção viral do epitélio nasal causa uma resposta inflamatória aguda, com infiltração da mucosa por células inflamatórias e liberação de citocinas. A resposta inflamatória é parcialmente responsável por muitos dos sintomas.

EPIDEMIOLOGIA

O resfriado ocorre durante todo o ano, com pico de incidência entre o início do outono e o final da primavera, refletindo a prevalência sazonal dos patógenos virais e os hábitos de confinação da população durante os meses mais frios. Crianças mais novas têm, em média, 6 a 7 resfriados por ano, mas 10 a 15% das crianças apresentam pelo menos 12 resfriados anualmente. O número de resfriados anual diminui com a idade, para dois a três resfriados por ano na idade adulta. Crianças que frequentam creche durante o primeiro ano de vida apresentam 50% mais resfriados do que as crianças que não frequentam. Esta diferença diminui durante os anos subsequentes em que frequentam a creche.

MANIFESTAÇÕES CLÍNICAS

Os sintomas do resfriado comum tipicamente se iniciam 1 a 3 dias após a infecção viral e incluem obstrução nasal, rinorreia, dor ou sensação de arranhado na garganta e, ocasionalmente, tosse não produtiva. Os resfriados geralmente duram uma semana, embora em 10% dos casos durem duas semanas. Frequentemente há mudança na cor ou consistência das secreções nasais, o que não é indicativo de sinusite ou infecção bacteriana sobreposta. O exame da mucosa nasal pode revelar cornetos nasais edemaciados e eritematosos.

EXAMES LABORATORIAIS E DE IMAGEM

Exames laboratoriais não são úteis. Coleta de **secreção (esfregaço) nasal** para contagem de eosinófilos pode ser útil na avaliação para rinite alérgica (Cap. 79).

DIAGNÓSTICO DIFERENCIAL

O diagnóstico diferencial do resfriado comum inclui rinite alérgica, corpo estranho (especialmente com secreção nasal unilateral), sinusite, coqueluche e nasofaringite estreptocócica. Rinite alérgica é caracterizada por ausência de febre, eosinófilos em secreção nasal e outras manifestações, como olheiras alérgicas, pólipos nasais, prega transversal em ponte nasal e edema e palidez dos cornetos nasais. Causas raras de rinorreia são atresia ou estenose de coana, fístula liquórica, difteria, tumor, sífilis congênita (com secreção nasal), neoplasia maligna de nasofaringe e granulomatose de Wegener.

TRATAMENTO

Não há tratamento específico para o resfriado comum. Antibioticoterapia não traz benefícios. O tratamento é sintomático. Anti-histamínicos, descongestionantes e combinação de anti-histamínicos e descongestionantes não são recomendados em crianças com menos de 6 anos devido aos efeitos adversos e à falta de benefícios. Febre baixa é observada com resfriados, particularmente nos primeiros dias da doença, e pode ser tratada com antipiréticos. Não foram demonstrados benefícios de expectorantes e supressores da tosse. Vitamina C e inalação de ar umidificado morno não são mais eficazes que o placebo. O benefício de pastilhas ou spray de zinco se mostrou inconsistente.

COMPLICAÇÕES E PROGNÓSTICO

Otite média é a complicação mais comum, ocorrendo em 5% a 20% das crianças com resfriado (Cap. 105). Outras complicações incluem sinusite bacteriana, a qual deve ser considerada se a rinorreia ou a tosse diurna persistirem sem melhora por 10 a 14 dias, ou ocorrerem sinais importantes de sinusite como febre, dor facial ou edema facial (Cap. 104). Os resfriados podem levar à exacerbação da asma e resultar em antibioticoterapia inapropriada.

PREVENÇÃO

Não existem métodos comprovados de prevenção de resfriados, além de lavar as mãos adequadamente e evitar contato com indivíduos infectados. Nenhum efeito significativo da vitamina C ou da Equinácea para prevenção do resfriado comum foi comprovado.

Capítulo 103

FARINGITE

ETIOLOGIA

Muitos agentes infecciosos podem causar faringite (Tabela 103-1). **Estreptococo do Grupo A** (*Streptococcus pyogenes*) são cocos gram-positivos não móveis que são anaeróbios facultativos. No ágar de sangue de ovelhas, as colônias são pequenas (1 a 2 mm de diâmetro) e apresentam ao redor uma zona (clara) de β-hemólise. Outras bactérias estão menos frequentemente associadas com faringite, incluindo estreptococo do grupo C (também beta-hemolítico), *Arcanobacterium haemolyticum* (beta-hemolítico, bacilo gram-positivo) e *Francisella tularensis* (cocobacilo gram-negativo e causa da tularemia). *Chlamydophila pneumoniae*, cepa TWAR, está associada com doença das vias aéreas inferiores, mas também com tonsilite. *Mycoplasma pneumoniae* está associado com pneumonia atípica e pode causar faringite leve, sem manifestações clínicas importantes. Outras bactérias, incluindo *Staphylococcus aureus*, *Haemophilus influenzae* e *Streptococcus pneumoniae*, frequentemente estão presentes em culturas obtidas das tonsilas em crianças com faringite, porém seus papéis na etiologia da faringite são incertos.

Muitos vírus causam faringite aguda. Alguns vírus, como o adenovírus, estão mais associados à faringite com sintomas proeminentes, enquanto outros vírus, como o rinovírus, estão mais associados com faringite como manifestação menor de uma doença que causa principalmente outros sintomas, como rinorreia ou tosse. Vírus Epstein-Barr, enterovírus (herpangina), herpes-vírus *simplex* e a infecção primária pelo vírus da imunodeficiência humana (HIV) também podem causar faringite.

EPIDEMIOLOGIA

Dor de garganta é o principal sintoma em aproximadamente um terço das doenças das vias aéreas superiores. Faringite estreptocócica é relativamente incomum antes dos 2 a 3 anos, porém a incidência aumenta em crianças em idade escolar e, após, diminui no final da adolescência e na idade adulta. Faringite estreptocócica ocorre durante todo o ano em locais de clima temperado, com pico durante o inverno e início da primavera. A doença frequentemente se dissemina para irmãos e colegas de escola. Infecções virais geralmente se disseminam por contato próximo com um indivíduo infectado, com pico durante inverno e primavera.

MANIFESTAÇÕES CLÍNICAS

A inflamação da faringe causa tosse, dor de garganta, disfagia e febre. Se o envolvimento das tonsilas for importante, o termo **tonsilite** ou **tonsilofaringite** frequentemente é utilizado.

Tabela 103-1	Principais Agentes Causadores da Faringite Aguda	
AGENTES	DOENÇA OU SÍNDROME	PROPORÇÃO ESTIMADA DE TODAS AS FARINGITES (%)
BACTERIANOS		
Estreptococo do grupo A (*Streptococcus pyogenes*)	Faringite, tonsilite	15-30
Estreptococo do grupo C	Faringite, tonsilite	1-5
Arcanobacterium haemolyticum	Faringite (síndrome semelhante à escarlatina)	0,5-3
Fusobacterium necrophorum	Síndrome de Lemierre	Desconhecida
Outras (*Corynebacterium diphteriae*)	Faringite, laringite	< 5
VIRAIS		
Rinovírus (> 100 tipos)	Resfriado comum	20
Coronavírus (> 4 tipos)	Resfriado comum	> 5
Adenovírus (tipos 3, 4, 7, 14, 21)	Febre faringoconjuntival, doença respiratória aguda	5
Herpes-vírus *simplex* (tipos 1 e 2)	Gengivite, estomatite, faringite	4
Vírus *parainfluenza* (tipos 1-4)	Resfriado comum, laringotraqueobronquite	2
Vírus *influenza* (tipos A e B)	Influenza	2
Vírus Epstein-Barr	Mononucleose	Desconhecida
Vírus Coxsackie	Herpangina	Desconhecida
DESCONHECIDOS		40

Adaptado de Hayden GF, Hendley JO, Gwaltney JM Jr: Management of the ambulatory patient with a sore throat, Curr Clin Top Infect Dis 9:62–75, 1988.

O início da faringite estreptocócica geralmente é rápido e se associa com dor de garganta importante e febre moderada a alta. Cefaleia, náuseas, vômitos e dor abdominal são frequentes. Em um caso típico e exuberante a faringe está bastante eritematosa. As tonsilas estão muito aumentadas e cobertas por um exsudato amarelado e sanguinolento. Pode haver petéquias ou lesões em formato de rosquinha no palato mole e na faringe posterior. A úvula pode estar eritematosa, pontilhada e edematosa. Os linfonodos cervicais anteriores estão aumentados de tamanho e dolorosos à palpação. No entanto, muitas crianças apresentam apenas eritema discreto da faringe, sem exsudato tonsilar ou linfadenite cervical. Conjuntivite, tosse, coriza, rouquidão ou ulcerações sugerem etiologia viral. O diagnóstico de faringite estreptocócica não pode ser realizado apenas pelas características clínicas.

Além de dor de garganta e febre, alguns pacientes apresentam estigmas de **escarlatina**: palidez perioral, língua em framboesa e erupção cutânea maculopapular eritematosa difusa fina que tem a sensação de pele de ganso. A língua inicialmente apresenta uma cobertura branca, porém edema e eritema das papilas linguais se projetam através desta cobertura, produzindo uma **língua em framboesa branca**. A descamação desta cobertura branca resulta em **língua em framboesa vermelha**, a qual apresenta eritema importante com papilas proeminentes. Pacientes infectados pela *A. haemoyticum* podem apresentar achados semelhantes.

Em comparação à faringite estreptocócica clássica, o início da faringite viral é tipicamente mais gradual e os sintomas mais frequentemente incluem rinorreia, tosse e diarreia. Muitas infecções das vias aéreas superiores se apresentam com sintomas de rinorreia e obstrução nasal, enquanto sintomas e sinais sistêmicos, como mialgia e febre, são discretos ou estão ausentes.

Gengivoestomatite é característica de infecção pelo herpes-vírus *simplex* 1 (Cap. 65). **Herpangina** é uma infecção por enterovírus caracterizada por início súbito de febre alta, vômitos, cefaleia, mal-estar, mialgia, dor nas costas, conjuntivite, perda de apetite, sialorreia, dor de garganta e disfagia. As lesões orais da herpangina podem ser inespecíficas, mas classicamente se caracterizam por uma ou mais lesões em pápulas pequenas e dolorosas ou lesões vesiculares pontuais sobre uma base eritematosa espalhada sobre palato mole, úvula e língua. Essas vesículas aumentam de tamanho, de 1 a 2 mm para 3 a 4 mm em 3 a 4 dias, e, então, se rompem e produzem úlceras pequenas que persistem por alguns dias.

Mononucleose
Capítulo 99.

AVALIAÇÃO LABORATORIAL
O principal desafio diagnóstico é diferenciar faringite causada por estreptococo do grupo A de faringite não estreptocócica (geralmente viral). Teste de detecção rápida de antígeno estreptocócico, cultura de *swab* de amígdalas ou ambos frequentemente são realizados para melhorar a precisão diagnóstica e identificar as crianças com maior probabilidade de se beneficiarem de antibioticoterapia para doença estreptocócica.

Muitas técnicas diagnósticas rápidas para faringite estreptocócica estão disponíveis, com excelente especificidade (95 a 99%). Entretanto, a sensibilidade destes testes rápidos é variável e resultados negativos devem ser confirmados por cultura.

Cultura de *swab* de amígdalas é considerada o *padrão ouro* para o diagnóstico de faringite estreptocócica. Culturas falso-positivas podem ocorrer se outros organismos forem incorretamente identificados como estreptococo do grupo A. Até 20% das culturas positivas em crianças durante o inverno refletem **portadores de estreptococo** e não faringite aguda.

Os valores preditivos da contagem de leucócitos com diferencial, velocidade de hemossedimentação e proteína C-reativa são insuficientes para diferenciar faringite estreptocócica de não estreptocócica, de modo que estes exames não são rotineiramente recomendados. Contagem de leucócitos em pacientes com mononucleose infecciosa geralmente demonstra predomínio de linfócitos atípicos.

DIAGNÓSTICO DIFERENCIAL
O diagnóstico diferencial da faringite infecciosa inclui outras infecções da cavidade oral, abscesso retrofaríngeo (*S. aureus*, estreptococo, anaeróbios), difteria (se não vacinado), abscesso

periamigdaliano (tonsilite com abscesso ou edema tonsilar unilateral causados por estreptococo, anaeróbios ou, raramente, *S. aureus*) e epiglotite. Além disso, mucosite neutropênica (leucemia, anemia aplástica), candidíase oral (candidíase secundária à deficiência de células T), ulceração autoimune (lúpus eritematoso sistêmico, doença de Behçet) e doença de Kawasaki podem causar faringite. Faringite frequentemente é uma característica proeminente da mononucleose causada pelo vírus Epstein-Barr (Cap. 99).

Infecção de Vincent ou **boca de trincheira** é uma forma fulminante de **gengivite ulcerativa necrotizante aguda (GUNA)** com infecção associada com certas espiroquetas, especialmente *Treponema vicentii* e organismos anaeróbios como as *Selenomonas* e a *Fusobacterium*. **Angina de Vincent** se refere à forma virulenta de faringite por anaeróbios; pseudomembranas cinzas são encontradas nas tonsilas. **Síndrome de Lemierre** é uma faringite aguda complicada por trombose da veia jugular interna e embolia séptica (mais frequentemente para os pulmões). Ocorre principalmente em adolescentes e é causada pela *Fusobacterium necrophorum*.

Angina de Ludwig é uma celulite bacteriana mista das regiões submandibular e sublingual. Embora esta denominação seja frequentemente aplicada para qualquer infecção destas regiões, originalmente o termo era reservado para celulite bilateral dos espaços sublingual e submandibular, com rápida disseminação. Tipicamente ela ocorre por disseminação de um abscesso periapical do segundo ou terceiro dentes molares mandibulares. Também tem sido associada com *piercing* na língua. É imperativo intervenção rápida devido à propensão para disseminação rápida, edema de glote e língua e, consequentemente, obstrução das vias aéreas.

Uma síndrome de **febre periódica, estomatite aftosa, faringite e adenite cervical** é uma causa rara de febre recorrente em crianças. Faringite inespecífica recorrente é acompanhada de febre e lesões vesiculares dolorosas e solitárias na boca. A febre se inicia em idade jovem (geralmente < 5 anos). Os episódios duram aproximadamente 5 dias, com média de 28 dias entre os episódios. Os episódios têm menor duração com o uso de prednisona oral e não são responsivos a anti-inflamatórios não esteroides ou antibióticos. A síndrome resolve-se em algumas, porém persiste em outras crianças. Não se desenvolvem sequelas em longo prazo.

TRATAMENTO

Mesmo se não tratados, a maioria dos episódios de faringite estreptocócica se resolve sem complicações em alguns dias. Tratamento antimicrobiano precoce acelera a recuperação clínica em 12 a 24 horas. O maior benefício da antibioticoterapia é a prevenção da febre reumática aguda (Cap. 146). Como o período de infecção latente (incubação) é relativamente longo (1 a 3 semanas), o tratamento instituído em até 9 dias da doença apresenta virtualmente 100% de sucesso na prevenção da febre reumática. O tratamento iniciado após 9 dias do início da doença, embora não tenha 100% de eficácia, apresenta algum valor preventivo. A antibioticoterapia deve ser iniciada imediatamente em crianças com teste rápido positivo para estreptococo do grupo A, escarlatina, faringite sintomática em irmão de paciente com faringite estreptocócica documentada, história prévia de febre reumática ou faringite sintomática, que morrem em área com epidemia de febre reumática aguda ou de glomerulonefrite pós-estreptocócica.

Diversos antibióticos podem ser utilizados no tratamento da faringite estreptocócica (Tabela 103-2). Cefalosporinas apresentam maior taxa de erradicação da faringite bacteriana em comparação à penicilina. Uma explicação proposta é que estafilococos ou anaeróbios na faringe produzem β-lactamase, que inativa a penicilina, diminuindo sua eficácia. Outra possível explicação é que as cefalosporinas são mais eficazes na erradicação do estado de portador de estreptococo.

Tabela 103-2 | Antibioticoterapia da Faringite por Estreptococo do Grupo A

Penicilina

Penicilina V oral (2-3x/dia por 10 dias) 10 mg/kg/dose; dose máxima: 250 mg/dose

Penicilina G benzatina intramuscular (dose única)

Para crianças ≤ 27 kg: 600.000 UI

Para crianças maiores e adultos: 1,2 milhão de UI

Para indivíduos alérgicos à penicilina

Cefalexina 20 mg/kg/dose, 2x/dia; dose máxima: 500 mg/dose; por 10 dias

Cefadroxil 30 mg/kg, 1x/dia; dose máxima: 1 g; por 10 dias

Clindamicina 7 mg/kg/dose, 3x/dia; dose máxima: 300 mg/dose; por 10 dias

Para indivíduos alérgicos a β-lactâmicos

Eritromicina

Etilsuccinato de eritromicina: 40-50 mg/kg/dia (máx.: 1 g/dia), em 3-4 doses, por 10 dias

Estolato de eritromicina: 20-40 mg/kg/dia, em 2-4 doses (máx.: 1 g/dia), por 10 dias

Azitromicina, crianças: 12 mg/kg, via oral, 1x/dia, por 5 dias (máximo: dose adulto); adultos: 500 mg, via oral, no 1º dia, após: 250 mg, via oral, nos dias 2-5

Crianças com culturas de *swab* de amígdalas recorrentes para estreptococo do grupo A representam um problema em particular. Um antibiótico alternativo pode ser escolhido para tratar a flora produtora de β-lactamase, a qual pode ser responsável por recorrências. Amoxicilina-clavulanato ou clindamicina são esquemas alternativos eficazes para eliminar o estado de portador do estreptococo.

Tratamento antiviral específico não é disponível para a maioria dos casos de faringite viral. Pacientes com gengivoestomatite herpética primária se beneficiam de tratamento precoce com aciclovir oral.

COMPLICAÇÕES E PROGNÓSTICO

Faringite causada por estreptococos ou vírus respiratórios geralmente se resolvem completamente. As complicações da faringite por estreptococo do grupo A incluem complicações supurativas locais, como abscesso parafaríngeo e outras infecções dos espaços cervicais profundos, e complicações não supurativas, como febre reumática aguda e glomerulonefrite pós-infecciosa aguda. Infecções virais das vias aéreas, incluindo infecções causadas por *influenza* A, adenovírus, *parainfluenza* tipo 3 e rinovírus, podem predispor a infecções bacterianas do ouvido médio.

PREVENÇÃO

Antibioticoprofilaxia com penicilina V oral diariamente previne infecções estreptocócicas recorrentes e é recomendada apenas para a prevenção de recorrência da febre reumática.

Capítulo 104

SINUSITE

ETIOLOGIA

Sinusite é uma infecção supurativa dos seios paranasais que frequentemente complica o resfriado comum e a rinite alérgica. Os seios maxilares e etmoidais estão presentes ao nascimento, porém apenas os seios etmoidais são pneumatizados. Os seios maxilares se tornam pneumatizados até os 4 anos. Os seios frontais começam a se desenvolver aos 7 anos e só terminam o seu desenvolvimento na adolescência. Os seios esfenoidais estão presentes aos 5 anos. Os óstios que drenam os seios são estreitos (1 a 3 mm) e o fazem para o meato médio no **complexo ostiomeatal**. O sistema mucociliar mantém os seios estéreis.

Obstrução ao fluxo mucociliar, como o edema de mucosa causado pelo resfriado comum, impede a drenagem dos seios e predispõe à proliferação bacteriana. Em 90% das crianças com sinusite aguda, as bactérias responsáveis são *Streptococcus pneumoniae*, *Haemophilus influenzae* não tipável, *Moraxella catarrhalis*, *Staphylococcus aureus* e estreptococo do grupo A. Anaeróbios estão emergindo como patógenos importantes na sinusite subaguda e crônica. Sondas nasogástrica e nasotraqueal predispõem à sinusite relacionada a cuidados em saúde, que pode ser causada por bactérias gram-negativas (*Klebsiella* ou *Pseudomonas*). Antibioticoterapia predispõe a infecções por organismos resistentes aos antibióticos. Sinusite em indivíduos neutropênicos ou imunodeprimidos pode ser causada por *Aspergillus* ou zigomicetos (p. ex., *Mucor*, *Rhizopus*).

EPIDEMIOLOGIA

A real incidência da sinusite é desconhecida. O resfriado comum é o principal fator predisponente para o desenvolvimento da sinusite em todas as idades. Outros fatores de risco incluem alergia, fibrose cística, imunodeficiência, infecção pelo vírus da imunodeficiência humana (HIV), sonda nasogástrica ou tubo nasotraqueal, síndrome dos cílios imóveis, pólipos nasais e corpo estranho nasal. Sinusite também é um problema frequente em crianças imunodeprimidas após transplante de órgãos.

MANIFESTAÇÕES CLÍNICAS

As manifestações clínicas mais comuns são rinorreia mucopurulenta persistente unilateral ou bilateral, congestão nasal e tosse, especialmente noturna. Sintomas menos comuns incluem voz anasalada, halitose, edema facial, dor facial com piora à palpação e cefaleia. A sinusite pode exacerbar a asma.

EXAMES LABORATORIAIS E DE IMAGEM

Cultura da mucosa nasal não é útil. Cultura de aspirado dos seios é o método diagnóstico mais preciso, porém não é prático ou necessário em indivíduos imunocompetentes.

Radiografia simples e tomografia computadorizada podem revelar velamento do seio, espessamento da mucosa ou nível líquido. Achados anormais à radiografia não diferenciam infecção de doença alérgica; tomografia computadorizada e ressonância magnética nuclear frequentemente mostram alterações, incluindo nível líquido, nos seios de indivíduos assintomáticos. Por outro lado, radiografias normais têm alto valor preditivo negativo para sinusite bacteriana.

DIAGNÓSTICO DIFERENCIAL

O diagnóstico geralmente é baseado na história clínica e exame físico presentes por mais de 10 a 14 dias, sem melhora, ou com piora dos sintomas, em comparação àqueles do resfriado comum.

TRATAMENTO

Amoxicilina-clavulanato por 10 a 14 dias é recomendado como terapia de primeira linha para sinusite em crianças. Tratamento com doses altas é recomendado para crianças com maior risco de resistência bacteriana (antibioticoterapia nos últimos 1 a 3 meses, frequentar creches, idade < 2 anos, altas taxas locais de resistência a antibióticos). Levofloxacino é recomendado para crianças com hipersensibilidade tipo I às penicilinas. Clindamicina associada à cefalosporina de terceira geração (cefixima, cefpodoxima) é recomendada em crianças com hipersensibilidade não tipo I.

COMPLICAÇÕES E PROGNÓSTICO

Complicações incluem celulite orbitária, empiema epidural ou subdural, abscesso cerebral, trombose de seio dural, osteomielite da camada externa ou interna do seio frontal (**tumor inchado de Pott**) e meningite. Todas estas complicações devem ser tratadas com drenagem do seio e antibióticos parenterais de largo espectro. A sinusite também pode exacerbar broncoespasmo em pacientes asmáticos.

Celulite orbitária é uma complicação grave da sinusite que ocorre por disseminação bacteriana para a órbita através da parede do seio sinusal infectado. Tipicamente, ela se inicia como uma sinusite etmoidal e se dissemina através da lâmina papirácea, uma placa óssea fina, para a órbita medial e o seio etmoidal. O envolvimento da órbita pode levar à formação de abscesso subperiosteal, oftalmoplegia, trombose do seio cavernoso e perda de visão. As manifestações da celulite orbitária incluem dor orbitária, proptose, quemose, oftalmoplegia e limitação da mobilidade da musculatura extraocular, diplopia e diminuição da acuidade visual. Infecção da órbita deve ser diferenciada de infecção do espaço periorbitário e pré-septal (anterior à fáscia palpebral). **Celulite (periorbitária) pré-septal** usualmente ocorre em crianças com menos de 3 anos de idade; estas crianças não apresentam proptose ou oftalmoplegia. Celulite periorbitária pode estar associada à lesão de pele ou trauma e geralmente é causada por *S. aureus* ou estreptococo do grupo A.

O diagnóstico de celulite orbitária é confirmado por tomografia computadorizada da órbita, a qual determina a extensão da infecção orbitária e a necessidade de drenagem cirúrgica. O diagnóstico diferencial deve ser feito com zigomicose (mucormicose), aspergilose, rabdomiossarcoma, neuroblastoma, granulomatose de Wegener, pseudotumor inflamatório da órbita e triquinose. O tratamento da celulite orbitária envolve o uso de antibióticos parenterais de largo espectro, como vancomicina e ceftriaxona.

Mais da metade das crianças com sinusite bacteriana aguda se recupera sem antibioticoterapia. Febre e secreção nasal devem melhorar significativamente em até 48 horas após o início do tratamento. Sintomas persistentes sugerem outra etiologia.

PREVENÇÃO
A melhor prevenção é feita pela boa lavagem das mãos, para minimizar a aquisição de resfriados, e pelo tratamento da rinite alérgica.

Capítulo 105
OTITE MÉDIA

ETIOLOGIA
Otite média (OM) é uma infecção supurativa da orelha média. As bactérias conseguem infectar a orelha média quando a patência normal da tuba de Eustáquio está comprometida por infecção das vias aéreas superiores ou por hipertrofia das adenoides. O ar preso na orelha média é reabsorvido, criando pressão negativa nesta cavidade e facilitando o refluxo de bactérias da nasofaringe. Obstrução do fluxo de secreções do ouvido médio para a faringe, associada a refluxo de bactérias, leva à otite média supurativa.

Tanto bactérias como vírus podem causar OM. As bactérias mais comumente envolvidas são *Streptococcus pneumoniae*, *Haemophilus influenzae* não tipável, *Moraxella catarrhalis* e, com menor frequência, estreptococo do grupo A. *S. pneumoniae* que é **relativamente resistente** à penicilina (concentração inibitória mínima de 0,1 a 1 μg/mL) ou **altamente resistente** à penicilina (concentração inibitória mínima ≥ 2 μg/mL) é cada vez mais isolada de crianças pequenas, particularmente daquelas que frequentam creches ou que receberam antibióticos recentemente. Vírus, incluindo rinovírus, *influenza* e vírus sincicial respiratório, são recuperados isoladamente ou como copatógenos em 20 a 25% dos pacientes.

EPIDEMIOLOGIA
Doenças da orelha média são responsáveis por aproximadamente um terço das consultas pediátricas. O pico de incidência da OM ocorre entre 6 e 15 meses de vida. No primeiro aniversário, 62% das crianças já apresentaram pelo menos um episódio de OM. São poucos os primeiros episódios que ocorrem após os 18 meses de idade. OM é mais comum em meninos e em pacientes com baixo nível socioeconômico. Há aumento da incidência de OM em índios norte-americanos e nativos do Alasca e em certas populações de alto risco, como crianças com infecção pelo vírus da imunodeficiência humana (HIV), fenda palatina e trissomia do 21. Na maior parte dos Estados Unidos, a OM é uma doença sazonal, com pico em janeiro e fevereiro, o que coincide com o período sazonal de infecção por rinovírus, vírus sincicial respiratório e *influenza*. Os principais fatores de risco para OM aguda são baixa idade, falta de aleitamento materno, exposição passiva à fumaça do cigarro e maior exposição a agentes infecciosos (creches).

OM recorrente é definida pela ocorrência de seis ou mais episódios de OM aguda nos primeiros 6 anos de vida, o que ocorre em 12% da população geral, sendo estas crianças consideradas **propensas à otite**. Anomalias craniofaciais e imunodeficiências frequentemente estão associadas com OM recorrente; a maioria das crianças com OM recorrente não apresenta outras doenças.

MANIFESTAÇÕES CLÍNICAS
Em bebês, os sintomas mais frequentes de OM aguda são inespecíficos e incluem febre, irritabilidade e má alimentação. Em crianças mais velhas e adolescentes, a OM aguda usualmente está associada a febre e **otalgia** (dor de orelha aguda). OM aguda também pode apresentar **otorreia** (secreção pela orelha) após ruptura espontânea da membrana timpânica. Sinais de resfriado comum, o qual predispõe à OM aguda, frequentemente estão presentes (Cap. 102). Membrana timpânica abaulada, nível hidroaéreo ou visualização de material purulento pela otoscopia são sinais confiáveis de infecção (Tabela 105-1).

Examinar os ouvidos é essencial para o diagnóstico e deve fazer parte do exame físico de qualquer criança com febre. A marca registrada da OM é a presença de efusão no ouvido médio (Tabela 105-1). A presença de efusão não define sua natureza ou potencial etiologia infecciosa, mas define a necessidade de diagnóstico e tratamento adequados.

Otoscopia pneumática, utilizando um anexo a um otoscópio hermeticamente fechado, permite avaliar a ventilação da orelha média e é padrão para o diagnóstico clínico. A membrana timpânica de uma orelha média normal, preenchida com ar, tem complacência muito maior do que a de uma orelha média preenchida com secreção. Na OM aguda, a membrana timpânica se apresenta com **hiperemia**, em vez de sua coloração normal cinza perolado, porém ela pode ser rósea, branca ou amarela, estar abaulada e com pouca ou nenhuma mobilidade às pressões negativa e positiva. Perde-se o reflexo à luz e as estruturas da orelha média estão obscuras e difíceis de serem distinguidas. Um buraco na membrana timpânica ou secreção purulenta confirma perfuração. Ocasionalmente, há presença de bolhas na região lateral da membrana timpânica, as quais caracteristicamente estão associadas com dor de orelha de forte intensidade.

EXAMES LABORATORIAIS E DE IMAGEM
Exames laboratoriais de rotina, incluindo hemograma completo e velocidade de hemossedimentação, não são úteis na avaliação da OM. A **timpanometria** fornece medidas acústicas objetivas da membrana timpânica e do sistema da orelha média, por reflexão ou absorção de energia sonora a partir da orelha externa, já que a pressão no tubo é variável. As medidas do **timpanograma** têm boa correlação com a presença ou ausência de secreção em orelha média.

Tabela 105-1	Definição de Otite Média Aguda (OMA)

Para o diagnóstico de OMA são necessários:
  História de início agudo de sinais e sintomas
  Presença de efusão em orelha média
  Sinais e sintomas de inflamação da orelha média
A definição de OMA inclui todos os seguintes:
  Início recente, geralmente súbito, de sinais e sintomas de inflamação da orelha média e de efusão na orelha média
A presença de efusão em orelha média é indicada por um dos seguintes:
  Abaulamento da membrana timpânica
  Limitação ou ausência de mobilidade da membrana timpânica
  Nível hidroaéreo atrás da membrana timpânica
  Otorreia
Sinais e sintomas de inflamação da orelha média são indicados por (um deles):
  Eritema importante da membrana timpânica
  Otalgia importante (dor claramente relacionada à orelha que interfere ou prejudica as atividades normais ou o sono)

Instrumentos que utilizam **reflexometria acústica** estão disponíveis para uso domiciliar ou ambulatorial. O uso da reflexometria como uma ferramenta de rastreamento para OM aguda deve ser seguido de exame com otoscopia pneumática quando for identificada reflexometria anormal.

Bactérias isoladas da nasofaringe não se correlacionam com bactérias isoladas por timpanocentese. Timpanocentese e cultura de secreção do ouvido médio não são sempre necessárias, mas podem ser solicitadas para identificação precisa do patógeno bacteriano, podendo ser úteis em neonatos, pacientes imunocomprometidos e pacientes que não respondem ao tratamento.

DIAGNÓSTICO DIFERENCIAL

A principal dificuldade é na diferenciação entre OM aguda de **OM secretora**, a qual também é chamada de **OM crônica**. OM aguda está acompanhada de sinais de doença aguda, como febre, dor e inflamação das vias aéreas superiores. OM secretora é a presença de efusão sem outros sinais e sintomas.

TRATAMENTO

As recomendações para o tratamento são baseadas na certeza diagnóstica e na gravidade da doença. Um diagnóstico de certeza pode ser feito se há início rápido do quadro, sinais de secreção na orelha média e sinais e sintomas de inflamação da orelha média. A terapia de primeira linha recomendada para a maioria das crianças com diagnóstico de certeza de OM aguda, ou para aquelas com diagnóstico presuntivo, porém com menos de 2 anos ou com febre alta (maior que 39 °C) ou otalgia, é amoxicilina (80 a 90 mg/kg/dia dividido em duas doses). Crianças com diagnóstico provável e mais de 2 anos de idade podem ser observadas se for possível seguimento apropriado. Insucesso do tratamento com amoxicilina após 3 dias sugere infecção por *H. influenzae* produtor de β-lactamase, *M. catarrhalis* ou *S. pneumoniae* resistente. Nestes casos, o próximo tratamento recomendado é com amoxicilina-clavulanato (amoxicilina 80 a 90 mg/kg/dia), axetilcefuroxima, cefidinir ou ceftriaxona (50 mg/kg, intramuscular, 1x/dia, por 1 a 3 dias). Ceftriaxona intramuscular é especialmente apropriada em crianças com menos de 3 anos de idade e vômitos, o que prejudica o tratamento por via oral. Timpanocentese pode ser necessária em pacientes que são difíceis de tratar ou que não respondem ao tratamento. Acetaminofeno e Ibuprofeno são recomendados para febre. Descongestionantes ou anti-histamínicos não são eficazes.

COMPLICAÇÕES E PROGNÓSTICO

As complicações da OM são secreção crônica, perda auditiva, colesteatoma (crescimento de uma massa de epitélio queratinizado), petrosite, extensão intracraniana (abscesso cerebral, empiema subdural ou trombose venosa) e mastoidite. **Mastoidite aguda** é uma complicação supurativa da OM, com inflamação e potencial destruição dos espaços aéreos da mastoide. A doença progride de uma periostite para uma osteíte com formação de abscesso mastoideo. Dor auricular posterior, edema e eritema, além de sinais de OM, estão presentes. O pavilhão auditivo é descolado para baixo e para fora. Radiografia ou tomografia computadorizada da região mastoidea revelam preenchimento das células pneumáticas com líquido, desmineralização e destruição óssea. O tratamento inclui antibióticos sistêmicos e drenagem, se a doença progredir com formação de abscesso.

OM secretora é a sequela mais comum da OM aguda, ocorrendo com maior frequência nos primeiros 2 anos de vida. **Otite média secretora persistente** pode durar semanas a meses em algumas crianças, mas geralmente se resolve em 3 meses após a infecção. Avaliar crianças pequenas para esta condição é parte da puericultura.

Deve-se assumir que há perda auditiva condutiva na presença de otite média secretora persistente; a perda é leve a moderada e, frequentemente, transitória ou flutuante. Timpanograma normal após 1 mês de tratamento elimina a necessidade de seguimento adicional. Em crianças com risco ou com episódios frequentes de OM aguda recorrente, a ocorrência de secreção persistente por 3 meses, com perda auditiva bilateral significativa, é um indicador de necessidade de intervenção com inserção de tubos para equalização de pressão.

PREVENÇÃO

Os pais devem ser estimulados a manter o aleitamento materno exclusivo pelo maior tempo possível e devem ser advertidos sobre os riscos de oferecer líquidos enquanto o bebê estiver deitado e de crianças levarem líquidos para tomar na cama. Não se deve fumar dentro da casa.

Crianças com alto risco de OM aguda recorrente são candidatas a tratamentos prolongados com antibioticoprofilaxia, a qual pode diminuir significativamente as recorrências. Administração de amoxicilina (20 a 30 mg/kg/dia) ou sulfisoxazol (50 mg/kg/dia), 1x/dia, à noite, por 3 a 6 meses ou mais, é utilizada como profilaxia.

A vacina conjugada para *S. pneumoniae* diminuiu em 50% a incidência de OM pneumocócica causada pelos sorotipos presentes na vacina, em 33% a incidência de todas as OM pneumocócicas e em 6% todas as OM. Imunização anual contra o vírus *influenza* pode ser útil em crianças de alto risco.

Capítulo 106

OTITE EXTERNA

ETIOLOGIA

Otite externa, também chamada de **otite do nadador**, é definida por inflamação e exsudato no canal auditivo externo, na ausência de outras doenças, como otite média ou mastoidite. Os patógenos bacterianos mais comuns são a *Pseudomonas aeruginosa*, especialmente em associação com o hábito de nadar em piscinas ou lagos, e *Staphylococcus aureus*. Otite externa ocorre em aproximadamente 20% das crianças com **tubos de timpanostomia** e está associada com *S. aureus, Streptococcus pneumoniae, Moraxella catarrhalis, Proteus, Klebsiella* e, ocasionalmente, anaeróbios. Estafilococo coagulase-negativa e *Corynebacterium* são frequentemente isolados de culturas do canal externo, porém estes organismos representam flora normal. **Otite externa maligna** é causada por *P. aeruginosa* em indivíduos imunodeprimidos e em adultos com diabetes.

EPIDEMIOLOGIA

Casos de otite externa têm pico no verão, em contraste com a otite média, que ocorre principalmente em estações frias, em associação com infecções virais das vias aéreas superiores. Limpar o canal auditivo, nadar e, particularmente, mergulhar rompem a integridade do revestimento cutâneo do canal auditivo e comprometem as defesas locais, como o cerúmen, predispondo à otite externa.

MANIFESTAÇÕES CLÍNICAS

Dor, dor à palpação e secreção auricular são achados clínicos característicos da otite externa. Febre está ausente e a audição não é comprometida. Dor à movimentação da orelha, especialmente do trágus, e com a mastigação é um sintoma particularmente característico, estando ausente na otite média. A inspeção geralmente revela que a superfície do canal auditivo está inflamada, com eritema e edema discretos a importantes. A secreção pelo canal auditivo pode ser pouca ou volumosa e pode deixar obscurecer a membrana timpânica. Os sintomas mais comuns da **otite externa maligna** são semelhantes, porém ocasionalmente pode ocorrer paralisia facial. Os achados mais comuns ao exame físico são edema e tecido de granulação no canal, geralmente com secreção a partir do canal auditivo externo.

EXAMES LABORATORIAIS E DE IMAGEM

O diagnóstico de otite externa não complicada geralmente é estabelecido com base apenas nos sintomas clínicos e nos achados do exame físico, sem necessidade de exames laboratoriais ou microbiológicos adicionais. Na otite externa maligna, velocidade de hemossedimentação aumentada é um achado constante. Culturas são necessárias para identificar agente etiológico, o qual geralmente é *P. aeruginosa*, e para verificar a sensibilidade aos antibióticos.

DIAGNÓSTICO DIFERENCIAL

Otite média com perfuração timpânica com saída de secreção para o canal auditivo externo pode ser confundida com otite externa. Dor à movimentação do pavilhão auditivo ou do trágus, típica de otite externa, não está presente. Sinais locais e sistêmicos de mastoidite indicam um processo mais extenso que otite externa. **Neoplasias malignas** ou colesteatoma no canal auditivo são raros em crianças, mas podem se apresentar com secreção, dor de forte intensidade ou perda auditiva.

TRATAMENTO

Formulações tópicas com antibióticos/corticosteroides (como ofloxacino, ciprofloxacino com hidrocortisona ou dexametasona e polimixina-B-neosporina-hidrocortisona) são suficientes na maioria dos casos de otite externa. Estas formulações são igualmente eficazes e são ativas contra *S. aureus* e contra a maioria das bactérias gram-negativas, incluindo *P. aeruginosa*. Nenhum destes antibióticos apresenta atividade antifúngica. O uso de aminoglicosídeos, como a neomicina, deve ser evitado em casos de ruptura da membrana timpânica, devido à sua ototoxicidade. **Otorreia por tubo de timpanostomia** é mais bem tratada com quinolonas tópicas, que são consideradas provavelmente menos ototóxicas.

Tratamento com analgésicos tópicos e cerumenolíticos geralmente não é necessário. É importante, como em qualquer terapia tópica, remover a secreção purulenta do canal auditivo com um *swab* ou por sucção para permitir a instilação da solução. Excesso de água local deve ser removido após o banho e o canal auditivo deve ser secado com um secador de cabelos. Atividades predisponentes, como nadar ou mergulhar, devem ser evitadas até que a inflamação esteja resolvida.

Ocasionalmente, fungos, como *Aspergillus, Candida* e dermatófitos, são isolados do ouvido externo. Pode ser difícil determinar se eles representam flora normal ou a causa da inflamação. Na maioria dos casos, terapia local e restabelecimento do pH normal, como recomendado para a otite bacteriana externa, são suficientes.

Otite externa maligna é tratada com antibióticos parenterais com atividade contra *P. aeruginosa*, como as penicilinas de amplo espectro (mezlociclina, piperacilina-tazobactam) ou com cefalosporina com atividade contra *P. aeruginosa* (ceftazidima, cefepima) associada a um aminoglicosídeo.

COMPLICAÇÕES E PROGNÓSTICO

Otite externa aguda geralmente se resolve rapidamente, com 1 a 2 dias de tratamento, sem complicações. Dor persistente, especialmente se de forte intensidade ou se acompanhada de outros sintomas, como febre, deve ser reavaliada imediatamente para outras doenças.

Complicações da otite externa maligna incluem invasão dos ossos da base do crânio, a qual pode causar paralisia de nervos cranianos. Mortalidade de 15 a 20% ocorre em adultos com otite média maligna. São comuns recidivas em um ano após o tratamento.

PREVENÇÃO

Deve-se evitar limpar vigorosamente o canal auditivo em indivíduos assintomáticos. Secar o canal auditivo com ácido acético (2%), Solução de Burow ou álcool isopropílico diluído (álcool a 70°) após nadar pode ser utilizado profilaticamente para prevenir maceração que facilita a invasão bacteriana. Equipamentos para uso dentro da água, como tampões de ouvido ou equipamento de mergulho, devem ser evitados para prevenir recorrência da doença. Não existe papel para antibióticos tópicos profiláticos.

Capítulo 107

CRUPE (LARINGOTRAQUEOBRONQUITE)

ETIOLOGIA E EPIDEMIOLOGIA

Crupe, ou laringotraqueobronquite, é a infecção mais comum das vias aéreas médias (Tabela 107-1). As causas mais comuns de crupe são vírus parainfluenza (tipos 1, 2, 3 e 4) e vírus sincicial respiratório. Inflamação laringotraqueal afeta desproporcionalmente as crianças, pois uma pequena redução do diâmetro destas regiões, secundária a edema e inflamação da mucosa, aumenta exponencialmente a resistência das vias aéreas e o esforço respiratório. Durante a inspiração, as paredes do espaço subglótico se juntam, agravando a obstrução e produzindo o estridor característico do crupe. Crupe é mais comum em crianças de 6 meses a 3 anos de idade e tem pico no outono e início do inverno. Tipicamente ocorre após um resfriado comum. Reinfecção sintomática é comum, embora as reinfecções sejam geralmente leves. Em adolescentes, ela se manifesta como laringite.

MANIFESTAÇÕES CLÍNICAS

As manifestações do crupe são tosse ladrante, descrita como **latido** ou **estridente**, rouquidão, estridor inspiratório, febre baixa e insuficiência respiratória. Estas manifestações podem se desenvolver lenta ou rapidamente. **Estridor** é um som respiratório ladrante de alta frequência causado pela turbulência do fluxo de ar. Geralmente é inspiratório, porém pode ser bifásico e é um sinal de obstrução das vias aéreas. Sinais de obstrução das vias aéreas, como dificuldade para respirar e retrações supraesternal, intercostal e subcostal acentuadas, podem ser evidentes ao exame físico (Cap. 135). Sibilos podem estar presentes se houver envolvimento das vias aéreas inferiores associado.

EXAMES LABORATORIAIS E DE IMAGEM

Radiografia anteroposterior do pescoço frequentemente mostra o estreitamento da região subglótica, o qual é diagnóstico de crupe e conhecido como **sinal da torre** (Fig. 107-1). Exames laboratoriais de rotina não são úteis para o diagnóstico. Leucocitose é incomum e sugere epiglotite ou traqueíte bacteriana. Muitos testes rápidos (utilizando reação em cadeia da polimerase ou anticorpos fluorescentes) estão disponíveis para o vírus parainfluenza, o vírus sincicial respiratório e para outras causas virais menos comuns de crupe, como *influenza* e adenovírus.

DIAGNÓSTICO DIFERENCIAL

O diagnóstico de crupe geralmente é estabelecido pelas manifestações clínicas. O diagnóstico diferencial infeccioso inclui epiglotite, traqueíte bacteriana e abscesso parafaríngeo. Causas não infecciosas de estridor incluem as anatômicas e mecânicas (aspiração de corpo estranho, laringomalacia, estenose subglótica, hemangioma, anel vascular, paralisia de corda vocal). Estridor em crianças com menos de 4 meses de vida ou persistência dos sintomas por mais de uma semana indica maior probabilidade de outra lesão e necessidade de exame de imagem e laringoscopia direta (Cap. 135).

Epiglotite é uma emergência médica devido ao risco de obstrução súbita das vias aéreas. Atualmente, esta doença é rara e habitualmente causada pelo estreptococo do grupo A, *Staphylococcus aureus* ou *Haemophilus influenzae* tipo b em pacientes não imunizados. Os pacientes tipicamente preferem permanecer sentados, frequentemente com a cabeça para frente, a boca aberta e a mandíbula projetada para frente (**posição de tripé**). Radiografia em perfil revela espessamento e abaulamento da epiglote (**sinal do polegar**) e edema das pregas ariepiglóticas. O diagnóstico é confirmado por observação direta de edema e inflamação das estruturas supraglóticas e de epiglote edemaciada e eritematosa vermelho-cereja, a qual deve ser realizada somente no centro cirúrgico com um anestesiologista e um cirurgião preparados para entubação endotraqueal ou realização de traqueostomia, conforme necessário. O tratamento da epiglotite requer antibiótico e entubação endotraqueal para manter as vias aéreas. A recuperação clínica é rápida, e a maioria das crianças pode ser extubada com segurança em 48 a 72 horas.

Traqueíte bacteriana é uma superinfecção grave rara da traqueia que pode ocorrer após laringotraqueobronquite viral, sendo mais comumente causada pelo *S. aureus*. O termo **crupe espasmódica** se refere ao início súbito de sintomas de crupe, geralmente à noite, sem sintomas prodrômicos significativos de vias aéreas. Estes episódios podem ser recorrentes e graves, mas usualmente são de curta duração. O crupe espasmódico tem evolução mais benigna que o crupe viral e responde a terapias relativamente simples, como exposição a ar umidificado ou frio. A etiologia não é bem compreendida e pode ser alérgica.

TRATAMENTO

Dexametasona oral ou intramuscular em crianças com crupe leve, moderada ou grave diminui os sintomas, a necessidade de hospitalização e os dias de internação hospitalar. Fosfato de

Tabela 107-1	Características Clínicas das Infecções Respiratórias Laringotraqueais			
CARACTERÍSTICA	LARINGOTRAQUEOBRONQUITE VIRAL	EPIGLOTITE	TRAQUEÍTE BACTERIANA	CRUPE ESPASMÓDICO
Doença viral prodrômica	++	-	+	+
Idade média	6-36 meses (60% < 24 meses)	3-4 anos (25% < 2 anos)	4-5 anos	6-36 meses (60% < 24 meses)
Início da doença	Gradual (2-3dias)	Agudo (6-24horas)	Agudo (1-2 dias)	Súbito (à noite)
Febre	±	+	+	-
Toxicidade	-	++	++	-
Qualidade do estridor	Forte	Leve	Forte	Forte
Sialorreia, hiperextensão do pescoço	-	++	+	-
Tosse	++	-	++	++
Dor de garganta	±	++	±	-
Hemocultura positiva	-	+	±	+
Leucocitose	-	+	+	-
Recorrência	+	-	-	++
Hospitalização e entubação endotraqueal	Rara	Frequente	Frequente	Rara

De Bell LM: Middle respiratory tract infections. In Jenson HB, Baltimore RS: *Pediatric Infectious Diseases: Principles and Practice*, 2. ed., Filadélfia, 2002,Saunders, p. 772.
+, frequentemente presente; –, ausente; ±, pode ou não estar presente; ++, presente e pronunciado.

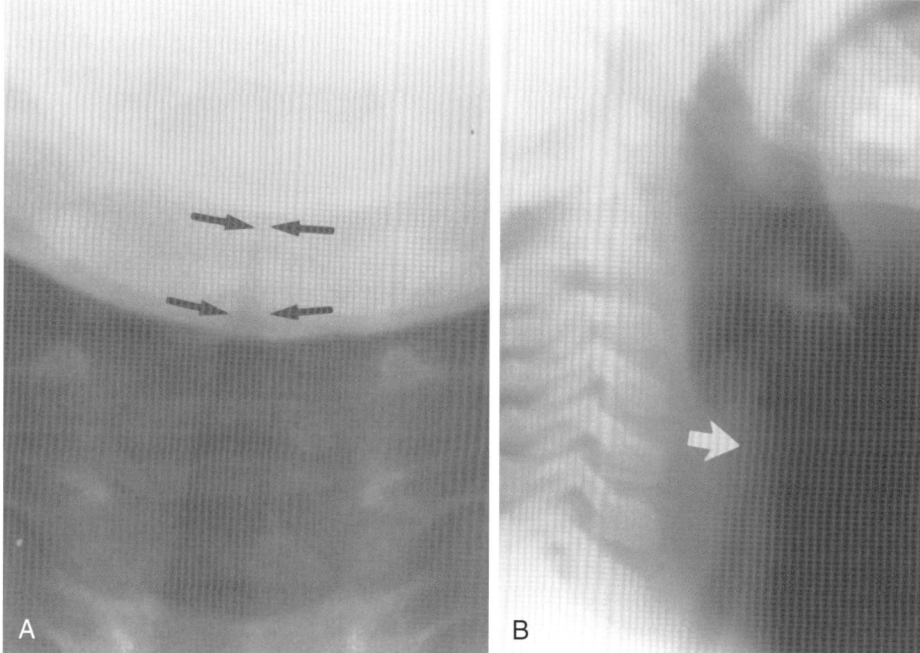

Figura 107-1 Crupe (laringotraqueobronquite). A, Incidência posteroanterior das vias aéreas superiores mostrando o chamado sinal da torre, o estreitamento em funil das vias aéreas subglóticas imediatas (*setas*). B, Incidência lateral das vias aéreas superiores mostrando boa delineação da anatomia supraglótica. A traqueia subglótica está obscurecida e mal definida (*setas*) pelo edema inflamatório que oblitera a superfície inferior das cordas vocais e se estende para baixo até a traqueia, de forma decrescente. (De Bell LM: Middle respiratory tract infections. In Jenson HB, Baltimore RS: *Pediatric Infectious Diseases: Principles and Practice*, 2. ed., Filadélfia, 2002, Saunders, p. 774.)

dexametasona (0,6 a 1 mg/kg) pode ser administrado em dose única por via intramuscular ou dexametasona (0,6 a 1 mg/kg) por via oral em dose única. Alternativamente, prednisolona (2 mg/kg/dia) pode ser administrada por via oral, dividida em duas ou três doses diárias. Se houver comprometimento significativo das vias aéreas, a administração de adrenalina racêmica (D- e L-) inalatória diminui o edema subglótico por vasoconstrição adrenérgica, promovendo temporariamente melhora clínica importante. O pico do efeito ocorre em 10 a 30 minutos e desaparece em 60 a 90 minutos. Pode ocorrer efeito rebote, com piora dos sintomas, à medida que o efeito da adrenalina desaparece. Pode ser necessário repetir o tratamento inalatório a cada 20 minutos (por não mais que 1 a 2 horas) nos casos graves.

As crianças devem ser mantidas o mais tranquilamente possível para minimizar o esforço inspiratório. Um método útil para acalmar uma criança com crupe é deixá-la sentada no colo dos pais. Sedativos devem ser utilizados com cautela e apenas em ambiente de terapia intensiva. Nebulização com ar frio por máscara facial pode ajudar a prevenir o ressecamento das secreções ao redor da laringe.

Internação hospitalar frequentemente é necessária para crianças com estridor ao repouso. Crianças que recebem tratamento inalatório devem ser hospitalizadas ou observadas por pelo menos 2 a 3 horas, devido ao risco de obstrução rebote das vias aéreas. Diminuição dos sintomas pode indicar melhora clínica ou fadiga e insuficiência respiratória iminente.

COMPLICAÇÕES E PROGNÓSTICO

A complicação mais comum do crupe é a pneumonia viral, que ocorre em 1% a 2% das crianças. Pneumonia por vírus *parainfluenza* e pneumonia bacteriana secundária são mais comuns em pacientes imunodeprimidos. Traqueíte bacteriana também pode ser uma complicação do crupe.

O prognóstico do crupe é excelente. A doença geralmente tem duração de 5 dias. À medida que as crianças crescem, tornam-se menos suscetíveis aos efeitos das infecções virais sobre as vias aéreas do trato respiratório médio.

PREVENÇÃO

Não há vacina para o vírus *parainfluenza*.

Capítulo 108

COQUELUCHE

ETIOLOGIA

Coqueluche clássica (**tosse comprida**) é causada pela *B. pertussis*, um bacilo gram-negativo pleomórfico fastidioso com requisitos nutricionais complexos. A *B. pertussis* infecta apenas seres humanos e é transmitida pela tosse, de pessoa para pessoa.

EPIDEMIOLOGIA

O período de incubação é de 7 a 10 dias. Os pacientes são mais contagiosos durante as primeiras duas semanas de tosse. A maior incidência da coqueluche nos Estados Unidos é em crianças com menos de 4 meses de vida – lactentes muito novos que não foram completamente imunizados –, os quais têm maior probabilidade de apresentar complicações graves. A taxa anual de coqueluche nos Estados Unidos era de 100 a 200 casos por 100.000 habitantes na era pré-vacinação; em todo o mundo, estima-se que há 30 a 50 milhões de casos de coqueluche e 300.000 óbitos anualmente. Nos Estados Unidos, a incidência de coqueluche diminuiu após a introdução da vacina, mas tem aumentado progressivamente desde os anos 1980, com mais de 27.000 casos relatados em 2010. O número de infecções em adolescentes também tem aumentado, provavelmente pelo declínio da imunidade de vacinas previamente recebidas. Do mesmo modo, quando as taxas de vacinação estão baixas, a incidência de coqueluche aumenta: no Reino Unido, houve diminuição da incidência de coqueluche até o final dos anos 1970, quando a incidência aumentou significativamente à medida que a taxa de vacinação diminuiu. Epidemias também ocorrem em pacientes completamente imunizados, à medida que a imunidade induzida pela vacina declina.

A coqueluche clássica é observada em crianças com 1 a 10 anos de idade. A progressão da doença é dividida nos estágios catarral, paroxístico e de convalescença. O **estágio catarral** apresenta sinais inespecíficos (secreção nasal aumentada e febre baixa) e dura 1 a 2 semanas. O **estágio paroxístico** é o mais característico da coqueluche e dura 2 a 4 semanas. Tosse ocorre em **paroxismos** durante a expiração, deixando as crianças novas sem fôlego. O padrão de tosse é necessário para mobilizar tecido epitelial brônquico necrótico e muco espesso. A inalação forçada contra uma glote estreitada, que ocorre após a tosse paroxística, produz um som característico de "**guincho**". Vômitos após a tosse são comuns. O **estágio de convalescença** é marcado por resolução gradual dos sintomas em 1 a 2 semanas. A tosse se torna menos intensa e os paroxismos e o "guincho" desaparecem lentamente. Embora a doença tipicamente dure 6 a 8 semanas, tosse residual pode persistir por meses, especialmente com atividade física ou irritantes respiratórios.

Lactentes podem não apresentar os achados clássicos, e o primeiro sinal no neonato pode ser apneia. Lactentes jovens têm menor possibilidade de apresentar a coqueluche clássica e apresentam maior probabilidade de lesão do sistema nervoso central por hipóxia e pneumonia bacteriana secundária. Adolescentes e adultos com coqueluche geralmente apresentam doença brônquica prolongada, com tosse não produtiva persistente, que frequentemente se inicia como uma infecção inespecífica das vias aéreas superiores. Geralmente, adolescentes e adultos não apresentam "guinchos" com a tosse, embora possam apresentar paroxismos importantes. A tosse pode persistir por semanas a meses.

EXAMES LABORATORIAIS E DE IMAGEM

O diagnóstico depende da isolação da *B. pertussis* ou da detecção de seus ácidos nucleicos. Cultura em meio especializado geralmente é realizada durante as fases iniciais da doença com material de *swab* ou aspirado da nasofaringe, porém pode ser de difícil realização, pois o organismo tem crescimento fastidioso. Reação em cadeia da polimerase, embora tenha potencial menor sensibilidade em indivíduos previamente imunizados, provavelmente é tão sensível quanto as culturas e está disponível em muitos laboratórios clínicos. Resultados falso-positivos podem ocorrer. Teste direto para anticorpos fluorescentes não é recomendado. O teste de imunofluorescência direta não é recomendado. Testes sorológicos não são úteis para o diagnóstico da infecção aguda, mas podem ser confirmatórios na fase de convalescença da doença, embora não existam kits comerciais aprovados pela Food and Drug Administration dos Estados Unidos.

Linfocitose está presente em 75 a 85% de lactentes e crianças pequenas, porém não é diagnóstica. A contagem de leucócitos pode estar elevada, de 20.000 células/mm^3 a mais de 50.000 células/mm^3, à custa principalmente de linfócitos maduros. O exame físico e os sinais radiográficos de atelectasia segmentar pulmonar podem se desenvolver durante a coqueluche, especialmente durante o estágio paroxístico. Infiltrados peri-hilares são comuns e semelhantes aos observados na pneumonia viral.

DIAGNÓSTICO DIFERENCIAL

Em uma criança jovem com coqueluche clássica, o diagnóstico baseado no padrão da doença é bastante acurado. O estágio paroxístico é o mais característico desta síndrome. Outras causas de sintomas de tosse prolongada semelhante à coqueluche incluem *Bordetella parapertussis*, que causa doença semelhante, porém menos intensa e não é evitada pela vacinação para *B. pertussis*, *Mycoplasma pneumoniae*, *Chlamydia pneumoniae*, *Chlamydophila pneumoniae*, adenovírus e vírus sincicial respiratório.

TRATAMENTO

Azitromicina, claritromicina ou eritromicina são recomendadas para crianças com menos de 1 mês de vida. Azitromicina deve ser utilizada em neonatos, devido à associação entre o tratamento com eritromicina e o desenvolvimento de estenose hipertrófica pilórica. O tratamento durante a fase catarral erradica os organismos da nasofaringe em 3 a 4 dias e pode diminuir a intensidade dos sintomas. O tratamento no estágio paroxístico não altera a evolução da doença, porém diminui o potencial de disseminação para outros indivíduos. Sulfametoxazol-trimetoprima é uma alternativa entre crianças com mais de 2 meses de vida, embora estudos a esse respeito sejam limitados.

COMPLICAÇÕES E PROGNÓSTICO

Complicações maiores são mais comuns em lactentes e crianças pequenas, incluindo hipóxia, apneia, pneumonia, convulsões, encefalopatia, desnutrição e óbito. A complicação mais frequente é a pneumonia causada pela própria *B. pertussis* ou por infecção bacteriana secundária por *Streptococcus pneumoniae*, *Haemophilus influenzae* e *Staphylococcus aureus*. Pode ocorrer atelectasia secundária à rolha de muco. A força dos paroxismos pode causar pneumomediastino, pneumotórax ou enfisema intersticial ou subcutâneo, epistaxe, hérnias e hemorragia retiniana ou subconjuntival. Pode ocorrer otite média e sinusite.

A maioria das crianças recupera completamente a função pulmonar com recuperação completa do epitélio respiratório. A maioria das sequelas permanentes é resultado de encefalopatia.

PREVENÇÃO

Imunidade ativa é induzida pelo componente acelular da *pertussis*, administrado como vacina em combinação com toxoides tetânico e diftérico (DTPa). A vacina *pertussis* acelular contém dois a cinco antígenos da *B. pertussis*, incluindo toxina *pertussis*, pertactina, hemaglutinina filamentosa e antígenos fimbriais, FIM-2 e FIM-3. A vacina DTPa é recomendada com 2, 4, 6 e 15 a 18 meses de idade, com reforço com 4-6 anos, apresentando eficácia de 70 a 90%. Um reforço único com a vacina dTpa é recomendado com 11 a 12 anos ou em dose única para todos os adultos.

Macrolídeos são eficazes na prevenção de casos secundários em contatos expostos à coqueluche. Contatos próximos não completamente imunizados com menos de 7 anos devem receber dose de reforço de DTPa (a menos que a dose de reforço tenha sido administrada nos últimos 3 anos), enquanto que aqueles com 7 a 10 anos de idade devem receber dTpa. Todos os contatos devem receber antibioticoprofilaxia por 5 dias (azitromicina) ou por 7 a 14 dias (claritromicina ou eritromicina; a duração é baseada pela idade).

Capítulo 109

BRONQUIOLITE

ETIOLOGIA

Bronquiolite é uma doença dos bronquíolos com aumento da produção de muco e broncoespasmo ocasional, por vezes levando à obstrução das vias aéreas. Mais comumente é causada por uma infecção viral das vias aéreas inferiores. Bronquiolite é mais frequentemente observada em lactentes e crianças pequenas, com os casos mais graves ocorrendo nos lactentes. A bronquiolite é potencialmente fatal.

O vírus sincicial respiratório (VSR) é a principal causa de bronquiolite, seguido, em frequência, pelo metapneumovírus humano, vírus *parainfluenza*, vírus *influenza*, adenovírus, rinovírus, coronavírus, e, menos frequentemente, pelo *Mycoplasma pneumoniae*. A bronquiolite viral é extremamente contagiosa e se dissemina pelo contato com secreções respiratórias infectadas. Embora a tosse produza aerossóis, mãos com secreção contaminada são o modo mais comum de transmissão.

EPIDEMIOLOGIA

Bronquiolite é a principal causa de internação hospitalar em lactentes. A bronquiolite ocorre quase exclusivamente durante os primeiros 2 anos, com pico entre 2 e 6 meses de vida. Muitas crianças saudáveis com bronquiolite podem ser tratadas ambulatorialmente; entretanto, bebês prematuros e crianças com doença pulmonar crônica da prematuridade, cardiopatia congênita com repercussão hemodinâmica, doença neuromuscular ou imunodeficiências apresentam maior risco de doença grave e potencialmente fatal. As crianças adquirem a infecção após exposição a familiares infectados, os quais tipicamente apresentam sintomas de infecção das vias aéreas superiores, ou a partir de crianças infectadas em creches. Nos Estados Unidos, o pico da doença ocorre no inverno, entre dezembro e março.

MANIFESTAÇÕES CLÍNICAS

A bronquiolite causada pelo VSR tem período de incubação de 4 a 6 dias. A bronquiolite classicamente se apresenta como uma doença respiratória progressiva, sendo semelhante, em sua fase inicial, ao resfriado comum, com tosse e rinorreia. Ela progride em 3 a 7 dias para respiração ruidosa, com roncos e sibilos audíveis. Geralmente há febre baixa, acompanhada de irritabilidade, a qual pode refletir a dificuldade respiratória. Em contraste com a progressão clássica da doença, lactentes jovens infectados pelo VSR podem não apresentar a fase prodrômica e podem ter apneia como o primeiro sinal da infecção.

Os sinais físicos da obstrução bronquiolar incluem prolongamento da fase da expiração, batimento de asas do nariz, retração intercostal, retração supraesternal e aprisionamento do ar com hiperexpansão pulmonar. Durante a fase de sibilos, a percussão do tórax geralmente revela apenas hiper-ressonância, porém a ausculta usualmente apresenta sibilos e estertores difusos durante todo o ciclo respiratório. Nas doenças mais graves, gemidos e cianose podem estar presentes.

EXAMES LABORATORIAIS E DE IMAGEM

Exames laboratoriais de rotina não são necessários para confirmar o diagnóstico. É importante avaliar a oxigenação nos casos graves de bronquiolite. **Oximetria de pulso** é adequada para a monitorização da saturação arterial de oxigênio. São necessárias avaliações frequentes e regulares e monitorização cardiorrespiratória de lactentes, pois falência respiratória pode se desenvolver rapidamente em lactentes muito cansados, mesmo com valores adequados em gasometria arterial obtida antes da descompensação rápida.

Testes para antígenos de VSR, vírus *parainfluenza*, vírus *influenza* e adenovírus (usualmente por imunofluorescência ou ensaio imunoenzimático [também chamado de *ELISA*]) em secreções nasofaríngeas são sensíveis para confirmar a infecção. O diagnóstico viral rápido também pode ser obtido por reação em cadeia da polimerase. A identificação do agente viral é útil para crianças em grupos que apresentam a mesma infecção, mas não é necessário para o diagnóstico de bronquiolite.

Radiografia de tórax frequentemente mostra sinais de hiperinsuflação pulmonar, incluindo aumento da transparência pulmonar e diafragma retificado ou rebaixado. Áreas com densidade aumentada podem representar pneumonia viral ou atelectasia localizada.

DIAGNÓSTICO DIFERENCIAL

A principal dificuldade no diagnóstico da bronquiolite é diferenciá-la de outras doenças que apresentam sibilos. Pode ser difícil diferenciar a asma da bronquiolite pelo exame físico, porém a idade da apresentação, presença de febre e ausência de antecedente pessoal ou familiar de asma são importantes fatores diferenciais. A bronquiolite ocorre principalmente nos primeiros anos de vida e é acompanhada de febre, enquanto a asma geralmente ocorre em crianças mais velhas com episódios prévios de sibilos, tipicamente não acompanhados de febre, a menos que uma infecção respiratória seja o desencadeador da exacerbação da asma.

Sibilos também podem ser causados por corpo estranho em vias aéreas, lesão obstrutiva congênita das vias aéreas, fibrose cística, exacerbação de doença pulmonar crônica, pneumonia viral ou bacteriana e outras doenças das vias aéreas inferiores (Cap. 78). **Asma cardíaca**, ou cardiogênica, que pode ser confundida com bronquiolite em lactentes, é caracterizada por sibilos associados à congestão pulmonar secundária a insuficiência cardíaca esquerda.

Sibilos associados ao refluxo gastroesofágico têm alta probabilidade de serem crônicos ou recorrentes e o paciente pode apresentar história de vômitos frequentes. Fibrose cística está associada com retardo do crescimento, diarreia crônica e história familiar positiva. Na radiografia uma área focal que não infla ou desinfla sugere **aspiração de corpo estranho**.

TRATAMENTO

O tratamento da bronquiolite consiste de terapia de suporte, incluindo monitorização respiratória, controle da febre, hidratação, aspiração das vias aéreas e, se necessária, administração de oxigênio. Indicações para internação hospitalar incluem insuficiência respiratória moderada a importante, hipóxia, apneia, incapacidade de alimentação oral e falta de cuidados apropriados disponíveis no domicílio. Deve-se considerar internação hospitalar de crianças de alto risco com bronquiolite. Nos lactentes hospitalizados, frequentemente é necessária a suplementação de oxigênio por cateter nasal, mas entubação e ventilação mecânica para insuficiência respiratória ou apneia são necessárias em menos de 10% destes lactentes. Broncodilatadores e corticosteroides raramente são eficazes e geralmente não são recomendados.

COMPLICAÇÕES E PROGNÓSTICO

A maioria das crianças hospitalizadas apresenta melhora importante em 2 a 5 dias apenas com o tratamento de suporte. No entanto, a evolução da fase de sibilos é variável. Taquipneia e hipóxia podem progredir para insuficiência respiratória com necessidade de ventilação mecânica. Apneia é a principal preocupação para a maioria dos lactentes com bronquiolite.

A maioria dos casos de bronquiolite se resolve completamente, embora alterações menores da função pulmonar e hiper-reatividade brônquica possam persistir por alguns anos. Recorrência é comum, mas tende a ser menos intensa e deve ser avaliada e tratada de forma semelhante ao primeiro episódio. A incidência de asma parece ser maior em crianças que foram hospitalizadas por bronquiolite quando eram lactentes, porém não está claro se esta relação é causal ou se a criança propensa à asma tem maior probabilidade de ser hospitalizada por bronquiolite. A taxa de mortalidade é de 1 a 2%, sendo maior em lactentes com comprometimento cardiopulmonar ou imunológico prévio.

PREVENÇÃO

Administração mensal de **palivizumabe**, um anticorpo monoclonal específico para VSR, iniciada antes do início do período sazonal de infecção pelo VSR, confere alguma proteção contra doença grave pelo VSR. O palivizumabe é indicado para alguns lactentes com menos de 2 anos e com doença pulmonar crônica, peso de nascimento muito baixo e com cardiopatia congênita hemodinamicamente significativa cianótica ou acianótica. Imunização com vacina para *influenza* é recomendada para todas as crianças com mais de 6 meses de idade, para prevenir doenças associadas ao *influenza*.

Capítulo 110

PNEUMONIA

ETIOLOGIA

Pneumonia é uma infecção do trato respiratório inferior que envolve as vias aéreas e o parênquima pulmonar, com consolidação dos espaços alveolares. O termo **infecção do trato respiratório inferior** é frequentemente utilizado para englobar bronquite, bronquiolite (Cap. 109), pneumonia ou qualquer combinação destes três. **Pneumonite** é um termo genérico para inflamação pulmonar que pode ou não estar associada com consolidação. **Pneumonia lobar** descreve pneumonia localizada em um ou mais lobos do pulmão. **Pneumonia atípica** descreve padrão tipicamente mais difuso ou intersticial do que a pneumonia lobar. **Broncopneumonia** se refere à inflamação do pulmão centrada nos bronquíolos, o que leva à produção de exsudato mucopurulento que obstrui algumas das vias aéreas pequenas e causa consolidação irregular dos lóbulos adjacentes. **Pneumonite intersticial** se refere à inflamação do interstício, que é composto pelas paredes dos alvéolos, sacos alveolares, dutos e bronquíolos. A pneumonite intersticial é característica das infecções virais agudas, mas também pode ser um processo inflamatório crônico ou um processo fibrosante.

Defeitos nos mecanismos de defesa dos hospedeiros aumentam o risco de pneumonia. As vias aéreas inferiores e as secreções são estéreis, como resultado de um sistema multifatorial. Contaminantes das vias aéreas são presos no muco secretado pelas células caliciformes. Os cílios das superfícies epiteliais, que compõem o **sistema elevatório ciliar**, batem sincronicamente para mover as partículas para cima, em direção às vias aéreas centrais e para a garganta, onde elas são engolidas ou expectoradas. Neutrófilos polimorfonucleares do sangue e macrófagos teciduais ingerem e matam os microrganismos. A secreção de IgA no fluido das vias aéreas superiores protege contra infecções invasivas e facilita a neutralização viral.

Os agentes infecciosos que causam pneumonia adquirida na comunidade variam conforme a idade (Tabela 110-1). As causas mais comuns são vírus sincicial respiratório (VSR) em lactentes (Cap. 109), outros vírus respiratórios (vírus *parainfluenza*, vírus *influenza*, metapneumovírus humano, adenovírus) em crianças com menos de 5 anos e *Mycoplasma pneumoniae* em crianças com mais de 5 anos. *Streptococcus pneumoniae* é a causa bacteriana mais frequente de pneumonia **lobar** e ocorre em crianças de qualquer idade fora do período neonatal. *M. pneumoniae* e *Chlamydia pneumoniae* são as principais causas de **pneumonia atípica**.

Chlamydia trachomatis e, menos frequentemente, *Mycoplasma hominis*, *Ureaplasma urealyticum* e citomegalovírus (CMV) causam síndromes respiratórias semelhantes em bebês com 1 a 3 meses de vida e início subagudo de **pneumonia afebril**; tosse e hiperinsuflação são os sinais predominantes. Estas infecções são de difícil diagnóstico e, também, é difícil a diferenciação entre a infecção por cada um destes agentes. Em adultos, estes organismos estão presentes principalmente como parte da flora mucosa genital. Mulheres portadoras destes agentes podem transmiti-los, no período perinatal, para seus recém-nascidos.

Outros agentes ocasionalmente causam pneumonia. **Síndrome respiratória aguda grave (SARS)** é causada por coronavírus associado à SARS (SARS-CoV). **Influenza aviária (gripe aviária)** é uma doença viral altamente contagiosa de aves domésticas e outros pássaros causada pelo vírus *influenza* **A (H5N1)**. Houve surtos entre humanos no Sudeste Asiático em 1997 e em 2003 a 2004, com altas taxas de mortalidade. Um novo vírus *influenza* A (H1N1), de origem suína, começou a circular em 2009. Outros agentes etiológicos que devem ser considerados, conforme a história de exposição, incluem *Mycobaterium tuberculosis*, *Francisella tularensis*, *Brucella* spp., *Coxiella burnetii*, *Chlamydophila psittaci*, *Legionella pneumophila*, hantavírus, *Histoplasma capsulatum*, *Coccidioides immitis* e *Blastomyces dermatitidis*.

Causas de pneumonia em indivíduos imunodeprimidos incluem bactérias entéricas gram-negativas, micobactérias (complexo *M. avium*), fungos (Aspergilose), vírus (CMV) e *Pneumocystis jiroveci* (*carinii*). Pneumonia em pacientes com fibrose cística geralmente é causada por *Staphylococcus aureus* em lactentes e por *Pseudomonas aeruginosa* ou *Burkholderia cepacia* em crianças mais velhas.

EPIDEMIOLOGIA

A vacinação teve grande impacto sobre a incidência de pneumonia causada por coqueluche, difteria, sarampo, *Haemophilus influenza* tipo b e *S. pneumoniae*. Nos locais onde ela é aplicada, a vacina com bacilo Calmette-Guerin (BCG) para tuberculose também teve impacto. Estima-se que ocorram 2 milhões de óbitos anuais nos países em desenvolvimento por infecções agudas do trato respiratório. Os fatores de risco para infecções do trato respiratório inferior são doença do refluxo gastroesofágico, comprometimento neurológico (aspiração), imunodepressão, anomalias anatômicas do trato respiratório, frequência a creches/instituições e internação hospitalar, especialmente em unidade de terapia intensiva.

MANIFESTAÇÕES CLÍNICAS

A idade é determinante nas manifestações clínicas da pneumonia. Neonatos podem apresentar apenas febre ou hipóxia, sem alterações ao exame físico ou com apenas alterações sutis (Cap. 65). Em lactentes jovens, a apneia pode ser o primeiro sinal de pneumonia. Febre, calafrios, taquipneia, tosse, queda do estado geral, dor torácica pleurítica, retrações, apreensão pela dificuldade respiratória ou dispneia são comuns em lactentes maiores e nas crianças. Os achados ao exame físico não permitem diferenciar confiavelmente pneumonia viral de bacteriana, mas o exame físico completo pode ajudar a identificar outros focos da doença ou os sinais associados que sugerem uma etiologia.

As pneumonias virais em geral são associadas mais frequentemente com tosse, sibilos, ou estridor; a febre é menos proeminente que nas pneumonias bacterianas. Congestão da mucosa e inflamação das vias aéreas superiores sugerem uma infecção viral. As pneumonias bacterianas tipicamente estão associadas com febre alta, calafrios, tosse, dispneia e ruídos adventícios à ausculta pulmonar causados pela consolidação pulmonar. Pneumonia atípica em lactentes jovens é caracterizada por taquipneia, tosse e estertores à ausculta pulmonar; conjuntivite concomitante (clamídia) em lactentes. Outros sinais de insuficiência respiratória incluem batimento de asa de nariz, retração intercostal e subcostal e gemidos.

Respiração assimétrica ou superficial pode ser para evitar dor. Hiperexpansão é comum na asma, mas também é frequente nas infecções virais do trato respiratório inferior e pode rebaixar o diafragma ou o fígado. Excursão diafragmática diminuída pode indicar hiperexpansão pulmonar ou incapacidade de expansão por grande consolidação ou derrame pleural extenso. Macicez à percussão pode ser causada por infiltrado segmentar ou lobar ou por derrame pleural. A ausculta pode ser normal no início da pneumonia ou em pneumonia muito focal, porém a presença de estertores, roncos ou sibilos localizados pode ajudar a detectar e localizar a pneumonia. Murmúrio vesicular diminuído pode indicar uma área grande e mal ventilada de consolidação ou derrame pleural.

Tabela 110-1	Agentes Etiológicos e Terapia Antimicrobiana Empírica para Pneumonia em Pacientes sem História de Antibioticoterapia Recente				
FAIXA ETÁRIA	PATÓGENOS COMUNS* (EM ORDEM APROXIMADA DE FREQUÊNCIA)	PATÓGENOS MENOS COMUNS	AMBULATORIAIS† (7-10 DIAS DE DURAÇÃO TOTAL DE TRATAMENTO)	PACIENTES COM NECESSIDADE DE INTERNAÇÃO HOSPITALAR‡ (10-14 DIAS DE DURAÇÃO TOTAL DE TRATAMENTO)	PACIENTES COM NECESSIDADE DE INTERNAÇÃO EM TERAPIA INTENSIVA*,‡ (10-14 DIAS DE DURAÇÃO TOTAL DE TRATAMENTO)
Neonatos (até 1 mês de vida)	Estreptococo do grupo B, Escherichia coli, outros bacilos gram-negativos, Streptococcus pneumoniae	Citomegalovírus, herpes-vírus simplex, Listeria monocytogenes, Treponema pallidum, Haemophilus influenzae (tipo b,§ não tipável)	Não recomendado tratamento ambulatorial	Ampicilina mais cefotaxima ou um aminoglicosídeo mais agente antiestafilocócico se houver suspeita de Staphylococcus aureus	Ampicilina mais cefotaxima ou um aminoglicosídeo mais agente antiestafilocócico se houver suspeita de S. aureus
1 a 3 meses Pneumonia febril	Vírus sincicial respiratório, outros vírus respiratórios (vírus parainfluenza, vírus influenza, adenovírus), S. pneumoniae, H. influenzae (tipo b,§ não tipável)		Não recomendado iniciar o tratamento ambulatorialmente	Amoxicilina ou ampicilina se completamente imunizado, para idade, para S. pneumoniae e H. influenzae tipo b. Alternativas: cefotaxima ou ceftriaxona, se não completamente imunizado ou se resistência significativa do S. pneumoniae local à penicilina, com clindamicina se houver suspeita de MRSA	Cefotaxima ou ceftriaxona mais nafcilina, oxacilina, clindamicina ou vancomicina
Pneumonia afebril	Chlamydia trachomatis, Mycoplasma hominis, Ureaplasma urealyticum, citomegalovírus, Bordetella pertussis		Eritromicina, azitromicina ou claritromicina com seguimento próximo	Eritromicina, azitromicina ou claritromicina	Eritromicina, azitromicina ou claritromicina mais cefotaxima, ou ceftriaxona mais nafcilina, oxacilina, clindamicina ou vancomicina
3 meses a 5 anos	Vírus sincicial respiratório, outros vírus respiratórios (vírus parainfluenza, vírus influenza, metapneumovírus, adenovírus), S. pneumoniae, H. influenzae (tipo b,§ não tipável)	C. trachomatis, Mycoplasma pneumoniae, Chlamydophila pneumoniae, estreptococo do grupo A, Staphylococcus aureus, Mycobacterium tuberculosis	Amoxicilina mais eritromicina, azitromicina ou claritromicina se houver suspeita de pneumonia atípica	Alternativas à ampicilina: cefotaxima ou ceftriaxona, se não completamente imunizado ou se resistência significativa do S. pneumoniae local à penicilina, com clindamicina se houver suspeita de MRSA; adicionar eritromicina, azitromicina ou claritromicina se houver suspeita de pneumonia atípica	Cefuroxima ou ceftriaxona mais azitromicina, eritromicina ou claritromicina com ou sem clindamicina ou vancomicina
5 a 18 anos	M. pneumoniae, S. pneumoniae, C. pneumoniae	H. influenzae (tipo b,§ não tipável), vírus influenza, adenovírus, outros vírus respiratórios	Amoxicilina ou eritromicina, azitromicina ou claritromicina se houver suspeita de pneumonia atípica	Ampicilina mais eritromicina, azitromicina ou claritromicina se houver suspeita de pneumonia atípica	Cefuroxima ou ceftriaxona mais azitromicina, eritromicina ou claritromicina com ou sem clindamicina ou vancomicina
≥ 18 anos§	M. pneumoniae, S. pneumoniae, H. influenzae (tipo b,§ não tipável), vírus influenza, adenovírus.	Legionella pneumophila, M. tuberculosis	Amoxicilina ou eritromicina, azitromicina, claritromicina, doxiciclina, moxifloxacino, gatifloxacino, levofloxacino ou gemifloxacino‖ se houver suspeita de pneumonia atípica	Ampicilina mais eritromicina, azitromicina ou claritromicina se houver suspeita de pneumonia atípica ou moxifloxacino, gatifloxacino, levofloxacino ou gemifloxacino	Cefuroxima ou ceftriaxona mais azitromicina, ou claritromicina com ou sem clindamicina ou vancomicina, ou moxifloxacino, gatifloxacino, levofloxacino ou gemifloxacino com ou sem clindamicina ou vancomicina

MRSA, Staphylococcus aureus resistente à meticilina

* Pneumonia grave, por S. pneumoniae, estreptococo do grupo A, H. influenzae ou M. pneumoniae requer necessidade de internação em unidade de terapia intensiva. Agentes antipseudomonas devem ser adicionados se houver suspeita de Pseudomonas.
† Administração por via oral
‡ Administração intravenosa, exceto para os macrolídios (eritromicina, azitromicina e claritromicina), que são administrados por via oral.
§ Infecção pelo H. influenzae tipo b é infrequente com a imunização universal para H. influenzae tipo b.
‖ Fluoroquinolonas são contraindicadas em crianças com menos de 18 anos de idade e mulheres grávidas ou amamentando. Tetraciclinas não são recomendadas para crianças com menos de 9 anos de idade.

EXAMES LABORATORIAIS E DE IMAGEM

A flora bacteriana do trato respiratório superior não reflete de forma acurada a flora presente nas infecções do trato respiratório inferior, e escarro de alta qualidade raramente é obtido em crianças. Em crianças previamente saudáveis, sem doença potencialmente fatal, procedimentos invasivos para obter secreção ou tecido do trato respiratório inferior geralmente não são indicados. Sorologias não são úteis para a maioria das causas comuns de pneumonia bacteriana.

A contagem de leucócitos frequentemente é normal ou pouco aumentada, com predomínio de linfócitos, na pneumonia viral, enquanto que na pneumonia bacteriana a contagem de leucócitos está aumentada (> 20.000/mm^3), com predomínio de neutrófilos. Eosinofilia discreta é característica de pneumonia por *C. trachomatis* em lactentes. Hemoculturas devem ser realizadas em crianças hospitalizadas, com o objetivo de diagnosticar a causa bacteriana da pneumonia. As hemoculturas são positivas em 10 a 20% das pneumonias bacterianas e são consideradas confirmatórias da causa da pneumonia se forem positivas para um patógeno respiratório conhecido. Testes de detecção de antígeno urinário são especialmente úteis para a *L. pneumophila* (doença dos legionários).

Patógenos respiratórios virais podem ser diagnosticados utilizando reação em cadeia da polimerase (PCR) ou detecção rápida de antígeno viral, porém nenhum deles afasta infecção bacteriana concomitante. Deve-se suspeitar de *M. pneumoniae* se aglutininas frias estiverem presentes no sangue periférico e a confirmação pode ser feita por PCR para *Mycoplasma*. CMV e enterovírus podem ser isolados em cultura de nasofaringe, urina ou lavado broncoalveolar. O diagnóstico de *M. tuberculosis* é feito por teste tuberculínico, ensaio de liberação de interferon gama ou análise de escarro ou aspirado gástrico, por cultura, detecção de antígenos ou PCR.

A necessidade de estabelecer o agente etiológico da pneumonia é maior nos indivíduos que necessitam de internação hospitalar, em pacientes imunodeprimidos, pacientes com pneumonia recorrente e em pacientes com pneumonia que não responde ao tratamento empírico. Para estes pacientes, broncoscopia com lavado broncoalveolar e biópsia da mucosa, aspiração pulmonar com agulha e biópsia a céu aberto são os métodos para obtenção de material para o diagnóstico microbiológico.

Quando houver **derrame pleural** ou **empiema**, uma toracocentese para obter líquido pleural pode ser diagnóstica e terapêutica. A análise do líquido diferencia empiema de derrame pleural parapneumônico estéril, causado pela irritação da pleura contígua à pneumonia. Coloração gram, cultura e PCR para bactérias podem ajudar no diagnóstico microbiológico. O líquido pleural deve ser encaminhado para cultura para bactérias, micobactérias, fungos e vírus. Se o líquido pleural estiver claramente purulento, a sua drenagem diminui a toxicidade do paciente e o desconforto associado ao derrame, e, ainda, pode promover recuperação mais rápida. Se o derrame pleural for grande e comprometer a capacidade de expansão pulmonar, a drenagem do líquido melhora a mecânica pulmonar e a troca gasosa.

Radiografias em incidências posteroanterior e perfil são necessárias para localizar a doença e visualizar adequadamente infiltrados em região retrocardíaca, sendo recomendadas em crianças hospitalizadas, porém elas não são necessárias para confirmar o diagnóstico em crianças ambulatoriais em bom estado geral. Embora existam características radiográficas sugestivas de pneumonia, a radiografia isoladamente não consegue fornecer o diagnóstico microbiológico definitivo. Pneumonia bacteriana caracteristicamente apresenta consolidação lobar ou pneumonia redonda ou em forma de moeda, com derrame pleural associado

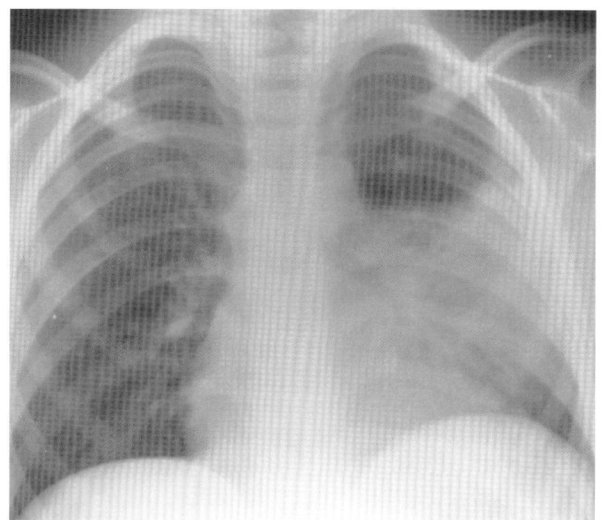

Figura 110-1 Pneumonia lobar aguda da língula em criança de 6 anos com febre alta, tosse e dor torácica. Radiografia de tórax em incidência posteroanterior mostra consolidação dos espaços aéreos, que borra a silhueta cardíaca à esquerda. O hemidiafragma esquerdo está levemente elevado como um resultado da imobilização. (De Markowitz RI: Diagnostic imaging. In Jenson HB, Baltimore RS, editores: *Pediatric Infectious Diseases: Principles and Practice*, 2. ed., Filadélfia, Saunders, 2002, p. 133.)

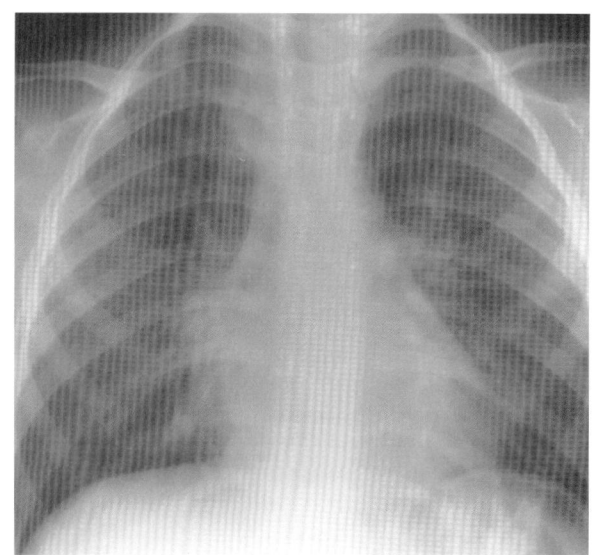

Figura 110-2 Broncopneumonia viral difusa em um menino de 12 anos com tosse, febre e sibilos. A radiografia de tórax em incidência posteroanterior mostra espessamento peribrônquico e peri-hilar bilateral, bem como infiltrado intersticial. Doença focal, representando consolidação ou atelectasia, está presente na porção medial do lobo superior direito. Os achados são típicos de broncopneumonia. (De Markowitz RI: Diagnostic imaging. In Jenson HB, Baltimore RS, editores: *Pediatric Infectious Diseases: Principles and Practice*, 2. ed., Filadélfia, Saunders, 2002, p. 132.)

em 10% a 30% dos casos (Fig. 110-1). A pneumonia viral caracteristicamente apresenta infiltrado intersticial ou broncopneumonia difusa (Fig. 110-2) e hiperinsuflação. Pneumonias atípicas, como por *M. pneumoniae* e *C. pneumoniae*, apresentam infiltrado intersticial ou broncopneumonia (Fig. 110-3). A radiografia de tórax pode ser normal no início da pneumonia, com infiltrados aparecendo durante o tratamento, à medida que a hidratação é

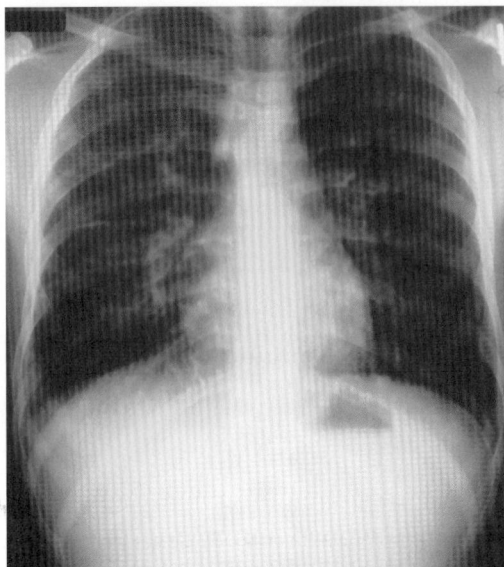

Figura 110-3 Infecção por *M. pneumoniae* (pneumonia atípica) em um menino de 14 anos com mal-estar, tosse seca e dispneia há uma semana. Radiografia de tórax em incidência posteroanterior mostra infiltrado intersticial difuso, incluindo linhas de Kerley. A área cardíaca é normal e não há infiltrados focais. As aglutininas frias estavam muito elevadas e o paciente respondeu ao tratamento com eritromicina. O padrão radiológico de doença intersticial reticulonodular é observado em 25 a 30% dos pacientes com pneumonia causada pelo *Mycoplasma pneumoniae*. (De Baltimore RS: Pneumonia. In Jenson HB, Baltimore RS, editores: *Pediatric Infectious Diseases: Principles and Practice*, 2. ed., Filadélfia, Saunders, 2002, p. 808.)

Tabela 110-2	Diagnóstico Diferencial de Pneumonia Recorrente
DOENÇAS HEREDITÁRIAS	
Fibrose cística	
Anemia falciforme	
DISTÚRBIOS IMUNOLÓGICOS	
AIDS	
Agamaglobulinemia de Bruton	
Deficiências seletivas de subclasses de IgG	
Síndrome da imunodeficiência comum variável	
Síndrome da imunodeficiência combinada grave	
DISTÚRBIOS DOS LEUCÓCITOS	
Doença Granulomatosa Crônica	
Síndrome da hiperimunoglobulina E (Síndrome de Job)	
Defeito de adesão leucocitária	
DISTÚRBIOS DOS CÍLIOS	
Síndrome dos cílios imóveis	
Síndrome de Kartagener	
DISTÚRBIOS ANATÔMICOS	
Sequestro	
Enfisema lobar	
Refluxo esofágico	
Corpo estranho	
Fístula traqueoesofágica (tipo H)	
Malformação adenomatoide cística	
Refluxo gastroesofágico	
Bronquiectasia	
Aspiração (falta de coordenação orofaríngea)	

recuperada. Linfadenopatia hilar é incomum na pneumonia bacteriana, mas pode ser um sinal de tuberculose, histoplasmose ou de neoplasia maligna subjacente. Incidência em decúbito e ultrassonografia devem ser utilizadas para avaliar o tamanho dos derrames pleurais e se eles estão livres no espaço pleural.

A tomografia computadorizada (TC) é utilizada para avaliar doença grave, abscesso pleural, bronquiectasia e características do derrame pleural. Etiologias não usuais ou pneumonias recorrentes necessitam de considerações especiais (Tabela 110-2). Abscesso pulmonar, pneumatocele e empiema necessitam de tratamento especial.

DIAGNÓSTICO DIFERENCIAL

Pneumonia deve ser diferenciada de outras doenças pulmonares agudas, incluindo pneumonite alérgica, asma e fibrose cística; doenças cardíacas, como o edema pulmonar causado por insuficiência cardíaca; e doenças autoimunes, como certas vasculites e lúpus eritematoso sistêmico. Radiograficamente, a pneumonia deve ser diferenciada de trauma e contusão pulmonar, hemorragia, aspiração de corpo estranho e derrame simpático causado por inflamação subdiafragmática.

TRATAMENTO

O tratamento da pneumonia inclui o tratamento de suporte e o tratamento específico, dependendo de gravidade da doença, complicações e conhecimento sobre o agente infeccioso provável. A maioria dos casos de pneumonia em crianças saudáveis pode ser tratada ambulatorialmente. No entanto, crianças com hipóxia, incapacidade de manter nível adequado de hidratação ou insuficiência respiratória moderada a grave devem ser hospitalizadas. Internação hospitalar deve ser considerada em lactentes com menos de 6 meses de vida e suspeita de pneumonia bacteriana, suspeita de patógeno com alta virulência (p. ex., *Staphylococcus aureus* resistente à meticilina) ou quando há preocupação sobre a capacidade da família de cuidar da criança e de avaliar a progressão dos sintomas.

Como os vírus causam a maioria das pneumonias adquiridas na comunidade em crianças pequenas, nem todas as crianças necessitam de antibioticoterapia para o tratamento da pneumonia. Os tratamentos recomendados para os pacientes sem uso recente de antibióticos estão listados na Tabela 110-1. Situações especiais incluem falta de resposta à terapia empírica, apresentações excepcionalmente graves, pneumonia relacionada aos cuidados em saúde e crianças imunodeprimidas suscetíveis a infecções por agentes oportunistas (Tabela 110-3). Diferentemente da meningite pneumocócica, pneumonia presumivelmente causada pelo pneumococo pode ser tratada com cefalosporina em altas doses, mesmo com níveis altos de resistência à penicilina. Vancomicina pode ser utilizada se forem isolados agentes com altos níveis de resistência em pacientes gravemente doentes. Para lactentes com 4 a 18 semanas de vida e pneumonia afebril provavelmente causada pela *C. trachomatis*, um macrolídeo é o tratamento recomendado. Oseltamivir ou zanamivir devem ser utilizadas se *influenza* for identificado ou suspeito, idealmente nas primeiras 48 horas após o início dos sintomas.

Tabela 110-3 | Terapia Antimicrobiana para Pneumonia Causada por Patógenos Específicos*

PATÓGENO	TRATAMENTO RECOMENDADO	TRATAMENTO ALTERNATIVO
Streptococcus pneumoniae com MIC para penicilina ≤ 2,0 µg/mL	Ampicilina ou penicilina IV; amoxicilina VO	Ceftriaxona, cefotaxima, clindamicina ou vancomicina IV; Cefuroxima, cefpodoxima, levofloxacino† ou linezolida VO
Streptococcus pneumoniae com MIC para penicilina ≥ 4,0 µg/mL	Ceftriaxona IV; levofloxacino† ou linezolida VO	Ampicilina, levofloxacino,† clindamicina ou vancomicina IV; clindamicina VO
Estreptococo do grupo A	Penicilina ou ampicilina IV; amoxicilina ou penicilina VO	Ceftriaxona, cefotaxima, clindamicina ou vancomicina IV; clindamicina VO
Estreptococo do grupo B	Penicilina ou ampicilina IV; amoxicilina ou penicilina VO	Ceftriaxona, cefotaxima, clindamicina ou vancomicina IV; clindamicina VO
Haemophilus influenzae	Ampicilina IV ou amoxicilina VO se β-lactamase negativo; ceftriaxona ou cefotaxima IV ou amoxicilina-clavulanato VO se β-lactamase positivo	Ciprofloxacino† ou levofloxacino† IV; cefdinir, cefixima ou cefpodoxima VO
Mycoplasma pneumoniae, Chlamydophila pneumoniae ou *Chlamydia trachomatis*	Azitromicina IV ou VO	Eritromicina ou levofloxacino IV; claritromicina, eritromicina, doxiciclina†, ou uma fluoroquinolona† VO
Staphylococcus aureus sensível à meticilina (MSSA)	Cefazolina, oxacilina ou nafcilina IV; cefalexina VO	Clindamicina ou vancomicina IV; clindamicina VO
Staphylococcus aureus, resistente à meticilina (MRSA)	Clindamicina ou vancomicina IV; clindamicina VO	Linezolida IV ou VO
Bacilos gram-negativos aeróbios (exceto *P. aeruginosa*)	Cefotaxima ou ceftriaxona com ou sem um aminoglicosídeo IV; amoxicilina-clavulanato, cefdinir ou cefixima VO	Piperacilina-tazobactam mais um aminoglicosídeo;‡ fluoroquinolona† VO
P. aeruginosa	Ceftazidima IV com ou sem um aminoglicosídeo;‡ ciprofloxacino† se sensível VO	Piperacilina-tazobactam IV mais um aminoglicosídeo‡
Herpes-vírus *simplex*	Aciclovir IV	

IV, intravenoso; *MIC*, concentração inibitória mínima; *VO*, via oral.
*Tratamento ambulatorial com administração por via oral pode ser utilizado em doença leve. Tratamento com internação hospitalar e administração por via intravenosa devem ser utilizados nas doenças moderadas a graves.
† Fluoroquinolonas apropriadas incluem moxifloxacino, gatifloxacino, levofloxacino e gemifloxacino. Fluoroquinolonas são contraindicadas em crianças com menos de 18 anos e em mulheres grávidas ou amamentando. Tetraciclinas não são recomendadas para crianças com menos de 9 anos.
‡ As doses dos aminoglicosídeos devem ser guiadas pelas concentrações séricas dos antibióticos após atingir o estado de equilíbrio ("steady state").

COMPLICAÇÕES E PROGNÓSTICO

Pneumonias bacterianas frequentemente causam acúmulo de líquido inflamatório no espaço pleural adjacente, causando um **derrame pleural parapneumônico** ou, se grosseiramente purulento, um **empiema**. Derrames pequenos podem não necessitar de qualquer terapia especial. Derrames grandes podem restringir a respiração e necessitar de drenagem. Dissecção de ar pelo tecido pulmonar resulta em uma **pneumatocele**. Cicatrização das vias aéreas e do tecido pulmonar pode deixar os brônquios dilatados, resultando em **bronquiectasia** e risco aumentado para infecções recorrentes.

Pneumonia que causa necrose do tecido pulmonar pode evoluir para um **abscesso pulmonar**. Abscesso pulmonar é um problema incomum em crianças e geralmente é causado por aspiração, infecção atrás de um brônquio obstruído ou infecção por certos organismos virulentos. Bactérias anaeróbicas geralmente predominam, junto com vários estreptococos, *Escherichia coli, Klebsiella pneumoniae, Pseudomonas aeruginosa* e *Staphylococcus aureus*. Radiografia ou TC de tórax revela uma lesão cavitária, frequentemente com nível hidroaéreo, cercada por inflamação do parênquima. Se a cavidade se comunicar com os brônquios, os organismos podem ser isolados no escarro. Broncoscopia diagnóstica pode ser indicada para excluir corpo estranho e para obter material para análise microbiológica. Abscessos pulmonares geralmente respondem à antibioticoterapia apropriada com clindamicina, penicilina G ou ampicilina-sulbactam. A maioria das crianças se recupera da pneumonia rapidamente e completamente, embora alterações radiográficas possam levar 6 a 8 semanas para retornar ao normal. Em poucas crianças, a pneumonia pode persistir por mais de um mês ou ser recorrente. Nestes casos, a possibilidade de doença subjacente deve ser investigada, com o teste tuberculínico, teste do suor (dosagem de cloro) para pesquisa de fibrose cística, dosagem de imunoglobulinas séricas e das subclasses de IgG, broncoscopia para identificar alterações anatômicas ou corpo estranho e esôfago-estômago-duodenoscopia para pesquisa de refluxo gastroesofágico.

Pneumonia grave por adenovírus pode resultar em **bronquiolite obliterante**, um processo inflamatório subagudo no qual as vias aéreas menores são substituídas por tecido cicatricial, resultando em redução do volume e da complacência pulmonar. **Pulmão hiperlucente unilateral,** ou **síndrome de Swyer-James,** é uma sequela focal da pneumonia necrotizante grave, na qual partes ou todo o pulmão apresentam translucência aumentada à radiografia; ela tem sido relacionada ao adenovírus tipo 21.

PREVENÇÃO

Vacinação anual para *influenza* é recomendada para todas as crianças com mais de 6 meses de vida (Cap. 94). Vacina trivalente com *influenza* inativado está liberada para uso a partir dos 6 meses de vida; vacina com vírus vivo atenuado pode ser utilizada em indivíduos de 2 a 49 anos de idade. Vacinação infantil universal com vacina conjugada para *H. influenzae* tipo b e para *S. pneumoniae* tem reduzido significativamente a incidência destas pneumonias. A gravidade das infecções por VSR pode ser diminuída com o uso de palivizumabe em pacientes de alto risco (Cap. 109).

Diminuir a duração da ventilação mecânica e administrar antibióticos criteriosamente reduzem a incidência de pneumonia associada à ventilação mecânica. A cabeceira da cama deve ser elevada de 30 a 45 graus nos pacientes entubados, para minimizar o risco de aspiração, e todos os equipamentos de aspiração e a solução salina devem ser estéreis. Lavar as mãos antes e após cada contato com o paciente e utilizar luvas para procedimentos invasivos são medidas importantes na prevenção da transmissão nosocomial de infecções. Profissionais de saúde com doenças respiratórias ou portadores de certos organismos, como *S. aureus* resistente à meticilina, devem obedecer às políticas de controle de infecção para evitar transferir os organismos para pacientes. Tratar fontes de aerossóis, como ar condicionado, pode prevenir pneumonia por *Legionella*.

Capítulo 111

ENDOCARDITE INFECCIOSA

Tabela 111-1	Patógenos Causadores de Endocardite Infecciosa em Crianças
BACTÉRIAS	
Estreptococo viridans (a causa mais comum em todas as idades)*	
*Staphylococcus aureus**	
*Enterococcus**	
Estafilococo coagulase-negativa	
Estreptococo hemolítico: grupos A, B (em neonatos e idosos), C, G, D	
Streptococcus pneumoniae	
Bacilos entéricos gram-negativos	
Grupo HACEK (p. ex., *Haemophilus aphrophilus*, *Actinobacillus actinomycetemcomitans*, *Cardiobacterium hominis*, *Eikenella corrodens* e *Kingella kingae*)	
FUNGOS	
Candida albicans	
Cândida não albicans	
Aspergillus	
Cryptococcus neoformans	
OUTROS	
Coxiella burnetii (febre Q)	
Clamídia	
Agentes de endocardite com culturas negativas	

* As causas mais comuns de endocardite infecciosa em crianças.

ETIOLOGIA

Endocardite infecciosa é uma infecção da superfície endotelial do coração, incluindo as valvas cardíacas. O tratamento das infecções das superfícies endocárdicas dos vasos sanguíneos é muito semelhante. Lesões endoteliais infecciosas, chamadas de **vegetações**, geralmente ocorrem nas cúspides das valvas e são compostas de microrganismos que ficam presos em uma malha de fibrina que se estende para a corrente sanguínea.

Muitos microrganismos já foram relatados como causa de endocardite, embora poucos sejam causas principais de endocardite infecciosa em crianças (Tabela 111-1). Estreptococo viridans é a principal causa em crianças com cardiopatias congênitas sem cirurgia prévia. *Staphylococcus aureus* e estafilococo coagulase-negativa são causas importantes de endocardite, especialmente após cirurgia cardíaca e na presença de prótese cardíaca ou material endovascular.

EPIDEMIOLOGIA

Endocardite infecciosa em crianças é uma importante complicação das cardiopatias congênitas e das cirurgias cardíacas, embora ela possa ocorrer em valva nativa previamente normal. Pacientes com maior risco de endocardite infecciosa incluem aqueles com próteses valvares cardíacas ou endocardite infecciosa prévia; crianças com cardiopatia congênita cianótica não corrigida, primeiros 6 meses após reparo com uso de material protético, ou transplantados cardíacos que desenvolvem lesões valvares. O risco é maior após procedimento dentário ou oral ou instrumentação ou cirurgia do trato respiratório, geniturinário ou gastrointestinal. Febre reumática com comprometimento cardíaco é um fator de risco, porém não é frequente. Endocardite neonatal está associada ao uso de cateter vascular central e cirurgia. Endocardite é uma doença esporádica sem predisposição geográfica e baixa predisposição por gênero ou nível socioeconômico nas crianças.

MANIFESTAÇÕES CLÍNICAS

Os sintomas precoces mais comuns da endocardite infecciosa são inespecíficos e incluem febre, queda do estado geral e perda de peso. Taquicardia e aparecimento de sopro cardíaco ou alteração de sopro cardíaco preexistente são achados comuns. Os achados inespecíficos e sutis salientam a necessidade de obter hemoculturas se houver suspeita de endocardite, especialmente em crianças com cardiopatia congênita e em crianças com doença não explicada após procedimento dentário ou cirúrgico. A endocardite geralmente é um processo **subagudo** e de progressão lenta, porém, na **endocardite aguda**, frequentemente causada pelo *S. aureus*, o processo pode ser semelhante ao da sepse. Insuficiência cardíaca, esplenomegalia, petéquias e fenômenos embólicos (nódulos de Osler, manchas de Roth, lesões de Janeway e hemorragias subungueais) podem estar presentes.

EXAMES LABORATORIAIS E DE IMAGEM

A chave para o diagnóstico é a confirmação de bacteremia ou fungemia contínuas por hemoculturas. Múltiplas hemoculturas devem ser coletadas antes de iniciar a antibioticoterapia.

Três hemoculturas de sítios venosos diferentes permitem atingir sensibilidade quase máxima (aproximadamente 95%) em pacientes sem tratamento recente com antibióticos. Devem-se coletar hemoculturas adicionais de pacientes que fizeram tratamento recente com antibióticos ou que estão em uso atual de antibióticos. Apesar das técnicas adequadas de hemoculturas, o diagnóstico microbiológico não é confirmado em 10 a 15% dos casos, que são conhecidos como **endocardite com culturas negativas**.

Velocidade de hemossedimentação e proteína C-reativa frequentemente estão elevadas. Leucocitose, anemia e hematúria são achados laboratoriais comuns. Fator reumatoide ou anticorpo antinuclear positivos também podem ser observados.

A ecocardiografia visualiza as vegetações com dimensões de 2 mm ou mais em valvas e endocárdio. A ecocardiografia transesofágica é mais sensível do que a ecocardiografia transtorácica em adolescentes e adultos e nos pacientes com próteses valvares, mas geralmente é desnecessária em crianças.

DIAGNÓSTICO DIFERENCIAL

Endocardite infecciosa deve ser diferenciada de outras causas de bacteremia e de outras doenças cardíacas utilizando os **Critérios de Duke Modificados**, com o objetivo de categorizar a força do diagnóstico de endocardite (Tabela 111-2). Causas não infecciosas de vegetações endocárdicas devem ser excluídas, como trombos e vegetações estéreis associadas a doença reumatoide e lúpus eritematoso. Bacteremia prolongada pode ser causada por um foco endotelial fora do coração, frequentemente associado a malformações congênitas, trauma vascular, trombose venosa infectada e cirurgia vascular prévia.

TRATAMENTO

Pacientes gravemente doentes devem ser estabilizados com terapias de suporte para insuficiência cardíaca, edema pulmonar e baixo débito cardíaco (Cap. 145). Antibioticoterapia empírica pode ser iniciada nos pacientes com quadros agudos, após a coleta de hemoculturas. Nas doenças subagudas, recomenda-se aguardar os resultados das hemoculturas para confirmar o diagnóstico e direcionar o tratamento de acordo com a sensibilidade do microrganismo isolado. Como os antibióticos devem atingir os organismos por difusão passiva através da malha de fibrina, altas doses de antibióticos bactericidas são necessárias e por um período prolongado de tratamento (4 a 8 semanas). Cardite infecciosa por estreptococo viridans sensível pode ser tratada com penicilina G em monoterapia por 4 semanas. Um esquema de 2 semanas com penicilina G associada a um aminoglicosídeo é eficaz em adultos. Cirurgia é indicada se não houver resposta ao tratamento clínico, com bacteremia persistente, e na presença de patógeno não habitual ou de difícil tratamento (endocardite fúngica), abscesso em anel valvar ou miocárdio, ruptura de cúspide valvar, insuficiência valvar causando insuficiência cardíaca aguda ou refratária, complicações embólicas graves recorrentes ou prótese valvar com disfunção refratária.

COMPLICAÇÕES E PROGNÓSTICO

As principais complicações da endocardite infecciosa são lesão direta do coração e das valvas cardíacas e complicações a distância, secundárias à **embolia séptica** e estéril a partir das vegetações. Lesões do coração e das valvas cardíacas incluem insuficiência valvar pelas vegetações ou lesões atuais das cúspides por embolização do tecido das mesmas, abscesso do anel valvar ou abscesso miocárdico. Estas complicações devem ser evitadas monitorando

Tabela 111-2 Critérios Clínicos de Duke Modificados para o Diagnóstico de Endocardite Infecciosa

ENDOCARDITE INFECCIOSA CONFIRMADA

Critérios Histopatológicos

Microrganismos presentes em hemocultura ou ao exame histopatológico de uma vegetação, êmbolo, abscesso intracardíaco *ou*

Lesões endocárdicas ativas em exame anatomopatológico

Critérios Clínicos

Dois critérios maiores ou um critério maior e três critérios menores ou cinco critérios menores

Critérios Maiores

Hemoculturas positivas

Duas ou mais hemoculturas positivas, coletadas separadamente, com organismos típicos para endocardite infecciosa

Duas ou mais hemoculturas positivas, coletadas com mais de 12 horas de intervalo entre elas, ou quatro hemoculturas positivas, independentemente do tempo entre a coleta delas

Hemocultura positiva para *Coxiella burnetii* ou a presença de níveis de IgG > 1:800

Evidência de envolvimento endocárdico

Achados positivos em ecocardiograma (vegetação em valva ou aparato valvar, abscesso, nova insuficiência valvar)

Critérios Menores

Predisposição – doença cardíaca predisponente ou uso de drogas intravenosas

Febre – temperatura > 38 °C

Fenômenos vasculares (embolia arterial, infartos pulmonares sépticos, aneurisma micótico, hemorragia intracraniana, hemorragias conjuntivais, lesões de Janeway)

Fenômenos imunológicos (glomerulonefrite, nódulos de Osler, manchas de Roth, fator reumatoide)

Evidência microbiológica (hemocultura positiva, mas sem preencher o critério maior, ou evidência sorológica de infecção ativa por organismo consistente com endocardite infecciosa)

ENDOCARDITE INFECCIOSA POSSÍVEL

Critérios Clínicos

Um critério maior e um critério menor ou três critérios menores

SEM ENDOCARDITE INFECCIOSA

Diagnóstico alternativo confirmado que justifica as manifestações de endocardite *ou*

Resolução das manifestações de endocardite em menos de 4 dias de antibioticoterapia *ou*

Sem evidência patológica de endocardite em cirurgia ou necropsia após antibioticoterapia por mais de 4 dias *ou* não preenche os critérios para endocardite possível

Adaptado de Tissieres P, Gervaix A, Beghetti M, et al: Value and limitations of the van Reyn, Duke, and modified Duke criteria for the diagnosis of infective endocarditis in children, *Pediatrics* 112: e467–e471, 2003.

o paciente por exame físico e ecocardiografia. Abscessos ou aneurismas cerebrais podem causar quadro clínico semelhante ao do acidente vascular cerebral. Abscessos esplênicos podem causar hemorragias fatais.

A evolução das endocardites infecciosas causadas pela maioria dos organismos comuns frequentemente é boa. A taxa de cura é maior que 90% na endocardite não complicada causada pelo estreptococo viridans em valva nativa, 75 a 90% da causada por *Enterococcus* tratada por combinação sinérgica de antibióticos e de 60 a 75% para endocardite por *S. aureus* com uma grave apresentação aguda. O prognóstico da endocardite causada por bacilos gram-negativos e organismos raros é ruim. Endocardite fúngica tem o pior prognóstico, com taxa de cura de aproximadamente 50%, mesmo com troca valvar.

PREVENÇÃO

Em pacientes de alto risco, profilaxia antibiótica é necessária antes e durante todos os procedimentos dentários que envolvem manipulação do tecido gengival ou da região periapical, assim como em pacientes submetidos a procedimentos invasivos do trato respiratório, pele ou músculo infectados. Na maioria dos casos, amoxicilina 50 mg/kg (dose máxima: 2 g), por via oral, administrada 30 a 60 minutos antes do procedimento, é o esquema recomendado. Clindamicina ou azitromicina são esquemas alternativos indicados para a maioria dos pacientes alérgicos a β-lactâmicos. Profilaxia antibiótica prolongada ou contínua não é recomendada.

Capítulo 112

GASTROENTERITE INFECCIOSA

ETIOLOGIA E EPIDEMIOLOGIA

Enterite aguda ou **gastroenterite aguda** se refere à **diarreia**, que é anormalmente frequente, e à consistência líquida das fezes. A diarreia é causada por doenças infecciosas ou processos inflamatórios do intestino, os quais afetam diretamente as funções secretórias e absortivas dos enterócitos. A enterite tem diversas causas virais, bacterianas e parasitárias (Tabela 112-1). Alguns destes processos atuam aumentando os níveis de adenosina monofosfato cíclica (*Vibrio cholerae*, toxina termolábil da *Escherichia coli*). Outros processos (toxina da *Shigella*) causam diarreia secretora por afetar os canais iônicos ou por mecanismos desconhecidos (Tabela 112-2).

Diarreia é a principal causa de morbidade e uma doença comum em crianças nos Estados Unidos. Nos países em desenvolvimento, a diarreia é uma causa importante de mortalidade infantil. A epidemiologia da gastroenterite depende dos organismos específicos. Alguns organismos se disseminam de pessoas para pessoas, outros se disseminam por água ou alimentos contaminados e alguns se disseminam de animais para seres humanos. Muitos organismos se disseminam por mais de uma via. A capacidade de um organismo causar infecção está relacionada ao seu modo de disseminação, capacidade de colonização do trato gastrointestinal e número mínimo de organismos necessários para causar a doença.

Causas virais de gastroenterite em crianças incluem rotavírus, calicivírus (incluindo o norovírus), astrovírus e adenovírus entérico (sorotipos 40 e 41). **Rotavírus** é a causa mais frequente de diarreia durante os meses de inverno. Vômitos podem durar 3 a 4 dias e a diarreia pode durar 7 a 10 dias. Desidratação é comum em crianças pequenas. Infecção primária pelo rotavírus pode causar doença moderada a grave no início da infância, porém é menos grave com o passar da idade. Esta doença é muito menos comum em áreas onde os bebês recebem vacinação contra rotavírus.

Tabela 112-1 | Patógenos Comuns Causadores de Diarreia e Mecanismos de Virulência

ORGANISMOS	MECANISMO(S) PATOGÊNICO(S)
VÍRUS	
Rotavírus	Lesão de microvilosidades
Calicivírus (norovírus)	Lesão da mucosa
Astrovírus	Lesão da mucosa
Adenovírus entérico (sorotipos 40 e 41)	Lesão da mucosa
Bactérias	
Campylobacter jejuni	Invasão, enterotoxina
Clostridium difficile	Citotoxina, enterotoxina
Escherichia coli	
Enteropatogênica (EPEC)	Aderência, obliteração
Enterotoxigênica (ETEC) (diarreia do viajante)	Enterotoxinas (termolábeis ou termoestáveis)
Enteroinvasiva (EIEC)	Invasão da mucosa
Entero-hemorrágica (EHEC) (Inclui O157:H7, causadora da SHU)	Aderência, obliteração, citotoxina
Enteroagregativa (EAEC)	Aderência, lesão da mucosa
Salmonella	Invasão, enterotoxina
Shigella	Invasão, enterotoxina, citotoxina
Vibrio cholerae	Enterotoxina
Vibrio parahaemolyticus	Invasão, citotoxina
Yersinia enterocolitica	Invasão, enterotoxina
Parasitas	
Entamoeba histolytica	Invasão, enzima e produção de citotoxina; cistos resistentes à destruição física
Giardia lamblia	Aderência à mucosa; cistos resistentes à destruição física
Protozoários intestinais formadores de esporos	Aderência, inflamação
Cryptosporidium parvum	
Isospora belli	
Cyclospora cayetanensis	
Microspórídios (*Enterocytozoon bieneusi* *Encephalitozoon intestinalis*)	

SHU, Síndrome hemolítico-urêmica.

Febre tifoide é causada pela *Salmonella typhi* e, ocasionalmente, pela *Salmonella paratyphi*. Em todo o mundo, estima-se que ocorram 16 milhões de casos de febre tifoide anualmente, resultando em 600.000 óbitos. O bacilo tifoide infecta apenas os seres humanos. Estas infecções se diferenciam por apresentar febre prolongada e manifestações extraintestinais, apesar da presença inconsistente de diarreia. Nos Estados Unidos, aproximadamente 400 casos de febre tifoide ocorrem anualmente. A maioria ocorre em indivíduos que retornaram de viagem para outros países. O período de incubação da febre tifoide é geralmente de 7 a 14 dias (variação de 3 a 60 dias). Indivíduos infectados sem sintomas, ou **portadores crônicos**, servem como reservatórios e fontes de disseminação contínua. Os portadores frequentemente apresentam colelitíase.

Salmonella não tifoide causa diarreia por invasão da mucosa intestinal. Os organismos são transmitidos através do contato

Tabela 112-2	Mecanismos da Diarreia Infecciosa			
MECANISMO PRINCIPAL	**DEFEITO**	**EXAME DAS FEZES**	**EXEMPLOS**	**COMENTÁRIOS**
Secretor	Diminuição da absorção; aumento da secreção; transporte de eletrólitos	Aquosa, osmolaridade normal; osmolaridade = $2 \times (Na^{2+} + K^+)$	Cólera, *Escherichia coli* toxigênica (EPEC, ETEC); tumor carcinoide, *Clostridium difficile*, criptosporidiose (na AIDS)	Persiste durante jejum; má absorção de sais biliares também pode aumentar a secreção intestinal de água; sem leucócitos nas fezes
Invasão da mucosa	Inflamação, redução da área de superfície mucosa e/ou da reabsorção colônica; aumento da motilidade	Sangue e aumento dos leucócitos fecais	Doença celíaca, infecção por *Salmonella* shigelose, amebíase, yersiniose, infecção por *Campylobacter*, enterite por rotavírus	Disenteria (sangue, muco e leucócitos)

De Wyllie R: Major symptoms and signs of digestive tract disorders. In Kliegman RM, Behrman RE, Jenson HB, editores: *Nelson Textbook of Pediatrics*, 18. ed., Filadélfia, 2007, Saunders, Table 303-7, p. 152.

com animais infectados (galinhas, iguanas, outros répteis, tartarugas) ou pelo consumo de alimentos contaminados, como laticínios, ovos e frango. Uma grande inoculação, de 1.000 a 10 bilhões de organismos, é necessária, pois a *Salmonella* é morta pela acidez gástrica. O período de incubação para gastroenterite é de 6 a 72 horas, mas geralmente é menor que 24 horas.

Shigella dysenteriae pode causar doença pela produção da **toxina Shiga**, isoladamente ou em associação com invasão tecidual. O período de incubação é de 1 a 7 dias. Os adultos infectados podem disseminar os organismos por um mês. A infecção é disseminada pelo contato pessoal ou pela ingestão de alimentos contaminados com 10 a 100 organismos. O cólon é afetado seletivamente. Febre alta e convulsões febris podem ocorrer, além da diarreia.

Apenas algumas cepas de *E. coli* causam diarreia. As cepas de *E. coli* associadas à enterite são classificadas de acordo com o mecanismo da diarreia: enterotoxigênicas (ETEC), êntero-hemorrágicas (EHEC), enteroinvasivas (EIEC), enteropatogênicas (EPEC) ou enteroagregativas (EAEC). As cepas ETEC produzem **enterotoxina termolábil (semelhante à cólera)**, **enterotoxina termoestável** ou ambas. A ETEC causa 40 a 60% dos casos de **diarreia do viajante**. A ETEC adere às células epiteliais no intestino delgado proximal e causa doença por liberar toxinas que induzem à secreção intestinal e que limitam a absorção. A EHEC, especialmente a cepa *E. coli* O157:H7, produz uma **toxina semelhante à Shiga**, a qual é responsável por colite hemorrágica e pela maioria dos casos de diarreia associada à **síndrome hemolítico urêmica (SHU)**, que é uma síndrome de anemia hemolítica microangiopática, plaquetopenia e insuficiência renal (Cap. 164). A EHEC está associada com alimentos contaminados, incluindo sucos de frutas não pasteurizados e, especialmente, carne não cozida adequadamente. A EHEC se associa com uma forma de gastroenterite autolimitada, usualmente com diarreia sanguinolenta, porém a produção desta toxina bloqueia a síntese de proteínas nas células hospeiras e afeta as células vasculares endoteliais e os glomérulos, resultando nas manifestações clínicas da SHU. A EIEC invade a mucosa do cólon, produzindo lesão disseminada da mucosa, com inflamação aguda, semelhante à *Shigella*. A EPEC é responsável por muitas das epidemias de diarreia em berçários e creches.

O *Campylobacter jejuni* é disseminado pelo contato pessoal e por água e alimentos contaminados, especialmente frango, leite cru e queijo. O organismo invade a mucosa do jejuno, íleo e cólon. A *Yersinia enterocolitica* é transmitida por animais domésticos e alimentos contaminados, especialmente tripas de origem suína. Bebês e crianças pequenas caracteristicamente apresentam diarreia, enquanto crianças maiores geralmente têm lesões agudas do íleo terminal ou linfadenite mesentérica aguda, que pode ser confundida com apendicite ou doença de Crohn. Artrite pós-infecciosa, erupções cutâneas e espondilopatias podem ocorrer.

Clostridium difficile causa **diarreia associada ao *C. difficile*** ou **diarreia associada a antibióticos**, secundária à sua toxina. O organimo produz esporos que são disseminados pelo contato pessoal. A diarreia *associada ao C. difficile* pode ocorrer após uso de qualquer antibiótico.

Parasitas entéricos importantes encontrados na América do Norte incluem *Entamoeba histolytica* (amebíase), *Giardia lamblia* e *Cryptosporidium parvum*. **Amebíase** ocorre em climas quentes, enquanto a giardíase é endêmica em todos os Estados Unidos e é comum em bebês que frequentam creches. A *E. histolytica* infecta o cólon; a ameba pode passar através da parede do intestino e invadir fígado, pulmões e cérebro. A diarreia tem início agudo, é sanguinolenta e contém leucócitos. A *G. lamblia* é transmitida pela ingestão de cistos, pelo contato com indivíduo infectado ou por ingestão de alimentos ou água doce ou água de poço contaminada com fezes infectadas. O organismo se adere às microvilosidades do epitélio do duodeno e jejuno. Início insidioso de anorexia progressiva, náuseas, sensação de gases, distensão abdominal, diarreia aquosa, intolerância à lactose secundária e perda de peso são características da giardíase. O *Cryptosporidium* causa diarreia aquosa leve em indivíduos imunocompetentes, a qual se resolve sem tratamento. Em indivíduos com síndrome da imunodeficiência adquirida (AIDS), ele causa diarreia prolongada e intensa (Cap. 125).

MANIFESTAÇÕES CLÍNICAS

Gastroenterite pode ser acompanhada de achados sistêmicos, como febre, letargia e dor abdominal. Pacientes frequentemente se apresentam com síndromes clínicas. **Diarreia viral** é caracterizada por fezes aquosas, sem sangue ou muco. Vômitos podem estar presentes e pode ocorrer desidratação importante, especialmente em bebês e crianças pequenas. A febre, quando presente, é baixa.

Febre tifoide é caracterizada por bacteremia e febre que usualmente precedem a fase entérica final. A febre, cefaleia e dor abdominal pioram nas primeiras 48 a 72 horas, com náuseas, perda do apetite e constipação na primeira semana. Se não tratada, a doença persiste por 2 a 3 semanas, com perda importante de peso e, ocasionalmente, hematoquezia ou melena. Perfuração intestinal é uma complicação comum em adultos, porém rara em crianças. Indivíduos infectados sem sintomas, ou **portadores crônicos**, servem como reservatórios e fontes de disseminação contínua.

Disenteria é a enterite que envolve o cólon e o reto, com sangue e muco, possivelmente fezes com odor forte e desagradável, além de febre. *Shigella* é uma causa exemplar de disenteria e deve ser diferenciada de infecção por EIEC, EHEC, *E. histolytica* (**disenteria amebiana**), *C. jejuni, Y. enterocolitica* e *Salmonella* não tifoide. Sangramento gastrointestinal e perda sanguínea podem ser significativos.

Doença enterotoxigênica é causada por agentes que produzem enterotoxina, como o *V. cholerae* e a ETEC. Febre está ausente ou é baixa. Diarreia geralmente envolve o íleo, com fezes aquosas sem sangue ou muco, e geralmente dura 3 a 4 dias, com quatro ou cinco fezes amolecidas por dia.

Uma consideração importante no tratamento da criança com diarreia é avaliar o grau de desidratação por sinais e sintomas clínicos, as perdas hídricas contínuas e as necessidades diárias (Cap. 33). O grau de desidratação indica a urgência da situação e a quantidade de volume necessária para reidratação. Desidratação leve a moderada geralmente pode ser tratada com reidratação oral; desidratação grave geralmente necessita de reidratação intravenosa (IV) e pode precisar de internação em unidade de terapia intensiva.

EXAMES LABORATORIAIS E DE IMAGEM

A avaliação laboratorial inicial da diarreia moderada a grave inclui dosagem de eletrólitos, ureia, creatinina e urina tipo I para verificar a densidade da urina, como indicadores do grau de hidratação. Fezes devem ser coletadas para pesquisa de muco, sangue e leucócitos, os quais indicam presença de colite em resposta a bactérias que invadem difusamente a mucosa colônica, como *Shigella, Salmonella, C. jejuni* e *E. coli* invasiva. Pacientes infectados por *E. coli* produtora de toxina Shiga e *E. histolytica* geralmente apresentam quantidades mínimas de leucócitos nas fezes.

Teste diagnóstico rápido para rotavírus nas fezes deve ser realizado, principalmente no inverno. Coprocultura para bactérias é recomendada nos pacientes com febre, diarreia profusa e desidratação ou se houver suspeita de SHU ou colite pseudomembranosa. Se os resultados dos exames das fezes forem negativos para sangue e leucócitos e não houver história que sugira ingestão de alimentos contaminados, é mais provável que a etiologia seja viral. Protoparasitológico de fezes deve ser considerado na doença disentérica aguda, especialmente em indivíduos retornando de viagem e em casos de diarreia prolongada nos quais nenhum agente bacteriano foi identificado. O diagnóstico de *E. histolytica* é baseado na identificação do organismo nas fezes. Sorologias são úteis para o diagnóstico de amebíase extraintestinal, incluindo abscesso hepático amebiano. Giardíase pode ser diagnosticada pela identificação de trofozoítas ou cistos nas fezes, porém são necessárias três amostras. Imunoensaios das fezes, que são mais sensíveis e específicos, são os exames diagnósticos de escolha.

Hemoculturas positivas são incomuns na enterite bacteriana, com exceção para *S. typhi* (febre tifoide), *Salmonella* não tifoide e enterite por *E. coli* em lactentes muito jovens. Na febre tifoide, as hemoculturas são positivas no início da doença, enquanto que as coproculturas se tornam positivas apenas após a bacteremia secundária.

DIAGNÓSTICO DIFERENCIAL

Diarreia pode ser causada por infecções, toxinas, alergia gastrointestinal (incluindo alergia ao leite de vaca e a proteínas da soja), defeitos de má absorção, doença inflamatória intestinal, doença celíaca ou qualquer lesão aos enterócitos. Infecções específicas podem ser diferenciadas umas das outras por coproculturas, ensaio imunoenzimático ou reação em cadeia da polimerase, quando necessário. Enterite aguda pode se assemelhar a outras doenças agudas, como intussuscepção e apendicite aguda, as quais são mais bem identificadas por exame de imagem. Muitas causas não infecciosas de diarreia causam a diarreia crônica, que persiste por mais de 14 dias. Diarreia crônica ou persistente podem necessitar de exames para má absorção ou exames invasivos, incluindo endoscopia e biópsia de intestino delgado (Cap. 129).

Diarreia com fonte comum geralmente está associada à ingestão de alimentos contaminados. Nos Estados Unidos, as causas bacterianas mais frequentes (em ordem de frequência) são *Salmonella* não tifoide, *Campylobacter, Shigella, E. coli* O157:H7, *Yersinia, Listeria monocytogenes* e *V. cholerae*. As infecções parasitárias mais comuns por alimentos contaminados são *Cryptosporidium parvum* e *Cyclospora cayetanensis*.

Diarreia com fonte comum também inclui a ingestão de enterotoxinas pré-formadas produzidas por bactérias, como *S. aureus* e *Bacillus cereus*, as quais se multiplicam em alimentos contaminados, e toxinas não bacterianas, a partir de peixe, mariscos e cogumelos. Após um breve período de incubação, vômitos e cólicas abdominais são os principais sintomas e a diarreia pode ou não estar presente. Metais pesados, os quais podem se infiltrar em alimentos ou bebidas enlatadas, causam síndromes com irritação gástrica e vômitos que podem mimetizar sintomas de enterite infecciosa aguda.

TRATAMENTO

A maioria das causas infecciosas de diarreia em crianças é autolimitada. O tratamento da diarreia de origem viral e a maioria das diarreias de origem bacteriana são primariamente de suporte, consistindo de correção da desidratação e dos déficits eletrolíticos, seguida do tratamento secundário de complicações resultantes da lesão da mucosa.

Hiponatremia é comum; hipernatremia é menos comum. Acidose metabólica resulta da perda de bicarbonato pelas fezes, acidose láctica resulta de choque e retenção de fosfato resulta de insuficiência pré-renal/renal transitória. Tradicionalmente, o tratamento por 24 horas com soluções de reidratação oral isoladamente é eficaz na diarreia viral. Tratamento da desidratação importante e perdas de eletrólitos envolve a hidratação intravenosa. Graus menos importantes de desidratação (< 10%), na ausência de vômitos excessivos ou choque, podem ser tratados com soluções de reidratação oral com glicose e eletrólitos. Ondansetrona pode ser administrada para diminuir os vômitos, quando persistentes.

Antibioticoterapia é somente necessária para pacientes com *S. typhi* (febre tifoide) e sepse ou bacteremia com sinais de toxicidade sistêmica, pacientes com focos metastáticos a distância ou bebês com menos de 3 meses de vida com salmonela não tifoide. Antibioticoterapia para *Shigella* promove cura bacteriológica, após 48 horas, em 80% dos pacientes, diminuindo a disseminação da doença. Muitas amostras de *Shigella sonnei*, a cepa mais frequente em crianças, são resistentes à amoxicilina e ao sulfametoxazol-trimetoprima. O tratamento recomendado para crianças é com cefalosporinas orais de terceira geração ou fluoroquinolona nos pacientes com 18 anos de idade ou mais.

O tratamento do *C. difficile* (colite pseudomembranosa) inclui interrupção dos antibióticos e, se a diarreia for importante, metronidazol ou vancomicina por via oral. Disenteria por *E. histolytica* é tratada com metronidazol, seguida por um agente luminal, como o iodoquinol. O tratamento da *G. lamblia* é feito com albendazol, metronidazol, furazolidona ou quinacrina. Nitazoxanida pode ser utilizada em crianças com menos de 12 meses de idade para o tratamento do *Cryptosporidium*.

COMPLICAÇÕES E PROGNÓSTICO

A principal complicação da gastroenterite são desidratação e choque hipovolêmico. Convulsões podem ocorrer com febre alta, especialmente na infecção por *Shigella*. Abscessos intestinais podem ocorrer nas infecções por *Shigella* e *Salmonella*, especialmente na febre tifoide, levando à perfuração intestinal, uma complicação potencialmente fatal. Vômitos intensos, associados à gastroenterite, podem causar lacerações esofágicas ou pneumonia aspirativa.

Óbitos por diarreia refletem o principal problema da perda da homeostase hidroeletrolítica, a qual leva a desidratação, distúrbios eletrolíticos, instabilidade vascular e choque. Nos Estados Unidos, ocorrem aproximadamente 75 a 150 óbitos anualmente por doença diarreica, principalmente em crianças com menos de 1 ano de idade. Estes óbitos ocorrem com padrão sazonal, entre outubro e fevereiro, concomitante à época de maior ocorrência de infecção pelo rotavírus.

Cerca de 10% dos pacientes com febre tifoide eliminan *S. typhi* por cerca de 3 meses e 4% se tornam portadores crônicos. O risco de se tornar portador crônico é menor em crianças. O ciprofloxacino é recomendado para adultos portadores com persistente excreção de *Salmonella*.

PREVENÇÃO

Os meios mais importantes para prevenção da diarreia infantil são o fornecimento de água limpa e não contaminada, bem como higiene adequada no crescimento, na coleta e no preparo dos alimentos. Boas medidas de higiene, especialmente lavar as mãos com sabão e água, são os melhores meios para o controle da disseminação, por contato pessoal, da maioria dos organismos causadores de gastroenterite. Do mesmo modo, produtos derivados de aves devem ser considerados potencialmente contaminados com *Salmonella* e, assim, devem ser manipulados e cozinhados adequadamente.

Imunização contra rotavírus é recomendada para todas as crianças, iniciando com 6 semanas de vida, com a primeira dose a partir de 14 semanas e 6 dias e a última dose no máximo com 8 meses de idade (Cap. 94). Duas vacinas para febre tifoide estão disponíveis nos Estados Unidos: uma vacina viva atenuada (Ty21a) para uso oral em crianças com 6 anos de idade ou mais e uma vacina capsular polissacarídica (ViCPS) para administração intramuscular em indivíduos com 2 anos de idade ou mais. Estas vacinas são recomendadas para viajantes para áreas endêmicas de países em desenvolvimento ou para contatos domiciliares de portadores crônicos de *S. typhi*.

Familiares devem estar cientes do risco de aquisição de salmonelose a partir de répteis domésticos. A transmissão de *Salmonella* a partir de répteis pode ser prevenida por lavagem das mãos com água e sabão após manipular répteis ou as suas gaiolas. Crianças com menos de 5 anos de idade e indivíduos imunodeprimidos devem evitar contato com répteis.

O risco de diarreia do viajante, causada principalmente por ETEC, pode ser minimizado evitando alimentos crus e água não tratada. Profilaxia com subsalicilato de bismuto para adultos (50 gramas ou dois comprimidos por vial oral, quatro vezes ao dia) pode ser eficaz na prevenção, mas não é recomendada em crianças. Autotratamento sintomático com loperamida para diarreia leve e **solução de reidratação oral** da OMS são recomendadas para crianças com pelo menos 6 anos de idade e adultos. Autotratamento com fluoroquinolona é recomendado para diarreia moderada e febre em adultos (18 anos de idade ou mais). Avaliação médica imediata é indicada quando a doença persiste por mais de três dias, há presença de fezes sanguinolentas, febre acima de 38,9 °C ou calafrios, vômitos persistentes ou desidratação moderada a grave, especialmente em crianças.

Lactobacillus acidophilus é um **probiótico** e diminui a incidência de diarreia comunitária e de diarreia associada a antibióticos em crianças tratadas com antibiótico por via oral por outra doença infecciosa.

Capítulo 113

HEPATITE VIRAL

ETIOLOGIA

Existem seis tipos principais de vírus hepatotrópicos:
Vírus da hepatite A (HAV)
Vírus da hepatite B (HBV)
Vírus da hepatite C (HCV)
Vírus da hepatite D (HDV)
Vírus da hepatite E (HEV)
Vírus da hepatite G (HGV)

Eles diferem em suas características virológicas, forma de transmissão, gravidade, probabilidade de persistência e risco subsequente de hepatocarcinoma (Tabela 113-1). HDV, também conhecido como **agente delta**, é um vírus incompleto que necessita do HBV para disseminação e que causa coinfecção junto com o HBV ou superinfecção em portadores crônicos de HBsAg (antígeno de superfície para hepatite B). Infecções por HBV, HCV e HDV podem resultar em hepatite crônica ou estado de portador crônico, o qual facilita a disseminação. A causa de 10 a 15% dos casos de hepatite crônica é desconhecida.

EPIDEMIOLOGIA

HAV causa aproximadamente metade de todos os casos de hepatite viral nos Estados Unidos. Entre as crianças dos Estados Unidos aproximadamente 70 a 80% dos novos casos de hepatite viral são causados pelo HAV, 5 a 30% pelo HBV e 5 a 15% pelo HCV. Os principais fatores de risco para HBV e HCV são o uso de

Tabela 113-1	Características dos Agentes Causadores da Hepatite Viral Aguda						
	VÍRUS HEPATITE						
CARACTERÍSTICAS	HAV*	HBV	HCV†	HDV	HEV‡	HGV	VTT, SEN-V
Estrutura viral	Vírus 27 nm, ssRNA	Vírus 42 nm, dsDNA	Vírus 30-60 nm ssRNA	Vírus circular 36nm, ssRNA híbrido, coberto HBsAg	Vírus 27-34 nm, ssRNA	Vírus 50-100 nm, ssRNA	Vírus 30-50 nm, ssDNA
Família	Picornavírus	Hepadnavírus	Flavivírus	Satélite	Flavivírus	Flavivírus	Circovírus
Transmissão	Fecal-oral, raramente parenteral	Transfusão, relação sexual, Inoculação, perinatal	Parenteral, transfusão, perinatal	Semelhante ao HBV	Fecal-oral (epidêmico e endêmico)	Parenteral, transfusão	Parenteral, perinatal
Período de incubação	15-30 dias	60-180 dias	30-60 dias	Coinfecção com HBV	35-60 dias	Desconhecido	Desconhecido
Marcadores séricos	Anti-HAV	HBsAg, HBcAg, HBeAg, anti-HBs, anti-HBc	Anti-HCV (IgG, IgM), RIBA, PCR para HCV RNA	Anti-HDV, RNA	Anti-HEV	RNA por RT-PCR	
Insuficiência hepática fulminante	Rara	< 1%, a menos que coinfecção com HDV	Infrequente	2-20%	20%	Provavelmente não	
Infecção persistente	Não	5-10% (90% na infecção perinatal)	85%	2-70%	Não	Infecção persistente comum; doença crônica rara	
Risco aumentado para hepatocarcinoma	Não	Sim	Sim	Não	Não	Desconhecido	
Profilaxia	Vacina; imunoglobulina sérica	Vacina; imunoglobulina para hepatite B (HBIG)					

dsDNA, DNA de dupla fita; *HAV*, vírus da hepatite A; *HBV*, vírus da hepatite B; *HCV*, vírus da hepatite C; *HDV*, vírus da hepatite D; *HEV*, vírus da hepatite E; *HGV*, vírus da hepatite G; *PCR*, reação em cadeia da polimerase; *RIBA*, ensaio imunoblot recombinante; *RT-PCR*, reação em cadeia da polimerase para transcriptase reversa; *ssDNA/ssRNA*, DNA/RNA de fita única; *VTT*, vírus transmitido por transfusão.
* I.e., enterovírus 72.
† Previamente chamado de vírus pós-transfusional não A, não B.
‡ Previamente chamado de vírus enteral não A, não B.

drogas injetáveis e exposição frequente a derivados do sangue e transmissão perinatal. HEV ocorre após viagem para áreas endêmicas fora dos Estados Unidos. HGV é prevalente em indivíduos infectados pelo HIV. HBV e HCV causam infecção crônica, a qual pode levar à cirrose, são fatores de risco significativo para hepatocarcinoma e representam risco persistente de transmissão.

MANIFESTAÇÕES CLÍNICAS

Existe sobreposição considerável na evolução clínica característica das infecções por HAV, HBV e HCV (Fig. 113-1). A **fase pré-ictérica**, que dura aproximadamente uma semana, é caracterizada por cefaleia, anorexia, mal-estar, desconforto abdominal, náuseas e vômitos e geralmente precede o início da doença clinicamente detectável. Bebês com HBV adquirido por via perinatal podem apresentar imunocomplexos, acompanhados de urticária e artrite, antes do início da icterícia. Icterícia e hepatomegalia dolorosa são os principais achados ao exame físico e são característicos da **fase ictérica**. Os sintomas prodrômicos, particularmente em crianças, podem diminuir durante a fase ictérica. Doença assintomática ou com sintomas leves e inespecíficos, sem icterícia, é comum nas infecções por HAV, HBV e HCV, especialmente em crianças pequenas. As enzimas hepáticas podem aumentar em até 15 a 20 vezes. A resolução da hiperbilirrubinemia e a normalização das transaminases podem levar de 6 a 8 semanas.

EXAMES LABORATORIAIS E DE IMAGEM

Os níveis de alanina aminotransferase e aspartato aminotransferase estão elevados e geralmente refletem o grau de inflamação do parênquima. Os níveis de fosfatase alcalina, 5α-nucleotidase e bilirrubina total e direta (conjugada) indicam o grau de colestase, que resulta da lesão hepatocelular e lesão do ducto biliar. O **tempo de protrombina** é um bom preditor do grau de lesão

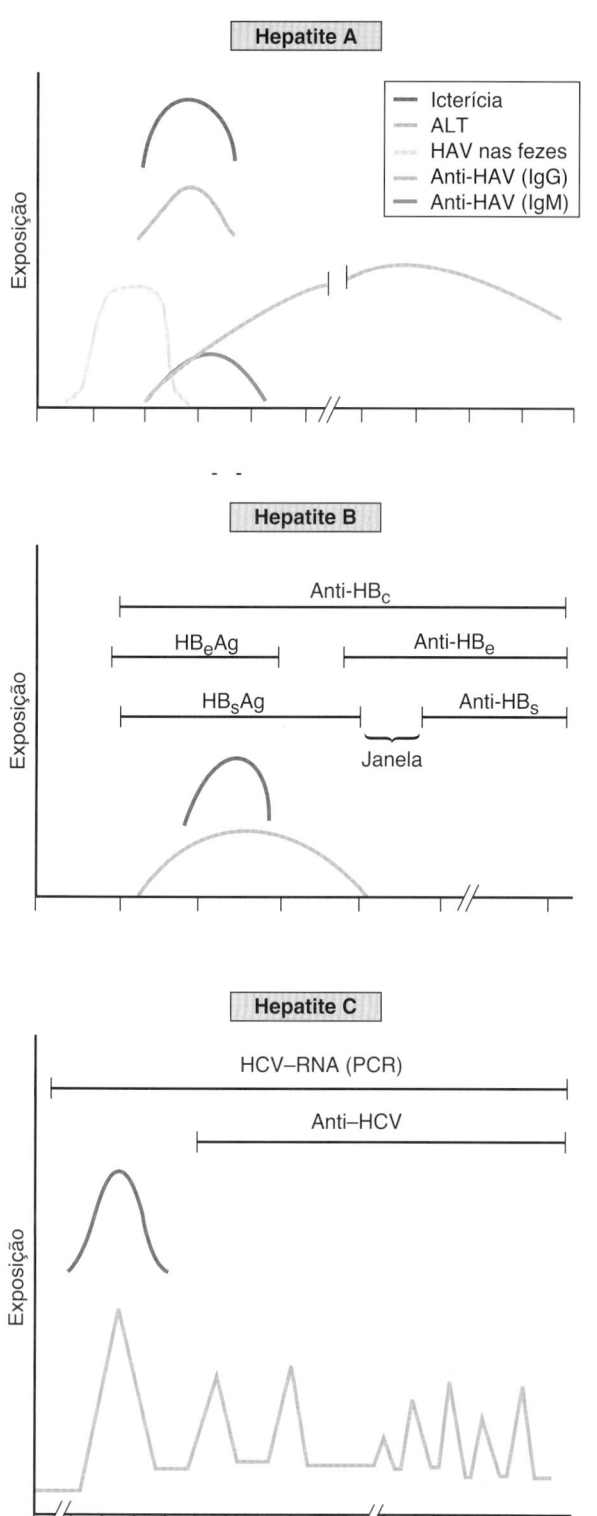

Figura 113-1 Evolução clínica e dos exames laboratoriais associados a hepatite A, hepatite B e hepatite C. *ALT*, alanino aminotransferase; *HAV*, vírus da hepatite A; *anti-HBc*, anticorpo contra o antígeno central da hepatite B; *HBeAg*, antígeno precoce da hepatite B; *anti-HBe*, anticorpo contra o antígeno precoce da hepatite B; *HBsAg*, antígeno de superfície da hepatite B; *anti-HBs*, anticorpo contra o antígeno de superfície da hepatite B; *HCV*, vírus da hepatite C; *PCR*, reação em cadeia da polimerase.

hepatocelular e de evolução para insuficiência hepática fulminante (Cap. 130).

O diagnóstico da hepatite viral é confirmado por sorologia (Tabela 113-1 e Fig. 113-1). A presença de anticorpos específicos IgM para HAV, com ausência ou níveis baixos de anticorpos IgG para HAV, é um dado sugestivo de HAV. Não existe o estado de portador crônico do HAV. A presença de HBsAg significa infecção aguda ou crônica pelo HBV. Antigenemia aparece precocemente na doença e geralmente é transitória, mas é característica de infecção crônica. A presença de HBsAg nas mães deve sempre ser determinada quando infecção por HBV é diagnosticada em crianças com menos de um ano de idade, devido à probabilidade de transmissão vertical. O antígeno precoce da hepatite B (HBeAg) aparece no soro na infecção aguda pelo HBV. A presença contínua de HBsAg e HBeAg, na ausência de anticorpos para o antígeno e (anti-HBe), indica alto risco de transmissão associado à replicação viral contínua. O desaparecimento do HBsAg do soro precede um **período de janela** variável, seguido do surgimento de anticorpos contra a superfície do antígeno (anti-HBs), o que indica o desenvolvimento de imunidade por toda a vida, além de também ser um marcador de imunização. Anticorpo contra o antígeno central (anti-HBc) é um marcador útil para o reconhecimento de infecção pelo HBV durante a fase de janela (quando o HBsAg desapareceu, porém ainda não surgiu o anti-HBs). O anti-HBe é útil para predizer baixo grau de infectividade durante o estado de portador. Soroconversão após infecção pelo HCV pode ocorrer 6 meses após a infecção. Resultado positivo de ensaio imunoenzimático deve ser confirmado com ensaio imunoblot recombinante, que detecta anticorpos contra múltiplos antígenos HCV. Detecção do HCV RNA por reação em cadeia da polimerase (PCR) é um marcador sensitivo de infecção ativa, e os resultados deste teste podem ser positivos 3 dias após a inoculação.

DIAGNÓSTICO DIFERENCIAL

Muitos outros vírus podem causar hepatite como parte de uma infecção sistêmica, incluindo o vírus Epstein-Barr, citomegalovírus, vírus varicela-zóster (catapora), herpes-vírus *simplex* e adenovírus. Infecções bacterianas que também podem causar hepatite incluem *Escherichia coli* e leptospirose. Pacientes com colecistite, colangite e coledocolitíase também podem apresentar sintomas agudos e icterícia. Outras causas de doenças hepáticas na infância incluem medicamentos (isoniazida, fenitoína, ácido valproico, carbamazepina, contraceptivos orais, acetaminofeno), toxinas (etanol, cogumelo venenoso), doença de Wilson, doenças metabólicas (galactosemia, tirosinemia), deficiência de alfa-1-antitripsina, tumores, choque, anóxia e doença enxerto *versus* hospedeiro (Cap. 130).

TRATAMENTO

O tratamento da hepatite aguda é principalmente de suporte e envolve repouso, hidratação e nutrição adequada. Internação hospitalar é indicada para os indivíduos com vômitos e desidratação importante, tempo de protrombina prolongado ou sinais de encefalopatia hepática. Quando o diagnóstico de hepatite viral é feito, deve-se ter atenção a medidas para evitar disseminação para seus contatos. Para o HAV, medidas higiênicas incluem lavagem das mãos e descarte cuidadoso de fezes, fraldas ou roupas contaminadas, agulhas e outros itens contendo sangue contaminado.

Infecção crônica pelo HBV pode ser tratada com interferon alfa-2b ou lamivudina, e o HCV pode ser tratado com interferon alfa isoladamente ou, geralmente, em associação à ribavirina. A maioria dos adultos é tratada com estes esquemas. A decisão sobre iniciar o tratamento deve ser baseada em idade atual do paciente, idade quando adquiriu o HBV, desenvolvimento de mutações virais durante o tratamento e estágio da infecção viral. A transmissão vertical do HBV ou a transmissão no início da vida frequentemente resulta em infecção crônica em uma fase imunotolerante, na qual o interferon geralmente não é eficaz.

COMPLICAÇÕES E PROGNÓSTICO

Evolução prolongada ou recidivante pode ocorrer em 10 a 15% dos casos de HAV em adultos, com duração de até 6 meses e evolução flutuante antes da resolução clínica. **Hepatite fulminante** com encefalopatia, sangramento gastrointestinal por varizes esofágicas ou coagulopatia e icterícia importante é infrequente, mas está associada a altas taxas de mortalidade.

A maioria dos casos de hepatite viral resolve-se sem terapia específica, com menos de 0,1% dos casos progredindo para necrose hepática fulminante. HAV e HEV causam apenas infecção aguda. HBV, HCV e HDV podem persistir como infecção crônica, com inflamação crônica, fibrose, cirrose e risco de hepatocarcinoma.

Entre 5 a 10% dos adultos com HBV desenvolvem infecção persistente, definida pela persistência de HBsAg no sangue por mais de 6 meses. Por outro lado, 90% das crianças que adquirem HBV por transmissão perinatal desenvolvem infecção crônica. Os portadores crônicos de HBsAg geralmente são HBeAg negativos e não apresentam evidências clínicas, bioquímicas ou sorológicas de hepatite ativa, a menos que ocorra superinfecção com o HDV. Aproximadamente 10 a 15% dos portadores de HBsAg eventualmente se tornam livres do HBsAg.

Aproximadamente 85% dos indivíduos com HCV permanecem cronicamente infectados, situação caracterizada por níveis flutuantes de transaminases (Fig. 113-1). Há pouca relação entre sintomas e lesão hepática contínua. Aproximadamente 20% dos indivíduos com infecção crônica desenvolvem cirrose e, aproximadamente, 25% destes desenvolvem hepatocarcinoma. Infecção pelo HIV e uso de álcool aumentam o risco de progressão da infecção pelo HCV.

PREVENÇÃO

Boas medidas de higiene diminuem significativamente o risco de transmissão oral-fecal do HAV. Pesquisar os doadores de sangue para evidências de hepatite reduz significativamente o risco de transmissão da hepatite por transfusão de hemoderivados. Medidas específicas pós-exposição são recomendadas para evitar casos secundários em indivíduos suscetíveis.

Vacinação para HAV é recomendada como imunização de rotina para todas as crianças, com início aos 12 meses de idade, e para crianças mais velhas em áreas-alvo de programas de vacinação. Contatos domiciliares e sexuais, não vacinados, de indivíduos com HAV devem receber profilaxia pós-exposição o mais breve possível, em até 2 semanas após a última exposição. Uma dose única de vacina para HAV, em dose apropriada para a idade, é preferível para indivíduos de 12 meses a 40 anos. Imunoglobulina (0,02 mL/kg), administrada por via intramuscular, é preferível em crianças com menos de 12 meses de idade, indivíduos com mais de 40 anos e indivíduos imunodeprimidos. Viajantes para área endêmica que não receberam vacinação prévia devem receber uma dose única de vacina para HAV, a qual pode ser administrada em qualquer momento antes da viagem.

Vacina para HBV é recomendada como imunização de rotina para todos os bebês, se iniciando ao nascimento, e para todas as crianças e adolescentes até 18 anos que não foram imunizados previamente (Fig. 94-1). Também é recomendada vacinação pré-exposição para crianças mais velhas e adultos com risco aumentado de exposição ao HBV, incluindo indivíduos submetidos à hemodiálise, receptores de fatores de coagulação, residentes e profissionais de instituições para indivíduos com transtornos mentais, homens que têm relações sexuais com outros homens, usuários de drogas injetáveis e profissionais de saúde. A vacina para HBV se mostrou eficaz na redução da incidência de hepatocarcinoma em populações de alto risco. Rastreamento pré-natal de rotina para HBsAg é recomendado para todas as mulheres grávidas nos Estados Unidos. Bebês de mães com HBsAg positivo devem receber vacinação para HBV e imunoglobulina para hepatite B (HBIG) (0,5 mL) em até 12 horas após o nascimento, com vacinação subsequente com 1 mês e 6 meses de idade, seguidas de testes para HBsAg e anti-HBs aos 9 e 15 meses. Bebês de mães cujo estado do HBsAg é desconhecido devem receber vacinação em até 12 horas após o nascimento. Se o teste materno for positivo para HBsAg, o bebê também deve receber HBIG o mais breve possível (em até uma semana de idade). A combinação de HBIG e vacinação é eficaz em 99% dos casos na prevenção da transmissão vertical do HBV. Vacinação isolada, sem HBIG, previne 75% dos casos de transmissão perinatal de HBV e, aproximadamente, 95% dos casos de infecção infantil sintomática pelo HBV.

Profilaxia pós-exposição em indivíduos não vacinados, utilizando HBIG e vacina, é recomendada após acidente com agulha com sangue de paciente HBsAg positivo e para contatos domiciliares com contato íntimo, incluindo parceiros sexuais.

Capítulo 114

INFECÇÃO DO TRATO URINÁRIO

ETIOLOGIA

Infecções do trato urinário (ITUs) incluem **cistite** (infecção localizada na bexiga), **pielonefrite** (infecção do parênquima, cálice ou pelve renal) e **abscesso renal**, o qual pode ser intrarrenal ou perinefrético. O trato urinário e a urina normalmente são estéreis. *Escherichia coli*, ascendendo a partir da flora intestinal, é responsável por 90% das primeiras infecções e 75% das infecções recorrentes. Mais de 90% das *E. coli* nefritogênicas possuem fímbrias P, as quais se ligam a células uroepiteliais e antígenos do grupo sanguíneo P. Indivíduos com altos níveis de expressão de antígenos do grupo sanguíneo P1 têm maior predisposição à pielonefrite e bacteremia, assim como a ITUs recorrentes. Outras bactérias que frequentemente causam infecção são *Klebsiella, Proteus, Enterococcus* e *Pseudomonas. Staphylococcus saprophyticus* se associa a ITU em algumas crianças e em meninas adolescentes sexualmente ativas. *S. saprophyticus, Chlamydia trachomatis* e *E. coli* são as principais causas de **síndrome uretral aguda** ou **uretrite pós-coito**, a qual geralmente ocorre 12 a 72 horas após a relação sexual.

EPIDEMIOLOGIA

Aproximadamente 8% das meninas e 2% dos meninos têm ITU até os 11 anos. A incidência de ITU, em toda a vida, no sexo feminino é de, aproximadamente, 30%, comparada com de apenas 1% no sexo masculino. Aproximadamente 75% dos bebês com menos de 3 meses de vida com bacteriúria são do sexo masculino, comparado com apenas 10% entre 3 e 8 meses de idade. Após os 12 meses, ITU em crianças saudáveis é observada em meninas.

Uma uretra pequena predispõe as meninas à ITU. Bebês do sexo masculino não circuncidados apresentam risco 5 a 12 vezes maior de ITU em comparação com os bebês do sexo masculino circuncidados. Obstrução ao fluxo urinário e estase urinária são os principais fatores de risco e podem resultar de anomalias anatômicas, nefrolitíase, tumor renal, sonda vesical, obstrução da junção ureteropélvica, megaureter, compressão extrínseca e gravidez. Refluxo vesicoureteral, tanto primário (70% dos casos) quanto secundário à obstrução do trato urinário, predispõe a infecção crônica e cicatriz renal. Cicatriz também pode ocorrer na ausência de refluxo.

MANIFESTAÇÕES CLÍNICAS

Os sinais e sintomas de ITU variam amplamente com a idade. Poucos têm valor preditivo positivo alto em neonatos, os quais apresentam déficit de crescimento, problemas para alimentação e febre como os sinais mais consistentes. Hiperbilirrubinemia direta pode ocorrer secundária à endotoxina Gram-negativa. Bebês com idade entre 1 mês e 2 anos podem apresentar problemas para alimentação, déficit de crescimento, diarreia, vômitos e febre não explicada ou de origem desconhecida. Os sintomas podem estar mascarados como de uma doença gastrointestinal, com cólica, irritabilidade e períodos de gritos. Após os dois anos de idade, as crianças começam a apresentar os sintomas clássicos de ITU, como urgência, disúria, polaciúria e dor abdominal ou lombar. A presença de ITU deve ser suspeitada em todos os bebês e crianças pequenas com febre não explicada e em pacientes de qualquer idade com febre e anomalias congênitas do trato urinário.

EXAMES LABORATORIAIS E DE IMAGEM

O diagnóstico de ITU em bebês e crianças pequenas requer a presença de piúria e pelo menos 50.000 UFC/mL de um patógeno único. Em crianças mais velhas e adolescentes, presença de mais de 100.000 UFC/mL indica infecção. Amostras de urina para análise devem ser examinadas imediatamente (em até 20 minutos) ou refrigeradas até a cultura. Em crianças mais velhas e adolescentes, deve-se obter urina de jato médio por técnica limpa em um meio de coleta apropriado, enquanto cateterização transuretral é o método apropriado para crianças mais novas e bebês, nos quais se inicia uso de antibiótico. Sacos de coleta perineal são propensos à contaminação e não são recomendados para coleta de urina para urocultura. Se houver incerteza quanto ao diagnóstico de ITU em criança pequena ou bebê, a urina pode ser coletada pelo método mais conveniente para realização de urina tipo I e, se ela for sugestiva de infecção, coletar urina por sondagem antes do início dos antibióticos.

Urina tipo I mostrando **piúria** (leucocitúria > 10 células [leucócitos]/mm^3) sugere infecção, mas também é consistente com uretrite, vaginite, nefrolitíase, glomerulonefrite e nefrite intersticial. Testes de urina com fitas que combinam tanto a pesquisa de leucócitos quanto de nitritos (esterase leucocitária positiva e microscopia para bactéria positiva) têm sensibilidade de 70% e especificidade de 99% para detecção de ITU. Os testes isoladamente apresentam baixa sensibilidade.

Ultrassonografia de rins e vias urinárias é recomendada para bebês com ITU e febre para afastar anomalias estruturais ou para detecção de hidronefrose. Uretrocistografia miccional (UCGM) está indicada se a ultrassonografia for anormal (hidronefrose, cicatriz ou outros achados sugestivos de obstrução ou anomalia congênita). Refluxo vesicoureteral é a anomalia mais frequente encontrada e é classificada de grau I (apenas no ureter) a grau V (dilatação importante do ureter e obliteração da anatomia pélvica e calicial) (Cap. 167). Cintilografia com DMSA-tecnécio-99m pode identificar pielonefrite aguda e é mais útil para definir cicatriz renal como efeito tardio de ITU.

DIAGNÓSTICO DIFERENCIAL

O diagnóstico de ITU é confirmado por urocultura positiva, porém ela não diferencia infecção do trato urinário superior de infecção do trato urinário inferior. A localização da ITU é importante, pois a ITU superior está mais frequentemente associada a bacteremia e anomalias anatômicas do que a cistite não complicada. As manifestações clínicas de ITU não permitem diferenciar com confiança o local da infecção em neonatos, bebês e crianças com menos de 3 anos. Febre e dor abdominal podem ocorrer tanto com ITU superior quanto inferior, embora febre alta, leucocitose e bacteremia sejam mais sugestivas de ITU superior. Cintilografia com DMSA é sensível para detecção de pielonefrite aguda, mas não é comumente utilizada.

As manifestações de ITU se sobrepõem às da sepse em crianças pequenas; e com enterite, apendicite, linfadenite mesentérica e pneumonia em crianças maiores. Disúria pode indicar infecção parasitária, hipersensibilidade a sabonete, vaginite ou infecção, ou abuso sexual.

TRATAMENTO

Terapia empírica deve ser iniciada em crianças sintomáticas e em todas as crianças com urocultura confirmando ITU. Criança mais velha em bom estado geral, mas com urocultura positiva, deve receber antibioticoterapia oral. Em crianças com suspeita de ITU e queda do estado geral, sinais de desidratação ou incapacidade de reter líquidos por via oral, deve-se iniciar antibioticoterapia parenteral e considerar internação hospitalar.

Neonatos com ITU são tratados por 10 a 14 dias com antibiótico parenteral, devido às altas taxas de bacteremia. Crianças mais velhas com ITU são tratadas por 7 a 14 dias. O tratamento inicial com antibiótico parenteral é determinado pelo estado clínico. Antibióticos parenterais devem ser mantidos até a melhora clínica (geralmente 24 a 48 horas). Antibioticoterapia específica deve ser guiada pela suscetibilidade antimicrobiana e pelos resultados da urocultura, devido aos crescentes problemas relacionados com resistência antimicrobiana. Os antibióticos parenterais mais utilizados são ceftriaxona e gentamicina. Esquemas por via oral incluem cefalosporina, amoxicilina mais clavulanato ou sulfametoxazol-trimetoprima. Bebês e crianças que não apresentam a resposta esperada em 2 dias após o início do antibiótico devem ser reavaliados, ter nova urocultura coletada e realizar exame de imagem imediatamente.

O grau de toxicidade, desidratação e capacidade de reter líquidos por via oral deve ser cuidadosamente avaliado. É importante a restauração ou manutenção de hidratação adequada, incluindo correção de alterações eletrolíticas frequentemente associadas a vômitos ou baixa ingesta oral.

COMPLICAÇÕES E PROGNÓSTICO

Bacteremia ocorre em 2 a 5% dos episódios de pielonefrite e é mais comum em bebês do que em crianças maiores. Abscesso renal focal é uma complicação infrequente.

A taxa de recidiva da ITU é de aproximadamente 25 a 40%. A maioria das recidivas ocorre em até 2 a 3 semanas do tratamento. Os pais devem ser aconselhados a manter acompanhamento para avaliação de febre subsequente e verificação da possibilidade de recorrência da ITU. Se uma ITU recorrente for diagnosticada, exames de imagem (UCGM) são indicados para avaliar a possibilidade de refluxo vesicoureteral (Cap. 167).

PREVENÇÃO

Prevenção primária é feita pela promoção de boa higiene perineal e tratamento dos fatores de risco subjacentes para ITU, como constipação crônica, encoprese e incontinência urinária diurna e noturna. Existem evidências de que a profilaxia com antibióticos possa prevenir infecções urinárias sintomáticas recorrentes graves, embora o efeito seja discreto. O impacto da profilaxia secundária para prevenção de cicatriz renal é desconhecido. Acidificação da urina com suco de *cranberry* não é recomendada como método isolado para prevenção de ITU em crianças de alto risco.

Capítulo 115

VULVOVAGINITE

ETIOLOGIA

Vulvovaginite é a inflamação da vulva ou da vagina, ou ambas, e é o problema ginecológico mais frequente das crianças. Níveis baixos de estrógeno na pré-puberdade resultam em epitélio vaginal fino e atrófico, o qual é suscetível à invasão bacteriana. Na puberdade, os níveis de estrógeno aumentam, e o pH da vagina se torna mais ácido. Existem diversas causas específicas de vulvovaginite (Tabela 115-1), incluindo infecções sexualmente transmissíveis como *Trichomonas vaginalis* e herpes-vírus *simplex* (Cap. 116). **Vaginite inespecífica** resulta de supercrescimento da flora vaginal aeróbica normal, que está associada à má higiene. **Vaginose bacteriana** é causada por *Gardnerella vaginalis*, a qual interage sinergicamente com anaeróbios vaginais, incluindo *Bacterioides, Mobiluncus* e *Peptostreptococcus*.

EPIDEMIOLOGIA

Vaginite inespecífica é a causa mais frequente de vulvovaginite em meninas pequenas. *G. vaginalis* frequentemente está presente como parte da flora vaginal normal em meninas pré-adolescentes, mas é mais comum em meninas sexualmente ativas. *Candida* é muito menos frequente em meninas pré-adolescentes do que nas mulheres.

MANIFESTAÇÕES CLÍNICAS

Os sintomas principais da vulvovaginite são secreção vaginal, eritema e prurido. As características específicas de cada etiologia estão descritas na Tabela 115-1.

EXAMES LABORATORIAIS E DE IMAGEM

Análise microscópica, preparada misturando as secreções vaginais com solução salina, e culturas podem ser utilizadas para confirmar o diagnóstico específico (Tabela 115-1). **Clue cells** (células indicadoras ou guias) são células epiteliais da vagina que são cobertas por *G. vaginalis* e têm aspecto granular. Culturas vaginais para *G. vaginalis* não são úteis. *Candida* podem ser identificadas por exame microscópico ou cultura.

DIAGNÓSTICO DIFERENCIAL

Causas não infecciosas de vulvovaginite incluem agentes físicos (corpo estranho, areia), agentes químicos (sais de banho, sabonetes, detergentes) e doença cutânea vulvar (dermatite atópica, seborreia, psoríase). Secreção vaginal fisiológica ou **leucorreia fisiológica** de células vaginais descamadas e muco ocorre normalmente em meninas logo após o nascimento e dura aproximadamente uma semana, aparecendo novamente 6 a 12 meses antes da menarca. A secreção é mínima, clara e líquida, sem prurido ou inflamação. Não é necessário tratamento.

TRATAMENTO

O tratamento da vulvovaginite depende de sua etiologia (Tabela 115-1). O tratamento da vaginite inespecífica tem foco na melhora da higiene perineal. O tratamento recomendado da vaginose bacteriana é metronidazol ou clindamicina oral. Creme e comprimido ou supositório vaginal de imidazol são eficazes para o

Tabela 115-1 Características da Vulvovaginite

ETIOLOGIA / DISTÚRBIO	APRESENTAÇÃO	DIAGNÓSTICO	TRATAMENTO
Secreção vaginal fisiológica (leucorreia fisiológica)	Secreção mínima, clara e líquida, sem prurido ou inflamação; ocorre logo após o nascimento e novamente 6-12 meses antes da menarca	Sem organismos patogênicos na cultura.	Tranquilização
Vaginite inespecífica	Secreção vaginal, disúria, prurido; perda fecal em roupas íntimas	Evidência de má higiene; sem organismos patogênicos na cultura	Melhora da higiene, banho de assento 2-3 vezes/dia
Vaginose bacteriana	Geralmente assintomática; possível secreção vaginal líquida com odor "de peixe".	Pelo menos três dos quatro seguintes critérios: (1) secreção vaginal fina e homogênea; (2) pH vaginal ≥ 4,5; (3) odor "de peixe" por aminas voláteis com a adição de uma gota de hidróxido de potássio a uma gota de secreção vaginal (teste de *whiff*); e (4) presença de *clue cells* (ou células indicadoras) em exame microscópico de secreção vaginal com solução salina a 0,9% (*Garnerella vaginalis* e anaeróbios)	Metronidazol, clindamicina
Candidíase	Prurido, disúria, secreção vaginal branca tipo "queijo cottage"	*Candida* em exame microscópico com solução salina adicionada à secreção vaginal	Antifúngico tópico (p. ex., butoconazol, clotrimazol, miconazol, nistatina)
Enterobíase (verme)	Prurido perineal (noturno); sintomas gastrointestinais; contaminação vaginal variável a partir das fezes	Vermes adultos nas fezes ou ovos na pele da região perineal	Mebendazol ou albendazol
Giardíase	Contaminante fecal assintomático, secreção vaginal, diarreia, síndrome de má absorção	Protozoários flagelados (cistos ou trofozoítas) nas fezes	Metronidazol ou albendazol
Molusco contagioso	Lesões vulvares; nódulos com pápulas; material semelhante a uma coalhada, com o centro branco	Isolamento de poxvírus	Curetagem dérmica da área umbilicada
Infecção por *phthirus púbis* (pediculose púbica)	Prurido, escoriações, máculas azuladas, parte interna da coxa ou abdome inferior	Lêndeas em pelos, piolhos na pele ou nas roupas	Permetrina a 1%
Infecção por *sarcoptes scabiei* (escabiose)	Prurido noturno, vesículas pruriginosas, pústulas	Ácaros, ovos negros, pontos de fezes (microscópicos)	Permetrina a 5%
Infecção por *Shigella*	Secreção vaginal sanguinolenta; febre, mal-estar, contaminação fecal, diarreia, sangue e mucos nas fezes, cólicas abdominais	Fezes: leucócitos e hemácias; positivas para *Shigella*	Cefalosporina de terceira geração por via oral
Infecção por *Streptococcus*, *Staphylococcus*	Secreção vaginal, possivelmente sanguinolenta; disseminação a partir de infecção primária		Cefalosporina de primeira geração ou dicloxacilina
Corpo estranho	Secreção vaginal com odor fétido, ocasionalmente sanguinolenta	Corpo estranho ao exame físico	Retirada do corpo estranho

tratamento da candidíase vulvovaginal aguda. Ducha ou irrigação vaginal não é benéfica e não é recomendada.

COMPLICAÇÕES E PROGNÓSTICO

Complicações são raras. O prognóstico é excelente.

PREVENÇÃO

Não há medidas profiláticas conhecidas para vaginose bacteriana ou vaginite inespecífica. Ducha não é protetora e diminui a flora vaginal normal, a qual protege contra organismos patogênicos.

Capítulo 116

DOENÇAS SEXUALMENTE TRANSMISSÍVEIS

Adolescentes apresentam as maiores taxas de doenças sexualmente transmissíveis (DSTs). Em comparação aos adultos, os adolescentes sexualmente ativos têm maior probabilidade de acreditar que eles não irão contrair uma DST, maiores chances de terem contato com um parceiro com DST, menor probabilidade de receberem cuidados de saúde quando apresentam DST e menores chances de serem aderentes ao tratamento de uma DST.

Embora diversos organismos possam causar DSTs, as doenças podem ser agrupadas pelas características clínicas de apresentação. **Uretrite e endocervicite** (Tabela 116-1) são características de infecção por *Neisseria gonorrhoeae* e *C. trachomatis*, os quais são os agentes mais comuns de DSTs. Observe que mais de 70% das infecções genitais por clamídia em mulheres são assintomáticas. **Úlceras genitais** (Tabela 116-2) são características de sífilis (*Treponema pallidum*), infecções genitais pelo herpes-vírus *simplex* (HSV), cancro mole (*Haemophilus ducreyi*) e granuloma inguinal, também conhecido como donovanose (*Klebsiella granulomatis*). O **corrimento vaginal** (Tabela 116-3) é um sintoma de tricomoníase (*Trichomonas vaginalis*) e faz parte do espectro da vulvovaginite (Cap. 115), a qual nem sempre está associada à atividade sexual. O papilomavírus humano (HPV) causa **condiloma acuminado**, ou **úlceras genitais** (Tabela 116-4), sendo o principal fator de risco para câncer de colo de útero, vulva e vagina.

As DSTs estão associadas a morbidades fisiológicas e psicológicas significativas. Diagnóstico e tratamento precoces são

Tabela 116-1	Características das Doenças Sexualmente Causadas pela *Chlamydia trachomatis* e pela *Neisseria gonorrhoeae*		
CARACTERÍSTICA		**C. TRACHOMATIS**	**N. GONORRHOEAE**
Período de incubação		5-12 dias	3-14 dias
Apresentações possíveis		Faringite, conjuntivite (incluindo conjuntivite neonatal), doença disseminada (artrite, dermatite, endocardite, meningite)	
		Sexo feminino	*Sexo masculino*
		Assintomática	Assintomática
		Uretrite	Uretrite
		Esquenite/bartolinite	Epidídimo-orquite
		DIP	Proctite
Sinais/sintomas das síndromes comuns			
Uretrite		*Sexo feminino* Disúria, polaciúria > 10 leucócitos/campo	*Sexo masculino* Secreção peniana > 10 leucócitos/campo
Cervicite mucopurulenta		Eritema em colo do útero, friabilidade, secreção espessa/cremosa > 10 leucócitos/campo Dor discreta à palpação do colo uterino Diplococos intracelulares Gram-negativos	
Doença inflamatória pélvica		Início dos sintomas nos dias 3-10 do ciclo menstrual	
		Dor em hipogástrio (95%)	
		Dor à palpação de anexos, massa (95%)	
		Dor à mobilidade do colo uterino (95%)	
		Febre (35%)	
		Secreção cervical mucopurulenta (variável)	
		Irregularidades menstruais (variável)	
		Náuseas, vômitos (variável)	
		Fraqueza, síncope, tontura (variável)	
		Peri-hepatite (5%)	
Exames diagnósticos		NAAT, cultura (utilizando meio seletivo de Thayer-Martin)	NAAT
Tratamento		Ceftriaxona mais doxiciclina ou azitromicina	

DIP, doença inflamatória pélvica; *NAAT*, teste de amplificação de ácido nucleico
* Coinfecção é comum, e as apresentações clínicas têm sobreposição significativa.

Tabela 116-2	Características das Doenças Sexualmente Transmissíveis Caracterizadas por Úlceras Genitais			
	SÍFILIS	**HERPES GENITAL**	**CANCRO**	**GRANULOMA INGUINAL (DONOVANOSE)**
Agente	*Treponema pallidum*	HSV-1, HSV-2	*Haemphilus ducreyi*	*Klebsiella granulomatis*
Incubação	10-90 dias	4-14 dias	3-10 dias	8-80 dias
Achados sistêmicos	Febre, erupção cutânea, mal-estar, anorexia, artralgia, linfadenopatia	Cefaleia, febre, mal-estar, mialgia em um terço dos casos	Nenhum	Apenas disseminação local
Linfadenopatia inguinal	Tardia, bilateral, não dolorosa, sem supuração	Precoce, bilateral, dolorosa, sem supuração	Precoce, rápida, dolorosa e unilateral; provável supuração	Obstrução linfática
Lesão primária	Pápula	Vesícula	Pápula e pústula	Pápula
Características da úlcera				
Número	> 1	Múltiplas	< 3	> 1, podem coalescer
Bordas	Nítidas	Eritematosas, irregulares	Irregulares, não nítidas	Nítidas, bordas laminadas
Profundidade	Superficial	Superficial	Profunda	Elevada
Base	Eritematosa, lisa	Eritematosa, lisa	Necrótica	Vermelho vivo, limpa
Secreção	Serosa	Serosa	Pus, sangue	Nenhuma
Induração	Firme	Nenhuma	Nenhuma	Firme
Dor	Ausente	Usual	Frequente	Ausente
Diagnóstico				
Sorologia	VDRL ou RPR MHA-TP ou FTA-ABS	Soroconversão (apenas na infecção primária)	Não	Não
Isolamento	Sem teste *in vitro*, inoculação em coelhos	Cultura	Aspirado de linfonodo, *swab* de úlcera em meio seletivo	Não
Microscópico	Exame em campo escuro	PCR ou imunofluorescência	Bastões pleomórficos Gram-negativos	Coloração de material de biópsia da úlcera para corpúsculos de Donovan
Tratamento	*Inicial*: Penicilina G benzatina (2,4 milhões de UI IM, em dose única) *Tardia* (> 1 ano de duração): Penicilina G benzatina (2,4 milhões de UI IM, por semana, 3 vezes)	Aciclovir, fanciclovir, valaciclovir	Aspirado de nódulos flutuantes Incisão e drenagem de linfonodos com mais de 5 cm Azitromicina ou ceftriaxona ou ciprofloxacino ou eritromicina	Doxiciclina ou SMX-TMP

FTA-ABS, teste de absorção do anticorpo treponêmico fluorescente; HSV, herpes-vírus *simplex*; MHA-TP, ensaio de micro-hemaglutinação para *T. pallidum*; PCR, reação em cadeia da polimerase; SMX-TMP, sulfametoxazol-trimetoprima; VDRL, *Venereal Disease Research Laboratory*.

Tabela 116-3	Características das Doenças Sexualmente Transmissíveis de Acordo com o Corrimento Vaginal		
CARACTERÍSTICA	**LEUCORREIA FISIOLÓGICA (NORMAL)**	**TRICOMONÍASE**	**VAGINOSE BACTERIANA (VAGINITE ASSOCIADA À *GARDNERELLA VAGINALIS*)**
Agente	Flora normal	*Trichomonas vaginalis*	*G. vaginalis* e anaeróbios
Incubação	-	5-28 dias	Não necessariamente transmitida por relação sexual
Prurido	Não	Leve a moderado	Ausente ou leve
Secreção	Mínima	Moderada a importante	Leve a moderada
Dor	Não	Leve	Infrequente
Inflamação da vulva	Não	Comum	Infrequente

(continua)

Tabela 116-3	Características das Doenças Sexualmente Transmissíveis de Acordo com o Corrimento Vaginal – continuação		
CARACTERÍSTICA	LEUCORREIA FISIOLÓGICA (NORMAL)	TRICOMONÍASE	VAGINOSE BACTERIANA (VAGINITE ASSOCIADA À *GARDNERELLA VAGINALIS*)
Características do corrimento			
Quantidade	Pequena	Grande	Moderada
Cor	Clara, esbranquiçada	Amarelo-esverdeada ou cinza	Cinza
Consistência	Floculenta	Espumosa	Homogênea
Viscosidade	Líquida	Líquida	Líquida
Odor fétido	Não	Possível	Sim
Tipo de odor com KOH	Não	Possível	Odor de peixe característico (amina)
pH	< 4,5	> 5,0	> 4,5
Diagnóstico			
Gota de solução salina a 0,9%	Células epiteliais escamosas, poucos leucócitos	Leucócitos; flagelados móveis, discretamente maiores que os leucócitos	Células epiteliais escamosas cobertas com bactérias aderidas (*clue cells* ou células indicadoras) e leucócitos
Gram	Bastões e cocos Gram-positivos e Gram-negativos	*Trichomonas*	Predomínio de bastões e cocos Gram-negativos, com poucos cocos Gram-positivos
Cultura	Flora mista com predomínio de *Lactobacillus*	Cultura geralmente não é indicada; disponíveis testes com anticorpos e ácidos nucleicos	Cultura não é útil
Tratamento	Tranquilização	Metronidazol ou tinidazol	Metronidazol, tinidazol ou clindamicina

KOH, hidróxido de potássio.

Tabela 116-4	Características das Doenças Sexualmente Transmissíveis Caracterizadas por Sintomas Genitais Externos Não Ulcerativos		
CARACTERÍSTICA	VERRUGAS GENITAIS	CANDIDÍASE VULVOVAGINAL	PEDICULOSE PUBIANA (PIOLHO)
Agente	Papilomavírus humano	*Candida albicans*	*Phthirus pubis*
Incubação / transmissão	30-90 dias	Transmissão sexual infrequente	5-10 dias
Queixas	Verrugas genitais são observadas ou sentidas	Prurido ou secreção vulvar	Prurido pubiano; os organismos vivos podem ser vistos; parceiro sexual tem "piolhos"
Sinais	Protuberâncias firmes, rosa-acinzentadas, única ou múltiplas, com fímbrias e indolores em vulva, introito vaginal, vagina, colo uterino, pênis, períneo ou ânus	Inflamação da vulva, com secreção espessa, branca (corrimento tipo "queijo cottage"), pH < 5; mucosa friável que sangra facilmente	Ovos (lêndeas) na base dos pelos púbicos, piolhos podem ser visíveis; pele eritematosa e com escoriações devido à infestação
Associações clínicas	Neoplasia ou displasia de colo de útero	Contraceptivos orais, diabetes, antibióticos	-
Diagnóstico	Aparência clínica, maioria das infecções é assintomática; alterações acetobrancas na colposcopia; células grandes com halo perinuclear e núcleo hipercromático	KOH (10%); pseudo-hifas; Gram: pseudo-hifas Gram-positivas; cultura em meio de Nickerson ou Sabouraud	História e aparência clínica
Tratamento	*Terapias aplicadas pelo paciente*: solução ou gel de podofilox ou creme de imiquimode *Terapias aplicadas pelo médico*: crioterapia com nitrogênio líquido ou crioprobe ou resina de podofilina tópica ou ácido tricloroacético ou ácido dicloroacético ou ressecção cirúrgica	*Agentes intravaginais*: butoconazol ou clotrimazol ou miconazol ou nistatina ou tioconazol ou terconazol *Agente oral*: fluconazol	Permetrina a 1% creme ou piretrina com butóxido de piperonila

KOH, hidróxido de potássio.

importantes para a prevenção de complicações clínicas e infertilidade. Todas as DSTs são evitáveis; a prevenção primária das DSTs deve ser um objetivo para todos os profissionais de saúde e adolescentes. O diagnóstico de uma DST necessita de avaliação ou tratamento de outras DSTs concomitantes, notificação e tratamento dos parceiros sexuais e algumas das DSTs são de notificação compulsória aos serviços públicos de saúde.

Muitas infecções que não são tradicionalmente consideradas DSTs são também transmissíveis por relação sexual, incluindo a infecção pelo vírus da imunodeficiência humana (HIV), pelo vírus da leucemia de células T humana tipos I e II, citomegalovírus, vírus Epstein-Barr, herpes-vírus humano (HHV-6, HHV-7), vírus da hepatite B, vírus do molusco contagioso e *Sarcoptes scabiei*. A presença de qualquer DST sugere comportamento de risco para infecção pelo HIV (Cap.b 125), e o aconselhamento sobre HIV e a sorologia devem ser realizados em todos os adolescentes com DST. Presença de gonorreia, sífilis, HSV-2 e tricomoníase em crianças pré-puberdade e fora do período neonatal indicam contato sexual e necessidade de investigar possível abuso sexual (Cap. 22); o diagnóstico de DSTs em bebês pode representar abuso ou transmissão perinatal. A associação de abuso sexual com vulvovaginite e infecção genital pelo HPV, a qual pode se originar da pele ou de tipos genitais do HPV, é menos provável.

DOENÇA INFLAMATÓRIA PÉLVICA

Extensão direta da *N. gonorrhoeae*, frequentemente em associação com *C. trachomatis*, para endométrio, tubas ovarianas e peritônio causa a **doença inflamatória pélvica (DIP)**. As complicações da DIP incluem abscesso tubo-ovariano, peri-hepatite (**síndrome de Fitz-Hugh-Curtis**, uma inflamação da cápsula hepática) e infertilidade. O diagnóstico diferencial da DIP inclui gravidez ectópica, aborto séptico, torsão ou ruptura de cisto ovariano, infecção do trato urinário, apendicite, linfadenite mesentérica e doença inflamatória intestinal. Ultrassonografia pélvica pode detectar estruturas anexiais espessadas e é o exame de escolha para excluir outros possíveis diagnósticos. O critério clínico mínimo para o diagnóstico de DIP é dor à palpação de abdome inferior, com dor à mobilização uterina, anexial ou cervical. Critérios adicionais que suportam o diagnóstico são febre, secreção cervical mucopurulenta, leucocitose, elevação dos marcadores inflamatórios e infecção documentada por *N. gonorrhoeae* ou *C. trachomatis*. Adolescentes devem ser hospitalizadas para tratamento se houver incerteza do diagnóstico; gravidez; ausência de resposta clínica em 72 horas ao tratamento por via oral; incapacidade de aderência terapêutica ou intolerância ao tratamento por via oral; abscesso tubo-ovariano ou, ainda, gravidade da doença, com febre alta, náuseas e vômitos. O tratamento parenteral recomendado para pacientes hospitalizados é com cefotetano ou cefoxitina, mais doxiciclina por via oral. O tratamento ambulatorial recomendado é ceftriaxona (250 mg) em dose única por via intramuscular (IM) mais doxiciclina, via oral, por 14 dias, com ou sem metronidazol por 14 dias. O exame de seguimento deve ser realizado em até 72 horas.

GONORREIA (*NEISSERIA GONORRHOEAE*)

N. gonorrhoeae, um coco Gram-negativo, frequentemente é observada ao microscópio como um diplococo. A gonorreia é uma DST comum entre os adolescentes. Nos Estados Unidos, a maior incidência é entre 15 e 24 anos no sexo feminino e entre 20 e 24 anos no sexo masculino, com as taxas de incidência variando conforme a raça. O organismo causa infecção no local da aquisição, o que geralmente resulta em cervicite e uretrite mucopurulenta (Tabela 116-1), mas também pode ocorrer infecção da faringe e do reto. **Infecção gonocócica disseminada** pode ocorrer por disseminação hematogênica, resultando em lesões cutâneas com petéquias ou pústulas nas extremidades, artralgia assimétrica, tenossinovite ou artrite séptica e, ocasionalmente, endocardite ou meningite. Transmissão perinatal de infecção materna pode causar sepse neonatal e meningite (Cap. 65) e oftalmia neonatal (Cap. 119).

Os esquemas de tratamento devem ser eficazes contra *N. gonorrhoeae* e *C. trachomatis* devido à alta frequência de coinfecção. Taxas crescentes de resistência às fluoroquinolonas limitam as opções de tratamento. Dose única IM de ceftriaxona (250 mg) é recomendada para infecções gonocócicas não complicadas de colo uterino, uretra e reto. Hospitalização e tratamento com ceftriaxona são recomendados para infecções gonocócicas disseminadas. Para todas as infecções gonocócicas, azitromicina ou doxiciclina também devem ser administradas, a menos que seja excluída a presença de infecção por clamídia.

CLAMÍDIA (*CHLAMYDIA TRACHOMATIS*)

A clamídia é uma bactéria obrigatoriamente intracelular com ciclo de vida bifásico, existindo como corpos relativamente inertes na forma extracelular e como **corpos reticulares** quando fagocitados e replicados dentro de um fagossomo. Os corpos reticulados se dividem por fissão binária e, após 48 a 72 horas, se reorganizam em corpos elementares que são liberados pelas células. *Chlamydia* infecta células escamocolunares não ciliadas e células epiteliais transicionais que revestem a mucosa da uretra, colo uterino, reto e conjuntiva.

C. trachomatis sorotipos D a K causam uretrite, cervicite, DIP, conjuntivite de inclusão em recém-nascidos e pneumonia em bebês. *C. trachomatis* sorotipos L1-3 causam linfogranuloma venéreo, uma DST infrequente caracterizada por linfadenite inguinal unilateral dolorosa. *C. trachomatis* sorotipos A, B, Ba e C causam tracoma (amaurose hiperendêmica), a qual pode levar à cegueira por cicatrização local extensa.

Chlamydia é a DST bacteriana mais frequentemente diagnosticada em adolescentes, representando a maioria dos casos de **uretrite** e **cervicite não gonocócica** (Tabela 116-1). A proporção nos sexos feminino:masculino é de 5:1. Os indivíduos do sexo masculino frequentemente apresentam disúria e secreção mucopurulenta, embora aproximadamente 25% possam ser assintomáticos. Mulheres são mais frequentemente assintomáticas (aproximadamente 70%) ou apresentam sintomas mínimos como disúria, dor abdominal leve ou secreção vaginal. Meninas na pré-puberdade podem ter vaginite. Pelo menos 30% dos indivíduos com cervicite, uretrite, proctite ou epididimite gonocócica apresentam coinfecção pela *C. trachomatis*.

Infecção por *Chlamydia* geralmente é diagnosticada pela detecção dos ácidos nucleicos da bactéria (reação em cadeia da polimerase [PCR], utilizando reação em cadeia da ligase e amplificação mediada por transcrição) em amostras da região cervical, uretral ou da primeira urina da manhã. Testes de amplificação substituíram as culturas e os ensaios imunoabsorventes, os quais são menos sensíveis. Devido aos resultados falso-positivos, apenas cultura deve ser utilizada com fins médico-legais para confirmação de infecção por *C. trachomatis* em casos com suspeita de abuso sexual.

Os esquemas de tratamento devem ser eficazes contra *C. trachomatis* e *N. gonorrhoeae*, devido à alta frequência de coinfecção. Dose única oral de azitromicina (1 g) ou doxiciclina por 7 dias é o tratamento recomendado, o qual pode ser combinado com uma dose única de ceftriaxona (250 mg) IM para tratar infecção gonocócica concomitante.

SÍFILIS (*TREPONEMA PALLIDUM*)

Sífilis é causada por *T. pallidum*, uma espiroqueta longa, fina e flexível. Ela não pode ser cultivada rotineiramente *in vitro*, mas pode ser observada pela microscopia de campo escuro. Infecção não tratada progride por diversos estágios clínicos (Tabela 116-2). **Sífilis primária** é caracterizada por uma úlcera, ou **cancro**, genital indolor, geralmente na genitália, que aparece 3 a 6 semanas após a inoculação. **Sífilis secundária** ocorre 6 a 8 semanas após e caracteriza-se por febre, linfadenopatia generalizada e erupção cutânea maculopapular que também está presente nas palmas das mãos e solas dos pés. Ocorrem lesões em placa na pele, o **condiloma lata**, e lesões nas membranas das mucosas, as quais são infecciosas. **Sífilis terciária** é uma doença lentamente progressiva que envolve os sistemas cardiovascular, neurológico e musculoesquelético e não é observada em crianças. **Sífilis latente** é uma infecção assintomática detectada por sorologias. Sífilis latente precoce indica aquisição no ano anterior; todos os outros casos de sífilis latente são chamados de sífilis latente tardia ou sífilis latente de duração desconhecida. A infecção pode ser transmitida por mulheres grávidas e infectar seus bebês, resultando em **sífilis congênita** (Cap. 66).

O diagnóstico de sífilis é baseado em sorologias. **Testes para anticorpos não treponêmicos**, o *Venereal Disease Research Laboratory* (**VDRL**) e o **teste de reagina plasmática rápido** (**RPR**), são exames de rastreamento e podem ser quantificados como títulos que aumentam com a elevação da duração da infecção ou que diminuem em resposta ao tratamento. Um teste VDRL não quantitativo pode ser realizado no líquido cefalorraquidiano, mas é pouco sensível. Doença reumática e outras doenças infecciosas podem causar resultados falso-positivos. Para confirmação, devem ser utilizados outros testes, como o **teste de anticorpo treponêmico**, o **ensaio de micro-hemaglutinação para *T. pallidum*** (MHA-TP) e o **teste de absorção do anticorpo treponêmico fluorescente** (FTA-ABS), os quais são mais específicos para o diagnóstico de sífilis. Estes testes geralmente permanecem positivos por toda a vida, mesmo que a infecção tenha sido tratada e curada. Exame em campo escuro de cancros, membranas das mucosas ou lesões cutâneas podem revelar organismos móveis.

O tratamento de escolha para todos os estágios da sífilis é penicilina G parenteral. Sífilis primária, sífilis secundária e sífilis latente precoce são tratadas com uma dose única IM de penicilina G benzatina. Sífilis terciária, sífilis latente tardia e sífilis latente de duração desconhecida são tratadas com três doses com intervalo de uma semana entre elas. Neurossífilis é tratada com penicilina G cristalina (aquosa) intravenosa por 10 a 14 dias. A **reação Jarisch-Herxheimer** é uma reação sistêmica febril que ocorre em 15 a 20% dos pacientes com sífilis tratados com penicilina.

INFECÇÃO PELO HERPES-VÍRUS *SIMPLEX* (HSV)

HSV-1 e HSV-2 são vírus grandes, com DNA de fita dupla, da família herpes-vírus, com um genoma linear dentro de um capsídeo icosaédrico. Existe uma homologia de DNA significativa entre os tipos 1 e 2. O vírus infecta inicialmente as superfícies mucosas e penetra nos neurônios cutâneos onde ele migra para os gânglios sensitivos através dos axônios. À medida que ocorre replicação viral nos gânglios, o vírus se move ao longo do axônio para infectar e destruir células epiteliais. A infecção pode se disseminar para outros órgãos em pacientes imunodeprimidos. O vírus se mantém latente nos gânglios, onde periodicamente ele sofre reativação e replicação, as quais são desencadeadas por eventos indefinidos. Embora o vírus possa ser encontrado em qualquer local, mais comumente o HSV-1 ocorre no sistema nervoso central, olhos e boca, enquanto o HSV-2 envolve mais frequentemente os genitais. Reinfecção pode ocorrer por exposição a outro tipo de herpes-vírus ou por outra cepa do mesmo tipo.

Herpes genital primário é caracterizado por múltiplas vesículas agrupadas e dolorosas ou por lesões ulcerativas e crostosas, sobre uma base eritematosa, na genitália externa (Tabela 116-2). No sexo feminino, há também envolvimento do colo uterino. Os sintomas podem incluir linfadenopatia regional, corrimento e disúria. A doença primária dura 10 a 20 dias, com recorrência em 50 a 80% dos pacientes. **Erupções secundárias, recorrentes** ou **reativações** não são tão intensas e não estão associadas a sintomas sistêmicos. Na infecção primária, a disseminação viral dura 1 a 2 semanas, e toda a evolução, de vesícula para úlcera, tem duração de 16 a 20 dias. Na doença recorrente, a disseminação viral dura menos de 7 dias e a evolução dura 8 a 10 dias. Muitos indivíduos apresentam 5 a 8 recorrências por ano. Alguns episódios primários e muitos episódios recorrentes são assintomáticos.

Cultura viral e PCR são os métodos de escolha para o diagnóstico; a cultura geralmente mostra efeito citopático em 1 a 3 dias, raramente levando mais de 5 dias. A PCR tem maior sensibilidade que a cultura. A disseminação viral após a infecção primária é intermitente, de forma que tanto a cultura quanto a PCR podem falhar na detecção de infecção latente. Sorologia é útil apenas na infecção primária (para mostrar soroconversão entre as fases aguda e de convalescença), permanecendo positiva por toda a vida. Títulos de anticorpos não são úteis como guia no tratamento das recorrências.

Fanciclovir e valaciclovir orais são eficazes no tratamento, reduzindo a intensidade e a duração dos sintomas nos casos primários, podendo diminuir as recorrências. Terapia supressora em dose única diária diminui em 70 a 80% a frequência das recorrências do herpes genital em pacientes que apresentam recorrências frequentes (mais de seis recorrências anuais). Higiene local e banho de assento podem aliviar o desconforto. O uso de preservativos fornece alguma proteção contra a transmissão sexual do HSV.

TRICOMONÍASE (*TRICHOMONAS VAGINALIS*)

A tricomoníase é causada pelo protozoário *T. vaginalis* e frequentemente está associada a outras DSTs, como gonorreia e *Chlamydia*. A infecção é assintomática em até 90% dos homens e 85% das mulheres. No sexo masculino podem ocorrer sintomas de uretrite. No sexo feminino, pode ocorrer vaginite, com secreção amarelo-esverdeada espumosa, fétida e líquida, irritação vulvar e "hemorragia em morango" (Tabela 116-3). O diagnóstico é baseado na visualização de protozoários flagelados móveis na urina ou em análise microscópica de secreção vaginal, a qual tem sensibilidade de apenas 60 a 70% nas mulheres sintomáticas. Cultura é o método diagnóstico mais sensível. Recomenda-se o tratamento do paciente e do parceiro sexual com metronidazol ou tinidazol oral em dose única.

VERRUGAS GENITAIS (PAPILOMAVÍRUS HUMANO)

HPV é a causa de verrugas genitais (**condiloma acuminado**), sendo a DST mais comum nos Estados Unidos, com maiores prevalências entre 15 e 24 anos de idade. A maioria das infecções pelo HPV é assintomática ou subclínica. Os tipos 6 e 11 do HPV causam 90% das verrugas genitais e não são oncogênicos. Os tipos 16 e 18 do HPV estão associados a 70% dos casos de câncer de colo de útero. Os tipos 31, 33 e 35 também são oncogênicos.

Verrugas genitais podem ocorrer no epitélio escamoso ou nas membranas mucosas dos genitais e das estruturas perineais no sexo feminino e masculino (Tabela 116-4). As verrugas genitais geralmente são protuberâncias múltiplas, firmes e de coloração rósea-acinzentada. As verrugas genitais não tratadas permanecem inalteradas, ou com aumento de tamanho ou número, ou resolvem-se espontaneamente. Elas se tornam dolorosas se forem maceradas ou se sofrerem infecção secundária. O diagnóstico geralmente é feito pelo seu aspecto, sem biópsia. O diagnóstico diferencial inclui condiloma lata (sífilis secundária) e tumores.

O objetivo do tratamento é a retirada das verrugas sintomáticas para induzir um período livre de verrugas. As modalidades de tratamento envolvem destruição do epitélio infectado; terapias aplicadas pelo paciente incluem podofilox ou imiquimode, enquanto terapias aplicadas pelo médico incluem crioterapia com nitrogênio líquido ou crioprobe, resina de podofilina tópica e ácido tricloroacético ou ácido bicloroacético. Uma alternativa é a remoção cirúrgica. Interferon intralesão e cirurgia a *laser* também são eficazes. Fatores que podem influenciar na escolha do tratamento incluem o número de verrugas, tamanho, local anatômico, morfologia da verruga, preferência do paciente, custo do tratamento, conveniência, efeitos adversos e experiência do médico. Recorrências após o tratamento são comuns e frequentemente assintomáticas

PEDICULOSE PUBIANA (*PHTHIRUS PUBIS*)

Pediculose pubiana é causada pela infestação por *Phthirus pubis*, o **piolho pubiano**. A pediculose pubiana é predominantemente de transmissão sexual e tem seu ciclo de vida nos pelos pubianos, onde causa prurido intenso característico (Tabela 116-4). O diagnóstico pode ser feito clinicamente; piolhos são visíveis a olho nu. Pápulas eritematosas e **casulos dos ovos (lêndeas)** não são observados antes da puberdade. O tratamento consiste de educação sobre higiene pessoal e ambiental e o uso de um pediculocida apropriado, como creme de permetrina a 1% ou piretrinas com butóxido de piperonila. As roupas e as roupas de cama devem ser descontaminadas (lavadas e secas em máquinas utilizando ciclo quente ou limpeza a seco) ou retiradas do contato com o corpo por pelo menos 72 horas.

Capítulo 117

OSTEOMIELITE

ETIOLOGIA

Osteomielite hematogênica aguda é a manifestação mais comum de osteomielite em crianças e ocorre secundariamente à bacteremia. **Osteomielite subaguda** geralmente ocorre após inoculação local por trauma penetrante e não está associada a sintomas sistêmicos. **Osteomielite crônica** resulta de osteomielite (usualmente subaguda) não tratada ou tratada inadequadamente.

Em crianças após o período neonatal e sem hemoglobinopatias, as infecções ósseas ocorrem quase exclusivamente na metáfise dos ossos longos devido ao fluxo sanguíneo lento através dos vasos tortuosos e cheios de curvas únicos deste local. Trauma não penetrante prévio frequentemente é relatado e pode levar à lesão óssea local, a qual predispõe à infecção. Infecções ósseas em crianças com anemia falciforme ocorrem na porção diafisária dos ossos longos, provavelmente em consequência de infarto focal prévio. Em crianças com menos de 12 a 18 meses, os capilares perfuram a placa de crescimento epifisário, permitindo disseminação da infecção através da epífise, levando à artrite supurativa, enquanto em crianças mais velhas a infecção é contida na metáfise, pois estes vasos não atravessam mais a placa epifisária (Fig. 117-1 AB).

Staphylococcus aureus é o responsável por mais de 80% das infecções esqueléticas agudas. Outras causas comuns incluem o estreptococo do grupo A e o *Streptococcus pneumoniae*. *Neisseria meningitidis, Mycobacterium tuberculosis, Bartonella henselae, Actinomyces* spp. e anaeróbios são causas menos comuns. Estreptococo do grupo B e bactérias Gram-negativas entéricas são outras causas importantes em neonatos. Anemia falciforme e outras hemoglobinopatias predispõem à osteomielite causada por *Salmonella* e *S. aureus*. Osteomielite por *Pasteurella multocida* pode ocorrer após mordedura de cães ou gatos. O uso de teste de reação em cadeia da polimerase revela que uma proporção significativa de **osteomielite com culturas negativas** é causada por *Kingella kingae*. Vacina conjugada diminuiu muito a incidência de infecção pelo *Haemophilus influenzae* tipo b.

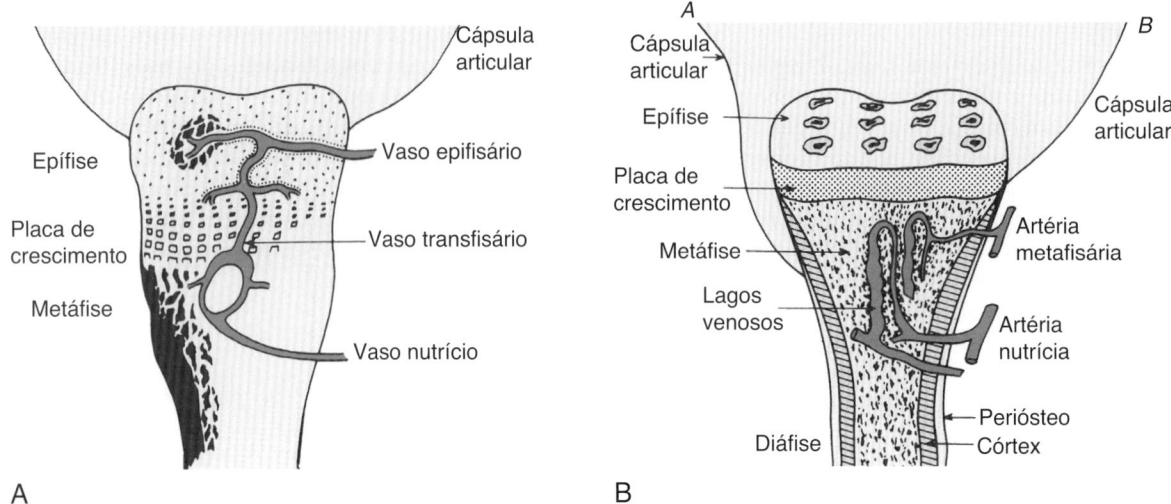

Figura 117-1 Principais estruturas ósseas de um lactente antes da maturação da placa epifisária de crescimento. Observe os vasos transfisários que conectam a irrigação vascular da epífise e metáfise, facilitando a disseminação da infecção entre estas duas áreas. **B,** Principais estruturas ósseas de uma criança. A cápsula articular A se insere abaixo da placa epifisária de crescimento, no quadril, cotovelos, tornozelos e ombros. Ruptura de um abscesso metafisário nestes ossos provavelmente causará pioartrite. A cápsula articular B se insere na placa epifisária de crescimento, nos ossos tubulares. Ruptura de um abscesso metafisário nestes ossos provavelmente causará abscesso subperiosteal, mas raramente se associa a pioartrite (*Fonte: Gutman LT: Acute, subacute, and chronic osteomyelitis and pyogenic arthritis in children*, Curr Probl Pediatr 15:1–72, 1985.)

Infecções ósseas focais subagudas causadas por *Pseudomonas aeruginosa* e *S. aureus* geralmente ocorrem em pacientes ambulatoriais que apresentam **feridas puntiformes** no pé. **Condrite** por *Pseudomonas* está fortemente associada a feridas puntiformes através de tênis, os quais abrigam *Pseudomonas* nas palmilhas de espuma. *S. aureus* é a causa mais comum de osteomielite crônica. **Osteomielite multifocal crônica recorrente** é uma síndrome autoinflamatória caracterizada por episódios recorrentes de febre, dor óssea e achados radiográficos de osteomielite. Ossos infrequentemente envolvidos na osteomielite hematogênica aguda, como clavícula, escápula ou ossos pequenos das mãos ou pés, são geralmente afetados; os patógenos não são identificados em culturas e a histopatologia demonstra infiltrados plasmocitários.

EPIDEMIOLOGIA

Osteomielite pode ocorrer em qualquer idade, mas é mais comum em crianças de 3 a 12 anos de idade e afeta duas vezes mais os meninos que as meninas. Osteomielite por trauma penetrante ou doença vascular periférica é mais comum em adultos.

MANIFESTAÇÕES CLÍNICAS

Os sintomas mais comuns na apresentação são dor focal, dor de forte intensidade à palpação óssea, calor, eritema e edema. Febre, anorexia, irritabilidade e letargia podem acompanhar os achados focais. Movimentação ativa e passiva e capacidade de suportar peso das extremidades afetadas estão diminuídas, mimetizando uma paralisia (**pseudoparalisia**). Espasmo muscular pode tornar difícil examinar a extremidade. O espaço articular adjacente pode estar envolvido nas crianças menores, sendo sugerido por dor com a mínima movimentação da articulação (Cap. 118).

Geralmente apenas um osso está envolvido. O fêmur, a tíbia ou o úmero são afetados em aproximadamente dois terços dos pacientes. Aproximadamente 15% dos casos envolvem os ossos de mãos ou pés e 10% envolve a pelve. Osteomielite vertebral é caracterizada por início insidioso, sintomas vagos, dor nas costas, compressão ocasional da medula espinal e, usualmente, febre ou toxicidade sistêmica discretas. Pacientes com osteomielite da pelve podem mancar, apresentar febre e dor vaga no abdome, no quadril, na virilha ou nas coxas. Piomiosite dos músculos pélvicos pode mimetizar osteomielite.

EXAMES LABORATORIAIS E DE IMAGEM

A presença de leucocitose é inconstante. Hemoculturas são importantes, porém são negativas em muitos casos. Elevação de marcadores inflamatórios, como velocidade de hemossedimentação (VHS) e proteína C-reativa (PCR), é sensível, porém não específica. Determinações seriadas de VHS e PCR são úteis na monitoração da evolução da doença e da resposta ao tratamento. Aspiração com agulha fina de material da metáfise ou subperiosteal estabelece definitivamente o diagnóstico. Identificação de bactéria no material aspirado pela coloração Gram pode estabelecer o diagnóstico em horas após o início dos sintomas.

Radiografias simples podem demonstrar edema de partes moles, como **perda dos planos de gordura periosteal** nos primeiros três dias dos sintomas, porém lesões ósseas, como **elevação do periósteo** e **destruição óssea**, não estão presentes antes de 10 a 14 dias do início dos sintomas (Fig. 117-2). **Abscesso de Brodie** é um abscesso intraósseo subagudo que não drena para

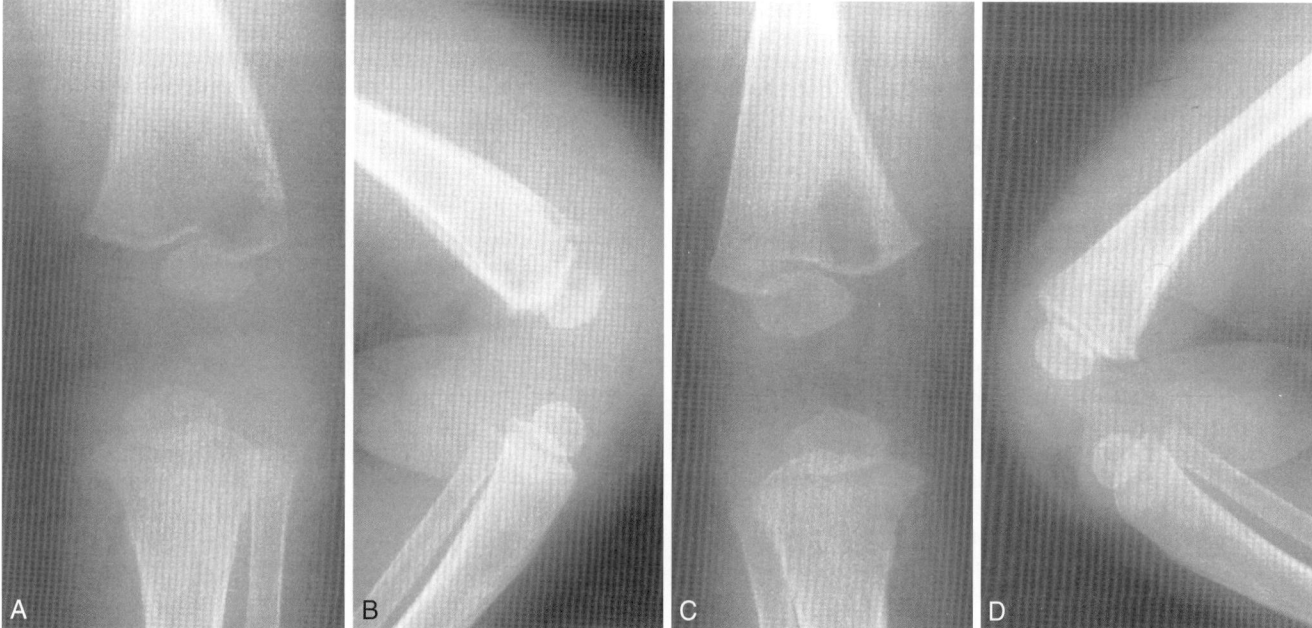

Figura 117-2 Osteomielite aguda multifocal em um bebê de 3 semanas de vida com edema de múltiplas articulações e mal-estar generalizado. Radiografia em incidências frontal (**A**) e lateral (**B**) do joelho esquerdo mostrando destruição focal da metáfise femoral distal com reação periosteal e edema generalizado de partes moles. Incidências frontal (**C**) e lateral (**D**) do joelho direito mostrando uma área de destruição óssea focal na metáfise femoral distal com reação periosteal e edema das partes moles mediais. Aspiração com agulha fina de múltiplos locais revelou *Staphylococcus aureus* (Fonte: Moffett KS, Aronoff SC: Osteomyelitis. In Jenson HB, Baltimore RS, editors: Pediatric Infectious Diseases: Principles and Practice, ed 2, Philadelphia, 2002, Saunders, p 1038.)

o espaço subperiosteal e classicamente está localizado na tíbia distal. **Sequestro**, porção de osso avascular que se separou do osso adjacente, frequentemente está recoberto por uma bainha espessa, ou **invólucro**, sendo ambos característicos da osteomielite crônica. A cintilografia foi amplamente substituída pela ressonância nuclear magnética para o diagnóstico de osteomielite, sendo esta última sensível às alterações inflamatórias da medula óssea, mesmo durante os estágios iniciais da osteomielite. Cintilografia com tecnécio-99m é útil para identificação de doença multifocal. Cintilografia com gálio-67 frequentemente é positiva se a cintilografia com tecnécio-99m é negativa.

DIAGNÓSTICO DIFERENCIAL

A osteomielite deve ser diferenciada de artrite infecciosa (Cap. 118), celulite, piomiosite, fasceíte, discite, trauma, artrite idiopática juvenil, cistos ósseos, histiocitose e neoplasias malignas.

TRATAMENTO

A antibioticoterapia inicial para osteomielite deve ser baseada em organismo provável para a idade da criança, coloração do Gram no aspirado ósseo e doenças associadas (Tabela 117-1). O tratamento inicial deve incluir um antibiótico que cubra *S. aureus* e *Kingella*, como oxacilina ou nafcilina. Clindamicina ou vancomicina devem ser utilizadas na suspeita de *S. aureus* resistente à meticilina, conforme fatores do paciente ou epidemiologia local do *S. aureus*. Em pacientes com anemia falciforme, o tratamento inicial deve incluir um antibiótico com atividade contra *Salmonella*.

Tabela 117-1 Antibioticoterapia Recomendada para Osteomielite em Crianças

PATÓGENO COMUM	TRATAMENTO RECOMENDADO*
OSTEOMIELITE HEMATOGÊNICA AGUDA	
Staphylococcus aureus	
Sensível à Meticilina	Nafcilina (ou oxacilina) ou cefazolina
Resistente à Meticilina	Clindamicina ou vancomicina ou linezolida
Streptococcus pyogenes (estreptococo do grupo A)	Penicilina G
Streptococcus pneumoniae	Penicilina G ou ceftriaxona/cefotaxima ou vancomicina
Osteomielite Subaguda Focal	
Pseudomonas aeruginosa	Ceftazidima ou piperacilina-tazobactam mais um aminoglicosídeo
Kingella kingae	Penicilina G, oxacilina ou cefotaxima

*Terapia específica ideal é baseada na suscetibilidade do organismo isolado.

A resposta aos antibióticos intravenosos (IV) ocorre em até 48 horas. Falta de melhora após 48 horas indica a possível necessidade de drenagem cirúrgica ou a possível presença de um patógeno não usual. Drenagem cirúrgica está indicada nas doenças graves ou extensas, quando a doença é crônica ou atípica, quando há envolvimento de articulação do quadril ou na presença de **sequestro** ou compressão da medula espinal. Antibióticos devem ser administrados por pelo menos 4 a 6 semanas. Após o tratamento inicial com o paciente hospitalizado e com resposta clínica adequada, incluindo diminuição da PCR e do VHS, a transição para tratamento domiciliar com antibiótico IV ou oral pode ser considerada se for possível garantir a aderência terapêutica.

COMPLICAÇÕES E PROGNÓSTICO

Complicações da osteomielite aguda são infrequentes e geralmente ocorrem por terapia inadequada ou de início tardio ou por bacteremia concomitante. Insuficiência vascular, a qual afeta a chegada dos antibióticos no local da infecção, e trauma estão associados com taxas maiores de complicações.

Osteomielite hematogênica tem excelente prognóstico quando tratada precocemente e quando a drenagem cirúrgica é realizada conforme indicada. Os piores resultados ocorrem em neonatos e em lactentes com envolvimento do quadril ou das articulações dos ombros (Cap. 118). Aproximadamente 2 a 4% das infecções agudas recorrem apesar do tratamento adequado, e aproximadamente 25% destas recorrências não respondem ao desbridamento cirúrgico extenso e à antibioticoterapia prolongada, resultando em perda óssea, formação de fístula ou amputação (embora rara). Sequelas relacionadas com o distúrbio do crescimento esquelético são mais comuns na osteomielite neonatal.

PREVENÇÃO

Não existem meios eficazes para prevenir a osteomielite hematogênica por *S. aureus*. Imunização universal de bebês com vacina conjugada para *Haemophilus influenzae* tipo b praticamente eliminou a ocorrência de infecções graves por este organismo, incluindo infecções ósseas e articulares.

Crianças com feridas puntiformes nos pés devem imediatamente receber irrigação, lavagem, desbridamento, retirada de qualquer corpo estranho ou *debris* visível e profilaxia para tétano. O valor da antibioticoprofilaxia oral para prevenção de osteomielite após lesão penetrante é incerto.

Tabela 118-1 — Organismos Patogênicos de Artrite Séptica em Crianças

FREQUENTES	INFREQUENTES
LACTENTES PEQUENOS (< 2 MESES DE IDADE)	
Estreptococo do grupo B	Neisseria gonorrhoeae
Staphylococcus aureus	Candida
Escherichia coli	
Klebsiella pneumoniae	
Lactentes Maiores e Crianças (2 Meses até a Maturidade)	
S. aureus	Bactérias anaeróbias
Streptococcus pneumoniae	Pseudomonas aeruginosa
Estreptococo do grupo A	Enterobacteriaceae
Kingella kinsae	Haemophilus influenzae tipo b*
N. gonorrhoeae	Mycobacterium tuberculosis
Borrelia burgdorferi (doença de Lyme)	
Artrite Reativa	
Yersinia enterocolitica	
Campylobacter jejuni	
Shigella flexneri	
Salmonela Estreptococo do grupo A	
Neisseria meningitidis	
Coccidioides immitis	
Vírus da rubéola	

* A incidência de infecções invasivas por *H. influenzae* tipo b diminuiu significativamente após a vacinação universal (Hib) na infância.

Capítulo 118

ARTRITE SÉPTICA

ETIOLOGIA

Artrite séptica (**supurativa** ou **artrite infecciosa**) é uma infecção bacteriana grave do espaço articular que resulta de disseminação hematogênica de bactérias. Menos frequentemente, a artrite séptica resulta de disseminação por contiguidade de uma infecção ao redor dos tecidos moles ou por inoculação direta na articulação (trauma penetrante). Disseminação de osteomielite para o espaço articular é mais comum em crianças com menos de 18 meses e ocorre por organismos que passam através de vasos transfisários para a epífise (Fig. 117-1A). As bactérias que causam artrite séptica são semelhantes às que causam osteomielite (Tabela 118-1). Doença de Lyme também pode causar artrite (Cap. 122).

A artrite da **infecção gonocócica disseminada** inclui tanto a forma reativa quanto a forma supurativa, nos estágios inicial ou tardio da doença gonocócica, respectivamente. Com infecção genital não tratada, pode ocorrer gonococcemia com febre, artrite poliarticular simétrica e erupção cutânea, conhecida como **síndrome artrite-dermatite**. As culturas do líquido sinovial são estéreis neste estágio, apesar da prevalência relativamente alta de bacteremia. Monoartrite de articulações grandes e que suportam peso ocorre dias a semanas após. Culturas do líquido sinovial afetado neste estágio frequentemente mostram o patógeno.

Artrite reativa é uma inflamação sinovial imunomediada que ocorre após infecção bacteriana ou viral, especialmente por *Yersinia* e outras infecções entéricas. Artrite reativa das articulações do quadril em crianças de 3 a 6 anos de idade é conhecida como **sinovite transitória ou tóxica** (Cap. 200).

EPIDEMIOLOGIA

Artrite séptica ocorre mais frequentemente em crianças com menos de 5 anos e em adolescentes.

MANIFESTAÇÕES CLÍNICAS

As características típicas da artrite supurativa incluem envolvimento monoarticular com eritema, calor, edema e dor à palpação da articulação envolvida, com derrame articular palpável e limitação significativa do movimento. O início do quadro pode ser súbito ou insidioso, com sintomas perceptíveis quando a articulação é mobilizada, como durante a troca de fraldas, ou os pais

Tabela 118-2 — Achados do Líquido Sinovial em Diversas Doenças Articulares

CONDIÇÃO	APARÊNCIA	LEUCÓCITOS (MM³/L)	PMNS (%)	COÁGULO DE MUCINA	DIFERENÇA DE GLICOSE LÍQUIDO SINOVIAL-SANGUE (MG/DL)	COMENTÁRIOS
Normal	Claro, amarelado	0-200 (200)*	< 10	Bom	Sem diferença	-
Trauma	Claro, turvo, sanguinolento	50-4.000 (600)	< 30	Bom	Sem diferença	Comum na hemofilia
Lúpus eritematoso sistêmico	Claro ou discretamente turvo	0 – 9.000 (3.000)	< 20	Bom a razoável	Sem diferença	Célula LE positiva, complemento diminuído
Artrite reumatoide, artrite reativa (síndrome de Reiter, doença inflamatória intestinal)	Turvo	250-80.000 (19.000)	> 70	Ruim	30	Complemento diminuído
Artrite séptica, Infecção piogênica	Turvo	10.000-250.000 (80.000)	> 90	Ruim	50-90	Cultura positiva, coloração Gram-positiva
Artrite tuberculosa	Turvo	2.500-100.000 (20.000)	> 60	Ruim	40-70	Resultados positivos da hemocultura PPD, reação álcool-ácido-resistente
Artrite de Lyme	Turvo	500-100.000 (20.000)	> 60	Ruim	70	História de picada de carrapato ou eritema migrans

LE, lúpus eritematoso; PMNs, células polimorfonucleares; PPD, derivado proteico purificado de tuberculina.
*Média em parênteses.

percebem a criança mancando ou movimentando menos uma articulação. Crianças de 1 a 3 anos de idade podem mancar ou se recusar a andar. Na artrite séptica do quadril, as extremidades inferiores podem permanecer preferencialmente em rotação externa e flexão para minimizar a dor por pressão da cápsula articular. De forma semelhante, as articulações dos joelhos e cotovelos geralmente são mantidas em flexão. As articulações dos membros inferiores mais frequentemente envolvidas são: joelhos (40%), quadril (20%) e tornozelos (14%). Pequenas articulações, como as das mãos, geralmente são envolvidas após trauma penetrante ou lesões com a mão fechada.

Sintomas discretos relacionados com o trato genital que foram ignorados podem preceder o desenvolvimento da síndrome artrite-dermatite precoce associada à infecção gonocócica disseminada. História de febre antecedendo o desenvolvimento de artrite monoarticular caracteriza a artrite gonocócica tardia.

A artrite reativa geralmente é poliarticular, simétrica e envolve as grandes articulações, especialmente do quadril. Pacientes podem apresentar episódio prévio de gastroenterite ou uretrite. Uretrite pode aparecer com a artrite.

EXAMES LABORATORIAIS E DE IMAGEM

Leucocitose e elevação de velocidade de hemossedimentação (VHS) e proteína C-reativa (PCR) são comuns. Artrocentese é importante para diferenciar as causas de artrite (Tabela 118-2). Adolescentes com artrite séptica aguda devem ser submetidos à exame de uretra, colo uterino, reto e faringe e realizar culturas e teste de amplificação de ácido nucleico para *Neisseria gonorrhoeae*.

Hemoculturas e culturas de líquido sinovial são positivas em aproximadamente 50% dos casos. O líquido sinovial que apresenta características de infecção piogênica pode não mostrar patógenos bacterianos, mesmo na ausência de antibioticoterapia prévia, devido aos efeitos bacteriostáticos do líquido sinovial. Coloração Gram, ácido-rápido e preparação com hidróxido de potássio para fungos devem ser realizados e frequentemente trazem alguma informação, mesmo que as culturas sejam negativas.

As radiografias simples geralmente trazem poucas informações adicionais ao exame físico. A radiografia pode mostrar edema da cápsula articular, aumento do espaço articular e deslocamento dos planos de gordura periosteal. Cintilografias são limitadas, embora a cintilografia tecnécio-99m e a ressonância nuclear magnética possam ser úteis para excluir infecção óssea e abscessos profundos. Ultrassonografia é especialmente útil para identificação de derrame articular e é o exame inicial de escolha para avaliação de infecções supurativas do quadril.

DIAGNÓSTICO DIFERENCIAL

O diagnóstico diferencial da artrite séptica em bebês, crianças e adolescentes inclui outras doenças infecciosas, doenças autoimunes, febre reumática e trauma.

Artrite séptica deve ser diferenciada da doença de Lyme, osteomielite, bursite supurativa, fasceíte, miosite, celulite e abscesso de partes moles. Abscesso em músculo psoas frequentemente se apresenta com febre e dor no quadril à flexão e rotação. Artrite idiopática juvenil, doença de Kawasaki, púrpura de Henoch-Schönlein, outras doenças reumatológicas e doença de Crohn devem ser diferenciadas da artrite séptica. Na maioria destas

Tabela 118-3	Antibioticoterapia Recomendada para Artrite Séptica em Crianças	
FAIXA ETÁRIA	**PATÓGENOS COMUNS**	**TRATAMENTO RECOMENDADO**
Lactentes (menos de 2 meses)	Estreptococo do grupo B	Ampicilina mais aminoglicosídeo
	Escherichia coli	Cefotaxima (ou ceftriaxona) mais aminoglicosídeo
	Klebsiella pneumoniae	Cefotaxima (ou ceftriaxona) mais aminoglicosídeo
	Staphylococcus aureus	Nafcilina (ou oxacilina), vancomicina
Lactentes maiores e crianças	S. aureus	Nafcilina (ou oxacilina), vancomicina
	Streptococcus pneumoniae	Cefotaxima (ou ceftriaxona) ou vancomicina (conforme a sensibilidade)
	Estreptococo do grupo A	Penicilina G
	Kingella kingae	Penicilina G, nafcilina (ou oxacilina) ou cefotaxima
	Haemophilus influenzae tipo b*	Cefotaxima ou ceftriaxona
	Neisseria gonorrhoeae, infecção gonocócica disseminada	Ceftriaxona

*A incidência de infecções invasivas causadas pelo *H. influenzae* tipo b diminui significativamente após a vacinação infantil universal com Hib.

doenças, a presença de envolvimento simétrico ou de múltiplas articulações frequentemente exclui artrite séptica. **Bursite supurativa** por *Staphylococcus aureus* ocorre mais frequentemente em meninos mais velhos e homens, sendo, geralmente, uma consequência de trauma ou, menos comumente, uma complicação de bacteremia.

TRATAMENTO

A antibioticoterapia inicial para artrite séptica é baseada no organismo provável para a idade da criança e na coloração Gram do líquido sinovial. Artrite séptica do quadril, especialmente, ou dos ombros necessita de drenagem cirúrgica imediata. Com a inserção da cápsula articular abaixo da epífise nestas articulações esféricas, o aumento da pressão no espaço articular pode afetar adversamente a irrigação vascular para a cabeça do fêmur ou do úmero, levando à necrose avascular. A infecção do joelho pode ser tratada com artrocenteses repetidas, além de antibióticos parenterais apropriados.

Diversos agentes antimicrobianos fornecem níveis adequados de antibióticos nos espaços articulares (Tabela 118-3). A terapia inicial para o neonato deve incluir antibióticos com atividade contra *S. aureus*, estreptococo do grupo B e bactérias Gram-negativas aeróbicas, como nafcilina e cefotaxima. A terapia inicial para crianças de 3 meses a 5 anos deve incluir antibióticos com atividade contra o *S. aureus*. Devem-se considerar adicionar antibióticos apropriados se a criança não tiver sido imunizada contra *Haemophilus influenzae* tipo b (Hib). Infecções confirmadas por *S. aureus* resistente à meticilina são mais bem tratadas com clindamicina, se suscetível, ou vancomicina.

A duração do tratamento depende da resolução clínica da febre e da dor e da redução dos níveis de VHS e PCR. Infecções por organismos virulentos, como *S. aureus*, geralmente necessitam de tratamento por pelo menos 21 dias. A via de administração do tratamento pode ser alterada para oral se for possível garantir a aderência terapêutica. Agentes orais com alta atividade contra *S. aureus* que frequentemente são utilizados para completar o tratamento incluem cefalexina, clindamicina, amoxicilina-clavulanato, dicloxacilina e ciprofloxacino (este último apenas em pacientes com mais de 18 anos de idade).

COMPLICAÇÕES E PROGNÓSTICO

O prognóstico das formas comuns de artrite séptica observadas em bebês e crianças é excelente. As principais complicações da artrite séptica em neonatos, crianças e da artrite gonocócica são perda da função articular por lesão da superfície articular. A maior incidência destas complicações ocorre nas infecções de quadril e ombros, possivelmente por necrose avascular. A alta incidência de artrite séptica concomitante com osteomielite adjacente em neonatos deixa a placa epifisária do crescimento com alto risco de anomalias do crescimento. Neonatos com osteomielite têm 40 a 50% de chances de apresentar distúrbio do crescimento com perda do crescimento ósseo longitudinal e encurtamento do membro.

PREVENÇÃO

Não existem meios eficazes para prevenir a ocorrência de artrite séptica hematogênica por *S. aureus*. Imunização universal com vacina Hib conjugada praticamente eliminou a ocorrência de infecções graves por este organismo, incluindo infecções ósseas e articulares.

Capítulo 119

INFECÇÕES OCULARES

ETIOLOGIA

Conjuntivite aguda geralmente é uma infecção bacteriana ou viral do olho que é caracterizada por início rápido de sintomas que persistem por alguns dias. *Haemophilus influenzae* não tipável, *Streptococcus pneumoniae* e *Moraxella catarrhalis* são responsáveis por aproximadamente dois terços das conjuntivites bacterianas (Tabela 119-1). Outras causas incluem *Neisseria gonorrhoeae* e *Pseudomonas aeruginosa*, a qual é associada com uso prolongado de lentes de contato gelatinosas. A conjuntivite viral mais frequentemente é causada pelo adenovírus, o qual provoca **ceratoconjuntivite epidêmica**, e menos frequentemente pelo vírus coxsackie e outros enterovírus. **Ceratite**, ou inflamação da córnea, não está comumente associada a conjuntivite, porém ocorre na infecção por *N. gonorrhoeae*, herpes-vírus *simplex* (HSV) e adenovírus.

Conjuntivite neonatal, ou **oftalmia neonatorum**, é uma conjuntivite purulenta que ocorre durante o primeiro mês de vida,

Tabela 119-1	Manifestação da Conjuntivite Aguda em Crianças	
CARACTERÍSTICAS CLÍNICAS		
CARACTERÍSTICA	BACTERIANA	VIRAL
Patógenos comuns	*Haemophilus influenzae* (geralmente não tipável)	Adenovírus tipos 8, 19
	Streptococcus pneumoniae	Enterovírus
	Moraxella catarrhalis	Herpes-vírus *simplex*
Incubação	24-72 horas	1-14 dias
Sintomas		
Fotofobia	Leve	Moderada a importante
Visão embaçada	Comum com secreção	Se houver presença de ceratite
Sensação de corpo estranho	Incomum	Sim
Sinais		
Secreção	Secreção purulenta	Secreção serosa/mucoide
Reação palpebral	Resposta papilar	Resposta folicular
Linfonodo pré-auricular	Incomum na aguda (< 10%)	Mais comum (20%)
Quemose	Moderada	Leve
Hemorragia conjuntival	Ocasionalmente com *Streptococcus* ou *Haemophilus*	Frequente com enterovírus
Tratamento (tópico)	Polimixina B-trimetoprima ou sulfacetamida a 5% ou eritromicina	Adenovírus: autolimitada Herpes-vírus *simplex*: solução de trifluridina a 1% ou pomada de vidarabina a 3%; avaliação oftalmológica
Fim do período contagioso	24 horas após o início do tratamento	7 dias após o início dos sintomas

sendo geralmente adquirida durante o nascimento. As causas mais comuns de conjuntivite neonatal, em ordem descrescente de prevalência, são conjuntivite química, secundária ao nitrato de prata utilizado na profilaxia de infecção gonocócica, *Chlamydia trachomatis*, causa comum de conjuntivite bacteriana, *Escherichia coli*, outros bacilos entéricos Gram-negativos, HSV e *N. gonorrhoeae*.

EPIDEMIOLOGIA

Conjuntivite é comum em crianças pequenas, especialmente se elas têm contato com outras crianças contaminadas. Fatores predisponentes à infecção bacteriana incluem obstrução do ducto lacrimal, doença dos seios da face, infecção de ouvido e doenças alérgicas, quando as crianças esfregam seus olhos com frequência. A conjuntivite ocorre em 1 a 12% dos neonatos. Conjuntivite química leve a moderada comumente está presente entre 24 e 48 horas de vida na maioria dos recém-nascidos que receberam nitrato de prata oftálmico para profilaxia da infecção gonocócica. Aproximadamente 50% dos bebês que nascem por parto normal de mães infectadas apresentam aquisição neonatal de *C. trachomatis*, na qual o risco de conjuntivite por clamídia (**conjuntivite de inclusão**) é de 25 a 50%.

MANIFESTAÇÕES CLÍNICAS

Sintomas incluem olho vermelho, secreção ocular, visão embaçada e fotofobia discreta. Os achados ao exame físico incluem quemose, injeção conjuntival e edema das pálpebras. Envolvimento da córnea sugere infecção gonocócica ou herpética. Lesões corneanas pelo herpes aparecem como úlceras dendríticas ou ameboides ou, mais comumente, na infecção recorrente, como ceratite profunda. Conjuntivite unilateral com otite média ipsilateral frequentemente é causada pelo *H. influenzae* não tipável.

O momento e as manifestações da conjuntivite neonatal são úteis para identificar a causa (Tabela 119-2). *N. gonorrhoeae* causa conjuntivite grave com secreção purulenta em grande quantidade. Conjuntivite por clamídia geralmente ocorre na segunda semana de vida, mas pode ocorrer entre 3 dias e 6 semanas após o parto. Nestes casos há inflamação leve a moderada e secreção purulenta em um ou nos dois olhos.

EXAMES LABORATORIAIS E DE IMAGEM

Culturas não são coletadas rotineiramente, pois a conjuntivite bacteriana geralmente é autolimitada ou responde rapidamente a antibioticoterapia tópica. Se houver suspeita de conjuntivite gonocócica, especialmente em neonatos, devem ser obtidas coloração Gram e cultura. Nestes bebês, devem-se realizar hemoculturas e culturas de outros locais que possam estar infectados (como o líquido cefalorraquidiano). Testes adicionais para *Chlamydia*, vírus da imunodeficiência humana (HIV) e sífilis devem ser realizados na mãe e no bebê.

DIAGNÓSTICO DIFERENCIAL

Diferenciar conjuntivite bacteriana de viral pela apresentação e aparência é difícil (Tabela 119-1). Lesões vesiculares em pálpebra, quando presentes, sugerem HSV. **Conjuntivite hiperpurulenta**, caracterizada por novo acúmulo de secreção purulenta em minutos, é característica de infecção por *N. gonorrhoeae*. O diagnóstico diferencial está listado na Tabela 119-3.

Blefarite está associada a infecções estafilocócicas, seborreia e disfunção da glândula meibomiana. A criança se queixa de fotofobia, queimação, irritação e sensação de corpo estranho que a leva a esfregar os olhos. Higiene palpebral com **compressa para limpeza palpebral** é o passo inicial no tratamento.

Hordéolo é uma lesão inflamatória nodular supurativa das pálpebras associada a dor e eritema. **Hordéolo externo** ou **terçol** ocorre na pálpebra anterior, nas glândulas de Zeis ou nos folículos dos cílios, sendo geralmente causado por estafilococos. **Hordéolo interno** ocorre nas glândulas meibomianas e pode ser infectado por estafilococos ou ser estéril. Se a glândula meibomiana obstruir, há acúmulo de secreções da glândula e desenvolvimento de **calázio**. O hordéolo usualmente responde ao tratamento local, mas pode recorrer.

Dacriocistite é uma infecção ou inflamação do saco lacrimal, que usualmente está obstruído, sendo mais comumente causada por *Staphylococcus aureus* ou estafilococo coagulase-negativa. Secreção mucopurulenta pode ser expressa aplicando uma pressão suave sobre o saco lacrimal. O tratamento geralmente requer sondagem do sistema nasolacrimal para estabelecer comunicação.

Tabela 119-2 — Manifestações Clínicas e Tratamento da Conjuntivite Neonatal

AGENTE ETIOLÓGICO	CASOS (%)	SECREÇÃO E EXAME EXTERNO	IDADE HABITUAL DE INÍCIO	DIAGNÓSTICO	MANIFESTAÇÕES ASSOCIADAS	TRATAMENTO
Químico: nitrato de prata	Variável (1%), depende do uso do nitrato de prata	Secreção aquosa	1-3 dias	Sem organismos em esfregaço ou cultura	Nenhuma	Nenhum
Chlamydia trachomatis (conjuntivite de inclusão)	2-40	Pouca secreção; edema discreto; hiperemia; resposta folicular; manchas corneanas tardias	4-19 dias	Teste de secreção com IFD ou PCR	Pode preceder a pneumonia por *C. trachomatis* (de 3 semanas a 3 meses de idade)	Eritromicina (oral)
Bacteriana: *Staphylococcus*, *Streptococcus*, *Pseudomonas*, *E. coli*	30-50	Secreção purulenta moderada; edemas palpebral e conjuntival discretos; envolvimento corneano com risco de perfuração	2-7 dias	Coloração Gram; cultura em ágar-sangue		Terapia tópica
Neisseria gonorrhoeae	< 1	Secreção purulenta em grande quantidade; edemas palpebral e conjuntival; envolvimento corneano frequente; risco de perfuração e cicatriz em córnea	1-7 dias	Coloração Gram (diplococo Gram-negativo intracelular); cultura em chocolate-ágar. Cultura de outros locais, incluindo hemocultura e cultura de LCR	Pode estar associada a infecção gonocócica disseminada grave	Ceftriaxona. Internação hospitalar
HSV	< 1	Secreção clara ou serossanguinolenta; edema palpebral; ceratite com opacificação da córnea; formação dendrítica	3 dias – 3 semanas	Cultura viral, IFD, PCR	Pode estar associada a infecção perinatal disseminada pelo HSV	Aciclovir (intravenoso) se envolvimento sistêmico

HSV, herpes-vírus *simplex*; *IFD*, imunofluorescência direta; *LCR*, líquido cefalorraquidiano; *PCR*, reação em cadeia da polimerase.

Tabela 119-3 — Diagnóstico Diferencial das Infecções Oculares

CONDIÇÃO	AGENTES ETIOLÓGICOS	SINAIS E SINTOMAS	TRATAMENTO
Conjuntivite bacteriana	*Haemophilus influenzae*, *Haemophilus aegyptius*, *Streptococcus pneumoniae*, *Neisseria gonorrhoeae*	Secreção mucopurulenta unilateral ou bilateral, visão normal, fotofobia, hiperemia conjuntival e edema (quemose); sensação de areia	Antibióticos tópicos, ceftriaxona parenteral para gonococo
Conjuntivite viral	Adenovírus, echovírus, vírus coxsackie	Mesmos da conjuntivite bacteriana; pode ser hemorrágica, unilateral	Autolimitada
Conjuntivite neonatal	*Chlamydia trachomatis*, gonococo, química (nitrato de prata), *Staphylococcus aureus*	Folículo ou papila palpebral/conjuntival; mesmos da infecção bacteriana	Ceftriaxona para gonococo e eritromicina oral para *C. trachomatis*
Conjuntivite alérgica	Pólens sazonais ou exposição a alérgenos	Prurido, incidência de quemose (edema) bilateral maior que o eritema, papila tarsal	Anti-histamínicos, corticosteroides, cromoglicato
Ceratite	Herpes-vírus *simplex*, adenovírus, *S. pneumoniae*, *S. aureus*, *Pseudomonas*, *Acanthamoeba*, químicos	Dor intensa, edema corneano, opacificação, eritema em limbo, hipópio, catarata; lente de contato com história de infecção amebiana	Antibióticos específicos para infecções bacterianas / fúngicas, ceratoplastia, aciclovir para herpes
Endoftalmite	*S. aureus*, *S. pneumoniae*, *Candida albicans*, cirurgia ou trauma associados	Início agudo, dor, perda da visão, edema, quemose, vermelhidão; hipópio e opacificação do vítreo	Antibióticos
Uveíte anterior (iridociclite)	AIJ, artrite reativa, sarcoidose, doença de Behçet, doença inflamatória intestinal	Unilateral / bilateral; eritema, *flush* ciliar, pupilas irregulares, aderências na íris; fotofobia, miose, diminuição da acuidade visual	Corticosteroides tópicos, mais terapia para a doença primária
Uveíte posterior (coroidite)	Toxoplasmose, histoplasmose, *Toxocara canis*	Sem sinais de eritema, diminuição da acuidade visual	Terapia específica para o patógeno

Tabela 119-3	Diagnóstico Diferencial das Infecções Oculares – continuação		
CONDIÇÃO	**AGENTES ETIOLÓGICOS**	**SINAIS E SINTOMAS**	**TRATAMENTO**
Episclerite / Esclerite	Doença autoimune idiopática (p. ex., LES, púrpura de Henoch-Schönlein)	Dor localizada, eritema intenso, unilateral; vasos sanguíneos maiores que na conjuntivite; esclerite pode causar perfuração do globo ocular	Episclerite é autolimitada; corticosteroides tópicos para alívio rápido
Corpo estranho	Ocupacional ou outra exposição	Unilateral, vermelhidão, sensação de areia; visível ou tamanho microscópico	Irrigação, retirada; verificar presença de ulceração
Blefarite	*S. aureus, Staphylococcus epidermidis*, seborreia, obstrução do ducto lacrimal; raramente molusco contagioso, *Phthirus pubis, Pediculus capitis*	Bilateral, irritação, prurido, hiperemia, crostas, afeta as margens palpebrais	Antibióticos tópicos, compressas mornas
Dacriocistite	Obstrução do saco lacrimal: *S. aureus, H. influenzae, S. pneumoniae*	Dor, dor à palpação, eritema e exsudato nas áreas do saco lacrimal (inferomedial para lateral); epífora; possível celulite orbitária	Antibióticos sistêmicos, tópicos; drenagem cirúrgica
Dacrioadenite	*S. aureus, S. pneumoniae*, CMV, sarampo, EBV, enterovírus; trauma, sarcoidose, leucemia	Dor, dor à palpação, edema, eritema sobre a área da glândula (pálpebra temporal superior); febre, leucocitose	Antibióticos sistêmicos; drenagem de abscessos orbitários
Celulite orbitária (celulite pós-septal)	Sinusite paranasal: *H. influenzae, S. aureus, S. pneumoniae*, outros estreptococos Trauma: *S. aureus* Fungos: *Aspergillus, Mucor* se imunodeprimido	Rinorreia, quemose, perda visual, mobilidade extraocular dolorosa, proptose, oftalmoplegia, febre, edema palpebral, leucocitose	Antibióticos sistêmicos, drenagem de abscessos orbitários
Celulite periorbitária (celulite pré-septal)	Trauma: *S. aureus*, outros estreptococos Bacteremia: pneumococo, estreptococo, *H. influenzae*	Eritema cutâneo, calor, visão normal, envolvimento mínimo da órbita; febre, leucocitose, toxemia	Antibióticos sistêmicos

AIJ, artrite idiopática juvenil; *CMV*, citomegalovírus; *EBV*, vírus Epstein-Barr; *LES*, lúpus eritematoso sistêmico.

Endoftalmite é uma infecção que ameaça a visão, sendo considerada uma emergência médica. Usualmente ocorre após trauma, cirurgia ou disseminação hematogênica de um foco a distância. Os agentes etiológicos incluem estafilococo coagulase-negativa, *S. aureus, S. pneumoniae, Bacillus cereus* e *Candida albicans*. O exame é difícil devido a blefaroespasmo importante e fotofobia extrema. Um **hipópio** e opacificação podem ser visíveis ao exame.

TRATAMENTO

As pálpebras devem ser tratadas conforme a necessidade com compressas mornas para remoção da secreção acumulada. A conjuntivite bacteriana aguda frequentemente é autolimitada, mas antibióticos tópicos podem acelerar sua resolução. Os antibióticos são pingados entre as pálpebras quatro vezes ao dia até que a secreção e a quemose desapareçam. O tratamento recomendado é tópico e inclui solução de polimixina B-trimetoprima, solução sulfacetamida a 5% ou pomada de eritromicina. Solução de ciprofloxacino deve ser restrita a infecções da córnea e infecções por Gram-negativos resistentes em pacientes hospitalizados. Conjuntivite gonocócica em adultos é tratada com uma dose intramuscular (IM) única de ceftriaxona (1 g) mais azitromicina (para tratar possível infecção concomitante por clamídia).

O tratamento da oftalmia neonatal depende da causa (Tabela 119-2). Oftalmia neonatal gonocócica é tratada com dose única de ceftriaxona (25 a 50 mg/kg intravenosa [IV] ou IM; dose máxima: 125 mg). Estes bebês devem ser hospitalizados. Antibioticoterapia também é recomendada para recém-nascidos de mães com gonorreia não tratada. Conjuntivite por clamídia é tratada com eritromicina oral por 14 dias, em parte para diminuir o risco de pneumonia por clamídia subsequente.

COMPLICAÇÕES E PROGNÓSTICO

O prognóstico das conjuntivites viral e bacteriana é excelente. A principal complicação é a ceratite, que pode levar a ulceração e perfuração, sendo infrequente, com exceção das infecções por *N. gonorrhoeae* e HSV. Em bebês, a conjuntivite por clamídia pode progredir para pneumonia por clamídia, a qual geralmente ocorre com 4 a 12 semanas de idade (Cap. 110).

PREVENÇÃO

Lavar as mãos cuidadosamente é importante para prevenir a disseminação da conjuntivite. Conjuntivite bacteriana é considerada contagiosa por até 24 horas após o início do tratamento. Crianças podem retornar à escola, mas as medidas de higiene e o tratamento devem ser mantidos até a resolução clínica completa.

Todos os recém-nascidos, nascidos de parto normal ou cesárea, devem receber profilaxia para oftalmia gonocócica neonatal o mais breve possível após o parto. Nitrato de prata a 1% é frequentemente utilizado, porém ele usualmente causa conjuntivite química. Métodos alternativos são igualmente eficazes e menos irritantes, incluindo aplicação única de pomada de eritromicina a 0,5% ou pomada de tetraciclina a 1%.

Capítulo 120

INFECÇÃO EM INDIVÍDUOS IMUNODEPRIMIDOS

ETIOLOGIA

Muitas doenças ou seus tratamentos afetam adversamente o sistema imunológico, incluindo imunodeficiências genéticas, vírus da imunodeficiência humana (HIV) e síndrome da imunodeficiência adquirida (AIDS), câncer, transplante de medula óssea e de órgãos e fármacos imunossupressores utilizados para tratar câncer, doenças autoimunes e pacientes transplantados. Estes pacientes têm risco significativo de infecções potencialmente fatais, como **infecção endógena** invasiva por flora bacteriana ou fúngica de orofaringe, pele e trato gastrointestinal, ou aquisição de **infecção exógena** a partir de indivíduos infectados, e reativação de infecções latentes, até a recuperação da função imunológica (Tabela 120-1).

As infecções observadas em indivíduos imunodeprimidos frequentemente podem ser preditas sabendo qual componente do sistema imunológico está comprometido. A avaliação da febre em indivíduos imunodeprimidos é diferente. Episódios de febre e **neutropenia**, definida como **contagem absoluta de neutrófilos** menor que 500/mm^3 (bastonetes e segmentados), são comuns em pacientes com câncer e em pacientes transplantados; esta situação aumenta o risco de infecções bacterianas e fúngicas. O uso de corticosteroides e de fármacos imunossupressores potentes que comprometem a ativação dos linfócitos T aumenta o risco de infecções por patógenos normalmente controlados por resposta mediada pelos linfócitos T, como *Pneumocystis jirovecii* e *Toxoplasma gondii*, e patógenos intracelulares, como *Salmonella*, *Listeria* e *Mycobacterium*.

Staphylococcus aureus, *Escherichia coli*, *Pseudomonas aeruginosa*, *Klebsiella pneumoniae* e estafilococo coagulase-negativa são as bactérias mais frequentemente identificadas em indivíduos imunodeprimidos. Cateter central frequentemente está associado a infecções causadas por estafilococo coagulase-negativa, *S. aureus*, bactérias Gram-negativas, *Enterococcus* e *Candida*.

Infecções fúngicas são responsáveis por aproximadamente 10% de todas as infecções associadas ao câncer infantil. *Candida* causa 60% de todas as infecções fúngicas, sendo o *Aspergillus* o segundo patógeno mais comum. Outros fatores de risco para infecções fúngicas incluem mucosite orofaríngea e gastrointestinal, que

Tabela 120-1 — Patógenos Importantes em Pacientes com Câncer (ordem alfabética)

BACTÉRIAS	FUNGOS	PROTOZOÁRIOS	VÍRUS
Bacteroides fragilis	*Aspergillus*	*Cryptosporidium parvum*	Adenovírus
Campylobacter	*Blastoschizomyces capitatus*	*Cyclospora cayetanensis*	Citomegalovírus
Clostridium difficile	*Candida* spp.	*Cystoisospora belli*	Echovírus
Clostridium perfringens	*Chrysosporium*	*Enterocytozoon bieneusi*	Herpes-vírus humano 6
Clostridium septicum	*Cryptococcus neoformans*	*Giardia lamblia*	Herpes-vírus *simplex*
Comamonas acidovorans	*Cunninghamella bertholletiae*	*Leishmania donovani*	Metapneumovírus humano
Complexo *Mycobacterium avium*	*Fusarium* spp.	*Septata intestinalis*	Norovírus
Enterobacter cloacae	*Geotrichum candidum*		Parvovírus B19
Enterococcus	*Malassezia furfur*		Vírus Epstein-Barr
Escherichia coli	*Mucor*		Vírus hepatite A
Estafilococo coagulase-negativa	*Pseudallescheria boydii*		Vírus *influenza*
Haemophilus influenzae	*Rhizopus*		Vírus *Parainfluenza*
Klebsiella pneumoniae	*Scopulariopsis*		Vírus sincicial respiratório
Listeria monocytogenes	*Trichosporon beigelii*		Vírus varicela-zóster
Moraxella catarrhalis			
Mycobacterium chelonae			
Mycobacterium haemophilum			
Nocardia asteroides			
Pediococcus acidilactici			
Propionibacterium granulosum			
Pseudomonas aeruginosa			
Pseudomonas pseudomallei			
Staphylococcus aureus			
Vibrio vulnificus			

facilita a invasão sistêmica fúngica, presença de cateter intravascular de longa permanência, prematuridade extrema e antibioticoterapia de amplo espectro, a qual promove colonização fúngica, sendo esta uma precursora da infecção.

Infecção por *T. gondii* representa reativação de infecção latente, facilitada pela imunodeficiência celular associada ao câncer ou à terapia do câncer. *P. jirovecii* causa primariamente pneumonite em pacientes com leucemia, linfoma, HIV ou em uso de corticosteroides por tempo prolongado, mas também pode causar doença extrapulmonar (sinusite, otite média).

Infecções virais oportunistas em pacientes com câncer usualmente representam reativação sintomática de infecção latente, facilitada por imunodeficiência celular associada ao câncer ou à sua terapia. Herpes-vírus *simplex* (HSV) pode causar infecção mucocutânea grave e prolongada ou doença disseminada. Citomegalovírus (CMV) pode causar doença focal em indivíduos imunodeprimidos, especialmente em pacientes submetidos a transplante de medula óssea. As manifestações da doença por CMV incluem hepatite, pneumonite, esofagite, encefalite e enterite com úlceras gastrointestinais. Reativação do vírus Epstein-Barr (EBV) está associada a doença linfoproliferativa pós-transplante. Vírus varicela-zóster (VZV) pode causar infecção primária grave em indivíduos suscetíveis, frequentemente encefalite, hepatite ou, mais grave, pneumonite. Zóster também pode reativar durante quimioterapia e pode ser disseminada.

EPIDEMIOLOGIA

A quimioterapia tem como alvo as células que se dividem rapidamente, especialmente as células mieloproliferativas, o que causa mielossupressão. Crianças submetidas a transplante alogênico apresentam maior risco de infecções do que as crianças submetidas a transplante autólogo. Tempo prolongado até a transfusão das novas células é um fator de risco importante para estes pacientes. Crianças que recebem células-tronco ou que foram submetidas a transplante de órgãos apresentam imunossupressão significativamente maior como consequência dos esquemas de condicionamento mieloablativo. Corpos estranhos (*shunts*, cateter venoso central) interferem nas barreiras cutâneas contra infecção e, junto com neutropenia ou imunossupressão, aumentam o risco de infecções bacterianas ou fúngicas (Cap. 121).

A taxa relativa de infecção em pacientes com câncer no momento da internação hospitalar ou durante a hospitalização é de 10 a 15%. Os locais mais frequentemente infectados, em ordem decrescente, são trato respiratório, corrente sanguínea, feridas cirúrgicas e trato urinário.

MANIFESTAÇÕES CLÍNICAS

Febre é o sintoma mais comum, e, por vezes, o único, de infecção grave em pacientes com câncer e transplantados. A presença de neutropenia febril, mesmo na ausência de outros sinais ou sintomas, necessita de avaliação imediata devido à possibilidade de infecção potencialmente fatal. Apesar de imunodeprimidos, estes pacientes apresentam febre e alguns sinais e sintomas típicos de infecção. Todos os sinais e sintomas devem ser completamente avaliados. Entretanto, alguns sintomas podem estar ausentes, conforme a imunodeficiência subjacente. Por exemplo, na ausência de neutrófilos para conter e induzir sinais localizados de inflamação, frequentemente é difícil a determinação do foco infeccioso a partir do exame físico. Pode não haver achados ao exame físico torácico, apesar de pneumonia, a qual pode ser revelada na apresentação apenas pela radiografia de tórax ou quando houver recuperação do número de neutrófilos.

EXAMES LABORATORIAIS E DE IMAGEM

A avaliação da neutropenia febril em indivíduos imunodeprimidos necessita da coleta de hemoculturas para bactérias e fungos, obtidas por punção venosa periférica e através de todos os cateteres vasculares presentes. Devem ser realizados hemograma completo com diferencial, proteína C-reativa, perfil bioquímico, urocultura e coloração Gram/cultura de potenciais sítios de infecções específicas suspeitados durante anamnese e exame físico. Testes para antígenos, especialmente para antígeno criptocócico sérico, devem ser considerados. Radiografia de tórax é importante para avaliar a presença de infiltrados pulmonares. Exames de imagem especializados, como TC ou RNM, podem ser úteis em casos selecionados, como suspeita de sinusite ou de infecção intra-abdominal, ou para detalhar a localização e extensão de alterações observadas em radiografias simples. Infecções dos seios da face por bactérias, *Aspergillus* ou Zigomicetos são comuns em indivíduos neutropênicos e podem ser detectadas apenas pela TC.

DIAGNÓSTICO DIFERENCIAL

Inicialmente, deve ser realizado exame físico completo, incluindo avaliação cuidadosa de orofaringe, narinas, canais auditivos externos, pele e axilas, virilhas, períneo e região anal. O local de inserção e a região subcutânea de qualquer cateter vascular central devem ser examinados com atenção para a presença de eritema e palpados para verificar a presença de dor à palpação e expressão de material purulento. Abscesso perirretal é uma infecção potencialmente grave em indivíduos imunodeprimidos, com eritema e dor à palpação podendo ser os únicos indícios de infecção. Qualquer infecção presumida identificada durante a avaliação indica a necessidade de coleta de culturas apropriadas e o início de terapia antimicrobiana direcionada.

TRATAMENTO

O tratamento deve ser apropriado ao foco infeccioso identificado pelo exame físico ou exame de imagem. Pacientes selecionados de *baixo risco* podem ser tratados ambulatorialmente. O tratamento empírico da neutropenia febril, sem um foco identificado, inclui o uso de uma penicilina de espectro estendido ou uma cefalosporina com atividade contra bacilos Gram-negativos, incluindo *P. aeruginosa*, às vezes em associação com um aminoglicosídeo (Fig. 120-1). Se o paciente tiver um cateter vascular central, deve-se adicionar vancomicina, devido à alta prevalência de *S. aureus* resistente à meticilina, porém ela pode ser suspensa se não houver crescimento de *S. aureus* em culturas após 48 a 72 horas. Esquemas antibióticos específicos devem ser guiados pelos padrões de resistência aos antibióticos de cada instituição.

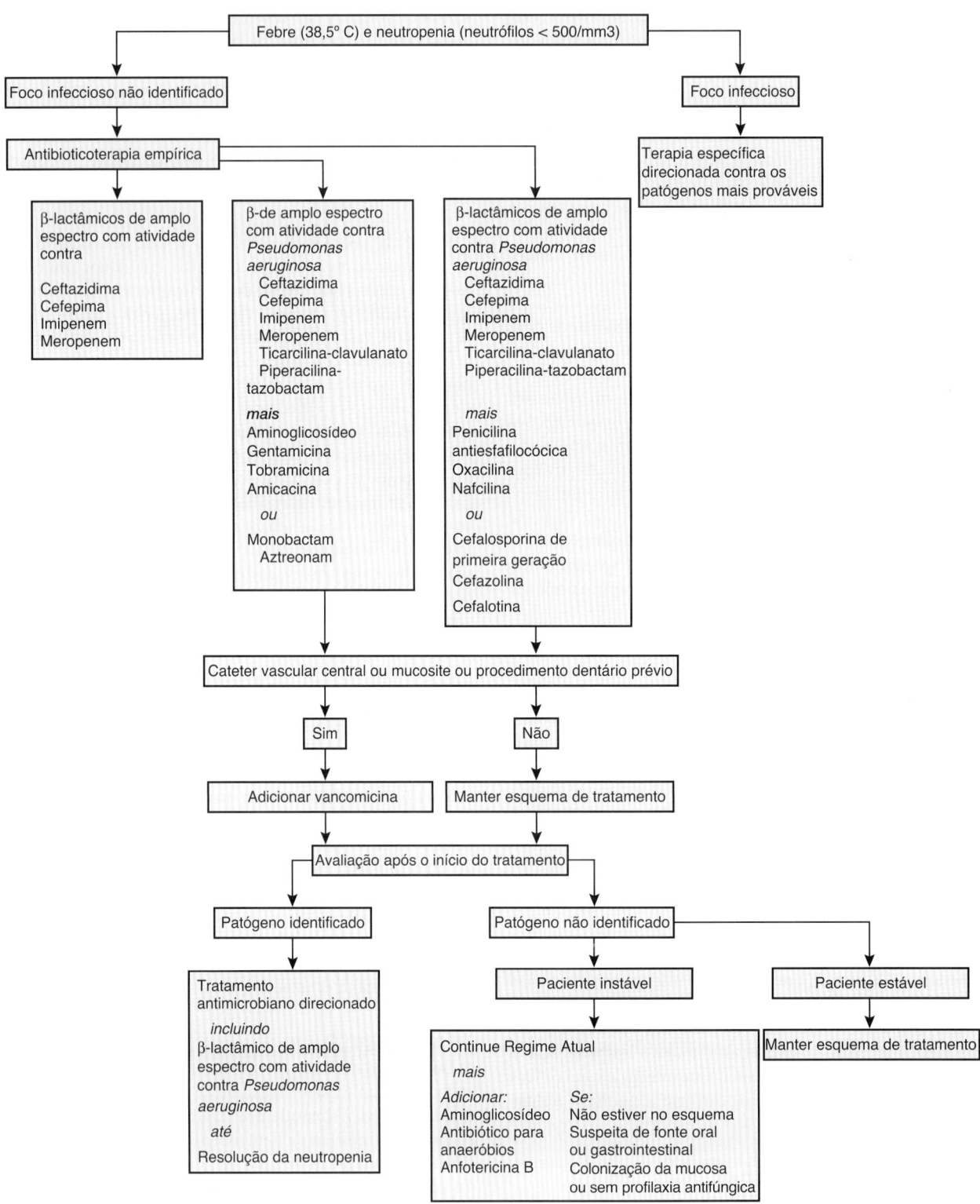

Figura 120-1 Tratamento inicial da neutropenia febril, sem foco infeccioso definido, em pacientes com câncer ou transplantados (Fonte: *Conrad DA: Patients with cancer. In Jenson HB, Baltimore RS, editors:* Pediatric Infectious Diseases: Principles and Practice, *ed 2, Philadelphia, 2002, Saunders, p 1161.)*

Se nenhum agente microbiológico foi identificado, a antibioticoterapia de amplo espectro é mantida enquanto o paciente estiver neutropênico, independentemente se a febre cessou ou não (Fig. 120-2). A antibioticoterapia pode ser modificada, como indicado, conforme apareçam novos achados ou se o estado clínico do paciente piorar. Investigação adicional para infecção fúngica e tratamento empírico com Anfotericina B ou outro antifúngico é iniciada em pacientes que apresentam neutropenia e febre persistente sem foco definido, apesar de antibioticoterapia de amplo espectro por aproximadamente 5 dias (Fig. 120-2).

O uso de fator estimulador de colônia de granulócitos ou de fator estimulador de colônia de granulócitos-macrófagos estimula

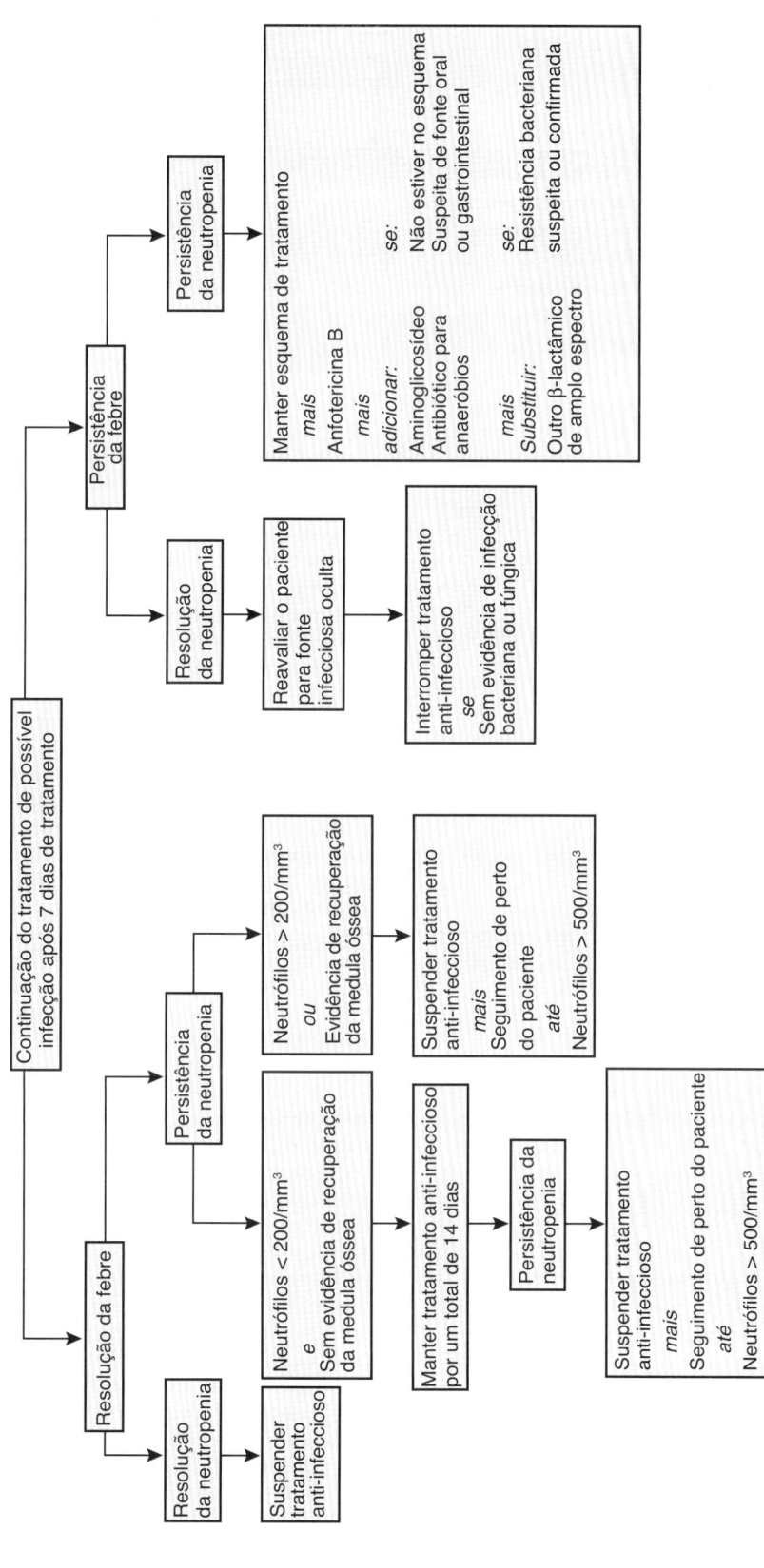

Figura 120-2 Continuação do tratamento de possível infecção após 7 dias de tratamento de febre sem foco infeccioso identificado, em pacientes com câncer ou transplantados.

a produção de neutrófilos pela medula óssea, diminuindo a duração e a gravidade da neutropenia e, assim, diminuindo o risco de infecções. Alguns esquemas de quimioterapia, para o tratamento de tumores sólidos, que resultam em neutropenia prolongada, incorporam terapia hematopoiética como parte do protocolo de tratamento.

PREVENÇÃO

As diretrizes atuais desestimulam o uso de antibioticoterapia profilática de amplo espectro para prevenção de neutropenia febril, devido à falta de eficácia e às preocupações com o risco de desenvolvimento de resistência aos antibióticos. A administração de sulfametoxazol-trimetoprima para prevenção de infecção por *P. jiroveci* é rotina em pacientes submetidos à quimioterapia intensiva ou imunossupressão para transplante. A profilaxia geralmente é iniciada junto com a terapia do câncer e mantida por 6 meses após o término da quimioterapia. Em populações selecionadas, como pacientes submetidos a transplante de medula óssea, a profilaxia antifúngica é benéfica. Indivíduos suscetíveis imunodeprimidos expostos a pessoas com catapora, entre 2 dias antes e até 5 dias após o início da erupção cutânea devem receber imunoglobulina para varicela-zóster (VZIG). Infecção modificada após VZIG pode não resultar em proteção imunológica e indivíduos que recebem profilaxia com VZIG devem ser considerados em risco quando houver exposições subsequentes.

Capítulo 121

INFECÇÕES ASSOCIADAS A DISPOSITIVOS MÉDICOS

Infecção é uma complicação frequente e importante dos dispositivos médicos, representando uma parte importante das **infecções relacionadas com os cuidados em saúde** (antigamente conhecidas como **infecções hospitalares**).

INFECÇÕES DE DISPOSITIVOS VASCULARES

Cateteres vasculares são inseridos na maioria dos pacientes hospitalizados e são utilizados em muitos pacientes ambulatoriais. O uso de cateteres para acesso prolongado à corrente sanguínea representa um avanço importante nos cuidados de indivíduos que necessitam de nutrição parenteral, quimioterapia ou antibioticoterapia parenteral prolongada. A principal complicação dos cateteres é a infecção.

Cateteres curtos para acesso intravenoso (IV) periférico são utilizados para acessos de curto prazo em pacientes estáveis e estão associados a baixas taxas de infecção, especialmente em crianças. **Cateter central de inserção periférica** é comumente utilizado como acesso venoso por tempo prolongado, como para quimioterapia, utilizando cateter de elastômero de silicone

Tabela 121-1 Organismos Responsáveis por Infecções Relacionadas com Cateteres

CLASSIFICAÇÃO DO PATÓGENO	FREQUENTES	INFREQUENTES
Organismos Gram-positivos	Estafilococo coagulase-negativa, *Staphylococcus aureus*, *Enterococcus*	Difteroides, *Bacillus*, Micrococos
Organismos Gram-negativos	*Escherichia coli*, *Klebsiella*, *Pseudomonas aeruginosa*	*Acinetobacter*, *Enterobacter*, *Neisseria*
Fungos	*Candida albicans*	*Malassezia furfur*, *Candida parapsilosis*, *Candida glabrata*, *Candida tropicalis*
Miscelânea		Micobactérias não tuberculosas

tunelizado (**cateter de Broviac** ou **Hickman**) que são inseridos cirurgicamente em uma veia central e passados através de um túnel no subcutâneo antes de sair pela pele, ancorados por uma bainha subcutânea. Contaminação da ponta do cateter ou de qualquer conexão do tubo IV é frequente e é um importante predisponente à infecção relacionada com o cateter. Sistemas de acesso venoso central totalmente implantados (*Port-a-Cath, Infuse-a-Port*) possuem um cateter de elastômero de silicone tunelizado abaixo da pele para um reservatório implantado em um saco subcutâneo. Cateteres implantados ou *ports* diminuem, mas não eliminam, a oportunidade de um patógeno microbiano entrar na pele.

Trombose relacionada com cateter e infecção relacionada com cateter podem ocorrer isoladamente ou juntas. Ultrassonografia ou radiografias podem identificar trombo, porém a infecção só pode ser identificada por culturas. **Tromboflebite** é uma inflamação com trombose. **Tromboflebite séptica** é uma trombose com organismos dentro do coágulo. **Infecção da corrente sanguínea relacionada com cateter** implica isolamento de um mesmo organismo no cateter e no sangue periférico, em um paciente com sintomas clínicos de bacteremia e sem outros focos infecciosos aparentes. Para confirmação é necessária a contagem quantitativa de colônias em ambas as amostras, o que não é rotineiramente realizado. Fontes possíveis de bacteremia incluem o fármaco infundido, contaminação pelo tubo ou pelas conexões do cateter ou infecções estabelecidas, as quais podem ou não ser clinicamente aparentes. A infecção pode parecer como uma **infecção do local de saída**, limitada ao local de inserção, ou pode se estender ao longo de todo o cateter, em cateteres tunelizados, causando uma **infecção do túnel**.

Muitos microrganismos causam infecções relacionadas com cateter, mais frequentemente *Staphylococcus aureus*, estafilococo coagulase-negativa, *Enterococcus* e *Candida* (Tabela 121-1). Cocos Gram-positivos, primariamente estafilococos, causam mais de 50% das infecções de cateter venoso central associadas a bacteremia e infecções do local de saída. Outros organismos da flora da pele, difteroides e *Bacillus* estão frequentemente envolvidos. Os organismos Gram-negativos causam 25 a 40% das infecções. Infecções polimicrobianas de cateteres venosos centrais são comuns. Infecções de cateter por fungos, geralmente *Candida albicans*, são mais comuns nos indivíduos que recebem antibioticoterapia de amplo espectro ou nutrição parenteral.

As taxas de infecção de corrente sanguínea de cateteres venosos periféricos variam de 0 a 2 por 1.000 cateteres-dias e de menos de 2 a 30 cateteres-dias para os cateteres centrais. Os fatores de risco para infecção incluem prematuridade, queimaduras e doenças de

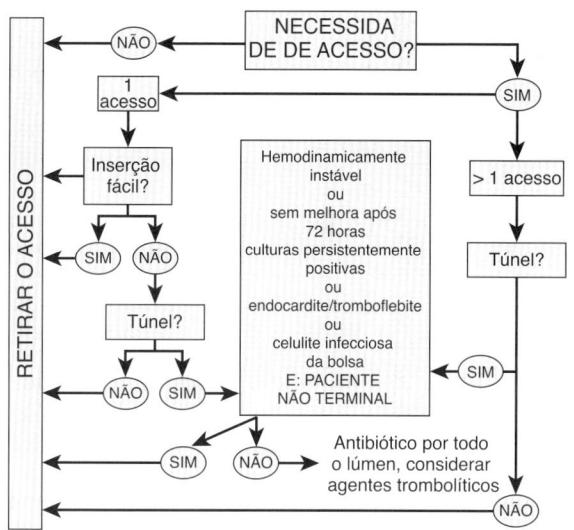

Figura 121-1 Tratamento das infecções relacionadas com cateter venoso central (*Fonte De Paw BE, Verweij PE: Infections in patients with hematologic malignancies.* In Mandell GL, Bennett JE, Dolin R, editors: Principles and Practice of Infectious Diseases, ed 6, Philadelphia, 2005, Churchill Livingstone, Fig. 307-1, p 3434).

pele, as quais afetam adversamente a integridade da pele, neutropenia e outras imunodeficiências (Cap. 120). As taxas de infecção são menores para os cateteres tunelizados e implantados. Cateteres inseridos em cenários de emergência têm maior probabilidade de ser infectados do que os cateteres implantados eletivamente.

Os sinais clínicos de bacteremia ou fungemia relacionados com o cateter variam de febre baixa a sepse franca. Infecção no local de inserção do cateter central se manifesta como celulite localizada, com calor, dor à palpação, edema, eritema e secreção. Infecção do túnel se manifesta por achados semelhantes, ao longo da rota do túnel. Flebite periférica ou infecção relacionada com cateter classicamente se manifesta com calor, eritema e dor à palpação do trajeto venoso, com origem no local de inserção do cateter IV; porém, a flebite também pode ser um quadro subclínico ou apenas com presença de febre, sem sinais de inflamação local.

O tratamento das infecções relacionadas com cateter depende do local da infecção e do patógeno envolvido. Cateteres que não são mais necessários devem ser retirados se houver suspeita de infecção. Bacteremia associada a cateter pode ser tratada com a simples retirada do cateter, com retirada de mais antibióticos ou, em pacientes estáveis, com uma tentativa de tratar apenas com uso de antibióticos (Fig. 121-1). Infecções por organismos de baixa virulência podem manifestar-se apenas com febre e a retirada do cateter frequentemente é seguida de melhora e resolução completa da infecção. Terapia inicial empírica para infecção suspeita deve incluir antibióticos ativos contra organismos Gram-negativos, como cefalosporinas de amplo espectro, e contra *S. aureus* e estafilococo coagulase-negativa, como oxacilina, nafcilina ou vancomicina. Os esquemas antibióticos devem ser direcionados aos organismos específicos identificados. A erradicação da infecção pode ser atingida sem a retirada do acesso central em 89% das infecções bacterianas não complicadas, 94% das infecções do local de acesso e 25% das infecções de túnel. Se o paciente não estiver muito doente e se o patógeno provavelmente for suscetível à antibioticoterapia, pode ser feita uma tentativa de tratamento com antibióticos administrados através do cateter. A duração total do tratamento depende do patógeno e da duração da presença de hemoculturas positivas, sendo geralmente de 10 a 14 dias após a esterilização da corrente sanguínea. Retirada do cateter está indicada se houver sepse, tromboflebite séptica, piora clínica (apesar de terapia apropriada), hemoculturas persistentemente positivas após 48 a 72 horas de antibioticoterapia apropriada, lesões embólicas ou infecções fúngicas, devido à má resposta da terapia antifúngica isolada (Fig. 121-1). Infecção da bolsa ao redor do cateter *port* implantado tem pouca probabilidade de responder aos antibióticos e a retirada do corpo estranho geralmente é necessária.

Antibiótico em *lock* é um método para esterilização de cateteres intravasculares com o uso de altas concentrações de antibióticos infundidos na porção do cateter entre a ponta do cateter e a entrada no vaso. A solução é deixada dentro do segmento do cateter por diversas horas. Ela também pode ser útil para o tratamento das infecções associadas a cateter e para a prevenção de infecção.

Técnica asséptica é essencial durante a inserção do cateter. Cateteres que são implantados durante situações de emergência devem ser substituídos assim que possível. Os cuidados com os cateteres de longa permanência envolvem atenção meticulosa na técnica estéril quando o sistema é implantado. Os cuidados com o local de inserção dos cateteres comumente envolvem um antibiótico ou um desinfetante tópico. Cateteres que não são mais necessários devem ser retirados.

PNEUMONIA ASSOCIADA À VENTILAÇÃO MECÂNICA

A entubação das vias aéreas fornece acesso direto aos pulmões e ultrapassa as defesas normais do hospedeiro. Os organismos entram diretamente no pulmão através do lúmen do tubo ou descendo ao redor do tubo, o que resulta em pneumonia associada à ventilação mecânica. Contaminação do equipamento respiratório, do sistema de umidificação ou do condensado introduz bactérias diretamente nas vias aéreas inferiores. As vias aéreas superiores continuamente abertas aumentam o risco de aspiração da flora orofaríngea e de refluxo de conteúdo gástrico, além de interferir com a limpeza das vias aéreas pela tosse, pois para ocorrer uma tosse eficaz é necessário que a glote esteja fechada. Aspiração das vias aéreas superiores ou da boca deve ser feita com técnica limpa, sem necessidade de técnica estéril. Cateteres de aspiração de vias aéreas inferiores devem ser estéreis e geralmente são de uso único.

SONDAS VESICAIS

Os principais fatores de risco para infecções do trato urinário (ITUs) são a presença de sondas, instrumentação ou anomalias anatômicas (Cap. 114). Os organismos entram na bexiga através da sonda por introdução de líquidos de irrigação contaminados, refluxo de urina contaminada do saco coletor, ou ascensão de bactérias pelo meato ao longo da parte externa do cateter. Sondas vesicais de demora facilitam o acesso direto à bexiga e devem ter um sistema de drenagem fechado. Após uma sondagem simples, a incidência de ITU é de 1 a 2%. Os organismos que causam ITU associada à sonda vesical incluem flora fecal, como bacilos entéricos Gram-negativos, mais frequentemente *Escherichia coli* e *Enterococcus*. Com antibioticoterapia concomitante, há predomínio de organismos resistentes e emergência de fungos como patógenos.

O principal aspecto na prevenção é minimizar a duração e o uso de sondas vesicais. Sondagem intermitente é preferível à sondagem vesical de demora. A inserção da sonda deve ser realizada com técnica asséptica e o sistema de drenagem deve permanecer fechado o tempo todo, devendo ser utilizada técnica estéril quando o sistema é acessado. Sacos coletores devem sempre ficar para baixo, para evitar refluxo de urina para a bexiga.

INFECÇÕES ASSOCIADAS À DIÁLISE PERITONEAL

Cateteres para diálise peritoneal podem desenvolver infecção no local de inserção, infecção do túnel ou peritonite. A rota usual de infecção se inicia pela pele e progride ao longo do túnel para dentro do peritônio. Os patógenos mais comuns são da flora cutânea, incluindo *Staphylococcus*; organismos que contaminam a água, como a *Pseudomonas* e o *Acinetobacter*; flora entérica, como *E. coli* e *Klebsiella*; e fungos, como a *C. albicans*. A peritonite pode apresentar-se com febre, dor abdominal inespecífica e drenagem de líquido dialisado turvo. O diagnóstico é feito a partir das manifestações clínicas e confirmado por cultura do dialisado. A prevenção da infecção é feita por planejamento cuidadoso do local de inserção do cateter, para minimizar o risco de contaminação, técnica asséptica de inserção do cateter, manipulação cuidadosa do cateter e local de inserção, garantia de não haja tensão sobre o cateter ou mobilização dele e técnica asséptica durante a diálise.

DERIVAÇÕES DO SISTEMA NERVOSO CENTRAL

Fatores de risco importantes para infecções do sistema nervoso central relacionadas com os cuidados em saúde são cirurgia, derivação ventriculoperitoneal e fístula liquórica. Infecção da derivação ventriculoperitoneal é resultado de contaminação do sistema no momento da implantação ou por disseminação hematogênica. Derivações ventriculares externas e cateter subdural permitem acesso direto da flora cutânea ao líquido cefalorraquidiano. Para estes dispositivos, as taxas de infecção aumentam com a duração da cateterização, especialmente quando maior que 5 dias.

Os patógenos mais comuns envolvidos nas infecções de derivações são estafilococo coagulase-negativa e *S. aureus*. Após fratura de crânio ou cirurgia craniana, uma fístula liquórica pode facilitar a ascensão de infecção a partir da nasofaringe, especialmente por *Streptococcus pneumoniae*, o qual frequentemente coloniza a nasofaringe. Pacientes com infecções de drenagem ventricular podem apresentar febre e cefaleia, ou sinais e sintomas típicos de meningite (Cap. 100). Infecções causadas por estafilococo coagulase-negativa geralmente se apresentam com febre de início insidioso, mal-estar, cefaleia e vômitos. O tratamento empírico é feito com vancomicina e antibióticos adicionais se houver suspeita de bactéria Gram-negativa.

Antibióticos frequentemente são utilizados no período perioperatório de inserção de drenagem ventricular e outros procedimentos neurocirúrgicos. Não há comprovação de que o uso de antibióticos neste momento diminua as taxas de infecção em procedimentos não contaminados. Drenagem ventricular externa deve ser mantida em sistemas fechados com técnicas assépticas e retirada assim que possível. Os sacos coletores devem sempre ser mantidos abaixo do cérebro, para evitar fluxo reverso.

Capítulo 122

ZOONOSES

Zoonoses são infecções que são transmitidas entre animais vertebrados e seres humanos. Muitos patógenos das zoonoses são mantidos na natureza por meio de **ciclo enzoótico**, no qual hospedeiros mamíferos e vetores artrópodes reinfectam um ao outro. De mais de 150 diferentes doenças zoonóticas descritas (Tabela 122-1), a doença de Lyme (*Borrelia burgdorferi*) é responsável por 90% das infecções transmitidas por vetores nos Estados Unidos. Outros patógenos comuns incluem *Rickettsia rickettsii* (febre maculosa das Montanhas Rochosas), erliquiose (*Ehrlichia chaffeensis*), vírus do Nilo Ocidental e anaplasmose (*Anaplasma phagocytophilum*). A epidemiologia das zoonoses está relacionada com a distribuição geográfica dos hospedeiros e, se transmitida por vetores, com a distribuição e sazonalidade do ciclo de vida do vetor.

Muitas zoonoses se disseminam pelos carrapatos, incluindo doença de Lyme, febre maculosa das Montanhas Rochosas, erliquiose, tularemia, tifo e babesiose. Mosquitos transmitem encefalite por arbovírus (Cap. 101), dengue, malária e febre amarela. Medidas preventivas para evitar doenças transmitidas por mosquitos e carrapatos incluem uso de repelentes de insetos que contêm **DEET** (N,N-dietil-*m*-toluamida) na pele e uso de repelentes de insetos que contêm **permetrina** na roupa; evitar hábitats infestados de mosquitos (matagais e locais com roseira brava, hera venenosa); evitar excretas de animais selvagens; vestir roupas protetoras adequadas (sapatos fechados, calças compridas etc.) e retirar carrapatos imediatamente.

Carrapatos são mais bem retirados utilizando fórceps sem ponta ou pinças, para prender o carrapato o mais próximo da pele possível e puxá-lo firmemente. Deve-se evitar esmagar, torcer ou espremer o carrapato, pois o abdome distendido dele pode funcionar como uma seringa se esmagado. A transmissão da infecção parece ser mais eficiente após 30 a 36 horas da fixação da ninfa do carrapato, para erliquiose granulocítica humana, após 36 a 48 horas para *B. burgdorferi* e após 56 a 60 horas para *Babesia*. Antibioticoprofilaxia não é recomendada após a picada ou exposição ao carrapato.

DOENÇA DE LYME (*BORRELIA BURGDORFERI*)
Etiologia

A doença de Lyme é uma infecção transmitida pelo carrapato e causada pela espiroqueta *B. burgdorferi*. O vetor no leste e meio-oeste dos Estados Unidos é o *Ixodes scapularis*, o **carrapato de patas negras**, que é comumente conhecido como **carrapato dos cervos**. O vetor na Costa Pacífica é o *Ixodes pacificus*, o **carrapato de patas negras ocidental**. Os carrapatos geralmente se tornam infectados ao se alimentar no rato de patas brancas (*Peromyscus leucopus*), o qual é um reservatório natural para a *B. burgdorferi*. A larva fica latente durante o inverno e emerge na primavera, em estádio de ninfa, o estágio do carrapato em que é mais provável a transmissão da infecção para os seres humanos.

Epidemiologia

Mais de 20.000 casos são reportados anualmente nos Estados Unidos, com 96% dos casos provenientes de New England, parte oriental dos estados do Meio-Atlântico e do Meio-Oeste superior

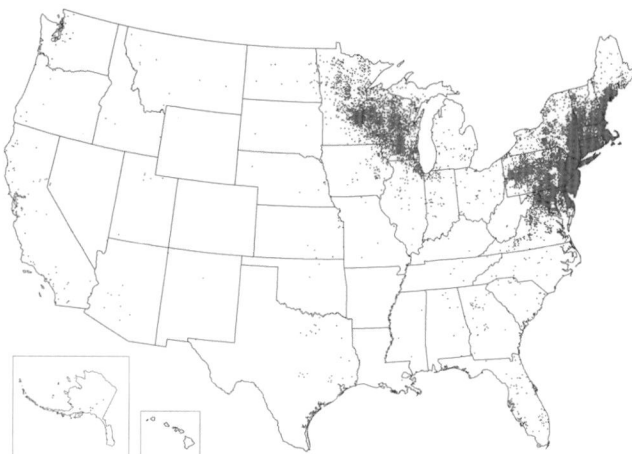

Figura 122-1 Distribuição geográfica de 24.364 casos confirmados da doença de Lyme nos Estados Unidos em 2011. O risco de adquirir doença de Lyme varia conforme a distribuição do *Ixodes scapularis* e do *Ixodes pacificas*, a proporção de carrapatos infectados por cada espécie em cada estágio do ciclo de vida do carrapato e a presença de matas ou áreas arborizadas habitadas por cervos de cauda branca *(Fonte Centers for Disease Control and Prevention: Lyme Disease – United States, 2011, available from the CDC website:* http://www.cdc.gov/lyme/stats/maps/map2011.html).

(Fig. 122-1). Na Europa, a maioria dos casos ocorre nos países escandinavos e na Europa central. Como a exposição aos carrapatos é mais comum nos meses mais quentes, a doença de Lyme é predominantemente notada no verão. A incidência é maior nas crianças entre 5 e 10 anos, sendo quase duas vezes maior que a incidência em adolescentes e adultos.

Manifestações clínicas

As manifestações clínicas são divididas em estágios inicial e tardio. A infecção inicial pode ser localizada ou disseminada. **Doença inicial localizada** se desenvolve em 7 a 14 dias após a picada do carrapato, com formação de pápula eritematosa que se expande formando uma borda vermelha e sobrelevada, frequentemente com centro claro. A lesão, **eritema migrans**, hospeda a *B. burgdorferi* e pode ser pruriginosa ou dolorosa e ter até 15 cm de largura. Manifestações sistêmicas podem incluir mal-estar, letargia, febre, cefaleia, artralgia, rigidez de nuca, mialgia e linfadenopatia. As lesões de pele e as manifestações iniciais resolvem sem tratamento em 2 a 4 semanas. Nem todos os pacientes com doença de Lyme se lembram de terem sido picados por carrapato ou de desenvolverem eritema migrans.

Aproximadamente 20% dos pacientes desenvolvem **doença inicial disseminada**, com múltiplas lesões de pele secundárias, meningite asséptica, pseudotumor, edema de papila, cranioneuropatias, incluindo paralisia de Bell, polirradiculite, neuropatia periférica, mononeurite múltipla ou mielite transversa. Cardite, com graus variáveis de bloqueio atrioventricular, raramente se desenvolve neste estágio. As manifestações neurológicas geralmente desaparecem em 3 meses, porém podem recorrer ou se tornarem crônicas.

Doença tardia se inicia semanas a meses após a infecção. Artrite é a manifestação habitual e pode ocorrer em 50 a 60% dos pacientes não tratados. A taxa de acometimento no sexo masculino:feminino é de 7:1. O joelho está envolvido em mais de 90% dos casos, mas qualquer articulação pode estar afetada. Os sintomas podem desaparecer em 1 a 2 semanas, mas frequentemente recorrem em outras articulações. Se não tratados, a maioria dos casos se resolve, porém pode ocorrer artrite erosiva crônica em 10% dos pacientes, à medida que os episódios aumentam de duração e intensidade. Anomalias cardíacas ocorrem em aproximadamente 10% dos pacientes não tratados. **Neuroborreliose**, a manifestação tardia da doença de Lyme que envolve o sistema nervoso central (SNC), raramente é observada em crianças.

Exames Laboratoriais e de Imagem

Testes de anticorpos durante a doença de Lyme inicial localizada podem ser negativos e, assim, não são úteis. O diagnóstico de doença tardia é confirmado por sorologias específicas para *B. burgdorferi*. A sensibilidade e a especificidade das sorologias para doença de Lyme variam significativamente. Ensaio imunoabsorvente ligado a enzima ou imunofluorescência positiva deve ser confirmado com imunoblot demonstrando anticorpos contra pelo menos dois ou três (para IgM) ou cinco (para IgG) proteínas da *B. burgdorferi* (pelo menos uma delas de proteínas de superfície de baixo peso molecular, que são mais específicas).

Na doença tardia, a velocidade de hemossedimentação está aumentada e o complemento pode estar diminuído. Líquido sinovial apresenta resposta inflamatória, com contagem de leucócitos de 25.000 a 125.000 células/mm^3, frequentemente com predomínio de polimorfonucleares (Tabela 118-2). Fator reumatoide e anticorpo antinuclear são negativos, porém o teste laboratorial de pesquisa de doença venérea (VDRL) pode ser falsamente positivo. Com envolvimento do SNC, o liquor apresenta pleocitose linfocítica com níveis normais de glicose e discreto aumento de proteína.

Diagnóstico Diferencial

História de picada de carrapato e lesão cutânea clássica é útil para o diagnóstico, mas nem sempre está presente. Eritema migrans de doença inicial localizada pode ser confundido com eczema numular, tinea corporis, granuloma anelar, picada de inseto ou celulite. **Doença meridional com erupção cutânea associada ao carrapato**, que é semelhante ao eritema migrans, ocorre no sudeste e centro-sul dos Estados Unidos, estando associada a picadura do *Amblyomma americanum*, o carrapato estrela solitária, e infecção pela *Borrelia lonestari*.

Durante a doença de Lyme inicial disseminada, podem aparecer múltiplas lesões, como eritema multiforme ou urticária. Meningite asséptica é semelhante à meningite viral e a paralisia do 7º par craniano é indistinguível de paralisia idiopática de Bell ou paralisia herpética. Cardite de Lyme é semelhante à miocardite viral. Artrite monoarticular ou oligoarticular da doença de Lyme tardia pode mimetizar artrite séptica, artrite idiopática juvenil e febre reumática (Cap. 89). O diagnóstico diferencial da neuroborreliose inclui doença neurológica degenerativa, encefalite e depressão.

Tratamento

Doença inicial localizada e doença inicial disseminada, incluindo paralisia facial (ou paralisia de outro par craniano) e cardite com bloqueio atrioventricular de primeiro ou segundo grau, são tratadas com doxiciclina ou amoxicilina por 14 a 21 dias. Doença inicial com cardite e bloqueio atrioventricular de terceiro grau ou

Tabela 122-1 — Principais Zoonoses e Infecções Transmitidas por Vetores*

DOENÇA	AGENTE	RESERVATÓRIO ANIMAL	VETORES / MODOS DE TRANSMISSÃO	DISTRIBUIÇÃO GEOGRÁFICA
DOENÇAS BACTERIANAS				
Antraz	Bacillus anthracis	Gado, cabra, ovelha, porco, gato, animais selvagens	Inalação de aerossol com esporos de couros e outros produtos animais, contato direto	Em todo o mundo; raro nos Estados Unidos
Brucelose	Brucella	Gado, ovelha, cabras, porco, cavalos, cães	Inalação de aerossol, contato direto, infestação de leite e queijo de cabra contaminados	Em todo o mundo
Campilobacteriose	Campylobacter jejuni	Roedores, cães (filhotes), gatos, aves (galinhas), porcos	Contato direto, ingestão de alimentos ou água contaminada	Em todo o mundo
Doença da arranhadura do gato	Bartonella henselae	Gatos, cães	Mordeduras e arranhões	Estados Unidos
Erisipeloide	Erysipelothrix rhusiopathiae	Ovelha, porco, peru, pato, peixe	Contato direto	Em todo o mundo
Listeriose	Listeria monocytogenes	Gado, frango, cabras, ovelhas	Ingestão de alimentos contaminados, queijos, laticínios e não pasteurizados	Em todo o mundo
Peste	Yersinia pestis	Roedores domésticos e selvagens, cães, gatos	Contato direto, picada de mosquito	Novo México, Arizona, Utah, Colorado, Califórnia
Febre da mordedura do rato (febre bacilar)	Streptobacillus moniliformis	Camundongo, ratos, hamster	Mordedura, ingestão de água ou alimentos contaminados	Japão, Ásia; rara nos Estados Unidos
Salmonelose	Salmonella não tifoide	Aves, cães, gatos, répteis, anfíbios	Contato direto, ingestão de água ou alimentos contaminados	Em todo o mundo
Tularemia	Francisella tularensis	Coelhos, esquilos, cães, gatos	Inalação de aerossol, contato direto, ingestão de carnes contaminadas, picada de carrapato, picada de mosquito	Califórnia, Utah, Arkansas, Oklahoma
Yersiniose	Yersinia enterocolitica, Yersinia pseudotuberculosis	Roedores, gado, cabras, ovelhas, porcos, aves, cães	Contato direto, ingestão de água ou alimentos contaminados	Em todo o mundo
Infecção de ferida, bacteremia	Pasteurella multocida, Capnocytophaga canimorsus	Gatos, cães, roedores	Contato direto, mordedura e arranhões	Em todo o mundo
Doenças por Micobactérias				
Infecção de ferida	Mycobacterium marinum, Mycobacterium fortuitum, Mycobacterium kansasii	Peixe, aquário	Contato direto, arranhões	Em todo o mundo
Doenças por Espiroquetas				
Leptospirose	Leptospira interrogans	Cães, roedores, gado	Contato direto, contato com água ou solo contaminados por urina de animais infectados	Em todo o mundo
Doença de Lyme	Borrelia burgdorferi	Cervo, roedores	Picada de carrapato (Ixodes scapularis, Ixodes pacificus)	Nordeste e meio-oeste dos Estados Unidos, Califórnia
Febre da mordedura do rato (febre de Haverhill)	Spirillum minus	Camundongo, ratos, hamster	Mordedura, ingestão de água ou alimentos contaminados	Japão, Ásia; raro nos Estados Unidos
Febre recorrente	Borrelia	Roedores, pulgas	Picada de piolho, picada de pulga, transmissão transplacentária	Oeste e sul dos Estados Unidos
Doença meridional com erupção cutânea associada ao carrapato	Borrelia lonestari	Cervo, roedores	Picada de carrapato (I. scapularis)	Sudeste e centro-sul dos Estados Unidos

Tabela 122-1	Principais Zoonoses e Infecções Transmitidas por Vetores* – continuação			
DOENÇA	**AGENTE**	**RESERVATÓRIO ANIMAL**	**VETORES / MODOS DE TRANSMISSÃO**	**DISTRIBUIÇÃO GEOGRÁFICA**
Doenças por Riquétsias				
Grupo da Febre Maculosa				
Febre maculosa das Montanhas Rochosas	*Rickettsia ricketsii*	Cães, roedores	Picada de carrapato (*Dermacentor variabilis*, o carrapato do cachorro americano; *Dermacentor andersoni*, o carrapato da madeira; *Rhipicephalus sanguineus*, o carrapato marrom do cachorro; *Amblyomma cajennense*)	Hemisfério ocidental
Febre maculosa do Mediterrâneo (febre botonosa)	*Rickettsia conorii*	Cães, roedores	Picada de carrapato	África, região Mediterrânea, Índia, Oriente Médio
Febre africana da picada do carrapato	*Rickettsia africae*	Gado, cabras (?)	Picada de carrapato	África Subsaariana, Caribe
Riquetsiose exantemática (Rickettsialpox)	*Rickettsia akari*	Camundongo	Mordedura de camundongo	América do Norte, Rússia, Ucrânia, região do mar Adriático, Coreia, África do Sul
Doença murina semelhante ao tifo	*Rickettsia felis*	Gambás, gatos, cães	Picada de pulga	Hemisfério ocidental, Europa
Grupo do Tifo				
Tifo murino	*Rickettsia typhi*	Ratos	Fezes de pulga do rato ou de pulga do gato	Em todo o mundo
Tifo epidêmico	*Rickettsia prowazekii*	Seres humanos	Fezes do piolho	África, América do Sul, América Central, México, Ásia
Doença de Brill-Zinsser (tifo recrudescente)	*R. prowazekii*	Seres humanos	Reativação de infecção latente	Potencialmente em todo o mundo; Estados Unidos, Canadá, Leste Europeu
Tifo do esquilo voador (silvestre)	*R. prowazekii*	Esquilo voador	Piolhos ou pulgas do esquilo voador	Estados Unidos
Tifo das moitas				
Tifo das moitas	*Orientia tsutsugamushi*	Roedores (?)	Picada de ácaro	Sudeste asiático, Japão, Indonésia, Austrália, Coreia, Rússia asiática, Índia, China
Erliquiose e Anaplasmose				
Erliquiose monocítica humana	*Ehrlichia chaffeensis*	Cervo, cães	Picada de carrapato (*Amblyomma americanum*)	Estados Unidos, Europa, África
Anaplasmose (erliquiose granulocítica humana)	*Anaplasma phagocytophilum*	Roedores, cervo, ruminantes	Picada de carrapato (*I. scapularis*)	Estados Unidos, Europa
Erliquiose ewingii	*Ehrlichia ewingii*	Cães	Picada de carrapato	Estados Unidos
Erliquiose (febre Sennetsu)	*Neorickettsia sennetsu*	Desconhecido	Ingestão de helmintos-peixes contaminados (?)	Japão, Malásia
Febre Q				
Febre Q	*Coxiella burnetii*	Gado, ovelha, cabras, gatos, coelhos	Inalação de aerossóis infectados, ingestão de laticínios contaminados, carrapatos (?)	Em todo o mundo
Doenças Virais				
Febre do carrapato do Colorado	Orbivírus	Roedores, carrapato	Inalação de aerossol, picada de carrapato, transfusão sanguínea, ingestão de alimentos contaminados	Montanhas Rochosas, Costa norte do Pacífico, oeste do Canadá
Dengue	Vírus da dengue (tipos 1-4)	Seres humanos	Picada de mosquito (*Aedes aegypti*, *Aedes albopictus*)	Áreas tropicais do Caribe, Américas e Ásia

(*continua*)

Tabela 122-1	Principais Zoonoses e Infecções Transmitidas por Vetores* – continuação			
DOENÇA	**AGENTE**	**RESERVATÓRIO ANIMAL**	**VETORES / MODOS DE TRANSMISSÃO**	**DISTRIBUIÇÃO GEOGRÁFICA**
Síndrome cardiopulmonar por hantavírus	Hantavírus	Roedores, camundongo, gatos	Inalação de aerossol	Sudoeste dos Estados Unidos
Infecção por herpes-vírus B	Herpes-vírus B	Primatas do velho mundo (rhesus, *Macaca cynomolgus*)	Mordedura de animal	África, Ásia e centros de primatas em todo o mundo
Coriomeningite linfocítica	Vírus da coriomeningite linfocítica	Roedores, hamster, camundongo	Inalação de aerossol, contato direto, mordedura	Em todo o mundo
Raiva	Vírus da raiva	Cães, gambás, morcegos, guaxinins, raposas, gatos	Mordeduras e arranhões	Em todo o mundo
Estomatite vesicular	Vírus da estomatite vesicular	Cavalos, gado, porco	Contato direto	Américas
Doenças por Protozoários				
Tripanossomíase africana Doença do sono da África Oriental	*Trypanosoma brucei rhodesiense*	Animais domésticos e selvagens	Picada de inseto (mosca tsé-tsé)	África Oriental
Doença do sono da África Ocidental	*Trypanosoma brucei gambiense*	Animais domésticos e selvagens	Picada de inseto (mosca tsé-tsé)	África Ocidental
Tripanossomíase americana (doença de Chagas)	*Trypanosoma cruzi*	Animais domésticos e selvagens	Picada de inseto (barbeiro); contato com fezes do barbeiro	América do Sul, América Central, sul do Texas
Babesiose	*Babesia*	Gado, roedores domésticos e selvagens	Picada de carrapato (*I. scapularis*), transfusão sanguínea	Em todo o mundo
Leishmaniose, mucocutânea e cutânea	*Leishmania*	Cães domésticos e selvagens	Picada de mosquitos flebotomíneos	Trópicos
Leishmaniose, visceral	Complexo da *Leishmania donovani*	Cães domésticos e selvagens	Picada de mosquitos flebotomíneos	Trópicos
Malária	*Plasmodium*	Seres humanos	Picada de mosquito (*Anopheles*)	Geralmente importado para os Estados Unidos, sul da Califórnia
Toxoplasmose	*Toxoplasma gondii*	Gatos, gado, porcos	Ingestão de oocistos em material contaminado ou ingestão de cistos em carne malcozida	Em todo o mundo

Adaptado de Christenson JC: Epidemiology of infectious diseases. In Jenson HB, Baltimore RS, editors: Pediatric Infectious Diseases: Principles and Practice, ed 2, Philadelphia, 2002, Saunders, pp 18–20.
* Muitos helmintos também são zoonoses (Tabelas 123-4 e 123-5).

meningite, e doença tardia neurológica (além de paralisia facial ou de outro com par craniano) são tratadas com ceftriaxona intravenosa ou intramuscular ou com penicilina G intravenosa por 14 a 28 dias. Artrite é tratada com doxiciclina (para crianças com mais de 9 anos de idade) ou amoxicilina por 28 dias. Se houver recorrência, o tratamento deve ser feito com repetição do esquema oral ou com o esquema para doença tardia neurológica.

Complicações e Prognóstico

Cardite, especialmente distúrbios de condução, e artrite são as complicações mais importantes da doença de Lyme. Mesmo sem tratamento, a maioria dos casos se resolve sem deixar sequelas. A doença de Lyme é tratável e curável. O prognóstico em longo prazo é excelente para as doenças inicial e tardia. É rara a recorrência de artrite após o tratamento recomendado. Estudo em comunidade de crianças com doença de Lyme não encontrou evidências de comprometimento 4 a 11 anos depois.

Prevenção

Medidas para minimizar a exposição a doenças transmitidas por carrapatos é o meio mais aceitável para prevenção da doença de Lyme. Profilaxia pós-exposição não é recomendada rotineiramente, pois o risco global de adquirir a doença de Lyme após uma picada de carrapato é de apenas 1 a 2%, mesmo em áreas endêmicas, e o tratamento da infecção, se ocorrer, é altamente eficaz. Carrapatos em estágio de ninfa devem ser alimentados por 36 a 48 horas, enquanto carrapatos adultos devem ser alimentados por 48 a 72 horas antes de o risco da transmissão da *B. burgdorferi* por carrapatos infectados se tornar significativo. Em regiões hiperendêmicas, a profilaxia de adultos com doxiciclina 200 mg em dose única, em até 72 horas da picada de um carrapato ninfa, é eficaz na prevenção da doença de Lyme.

FEBRE MACULOSA DAS MONTANHAS ROCHOSAS (*RICKETTSIA RICKETTSII*)

Etiologia

A causa da febre maculosa das Montanhas Rochosas é a *R. rickettsii*, um organismo cocobacilo Gram-negativo semelhante às bactérias, porém com paredes celulares incompletas e com necessidade de um local intracelular para replicação. O organismo invade e prolifera dentro das células endoteliais dos vasos sanguíneos, causando vasculite e resultando em aumento da permeabilidade vascular, edema e, finalmente, diminuição do volume intravascular, alteração da perfusão tecidual e insuficiência de múltiplos órgãos. Muitas espécies de carrapatos são capazes de transmitir a *R. rickettsii*. Os principais carrapatos são o **carrapato americano do cão** (*Dermacentor variabilis*) no leste dos Estados Unidos e Canadá, o **carrapato da madeira** (*Dermacentor andersoni*) no oeste dos Estados Unidos e Canadá, o **carrapato marrom do cão** (*Rhipicephalus sanguineus*) no México e o *Amblyomma cajennense* nas Américas Central e do Sul.

Epidemiologia

Febre maculosa das Montanhas Rochosas é a doença por riquétsia mais comum nos Estados Unidos, ocorrendo primariamente nos estados da costa leste, do sudeste e do oeste. A maioria dos casos ocorre entre maio e outubro, após atividade em ambiente externo em áreas arborizadas, com pico de incidência em crianças de 1 a 14 anos de idade. Aproximadamente 40% dos indivíduos afetados são incapazes de se lembrar de uma picada de carrapato.

Manifestações Clínicas

O período de incubação da febre maculosa das Montanhas Rochosas é de 2 a 14 dias, com média de 7 dias. O início da doença é inespecífico, com cefaleia, mal-estar e febre. Erupção cutânea macular ou maculopapular pálida, rosa-avermelhada, aparece em 90% dos casos. A erupção cutânea se inicia perifericamente e se dissemina, envolvendo todo o corpo, incluindo as palmas das mãos e as plantas dos pés. A erupção cutânea fica pálida com a pressão e se acentua com o calor. Ela progride em horas a dias para uma erupção com petéquias e púrpuras que aparece inicialmente nos pés e tornozelos, depois aparece em mãos e punhos e progride centripetamente para o tronco e a cabeça. Mialgia, especialmente dos membros inferiores, e cefaleias intratáveis são comuns. Os casos mais graves progridem com esplenomegalia, miocardite, comprometimento renal, pneumonite e choque.

Exames Laboratoriais e de Imagem

Plaquetopenia (geralmente < 100.000 células/mm^3), anemia, hiponatremia e aumento de transaminases são achados laboratoriais comuns. Organismos podem ser detectados em biópsia de pele por anticorpos fluorescentes ou reação em cadeia da polimerase, embora este teste não esteja amplamente disponível. Sorologia é utilizada para confirmar o diagnóstico, embora o tratamento seja iniciado antes da confirmação.

Diagnóstico Diferencial

O diagnóstico diferencial inclui meningococcemia, sepse bacteriana, síndrome do choque tóxico, leptospirose, erliquiose, sarampo, enterovírus, mononucleose infecciosa, colagenoses, púrpura de Henoch-Schönlein e púrpura trombocitopênica idiopática. O diagnóstico da febre maculosa das Montanhas Rochosas deve ser suspeitado na presença de febre e petéquias, especialmente se houver história de picada de carrapato ou atividades em ambientes externos durante primavera e verão em regiões endêmicas. Febre, cefaleia e mialgia com duração maior que uma semana em pacientes de áreas endêmicas indicam febre maculosa das Montanhas Rochosas. Atraso no diagnóstico e tratamento geralmente resulta de sintomas iniciais atípicos e aparecimento tardio das lesões cutâneas.

Tratamento

O tratamento da febre maculosa das Montanhas Rochosas suspeita não deve ser adiado por esperar o resultado de exames diagnósticos. Doxiciclina é o antibiótico de escolha, mesmo para crianças novas, apesar do risco teórico de manchas nos dentes em crianças com menos de 9 anos. Fluoroquinolonas também são ativas contra *R. rickettsii* e podem ser um tratamento alternativo.

Complicações e Prognóstico

Nas infecções graves, o extravasamento pelos capilares resulta em edema pulmonar não cardiogênico (síndrome do desconforto respiratório agudo), hipotensão, coagulação intravascular disseminada, colapso circulatório e insuficiência de múltiplos órgãos, incluindo encefalite, miocardite, hepatite e insuficiência renal.

A doença não tratada persiste por três semanas antes de progredir para envolvimento multissistêmico. A taxa de mortalidade é de 25% sem tratamento, a qual é reduzida para 3,4% com o tratamento. Sequelas permanentes são comuns após a doença grave.

Prevenção

Medidas preventivas para evitar infecções transmitidas por carrapatos e a retirada cuidadosa dos carrapatos são recomendadas.

ERLIQUIOSE (*EHRLICHIA CHAFFEENSIS*) E ANAPLASMOSE (*ANAPLASMA PHAGOCYTOPHILUM*)

Etiologia

O termo **erliquiose** frequentemente é utilizado para se referir a todas as formas de infecção por *Ehrlichia*. **Erliquiose monocítica humana** é causada pela *E. chaffeensis*, a qual infecta predominantemente células monocíticas e é transmitida pelo carrapato *A. americanum*. A doença também pode ser causada por *Ehrlichia ewingii*. **Anaplasmose humana** é causada por *A. phagocytophilum* e é transmitida pelo carrapato *I. scapularis*.

Epidemiologia

Erliquiose ocorre comumente nos Estados Unidos. Erliquiose monocítica humana ocorre em amplas áreas ao longo do sudeste, centro-sul e Costa Atlântica central dos Estados Unidos, com distribuição paralela à da febre maculosa das Montanhas Rochosas. Anaplasmose é mais encontrada no nordeste e centro-oeste superior dos Estados Unidos, porém infecções têm sido identificadas no norte da Califórnia, nos estados centrais da Costa Atlântica e ao longo de toda a Europa.

Manifestações Clínicas

Erliquiose monocítica humana, anaplasmose e *Ehrlichiosis ewingii* causam doenças febris agudas semelhantes, caracterizadas por febre, mal-estar, cefaleia, mialgia, anorexia e náuseas, porém frequentemente sem erupções cutâneas. Diferentemente dos pacientes adultos, aproximadamente dois terços das crianças com erliquiose monocítica humana apresentam erupção cutânea macular ou maculopapular, embora petéquias possam ocorrer. Os sintomas usualmente duram 4 a 12 dias.

Exames Laboratoriais e de Imagem

Achados laboratoriais característicos incluem leucopenia, linfopenia, plaquetopenia, anemia e aumento de transaminases. Mórulas são encontradas infrequentemente nos monócitos circulantes de indivíduos com erliquiose monocítica humana, mas são encontradas em 40% dos neutrófilos circulantes e em 20 a 60% dos indivíduos com anaplasmose (Fig. 122-2). Soroconversão ou aumento de quatro vezes dos níveis de títulos de anticorpos confirma o diagnóstico.

Diagnóstico Diferencial

Erliquiose é clinicamente semelhante às outras infecções transmitidas por artrópodes, incluindo febre maculosa das Montanhas Rochosas, tularemia, babesiose, doença de Lyme inicial, tifo murino, febre recorrente e febre do carrapato do Colorado. O diagnóstico diferencial também inclui mononucleose infecciosa, doença de Kawasaki, endocardite, infecções virais, hepatite, leptospirose, febre Q, colagenoses e leucemia.

Tratamento

Assim como na febre maculosa das Montanhas Rochosas, o tratamento da erliquiose suspeita não deve ser adiado enquanto se esperam os resultados de exames diagnósticos. Erliquiose e anaplasmose são tratadas com doxiciclina.

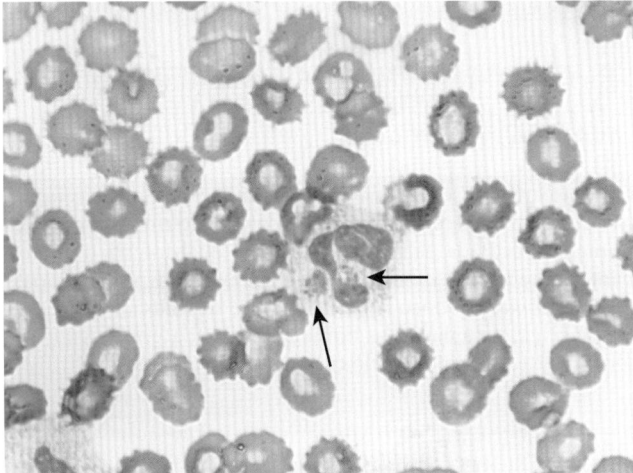

Figura 122-2 Um mórula (seta) contendo *Anaplasma phagocytophilum* em um neutrófilo. *Ehrlichia chaffeensis* e *A. phagocytophilum* apresentam morfologias semelhantes, porém são diferentes genética e sorologicamente (coloração de Wright, magnificação original × 1.200) *(Fonte Walker DH, Dumler JS: Ehrlichia chaffeensis (human monocytotropic ehrlichiosis), Anaplasma phagocytophilum (human granulocytotropic anaplasmosis), and other ehrlichieae. In Mandell GL, Bennett JE, Dolin R, editors: Principles and Practice of Infectious Diseases, ed 6, Philadelphia, 2005, Churchill Livingstone, Fig. 190-2, p 2315.).* Esta imagem está disponível em cores na página 758.

Complicações e Prognóstico

Envolvimento pulmonar grave com síndrome do desconforto respiratório agudo foi relatado em diversos casos. Outras complicações graves relatadas incluem meningoencefalite e miocardite. A maioria dos pacientes melhora em 48 horas.

Prevenção

Medidas preventivas para evitar infecções transmitidas por carrapatos e a retirada cuidadosa dos carrapatos são recomendadas.

Capítulo 123

DOENÇAS PARASITÁRIAS

DOENÇAS POR PROTOZOÁRIOS

Protozoários são os organismos mais simples do reino animal. Eles são unicelulares. A maioria é de vida livre, mas alguns têm existência comensal ou parasitária. Doenças por protozoários incluem malária, toxoplasmose, babesiose; doenças intestinais por protozoários incluem amebíase, criptosporidiose e giardíase.

Malária
Etiologia

A malária é causada por um protozoário obrigatoriamente intracelular do gênero *Plasmodium*, incluindo *P. falciparum*, *P. malariae*, *P. ovale*, *P. vivax* e *P. knowlesi*. *Plasmodium* tem ciclo de vida complexo que permite a sobrevivência em diferentes meios celulares no hospedeiro humano e no vetor mosquito. Existem duas fases principais no seu ciclo de vida, uma **fase assexual (esquizogonia)** em seres humanos e uma **fase sexual (esporogonia)** em mosquitos. A **fase eritrocitária** do desenvolvimento assexual do *Plasmodium* se inicia quando os merozoítas liberados por esquizontes exoeritrocíticos do fígado penetram os eritrócitos. Uma vez dentro dos eritrócitos, os parasitas se transformam na **forma anelar**, a qual pode crescer e se tornar um **trofozoíta**. Estas últimas duas formas podem ser identificadas pela coloração de Giemsa em esfregaço de sangue, que é o principal meio para confirmar o diagnóstico de malária.

Os parasitas usualmente são transmitidos para os seres humanos pelo mosquito fêmea *Anopheles*. A malária também pode ser transmitida por transfusão sanguínea, por agulhas contaminadas e por via transplacentária para o feto.

Epidemiologia

A malária é um problema global, com transmissão em mais de 100 países, com população combinada de 1,6 bilhões de pessoas. Malária é uma importante causa de febre e morbidade nas regiões tropicais do mundo. As principais áreas de transmissão são África Subsaariana, sul da Ásia, Sudeste Asiático, México, Haiti, República Dominicana, América Central, América do Sul, Papua Nova Guiné e Ilhas Salomão. Aproximadamente 1.000 a 2.000 casos importados são reconhecidos anualmente nos Estados Unidos, com a maioria dos casos ocorrendo em cidadãos estrangeiros infectados em áreas endêmicas que viajaram para os Estados Unidos e entre cidadãos norte-americanos que viajaram para áreas endêmicas sem realizar quimioprofilaxia adequada.

Manifestações Clínicas

As manifestações clínicas da malária variam de infecção assintomática a doença fulminante e óbito, dependendo da virulência da espécie de malária infectante e da resposta imune do hospedeiro. O período de incubação varia de 6 a 30 dias, dependendo da espécie de *Plasmodium* (Tabela 123-1). A característica clínica mais comum da malária raramente é observada em outras doenças infecciosas, que são os **paroxismos de febre** alternando com períodos de fadiga, mas com sensação de bem-estar fora destes períodos. Os sintomas clássicos dos paroxismos de febre da malária incluem febre alta, calafrios, sudorese e cefaleia. Os paroxismos coincidem com a ruptura de esquizontes, o que ocorre a cada 48 horas com o *P. vivax* e *P. ovale* (**febre terçã**) e a cada 72 horas com o *P. malariae* (**febre quartã**).

Recidiva em curto prazo descreve a recorrência dos sintomas após um ataque primário. Ocorre pela sobrevivência de formas eritrocitárias na corrente sanguínea. **Recidiva em longo prazo** descreve o reaparecimento de sintomas bastante tempo após o ataque primário, geralmente por liberação de formas merozoítas de uma fonte exoeritrocitária no fígado. Recidiva em longo prazo ocorre com o *P. vivax* e com o *P. ovale*, devido à persistência no fígado, e com o *P. malariae*, devido à persistência nos eritrócitos.

Exames Laboratoriais e de Imagem

O diagnóstico de malária é estabelecido pela identificação de organismos em esfregaços corados de sangue periférico. Em indivíduos não imunes, os sintomas geralmente ocorrem 1 a 2 dias antes de os parasitas serem detectáveis no esfregaço sanguíneo. Embora o *P. falciparum* seja o organismo mais provável de ser identificado no esfregaço sanguíneo durante um paroxismo febril, o momento de obtenção do esfregaço é menos importante do que a obtenção de esfregaço várias vezes ao dia durante 3 dias consecutivos. Esfregaços espesso (gota espessa) e fino devem ser examinados. A concentração de eritrócitos em um **esfregaço espesso** é de aproximadamente 20 a 40 vezes do que no **esfregaço fino**. Esfregaços espessos são utilizados para examinar grandes números de eritrócitos rapidamente. Esfregaços finos permitem a identificação positiva da espécie de malária e a determinação da porcentagem de eritrócitos infectadas, a qual também é útil para avaliar a resposta ao tratamento. Testes rápidos para o diagnóstico podem surgir como testes importantes no futuro próximo.

Diagnóstico Diferencial

O aspecto mais importante ao diagnosticar malária em crianças é considerar a possibilidade de malária em qualquer criança que apresenta febre, calafrios, esplenomegalia, anemia ou rebaixamento do nível de consciência e que tenha história de viagem ou residência recente em área endêmica, independentemente do uso de quimioprofilaxia. O diagnóstico diferencial é extenso e inclui diversas doenças infecciosas, como febre tifoide, tuberculose, brucelose, febre recorrente, endocardite infecciosa, *influenza*, poliomielite, febre amarela, tripanossomíase, calazar e abscesso hepático amebiano.

Tabela 123-1 | Características das Espécies de *Plasmodium* que Causam Malária

CARACTERÍSTICA	P. FALCIPARUM	P. VIVAX	P. OVALE	P. MALARIAE	P. KNOWLESI
Ciclo exoeritrocício	5, 5-7 dias	6-8 dias	9 dias	12-16 dias	8-9 dias
Ciclo eritrocítico	48 horas	42-48 horas	49-50 horas	72 horas	24 horas
Período de incubação usual (variação)	12 dias (9-14 dias)	13 dias (12-17 dias; pode ser mais prolongado)	17 dias (16-18 dias; pode ser mais prolongado)	28 dias (18-40 dias; pode ser mais prolongado	~ 12 dias
Preferência de eritrócitos	Eritrócitos jovens, mas pode infectar todos	Reticulócitos	Reticulócitos	Eritrócitos velhos	Eritrócitos velhos
Carga parasitária usual (% de eritrócitos infectados)	≥ 1-5	1-2	1-2	1-2	Variável
Ciclo exoeritrocitário secundário (hipnozoítas) e recidivas	Ausente	Presente	Presente	Ausente	Ausente
Duração da infecção não tratada	1-2 anos	1,5-4 anos (inclui estágio hepático)	1,5-4 anos (inclui estágio hepático)	3-50 anos	Desconhecida
Gravidade do ataque primário	Grave em não imunes; infecção subpatente – uma emergência médica – falha em reconhecer e tratar pode levar ao óbito	Leve a grave – risco de ruptura esplênica, recivida relacionada com persistência de formas exoeritrocitárias latentes	Leve – risco de ruptura esplênica, recidiva relacionada com persistência de formas exoeritrocitárias latentes	Pode ser crônica nas formas subclínica e subpatente; pode causar nefrite nas crianças	Variável, pode ser fatal
Periodicidade usual dos ataques febris	Nenhuma	48 horas	48 horas	72 horas	24 horas
Duração do paroxismo febril	16-36 horas (pode ser mais prolongada)	8-12 horas	8-12 horas	8-10 horas	Desconhecida

Adaptado de Strickland GT: Malaria. In Strickland GT, editor: Hunter's Tropical Medicine, ed 7, Philadelphia, 1991, WB Saunders, p 589.

Tratamento

Cloroquina oral é o tratamento recomendado, exceto para *P. falciparum* resistente à cloroquina. Atovaquona-proguanil ou arteméter-lumefantrina são apropriados como terapia de primeira linha para malária em áreas com resistência à cloroquina. O tratamento específico deve ser guiado pelo local onde o paciente adquiriu a infecção e os padrões de resistência locais. Pacientes com malária usualmente necessitam de hospitalização e podem precisar de internação em unidade de terapia intensiva. Gluconato de quinidina é o único fármaco disponível nos Estados Unidos para uso parenteral.

Complicações e Prognóstico

Malária cerebral é uma complicação da infecção por *P. falciparum* e uma causa frequente de óbito (20 a 40% dos casos), especialmente entre crianças e adultos não imunes. Semelhante a outras complicações, a malária cerebral é mais provável em pacientes com intensa parasitemia (> 5%). Outras complicações incluem ruptura esplênica, insuficiência renal, hemólise grave (**febre da água negra**), edema pulmonar, hipoglicemia, plaquetopenia e **malária álgida** (sepse, síndrome com colapso vascular).

Óbito pode ocorrer em qualquer espécie de malária, mas é mais frequente na malária por *P. falciparum* complicada. A probabilidade de óbito é maior nas crianças com problemas de saúde preexistentes, como sarampo, parasitas intestinais, esquistossomose, anemia e desnutrição. Óbito é mais comum nos países em desenvolvimento.

Prevenção

Existem dois componentes na prevenção da malária: redução da exposição a mosquitos infectados e quimioprofilaxia. Proteção contra mosquitos é necessária, pois nenhum esquema profilático pode garantir proteção em todas as situações, devido ao amplo desenvolvimento de organismos resistentes.

Quimioprofilaxia é necessária para todos os visitantes e residentes dos trópicos que não vivem lá desde a infância. Filhos de mulheres de áreas endêmicas têm imunidade passiva até os 3 a 6 meses de vida; após este período, aumenta progressivamente a probabilidade de adquirirem malária. Quimioprofilaxia específica deve ser guiada pela distribuição do padrão de resistência e determinada antes de recomendações específicas (http://www.cdc.gov/malaria/travelers/country_table/a.html). Mefloquina, doxiciclina, cloroquina e Malarone® são medicações comumente prescritas.

Toxoplasmose

Toxoplasmose é uma zoonose causada pelo *Toxoplasma gondii*, um parasita protozoário intracelular. A infecção é adquirida por oócitos infecciosos, como aqueles excretados por gatos recentemente infectados (os gatos desempenham um papel importante na disseminação do organismo) ou por ingesta de cistos em carnes contaminadas malcozidas. Menos comumente, a transmissão ocorre por via transplacentária durante a infecção aguda em mulheres grávidas. Nos Estados Unidos, a incidência de infecção congênita é de 1 a 2 por 1.000 nascidos vivos.

A toxoplasmose adquirida geralmente é assintomática. Infecção sintomática é geralmente uma síndrome mononucleose-*like* heterófilo-negativo que inclui linfadenopatia, febre e hepatoesplenomegalia. Infecção disseminada, incluindo miocardite, pneumonia e infecção do sistema nervoso central (SNC), é mais comum em indivíduos imunodeprimidos, especialmente naqueles com síndrome da imunodeficiência adquirida (AIDS). Entre as mulheres infectadas durante a gravidez, 40 a 60% dão à luz um bebê infectado. Quanto mais tardiamente a infecção ocorrer na gravidez, maior a probabilidade de que o feto seja infectado, porém menor a gravidade da doença (Cap. 66). Diagnóstico sorológico pode ser estabelecido por aumento de quatro vezes nos títulos de anticorpos ou soroconversão, anticorpo IgM positivo ou reação em cadeia da polimerase positiva para *T. gondii* nos leucócitos periféricos, líquido cefalorraquidiano (LCR), soro ou líquido amniótico.

O tratamento inclui pirimetamina e sulfadiazina, que agem sinergicamente contra o *Toxoplasma*. Como estes agentes são inibidores do ácido fólico, eles são utilizados em conjunto com ácido folínico. Espiramicina, que não é liberada nos Estados Unidos, também é utilizada no tratamento de mulheres grávidas com toxoplasmose. Corticosteroides são reservados para pacientes com infecção aguda do SNC ou ocular.

Ingerir apenas carnes bem cozidas e evitar gatos ou o solo onde gatos defecam são medidas prudentes para indivíduos imunodeprimidos e mulheres grávidas. Administração de espiramicina em mulheres grávidas infectadas tem se associado com menores riscos de infecções congênitas nos filhos.

HELMINTÍASES

Helmintos são divididos em três grupos: nematódeos ou vermes cilíndricos e dois grupos de vermes chatos, os trematódeos e os cestoides (tênias).

Infecções por Ancilóstomos

Infecção por ancilóstomo é causada por diversas espécies de ancilóstomos, com *Ancylostoma duodenale* e *Necator americanus* sendo os mais importantes (Tabela 123-2). Em todo o mundo, existem mais de 9 milhões de seres humanos infectados por ancilóstomos. *Ancylostoma duodenale* é a espécie predominante na Europa, região mediterrânea, norte da Ásia e costa oeste da América do Sul. *N. americanus* predomina no hemisfério ocidental, África Subsaariana, sudeste asiático e Ilhas do Pacífico. Condições ótimas do solo e contaminação fecal são encontradas em muitos países tropicais agrários e no sul dos Estados Unidos. A infecção geralmente ocorre em crianças pequenas, especialmente durante a primeira década de vida. As larvas são encontradas em solo quente e úmido e infectam os seres humanos penetrando na pele. Elas migram para os pulmões, ascendem para a traqueia e são engolidas, residindo no intestino. Os vermes ficam maduros e se aderem à parede intestinal, onde eles sugam sangue e eliminam ovos.

As infecções geralmente são assintomáticas. Ocorre prurido intenso no local da penetração da larva, usualmente nas solas dos pés ou entre os dedos dos pés, podendo incluir pápulas e vesículas. A migração das larvas para os pulmões usualmente é assintomática. Sintomas de dor abdominal, anorexia, indigestão, sensação

Tabela 123-2 | Principais Síndromes Pediátricas Causadas por Parasitas Nematódeos

SÍNDROME	AGENTE ETIOLÓGICO	TRANSMISSÃO	TRATAMENTO
Deficiência de ferro por ancilostomíase	*Ancylostoma duodenale*	Ingestão de larvas e penetração	Albendazol ou mebendazol ou pamoato de pirantel
	Necator americanus	Penetração da larva	
Larva migrans cutânea	*Ancylostoma braziliense* (ancilostomíase azoonótica)	Penetração da larva (e falha na migração)	Albendazol ou ivermectina ou tiabendazol tópico
Ancilostomíase em bebês	*A. duodenale*	Perinatal (?)	Albendazol ou mebendazol ou pamoato de pirantel
Disenteria ou colite por *Trichuris*	*Trichuris trichiura*	Ingestão de ovos	Mebendazol ou albendazol ou pamoato de pirantel e pamoato de oxantel
Ascaridíase intestinal	*Ascaris lumbricoides*	Ingestão de ovos de *Ascaris*	Albendazol ou mebendazol ou pamoato de pirantel
Larva migrans visceral	*Toxocara canis*	Ingestão de ovos	Albendazol ou mebendazol
Larva migrans ocular	*Toxocara cati* *Baylisascaris procyonis*		
Diarreia, má absorção (celíaca-*like*)	*Strongyloides stercoralis*	Penetração da larva	Ivermectina ou tiabendazol
Síndrome *swollen belly*	*Strongyloides fuelleborni*	Perinatal	Ivermectina ou tiabendazol
Enterobíase	*Enterobius vermicularis*	Ingestão de ovos embrionários	Albendazol ou mebendazol ou pamoato de pirantel
Triquinelose	*Trichinella spiralis*	Ingestão de carne infectada malcozida	Mebendazol ou albendazol mais corticosteroides se sintomas importantes
Angiostrongilíase abdominal	*Angiostrongylus costaricensis*	Ingestão de alimentos contaminados	Mebendazol ou tiabendazol
Meningite eosinofílica	*Angiostrongylus cantonensis* (verme pulmonar de ratos)	Ingestão de frutos do mar contaminados malcozidos	Mebendazol

de plenitude abdominal e diarreia ocorrem na infestação por ancilóstomo. A principal manifestação da infecção é anemia. Exame de fezes frescas para a presença de ovos de ancilóstomos é diagnóstico. A terapia inclui tratamento anti-helmíntico com albendazol, mebendazol ou pamoato de pirantel e o tratamento da anemia. A erradicação depende de boas condições sanitárias do ambiente do paciente e quimioterapia.

Ascaridíase

Ascaridíase é causada pelo *Ascaris lumbricoides*, um grande nematódeo. É a helmintíase mais prevalente, afetando 1 bilhão de indivíduos (Tabela 123-2). Após o ser humano ingerir os ovos, larvas são liberadas e penetram no intestino, migram para os pulmões, ascendem para a traqueia e são engolidas. Ao entrar nos intestinos novamente, elas se tornam maduras e produzem ovos, que são excretados nas fezes e depositados no solo, onde sobrevivem por longos períodos.

As manifestações podem ser o resultado da migração das larvas para outros locais do corpo ou pela presença de vermes adultos no intestino. **Ascaridíase pulmonar** ocorre quando a larva migra através dos pulmões, causando tosse, escarro hemoptoico, eosinofilia e infiltrados transitórios na radiografia de tórax. Larvas adultas no intestino delgado podem causar dor e distensão abdominal. Obstrução intestinal por vermes adultos raramente ocorre. Migração de vermes para o ducto biliar pode, raramente, causar obstrução aguda das vias biliares. Exames das fezes para pesquisa dos ovos característicos é diagnóstico. Controle eficaz depende de condições sanitárias adequadas e eliminação adequada das fezes humanas infectadas.

Larva Migrans Visceral

Larva migrans visceral é uma doença por nematódeo causada pela ingestão de ovos do verme do cachorro *Toxocara canis*, ou menos comumente do *Toxocara cati* dos gatos, ou o verme *Baylisascaris procyonis* do texugo (Tabela 123-2). Estes organismos também causam **larva migrans ocular**.

Larva migrans visceral é mais comum em crianças pequenas com pica que têm cachorros ou gatos como animais de estimação. Toxocaríase ocular ocorre em crianças mais velhas. Os ovos deste nematódeo são produzidos pelos vermes adultos que habitam o intestino dos cachorros e gatos. Os ovos ingeridos geram larvas que penetram no trato gastrointestinal e migram para fígado, pulmões, olhos, SNC e coração, onde eles morrem e calcificam.

Os sintomas da larva migrans são resultado do número de vermes migrando e estão associados à resposta imune. Infecções leves frequentemente são assintomáticas. Sintomas incluem febre, tosse, chiado no peito e convulsões. Os achados ao exame físico podem incluir hepatomegalia, estertores, erupções cutâneas e linfadenopatia. Sintomas visuais podem incluir diminuição da acuidade visual, estrabismo, edema periorbital ou amaurose. Exame oftalmológico pode revelar lesões granulomatosas próximas à

Tabela 123-3	Principais Síndromes Pediátricas Causadas por Parasitas Trematódeos		
SÍNDROME	**AGENTE ETIOLÓGICO**	**TRANSMISSÃO**	**TRATAMENTO**
Esquistossomose		Contato com água doce e penetração através da pele	
Esquistossomose intestinal ou hepática	*Schistosoma mansoni* *Schistosoma japonicum*		Praziquantel ou oxamniquina Praziquantel
	Schistosoma mekongi *Schistosoma haematobium*		Praziquantel Praziquantel
Esquistossomose urinária			
Parasitoses por outros trematódeos		Ingestão de alimentos crus ou malcozidos	
Clonorquíase	*Clonorchis sinensis* (verme hepático chinês)		Praziquantel ou albendazol
Fasciolíase	*Fasciola hepática* (verme hepático da ovelha)		Triclabendazol ou bitionol
Fasciolopsíase	*Fasciolopsis buski*		Praziquantel
Heterofíase	*Heterophyes heterophyes*		Praziquantel
Metagonimíase	*Metagonimus yokogawai*		Praziquantel
Metorquíase	*Metorchis conjunctus* (verme hepático norte-americano)		Praziquantel
Nanofietíase	*Nanophyetus salmincola* (verme do salmão)		Praziquantel
Opistorquíase	*Opisthorchis viverrini* (verme hepático do Sudeste Asiático)		Praziquantel
Paragonimíase	*Paragonimus westermani, P. miyazaki, P. mexicanus, P. kellicotti, P. uterobilateralis, P. skjabini, P. hueitungensis, P. heterotrema, P. africanus* (vermes pulmonares)		Praziquantel ou bitionol

mácula ou ao disco óptico. Larva migrans ocular é caracterizada por doença ocular unilateral isolada, sem achados sistêmicos. A larva provavelmente entra no vítreo anterior do olho a partir de um ramo periférico da artéria retiniana e causa granulomas nos polos posterior e periféricos, causando perda visual.

Eosinofilia e hipergamaglobulinemia associadas a níveis elevados de isso-hemaglutinina sugerem o diagnóstico, que é confirmado por sorologia (ensaio imunoabsorvente ligado a enzima) ou, menos comumente, por biópsia. Geralmente esta é uma doença autolimitada. Na doença grave, albendazol ou mebendazol é utilizado. Tratamento dos cachorros e gatos, principais excretores de ovos, diminui o risco de infecção.

Enterobíase (Oxiuríase)

Enterobíase é causada pelo *Enterobius vermiculares*, um nematoide que está presente em todo o mundo. Enterobíase afeta indivíduos de todos os níveis socioeconômicos, especialmente as crianças. Aglomerados humanos predispõem à infecção. Os seres humanos ingerem os ovos carregados pelas mãos, presentes na poeira doméstica ou nas roupas de cama. Os ovos se alojam no estômago e a larva migra para o ceco, onde se torna madura. À noite, as fêmeas migram para a região perianal e depositam seus ovos, que são viáveis por 2 dias.

Os sintomas mais comuns são prurido anal noturno e insônia, presumivelmente pela migração das vermes fêmeas. Vaginite e salpingite podem ocorrer secundariamente à migração aberrante de vermes. Os ovos são detectados microscopicamente examinando uma fita adesiva de celofane que foi pressionada contra o ânus pela manhã, para coletar os ovos. Com menos frequência, um verme pode ser observado na região perianal. O tratamento é feito com albendazol (400 mg), mebendazol (100 mg) ou pamoato de pirantel (11 mg/kg, máximo: 1 g), todos administrados em dose oral única e repetidos em 2 semanas.

Esquistossomose

Esquistossomose (bilharzíase) é causada por vermes que parasitam a corrente sanguínea, incluindo *Schistosoma haematobium*, *Schistosoma mansoni*, *Schistosoma japonicum* e, raramente, *Schistosoma intercalatum* e *Schistosoma mekongi* (Tabela 123-3). A esquistossomose afeta mais de 2 milhões de indivíduos, especialmente crianças e adultos jovens, com pico de incidência entre os 10 e 20 anos. Os seres humanos são infectados pelas cercárias

Tabela 123-4	Principais Síndromes Pediátricas Causadas por Parasitas Cestódeos		
SÍNDROME	AGENTE ETIOLÓGICO	TRANSMISSÃO	TRATAMENTO
Equinococose		Ingestão de ovos de *Echinococcus*	
Unilocular	*Echinococcus granulosus*		Ressecção cirúrgica mais albendazol
Equinococose	*Echinococcus granulosus* var. *canadensis*		Expectante – observação
Equinococose alveolar	*Echinococcus multilocularis*		Ressecção cirúrgica é o único tratamento confiável; alguns relatos sugerem o uso adjunto de albendazol ou mebendazol
Neurocisticercose	Estádio de larva da *Taenia solium* (cisticerco)	Ingestão de carne de porco crua ou malcozida	Albendazol ou praziquantel
Infecções por tênia adulta	*T. solium* (tênia do porco)	Ingestão de carne de porco crua ou malcozida	Praziquantel
	Hymenolepis diminuta	Transmissão fecal-oral	Praziquantel
	Hymenolepis nana	Fecal-oral	Praziquantel

em água contaminada que emergem de uma forma infectada de caramujo e penetram a pele íntegra. Cada verme adulto migra para locais específicos: *S. haematobium* para o **plexo vesical** e *S. intercalatum* e *S. mekongi* para os **vasos mesentéricos**. Os ovos são depositados pelos vermes adultos na urina (*S. haematobium*) ou fezes (*S. mansoni* e *S. japonicum*). *S. haematobium* é prevalente em África e Oriente Médio; *S. mansoni* em África, Oriente Médio, Caribe e América do Sul; *S. japonicum* em China, Filipinas e Indonésia; *S. mekongi* no Extremo Oriente; e *S. intercalatum* na África Ocidental.

As manifestações da esquistossomose resultam do aprisionamento dos ovos no local de deposição ou em locais metastáticos. Em 3 a 12 semanas de infecção, enquanto os vermes estão se tornando maduros, podem ocorrer síndrome de febre, mal-estar, tosse, dor abdominal e erupção cutânea. Esta síndrome é seguida de uma resposta inflamatória resultante, a qual causa sintomas adicionais. **Febre de Katayama** é uma condição aguda, com febre, perda de peso, hepatoesplenomegalia e eosinofilia. Os ovos podem ser encontrados na urina (*S. haematobium*) ou fezes (*S. mansoni* e *S. japonicum*) dos indivíduos infectados. Medidas sanitárias, moluscocidas e tratamento dos indivíduos infectados podem ajudar no controle da doença.

Equinococose

Equinococose inclui **hidatidose ou doença cística unilocular**, causadas pelo *Echinococcus granulosus* (a **tênia do cão**) ou pelo *Echinococcus vogeli*, e **doença cística alveolar**, causada pelo *Echinococcus multilocularis* (Tabela 123-4). Os cachorros se tornam infectados pelos vermes ao ingerirem vísceras de ovelhas ou gado infectadas e excretam ovos em suas fezes. Os seres humanos adquirem a equinococose ao ingerirem os ovos e se tornam um hospedeiro intermediário. Os ovos se alojam no trato intestinal e as larvas (**oncosferas**) penetram a mucosa e entram na circulação sanguínea, de onde passam para o fígado e outros órgãos, formando cistos de 2 cm de diâmetro.

E. granulosus está presente em todo o mundo e é endêmico em áreas de criação de ovelhas e gado da Austrália, América do Sul, África do Sul, antiga União Soviética e região Mediterrânea. A prevalência é maior em crianças. Os sintomas causados pelo *E. granulosus* resultam do efeito de massa pela presença dos cistos. Cistos pulmonares podem causar hemoptise, tosse, dispneia e insuficiência respiratória. Cistos cerebrais aparecem como tumores; cistos hepáticos causam problemas à medida que comprimem e obstruem o fluxo sanguíneo. A ultrassonografia identifica as lesões císticas e o diagnóstico é confirmado por sorologia. Cistos granulosos grandes ou assintomáticos são removidos cirurgicamente. Tratamento com albendazol tem mostrado algum benefício.

Neurocisticercose

Neurocisticercose é causada pela infecção por estágios de larva (**cisticerco**) da **tênia do porco**, a *Taenia solium*, sendo a infecção helmíntica do SNC mais frequente (Tabela 123-4). Os seres humanos são infectados após o consumo de cisticercos em carne de porco contaminada crua ou malcozida. A *T. solium* é endêmica na Ásia, África, América Central e América do Sul.

Os cistos geralmente aumentam lentamente de tamanho, causando mínimos ou nenhum sintoma, por anos ou décadas até que o organismo começa a morrer. Então, o cisto começa a edemaciar e a saída de antígenos provoca uma resposta inflamatória, resultando em convulsões focais ou generalizadas. Os cistos cerebrais calcificados podem ser identificados na tomografia computadorizada e na ressonância nuclear magnética. O LCR mostra pleocitose linfocítica ou eosinofílica. O diagnóstico é confirmado por sorologia. A neurocisticercose é tratada com albendazol ou praziquantel, corticosteroides para inflamação cerebral concomitante pela morte do cisto e anticonvulsivantes.

Capítulo 124

TUBERCULOSE

ETIOLOGIA

Mycobacterium tuberculosis são bacilos pleomórficos fracamente Gram-positivos. A micobactéria é **ácido-rápida**, que é a capacidade de formar complexos estáveis de micolato com a coloração de arilmetano. As micobactérias crescem lentamente;

culturas de amostras clínicas em meios sintéticos sólidos geralmente demoram 3 a 6 semanas. Testes de sensibilidade a antibióticos necessitam de 4 semanas adicionais. O crescimento pode ser detectado em 1 a 3 semanas em meio líquido seletivo utilizando nutrientes radiomarcados. Reação em cadeia da polimerase (PCR) de amostras clínicas permite o diagnóstico rápido em muitos laboratórios.

EPIDEMIOLOGIA

Estima-se que 10 a 15 milhões de indivíduos nos Estados Unidos tenham tuberculose latente (infecção por *M. tuberculosis* sem doença). Sem tratamento, a *tuberculose doença* se desenvolve em 5 a 10% dos adultos imunologicamente normais em algum momento durante suas vidas; o risco é maior em lactentes. Estima-se que 8 milhões de novos casos de tuberculose ocorram anualmente em adultos em todo o mundo. Três milhões de óbitos anualmente são atribuídos à doença. Nos países em desenvolvimento, 1,3 milhão de novos casos da doença ocorrem em crianças com menos de 15 anos e 450.000 crianças morrem anualmente por tuberculose. A maioria das crianças com a doença tuberculose adquire a *M. tuberculosis* de um adulto infectado.

A transmissão da *M. tuberculosis* é de pessoa para pessoa, geralmente por **gotículas respiratórias (gotículas de Pflügge)** transmitidas pelo ar quando o indivíduo tosse, espirra, soluça ou respira. As gotículas infectadas secam e se tornam **núcleos de gotículas (núcleos de Wells)**, os quais podem permanecer suspensos no ar durante horas, muito tempo depois de o indivíduo infectado ter deixado o ambiente.

Diversos fatores relacionados com os pacientes estão associados a maior chance de transmissão. Destes, escarro positivo para bacilo ácido-álcool resistente é o que mais se relaciona com a infectividade. Crianças com tuberculose pulmonar primária raramente, se é que acontece, infectam outras crianças ou adultos. Os bacilos da tuberculose estão relativamente esparsos nas secreções endobrônquicas de crianças com tuberculose pulmonar primária, e tosse significativa geralmente está ausente nas crianças. Quando crianças pequenas tossem, elas raramente produzem escarro, e falta a necessária força tussígena para projetar e suspender partículas de tamanho necessário. Crianças hospitalizadas com suspeita de tuberculose pulmonar são inicialmente colocadas em isolamento respiratório. A maioria dos pacientes contagiantes se torna não contagiante em 2 semanas após o início do tratamento eficaz, e muitos se tornam não contagiantes em alguns dias.

Na América do Norte, as taxas de tuberculose são maiores em indivíduos estrangeiros provenientes de países com alta prevalência, em presidiários, residentes de instituições, indivíduos sem teto, usuários de drogas ilícitas, profissionais de saúde e crianças expostas a adultos de grupos de alto risco. Entre os residentes urbanos dos Estados Unidos com tuberculose, indivíduos com síndrome da imunodeficiência adquirida (AIDS) e minorias raciais são mais acometidos. A maioria das crianças é infectada pelo *M. tuberculosis* a partir de contatos domiciliares, porém ainda ocorrem surtos de tuberculose em crianças relacionados com escolas infantis e de ensino médio, creches, berçários, creches domiciliares, igrejas, ônibus escolares e lojas. Um adulto de alto risco que trabalha em um destes locais será a fonte do surto na maioria dos casos.

MANIFESTAÇÕES CLÍNICAS

Tuberculose latente descreve o estágio assintomático de infecção pelo *M. tuberculosis*. O teste cutâneo tuberculínico (PPD) é positivo, mas a radiografia de tórax é normal e não há sinais ou sintomas da doença. **A tuberculose doença** ocorre quando há sinais e sintomas clínicos da doença ou radiografia de tórax anormal. O termo *tuberculose* geralmente se refere à doença. O intervalo entre tuberculose latente e o início da doença pode ser de algumas semanas a muitas décadas, em adultos. Nas crianças pequenas, a tuberculose geralmente se desenvolve como uma complicação imediata da infecção primária, e a diferenciação entre infecção e doença pode ser menos óbvia.

Tuberculose pulmonar primária em lactentes mais velhos e crianças geralmente é uma infecção assintomática. Frequentemente a doença se manifesta por PPD positivo com mínimas anormalidades na radiografia de tórax, como um infiltrado com linfadenopatia hilar, ou **complexo de Ghon**. Linfadenopatia hilar pode comprimir os brônquios ou a traqueia, causar mal-estar, febre baixa, eritema nodoso; sintomas por aumento dos linfonodos podem ocorrer após o desenvolvimento de hipersensibilidade tardia.

Linfadenopatia é comum na doença pulmonar primária. Linfadenopatia hilar pode comprimir os brônquios ou a traqueia. Os locais mais comuns de linfadenite extratorácica são as regiões cervical, supraclavicular e submandibular (**escrófulo**).

Doença primária progressiva é caracterizada por pneumonia primária que se desenvolve logo após a infecção inicial. Progressão para doença pulmonar, doença miliar disseminada ou progressão de granulomas do sistema nervoso central (SNC) para meningite ocorrem mais comumente no primeiro ano de vida.

Derrame pleural tuberculoso, que pode acompanhar a infecção primária, geralmente representa a resposta imune aos organismos e ocorre mais comumente em crianças mais velhas ou adolescentes. Pleurocentese revela linfocitose e aumento de proteínas, porém o líquido pleural geralmente não contém bacilos.

Reativação de tuberculose pulmonar, comum em adolescentes e comum em adultos, geralmente é confinada aos segmentos apicais dos lobos superiores ou aos segmentos superiores dos lobos inferiores. Geralmente há pouca linfadenopatia e não há infecção extratorácica, devido à hipersensibilidade estabelecida. Esta é uma manifestação de expansão secundária de infecção em um local inoculado anos antes, durante a infecção primária. Doença avançada está associada a cavitação e disseminação endobrônquica dos bacilos. Sintomas incluem febre, sudorese noturna, mal-estar e perda de peso. Tosse produtiva e hemoptise frequentemente são sinais de cavitação e erosão brônquica.

Tuberculose miliar se refere à disseminação hematogênica generalizada para múltiplos órgãos. As lesões têm aproximadamente o mesmo tamanho de uma semente de paianço (*millet*), que é a origem do nome *miliar*. Tuberculose miliar é caracterizada por febre, mal-estar, perda de peso, linfadenopatia, sudorese noturna e hepatoesplenomegalia. Pneumonite difusa bilateral é comum e meningite pode estar presente. A radiografia de tórax revela infiltrado miliar bilateral, demonstrando infecção generalizada. O PPD pode não ser reativo, como resultado de **anergia**. Biópsia hepática ou de medula óssea é útil para o diagnóstico.

Meningite tuberculosa ocorre mais comumente em crianças com menos de 5 anos de idade e frequentemente em até 6 meses após a infecção primária. Os bacilos de tuberculose que inoculam as meninges durante a infecção primária replicam e desencadeiam uma resposta inflamatória. Esta condição pode ter início insidioso, inicialmente caracterizado por febre baixa, cefaleia e alteração discreta da personalidade. Progressão da infecção resulta em meningite basilar com comprometimento dos nervos cranianos e se manifesta por irritação meníngea e, eventualmente, aumento da pressão intracraniana, alteração do nível de consciência e coma. Tomografia computadorizada (TC) mostra hidrocefalia, edema, radiolucência periventricular e infartos. A análise do líquido cefalorraquidiano (LCR) revela pleocitose (50 a 500 leucócitos/mm³), que no início da doença podem ser linfócitos ou leucócitos polimorfonucleares. O nível de glicose está baixo e o nível de proteína está significativamente elevado. Bacilos ácido-álcool resistentes não são frequentemente detectados no LCR, tanto por métodos rotineiros quanto por métodos fluorescentes. Embora a cultura seja o padrão para o diagnóstico, a PCR para *M. tuberculosis* é útil para confirmar a meningite.

Tuberculose óssea resulta de disseminação hematogênica ou extensão direta de um **linfonodo caseoso**. Geralmente esta é uma doença crônica com início insidioso que muitas vezes é confundida com osteomielite crônica por *Staphylococcus aureus*. A radiografia revela destruição cortical. Biópsia e cultura são essenciais para o diagnóstico correto. Tuberculose da coluna vertebral, **doença de Pott**, é a doença tuberculosa óssea mais comum, seguida de acometimento de quadril e dedos de mãos e pés (**dactilite**).

Outras formas de tuberculose incluem a **tuberculose abdominal**, que ocorre por ingesta oral de material infectado. Esta é uma complicação relativamente incomum nos países desenvolvidos, onde o gado é inspecionado para tuberculose bovina. **Peritonite tuberculosa** está associada a tuberculose abdominal e se apresenta com febre, anorexia, ascite e dor abdominal. **Tuberculose urogenital** é uma reativação tardia, sendo rara em crianças. Doença sintomática se apresenta com disúria, polaciúria, urgência, hematúria e piúria *estéril*.

EXAMES LABORATORIAIS E DE IMAGEM
Teste Cutâneo Tuberculínico

Dois tipos de testes são utilizados para detectar a resposta imune a *M. tuberculosis* e são utilizados para o rastreamento de pacientes com tuberculose latente e na investigação de tuberculose ativa. A resposta ao antígeno tuberculínico é uma manifestação de hipersensibilidade tardia mediada por células. O **teste de Mantoux**, uma injeção intradérmica de 5 UT (unidades de tuberculina) de **derivado proteico purificado (PPD)**, geralmente na superfície palmar do antebraço, é o teste cutâneo padrão. Geralmente é positivo 2 a 6 semanas após o início da infecção (ocasionalmente 3 meses) e no momento da doença sintomática. Este teste é preferível em crianças com menos de 5 anos de idade. Ele também pode ser utilizado em outros cenários, como investigação de contatos ou em pacientes idosos. Apenas indivíduos com alto risco devem realizar testes de Mantoux (Tabela 124-1). Respostas falso-negativas podem ocorrer no início da doença, com o uso de antígenos inativados (como resultado de armazenamento inadequado ou administração inadequada), ou como resultado de imunossupressão (secundária a doença subjacente, AIDS, desnutrição ou tuberculose disseminada). Testes com resultados questionáveis devem ser repetidos após algumas semanas de tratamento e nutrição adequada. Devido à desnutrição, uma alta proporção de crianças adotadas internacionalmente que chegam aos Estados Unidos apresenta teste cutâneo falsamente positivo inicialmente. Todas as crianças adotadas internacionalmente que apresentam teste cutâneo inicial negativo devem repetir o teste após 3 meses nos Estados Unidos. O teste cutâneo deve ser interpretado conforme o estado do hospedeiro e o tamanho da enduração (Tabela 124-2).

Tabela 124-1 Teste Cutâneo Tuberculínico (PPD). Recomendações para Lactentes, Crianças e Adolescentes*

CRIANÇAS COM INDICAÇÃO DE REALIZAR PPD OU IGRA IMEDIATAMENTE:†

- Contatos de indivíduos com tuberculose contagiosa confirmada ou suspeita (investigação de contatos)
- Crianças com achados clínicos ou radiológicos sugestivos de doença da tuberculose
- Crianças imigrantes de países com infecção endêmica (p. ex., Ásia, Oriente Médio, América Latina, países da antiga União Soviética), incluindo crianças adotadas internacionalmente
- Crianças com história de viagem para países com infecção endêmica e contato significativo com indígenas destes países

CRIANÇAS QUE DEVEM REALIZAR PPD OU IGRA ANUALMENTE:‡

- Crianças infectadas pelo HIV (apenas PPD)

CRIANÇAS COM RISCO AUMENTADO DE PROGRESSÃO DE TUBERCULOSE LATENTE PARA TUBERCULOSE DOENÇA:

Crianças com outras doenças clínicas, incluindo diabetes melito, insuficiência renal crônica, desnutrição e imunodeficiências congênitas ou adquiridas, merecem atenção especial. Sem história recente de exposição, estes indivíduos não apresentam risco aumentado de adquirir infecção tuberculosa. Imunodeficiências subjacentes associadas a estas doenças teoricamente aumentariam a possibilidade de progressão para doença grave. Pesquisa de potencial exposição à tuberculose deve ser incluída em todos estes pacientes. Se houver história ou fatores epidemiológicos locais sugestivos de exposição recente, deve-se considerar a realização de PPD ou IGRA imediata e periodicamente. PPD ou IGRA inicial devem ser realizados antes do início de terapia imunossupressora, incluindo administração prolongada de corticosteroides, uso de antagonistas do fator de necrose tumoral alfa ou outras terapias imunossupressoras em crianças.

Recomendações da American Academy of Pediatrics: Tuberculosis. In Pickering LK, Baker CJ, Kimberlin DW, et al., editors. Red Book: 2012 Report of the Committee on Infectious Diseases, ed 29, Elk Grove Village, IL, 2012, American Academy of Pediatrics.
HIV, vírus da imunodeficiência humana; IGRA, ensaio de liberação de interferon-gama
* Imunização com bacilo Calmette-Guérin não é contraindicação ao PPD.
† Iniciar precocemente, com 3 meses de idade.
‡ Se a criança estiver bem, PPD ou IGRA devem ser adiados por até 10 semanas após o retorno.

Teste sanguíneo por ensaio de liberação de interferon-gama (INF-γ) (IGRA), uma citocina elaborada por linfócitos em resposta aos antígenos tuberculosos, é o teste diagnóstico recomendado nos Estados Unidos para indivíduos com mais de 5 anos. Ele tem sensibilidade semelhante ao do teste cutâneo, porém com melhor especificidade, pois não é afetado por vacinação prévia pelo bacilo Calmette-Guérin.

Cultura

A confirmação final do diagnóstico é pela cultura do organismo, um processo que usualmente é mais bem-sucedido com tecidos obtidos por biópsia, como pleura ou pericárdio, em vez de realização no líquido pericárdico ou pleural. O escarro é uma excelente fonte para o diagnóstico em adultos, mas é difícil de ser obtido em crianças pequenas. Escarro induzido ou coleta de líquido gástrico obtido por sonda nasogástrica, com as amostras coletadas antes ou imediatamente ao acordar, contém escarro engolido e fornece amostras adequadas em crianças pequenas. Grandes volumes de

Tabela 124-2	Critérios para Teste Cutâneo Tuberculínico Positivo em Populações Pediátricas Clinicamente Definidas*
RESULTADO POSITIVO	**POPULAÇÃO**
Enduração ≥ 5 mm	Crianças com contato próximo com indivíduos com tuberculose contagiosa conhecida ou suspeita
	Crianças com suspeita de tuberculose doença
	Radiografia de tórax com achados consistentes com tuberculose ativa ou anteriormente ativa
	Evidência clínica de tuberculose doença†
	Crianças recebendo terapia imunossupressora‡ ou com doenças imunossupressoras, incluindo infecção pelo HIV
Enduração ≥ 10 mm	Crianças com risco aumentado de doença disseminada
	Crianças < 4 anos de idade
	Crianças com outras doenças clínicas, incluindo doença de Hodgkin, linfoma, diabetes melito, insuficiência renal crônica e desnutrição
	Crianças com exposição aumentada à tuberculose doença
	Crianças que nasceram ou cujos pais nasceram em regiões do mundo com alta prevalência de tuberculose
	Crianças com exposição frequente a adultos com infecção pelo HIV, sem-tetos, usuários de drogas ilícitas, residentes de asilos, presidiários ou institucionalizados, ou trabalhadores rurais migrantes
	Crianças que viajam para regiões do mundo com alta prevalência de tuberculose
Enduração ≥ 15 mm	Crianças ≥ 4 anos sem quaisquer fatores de risco

* Estes critérios se aplicam independente de vacinação prévia com o bacilo Calmette-Guérin. Eritema no teste cutâneo tuberculínico não indica resultado positivo. Reações tuberculínicas devem ser lidas 48 a 72 horas após a injeção.
† Evidência em exame físico ou em exames laboratoriais que sugerem tuberculose no diagnóstico diferencial (p. ex., meningite).
‡ Incluindo corticosteroides em doses imunossupressoras.

líquidos (LCR, pericárdico) fornecem alta taxa de recuperação do organismo, porém o crescimento lento das micobactérias torna a cultura menos útil em crianças gravemente doentes. Quando há crescimento do organismo, a sensibilidade antibiótica deve ser determinada, devido ao aumento da incidência de organismos resistentes.

Detecção de antígeno e sondas de DNA têm acelerado o diagnóstico, especialmente na doença do SNC.

Exames de Imagem

Como muitos casos de tuberculose pulmonar em crianças são, de certa forma, clinicamente silenciosos, a radiografia é fundamental para o diagnóstico da doença. Todos os segmentos lobares dos pulmões têm o mesmo risco de ser foco da infecção inicial. Em 25% dos casos, dois ou mais lobos pulmonares estão envolvidos, embora a doença geralmente ocorra em apenas um local. Disseminação da infecção para linfonodos regionais ocorre precocemente.

A marca característica da tuberculose pulmonar na infância são o tamanho e a importância relativamente grandes da linfadenite hilar, comparados com o tamanho menor do foco parenquimatoso inicial, juntos chamados historicamente de **complexo de Ghon** (com ou sem calcificação dos linfonodos). Linfadenopatia hilar inevitavelmente está presente na tuberculose na infância. Obstrução brônquica parcial por compressão externa causada por linfonodos aumentados pode provocar aprisionamento de ar, hiperinsuflação e enfisema lobar. Ocasionalmente, as crianças apresentam quadro semelhante ao de pneumonia lobar, sem linfadenopatia hilar significativa. Se a infecção for progressivamente destrutiva, liquefação do parênquima pulmonar leva à formação de uma cavidade tuberculosa primária com paredes finas. Adolescentes com tuberculose pulmonar podem desenvolver lesões segmentares com linfadenopatia hilar ou infiltrados apicais, com ou sem cavitação, que são típicas da reativação da tuberculose em adultos.

Exames radiográficos são muito úteis no diagnóstico de **tuberculose extrapulmonar** em crianças. Radiografias simples, TC e ressonância nuclear magnética (RNM) da coluna vertebral geralmente mostram colapso e destruição dos corpos vertebrais, com estreitamento dos espaços intervertebrais envolvidos. Os achados radiográficos na tuberculose óssea e articular variam desde discreto derrame articular e pequenas lesões líticas até destruição óssea importante.

Na tuberculose do SNC, a TC e a RNM cerebral dos pacientes com meningite tuberculosa podem ser normais durante os estágios iniciais da infecção. Com a progressão da doença, realce basilar e hidrocefalia comunicante com sinais de edema cerebral ou isquemia focal inicial são os achados mais comuns.

DIAGNÓSTICO DIFERENCIAL

O diagnóstico diferencial da tuberculose inclui múltiplas doenças, pois a tuberculose pode afetar qualquer órgão, e no início da doença os sinais e sintomas podem ser inespecíficos. Na doença pulmonar, a tuberculose pode ter semelhanças com pneumonia, neoplasia maligna e com qualquer doença sistêmica que possa cursar com linfadenopatia generalizada. O diagnóstico de tuberculose deve ser suspeitado se o teste cutâneo ou o IGRA forem positivos ou quando houver história de tuberculose em contato próximo.

O diagnóstico diferencial da linfadenopatia tuberculosa inclui infecções causadas por micobactérias atípicas, doença da arranhadura do gato, infecção fúngica, doença bacteriana ou viral, toxoplasmose, sarcoidose, reações farmacológicas e neoplasias malignas. O diagnóstico pode ser confirmado por punção aspirativa com agulha fina, porém pode ser necessária biópsia excisional para exame anatomopatológico adequado e estudo microbiológico.

TRATAMENTO

O tratamento da tuberculose é afetado pela presença da ocorrência natural de organismos resistentes a fármacos em grandes populações bacterianas, mesmo antes do início do tratamento, e pelo fato de que as micobactérias replicam lentamente e podem permanecer latentes no corpo durante períodos prolongados. Embora uma população de bacilos, como um todo, possa ser considerada suscetível ao fármaco, uma subpopulação de organismos resistentes a fármacos ocorre com frequência relativamente previsível de 10^5 a 10^7, dependendo do fármaco. As cavidades podem conter 10^9 bacilos da tuberculose, com milhares de organismos resistentes a um fármaco qualquer, mas raramente os organismos são resistentes a múltiplos fármacos.

Tabela 124-3 — Esquemas de Tratamento Recomendados para Tuberculose Sensível a Fármacos em Lactentes, Crianças e Adolescentes

INFECÇÃO OU DOENÇA – CATEGORIA	ESQUEMA	COMENTÁRIOS
INFECÇÃO TUBERCULOSE LATENTE (PPD POSITIVO, SEM DOENÇA)		
Sensível a Isoniazida	9 meses de isoniazida, uma vez ao dia	Se não for possível terapia diária, pode ser feita terapia sob supervisão direta duas vezes por semana por 9 meses
Resistente a Isoniazida	6 meses de rifampicina, uma vez ao dia	
Resistente a Isoniazida-Rifampicina	Consultar especialista em tuberculose	
Pulmonar e extrapulmonar (exceto meningite)	2 meses de isoniazida, rifampicina e pirazinamida diariamente, seguido de 4 meses de isoniazida e rifampicina duas vezes por semana sob observação direta	Se a possível resistência for uma preocupação, outro fármaco (etambutol ou um aminoglicosídeo) é adicionado aos três fármacos iniciais, até que a sensibilidade seja determinada. Terapia sob supervisão direta é altamente desejável
		Se houver apenas linfadenopatia hilar, 6 meses de tratamento com isoniazida e rifampicina são suficientes
		Fármacos podem ser administrados 2 ou 3 vezes por semana sob supervisão direta na fase inicial, se má aderência terapêutica for provável
Meningite	2 meses de isoniazida, rifampicina, pirazinamida e um aminoglicosídeo ou etionamida, uma vez ao dia, seguidos de 7-10 meses de isoniazida e rifampicina, uma vez ao dia, ou duas vezes por semana (9-12 meses no total)	Um quarto fármaco, usualmente um aminoglicosídeo, é administrado como terapia inicial até que a sensibilidade seja conhecida
		Para pacientes que possam ter adquirido tuberculose em áreas geográficas onde a resistência à estreptomicina é comum, capreomicina, canamicina ou amicacina podem ser utilizadas em vez de estreptomicina

Recomendações de Pickering LK, Baker CJ, Long SS, et al.: Red Book: 2012 Report of the Committee on Infectious Diseases, ed 27, Elk Grove Village, IL, 2012, American Academy of Pediatrics.

Pacientes com tuberculose latente apresentam pequenas populações bacterianas e um fármaco único, como a isoniazida, pode ser utilizado. O tratamento da infecção latente tem como objetivo a erradicação de inóculo presumivelmente pequeno de organismos sequestrados em macrófagos e suprimidos pela atividade normal das células T. Para prevenir a reativação destes bacilos latentes, sugere-se o tratamento com um agente único (geralmente isoniazida por 9 meses). Crianças com tuberculose pulmonar primária e pacientes com tuberculose extrapulmonar apresentam populações de tamanho médio, no qual um número significativo de organismos resistentes a fármacos pode ou não estar presente. Em geral, estes pacientes são tratados com pelo menos dois fármacos (Tabela 124-3) por um período prolongado, normalmente 6 a 9 meses, dependendo do tipo da doença. Isoniazida e rifampicina são bactericidas para *M. tuberculosis* e são eficazes contra todas as populações de micobactérias. Junto com a pirazinamida, elas formam a espinha dorsal do tratamento antimicrobiano da tuberculose. Outros fármacos são utilizados em circunstâncias especiais, como na meningite tuberculosa e na tuberculose resistente aos antibióticos.

Um esquema de rifampicina e isoniazida por 9 meses cura mais de 98% dos casos de tuberculose pulmonar suscetível. Após administração diária pelos primeiros 1 a 2 meses, ambos os fármacos podem ser administrados diariamente ou duas vezes por semana durante os 7 a 8 meses restantes, com resultados equivalentes e baixas taxas de reações adversas. A associação de pirazinamida pelos primeiros 2 meses do tratamento diminui a duração total do tratamento para seis meses, com eficácia semelhante. **Má aderência terapêutica** é um problema importante no controle da tuberculose devido ao tratamento prolongado e, muitas vezes, às circunstâncias sociais dos pacientes. À medida que os esquemas de tratamento se tornam menos prolongados, a aderência assume uma importância ainda maior. Melhora na aderência ocorre com **terapia diretamente observada**, na qual o profissional de saúde está fisicamente presente quando as medicações são administradas, sendo o padrão dos cuidados na maioria dos cenários.

COMPLICAÇÕES E PROGNÓSTICO

O prognóstico da tuberculose em lactentes, crianças e adolescentes é excelente quando há detecção precoce e tratamento eficaz. Na maioria das crianças com tuberculose pulmonar, a doença resolve-se completamente e a radiografia se torna normal. O prognóstico das crianças com tuberculose óssea e articular ou com meningite tuberculosa depende diretamente do estágio da doença no momento de início do tratamento antituberculose. Tuberculose da coluna vertebral pode resultar em angulação ou formação de **giba**, com necessidade de correção cirúrgica após a cura da infecção. A maioria das meningites tuberculosas na infância ocorre em países em desenvolvimento, onde o prognóstico é ruim.

PREVENÇÃO

Programas de controle da tuberculose envolvem encontrar os casos e realizar o tratamento, o que interrompe a transmissão secundária da infecção para contatos próximos. Contatos próximos infectados são identificados por teste cutâneo positivo e podem receber tratamento apropriado para prevenir a transmissão.

Prevenção da transmissão em serviços de saúde envolve ventilação adequada do ar ao redor do caso índice. Consultórios, clínicas e salas hospitalares utilizadas por adultos com possível tuberculose devem ter ventilação adequada, com exaustão do ar para o lado externo (**ventilação com pressão negativa**). Os profissionais de saúde devem realizar teste cutâneo anualmente.

A única vacina disponível contra tuberculose é a **vacina com bacilo de Calmette-Guérin**. O organismo original da vacina era uma cepa de *Mycobacterium bovis* atenuada por subcultura a cada 3 semanas por 13 anos. A via preferível de administração é injeção intradérmica, com seringa e agulha, pois este é o único método que permite medida acurada da dose individual. A recomendação oficial da Organização Mundial de Saúde é a administração de uma dose única durante os primeiros meses de vida. Esta vacina não é rotineiramente utilizada nos Estados Unidos. Alguns estudos mostram que o bacilo Calmette-Guérin fornece 80 a 90% de proteção para tuberculose, e outros estudos não mostraram eficácia da vacina. Muitos bebês que recebem a vacina com bacilo de Calmette-Guérin nunca apresentam teste cutâneo positivo. Quando uma reação ocorre, o tamanho da enduração geralmente é menor que 10 mm, e a reação diminui após alguns anos.

Capítulo 125

HIV E AIDS

A causa da síndrome da imunodeficiência adquirida (AIDS: Acquired Immunodeficiency Syndrome) é o vírus da imunodeficiência humana (HIV), um vírus RNA de fita única, da família retrovírus, que produz **transcriptase reversa**, a qual permite que o RNA viral sirva como molde para a transcrição do DNA e sua integração no genoma do hospedeiro. HIV-1 causa 99% dos casos em seres humanos. HIV-2, que é menos virulento, causa 1 a 9% dos casos em partes da África e é muito raro nos Estados Unidos.

O HIV infecta as **células T auxiliares (células CD4)** e células da linhagem monócitos-macrófagos, por interação da proteína viral gp120 com a molécula CD4 e quimiocinas (CXCR4 em células T e CCR5 em células dendríticas e macrófagos), que servem como correceptores. A interação destas moléculas facilita a fusão com a membrana e a entrada do vírus na célula. A infecção pelo HIV diminui direta e indiretamente o número de células T CD4. Como as células T auxiliares são importantes para a hipersensibilidade tardia, para a produção de anticorpos por células B dependentes das células T e para as linfocinas mediadas por células T que ativam os macrófagos, esta destruição causa imunodeficiência grave combinada (células B e T). Falta de regulação das células T e estimulação antigênica sem limite resultam em hipergamaglobulinemia policlonal com globulinas não específicas e ineficazes. Outras células que suportam os CD4, como micróglia, astrócito, oligodendróglia e tecidos placentários, também podem ser infectadas pelo HIV.

A infecção pelo HIV é um processo contínuo e progressivo, com período variável de latência clínica, antes do desenvolvimento das condições que definem a AIDS. Todos os pacientes não tratados apresentam evidência de replicação viral e depleção progressiva dos linfócitos CD4. Não há manifestações evidentes de imunodeficiência até que o número de células CD4 diminua para níveis críticos. *Quantificação da carga viral se tornou um importante parâmetro para o tratamento.*

Transmissão horizontal do HIV é feita por contato sexual (vaginal, anal ou orogenital), contato percutâneo (por seringas contaminadas ou outros objetos pontiagudos) ou por exposição de mucosas a sangue ou líquido corporal contaminado. Transmissão por sangue e derivados do sangue contaminados foi eliminada nos países desenvolvidos, porém ainda ocorre em países em desenvolvimento. **Transmissão vertical** do HIV, da mãe para o bebê, pode ocorrer por via transplacentária no útero, durante o parto ou pelo aleitamento materno. Fatores de risco para transmissão perinatal incluem prematuridade, ruptura das membranas há mais de 4 horas e altos níveis circulantes maternos de HIV no parto. A transmissão perinatal pode ser diminuída de aproximadamente 25% para menos de 8% com o tratamento antirretroviral da mãe, antes e durante o parto, e com o tratamento pós-natal do bebê. O aleitamento materno por mãe infectada pelo HIV aumenta o risco de transmissão vertical em 30 a 50%. Em bebês não tratados, o intervalo médio de incubação para o desenvolvimento de uma condição que define a AIDS, após a transmissão vertical, é de 5 meses (variação: 1 a 24 meses), comparado com período de incubação mais longo após a transmissão horizontal (7 a 10 anos).

EPIDEMIOLOGIA

Em 2010, em todo o mundo, aproximadamente 34 milhões de indivíduos são portadores do HIV e 3,4 milhões deles são crianças. Ocorreram 2,7 milhões de novas infecções em 2010, sendo aproximadamente 390.000 em crianças. Aproximadamente 70% de todos os portadores de HIV residem na África Subsaariana. Em todo o mundo, 1,8 milhão de indivíduos morreram por uma doença relacionada com o HIV em 2010. Nos Estados Unidos, em 2010, o número estimado de indivíduos portadores de HIV com mais de 13 anos de idade era de 1,1 milhão e, aproximadamente, 9.800 crianças eram portadoras. Atualmente, a transmissão vertical é muito menos comum do que era previamente, e aproximadamente 50 bebês nascem com infecção pelo HIV anualmente nos Estados Unidos. Atualmente, a maioria dos casos pediátricos ocorre em adolescentes que têm relações sexuais não protegidas. Em todo o mundo, o número de óbitos relacionados com o HIV e o número de crianças infectadas pelo HIV têm diminuído constantemente, em grande parte devido à terapia antirretroviral.

MANIFESTAÇÕES CLÍNICAS

Em adolescentes e adultos, a infecção primária resulta na **síndrome retroviral aguda**, que se desenvolve após um período de incubação de 2 a 6 semanas e consiste de febre, mal-estar, perda de peso, faringite, linfadenopatia e, frequentemente, erupção cutânea maculopapular. O risco de infecções oportunistas e de outras condições que definem a AIDS está relacionado com depleção das células T CD4. Uma combinação de contagem e porcentagem de células CD4 e manifestações clínicas são utilizadas para classificar a infecção pelo HIV em crianças (Tabelas 125-1 e 125-2).

Os sintomas iniciais na transmissão vertical variam e podem incluir baixo crescimento, atraso do desenvolvimento neurológico, linfadenopatia, hepatoesplenomegalia, diarreia crônica ou recorrente, pneumonia intersticial ou candidíase oral. Estes achados podem ser sutis e perceptíveis apenas pela sua persistência. Manifestações que são mais comuns em crianças do que em adultos incluem infecções bacterianas recorrentes, hiperplasia

Tabela 125-1	Sistema de Classificação do HIV Pediátrico Revisado em 1994: Categorias Imunes					
	CRITÉRIOS LABORATORIAIS					
	< 12 MESES		1-5 ANOS		6-12 ANOS	
CATEGORIA IMUNE	CÉLULAS CD4+ / MM³	% TOTAL LINFÓCITOS	CÉLULAS CD4+ / MM³	% TOTAL LINFÓCITOS	CÉLULAS CD4+ /MM³	% TOTAL LINFÓCITOS
Categoria 1 (sem depressão)	≥ 1.500	≥ 25	≥ 1.000	≥ 25	≥ 500	≥ 25
Categoria 2 (depressão moderada)	750-1.499	15-24	500-999	15-24	200-499	15-24
Categoria 3 (depressão importante)	< 750	< 15	< 500	< 15	< 200	< 15

Fonte Centers for Disease Control and Prevention: 1994 revised classification system for human immunodeficiency virus infection in children less than 13 years of age, MMWR 43(RR-12):1–10, 1994.

linfoide, edema crônico das parótidas, pneumonite intersticial linfocítica e início precoce de deterioração neurológica progressiva. Manifestações pulmonares da infecção pelo HIV são comuns e incluem pneumonia por *Pneumocystis jiroveci*, a qual pode ocorrer precocemente em bebês, como pneumonia primária caracterizada por hipóxia, taquipneia, retrações, febre e aumento de desidrogenase láctica.

Nos Estados Unidos, a maioria das mulheres grávidas é rastreada para HIV e, se indicado, tratada para a infecção pelo HIV. Bebês nascidos de mães infectadas pelo HIV recebem profilaxia e são testados prospectivamente para a infecção. O diagnóstico de infecção pelo HIV na maioria dos bebês nascidos nos Estados Unidos é confirmado antes do desenvolvimento de sinais clínicos da infecção.

EXAMES LABOTARORIAIS E DE IMAGEM

Infecção pelo HIV pode ser definitivamente diagnosticada com um mês de vida e praticamente em todos os bebês infectados com 6 meses de idade, utilizando ensaios diagnósticos virais (reação em cadeia da polimerase [PCR] para RNA, PCR DNA ou cultura viral). Anticorpos maternos podem ser detectáveis até os 12 a 15 meses de idade, e, assim, uma sorologia positiva não é considerada diagnóstica antes dos 18 meses de vida.

PCR DNA para HIV é o método virológico preferível para o diagnóstico da infecção pelo HIV em bebês, identificando 38% dos bebês infectados com 48 horas de vida e 96% com 28 dias de vida. Teste viral diagnóstico deve ser realizado com 48 horas de vida, com 1 a 2 meses de vida e com 3 a 6 meses de vida. Um teste adicional com 14 dias de vida frequentemente é realizado, pois a sensibilidade diagnóstica aumenta rapidamente com 2 semanas de vida. PCR RNA para HIV tem sensibilidade 25 a 40% durante as primeiras semanas de vida, aumentando para 90 a 100% com 2 a 3 meses de idade. Entretanto, uma PCR RNA para HIV negativa não pode ser utilizada para excluir infecção e, assim, não é recomendada como teste de primeira linha.

Infecção pelo HIV em um bebê exposto é confirmada quando testes virológicos são positivos em duas ocasiões diferentes. A infecção pelo HIV pode ser excluída com razoável segurança em bebês não alimentados por aleitamento materno, com pelo menos dois testes virológicos negativos realizados com mais de 1 mês de idade, sendo um deles realizado após os 4 meses, ou com pelo menos dois testes de anticorpos negativos realizados após os 6 meses, com intervalo de pelo menos um mês entre eles. Perda de anticorpos para HIV combinada com PCR DNA para HIV negativo confirma a ausência de infecção pelo HIV. Persistência de testes de anticorpos positivos para HIV após os 18 meses indica infecção pelo HIV.

DIAGNÓSTICO DIFERENCIAL

O diagnóstico diferencial da AIDS em lactentes inclui síndrome de imunodeficiência primária e infecções intrauterinas por citomegalovírus (CMV) e sífilis. Proeminência de sintomas individuais, como diarreia, pode sugerir outras etiologias.

TRATAMENTO

O tratamento da infecção pelo HIV em crianças e adolescentes está progredindo rapidamente e se tornando cada vez mais complexo. Deve ser orientado por um especialista no tratamento da infecção pelo HIV. O tratamento é iniciado com base na gravidade da doença, como indicado por condições que definem a AIDS, e no risco de progressão da doença, como indicado pela contagem de células CD4 e pelos níveis plasmáticos de RNA do HIV (Tabela 125-3). Início da terapia antirretroviral enquanto o paciente está assintomático pode preservar a função imune e prevenir a progressão clínica, porém incorre em risco de efeitos adversos da terapia e pode facilitar a emergência de vírus resistentes a fármacos. Como o risco de progressão do HIV é 4 a 6 vezes maior em lactentes e crianças pequenas, as recomendações para o tratamento de crianças são muito mais agressivas do que para os adultos. Todas as faixas etárias apresentam aumento rápido do risco à medida que a porcentagem de células CD4 diminui para menos que 15%.

Início da terapia (Tabela 125-3) é recomendado para bebês com menos de 12 meses de idade, independentemente dos sintomas da doença HIV ou dos níveis de RNA HIV. Início do tratamento é recomendado para todas as crianças com idade entre 1 e 5 anos e AIDS ou sintomas significativos relacionados com o HIV ou CD4 abaixo de 25% (categoria clínica C ou maioria em categoria clínica B), independentemente dos sintomas ou dos níveis de RNA HIV. As crianças com mais de 5 anos de idade e AIDS, ou sintomas significativos relacionados com o HIV, ou contagem de CD4 abaixo de 350/mm³, devem ser tratadas. Indicações para tratamento de adolescentes e adultos incluem contagem de CD4 abaixo de 200 a 350/mm³ ou níveis plasmáticos de RNA HIV acima de 55.000 cópias/mL.

Terapia combinada com **terapia antirretroviral altamente ativa (TARV)** é recomendada com base no risco de progressão da doença, conforme determinado pela porcentagem ou contagem de CD4 e pelos níveis de RNA HIV; nos potenciais

Tabela 125-2 — Sistema de Classificação do HIV Pediátrico Revisado em 1994: Categorias Clínicas

CATEGORIA N: NÃO SINTOMÁTICO

Crianças sem sinais ou sintomas resultantes de infecção pelo HIV ou que apresentam apenas uma das condições listadas na categoria A

CATEGORIA A: SINTOMAS DISCRETOS

Crianças com duas ou mais das seguintes condições, mas nenhuma das condições listadas nas categorias B e C:

Linfadenopatia (aumento de linfonodos ≥ 0,5 cm, palpável em mais de duas cadeias; bilateral = uma cadeia)

Hepatomegalia

Esplenomegalia

Dermatite

Parotidite

Infecção das vias aéreas superiores, sinusite ou otite média recorrente ou persistente

CATEGORIA B: SINTOMAS MODERADOS

Crianças com condições sintomáticas não listadas na categoria A ou C e que são atribuíveis à infecção pelo HIV. Exemplos de condições da categoria clínica B incluem, mas não são limitadas, as seguintes:

Anemia (< 8 g/dL), neutropenia (< 1.000/mm^3) ou trombocitopenia (< 100.000/mm^3) por 30 dias ou mais

Meningite bacteriana, pneumonia ou sepse (episódio único)

Candidíase orofaríngea ("sapinho") por mais de 2 meses em crianças com menos de 6 meses de idade

Cardiomiopatia

Infecção pelo citomegalovírus com início com menos de um mês de vida

Diarreia, recorrente ou crônica

Hepatite

Estomatite por HSV, recorrente (i.e., mais de dois episódios em um ano)

Herpes-zóster ("cobreiro"), pelo menos dois episódios distintos ou com acometimento de mais de um dermátomo

Leiomiossarcoma

Pneumonia intersticial linfoide ou complexo de hiperplasia linfoide pulmonar

Nefropatia

Nocardiose

Febre com duração > 1 mês

Varicela, disseminada (i.e., catapora complicada)

CATEGORIA C: SINTOMAS IMPORTANTES

Infecções bacterianas graves, múltiplas ou recorrentes (i.e., qualquer combinação de infecções com pelos menos duas culturas positivas em um período de 2 anos) dos seguintes tipos: sepse, pneumonia, meningite, infecção óssea ou articular, ou abscesso de um órgão interno ou de uma cavidade do corpo (excluindo otite média, abscessos superficiais da pele ou mucosa e infecções relacionadas com cateter de longa permanência).

Candidíase, esofágica ou pulmonar (brônquios, traqueia, pulmões)

Coccidioidomicose, disseminada (em local diferente de, ou em associação: pulmões ou linfonodos hilares ou cervicais)

Criptococose, extrapulmonar

Criptosporidiose ou isosporíase com diarreia persistindo por mais de 1 mês

Doenças por citomegalovírus com início dos sintomas com menos de 1 mês de idade (outra que não hepática, esplênica ou em linfonodo)

Encefalopatia (com pelo menos um déficit progressivo presente por pelo menos 2 meses, na ausência de doença concomitante): (a) falha em atingir ou perda de marcos do desenvolvimento/capacidade intelectual, verificada por escalas ou testes padronizados; (b) comprometimento do crescimento cerebral ou microcefalia adquirida; (c) déficit motor simétrico adquirido manifestado por dois ou mais dos seguintes: paresia, reflexos patológicos, ataxia ou distúrbio de marcha

Infecção pelo herpes-vírus *simplex* (úlcera mucocutânea que persiste por mais de um mês; bronquite, pneumonite ou esofagite em criança com menos de um mês de vida)

Histoplasmose, disseminada (outra que não em, ou além de, pulmões ou linfonodos cervicais ou hilares)

Sarcoma de Kaposi

Linfoma (tumor primário, cerebral; linfoma de Burkitt; linfoma de células B imunoblástico ou de grandes células ou de fenótipo imunológico desconhecido)

Mycobacterium tuberculosis, disseminada ou extrapulmonar

Mycobacterium, outras espécies ou espécies não identificadas, disseminada (outra que não em, ou além de, pulmões, pele ou linfonodos cervicais ou hilares)

Complexo *Mycobacterium avium* ou *Mycobacterium kansasii*, disseminada (outra que não em, ou além de, pulmões, pele ou linfonodos cervicais ou hilares)

Pneumonia por *Pneumocystis jiroveci (carinii)*

Leucoencefalopatia multifocal progressiva

Sepse por *Salmonella* (não tifoide), recorrente

Toxoplasmose cerebral com início antes de um mês de vida

Síndrome consuptiva na ausência de doença concomitante que poderia explicar os seguintes achados: (a) persistente perda de peso > 10% da média ou (b) queda de peso de pelo menos duas linhas de percentis da curva de peso-para-a-idade ou (c) abaixo do percentil 5 da curva do peso-para-altura em duas medidas consecutivas com intervalo ≥ 30 dias, mais (1) diarreia crônica (i.e., duas ou mais evacuações líquidas por dia por mais de 30 dias) ou (2) febre documentada (por ≥ 30 dias, intermitente ou constante)

Fonte Working Group on Antiretroviral Therapy and Medical Management of HIV-infected Children: Guidelines for the Use of Antiretroviral Agents in Pediatric HIV Infection. Department of Health and Human Services. February 23, 2009. Available at http://aidsinfo.nih.gov/contentfiles/PediatricGuidelines.pdf. Updated from Centers for Disease Control and Prevention: 1994 revised classification system for human immunodeficiency virus infection in children less than 13 years of age, MMWR 43(RR-12):1–10, 1994.

HIV, Vírus da imunodeficiência humana; *HSV*, herpes-vírus *simplex*.

Tabela 125-3	Indicações para Início da Terapia Antirretroviral em Crianças Infectadas pelo HIV	
IDADE	**CRITÉRIOS**	**RECOMENDAÇÃO**
< 12 meses	• Independente de sintomas clínicos, estado imune ou carga viral	Tratar
1 < 5 anos	• AIDS ou sintomas significativos relacionados com o HIV*	Tratar
	• CD4 < 25%, independente de sintomas ou níveis de RNA HIV†	Tratar
	• Assintomática ou sintomas discretos‡ e ○ CD4 ≥ 25% e ○ RNA HIV ≥ 100.000 cópias/mL	Considerar tratamento
	• Assintomática ou sintomas discretos‡ e ○ CD4 ≥ 25% e ○ RNA HIV < 100.000 cópias/mL	Adiar tratamento§
≥ 5 anos	• AIDS ou sintomas significativos relacionados com o HIV*	Tratar
	• CD4 < 350 células/mm³ǁ	Tratar
	• Assintomática ou sintomas discretos‡ e ○ CD4 ≥ 350 células/mm³ e ○ RNA HIV < 100.000 cópias/mL	Considerar tratamento
	• Assintomática ou sintomas discretos‡ e ○ CD4 ≥ 350 células/mm³ e ○ RNA HIV < 100.000 cópias/mL	Adiar tratamento§

* Categorias clínicas C e B do CDC (exceto para as seguintes condições da categoria B: episódio único de infecção bacteriana grave ou pneumonite intersticial linfoide).
† Os dados que suportam esta recomendação são mais fortes para aqueles com porcentagem de CD4 < 20% do que para aqueles com porcentagem de CD4 entre 20 e 24%.
‡ Categorias clínicas A ou N do CDC ou as seguintes condições da categoria B: episódio único de infecção bacteriana grave ou pneumonite intersticial linfoide.
§ Dados clínicos e laboratoriais devem ser reavaliados a cada 3 a 4 meses.
ǁ Os dados que suportam esta recomendação são mais fortes para aqueles com contagem de CD4 < 200 células/mm³ do que para aqueles com contagem de CD4 entre 200 e 350 células/mm³.

benefícios e riscos da terapia; e na capacidade do cuidador de aderir à administração do esquema terapêutico. A terapia combinada eficaz diminui significativamente a carga viral e a ocorrência de infecções oportunistas. Terapia combinada que inclui um inibidor não nucleosídeo da transcriptase reversa ou um inibidor de protease (IP) mais um inibidor duplo – nucleosídeo/nucleotídeo da transcriptase reversa é recomendada para o tratamento inicial de todas as crianças infectadas pelo HIV. O objetivo do tratamento é diminuir os níveis plasmáticos de RNA HIV para abaixo do limite de detecção e normalizar ou preservar o estado imune do paciente. As recomendações específicas mais recentes para o uso dos esquemas de tratamento (http://aidsinfo.nih.gov/guidelines/) devem sempre ser consultadas antes de iniciar o tratamento de qualquer paciente.

A capacidade do HIV de desenvolver rapidamente resistência aos agentes antirretrovirais e o desenvolvimento de resistência cruzada a diversas classes de agentes simultaneamente são problemas importantes. Determinação do RNA HIV, contagem de células CD4 e do fenótipo e genótipo do HIV são fundamentais para acompanhamento e modificação do tratamento antirretroviral.

Imunizações rotineiras são recomendadas para prevenção de infecções evitáveis pela vacinação, porém podem resultar em respostas imunes subótimas. Além da vacina pneumocócica conjugada heptavalente, a vacina pneumocócica polissacarídica 23-valente é recomendada para crianças infectadas pelo HIV com 2 anos de idade e adolescentes e adultos com contagem de CD4 igual ou acima de 200/mm³. Devido ao risco de sarampo fatal em crianças com AIDS, as crianças sem imunodepressão importante devem receber a primeira dose de MMR com 12 meses de idade e devem receber o reforço 4 semanas depois. Vacina para vírus varicela-zóster (VZV) deve ser administrada apenas para crianças assintomáticas e não imunodeprimidas, com início aos 12 meses de idade e a segunda dose com pelo menos 3 meses de intervalo. Vacina com vírus *influenza* inativado deve ser administrada anualmente em todas as crianças com infecção pelo HIV com 6 meses de idade e após. Crianças com infecção pelo HIV expostas à varicela ou ao sarampo devem receber imunoglobulina para varicela-zóster ou profilaxia com imunoglobulina.

COMPLICAÇÕES

A abordagem às diversas infecções oportunistas em pacientes infectados pelo HIV envolve o tratamento e a profilaxia para infecções com probabilidade de ocorrerem à medida que as células CD4 são depletadas. Com terapia antirretroviral potente e recuperação imunológica, a profilaxia de rotina para as infecções oportunistas comuns irá depender da idade da criança e da contagem de CD4. Bebês nascidos de mães com infecção pelo HIV devem receber profilaxia para pneumonia por *P. jiroveci* com sulfametoxazol-trimetoprima (SMZ-TMP), iniciando com 4 a 6 semanas e sendo mantida durante o primeiro ano de vida ou suspensa se for descartada infecção pelo HIV. A profilaxia com SMZ-TMP para pneumonia por *P. jiroveci* em crianças maiores e em adolescentes deve ser realizada se a contagem de células CD4 for menor que 200/mm³ ou se houver história de candidíase orofaríngea. Profilaxia com claritromicina para infecção pelo *complexo Mycobacterium avium* deve ser realizada se a contagem de células CD4 for menor que 50/mm³.

Pneumonia por *P. jiroveci* é tratada com SMZ-TMP em altas doses e corticosteroides. Candidíase oral e gastrointestinal é comum em crianças e usualmente responde ao tratamento com imidazol. Infecção pelo VZV pode ser grave e deve ser tratada com aciclovir ou outros antivirais. Infecções recorrentes pelo herpes-vírus *simplex* (HSV) também necessitam de profilaxia antiviral em longo prazo. Outras infecções comuns em pacientes infectados pelo HIV incluem toxoplasmose, CMV, infecção pelo vírus Epstein-Barr, salmonelose e tuberculose.

Crianças e adultos com HIV têm maior probabilidade de neoplasias malignas, especialmente linfoma não Hodgkin, sendo o trato gastrointestinal o local mais acometido. Leiomiossarcomas são o segundo tipo mais comum de tumores em crianças infectadas pelo HIV. Sarcoma de Kaposi, causado pelo HHV-8, é raro em crianças com HIV. Ele foi comum em adultos com AIDS, porém atualmente é infrequente com o uso da TARV.

PROGNÓSTICO

A disponibilidade da TARV melhorou consideravelmente o prognóstico do HIV e da AIDS. O risco de óbito está diretamente relacionado com grau de imunodepressão, carga viral e baixa idade.

Crianças com menos de um ano de idade, percentis muito baixos de CD4 e carga viral elevada apresentam o pior prognóstico.

PREVENÇÃO

Identificação de mulheres com infecção pelo HIV antes ou durante a gravidez é fundamental para o fornecimento do tratamento ideal para as mulheres infectadas e seus bebês, bem como para prevenção da transmissão perinatal. Aconselhamento pré-natal sobre o HIV e teste para HIV com consentimento devem ser realizados em todas as mulheres grávidas nos Estados Unidos. A taxa de transmissão vertical é diminuída para menos que 8% com a quimioprofilaxia com um esquema de zidovudina para a mãe (100 mg, 5×/dia, por via oral), iniciado com 4 semanas de gestação e continuado durante o parto (dose de ataque de 2 mg/kg intravenosa, seguida de 1 mg/kg/hora intravenosa), e, após, administrado para o recém-nascido nas primeiras 6 semanas de vida (2 mg/kg a cada 6 horas por via oral). Outros esquemas, como nevirapina em dose única, mostraram eficácia semelhante e são utilizados em países em desenvolvimento. As recomendações atuais nos Estados Unidos incluem um período de 6 semanas com zidovudina profilática para os bebês em associação com terapia intraparto para a mãe. O esquema materno inclui manutenção da terapia antirretroviral (se apropriada) e zidovudina intravenosa se a carga viral da mãe for maior que 400 cópias/mL ou se for desconhecida (http://aidsinfo.nih.gov/contentfiles/lvguidelines/peri_recommendations.pdf). Parto cesárea agendado para 38 semanas de gestação para prevenir a transmissão vertical é recomendado para as mulheres com níveis de RNA HIV maiores que 1.000 cópias/mL, porém não está determinado se o parto cesárea é benéfico quando a carga viral é menor que 1.000 cópias/mL ou quando já houver ruptura de membranas.

A prevenção da infecção pelo HIV em adultos diminuiu a incidência da infecção em crianças. A prevenção em adultos resulta de mudanças de comportamentos, como práticas de sexo seguro, diminuição do uso de drogas intravenosas e programas de troca de agulhas. A prevenção da AIDS pediátrica inclui evitar a gravidez e o aleitamento materno (em países desenvolvidos) por mulheres de alto risco. A triagem dos doadores de sangue praticamente eliminou o risco da transmissão do HIV por derivados do sangue. Infecção pelo HIV quase nunca é transmitida em um cenário domiciliar casual ou não sexual.

Leitura Sugerida

Feigin RD, Cherry J, Demmler GJ, et al: *Textbook of Pediatric Infectious Diseases*, ed 6, Philadelphia, 2009, Saunders.

Isaacs D: *Evidence-based Pediatric Infectious Disease*, Malden, MA, 2007, Blackwell Publishing.

Kliegman RM, Stanton BF, Behrman RE, et al: *Nelson Textbook of Pediatrics*, ed 19, Philadelphia, 2007, Saunders.

Long SS, Pickering LK, Prober CG: *Principles and Practice of Pediatric Infectious Diseases*, ed 4, Philadelphia, 2012, Churchill Livingstone.

Pickering LK, Baker CJ, Long SS, et al: *Red Book: 2012 Report of the Committee on Infectious Diseases*, ed 27, Elk Grove Village, IL, 2012, American Academy of Pediatrics.

Plotkin SA, Orenstein WA, Offit PA: *Vaccines*, ed 5, Philadelphia, 2008, WB Saunders.

O Sistema Digestório

Warren T. Bishop e Dawn R. Ebach

SEÇÃO 17

Capítulo 126

AVALIAÇÃO

HISTÓRIA
Depois de identificar o principal sintoma gastrointestinal (GI), devem-se determinar seu início e sua evolução (melhorado, inalterado, piorando). A caracterização dos sinais e sintomas deve identificar fatores como desencadeantes; ações que aliviem o sintoma; escala temporal, frequência e duração dos sintomas; relação com as refeições e a defecação; e sintomas associados (p. ex., febre ou perda de peso). Outros elementos-chave da história incluem a exposição a outras pessoas (familiares, contatos na escola), viagens, exposição ambiental e o impacto da doença sobre a criança (faltas à escola).

EXAME FÍSICO
A história pode sugerir um diagnóstico e dirigir a avaliação, que deve incluir um exame completo, assim como um minucioso exame abdominal. Transtornos extraintestinais podem produzir manifestações GI (p. ex., êmese na faringite por estreptococos do grupo A, dores abdominais em pneumonias do lobo inferior). O exame deve começar por uma inspeção externa cuidadosa quanto a distensão abdominal, contusões ou alterações da cor da pele, veias anormais, icterícia, cicatrizes cirúrgicas e ostomias. Anormalidades da intensidade e da altura dos sons intestinais podem ocorrer na obstrução intestinal. Ao apalpar quanto a hipersensibilidade, o examinador deve notar a localização, a expressão facial, a defesa e a hipersensibilidade de rebote. A palpação também pode detectar o aumento do fígado ou do baço, assim como fezes e massas. Se detectada, a organomegalia deve ser medida (com uma fita métrica), notando-se a firmeza ou o contorno anormal. Deve-se proceder a um exame retal, incluindo a inspeção quanto a fissuras, apêndices cutâneos, abscessos e aberturas fistulosas, em crianças com história sugestiva de constipação, sangramento GI, dor abdominal, diarreia crônica e suspeita de doença inflamatória intestinal (DII). O exame de toque retal deve incluir a avaliação do tônus do esfíncter anal, do calibre e da elasticidade do canal anal, hipersensibilidade, massas extrínsecas, presença de fezes impactadas e calibre do reto. As fezes devem ser testadas quanto a sangue oculto.

TESTES DE AVALIAÇÃO DE TRIAGEM
Um **hemograma completo** pode fornecer evidências de inflamação (contagem de leucócitos e de plaquetas), nutrição deficiente ou sangramentos (hemoglobina, volume eritrocitário, contagem de reticulócitos) e de infecções (número e contagem diferencial de leucócitos, presença de granulações tóxicas). Eletrólitos séricos, ureia e creatinina sanguíneas ajudam a definir o estado de hidratação. Os testes de disfunção hepática incluem bilirrubina total e direta, alanina aminotransferase, aspartato aminotransferase quanto a evidências de lesão hepatocelular, e γ-glutamiltransferase ou fosfatase alcalina quanto a evidências de lesão a ductos biliares. A **função de síntese hepática** pode ser avaliada por níveis dos fatores da coagulação, tempo de protrombina e nível de albumina. Os testes de enzimas pancreáticas (amilase, lipase) fornecem evidências quanto a uma lesão ou inflamação pancreática. O exame de urina de rotina pode avaliar a desidratação e identificar uma possível fonte de perda de proteínas.

IMAGENS DIAGNÓSTICAS
Radiologia
A consulta a um radiologista é recomendada frequentemente para discutir a obtenção de imagens apropriadas, decidir sobre as variantes da técnica a serem usadas e verificar como preparar o paciente para o estudo.

Uma radiografia simples do abdome para documentar fezes retidas em excesso, em casos em que a história é consistente com constipação e encoprese, não é necessária, porque o exame clínico por si só pode confirmar o diagnóstico.

Endoscopia
A endoscopia permite a visualização direta do interior do trato digestivo. Os **videoendoscópios** podem ser usados por gastroenterologistas pediátricos até mesmo em lactentes bem pequenos. A **endoscopia por cápsula sem fio** (Fig. 126-1) possibilita a visualização de lesões além do alcance dos endoscópios convencionais.

A consulta a um gastroenterologista pediátrico, relativamente à endoscopia, é recomendada para avaliação mais aprofundada em casos de suspeita de inflamação gástrica ou esofágica que não respondem a medicações e para a confirmação do diagnóstico de esofagite eosinofílica ou doença celíaca, avaliação quanto a sangramentos gastrointestinais, avaliação de casos de suspeita de doença inflamatória intestinal e avaliação de triagem quanto a transtornos de pólipos. Além disso, um endoscopista treinado pode remover corpos estranhos esofágicos e gástricos e colocar sondas de alimentação.

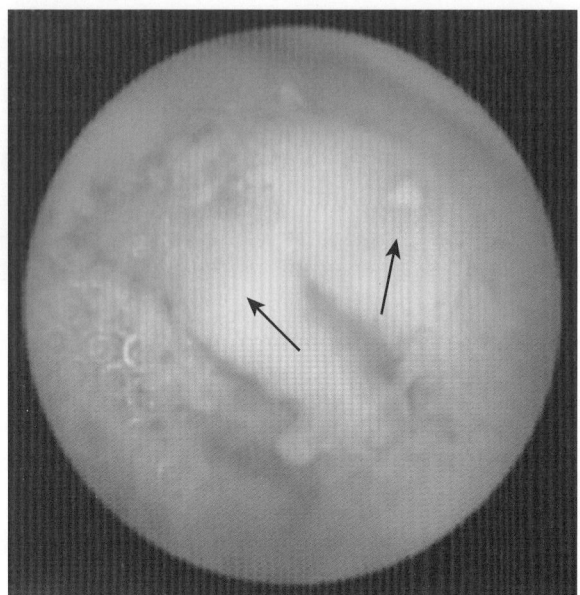

Figura 126-1 – Endoscopia por cápsula sem fio: Úlceras aftosas (*setas*) no jejuno, diagnósticas da doença de Crohn num paciente com achados negativos à endoscopia superior e à colonoscopia. Esta imagem está disponível em cores na página 758.

MANIFESTAÇÕES COMUNS DOS TRANSTORNOS GASTROINTESTINAIS
Dores Abdominais
Considerações Gerais

As dores abdominais podem ocorrer em consequência de uma lesão nos órgãos intra-abdominais ou em estruturas somáticas sobrejacentes na parede abdominal ou de doenças extra-abdominais. A **dor visceral** ocorre quando nervos autonômicos no trato digestivo detectam uma lesão e transmitem a sensação por fibras não mielinizadas. A dor é vaga, surda, de início lento e de localização imprecisa. Essas fibras são ativadas em algum grau por estímulos diversos, incluindo o peristaltismo normal e estados químicos e osmóticos intraluminares variados. Qualquer que seja o estímulo, a dor visceral é percebida quando é ultrapassado um limiar de intensidade ou de duração. Graus menores de ativação podem acarretar a percepção de sensações não dolorosas ou talvez vagamente desconfortáveis, enquanto uma estimulação mais intensa dessas fibras acarreta dor. Uma sensação hiperativa pode constituir a base de alguns tipos de dor abdominal, como a **dor abdominal funcional** e a **síndrome do colo irritável**.

Em contraste com a dor visceral, a **dor somática** ocorre quando são lesadas estruturas corporais sobrejacentes. Essas estruturas somáticas incluem o peritônio parietal, a fáscia, músculos e a pele da parede abdominal. Em contraste com a dor que se origina das vísceras, as fibras nociceptivas somáticas são mielinizadas e são capazes de transmitir rapidamente estímulos dolorosos bem localizados. A dor visceral de localização imprecisa se torna uma dor somática bem localizada quando processos intra-abdominais causam inflamação ou lesão do peritônio parietal ou de estruturas da parede abdominal. Na apendicite aguda, por exemplo, a ativação inicial das fibras nociceptivas viscerais produz um desconforto vago na região abdominal média. Quando o processo inflamatório se estende ao peritônio parietal sobrejacente, a dor se torna intensa e se localiza no quadrante inferior direito. Isso é designado como **dor somatoparietal**.

A **dor referida** é uma sensação dolorosa numa região do corpo distante da origem efetiva da dor. A localização da dor referida é passível de previsão com base no local da lesão visceral. As dores de estômago são referidas à região epigástrica e à retroesternal e as dores do fígado e do pâncreas são referidas à região epigástrica. As dores da vesícula biliar são referidas à região abaixo da escápula direita. As vias somáticas estimuladas por aferentes viscerais do intestino delgado afetam a área periumbilical e as lesões do colo intestinal acarretam dores referidas infraumbilicais.

Dores Abdominais Agudas
Características Diferenciais

Uma dor abdominal aguda pode sinalizar a presença de um processo intra-abdominal de alto risco (p. ex., apendicite ou obstrução intestinal) ou pode se originar de estruturas extraintestinais (p. ex., uma pneumonia do lobo inferior ou um cálculo urinário). Nem todos os episódios de dor abdominal aguda tornam necessária uma intervenção de emergência. A apendicite e o volvo, por exemplo, precisam ser afastados o mais rapidamente possível. Poucos pacientes com dor abdominal aguda têm efetivamente uma emergência cirúrgica, mas devem ser separados dos casos que podem ser tratados de forma conservadora.

Avaliação Diagnóstica Inicial

A Tabela 126-1 apresenta uma abordagem diagnóstica à dor abdominal aguda em crianças. Os eventos que ocorrem com um rápido início abrupto, como a eliminação de um cálculo, a perfuração de uma víscera ou um infarto, causam **dores de início súbito**. Dores de início gradual são comuns em causas infecciosas ou inflamatórias, como a apendicite ou a DII.

Um grupo padrão de testes laboratoriais é habitualmente realizado no caso de dores abdominais agudas (Tabela 126-1). Uma série de radiografias abdominais avalia quanto a obstrução intestinal ou nefrolitíase. A ultrassonografia ou a tomografia computadorizada (TC) podem visualizar o apêndice caso se suspeite de uma apendicite, mas ainda haja dúvida quanto ao diagnóstico. Um enema baritado ou pneumático (de ar) pode ser utilizado para o diagnóstico e o tratamento caso a avaliação inicial seja sugestiva de uma intussuscepção (Cap. 129).

Diagnóstico Diferencial

A Tabela 126-2 relaciona o diagnóstico diferencial das dores abdominais agudas em crianças. A tarefa urgente do clínico é afastar as emergências cirúrgicas. Em crianças pequenas são preocupações comuns rotação insuficiente associada a volvo, hérnia encarcerada, anomalias congênitas e intussuscepção. A apendicite é mais comum em crianças maiores e em adolescentes. Um abdome agudo cirúrgico se caracteriza por sinais de peritonite, incluindo hipersensibilidade, rigidez da parede abdominal, defesa e ausência ou diminuição dos sons intestinais. Características úteis de início, localização, referência e natureza da dor estão relacionadas na Tabela 126-3.

Dores Abdominais Funcionais e Síndrome do Colo Irritável

Dores abdominais recorrentes constituem problemas comuns, afetando mais de 10% de todas as crianças. O pico de incidência se dá entre as idades de 7 e de 12 anos. Embora o diagnóstico diferencial das dores abdominais recorrentes seja bastante extenso (Tabela 126-4), muitas crianças não apresentam uma doença subjacente grave (ou mesmo identificável) causando a dor.

Tabela 126-1 — Abordagem Diagnóstica de Dores Abdominais Agudas

HISTÓRIA

Início	Súbito ou gradual, episódios anteriores, associação a refeições, história de lesão
Natureza	Aguda ou crônica, em cólica ou constante, em queimação
Localização	Epigástrica, periumbilical, generalizada, quadrante inferior direito ou esquerdo, mudança na localização com o tempo
Sintomas associados	Febre, vômitos (biliosos?), diarreia (sanguinolenta?), distensão abdominal
Sintomas extraintestinais	Tosse, dispneia, disúria, frequência urinária, dor no flanco
Evolução dos sintomas	Piorando ou melhorando, alteração na natureza ou na localização da dor, fatores de piora e de melhora

EXAME FÍSICO

Estado geral	Crescimento e nutrição, aparência geral, hidratação, grau de desconforto, posição corporal
Abdominal	Hipersensibilidade, distensão, sons intestinais, rigidez, defesa, massa
Genitália	Torção testicular, hérnia, doença inflamatória pélvica, gravidez ectópica
Estruturas circunvizinhas	Ruídos respiratórios, estertores, roncos, sibilos, hipersensibilidade no flanco, hipersensibilidade de estruturas da parede abdominal, costelas, articulações costocondrais
Exame retal	Lesões perianais, estenose, hipersensibilidade, fezes impactadas, sangue

LABORATÓRIO

CBC, proteína C-reativa, VHS	Evidências de infecção ou inflamação
AST, ALT, GGT, bilirrubinas	Patologias biliares ou hepáticas
Amilase, lipase	Pancreatite
Exame de urina de rotina	Infecção do trato urinário, sangramento devido a cálculo, traumatismo ou obstrução
Teste de gravidez (crianças maiores do sexo feminino)	Gravidez ectópica

RADIOLOGIA

Radiografias simples do abdome em decúbito e em posição ereta	Obstrução intestinal, fecalito no apêndice, ar intraperitoneal livre, cálculos renais
Exame de TC	Abscesso intra-abdominal ou pélvico, apendicite, doença de Crohn, pancreatite, cálculos biliares, cálculos renais
Enema baritado	Intussuscepção, rotação anômala
Ultrassonografia	Cálculos biliares, apendicite, intussuscepção, pancreatite, cálculos renais
Endoscopia	
Endoscopia digestiva alta	Suspeita de úlcera péptica ou de esofagite

ALT, alanina aminotransferase; AST, aspartato aminotransferase; CBC, hemograma completo; TC, tomografia computadorizada; VHS, velocidade de hemossedimentação; GGT, γ-glutamiltransferase.

Tabela 126-2 — Diagnóstico Diferencial das Dores Abdominais Agudas

TRAUMÁTICAS
- Hematoma duodenal
- Ruptura do baço
- Perfuração de vísceras
- Pancreatite traumática

FUNCIONAIS
- Constipação intestinal*
- Síndrome do colo irritável*
- Dismenorreia*
- Mittelschmerz (ovulação)*
- Cólicas do lactente jovem*
- Enxaqueca abdominal

INFECCIOSAS
- Apendicite*
- Gastroenterite/adenite viral ou bacteriana*
- Abscesso
- Peritonite bacteriana espontânea
- Doença inflamatória pélvica
- Colecistite
- Infecção do trato urinário*
- Pneumonia
- Tiflite (inflamação do ceco) bacteriana
- Hepatite

GENITAIS
- Torção testicular
- Torção ovariana
- Ruptura de cisto do ovário
- Gravidez ectópica

GENÉTICAS
- Crise falciforme*
- Febre do Mediterrâneo familiar
- Porfiria

METABÓLICAS
- Cetoacidose diabética

INFLAMATÓRIAS
- Doença inflamatória intestinal
- Vasculites
- Púrpura de Henoch-Schönlein*
- Pancreatite

OBSTRUTIVAS
- Intussuscepção*
- Íleo paralítico*
- Hérnia encarcerada
- Aderência pós-operatória

Continua

Tabela 126-2	Diagnóstico Diferencial das Dores Abdominais Agudas – continuação
Equivalente de íleo meconial (fibrose cística)	
Cisto de duplicação	
Estreitamento congênito	
BILIARES	
Cálculo biliar	
Hidropisia da vesícula biliar	
Discinesia biliar	
PÉPTICAS	
Úlcera gástrica ou duodenal	
Gastrite*	
Esofagite	
RENAIS	
Cálculo renal	
Hidronefrose/obstrução da junção ureteropélvica	

*Comuns.

Diagnóstico Diferencial

As crianças com **dores abdominais funcionais** caracteristicamente têm dores quase diariamente. As dores não estão relacionadas às refeições nem são aliviadas pela defecação e se associam frequentemente a uma tendência à ansiedade e ao perfeccionismo. Os sintomas decorrem muitas vezes do estresse na escola ou em situações sociais novas. As dores são com frequência piores pela manhã e muitas vezes impedem ou atrasam a ida à escola. A **síndrome do colo irritável (SCI)** é um subgrupo das dores abdominais funcionais, que se caracteriza pelo aparecimento da dor por ocasião de uma alteração na frequência ou na consistência das evacuações, um padrão de evacuação flutuando entre a diarreia e a constipação intestinal e o alívio da dor à defecação. Os sintomas na SCI estão ligados à motilidade do trato digestivo. Em ambos os grupos de crianças a dor se acompanha comumente de recusa de ir à escola, ganhos secundários, ansiedade relativamente a causas imaginadas, ausência de habilidades adaptativas e distúrbio das relações entre pares (Tabela 126-5).

Características Típicas

É preciso distinguir as dores funcionais/SCI de transtornos subjacentes mais graves. Os **sinais de alerta** de doenças subjacentes estão relacionados na Tabela 126-6. Uma investigação

Tabela 126-3	Características Típicas das Dores Abdominais em Crianças				
DOENÇA	**INÍCIO**	**LOCALIZAÇÃO**	**REFERIDA**	**QUALIDADE**	**COMENTÁRIOS**
Síndrome do colo irritável funcional	Recorrente	Periumbilical, flexuras esplênica e hepática	Não	Crônica, em cólicas, intermitente, duração de 2 h	Estresse familiar, fobia escolar, diarreia e constipação, hipersensível à dor por distensão
Refluxo esofágico	Recorrente, após as refeições, ao deitar	Subesternal	No tórax	Em queimação	Gosto amargo na boca, síndrome de Sandifer
Úlcera duodenal	Recorrente, antes das refeições, à noite	Epigástrica	No dorso	Queimação forte, torturante	Aliviada por alimento, leite, antiácidos, história familiar importante, sangramento GI
Pancreatite	Aguda	Epigástrica-hipogástrica	No dorso	Constante, aguda, penetrante	Náuseas, êmese, hipersensibilidade acentuada
Obstrução intestinal	Aguda ou gradual	Região Periumbilical-abdome inferior	No dorso	Alternância de períodos de cólica e sem dor	Distensão, obstipação, êmese biliosa, ruídos intestinais aumentados
Apendicite	Aguda	Periumbilical ou epigástrica; localiza-se no quadrante inferior direito	No dorso ou na pelve quando retrocecal	Aguda, constante	Náuseas, êmese, hipersensibilidade local e ± febre, evita movimentos
Divertículo de Meckel	Recorrente	Região periumbilical-abdome inferior	Não	Aguda	Hematoquezia, indolor exceto em caso de intussuscepção, diverticulite ou perfuração
Doença inflamatória intestinal	Recorrente	Depende do local do envolvimento		Cólicas crônicas, tenesmo	Febre, perda de peso, ± hematoquezia
Intussuscepção	Aguda	Região periumbilical-abdome inferior	Não	Em cólicas com períodos sem dor	Posição de defesa com os joelhos puxados para cima, fezes em geleia de framboesa, letargia
Intolerância à lactose	Recorrente em associação a derivados do leite	Abdome inferior	Não	Cólicas	Distensão, flatulência, diarreia
Urolitíase	Aguda, súbita	Dorsal	À virilha	Dor forte em cólica	Hematúria
Pielonefrite	Aguda, súbita	Dorsal	Não	Crônica a aguda	Febre, hipersensibilidade costocondral, disúria, frequência urinária, êmese
Colecistite e colelitíase	Aguda	Quadrante superior direito	Ombro direito	Dor forte, em cólica	Hemólise ± icterícia, náuseas, êmese

Adaptado de Andreoli TE, Carpenter CJ, Plum F, et al: Cecil Essentials of Medicine, Philadelphia, 1986, WB Saunders.

Tabela 126-4	Diagnóstico Diferencial das Dores Abdominais Recorrentes

Dor abdominal funcional*

Síndrome do colo irritável*

Pancreatite crônica

Cálculos biliares

Doença péptica

    Úlcera duodenal

    Úlcera gástrica

    Esofagite

Intolerância à lactose*

Má absorção de frutose

Doença inflamatória intestinal*

    Doença de Crohn

    Colite ulcerativa

Constipação intestinal*

Uropatia obstrutiva

Malformações intestinais congênitas

    Rotação anômala

    Cisto de duplicação

    Estenose ou membrana

Doença celíaca*

Enxaqueca abdominal

Esofagite eosinofílica*

*Comuns.

adicional se faz necessária na presença desses sinais. Algumas investigações laboratoriais se justificam mesmo na ausência de sinais de alerta. A avaliação inicial recomendada na Tabela 126-7 constitui uma abordagem sensata, evitando testes desnecessários e proporcionando ampla sensibilidade à maioria dos transtornos subjacentes graves. Enquanto se aguardam os resultados dos exames laboratoriais e da ultrassonografia, um período de 3 dias de prova de uma dieta desprovida de lactose pode avaliar quanto à intolerância à lactose. A investigação deve ser suspensa se os testes estiverem normais e não estiverem presentes sinais de alerta. Investigações adicionais podem se justificar na ausência de sinais de alerta, da progressão dos sintomas ou de anormalidades laboratoriais que sugiram um diagnóstico específico.

Tratamento das Dores Abdominais Recorrentes

Uma criança que deixe repetidamente de ir à escola e fique em casa devido a dores recebe um reforço sob a forma de ser liberada das responsabilidades e se retrair do funcionamento social pleno. Isso tende tanto a aumentar a ansiedade como a prolongar a evolução. Para romper o ciclo de dor e incapacidade, a criança com dores funcionais deve ser auxiliada a **retornar às atividades normais** de imediato. Em vez de ser mandada da escola para casa com dores de estômago, pode-se permitir que a criança saia da aula por um breve período até que os sintomas remitam. Deve-se informar à criança e aos pais que a dor pode piorar no dia que a criança retornar à escola, pois a ansiedade agrava a dismotilidade e aumenta a percepção da dor. Medicações podem ser úteis. **Suplementos de fibras** podem ajudar a controlar os sintomas da SCI.

Tabela 126-5	Critérios de Roma III para Síndromes Gastrointestinais Pediátricas Funcionais

A. Critérios Diagnósticos para Dor Abdominal Funcional da Infância

Deve incluir todos os seguintes:

1. Dor abdominal episódica ou contínua
2. Critérios insuficientes para outras doenças gastrointestinais funcionais
3. Nenhuma evidência de processo inflamatório, anatômico, metabólico ou neoplásico que explique os sintomas do indivíduo

*Critérios satisfeitos pelo menos uma vez por semana por pelo menos 2 meses antes do diagnóstico

B. Critérios Diagnósticos para Síndrome de Dor Abdominal Funcional da Infância

Deve incluir dores abdominais pelo menos 25% do tempo e um ou mais dos seguintes:

1. Alguma perda do funcionamento diário
2. Sintomas somáticos adicionais, como cefaleia, dores no membro ou dificuldade em dormir

*Critérios satisfeitos pelo menos uma vez por semana por 2 meses antes do diagnóstico

C. Critérios Diagnósticos para Síndrome do Colo Irritável

Deve incluir todos os seguintes:

1. Desconforto abdominal (sensação desconfortável não descrita como dor) ou dor em associação a dois ou mais dos seguintes pelo menos 25% do tempo:
   a. melhora à defecação
   b. início associado a alteração na frequência das evacuações
   c. início associado a uma alteração na forma (aparência) das fezes
2. Nenhuma evidência de processo inflamatório, anatômico, metabólico ou neoplásico que explique os sintomas do indivíduo.

*Critérios satisfeitos pelo menos uma vez por semana por pelo menos 2 meses antes do diagnóstico

D. Critérios Diagnósticos para Enxaqueca Abdominal

Deve incluir todos os seguintes:

1. Episódios paroxísticos de dor periumbilical aguda intensa com duração de 1 hora ou mais
2. Períodos intervenientes de saúde habitual com duração de semanas a meses
3. A dor interfere nas atividades normais
4. A dor se associa a dois ou mais dos seguintes:
   a. anorexia
   b. náuseas
   c. vômitos
   d. cefaleia
   e. fotofobia
   f. palidez
5. Nenhuma evidência de processo inflamatório, anatômico, metabólico ou neoplásico considerado que explique os sintomas do indivíduo.

*Critérios satisfeitos duas vezes ou mais nos 12 meses anteriores

E. Critérios para Síndrome de Vômitos Cíclicos

Deve incluir todos os seguintes:

1. Dois ou mais períodos de náuseas intensas e vômitos ou ânsia de vômito sem remissão com duração de horas a dias.
2. Retorno ao estado de saúde habitual com duração de semanas a meses.

F. Diarreia Funcional

Deve incluir todos os seguintes:

1. Evacuação diária indolor recorrente de três ou mais fezes grandes e sem forma
2. Sintomas com duração superior a 4 semanas.
3. Início dos sintomas ocorrendo entre as idades de 6 e de 36 meses.
4. Evacuações que ocorrem durante as horas de vigília.
5. Não há insuficiência do crescimento se a ingestão calórica for adequada.

Cortesia de Rome Foundation.

Tabela 126-6	Sinais de Alerta de Doença Subjacente nas Dores Abdominais Recorrentes
Vômitos	
Estudo laboratorial de avaliação de triagem anormal (anemia, hipoalbuminemia, marcadores inflamatórios)	
Febre	
Êmese biliosa	
Insuficiência de crescimento	
Dor despertando a criança do sono	
Perda de peso	
Localização distante da região periumbilical	
Sangue nas fezes ou nos vômitos	
Puberdade atrasada	
Diarreia noturna	
Disfagia	
Artrite	
Acometimento perianal	
História familiar de doença inflamatória intestinal, doença celíaca ou doença de úlcera péptica	

Tabela 126-7	Avaliação Sugerida para as Dores Abdominais Recorrentes	
	AVALIAÇÃO INICIAL	AVALIAÇÃO DE SEGUIMENTO*
	História e exame físico completos	TC do abdome e da pelve com contraste oral, retal e intravenoso
	Indagar a respeito de "sinais de alerta" (Tabela 126-6)	Sorologia para doença celíaca – anticorpo endomisial ou anticorpo à transglutaminase tecidual
	Determinar o grau de alteração funcional (p. ex., faltar à escola)	Série baritada GI superior com sequência do intestino delgado
	CBC	Endoscopia do esôfago, estômago e duodeno
	VHS	Colonoscopia
	Amilase, lipase	
	Exame de urina de rotina (EAS)	
	Ultrassonografia abdominal – examinar fígado, dutos biliares, vesícula biliar, pâncreas, rins, ureteres (passar ao seguimento)	
	Prova de dieta sem lactose por 3 dias	

CBC, hemograma completo; *TC*, tomografia computadorizada; *VHS*, velocidade de hemossedimentação; *GI*, gastrointestinal.
* Considerar o uso de um ou mais desses para a investigação dos sinais de alerta, de testes laboratoriais anormais ou de sintomas específicos ou persistentes.

Probióticos e óleo de menta podem ser benéficos no tratamento da SCI. Em casos difíceis e persistentes, pode ser útil terapia cognitivo-comportamental, amitriptilina ou um inibidor seletivo da recaptação de serotonina. Um profissional de saúde mental deve ser consultado caso persista um grau significativo de ansiedade ou de disfunção social.

Vômitos

Os **vômitos** constituem uma série sequencial coordenada de eventos que levam ao esvaziamento oral forçado do conteúdo gástrico. São um problema comum em crianças e têm muitas causas. Os vômitos devem ser distinguidos da **regurgitação** do conteúdo estomacal, também designada como refluxo gastroesofágico (RGE), calasia ou "golfada". Embora o resultado final dos vômitos e da regurgitação seja semelhante, eles têm características inteiramente diferentes. Os vômitos são geralmente precedidos por náuseas e se acompanham de engasgo e ânsias vigorosos. A regurgitação, por outro lado, é desprovida de esforço e não é precedida de náuseas.

Diagnóstico Diferencial

Lesões obstrutivas congênitas devem ser consideradas em neonatos efetivamente vomitando. Reações alérgicas a fórmulas lácteas nos 2 primeiros meses de vida podem se manifestar por vômitos. O **RGE neonatal** ("golfada") ocorre em muitos lactentes e pode ser de grande volume, mas não envolve esforço, e esses lactentes não parecem doentes. A **estenose pilórica** ocorre nos primeiros meses de vida e se caracteriza por vômitos vigorosos que pioram progressivamente e ocorrem imediatamente após as mamadas. Um estômago visivelmente distendido, frequentemente acompanhado de ondas peristálticas visíveis, é visto com frequência antes dos vômitos. A estenose pilórica é mais comum em lactentes do sexo masculino; a história familiar pode ser positiva. Outras lesões obstrutivas, como cistos de duplicação intestinal, atresias, membranas e rotação anômala do trato digestivo médio, devem ser consideradas. Transtornos metabólicos (p. ex., acidemias orgânicas, galactosemia, defeitos do ciclo da ureia, síndromes adrenogenitais) podem se manifestar inicialmente por vômitos em lactentes. Em crianças maiores com vômitos agudos são comuns vírus e intoxicações alimentares. Outras infecções, especialmente faringites estreptocócicas, infecções do trato urinário e otites médias, acarretam comumente vômitos. No caso de vômitos crônicos, devem ser consideradas causas referentes ao sistema nervoso central (SNC) (pressão intracraniana aumentada, enxaqueca). **Síndrome de vômitos cíclicos** ou enxaqueca pode ser a etiologia de vômitos recorrentes. Uma avaliação quanto a obstrução intestinal, transtornos pépticos e apendicite deve ser iniciada imediatamente caso dores abdominais ou êmese biliosa acompanhem os vômitos.

Características Típicas

A Tabela 126-8 relaciona os diagnósticos comuns que devem ser considerados e suas características históricas importantes. Em razão da frequência da gastroenterite viral como etiologia, é importante atentar para características incomuns que sugiram outro diagnóstico. A gastroenterite viral geralmente não se associa a dores abdominais ou cefaleias intensas e não apresenta recidiva a intervalos frequentes.

O **exame físico** deve incluir a avaliação do estado de hidratação da criança, incluindo exame do enchimento capilar, umidade das membranas mucosas e turgor da pele (Cap. 38). Deve-se auscultar o tórax quanto a evidências de estertores ou outros sinais de envolvimento pulmonar. O abdome deve ser examinado cuidadosamente quanto a distensão, organomegalia, sons intestinais, hipersensibilidade e reações de defesa. Devem-se considerar um exame retal e o teste das fezes para sangue oculto.

A **avaliação laboratorial** dos vômitos deve incluir eletrólitos séricos, testes da função renal, hemograma completo, amilase, lipase e provas de função hepática. Testes adicionais podem ser

Tabela 126-8 — Diagnóstico Diferencial e Características Históricas dos Vômitos

DIAGNÓSTICO DIFERENCIAL	INDICAÇÕES DA HISTÓRIA
Gastroenterite viral	Febre, diarreia, início súbito, ausência de dor
Refluxo gastroesofágico	Sem esforço, não precedidos de náuseas, crônicos
Hepatite	Icterícia, história de exposição
Infecções extragastrointestinais	
Otite média	Febre, dor de ouvido
Infecção do trato urinário	Disúria, urina com odor fora do comum, frequência, incontinência
Pneumonia	Tosse, febre, desconforto torácico
Alérgicos	
Intolerância a proteínas do leite ou da soja (lactentes)	Associados a uma formulação ou um alimento específico, sangue nas fezes
Outras alergias alimentares (crianças maiores)	
Úlcera péptica ou gastrite	Dor epigástrica, sangue ou material semelhante a borra de café nos vômitos, dor aliviada por bloqueio ácido
Apendicite	Febre, dor abdominal migrando para o quadrante inferior direito, hipersensibilidade
Pancreatite	Dor abdominal epigástrica intensa
Obstruções anatômicas	
Atresia intestinal	Neonatos, geralmente biliosos, polidrâmnio
Rotação anômala do trato digestivo médio	Dor, vômitos biliosos, sangramento GI, choque
Intussuscepção	Dor em cólicas, letargia, vômitos, fezes em geleia de framboesa, ocasionalmente massa
Cistos de duplicação	Cólicas, presença de massa
Estenose pilórica	Vômitos não biliosos, pós-prandiais, idade < 4 meses, fome, perda de peso progressiva
Gastroenterite bacteriana	Febre, frequentemente associada a diarreia sanguinolenta
SNC	
Hidrocefalia	Cabeça grande, estado mental alterado, fontanelas abauladas
Meningite	Febre, rigidez de nuca
Síndrome de enxaqueca	Ataques esparsos temporalmente, aliviados pelo sono; cefaleia
Síndrome de vômitos cíclicos	Semelhante à enxaqueca, em geral sem cefaleia
Tumor cerebral	Vômitos matinais, aceleração ao longo do tempo, cefaleia, diplopia
Cinetose	Associados a uma viagem num veículo
Labirintite	Vertigens
Doenças metabólicas	Manifestações iniciais precocemente na vida, agravamento ao catabolismo ou à exposição a substâncias
Gravidez	Matinais, indivíduo sexualmente ativo, cessação da menstruação
Reação ou efeito colateral de fármacos	Associados a um aumento da dose ou uma nova medicação
Quimioterapia do câncer	Temporalmente relacionada à administração de medicamentos quimioterápicos
Esofagite eosinofílica	Pode haver disfagia ou dores abdominais

solicitados de imediato em casos em que a história e o exame sugiram uma etiologia específica. A ultrassonografia é útil para a investigação quanto a estenose pilórica, cálculos biliares, cálculos renais, hidronefrose, obstrução biliar, pancreatite, rotação anômala, intussuscepção e outras anormalidades anatômicas. A TC pode ser indicada para descartar apendicite ou para observar estruturas que não possam ser bem visualizadas à ultrassonografia. Estudos baritados podem mostrar lesões obstrutivas ou inflamatórias do trato digestivo e podem ser terapêuticos, como no uso do enema contrastado em casos de intussuscepção (Cap. 129).

O **tratamento** precisa abordar as consequências e as causas dos vômitos. A desidratação deve ser tratada pela reposição líquida. Isso pode ser feito em muitos casos por soluções orais de líquidos e eletrólitos, mas podem ser necessários líquidos intravenosos (IV). Desequilíbrios eletrolíticos devem ser corrigidos pela escolha apropriada de líquidos. As causas subjacentes devem ser tratadas sempre que possível.

O uso de **medicações antieméticas** é controvertido. Esses fármacos não devem ser prescritos enquanto não se conhecer a etiologia dos vômitos e ainda assim somente no caso de sintomas graves. Fenotiazinas, como a proclorperazina, podem ser úteis para reduzir os sintomas em casos de intoxicação alimentar e de cinetose. Todavia, deve-se considerar cuidadosamente seu perfil de efeitos colaterais, e a dose prescrita deve ser conservadora. Fármacos anticolinérgicos (p. ex., escopolamina) e anti-histamínicos (p. ex., dimenidrinato) são úteis para a profilaxia e o tratamento da cinetose. Fármacos que bloqueiem os receptores para serotonina 5-HT$_3$, como ondansetron e granisetron, são utilizados frequentemente na gastroenterite viral e podem melhorar a tolerância à terapia de reidratação oral. Eles são úteis nos vômitos induzidos por quimioterapia, em muitos casos em combinação com dexametasona. Não se deve usar nenhum antiemético em pacientes que apresentam emergências cirúrgicas ou em casos em que seja possível um tratamento específico para a condição subjacente. A correção da desidratação, da cetose e da acidose ajuda a reduzir os vômitos em muitos pacientes com gastroenterite viral.

Diarreia Aguda e Crônica

A diarreia é uma causa importante de morbidade e mortalidade infantil em todo o mundo. Mortes por diarreia são raras nos países industrializados, mas são comuns em outros lugares. A **diarreia aguda** constitui um problema grave quando ocorre associada a desnutrição ou na ausência de cuidados médicos básicos (Cap. 30). Na América do Norte a maioria dos casos de diarreia aguda é de etiologia viral e é autolimitada, não necessitando de testes diagnósticos nem de intervenções específicas. Agentes bacterianos tendem a causar um acometimento muito mais grave e se observam tipicamente em surtos associados a alimentos ou em regiões de saneamento básico deficiente. A enterite bacteriana deve ser suspeitada em casos em que houver **disenteria** (diarreia sanguinolenta com febre) e sempre que estiverem presentes sintomas graves. Essas infecções podem ser diagnosticadas pela cultura de fezes ou por outras análises para patógenos específicos. A **diarreia crônica** dura mais de 2 semanas e tem uma ampla variedade de causas possíveis, incluindo condições graves e condições benignas cujo diagnóstico é mais difícil.

Os pais usam o termo *diarreia* para descrever fezes pastosas ou aquosas, evacuações excessivamente frequentes ou evacuações de grande volume. A constipação intestinal com incontinência por transbordamento pode ser erroneamente rotulada como diarreia. Uma definição mais precisa de diarreia é um volume líquido fecal diário excessivo (> 10 mL de fezes/kg de peso corporal/dia). A textura, o volume e a frequência das evacuações ajudam a caracterizar o episódio de diarreia.

Diagnóstico Diferencial

A diarreia pode ser classificada por mecanismos etiológicos ou por mecanismos fisiológicos (secretora ou osmótica). Os agentes etiológicos incluem vírus, bactérias ou suas toxinas, substâncias químicas, parasitas, substâncias absorvidas de maneira deficiente e inflamações. A Tabela 126-9 relaciona as causas comuns de diarreia na infância. A **diarreia secretora** ocorre quando a mucosa intestinal secreta diretamente líquidos e eletrólitos nas fezes, o que ocorre em consequência de uma inflamação (p. ex., doença inflamatória intestinal, estímulos químicos). A secreção também pode ser estimulada por mediadores de inflamação e por vários hormônios, como o peptídeo intestinal vasoativo secretado por um tumor neuroendócrino. A cólera é uma diarreia secretória desencadeada por uma enterotoxina do *Vibrio cholerae*, a qual causa aumento dos níveis de AMPc nos enterócitos e leva a aumento de secreção no lúmen do intestino delgado.

A **diarreia osmótica** ocorre após a má absorção de uma substância ingerida, que drena água para o lúmen intestinal. Um clássico exemplo de diarreia é a intolerância à lactose. A diarreia osmótica também pode ser resultado de uma generalizada má digestão, como na insuficiência pancreática ou em lesão intestinal.

Tabela 126-9 Diagnóstico Diferencial da Diarreia

	LACTENTES	CRIANÇAS	ADOLESCENTES
AGUDA			
Comum	Gastroenterite* Infecções sistêmicas Associada a antibióticos (?)	Gastroenterite* Intoxicação alimentar Infecções sistêmicas Associada a antibióticos	Gastroenterite* Intoxicação alimentar Associada a antibióticos
Rara	Deficiência primária de dissacaridase Colite tóxica de Hirschsprung Síndrome adrenogenital		Hipertireoidismo
CRÔNICA			
Comum	Deficiência pós-infecciosa secundária de lactose Intolerância a proteínas do leite de vaca/soja Diarreia inespecífica crônica de lactentes (diarreia de crianças que estão começando a andar) Doença celíaca Fibrose cística Enteropatia da Aids	Deficiência pós-infecciosa secundária de lactose Síndrome do colo irritável Doença celíaca Intolerância à lactose Giardíase Doença inflamatória intestinal	Síndrome do colo irritável Doença inflamatória intestinal Intolerância à lactose Giardíase Abuso de laxantes (anorexia nervosa) Doença celíaca
Rara	Defeitos imunes primários Atrofia vilosa familiar (?) Tumores secretores Cloridorreia congênita Acrodermatite enteropática Linfangiectasia Abetalipoproteinemia Gastroenterite eosinofílica Síndrome do intestino curto Síndrome de diarreia intratável Enteropatia autoimune Factícia	Defeitos imunes adquiridos Tumor secretor Pseudo-obstrução Factícia Enteropatia da AIDS	Tumores secretores Tumor intestinal primário Enteropatia da AIDS

AIDS, síndrome de imunodeficiência adquirida.
*Gastroenterite inclui organismos virais (rotavírus, norovírus, astravírus) e bacterianos (*Salmonella, Shigella, Escherichia coli, Clostridium difficile, Yersinia, Campylobacter*, outros).

Alguns laxantes não absorvíveis, como o polietilenoglicol e o leite de magnésia, também causam diarreias osmóticas. A fermentação de substâncias absorvidas de forma deficiente (p. ex., lactose) ocorre com frequência, acarretando gases, cólicas e fezes ácidas. Uma causa comum de fezes pastosas crônicas no início da infância é a **diarreia funcional**, frequentemente designada em inglês como *toddler's diarrhea* (diarreia das crianças que estão começando a andar). Essa condição é definida por evacuações aquosas frequentes no contexto de um crescimento e de um ganho de peso normais e é causada pela ingestão excessiva de líquidos adoçados, sobrecarregando a capacidade intestinal de absorção de dissacarídeos. A diarreia tipicamente melhora muito ao ser reduzida ou alterada a ingestão de líquidos da criança.

Características Típicas
As fezes são isosmóticas, mesmo nas diarreias osmóticas, devido à troca relativamente livre de água através da mucosa intestinal. Os osmóis presentes nas fezes constituem uma mistura de eletrólitos e outros solutos osmoticamente ativos. Para determinar se a diarreia é osmótica ou secretora, calcula-se o *gap* **osmótico**:

$$Gap\ osmótico = 290 - 2\ ([Na^+] + [K^+])$$

Supondo-se que as fezes sejam isosmóticas (osmolaridade de 290 mOsm/L), sódio e potássio fecais medidos (e os ânions a eles associados, constituindo uma quantidade igual) respondem por grande parte da osmolaridade. A diarreia secretora se caracteriza por um *gap* osmótico abaixo de 50. Um valor significativamente superior a 50 define diarreia osmótica e indica que substâncias absorvidas de forma deficiente e não eletrólitos são responsáveis pela osmolaridade fecal.

Outra maneira de diferenciar a diarreia osmótica da secretora é suspender todas as alimentações (em pacientes hospitalizados recebendo hidratação intravenosa). Se a diarreia cessar totalmente enquanto a criança estiver em NPO (nada por via oral), o paciente tem diarreia osmótica. Uma criança com diarreia puramente secretora continuaria a ter evacuações maciças. Nenhum dos métodos de classificação das diarreias funciona perfeitamente, porque muitas doenças diarreicas são misturas de componentes secretores e osmóticos. A enterite viral lesa o revestimento intestinal, causando má absorção e diarreia osmótica. A inflamação associada acarreta a liberação de mediadores que causam uma secreção excessiva. Uma criança com enterite viral pode ter um volume fecal diminuído enquanto em regime NPO, mas o componente secretor da diarreia persiste até que a inflamação venha a remitir.

A **história** deve incluir o início da diarreia, o número e a natureza das evacuações, estimativas do volume fecal e a presença de outros sintomas, como sangue nas fezes, febre e perda de peso. Devem-se documentar as viagens e exposições recentes, deve-se investigar os fatores da dieta e deve-se obter uma lista das medicações recentemente utilizadas. Devem-se determinar os fatores que pareçam agravar ou melhorar a diarreia. O **exame físico** deve ser minucioso, avaliando distensão abdominal, hipersensibilidade, qualidade dos sons intestinais, presença de sangue nas fezes ou de uma grande massa fecal ao exame retal e tônus do esfíncter anal.

Os **testes laboratoriais** devem incluir cultura de fezes e hemograma completo em casos de suspeita de enterite viral. Deve-se solicitar uma análise para toxina de *Clostridium difficile* se a diarreia ocorrer após um período de uso de antibióticos; deve-se medir o conteúdo lipídico fecal ou a elastase fecal para testar quanto à insuficiência pancreática, se as fezes forem relatadas como sendo oleosas ou gordurosas. Testes para diagnósticos específicos devem ser solicitados quando apropriado (p. ex., teste de anticorpos séricos para doença celíaca, colonoscopia no caso de suspeita de colite ulcerativa). Um período de prova de restrição de lactose por alguns dias ou teste de hidrogênio no hálito para lactose auxilia a avaliação da intolerância à lactose.

Constipação Intestinal e Encoprese
A constipação intestinal é um problema comum na infância. No caso de uma criança que se considera constipada, seus pais podem estar preocupados com a força que ela faz para defecar, a consistência dura das fezes, as fezes de grande tamanho, a diminuição da frequência das evacuações, o medo de evacuar ou qualquer combinação desses elementos. Os médicos definem a **constipação intestinal** como *duas ou menos evacuações por semana ou a eliminação de fezes duras semelhantes a bolinhas por pelo menos 2 semanas*. Um padrão comum de constipação intestinal é a **constipação funcional**, que se caracteriza por duas ou menos evacuações por semana, retenção voluntária das fezes e eliminação pouco frequente de fezes de grande diâmetro, frequentemente acompanhada de dor. Crianças com retenção fecal funcional apresentam com frequência uma "postura retentiva" (ficar de pé ou sentada com as pernas estendidas e pernas rígidas ou cruzadas) e têm incontinência fecal associada, causada pelo vazamento de fezes retidas (**encoprese**).

Diagnóstico Diferencial
O diagnóstico diferencial é apresentado na Tabela 126-10. A **constipação intestinal funcional** ocorre comumente durante o treinamento de esfíncteres, quando a criança não está disposta a defecar na privada. As fezes retidas se tornam mais duras e maiores com o tempo, ocasionando defecação dolorosa. Isso agrava a retenção voluntária das fezes, perpetuando a constipação intestinal.

A **doença de Hirschsprung** caracteriza-se por eliminação retardada de mecônio em recém-nascidos, distensão abdominal, vômitos, febre ocasional e fezes de odor fétido. Essa condição é causada pela não migração das células ganglionares para o intestino distal, ocasionando espasmo e obstrução funcional do segmento aganglionar. Somente cerca de 6% dos lactentes portadores de doença de Hirschsprung eliminam mecônio nas primeiras 24 horas de vida, em comparação com 95% dos lactentes normais. Muitos dos bebês afetados adoecem e apresentam sintomas de enterocolite ou obstrução. As crianças de idade mais avançada afetadas não eliminam fezes de grande calibre devido a um espasmo retal e não apresentam encoprese. Outras causas de constipação intestinal incluem anormalidades da medula espinal, hipotireoidismo, fármacos, fibrose cística e malformações anorretais (Tabela 126-10). Vários transtornos sistêmicos que afetam o metabolismo ou a função muscular podem ocasionar constipação intestinal. As crianças portadoras de **distúrbios do desenvolvimento** têm muita propensão à constipação, devido à menor capacidade de cooperar com o treinamento de esfíncteres, esforço ou controle reduzido dos músculos do assoalho pélvico durante a defecação e menor percepção da necessidade de evacuar.

Características Típicas
A Tabela 126-10 apresenta as características típicas das causas comuns de constipação. Malformações congênitas habitualmente

Tabela 126-10	Causas Comuns de Constipação Intestinal e Características Típicas
CAUSAS DE CONSTIPAÇÃO	**CARACTERÍSTICAS CLÍNICAS**
Doença de Hirschsprung	*História:* Incapacidade de evacuar nas primeiras 24 horas, distensão abdominal, vômitos, sintomas de enterocolite (febre, diarreia de odor fétido, megacolo). Não associada a fezes de grande calibre nem a encoprese *Exame:* esfíncter anal apertado, reto vazio e contraído. Pode haver liberação explosiva de fezes à retirada do dedo do examinador *Laboratório:* Ausência de células ganglionares no espécime de biópsia retal por aspiração, ausência de relaxamento do esfíncter interno, "zona de transição" do intestino distal estreito para o intestino proximal dilatado ao enema baritado
Constipação intestinal funcional	*História:* Nenhuma história de constipação intestinal neonatal significativa, início ao treinamento de esfíncteres, fezes de grande calibre, postura retentiva, pode haver encoprese *Exame:* Tônus esfinctérico normal ou reduzido, abóbada retal dilatada, fezes impactadas, roupas de baixo sujas de fezes, massa fecal palpável no quadrante inferior esquerdo *Laboratório:* Ausência de anormalidades, enema baritado mostraria intestino distal dilatado

Malformações anorretais e colônicas
  Estenose anal
  Ânus deslocado anteriormente
  Ânus imperfurado
  Estreitamento colônico
	História: Constipação intestinal desde o nascimento devido à anatomia anormal
	Exame: Anormalidades anorretais são demonstradas facilmente ao exame físico
	Ânus deslocado anteriormente é encontrado principalmente no sexo feminino, com ânus de aparência normal localizado próximo ao frênulo posterior dos lábios menores na vagina
	Laboratório: Enema baritado mostra a anomalia

Doenças multissistêmicas
  Distrofia muscular
  Fibrose cística
  Diabetes Melito
  Retardo do desenvolvimento
  Doença celíaca
	História: Presença de outros sintomas ou diagnóstico anterior
	Exame: Podem estar presentes anormalidades específicas diretamente relacionadas ao diagnóstico subjacente
	Laboratório: Testes dirigidos ao transtorno suspeitado confirmam o diagnóstico

Anormalidades da medula espinal
  Mielomeningocele
  Medula espinal fixada
  Teratoma sacral ou lipoma
	História: História de tumefação ou de tecido neural exposto na região dorsal inferior, história de incontinência urinária
	Exame: Tônus esfinctérico relaxado devido ao distúrbio da inervação, anormalidade visível ou palpável na região dorsal inferior em geral presente (porém nem sempre)
	Laboratório: Anormalidades ósseas frequentemente presentes às radiografias simples. Aquisição de imagens por ressonância nuclear magnética (RNM) da medula espinal revela anormalidades características

Fármacos
  Narcóticos
  Psicotrópicos
	História: Uso recente de fármacos reconhecidamente causadores de constipação intestinal
	Exame: Características sugerem constipação funcional
	Laboratório: Não se dispõe de testes específicos

causam sintomas desde o nascimento. A constipação funcional é, sem sombra de dúvida, o diagnóstico mais comum em pacientes de idade mais avançada. A constipação intestinal em crianças maiores se inicia muitas vezes depois que elas passam a ir à escola, quando o acesso livre e com privacidade ao toalete pode estar restrito. O uso de alguns fármacos, especialmente opiáceos e algumas medicações psicotrópicas, também se associa à constipação intestinal.

Testes diagnósticos dirigidos podem fazer o diagnóstico de algumas causas específicas de constipação intestinal. Intestino distal aganglionar e estreitado e intestino proximal dilatado ao enema baritado sugerem doença de Hirschsprung. A biópsia retal por aspiração confirma a ausência de células ganglionares no plexo submucoso retal, com hipertrofia das fibras nervosas. O não relaxamento do esfíncter anal interno pode ser demonstrado pela manometria anorretal na doença de Hirschsprung. O hipotireoidismo é diagnosticado pelo exame e por testes da função da tireoide. Malformações anorretais são facilmente detectadas pelo exame retal. A fibrose cística (íleo meconial) é diagnosticada pela determinação dos cloretos no suor ou pela análise de mutações do gene *CFTR* (Cap. 137). A maioria das crianças com constipação intestinal têm constipação funcional e não têm nenhuma anormalidade laboratorial. O exame revela tônus normal ou reduzido no esfíncter anal (por causa da distensão pela eliminação de fezes grandes). Fezes impactadas estão geralmente presentes, mas pode-se observar um reto de grande calibre e vazio caso a criança tenha evacuado pouco tempo antes.

Avaliação e Tratamento da Constipação Intestinal Funcional

Na maioria dos casos de constipação intestinal, a história é coerente com constipação funcional – ausência de constipação neonatal, retenção fecal ativa e evacuações grandes e pouco frequentes, com muita sujeira. Nesses pacientes não há necessidade de nenhum outro teste além de um bom exame físico. Crianças pequenas com dor à defecação devem ser submetidas a um período prolongado de terapia emoliente fecal para aliviar o medo de defecar. Deve-se solicitar à criança que se sente na privada por alguns minutos ao despertar pela manhã e imediatamente após as refeições, quando o colo intestinal se mostra mais ativo e é mais fácil evacuar. O uso de um sistema de reforço positivo para tomar a medicação e se sentar na privada é útil no caso de crianças pequenas. O emoliente fecal escolhido não deve causar dependência, deve ser seguro e de gosto agradável. Os fármacos mais comumente usados são o polietilenoglicol e o leite de magnésia.

Sangramentos Gastrointestinais

Um sangramento pelo trato GI pode ser uma emergência na presença de sangramento de grande volume, porém até mesmo a presença de uma pequena quantidade de sangue nas fezes ou nos vômitos é suficiente para causar preocupação. A avaliação do sangramento deve incluir a confirmação de que o sangue está efetivamente presente, a estimativa do volume do sangramento,

Tabela 126-11 — Causas e Características Diferenciais dos Sangramentos Gastrointestinais

IDADE	TIPO DE SANGRAMENTO	CARACTERÍSTICAS
RECÉM-NASCIDOS		
Ingestão de sangue materno*	Hematêmese ou retal, grande	Teste Apt indica a presença de hemoglobina de adulto, mamilos maternos com fissuras, quantidade
Doença péptica	Hematêmese, quantidade variável	Sangue encontrado no estômago à lavagem
Coagulopatias	Hematêmese ou retal, contusões, outros locais	História de parto em domicílio (sem vitamina K)
Colite alérgica*	Tiras de muco sanguinolento nas fezes	Eosinófilos nas fezes e na mucosa retal
Enterocolite necrosante	Retal	Lactente doente com abdome hipersensível e distendido
Cisto de duplicação	Hematêmese	Massa cística no abdome ao estudo de aquisição de imagens
Volvo	Hematêmese, hematoquezia	Abdome agudamente hipersensível e distendido
LACTENTES ATÉ OS 2 ANOS		
Doença péptica	Geralmente hematêmese, sangramento retal possível	Dor epigástrica, vômitos em borra de café
Varizes de esôfago	Hematêmese	História ou evidências de hepatopatia
Intussuscepção*	Sangramento retal	Dor em cólica, distensão, massa
Divertículo de Meckel*	Retal	Sangramento vermelho vivo maciço, ausência de dor
Enterite bacteriana*	Retal	Diarreia sanguinolenta, febre
Lesão por AINE	Geralmente hematêmese, sangramento retal possível	Dor epigástrica, vômitos em borra de café
> 2 ANOS		
Doença péptica	Ver anteriormente	Ver anteriormente
Varizes de esôfago	Ver anteriormente	Ver anteriormente
Lesão por AINE*	Ver anteriormente	Ver anteriormente
Doença inflamatória intestinal	Geralmente retal	Dor em cólica, ganho de peso insuficiente, diarreia
Enterite bacteriana*	Ver anteriormente	Ver anteriormente
Colite pseudomembranosa	Retal	História de uso de antibióticos, diarreia sanguinolenta
Pólipo juvenil	Retal	Sem dor, sangue vermelho vivo nas fezes; não maciço
Divertículo de Meckel*	Ver anteriormente	Ver anteriormente
Hiperplasia linfoide nodular	Retal	Tiras de sangue nas fezes, sem outros sintomas
Síndrome de Mallory-Weiis*	Hematêmese	Vermelho vivo ou em borra de café, segue-se a ânsias de vômito
Síndrome hemolítica urêmica	Retal	Trombocitopenia, anemia, uremia
Hemorroidas	Retal	Veias externas dilatadas, sangue ao se limpar

AINE, medicamento anti-inflamatória não esteroide.
* Comuns.

a estabilização do volume sanguíneo intravascular do paciente, a localização da origem do sangramento e o tratamento apropriado da causa subjacente. No caso de um sangramento maciço é crucial que o paciente receba uma reanimação adequada por líquidos e hemoderivados antes de se prosseguir com os testes diagnósticos.

Diagnóstico Diferencial
Os sangramentos GI têm causas diferentes em idades diferentes (Tabela 126-11).

Características Típicas
Substâncias vermelhas em alimentos, bebidas ou medicações (como cefdinir) podem ser ocasionalmente confundidas com sangue. Vale a pena proceder a um teste para sangue oculto nas fezes sempre que houver dúvida sobre o diagnóstico.

O trato GI pode não ser a origem do sangue fecal observado. História de tosse e exame da boca, das narinas e dos pulmões são necessários para descartar essas estruturas como origem da hematêmese. Sangue na privada ou na fralda pode provir do trato urinário, da vagina ou até mesmo de uma dermatite das fraldas mais grave. Se o sangramento for GI, é importante determinar a origem como alta no trato GI ou distal ao ligamento de Treitz. Sangue vomitado é sempre proximal. Sangramento retal pode ser proveniente de qualquer ponto do trato digestivo. Uma localização mais alta é suspeitada caso se vejam coágulos escuros ou melena nas fezes, enquanto sangue vermelho vivo na superfície das fezes origina-se provavelmente de um ponto mais baixo no cólon intestinal. Pode-se inserir uma sonda nasogástrica e aspirar o conteúdo gástrico para procurar evidências de sangramento recente, caso se suspeite de sangramento GI superior.

A localização e a significância hemodinâmica do sangramento também podem ser avaliadas pela história e pelo exame. Deve-se solicitar aos pais que quantifiquem o sangramento. Devem ser pesquisados os detalhes dos sintomas associados. A avaliação dos sinais vitais, incluindo alterações ortostáticas na presença de sangramento de grande volume, pulsos, enchimento capilar e a avaliação da palidez das membranas mucosas, fornece informações valiosas. Avaliação laboratorial e estudos de imagens devem ser solicitados quando indicado (Tabela 126-12).

Tabela 126-12 — Avaliação dos Sangramentos Gastrointestinais

INVESTIGAÇÃO LABORATORIAL	
Todos os Pacientes	Sigmoidoscopia ou colonoscopia
CBC e contagem de plaquetas	Cintilografia de Meckel
Testes de coagulação: tempo de protrombina, tempo parcial de tromboplastina	Arteriograma mesentérico
Testes de disfunção hepática: AST, ALT, GGT, bilirrubina	Videoendoscopia com cápsula
Teste para sangue oculto em fezes ou vômitos	**AVALIAÇÃO RADIOLÓGICA INICIAL**
Tipo sanguíneo e compatibilidade cruzada	**Todos os Pacientes**
Avaliação de Diarreias Sanguinolentas	Série radiográfica abdominal
Cultura de fezes, toxina de *Clostridium difficile*	**Avaliação de Hematêmese**
Sigmoidoscopia ou colonoscopia	Série baritada GI superior caso não se disponha da endoscopia
TC contrastada	**Avaliação de Sangramentos Associados a Dor e Vômitos (Obstrução Intestinal)**
Avaliação de Sangramentos Retais com Fezes Formadas	Série radiográfica abdominal
Exame retal externo e por toque	Enema pneumático ou de contraste
	Série GI superior

ALT, alanina aminotransferase; *AST*, aspartato aminotransferase; *CBC*, hemograma completo; *TC*, tomografia computadorizada; *GGT*, γ-glutamiltransferase; GI, gastrointestinal.

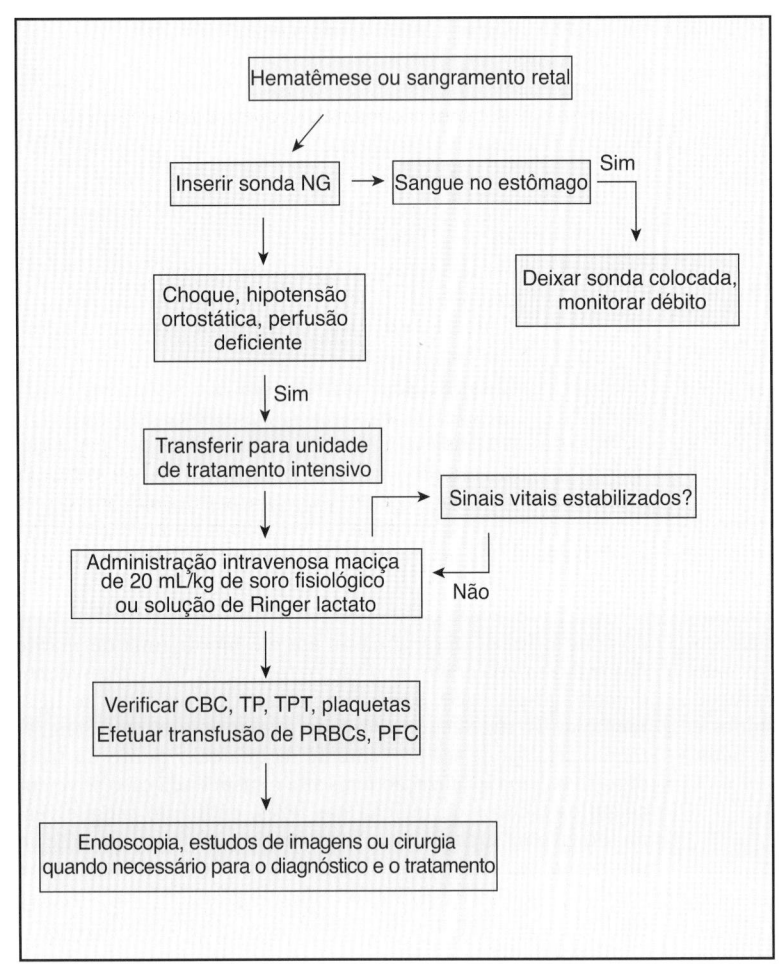

Figura 126-2 – Tratamento inicial dos sangramentos gastrointestinais. *CBC*, hemograma completo; *PFC*, plasma fresco congelado; *NG*, nasogástrica; *PRBC*, concentrado de hemácias; *TP*, tempo de protrombina; *TPT*, tempo parcial de tromboplastina.

Tratamento

O tratamento do sangramento GI deve começar por uma avaliação inicial, estabilização rápida e uma sequência lógica de testes diagnósticos. Uma terapia específica deve ser iniciada caso seja identificada uma causa específica. Em muitos casos o volume do sangramento é pequeno e não há necessidade de nenhuma reanimação. Em crianças com sangramento de grande volume, deve-se abordar em primeiro lugar o **ABC** da reanimação (via aérea, respiração, circulação) (Caps. 38 e 40). Deve-se administrar oxigênio e proteger a via aérea por um tubo endotraqueal na presença de hematêmese maciça. Hidratação maciça e transfusão de concentrado de hemácias devem ser administradas quando necessário por duas punções IV de grande calibre. Deve-se proceder a reavaliações frequentes para assegurar a manutenção da estabilidade fisiológica (Fig. 126-2).

Capítulo 127

CAVIDADE ORAL

EFEITOS DE DOENÇAS SISTÊMICAS NA CAVIDADE ORAL

Os *medicamentos* tomados para uma variedade de condições podem causar anormalidades orais. Os fármacos com propriedades anticolinérgicas diminuem a produção de saliva e aumentam o risco de cáries dentais e parotidite. As tetraciclinas tomadas antes da erupção de dentes permanentes mancham o esmalte. O excesso de flúor em preparações vitamínicas ou na água de beber pode resultar em dentes manchados. A hipertrofia gengival pode ser causada pela ciclosporina, pela fenitoína e pelos bloqueadores de canais de cálcio.

A doença do refluxo gastresofágico (DRGE) pode levar a substancial erosão do esmalte e cáries. A hiperbilirrubinemia neonatal pode resultar em descoloração azulada dos dentes decíduos. A insuficiência renal está associada ao esmalte dos dentes permanentes manchado. A sífilis congênita causa anormalidades marcantes na forma dos dentes, especialmente os incisivos e os molares. A doença celíaca pode resultar em defeitos no esmalte. A doença de Crohn está associada a úlceras aftosas orais. A pigmentação anormal dos lábios e da mucosa bucal é vista na síndrome de Peutz-Jeghers e na doença de Addison. A candidíase é encontrada normalmente nas imunodeficiências e no diabetes. Infiltrados leucêmicos resultam em hiperplasia e sangramentos da gengiva; o tratamento de doenças neoplásicas pode causar grave mucosite. Alguns tumores, incluindo o linfoma, podem surgir como massas da cavidade oral.

A *osteogenesis imperfecta* está associada a dentina anormal e risco de cáries. As crianças com *displasias ectodérmicas* possuem dentes malformados ou a falta de dentes. A síndrome de Pierre Robin está associada a micrognatia e fenda palatina. Os distúrbios que resultam em dismorfismo facial podem ter um profundo efeito na oclusão dental e na função mandibular. Exemplos são a disostose mandibulofacial, a síndrome de Crouzon, as condições associadas ao nanismo e outras.

DENTES DECÍDUOS E PRIMÁRIOS

A maioria das crianças nasce sem dentes. Os *dentes natais* estão presentes no nascimento, são geralmente supranumerários e podem ser pouco aderidos. Geralmente, não é necessário tratamento, mas a remoção feita por um dentista pode ser necessária se estiverem causando dificuldades para a alimentação ou machucados na língua. A Tabela 127-1 apresenta as idades nas quais os **dentes decíduos** normais são adquiridos. Os incisivos centrais inferiores são normalmente os primeiros a irromperem, seguidos pelos incisivos centrais superiores, incisivos laterais, primeiros molares e caninos. A **erupção atrasada** pode ocorrer em associação com hipopituitarismo, hipotireoidismo, osteopetrose, doença de Gaucher, síndrome de Down, displasia cleidocraniana

Tabela 127-1	Tempo de Erupção dos Dentes Primários e Permanentes			
	PRIMÁRIOS, IDADE (MESES)		PERMANENTES, IDADE (ANOS)	
Tipo de dente	Superior	Inferior	Superior	Inferior
Incisivo central	6 ± 2	7 ± 2	7-8	6-7
Incisivo lateral	9 ± 2	7 ± 2	8-9	7-8
Caninos	18 ± 2	16 ± 2	11-12	9-10
Primeiros pré-molares	-	-	10-11	9-10
Segundos pré-molares	-	-	10-12	11-12
Primeiros molares	14 ± 2	12 ± 2	6-7	6-7
Segundos molares	24 ± 2	20 ± 2	12-13	11-13
Terceiros molares	-	-	17-21	17-21

e raquitismo. Os dentes decíduos começam a ser substituídos pelos dentes permanentes por volta dos 6 anos de idade. A sequência de substituição é similar àquela do aparecimento dos dentes decíduos.

CÁRIES DENTAIS
Etiologia

As cáries dentais, geralmente denominadas "cáries", ocorrem como resultado de interações entre o esmalte dentário, carboidratos da dieta e a flora oral. Há suscetibilidade aumentada se o esmalte for anormal ou hipoplásico. As bactérias (*Streptococcus mutans*) que podem aderir e colonizar os dentes sobrevivem em pH baixo e produzem ácidos durante a fermentação dos carboidratos, causando as cáries dentais. A dieta tem um papel significativo. Um exemplo é a "boca de mamadeira" ou **cáries de mamadeira do bebê.** Essa condição resulta quando se permite que os bebês permaneçam com a mamadeira na boca por longos períodos, especialmente durante o sono, e com bebidas doces ou leite na mamadeira. As bactérias então têm substrato contínuo para a produção de ácido e podem destruir vários dentes, especialmente os incisivos superiores. Alimentos doces pegajosos, como balas, têm o mesmo efeito.

Epidemiologia e Tratamento

O risco de cáries está associado a falta de cuidado dental e más condições socioeconômicas e, previsivelmente, é maior em países em desenvolvimento. As cáries de mamadeira são vistas em 50 a 70% de crianças de baixa renda. O tratamento das cáries é feito com cirurgia para restauração dentária. A porção cariada é removida e preenchida com amálgama de prata ou de plástico. Se o dano for grave, uma coroa protetora pode ser necessária; a extração do dente pode ser inevitável quando não recuperável. Se não for tratado de maneira adequada, a cárie dental resulta em inflamação e infecção de polpa dental e osso alveolar circundante, o que pode levar a abscesso e infecções dos espaços faciais.

Prevenção

Evitar o uso inapropriado de mamadeiras e doces em excesso é um remédio de senso comum para as cáries de mamadeira dos bebês. A higiene oral oferece alguma proteção, mas crianças pequenas (<8 anos de idade) não possuem a habilidade de escovar seus próprios dentes adequadamente; a escovação deve ser feita pelos pais. A suplementação com flúor da água a uma concentração de 1 ppm é altamente eficaz em reduzir as cáries dentárias. O abastecimento doméstico de água, como poços, deve ter o conteúdo de flúor testado antes que suplementos sejam prescritos. Se a criança passa parte do dia em outro local, a concentração total de flúor de todas as fontes deve ser considerada antes da prescrição de quaisquer suplementos orais. A suplementação de flúor excessiva causa fluorose, um defeito cosmético com manchas brancas calcárias e de coloração marrom nos dentes.

FISSURA LABIAL E FENDA PALATINA
Epidemiologia
As fissuras dos lábios e do palato ocorrem separadamente ou juntas e afetam aproximadamente 1 em 700 lactentes. É mais comum em asiáticos (1:500) e menos comum em africanos (1:2500). A fissura ocorre com dois padrões possíveis: fissura de palato mole ou fenda labial com ou sem fissuras no palato duro. A fenda palatina isolada está associada a maior risco de outras malformações congênitas. O tipo de fissura lábio/palato combinado tem uma predominância no sexo masculino.

Etiologia
A fissura labial é decorrente de hipoplasia dos tecidos mesenquimais com subsequente falta de fusão. Há um componente genético forte; o risco é maior em crianças com parentes de primeiro grau afetados. Os gêmeos monozigóticos são afetados com uma concordância de apenas 60%, sugerindo outros fatores não genômicos. Os fatores ambientais durante a gestação também aumentam o risco, incluindo fármacos (fenitoína, ácido valproico, talidomida), uso materno de álcool e tabaco, dioxinas e outros herbicidas e, possivelmente, altitudes elevadas. As síndromes cromossomais e não cromossomais estão associadas a fissuras, assim como genes específicos em algumas famílias.

Manifestações Clínicas e Tratamento
A fissura labial pode ser unilateral ou bilateral e associada a fenda palatina e defeitos da crista alveolar e dentição. Quando presente, os defeitos palatinos permitem a comunicação direta entre as cavidades nasal e oral, criando problemas para a fala e a alimentação. O manejo inclui mamadeiras de apertar, bicos especiais, bicos com protetores anexados que permitem selar o palato e gastrostomia em casos graves. O fechamento cirúrgico da fissura labial é feito geralmente aos 3 meses de idade. O fechamento do palato é feito geralmente antes de 1 ano de idade. Os dentes perdidos são repostos por próteses. Os resultados cosméticos são frequentemente bons, mas dependem da gravidade do defeito.

Complicações
A fala é anasalada como resultado da fenda palatina. O tratamento cirúrgico é eficaz, mas algumas vezes não restaura a função palatal completamente. A terapia da fala ou, ocasionalmente, o uso de um aparelho auxiliar de fala pode ajudar. São frequentes episódios de otite média assim como defeitos nos dentes e na crista alveolar.

MONILÍASE
Epidemiologia
A infecção orofaríngea por *Candida albicans*, ou monilíase, é comum em recém-nascidos. O microrganismo pode ser adquirido no canal de nascimento ou do ambiente. A infecção persistente é comum em lactentes amamentados no peito como resultado da colonização ou infecção dos mamilos da mãe. A monilíase em pacientes saudáveis mais velhos pode ocorrer, mas pode sugerir a possibilidade de imunodeficiência, uso de antibiótico de espectro amplo ou diabetes.

Manifestações Clínicas
A monilíase é visível como placas brancas, frequentemente com uma aparência "felpuda", sobre as membranas mucosas orais. Quando raspadas com um abaixador de língua, as placas são difíceis de remover e a mucosa subjacente está inflamada e friável. O diagnóstico clínico é geralmente adequado, mas pode ser confirmado pela cultura fúngica ou por esfregaço com hidróxido de potássio. A candidíase orofaríngea é algumas vezes dolorosa (especialmente se está associada a esofagite) e pode interferir na alimentação.

Tratamento
A monilíase é tratada com nistatina tópica ou com um agente antifúngico azólico, tal como o fluconazol. Quando as mamas da mãe estão infectadas e doloridas, deve-se considerar o tratamento da mãe ao mesmo tempo. Como a monilíase é normalmente autolimitada em recém-nascidos, a terapia de observação em lactentes assintomáticos e o tratamento em casos graves e persistentes é uma solução razoável.

Capítulo 128
ESÔFAGO E ESTÔMAGO

REFLUXO GASTROESOFÁGICO
Etiologia e Epidemiologia
O refluxo gastroesofágico (RGE) é definido como o movimento retrógrado sem esforço do conteúdo gástrico ascendente para esôfago ou orofaringe. Na infância, o RGE não é sempre uma anormalidade. O **RGE fisiológico** ("golfar") é normal em lactentes menores de 8 a 12 meses. Quase a metade dos lactentes golfa até 2 meses de idade. Os lactentes que regurgitam satisfazem os critérios para o RGE fisiológico contanto que mantenham uma

dieta adequada e não tenham sinais de complicações respiratórias ou de esofagite. Os fatores envolvidos nas causas de RGE infantil incluem dieta líquida; posição horizontal do corpo; esôfago curto e estreito; estômago pequeno e pouco complacente; alimentação frequente e de volume relativamente grande e esfíncter esofágico inferior (EEI) imaturo. À medida que as crianças crescem, passam mais tempo em posição ereta, comem mais alimentos sólidos, desenvolvem um esôfago mais largo e mais comprido, apresentam um estômago maior e mais complacente e possuem demanda energética menor por unidade de peso corporal. Como resultado, a maioria dos bebês para de regurgitar por volta de 9 a 12 meses de idade.

A doença do refluxo gastroesofágico (DRGE) ocorre quando o RGE leva a sintomas incômodos ou a complicações como baixo crescimento, dor ou dificuldades respiratórias. A DRGE ocorre na minoria dos lactentes, mas está frequentemente envolvida como causa de irritabilidade. A DRGE é vista em menos de 5% das crianças mais velhas. Em crianças mais velhas, os mecanismos protetores normais contra o RGE incluem a motilidade esofágica anterógrada, contração tônica do EEI e a anatomia da junção gastroesofágica. As anormalidades que causam RGE em crianças mais velhas e em adultos incluem a redução do tônus do EEI, os relaxamentos transitórios do estômago, a esofagite (que diminui a motilidade esofágica), pressão abdominal aumentada, tosse, dificuldade respiratória (asma ou fibrose cística) e hérnia hiatal.

Manifestações Clínicas

A presença de RGE é fácil de observar em um lactente que regurgita. Em crianças maiores, o refluxo é geralmente mascarado pela deglutição, mas pode se suspeitar de RGE pelos sintomas associados, como azia, tosse, dor abdominal epigástrica, disfagia, chiado no peito, pneumonia por aspiração, voz rouca, insuficiência de crescimento e otite média ou sinusite repetitiva. Em casos graves de esofagite, pode haver evidência de anemia e hipoalbuminemia secundárias ao sangramento e à inflamação esofágicos.

Quando a esofagite se desenvolve como resultado do refluxo ácido, a motilidade esofágica diminui ainda mais, criando um ciclo de refluxo e injúria esofágica.

Estudos Laboratoriais e de Imagem

Um diagnóstico clínico é frequentemente suficiente em crianças com regurgitação fácil clássica e sem complicações. Os estudos diagnósticos são indicados se existirem outros sintomas ou complicações persistentes ou se outros sintomas sugerirem a possibilidade de RGE na ausência de regurgitação. Uma criança com pneumonias de repetição, tosse crônica ou períodos de apneia sem êmese aparente pode ter RGE oculto. **Seriografia do trato GI alto com bário** ajuda a excluir obstrução gástrica, má rotação ou outros contribuintes anatômicos para o RGE. Devido à natureza breve do exame, um estudo com bário negativo *não* exclui RGE. Outro estudo, a **pHmetria esofágica de 24 h**, utiliza um eletrodo de pH colocado por via transnasal no esôfago distal, com registro contínuo do pH esofágico. Os dados são geralmente coletados por 24 horas e analisados pelo padrão numérico e temporal de eventos de refluxo ácido. A **monitoração da impedância esofágica** registra a migração de líquido gástrico rico em eletrólitos no esôfago. A **endoscopia** é útil para avaliar esofagite, estreitamento esofágico e anormalidades anatômicas.

Tratamento

Em lactentes saudáveis, nenhum tratamento é necessário. Para lactentes com complicações do RGE, um bloqueador H_2 ou um inibidor de bomba de prótons pode ser proposto (Tabela 128-1), mas esses possuem pouco benefício em lactentes com RGE e/ou irritabilidade não complicados. Os fármacos pró-cinéticos, tais como a metoclopramida, ocasionalmente são úteis pelo aumento do esvaziamento gástrico e aumento do tônus do EEI, mas eles raramente são muito eficazes e podem levar a complicações. Quando sintomas graves persistem apesar da medicação, ou se estiver presente uma aspiração com risco de vida, a intervenção cirúrgica pode ser necessária. Os procedimentos de fundoplicatura, como a cirurgia de Nissen, são projetados para aumentar a anatomia antirrefluxo do EEI. Em crianças com doença neurológica grave que não toleram alimentação por tubo oral ou gástrico, a colocação de uma alimentação via jejunostomia pode ser considerada. Em crianças mais velhas, as mudanças de estilo de vida devem ser discutidas, como a interrupção do fumo, a perda de peso, a alimentação antes do exercício e da ida para a cama e a limitação da ingestão de cafeína, líquidos gasosos e alimentos gordurosos. Entretanto, a terapia com inibidor da bomba de próton é mais eficaz em reduzir os sintomas e curar.

ESOFAGITE EOSINOFÍLICA (EE)
Etiologia e Epidemiologia

Essa doença imunemediada crônica é caracterizada pela infiltração de eosinófilos na mucosa do esôfago. Acredita-se que seja desencadeada por reações alérgicas não mediadas por IgE a alimentos ingeridos ou a alérgenos do ar. A EE pode ter uma conexão familiar, mas nenhum gene específico foi identificado ainda. A incidência parece estar aumentando com prevalência estimada de 4 por 10.000 crianças. Pode ser mais comum em indivíduos masculinos do que em femininos.

Manifestações Clínicas

A apresentação da EE frequentemente varia com a idade. Em crianças mais jovens, pode apresentar-se com aversão oral, vômitos e deficiência de crescimento. Em crianças em idade escolar, pode apresentar-se com dor abdominal ou vômitos. Em adolescentes e adultos, apresenta-se com disfagia e impactação alimentar. Esses sintomas são atribuídos à resposta inflamatória no esôfago, provocando edema e motilidade esofágica diminuída.

Estudos Laboratoriais e de Imagem

O diagnóstico necessita de biópsias esofágicas multiníveis via endoscopia flexível com o achado de mais de 15 eosinófilos por campo (Fig. 128-1). O tratamento com altas doses de inibidor de bomba de próton é recomendado para excluir a possibilidade de que os achados sejam secundários à injúria ácida esofágica grave. As alterações macroscópicas na endoscopia incluem aparência normal, sulcos esofágicos, traquealização e abscessos eosinofílicos (Fig. 128-2). Um estudo com bário pode revelar a impactação

Tabela 128-1 | Tratamento do Refluxo Gastroesofágico

TERAPIAS	COMENTÁRIOS
TERAPIAS CONSERVADORAS	
Toalha sobre o ombro do cuidador	Barata, eficaz. Útil para o refluxo fisiológico
Mamadeiras engrossadas	Reduz o número de episódios, aumenta a nutrição
Refeições menores e mais frequentes	Podem ajudar alguns. Tomar cuidado para não *subalimentar* a criança
Evitar fumaça de tabaco e álcool	Sempre uma boa ideia. Pode melhorar os sintomas de refluxo
Abstenção de cafeína	Barato, oferece algum benefício
Terapia de posição-postura ereta ao sentar, em posição ereta no assento, elevada	A posição prona com a cabeça do berço ou da cama elevada é útil, porém *não* para bebês pequenos devido ao risco de SMSI
Perda de peso, quando indicada	O aumento de peso (especialmente abdominal) aumenta a pressão intra-abdominal, levando ao refluxo
TERAPIA MEDICAMENTOSA	
Inibidor de bomba de próton	Terapia medicamentosa eficaz para azia e esofagite
Antagonista de receptor H_2	Reduz a azia, menos eficaz para curar a esofagite
Metoclopramida	Aumenta o esvaziamento gástrico e o tônus do EEI. O benefício real é frequentemente mínimo
TERAPIA CIRÚRGICA	
Procedimento de fundoplicatura Nissen ou outro	Para casos com risco de vida ou não responsivos aos medicamentos
Alimentação por jejunostomia	Útil para crianças que necessitam de alimentação por sonda. A oferta de alimentos na via mais baixa elimina a DRGE

DRGE, doença do refluxo gastroesofágico; *EEI*, esfíncter esofágico inferior; *SMSI*, síndrome da morte súbita infantil.

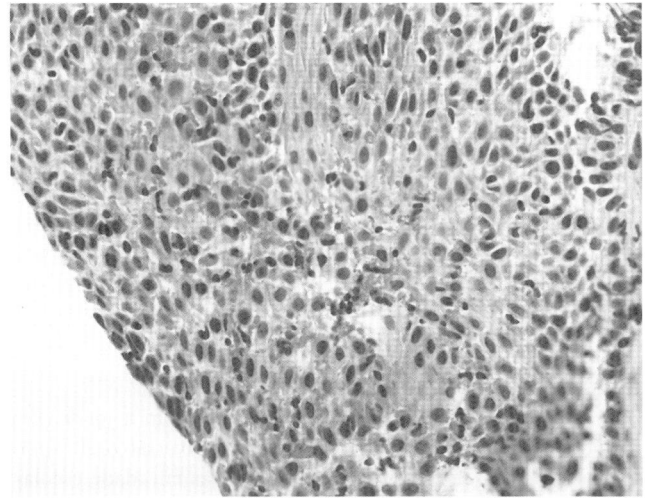

Figura 128-1 Imagem histológica da esofagite eosinofílica. Note o grande número de eosinófilos na lâmina própria. Esta imagem está disponível em cores na página 758.

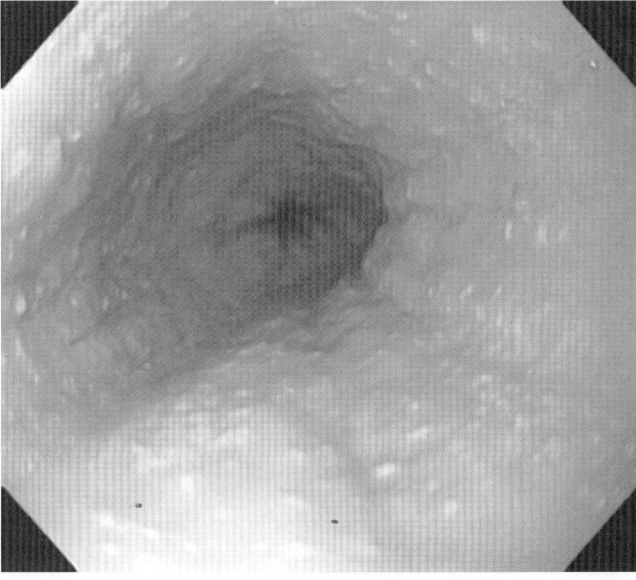

Figura 128-2 Figura endoscópica da esofagite eosinofílica. As placas brancas na superfície são conjuntos de eosinófilos (abscessos eosinofílicos). Também são vistos franzidos lineares. Esta imagem está disponível em cores na página 758.

alimentar em um paciente agudamente sintomático ou estenoses esofágicas em algumas doenças crônicas.

Tratamento e Prognóstico

A exposição aos antígenos causadores identificados precisa ser eliminada. A identificação pode ser difícil, uma vez que os testes para alergias (subcutâneo, RAST e ensaios imunológicos) somente identificam os antígenos mediados por IgE. Teste de contato atópico pode ser mais confiável, mas não está padronizado e pode ser de difícil realização. Uma abordagem é eliminar leite de vaca, soja, trigo, ovos, amendoins e peixes/crustáceos da dieta, uma vez que esses são os antígenos dietéticos mais comuns. Endoscopias repetidas são frequentemente necessárias para documentar a eficácia dessas mudanças. Uma dieta elementar pode ser também utilizada e é muito eficaz, mas requer frequentemente a administração nasogástrica ou por gastrostomia devido a sua palatabilidade ruim.

Os glicocorticoides sistêmicos podem diminuir os sintomas, mas o uso em longo prazo é desencorajado em função das

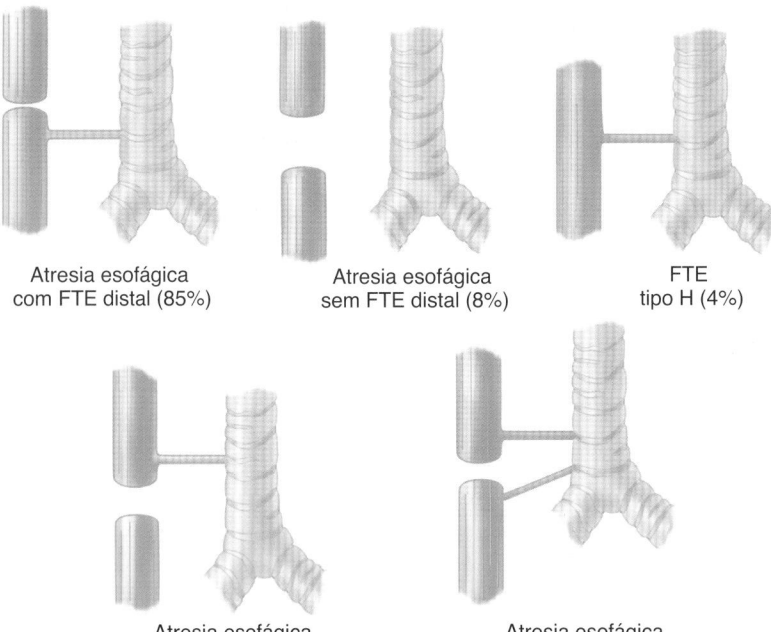

Atresia esofágica com FTE distal (85%)
Atresia esofágica sem FTE distal (8%)
FTE tipo H (4%)
Atresia esofágica com FTE proximal (2%)
Atresia esofágica com FTE proximal e distal (1%)

Figura 128-3 Vários tipos de fístulas traqueoesofágicas (FTE) com as frequências relativas (%).

complicações. A ingestão de glicocorticoides "tópicos" administrados através de um inalador de dose fracionada (fluticasona) ou misturados como uma geleia (budesonida) têm mostrado benefícios. A esofagite por *Candida* ou moniliíase oral é o efeito colateral mais comum.

A endoscopia pode ser utilizada para aliviar a impactação alimentar e para dilatar estenoses esofágicas secundárias à EE. O prognóstico para EE é grandemente desconhecido. Os sintomas tendem a aumentar e diminuir ao longo do tempo.

Complicações
Dificuldade de crescimento ou perda de peso podem ser vistos devido à dificuldade para comer. A impactação alimentar é complicação comum em crianças mais velhas e pode necessitar de remoção endoscópica. A inflamação crônica do esôfago pode predispor a estenoses esofágicas e possivelmente displasia.

ATRESIA ESOFÁGICA E FÍSTULA TRAQUEOESOFÁGICA
Etiologia e Epidemiologia
O esôfago e a traqueia se desenvolvem em íntima proximidade um com outro durante as semanas 4 a 6 da vida fetal. Os defeitos no mesênquima que separa essas duas estruturas resultam em uma fístula traqueoesofágica (FTE), frequentemente em associação com outras anomalias (renal, cardíaca, coluna vertebral, membros). Esse defeito ocorre em cerca de 1 em 3.000 nascimentos. A FTE não parece ser um defeito genético.

Manifestações Clínicas
As formas mais comuns de FTE ocorrem com atresia esofágica; a FTE "tipo H" sem atresia é incomum, assim como a atresia esofágica sem FTE (Fig. 128-3). Os defeitos associados incluem a associação **VACTERL** – anormalidades **v**ertebrais (70%), atresia **a**nal (imperfuração anal) (50%), anomalias **c**ardíacas (30%), FTE (70%), anomalias **r**enais (50%) e anormalidades dos membros (polidactilia, defeitos do antebraço, polegares ausentes, sindactilia) (70%). Um cordão umbilical com uma única artéria está frequentemente presente. Os lactentes com atresia esofágica possuem uma história de polidrâmnio, babam e apresentam borbulhamento de muco e saliva no nariz e na boca. Pacientes com uma FTE são vulneráveis à pneumonia por aspiração. Quando se suspeita de FTE, a primeira alimentação deve ser adiada até que um estudo diagnóstico seja realizado.

Estudos Laboratoriais e de Imagem
O exame mais simples para FTE é tentar colocar cuidadosamente uma sonda 10F ou maior através da boca até o estômago. A passagem da sonda é bloqueada no nível da atresia. Raios X de tórax revelam o enrolamento da sonda na bolsa esofágica. Pode ser injetado ar através da sonda para delinear a bolsa de atresia. Não deve ser utilizado bário devido ao risco extremo de aspiração, mas uma pequena quantidade de agente de contraste hidrossolúvel diluído pode ser dada cuidadosamente, e então aspirada, quando o defeito é demonstrado claramente.

Tratamento e Prognóstico
O tratamento de FTE é cirúrgico. A fístula é separada e ligada. As extremidades esofágicas são aproximadas e é feita a anastomose. Em alguns casos, a anastomose primária não pode ser realizada devido a um longo espaço entre o esôfago proximal e o distal. Várias técnicas têm sido descritas para tratar esse problema, incluindo levantamento do estômago, alongamento do esôfago por miotomia e simples adiamento da anastomose esofágica e fornecimento de sucção contínua da bolsa superior enquanto permite ao mesmo tempo o crescimento.

Complicações
O esôfago reconstruído cirurgicamente não é normal e está sujeito a pouca motilidade, RGE, estenose da anastomose, fístula

de repetição e desvio. A traqueia também é malformada; são comuns traqueomalacia e sibilos.

CORPOS ESTRANHOS NO ESÔFAGO
Etiologia e Epidemiologia
Crianças menores frequentemente colocam itens não alimentares em suas bocas. Quando esses itens são engolidos, podem se alojar no esôfago e na entrada torácica no EEI. Os objetos mais comuns são moedas. As moedas menores podem passar sem causar danos ao estômago, onde raramente causam sintomas. Outros corpos estranhos esofágicos são itens alimentares, pequenos brinquedos ou partes de brinquedos, baterias em disco e outros itens domésticos pequenos. As crianças com história prévia de atresia esofágica ou com motilidade reduzida secundária a RGE ou com esofagite eosinofílica são mais suscetíveis a impactação alimentar, que raramente ocorre no esôfago normal.

Manifestações Clínicas
Algumas crianças são assintomáticas, mas a maioria exibe algum grau de salivação, recusa de alimento ou desconforto torácico. As crianças mais velhas podem apontar a região do tórax quando sentem o objeto se alojar. Os sintomas respiratórios tendem a ser mínimos, mas pode estar presente tosse ou sibilo, especialmente quando o esôfago está completamente bloqueado por um objeto maior, como um pedaço de carne, que pressiona a traqueia.

Diagnóstico
Radiografias simples de tórax e abdominais podem ser tiradas quando se suspeita da ingestão de corpo estranho. Os objetos metálicos são sempre visualizados. Um objeto plástico frequentemente pode ser visto se for dada para a criança beber uma pequena quantidade de contraste radiológico diluído, embora a endoscopia seja mais segura e mais definitiva.

Tratamento
A endoscopia é definitivamente necessária na maioria dos casos para se remover um corpo estranho do esôfago. Vários dispositivos podem ser utilizados para remover o objeto, dependendo de seu tamanho, formato e localização. As moedas geralmente são agarradas com uma pinça especial e removidas. Redes, cestos e laços também estão disponíveis. Sempre que os objetos que podem ameaçar as vias aéreas são recuperados, deve ser realizada a endoscopia com entubação traqueal e sob anestesia geral. A remoção não é normalmente necessária se o objeto for pequeno e passar pelo estômago sem complicação. A endoscopia é de emergência para a remoção de qualquer corpo estranho do esôfago caso seja sintomático, ou se o corpo estranho ingerido é uma bateria em forma de disco no esôfago, ou vários ímãs localizados no trato superior.

Complicações
Objetos pontiagudos podem lacerar ou perfurar o esôfago; objetos lisos presentes por muito tempo também podem resultar em perfuração devido à ulceração. Objetos corrosivos, como moedas pequenas contendo zinco e baterias em forma de disco, podem causar considerável injúria do tecido local e perfuração esofágica. Os ímãs podem levar a perfuração e formação de fístula quando se posicionam entre alças adjacentes do intestino.

INJÚRIAS CÁUSTICAS E ÚLCERAS POR COMPRIMIDOS
Etiologia e Epidemiologia
Em adolescentes, as injúrias cáusticas por ingestão são geralmente o resultado de tentativas de suicídio. Entre crianças aprendendo a andar, a ingestão de produtos de limpeza doméstica é normalmente acidental. Os agentes de injúria são os desentupidores, limpadores de vaso sanitário, os detergentes de lavar louça e os agentes clareadores potentes. Tampas de segurança para crianças em produtos comerciais oferecem alguma proteção, mas não eliminam o problema. Desentupidores à base de soda cáustica, especialmente produtos líquidos, causam injúrias piores porque são deglutidos facilmente e causam a liquefação do tecido rapidamente. As queimaduras de terceiro grau podem ocorrer em segundos. Os produtos granulares são menos prováveis de causar injúria esofágica durante exposições acidentais porque queimam a língua e os lábios, mas frequentemente são expulsos antes da deglutição. Agentes menos cáusticos, tais como alvejantes e detergentes, causam injúrias menos sérias. **As úlceras por comprimidos** ocorrem quando certos medicamentos (tetraciclinas e fármacos anti-inflamatórios não esteroides [AINEs]) são engolidos sem líquido suficiente, permitindo o contato direto prolongado da pílula com a mucosa esofágica.

Manifestações Clínicas
Queimaduras cáusticas podem causar dor bucal imediata e forte. A criança chora, grita, baba, cospe e geralmente deixa cair o recipiente imediatamente. Queimaduras dos lábios e da língua são visíveis quase imediatamente. Essas queimaduras indicam claramente a possibilidade de envolvimento esofágico, embora a injúria esofágica possa ocorrer na ausência de queimaduras orais. Os sintomas podem não estar presentes; a avaliação pela endoscopia é normalmente indicada em uma história significante de ingestão cáustica. A lesão causada por comprimido causa dor torácica intensa e frequentemente odinofagia importante (deglutição dolorosa) e disfagia.

Estudos Laboratoriais e de Imagem
Uma radiografia de tórax deve ser obtida para excluir a aspiração e verificar o ar no mediastino. A criança deve ser admitida no hospital e receber líquidos intravenosos (IV) até a endoscopia. A verdadeira extensão das queimaduras não pode ser imediatamente aparente pela endoscopia, mas a endoscopia tardia pode aumentar o risco de perfuração. A maioria dos endoscopistas realiza a endoscopia inicial logo após a injúria, assim que o paciente é estabilizado. A extensão da injúria e a gravidade da queimadura devem ser cuidadosamente determinadas. O risco de estenose esofágica subsequente está relacionado com o grau da queimadura e se a injúria é periférica.

Tratamento

Um tubo nasogástrico pode ser colocado com um fio-guia no momento da endoscopia inicial para fornecer uma via de alimentação e alargar o esôfago. Não é descrito o benefício de esteroide sistêmico na redução da formação de estenoses. Antibióticos de espectro amplo devem ser prescritos caso haja suspeita de infecção.

Complicações

A estenose esofágica, quando ocorre, geralmente se desenvolve entre 1 a 2 meses e pode ser tratada com dilatação endoscópica. Há risco de perfuração durante a dilatação. Quando a destruição esofágica é grave, a reconstrução cirúrgica do esôfago com o uso do estômago ou do intestino pode ser necessária.

ESTENOSE PILÓRICA
Etiologia e Epidemiologia

A estenose pilórica é uma condição adquirida causada por hipertrofia e espasmo do músculo pilórico, resultando em obstrução da saída gástrica. Ela ocorre em 6 a 8 de 1.000 nascidos vivos, tem uma predominância no gênero masculino de 5 para 1 e é mais comum em crianças que são os primeiros filhos. Sua causa é desconhecida.

Manifestações Clínicas

Lactentes com estenose pilórica geralmente começam a vomitar nas primeiras semanas de vida, mas o início pode ser mais tardio. A êmese torna-se cada vez mais frequente e forte à medida que o tempo passa. O vômito difere da golfada por sua natureza ser extremamente forte e frequentemente em jatos. O material vomitado nunca contém bile devido ao fato de a obstrução gástrica ser proximal ao duodeno. Essa característica diferencia a estenose pilórica da maioria das outras lesões obstrutivas da primeira infância. Os lactentes afetados ficam faminhos no curso inicial da doença, mas se tornam mais letárgicos com a desnutrição e a desidratação crescentes. O estômago se torna grandemente aumentado com comida e secreções retidas, de modo que as **ondas peristálticas** gástricas são frequentemente visíveis no quadrante superior esquerdo. Um piloro hipertrofiado (tipo "azeitona") pode ser palpado. À medida que a doença progride, a criança se torna progressivamente mais magra e mais desidratada.

Estudos Laboratoriais e de Imagem

O vômito repetitivo de conteúdos puramente gástricos resulta em perda de ácido clorídrico; o achado laboratoral clássico é a **alcalose metabólica hipocalêmica e hipoclorêmica** com nitrogênio ureico sanguíneo (NUS ou BUD = *blood urea nitrogen*) elevado secundário à desidratação. Icterícia com hiperbilirrubinemia não conjugada também pode ocorrer. A radiografia abdominal simples mostra geralmente um estômago enorme e gás no intestino diminuído ou ausente (Fig. 128-4). O ultrassom mostra alongamento e espessamento do piloro (Fig. 128-5). A seriografia do trato GI alto com bário pode também ser obtida sempre que existe dúvida quanto ao diagnóstico; ela mostra um "sinal da corda" causado pelo bário através de um canal pilórico alongado e contraído.

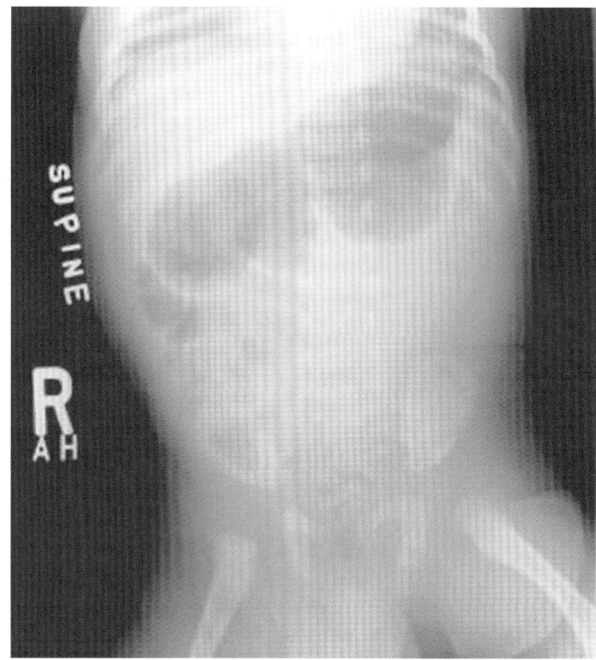

Figura 128-4 Estenose pilórica. Note o estômago grande e cheio de gás estendendo-se através da linha média, com ar mínimo no intestino mais abaixo. *(Cortesia Warren Bishop, MD.)*

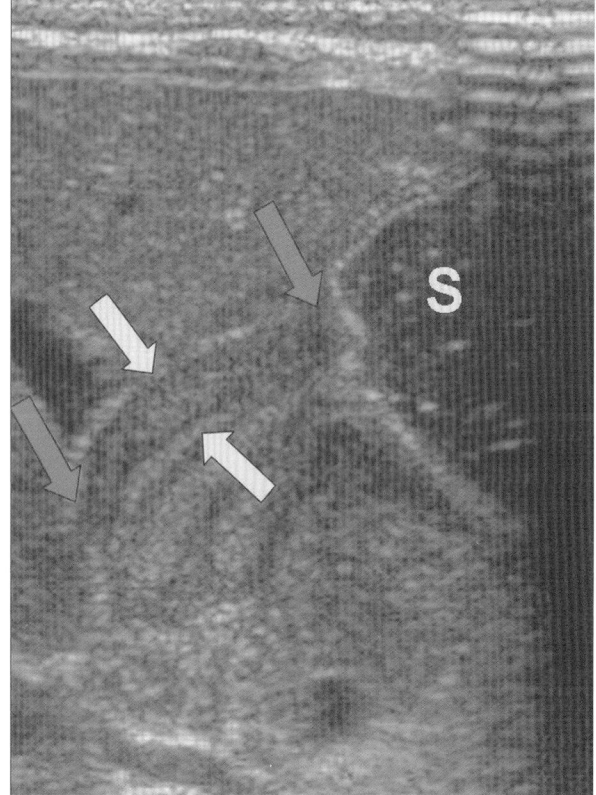

Figura 128-5 Imagem de ultrassom de lactente com estenose pilórica. O estômago grande e cheio de líquido (S) é visto à direita, com um piloro alongado e espessado. O comprimento do piloro é marcado pelas setas escuras; a espessura da parede está marcada pelas *setas claras*. Esta imagem está disponível em cores na página 759.

Tabela 128-2 — Fatores de Risco para Úlcera Péptica

Infecção com *Helicobacter pylori*
Drogas
    AINEs, incluindo aspirina
    Uso de tabaco
    Bisfosfonados
    Suplementos com potássio
História familiar
Sepse
Traumatismo craniano
Lesão por queimadura
Hipotensão

AINEs, anti-inflamatórios não esteroides.

Tabela 128-3 — Doenças Pépticas, Sintomas e Investigação Clínica

SÍNDROME E SINTOMAS ASSOCIADOS	INVESTIGAÇÃO CLÍNICA
ESOFAGITE Localização retroesternal e epigástrica Queimação Sensação de regurgitação Disfagia, odinofagia	Endoscopia Experimentação terapêutica com bloqueador de ácido pH-metria
DISPEPSIA NÃO ULCEROSA Localização abdominal superior Plenitude Inchaço Náuseas	Endoscopia Experimentação terapêutica com bloqueador de ácido Seriografia do trato GI superior para o ligamento de Treitz – descartar a má rotação HC, VHS, amilase, lipase, ultrassom abdominal
DOENÇA ULCEROSA PÉPTICA Sintomas de "alarme" Perda de peso Hematêmese Melena, fezes positivas para heme Vômitos crônicos Anemia microcítica Dor noturna Outros sintomas – o mesmo que os para esofagite e dispepsia não ulcerosa	Endoscopia – obrigatória com sintomas de alarme Exame para *Helicobacter pylori* HC, VHS, amilase, lipase, ultrassom abdominal

HC, Hemograma completo; *VHS*, velocidade de hemossedimentação; *GI*, gastrointestinal

Tratamento

O tratamento da estenose pilórica inclui fluido IV e correção dos eletrólitos, seguida pela piloromiotomia cirúrgica. A desidratação e a hipocloremia devem ser corrigidas antes da cirurgia, geralmente com um bólus de solução salina normal seguido por infusões de solução salina metade normal contendo 5% de dextrose e cloreto de potássio quando se observa a saída de urina. Na piloromiotomia (frequentemente por laparoscopia), o músculo pilórico é cortado longitudinalmente para aliviar a constrição. Deve-se tomar cuidar para não cortar a mucosa.

DOENÇA PÉPTICA

Etiologia e Epidemiologia

Pode ocorrer injúria relacionada com o ácido no esôfago, no estômago ou no duodeno. A Tabela 128-2 lista os fatores de risco para **úlcera péptica** em crianças. O *Helicobacter pylori* é responsável por mais da metade das úlceras no estômago e no duodeno em adultos. O *H. pylori* possui um papel significante, porém menor, na doença ulcerativa na infância. Os fatores de risco para a contaminação por *H. pylori* são baixo nível socioeconômico e condições sanitárias ruins, com a maior incidência nos países em desenvolvimento. A **dispepsia não ulcerosa** inclui sintomas abdominais superiores (dor, inchaço, náuseas, saciedade precoce) na ausência de ulceração gástrica ou duodenal. A dispepsia não ulcerosa *não* está associada com a infecção por *H. pylori*. O REG (Cap. 128) permite que conteúdos gástricos danifiquem o esôfago, resultando em **esofagite**. A esofagite é caracterizada por queimação retrosternal e epigástrica e é mais bem diagnosticada por endoscopia. Ela pode variar de mínima, somente com eritema e inflamação microscópica na biópsia, a erosões superficiais e finalmente em ulceração franca.

Manifestações Clínicas

Os sintomas típicos estão listados na Tabela 128-3. A presença de queimação epigástrica e retrosternal recorrente é um fator de risco para a esofagite. Nas úlceras duodenais, a dor ocorre várias horas após as refeições e frequentemente desperta os pacientes durante a noite. A alimentação tende a melhorar a dor. As úlceras gástricas diferem destas porque a dor é geralmente agravada pela alimentação, resultando em perda de peso. O sangramento pode ocorrer nos dois casos. Muitos pacientes reportam o alívio dos sintomas com antiácidos ou bloqueadores ácidos.

Estudos Laboratoriais e de Imagem

A endoscopia pode ser utilizada para diagnosticar a condição de base. A terapia empírica com bloqueadores H_2 ou com inibidores de bomba de próton pode ser utilizada, mas pode atrasar o diagnóstico de condições como o *H. pylori*. Em pacientes com dor epigástrica crônica, as possibilidades de doença inflamatória intestinal, anormalidade anatômica como a má rotação, pancreatite e doença biliar devem ser excluídas por exames apropriados quando são suspeitas (Caps. 126 e Tabela 128-3 para estudos recomendados). O teste para *H. pylori* deve ser realizado por biópsia durante a endoscopia, através do uso de um teste com urease ou presença histológica no tecido. Se não for feita a endoscopia, exames não invasivos para detecção da infecção podem ser feitos com acurácia razoável utilizando os testes de antígeno fecal para *H. pylori* e teste respiratório com ureia marcada com ^{13}C (a ureia é metabolizada em $^{13}CO_2$ pelo organismo).

Tratamento

Se o *H. pylori* está presente associado a úlceras, ele deve ser tratado durante o regime, tal como com omeprazol-claritromicina-metronidazol, omeprazol-amoxicilina-claritromicina, ou omeprazol-amoxicilina-metronidazol, dados duas vezes ao dia por 1 a 2 semanas. Outros inibidores de bomba de próton podem ser substituídos quando necessário. Os compostos contendo bismuto são eficazes contra o *H. pylori* e podem ser considerados. Na América do Norte, somente o sal subsalicilato está disponível, cujo uso gera preocupação quanto a síndrome de Reye e a toxicidade potencial por salicilato. A tetraciclina é útil em adultos, mas deve ser evitada em crianças menores de 8 anos de idade. Na ausência de *H. pylori*, a esofagite e a úlcera péptica são tratadas com um inibidor da bomba de próton, que gera maiores taxas de cura do que os antagonistas de receptores H_2. As úlceras gástricas e duodenais curam em 4 a 8 semanas em pelo menos 80% dos pacientes. A esofagite necessita de 4 a 5 meses de tratamento com inibidores da bomba de próton para cura ideal.

SÍNDROME DO VÔMITO CÍCLICO
Etiologia e Epidemiologia
A síndrome do vômito cíclico (SVC) se apresenta como episódios intermitentes de náuseas e vômitos com períodos de saúde entre eles. Pode ocorrer em qualquer idade, mas é mais frequentemente diagnosticada na idade pré-escolar. Parece ser uma variante de enxaqueca, muitos pacientes possuem uma história familiar positiva de enxaquecas e alguns com SVC irão eventualmente desenvolver dor de cabeça por enxaqueca. Os gatilhos dos episódios frequentemente incluem doença viral, eventos estressantes ou excitantes (feriados, aniversários, férias), exaustão física e menstruação.

Manifestações Clínicas
Os episódios podem começar em qualquer horário, mas frequentemente começam nas primeiras horas da manhã. Os episódios são similares uns com os outros em relação ao tempo e a duração. O vômito repetitivo pode durar de horas a dias. Os pacientes podem ter também dor abdominal, diarreia e cefaleia. Os afetados são geralmente pálidos, apáticos e preferem ficar sozinhos. Podem ter foto ou fonofobia.

Estudos Laboratoriais e de Imagem
Não há exame específico para SVC, que pode ser diagnosticada com base na história e na exclusão de outras doenças. Os diagnósticos que devem ser considerados incluem má rotação com volvo intermitente, *obstrução* da junção *ureteropélvica*, esofagite eosinofílica e lesões por massa intracranial. Os critérios Roma III para diagnóstico estão delineados na Tabela 126-5.

Tratamento
Em episódios agudos, o tratamento de suporte inclui hidratação; ambiente escuro e calmo e antieméticos, tais como ondansetrona. Além disso, a terapia imediata utilizando medicamentos antienxaqueca, tais como AINEs e triptanos, pode ser utilizada. Para aqueles com episódios frequentes ou prolongados, a terapia profilática pode ser usada, tal como ciproeptadina, antidepressivos tricíclicos, betabloqueadores ou topiramato.

CAPÍTULO 129
TRATO INTESTINAL

MÁ ROTAÇÃO DO INTESTINO MÉDIO
Etiologia e Epidemiologia
Durante o início da vida fetal, o intestino médio está ligado ao saco vitelino e forma uma alça que se projeta para dentro do cordão umbilical. A partir de cerca de 10 semanas de gestação, o intestino reentra no abdome e gira no sentido anti-horário ao redor da artéria mesentérica superior até que o ceco atinja o quadrante inferior direito. O duodeno gira por trás da artéria e termina no **ligamento de Treitz** no quadrante superior esquerdo. A base do mesentério torna-se fixa junto a uma ampla fixação posterior, correndo a partir do ceco ao ligamento de Treitz (Fig. 129-1A). Quando a rotação é incompleta ou de algum outro modo anormal, a "má rotação" está presente. A rotação incompleta ocorre quando o ceco para perto do quadrante superior direito e o duodeno não consegue se mover por trás da artéria mesentérica; isso resulta em uma raiz mesentérica extremamente estreita (Fig. 129-1B) que deixa a criança suscetível ao **volvo** do intestino médio, causando obstrução intestinal ou oclusão da artéria mesentérica e infarto intestinal (Fig. 129-2). Isso também é comum em fixação mesentérica anormal (bandas Ladd) que se estenda do ceco cruzando o duodeno, causando obstrução parcial.

Manifestações Clínicas
Cerca de 60% das crianças com má rotação apresentam sintomas de vômitos biliosos durante o primeiro mês de vida. Os 40% restantes apresentam mais tarde na primeira infância ou durante a infância. A êmese inicialmente pode ser decorrente da obstrução por bandas Ladd sem volvo. Quando ocorre volvo do intestino médio, a drenagem venosa do intestino fica prejudicada; a congestão resulta em isquemia, dor, sensibilidade e frequentemente vômitos e fezes sanguinolentas. O intestino sofre necrose isquêmica e a criança pode apresentar sepse. Os médicos devem ficar alertas para a possibilidade de volvo em pacientes com vômitos e irritabilidade ou dor abdominal.

Exames Laboratoriais e de Imagem
A radiografia abdominal simples geralmente mostra evidências de obstrução. A ultrassonografia abdominal pode mostrar evidência de má-rotação. As seriografias gastrointestinas (GI) altas mostram a ausência de um típico "ciclo-C" duodenal, com o duodeno permanecendo no lado direito do abdome. O posicionamento anormal do ceco no exame de trânsito intestinal (ou por enema contrastado) confirma o diagnóstico. Estudos laboratoriais são inespecíficos, mostrando evidências de desidratação, perda de eletrólitos ou evidência de sepse. Uma

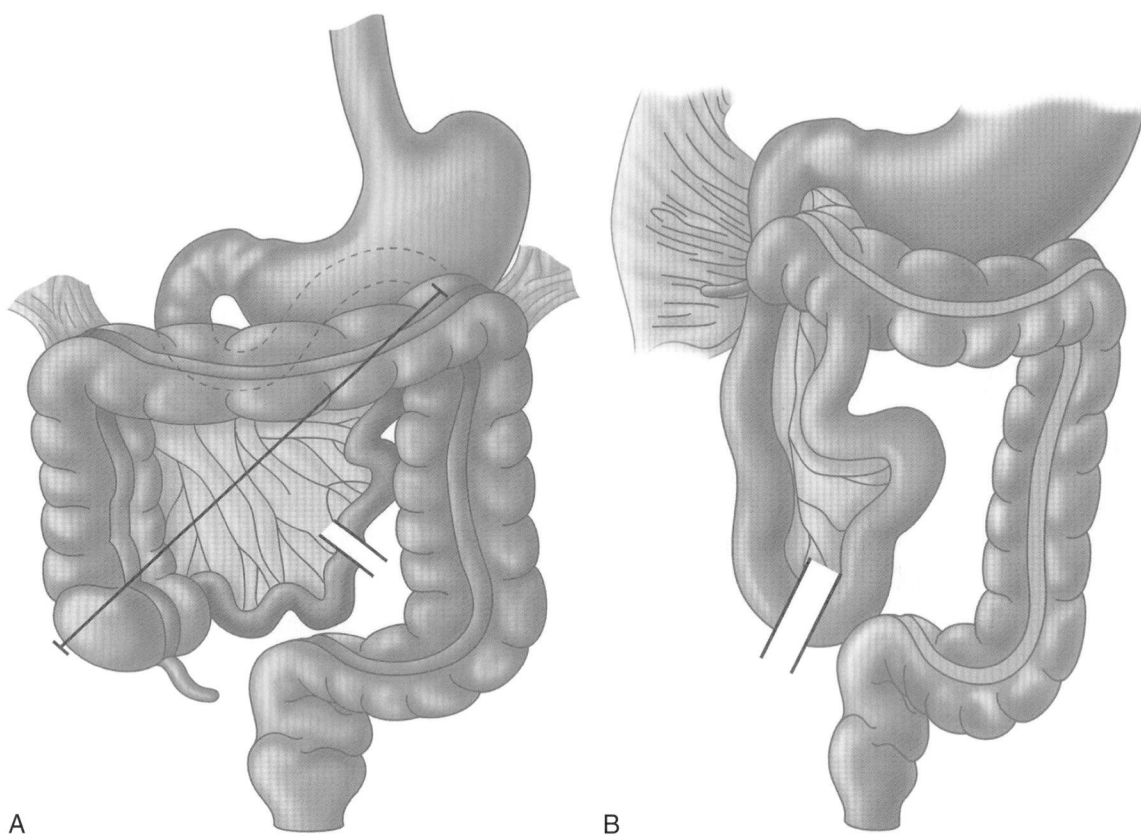

Figura 129-1 **A**, Rotação normal do intestino médio. Observe o longo eixo da fixação mesentérica (linha). **B**, Má rotação do intestino médio. Observe o mesentério estreito, o qual predispõe ao volvo, e a presença de bandas Ladd estendidas através do duodeno a partir do ceco anormalmente elevado. (De *Donellan WJ, editor:* Abdominal Surgery of Infancy and Childhood, *Luxembourg, 1996, Harwood Academic, pp 43/6, 43/8.*)

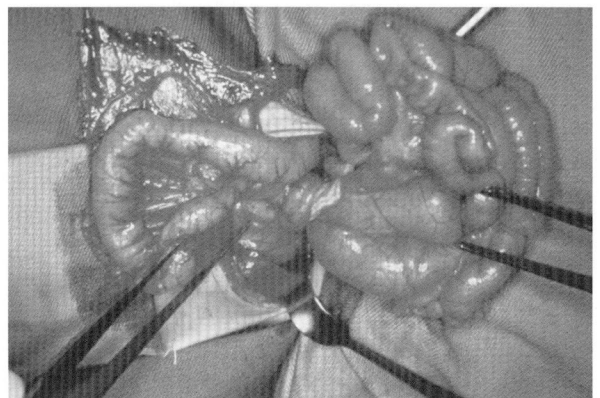

Figura 129-2 Má rotação com volvo. O intestino médio está torcido em torno do mesentério com uma área mais escura e o intestino isquêmico é visível. *(Cortesia Robert Soper, MD.)* Esta imagem está disponível em cores na página 759.

redução na contagem de plaquetas é um indicador comum de isquemia intestinal.

Tratamento
O tratamento é cirúrgico. O intestino é distorcido e bandas de Ladd e outras fixações membranosas anormais são separadas. O mesentério é expandido e achatado contra a parede posterior do abdome, movendo o ceco para o lado esquerdo do abdome. As suturas podem ser usadas para segurar o intestino na posição, porém, as aderências pós-operatórias tendem a manter o mesentério no lugar, resultando em uma fixação firme e eliminando o risco de volvo recorrente. O intestino necrótico é ressecado e, por vezes, resulta em síndrome do intestino curto.

ATRESIA INTESTINAL
Etiologia e Epidemiologia
A obstrução congênita parcial ou completa do intestino é um defeito no desenvolvimento que ocorre em cerca de 1 a cada 1.500 nascidos vivos. A atresia ocorre de várias formas (Fig. 129-3). Um ou mais segmentos do intestino podem ser completamente ausentes, pode haver vários graus de obstrução causada por membranas ou estenose ou pode haver obliteração do lúmen em fragmentos do intestino semelhantes a um cordão. O resultado final é a obstrução com dilatação a montante do intestino e um pequeno intestino delgado distal em desuso. Quando a obstrução é completa ou em alto grau, vômitos biliosos e distensão abdominal estão presentes no período neonatal. Em casos mais brandos, como em tipos *windsock* de membranas intestinais, a obstrução é parcial e os sintomas são mais sutis.

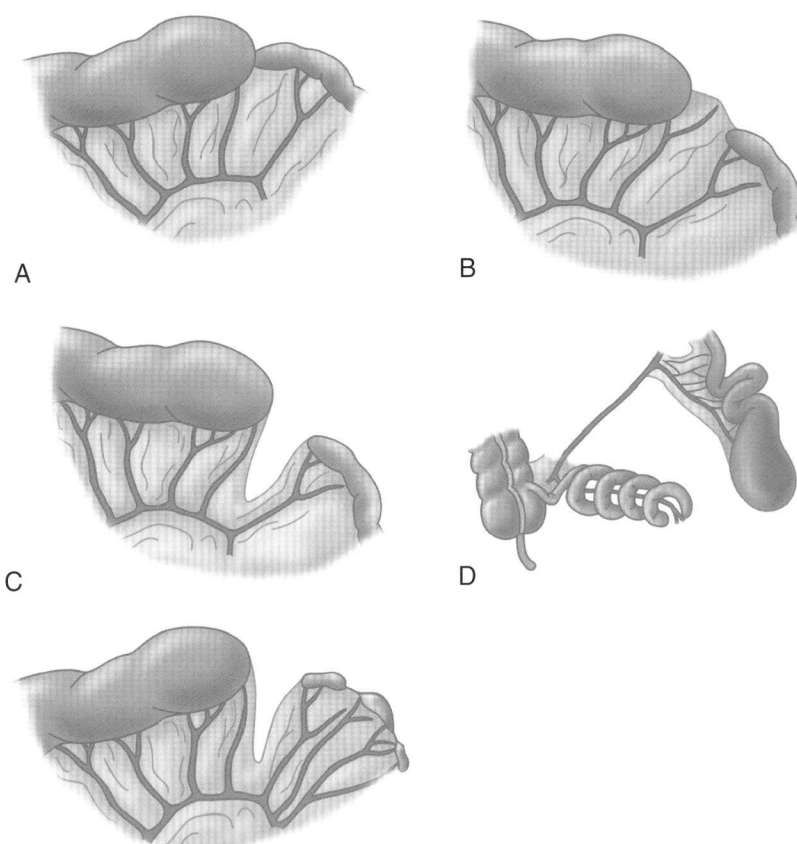

Figura 129-3 Tipos de atresia intestinal. **A**, Membrana intraluminal; **B**, Remanescente semelhante a um cordão que conecta o intestino proximal e distal; **C**, Intestino interrompido por um defeito mesentérico em forma de V; **D**, Atresia "casca de maçã" com o intestino sobrevivente formando um espiral em torno de uma artéria marginal; **E**, Atresias múltiplas. *(De Grosfeld JL, Ballantine TVN, Shoemaker R: Operative management of intestinal atresia based on pathologic findings, J Pediatr Surg14:368–375, 1979.)*

Manifestações Clínicas
A atresia intestinal apresenta uma história de polidrâmnio, distensão abdominal e vômitos biliosos no período neonatal. Se a perfuração intestinal estiver presente, a peritonite e a sepse podem desenvolver-se.

Exames Laboratoriais e de Imagem
A radiografia abdominal simples pode localizar a área de atresia e identificar evidência de perfuração, tais como o ar livre ou as calcificações típicas de peritonite meconial. A atresia duodenal aparece como um sinal de dupla-bolha (gás no estômago e no duodeno proximal distendido), sem gás distalmente. As atresias do intestino distal são caracterizadas por longos segmentos do intestino dilatado cheio de ar. Os exames de contraste são úteis caso as radiografias simples não sejam suficientes. A atresia pode ser uma complicação de **íleo meconial** associado à fibrose cística. A avaliação laboratorial para a **fibrose cística** (Cap. 137) é indicada em casos de atresia do intestino delgado. Um hemograma completo, eletrólitos séricos, função hepática e amilase devem ser medidos para identificar desidratação, pancreatite e outras complicações.

Tratamento
O tratamento da atresia intestinal é cirúrgico, mas a cirurgia deve ser precedida de estabilização hemodinâmica adequada do paciente. Os líquidos intravenosos (IV), a sucção nasogástrica e os antibióticos de amplo espectro devem ser fornecidos.

OUTROS DISTÚRBIOS CONGÊNITOS
A **gastrosquise** é um defeito na parede abdominal, não envolvendo a cicatriz umbilical, através do qual ocorre a herniação do conteúdo intestinal. Em contraste com a onfalocele, o intestino não é coberto pelo peritônio ou por membrana amniótica. Como resultado, o contato prolongado com o líquido amniótico geralmente provoca uma cobertura espessa exsudativa (uma "casca") sobre o intestino exposto. A gastrosquise não está associada a anomalias extraintestinais, mas segmentos de atresia intestinal são comuns. Após a redução cirúrgica do defeito, o retorno da função intestinal normal pode ser lento e requer nutrição parenteral prolongada para bebês com longos segmentos atrofiados (síndrome do intestino curto) e bebês com uma casca grossa.

A **onfalocele** é um defeito na parede abdominal envolvendo o umbigo causada pela falha do intestino em retornar ao abdome durante a vida fetal. O intestino permanece dentro do cordão umbilical e é coberto pelo peritônio e por membranas amnióticas. Este defeito está associado a outras anomalias congênitas, em especial defeitos cardíacos, **síndrome de Beckwith-Wiedemann** e complicações intestinais. O tratamento é o fechamento cirúrgico, que, por vezes, deve ser realizado em etapas para encaixar o intestino em uma cavidade abdominal congenitamente pequena.

A **malformação anorretal**, incluindo ânus imperfurado e suas variantes, são defeitos embriológicos reconhecidos no nascimento pela ausência de uma abertura anal normal. A avaliação desses bebês deve incluir a observação do aparecimento de mecônio da uretra ou fístulas no períneo. Um cateter urinário deve ser colocado se a distensão urinária estiver presente. Em lesões baixas, uma abertura de fístula que drena mecônio está presente sobre o períneo. Lesões baixas geralmente estão associadas à fistulização entre o intestino e a bexiga, a vagina ou a uretra. A radiografia simples lateral mostra o nível do defeito e mostra gás na bexiga causado por uma fístula. O tratamento inicial é uma colostomia para desviar o fluxo fecal, com posterior reconstrução anogenital. O músculo esfíncter interno é funcionalmente ausente nas lesões altas e, após a reparação, é difícil de atingir a continência fecal. Todas as crianças com ânus imperfurado requerem imagens de ressonância nuclear magnética (RNM) da medula espinal lombossacral por causa da alta incidência de medula presa (disrafia medular oculta). A disfunção urológica é comum e deve ser avaliada.

A **doença de Hirschsprung** é um defeito de motilidade causado por falha na migração dos precursores das células ganglionares para o intestino distal durante a vida fetal. O segmento distal aganglônico não exibe motilidade normal e está funcionalmente obstruído secundário ao espasmo. Em 75% dos casos, o segmento envolvido está limitado ao retossigmoide; o envolvimento colônico total é visto em 8% dos casos. Raramente longos segmentos de intestino delgado também são aganglônicos. O segmento "ultracurto" envolve apenas alguns centímetros do reto distal. Cerca de 95% dos bebês normais eliminam fezes espontaneamente nas primeiras 24 horas de vida; 95% dos bebês com a doença de Hirschsprung não eliminam. Os sintomas da obstrução intestinal distal ocorrem com distensão e vômitos biliosos. Se o diagnóstico não for feito rapidamente, pode ocorrer **enterocolite** associada a uma elevada taxa de mortalidade. O diagnóstico é feito com base no exame físico e em um ou mais exames diagnósticos. A distensão abdominal está presente na maioria dos casos. O exame de toque retal mostra um reto vazio que aperta em torno do dedo do examinador, dando a impressão de um esfíncter alongado. Quando o dedo é retirado, muitas vezes é expelido um forte jato de fezes retidas. Uma amostra de **biópsia retal** profunda obtida cirurgicamente ou por meio de um instrumento de biópsia por sucção é necessária para o diagnóstico. O diagnóstico é determinado quando não há células ganglionares no plexo submucoso, acompanhada de hiperplasia do tronco nervoso. O **enema opaco** e a **manometria anorretal** podem ser usados antes da biópsia, mas podem ocorrer resultados falso-negativos e falso-positivos. O tratamento é cirúrgico. Quando o intestino está nitidamente distendido ou inflamado, uma colostomia inicial geralmente é realizada acima do segmento aganglionar, seguido, após algumas semanas, por um de vários procedimentos definitivos de reparação. O método cirúrgico transanal tipo laçada extrai o intestino aganglônico e cria uma anastomose colorretal primária sem laparotomia. Este procedimento pode ser considerado em pacientes sem complicações, limitado à região retossigmoide.

O **divertículo de Meckel** é um remanescente do ducto onfalomesentérico fetal e é uma evaginação do íleo distal presente em 1 a 2% da população. Embora a maioria dos divertículos seja assintomática ao longo da vida, alguns causam sangramento GI massivo e indolor. O tecido gástrico ectópico dentro do divertículo provoca ulceração da mucosa no íleo adjacente. O divertículo de Meckel pode ser um ponto de condução para a intussuscepção ou pode permitir a torção (volvo) do intestino vizinho em torno de seu suprimento vascular. A diverticulite simula uma apendicite. O diagnóstico pode ser feito na maioria dos casos por varredura com tecnécio (varredura de Meckel), que identifica mucosa produtora de ácido. Uma vez que nem todos os divertículos são visíveis, a ultrassonografia, a enteroclise com bário ou a videocápsula endoscópica podem ser úteis. Quando o nível de desconfiança é alto, a investigação cirúrgica ou laparoscópica se justifica. O tratamento é a excisão cirúrgica.

DOENÇA INFLAMATÓRIA INTESTINAL (DII)

Epidemiologia e Etiologia

O pico de incidência da DII em crianças é na segunda década de vida. A DII inclui a doença de Crohn (DC), a qual pode envolver qualquer parte do intestino, e a retocolite ulcerativa inespecífica (RCUI), a qual afeta apenas o cólon. A incidência de DII está aumentando, especialmente em países industrializados, por razões que ainda não estão claras. A DII não é comum em países tropicais e do terceiro mundo. A doença é mais comum na população judaica do que em outras etnias. Os fatores genéticos desempenham um papel na suscetibilidade, com aumento significativo do risco se existir história familiar de DII. Ter um parente de primeiro grau com DII aumenta o risco em cerca de 30 vezes. A suscetibilidade tem sido associada a alguns subtipos de HLA e a análise de associação identificou vários outros *loci* suscetíveis em diversos cromossomos. Os fatores ambientais (ainda não identificados) também parecem desempenhar um papel, porque muitas vezes não há concordância entre gêmeos monozigóticos. É possível que as infecções virais possam iniciar o processo inflamatório. Os gatilhos alimentares não estão comprovados. O fumo dobra o risco de DC e reduz à metade o risco de RCUI.

As **manifestações clínicas** dependem da região envolvida. A RCUI envolve apenas o cólon, enquanto a DC pode envolver todo o intestino, desde a boca até o ânus. A **colite** por ambas as condições resulta em diarreia, sangue e muco nas fezes; urgência; e tenesmo, uma sensação de esvaziamento incompleto após a defecação. Quando a colite é grave, a criança frequentemente desperta do sono para defecar. O **megacólon tóxico** é uma complicação com risco de vida caracterizada por febre, dor e distensão abdominal, cólon massivamente dilatado, anemia e albumina sérica baixa devido a perdas fecais de proteínas. Os sintomas de colite sempre estão presentes em RCUI e, geralmente, sugerem o diagnóstico precoce em seu curso. As manifestações extraintestinais da RCUI ocorrem em poucos pacientes e podem incluir colangite esclerosante primária, artrite, uveíte e pioderma gangrenoso (Tabela 129-1).

Os sintomas podem ser discretos em DC. O **envolvimento do intestino delgado** em DC está associado a perda de apetite, cólica pós-prandial, crescimento inadequado, puberdade tardia, febre, anemia e letargia. Alguns sintomas podem estar presentes durante algum tempo antes de o diagnóstico ser feito. A DC grave com fibrose pode causar obstrução parcial ou completa do intestino delgado. As anormalidades perianais, incluindo plicoma e fístulas, são outros fatores que distinguem a DC da RCUI. Outras manifestações extraintestinais da DC incluem artrite, eritema nodoso e uveíte ou irite.

Exames Laboratoriais e de Imagem

Os exames de sangue devem incluir hemograma completo, albumina, taxa de sedimentação de eritrócitos e proteína C-reativa (Tabela 129-2). A presença de anemia e a contagem de plaquetas elevada são típicos. Os testes para detecção de anticorpos séricos anormais podem ser úteis no diagnóstico de DII e para discriminar entre a colite da DC e da RCUI. O **anticorpo anticitoplasma de neutrófilos** é encontrado em cerca de 66% dos pacientes com RCUI e em somente alguns casos de DC. O **anticorpo anti-*Saccharomyces cerevisiae*** está presente em cerca de 50% dos

Tabela 129-1	Comparação entre Doença de Crohn e Retocolite Ulcerativa	
CARACTERÍSTICA	DOENÇA DE CROHN	RETOCOLITE ULCERATIVA
Indisposição, febre, perda de peso	Comum	Comum
Sangramento retal	Algumas vezes	Comum
Massa abdominal	Comum	Rara
Dor abdominal	Comum	Comum
Doença perianal	Comum	Rara
Acometimento Ileal	Comum	Nenhum (exceto a ileíte de refluxo)
Estenoses	Comum	Incomum
Fístula	Comum	Muito raro
Lesões não contínuas	Comum	Não existe
Acometimento transmural	Comum	Não existe
Abscessos da cripta	Variável	Comum
Granulomas intestinais	Comum	Raramente presente
Risco de câncer*	Aumentado	Muito aumentado
Eritema nodoso	Comum	Menos comum
Ulceração oral	Comum	Rara
Osteopenia precoce	Sim	Não
Hepatite autoimune	Rara	Sim
Colangite esclerosante	Rara	Sim

*Câncer de cólon, colangiocarcinoma, linfoma na doença de Crohn.

Tabela 129-2	Exames Diagnósticos de Doença Inflamatória Intestinal
EXAMES	INTERPRETAÇÃO
TESTES SANGUÍNEOS	
HC com diferencial de LEU	Anemia, plaquetas elevadas sugerem DII
VHS	Elevada em muitos pacientes com DII, mas não em todos
Proteína C-reativa	Elevada em muitos pacientes com DII, mas não em todos
Albumina	Pode estar baixa na DII devido à perda fecal
ASCA	Encontrado em cerca de 50% dos pacientes com DC e em alguns pacientes com RCUI
p-ANCA atípico	Encontrado na maioria dos pacientes com RCUI e em alguns pacientes com DC
Anti-OmpC	Encontrado em alguns pacientes com RCUI e DC, é raro em pessoas sem DII
Anti-C Bir1	Encontrado em cerca de 50% dos pacientes com DC
EXAMES DE IMAGEM	
Seriografia GI alta com trânsito de intestino delgado	Avaliação de DC ileal ou jejunal
TC	Usada para detectar abscesso, envolvimento do intestino delgado
Cintilografia com LEU radiomarcados	Algumas vezes útil para determinar a extensão da doença
Enterografia por RNM	Usada para detectar espessamento do intestino, inflamação e estenose, assim como abscessos e fístulas
ENDOSCOPIA	
Endoscopia alta	Avaliação de DC do esôfago, estômago e duodeno, obtém tecido para diagnóstico histológico
Colonoscopia	Mostra a presença ou ausência de colite e DC do íleo terminal; obtém tecido para histologia
Videocápsula endoscópica	Papel crescente no diagnóstico de DC do intestino delgado, mais sensível do que a seriografia GI alta com trânsito de intestino delgado

Anti-OmpC, anticorpo contra proteína C de membrana externa; ASCA, anticorpo anti-*Saccharomyces cerevisiae*; p-ANCA atípico, coloração perinuclear atípica pelo anticorpo contra citoplasma de neutrófilos; HC, Hemograma completo; DC, doença de Crohn; VHS, velocidade de hemossedimentação; GI, gastrointestinal; DII, doença inflamatória intestinal; LEU, leucócitos.

pacientes com DC e não é comum em RCUI. Outros anticorpos mais específicos para DII estão sendo desenvolvidos e incluem, entre outros, o anti-OmpC, direcionado contra uma proteína de membrana da *Escherichia coli*; e o anti-CBir1, direcionado contra flagelina bacteriana. Como existe uma sobreposição entre a DC e a RCUI, nenhum desses testes pode discriminar definitivamente entre as duas condições.

Em pacientes com suspeita de DII, uma **Seriografia GI alta com trânsito do intestino delgado** é frequentemente utilizada para detectar o envolvimento do intestino delgado. A **colonoscopia** é preferida em relação ao enema opaco, pois nela pode ser obtida amostra de biópsia e características visuais podem ser diagnosticadas. Os achados em RCUI incluem infiltrado tipo "carpete" difuso do colón distal ou total, com úlceras minúsculas e perda das austrações. No interior dos segmentos envolvidos, não estão presentes áreas poupadas. Na DC, as ulcerações tendem a ser mais extensas com uma aparência linear, esbranquiçada ou de aftas; áreas não acometidas geralmente estão presentes. A **endoscopia superior** não consegue avaliar o jejuno e o íleo, porém é mais sensível do que os exames com contraste na identificação de DC com envolvimento proximal. Outros métodos para detectar o envolvimento do intestino delgado incluem a **videocápsula endoscópica** e a tomografia computadorizada (TC), as quais podem detectar doença no intestino delgado, assim como a presença de abscessos; e a **enterografia por RNM**, a qual possui a vantagem de não ter radiação e de apresentar boa sensibilidade para encontrar doença intestinal ativa.

Tratamento
Retocolite Ulcerativa

A RCUI é tratada com os fármacos aminossalicilatos, que liberam o **ácido 5-aminossalicílico** (5-ASA) no intestino distal. Como é rapidamente absorvido, o 5-ASA (mesalazina) puro deve ser especialmente fabricado em cápsulas ou comprimidos revestidos ou administrado como supositório para ser eficaz no cólon. Outros aminossalicilatos (sulfasalazina, olsalazina, e balsalazida) usam o 5-ASA ligado covalentemente a uma molécula transportadora. A sulfasalazina é a que tem menor custo, porém os efeitos colaterais resultantes do seu componente sulfapiridina são comuns. Quando os aminossalicilatos isoladamente não conseguem controlar a doença, o tratamento com esteroides pode ser necessário para induzir a remissão. Sempre que possível, os esteroides não devem ser utilizados para terapia a longo prazo. O uso de um fármaco imunossupressor, tal como a **6-mercaptopurina** ou a **azatioprina**, é útil para evitar o uso excessivo de esteroides em casos difíceis. Os imunossupressores mais potentes, tais como a ciclosporina ou agentes antifator de necrose tumoral (TNF) como o infliximabe, podem ser utilizados como terapia de recuperação quando outros tratamentos não são efetivos. A colectomia cirúrgica com anastomose íleo-retal é uma opção para doença grave não responsiva ou eletivamente para acabar com sintomas crônicos e para reduzir o risco de câncer de cólon, que é maior em pacientes com RCUI.

Doença de Crohn

A inflamação na DC normalmente responde menos a aminossalicilatos; os esteroides orais ou IV são mais importantes na indução da remissão. Para evitar a necessidade de terapia repetitiva com esteroides, os fármacos imunossupressores, geralmente a azatioprina ou a 6-mercaptopurina, são frequentemente iniciados logo após o diagnóstico. A DC que é difícil de controlar também pode ser tratada com metotrexato subcutâneo ou com agentes que bloqueiam a ação do TNF-α. O **infliximabe** é o fármaco deste grupo mais eficaz e é administrado por via intravenosa. Outros anticorpos que inibem a migração ou ação dos leucócitos, como o natalizumabe, também são promissores. Assim como ocorre na RCUI, a cirurgia é por vezes necessária, geralmente por causa de sintomas obstrutivos, abscesso ou sintomas graves não remitentes. Uma vez que a cirurgia não é curativa em DC, esse tipo de tratamento tem que ser limitado e o comprimento da ressecção intestinal, minimizado.

DOENÇA CELÍACA
Etiologia e Epidemiologia

A doença celíaca é uma lesão da mucosa do intestino delgado causada pela ingestão de **glúten** (um componente proteico) presente no trigo, no centeio, na cevada e em grãos relacionados. O arroz não contém glúten e pode ser consumido livremente, assim como a aveia pura com fabricação especial não contaminada por outros grãos. Na sua forma grave, a doença celíaca provoca má absorção e desnutrição. O diagnóstico é baseado na presença de sintomas típicos, seguido de biópsia do intestino delgado. A disponibilidade de testes sorológicos mais sensíveis e específicos revelou muitos pacientes com pouco ou nenhum sintoma gastrointestinal que possuem doença inicial, atenuada ou latente. Aproximadamente 1 em 110 pessoas nos Estados Unidos tem a doença celíaca, mas apenas uma pequena proporção é diagnosticada. A doença é observada em associação a diabetes tipo 1, tireoidite, síndrome de Turner e trissomia 21.

Manifestações Clínicas

Os sintomas podem começar em qualquer idade quando alimentos contendo glúten são fornecidos. A diarreia, a distensão abdominal, o retardo do crescimento, a irritabilidade, a redução do apetite e a ascite causada por hipoproteinemia são clássicas. As crianças podem ser minimamente sintomáticas ou podem ser gravemente desnutridas. A constipação ocorre em alguns pacientes, provavelmente devido a ingestão reduzida. A inspeção cuidadosa da curva de crescimento da criança e a avaliação da redução de gordura subcutânea e da distensão abdominal são cruciais. A doença celíaca deve ser considerada em qualquer criança com queixas abdominais crônicas. As manifestações extraintestinais incluem osteoporose, hemorragia pulmonar, convulsões/encefalopatia, dermatite herpetiforme e eritema nodoso.

Exames Laboratoriais e de Imagem

Os marcadores sorológicos incluem o anticorpo antiendomísio IgA e o anticorpo antitransglutaminase tecidual IgA. Como a deficiência de IgA é comum na doença celíaca, o IgA sérico total também deve ser medido para confirmar a precisão desses testes. Na ausência de deficiência de IgA, ambos os testes possuem sensibilidade e especificidade de 95%. Uma **biópsia do intestino delgado** endoscópica é essencial para confirmar o diagnóstico e deve ser realizada enquanto o paciente ainda está ingerindo glúten. A amostra da biópsia demonstra vários graus de atrofia das vilosidades (vilosidade curta ou ausente), inflamação das mucosas, hiperplasia das criptas e aumento no número de linfócitos intraepiteliais. Quando houver qualquer dúvida sobre a resposta ao tratamento, uma amostra de biópsia de repetição pode ser obtida vários meses depois. Outros exames laboratoriais devem ser realizados para descartar complicações, incluindo hemograma completo, cálcio, fosfato, vitamina D, ferro, proteínas totais e albumina, bem como testes de função hepática. Discretas elevações das transaminases são comuns e devem normalizar com a terapia dietética.

Tratamento

O tratamento consiste na eliminação completa de glúten da dieta. A consulta com nutricionista com experiência em doença celíaca é útil, assim como o pertencimento a um grupo de apoio da doença celíaca. É muito importante que os pacientes utilizem listas de alimentos preparados que contêm glúten oculto. Os alimentos ricos em amido que são seguros incluem arroz, soja, tapioca, trigo sarraceno, batata e aveia (pura). Muitos recursos também estão disponíveis na Internet para ajudar as famílias a lidar com as grandes mudanças que são necessárias na dieta. A maioria dos pacientes responde clinicamente no prazo de algumas semanas com ganho de peso, melhora do apetite e melhor sensação de bem-estar. A melhora histológica ocorre após a resposta clínica e exige vários meses para normalizar.

INTOLERÂNCIA AO LEITE E À PROTEÍNA DE SOJA (COLITE ALÉRGICA)
VER CAPÍTULO 34.

INTUSSUSCEPÇÃO
Etiologia e Epidemiologia

A intussuscepção é uma invaginação de um segmento proximal do intestino (o intussuscepto) para o interior do intestino adjacente (o intussusceptiente) semelhante a dobra de um telescópio. A maioria dos casos ocorre em crianças de 1 a 2 anos; nesta faixa etária, quase todos os casos são idiopáticos. A hiperplasia linfoide induzida por vírus pode produzir um ponto de condução nessas crianças. Em crianças mais velhas, a proporção dos casos causada por um ponto de condução patológico aumenta. Em crianças mais novas, a intussuscepção **ileocolônica** é comum: o íleo invagina para dentro do cólon, começando na válvula ileocecal ou próximo da mesma. Quando os pontos de condução patológicos estão presentes, a intussuscepção pode ser ileoileal, jejunoileal ou jejunojejunal.

Manifestações Clínicas

Um lactente com intussuscepção tem início súbito de dor abdominal em cólica; os bebês flexionam os joelhos, gritam e apresentam palidez com um padrão de cólica que ocorre a cada 15 a 20 minutos. A alimentação é recusada. À medida que a intussuscepção progride e a obstrução torna-se prolongada, vômitos biliosos tornam-se proeminentes e o intestino dilatado e fatigado gera menos pressão e menos dor. À medida que o intestino intussuscepto é puxado cada vez mais para o intestino adjacente por motilidade, o mesentério é puxado com ele e fica esticado e comprimido. O retorno venoso do intussuscepto fica obstruído, levando a edema, extravasamento de líquido e congestão com sangramento. Ocorrem perdas de líquido para o terceiro espaço e fezes em "geleia de groselha". Outra característica inesperada da intussuscepção é a **letargia**. Entre os episódios de dor, o bebê fica com os olhos vidrados e grogue, parecendo que foi sedado. Uma massa em forma de salsicha, causada pelo intestino intussuscepto distendido, pode ser palpável no quadrante superior direito ou na região epigástrica.

Exames Laboratoriais e de Imagem

O diagnóstico depende da demonstração direta de um intestino no interior do intestino. Uma maneira simples de mostrar isso é através da ultrassonografia abdominal. Se a ultrassonografia for positiva ou se não for alcançada uma boa visualização será indicado um enema pneumático ou contrastado sob fluoroscopia. Esta é uma maneira potencialmente útil tanto para identificar quanto para **tratar** a intussuscepção. O ar e o bário podem mostrar a intussuscepção rapidamente e, quando administrados com pressão controlada, geralmente podem reduzi-la completamente. A taxa de sucesso para a redução pneumática é provavelmente um pouco maior do que a redução hidrostática com bário e se aproxima de 90% se for feita quando os sintomas estão presentes por menos de 24 horas. O enema pneumático tem vantagens adicionais sobre o bário de não impedir exames radiológicos subsequentes e não ter risco de causar peritonite por bário se ocorrer perfuração. A redução sem cirurgia não deve ser realizada se o paciente estiver instável ou tiver evidência de perfuração preexistente ou peritonite.

Tratamento

O tratamento deve começar com a colocação de um cateter IV e uma sonda nasogástrica. Antes de fazer a tentativa de intervenção radiológica, a criança deve ter uma **ressuscitação hídrica** adequada para corrigir a frequente desidratação grave causada por vômitos e perdas do terceiro espaço. A ultrassonografia pode ser realizada antes de a reposição hídrica ser concluída. A consulta cirúrgica deve ser feita inicialmente, uma vez que o cirurgião pode preferir estar presente durante a redução não cirúrgica. Se a redução pneumática ou hidrostática for bem-sucedida, a criança deve ser internada no hospital para observação durante a noite de uma possível recorrência (risco é de 5 a 10%). Se a redução não for completa, a cirurgia de emergência será necessária. O cirurgião tenta uma leve redução manual, mas pode precisar ressecar o intestino envolvido após fracasso na redução radiológica por causa de edema grave, perfuração, um ponto de precipitação patológico (pólipo, divertículo de Meckel) ou necrose.

APENDICITE
Etiologia e Epidemiologia

A apendicite é a emergência cirúrgica mais comum na infância. A prevalência de apendicite varia de acordo com a idade, com o pico entre 10 e 12 anos. É muito menos comum em crianças com idade inferior a 5 anos. A apendicite começa com a obstrução do lúmen, na grande maioria das vezes, por matéria fecal (fecalito), porém, a obstrução do apêndice também pode ser secundária à hiperplasia de tecido linfoide associada a infecções virais ou raramente à presença de tecido neoplásico, tal como um tumor carcinoide do apêndice. As bactérias aprisionadas proliferam e começam a invadir a parede do apêndice, induzindo a inflamação e a secreção. O apêndice obstruído torna-se inchado, o suprimento sanguíneo fica comprometido e ele finalmente rompe. O processo todo é rápido, com ruptura do apêndice normalmente ocorrendo em 48 horas após o início dos sintomas.

Manifestações Clínicas

A apendicite clássica inicia com **dor visceral**, localizada na região periumbilical. Náuseas e vômitos ocorrem logo após, desencadeados pela distensão do apêndice. À medida que a inflamação começa a irritar o peritônio parietal adjacente ao apêndice, fibras de **dor somática** são ativadas e a dor se localiza no quadrante inferior direito. No exame físico do paciente observa-se um quadrante inferior direito sensível. Uma defesa voluntária está presente inicialmente, evoluindo com rigidez, para em seguida recuperar a sensibilidade com ruptura e peritonite. Estes achados clássicos podem não estar presentes, especialmente em crianças mais novas ou se o apêndice é retrocecal, coberto por omento ou em outro local incomum. As regras de predição clínica foram desenvolvidas para o diagnóstico de apendicite. A regra Alvarado/MANTRELS é pontuada com um ponto para cada uma das seguintes características: dor migratória para o quadrante inferior direito, anorexia, náuseas/vômitos, sinal do piparote ou descompressão brusca, temperatura de no mínimo 37,3°C e alterações nos leucócitos para mais de 75% de neutrófilos; quando há sensibilidade no quadrante inferior direito e leucocitose acima de 10.000/μL são dados dois pontos para cada um. As crianças com uma pontuação de quatro ou menos são improváveis para ter apendicite; uma pontuação de sete ou superior aumenta a possibilidade de o paciente ter apendicite. Quando os achados típicos de história e exame físico estão presentes, o paciente é levado à sala de cirurgia. Quando houver dúvida, a imagem é útil para descartar complicações (abscesso no quadrante inferior direito, doença hepática) e outros distúrbios, tais como a adenite mesentérica e distúrbios ovarianos ou das tubas uterinas. Se a avaliação é negativa e algumas dúvidas permanecem, a criança deve ser internada em um hospital para observação e exames em série.

Exames Laboratoriais e de Imagem

A história e o exame clínico são muitas vezes suficientes para fazer o diagnóstico, mas os exames laboratoriais e de imagem são úteis quando o diagnóstico é incerto (Tabela 129-3). Uma contagem de leucócitos acima de 10.000/mm^3 é encontrada em 89% dos pacientes com apendicite e 93% com apendicite perfurada. Este critério é preenchido por 62% dos pacientes com dor abdominal sem apendicite. O exame de urina é feito para descartar

Tabela 129-3	Exames Diagnósticos na Suspeita de Apendicite
TESTES LABORATORIAIS INICIAIS	
Hemograma completo com diferencial	
Exame de urina	
Amilase e lipase	
ALT, AST, GGT	
Radiografia abdominal horizontal e vertical (RUB)	
EXAMES PARA ACOMPANHAMENTO*	
Ultrassonografia abdominal	
TC do abdome	

ALT, Alanina aminotransferase; AST, aspartato aminotransferase; TC, tomografia computadorizada; GGT, γ-glutamiltransferase; RUB, Rim, ureter, bexiga.
*Realizado quando o diagnóstico permanece incerto.

infecção do trato urinário e a radiografia do tórax ou a de rim, ureter e bexiga (RUB) descarta a pneumonia do lobo inferior que se apresenta como dor abdominal. A amilase, a lipase e as enzimas hepáticas são analisadas para procurar doença pancreática ou do fígado e da vesícula biliar. A radiografia abdominal simples pode revelar um fecalito calcificado, o que sugere fortemente o diagnóstico. Quando estes exames não são conclusivos, um exame de imagem é indicado como a ultrassonografia ou a tomografia computadorizada abdominal, o que pode revelar a presença de um apêndice de paredes espessas distendidas com líquido circundante. Um diâmetro de mais de 6 mm é considerado diagnóstico.

Tratamento
O tratamento da apendicite é cirúrgico. A apendicectomia simples é curativa se for realizada antes da perfuração. Quando ocorre perfuração é necessário um curso pós-operatório de antibióticos IV. Uma cobertura de amplo espectro é necessária para cobrir a flora intestinal mista.

CAPÍTULO 130

DOENÇA HEPÁTICA

COLESTASE
Etiologia e Epidemiologia
A colestase é definida como a diminuição do fluxo biliar e é caracterizada pela elevação da fração de bilirrubina conjugada ou direta. Esta condição deve ser distinguida da icterícia neonatal comum, na qual a bilirrubina direta nunca está elevada (Cap. 62). A icterícia neonatal que é secundária à hiperbilirrubinemia não conjugada é o resultado de função excretora hepatocelular imatura ou hemólise, as quais aumentam a produção de bilirrubina. Quando a bilirrubina direta está elevada, muitas doenças potencialmente graves devem ser consideradas (Fig. 130-1). A ênfase deve ser dada sobre o diagnóstico rápido de doenças tratáveis e com potencial letal iminente, especialmente a atresia biliar e os distúrbios metabólicos, tais como a galactosemia ou a tirosinemia.

Manifestações Clínicas
A icterícia da **atresia biliar extra-hepática** (atresia biliar) geralmente não é evidente logo ao nascimento, mas desenvolve-se na primeira ou segunda semanas de vida. A razão é que os ductos biliares extra-hepáticos geralmente estão presentes ao nascimento, mas depois são destruídos por um processo inflamatório idiopático. Estes bebês inicialmente não parecem doentes, a não ser pela icterícia. A lesão hepática progride rapidamente para cirrose; sintomas de hipertensão portal com esplenomegalia, ascite, atrofia muscular e ganho de peso inadequado são evidentes em poucos meses de idade. Se a drenagem cirúrgica não for realizada com sucesso no início dos sintomas (de preferência em dois meses), a progressão para a insuficiência hepática é inevitável.

A **hepatite neonatal** é caracterizada por um bebê com aparência doente apresentando um aumento do fígado e icterícia. Não há nenhum teste diagnóstico específico. Se a biópsia hepática for realizada, a presença de células gigantes nos hepatócitos é característica. O citomegalovírus, o herpes-vírus *simplex* e a sífilis devem ser descartados. A cintilografia hepatobiliar geralmente mostra uma captação hepática lenta, com eventual excreção do isótopo para o intestino. Esses bebês têm um bom prognóstico geral, ocorrendo resolução espontânea na maioria dos casos.

A **deficiência de α1-antitripsina** apresenta achados clínicos indistinguíveis da hepatite neonatal. Apenas cerca de 10 a 20% de todos os bebês com o defeito genético apresentam colestase neonatal. Destes bebês afetados, cerca de 20 a 30% desenvolvem doença hepática crônica, o que pode resultar em cirrose e em insuficiência hepática. A deficiência de α1-antitripsina com risco de vida ocorre em somente 3 a 5% dos pacientes pediátricos afetados. A deficiência de α1-antitripsina é o principal distúrbio metabólico que necessita do transplante de fígado.

A **síndrome de Alagille** é caracterizada por colestase crônica com o único achado na biópsia hepática de escassez de ductos biliares na tríade portal. As anomalias associadas a alguns tipos (sindrômicos) incluem estenose pulmonar periférica ou outras anomalias cardíacas; hipertelorismo; fácies incomuns com olhos profundos, testa proeminente e um queixo pontudo; vértebra em borboleta e um defeito do limbo ocular (*embriotoxon* posterior). A colestase é variável, mas geralmente dura toda a vida, sendo associada a hipercolesterolemia e prurido grave. A progressão para doença hepática terminal é incomum. O transplante de fígado, por vezes, é realizado de forma eletiva para aliviar o prurido grave e incontrolável.

Exames Laboratoriais e de Imagem
A abordagem laboratorial para o diagnóstico de um recém-nascido com icterícia colestática é apresentada na Tabela 130-1. Os exames não invasivos podem auxiliar para um diagnóstico rápido. Os primeiros exames de imagem são realizados para avaliar a obstrução biliar e outras lesões anatômicas que podem ser cirurgicamente tratáveis. Quando é necessário descartar a atresia biliar ou para obter informações de prognóstico, a biópsia hepática é uma opção final (Fig. 130-2).

Tratamento
O tratamento da atresia biliar extra-hepática é o **procedimento cirúrgico de Kasai**, em que o ducto biliar extra-hepático fibrótico

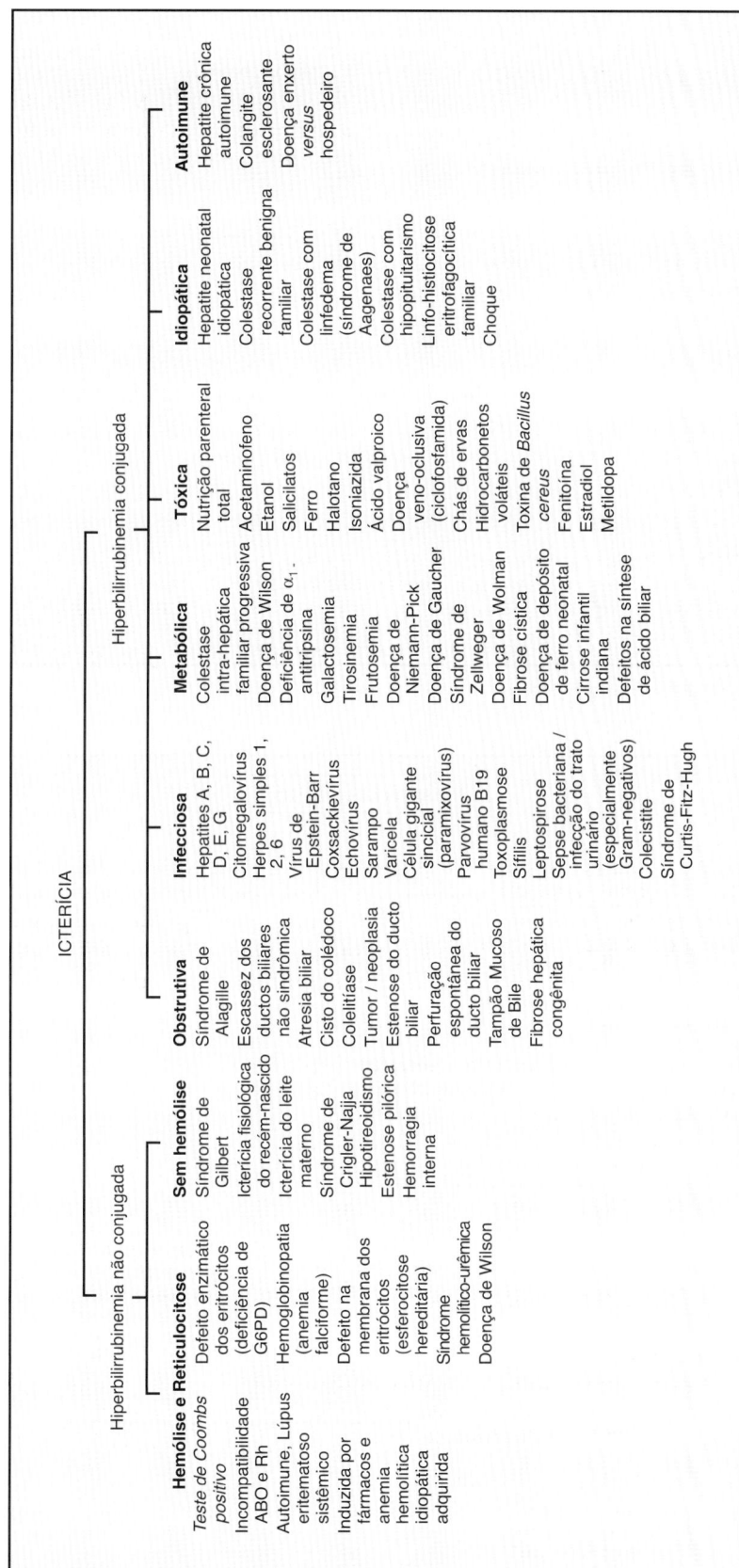

Figura 130-1 Diagnóstico diferencial de icterícia na infância. *G6PD*, glicose-6-fosfato desidrogenase.

Tabela 130-1	Avaliação Laboratorial e de Imagem da Colestase Neonatal
AVALIAÇÃO	**FUNDAMENTO**
TESTES INICIAIS	
Bilirrubina total e direta	Fração direta elevada confirma colestase
AST, ALT	Dano hepatocelular
GGT	Obstrução/dano biliar
Galactose-1-fosfato uridil-transferase eritrocitária	Galactosemia
Nível de α1-antitripsina	Deficiência de α1-antitripsina
Exame de urina e cultura de urina	Infecção do trato urinário pode causar colestase em neonatos
Cultura de sangue	Sepse pode causar colestase
Aminoácidos séricos	Aminoacidopatias
Ácidos orgânicos urinários	Acidúrias orgânicas
Ácidos graxos de cadeia muito longa	Síndrome de Zellweger, distúrbios peroxissomais
Perfil de carnitina	Distúrbios da oxidação mitocondrial e de ácidos graxos
Cloreto no suor ou análise da mutação de FC	Fibrose cística
Cultura de urina para citomegalovírus	Infecção congênita por citomegalovírus
EXAMES DE IMAGEM INICIAIS	
Ultrassonografia abdominal	Cistos do colédoco, Cálculos biliares, lesão de massa, doença de Caroli
EXAMES DE IMAGEM SECUNDÁRIOS	
Cintilografia hepatobiliar	Avaliação para atresia biliar
ANATOMOPATOLÓGICO	
Biópsia hepática percutânea	Atresia biliar, hepatite de células gigantes ou idiopática, deficiência de α1-antitripsina

ALT, alanina aminotransferase; *AST*, aspartato aminotransferase; FC, fibrose cística; *GGT*, γ-glutamiltransferase.

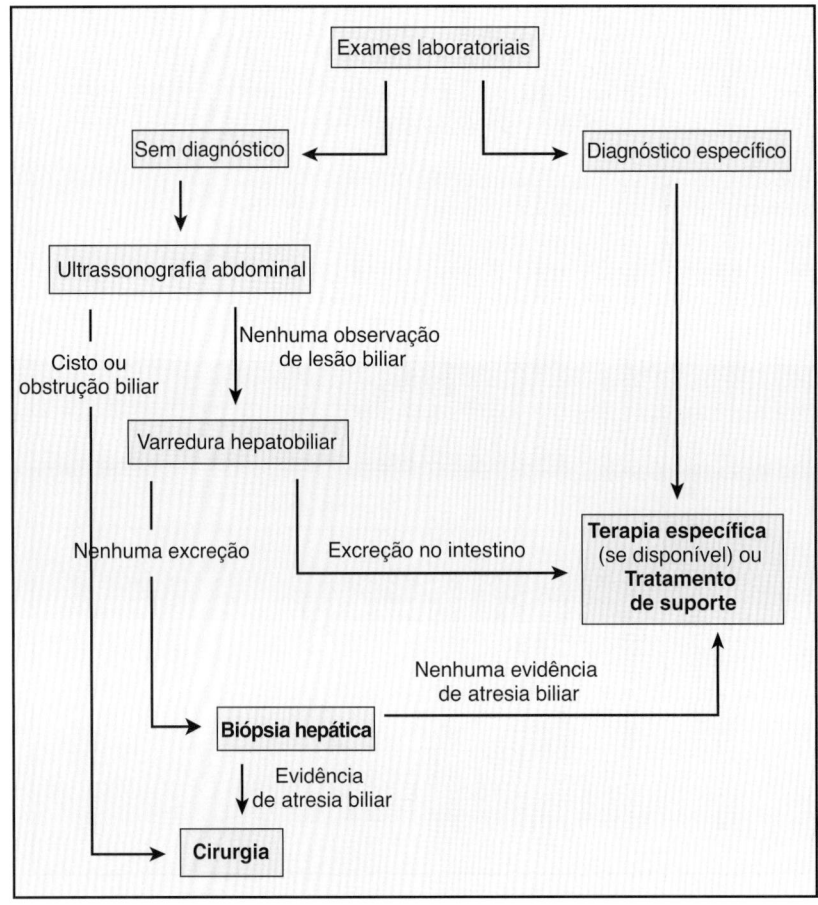

Figura 130-2 Fluxograma para avaliação de colestase neonatal.

remanescente é removido e substituído por uma alça de jejuno em Y-de-Roux. Esta operação deve ser realizada antes dos 3 meses de idade, para ter a melhor chance de sucesso. Mesmo assim, a taxa de sucesso é baixa; muitas crianças necessitam de transplante de fígado. Algumas causas metabólicas de colestase neonatal são tratáveis pela manipulação dietética (galactosemia) ou medicação (tirosinemia); todos os pacientes afetados requerem cuidados de suporte. Isso inclui suplementos vitamínicos lipossolúveis (vitaminas A, D, E e K) e fórmula contendo triglicerídeos de cadeia média, que podem ser absorvidos sem a formação de micelas por sais biliares. Os agentes coleréticos, como o ácido ursodesoxicólico, podem melhorar o fluxo biliar em algumas condições.

HEPATITE VIRAL
CAPÍTULO 113

INSUFICIÊNCIA HEPÁTICA FULMINANTE
Etiologia e Epidemiologia
A insuficiência hepática fulminante é definida como doença hepática grave, com aparecimento de encefalopatia hepática em 8 semanas após os sintomas iniciais, na ausência de doença hepática crônica. A etiologia inclui hepatite viral, distúrbios metabólicos, hepatite autoimune, isquemia, doença neoplásica e toxinas (Tabela 130-2).

Manifestações Clínicas
A insuficiência hepática é uma doença que envolve vários sistemas, com complexas interações entre o fígado, os rins, as estruturas vasculares, o intestino, o sistema nervoso central (SNC) e a função imunológica. A encefalopatia hepática é caracterizada por vários graus de comprometimento (Tabela 130-3). O comprometimento respiratório ocorre conforme a gravidade da insuficiência aumenta e requer instituição precoce de suporte ventilatório. A hipoglicemia resultante da glicogenólise e gliconeogênese inadequadas deve ser prevenida. A função renal está prejudicada, podendo ocorrer insuficiência renal franca ou **síndrome hepatorrenal**. Esta síndrome é caracterizada por baixa produção de urina, azotemia e baixo teor de sódio na urina. A ascite se desenvolve secundariamente à hipoalbuminemia e à regulação desordenada da homeostase de líquidos e eletrólitos. O risco aumentado de infecção pode causar a morte. As varizes esofágicas podem causar hemorragia significativa, enquanto o hiperesplenismo causado por hipertensão portal pode produzir trombocitopenia.

Exames Laboratoriais e de Imagem
Os testes de coagulação e a albumina sérica são usados para acompanhar a função de síntese hepática. Estes testes são mascarados pela administração de produtos derivados do sangue e fatores de coagulação. A vitamina K deve ser administrada para maximizar a capacidade do fígado de sintetizar fatores II, VII, IX e X. Além do monitoramento do tempo de protrombina e do tempo de tromboplastina parcial, muitos centros medem o fator V em série como um índice sensível da função de síntese. Os testes de função renal, eletrólitos, amônia sérica, hemograma e exame de urina também devem ser acompanhados. No cenário de insuficiência hepática aguda, a biópsia hepática pode ser indicada para verificar a natureza e o grau da lesão e estimar a probabilidade de recuperação. Na presença de coagulopatia, a biópsia deve ser feita utlizando uma abordagem transjugular ou cirúrgica.

Tratamento
Devido ao risco de vida e à natureza complexa desta condição, o controle da doença deve ser realizado em uma unidade de terapia intensiva em um centro de transplante de fígado. O tratamento da insuficiência hepática aguda é de suporte; a terapia definitiva para salvar a vida é o transplante de fígado. As medidas de suporte estão listadas na Tabela 130-4. Os esforços são feitos

Tabela 130-2	Causas da Insuficiência Hepática Fulminante na Infância
METABÓLICA	
Hemocromatose neonatal	
Defeitos na cadeia de transporte de elétrons	
Distúrbios da oxidação de ácidos graxos	
Galactosemia	
Tirosinemia	
Intolerância hereditária à frutose	
Distúrbios de síntese de ácidos biliares	
Doença de Wilson	
CARDIOVASCULAR	
Choque, hipotensão	
Insuficiência cardíaca congestiva	
Síndrome de Budd-Chiari	
INFECCIOSA	
Vírus das hepatites A, B	
Echovírus	
Coxsackievírus	
Adenovírus	
Parvovírus	
Citomegalovírus	
Sepse	
Herpes-vírus *simplex*	
NEOPLÁSICA	
Leucemia aguda	
Doença linfoproliferativa	
TÓXICA	
Acetaminofeno	
Ácido valproico	
Fenitoína	
Isoniazida	
Halotano	
Cogumelo *Amanita*	
IMUNOLÓGICA	
Hepatite autoimune	

Tabela 130-3	Estágios da Encefalopatia Hepática
ESTÁGIO I	
Alerta e acordado	
Agitado e distraído	
Bebês e crianças jovens — irritado e agitado	
Reflexos normais	
Tremor, má caligrafia	
Obedecem a comandos apropriados à idade	
ESTÁGIO II	
Confuso e letárgico	
Combativo ou euforia inapropriada	
Reflexos hiperativos	
Asterixe (tremor tipo *flapping*) presente	
Movimentos intencionais, mas pode não obedecer aos comandos.	
ESTÁGIO III	
Letárgico, porém desperto	
Sonolento	
Discurso incoerente	
Resposta motora à dor	
Hiper-reflexos	
Hiperventilação	
Asterixe presente	
ESTÁGIO IV	
Inconsciente, não desperta	
Que não responde ou responde à dor sem intenção	
Reflexos hiperativos	
Respirações irregulares	
Resposta pupilar lenta	
ESTÁGIO V	
Inconsciente	
Reflexos hipoativos	
Tônus muscular flácido	
Apneia	
Pupilas fixas	

Tabela 130-4	Tratamento da Insuficiência Hepática Fulminante
Encefalopatia hepática	Evite sedativos Lactulose via sonda nasogástrica – iniciar com 1-2 mL/kg/dia, ajustar a dose para se obterem várias fezes moles por dia Rifaximina ou neomicina Enema se houver constipação Ventilação mecânica se for estágio III ou IV
Coagulopatia	Plasma fresco congelado somente se houver sangramento ativo, monitorar exames de coagulação frequentemente Transfusões de plaquetas conforme necessidade
Hipoglicemia	Glicose IV fornecida com solução de dextrose ≥10%, eletrólitos conforme o caso
Ascite	Restringir a ingestão de líquidos para 50 a 60% de manutenção Restringir a ingestão de sódio para 0,5-1 mEq/kg/dia Monitorar a pressão venosa central para manter volume intravascular adequado (evitar falência renal)
Insuficiência renal	Manter o volume intravascular adequado, fornecer albumina caso esteja baixa Diuréticos Vasoconstritores Diálise ou hemofiltração Transfusão sanguínea de troca Transplante de fígado

para tratar os distúrbios metabólicos, evitar a hipoglicemia, dar suporte a respiração, minimizar a encefalopatia hepática e manter a função renal.

DOENÇA HEPÁTICA CRÔNICA
Etiologia e Epidemiologia
A doença hepática crônica na infância é caracterizada pelo desenvolvimento de cirrose e suas complicações e por insuficiência hepática progressiva. As condições que causam a doença podem ser congênitas ou adquiridas. As doenças congênitas importantes que levam a doenças crônicas incluem atresia biliar, tirosinemia, galactosemia não tratada e deficiência de α1-antitripsina. Em crianças mais velhas, o vírus da hepatite B ou C, a hepatite autoimune, a doença de Wilson, a colangite esclerosante primária, a fibrose cística e a obstrução biliar secundária a cisto de colédoco são as principais causas.

Manifestações Clínicas
A doença hepática crônica é caracterizada pelas consequências da hipertensão portal, da função hepatocelular prejudicada e da colestase. A **hipertensão portal** causada por cirrose resulta em risco de sangramento gastrointestinal, ascite e redução do fluxo sanguíneo hepático. O sangue que entra na veia porta a partir das veias esplênica e mesentérica é desviado para a circulação colateral e não passa pelo fígado, aumentando estes vasos do esôfago, estômago e abdome, os quais anteriormente eram pequenos. As **varizes esofágicas** são particularmente propensas a sangrar, mas o sangramento também pode ocorrer a partir de veias hemorroidais, mucosa gástrica edemaciada e varizes gástricas. A **ascite** desenvolve-se como resultado de uma transudação de um ultrafiltrado com alta pressão a partir da superfície das vísceras e está em risco de ficar infectada (peritonite bacteriana espontânea); a ascite muitas vezes pode ser exarcebada e interferir no conforto e na respiração do paciente. O baço tem um aumento secundário ao fluxo inadequado para veia esplênica, provocando a captação excessiva de plaquetas e de glóbulos brancos; isso aumenta a suscetibilidade do paciente a sangramento e infecção.

A *disfunção hepatocelular* está associada à coagulopatia não responsiva à vitamina K, albumina sérica baixa, amônia elevada e **encefalopatia hepática**. O desvio do sangue portal para fora do

Tabela 130-5 | Investigação Laboratorial e de Imagem da Doença Hepática Crônica

TESTES METABÓLICOS	Albumina sérica
Nível sérico de α1-antitripsina	AST, ALT, GGT, fosfatase alcalina
Fenótipo de α1-antitripsina se o nível sérico for baixo	Bilirrubina total e direta
Ceruloplasmina sérica	Colilglicina sérica ou ácidos biliares
Cloro no suor, testes genéticos para FC se houver suspeita de FC	Colesterol sérico
Testes para outras condições específicas conforme indicado pelos achados clínicos / laboratoriais	Avaliação por ultrassonografia de fígado e ductos biliares
HEPATITE VIRAL	Ultrassonografia com doppler de vasos hepáticos*
HBsAg	Colangiografia por ressonância nuclear magnética*
DNA viral da hepatite B, HBeAg se o HBsAg for positivo	Angiografia por ressonância nuclear magnética de vasos hepáticos*
Anticorpo da hepatite C	Colangiografia percutânea ou endoscópica*
Teste confirmatório de anticorpo da hepatite C caso positivo	Biópsia do fígado*
RNA viral da hepatite C, genótipo, se anticorpo for confirmado	**AVALIAÇÃO ANATÔMICA**
HEPATITE AUTOIMUNE	Ultrassonografia de fígado, pâncreas e árvore biliar
Anticorpo antinuclear	Considerar colangiografia por ressonância nuclear magnética ou CPRE se existir evidência de processo biliar
Anticorpo microssomal fígado-rim	Biópsia do fígado – conforme necessidade para diagnóstico e prognóstico
Anticorpo antimúsculo liso	**TESTES PARA AVALIAR O ESTADO NUTRICIONAL**
Anticorpo citoplasmático de antineutrófilos	Altura, peso, espessura das pregas cutâneas
IgG sérica total (geralmente elevado)	Nível de 25-hidroxi-vitamina D
TESTES PARA AVALIAR FUNÇÃO E DANO HEPÁTICOS	Nível de vitamina A
Tempo de protrombina e tempo de tromboplastina parcial	Nível de vitamina E
Amônia sérica	Tempo de protrombina e tempo de tromboplastina parcial antes e após a administração de vitamina K
HC com contagem de plaquetas	Albumina sérica e pré-albumina

ALT, alanina aminotransferase; *AST*, aspartato aminotransferase; *HC*, hemograma completo; *FC*, fibrose cística; *CPRE*, colangiopancreatografia retrógrada endoscópica; *GGT*, γ-glutamiltransferase; *HBeAg*, antígeno precoce da hepatite B; *HBsAg*, antígeno de superfície da hepatite B.
*Realizar quando for indicado para obter informações anatômicas específicas.

---

fígado via circulação colateral agrava esse processo. O mal-estar aumenta e contribui para a má nutrição, levando a atrofia muscular e outras consequências.

A *colestase crônica* causa prurido debilitante e aprofundamento da icterícia. A excreção reduzida de ácidos biliares prejudica a absorção de gorduras e vitaminas lipossolúveis, o que contribui para a piora do estado nutricional. A deficiência de vitamina K prejudica a produção dos fatores de coagulação II, VII, IX e X e aumenta o risco de hemorragia. A menos que seja corrigida, a deficiência de vitamina E leva a consequências hematológicas e neurológicas.

Exames Laboratoriais e de Imagem

Os estudos laboratoriais incluem testes específicos para o diagnóstico de doença subjacente e os testes para monitorar o estado do paciente. As crianças que apresentam pela primeira vez evidência de doença hepática crônica devem ter uma investigação-padrão (Tabela 130-5). O monitoramento deve incluir testes de coagulação, eletrólitos e testes de função renal, hemograma completo com contagem de plaquetas, transaminases, fosfatase alcalina e γ-glutamiltransferase, em intervalos apropriados. A frequência dos exames deve ser adaptada ao ritmo da doença do paciente. O líquido da ascite pode ser testado para avaliação de infecção por cultura e contagem de células e, geralmente, é observada uma concentração de albumina inferior à do soro.

Tratamento

O tratamento da doença hepática crônica é complexo. O tratamento de suporte para cada um dos muitos problemas encontrados nesses pacientes é descrito na Tabela 130-6. Em última análise, a sobrevivência depende da disponibilidade de um doador e do paciente candidato ao transplante. Quando o transplante não é possível ou é adiado, procedimentos paliativos, tais como *shunts* portossistêmicos, podem ser considerados. O *shunt* portossistêmico intra-hepático transjugular é um *stent* expansível colocado entre a veia hepática e um ramo da veia porta dentro do parênquima hepático. Este procedimento é realizado utilizando cateteres inseridos através da veia jugular e é inteiramente não cirúrgico. Todos os *shunts* portossistêmicos possuem um maior risco de encefalopatia hepática.

DISTÚRBIOS HEPÁTICOS CRÔNICOS SELECIONADOS

Doença de Wilson

A doença de Wilson é caracterizada pelo depósito anormal de cobre no fígado, levando a lesão hepatocelular, disfunção do SNC

Tabela 130-6	Controle da Doença Hepática Crônica		
PROBLEMA	**MANIFESTAÇÕES CLÍNICAS**	**EXAMES DE DIAGNÓSTICO**	**TRATAMENTO**
Sangramento de varizes gastrointestinais*	Hematêmese, sangramento retal, melena, anemia	HC, testes de coagulação, ultrassonografia com Doppler, angiografia por ressonância nuclear magnética, endoscopia	Infusão de somatostatina (octreotida), ligadura elástica de varizes ou escleroterapia, propranolol para reduzir a pressão portal, terapia com bloqueador de ácido, TIPSS ou *shunt* portossistêmico cirúrgico se o transplante não for possível
Ascite	Distensão abdominal, sinal do piparote e sinal da onda líquida, comprometimento respiratório, peritonite bacteriana espontânea	Ultrassonografia abdominal, diagnóstico por paracentese; medir albumina do líquido ascítico (e albumina sérica), hemograma, diferencial de LEU, cultura do líquido em recipientes de cultura de sangue	Restringir a ingestão de sódio para 0,5-1 mEq/kg/dia, restringir líquidos, monitorar a função renal, tratar a peritonite e a hipertensão portal *Shunt* portossistêmico central pode ser necessário
Comprometimento nutricional	Perda de massa muscular, deficiência de vitaminas lipossolúveis, ganho de peso inadequado ou ausente, fadiga	Exames de coagulação, albumina sérica, nível de 25-hidroxi-vitamina D, nível de vitamina E, nível de vitamina A	Suplementos vitamínicos lipossolúveis: vitaminas A, D, E e K; usar vitaminas hidrossolúveis Alimentação suplementar – nasogástrica ou parenteral, se necessário
Encefalopatia hepática	Irritabilidade, confusão, letargia, sonolência, coma	Amônia sérica	Lactulose por via oral ou sonda nasogástrica, evitar narcóticos e sedativos, transplante de fígado

HC, hemograma completo; TIPSS, shunt portossistêmico intra-hepático; LEU, leucócitos.
*Também podem ocorrer úlceras pépticas.

e anemia hemolítica. É uma característica autossômica recessiva causada por mutações no gene ATP7B. A proteína codificada deste gene funciona como uma bomba de cobre movida por ATP. O **diagnóstico** é feito através da identificação de níveis séricos reduzidos de ceruloplasmina, excreção de cobre urinário de 24 horas elevada, presença de anéis de Kayser-Fleischer na íris, evidência de hemólise e teor de cobre hepático elevado. Em algum paciente particular, uma ou mais destas medidas podem ser normais. A **manifestação clínica** também varia, mas raramente ocorre antes dos 3 anos de idade. As anormalidades neurológicas podem predominar, incluindo tremor, queda no desempenho escolar, piora da caligrafia e distúrbios psiquiátricos. A anemia pode ser o primeiro sintoma observado. As manifestações hepáticas incluem o aparecimento de icterícia, telangiectasias, hipertensão portal e suas consequências, insuficiência hepática fulminante. O **tratamento** consiste em administração de fármacos quelantes de cobre (penicilamina ou trientina), com monitoramento regular da excreção de cobre urinário. A frequente substituição de agentes quelantes por sais de zinco após a terapia de quelação reduziu com sucesso os depósitos de cobre corporal excessivo. A terapia adequada deve ser realizada por toda a vida para prevenir a deterioração do fígado e do sistema nervoso central.

Hepatite Autoimune

A lesão hepática imunomediada pode ser primária ou ocorrer em associação com outras doenças autoimunes, tais como doença inflamatória intestinal ou lúpus eritematoso sistêmico. O **diagnóstico** é feito com base na IgG sérica total elevada e a presença de um autoanticorpo, mais comumente antinuclear, antimúsculo liso ou anticorpo antimicrossomal de fígado e rim. A amostra de biópsia hepática demonstra a presença de um infiltrado portal rico em células plasmáticas com necrose em saca-bocado. O **tratamento** inicialmente consiste em corticosteroides, geralmente com a adição de um fármaco imunossupressor após a remissão ser atingida. Os esteroides são reduzidos gradualmente, conforme tolerado para minimizar os efeitos colaterais dos glicocorticoides. Muitos pacientes necessitam de terapia imunossupressora ao longo da vida, mas alguns podem ser capazes de interromper os medicamentos depois de vários anos sob monitoramento cuidadoso de recorrência.

Esteato-hepatite Não Alcóolica

A **esteato-hepatite**, também conhecida como *doença hepática gordurosa não alcoólica* ou *hepatite gordurosa não alcoólica*, caracteriza-se pela presença na biópsia de alteração gordurosa macrovesicular dos hepatócitos. Vários graus de inflamação e fibrose portal podem estar presentes. Este distúrbio ocorre em crianças obesas, às vezes em associação com diabetes resistente à insulina (tipo 2) e com hiperlipidemia. As crianças com obesidade acentuada, com ou sem diabetes tipo 2, que apresentam níveis elevados de enzimas hepáticas e nenhuma outra doença hepática identificável, provavelmente possuem essa condição. A doença hepática gordurosa não alcoólica pode progredir para fibrose significativa. O tratamento é com dieta e exercício. A vitamina E pode ter algum benefício. Esforços devem ser feitos para controlar a glicose no sangue, a hiperlipidemia e promover a perda de peso. Em geral, a taxa de progressão para doença hepática terminal é lenta.

Capítulo 131

DOENÇA PANCREÁTICA

INSUFICIÊNCIA PANCREÁTICA
Etiologia e Epidemiologia

A causa da função digestiva pancreática inadequada em 95% dos casos é a **fibrose cística** (Cap. 137). O defeito da função do canal de cloreto *CFTR* resulta em secreções espessas nos pulmões, intestinos, pâncreas e ductos biliares. No pâncreas, há destruição da função pancreática, frequentemente antes do nascimento. Algumas mutações resultam em defeitos menos graves da função do *CFTR* e início mais tardio da doença pulmonar e da insuficiência pancreática. As causas menos comuns de insuficiência pancreática são, nos países desenvolvidos, a síndrome de Shwachman-Diamond e a síndrome de Pearson e, nos países em desenvolvimento, a desnutrição grave.

Manifestações Clínicas

As crianças com insuficiência pancreática exócrina têm todos os dias fezes muito volumosas e com mau cheiro, geralmente com óleo ou gordura visível. Elas normalmente têm um apetite voraz por causa da significante má absorção de calorias provenientes de gordura, hidratos de carbono complexos e proteínas. O atraso no crescimento está constantemente presente se o diagnóstico e o tratamento não forem realizados rapidamente. É importante distinguir as crianças com má absorção devido à doença pancreática das crianças com distúrbios intestinais que interferem na digestão ou na absorção. Se houver qualquer dúvida sobre o estado da suficiência pancreática, testes apropriados devem ser realizados para descartar condições como a doença celíaca e a doença inflamatória intestinal.

Exames Laboratoriais e de Imagem

O exame da função pancreática é difícil. A medida direta da concentração de enzimas no suco pancreático aspirado não é de rotina e é tecnicamente difícil. As fezes podem ser analisadas para verificar a presença de gordura mal digerida, que normalmente indica que a digestão de gorduras está prejudicada. A medição de gordura fecal pode dar tanto uma avaliação qualitativa da absorção de gordura (coloração de *Sudan* fecal) quanto uma medida semiquantitativa (dosagem de gordura nas fezes em 72 horas) da má digestão de gordura. Outra maneira de avaliar a função pancreática é examinar a presença de enzimas pancreáticas nas fezes. Destes exames, a medida da **elastase fecal-1** por imunoensaio parece ser o método mais preciso de avaliação. A redução na concentração de elastase fecal-1 relaciona-se bem com a presença de insuficiência pancreática.

Tratamento

A reposição de enzimas pancreáticas ausentes é a melhor terapia disponível. As enzimas pancreáticas estão disponíveis na forma de cápsulas contendo microesferas com revestimento entérico. O revestimento dessas esferas é projetado para proteger as enzimas da degradação pelo ácido gástrico. Para as crianças que não conseguem engolir as cápsulas, o conteúdo pode ser polvilhado em uma colher com comida leve, como purê de maçã. O uso excessivo de enzimas deve ser evitado porque doses elevadas (geralmente > 6.000 U/kg/refeição) podem causar fibrose do cólon. Em bebês, a dose normal é de 2.000 a 4.000 U de lipase/120 mL de fórmula. Em crianças com menos de 4 anos de idade, 1.000 U/kg/refeição é dado. Para crianças mais velhas, 500 U/kg/refeição é comum. Esta dose pode ser ajustada para cima, conforme necessário para controlar a esteatorreia, porém, uma dose de 2.500 U/kg/refeição não deve ser excedida. O uso de antagonistas dos receptores H_2 ou inibidores da bomba de prótons pode aumentar a eficácia das enzimas pancreáticas, aumentando a sua liberação das microesferas e reduzindo a sua inativação pelo ácido.

PANCREATITE AGUDA
Etiologia e Epidemiologia

O pâncreas exócrino produz diversas enzimas proteolíticas, incluindo a tripsina, a quimotripsina e a carboxipeptidase. Estas enzimas são produzidas como pró-enzimas inativas para proteger o pâncreas da autodigestão. Após deixar o pâncreas, a tripsina é ativada pela enteroquinase, uma enzima da borda em escova intestinal. Após a ativação, a tripsina cliva outras pró-enzimas proteolíticas transformando-as em seus estados ativos. Os inibidores de protease encontrados no suco pancreático inibem a ativação precoce da tripsina; a presença de locais de autodigestão na molécula de tripsina permite a inativação por *feedback*. A pancreatite ocorre quando as enzimas digestivas são ativadas dentro do pâncreas causando lesão. Os gatilhos para a pancreatite aguda diferem entre os adultos e as crianças. No paciente adulto, a maioria dos episódios está relacionada com uso abusivo de álcool ou com cálculos biliares. Em crianças, a maioria dos casos é idiopática ou devido a medicamentos. Alguns casos são causados por fibrose cística com pâncreas suficiente, hipertrigliceridemia, microlitíase biliar, trauma ou infecção viral. As doenças vasculares do colágeno e as infestações por parasitas são responsáveis pelo restante dos casos (Tabela 131-1).

Manifestações Clínicas

A pancreatite aguda leva ao aparecimento relativamente rápido da dor, geralmente na região epigástrica. A dor pode irradiar para as costas e quase sempre é agravada pela ingestão de alimentos. O paciente se move com frequência para encontrar uma posição de conforto. Náuseas e vômitos ocorrem na maioria dos casos. A dor geralmente é contínua e bastante grave, normalmente necessitando de narcóticos. A pancreatite grave pode levar a hemorragia visível como a presença de equimoses em flancos (sinal de Gray-Turner) ou região periumbilical (sinal de Cullen). A ruptura de um ducto pancreático menor pode levar ao desenvolvimento de um pseudocisto pancreático, caracterizado por dor e sensibilidade grave persistente e uma massa palpável. Os pacientes com pancreatite grave que apresentam necrose e coleções de líquidos são propensos a complicações infecciosas e o médico deve estar alerta para febre e sinais de sepse.

Exames Laboratoriais e de Imagem

A pancreatite aguda pode ser difícil de diagnosticar. O aumento da amilase ou da lipase sérica total sustenta o diagnóstico. Estas enzimas pancreáticas são liberadas no sangue durante a lesão no pâncreas, no entanto, elevações inespecíficas das enzimas são comuns. À medida que a pancreatite aguda progride, o nível de amilase tende a diminuir mais rápido do que o da lipase, tornando esta última uma boa escolha para o exame diagnóstico tardio durante o curso da doença.

A realização em sequência de exames laboratoriais é importante para monitorar as complicações graves. No momento do diagnóstico, hemograma completo, proteína C-reativa, eletrólitos, ureia,

Tabela 131-1	Causas da Pancreatite Aguda em Crianças
OBSTRUTIVA	
Colelitíase e particulado (lama) biliar	
Cisto colédoco	
Pâncreas *divisum*	
Junção biliar anômala e de ducto pancreático	
Pâncreas anular	
Obstrução ampular (massa, inflamação da doença de Crohn)	
Infestação por *Ascaris*	
FÁRMACOS E TOXINAS	
L-asparaginase	
Ácido valproico	
Azatioprina e 6-mercaptopurina	
Didanosina	
Pentamidina	
Tetraciclina	
Opiáceos	
Mesalamina	
Sulfasalazina	
Álcool	
Cannabis	
DOENÇA SISTÊMICA	
Doença inflamatória intestinal	
Síndrome hemolítica urêmica	
Cetoacidose diabética	
Doença vascular do colágeno	
Doença de Kawasaki	
Choque	
Doença falciforme	
INFECCIOSA	
Sepse	
Caxumba	
Vírus coxsackie	
Citomegalovírus	
Varicela-zóster	
Herpes-vírus *simplex*	
Mycoplasma	
Ascaris	
GENÉTICA	
Fibrose cística – Mutações no CFTR	
Pancreatite hereditária – Mutações no *SPINK* e *PRSS1*	
OUTRAS	
Trauma	
Hiperlipidemia	
Hipercalcemia	
Autoimunes	

creatinina, glicose, cálcio e fósforo basais devem ser obtidos. Estes devem ser medidos pelo menos diariamente, junto com a amilase e a lipase, até que o paciente se recupere.

Como os níveis de enzimas não são 100% sensíveis ou específicos, os exames de imagem são importantes para o diagnóstico de pancreatite. Na pancreatite aguda, o edema está presente em todos os casos à exceção dos mais brandos. A ultrassonografia é capaz de detectar esse edema e deve ser realizada como parte da estratégia global de diagnóstico. Se os gases intestinais sobrejacentes obscurecerem o pâncreas, uma tomografia computadorizada (TC) permitirá a visualização completa da glândula. A TC deve ser realizada com contraste oral e intravenoso (IV) para facilitar a interpretação. A ultrassonografia e a TC também podem ser utilizadas para monitorar o desenvolvimento de **pseudocistos** e para evidenciar a dilatação ductal secundária à obstrução. Outra importante razão para realizar exames de imagem no início do curso de pancreatite é para descartar cálculos biliares; o fígado, a vesícula biliar e o ducto biliar comum devem ser todos visualizados. A colangiopancreatografia por ressonância nuclear magnética pode ser utilizada para detectar variações anatômicas que provocam pancreatite.

Tratamento

Não existem terapias específicas comprovadas para pancreatite aguda. Se uma etiologia predisponente for encontrada, como uma reação a um fármaco ou um cálculo biliar obstruindo o esfíncter de Oddi, ela deve ser especificamente tratada. Inicialmente, a ingestão oral é proibida, um fármaco bloqueador de ácido é prescrito e (exceto em casos brandos) a sucção nasogástrica é iniciada. O suporte hídrico é necessário por causa de vômitos e perda para o terceiro espaço. Deve ser fornecido alívio da dor. A meperidina, o fentanil e a hidromorfina são mais comumente usados. Se o paciente for permanecer com dieta oral zero por períodos prolongados, deve ser fornecido suporte nutricional no início do tratamento. A alimentação pode ser iniciada uma vez que a dor desapareça ou pode ser administrada por sonda abaixo do duodeno. Se isso não for possível, a nutrição parenteral é uma opção. Ocorrem menos complicações e a recuperação é mais rápida com a alimentação pelo jejuno quando comparado a nutrição parenteral. Os antibióticos devem ser considerados se o paciente estiver febril, possuir extensa necrose pancreática ou apresentar evidência laboratorial de infecção. Um antibiótico de amplo espectro, como o imipenem, é considerado a melhor escolha.

PANCREATITE CRÔNICA
Etiologia e Epidemiologia

A pancreatite crônica é definida como crises recorrentes ou persistentes de pancreatite, que resultaram em alterações morfológicas irreversíveis na estrutura do pâncreas. Estas alterações incluem cicatrização dos ductos com áreas irregulares de estreitamento e dilatação (tortuosa), fibrose do parênquima e perda de tecido acinar e de ilhotas. A insuficiência pancreática exócrina e o diabetes melito podem resultar de pancreatite crônica incessante. A maioria dos pacientes tem crises discretas de sintomas agudos que ocorrem repetidamente, mas a dor crônica pode estar presente. As causas da pancreatite crônica incluem pancreatite hereditária e fenótipos mais leves de fibrose cística associada a suficiência pancreática. A doença familiar é causada por uma de várias mutações conhecidas no gene tripsinogênio. Estas mutações obliteram os locais de autodigestão da molécula de tripsina, impedindo a inibição por *feedback* da digestão da tripsina. Os testes genéticos já estão disponíveis para estas mutações. Os testes genéticos para fibrose cística podem ser realizados, mas devem incluir a triagem para as mutações menos comuns associadas a suficiência pancreática. O exame de cloro no suor tem menos custo e é anormal na maioria dos casos. Menos frequentemente são encontradas as mutações no gene *SPINK1*, que codifica o inibidor da tripsina pancreática, e no PRSS1, uma mutação que codifica o tripsinogênio catiônico.

Manifestações Clínicas

As crianças com pancreatite crônica apresentam inicialmente crises de pancreatite aguda recorrente. O dano nos ductos pancreáticos predispõe estas crianças a contínuos ataques devido a cicatrização de pequenos e grandes ductos pancreáticos, estase de secreções pancreáticas, formação de cálculo e inflamação. A perda dos tecidos pancreáticos exócrino e endócrino ao longo do tempo pode levar a deficiência exócrina e endócrina. Mais de 90% da massa do pâncreas devem ser destruídos antes que a deficiência exócrina torne-se clinicamente aparente; esta é uma complicação tardia que não ocorre em todos os casos. A dor crônica é um problema sério na maioria dos indivíduos afetados. Estes pacientes têm vários episódios; muitos não necessitam de hospitalização.

Exames Laboratoriais e de Imagem

O diagnóstico laboratorial de pancreatite crônica é semelhante à pancreatite aguda, porém, com a perda mais acentuada do tecido pancreático torna-se menos provável que o paciente apresente elevação da amilase ou da lipase. O monitoramento também deve incluir a investigação de consequências da lesão crônica, como o diabetes melito e o comprometimento dos ductos pancreáticos e biliares. As imagens do pâncreas e das vias biliares têm sido realizadas por colangiopancreatografia retrógrada endoscópica (CPRE). A CPRE oferece a possibilidade de intervenção terapêutica para remover cálculos biliares, dilatar estenoses e colocar *stents* para aumentar o fluxo do suco pancreático. A colangiopancreatografia por ressonância nuclear magnética é uma alternativa à CPRE. A radiografia simples de abdome pode mostrar calcificações pancreáticas. Os exames diagnósticos para a etiologia da pancreatite crônica devem incluir o teste genético para pancreatite e fibrose cística hereditárias e a determinação de cloro no suor.

Tratamento

O tratamento é amplamente de suporte. As terapias em potencial, mas não comprovadas, incluem o uso diário de suplementos de enzimas pancreáticas, octreotide (somatostatina) para suprimir os ataques iniciais, dietas hipolipídicas e terapia antioxidante diária. Devem ser tomados cuidados para que dietas extremas não resultem em deficiência nutricional. A CPRE com intervenção para dilatar grandes estenoses e remover cálculos, e o procedimento cirúrgico de drenagem pancreática para descompressão de ductos pancreáticos dilatados por pancreatojejunostomia látero-lateral, podem ter alguma importância.

Capítulo 132

PERITONITE

Etiologia e Epidemiologia

O peritônio é composto por uma única camada de células mesoteliais que cobre todos os órgãos intra-abdominais. A porção que cobre a parede abdominal é derivada a partir de estruturas somáticas subjacentes e é inervada por nervos somáticos. A parte que cobre as vísceras é derivada do mesoderma visceral e é inervada por aferentes viscerais não mielinizados. A inflamação do peritônio, ou peritonite, é geralmente causada por infecção, mas pode resultar de irritantes exógenos introduzidos por lesões penetrantes ou procedimentos cirúrgicos, radiação e irritantes endógenos, tais como o mecônio. A peritonite infecciosa pode ser uma complicação aguda da inflamação e perfuração intestinal, como na apendicite, ou ela pode ocorrer secundária a contaminação de ascite preexistente associada a doença renal, cardíaca ou hepática. Este quadro, quando não existe outra fonte intra-abdominal, é referido como **peritonite bacteriana espontânea**. A peritonite bacteriana espontânea é geralmente causada por *pneumococcus* e com menos frequência por *Escherichia coli*.

Manifestações Clínicas

A peritonite é caracterizada ao exame por dor abdominal acentuada. Em geral, a descompressão brusca, ou sinal de Blumberg, também é bastante acentuada. O paciente tende a se mover muito pouco devido a intensas irritação e dor peritoneal. A febre nem sempre está presente, mas a ausência de febre não deve ser considerada como contraditória ao diagnóstico. Nos pacientes que estão tomando corticosteroides devido a uma doença subjacente, como a síndrome nefrótica, é esperado que apresentem pouca febre e redução da sensibilidade.

Exames Laboratoriais e de Imagem

Os exames de sangue devem ter o objetivo de identificar a natureza da inflamação e sua causa subjacente. O aumento da contagem de glóbulos brancos, da taxa de sedimentação de eritrócitos e da proteína C-reativa sugere infecção. Em crianças com mais de cinco anos, a apendicite é a principal causa. A proteína sérica total, a albumina e o exame de urina devem ser realizados para descartar a síndrome nefrótica. Os testes de função hepática devem ser realizados para excluir ascite causada por doença crônica hepática. A melhor maneira de diagnosticar a suspeita de peritonite é coletar uma amostra do líquido peritoneal com uma agulha ou cateter (paracentese). O líquido peritoneal na peritonite bacteriana espontânea tem uma contagem de neutrófilos elevada superior a 250 células/mm^3. Outros testes que devem ser realizados no líquido peritoneal incluem amilase (para descartar ascite pancreática), cultura, albumina e concentração de lactato desidrogenase. Para a cultura, uma grande amostra do líquido deve ser colocada em frascos de cultura de sangue para aeróbios e anaeróbios imediatamente após a obtenção da amostra.

A apendicite pode ser identificada por ultrassonografia ou tomografia computadorizada (TC). Quando houver suspeita de outras situações de emergência intra-abdominais, tais como volvo intestinal, íleo meconial, doença péptica ou qualquer outra condição que predisponha à perfuração intestinal, testes específicos devem ser realizados.

Tratamento

A peritonite causada por um procedimento cirúrgico intra-abdominal, como a apendicite ou uma ferida penetrante, deve ser tratada cirurgicamente. A peritonite bacteriana espontânea deve ser tratada com um antibiótico de amplo espectro com uma boa cobertura para *pneumococcus* resistente e bactérias entéricas. A cefotaxima é geralmente eficaz como tratamento inicial, enquanto se aguardam os resultados da cultura e de sensibilidade. A cobertura anaeróbia com metronidazol deve ser acrescentada sempre que houver suspeita de uma víscera perfurada.

Leitura Sugerida

Bishop W, editor: *Pediatric Practice: Gastroenterology*, New York, 2010, McGraw-Hill Medical.

Feldman M, Friedman LS, Brandt LJ, editors: *Gastrointestinal and Liver Disease: Pathophysiology/Diagnosis/Management*, Philadelphia, 2010, Saunders.

Kleinman R, Goulet OJ, Mieli-Vergani G, et al: *Walker's Pediatric Gastrointestinal Disease*, Hamilton, Ontario, 2008, BC Decker.

Kliegman RM, Stanton BF, St. Jeme JW, et al: *Nelson Textbook of Pediatrics*, ed 19, Philadelphia, 2011, Saunders.

Wyllie R, Hyams JS, Kay M, editors: *Pediatric Gastrointestinal and Liver Disease*, Philadelphia, 2011, Saunders.

O Sistema Respiratório

Thaida Ong, Amanda Striegl e Susan G. Marshall

SEÇÃO 18

As doenças respiratórias agudas e crônicas são comuns em pediatria. As crianças com problemas respiratórios geralmente procuram atendimento com sintomas, embora imagens anormais algumas vezes precedam os achados físicos. A etiologia subjacente das doenças respiratórias da infância inclui as seguintes: genética (p. ex., fibrose cística); anatômica (p. ex., laringomalácia); maturação incompleta (p. ex., parto prematuro); iatrogênica (p. ex., toxicidade do oxigênio); imunológica (p. ex., imunodeficiência); infecciosa (p. ex., crupe ou pneumonia); ambiental (p. ex., toxinas ou poluentes); e extrapulmonar (p. ex., cardiopatia congênita). O funcionamento ótimo do trato respiratório inteiro permite que as crianças não apenas sobrevivam, mas que cresçam normalmente.

Capítulo 133

AVALIAÇÃO DO SISTEMA RESPIRATÓRIO

ANATOMIA DO SISTEMA RESPIRATÓRIO

O ar entra no **nariz** e passa pela grande área das **conchas nasais**, que aquecem, umidificam e filtram o ar inspirado. As secreções drenadas dos seios paranasais são levadas à **faringe** por ação mucociliar do epitélio respiratório ciliado. Tecido linfoide pode obstruir o fluxo de ar através da nasofaringe (adenoides) ou da faringe posterior (tonsilas).

A **epiglote** protege a laringe durante a deglutição, desviando o material para o esôfago. As **cartilagens aritenoides**, que auxiliam na abertura e fechamento da glote, são menos proeminentes nas crianças do que nos adultos. A abertura formada pelas pregas vocais (a **glote**) tem forma de V, sendo o ápice do V anterior. Abaixo das pregas vocais, as paredes do **espaço subglótico** convergem para a parte **cricoide** da traqueia. Nas crianças com menos de 3 anos, o anel cricoide é a parte mais estreita das vias aéreas, enquanto nas crianças mais velhas e adultos, é a glote. A cartilagem em forma de C, estendendo-se aproximadamente 320° em torno da circunferência da via aérea, sustenta a **traqueia** e os **brônquios** principais. A parede posterior da traqueia é membranácea. Além dos brônquios lobares, a sustentação cartilaginosa para as vias aéreas se torna descontínua.

O pulmão direito tem três lobos (superior, médio e inferior) e compreende aproximadamente 55% do volume total do pulmão. O pulmão esquerdo tem dois lobos (superior e inferior). A divisão inferior do lobo superior esquerdo, a língula, é análoga ao lobo médio direito.

O pulmão pediátrico tem uma enorme capacidade de crescimento. Um lactente nascido a termo tem aproximadamente 25 milhões de alvéolos; um adulto, quase 300 milhões de alvéolos. O crescimento de novos alvéolos ocorre durante os primeiros 2 anos de vida e se completa por volta dos 8 anos. Depois desse tempo, o volume pulmonar aumenta primariamente por aumento das dimensões alveolares, sendo raramente formados novos alvéolos.

FISIOLOGIA PULMONAR
Mecânica Pulmonar

A principal função dos pulmões é fazer **trocas de oxigênio** (O_2) e **dióxido de carbono** (CO_2) entre a atmosfera e o sangue. A anatomia das vias aéreas, a mecânica dos músculos respiratórios e do gradeado costal, a natureza da interface alveolocapilar, a circulação pulmonar, o metabolismo tecidual e o controle neuromuscular da ventilação, todos influenciam as trocas gasosas.

O ar entra nos pulmões quando a pressão intratorácica é inferior à pressão atmosférica. Durante a inspiração, gera-se uma pressão intratorácica negativa por contração e rebaixamento do **diafragma**. Os músculos acessórios da inspiração (**intercostais externos, escalenos e esternocleidomastóideos**) não são usados durante a respiração tranquila, mas são recrutados durante o exercício ou em estados patológicos para elevar e aumentar o gradeado costal. A expiração é normalmente passiva, mas com a expiração ativa, são recrutados os **músculos abdominais** e **intercostais internos**.

Durante a respiração normal em repouso, os volumes pulmonares geralmente ficam na faixa média de insuflação (Fig. 133-1). O **volume de ar corrente** (**VC**) é a quantidade de ar inspirado com cada respiração *relaxada*. O volume de ar retido no pulmão

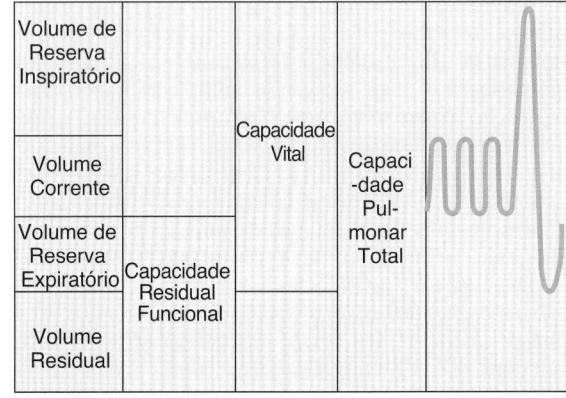

Figura 133-1 Volumes e capacidades pulmonares. A capacidade vital e suas subdivisões podem ser medidas por espirometria, mas o cálculo do volume residual exige medida da capacidade residual funcional por pletismografia corporal, diluição do hélio ou lavagem com nitrogênio. (*De Andreoli TE, Bennett JC, Carpenter CJ, et al, editors: Cecil Essentials of Medicine, ed 4, Philadelphia, 1997, WB Saunders, p 127.*))

Tabela 133-1 | Causas de Hipoxemia

CAUSA	EXEMPLO(S)	PAO2	PACO$_2$	PAO$_2$ MELHORA COM OXIGÊNIO SUPLEMENTAR
Desproporção ventilação-perfusão	Asma Displasia broncopulmonar Pneumonia Atelectasia	↓	Normal, ↓ ou ↑	Sim
Hipoventilação	Apneia Superdose de narcótico Doença neuromuscular	↓		Sim
Shunt extrapulmonar	Cardiopatia cianótica	↓	Normal ou ↑	Não
Shunt intrapulmonar	Malformação arteriovenosa pulmonar Edema pulmonar	↓	Normal ou ↑	Não
Baixa FiO$_2$	Grande altitude	↓	↓	Sim
Defeito de difusão	Esclerodermia Síndrome hepatopulmonar Fibrose pulmonar	↓	Normal	Sim

FiO$_2$, fraçãode oxigênio inspirada; *PaCO$_2$*, pressão parcial arterial de dióxido de carbono; *PaO$_2$*, pressão parcial arterial de oxigênio.

ao final de uma expiração *relaxada* é a **capacidade residual funcional** (**CRF**). Esse volume de ar mantém as trocas de O$_2$ durante a expiração. A **capacidade pulmonar total** (**CPT**) é o volume de ar nos pulmões ao final de inspiração *máxima*, e o **volume residual** (**VR**) é o volume de ar que resta nos pulmões ao final de uma expiração *máxima*. A **capacidade vital** (**CV**) é a quantidade máxima de ar que pode ser expelida dos pulmões, sendo a diferença entre a CPT e o VR.

A **resistência das vias aéreas** é influenciada pelo diâmetro e o comprimento das vias aéreas de condução, a viscosidade do gás e a natureza do fluxo de ar. Durante respiração calma, o fluxo de ar nas vias aéreas menores pode ser laminar (aerodinâmico), e a resistência é inversamente proporcional à quarta potência do raio da via aérea. Em taxas de fluxo mais altas, o fluxo turbulento, especialmente nas vias aéreas maiores, aumenta a resistência. Alterações relativamente pequenas do diâmetro das vias aéreas podem resultar em grandes alterações da resistência das vias aéreas. Secreções excessivas nas vias aéreas, broncospasmo, edema e inflamação das mucosas, estenose das vias aéreas, corpos estranhos e compressão das vias aéreas podem produzir aumentos sintomáticos da resistência das vias aéreas. Em pediatria, a laringomalácia e o crupe são causas muito comuns de aumento da resistência das vias aéreas superiores, enquanto a asma, a bronquiolite e a fibrose cística (FC) estão entre as causas mais comuns de aumento da resistência das vias aéreas inferiores.

A **complacência pulmonar** (alteração do volume para uma dada alteração da pressão) é a medida da facilidade com a qual o pulmão pode ser insuflado. Os processos que diminuem a complacência pulmonar (deficiência de surfactante, fibrose pulmonar, edema pulmonar) podem levar a diminuições dos volumes pulmonares medidos. Doenças pulmonares restritivas se caracterizam por CRF e VR normais a baixos, CPT e CV baixas, diminuição da complacência pulmonar e fluxo relativamente normal. As doenças pulmonares restritivas podem resultar de fraqueza neuromuscular, de processo de enchimento alveolar (pneumonia lobar, edema pulmonar), doença pleural (derrame pleural, inflamação ou massa), estreitamento/rigidez do tórax (escoliose, peito escavado ou *pectus excavatum*) e distensão abdominal.

Trocas Gasosas Respiratórias

A **ventilação alveolar** é definida como a troca de dióxido de carbono entre os alvéolos e o ambiente externo. Normalmente, cerca de 30% de cada respiração corrente enche as vias aéreas de condução (sem utilizar troca gasosa ou **espaço morto anatômico**). Como o espaço morto anatômico é relativamente constante, aumentar o volume corrente pode aumentar a eficácia da ventilação. Inversamente, se o volume corrente diminuir então a razão espaço morto/volume corrente aumenta, e a ventilação alveolar diminui.

As trocas gasosas dependem da **ventilação alveolar**, do **fluxo sanguíneo capilar pulmonar** e da **difusão** dos gases através da membrana alveolocapilar. As trocas de CO2 são determinadas pela ventilação alveolar, enquanto as trocas de O$_2$ são influenciadas primariamente pela região correspondente de ventilação (V) com o fluxo sanguíneo pulmonar (Q) (equação V/Q). A equação V/Q é mantida, em parte, pela **vasoconstrição pulmonar hipóxica** (constrição local dos vasos pulmonares em áreas que são hipoventiladas). Existem cinco causas de **hipoxemia** (Tabela 133-1). Os transtornos que resultam em **desproporção de V/Q** (como na pneumonia e na atelectasia) são as causas mais comuns de hipoxemia.

Mecanismos de Defesa do Pulmão
Tosse

Os pulmões são constantemente expostos a partículas e a agentes infecciosos. O **nariz** é o filtro primário para grandes partículas. O **epitélio ciliado** dos seios paranasais e as conchas nasais movimentam partículas filtradas em direção à faringe. As partículas com menos de 10 μm de diâmetro podem chegar à traqueia e brônquios e se depositarem na mucosa. As partículas com menos de 1 μm podem chegar aos alvéolos. As células ciliadas que revestem as vias aéreas da laringe aos bronquíolos impelem continuamente uma fina camada de muco em direção à boca. Os **macrófagos alveolares** e as **células polimorfonucleares** englobam partículas e patógenos opsonizados por anticorpos IgA secretados localmente ou anticorpos transudados do soro.

A **tosse**, importante na proteção dos pulmões, é uma expiração forçada que consegue limpar as vias aéreas de detritos e secreções. A tosse pode ser voluntária ou gerada por irritação reflexa do nariz, seio paranasal, faringe, laringe, traqueia, brônquios ou bronquíolos. A tosse eficaz exige a habilidade para (1) inspirar até quase a capacidade pulmonar total, (2) fechar e abrir a glote e (3) contrair os músculos abdominais para expirar de modo forçado. A perda da capacidade de tossir, como na fraqueza neuromuscular, resulta em pouca remoção de secreções e predispõe à atelectasia e à pneumonia.

HISTÓRIA

Tosse

A história respiratória completa inclui **início, duração e frequência** dos sintomas respiratórios (tosse, respiração ruidosa, trabalho respiratório/tolerância ao exercício, congestão nasal, produção de escarro), função de deglutição (especialmente nos lactentes) e exposição a outros com doença respiratória. É importante obter informações referentes à gravidade (hospitalizações, idas ao pronto-socorro, dias de aula perdidos) e padrão (agudo, crônico ou intermitente) dos sintomas. Para os lactentes, deve ser obtida a história alimentar, incluindo perguntas sobre tosse e engasgos com a alimentação. Os **antecedentes familiares** devem incluir perguntas sobre asma e atopia, imunodeficiências e FC. A **história ambiental** questiona a exposição a fumaça, animais de estimação e poluentes. Também pode ser relevante a história de viagens.

EXAME FÍSICO

Devem ser retiradas as roupas da metade superior do corpo da criança para que o tórax seja inspecionado, embora se deva respeitar e manter o recato para adolescentes. É ideal observar o padrão respiratório, a frequência e o trabalho respiratório enquanto a criança está calma, observando-se a forma e a simetria da parede torácica e o diâmetro anteroposterior (AP).

Qualquer fator que comprometa a mecânica respiratória provavelmente aumentará a **frequência respiratória**. No entanto, causas não respiratórias de taquipneia incluem febre, dor e ansiedade. As frequências respiratórias variam com a idade e a atividade (Tabela 133-2).

É importante observar o **padrão** respiratório e o **grau de esforço** (trabalho da respiração). Pode-se observar **hiperpneia** (aumento da profundidade da respiração) com febre, acidose metabólica, doença pulmonar e cardíaca ou ansiedade extrema. Hiperpneia sem sinais de desconforto respiratório sugere etiologia extrapulmonar (acidose metabólica, febre, dor). O aumento do trabalho respiratório pode ser descrito como inspiratório (**retrações intercostais, supraclaviculares ou subesternais**) ou expiratório (uso dos músculos abdominais para expirar ativamente). Nas crianças, o aumento do esforço inspiratório também se manifesta por **batimento das asas do nariz**. **Gemido** (expiração forçada contra uma glote parcialmente fechada) sugere desconforto respiratório, mas também pode ser manifestação de dor.

Causas de aumento do trabalho respiratório durante a inspiração incluem obstrução das vias aéreas extratorácicas (laringomalácia, crupe, estenose subglótica) e/ou diminuição da complacência pulmonar (pneumonia, edema pulmonar). O aumento do trabalho expiratório da respiração geralmente indica obstrução das vias aéreas intratorácicas (Tabela 133-2).

Tabela 133-2 | Padrões Respiratórios

PADRÃO	CARACTERÍSTICAS
Frequência normal (respirações/minuto)	Pré-termo: 40-60; termo: 30-40; 5 anos: 25; 10 anos: 20; 15 anos: 16; adulto: 12
Obstrutivo	
Leve	Redução da frequência, aumento do volume corrente, fase expiratória discretamente prolongada
Grave	Aumento da frequência, aumento do uso dos músculos acessórios, fase expiratória prolongada
Restritivo	Frequência rápida, diminuição do volume corrente
Respiração de Kussmaul	Aumento da frequência, aumento do volume corrente, respiração profunda regular; considere acidose metabólica ou cetoacidose diabética
Respiração de Cheyne-Stokes	Padrão cíclico de aumento e diminuição da respiração, interposto por apneias/hipopneias centrais; lesão do SNC, medicamentos depressores da respiração, insuficiência cardíaca, uremia (raro em crianças)
Respiração de Biot	Respiração atáxica ou periódica com esforço respiratório seguido por apneia; considere lesão do tronco encefálico ou massa na fossa posterior
Respiração agônica	Frequência baixa, volume corrente variável; considere hipóxia, choque, sepse ou asfixia

SNC, sistema nervoso central.

Estridor é um som áspero causado por uma via aérea extratorácica parcialmente obstruída, mais comumente observado na inspiração. **Sibilos** são produzidos por obstrução parcial das vias aéreas inferiores, mais comumente observados durante a expiração. Os sibilos podem ser monofônicos e graves (geralmente das grandes vias aéreas centrais) ou agudos e musicais (das pequenas vias aéreas periféricas). Secreções nas vias aéreas intratorácicas podem produzir sibilância, porém mais comumente resultam em sons irregulares chamados **roncos**. Líquido ou secreções em pequenas vias aéreas podem produzir sons característicos de celofane amassado (**estertores subcrepitantes e crepitantes**). Pedir à criança que respire fundo e expire de modo forçado acentuará muito os sons pulmonares anormais. A diminuição dos sons respiratórios pode ser causada por atelectasia, consolidação lobar (pneumonia), massa torácica ou um derrame pleural. A observação da frequência respiratória, do trabalho respiratório e de desvios da traqueia e de área cardíaca, bem como do movimento da parede torácica, juntamente com a percussão e a ausculta, ajudam a identificar a doença intratorácica (Tabela 133-3).

Dedos em baqueta são vistos na FC e em outras doenças pulmonares crônicas menos comuns (como a doença pulmonar intersticial). Em geral, não são vistos na asma, de modo que sua presença deve aumentar o interesse em outros diagnósticos. Os dedos em baqueta também estão presentes em doenças crônicas não pulmonares (cardíacas, gastrointestinais ou hematológicas) ou, raramente, como traço familiar.

Tabela 133-3	Sinais Físicos de Doença Pulmonar						
PROCESSO PATOLÓGICO	**DESVIO DO MEDIASTINO**	**MOVIMENTO DO TÓRAX**	**FRÊMITO VOCAL**	**PERCUSSÃO**	**SONS RESPIRATÓRIOS**	**SONS ADVENTÍCIOS**	**SINAIS VOCAIS**
Consolidação	Ausente	Reduzido sobre uma área	Aumento	Macicez	Brônquicos ou reduzidos	Ausentes ou estertores crepitantes	Egofonia* Pectorilóquia†
Broncospasmo	Ausente	Hiperexpansão com movimento limitado	Normal ou diminuído	Hipertimpanismo	Normais a diminuídos	Sibilos, estertores crepitantes	Normais a diminuídos
Atelectasia	Desvio para o lado afetado	Reduzido sobre uma área	Diminuído	Macicez	Reduzidos	Ausentes ou estertores crepitantes	Ausentes
Pneumotórax	Com pneumotórax hipertensivo: desvio para o lado oposto	Reduzido sobre o PMI	Ausente	Timpanismo	Ausentes	Ausentes	Ausentes
Derrame pleural	Desvio para o lado oposto	Reduzido sobre uma área	Ausente ou reduzido	Macicez	Ausentes	Egofonia, atrito pleural	Abafados
Processo intersticial	Ausente	Reduzido	Normal ou aumentado	Normal	Normais	Estertores inspiratórios	Ausentes

Adaptada de Andreoli TE, Bennett JC, Carpenter CJ, et al, editors: Cecil Essentials of Medicine, ed 4, Philadelphia, 1997, WB Saunders, p 115.
PMI, Ponto de máximo impulso.
* Na egofonia, o "i" soa como "ê" (pode ser sinal de consolidação, mas também se associa a derrames pleurais de tamanho moderado).
† Na pectorilóquia, os sons das palavras/voz são mais claros no local afetado (associa-se à consolidação e a lesões cavitárias).

A **tosse** resulta da estimulação dos receptores irritantes na mucosa das vias aéreas. A tosse aguda, em geral, associa-se a infecções respiratórias ou à exposição a irritantes (fumaça) e desaparece com a resolução da infecção ou se a exposição for eliminada. As características da tosse e as circunstâncias sob as quais ocorre a tosse ajudam a determinar a causa. Início súbito depois de um episódio de engasgamento sugere aspiração de corpo estranho. Tosse matinal pode ser causada pelo acúmulo de secreções excessivas durante a noite por sinusite, rinite alérgica ou inflamatória brônquica. Tosse noturna é característica da asma e também pode ser causada pela doença do refluxo gastroesofágico. Tosse exacerbada por decúbito dorsal pode ser causada por gotejamento pós-nasal, sinusite, rinite alérgica ou refluxo. Tosse recorrente com o exercício é sugestiva de asma/broncospasmo induzido pelo exercício. Ocorre tosse repetitiva em *staccato* nas infecções por clamídia em lactentes. Uma tosse áspera, aguda, soando como o ruído de uma foca, sugere crupe, traqueomalácia ou tosse psicogênica (hábito). Esta última, mais comum em adolescentes, desaparece durante o sono. Crianças mais novas podem desenvolver uma tosse por hábito de limpar a garganta, que também desaparece durante o sono.

A **tosse crônica** é definida como tosse diária com duração superior a 3 semanas. As causas comuns de tosse crônica são asma, gotejamento pós-nasal (rinite alérgica, sinusite) e síndromes das tosses pós-infecciosas. Também pode ser causada por doença do refluxo gastroesofágico, disfunção da deglutição (lactentes), anormalidades anatômicas (fístula traqueoesofágica, traqueomalácia) e infecção crônica. Tosse persistente também pode ser causada por exposição a irritantes (cigarro e fumaça de fogão a lenha) ou aspiração de corpo estranho ou ainda pode ter origem psicogênica.

Durante os primeiros anos de vida, as crianças apresentam frequentes infecções respiratórias virais, especialmente se tiverem muitos irmãos mais velhos ou se frequentarem creches ou a pré-escola. A tosse que se resolve prontamente e se associa claramente com uma infecção viral não exige maior investigação diagnóstica. No entanto, tosse que persiste por mais de 3 semanas justifica uma melhor avaliação.

MEDIDAS DE DIAGNÓSTICO
Técnicas para Imagens

As **radiografias de tórax** são úteis para avaliar doença respiratória em crianças. Além de determinar anormalidades pulmonares, fornecem informações sobre o tórax ósseo (anormalidades costais ou vertebrais), o coração (cardiomegalia, derrame pericárdico) e grandes vasos (arco aórtico direito/anéis vasculares, incisuras costais). As radiografias de tórax devem ser pedidas nas projeções posteroanterior (PA) e em perfil e, se possível, após uma inspiração completa. A estimativa de hiperinsuflação pulmonar com base em uma única projeção PA não é confiável; diafragma plano e aumento do diâmetro AP na projeção em perfil são indicadores melhores de hiperinsuflação. A aglomeração dos vasos sanguíneos com uma inspiração fraca pode ser interpretada erradamente como aumento da trama ou infiltrados. Pregas cutâneas externas, rotação e movimento podem produzir imagens distorcidas ou indistintas. As imagens em expiração e a fluoroscopia podem detectar obstrução brônquica parcial causada por um corpo estranho aspirado, o que resulta em hiperinsuflação regional, porque o pulmão ou lobo afetado não desinfla com a expiração. A fluoroscopia também pode ser usada para avaliar o movimento do diafragma.

Um **esofagograma baritado** pode ser valioso para diagnosticar transtornos da deglutição (disfagia) e a motilidade esofágica, anéis vasculares (compressão esofágica), fístulas traqueoesofágicas e, em menor escala, refluxo gastroesofágico. Ao avaliar uma fístula traqueoesofágica, o material de contraste precisa ser instilado sob pressão por meio de um cateter com a ponta distal situada no esôfago (Cap. 128). A **tomografia computadorizada (TC) do tórax** é o exame por imagem de escolha para avaliar massas pleurais, bronquiectasia e lesões do mediastino, bem como para diferenciar lesões pleurais das parenquimatosas. As TCs com contraste intravenoso fornecem excelentes informações sobre a vasculatura pulmonar e os grandes vasos, e podem detectar embolia pulmonar. A TC de alta resolução é usada para avaliar o parênquima pulmonar (malformações pulmonares congênitas, doença pulmonar intersticial) e as vias aéreas (bronquiectasia). A velocidade dos atuais *scanners* de TC torna possível estudar a maioria das crianças sem sedá-las. No entanto, pode ser necessária a sedação em lactentes e crianças de 1 a 2 anos para diminuir os artefatos de movimento. A **ressonância nuclear magnética (RNM)**, útil para visualizar a anatomia cardíaca e dos grandes vasos, é menos útil na avaliação de lesões do parênquima pulmonar.

A **ultrassonografia** pode ser usada para avaliar algumas massas intratorácicas, e é o procedimento de imagem indicado para avaliar derrame parapneumônico/empiema. É útil para avaliar o movimento diafragmático em crianças pequenas.

Medidas das Trocas Gasosas Respiratórias

Uma **gasometria arterial** realizada apropriadamente fornece informações sobre a eficácia da oxigenação e da ventilação. No entanto, as amostras arteriais são mais difíceis de obter, de modo que se usam mais comumente amostras capilares e do sangue venoso. A Pco_2 de uma amostra capilar é semelhante à do sangue arterial. A Pco_2 de amostras venosas é aproximadamente 6 mm de Hg mais alta do que a Pco_2 arterial. A proporção da concentração de bicarbonato no sangue para a Pco_2 determina o pH. Amostras capilares ou venosas não devem ser usadas para avaliar a oxigenação.

Existem causas respiratórias e metabólicas de acidose (Cap. 37). Na presença de uma alcalose ou acidose, pode ocorrer compensação respiratória (alteração da Pco_2 para manter um pH normal) em minutos, mas a compensação renal (alteração do nível de bicarbonato no sangue) pode não ser completa por vários dias. Lembre-se de que a compensação respiratória e a metabólica são incompletas, de modo que o pH permanecerá no lado da agressão primária (seja acidose ou alcalose).

A **oximetria de pulso** mede a saturação de O_2 da hemoglobina, medindo a absorção de sangue de dois ou mais comprimentos de onda de luz. Não é invasiva, é fácil de usar e confiável. Por causa da forma da curva de dissociação da oxi-hemoglobina, a saturação de O_2 não aumenta muito até que a Po_2 chegue a aproximadamente 60 mmHg. A oximetria de pulso pode não refletir precisamente a verdadeira saturação de O_2 quando está presente hemoglobina anormal (carboxi-hemoglobina, metemoglobina), quando a perfusão for baixa ou se não passar luz pelo fotodetector (esmalte de unhas).

A medida da Pco_2 é efetuada mais confiavelmente por gasometria. No entanto, existem monitores não invasivos que registram a Pco_2 expirada (**CO_2 do final do volume corrente**), que é representativa da Pco_2 alveolar. As medidas da Pco_2 do final do volume corrente são usadas mais comumente em pacientes intubados e ventilados mecanicamente, mas alguns aparelhos podem medir a Pco_2 nas narinas. Podem ser usados **eletrodos transcutâneos** para monitorar a Pco_2 e a Po_2 na superfície da pele, porém são menos precisos. As técnicas não invasivas de medida de CO_2 se adaptam melhor para detectar tendências, e não para fornecer valores absolutos.

Testes de Função Pulmonar

A medida dos volumes pulmonares e do fluxo de ar usando **espirometria** é importante para avaliar doença pulmonar. O paciente inspira até a CPT e depois expira de modo forçado até não poder ser mais expelido o ar. Durante a manobra expiratória forçada, medem-se a capacidade vital forçada (**CVF**), o volume expiratório forçado (**VEF**), o volume expiratório forçado no primeiro segundo (**VEF1**) e o **fluxo expiratório forçado** (**FEF**). Estes são comparados aos valores preditos com base na idade, gênero e raça do paciente, porém dependem mais da estatura. Crianças acima de 6 anos podem realizar espirometria. Os testes de função pulmonar em lactentes são possíveis usando sedação e equipamento sofisticado.

A resistência das vias aéreas, CRF e VR não podem ser medidos com espirometria e exigem outras técnicas, como a **pletismografia corporal**. A diluição do hélio também pode medir a CPT e o VR, determinando a magnitude da diluição do hélio inalado no ar no interior do pulmão, mas pode subestimar o ar que fica preso.

Resultados anormais nos testes de função pulmonar podem ser usados para categorizar a **doença obstrutiva das vias aéreas** (baixos fluxos e aumento do VR e da CRF) ou um **defeito restritivo** (baixa CVF e CPT com preservação relativa dos fluxos e CRF). Quando o VEF_1 e os fluxos diminuem em maior escala do que a CVF, então é provável uma obstrução das vias aéreas; entretanto, uma diminuição proporcional de CVF, VEF_1 e baixos fluxos sugerem um defeito pulmonar restritivo. A média do fluxo expiratório médio (**FEF25-75%**) é medida mais sensível de doença das pequenas vias aéreas do que o VEF_1, mas também é mais variável. Os testes de função pulmonar podem detectar obstrução reversível das vias aéreas característica da asma, com melhora significativa do VEF_1 (>12-15%) ou do $FEF_{25-75\%}$ (>25%) após inalação de um broncodilatador. A espirometria também é útil para o controle longitudinal do paciente. O **pico de fluxo expiratório** (**PFE**) pode ser obtido com um aparelho manual simples e pode ser útil para monitoramento domiciliar de crianças mais velhas com asma. No entanto, é altamente dependente do esforço do paciente, e os valores precisam ser interpretados com cautela. Os **testes de desafio inalatório** usando metacolina, histamina ou ar frio e seco são usados para avaliar a hiper-reatividade das vias aéreas, mas exigem equipamento sofisticado e perícia especial, devendo ser realizados somente em um laboratório de função pulmonar com técnicos experientes.

Avaliação Endoscópica das Vias Aéreas

A avaliação endoscópica das vias aéreas superiores (**rinofaringoscopia**) é realizada com um rinofaringoscópio de fibra óptica flexível para avaliar o tamanho das adenoides, a patência das vias nasais e as anormalidades da glote. É especialmente útil para avaliar estridor e movimento/função das cordas vocais e não exige sedação. A avaliação endoscópica do espaço subglótico e das vias aéreas intratorácicas pode ser feita com um broncoscópico flexível ou rígido sob anestesia. A **broncoscopia** é útil para identificar anormalidades das vias aéreas (estenose, malácia, lesões endobrônquicas, secreções excessivas) e para obter amostras das vias aéreas para cultura (lavagem broncoalveolar), especialmente em pacientes imunocomprometidos. A broncoscopia rígida é o método de escolha para remover corpos estranhos das vias aéreas e realizar outras intervenções, e a broncoscopia flexível é mais útil como ferramenta de diagnóstico e para obter culturas das vias aéreas inferiores. Raramente são realizadas biópsias transbrônquicas em crianças. Existem poucas contraindicações absolutas à broncoscopia. As contraindicações relativas incluem diáteses hemorrágicas, trombocitopenia (< 50.000/cm^3) e condições clínicas em que o paciente esteja instável demais para tolerar o procedimento.

Exame do Escarro

Amostras de escarro podem ser úteis para avaliar infecções do trato respiratório inferior, mas são difíceis de obter em crianças pequenas. Além disso, um espécime expectorado pode não fornecer amostra representativa das secreções das vias aéreas inferiores. Espécimes contendo grande número de células epiteliais escamosas não são das vias aéreas inferiores ou estão intensamente contaminadas com secreções das vias aéreas superiores e podem produzir resultados enganosos. O escarro, em pacientes com infecções bacterianas do trato respiratório inferior, costuma conter leucócitos polimorfonucleares e um microrganismo predominante em cultura. Se não for possível obter o escarro, então podem ser usados espécimes de lavagem broncoalveolar para o diagnóstico microbiológico em situações selecionadas. Nos pacientes com FC que não conseguem produzir escarro, são frequentemente usadas culturas de orofaringe especialmente processadas como substitutas para as culturas das vias aéreas inferiores.

Biópsia de Pulmão

Quando métodos menos invasivos falham em fornecer diagnósticos em pacientes com doença pulmonar, pode ser necessária uma biópsia de pulmão. Preocupação com doença pulmonar intersticial da infância, infecção atípica (especialmente em hospedeiro imunocomprometido) e avaliação de massa/malformação são as indicações mais comuns para biópsia. A biópsia com agulha guiada por TC realizada por um radiologista intervencionista é opção, se for suficiente uma histologia limitada, e se a lesão for passível de abordagem percutânea (p. ex., nódulos fúngicos). Um **procedimento toracoscópico** ou uma **toracotomia** é preferível se for desejada uma avaliação histológica minuciosa. A toracotomia permite que o cirurgião inspecione ou palpe o pulmão, o que auxilia a escolher o melhor local para biópsia, mas é mais invasiva do que a toracoscopia. Na maioria dos casos, lactentes e crianças toleram bem a biópsia de pulmão.

MEDIDAS TERAPÊUTICAS
Administração de Oxigênio

Qualquer criança em desconforto respiratório deve ser tratada com **oxigênio suplementar** para manter níveis normais de saturação de O_2. Para administração de O_2 por longo prazo, uma **cânula nasal** é o dispositivo mais amplamente usado, pois possibilita que os pacientes comam e falem sem impedimentos trazidos pelo sistema de oferta de O_2. Embora a cânula nasal seja o modo mais fácil de fornecer O_2 suplementar, a fração real de oxigênio inspirado (**FiO2**) oferecida ao paciente pode ser muito variável e afetada pelo tamanho da criança e por seu padrão respiratório. A **cânula nasal de alto fluxo** (CNAF) permite que o prestador do atendimento ofereça mais confortavelmente fluxos mais altos, ao mesmo tempo controlando a FiO_2, e agora é amplamente usada em recém-nascidos como alternativa à pressão positiva não invasiva. O O_2 suplementar também pode ser oferecido por vários sistemas de máscaras faciais, que variam da máscara facial simples, que pode fornecer 30 a 40% de O_2, à máscara sem reinalação com reservatório que pode fornecer O_2 quase a 100%.

A concentração do O_2 administrado deve ser alta o suficiente para aliviar a hipoxemia. A saturação de O_2 *aceitável* depende do paciente e da situação clínica. Em geral, o O_2 suplementar deve ser administrado para obter uma meta de nível de saturação acima de 90%. A saturação normal de oxigênio é maior do que 95%. É desnecessário alcançar 100% de saturação, especialmente se isso exigir níveis potencialmente tóxicos de O_2 inspirado por períodos de tempo prolongados.

Concentrações de O_2 inspirado abaixo de 40% geralmente são seguras para uso por longo prazo. Os pacientes que precisam de O_2 suplementar devem ser monitorados com oximetria de pulso, intermitente ou continuamente, ou com medidas da Po_2 por gasometria arterial, para permitir a titulação à concentração mais baixa possível de O_2.

Terapia com Aerossol

É possível fazer chegar agentes terapêuticos ao trato respiratório inferior por inalação de formas de aerossol dos agentes, por meio de **inalador de pó seco** (DPI), **inalador dosimetrado** (MDI) ou **nebulizador**. Todos esses dispositivos se destinam a gerar partículas relativamente pequenas que podem se desviar da ação de filtração das vias aéreas superiores e serem depositadas nas vias aéreas inferiores. Muitos fatores influenciam a deposição dos medicamentos, incluindo a técnica do paciente, o dispositivo usado, a idade da criança e o padrão respiratório. Os nebulizadores devem ser usados com máscara facial (lactentes) ou bucal (crianças e adolescentes) para minimizar a perda de medicamento para o ar ambiente. Existem câmaras de contenção plásticas (**espaçadores**) para todas as idades e devem ser sempre usadas com os MDIs. Os inaladores de pó seco exigem uma única inalação profunda e rápida para a oferta ideal do medicamento, o que é difícil para crianças com menos de 6 anos. Os MDIs e nebulizadores são igualmente efetivos para oferecer medicações somente se a técnica for correta; portanto, é importante rever isso frequente e cuidadosamente com as famílias.

Fisioterapia Torácica e Técnicas de Remoção de Secreções

Quando processos patológicos comprometem a remoção das secreções pulmonares, técnicas de remoção de secreções das vias aéreas podem ajudar a manter a patência dessas vias. Um método é a **percussão torácica**, que movimenta as secreções em direção às vias aéreas centrais, das quais podem ser expectoradas. A **fisioterapia torácica** também pode ser realizada efetivamente com dispositivos manuais que geram pressão retrógrada expiratória e vibração (**TheraPEP,** *Flutter* e **Acapella**) e **coletes pneumáticos**. A fisioterapia torácica é mais benéfica em crianças com secreções crônicas nas vias aéreas, especialmente aquelas com FC. As crianças que são fracas demais para gerar uma tosse efetiva se beneficiam do uso de um dispositivo de assistência mecânica à tosse, usado juntamente com a fisioterapia torácica. Esta não é benéfica, em geral, para pacientes com asma ou pneumonia, e sua efetividade em pacientes com atelectasia não foi claramente estabelecida.

Intubação

Se as vias aéreas superiores estiverem obstruídas ou for necessária ventilação mecânica, poderá ser preciso fornecer ao paciente uma **via aérea artificial**. Isso é mais bem feito colocando-se uma cânula endotraqueal através da boca ou do nariz, dirigindo-se à traqueia (**intubação**). A intubação altera a fisiologia do trato respiratório de muitos modos, nem todos os quais são benéficos. Interfere com a umidificação, o aquecimento e a filtração do ar inspirado e impede a fonação. A intubação também estimula a produção de secreção. No entanto, na insuficiência respiratória aguda/iminente, a intubação com uma cânula endotraqueal salva a vida.

As **cânulas endotraqueais** podem danificar a laringe e as vias aéreas se não forem do tamanho apropriado e não forem mantidas cuidadosamente. O anel cricoide é o segmento mais estreito da via aérea de uma criança, sendo completamente circundado por cartilagem, tornando-o vulnerável ao dano que possa levar à estenose subglótica. Se a pressão criada pela cânula contra a mucosa da via aérea exceder a pressão de enchimento capilar (aproximadamente 35 cm H_2O) desenvolve-se isquemia da mucosa, levando à necrose. Portanto, deve ser mantido um pequeno vazamento de ar em torno da cânula endotraqueal para minimizar o risco de dano à mucosa.

As vias aéreas artificiais precisam ser mantidas sem secreções, pois a obstrução com um tampão de muco pode ser fatal. Proporcionar umidificação adequada do ar inspirado e aspiração apropriada da cânula reduz a probabilidade de oclusão por secreções. Além das cânulas endotraqueais, a **máscara laríngea** (**ML**) pode ser usada na ventilação mecânica. Esse dispositivo consiste em um tubo com máscara macia na extremidade distal, colocada sobre a laringe, criando uma vedação sem a traqueia ser instrumentada. Embora menos invasiva a ML é menos segura, portanto, em geral, limita-se à anestesia para procedimentos.

Traqueostomia

A traqueostomia é a colocação cirúrgica de uma via aérea artificial na traqueia abaixo da laringe. Se for antecipada uma intubação prolongada, poderá ser usada a traqueostomia eletiva para impedir trauma laríngeo, prevenir o perigo da extubação acidental, aumentar o conforto do paciente e facilitar os cuidados de enfermagem. Não existem diretrizes claras sobre quanto tempo os pacientes podem ser intubados sem sofrer dano das vias aéreas ou quando está indicada uma traqueostomia.

As crianças com obstrução crônica grave das vias aéreas superiores ou que precisem de ventilação mecânica por longo tempo podem se beneficiar das traqueostomias. Como o tubo de traqueostomia impossibilita a capacidade de fonar e se comunicar, a criança precisa ser monitorada cuidadosamente o tempo todo. Como com as cânulas endotraqueais, os tubos de traqueostomia precisam ser mantidos livres de secreções. A oclusão do tubo ou o desalojamento acidental do tubo pode ser fatal. Muitas crianças com tubos de traqueostomia podem ser cuidadas em casa, uma vez que os cuidadores sejam bem treinados e adequadamente equipados.

Ventilação Mecânica

Os pacientes que não conseguirem manter trocas gasosas adequadas podem precisar de ventilação mecânica. A maioria das modalidades de ventilação mecânica envolve insuflar os pulmões com ar usando pressão positiva. A fase inspiratória é ativa (o ar é empurrado para dentro), e a expiração é passiva.

A **ventilação com pressão positiva** frequentemente exige uma via aérea artificial, embora possa ser oferecida de modo *não invasivo* por meio de máscaras nasais apertadas ou máscaras faciais completas. A **ventilação não invasiva** é particularmente útil em pacientes com apneia do sono obstrutiva e doença neuromuscular que precisam de suporte somente parte do dia, mas também pode ser usada para auxiliar a ventilação continuamente para pacientes com insuficiência respiratória aguda por várias causas.

Nenhum método de ventilação mecânica verdadeiramente simula a respiração natural. Todos os métodos têm suas desvantagens e complicações. A pressão positiva é transmitida ao tórax inteiro e pode impedir o retorno venoso ao coração durante a inspiração. As vias aéreas e o parênquima pulmonar podem ser lesados por pressões de insuflação e altas concentrações de O_2 inspirado. Em geral, as pressões de insuflação devem ser limitadas àquelas necessárias para proporcionar a expansão pulmonar suficiente para a ventilação adequada e a prevenção de atelectasia. Os ventiladores ciclados com a pressão e os ciclados com o volume (ventilação convencional) são as modalidades mais amplamente usadas em pediatria; entretanto, a ventilação com jatos de alta frequência e a ventilação oscilatória de alta frequência são usadas muitas vezes em neonatologia e podem ser usadas em pacientes com pneumopatia grave em quem a ventilação mecânica convencional tenha falhado.

Capítulo 134
CONTROLE DA RESPIRAÇÃO

CONTROLE DA VENTILAÇÃO

A ventilação é controlada primariamente por **quimiorreceptores centrais** localizados no bulbo, os quais respondem aos níveis intracelulares de pH e de Pco_2 (Fig. 134-1). Em menor escala, a ventilação é modulada por **receptores periféricos** localizados na carótida e corpos aórticos, os quais respondem predominantemente à Po_2. Os receptores centrais são muito sensíveis. Pequenas alterações agudas da $Paco_2$ normalmente resultam em alterações significativas da **ventilação-minuto**. Quando a Pco_2 se eleva cronicamente, o pH intracelular retorna aos níveis normais por causa de aumentos compensatórios do nível de bicarbonato, e o impulso ventilatório não aumenta. Os receptores periféricos não estimulam a ventilação até que a Pao_2 diminua para aproximadamente 60 mmHg. Esses receptores se tornam importantes nos pacientes com elevação crônica da $Paco_2$, que podem ter uma resposta ventilatória ao CO_2 neutralizada.

As eferências do centro respiratório central também são moduladas por mecanismos reflexos. A insuflação completa dos pulmões inibe temporariamente o esforço inspiratório nos lactentes (**reflexo de Hering-Breuer**) por meio de fibras aferentes vagais. Outros reflexos das vias respiratórias e músculos intercostais podem influenciar a profundidade e a frequência dos esforços respiratórios (Fig. 134-1).

TRANSTORNOS DO CONTROLE DA RESPIRAÇÃO
Eventos Agudos Potencialmente Letais
Etiologia

Define-se um evento agudo potencialmente letal (EAPL) como qualquer alteração inesperada e assustadora da condição geral,

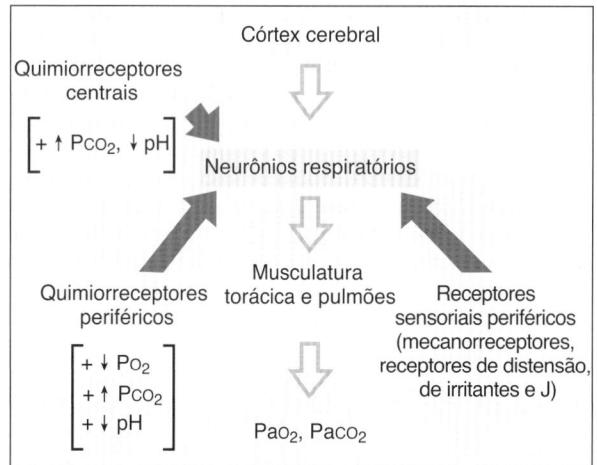

Figura 134-1 Representação esquemática do sistema de controle respiratório. Os neurônios respiratórios no tronco encefálico recebem informações dos quimiorreceptores, dos receptores sensoriais periféricos e do córtex cerebral. Essas informações são integradas, e a eferência neural resultante é transmitida aos diafragmas e aos pulmões. O sinal denota estimulação do receptor. (*De Andreoli TE, Bennett JC, Carpenter CJ, et al, editors: Cecil Essentials of Medicine, ed 4, Philadelphia, 1997, WB Saunders, p 171.*))

caracterizada por apneia, alteração da cor (geralmente cianose ou palidez), fraqueza súbita, sufocamento ou engasgos. A incidência de tais eventos é de 0,05 a 1%. As causas específicas podem ser identificadas em mais de 50% dos casos. Refluxo gastroesofágico e laringospasmo são as causas mais comuns de EAPL e se associam a vômitos, sufocamento ou engasgo. Causas no sistema nervoso central (SNC) (p. ex., crises convulsivas, crises de perda de fôlego, hemorragia intracraniana por trauma acidental ou não acidental) são responsáveis por aproximadamente 15% dos casos, e eventos cardiovasculares e desequilíbrios metabólicos são responsáveis por porcentagens menores. Infecção aguda por vírus respiratórios (vírus sincicial respiratório [VSR] e outros), coqueluche e infecções bacterianas graves (sepse, meningite) também podem causar apneia em lactentes.

Estudos Diagnósticos

Na maioria dos casos, uma história cuidadosa pode levar a um diagnóstico correto. As perguntas devem incluir história de parto prematuro, apneia prévia, nível de consciência na ocasião do evento, presença ou ausência de esforço respiratório, fraqueza ou rigidez, movimentos clônicos (crise convulsiva), história alimentar, doenças intercorrentes, qualquer trauma e situação social da família. O exame físico deve enfocar contusões e trauma, a condição neurológica e geral do lactente, estado nutricional, padrão respiratório e condições cardíacas. A avaliação laboratorial pode incluir os eletrólitos no sangue, glicemia, ureia, creatinina, hemoglobina, hematócrito, leucograma, radiografia de tórax e gasometria. Devem ser pedidos testes para vírus respiratórios e coqueluche em pacientes com evidências de infecção respiratória. Se houver suspeita de refluxo gastroesofágico, um estudo baritado ou sonda de pH pode ser útil. O monitoramento cardiorrespiratório por 12 a 24 horas em hospital pode fornecer informações sobre os padrões respiratórios e cardíacos e dificuldades alimentares (sufocamento, engasgos, vômitos); dar tempo par obter mais história e avaliar a situação domiciliar; amenizar a ansiedade dos pais. Exames úteis para determinar causas no SNC incluem tomografia computadorizada (TC) do crânio, ressonância nuclear magnética do cérebro e um eletroencefalograma (EEG) (para crises convulsivas).

Tratamento e Prevenção

Não existem recomendações convencionais para quando deva ser prescrito monitoramento domiciliar. A polissonografia não é útil para prever quais crianças com EAPLs têm probabilidade de evoluir para a síndrome da morte súbita infantil (SMSI). A chave para a prevenção de futuros eventos é identificar a causa subjacente e tratá-la. Recomenda-se ensinar os pais do lactente a fazer ressuscitação cardiorrespiratória (RCR) e tentar amenizar a ansiedade que cerca o evento.

Síndrome da Morte Súbita Infantil
Etiologia e Epidemiologia

A SMSI é definida como **óbito inesperado** de um lactente com menos de 1 ano, no qual a causa permanece sem explicação depois de uma autópsia, investigação da cena do óbito e análise da história clínica. O risco de SMSI é mais alto em prematuros e lactente com baixo peso ao nascimento, lactentes cujas mães têm baixa condição socioeconômica e são tabagistas, lactentes negros e índios, e em lactentes cujas mães fazem uso abusivo de drogas. O risco de SMSI aumenta 3 a 5 vezes em irmãos de lactentes que morreram de SMSI e é mais alto durante o inverno. A SMSI é rara antes de 4 semanas ou depois dos 6 meses de idade, sendo mais comum entre os 2 e 4 meses. A incidência de SMSI tem diminuído consideravelmente desde a década de 1980.

Têm sido propostos vários mecanismos não comprovados para explicar a SMSI. Esta se associa ao decúbito ventral durante o sono, especialmente em berços fofos. A posição em decúbito dorsal amplamente preconizada para dormir explica, em parte, a diminuição da incidência de SMSI durante as últimas duas décadas. As teorias atuais para uma predisposição à SMSI incluem anormalidades celulares no tronco encefálico, e atraso de maturação relacionado com o controle neural ou cardiorrespiratório. Uma parte dos óbitos por SMSI pode ser causada por prolongamento do intervalo Q-T, controle anormal da respiração pelo SNC e reinalação de CO_2 por dormir com a face para baixo (especialmente em camas fofas).

Diagnóstico Diferencial

Ver diagnóstico diferencial de SMSI na Tabela 134-1.

Prevenção

Tem havido significativo declínio da SMSI com o **programa do decúbito dorsal para dormir** (*back-to-sleep program*) e evitando berços fofos. Desse modo, todos os pais devem ser instruídos a colocar seus filhos em decúbito dorsal, a menos que existam contraindicações médicas. Devem ser evitadas todas as camas

Tabela 134-1	Diagnóstico Diferencial da Síndrome da Morte Súbita Infantil
DOENÇA INFECCIOSA	
Infecção fulminante[*,†]	
Botulismo infantil[*]	
NEUROLÓGICA	
Transtorno epiléptico[†]	
Tumor cerebral[*]	
Hemorragia intracraniana por trauma acidental ou não acidental[*,‡]	
Intoxicação medicamentosa[‡]	
METABÓLICA	
Hipoglicemia[†]	
Deficiência de acil-coenzima A desidrogenase de cadeia média[‡]	
Deficiência de carnitina[*,‡]	
Defeito no ciclo da ureia[‡]	
RESPIRATÓRIA	
Laringospasmo	
Sufocamento acidental[†]	
Hemossiderose/síndrome da hemorragia pulmonar	
CARDIOVASCULAR	
Arritmia cardíaca	
GASTROINTESTINAL	
Refluxo gastroesofágico[*,‡]	
Volvo do intestino médio/choque[*]	

[*] Óbvios ou suspeitos na autópsia.
[†] Relativamente comuns
[‡] Necessário teste diagnóstico.

fofas, e os pais que compartilham o leito com os lactentes devem ser aconselhados sobre os seus riscos. Recomenda-se diminuir o tabagismo materno durante e depois da gravidez.

Apneia
Etiologia

Define-se apneia como o cessar do fluxo de ar por falta de esforço respiratório (**apneia central**) ou por obstrução das vias aéreas superiores (**apneia obstrutiva**). A apneia central com duração inferior a 10 segundos é comum em lactentes saudáveis e pode estar presente em crianças normais durante o sono, especialmente depois de uma respiração suspirada. Pausas centrais que durem 15 a 20 segundos são consideradas anormais. A apneia central é mais comum em lactente, e a apneia obstrutiva, especialmente durante o sono, é mais comum nas crianças com mais idade.

Os lactentes prematuros podem ter **apneia da prematuridade**, que consiste em episódios apneicos recorrentes muitas vezes de origem central, embora possam ser mistas por mecanismo central/obstrutivo. A apneia da prematuridade deve se resolver por volta das 44 semanas de idade pós-concepcional. Lactentes de mais idade e crianças com apneia justificam investigação minuciosa (Tabela 134-2).

Apneia central fora da fase de lactente é uma ocorrência rara e pode ser primária ou secundária. As causas secundárias de hipoventilação central, que são mais comuns, incluem medicamentos que comprometem o impulso respiratório central (narcóticos), hipertensão intracraniana, tumores no SNC, mielomeningocele e/ou malformação de Arnold-Chiari e transtornos mitocondriais/metabólicos. As síndromes genéticas associadas ao controle respiratório central anormal e a atrasos do desenvolvimento incluem as síndromes de Rett, Joubert e Prader-Willi, bem como esclerose tuberosa.

A síndrome da hipoventilação central congênita (**SHCC**) é um transtorno genético raro, no qual existe profunda perda do controle respiratório durante o sono, levando à apneia central, hipercarbia e hipoxemia. A maioria dos pacientes com SHCC tem um defeito no gene ***PHOX2B***, necessário para o desenvolvimento da divisão autônoma do sistema nervoso. A maioria dos lactentes com SHCC tem dificuldades respiratórias nas primeiras semanas de vida, embora também possam apresentar o mesmo quadro mais tarde quando crianças. A SHCC se associa a um aumento do risco de doença de Hirschsprung e tumores da crista neural (neuroblastoma).

A **síndrome da apneia do sono obstrutiva** (**ASO**), que afeta 2 a 3% dos pré-escolares e tem pico de prevalência com 2 a 8 anos, é causada pela obstrução completa ou parcial das vias aéreas superiores durante o sono. Apresenta-se como episódios de pausas respiratórias, respiração agônica e sono agitado, podendo resultar em hipóxia e hipercarbia. As crianças podem ter dificuldade para acordar pela manhã, sonolência diurna, alterações de comportamento, mau desempenho escolar e pouco crescimento somático em decorrência da má qualidade do sono. Hipóxia ou hipercarbia noturna pode levar a cefaleias matinais e, em casos graves, à hipertensão pulmonar e *cor pulmonale*. A hipertrofia adenotonsilar é a causa mais comum de ASO em pré-escolares, mas outros fatores de risco para ASO incluem obesidade, malformações craniofaciais (sequência de Pierre Robin, trissomia 21), glossoptose e doenças neuromusculares. Nem todas as crianças que roncam têm ASO, e nem todas as crianças com ASO roncam. Muitos pré-escolares com ASO não têm os achados clássicos de sonolência diurna e respiração agônica; sono agitado, problemas comportamentais e falta de atenção/hiperatividade são muito mais comuns. Desse modo, quando há dúvidas sobre o diagnóstico, este deve ser confirmado com uma polissonografia.

A **polissonografia** (PSG) é o único teste definitivo para avaliação de apneia do sono obstrutiva e central. Envolve registro contínuo do EEG e eletro-oculograma para estadiamento do sono, fluxo de ar e pressão oronasal, roncos audíveis, excursão da parede torácica e abdominal, eletromiografia dos membros inferiores e do mento, eletrocardiograma, oximetria de pulso e capnografia. A pontuação medida em uma PSG é o **índice de apneia-hipopneia** (IAH) ou o número de vezes, em uma hora de sono, que a criança parou ou reduziu o fluxo de ar com magnitude significativa a ponto de afetar negativamente a ventilação ou o estágio do sono. Um IAH inferior a 1 é a norma em geral aceita para pacientes pediátricos, embora a decisão de tratar frequentemente dependa da intensidade do comprometimento diurno. O IAH medido geralmente é pior no sono de movimentos oculares rápidos (REM) e quando a criança está em decúbito dorsal, de modo que um estudo ideal capta todos os estágios do sono e suas posições.

Tabela 134-2 | Categorias de Apneia

DOENÇA	EXEMPLO(S)	MECANISMO	SINAIS	TRATAMENTO
Apneia da prematuridade	Prematuro (< 36 sem.)	Controle central, obstrução das vias aéreas superiores	Apneia, bradicardia	Cafeína, HFNC, CPAP, intubação
Apneia central/hipoventilação	SHCC, malformação de Arnold-Chiari	Controle central anormal	Apneia	Ventilação mecânica
Apneia do sono obstrutiva	Obesidade, hipertrofia adenotonsilar, sequência de Pierre Robin, síndrome de Down, paralisia cerebral	Obstrução das vias aéreas por excesso de tecido, perda do tono faríngeo ou variação anatômica	Roncos, sono agitado, enurese, mau desempenho escolar, problemas de comportamento, respiração bucal	Adenotonsilectomia, CPAP ou BiPAP, uvulovelopastia, traqueostomia
Crises de perda de fôlego	Idade < 3 anos; fica cianótico depois de chorar; pode ter síncope	Apneia expiratória prolongada; crises anóxicas reflexas	Cianose, síncope, breves movimentos tônico-clônicos depois da cianose	Tranquilização; condição é autolimitada. É preciso excluir transtorno epiléptico

BiPAP, pressão positiva em dois níveis nas vias aéreas; *SHCC*, síndrome da hipoventilação central congênita; *CPAP*, pressão positiva contínua nas vias aéreas; *HFNC*, cânula nasal de alto fluxo.

O tratamento da ASO se inicia com a determinação da existência de benefício para a criança em uma adenoidectomia com ou sem tonsilectomia. Se a intervenção cirúrgica não for indicada ou falhar em amenizar o problema, então o uso de pressão positiva contínua nas vias aéreas (**CPAP**) ou pressão positiva em dois níveis nas vias aéreas (**BiPAP**) por meio de interfaces nasais pode distender as vias aéreas superiores durante o sono. Isso exige máscara nasal com uma adaptação firme, o que pode não ser bem tolerado nos pré-escolares. Oxigênio suplementar pode neutralizar a hipoxemia nos casos mais leves de ASO, mas não altera a obstrução e a fragmentação do sono. Em casos extremos, especialmente naqueles associados a anormalidades craniofaciais ou hipotonia, pode ser indicada uma traqueostomia.

Capítulo 135

OBSTRUÇÃO DAS VIAS AÉREAS SUPERIORES

ETIOLOGIA

A obstrução das vias aéreas superiores (OVAS), definida como o bloqueio de qualquer parte das vias aéreas localizadas acima da via de entrada torácica, varia da obstrução nasal pelo resfriado comum à obstrução da laringe ou da parte superior da traqueia (espaço subglótico) potencialmente letal. Nas crianças, a obstrução nasal é geralmente mais um incômodo do que um perigo porque a boca serve como via aérea, mas pode ser um problema sério para os recém-nascidos, que respiram predominantemente pelo nariz. O diagnóstico diferencial da obstrução das vias aéreas varia com a idade do paciente e também pode ser subdividida em causas **supraglóticas, glóticas** e **subglóticas** (Tabelas 135-1, 135-2 e 135-3).

MANIFESTAÇÕES CLÍNICAS

A OVAS é mais pronunciada durante a inspiração porque a pressão negativa gerada causa o colapso das vias aéreas superiores, aumentando a resistência ao fluxo de ar e levando ao ruído inspiratório. O ruído respiratório mais comumente associado à OVAS é o **estridor**, um som áspero causado pela vibração das estruturas das vias aéreas. O estridor frequentemente diminui durante o sono em razão das taxas mais baixas do fluxo inspiratório, e aumenta durante a alimentação, a excitação e a agitação em razão das taxas mais altas de fluxo. Ocasionalmente, o estridor também pode estar presente na expiração. A **laringomalácia** (laringe flácida) é a causa mais comum de estridor inspiratório em lactentes e pode ser agravada por problemas na deglutição e refluxo gastroesofágico. Disfonia sugere envolvimento da **prega vocal**. As crianças com OVAS podem ter aumento do trabalho inspiratório da respiração, manifestado por **retrações supraesternais**.

Tabela 135-1 | Diagnóstico Diferencial de Obstrução das Vias Aéreas Superiores Relacionada com a Idade

RECÉM-NASCIDO
Atresia das coanas
Micrognatia (síndrome de Pierre Robin, síndrome de Treacher Collins, síndrome de Di George)
Macroglossia (síndrome de Beckwith-Wiedemann, hipotireoidismo, doença de Pompe, trissomia 21, hemangioma)
Colapso faríngeo
Membrana, fenda, atresia da laringe
Paralisia/paresia da corda vocal (choro fraco, unilateral ou bilateral, com ou sem hipertensão intracraniana pela malformação de Arnold-Chiari ou outra patologia do sistema nervoso central)
Estenose subglótica congênita
Encefalocele nasal

1º ANO DE VIDA
Laringomalácia (a etiologia não infecciosa mais comum)
Crupe viral (a etiologia infecciosa mais comum)
Estenose subglótica (congênita ou adquirida, p. ex., depois de intubação)
Membrana ou cisto da laringe
Papilomatose laríngea
Anéis/alças vasculares
Hemangioma das vias aéreas
Rinite

PRÉ-ESCOLARES
Crupe viral (etiologia mais comum em crianças com 6 meses a 4 anos)
Crupe espasmódico/recorrente
Traqueíte bacteriana (toxemia, febre alta)
Corpo estranho (vias aéreas ou esôfago)
Papilomatose laríngea
Abscesso retrofaríngeo
Tonsilas e adenoides hipertrofiadas

ESCOLARES
Epiglotite (infecção, incomum)
Lesão por inalação (queimaduras, gás tóxico, hidrocarbonetos)
Corpos estranhos
Angioedema (antecedentes familiares, angioedema cutâneo)
Anafilaxia (história alérgica, sibilos, hipotensão)
Trauma (fratura da traqueia ou da laringe)
Abscesso peritonsilar (adolescentes)
Mononucleose
Angina de Ludwig

ESTUDOS DIAGNÓSTICOS

Embora a **avaliação radiográfica** de uma criança com estridor possa não ser útil, as projeções em perfil do pescoço e nasofaringe podem fornecer informações sobre hipertrofia de adenoide e edema das vias aéreas. Nas incidências anteroposteriores (AP) do pescoço feitas com a cabeça em extensão, o espaço subglótico deve ser simétrico, e as paredes laterais da via aérea devem se afastar agudamente. Assimetria sugere estenose subglótica ou massa, enquanto afilamento sugere edema subglótico. No entanto, esses achados podem ser sutis. A tomografia computadorizada (TC) das vias aéreas superiores pode ajudar a delinear o local da obstrução, mas pode ser necessária sedação nas crianças menores.

Tabela 135-2 | Diagnóstico Diferencial de Obstrução Aguda das Vias Aéreas Superiores

QUADRO CLÍNICO/ HISTÓRIA	LARINGOTRAQUEO-BRONQUITE (CRUPE)	LARINGITE	CRUPE ESPASMÓDICO	EPIGLOTITE	CRUPE MEMBRANOSO (TRAQUEÍTE BACTERIANA)
Idade	6 m-3 anos	5 anos-adolescência	3 m – 3 anos	2-6 anos	Qualquer idade (3-10 anos)
Localização	Subglótica	Subglótica	Subglótica	Supraglótica	Traqueia
Agente(s) etiológico(s)	Vírus *parainfluenza*, vírus *influenza*, VSR; raramente, *Mycoplasma*, sarampo, adenovírus	Como para o crupe	Não infecciosa Inflamação por *Haemophilus influenzae* tipo b	Vírus respiratórios	Infecção bacteriana secundária (*Staphylococcus aureus*, *Moraxella catarrhalis*)
Pródromo/início	Febre, ITRS	ITRS, dor de garganta à noite	Início súbito, pródromo curto, episódios prévios	Início rápido, Febre alta	Febre alta com deterioração rápida
Estridor	Sim	Ausente	Sim	Raramente	Sim
Retrações	Sim	Ausentes	Sim	Sim	Sim
Voz	Disfônica	Disfônica	Disfônica	Abafada	Normal ou disfônica
Posicionamento corporal	Normal	Normal	Normal	Senta-se com triplo apoio, inclinando-se para a frente	Normal
Aspecto	Normal a ansioso	Normal	Ansioso	Agitado; toxemiado	Ansioso; toxemiado
Deglutição	Normal	Normal	Normal	Sialorreia	Normal
Tosse ladrante	Sim	Rara	Sim	Não	Algumas vezes
Toxicidade	Rara	Não	Não	Intensa	Intensa
Febre	Temperatura geralmente < 38,5°C	Temperatura geralmente < 38,5°C	Ausente	Temperatura geralmente > 39°C	Temperatura geralmente > 39°C
Aspecto radiográfico	Estreitamento subglótico; sinal do campanário ou da garrafa	Normal	Estreitamento subglótico da epiglote	Sinal do polegar da epiglote espessada	Borda traqueal irregular e rota, sinal do campanário ou da garrafa
Contagem de leucócitos	Normal	Normal	Normal	Leucocitose com contagem elevada de bastonetes	Leucocitose com porcentagem elevada de bastonetes
Terapêutica	Aerossol de epinefrina racêmica, esteroides sistêmicos, esteroides em aerossol, nebulização fria	Não há	Mesma que para o crupe viral	Intubação endotraqueal; antibióticos	Antibióticos; intubação se necessário
Prevenção	Não há	Não há	Não há	Vacina conjugada contra *H. influenzae* tipo b	Não há

QUADRO CLÍNICO/ HISTÓRIA	ABSCESSO RETROFARÍNGEO	CORPO ESTRANHO	ANGIOEDEMA	ABSCESSO PERITONSILAR	PAPILOMATOSE LARÍNGEA
Idade	< 6 anos	6 m-5 anos	Todas as idades	> 10 anos	3 m-3 anos
Localização	Faringe posterior	Supra ou subglótico, variável	Variável	Orofaringe	Laringe, cordas vocais, traqueia
Etiologia	*Staphylococcus aureus*, *Streptococcus pyogenes*, anaeróbios respiratórios	Pequenos objetos, vegetais, brinquedos, moedas	Deficiência de C-1 esterase; anafilaxia	Estreptococos do Grupo A, anaeróbios	HPV
Pródromo/início	Insidioso ou súbito	Súbito	Súbito	Bifásico, tendo súbita piora	Doença crônica
Estridor	Ausente	Sim	Sim	Não	Possível
Retrações	Sim	Sim – variáveis	Sim	Não	Não
Voz	Abafada	Obstrução completa – afonia	Disfônica, pode ser normal	*Batata quente*, abafada	Disfônica
Posicionamento corporal	Pescoço arqueado ou normal	Normal	Normal; pode haver edema facial, ansiedade	Normal	Normal

continua

Tabela 135-2	Diagnóstico Diferencial de Obstrução Aguda das Vias Aéreas Superiores – continuação				
QUADRO CLÍNICO/ HISTÓRIA	ABSCESSO RETROFARÍNGEO	CORPO ESTRANHO	ANGIOEDEMA	ABSCESSO PERITONSILAR	PAPILOMATOSE LARÍNGEA
Aspecto	Sialorreia	Variável, geralmente normal	Normal	Sialorreia, trismo	Normal
Tosse	Não há	Variável; metálica, se traqueal	Possível	Não há	Variável
Toxicidade	Moderada a intensa	Não há, mas dispneico	Não há, a menos que esteja presente choque anafilático ou anóxia grave	Dispneia	Não há
Febre	Temperatura geralmente > 38,5°C	Não há	Não há	Temperatura geralmente > 38,5°C	Não há
Aspecto radiográfico	Espaço retrofaríngeo espessado	Pode ser visto objeto radiopaco	Mesmo que para o crupe viral	Radiografia não é necessária	Pode ser normal
Contagem de leucócitos	Leucocitose com aumento de bastonetes	Normal	Normal	Leucocitose com aumento do percentual de bastonetes	Normal
Terapêutica	Antibióticos; drenagem cirúrgica do abscesso	Remoção endoscópica	Anafilaxia: adrenalina, líquidos IV, esteroides; deficiência de C-esterase: danazol, infusão de C1-esterase	Antibióticos; aspiração	Terapia com *laser*; exérese de repetição, interferon
Prevenção	Não há	Evitar pequenos objetos; supervisão	Evitar alérgenos; PFC para angioedema congênito	Tratar prontamente infecções por estreptococos do grupo A	Tratar lesões geniturinárias maternas; possível indicação de cesárea

Modificada de Arnold JE: Airway obstruction in children. In Kliegman RM, Nieder ML, Super DM, editors: Practical Strategies in Pediatric Diagnosis and Therapy, Philadelphia, 1996, WB Saunders, p 126.
PFC, plasma fresco congelado; HPV, papilomavírus humano; VSR, vírus sincicial respiratório; ITRS, infecção do trato respiratório superior (com coriza, espirros).

Tabela 135-3	Diferenciação das Causas Supraglóticas e Subglóticas na Obstrução das Vias Aéreas	
CARACTERÍSTICA	OBSTRUÇÃO SUPRAGLÓTICA	OBSTRUÇÃO SUBGLÓTICA
Síndromes clínicas comuns	Epiglotite, abscesso peritonsilar e retrofaríngeo	Crupe, angioedema, corpo estranho, traqueíte
Estridor	Pouco intenso	Intenso
Voz	Abafada	Disfônica
Disfagia	Sim	Não
Postura sentada ou arqueada	Sim	Não
Tosse ladrante	Não	Sim
Febre	Alta (temperatura > 39°C)	Baixa (temperatura de 38 a 39°C)
Toxemia	Sim	Não, a menos que esteja presente uma traqueíte
Trismo	Sim	Não
Sialorreia	Sim	Não
Edema facial	Não	Não, a menos que esteja presente angioedema

Adaptada de Davis H, Gartner JC, Galvis AG, et al: Acute upper airway obstruction: croup and epiglottitis, Pediatr Clin North Am 28:859–880, 1981.

Nasofaringoscopia/laringoscopia flexível, que pode ser feita sem sedação, é extremamente útil para avaliar a obstrução das vias aéreas, a presença de tecido de adenoide, a prega vocal e outras lesões das vias aéreas, bem como laringomalácia. A broncoscopia pode ser útil para avaliar o espaço subglótico e as grandes vias aéreas intratorácicas, mas esse procedimento exige sedação.

DIAGNÓSTICO DIFERENCIAL
Hipertrofia de Adenoides e Tonsilas
Etiologia
A causa mais comum de OVAS crônica em crianças é a hipertrofia das adenoides e tonsilas. A hiperplasia das adenoides e tonsilas pode ser agravada por infecção recorrente, alergia e irritantes inalados.

Manifestações Clínicas
Os sinais da hipertrofia de adenoides e tonsilas são respiração bucal, roncos e, em alguns pacientes, apneia obstrutiva do sono (Cap. 134). As tubas auditivas entram na nasofaringe nas coanas e podem ser obstruídas por adenoides aumentadas, predispondo à otite média recorrente ou persistente.

Estudos Diagnósticos
A hipertrofia das adenoides é avaliada por uma radiografia em perfil da nasofaringe ou por nasofaringoscopia flexível.

Tratamento
Se as adenoides ou tonsilas forem grandes e contribuem significativamente para a OVAS, então o tratamento mais eficaz será a remoção. Como as adenoides não são um órgão distinto, mas consistem em tecido linfoide, é possível que cresçam novamente, especialmente em pré-escolares. Se as tonsilas forem grandes e a obstrução for intensa, então pode ser necessário remover as tonsilas além das adenoides.

Estenose (Atresia) das Coanas
A estenose/atresia das coanas é um problema congênito que se apresenta no período neonatal. Pode ser bilateral ou unilateral e é relativamente rara. Os recém-nascidos, em geral, são respiradores nasais obrigatórios, de modo que a obstrução das passagens nasais pode causar desconforto respiratório significativo, especialmente durante a alimentação. O choro diminui a obstrução porque os lactentes, enquanto choram, respiram pela boca. A incapacidade de passar facilmente um pequeno cateter pelas narinas deve levantar a suspeita de atresia das coanas. O diagnóstico é confirmado por TC e pela inspeção da área diretamente com um nasofaringoscópio flexível. Uma cânula oral pode ser útil no curto prazo, mas o tratamento definitivo é a cirurgia.

Crupe (Laringotraqueobronquite)
VER CAPÍTULO 107

Epiglotite
Estridor
VER CAPÍTULO 107

Traqueíte Bacteriana
VER CAPÍTULO 107

Laringomalácia (Laringe Flácida)
Etiologia
A **laringomalácia** se deve ao colapso exagerado das estruturas glóticas, especialmente a epiglote e as cartilagens aritenoides, durante a inspiração. Pode ser causada por diminuição do tônus muscular da laringe e das estruturas em volta ou das estruturas cartilaginosas imaturas. O estridor inspiratório que começa no nascimento ou logo depois dele deve levantar a suspeita de laringomalácia (Tabela 135-1). Essa é a causa mais comum de estridor nos lactentes. Geralmente não resulta em desconforto respiratório significativo, mas ocasionalmente é intenso o suficiente para causar hipoventilação, com hipercarbia, hipoxemia e dificuldade na alimentação.

Manifestações Clínicas
O sinal primário da laringomalácia é o **estridor inspiratório** com pouco ou nenhum componente inspiratório. O estridor é geralmente mais intenso quando o lactente está se alimentando ou ativo e diminui quando o lactente está relaxado ou em decúbito ventral ou quando o pescoço é flexionado. Qualquer condição que aumente a inflamação das vias aéreas superiores exacerbará a laringomalácia, incluindo infecções respiratórias virais, disfagia (disfunção da deglutição) e refluxo gastroesofágico. A laringomalácia normalmente chega ao ponto máximo entre os 3 e os 5 meses de idade e se resolve entre 6 e 12 meses. No entanto, ocasionalmente, pode persistir em crianças normais em geral até os 24 meses e até mais em crianças com condições subjacentes, especialmente aquelas com doenças neurológicas que afetem o controle dos músculos das vias aéreas superiores (como a paralisia cerebral).

Estudos Diagnósticos
Em muitos lactentes com suspeita de laringomalácia, o diagnóstico pode ser estabelecido de maneira provisória pela história e pelo exame físico. Se o paciente seguir a evolução típica da laringomalácia, então não será necessário continuar a investigação. No entanto, para estabelecer firmemente o diagnóstico, o que é importante em casos mais graves ou atípicos, o paciente deve ser submetido à nasofaringoscopia para avaliar a obstrução e o movimento dinâmico (colapso) da laringe e estruturas em torno. Esse procedimento também pode identificar anormalidades das pregas vocais e lesões das vias aéreas acima das pregas vocais.

Tratamento
Na maioria dos casos, não é necessário tratamento para a laringomalácia. O lactente deve ser observado de perto durante as fases de infecção respiratória para pesquisa de evidências de comprometimento respiratório. Os lactentes com laringomalácia grave, resultando em hipoventilação, hipóxia ou atraso do crescimento podem beneficiar-se de um procedimento cirúrgico (ariepiglotoplastia) ou, em casos extremos, de uma traqueostomia para contornar as vias aéreas superiores.

Estenose Subglótica
Etiologia
A **estenose subglótica** é o estreitamento da parte da traqueia imediatamente abaixo das pregas vocais. Pode ser congênita, porém é mais frequente ser adquirida. A intubação endotraqueal, especialmente a intubação prolongada ou repetida, necessária em alguns lactentes prematuros, pode levar à inflamação e à formação de cicatriz no espaço subglótico.

Manifestações Clínicas
A estenose subglótica pode apresentar-se como estridor frequentemente **bifásico** (na inspiração e expiração). No entanto, o estridor geralmente é mais proeminente na inspiração. Com o crescente esforço respiratório, o estridor se torna mais intenso. Lactentes muito pequenos podem não conseguir respirar com força suficiente para gerar um som. A estenose subglótica também pode associar-se a uma tosse ladrante semelhante à observada com o crupe. As infecções respiratórias podem causar edema subglótico, exacerbando as manifestações clínicas da estenose subglótica.

Estudos Diagnósticos
O diagnóstico definitivo exige avaliação endoscópica por broncoscopia flexível ou rígida.

Tratamento
A estenose subglótica leve pode ser tratada de modo conservador e pode melhorar o suficiente simplesmente com o crescimento das vias aéreas. Dependendo da natureza da lesão, o tratamento endoscópico com *laser* pode ser eficaz. Outras opções cirúrgicas incluem traqueoplastia e procedimentos de divisão da cricoide. Pode ser necessário um tubo de traqueostomia para contornar o espaço subglótico até que a via aérea esteja patente o suficiente para permitir um fluxo de ar adequado.

Massas
As massas nas vias aéreas superiores são relativamente incomuns. O tumor laríngeo mais comum na infância é o **hemangioma**, que geralmente se apresenta antes dos 6 meses de idade (Cap. 194). As lesões subglóticas produzem estreitamento assimétrico do espaço subglótico em radiografias AP da laringe, mas o diagnóstico definitivo exige endoscopia. Se a obstrução for intensa, então poderá ser necessário um tubo de traqueostomia até que a lesão involua espontaneamente ou melhore com a terapia.

As **membranas laríngeas** são o resultado da falha na recanalização da via aérea glótica intraútero, enquanto os **cistos laríngeos** geralmente ocorrem em decorrência de trauma das vias aéreas (intubação). Ambos podem produzir estridor bifásico e são mais bem identificados na broncoscopia. Deve-se considerar um **corpo estranho** em qualquer lactente ou criança capaz de ingerir pequenos objetos que desenvolva início agudo de estridor.

A **papilomatose laríngea juvenil** é uma condição rara de tumores benignos causados pelo papilomavírus humano (HPV-6 e HPV-11) adquirida ao nascimento por condilomas genitais maternos. As manifestações clínicas geralmente se iniciam no primeiro ano de vida e incluem estridor bifásico e voz/choro disfônico. As lesões se localizam mais comumente na laringe, mas podem propagar-se distalmente à traqueia, grandes brônquios e até ao parênquima pulmonar. As opções de tratamento, que são limitadas e raramente curativas, incluem terapia com *laser* e interferon. Pode ser necessária traqueostomia para garantir uma via aérea adequada, mas deve ser evitada, se possível, já que trabalhos descrevem aparecimento de lesão relacionada com as vias aéreas distais ao tumor.

Paralisia da Prega Vocal
Etiologia
A paralisia da prega vocal é causa importante de disfunção laríngea. Ela pode ser unilateral ou bilateral, sendo mais frequentemente causada por lesão do nervo laríngeo recorrente do que por uma lesão central. O nervo laríngeo recorrente esquerdo rodeia o arco da aorta e é mais suscetível a dano do que o nervo laríngeo direito. A lesão do nervo periférico pode ser causada por trauma (tração do pescoço durante o parto ou por procedimentos cirúrgicos torácicos) e lesões mediastinais. As causas centrais incluem malformação de Arnold-Chiari (meningomielocele), hidrocefalia e hemorragia intracraniana.

Manifestações Clínicas
A paralisia da corda vocal se apresenta como estridor bifásico e alterações da voz e do choro, incluindo choro fraco (em lactentes), disfonia e afonia. As crianças com paralisia de prega vocal correm o risco de aspiração, muitas vezes manifesta como tosse/engasgos com bebidas e sons ásperos nas vias aéreas audivelmente e à ausculta.

Tratamento e Prognóstico
Os pacientes com lesão traumática do nervo laríngeo recorrente costumam ter melhora espontânea com o passar do tempo, geralmente em 3 a 6 meses. Se a prega vocal paralisada não estiver recuperada em 1 ano depois da lesão, é provável que fique permanentemente lesada. Em alguns casos, injeção de Gelfoam na prega vocal paralisada pode reposicionar a prega para melhorar a fonação e a proteção das vias aéreas. Os pacientes com paralisia da prega vocal que resulte em obstrução intensa das vias aéreas e em aspiração podem precisar de colocação de um tubo de traqueostomia.

Capítulo 136

DOENÇAS DAS VIAS AÉREAS INFERIORES, DO PARÊNQUIMA PULMONAR E DA VASCULATURA PULMONAR

ETIOLOGIA

Existem muitas causas de doenças das vias aéreas inferiores (Tabela 136-1). A doença das vias aéreas inferiores mais comum em crianças é a asma, que resulta em obstrução brônquica difusa por inflamação das vias aéreas, constrição da musculatura lisa do brônquio e excesso de secreções. Os episódios de sibilância induzida por vírus são comuns, especialmente em crianças abaixo de 3 anos. A sibilância que começa nas primeiras semanas ou meses de vida ou que persiste apesar de terapia agressiva para asma provavelmente não é causada por asma e se justifica uma avaliação diagnóstica mais detalhada. A sibilância localizada em uma área do tórax sugere estreitamento focal de vias aéreas (aspiração de corpo estranho ou compressão extrínseca por massas ou linfonodos).

MANIFESTAÇÕES CLÍNICAS

Diferentemente da obstrução das vias aéreas superiores, a obstrução abaixo da entrada do tórax causa mais sibilância na expiração do que na inspiração. Um sibilo é um som contínuo produzido pela vibração das paredes das vias aéreas e, em geral, tem uma qualidade mais musical do que o estridor. A pressão intratorácica aumenta relativamente à pressão atmosférica durante a expiração, o que tende a causar o colapso das vias aéreas intratorácicas e acentuar o estreitamento das vias aéreas na expiração. Isso se manifesta como sibilo expiratório, fase expiratória prolongada e aumento do trabalho expiratório. Nos pacientes com infecção crônica das vias aéreas (p. ex., fibrose cística), os brônquios se tornam permanentemente danificados e dilatados (bronquiectasia). Os pacientes com bronquiectasia têm episódios de tosse, muitas vezes produtiva com expectoração purulenta, e podem ter estertores inspiratórios.

ESTUDOS DIAGNÓSTICOS

Quando se suspeita de asma, são úteis as tentativas empíricas de terapia (broncodilatadores, períodos curtos de corticosteroides orais, uso de corticosteroides inalatórios por longo prazo) para chegar a um diagnóstico. Nas crianças com mais de 6 anos, as provas de função respiratória (espirometria) podem avaliar a obstrução ao fluxo de ar e a resposta aos broncodilatadores.

Tabela 136-1 | Causas de Sibilância na Infância

AGUDAS

Doença das vias aéreas reativas
- Asma
- Asma induzida pelo exercício
- Reações de hipersensibilidade

Edema brônquico
- Infecção (p. ex., bronquiolite)
- Inalação de gases irritantes ou particulados
- Aumento da pressão venosa pulmonar

Hipersecreção brônquica
- Infecção
- Inalação de gases irritantes ou particulados
- Agentes colinérgicos

Aspiração
- Corpo estranho
- Aspiração do conteúdo gástrico

CRÔNICAS OU RECORRENTES

Doença das vias aéreas reativas (v. Agudas)

Reações de hipersensibilidade, aspergilose broncopulmonar alérgica (vista somente em crianças com asma ou fibrose cística)
- Colapso dinâmico das vias aéreas
- Broncomalácia/traqueomalácia

Adução da prega vocal (movimento paradoxal da prega vocal)
- Compressão da via aérea por massa ou vaso sanguíneo
- Anel/alça vascular
- Artéria inominada anômala
- Dilatação da artéria pulmonar (valva pulmonar ausente)
- Cistos brônquicos ou pulmonares
- Linfonodos (tuberculose, linfoma)

Aspiração
- Corpo estranho
- Refluxo gastroesofágico
- Disfunção da deglutição (disfagia)
- Fístula traqueoesofágica

Hipersecreção brônquica ou insuficiência da remoção das secreções
- Bronquite, bronquiectasia
- Fibrose cística
- Discinesia ciliar primária

Lesões intrínsecas das vias aéreas
- Tumores endobrônquicos (carcinoide)
- Tecido de granulação endobrônquico

Tuberculose endobrônquica
- Estenose brônquica ou traqueal
- Bronquiolite obliterante

Insuficiência cardíaca congestiva

Não é necessária **avaliação radiográfica** em cada episódio de sibilância, mas, para aqueles com desconfortos respiratórios significativos, febre, história compatível com aspiração de corpo estranho ou achados focais à ausculta, devem ser pedidas radiografias de tórax nas incidências posteroanterior (PA) e em perfil. A **hiperinsuflação** generalizada, indicada por achatamento dos diafragmas e um aumento do diâmetro anteroposterior (AP) do tórax, sugere obstrução difusa das pequenas vias aéreas. A hiperinsuflação associada a opacificações focais por atelectasia costuma ser vista na asma e confundida com pneumonia. Hiperinsuflação localizada, especialmente em projeções expiratórias, sugere obstrução brônquica localizada (corpo estranho ou anomalia anatômica). Disfagia que leve à aspiração e à inflamação das vias aéreas pode apresentar-se com sibilância persistente. Isso é mais bem avaliado com um **estudo videofluoroscópico da deglutição**. Refluxo gastroesofágico pode agravar a asma e levar à sibilância em crianças muito pequenas, especialmente se associado à aspiração.

DIAGNÓSTICO DIFERENCIAL
Asma
VER CAPÍTULO 78

Traqueomalácia
Etiologia
A traqueomalácia é uma traqueia hipotônica por falta de integridade estrutural da parede. Os anéis cartilaginosos da traqueia normalmente se estendem por meio de um arco de aproximadamente 320°, mantendo a rigidez da traqueia durante alterações da pressão intratorácica. Com a traqueomalácia, os anéis cartilaginosos podem não se estender o habitual na circunferência (deixando a traqueia posterior membranosa mais larga do que o habitual), podem estar completamente ausentes ou podem estar presentes, mas lesados. Essas anormalidades podem resultar em colapso excessivo da traqueia, mais pronunciado durante a expiração. A traqueomalácia pode ser congênita (fístula traqueoesofágica ou síndromes de displasia óssea) ou adquirida (ventilação mecânica por longo prazo). A traqueomalácia precisa ser diferenciada da compressão traqueal extrínseca por massas ou estruturas vasculares. A traqueomalácia localizada pode persistir depois de a traqueia ser liberada da compressão extrínseca. Infecções virais podem exacerbar a traqueomalácia, levando à sibilância expiratória com som áspero e à tosse ladrante. Os ruídos expiratórios da traqueomalácia costumam ser erroneamente atribuídos à asma ou à bronquiolite, e a tosse ladrante costuma ser erroneamente diagnosticada como crupe.

Manifestações Clínicas
Com a traqueomalácia, o colapso da traqueia pode ficar aparente apenas durante a expiração forçada ou com a tosse. É comumente agravado por infecções respiratórias. O colapso das vias aéreas pode causar sibilos expiratórios recorrentes e fase expiratória prolongada. As secreções podem ficar retidas atrás do segmento de malácia, predispondo à infecção. Os lactentes com traqueomalácia grave podem apresentar colapso completo da traqueia durante agitação, resultando em episódios de cianose que se assemelham às crises de perda de fôlego. A voz é normal, assim como o esforço inspiratório. Nas crianças maiores, o sinal que distingue é uma tosse metálica ladrante causada pela vibração das paredes da traqueia. Essa tosse pode ser intensa e persistente, o que pode levar a um diagnóstico errôneo de crupe.

Tratamento
Os lactentes com traqueomalácia leve a moderada geralmente não precisam de intervenção. A traqueomalácia melhora com o crescimento das vias aéreas, à medida que aumenta o diâmetro da luz e a parede da traqueia se torna mais firme. O tratamento das crianças maiores sintomáticas é voltado para qualquer causa precipitante de tosse e para cuidados de suporte. Podem ser necessários antibióticos para tratar infecção concomitante. As crianças, especialmente os lactentes, com traqueomalácia importante podem precisar de traqueostomia para administração de pressão positiva contínua nas vias aéreas (CPAP, *continuous positive airway pressure*), que serve para manter aberta a via aérea. Têm sido usados tubos de traqueostomia com um comprimento personalizado para manter aberta a via aérea quando a CPAP falha. *Stents* para vias aéreas colocados cirurgicamente, são problemáticos em crianças, porque não são distensíveis e, desse modo, servem como fonte de estenose fixa e obstrução.

Fístula Traqueoesofágica
VER CAPÍTULO 128

Compressão Traqueal Extrínseca
A compressão da traqueia por estruturas vasculares ou massas pode causar comprometimento respiratório significativo. A compressão traqueal por grandes vasos (aorta, artéria inominada) aberrantes pode causar sibilância, estridor, tosse e dispneia. A causa mais comum de compressão da traqueia é a compressão anterior por uma **artéria inominada anômala** que se origine mais distalmente do que o normal no arco aórtico. Isso geralmente resulta em sintomas respiratórios leves, raramente sendo necessária a correção cirúrgica. Anéis vasculares completos, que comprimem o esôfago posteriormente e a traqueia anteriormente, incluem o arco aórtico duplo e um arco aórtico direito com ligamento arterial persistente (mais comum). Ambas as lesões têm arcos aórticos no lado direito, o que pode ser visível na radiografia de tórax. Além dos sintomas respiratórios, os anéis vasculares completos podem causar disfagia em decorrência da compressão do esôfago. O diagnóstico de anomalias vasculares geralmente pode ser feito por radiografia baritada, que identifica a compressão do esôfago. A broncoscopia identificará uma compressão pulsátil da via aérea, mas o procedimento diagnóstico de escolha é uma angiotomografia computadorizada do tórax e grandes vasos. Outras causas de compressão traqueal extrínseca incluem aumento dos linfonodos do mediastino (tuberculose), massas no mediastino (teratoma, linfoma, timoma, tumores de células germinativas) e, raramente, higromas císticos.

Aspiração de Corpo Estranho

Epidemiologia

A aspiração de corpos estranhos para a traqueia e brônquios é relativamente comum. A maioria das crianças que aspiram corpos estranhos tem menos de 4 anos de idade. A maioria dos óbitos secundários à aspiração de corpos estranhos ocorre nesse grupo etário. Como o brônquio principal direito tem sua origem em um ângulo menos agudo do que o brônquio principal esquerdo, os corpos estranhos tendem a se alojar nas vias aéreas do lado direito. Alguns corpos estranhos, especialmente alimentos como as frutas oleaginosas, também podem se alojar mais proximalmente na laringe ou no espaço subglótico, ocluindo totalmente a via aérea. Muitos corpos estranhos não são radiopacos, o que torna difícil sua detecção radiográfica. Os corpos estranhos mais comumente aspirados por crianças pequenas são alimentos (especialmente as frutas oleaginosas como amendoins e castanhas) e brinquedos pequenos. Moedas se alojam mais frequentemente no esôfago do que nas vias aéreas. Para as crianças maiores, há relatos de aspiração de balões de borracha, o que pode ser potencialmente fatal.

Manifestações Clínicas

Muitas crianças que aspiram corpos estranhos têm histórias claras de engasgos, aspiração presenciada ou evidências físicas ou radiográficas de aspiração de corpo estranho. No entanto, uma pequena porcentagem de pacientes tem história negativa porque a aspiração não foi reconhecida. Os achados físicos observados com a aspiração aguda de corpo estranho incluem tosse, sibilância localizada, ausência unilateral de sons respiratórios, estridor e, raramente, escarro hemoptoico.

A maioria dos corpos estranhos é pequena e rapidamente expelida, mas alguns podem permanecer no pulmão por longos períodos de tempo e se procura atendimento médico em razão de tosse persistente, produção de expectoração ou pneumonia unilateral recorrente. A aspiração de corpos estranhos deve estar no diagnóstico diferencial de pacientes com sibilância persistente não responsiva à terapia com broncodilatador, atelectasia persistente, pneumonia recorrente ou persistente ou tosse crônica sem outra explicação. Corpos estranhos também podem se alojar no esôfago e comprimir a traqueia, produzindo sintomas respiratórios. Portanto, os corpos estranhos esofágicos devem ser incluídos no diagnóstico diferencial de lactentes ou pré-escolares com estridor ou sibilância persistente, particularmente se estiver presente uma disfagia.

Estudos Diagnósticos

Estudos radiográficos revelarão a presença de objetos radiopacos e também podem identificar aprisionamento de ar, especialmente nas projeções expiratórias. Desse modo, quando se suspeita de aspiração de corpo estranho, devem ser pedidas radiografias de tórax expiratórias ou em decúbito lateral. Se houver forte evidência (ou história) de aspiração de corpo estranho, o paciente deve ser submetido à broncoscopia rígida. A broncoscopia flexível pode ser usada para localizar um corpo estranho aspirado e pode ser útil quando a apresentação não é clara, mas é melhor realizar a remoção de corpos estranhos por meio da broncoscopia rígida.

Prevenção

A melhor abordagem para prevenir a aspiração de corpos estranhos é orientar pais e cuidadores. Antes da erupção dos dentes molares, os lactentes e crianças não devem comer alimentos como amendoins, castanhas e nozes, cenouras cruas ou outros alimentos que possam se quebrar facilmente em pequenos pedaços e ser aspirados. É necessário julgamento sensato dos pais para determinar em que idade e fase de desenvolvimento a criança deve ter acesso a objetos pequenos.

Bronquiolite
VER CAPÍTULO 109

Displasia Broncopulmonar
VER CAPÍTULO 61

Massas Endobrônquicas

As massas endobrônquicas são relativamente incomuns em crianças. A lesão mais comum é o **tecido de granulação**, que geralmente decorre de inflamação local. A tuberculose pode causar granulomas endobrônquicos. Os tumores primários do pulmão são extremamente raros em crianças. A doença maligna mais comum nas vias aéreas é o tumor carcinoide não secretor. Lesões endobrônquicas que obstruem parcialmente uma via aérea apresentam sibilância ou enfisema obstrutivo e, ocasionalmente, hemoptise. Se a lesão ocluir completamente a via aérea, então pode resultar em uma atelectasia. As radiografias e as TCs de tórax auxiliam a fazer o diagnóstico. É frequente usar a broncoscopia para confirmar o diagnóstico.

Anomalias Congênitas do Pulmão

A **hiperdistensão lobar congênita** (antes denominada enfisema lobar congênito) consiste na hiperinsuflação de um lobo de um pulmão. Essa hiperdistensão pode causar grave desconforto respiratório no período neonatal por compressão do tecido pulmonar normal em torno, mas também pode ser assintomática e permanecer sem diagnóstico por anos. Radiograficamente, pode ser tomada por pneumotórax. Pode ser necessária uma lobectomia se o desconforto respiratório for intenso ou progressivo, mas, se o paciente estiver assintomático, então pode não ser indicada uma ressecção cirúrgica.

A **hipoplasia pulmonar**, ou diminuição relativa na quantidade de alvéolos, pode decorrer de algumas agressões congênitas, como a **hérnia diafragmática congênita** (Cap. 61) ou a ausência unilateral congênita de uma artéria pulmonar. O crescimento alveolar ocorre depois do nascimento predominantemente até os 3 anos, mas tem sido documentado até os 8 anos.

Enfisema

O enfisema é uma condição causada pela ruptura ou destruição dos septos alveolares. Em pediatria, o termo *enfisema* costuma referir-se à hiperinsuflação ou ao vazamento de ar para os espaços intersticiais pulmonares (enfisema intersticial, que pode ser visto em lactentes prematuros ventilados mecanicamente). Embora o enfisema seja comum em adultos, é raro em crianças.

No entanto, é comum a **hiperinsuflação** generalizada ou localizada, que pode ser causada por obstrução das vias aéreas por várias causas. O enfisema é comumente observado na doença da **deficiência de α1-antitripsina**, mas raramente aparece antes da segunda década de vida.

Discinesia Ciliar Primária
Etiologia
A discinesia ciliar primária (DCP, síndrome dos cílios imóveis) é um transtorno hereditário no qual anormalidades ultraestruturais dos cílios resultam em transtorno ou ausência de movimento dos cílios. Esse transtorno afeta aproximadamente 1 em 19.000 pessoas. Existem muitas anormalidades da estrutura ciliar relatadas, mas as mais comuns se devem a defeitos nos braços de dineína, características ultraestruturais que fornecem energia por meio da adenosina trifosfatase (ATPase), que é necessária para a motilidade ciliar.

Manifestações Clínicas
A apresentação clássica é de otite média recorrente, sinusite crônica e bronquiectasia. A síndrome de Kartagener, com a tríade de **situs inversus, pansinusite** e **bronquiectasia**, é responsável por aproximadamente 50% dos casos. Os homens são inférteis em decorrência de espermatozoides imóveis. Como os cílios deixam de bater normalmente, as secreções se acumulam nas vias aéreas, resultando em infecção endobrônquica. A infecção crônica, se ficar sem tratamento, leva à bronquiectasia no início da idade adulta. Deve-se suspeitar de discinesia ciliar primária em pacientes com bronquite crônica de início precoce ou bronquiectasia associada a sinusite recorrente/persistente e/ou otite média frequente.

Estudos Diagnósticos
A DCP é confirmada por microscopia eletrônica dos cílios respiratórios, obtida por raspados/biópsia do epitélio nasal ou das vias aéreas. Os resultados podem ser difíceis de interpretar, pois a infecção e a inflamação crônicas podem levar a anormalidades ultraestruturais nos cílios nasais. Tem sido usada a dosagem de óxido nítrico nasal como instrumento de triagem para DCP. Valores baixos de óxido nítrico nasal (< 200 partes por bilhão) são condizentes com DCP, enquanto valores acima de 400 partes por bilhão tornam menos provável o diagnóstico. No entanto, não foi inteiramente corroborada a validade das provas de óxido nítrico nasal como testes diagnósticos para DCP.

Tratamento
O tratamento se volta para tratar infecções e melhorar a remoção das secreções respiratórias. Exames com TC torácica de alta resolução são úteis para confirmar e monitorar a bronquiectasia. A vigilância por culturas ajuda a identificar os organismos envolvidos e a orientar a antibioticoterapia. É frequente a realização de procedimentos cirúrgicos sinusais para controlar a sinusite crônica, mas seu benefício é questionável. A maioria das crianças precisa de colocação de tubos de equalização da pressão (EP) para controle da otite média recorrente. A fisioterapia respiratória e o pronto tratamento das infecções bacterianas são úteis, mas a evolução da doença tende a ser lentamente progressiva. Os antibióticos preventivos, como os macrolídeos três vezes por semana, podem reduzir o número de exacerbações por ano.

Pneumonia
VER CAPÍTULO 110

Edema Pulmonar
Etiologia
O edema pulmonar é a infiltração de líquido nos espaços alveolar e intersticial. Forças hidrostáticas capilares e as pressões osmóticas intersticiais tendem a empurrar o líquido para os espaços aéreos, enquanto as pressões osmóticas do plasma e as forças mecânicas dos tecidos tendem a afastar o líquido dos espaços aéreos. Sob circunstâncias normais, a soma dessas forças favorece a absorção, de modo que os espaços alveolares e intersticiais permanecem secos. O líquido que entra nos alvéolos é normalmente removido por linfáticos pulmonares. O edema pulmonar se forma quando o fluxo de líquido transcapilar excede a drenagem linfática. A redução da função do ventrículo esquerdo leva à hipertensão venosa pulmonar e a aumento da pressão hidrostática capilar, e o líquido se dirige para o espaço intersticial e os alvéolos. O líquido inicialmente entra no espaço intersticial em torno dos bronquíolos terminais, alvéolos e arteríolas (**edema intersticial**), causando aumento da rigidez pulmonar e fechamento prematuro dos bronquíolos na expiração. Se o processo continuar, o líquido então entra nos alvéolos, reduzindo ainda mais a complacência e resultando em ***shunt* intrapulmonar** (unidades alveolares que são perfundidas, mas não ventiladas). A diminuição da ventilação (hipercarbia) é um achado tardio.

O edema pulmonar se deve, mais comumente, à insuficiência cardíaca por disfunção do ventrículo esquerdo ou biventricular. Hipertensão pulmonar e o *cor pulmonale* (disfunção do ventrículo direito) associados geralmente não causam edema pulmonar, pois o aumento da resistência vascular é proximal ao leito capilar. O aumento da permeabilidade capilar visto nos estados patológicos como a sepse e a síndrome do desconforto respiratório agudo, podem levar ao edema pulmonar. O edema pulmonar também pode ocorrer com oscilações excessivas da pressão intratorácica, como se vê depois da aspiração de corpo estranho traqueal ou da obstrução grave por tonsilas e adenoides hipertrofiadas (**edema pulmonar pós-obstrutivo**). O edema pulmonar também pode estar presente em condições com diminuição da pressão oncótica do sangue (hipoalbuminemia); depois da administração de grandes volumes de líquidos intravenosos (IV), especialmente se houver lesão capilar; com a subida a grandes altitudes (**edema pulmonar das grandes altitudes**); e depois de lesão do sistema nervoso central (**edema pulmonar neurogênico**).

Manifestações Clínicas
As manifestações clínicas do edema pulmonar são **dispneia**, taquipneia e tosse (muitas vezes com expectoração rósea espumosa). À medida que o edema piora, existe aumento do trabalho respiratório e hipoxemia; podem ser auscultados estertores inspiratórios difusos.

Estudos Diagnósticos
As radiografias de tórax podem revelar infiltrados nebulosos, classicamente com um padrão peri-hilar, mas esses achados podem ser ocultos por doença pulmonar subjacente. Pode ser visto edema intersticial (**linhas B de Kerley**), especialmente nas bases pulmonares.

Tratamento e Prognóstico
O tratamento e o prognóstico dependem da causa do edema pulmonar e da resposta à terapia. Os pacientes devem assumir uma postura ereta e receber O_2 suplementar. Terapia com diuréticos e agentes inotrópicos IV de ação rápida podem ser úteis no edema pulmonar cardiogênico. Pode ser necessária pressão positiva contínua nas vias aéreas (CPAP) ou intubação com ventilação por pressão positiva usando pressão expiratória final positiva (PEEP).

Síndrome do Desconforto Respiratório Agudo
VER CAPÍTULO 39

Hipertensão Arterial Pulmonar e *Cor Pulmonale*
Etiologia
A hipertensão pulmonar (HP) é classificada em cinco grupos com base no mecanismo. O Grupo 1 é a hipertensão arterial pulmonar (HAP) causada por doenças nas veias e pequenas artérias musculares pulmonares, como na hipertensão pulmonar persistente do recém-nascido, cardiopatia congênita (incluindo aqueles com fluxo sanguíneo pulmonar excessivo causado por *shunt* cardíaco da esquerda para a direita), exposição a vários fármacos (p. ex., cocaína, anfetaminas), e a **hipertensão arterial pulmonar idiopática** (antes chamada hipertensão pulmonar primária). A HAPI hereditária também está neste grupo e se liga ao gene do receptor 2 morfogenético ósseo (BMPR2). O Grupo 2 é causado por disfunção do coração esquerdo, como na doença valvar. O Grupo 3 é secundário à doença pulmonar ou à hipóxia crônica, incluindo obstrução das vias aéreas superiores, resultando em apneia do sono obstrutiva e hipoxemia. No grupo 4, a HP é secundária ao tromboembolismo pulmonar crônico. O Grupo 5 inclui HP sem causa específica, mas de causa multifatorial, incluindo algumas doenças autoimunes e doenças metabólicas. Com a HAP prolongada, podem ocorrer alterações irreversíveis na íntima e na média das arteríolas pulmonares.

A hipertensão arterial pulmonar força o lado direito do coração, o que leva à hipertrofia e dilatação do ventrículo direito. Isso pode resultar no ***cor pulmonale***, uma condição em que a insuficiência cardíaca direita leva à congestão hepática, retenção hídrica e insuficiência tricúspide. No *cor pulmonale* grave, o septo ventricular pode ser deslocado em direção ao ventrículo esquerdo, dificultando a função ventricular esquerda. As causas mais comuns de *cor pulmonale* em crianças são as doenças pulmonares crônicas, especialmente a displasia broncopulmonar intensa e a esclerodermia, bem como a apneia do sono obstrutiva grave não tratada (com hipóxia crônica).

Manifestações Clínicas e Estudos Diagnósticos
Deve-se suspeitar de hipertensão arterial pulmonar sempre que houver uma hipoxemia prolongada ou *shunt* cardíaco da esquerda para a direita significativo hemodinamicamente. Além de outros achados físicos associados a doenças pulmonares e cardíacas, pode-se auscultar um componente pulmonar acentuado da segunda bulha cardíaca. O diagnóstico definitivo é feito por cateterismo cardíaco, mas a ecocardiografia pode confirmar a presença de hipertrofia ventricular direita, disfunção ventricular, achatamento do septo interventricular e insuficiência tricúspide, o que pode ser usado para a estimativa das pressões da artéria pulmonar.

Tratamento e Prognóstico
Para aqueles com hipertensão pulmonar nos grupos 2 a 5, o tratamento deve enfocar a condição subjacente. Em todas as condições de HP e HAP, o alívio da hipoxemia com O_2 suplementar é essencial. A insuficiência cardíaca pode necessitar de tratamento com diuréticos e restrição do consumo de sal e líquidos. A terapia com vasodilatadores (sildenafila) é útil em alguns pacientes, e o óxido nítrico inalatório pode ser usado por curto prazo. Infusões contínuas de prostaciclina podem ser úteis aguda e cronicamente, e o medicamento se apresenta nas formas inalatória, subcutânea e intravenosa. Os antagonistas do endotélio podem ser benéficos. Infelizmente, muitos pacientes com o tipo idiopático de HAP têm evoluções progressivas, e o transplante de pulmão ou de coração-pulmão pode ser a única opção de tratamento.

Hemorragia Pulmonar
Etiologia
A hemorragia pulmonar é uma condição rara, porém potencialmente letal, em crianças. Pode ser causada por sangramento das vias aéreas (hemangiomas, sangramentos de vasos brônquicos) ou por sangramento capilar difuso (hemorragia alveolar). A hemorragia capilar geralmente se deve a uma ruptura/inflamação capilar difusa causada por transtornos autoimunes e depois de transplante da medula óssea. O sangramento nas vias aéreas pode ser causado por hemangiomas nas vias aéreas malformações arteriovenosas pulmonares (como a telangiectasia hemorrágica hereditária) e colaterais das artérias brônquicas, que se desenvolvem em alguns pacientes com infecções pulmonares crônicas, especialmente na fibrose cística. A **hemossiderose pulmonar idiopática** é um transtorno raro, caracterizado por sangramento alveolar recorrente, anemia ferropriva e macrófagos carregados de hemossiderina no pulmão, os quais podem ser identificados microscopicamente com o uso de técnicas especiais de coloração do ferro na lavagem broncoalveolar ou em espécimes de biópsia do pulmão. Embora o termo *hemossiderose* algumas vezes seja usado intercambiavelmente com hemorragia pulmonar, é um achado patológico que resulta de sangramento em qualquer ponto no pulmão, , na via aérea, na faringe, nasofaringe ou boca, levando ao acúmulo de hemossiderina no pulmão. **Hemorragia pulmonar** é um termo preferível para sangramento de uma fonte intratorácica.

Manifestações Clínicas
A maioria das crianças com hemorragia pulmonar apresenta **hemoptise**. É importante descartar fontes extrapulmonares

de sangramento, incluindo hematêmese e sangramento da nasofaringe ou boca, pois estes últimos são mais comuns do que a verdadeira hemorragia pulmonar. Além da hemoptise, os sinais e sintomas de apresentação da hemorragia pulmonar incluem tosse, sibilos, falta de ar, palidez, cansaço, cianose e febre. A hemorragia pulmonar episódica frequentemente se manifesta como sintomas respiratórios recorrentes associados a infiltrados pulmonares nas radiografias de tórax. A **hemorragia das vias aéreas** sintomática pode resultar em hemoptise significativa com poucas alterações radiográficas, enquanto o **sangramento alveolar** muitas vezes causa profundos sintomas respiratórios, hipoxemia, infiltrados difusos nas radiografias e hemoptise mínima. Alguns pacientes apresentam uma sensação localizada de borbulhar no tórax, o que pode ser útil para diferenciar fontes de sangramento pulmonar local das difusas. Os achados de exame físico podem incluir diminuição local ou difusa dos sons respiratórios, cianose e estertores crepitantes à ausculta.

O **diagnóstico diferencial** de hemorragia pulmonar inclui sangramento alveolar e das vias aéreas. As causas do sangramento alveolar (capilar) incluem: hemossiderose pulmonar idiopática; alveolite difusa (capilarite) secundária a doença autoimune; transtornos da coagulação; doença veno-oclusiva; lesão alveolar difusa; e condições cardíacas associadas a pressões venosas e capilares pulmonares elevadas (Tabela 136-2). Raramente, um lactente que antes estava bem apresentará hemorragia alveolar aguda potencialmente letal. Muitas vezes, não se encontra a causa e, uma vez resolvido o episódio agudo, o lactente retorna à normalidade. A maioria desses lactentes jamais terá um segundo episódio de sangramento. A hemoptise pode ter causas cardiovasculares, pulmonares ou imunológicas (Tabela 136-2).

Estudos Diagnósticos

É importante realizar um exame minucioso das vias aéreas superiores para descartar epistaxe. Algumas vezes, isso requer nasofaringoscopia. Se tiverem sido excluídas fontes extrapulmonares de sangramento, então se deve pensar em uma angiotomografia computadorizada do tórax, broncoscopia, ecocardiograma e pesquisa de doenças reumatológicas/autoimunes, especialmente a síndrome de Goodpasture, granulomatose com poliangiíte, púrpura de Henoch-Schönlein e lúpus eritematoso sistêmico.

Tratamento

O controle dos episódios agudos de sangramento pulmonar inclui a administração de O₂ suplementar, transfusões de sangue e, muitas vezes, nas hemorragias alveolares agudas, ventilação mecânica com PEEP para tamponar o sangramento. Devem ser feitas tentativas de identificar a causa do sangramento. O tratamento é direcionado aos transtornos subjacentes e aos cuidados de suporte. No sangramento arterial brônquico, a arteriografia com embolização de vaso se mostra bem-sucedida.

Embolia Pulmonar
Etiologia

A embolia pulmonar é rara em crianças. Quando ocorre, costuma associar-se a cateteres venosos centrais de demora, contraceptivos orais ou estados hipercoaguláveis. Nos adolescentes, trauma, obesidade, abortamento e doença maligna podem levar a tromboses venosas profundas (TVPs) e embolia pulmonar.

Manifestações Clínicas

Como o leito vascular pulmonar é distensível, pequenos êmbolos, mesmo que múltiplos, podem ficar assintomáticos, a menos que estejam infectados (êmbolos sépticos) e causem infecção pulmonar. Grandes êmbolos podem causar dispneia aguda, dor pleurítica, tosse e hemoptise. É comum a **hipóxia**, assim como alterações inespecíficas do segmento ST e da onda T no eletrocardiograma (ECG). A segunda bulha cardíaca P_2 pode estar hiperfonética e pode estar presente uma quarta bulha.

Tabela 136-2	Diagnóstico Diferencial de Hemoptise – Hemorragia Pulmonar
TRANSTORNOS CARDIOVASCULARES	
Insuficiência cardíaca	
Síndrome de Eisenmenger	
Estenose mitral	
Doença veno-oclusiva	
Malformação arteriovenosa (síndrome de Osler-Weber-Rendu)	
Embolia pulmonar	
TRANSTORNOS PULMONARES	
Síndrome do desconforto respiratório	
Cisto broncogênico	
Sequestro	
Pneumonia (bacteriana, micobacteriana, fúngica ou parasitária)	
Fibrose cística	
Traqueobronquite	
Bronquiectasia	
Abscesso pulmonar	
Tumor (adenoma, carcinoide, hemangioma, metástase)	
Retenção de corpo estranho	
Contusão – trauma	
TRANSTORNOS IMUNES	
Púrpura de Henoch-Schönlein	
Hemosiderose pulmonar idiopática	
Síndrome de Goodpasture	
Granulomatose de Wegener	
Poliarterite nodosa	
OUTRAS CONDIÇÕES E FATORES	
Hiperamonemia	
Kernicterus	
Hemorragia intracraniana (em lactente pré-termo)	
Toxinas	
Lesão alveolar difusa (inalação de fumaça)	
Pós-transplante da medula óssea	

Estudos Diagnósticos

Embora as radiografias de tórax sejam normais, é possível que se visualize atelectasia ou cardiomegalia. A dosagem dos dímeros-D pode ser usada como teste de triagem, mas precisa ser interpretada à luz da probabilidade de uma embolia pulmonar. Se o dímero-D for normal e a probabilidade de embolia for baixa, então não será necessário investigar mais. No entanto, se o dímero-D estiver elevado ou se for normal, mas a probabilidade de embolia for moderada ou alta, então o exame diagnóstico de escolha é uma **angiotomografia computadorizada do tórax**. Exames de ventilação-perfusão podem revelar falhas de perfusão sem falhas de ventilação correspondentes, mas são difíceis de realizar em crianças pequenas. Ultrassonografia Doppler ou de compressão pode ser útil para pesquisar TVPs das extremidades inferiores nos pacientes. Para o diagnóstico definitivo de embolia pulmonar, o padrão-ouro ainda é a **angiografia pulmonar**, embora, com o avanço da angiotomografia computadorizada, as angiografias agora raramente são necessárias. Nas crianças com embolia pulmonar sem causa óbvia, devem ser pesquisados estados hipercoaguláveis, dos quais o mais comum é o fator V Leiden.

Tratamento

Uma vez se suspeite de embolia pulmonar, o paciente deve ser anticoagulado, geralmente com heparina com baixo peso molecular. Todos os pacientes devem receber O_2 suplementar e é importante tratar os fatores predisponentes. A terapia trombolítica e a ressecção cirúrgica dos êmbolos raramente são indicadas. Ocasionalmente, é preciso colocar um filtro na veia cava inferior para impedir embolias recorrentes.

Capítulo 137
FIBROSE CÍSTICA

ETIOLOGIA E EPIDEMIOLOGIA

A fibrose cística (FC), um transtorno autossômico recessivo, é a doença genética limitante da vida mais comum em brancos. Nos Estados Unidos, a incidência de FC é de aproximadamente 1 em 3.200 brancos, 1 em 15.000 negros e 1 em 31.000 pessoas de ascendência asiática. O gene para FC, localizado no braço longo do cromossomo 7, codifica um **regulador transmembrana da fibrose cística** (**CFTR**, *cystic fibrosis transmembrane regulator*), um canal de cloro localizado na superfície apical das células epiteliais. O CFTR é importante para o movimento apropriado do sal e da água entre as membranas celulares e para manter a composição apropriada de várias secreções, especialmente nas vias aéreas, fígado e pâncreas. A mutação mais comum é uma deleção de três pares de bases, resultando na ausência de fenilalanina na posição 508 (ΔF508). Estão identificadas mais de 1.500 mutações do gene *CFTR*.

As características secretoras e absortivas das células epiteliais são afetadas pelo CFTR anormal, resultando nas manifestações clínicas da FC. A condutância alterada do íon de cloro nas glândulas sudoríparas resulta em níveis excessivamente altos de sódio e cloro no suor. Essa é a base do teste do cloro no suor, que ainda é o teste diagnóstico padrão para esse transtorno. É positivo (cloro elevado no suor > 60 mEq/L) em 99% dos pacientes com FC. As secreções anormais nas vias aéreas as tornam mais propensas à colonização por bactérias. Defeitos no CFTR também podem reduzir a função das defesas das vias aéreas e promover adesão bacteriana ao epitélio das vias aéreas. Isso tudo leva às infecções crônicas das vias aéreas e finalmente à lesão brônquica (bronquiectasia).

MANIFESTAÇÕES CLÍNICAS

A FC é uma doença crônica progressiva que pode apresentar-se com má absorção de proteínas e gorduras (atraso do crescimento, hipoalbuminemia, esteatorreia), hepatopatia (icterícia colestática) ou infecção respiratória crônica (Tabela 137-1). Muitos lactentes que são atualmente diagnosticados com base na triagem do recém-nascido, que está disponível em todos os 50 estados dos Estados Unidos e no Distrito de Colúmbia desde 2010. As crianças com mais idade comumente apresentam manifestações pulmonares, como asma de difícil controle e infecções respiratórias crônicas. O epitélio respiratório dos pacientes com FC exibe acentuada impermeabilidade ao cloro e uma reabsorção excessiva de sódio. Isso leva a uma desidratação relativa das secreções das vias aéreas, o que resulta em obstrução das vias aéreas e comprometimento do transporte mucociliar. Isso, por sua vez, leva à colonização endobrônquica por bactérias, especialmente *Staphylococcus aureus* e *Pseudomonas aeruginosa*. A infecção brônquica crônica resulta em tosse persistente ou recorrente muitas vezes produtiva, especialmente nas crianças maiores. A infecção crônica das vias aéreas leva à obstrução dessas vias e à bronquiectasia e, finalmente, a insuficiência pulmonar e ao óbito prematuro. A mediana da idade de sobrevida (anos) atualmente está em meados da quarta década. Os **dedos em forma de baqueta** são comuns nos pacientes com FC, mesmo naqueles sem doença pulmonar significativa. A sinusite crônica e a **polipose nasal** são comuns.

As infecções pulmonares por cepas virulentas de *Burkholderia cepacia* são difíceis de tratar e podem se associar à deterioração clínica acelerada. A **aspergilose broncopulmonar alérgica** (**ABPA**) é uma reação de hipersensibilidade ao *Aspergillus* nas vias aéreas do paciente com FC. Causa inflamação/obstrução das vias aéreas e agrava a doença pulmonar na FC. O tratamento para ABPA é com corticosteroides sistêmicos (prednisona) e antifúngicos (itraconazol). Pequena hemoptise geralmente se deve a infecção das vias aéreas, porém grande hemoptise costuma ser causada por sangramento de vasos colaterais das artérias brônquicas em partes lesadas/cronicamente infectadas do pulmão. Pode ocorrer pneumotórax em pacientes com doença pulmonar avançada.

Cerca de 90% dos pacientes com FC nascem com **insuficiência pancreática exócrina**. O espessamento do muco e subsequente destruição dos ductos pancreáticos resultam na incapacidade de excretar enzimas pancreáticas para o intestino. Isso leva à má absorção de proteínas, açúcares (em menor escala) e especialmente gordura. A má absorção de gordura se manifesta clinicamente

Tabela 137-1	Complicações da Fibrose Cística

COMPLICAÇÕES RESPIRATÓRIAS

Bronquiectasia, bronquite, bronquiolite, pneumonia

Atelectasia

Hemoptise

Pneumotórax

Pólipos nasais

Sinusite

Reatividade das vias aéreas

Cor pulmonale (associado à hipoxemia crônica)

Insuficiência respiratória

Impactação mucoide dos brônquios

Aspergilose broncopulmonar alérgica

COMPLICAÇÕES GASTROINTESTINAIS

Íleo meconial (lactentes)

Peritonite meconial (lactentes)

Volvo (lactentes)

Atresia intestinal (lactentes)

Síndrome da obstrução intestinal distal (obstrução não neonatal)

Prolapso retal

Intussuscepção

Colonopatia fibrosante (estreitamentos)

Apendicite

Pancreatite

Cirrose hepática (hipertensão portal; varizes esofágicas, hiperesplenismo)

Icterícia obstrutiva neonatal

Esteatose hepática

Refluxo gastroesofágico

Colelitíase

Atraso do crescimento (má absorção)

Estados de deficiência das vitaminas lipossolúveis (vitaminas A, K, E, D)

Deficiência de insulina, hiperglicemia sintomática, diabetes

Doença neoplásica (rara)

OUTRAS COMPLICAÇÕES

Infertilidade

Atraso da puberdade

Edema por hipoproteinemia (por má absorção das proteínas)

Desidratação – exaustão pelo calor

Desequilíbrios eletrolíticos (hiponatremia, hipocalemia, hipocloremia e alcalose metabólica)

Osteoartropatia hipertrófica-artrite

Dedos em baqueta

---

como **esteatorreia** (fezes de odor fétido em grande quantidade), deficiências de vitaminas lipossolúveis (A, D, E e K) e atraso do crescimento. A má absorção de proteínas pode apresentar-se nos primeiros meses de vida como hipoproteinemia e edema periférico. Aproximadamente 10% dos pacientes com FC nascem com obstrução intestinal causada por espessamento do mecônio (**íleo meconial**). Nos pacientes com mais idade, a obstrução intestinal pode resultar de muco espessado no lúmen intestinal (**síndrome da obstrução intestinal distal**). Em pacientes adolescentes ou adultos, a lesão pancreática progressiva pode levar à destruição suficiente de ilhotas pancreáticas que cause **deficiência de insulina**. Isso inicialmente se apresenta como intolerância à glicose, mas pode desenvolver-se diabetes verdadeiro que necessite de terapia com insulina (**diabetes relacionado com a FC**). A falha dos ductos sudoríparos de conservarem sódio e cloro pode levar a hiponatremia e a alcalose metabólica hipoclorêmica, especialmente nos lactentes. O espessamento do muco no trato reprodutivo leva à disfunção da reprodução em homens e mulheres. Nos homens, a ausência congênita de ductos deferentes e azoospermia são quase universais. Nas mulheres, a amenorreia secundária costuma estar presente em decorrência de doença crônica e redução do peso corporal. A fertilidade também diminui em virtude das secreções anormais nas tubas uterinas e no colo do útero, mas as mulheres com FC podem engravidar.

Em todos os lactentes com triagem positiva quando recém-nascidos e/ou com íleo meconial, deve-se pesquisar FC. O diagnóstico de FC deve ser seriamente considerado em qualquer lactente que apresente atraso do crescimento, icterícia colestática, sintomas respiratórios crônicos ou anormalidades eletrolíticas (hiponatremia, hipocloremia, alcalose metabólica). A FC deve estar no diagnóstico diferencial das crianças com sintomas respiratórios ou gastrointestinais crônicos, especialmente se existirem dedos em baqueta. Em qualquer criança com pólipos nasais, especialmente aquelas com menos de 12 anos, também se deve pesquisar FC.

ESTUDOS DIAGNÓSTICOS

Testes com DNA comercializados facilmente encontrados detectam muitas mutações da FC, mas como existem mais de 1.500 mutações identificadas (e outras ainda a serem identificadas), a análise do DNA não detectará todos os casos de FC. Todos os estados dos EUA têm triagem de recém-nascidos para FC, com base nos níveis elevados de tripsinogênio imunorreativo (TIR) ou testes de DNA, identificando a maioria dos lactentes com FC, mas existem resultados falso-positivos e falso-negativos. Portanto, o exame diagnóstico de escolha ainda é o teste do suor. As indicações para realizar um **teste do suor** estão relacionadas na Tabela 137-2. Os seguintes critérios devem ser cumpridos para se estabelecer o diagnóstico de FC:

A presença de uma ou mais características clínicas típicas de FC (doença pulmonar crônica, anormalidades gastrointestinais e nutricionais características, síndromes de perda de sal ou azoospermia obstrutiva) E

1. Dois testes do cloro no suor elevados realizados em um laboratório autorizado de uma Fundação de FC acreditada (positivo se o valor for > 60 mEq/L, limítrofe se 40 a 60 mEq/L e negativo se < 40 mEq/L com coleta de suor adequada)
2. Duas mutações conhecidas que causem FC identificadas por análise do DNA ou
3. Anormalidade característica no transporte de íons através do epitélio nasal, demonstrada *in vivo* (teste da diferença de potencial nasal)

Para aqueles identificados por triagem positiva quando recém-nascidos ou porque um irmão tem FC, o teste de cloro no suor

Tabela 137-2	Indicações para o Teste do Suor

RESPIRATÓRIAS

Tosse crônica ou recorrente

Pneumonia crônica ou recorrente

Bronquiolite recorrente

Sibilância recorrente/asma de difícil controle

Atelectasia recorrente ou persistente

Hemoptise

Pseudomonas aeruginosa no trato respiratório (se não for explicado por outros fatores, como traqueostomia ou intubação prolongada)

GASTROINTESTINAIS

Íleo meconial

Obstrução intestinal neonatal (tampão de mecônio, atresia)

Esteatorreia, má absorção

Cirrose hepática na infância (incluindo qualquer manifestação como varizes esofágicas ou hipertensão portal)

Icterícia colestática em lactente

Pancreatite

Prolapso retal

Estados de deficiência de vitaminas lipossolúveis (A, D, E, K)

Hipoproteinemia, hipoalbuminemia, edema periférico sem explicação por outras causas

Icterícia neonatal prolongada com bilirrubina direta

VARIADAS

Dedos em baqueta

Atraso do desenvolvimento

Antecedentes familiares de fibrose cística (p. ex., em irmão ou primo)

Gosto salgado na pele (geralmente observado por um dos pais ao beijar a criança afetada – pelos cristais de sal formados depois da evaporação do suor)

Alcalose hipoclorêmica hiponatrêmica em lactentes

Pólipos nasais

Sinusite recorrente

Aspermia

Ausência de ductos deferentes

Tabela 137-3	Causas de Resultados Falso-Positivos e Falso-Negativos no Teste do Suor

FALSO-POSITIVOS

Insuficiência suprarrenal

Eczema

Displasia ectodérmica

Diabetes insípido nefrogênico

Hipotireoidismo

Fucosidose

Mucopolissacaridose

Desidratação

Desnutrição

Técnica insatisfatória/coleta do suor inadequada

Doença de glicogenose tipo I

Pan-hipopituitarismo

Pseudo-hipoaldosteronismo

Hipoparatireoidismo

Administração de prostaglandina E_1

FALSO-NEGATIVOS

Edema

Técnica insatisfatória/coleta do suor inadequada

Fibrose cística atípica (mutações genéticas raras – são causa incomum)

positivo ou a presença de mutações de DNA que sabidamente causem a doença são os únicos critérios exigidos para o diagnóstico, já que os sintomas clínicos podem não se manifestar até mais tarde na vida.

Embora o teste do suor seja específico e sensível para FC, está sujeito a problemas técnicos e existem resultados falso-positivos e falso-negativos (Tabela 137-3). Os níveis de corte para diagnóstico de lactentes com menos de 6 meses podem ser mais baixos. Outros testes de apoio incluem as medidas das diferenças de potencial bioelétrico no epitélio nasal (não está amplamente disponível) e a medida dos níveis fecais de elastase. Níveis fecais de elastase baixos indicam insuficiência pancreática exócrina. A genotipagem para FC feita por laboratórios comerciais identifica aproximadamente 95% dos pacientes com FC, mas existem mutações não identificadas pelos testes tradicionais. Nem todas as mutações do CFTR são consideradas causadoras da doença e, portanto, não se tem certeza sobre suas consequências para o prognóstico. Considera-se que alguns lactentes identificados pela triagem quando recém-nascidos com testes do suor limítrofes e mutações de consequência incerta tenham síndrome metabólica relacionada com o CFTR. Crianças de mais idade que apresentam quadro clínico atípico e testes do suor limítrofes podem ser consideradas FC não clássica ou variante leve da FC.

A identificação dos portadores (heterozigotos) e o diagnóstico pré-natal de crianças com ΔF508 e outras mutações comuns são oferecidos na maioria dos centros médicos. Técnicas de testes atuais podem identificar mais de 90% dos portadores. A detecção pré-natal de um genótipo conhecido de FC pode ser efetuada por amniocentese ou biópsia de vilo corial.

TRATAMENTO

O tratamento da FC é multifatorial, mas se destina primariamente às complicações gastrointestinais e pulmonares. No presente, não há cura única efetiva para a fibrose cística. Estão em investigação terapias que têm como alvo corrigir o defeito subjacente no CFTR. Recentemente, uma medicação marcante, cuja classe é conhecida como potencializadores de pequenas moléculas, que tem por objetivo melhorar a função do CFTR com defeito, foi aprovada para um pequeno subgrupo de pacientes com FC que têm um mecanismo de controle de transporte anormal de sua proteína do CFTR. O manejo das complicações pulmonares está voltado para facilitar a remoção das secreções das vias aéreas e minimizar os efeitos da infecção brônquica crônica. As técnicas de remoção das secreções das vias aéreas (**fisioterapia respiratória**) ajudam a remover o muco das vias aéreas e a DNAase e a solução salina hipertônica a 7% aerossolizadas, ambas oferecidas por nebulizador, diminuem a viscosidade do muco. **Antibioticoterapia** é importante para controlar infecção crônica. O monitoramento da flora bacteriana pulmonar por meio de culturas das vias aéreas e terapia agressiva com antibióticos apropriados (vias oral, aerossol e IV) ajudam a tornar mais lenta a progressão da doença pulmonar. Os pacientes costumam precisar de períodos de 2 a 3 semanas de antibióticos intravenosos em altas doses e de fisioterapia respiratória para tratar as exacerbações pulmonares. Os antibióticos são selecionados com base nos organismos identificados pela cultura do escarro. Se os pacientes não conseguirem fornecer escarro, então pode ser usada uma cultura de orofaringe para patógenos da FC a fim de direcionar a terapia. Os organismos infectantes comuns são *Pseudomonas aeruginosa* e *Staphylococcus aureus*.

A **insuficiência pancreática exócrina** é tratada com cápsulas de enzimas pancreáticas com revestimento entérico, que contêm lipase e proteases. Os pacientes com FC são incentivados a seguir dietas hipercalóricas, muitas vezes com acréscimo de suplementos nutricionais. Mesmo com a reposição ideal de enzimas pancreáticas, as perdas de gordura e proteínas nas fezes podem ser altas. A gordura não deve ser suspensa da dieta mesmo quando existir esteatorreia significativa. As doses das enzimas pancreáticas devem ser tituladas para se otimizar a absorção de gorduras, embora exista um limite às doses que devem ser usadas. As doses de lipase que excedem 2.500 U/kg/refeição são contraindicadas porque se associam à **colonopatia fibrosante**. São recomendadas vitaminas lipossolúveis (A, D, E e K), preferivelmente na forma que pode ser misturada à água.

Os recém-nascidos com **íleo meconial** podem precisar de intervenção cirúrgica, mas alguns podem ser tratados com enemas de contraste (Gastrografin®). A obstrução intestinal, em pacientes com FC além do período neonatal, costuma ser causada pela síndrome da obstrução intestinal distal (SOID), que pode precisar ser tratada com períodos de laxantes orais (polietilenoglicol) ou, em casos mais refratários, com soluções balanceadas para lavagem intestinal. O ajuste da dose de enzimas pancreáticas, hidratação adequada e fibras na dieta podem ajudar a prevenir episódios recorrentes. Os pacientes com diabetes relacionado com a FC são tratados com insulina, primariamente para melhorar a nutrição e prevenir a desidratação, pois a cetoacidose é rara. Embora a elevação de transaminases seja comum nos pacientes com FC, apenas 1 a 3% dos pacientes têm cirrose progressiva, resultando em hipertensão portal. A colestase é tratada com o sal biliar ácido ursodesoxicólico. A hipertensão portal e as varizes esofágicas por cirrose hepática são manejadas, quando necessário, com procedimento de derivação da veia porta ou transplante de fígado. Os pacientes com doença sinusal sintomática e pólipos nasais podem precisar de procedimentos cirúrgicos sinusais.

O manejo da FC é complexo, portanto, é melhor que seja coordenado por pessoal de centros de FC referenciados. Como com outras doenças crônicas graves, o manejo dos pacientes com FC exige que uma equipe multidisciplinar trabalhe com os pacientes e suas famílias para manter uma abordagem otimista, abrangente e agressiva do tratamento.

Capítulo 138

PAREDE TORÁCICA E PLEURA

ESCOLIOSE

A **escoliose torácica**, quando intensa (curva > 60°), pode associar-se à deformidade da parede torácica e limitação dos movimentos dessa parede. Isso, por sua vez, pode levar à diminuição dos volumes pulmonares (doença pulmonar restritiva), à desproporção ventilação/perfusão, hipoventilação e até insuficiência respiratória (Cap. 202). A correção cirúrgica da escoliose pode impedir maior perda da função pulmonar, mas raramente melhora a função pulmonar acima dos níveis pré-cirúrgicos.

TÓRAX EM FUNIL E EM QUILHA
Tórax Escavado (*Pectus Excavatum*)

A concavidade esternal (tórax escavado ou "peito de sapateiro"), deformidade comum da parede torácica em crianças, geralmente não se associa a um comprometimento pulmonar significativo. No entanto, ocasionalmente, se intenso, pode resultar em doença pulmonar restritiva, em defeitos obstrutivos e/ou em diminuição da função cardíaca. Muitas vezes, vem para atendimento médico em razão das preocupações com a aparência do tórax. Os adolescentes com tórax escavado podem se queixar de intolerância aos exercícios. A espirometria de rotina costuma ser normal, mas pode mostrar diminuição da capacidade vital condizente com doença pulmonar restritiva. A principal razão para a correção cirúrgica, em geral, é melhorar a aparência (razões estéticas), embora, em alguns casos, a conduta cirúrgica seja justificada para melhorar a função cardíaca e a tolerância aos exercícios.

Tórax Carinado (*Pectus Carinatum* ou "Peito de Pombo" ou "Peito em Quilha")

O tórax em quilha é uma anormalidade da forma da parede torácica na qual o esterno é proeminente. Não se associa a nenhuma anormalidade da função pulmonar. Doença pulmonar subjacente pode contribuir para a deformidade. Pode ser consequência após uma cirurgia cardíaca realizada por meio da abordagem esternal média. A correção cirúrgica dessa condição raramente é indicada, mas, ocasionalmente, é feita com finalidade estética.

PNEUMOTÓRAX
Etiologia

O pneumotórax, que é o acúmulo de ar no espaço pleural, pode resultar de trauma externo ou do vazamento de ar dos pulmões ou das vias aéreas. Ocorre **pneumotórax primário espontâneo** (sem causa subjacente) em adolescentes e adultos jovens, mais comumente em pacientes masculinos altos, magros e tabagistas. Os fatores predisponentes para **pneumotórax secundário** (causa subjacente identificada) incluem barotrauma por ventilação mecânica, asma, fibrose cística, trauma torácico e pneumonia necrosante grave.

Manifestações Clínicas

Os sinais e sintomas mais comuns de pneumotórax são dor torácica e no ombro, e dispneia. Se o pneumotórax for grande e comprimir o pulmão funcional (**pneumotórax hipertensivo**), pode ocorrer desconforto respiratório grave e cianose. Pode resultar um enfisema subcutâneo quando o vazamento de ar se comunicar com o mediastino. Os achados físicos associados ao pneumotórax incluem diminuição dos sons respiratórios no lado afetado, percussão timpânica e evidências de desvio do mediastino (desvio do ponto de impacto máximo [PIM] e da traqueia para fora do lado do pneumotórax). Se o pneumotórax for pequeno, pode haver poucos ou nenhum achado clínico. No entanto, a condição clínica do paciente pode deteriorar rapidamente se o pneumotórax se expandir, especialmente se o ar no espaço pleural estiver sob pressão (**pneumotórax hipertensivo**). Essa é uma condição potencialmente letal que pode resultar em óbito se o espaço pleural não for descomprimido pela saída do ar pleural.

Estudos Diagnósticos
A presença de um pneumotórax geralmente pode ser confirmada por radiografias de tórax em posição ereta. A tomografia computadorizada (TC) do tórax é útil para quantificar o tamanho dos pneumotórax e diferenciar o ar no parênquima pulmonar (doença pulmonar cística) do ar no espaço pleural e para identificar bolhas subpleurais que estejam presentes em pneumotórax espontâneos recorrentes. Nos lactentes, a transiluminação da parede torácica pode ter algum valor para fazer um diagnóstico rápido de pneumotórax.

Tratamento
O tipo de intervenção depende do tamanho do pneumotórax e da natureza da doença subjacente. Pneumotórax pequenos (< 20% do tórax ocupado por ar pleural) podem não precisar de intervenção, pois costumam se resolver espontaneamente. Inalar altas concentrações de O_2 suplementar pode aumentar a reabsorção de ar pleural por remover o nitrogênio do sangue. Pneumotórax maiores e qualquer pneumotórax hipertensivo precisam de drenagem imediata do ar, preferivelmente por meio de dreno torácico. Em uma situação de emergência, pode ser suficiente uma aspiração simples com agulha, embora geralmente seja necessária a colocação de um dreno torácico para a resolução. Nos pacientes com pneumotórax recorrentes ou persistentes, pode ser necessário esclerosar as superfícies pleurais para obliterar o espaço pleural (pleurodese). Isso pode ser feito quimicamente, por instilação de talco ou agentes esclerosantes (doxiciclina) através do dreno torácico, ou mecanicamente por raspagem cirúrgica. As abordagens cirúrgicas, toracotomia aberta e cirurgia toracoscópica assistida por vídeo (VATS, *Video-assisted thoracoscopic surgery*), possibilitam a visualização do espaço pleural e a ressecção das bolhas pleurais quando indicado.

PNEUMOMEDIASTINO
O pneumomediastino resulta da dissecação de ar do parênquima pulmonar para o mediastino. Geralmente é um processo leve e autolimitado que não requer intervenção agressiva. As causas mais comuns, em crianças, são tosse forçada intensa e exacerbações agudas de asma. Os sintomas comuns são dor torácica e dispneia. Geralmente, não há achados físicos, embora um ruído de mastigação sobre o esterno algumas vezes seja percebido à ausculta e se pode detectar enfisema subcutâneo em torno do pescoço. O diagnóstico é confirmado por radiografia de tórax, e o tratamento se destina à doença pulmonar subjacente.

DERRAME PLEURAL
Etiologia
Acumula-se líquido no espaço pleural quando as forças hidrostáticas locais que estão empurrando o líquido para fora do espaço vascular excedem as forças oncóticas que estão puxando o líquido de volta para o espaço vascular. Os derrames pleurais podem ser transudatos (membrana intacta, mas forças hidrostáticas ou oncóticas anormais) ou exsudatos (diminuição da integridade da membrana por processos inflamatórios ou por comprometimento da drenagem linfática). Existem relativamente poucas causas de transudatos, sendo as primárias a insuficiência cardíaca congestiva e estados de hipoproteinemia, enquanto as causas dos exsudatos são inúmeras. Quase qualquer processo inflamatório pulmonar pode resultar em acúmulo pleural de líquido. Entre as causas mais comuns de exsudatos estão infecções (tuberculose, pneumonia bacteriana), doenças vasculares do colágeno (lúpus eritematoso sistêmico) e doença neoplásica. Os derrames pleurais quilosos (níveis elevados de triglicerídeos) são vistos com o trauma do ducto torácico e nas anormalidades da drenagem linfática (linfangiomiomatose, linfangectasia). A pneumonia bacteriana pode levar a um acúmulo de líquido pleural (**derrame parapneumônico**). Quando esse líquido é purulento ou infectado, então a condição é chamada **empiema**, embora muitas vezes os termos derrame parapneumônico e empiema sejam usados intercambiavelmente. O derrame parapneumônico/empiema é o derrame mais comum em crianças. A maioria dos derrames parapneumônicos se deve a uma pneumonia causada por *Streptococcus pneumoniae*, estreptococos do grupo A ou *Staphylococcus aureus*.

Manifestações Clínicas
Pequenos derrames pleurais podem ser assintomáticos, mas se forem grandes o suficiente para comprimir tecido pulmonar, então podem causar dispneia, taquipneia e, ocasionalmente, dor torácica. Os derrames causados por infecção geralmente se associam a febre, mal-estar, falta de apetite, dor pleurítica e imobilização torácica. Os achados físicos incluem taquipneia, diminuição do murmúrio vesicular, macicez à percussão e diminuição do frêmito vocal tátil. Grandes derrames podem ocupar mais de metade do hemitórax e causar desvio do mediastino, que se afasta do lado afetado, comprometendo as condições respiratórias, particularmente em crianças pequenas.

Estudos Diagnósticos
A presença de líquido pleural pode ser confirmada muitas vezes por radiografia de tórax. Além das projeções anteroposterior e perfil, deve ser feita uma incidência em decúbito para avaliar a formação de camada do líquido. A ultrassonografia do tórax é útil para confirmar a presença do derrame e quantificar seu tamanho. As TCs do tórax podem ajudar a diferenciar líquido pleural de lesões parenquimatosas e massas pleurais. A ultrassonografia e a TC podem determinar se os derrames parapneumônicos contêm loculações (cordões fibrosos que compartimentalizam o derrame).

A análise do líquido pleural é útil para diferenciar o transudato de um exsudato. Os exames de rotina no líquido pleural, como contagem de células, pH, proteínas, desidrogenase lática e glicose, caracterizam os derrames. Os níveis de triglicerídeos, citologia, hematócrito, bacterioscopia Gram e para bacilos álcool-ácido resistentes, cultura e os níveis de adenosina desaminase são úteis para diagnosticar derrames quilosos, malignos e tuberculosos (Tabela 138-1). No entanto, a positividade das culturas de líquido

Tabela 138-1	Análise do Líquido Pleural
DERRAME EXSUDATIVO PELOS CRITÉRIOS TRADICIONAIS DE LIGHT	
Razão proteínas no líquido pleural/proteínas séricas acima de 0,5 **OU**	
Razão de DHL no líquido pleural/DHL sérico acima de 0,6 **OU**	
DHL no líquido pleural acima de dois terços do limite superior da normalidade do DHL sérico dosado	
QUILOTÓRAX	
Triglicerídeos acima de 110 mg/dL	
TUBERCULOSO	
Positivo para bacilos álcool-acidorresistentes, cultura	
Proteínas no líquido pleural acima de 4 g/dL	
Nível de adenosina desaminase no líquido pleural acima de 35-50 U/L	
Glicose no líquido pleural de 30-50 mg/dL	
HEMOTÓRAX	
Hematócrito no líquido pleural/hematócrito no sangue acima de 0,5	

DHL, desidrogenase lática.

pleural é baixa. Os derrames pleurais transudativos têm baixa densidade específica (<1,015) e baixo conteúdo de proteínas (<2,5 g/dL), baixa atividade da desidrogenase lática (<200 UI/L) e baixa contagem de leucócitos com poucos polimorfonucleares. Diferentemente, os exsudatos são caracterizados por alta densidade específica e altos níveis de proteínas (> 3 g/dL) e de desidrogenase lática (> 250 UI/L). Também podem ter baixo pH (< 7,2); baixo nível de glicose (< 40 mg/dL); e alta contagem de leucócitos, com muitos linfócitos ou polimorfonucleares.

Tratamento

A terapia se dirige à condição subjacente causadora do derrame e ao alívio das consequências mecânicas da coleção de líquido. Para pequenos derrames, especialmente se forem transudatos, não é necessária drenagem pleural. Grandes derrames que estejam causando comprometimento respiratório devem ser drenados. Os transudatos e a maioria dos exsudatos, que não os derrames parapneumônicos, podem ser drenados com um **dreno torácico**. Com derrames parapneumônicos/empiema, apenas um dreno torácico não costuma ser suficiente porque o líquido pode ser espesso e loculado. Em tais casos, a drenagem pleural é mais bem feita com a administração de agentes fibrinolíticos por meio de drenos torácicos ou de **cirurgia toracoscópica assistida por vídeo** (**VATS**). Tanto a terapia fibrinolítica por meio de drenos torácicos quanto por VATS pode reduzir a morbidade e o tempo de hospitalização, porém muitos pacientes com derrames parapneumônicos pequenos a moderados podem ser tratados de modo conservador unicamente com antibióticos intravenosos.

Sugestão de Leitura

Levitzky MG: *Pulmonary Physiology*, ed 7, New York, 2007, McGraw-Hill.
Kliegman RM, Stanton BF, St. Geme JW, et al: *Nelson Textbook of Pediatrics*, ed 19, Philadelphia, 2011, Saunders.
Taussig LN, Landau LI, et al: *Pediatric Respiratory Medicine*, ed 2, Philadelphia, 2008, Mosby.
Wilmott RW, Boat TF, Bush A, et al: *Kendig and Chernick's Disorders of the Respiratory Tract in Children*, ed 8, Philadelphia, 2012, Saunders.

O Sistema Cardiovascular
Daniel S. Schneider

SEÇÃO 19

Capítulo 139

AVALIAÇÃO DO SISTEMA CARDIOVASCULAR

HISTÓRIA

História materna de uso de medicações, uso abusivo de drogas, álcool ou tabagismo excessivo podem contribuir para achados cardíacos e em outros sistemas. A **história pré-natal** pode revelar infecção materna no início da gestação (possivelmente teratogênica) ou tardiamente na gestação (causando miocardite ou disfunção miocárdica no recém-nascido). Recém-nascidos com insuficiência cardíaca apresentam retardo do **crescimento**, com acometimento maior do peso do que do comprimento ou do perímetro cefálico.

Insuficiência cardíaca pode causar **fadiga** ou **sudorese** à alimentação, ou agitação. Pode ocorrer **taquipneia** sem dispneia significativa. Crianças maiores com insuficiência cardíaca podem apresentar cansaço fácil, **falta de ar** aos esforços e, ocasionalmente, ortopneia. Não conseguir acompanhar as outras crianças durante brincadeiras ou exercícios é um sinal de **intolerância aos esforços**. Uma criança com insuficiência cardíaca pode ser diagnosticada erroneamente como pneumonia recorrente, bronquite, broncospasmo ou asma.

História de **sopro cardíaco** é importante, porém muitas crianças saudáveis apresentam um sopro inocente em algum momento da vida. Outros sintomas cardíacos incluem cianose, palpitações, dor torácica, síncope e pré-síncope. Revisão por sistemas é importante para avaliar a possível presença de doenças sistêmicas ou síndromes congênitas que possam causar anormalidades cardíacas (Tabelas 139-1 e 139-2). É importante também avaliar o uso atual e prévio de medicações, assim como o uso de drogas ilícitas. **História familiar** deve abordar doenças hereditárias, doença aterosclerótica cardíaca precoce, doença cardíaca congênita, morte súbita não explicada, trombofilia, febre reumática, hipertensão arterial e dislipidemia.

EXAME FÍSICO

Exame físico cardiovascular completo é iniciado na posição supina e inclui avaliações nas posições sentada e ortostática, quando possível. **Inspeção** é complementada pela **palpação** e **ausculta**, para um exame físico completo. O exame se inicia pela verificação dos sinais vitais. A **frequência cardíaca** varia com a idade e a atividade. A frequência cardíaca em repouso de recém-nascidos é de, aproximadamente, 120 batimentos/minuto, sendo um pouco maior em bebês com 3 a 6 meses de idade e, após, diminuindo gradualmente durante a infância e adolescência para aproximadamente 80 batimentos/minuto. A variação do normal para qualquer idade é de aproximadamente 30 batimentos/minuto acima ou abaixo da média. Taquicardia pode ser uma manifestação de anemia, desidratação, choque, insuficiência cardíaca ou arritmia. Bradicardia pode ser um achado normal em pacientes com tônus vagal aumentado (atletas), mas também pode ser manifestação de bloqueio atrioventricular. A **frequência respiratória** dos bebês é mais bem avaliada quando o bebê está calmo. A frequência respiratória pode estar aumentada na presença de *shunt* esquerda-direita ou congestão venosa pulmonar.

A **pressão arterial** normal também varia com a idade. O manguito ideal tem a largura maior ou igual a 90% e o comprimento entre 80 e 100% da circunferência do braço. Inicialmente, a pressão arterial é medida no braço direito. Se estiver aumentada, devem ser realizadas medidas no braço esquerdo e nas pernas para avaliar a presença de coarctação da aorta. A **pressão de pulso** é determinada subtraindo a pressão diastólica da pressão sistólica. Normalmente, ela é menor que 50 mmHg ou menor que metade da pressão sistólica, isto é, o que for menor.

Tabela 139-1	Manifestações Cardíacas de Doenças Sistêmicas
DOENÇA SISTÊMICA	**COMPLICAÇÃO CARDÍACA**
Síndrome Hunter-Hurler	Insuficiência valvar, insuficiência cardíaca, hipertensão arterial
Distrofia de Duchenne	Miocardiopatia, insuficiência cardíaca
Doença de Pompe	Intervalo PR curto, cardiomegalia, insuficiência cardíaca, arritmias
Doença de Kawasaki	Aneurisma de artéria coronária, trombose, infarto do miocárdio, miocardite
Síndrome de Marfan	Insuficiência mitral e aórtica, aneurisma com dissecção aórtica
Artrite reumatoide juvenil	Pericardite
Lúpus eritematoso sistêmico	Pericardite, endocardite de Libman-Sacks, bloqueio atrioventricular congênito
Doença de Lyme	Arritmias, miocardite, insuficiência cardíaca
Doença de Graves (hipertireoidismo)	Taquicardias, arritmia, insuficiência cardíaca
Esclerose tuberosa	Rabdomioma cardíaco
Neurofibromatose	Estenose pulmonar, coarctação da aorta

Tabela 139-2	Síndromes de Malformações Congênitas Associadas a Doença Cardíaca Congênita
SÍNDROME	CARACTERÍSTICAS CARDÍACAS
Trissomia 21 (síndrome de Down)	DSAV, CIV, CIA, PCA
Trissomia 18	CIV, CIA, PCA, EP
Trissomia 13	CIV, CIA, PCA, dextrocardia
X0 (síndrome de Turner)	Coarctação da aorta, estenose aórtica
Associação CHARGE (coloboma, coração, atresia de coanas, retardo, anomalias de genital e de ouvido)	T4F, anomalias cardíacas conotruncais e do arco aórtico*
Síndrome 22q11 (síndrome DiGeorge)	Anomalias cardíacas conotruncais e do arco aórtico*
Associação VACTERL† (anomalias vertebral, anal, cardíaca, traqueoesofágica, radial, renal e de membros)	CIV
Síndrome de Marfan	Dissecção aórtica, aneurisma da aorta, insuficiência valvar aórtica, prolapso da valva mitral
Síndrome de William	Estenose supravalvar aórtica, estenose pulmonar periférica
Bebê de mãe diabética	Miocardiopatia hipertrófica, CIV, anomalias cardíacas conotruncais
Síndrome de asplenia	Cardiopatia congênita cianótica complexa, drenagem anômala das veias pulmonares, dextrocardia, ventrículo único, valva atrioventricular única
Síndrome de poliesplenia	Continuação da veia cava inferior pela ázigos, atresia pulmonar, dextrocardia, ventrículo único
Síndrome alcóolico fetal	CIV, CIA
Síndrome fetal por hidantoína	TGA, CIV, T4F

CIA, comunicação interatrial; CIV, comunicação interventricular; DSAV, defeito do septo atrioventricular; EP, estenose pulmonar; PCA, persistência do canal arterial; T4F, tetralogia de Fallot; TGA, transposição das grandes artérias.
* Anomalias conotruncais – tetralogia de Fallot, atresia pulmonar, truncus arteriosus, transposição das grandes artérias
† Associação VACTERL também é conhecida como associação VATER, que não inclui anomalias dos membros.

Pressão de pulso aumentada é observada em pacientes com conexões aortopulmonares (persistência do canal arterial [PCA], *truncus arteriosus*, malformações arteriovenosas), insuficiência aórtica ou depleção relativa do volume intravascular (anemia, vasodilatação com febre ou sepse). Pressão de pulso diminuída é observada no tamponamento cardíaco, estenose aórtica e insuficiência cardíaca.

A **inspeção** geralmente inclui avaliação do estado geral, estado nutricional, circulação e esforço respiratório. Muitas síndromes e anomalias cromossômicas associadas a defeitos cardíacos apresentam características dismórficas ou déficit de crescimento (Tabela 139-2). A coloração da pele deve ser avaliada para a presença de **cianose** ou palidez. Cianose central (língua, lábios) está associada a dessaturação arterial; cianose periférica isolada (mãos, pés) está associada a saturação normal de oxigênio e aumento da extração periférica de oxigênio. Cianose perioral é um achado comum, especialmente em bebês com palidez ou quando o bebê ou a criança pequena está com frio. Dessaturação arterial crônica resulta em **baqueteamento** dos dedos das mãos e dos pés. A inspeção do tórax pode revelar assimetria ou precórdio proeminente, sugerindo dilatação crônica do coração.

Após a inspeção, deve-se realizar **palpação** dos pulsos nas quatro extremidades, da atividade precordial e do abdome. Os pulsos são avaliados para verificar a frequência, regularidade, intensidade, simetria e intervalo entre os membros superiores e inferiores. Pulsos normais nos membros inferiores e pressão arterial normal no braço direito afastam a possibilidade de coarctação da aorta. O precórdio deve ser avaliado quanto ao ictus, **ponto de impulso máximo**, hiperatividade e presença de **frêmito**. A palpação abdominal avalia as dimensões do fígado e do baço. A dimensão do fígado fornece uma avaliação do volume intravascular, estando aumentada na presença de congestão venosa sistêmica. O baço pode estar aumentado na endocardite infecciosa.

A **ausculta** é a parte mais importante do exame físico cardiovascular, mas deve complementar os achados da inspeção e palpação. Ausculta sistemática em uma sala silenciosa permite avaliar cada fase do ciclo cardíaco. Além da frequência cardíaca e da regularidade, as bulhas cardíacas, cliques e sopros devem ser caracterizados e avaliados quanto ao momento de ocorrência no ciclo cardíaco.

Bulhas Cardíacas

B1 está relacionada com o fechamento das valvas mitral e tricúspide e geralmente é única, sendo mais bem audível na borda esternal esquerda inferior (BEEI) ou no ápice (Fig. 139-1). Embora ela possa estar desdobrada em condições normais, ao auscultar uma B1 desdobrada deve-se considerar a possibilidade de um clique ejetivo ou, menos frequentemente, de uma B4. A B2 está associada ao fechamento das valvas aórtica e pulmonar. Ela normalmente desdobra com a inspiração e é única durante a expiração. Alterações do desdobramento e da intensidade do componente pulmonar estão associadas a anormalidades anatômicas e fisiológicas significativas (Tabela 139-3). B3 é audível no início da diástole e está relacionada com o enchimento ventricular rápido. É mais bem audível na BEEI ou no ápice e pode ser normal, porém um B3 hiperfonética é anormal e audível em condições com dilatação ventricular. B4 ocorre no final da diástole, pouco antes da B1, e é mais bem audível na BBEI/ápice, estando associado a diminuição da complacência ventricular. Ela é rara e sempre anormal.

Cliques

A presença de clique indica anomalia valvar ou dilatação das grandes artérias. O clique pode ser ejetivo ou mesossistólico e pode ou não estar associado a um sopro. Um clique mesossistólico se associa ao prolapso da valva mitral. **Cliques ejetivos** ocorrem no início da sístole. Cliques ejetivos pulmonares são mais bem audíveis na borda esternal esquerda superior e variam de intensidade com a respiração. Cliques aórticos são frequentemente mais bem audíveis no ápice, borda esternal esquerda média ou na borda esternal direita superior, e não variam com a respiração.

Sopros

Na avaliação do sopro cardíaco, deve-se determinar a sua duração, momento no ciclo cardíaco, localização, intensidade, irradiação e frequência ou tom. O momento no ciclo determina o significado do sopro e pode ser utilizado no diagnóstico diferencial (Fig. 139-1). Os sorpos devem ser classificados em **sistólico**, **diastólico**

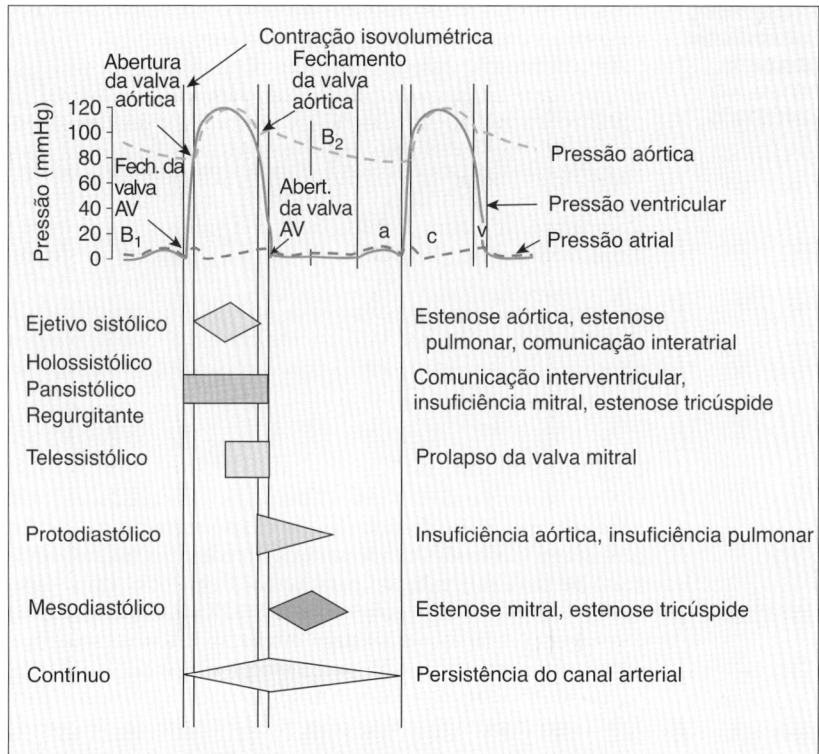

Figura 139-1 Momento dos sopros cardíacos no ciclo cardíaco. *AV*, atrioventricular

Tabela 139-3	Segunda Bulha Cardíaca Anormal

B2 ÚNICA

Hipertensão pulmonar (grave)

Valva semilunar única (atresia aórtica, atresia pulmonar, *truncus arteriosus*)

Transposição das grandes artérias (d-TGA, l-TGA)

Estenose aórtica importante

B2 COM AMPLO DESDOBRAMENTO

Fluxo sanguíneo aumentado através de valva (CIA, DATVP)

Fluxo sanguíneo prolongado através de valva (estenose pulmonar)

Atraso elétrico (bloqueio de ramo direito)

Fechamento precoce da valva aórtica (insuficiência mitral importante)

B2 COM DESDOBRAMENTO PARADOXAL

Estenose aórtica importante

INTENSIDADE ANORMAL DA P2

Hiperfonese na hipertensão pulmonar

Hipofonese na estenose pulmonar grave, tetralogia de Fallot

CIA, comunicação interatrial; *DATVP*, drenagem anômala total das veias pulmonares; *d-TGA*, dextrotransposição das grandes artérias; *l-TGA*, levotransposição das grandes artérias

Tabela 139-4	Intensidade do Sopro Cardíaco
GRAU	**DESCRIÇÃO**
Grau I	Muito suave, audível em uma sala silenciosa em paciente cooperativo
Grau II	Facilmente audível, mas de fraca intensidade
Grau III	Forte intensidade, mas sem frêmito
Grau IV	Forte intensidade com frêmito palpável
Grau V	Forte intensidade com frêmito palpável e audível com estetoscópio a 45°
Grau VI	Forte intensidade com frêmito palpável e audível com estetoscópio a 1 cm do tórax

ou **contínuo**. A maioria dos sopros é sistólica e os sopros sistólicos podem ser divididos em sopro sistólico ejetivo ou sopro holossistólico (também chamado de pansistólico ou regurgitante). **Sopros ejetivos** têm caráter crescendo-decrescendo com um pequeno intervalo entre B1 e o início do sopro (contração isovolumétrica). Os sopros sistólicos ejetivos exigem a ejeção de sangue pelo ventrículo, podendo ocorrer na estenose aórtica, estenose pulmonar, comunicação interatrial (CIA) e coarctação da aorta. **Sopros holossistólicos** se iniciam junto com a B1. O sopro tem caráter em platô e pode ser audível na comunicação interventricular (CIV) e nas insuficiências mitral ou tricúspide. Sopro *regurgitante tardio* pode ser audível após um clique mesossistólico no prolapso da valva mitral.

Sopros são frequentemente audíveis ao longo do trajeto do fluxo sanguíneo. Sopros ejetivos geralmente são mais bem audíveis na base do coração, enquanto sopros holossistólicos são mais bem audíveis na BEEI e no ápice. Sopros ejetivos pulmonares irradiam para as costas e axila. Sopros ejetivos aórticos irradiam para o pescoço. A **intensidade** do sopro cardíaco é classificada em graus I a VI (Tabela 139-4). A **frequência** ou tom do sopro fornece informações quanto ao gradiente pressórico. Quanto maior o gradiente pressórico através de uma área estenótica (valva, vaso ou defeito), mais rápido será o fluxo sanguíneo e maior será a frequência do sopro. Sopros de baixa frequência implicam em gradientes pressóricos baixos e obstrução discreta, ou menor restrição ao fluxo sanguíneo.

Tabela 139-5	Sopros Cardíacos Normais ou Inocentes	
SOPRO	MOMENTO, LOCALIZAÇÃO, CARACTERÍSTICA	IDADE HABITUAL AO DIAGNÓSTICO
Sopro de Still/ sopro vibratório	Sopro sistólico ejetivo na BEEI ou entre a BEEI e o ápice Grau I-III/VI Vibratório, musical Intensidade diminui em posição ortostática	3-6 anos
Rumor venoso	Sopro contínuo Região infraclavicular (direita > esquerda) Grau I-III/VI Mais intenso com o paciente em posição ortostática Alteração com compressão da veia jugular ou ao virar a cabeça	3-6 anos
Sopro carotídeo	Sopro sistólico ejetivo Região cervical, sobre a artéria carótida Grau I-III/VI	Qualquer idade
Sopro ejetivo do adolescente	Sopro sistólico ejetivo BEES Grau I-III/VI Geralmente suave na posição ortostática Sem irradiação para as costas	8-14 anos
Estenose pulmonar periférica	Sopro sistólico ejetivo Axila e costas, BEES/BEDS Grau I-III/VI Rude, breve, frequência alta	Recém-nascido até os 6 meses

BEDS, borda escapular direita superior; *BEEI*, borda escapular esquerda inferior; *BEES*, borda escapular esquerda superior.

Sopros diastólicos são muito menos frequentes do que sopros sistólicos, e devem ser considerados anormais. Sopro diastólico inicial ocorre quando há insuficiência da valva aórtica ou pulmonar. Sopros mesodiastólicos são causados por aumento do fluxo sanguíneo (CIA, CIV) ou estenose anatômica das valvas mitral ou tricúspide.

Sopros contínuos estão presentes quando há fluxo ao longo de todo o ciclo cardíaco e são anormais, com uma exceção comum, o **rumor venoso**. PCA é a causa mais comum de sopro contínuo anormal. Sopros contínuos também podem ser audíveis na coarctação da aorta, na presença de vasos colaterais.

Sopros inocentes ou fisiológicos normais são frequentes, ocorrendo em pelo menos 80% dos bebês e crianças normais, sendo mais frequentemente audíveis durante os primeiros seis meses de vida, entre 3 e 6 anos e no início da adolescência. Eles também são chamados de sopros benignos, funcionais, vibratórios ou de fluxo. Achados característicos dos sopros inocentes incluem a qualidade do sopro, ausência de irradiação e alteração significativa de sua intensidade com mudança de posição (Tabela 139-5). Mais importante, a história e o restante do exame físico cardiovascular são normais. Na presença de sintomas, incluindo deficiência do crescimento ou características dismórficas, deve-se ter mais cautela ao considerar um sopro como *normal*. Sopros diastólicos, holossistólicos, telessistólicos e contínuos (com exceção do rumor venoso) e a presença de frêmitos não são normais.

EXAMES COMPLEMENTARES
Oximetria de Pulso
Dessaturação discreta que não é clinicamente aparente pode ser o único achado inicial em cardiopatias congênitas complexas. Comparar a oximetria de pulso entre o membro superior direito e um membro inferior pode permitir o diagnóstico de defeito dependente do canal arterial, na qual o sangue dessaturado flui da direita para a esquerda através de uma PCA para perfundir a metade inferior do corpo. Atualmente este é um teste de triagem rotineiro realizado em recém-nascidos com o objetivo de afastar a presença de cardiopatia congênita.

Eletrocardiografia
O eletrocardiograma (ECG) de 12 derivações fornece dados sobre a **frequência**, **ritmo**, **despolarização** e **repolarização** das células cardíacas e dimensões e espessura da parede das câmaras cardíacas. Ele deve ser realizado para avaliar frequência, ritmo, eixo (onda P, QRS e onda T), intervalos (PR, QRS, QTc) (Fig. 139-2) e voltagens (atrial esquerda, atrial direita, ventricular esquerda e ventricular direita) ajustadas para a idade da criança.

A **onda P** representa a despolarização atrial. Um critério para sobrecarga atrial direita é o aumento da amplitude da onda P, mais bem observada na derivação II. O diagnóstico de sobrecarga atrial esquerda é feito pelo prolongamento da segunda porção da onda P, mais bem observado nas derivações precordiais.

O **intervalo PR**, medido do início da onda P até o início do complexo QRS, aumenta com a idade. O tempo de condução é diminuído quando a velocidade de condução aumenta (doença de armazenamento de glicogênio) ou quando a condução não atravessa o nó atrioventricular (síndrome de Wolff-Parkinson-White). Intervalo PR prolongado indica redução da velocidade de condução através do nó atrioventricular. Doenças que acometem o miocárdio atrial, feixe de His ou sistema de Purkinje também contribuem para o aumento do intervalo PR.

O **complexo QRS** representa a despolarização ventricular. Quanto maior o volume ou a massa ventricular, maior será a magnitude do complexo. A proximidade do ventrículo direito com a superfície torácica acentua a contribuição deste ventrículo para o complexo. Alterações no ECG normal ocorrem com a idade. É importante conhecer os dados de normalidade de ECG para cada faixa etária para que seja possível realizar diagnósticos a partir do ECG.

O **intervalo QT** é medido do início do complexo QRS até o final da onda T. O intervalo QT corrigido (corrigido para a frequência cardíaca) deve ser menor que 0,45 segundo (QTc = QT/ $\sqrt{\text{(intervalo RR precedente)}}$). O intervalo pode estar prolongado em crianças com hipocalcemia ou hipocalemia importante. Ele também está prolongado em um grupo de crianças com risco de arritmias ventriculares graves e morte súbita (**síndrome do QT longo**). Fármacos como quinidina e eritromicina podem prolongar o intervalo QT.

Radiografia de Tórax
Uma abordagem sistemática para interpretação da radiografia de tórax inclui avaliação das estruturas extracardíacas, formato e tamanho do coração, e tamanho e posição da artéria pulmonar e da aorta (Fig. 139-3). A avaliação da localização e tamanho do coração e da **silhueta cardíaca** pode sugerir a presença de um defeito cardíaco. Em uma boa radiografia em inspiração, o índice

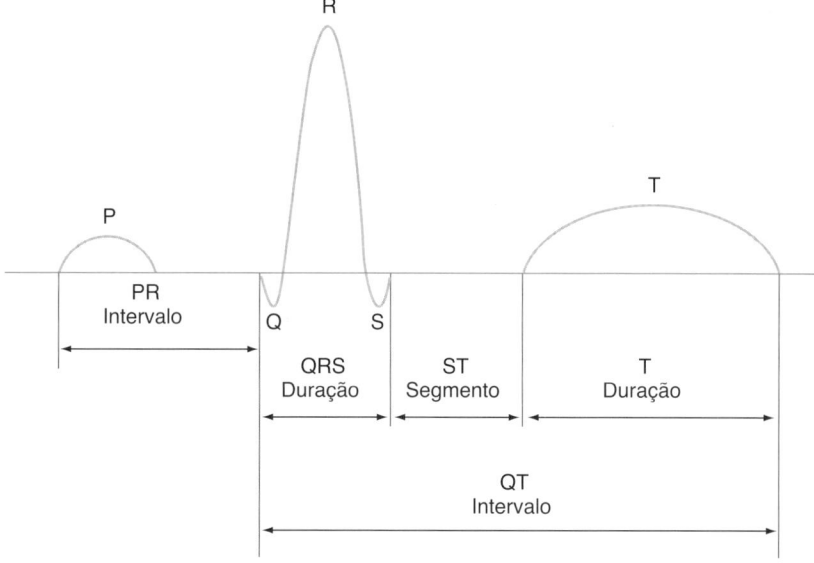

Figura 139-2 Nomenclatura das ondas e intervalos do eletrocardiograma (ECG).

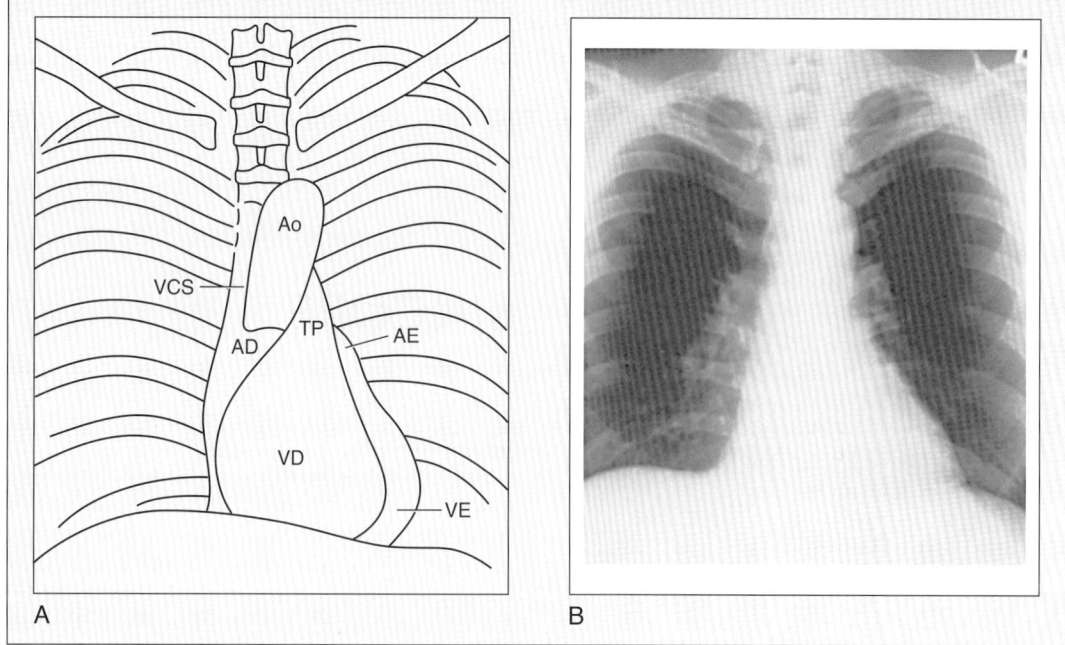

Figura 139-3 A, Câmaras cardíacas e vasos cujos contornos podem ser identificados em uma radiografia de tórax habitual. B, Radiografia posteroanterior de silhueta cardíaca normal. *AD*, átrio direito; *AE*, átrio esquerdo; *Ao*, aorta; *TP*, tronco pulmonar; *VCS*, veia cava superior; *VD*, ventrículo direito; *VE*, ventrículo esquerdo *(Fonte: Andreoli TE, Carpenter CCJ, Plum F et al., editores:* Cecil Essentials of Medicine, *ed 2, Philadelphia, 1990, WB Saunders.)*

cardiotorácico deve ser menor que 55% nas crianças com menos de um ano de idade e menor que 50% em crianças mais velhas e adolescentes. Dilatação do coração pode ser causada por sobrecarga volêmica (*shunt* esquerda-direita) ou por disfunção miocárdica (miocardiopatia dilatada). O formato do coração pode sugerir cardiopatias congênitas específicas. Os melhores exemplos são o coração em *formato de bota* observado na tetralogia de Fallot, o *formato de ovo* observado na dextrotransposição das grandes artérias, e o formato de "boneco de neve" presente na drenagem anômala total das veias pulmonares supracardíaca. A radiografia de tórax pode auxiliar na avaliação do **fluxo sanguíneo pulmonar**. Cardiopatias congênitas com *shunt* esquerda-direita apresentam aumento do fluxo sanguíneo pulmonar (*vascularização aumentada por shunt*) à radiografia de tórax. *Shunts* direita-esquerda apresentam diminuição do fluxo sanguíneo pulmonar.

Ecocardiografia

A ecocardiografia se tornou a ferramenta não invasiva mais importante para o diagnóstico e manejo de doenças cardíacas, fornecendo avaliação anatômica completa na maioria das cardiopatias congênitas (Fig. 139-4). Dados fisiológicos sobre a direção do fluxo sanguíneo podem ser obtidos pelo Doppler pulsátil, Doppler contínuo e mapeamento de fluxo em cores. Imagens obtidas a partir de múltiplos planos fornecem avaliação das relações espaciais. Atualmente, imagem tridimensional (3D) e em quatro-dimensões (4D) permitem a reconstrução do coração e a manipulação das imagens, com o objetivo de fornecer mais detalhes, especialmente quanto à estrutura e função valvar. Ecocardiografia fetal, ou pré-natal, pode diagnosticar cardiopatias congênitas com 18 semanas de gestação, permitindo que o parto seja realizado

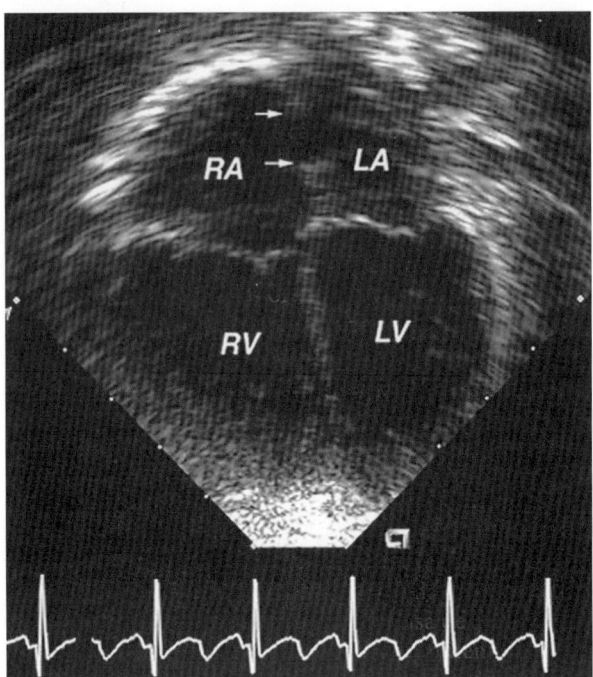

Figura 139-4 Ecocardiograma em corte apical 4-câmaras mostrando comunicação interatrial. O defeito está identificado por duas setas. *AD*, átrio direito; *AE*, átrio esquerdo; *VD*, ventrículo direito; *VE*, ventrículo esquerdo.

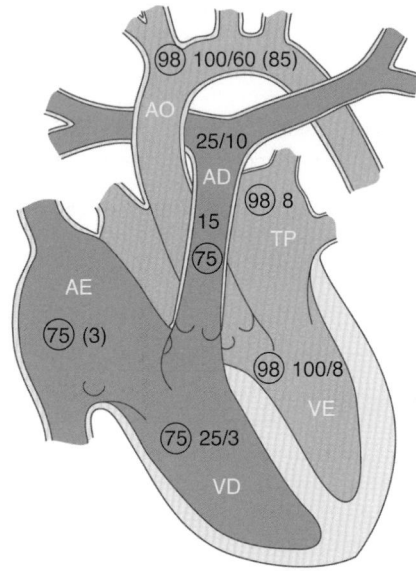

Figura 139-5 O coração normal. *AD*, átrio direito; *AE*, átrio esquerdo; *AO*, aorta; *TP*, tronco pulmonar; *VD*, ventrículo direito; *VE*, ventrículo esquerdo. Os valores circulados são das saturações de oxigênio.

em um hospital terciário e diminuindo o tempo para início do tratamento. Muitas cardiopatias congênitas são atualmente corrigidas baseadas apenas no ecocardiograma, sem a necessidade de realização de cateterismo cardíaco.

A ecocardiografia transesofágica (ETE) fornece imagens melhores quando a imagem transtorácica é limitada. Ela é utilizada no intraoperatório para avaliar os resultados cirúrgicos e a função cardíaca após a cirurgia. ETE e ecocardiografia intracardíaca são utilizadas para guiar cateterismo intervencionista e ablação por radiofrequência de arritmias.

Cateterismo Cardíaco

Cateterismo cardíaco é realizado quando há necessidade de dados anatômicos adicionais ou dados hemodinâmicos precisos antes de cirurgia ou de estabelecer um planejamento terapêutico. Pressão, saturação de oxigênio e conteúdo de oxigênio são medidos em cada câmara cardíaca e nos vasos sanguíneos que chegam ao coração (Fig. 139-5). Estes dados são utilizados para calcular o fluxo sanguíneo e a resistência sistêmica e pulmonar. Angiografia é realizada injetando contraste em locais selecionados com o objetivo de definir a anatomia e obter dados complementares aos não invasivos. Uma maior porcentagem de cateterismos cardíacos está sendo feita para a realização de intervenção percutânea, incluindo dilatação por balão de valvas e vasos estenóticos, angioplastia com balão e *stent* de lesões estenóticas, fechamento de vasos colaterais por embolização com molas e fechamento com prótese de PCAs, CIAs *ostium secundum*, forame oval patente e CIVs musculares. Cateterismo com estudo eletrofisiológico permite mapeamento preciso da atividade elétrica e pode avaliar o risco de arritmias, e, frequentemente, é realizado antecipando a ablação por radiofrequência de uma arritmia.

Capítulo 140

SÍNCOPE

ETIOLOGIA

Síncope é a perda transitória da consciência e do tônus muscular que, pela história, não sugere outra alteração do estado de consciência. Pré-síncope ou quase síncope apresenta muitos ou todos os sintomas prodrômicos da síncope, mas sem a perda da consciência. Síncope é relativamente comum (Tabela 140-1). A frequência dos episódios, quantidade de estresse e comprometimento funcional causado pela síncope são variáveis. A maioria dos episódios sincopais é relativamente benigna, porém a síncope pode ser um sinal de uma cardiopatia grave que pode causar óbito (Tabela 140-1). O diagnóstico diferencial da síncope típica inclui convulsão, causa metabólica (hipoglicemia), hiperventilação, migrânea atípica e apneia.

MANIFESTAÇÕES CLÍNICAS

Síncope típica geralmente ocorre na posição ortostática ou durante mudança de posição. A síncope pode estar associada a ansiedade, dor, coleta de sangue ou ver sangue, jejum, ambientes quentes ou lugares cheios de gente. O paciente geralmente fica pálido. Pródromo consiste de *tontura*, vertigem, náuseas, sudorese, alterações visuais (escurecimento visual), ou possivelmente palpitações, alertar o paciente frequentemente previne a ocorrência de lesões. A perda da consciência dura menos de um minuto.

Tabela 140-1 | Tontura e Síncope: Etiologia

DIAGNÓSTICO	HISTÓRIA	SINAIS E SINTOMAS	DESCRIÇÃO	FREQUENCIA CARDÍACA/ PRESSÃO ARTERIAL	DURAÇÃO	PÓS-SÍNCOPE	RECORRÊNCIA
Neurocardiogênica (vasodepressora)	Em repouso	Palidez, náuseas, alterações visuais	Breve ± convulsão	↓/↓	< 1 min	Palidez residual, sudorese, calor; recidiva se criança ficar em posição ortostática	Comum
Outras vagais							
Micção	Pós-micção	Palidez, náuseas	Breves; convulsão rara	↓/↓	< 1 min		(+)
Pentear cabelo	Mexendo no cabelo em posição ortostática ou alguém tocando as orelhas	Palidez, náuseas, alterações visuais, tontura	Breve		< 1 min	Palidez residual, sudorese, calor; recidiva se criança ficar em posição ortostática logo após o evento	(+)
Tosse (deglutição)	Tosse paroxística	Tosse	Início súbito	Pode não alterar	< 5 min	Fadiga ou basal	(+)
Seio carotídeo	Colarinho apertado, virar a cabeça	Vagos, alterações visuais	Início súbito, palidez	Geralmente ↑/↓	< 5 min	Fadiga ou basal	(+)
Síncope cardíaca							
Obstrução da VSVE	Exercício	± dor torácica, falta de ar	súbita, durante ou após esforço, palidez	↑/↓	Duração variável	Fadiga, palidez residual, sudorese	(+)
Hipertensão pulmonar	Qualquer momento, especialmente no exercício	Falta de ar	Cianose e palidez	↑/↓	Duração variável	Fadiga, cianose residual	(+)
Miocardite	Pós-infecção viral, exercício	Falta de ar, dor torácica, palpitações	Palidez	↑/↓	Duração variável	Fadiga	(+)
Tumor ou massa	Decúbito reclinado, paroxística	Falta de ar ± dor torácica	Palidez	↑/↓	Duração variável	Basal	(+)
Doença arterial coronariana	Exercício	Falta de ar, ± dor torácica	Palidez	↑/↓	Duração variável	Fadigal, dor torácica	(+)
Disritmia	Qualquer momento	Palpitações ± dor torácica	Palidez	↑ ou ↑/↓	Geralmente < 10 min	Fadiga ou basal	(+)

Fonte: Lewis DA: Syncope and dizziness. In Kliegman RM, editor: Practical Strategies in Pediatric Diagnosis and Therapy, Philadelphia, 1996, WB Saunders.
VSVE, via de saída do ventrículo esquerdo; ±, com ou sem; (+), sim, porém inconsistente ou imprevisível.

O retorno ao nível normal de consciência ocorre relativamente rápido. A maioria dos episódios de síncope é de origem vasovagal ou neurocardiogênica. O exame físico é normal.

EXAMES COMPLEMENTARES

Síncope geralmente não necessita mais do que tranquilizar o paciente e a família. Se os episódios causarem impacto significativo nas atividades diárias pode ser necessária avaliação adicional. Eletrocardiograma (ECG) deve ser obtido, com atenção especial aos intervalos PR e QTc (Cap. 139). Geralmente a tranquilização e aumento da ingesta hídrica e de sal são adequados no tratamento da maioria dos casos, às vezes é necessário indicar tratamento adicional.

Capítulo 141

DOR TORÁCICA

ETIOLOGIA

Dor torácica em pacientes pediátricos frequentemente causa preocupação significativa nos pais e nos próprios pacientes. Embora, em crianças, raramente a dor torácica seja de origem cardíaca, o conhecimento da população sobre doença aterosclerótica cardíaca levanta preocupação quando uma criança apresenta dor

Tabela 141-1	Diagnóstico Diferencial da Dor Torácica na Pediatria

COMUM

Musculoesquelético

Costocondrite

Trauma ou uso excessivo muscular / distensão muscular

Pulmonar

Asma (frequentemente induzida por esforço)

Tosse grave

Pneumonia

Gastrointestinal

Esofagite por refluxo

Psicogênico

Ansiedade, hiperventilação

Miscelânea

Síndrome da dor precordial (pontada de *Texidor*)

Idiopática

INCOMUM/RARO

Cardíaco

Isquemia (anomalias das artérias coronárias, EAo ou EP importante, MCH, cocaína)

Infecção/inflamação (miocardite, pericardite, doença de Kawasaki)

Arritmias

Musculoesquelético

Anormalidade da caixa torácica / coluna torácica

Síndrome de Tietze

Síndrome da costela dolorosa

Tumor

Pulmonar

Pleurite

Pneumotórax, pneumomediastino

Derrame pleural

Embolia pulmonar

Gastrointestinal

Corpo estranho em esôfago

Espasmo de esôfago

Psicogênico

Sintomas conversivos

Transtornos de somatização

Depressão

MCH, miocardiopatia hipertrófica; *EAo*, estenose aórtica; *EP*, estenose pulmonar

---

torácica. A maioria dos quadros de dor torácica diagnosticáveis na infância é de origem musculoesquelética. No entanto, uma quantidade significativa dos episódios de dor torácica permanece idiopática. Conhecimento sobre o diagnóstico diferencial completo é importante para uma avaliação precisa (Tabela 141-1).

MANIFESTAÇÕES CLÍNICAS

A avaliação de um paciente com dor torácica inclui história detalhada para determinar a atividade no início da dor; localização, radiação, caráter e duração da dor; fatores de piora e de melhora quando a dor está presente; e sintomas associados. História familiar e avaliação de quanta ansiedade o sintoma está causando são importantes e frequentemente reveladoras. Exame físico cuidadoso deve ser feito com foco na parede torácica, coração, pulmões e abdome. História de dor torácica associada a exercício, síncope ou palpitações, ou início súbito associado a febre sugere etiologia cardíaca. Causas cardíacas de dor torácica geralmente são de origem isquêmica, inflamatória ou arrítmica.

EXAMES COMPLEMENTARES

Raramente são indicados exames com base apenas na história clínica. Radiografia de tórax, eletrocardiograma (ECG), Holter 24-horas, ecocardiograma e teste ergométrico podem ser indicados conforme a história clínica e exame físico. Encaminhamento para um cardiologista pediátrico deve ser feito com base na história, achados do exame físico, história familiar e, frequentemente, nível de ansiedade dos familiares ou pacientes em relação à dor torácica.

Capítulo 142

ARRITMIAS

ETIOLOGIA E DIAGNÓSTICO DIFERENCIAL

Arritmias cardíacas ou ritmos cardíacos anormais são infrequentes na pediatria, porém podem ser causadas por infecção e inflamação, lesões estruturais, alterações metabólicas e alterações intrínsecas da condução cardíaca (Tabela 142-1). Muitas arritmias na população pediátrica são variantes do normal que não necessitam de tratamento ou avaliação adicional.

O **ritmo sinusal** se origina no nó sinusal e apresentam onda P com eixo normal (positiva nas derivações I e AVF) precedendo cada complexo QRS. Como a frequência cardíaca normal varia com a idade, bradicardia sinusal e taquicardia sinusal são definidas conforme a idade. **Arritmia sinusal** é um achado comum em crianças e representa uma variação do normal, com a variação da frequência cardíaca associada à respiração. A frequência cardíaca aumenta com a inspiração e diminui com a expiração, promovendo um padrão recorrente no traçado do eletrocardiograma (ECG). Arritmia sinusal é normal e não necessita de avaliação adicional ou tratamento.

Tabela 142-1	Etiologia das Arritmias

FÁRMACOS
Intoxicação (cocaína, antidepressivos tricíclicos e outros)
Antiarrítmicos (pró-arrítmicos [quinidina])
Simpatomiméticos (cafeína, teofilina, efedrina e outros)
Digoxina

INFECÇÃO E PÓS-INFECÇÃO
Miocardite
Doença de Lyme
Endocardite
Difteria
Síndrome de Guillain-Barré
Febre reumática

METABÓLICA-ENDÓCRINA
Distúrbios eletrolíticos ($\downarrow\uparrow$ K$^+$, $\downarrow\uparrow$ Ca^{2+}, $\downarrow$ Mg^{2+})
Miocardiopatia
Tireotoxicose
Uremia
Feocromocitoma
Porfiria
Miopatias mitocondriais

LESÕES ESTRUTURAIS
Cardiopatias congênitas
Tumor ventricular
Ventriculotomia
Displasia arritmogênica do ventrículo direito

OUTRAS CAUSAS
Adrenérgico-induzida
Intervalo QT prolongado
Lúpus eritematoso sistêmico materno
Idiopática
Cateter venoso central

Arritmias Atriais

Ritmo atrial multifocal é uma mudança na morfologia das ondas P com intervalo PR variável e complexo QRS normal. Este é um achado benigno que não necessita de avaliação adicional ou tratamento.

Extrassístoles supraventriculares são relativamente comuns na fase pré-natal e em bebês. Há presença de onda P precoce, geralmente com eixo anormal, consistente com origem ectópica. A atividade atrial precoce pode ser bloqueada (não seguida de QRS), conduzida normalmente (presença de QRS normal) ou conduzida com aberrância (complexo QRS alterado alargado). As extrassístoles atriais geralmente são benignas e, quando presentes próximo ao momento do parto, geralmente desaparecem durante as primeiras semanas de vida.

Flutter atrial e **fibrilação atrial** são arritmias incomuns na população pediátrica e geralmente estão presentes após correção cirúrgica de cardiopatia congênita complexa. Elas também podem ser observadas em pacientes com miocardite ou em associação com toxicidade ou intoxicação.

Taquicardia supraventricular (TSV) é a arritmia sintomática mais comum nos pacientes pediátricos. O ritmo é rápido, regular e com complexos QRS estreitos. A TSV em bebês frequentemente tem frequência de 280 a 300 batimentos/minuto, sendo esta frequência menor em crianças mais velhas e adolescentes. A taquicardia tem início e término súbitos. Em uma criança com coração estruturalmente normal, a maioria dos episódios é relativamente assintomática, com exceção de palpitações. Se houver doença cardíaca estrutural ou se o episódio for prolongado (> 12 horas), pode ocorrer alteração do débito cardíaco e desenvolvimento de sintomas de insuficiência cardíaca. Embora a maioria dos pacientes com TSV apresente coração estruturalmente normal e ECG de base normal, algumas crianças apresentam síndrome de Wolff-Parkinson-White ou pré-excitação como causa da arritmia.

Arritmias Ventriculares

Extrassístoles ventriculares (ESVs) são menos frequentes do que as extrassístoles supraventriculares na infância inicial, porém mais comuns em crianças mais velhas e adolescentes (Tabela 142-2). A extrassístole não é precedida de onda P. e o complexo QRS é alargado ou bizarro. Quando o coração é estruturalmente normal, as ESVs são isoladas e monomórficas e desaparecem com o aumento da frequência cardíaca. As ESVs são geralmente benignas e não necessitam tratamento. Qualquer outra apresentação (história de síncope ou história familiar de morte súbita) necessita de investigação adicional e, possivelmente, tratamento com fármacos antiarrítmicos.

Taquicardia ventricular, definida como três ou mais ESVs consecutivas, também é relativamente rara em pacientes pediátricos. Embora existam múltiplas causas de taquicardia ventricular, geralmente ela é um sinal de disfunção ou doença cardíaca grave. Taquicardia ventricular com frequência alta resulta em diminuição do débito cardíaco e instabilidade cardiovascular. O tratamento dos pacientes sintomáticos é feito com cardioversão elétrica sincronizada. O tratamento clínico com lidocaína ou amiodarona pode ser apropriado em pacientes conscientes e assintomáticos. É necessária avaliação completa da etiologia, incluindo estudo eletrofisiológico.

Bloqueio Atrioventricular

Bloqueio atrioventricular de primeiro grau é a presença de intervalo PR prolongado. É assintomático e, quando presente em crianças normais, não há necessidade de avaliação adicional ou tratamento. **Bloqueio atrioventricular de segundo grau** é quando algumas, mas não todas, as ondas P. são seguidas de complexos QRS. O bloqueio atrioventricular de segundo grau tipo Mobitz I (também chamado de Wenckebach) é caracterizado por prolongamento progressivo do intervalo PR até que uma onda P não é seguida de um complexo QRS. Frequentemente é observado durante o sono, e geralmente não progride para outras formas de bloqueio atrioventricular; também não necessita de avaliação adicional ou tratamento em crianças normais. Bloqueio atrioventricular de segundo grau tipo Mobitz II está presente quando o intervalo PR não se altera, porém uma onda P intermitentemente não é seguida de QRS. Esta forma de bloqueio pode progredir para bloqueio atrioventricular total e pode necessitar de implante de marca-passo. **Bloqueio atrioventricular de terceiro grau (total)**, congênito ou adquirido, está presente quando não há relação entre a atividade atrial e a atividade ventricular. **Bloqueio atrioventricular total congênito** está associado à doença vascular do colágeno materna (como lúpus eritematoso sistêmico ou síndrome de Sjögren) ou cardiopatia congênita. A forma adquirida ocorre com maior frequência após cirurgia cardíaca, mas pode ser secundária à infecção, inflamação ou fármacos.

Tabela 142-2 — Arritmias em Crianças

TIPO	CARACTERÍSTICAS DO ECG	TRATAMENTO
Taquicardia supraventricular	Frequência geralmente > 220 batimentos/minuto (variação: 180-320 bpm); frequência atrial anormal para a idade; ondas P podem estar presentes e estão relacionadas com os complexos QRS; Complexos QRS estreitos e normais, a menos que há condução seja aberrante	Aumentar o tônus vagal (compressa de gelo na face, manobra de Valsalva); adenosina; digoxina; sotalol; cardioversão elétrica se instabilidade hemodinâmica; ablação por cateter
Flutter atrial	Frequência atrial geralmente de 300 bpm, com graus variáveis de condução atrioventricular; ondas de *flutter* em formato de dente de serra.	Digoxina, sotalol, cardioversão elétrica
Extrassístole ventricular	Complexo QRS prematuro, largo, com formato não usual e onda T invertida	Nenhum, se o coração for normal e as extrassístoles desaparecerem com o esforço; lidocaína, procainamida
Taquicardia ventricular	> 3 extrassístoles ventriculares; dissociação AV; batimentos de fusão, condução AV retrógrada bloqueada; sustentada se > 30 segundos; frequência de 120-240 bpm	Lidocaína, amiodarona, procainamida, propranolol, cardioversão elétrica
Fibrilação ventricular	Sem complexos QRS ou ondas T distintos; ondulações irregulares com amplitude e contornos variáveis; sem pulso	Desfibrilação
Bloqueio atrioventricular total	Átrios e ventrículos com marca-passos independentes; dissociação AV; marca-passo de escape na junção atrioventricular quando congênito	Frequência em vigília < 55 bpm em neonatos e < 40 bpm em adolescentes, ou instabilidade hemodinâmica necessitam de implante de marca-passo
Bloqueio atrioventricular de primeiro grau	Intervalo PR prolongado para a idade	Observar, dosar digoxinemia se estiver em uso de digoxina
Bloqueio atrioventricular de segundo grau Mobitz I (Wenckebach)	Prolongamento progressivo do intervalo PR até que uma onda P não é seguida de um complexo QRS conduzido	Observar, corrigir distúrbios eletrolíticos ou outras anormalidades
Bloqueio atrioventricular de segundo grau Mobitz II	Subitamente uma onda P não é seguida de complexo QRS, sem prolongamento progressivo do intervalo PR prévio	Considerar marca-passo
Taquicardia sinusal	Frequência < 240 bpm	Tratar causa (febre), suspender fármacos simpatomiméticos

AV, atrioventricular; *ECG*, eletrocardiograma.

Tabela 142-3 — Classificação dos Antiarrítmicos

CLASSE	AÇÃO	EXEMPLO(S)
I	Depressão da fase de despolarização (velocidade de ascensão do potencial de ação); bloqueio dos canais de sódio	
Ia	Prolongamento do complexo QRS e do intervalo QT	Quinidina, procainamida, disopiramida
Ib	Efeito significativo sobre a condução anormal	Lidocaína, mexiletina, fenitoína, tocainida
Ic	Prolongamento do complexo QRS e do intervalo PR	Flecainida, propafenona, moricizina?
II	Bloqueio dos receptores beta; redução da frequência sinusal; prolongamento do intervalo PR	Propranolol, atenolol, acebutolol
III	Prolongamento do potencial de ação; prolongamento dos intervalos PR e QT e do complexo QRS; bloqueio dos canais de sódio e cálcio	Amiodarona, sotalol, bretílio
IV	Bloqueio dos canais de cálcio; redução da atividade de marca-passo e de condução dos nós sinusal e atrioventricular; prolongamento do intervalo PR	Verapamil e outros agentes bloqueadores dos canais de cálcio

TRATAMENTO

A maioria das arritmias atriais não necessita de tratamento. O tratamento da TSV depende da apresentação e sintomas. O tratamento agudo da TSV em bebês geralmente consiste de **manobra vagal**, como aplicação de frio (bolsa térmica) na face. **Adenosina** intravenosa (IV) geralmente reverte a arritmia, pois o nó atrioventricular faz parte do circuito de reentrada na maioria dos pacientes com TSV. Em pacientes com comprometimento cardiovascular no momento da apresentação, está indicada **cardioversão elétrica sincronizada** com 1 a 2 J/kg. Em pacientes com palpitações, é importante documentar a frequência cardíaca e o ritmo durante os sintomas, antes de considerar as opções terapêuticas. A frequência, duração e sintomas associados aos episódios, assim como a terapêutica necessária para reversão do ritmo, determinam a necessidade de tratamento. Alguns pacientes necessitam apenas de educação a respeito da arritmia e seguimento. Tratamento farmacológico contínuo com digoxina ou betabloqueador geralmente é a primeira escolha. No entanto, digoxina está contraindicada em pacientes com síndrome de Wolff-Parkinson-White. Fármacos antiarrítmicos adicionais raramente são necessários. Em pacientes sintomáticos e naqueles que não desejam fazer uso diário de medicação, a **ablação por radiofrequência** pode ser realizada.

Diversos fármacos antiarrítmicos são utilizados para tratar as arritmias ventriculares que necessitam de intervenção (Tabela 142-3). O tratamento do bloqueio atrioventricular completo depende da frequência ventricular e da presença de sintomas. O tratamento, se necessário, geralmente consiste do implante de marca-passo.

Capítulo 143

CARDIOPATIA CONGÊNITA ACIANÓTICA

Tabela 143-1	Classificação dos Defeitos Cardíacos Congênitos			
		SHUNTING		
	ESTENOSES	**DIREITA-ESQUERDA**	**ESQUERDA-DIREITA**	**BIDIRECIONAL**
	Estenose aórtica	Tetralogia	Persistência do canal arterial	*Truncus*
	Estenose pulmonar	Transposição	Comunicação interventricular	DATVP
	Coarctação da aorta	Atresia tricúspide	Comunicação interatrial	SCEH

DATVP, drenagem anômala total das veias pulmonares; *SCEH*, síndrome do coração esquerdo hipoplásico

ETIOLOGIA E EPIDEMIOLOGIA

Cardiopatia congênita ocorre em 8 para cada 1.000 nascimentos. O espectro das cardiopatias varia desde assintomáticas até fatais. Embora a maioria dos casos de cardiopatia congênita seja multifatorial, algumas estão associadas a alterações cromossômicas, defeitos genéticos isolados, teratógenos ou doença metabólica materna (Tabela 139-2).

As cardiopatias congênitas podem ser divididas em três grupos conforme a fisiopatologia (Tabela 143-1).
1. *Shunt* esquerda-direita
2. *Shunt* direita-esquerda
3. Lesões obstrutivas, estenóticas

Cardiopatias congênitas acianóticas incluem *shunt* esquerda-direita resultando em aumento do fluxo sanguíneo pulmonar (persistência do canal arterial [PCA], comunicação interventricular [CIV], comunicação interatrial [CIA]) e lesões obstrutivas (estenose aórtica, estenose pulmonar, coarctação da aorta), as quais, em geral, apresentam fluxo sanguíneo pulmonar normal.

COMUNICAÇÃO INTERVENTRICULAR

Etiologia e Epidemiologia

O septo ventricular é uma estrutura complexa que pode ser dividida em quatro componentes. O maior deles é o **septo muscular**. O septo de via de entrada ou posterior compreende o **tecido do coxim endocárdico**. O **septo supracristal** ou subarterial compreende o tecido conotruncal. O **septo membranoso** se situa abaixo da valva aórtica e é relativamente pequeno. As CIVs ocorrem quando um destes componentes não se desenvolve normalmente (Fig. 143-1). CIV, a cardiopatia congênita mais comum, representa 25% de todas as cardiopatias congênitas. **CIVs perimembranosas** são as mais comuns (67%).

Embora a localização da CIV tenha importância prognóstica e na abordagem da correção, quantidade de fluxo através de uma CIV depende do tamanho do defeito e da resistência vascular pulmonar. CIVs grandes não são sintomáticas ao nascimento, pois a resistência vascular pulmonar está normalmente elevada neste momento. À medida que a resistência vascular pulmonar diminui nas primeiras 6 a 8 semanas de vida, a quantidade do *shunt* aumenta e sintomas se desenvolvem.

Manifestações Clínicas

CIVs pequenas com *shunts* pequenos geralmente são assintomáticas, mas apresentam sopro intenso. CIVs moderadas a

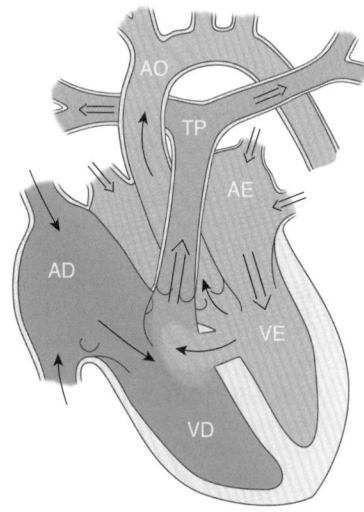

Figura 143-1 Comunicação interventricular. *AO*, aorta; *AD*, átrio direito; *AE*, átrio esquerdo; *TP*, tronco pulmonar; *VD*, ventrículo direito; *VE*, ventrículo esquerdo.

grandes resultam em aumento do fluxo sanguíneo pulmonar e insuficiência cardíaca. Ao exame físico, o achado típico na CIV é um **sopro holossistólico**, geralmente melhor audível na borda esternal esquerda inferior. Pode ocorrer frêmito. *Shunts* grandes aumentam o fluxo sanguíneo através da valva mitral, causando um **sopro mesodiastólico** no ápice. O desdobramento de B_2 e a intensidade da P_2 dependem da pressão em artéria pulmonar.

Exames Complementares

Os achados ao eletrocardiograma (ECG) e à radiografia de tórax dependem do tamanho da CIV. Nas CIVs pequenas, geralmente estes exames estão normais. Com CIVs grandes, há sobrecarga volêmica do lado esquerdo do coração, resultando em sobrecarga atrial e ventricular esquerdas no ECG. A radiografia de tórax revela aumento da área cardíaca, aumento do ventrículo esquerdo, abaulamento do tronco pulmonar e aumento da trama vascular pulmonar. Hipertensão pulmonar, causada por aumento do fluxo sanguíneo ou aumento da resistência vascular pulmonar, pode levar à dilatação e hipertrofia do ventrículo direito.

Tratamento

Aproximadamente um terço de todas as CIVs fecha espontaneamente. CIVs pequenas geralmente fecham espontaneamente e,

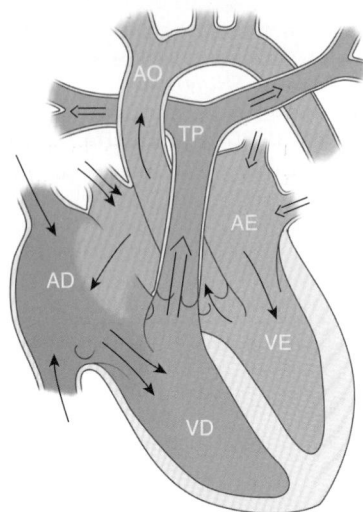

Figura 143-2 Comunicação interatrial. AO, aorta; AD, átrio direito; AE, átrio esquerdo; TP, tronco pulmonar; VD, ventrículo direito; VE, ventrículo esquerdo

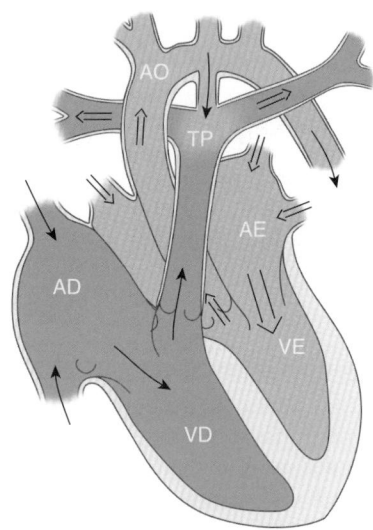

Figura 143-3 Persistência do canal arterial. AO, aorta; AD, átrio direito; AE, átrio esquerdo; TP, tronco pulmonar; VD, ventrículo direito; VE, ventrículo esquerdo.

quando não fecham, o fechamento cirúrgico pode não ser necessário. O tratamento inicial para CIVs moderadas a grandes inclui **diuréticos** (±**digoxina**) e **redução da pós-carga**. Manutenção do retardo de crescimento ou da hipertensão pulmonar apesar do tratamento clínico indica necessidade de fechar o defeito. A maioria das CIVs é fechada cirurgicamente, mas algumas CIVs, especialmente as musculares, podem ser fechadas com **próteses** implantadas por via percutânea pelo cateterismo cardíaco.

COMUNICAÇÃO INTERATRIAL
Etiologia e Epidemiologia
Durante o desenvolvimento embriológico do coração, o septo atrial cresce em direção ao coxim endocárdico, dividindo os átrios. Defeito neste crescimento ou reabsorção excessiva de tecido causa CIA (Fig. 143-2). As CIAs representam aproximadamente 10% de todas as cardiopatias congênitas. A CIA *ostium secundum*, na qual a comunicação se faz pela região do forame oval, é o tipo mais comum. A **CIA ostium primum**, localizada próxima ao coxim endocárdico, pode ser parte de um defeito do septo atrioventricular ou pode se apresentar com o septo ventricular íntegro. O tipo menos frequente de CIA é o **seio venoso**, o qual pode estar associado a drenagem anômala das veias pulmonares.

Manifestações Clínicas
A fisiopatologia e a quantidade de *shunt* dependem do tamanho do defeito e da complacência relativa de ambos os ventrículos. Mesmo com CIAs grandes e *shunts* significativos, bebês e crianças raramente são sintomáticos. **Levantamento sistólico**, causado pelo ventrículo direito, na borda esternal esquerda inferior (BEEI) frequentemente é palpado. **Sopro sistólico ejetivo** suave (grau I ou II) na região da via de saída do ventrículo direito e **desdobramento fixo de B**2 (por sobrecarga do ventrículo direito com ejeção prolongada na circulação pulmonar) frequentemente são audíveis. Um *shunt* maior pode resultar em sopro mesodiastólico na BEEI, como resultado do aumento do volume de sangue passando através da valva tricúspide.

Exames Complementares
Os achados do ECG e da radiografia de tórax refletem o **fluxo sanguíneo aumentado através do** átrio direito, ventrículo direito, artérias pulmonares e pulmões. O ECG pode apresentar **desvio do eixo para a direita** e **sobrecarga ventricular direita**. A radiografia de tórax pode mostrar aumento da área cardíaca, aumento do átrio direito e abaulamento do tronco pulmonar.

Tratamento
Tratamento clínico raramente é indicado. Se *shunt* significativo ainda estiver presente com aproximadamente 3 anos, geralmente recomenda-se o fechamento da CIA. Muitas CIAs *ostium secundum* podem ser fechadas por via percutânea com uma **prótese** para fechamento de CIA no laboratório de hemodinâmica. CIAs *ostium primum* e seio venoso necessitam de **fechamento cirúrgico**.

PERSISTÊNCIA DO CANAL ARTERIAL
Etiologia e Epidemiologia
O canal arterial permite a passagem de sangue da artéria pulmonar para a aorta durante a vida fetal. Falha no fechamento normal deste vaso resulta em PCA (Fig. 143-3). Com a redução da resistência vascular pulmonar após o nascimento, ocorre *shunt* da esquerda para a direita e aumento do fluxo sanguíneo pulmonar. Excluindo os recém-nascidos prematuros, a PCA representa aproximadamente 5 a 10% das cardiopatias congênitas.

Manifestações Clínicas
Os sintomas dependem da intensidade do fluxo sanguíneo pulmonar. A magnitude do *shunt* depende do tamanho do canal arterial (diâmetro, comprimento e tortuosidade) e da resistência vascular pulmonar. Canal arterial pequeno é assintomático; *shunts* moderados a grandes podem causar sintomas de insuficiência cardíaca à medida que a resistência vascular pulmonar diminui.

Os achados do exame físico dependem do tamanho do *shunt*. **Pressão de pulso** aumentada frequentemente está presente, como resultado da perda de sangue para a circulação pulmonar durante a diástole. **Sopro contínuo em maquinaria** pode ser audível na região infraclavicular esquerda, com irradiação ao longo das artérias pulmonares, e frequentemente em audível do lado esquerdo das costas. *Shunts* grandes, com aumento do fluxo sanguíneo através da valva mitral, podem causar sopro mesodiastólico no ápice

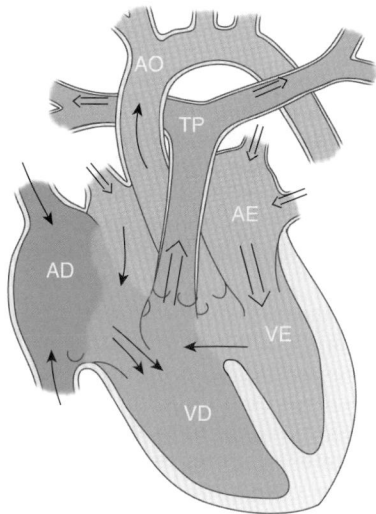

Figura 143-4 Defeito do septo atrioventricular. *AO*, aorta; *AD*, átrio direito; *AE*, átrio esquerdo; *TP*, tronco pulmonar; *VD*, ventrículo direito; *VE*, ventrículo esquerdo.

e **precórdio hiperdinâmico**. O desdobramento de B_2 e a intensidade da P_2 dependem da pressão em artéria pulmonar. Frêmito pode ser palpável.

Exames Complementares
O ECG e a radiografia de tórax são normais nas PCAs pequenas. *Shunts* moderados a grandes podem causar **abaulamento do tronco pulmonar e dos hilos** e **aumento da trama vascular pulmonar**. Os achados do ECG variam de normal até evidência de sobrecarga ventricular esquerda. Se houver hipertensão pulmonar, também observa-se sobrecarga ventricular direita no ECG.

Tratamento
O fechamento espontâneo da PCA após algumas semanas de vida é infrequente em bebês nascidos a termo. PCAs moderadas a grandes podem receber tratamento clínico inicialmente com **diuréticos**, mas irão necessitar de fechamento. O fechamento eletivo de PCAs pequenas sem repercussão hemodinâmica é controverso. A maioria das PCAs pode ser fechada por via percutânea no laboratório de hemodinâmica por **embolização com bobina** ou com **prótese**.

DEFEITO DO SEPTO ATRIOVENTRICULAR
Etiologia e Epidemiologia
Defeito do septo atrioventricular, também chamado de defeito do coxim endocárdico, pode ser completo ou parcial (Fig. 143-4). Falha do septo ao se fundir com o coxim endocárdico resulta também em **valvas atrioventriculares anormais**. O defeito completo resulta em CIA *ostium primum*, CIV posterior ou de via de entrada e fendas na cúspide anterior da valva mitral e na cúspide septal da valva tricúspide. Além do *shunt* esquerda-direita em ambos os níveis, pode ocorrer **insuficiência da valva atrioventricular**.

Manifestações Clínicas
Sintomas de insuficiência cardíaca geralmente se desenvolvem à medida que a resistência vascular pulmonar diminui com 6 a 8 semanas de vida. Os sintomas podem ser mais precoces e mais importantes se houver insuficiência significativa da valva atrioventricular. Hipertensão pulmonar causada pelo aumento do fluxo sanguíneo pulmonar frequentemente se desenvolve precocemente. A presença de sopro varia conforme a quantidade de *shunt* em nível atrial e ventricular. Se houver uma CIV grande, a B_2 será única. Geralmente há retardo do crescimento. Defeito completo do septo atrioventricular é mais frequentemente observado em crianças com síndrome de Down.

Exames Complementares
O diagnóstico geralmente é feito pela ecocardiografia. A radiografia de tórax revela aumento da área cardíaca à custa de todas as câmaras cardíacas e **aumento da trama vascular pulmonar**. O ECG mostra **desvio do eixo para a esquerda** e **sobrecarga biventricular** e, também, pode apresentar sobrecarga biatrial.

Tratamento
O tratamento inicial inclui diuréticos (± digoxina) e redução da pós-carga para controle da insuficiência cardíaca. Por fim, será necessário **reparo cirúrgico** do defeito.

ESTENOSE PULMONAR
Etiologia
Estenose pulmonar representa aproximadamente 10% de todas as cardiopatias congênitas, e pode ser **valvar**, **subvalvar** ou **supravalvar**. Estenose pulmonar resulta de falha do desenvolvimento, no início da gestação, dos três folhetos da valva, reabsorção insuficiente do tecido infundibular ou canalização insuficiente das artérias pulmonares periféricas.

Manifestações Clínicas
Os sintomas dependem do grau de obstrução presente. Estenose pulmonar discreta é assintomática. Estenose moderada a importante causa **dispneia aos esforços** e **cansaço** fácil. Recém-nascidos com estenose importante podem ser mais sintomáticos e até cianóticos por *shunt* direita-esquerda em nível atrial.

Estenose pulmonar causa sopro sistólico ejetivo no segundo espaço intercostal esquerdo, com irradiação para as costas. Frêmito pode estar presente. A B_2 pode ter desdobramento amplo com o componente pulmonar hipofonético. Com estenose pulmonar mais grave, pode haver levantamento sistólico na borda esternal esquerda inferior, causado por **hipertrofia ventricular direita**. Estenose valvar pode resultar em um **clique** que varia com a respiração. Piora da estenose causa aumento da duração do sopro e maior frequência do som. O sopro sistólico ejetivo da **estenose pulmonar periférica** é audível no local de obstrução da circulação pulmonar e tem irradiação para as costas.

Exames Complementares
ECG e radiografia de tórax são normais na estenose pulmonar discreta. Estenose moderada a importante resulta em **desvio do eixo para a direita** e **sobrecarga ventricular direita**. A área cardíaca geralmente é normal na radiografia de tórax, embora possa ser observada **dilatação do tronco pulmonar**. A ecocardiografia fornece avaliação do local da estenose, grau de hipertrofia do ventrículo direito e morfologia da valva pulmonar, assim como uma estimativa do gradiente pressórico.

Tratamento
Estenose valvar pulmonar geralmente não progride, especialmente quando discreta. **Valvoplastia com balão** geralmente é bem-sucedida na redução do gradiente pressórico para níveis aceitáveis no tratamento de estenose significativa sintomática. **Reparo cirúrgico** é necessário se a valvoplastia com balão não for bem-sucedida ou quanto há estenose subvalvar (muscular).

ESTENOSE AÓRTICA
Etiologia e Epidemiologia
Estenose aórtica **valvar**, **subvalvar** ou **supravalvar** representa aproximadamente 5% de todas as cardiopatias congênitas. As lesões resultam da folha do desenvolvimento dos três folhetos ou por folha da reabsorção de tecido ao redor da valva.

Manifestações Clínicas
Obstruções discretas a moderadas não causam sintomas. Estenoses mais graves causam cansaço fácil, dor torácica aos esforços e síncope. Bebês com estenose aórtica crítica podem apresentar sintomas de insuficiência cardíaca.

Sopro sistólico ejetivo é audível no segundo espaço intercostal direito, ao longo do esterno, e tem irradiação para a região cervical. O sopro aumenta em duração e se torna de maior frequência à medida que a estenose aumenta. Na estenose valvar, um **clique sistólico ejetivo** frequentemente é audível, e um frêmito pode estar presente na borda esternal direita superior ou na fossa supraesternal. O componente aórtico da B_2 pode estar diminuído de intensidade.

Exames Complementares
ECG e radiografia de tórax são normais nas estenoses discretas. **Hipertrofia ventricular esquerda** ocorre com estenose moderada a importante e é detectada pelo ECG e pela radiografia de tórax. **Dilatação** da aorta ascendente ou do botão aórtico por uma aortopatia intrínseca pode ser observada na radiografia de tórax. A ecocardiografia mostra o local da estenose, a morfologia da valva aórtica e se há presença de hipertrofia ventricular esquerda, além de permitir estimar o gradiente pressórico.

Tratamento
O grau de estenose aórtica frequentemente progride com o crescimento e a idade. Insuficiência aórtica frequentemente se desenvolve ou progride. Seguimento regular com ecocardiografia seriada é indicado. **Valvoplastia com balão** geralmente é o primeiro procedimento intervencionista para estenoses significativas. Ela não é tão bem-sucedida como a valvoplastia com balão para estenose pulmonar, e apresenta maior risco de insuficiência valvar significativa. O **tratamento cirúrgico** é necessário quando a valvoplastia com balão não é bem-sucedida ou quando há desenvolvimento de insuficiência valvar.

COARCTAÇÃO DA AORTA
Etiologia e Epidemiologia
Coarctação da aorta representa aproximadamente 10% de todas as cardiopatias congênitas. Quase sempre ela tem localização **justaductal**. Durante o desenvolvimento do arco aórtico, a área próxima à inserção do canal arterioso não se desenvolve corretamente, resultando em estreitamento do lúmen aórtico.

Manifestações Clínicas
O momento da apresentação depende da gravidade da obstrução e da associação com defeitos cardíacos. Bebês com coarctação da aorta frequentemente apresentam arco aórtico hipoplásico, valva aórtica anormal e CIV. Eles podem ser dependentes do canal arterial para fornecer fluxo sanguíneo para a aorta descendente. Sintomas se desenvolvem quando a face aórtica do canal arterial fecha. Obstruções menos graves não causam sintomas.

Sintomas, incluindo dificuldade de alimentação, insuficiência respiratória e choque, podem desenvolver-se com menos de 2 semanas de vida. Classicamente, os **pulsos femorais** são fracos e atrasados em relação ao pulso radial direito. A pressão arterial nos membros inferiores é menor do que a medida nos membros superiores. No entanto, quando a função cardíaca está comprometida, estas diferenças podem não ser aparentes, até que tratamento adequado seja instituído. Nesta situação, o sopro pode estar ausente, mas a terceira bulha frequentemente está presente.

Crianças mais velhas com coarctação da aorta geralmente são assintomáticas. Pode haver história de **desconforto em membros inferiores** aos esforços, cefaleia ou epistaxe. Os pulsos dos membros inferiores estão diminuídos ou ausentes e pode ocorrer **hipertensão arterial** (membros superiores) ou sopro. O sopro frequentemente é mais bem audível na região interescapular esquerda nas costas. Se houver o desenvolvimento de colaterais significativas, sopro contínuo pode ser audível em todo o tórax. Valva aórtica anormal ocorre em aproximadamente 50% dos casos, causando clique sistólico ejetivo e sopro sistólico ejetivo de estenose aórtica.

Exames Complementares
O ECG e a radiografia de tórax mostram evidências de dilatação e hipertrofia do ventrículo direito em bebês, com **aumento importante da área cardíaca** e **edema pulmonar** à radiografia. A ecocardiografia mostra o local da coarctação e a presença de lesões associadas. Em crianças maiores, o ECG e a radiografia de tórax geralmente apresentam sobrecarga ventricular esquerda e aumento discreto da área cardíaca. **Deformidade na superfície das costelas** pode ser observada em crianças mais velhas (> 8 anos) com grandes colaterais. A ecocardiografia mostra o local e o grau da coarctação, a presença de hipertrofia ventricular esquerda, a morfologia e a função da valva aórtica.

Tratamento
O tratamento de um bebê com descompensação cardíaca inclui a infusão intravenosa de **prostaglandina** E1 (a qual abre quimicamente o canal arterial), inotrópicos, diuréticos e outros tratamentos de suporte. **Angioplastia com balão** tem sido realizada, especialmente em bebês gravemente doentes, porém o **reparo cirúrgico** da coarctação é mais frequentemente realizado. Angioplastia com balão e *stent* em pacientes mais velhos com coarctação se tornou mais aceito como tratamento primário, mas o reparo cirúrgico permanece a forma mais comum de tratamento.

Capítulo 144

CARDIOPATIA CONGÊNITA CIANÓTICA

Cardiopatia congênita cianótica ocorre quando alguma drenagem venosa sistêmica cruza da direita para a esquerda no coração e o sangue retorna para o corpo sem ter passado pelos pulmões (***shunt direita-esquerda***). **Cianose**, o sinal visível do *shunt*, ocorre quando aproximadamente 5 g/100 mL de hemoglobina reduzida estão presentes no sangue sistêmico. Assim, um paciente policitêmico parece cianótico, com uma baixa porcentagem de hemoglobina reduzida. Um paciente com anemia necessita de maior porcentagem de hemoglobina reduzida para a cianose ser reconhecida. As cardiopatias congênitas cianóticas mais comuns são os cinco *Ts*:
Tetralogia de Fallot
Transposição das grandes artérias
Atresia Tricúspide
Truncus arteriosus
Drenagem anômala Total das veias pulmonares

Outras cardiopatias congênitas que permitem mistura completa da drenagem venosa sistêmica e pulmonar podem apresentar cianose, dependendo da intensidade do fluxo sanguíneo pulmonar. Muitas cardiopatias cianóticas se manifestam no período neonatal (Tabela 144-1).

TETRALOGIA DE FALLOT
Etiologia e Epidemiologia

A tetralogia de Fallot é a cardiopatia congênita cianótica mais comum, representando 10% de todas as cardiopatias congênitas (Fig. 144-1). Ela compreende quatro defeitos estruturais: **Comunicação interventricular (CIV), estenose pulmonar, cavalgamento da aorta** e **hipertrofia ventricular direita**. A tetralogia de Fallot ocorre por septação anormal do *truncus arteriosus* em aorta e tronco pulmonar, fenômeno que ocorre precocemente na gestação (3 a 4 semanas). A CIV é grande, e a estenose pulmonar mais frequentemente é do tipo subvalvar ou infundibular. Ela também pode ser valvar, supravalvar ou, frequentemente, uma combinação de diferentes níveis de obstrução.

Manifestações Clínicas

Os bebês podem ser acianóticos inicialmente. Um **sopro de estenose pulmonar** geralmente é o achado inicial. A quantidade de *shunt* direita-esquerda (e o grau de cianose) aumenta à medida que o grau de estenose pulmonar aumenta. Com o aumento da gravidade da estenose pulmonar, o sopro se torna de menor duração e mais suave. Além da presença de sopro e de diferentes graus de cianose, uma **B2 única** e **levantamento sistólico** na borda esternal esquerda são achados típicos.

Quando ocorrerem **crises hipercianóticas**, elas geralmente são progressivas. Durante uma crise, a criança frequentemente se torna inquieta e agitada e pode chorar inconsolavelmente. Uma criança maior pode se agachar. Ocorre hiperpneia, cianose que aumenta gradativamente e perda do sopro. Nas crises graves, perda da consciência prolongada e convulsões, hemiparesia ou

Tabela 144-1 | Categoria dos Sinais e Sintomas no Recém-nascido

SINAL/SINTOMA	CATEGORIA FISIOLÓGICA	CAUSA ANATÔMICA	LESÃO
Cianose com insuficiência respiratória	Fluxo sanguíneo pulmonar aumentado	Transposição	d-Transposição com ou sem lesões associadas
Cianose sem insuficiência respiratória	Fluxo sanguíneo pulmonar diminuído	Obstrução do coração direito	Atresia tricúspide Anomalia de Ebstein Atresia pulmonar Estenose pulmonar Tetralogia de Fallot
Hipoperfusão	Baixo débito cardíaco	Obstrução do coração esquerdo	Drenagem anômala total das veias pulmonares com obstrução Estenose aórtica Síndrome do coração esquerdo hipoplásico
	Função cardíaca deprimida	Anatomia normal	Miocardiopatia Miocardite
Insuficiência respiratória com dessaturação (sem cianose evidente)	*Shunt* bidirecional	Mistura completa	*Truncus arteriosus* Defeito do septo atrioventricular Ventrículo único (incluindo heterotaxias) sem estenose pulmonar
Insuficiência respiratória com saturação normal	*Shunt* esquerda-direita	*Shunt* intracardíaco simples	CIA CIV PCA Janela aortopulmonar MAV

CIA, comunicação interatrial; *CIV*, comunicação interventricular; *MAV*, malformação arteriovenosa; *PCA*, persistência do canal arterial.

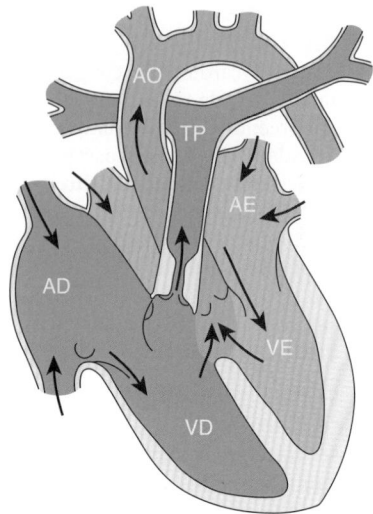

Figura 144-1 Tetralogia de Fallot. *AO*, aorta; *AD*, átrio direito; *AE*, átrio esquerdo; *TP*, tronco pulmonar; *VD*, ventrículo direito; *VE*, ventrículo esquerdo

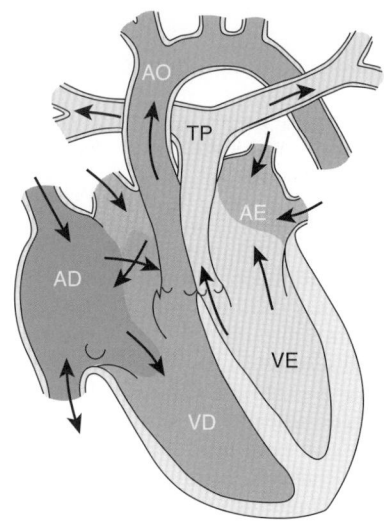

Figura 144-2 Transposição das grandes artérias. *AO*, aorta; *AD*, átrio direito; *AE*, átrio esquerdo; *TP*, tronco pulmonar; *VD*, ventrículo direito; *VE*, ventrículo esquerdo.

óbito podem ocorrer. Independente das crises hipercianóticas, os pacientes com tetralogia de Fallot não corrigida apresentam maior risco de tromboembolismo cerebral e abscesso cerebral, em parte causados pelo *shunt* intracardíaco direita-esquerda.

Exames Complementares

O eletrocardiograma (ECG) geralmente apresenta **desvio do eixo para a direita** e **sobrecarga ventricular direita**. O achado clássico à radiografia de tórax é o **coração em formato de bota**, causado pelo pequeno tronco pulmonar e o desvio do ápice para cima, secundário à hipertrofia ventricular direita. A ecocardiografia mostra as características anatômicas, incluindo o nível anatômico e a quantificação da estenose pulmonar. Anomalias das coronárias, mais comumente com a artéria descendente anterior esquerda se originando da artéria coronária direita e cruzando a superfície anterior da via de saída do ventrículo direito, estão presentes em 5% dos pacientes com tetralogia de Fallot.

Tratamento

A história natural da tetralogia de Fallot envolve progressão da estenose pulmonar e da cianose. O tratamento das crises hipercianóticas consiste na administração de oxigênio e posicionamento da criança na posição joelhos-tórax (para aumentar o retorno venoso). Tradicionalmente, sulfato de morfina é administrado (para relaxar o infundíbulo pulmonar e para sedação). Se necessário, a resistência vascular sistêmica pode ser aumentada agudamente pela administração de agonista alfa-adrenérgico (fenilefrina). A ocorrência de crise hipercianótica é uma indicação para realização de procedimento cirúrgico.

Reparo cirúrgico completo com fechamento da CIV e ressecção ou implante de *patch* na estenose pulmonar pode ser realizado no início da infância. Ocasionalmente, **cirurgia paliativa** com criação de *shunt* entre a artéria subclávia e a artéria pulmonar é realizada nas formas complexas de tetralogia de Fallot, sendo o reparo completo realizado em um segundo momento. **Profilaxia para endocardite bacteriana subaguda** é indicada até 6 meses após a realização do reparo completo, a menos que exista CIV residual. Profilaxia é realizada enquanto houver CIV residual.

TRANSPOSIÇÃO DAS GRANDES ARTÉRIAS
Etiologia e Epidemiologia

Embora a dextrotransposição das grandes artérias represente apenas 5% das cardiopatias congênitas, ela é a lesão cianótica mais comum no período neonatal (Fig. 144-2). Transposição das grandes artérias é a discordância ventrículo-arterial secundária às anormalidades da septação do *truncus arteriosus*. Na dextrotransposição, a aorta se origina do ventrículo direito, anteriormente e à direita da artéria pulmonar, a qual se origina do ventrículo esquerdo. Isso resulta em sangue dessaturado retornando ao lado direito do coração e sendo bombeado para o corpo, enquanto o sangue bem oxigenado que retorna dos pulmões entra no lado esquerdo do coração e é bombeado de novo para os pulmões. Sem a mistura destas duas circulações, o óbito ocorre rapidamente. A mistura de sangue pode ocorrer em nível atrial (forame oval patente/comunicação interatrial [FOP]), ventricular [CIV] ou em grandes vasos (persistência do canal arterial [PCA]).

Manifestações Clínicas

História de **cianose** está sempre presente, embora a cianose seja dependente da quantidade de mistura de sangue. **Taquipneia silenciosa** e **B2 única** frequentemente estão presentes. Se o septo ventricular for íntegro, pode não haver sopro.

Crianças com transposição e CIV grande apresentam boa mistura de sangue intracardíaca e menos cianose. Elas podem apresentar sinais de insuficiência cardíaca. O coração é hiperdinâmico, com levantamento ventricular sistólico esquerdo e direito. Sopro de CIV de alta intensidade é audível. A B é única.

Exames Complementares

Os achados típicos do ECG incluem **desvio do eixo para a direita** e **sobrecarga ventricular direita**. A radiografia de tórax revela **aumento da trama vascular pulmonar**, e a silhueta cardíaca classicamente tem **formato de ovo**, criado pelo mediastino superior estreito. A ecocardiografia mostra a transposição das grandes artérias, os locais e a quantidade de mistura de sangue e a presença de lesões associadas.

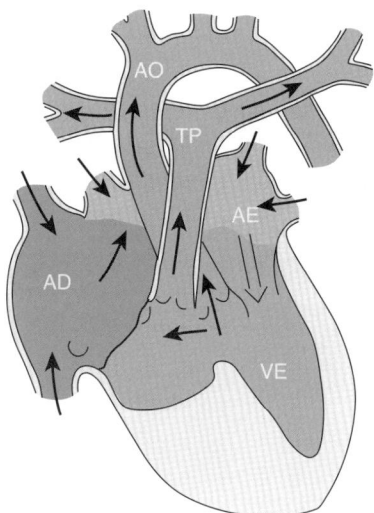

Figura 144-3 Atresia tricúspide com comunicação interventricular. *AO*, aorta; *AD*, átrio direito; *AE*, átrio esquerdo; *TP*, tronco pulmonar; *VE*, ventrículo esquerdo.

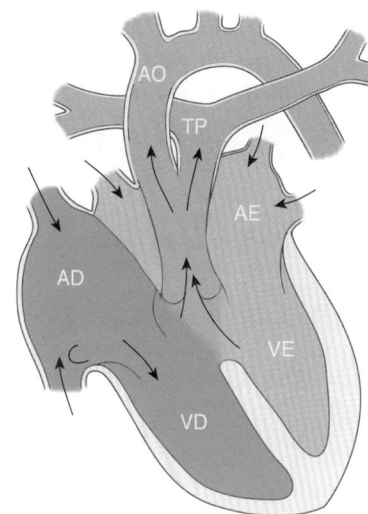

Figura 144-4 Truncus Arteriosus. *AO*, aorta; *AD*, átrio direito; *AE*, átrio esquerdo; *TP*, tronco pulmonar; *VD*, ventrículo direito; *VE*, ventrículo esquerdo.

Tratamento

O tratamento clínico inicial inclui a infusão de **prostaglandina E1** para manter o canal arterial aberto. Se hipoxemia significativa persistir mesmo com a terapia com prostaglandina, uma **septostomia atrial com balão** melhora a mistura de sangue entre as duas circulações. O reparo cirúrgico completo mais utilizado é o *switch* **arterial**. O *switch* arterial geralmente é realizado nas primeiras duas semanas de vida, quando o ventrículo esquerdo ainda pode manter a pressão sistêmica.

ATRESIA TRICÚSPIDE
Etiologia e Epidemiologia

Atresia tricúspide representa aproximadamente 2% de todas as cardiopatias congênitas (Fig. 144-3). A ausência da valva tricúspide resulta em **hipoplasia do ventrículo direito**. Toda a drenagem venosa sistêmica deve atravessar o septo atrial em direção ao átrio esquerdo. PCA ou CIV é necessária para a existência de fluxo sanguíneo pulmonar e para a sobrevida.

Manifestações Clínicas

Bebês com atresia tricúspide geralmente apresentam **cianose importante** e **B2 única**. Se houver CIV, um sopro pode ser audível. Ruflar diastólico mitral pode ser audível. Frequentemente há ausência de sopro.

Exames Complementares

O ECG mostra **sobrecarga ventricular esquerda** e **eixo do QRS superior** (entre 0° e -90°). A radiografia de tórax apresenta área cardíaca normal ou discretamente aumentada e **diminuição da trama vascular pulmonar**. A ecocardiografia demonstra a anatomia, lesões associadas e a fonte do fluxo sanguíneo pulmonar.

Tratamento

O tratamento inicial depende se há presença de CIV e da quantidade de fluxo sanguíneo anterógrado para os pulmões. Se não houver CIV, ou se ela for pequena, a infusão de prostaglandina E_1 mantém o fluxo sanguíneo pulmonar até a cirurgia. A cirurgia é feita em etapas, inicialmente com um *shunt* artéria subclávia – pulmonar (**procedimento de Blalock-Taussig**), o qual normalmente é seguido de um procedimento em dois estágios: ***shunt* cavopulmonar bidirecional (Glenn bidirecional)** e **cirurgia de Fontan**. Estas cirurgias direcionam a drenagem venosa diretamente para as artérias pulmonares.

TRUNCUS ARTERIOSUS
Etiologia e Epidemiologia

Truncus arteriosus representa menos de 1% de todas as cardiopatias congênitas (Fig. 144-4). O *truncus arteriosus* resulta de falha da septação do *truncus* durante as primeiras 3 a 4 semanas de gestação. Um tronco arterial único se origina do coração com uma CIV grande imediatamente abaixo da valva truncal. As artérias pulmonares se original de um tronco arterial único, tanto como um vaso único que se divide, ou individualmente a partir do tronco arterial para os pulmões.

Manifestações Clínicas

Podem ocorrer graus diversos de cianose, dependendo da quantidade de fluxo sanguíneo pulmonar. Se não for diagnosticado ao nascimento, o bebê pode desenvolver sinais de insuficiência cardíaca à medida que a resistência vascular pulmonar diminui. Neste momento, os sinais incluem taquipneia e tosse. Os pulsos periféricos geralmente são discretos devido ao fluxo diastólico para as artérias pulmonares. A B_2 única ocorre por existir uma valva única. Pode haver um clique sistólico ejetivo e, frequentemente, há um **sopro sistólico** na borda esternal esquerda.

Exames Complementares

Ao ECG observa-se **sobrecarga biventricular**. A radiografia de tórax geralmente revela aumento da área cardíaca, **aumento da trama vascular pulmonar** e pode haver descolamento das artérias pulmonares. A ecocardiografia define a anatomia, incluindo o CIV, a função da valva truncal e a origem das artérias pulmonares.

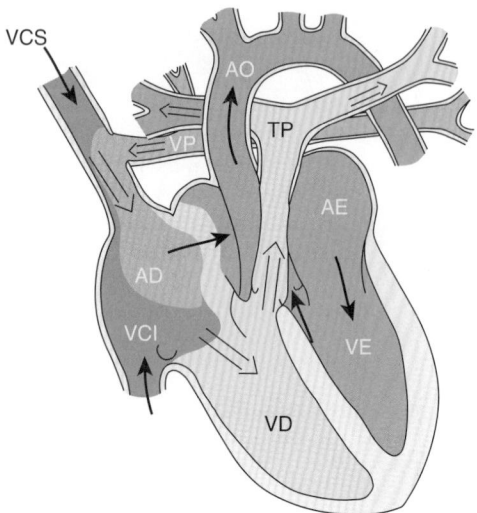

Figura 144-5 Drenagem anômala total das veias pulmonares. *AO*, aorta; *AD*, átrio direito; *AE*, átrio esquerdo; *TP*, tronco pulmonar; *VD*, ventrículo direito; *VE*, ventrículo esquerdo; *VCI*, veia cava inferior; *VCS*, veia cava superior; *VP*, veia pulmonar.

Tratamento
Tratamento clínico geralmente é necessário e inclui **fármacos para a insuficiência cardíaca congestiva**. O **reparo cirúrgico** inclui fechamento da CIV e implante de tubo entre o ventrículo direito e as artérias pulmonares.

DRENAGEM ANÔMALA TOTAL DAS VEIAS PULMONARES
Etiologia e Epidemiologia
A drenagem anômala total das veias pulmonares representa 1% das cardiopatias congênitas (Fig. 144-5). Interrupção do desenvolvimento da drenagem venosa pulmonar normal durante a terceira semana da gestação resulta em uma de quatro anormalidades. Todas as veias pulmonares não apresentam conexão com o átrio esquerdo e drenam anormalmente pelo lado direito do coração. A drenagem pode ser **supracardíaca, infracardíaca, cardíaca** ou **mista**. Uma comunicação em nível atrial é necessária para débito cardíaco sistêmico e a sobrevida.

Manifestações Clínicas
O determinante mais importante da apresentação é a presença ou ausência de **obstrução** da drenagem venosa pulmonar. Bebês sem obstrução apresentam cianose mínima e podem ser assintomáticos. Observa-se **levantamento sistólico, amplo desdobramento de B2** (por aumento do volume ventricular direito) e **sopro sistólico ejetivo** na borda esternal esquerda superior. Geralmente há um ruflar mesodiastólico na borda esternal esquerda inferior causado por aumento do fluxo sanguíneo pela valva tricúspide. O crescimento é relativamente prejudicado. Bebês com **obstrução** apresentam cianose, taquipneia importante, dispneia e sinais de insuficiência cardíaca direita, incluindo hepatomegalia. A obstrução resulta em baixo ou nenhum aumento do volume ventricular direito, de modo que pode não haver sopro ou alteração da B_2.

Exames Complementares
Em bebês sem obstrução, o ECG apresenta sobrecarga ventricular direita. Na radiografia de tórax, observa-se aumento da área cardíaca e da trama vascular pulmonar. Bebês com obstrução de veias apresentam desvio do eixo para a direita e sobrecarga ventricular direita no ECG. A radiografia de tórax mostra área cardíaca normal ou discretamente aumentada e graus variáveis de edema pulmonar, o qual pode ter aparência semelhante à da doença da membrana hialina ou de pneumonia. A ecocardiografia mostra sobrecarga volêmica do lado direito do coração, *shunt* direita-esquerda em nível atrial, local de drenagem comum das veias pulmonares e grau de obstrução.

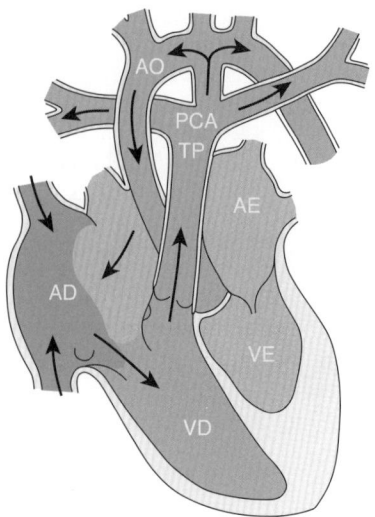

Figura 144-6 Síndrome do coração esquerdo hipoplásico.

Tratamento
Na **cirurgia**, a drenagem venosa pulmonar comum é aberta para dentro do átrio esquerdo e é realizada ligadura de qualquer veia ou canal que drene para a veia comum.

SÍNDROME DO CORAÇÃO ESQUERDO HIPOPLÁSICO
Etiologia e Epidemiologia
A síndrome do coração esquerdo hipoplásico representa 1% de todas as cardiopatias congênitas (Fig. 144-6), porém é a causa mais comum de óbito por cardiopatia congênita nos primeiros meses de vida. A síndrome do coração esquerdo hipoplásico ocorre quando há erro no desenvolvimento da valva mitral ou aórtica ou do arco aórtico. Um ventrículo esquerdo pequeno que não é capaz de suportar a circulação sistêmica normal é o achado principal, independente da etiologia. Graus associados de hipoplasia da aorta ascendente e do arco aórtico estão presentes. *Shunt* esquerda-direita ocorre em nível atrial.

Manifestações Clínicas
O recém-nascido é dependente do *shunt* direita-esquerda pelo canal arterial para manter o fluxo sanguíneo sistêmico. À medida que o canal arterial se fecha, o bebê se torna criticamente doente, com sinais e sintomas de insuficiência cardíaca causados pelo excessivo fluxo sanguíneo pulmonar e pela obstrução ao fluxo sanguíneo sistêmico. Os pulsos estão difusamente filiformes ou ausentes. A B_2 é hiperfonética e única. Geralmente não há sopro cardíaco. A cianose pode ser mínima, porém o **baixo débito cardíaco** deixa a pele, que já é fria e manchada, com uma coloração acinzentada.

Tabela 144-2	Complicações Extracardíacas das Cardiopatias Congênitas Cianóticas	
PROBLEMA	**ETIOLOGIA**	**TRATAMENTO**
Policitemia	Hipoxemia persistente	Flebotomia
Anemia relativa	Déficit nutricional	Suplementação de ferro
Abscesso SNC	*Shunt* direita-esquerda	Antibióticos, drenagem
Acidente vascular encefálico tromboembólico	*Shunt* direita-esquerda ou policitemia	Flebotomia
Doença gengival	Policitemia, gengivite, sangramento	Higiene dentária
Gota	Policitemia, diuréticos	Alopurinol
Artrite, baqueteamento	Artropatia pela hipoxemia	Nenhum
Gestação	Perfusão placentária ruim, incapacidade de aumentar o débito cardíaco	Repouso no leito
Doenças infecciosas	Asplenia associada, síndrome de DiGeorge	Antibióticos,
Doenças infecciosas	Pneumonia fatal pelo VSR com hipertensão pulmonar	Ribavirina, imunoglobulina para VSR
Crescimento	Déficit de crescimento, consumo de oxigênio aumentado, ingesta de nutrientes diminuída	Tratar a insuficiência cardíaca, corrigir o defeito precocemente
Problemas psicossociais	Atividades limitadas, pressão dos colegas, doença crônica, múltiplas hospitalizações, técnicas cirúrgicas cardíacas	Aconselhamento

SNC, sistema nervoso central; *VSR*, vírus sincicial respiratório.

Exames Complementares

Os achados do ECG incluem **sobrecarga ventricular direita** com **diminuição do potencial elétrico do ventrículo esquerdo**. A radiografia de tórax revela **aumento da área cardíaca** (dilatação do lado direito do coração) e congestão venosa pulmonar ou edema pulmonar. A ecocardiografia demonstra um coração esquerdo pequeno, o grau de estenose das valvas mitral e aórtica, hipoplasia da aorta ascendente e a adequação do fluxo esquerda-direita em nível atrial e do fluxo direita-esquerda pelo canal arterial.

Tratamento

O tratamento clínico inclui a infusão de **prostaglandina** E1 para abrir o canal arterial, correção da acidose e suporte ventilatório e hemodinâmico conforme a necessidade. O **reparo cirúrgico** é realizado em etapas, sendo a primeira cirurgia (cirurgia de Norwood) realizada no período neonatal. As cirurgias subsequentes criam uma fonte sistêmica para a circulação pulmonar (cirurgia de Glenn bidirecional e cirurgia de Fontan), deixando o ventrículo direito para fornecer sangue à circulação sistêmica. Ocorreram modificações nas três etapas do reparo cirúrgico. A sobrevida aumentou significativamente nas últimas duas décadas.

COMPLICAÇÕES DAS CARDIOPATIAS CONGÊNITAS

As complicações extracardíacas estão resumidas na Tabela 144-2.

Capítulo 145

INSUFICIÊNCIA CARDÍACA

ETIOLOGIA E EPIDEMIOLOGIA

A força gerada pelas fibras musculares cardíacas depende do seu estado contrátil e do seu comprimento basal, o que equivale

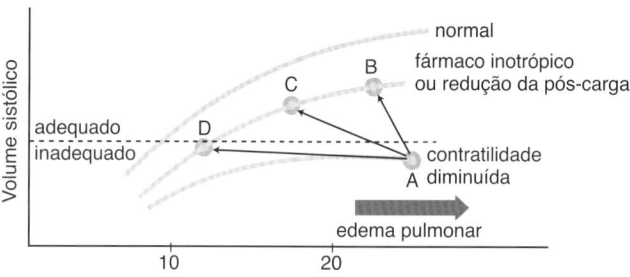

Figura 145-1 Curva da função ventricular ilustrando o efeito de fármacos inotrópicos ou vasodilatadores arteriais. Em contraste aos diuréticos, o efeito dos digitálicos ou da terapia de vasodilatação arterial em pacientes com insuficiência cardíaca é movido para outra curva de função ventricular, intermediária entre as curvas normal e deprimida. Quando a curva de função ventricular do paciente se move de A para B pela administração de um destes fármacos, a pressão diastólica final do ventrículo esquerdo também pode diminuir devido à melhora da função cardíaca; administração adicional de diuréticos ou venodilatadores pode deslocar a curva de função ainda mais para a esquerda, de B para C, e elimina o risco de edema pulmonar. Um agente vasodilatador que tem propriedades de dilatação venosa e arteriolar (p. ex., o nitroprussiato) mudaria esta função diretamente de A a C. Se este fármaco deslocar a função de A para D por venodilatação excessiva ou administração de diuréticos, o débito cardíaco pode diminuir muito, mesmo que a pressão diastólica final do ventrículo esquerdo seja normal (10 mmHg) para um coração normal. Pressão diastólica final do ventrículo esquerdo de 15 a 18 mmHg geralmente é ótima para um coração com insuficiência, para maximizar o débito cardíaco e evitar edema pulmonar (*Fonte: Andreoli TE, Carpenter CCJ, Griggs RC, Loscalzo J, editors:* Cecil essentials of medicine, *ed 5, Philadelphia, Saunders, 2001*).

à pré-carga. À medida que a pré-carga (comprimento da fibra, pressão de enchimento do ventrículo esquerdo ou volume) aumenta, o desempenho miocárdico (volume sistólico e tensão parietal) aumenta até certo ponto (curva normal de Starling). A relação é a **curva de função ventricular** (Fig. 145-1). Alterações do estado contrátil do músculo diminuem a posição relativa da curva, porém mantém a relação do comprimento da fibra com o trabalho muscular. A frequência cardíaca é outra importante determinante do trabalho cardíaco, pois o débito cardíaco é igual ao volume sistólico multiplicado pela frequência cardíaca. Outros fatores também podem afetar o desempenho cardíaco (Tabela 145-1).

Insuficiência cardíaca ocorre quando o coração é incapaz de bombear sangue de forma a atender às necessidades metabólicas (demanda de oxigênio). Isso pode ocorrer por alteração da **contratilidade miocárdica** que resulta em baixo débito cardíaco ou por **condições anormais de enchimento** do miocárdio. As condições anormais de enchimento podem ser por alteração da **pós-carga** (sobrecarga pressórica, como na estenose aórtica, estenose pulmonar ou coarctação da aorta) ou da **pré-carga** (sobrecarga volêmica, como na comunicação interventricular [CIV], persistência do canal arterial [PCA] ou insuficiência valvar). Sobrecarga volêmica é a causa mais comum de insuficiência cardíaca em crianças.

A idade na apresentação é útil para o diagnóstico diferencial (Tabela 145-2). Nas primeiras semanas de vida, a causa mais comum é a excessiva pós-carga sobre o miocárdio. Insuficiência cardíaca por volta dos 2 meses de vida geralmente é por *shunt* esquerda-direita progressivamente maior e que se torna aparente à medida que a resistência vascular pulmonar diminui. Doenças cardíacas adquiridas, como miocardite e miocardiopatia, podem ocorrer com qualquer idade.

Tabela 145-1 | Fatores que Afetam o Desempenho Cardíaco

PRÉ-CARGA (VOLUME DIASTÓLICO DO VENTRÍCULO ESQUERDO)

Volume total de sangue

Tônus venoso (tônus simpático)

Posição do corpo

Pressão intratorácica e pressão intrapericárdica

Contração atrial

Função de bomba da musculatura esquelética

PÓS-CARGA (IMPEDÂNCIA CONTRA A QUAL O VENTRÍCULO ESQUERDO DEVE EJETAR SANGUE)

Resistência vascular periférica

Volume ventricular esquerdo (pré-carga, tensão parietal)

Características físicas da árvore arterial (elasticidade dos vasos ou presença de obstrução ao fluxo de via de saída)

CONTRATILIDADE (DESEMPENHO CARDÍACO INDEPENDENTE DA PRÉ- E PÓS-CARGA)

Impulsos nervosos simpáticos*

Catecolaminas circulantes*

Digitálicos, cálcio, outros agentes inotrópicos*

Frequência cardíaca aumentada ou aumento pós-extrassistólico*

Anóxia, acidose†

Depressão farmacológica†

Perda de miocárdio†

Depressão intrínseca†

FREQUÊNCIA CARDÍACA

Sistema nervoso autonômico

Temperatura, metabolismo

Fonte: Andreoli TE, Carpenter CCJ, Griggs RC, Loscalzo J: Cecil Essentials of Medicine, *ed 5, Philadelphia, 2001, Saunders.*
* Aumenta a contratilidade.
† Diminui a contratilidade.

Tabela 145-2 | Etiologia da Insuficiência Cardíaca Conforme a Faixa Etária

FETO

Anemia grave (hemólise, transfusão feto-materna, anemia hipoplástica)

Taquicardia supraventricular

Taquicardia ventricular

Bloqueio atrioventricular total

Insuficiência de valva atrioventricular

Insuficiência cardíaca de alto débito (malformação arteriovenosa, teratoma)

RECÉM-NASCIDO PREMATURO

Sobrecarga volêmica

PCA

CIV

Cor pulmonale (DBP)

RECÉM-NASCIDO A TERMO

Miocardiopatia por asfixia

Malformação arteriovenosa (veia de Galen, hepática)

Lesões obstrutivas do lado esquerdo (coarctação da aorta, síndrome do coração esquerdo hipoplásico, estenose aórtica grave)

Transposição das grandes artérias

Defeitos cardíacos com grande mistura de sangue (ventrículo único, *truncus arteriosus*)

Miocardite viral

Anemia

Taquicardia supraventricular

Bloqueio atrioventricular total

BEBÊ/CRIANÇAS DE 1-3 ANOS

Shunt intracardíaco esquerda-direita (CIV)

Hemangioma (malformação arteriovenosa)

Artéria coronária esquerda anômala

Miocardiopatia metabólica

Hipertensão aguda (síndrome hemolítico-urêmica)

Taquicardia supraventricular

Doença de Kawasaki

Pós-operatório de reparo de cardiopatia congênita

CRIANÇA/ADOLESCENTE

Febre reumática

Hipertensão aguda (glomerulonefrite)

Miocardite viral

Tireotoxicose

Hemocromatose / hemossiderose

Terapia do câncer (radioterapia, doxorrubicina)

Anemia falciforme

Endocardite

Cor pulmonale (fibrose cística)

Arritmias

Obstrução crônica das vias aéreas superiores (cor pulmonale)

Cardiopatia congênita não corrigida ou feito apenas procedimento paliativo

Miocardiopatia

CIV, comunicação interventricular; DBP, displasia broncopulmonar; PCA, persistência do canal arterial.

MANIFESTAÇÕES CLÍNICAS

Insuficiência cardíaca em bebês se apresenta com dificuldade de alimentação, déficit de crescimento, taquipneia e sudorese com a alimentação. Em crianças mais velhas, podem ocorrer falta de ar, cansaço fácil e edema. Os achados do exame físico dependem se há presença de congestão venosa pulmonar, congestão venosa sistêmica ou ambas. Taquicardia, ritmo de galope e pulsos filiformes podem estar presentes em qualquer situação. Se houver predomínio de insuficiência cardíaca esquerda, são observados taquipneia, ortopneia, sibilos e edema pulmonar. Hepatomegalia, edema e estase jugular são sinais de insuficiência cardíaca direita.

EXAMES COMPLEMENTARES

Ausência de aumento da área cardíaca à radiografia de tórax afasta o diagnóstico de insuficiência cardíaca. O ecocardiograma avalia as dimensões das câmaras cardíacas, mensura a função miocárdica e diagnóstica cardiopatia congênita quando presente.

TRATAMENTO

O tratamento inicial é direcionado a melhorar a função miocárdica e otimizar a pré- e pós-carga. Diuréticos, suporte inotrópico e, frequentemente, **redução da pós-carga** são utilizados (Tabela 145-3). O tratamento em longo prazo geralmente consiste de diuréticos e redução da pós-carga. Tratamento em longo prazo com **betabloqueadores** também pode ser benéfico, embora isso ainda seja controverso na população pediátrica. Espironolactona geralmente é adicionado ao tratamento clínico por seu efeito sobre o remodelamento cardíaco.

Tabela 145-3 | Tratamento da Insuficiência Cardíaca

TERAPIA	MECANISMO
MEDIDAS GERAIS	
Repouso	Diminui o débito cardíaco
Oxigênio	Melhora a oxigenação na presença de edema pulmonar
Restrição hídrica e de sódio	Diminui a congestão vascular; diminui a pré-carga
DIURÉTICOS	
Furosemida	Excreção de sal pela alça ascendente de Henle; diminui a pré-carga; redução da pós-carga com controle da pressão arterial; pode causar venodilatação
Combinação de diurético de alça e diurético com ação no túbulo distal	Maior excreção de sódio
AGENTES INOTRÓPICOS	
Digitálicos	Inibe a membrana Na^+, K^+-ATPase e aumenta o Ca^{2+} intracelular, aumenta a contratilidade cardíaca, aumenta o consumo de oxigênio pelo miocárdio
Dopamina	Libera noradrenalina miocárdica e tem ação direita sobre os receptores beta, pode aumentar a pressão arterial; em baixas doses, dilata a artéria renal, facilita a diurese
Dobutamina	Ação sobre o receptor beta-1; frequentemente associada à dopamina
Amrinona, milrinona	Não simpatomimético, glicosídeo não cardíaco com efeito inotrópico; pode causar vasodilatação
REDUÇÃO DA PÓS-CARGA	
Hidralazina	Vasodilatador arteriolar
Nitroprussiato	Relaxamento arterial e venoso; venodilatação reduz a pré-carga
Captopril/Enalapril	Inibição da enzima conversora de angiotensina; diminui a produção de angiotensina II
OUTRAS MEDIDAS	
Contrapulsação mecânica	Melhora o fluxo sanguíneo coronariano, pós-carga
Transplante	Retira o coração doente
Oxigenação por membrana extracorpórea	Poupa o coração
Carvedilol	Betabloqueador

Capítulo 146

FEBRE REUMÁTICA

ETIOLOGIA E EPIDEMIOLOGIA

Embora incomum nos Estados Unidos, a febre reumática *aguda* ainda é uma importante causa evitável de doença cardíaca. Ela é mais comum em crianças de 6 a 15 anos de idade. É causada por uma reação imunológica que é uma sequela tardia de infecção da faringe por estreptococo beta-hemolítico do grupo A. História familiar de febre reumática e baixo nível socioeconômico são fatores adicionais.

MANIFESTAÇÕES CLÍNICAS

Febre reumática aguda é diagnosticada pelos **critérios de Jones revisados** (Tabela 146-1), que incluem achados clínicos e laboratoriais. A presença de dois **critérios maiores** ou um critério maior e dois **critérios menores**, associada à evidência de antecedente de **infecção espreptocócica** confirmam o diagnóstico de febre reumática aguda. Frequentemente a infecção precede em 2 a 6 semanas a apresentação da febre reumática. Testes para detecção de anticorpos antiestreptocócicos, como os títulos de anticorpos antiestreptolisina O, são os exames laboratoriais mais confiáveis para determinar a ocorrência de infecção prévia.

Artrite é o critério maior mais comum. Ela geralmente envolve as grandes articulações e é migratória. Artralgia não pode ser utilizada como um critério menor se a artrite for utilizada como critério maior. **Cardite** ocorre em aproximadamente 50% dos pacientes. Taquicardia, sopro recente (de insuficiência mitral ou

Tabela 146-1	Critérios Maiores de Jones para o Diagnóstico de Febre Reumática Aguda*,†
SINAL	**COMENTÁRIOS**
Poliartrite	Comum; edema, limitação da mobilidade, dor, eritema Migratória; acomete grandes articulações, porém raramente pode envolver articulações pequenas ou não habituais, como vértebras
Cardite	Comum; pancardite, valvas, pericárdio, miocárdio Taquicardia desproporcional à febre; sopro novo de insuficiência mitral ou aórtica; sopro mesodiastólico de Carey-Coombs; insuficiência cardíaca
Coreia (doença de Sydenham)	Incomum; se manifesta longo tempo após a infecção ter resolvido; mais frequente no sexo feminino; anticorpo antineuronal positivo
Eritema marginado	Incomum; máculas róseas no tronco ou na porção proximal das extremidades, evolui para bordas serpiginosas com centro claro; evanescentes, mais nítido com a aplicação de calor local; não pruriginoso
Nódulos subcutâneos	Incomum; associados a episódios de repetição e cardite grave; localizados na superfície extensora dos cotovelos, joelhos, articulações dos dedos, tornozelos, couro cabeludo e coluna vertebral; sólidos, não dolorosos

* Os critérios menores incluem febre (temperatura: 38,2°C–38,9°C), artralgia, febre reumática prévia, leucocitose, aumento da velocidade de hemossedimentação e da proteína C reativa, e prolongamento do intervalo PR.
† Um critério maior e dois menores, ou dois critérios maiores com evidência de infecção pelo estreptococo do grupo A (p. ex., escarlatina, cultura de material de amígdalas positiva ou níveis elevados de anticorpos antiestreptolisina O ou outros anticorpos antiestreptocócicos) sugerem fortemente o diagnóstico de febre reumática aguda.

aórtica), pericardite, aumento da área cardíaca e sinais de insuficiência cardíaca são sinais de cardite. **Eritema marginado**, uma lesão de pele serpiginosa, eritema evanescente e não pruriginoso são infrequentes e ocorrem no tronco, sendo mais nítidos com o calor. **Nódulos subcutâneos** são observados predominantemente na doença crônica ou recorrente. Eles são nódulos sólidos, indolores, não pruriginosos e móveis, são encontrados nas superfícies extensoras das grandes e pequenas articulações, no couro cabeludo e sobre a coluna. **Coreia** (Coreia de Sydenham ou dança de São Vito) consiste de sinais neurológicos e psiquiátricos. Também é infrequente e geralmente aparece longo tempo após a infecção.

TRATAMENTO E PREVENÇÃO

O tratamento da febre reumática aguda consiste de **penicilina benzatina** para erradicar o estreptococo beta-hemolítico, terapia anti-inflamatória com **salicilatos** e **repouso no leito**. Tratamento adicional para insuficiência cardíaca ou coreia pode ser necessário. **Profilaxia em longo prazo com penicilina**, preferencialmente com penicilina G benzatina intramuscular, 1,2 milhão de unidades a cada 28 dias, é necessária. Profilaxia por via oral geralmente não é tão eficaz. O prognóstico da febre reumática aguda depende do grau de lesão cardíaca permanente. O envolvimento cardíaco pode resolver completamente, especialmente quando é o primeiro episódio e o esquema profilático é instituído. A gravidade do envolvimento cardíaco piora com cada recorrência da febre reumática.

Capítulo 147

MIOCARDIOPATIAS

ETIOLOGIA

Miocardiopatia é uma doença intrínseca do músculo cardíaco e não está associada a outras formas de doenças cardíacas (Tabela 147-1). Existem três tipos de miocardiopatias conforme as características anatômicas e funcionais:
1. Dilatada
2. Hipertrófica
3. Restritiva

As miocardiopatias dilatadas são as mais comuns. Elas frequentemente são idiopáticas, mas podem ser causadas por infecção (echovírus ou vírus Coxsackie B), ser pós-infecciosa, familiar ou secundárias a doença sistêmica ou cardiotoxicidade de fármacos/drogas. Miocardiopatia hipertrófica geralmente é familiar com herança autossômica dominante, porém também pode ocorrer esporadicamente. Miocardiopatias restritivas geralmente são raras; elas podem ser idiopáticas ou associadas a doenças sistêmicas (Tabela 147-2).

MANIFESTAÇÕES CLÍNICAS

As miocardiopatias dilatadas resultam em dilatação do ventrículo esquerdo isoladamente ou de ambos os ventrículos. A contratilidade miocárdica está diminuída em graus variáveis. Crianças com miocardiopatia dilatada apresentam sinais e sintomas de débito cardíaco inadequado e **insuficiência cardíaca**. Taquipneia e taquicardia estão presentes ao exame físico. Os pulsos periféricos geralmente são filiformes devido à **reduzida pressão de pulso**. Estertores podem ser audíveis na ausculta pulmonar. As bulhas podem ser hipofonéticas e B_3 frequentemente está presente. Infecção concomitante pode causar colapso hemodinâmico e choque nas crianças com miocardiopatia dilatada.

A miocardiopatia hipertrófica é difícil de ser diagnosticada em fases iniciais. Bebês, mas não crianças mais velhas, frequentemente apresentam sinais de insuficiência cardíaca. Morte súbita pode ser a apresentação inicial em crianças mais velhas. Dispneia, cansaço, dor torácica, síncope e pré-síncope e palpitações podem estar presentes. Sopro é audível em mais de 50% das crianças encaminhadas após identificação de um familiar acometido. Miocardiopatias restritivas são relativamente raras na pediatria. Os sinais e sintomas incluem dispneia que é exacerbada por doença respiratória, síncope, hepatomegalia e B_4 audível no exame clínico

Tabela 147-1	Etiologia das Doenças Miocárdicas
FAMILIAR / HEREDITÁRIA	Miopatias mitocondriais e defeito da cadeia respiratória oxidativa
Distrofia muscular de Duchenne	Acidúria 3-metilglutacônica ligado ao X, tipo II
Outras distrofias musculares (Becker, de cinturas)	**DOENÇA DO TECIDO CONJUNTIVO / DOENÇA GRANULOMATOSA**
Distrofia miotônica	Lúpus eritematoso sistêmico
Síndrome de Kearns-Sayre (oftalmoplegia externa progressiva)	Esclerodermia
Síndromes de deficiência de carnitina	Amiloidose
Fibroelastose endocárdica	Febre reumática
Síndromes de miopatia mitocondrial	Sarcoidose
Miocardiopatia dilatada familiar (dominante, recessiva, ligada ao X)	Dermatomiosite
Miocardiopatia hipertrófica familiar	**FÁRMACOS / TOXINAS**
Miocardiopatia restritiva familiar	Doxorrubicina (adriamicina)
Doença de Pompe (armazenamento de glicogênio)	Ipeca
INFECCIOSA (MIOCARDITE)	Sobrecarga de ferro (hemossiderose)
Viral (p. ex., vírus coxsackie, caxumba, vírus Epstein-Barr, *influenza*, *parainfluenza*, sarampo, varicela, HIV)	Radioterapia
Rickettsias (p. ex., psitacose, *Coxiella*, febre maculosa das montanhas rochosas)	Cocaína
Bacteriana (p. ex., difteria, micoplasma, doença meningocócica, leptospirose, doença de Lyme)	Anfetaminas
Parasitária (p. ex., doença de Chagas, toxoplasmose)	**ARTÉRIAS CORONÁRIAS**
METABÓLICA / NUTRICIONAL / ENDÓCRINA	Artéria coronária esquerda anômala
Hipotireoidismo	Doença de Kawasaki
Hipertireoidismo	**OUTRAS DOENÇAS / TRANSTORNOS**
Feocromocitoma	Idiopática
	Anemia falciforme
	Endomiocardiofibrose
	Displasia do ventrículo direito

HIV, vírus da imunodeficiência humana.

Tabela 147-2	Características Anatômicas e Funcionais das Miocardiopatias		
CARACTERÍSTICA	**DILATADA**	**HIPERTRÓFICA**	**RESTRITIVA**
Etiologia	Infecciosa Metabólica Tóxica Idiopática	Esporádica Hereditária (autossômica dominante)	Infiltrativa (amiloidose, sarcoidose) Não infiltrativa (idiopática, familiar) Doenças de depósito (hemocromatose, doença de Fabry) Endomiocardiofibrose
Hemodinâmica	Função sistólica reduzida	Disfunção diastólica (comprometimento do enchimento ventricular)	Disfunção diastólica (comprometimento do enchimento ventricular)
Tratamento	Inotrópicos positivos Diuréticos Redução da pós-carga Betabloqueadores Antiarrítmicos Anticoagulantes Transplante cardíaco	Betabloqueadores Antagonistas do canal de cálcio	Diuréticos Anticoagulantes Transplante cardíaco

EXAMES COMPLEMENTARES

Aumento da área cardíaca geralmente é observado na radiografia de tórax nos três tipos de miocardiopatias. O eletrocardiograma (ECG) na miocardiopatia dilatada pode apresentar alterações inespecíficas de ST-T e sobrecarga ventricular esquerda. Em 25% das crianças observam-se também evidências de sobrecarga ventricular direita. O ECG na miocardiopatia hipertrófica é anormal, porém as alterações são inespecíficas. Miocardiopatia hipertrófica primária está associada a intervalo QT prolongado. Crianças com miocardiopatia restritiva podem apresentar sobrecarga atrial no ECG. As características ecocardiográficas variam conforme o tipo de miocardiopatia. A miocardiopatia dilatada resulta em dilatação do átrio esquerdo e do ventrículo esquerdo, redução da fração de encurtamento e diminuição global da contratilidade. Hipertrofia septal assimétrica e obstrução da via de saída do ventrículo esquerdo são observadas na miocardiopatia hipertrófica. Dilatação importante dos átrios é observada nas miocardiopatias restritivas. Biópsia endomiocárdica, obtida quando o paciente está hemodinamicamente estável, identifica o tipo histológico e permite a realização de testes para doenças infiltrativas ou mitocondriais.

TRATAMENTO

Tratamento de suporte, incluindo **diuréticos, fármacos inotrópicos** e **redução da pós-carga**, deve ser fornecido nos três tipos de miocardiopatias. Se uma etiologia específica puder ser identificada, o tratamento deve ser direcionado a esta etiologia. Tratamento sintomático com monitoração e seguimento rigorosos é fundamental. Devido à alta taxa de mortalidade associada a todas as formas de miocardiopatia, **transplante cardíaco** deve ser considerado.

Capítulo 148

PERICARDITE

ETIOLOGIA E EPIDEMIOLOGIA

Pericardite é a inflamação dos folhetos parietal e visceral do pericárdio. A causa mais frequente é viral, sendo que diversos vírus foram identificados como agentes causais. Etiologia bacteriana é rara, porém causa pericardite mais grave e sintomática. As bactérias mais frequentes são o *Staphylococcus aureus* e o *Streptococcus pneumoniae*. Pericardite está associada a doenças do colágeno, como artrite reumatoide, e é observada na uremia (Tabela 148-1). **Síndrome pós-periocardiotomia** é uma forma relativamente comum de pericardite após cirurgia cardíaca.

Tabela 148-1   Etiologia de Pericardite e Derrame Pericárdico

IDIOPÁTICA (VIRAL PRESUMIDA), AGENTES INFECCIOSOS	Sarcoidose
Bacteriana	Vasculite
Estreptococo do Grupo A	**TRAUMÁTICA**
Staphylococcus aureus	Contusão cardíaca (trauma fechado)
Pneumococo, meningococo *	Trauma penetrante
Haemophilus influenzae *	Síndrome pós-pericardiotomia
Mycobacterium tuberculosis	Radiação
Viral †	**DISSEMINAÇÃO CONTÍGUA**
Vírus coxsackie (grupo A, B)	Doença pleural
Echovírus	Pneumonia
Caxumba	Dissecção aórtica
Influenza	**METABÓLICA**
Epstein-Barr	Hipotireoidismo
Citomegalovírus	Uremia
Fúngica	Quilopericárdio
Histoplasma capsulatum	**NEOPLÁSICA**
Coccidioides immitis	Primária
Blastomyces dermatitides	Contígua (Linfoma)
Candida	Metastática
DOENÇAS INFLAMATÓRIAS DO COLÁGENO-VASCULAR E DOENÇAS GRANULOMATOSAS	Infiltrativa (leucemia)
Febre reumática	**OUTRAS ETIOLOGIAS / FATORES**
Lúpus eritematoso sistêmico (idiopático e induzido por fármacos)	Reação a fármacos
Artrite reumatoide	Pancreatite
Doença de Kawasaki	Após infarto do miocárdio
Esclerodermia	Talassemia
Doença mista do tecido conjuntivo	Perfuração por cateter venoso central
Doença inflamatória intestinal	Insuficiência cardíaca
	Hemorragia (coagulopatia)

Fonte: Sigman G: Chest pain. In Kliegman RM, Nieder ML, Super DM. editors: ractical Strategies in Pediatric Diagnosis and Therapy, Philadelphia, 1996, WB Saunders.
* Infecciosa ou complexo imune.
† Comum (pericardite ou miopericardite viral é provavelmente a causa mais comum de pericardite aguda em um indivíduo previamente normal).

Tabela 148-2 | Manifestações da Pericardite

SINTOMAS

Dor torácica (piora com decúbito ou inspiração)

Dispneia

Mal-estar

Paciente assume posição sentada

SINAIS

Não constritiva

Febre

Taquicardia

Atrito pericárdico (mais evidente com inspiração, posição do corpo)

Aumento da área cardíaca à percussão e na radiografia de tórax

Bulhas hipofonéticas

Tamponamento

Os mesmos acima, mais:

Estase jugular

Hepatomegalia

Pulso paradoxal (redução > 10 mmHg com inspiração)

Pressão de pulso diminuída

Pulsos filiformes, má perfusão periférica

Constritiva

Estase jugular

Sinal de Kussmaul (aumento da pressão venosa jugular na inspiração)

Bulhas hipofonéticas

Estalido pericárdico

Hepatomegalia

Ascite

Edema

Taquicardia

MANIFESTAÇÕES CLÍNICAS

Os sintomas da pericardite (Tabela 148-2) dependem da quantidade de líquido pericárdico acumulado e da velocidade com que ele acumula. Derrame pericárdico pequeno geralmente é bem tolerado. Derrame pericárdico grande pode ser bem tolerado se formado lentamente. Quanto mais rápido o derrame se forma, mais precocemente o paciente pode apresentar repercussão hemodinâmica e sintomas.

EXAMES COMPLEMENTARES

A ecocardiografia é o exame diagnóstico mais útil e específico para a detecção de derrame pericárdico. A radiografia de tórax pode revelar aumento da área cardíaca. Um derrame pericárdico grande deixa a silhueta cardíaca com aparência arredondada. O eletrocardiograma (ECG) pode mostrar taquicardia, supradesnivelamento do segmento ST, baixa voltagem dos complexos QRS ou alternância elétrica (amplitude variável do QRS). O agente causal pode ser identificável por dosagem de títulos virais, títulos de antiestreptolisina O (ASLO) ou por exames laboratoriais do líquido pericárdico.

TRATAMENTO

Pericardiocentese é indicada para o tratamento dos derrames pericárdicos com repercussão hemodinâmica e para determinar a etiologia da pericardite. Tratamento adicional é direcionado à etiologia específica. Não há tratamento específico para a pericardite viral, sendo utilizados apenas **anti-inflamatórios**.

Leitura Sugerida

Kliegman RM, Behrman RE, Jenson HB, et al: *Nelson Textbook of Pediatrics*, ed 19, Philadelphia, 2011, Saunders.

Lai WW, Mertens LL, Cohen MS, Geva T: *Echocardiography in Pediatric and Congenital Heart Disease: from Fetus to Adult*, Oxford, UK, 2009, Blackwell Publishing.

Moller JH, Hoffman JI, Benson DW, Van Hare GF, Wren C: *Pediatric Cardiovascular Medicine*, ed 2, West Sussex, UK, 2012, Wiley-Blackwell.

Shaddy RE: *Heart Failure in Congenital Heart Disease*, London, 2011, Springer.

Wren C: *Concise Guide to Pediatric Arrhythmias*, West Sussex, UK, 2012, Wiley-Blackwell.

Hematologia

Julie A. Panepinto, Rowena C. Punzalan e J. Paul Scott

SEÇÃO 20

Capítulo 149

AVALIAÇÃO HEMATOLÓGICA

HISTÓRIA CLÍNICA

Uma anamnese detalhada com início, gravidade e progressão dos sintomas, sintomas associados, presença de queixas sistêmicas e fatores agravantes, é essencial para o diagnóstico de uma doença hematológica. Em muitas doenças hematológicas, uma **história familiar detalhada** (de antecedentes) identificando um padrão hereditário pode apontar para o diagnóstico.

EXAME FÍSICO E MANIFESTAÇÕES COMUNS

O exame físico de pacientes com doenças hematológicas enfatiza inicialmente a estabilidade hemodinâmica. Episódios agudos de anemia podem levar à morte, com alteração da perfusão tecidual e do estado cognitivo. Os dois achados mais comuns de anemia são **palidez** e **icterícia**. A presença de **petéquias**, **púrpura** ou locais mais profundos de **sangramento (p. ex., cerebral)**, incluindo hemorragia generalizada, sugerem alterações plaquetárias, dos fatores de coagulação ou de ambos. Os **parâmetros de crescimento** indicam se a anemia é um processo agudo ou crônico. Tipos graves de anemia, trombocitopenia e pancitopenia geralmente estão associados a anomalias congênitas e a um padrão de retardo do crescimento. O acometimento de órgãos sistêmicos (especialmente **hepatoesplenomegalia** e **linfadenopatia**) ou doença sistêmica sugerem uma doença generalizada como causa das alterações hematológicas (Tabela 149-1).

AVALIAÇÃO DIAGNÓSTICA INICIAL

O diagnóstico das doenças hematológicas pediátricas requer um conhecimento detalhado dos valores hematológicos normais que variam de acordo com a faixa etária e, após a puberdade, com o sexo (Tabela 149-2). Direcionados pela história clínica, exame físico e exames laboratoriais de triagem, testes diagnósticos específicos podem confirmar o diagnóstico.

HEMATOLOGIA DO DESENVOLVIMENTO

A hematopoese se inicia por volta de 3 semanas de gestação com **eritropoese** no saco vitelínico. Com 2 semanas de gestação, o sítio primário de hematopoese migra para o fígado. Por volta de 5 a 6 semanas de gestação, o processo se transfere do fígado para a medula óssea. Uma criança prematura extrema pode ter **hematopoese extramedular** significativa devido à hematopoese limitada na medula óssea. Durante a infância, praticamente todas as cavidades medulares são ativamente hematopoéticas, e a proporção de elementos hematopoéticos em relação aos elementos estromais é relativamente alta. À medida que a criança cresce, a hematopoese muda para os ossos centrais do corpo (vértebras, esterno, costelas e pelve) e a medula óssea é gradualmente substituída por gordura. Hemólise ou dano medular pode levar à repopulação das cavidades onde previamente a hematopoese havia cessado ou podem acarretar atraso na transferência da hematopoese. Hepatoesplenomegalia em pacientes com hemólise crônica pode significar hematopoese extramedular. Na avaliação de um paciente com citopenia, o **exame da medula óssea** fornece informação valiosa sobre os processos que levam à produção diminuída de células circulantes. Além disso, a infiltração da medula óssea por elementos neoplásicos ou por células de depósito frequentemente ocorre em paralelo à infiltração do baço, fígado e linfonodos.

As células hematopoéticas consistem em:

1. Um pequeno compartimento de **células progenitoras hematopoéticas pluripotenciais** que parecem linfócitos pequenos e capazes de formar todos os elementos mieloides
2. Um compartimento grande de células comissionadas em proliferação de linhagem mieloide, eritroide e megacariocítica
3. Um compartimento grande de células pós-mitóticas em maturação (Fig. 149-1)

A medula óssea é o principal órgão de armazenamento de neutrófilos maduros e contém cerca de sete vezes o *pool* intravascular de neutrófilos. Ela contém 2,5 a 5 vezes mais células da linhagem mieloide do que da linhagem eritroide. Quantidades menores de megacariócitos, plasmócitos, histiócitos, linfócitos e células estromais também estão armazenados na medula óssea.

A **eritropoiese** (produção de hemácias) é controlada pela eritropoetina, uma glicoproteína que estimula as células-tronco pluripotenciais primitivas para se diferenciar ao longo da linhagem eritroide, a qual é produzida pelo aparelho justaglomerular dos rins em resposta à hipóxia tecidual local. O nível normalmente elevado de hemoglobina no feto resulta da síntese de

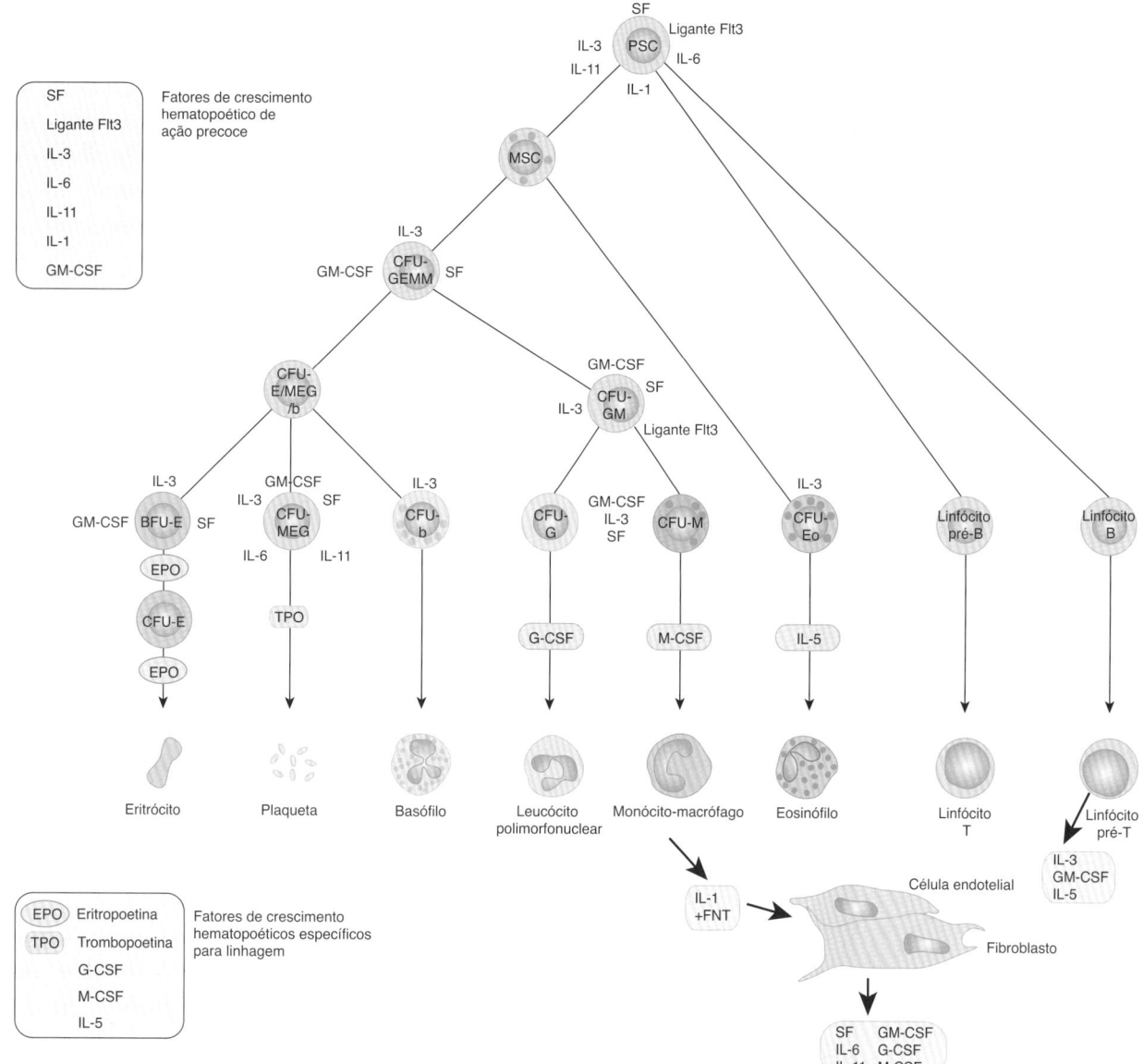

Figura 149-1. Principais fontes e ações de citocinas na promoção da hematopoese. Células do microambiente da medula óssea, tais como macrófagos, células endoteliais e fibroblastos reticulares, produzem fator de estimulação de colônia de macrófagos (M-CSF), fator de estimulação de colônia de granulócitos-macrófagos (GM-CSF) e fator de estimulação de colônia de granulócitos (G-CSF) após estimulação. Para todas as linhagens, o desenvolvimento ideal requer uma combinação de fatores de ação precoces e tardios. *BFU, burst forming units*, unidades formadoras de colônias em explosão; *CFU, colony forming units*, unidades formadoras de colônias; *EPO*, eritropoetina; *IL*, interleucina; *MSC*, célula-tronco mieloide; *PSC*, célula-tronco pluripotencial; *TNF*, fator de necrose tumoral; *TPO*, trombopoetina. (De Sieff CA, Nathan DG, Clark SC: The Anatomy and physiology of hematopoiesis. Em: Orkin SH, Nathan DG, editores: Hematology of Infancy and Childhood, 5a ed., Philadelphia, 1998, WB Saunders, p. 168)

Tabela 149-1	Apresentação das Doenças Hematológicas	
CONDIÇÃO	**SINAIS E SINTOMAS**	**EXEMPLOS COMUNS**
Anemia	Palidez, fadiga, insuficiência cardíaca, icterícia	Deficiência de ferro, anemia hemolítica
Policitemia	Irritabilidade, cianose, convulsões, icterícia, AVE, cefaleia	Doença cardíaca cianótica, filho de mãe diabética, fibrose cística
Neutropenia	Febre, faringite, úlcera oral, celulite, linfadenopatia, bacteremia, gengivite	Agranulocitose congênita ou induzida por fármaco, leucemia
Trombocitopenia	Petéquias, equimoses, hemorragia gastrointestinal, epistaxe	PTI, leucemia
Coagulopatia	Equimoses, hemartrose, sangramento mucoso	Doença de von Willebrand, hemofilia, CID
Trombose	Embolia pulmonar, trombose venosa profunda	Anticoagulante lúpico; deficiência de proteína C, proteína S, ou antitrombina III; Fator V de Leiden, protrombina 20210

CID, Coagulação intravascular disseminada; *PTI*, púrpura trombocitopênica idiopática.

Tabela 149-2	Valores Hematológicos em Lactentes e na Infância										
	HEMOGLOBINA (G/DL)		HEMATÓCRITO (%)		RETICULÓCITOS (%)	CONTAGEM DIFERENCIAL					
						LEUCÓCITOS (POR MM3)		NEUTRÓFILOS (%)		LINFÓCITOS (%) MÉDIA	EOSINÓFILOS (%) MÉDIA	MONÓCITOS (%) MÉDIA	HEMÁCIAS NUCLEADAS/100 LEUCÓCITOS
IDADE	MÉDIA	VARIAÇÃO	MÉDIA	VARIAÇÃO	MÉDIA	MÉDIA	VARIAÇÃO	MÉDIA	VARIAÇÃO				
Sangue de cordão	16,8	13,7-20,1	55	45-65	5	18.000	9.000-30.000	61	40-80	31	2	6	7
2 sem	16,5	13-20	50	42-66	1	12.000	5.000-21.000	40		48	3	9	3-10
3 meses	12	9,5-14,5	36	31-41	1	12.000	6.000-18.000	30		63	2	5	0
6 m-6anos	13	10,5-14	37	33-42	1	10.000	6.000-15.000	45		48	2	5	0
7-12 a	13	11-16	38	34-40	1	8.000	4.500-13.500	55		38	2	5	0
Adulto Fem	14	12-16	42	37-47	1,6	7.500	5.000-10.000	55	35-70	35	3	7	0
Masc	16	14-18	47	42-52									

De Behrman RE, editor: Nelson Textbook of Pediatrics, 14a ed., Philadelphia, 1992, WB Saunders.

eritropoetina no fígado em resposta à baixa PaO$_2$ intrauterina. A eritropoetina leva à produção de **unidades formadoras de colônias eritroides**. A célula eritroide precursora mais precoce reconhecível é o eritroblasto, que forma oito ou mais células-filhas. O núcleo do eritrócito torna-se gradualmente picnótico até ser finalmente eliminado. A célula é então liberada da medula como um **reticulócito**, o qual mantém capacidade sintética mitocondrial e proteica residual. Estes precursores eritroides altamente especializados estão envolvidos principalmente na síntese de **cadeias de globina, enzimas glicolíticas** e de **heme**. O ferro se liga através de receptores de transferrina e é incorporado no anel heme, onde se combina com as cadeias de globina sintetizadas dentro da hemácia imatura. Quando o RNA mensageiro e a mitocôndria são eliminados da célula, a síntese de heme e proteínas não é mais possível; entretanto, a hemácia continua a funcionar durante toda sua sobrevida de cerca de 120 dias.

As hemoglobinas embrionárias são produzidas na eritropoese no saco vitelínico e são depois substituídas por **hemoglobina fetal** (hemoglobina F, $\alpha_2\gamma_2$) durante a fase hepática. No terceiro trimestre, a produção de cadeia gama diminui gradualmente, sendo substituída por cadeias beta, resultando na **hemoglobina A** ($\alpha_2\beta_2$). Alguns fatores fetais (p. ex., recém-nato de mãe diabética) retardam o início da síntese de cadeia beta, o que não ocorre no parto prematuro. Logo após o nascimento, com o aumento rápido na saturação do oxigênio, a produção de eritropoetina é interrompida e, assim, cessa a eritropoese. Os eritrócitos fetais têm uma sobrevida menor (60 dias).

Durante os primeiros meses de vida pós-natal, o crescimento rápido, a menor sobrevida da hemácia e a parada na eritropoese causam uma queda gradual dos níveis de hemoglobina, com um nadir entre 8 e 10 semanas de vida. Este chamado **nadir fisiológico** é mais acentuado em crianças prematuras. A eritropoetina é produzida em resposta à queda da hemoglobina e à menor oferta de oxigênio. Posteriormente, a eritropoese volta a ocorrer, com um aumento na contagem de reticulócitos. O nível de hemoglobina aumenta gradualmente, acompanhado da síntese de quantidades crescentes de hemoglobina. Por volta dos 6 meses de idade em crianças saudáveis, ocorre síntese de apenas traços de hemoglobina gama.

A produção de **precursores neutrofílicos** é controlada predominantemente por dois fatores estimulantes de colônia diferentes (Fig. 149-1). Os precursores neutrofílicos mais imaturos são controlados pelo **fator estimulador de colônia granulocítica-macrofágica** (GM-CSF), produzido por monócitos e linfócitos. O GM-CSF aumenta a entrada de células precursoras primitivas para diferenciação na linhagem mieloide. O **fator de estimulação de colônia de granulócitos** (G-CSF) aumenta a síntese de precursores granulocíticos mais maduros. O GM-CSF e o G-CSF, trabalhando em conjunto, levam ao aumento da produção de neutrófilos, encurtam o tempo de produção usual de 10 a 14 dias da célula progenitora até o neutrófilo maduro e estimulam a sua atividade funcional. O aumento rápido da contagem neutrofílica que ocorre em uma infecção é causado pela liberação de neutrófilos armazenados na medula óssea, sob controle do GM-CSF. Durante a maturação, existe um *pool* de precursores neutrofílicos mitóticos – mieloblastos, promielócitos e mielócitos – que contém grânulos primários. O *pool* pós-mitótico consiste em metamielócitos, bastões e polimorfonucleares maduros que contêm grânulos secundários ou específicos, os quais definem o tipo celular. Apenas os bastonetes e os neutrófilos maduros são células completamente funcionais em relação à fagocitose, quimiotaxia e capacidade bactericida. Os neutrófilos migram da medula óssea, circulam por 6 a 7 horas e penetram nos tecidos, onde se tornam células terminais que não recirculam mais. A produção de eosinófilos é controlada por um hormônio glicoproteico correlato, a interleucina 3. Os eosinófilos, que desempenham um papel na defesa contra parasitas, também são capazes de sobreviver nos tecidos por períodos prolongados.

Os **megacariócitos** são células gigantes multinucleadas derivadas da célula progenitora primitiva e são poliploides (contêm 16 a 32 vezes o conteúdo normal de DNA) devido à divisão nuclear não acompanhada da divisão do citoplasma. As plaquetas se formam a partir da invaginação da membrana celular do megacariócito e se desprendem da sua periferia. A **trombopoetina** é o principal regulador da produção de plaquetas. As plaquetas aderem ao endotélio lesado e às superfícies subendoteliais via receptores específicos para proteínas de adesão, o Fator de von Willebrand (FvW) e o fibrinogênio. As plaquetas também possuem grânulos específicos que liberam seu conteúdo prontamente após estímulo, iniciando o processo de agregação plaquetária. As plaquetas circulam por 7 a 10 dias e não possuem núcleo.

Os **linfócitos** são particularmente abundantes na medula óssea de crianças pequenas. Estes são principalmente linfócitos B oriundos do baço e dos linfonodos, apesar de linfócitos T também estarem presentes.

Capítulo 150

ANEMIA

ETIOLOGIA

O diagnóstico de anemia é determinado por comparação do **nível de hemoglobina** com valores normais específicos para a idade e o sexo (Tabela 149-2). A produção de androgênios no início da puberdade em meninos faz com que o sexo masculino mantenha um valor de hemoglobina normal cerca de 1,5 a 2 g/dL mais alto do que no sexo feminino. A definição quantitativa mais fácil de anemia é qualquer valor de hemoglobina ou de hematócrito que esteja dois desvios-padrão (DP, limites de intervalo de confiança de 95%) abaixo da média para a idade e sexo. Entretanto, em alguns estados patológicos, a anemia pode estar presente com um valor de hemoglobina normal (p. ex., doença cardíaca e/ou pulmonar cianótica ou hemoglobina com afinidade anormalmente aumentada pelo oxigênio). Esta é uma definição fisiológica de anemia. A anemia é geralmente a manifestação de outro processo primário e pode acentuar outra disfunção orgânica.

As anemias são classificadas com base no tamanho e no conteúdo de hemoglobina nas hemácias (Fig. 150-1). A **anemia microcítica hipocrômica** é causada por uma produção inadequada de hemoglobina. As causas mais comuns deste tipo de anemia são a deficiência de ferro e a talassemia. A maioria das **anemias normocíticas** se associa à doença sistêmica que prejudica a síntese

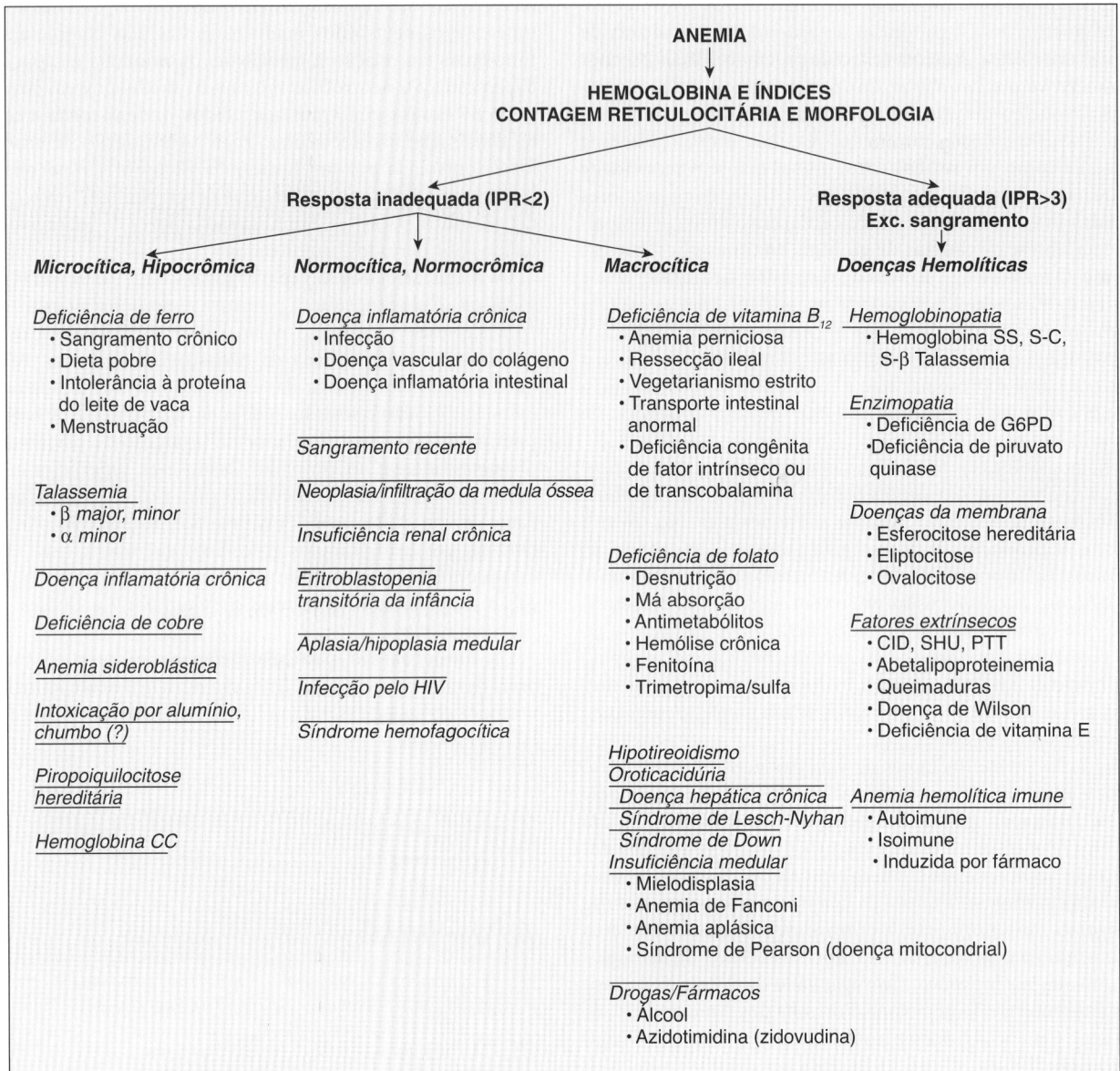

Figura 150-1 Uso do hemograma completo, contagem de reticulócitos e esfregaço do sangue periférico no diagnóstico de anemia. CID, coagulação intravascular disseminada; G6PD, glicose-6-fosfato-desidrogenase; SHU, síndrome hemolítico-urêmica; Exc, excluir; IPR, índice de produção de reticulócitos; PTT, púrpura trombocitopênica trombótica.

adequada de hemácias na medula óssea. Deficiência de vitamina B_{12} e de ácido fólico leva à **anemia macrocítica**. **Doenças hemolíticas** são mediadas por doenças intrínsecas ou extrínsecas da hemácia que aumentam a destruição celular. As doenças da membrana eritrocitária mais comuns são a **esferocitose hereditária** e a **eliptocitose hereditária**. Em ambas ocorrem alterações nas proteínas do citoesqueleto que levam a forma e função anormais da hemácia. Inúmeras deficiências de enzimas eritrocitárias podem levar à hemólise, mas apenas duas são comuns: **deficiência de glicose-6-fosfato desidrogenase (G6PD)** e **deficiência de piruvato quinase**. A hemólise imunomediada pode ser extravascular quando hemácias recobertas por anticorpos ou complemento são fagocitadas pelo sistema reticuloendotelial. A hemólise pode ser intravascular quando a ligação do anticorpo leva à fixação de complemento e lise do eritrócito.

MANIFESTAÇÕES CLÍNICAS

O início agudo de anemia pode resultar em uma descompensação clínica que se manifesta com frequência cardíaca elevada, sopro cardíaco, intolerância ao exercício, cefaleia, sonolência excessiva (especialmente em crianças pequenas) ou fadiga, irritabilidade, falta de apetite e síncope. Em contraste, a anemia crônica é excepcionalmente bem tolerada em crianças devido a sua reserva cardiovascular. Em geral, crianças com anemia crônica apresentam taquicardia mínima e um sopro cardíaco ao exame físico. A urgência do diagnóstico e de intervenção terapêutica, especialmente o uso de concentrado de hemácias, deve ser ditada pelo grau de comprometimento cardiovascular ou funcional, mais do que pela taxa absoluta de hemoglobina.

Tabela 150-1	Dicas da História Clínica na Avaliação de Anemia
VARIÁVEL	**COMENTÁRIOS**
Idade	Deficiência de ferro rara na ausência de sangramento antes dos 6 meses ou em recém--nascidos a termo ou antes de dobrar o peso em RN pré-termo Anemia neonatal com reticulocitose sugere hemólise ou hemorragia; com reticulocitopenia, sugere insuficiência medular Anemia falciforme e talassemia-β surgem à medida que desaparece a hemoglobina fetal (4-8 meses idade)
História familiar e considerações genéticas	Ligado ao X – deficiência de G6PD Autossômico dominante: esferocitose Autossômico recessivo: anemia falciforme, anemia de Fanconi Parente com história de colecistectomia (por cálculos de bilirrubina) ou esplenectomia em tenra idade Etnia (talassemia em indivíduos de origem mediterrânea; deficiência de G6PD em negros, gregos e pessoas originárias do Oriente Médio) Raça (talassemia-β em indivíduos de origem mediterrânea, africana ou asiática; talassemia-α em descendentes africanos e asiáticos; SC e SS em afrodescendentes)
Nutrição	Dieta com leite de vaca: deficiência de ferro Vegetariano estrito: deficiência de vitamina B_{12} Dieta com leite de cabra: deficiência de folato Pica: intoxicação por chumbo, deficiência de ferro Colestase, má absorção: deficiência de vitamina E
Fármacos	G6PD: oxidantes (p. ex., nitrofurantoína, antimaláricos) Hemólise imunomediada (p. ex., penicilina) Supressão da medula óssea (p. ex., quimioterapia) Fenitoína, aumento das necessidades de folato
Diarreia	Má absorção de vitamina B_{12} ou E ou ferro Doença inflamatória intestinal e anemia da inflamação (doença crônica) com ou sem perda sanguínea Intolerância à proteína do leite – induz sangramento Ressecção intestinal: deficiência de vitamina B_{12}
Infecção	Infecção por *Giardia lamblia*: má absorção de ferro Supercrescimento bacteriano intestinal (alça cega): deficiência de vitamina B_{12} Tênia do peixe: deficiência de vitamina B_{12} Infecção pelo vírus Epstein-Barr e citomegalovírus: supressão da medula óssea, síndrome hemofagocítica Infecção por *Mycoplasma*: hemólise Infecção pelo parvovírus: supressão da medula óssea Infecção pelo HIV Infecção crônica Endocardite Malária: hemólise Hepatite: anemia aplásica

G6PD, Glicose-6-fosfato desidrogenase.

As causas da anemia geralmente podem ser suspeitadas a partir de uma história clínica cuidadosa ajustada à idade do paciente (Tabelas 150-1 e 150-2). Anemia em qualquer idade demanda uma pesquisa de **sangramento**. Uma história de icterícia, palidez, irmãos previamente afetados, ingestão de medicações pela mãe ou perda sanguínea excessiva no parto fornecem pistas importantes para o diagnóstico em recém-natos. Uma **história dietética** cuidadosa é crucial. Os achados principais em pacientes com anemia hemolítica são **icterícia**, **palidez** e **esplenomegalia**. Devido ao aumento da produção de bilirrubina, **cálculos biliares** (bilirrubinato), resultantes da hemólise crônica, são uma complicação comum. Queixas sistêmicas sugerem doença aguda ou crônica como causas prováveis da anemia. Em crianças mais velhas e adolescentes, a presença de sintomas constitucionais, dietas pouco usuais, ingestão de fármacos, ou sangramento, especialmente menstrual, geralmente apontam para um diagnóstico. **Doenças hemolíticas congênitas** (deficiência enzimática ou problemas na membrana) geralmente estão presentes nos primeiros seis meses de vida e frequentemente estão associados à icterícia neonatal, apesar de que estas patologias com frequência não são diagnosticadas. Uma **história medicamentosa** cuidadosa é essencial para detectar problemas que possam ter sido induzidos por fármacos. A deficiência pura de ferro na dieta é uma rara exceção em lactentes, nos quais a intolerância à proteína do leite de vaca causa sangramento gastrointestinal que pode complicar ainda mais a ingesta já inadequada de ferro.

O exame físico pode apontar para as causas potenciais (Tabela 150-2). A **estabilidade fisiológica** do paciente pode estar comprometida com sangramento e hemólise agudos, manifestando--se como taquicardia, alteração na pressão arterial e, ainda mais grave, em um estado alterado de consciência. A presença de **icterícia** sugere hemólise. **Petéquias** e **púrpura** indicam coagulopatia. **Hepatoesplenomegalia** e **adenopatia** sugerem doenças infiltrativas. **Retardo no crescimento** ou pouco ganho de peso sugerem anemia de doença crônica. Um elemento essencial do exame físico é a pesquisa de **sangue oculto** nas fezes.

EXAMES LABORATORIAIS

A dosagem de hemoglobina ou do hematócrito indicam a gravidade da anemia. Uma vez comprovada a anemia, a avaliação deve incluir um hemograma completo com contagem diferencial, contagem de plaquetas, índices hematimétricos e contagem de reticulócitos. O exame do esfregaço de sangue periférico avalia a morfologia dos eritrócitos (Fig. 150-2), dos leucócitos e das plaquetas. Todas as linhagens sanguíneas devem ser analisadas em detalhe para determinar se a anemia resulta de um processo restrito à linhagem eritroide ou se afeta outros elementos medulares. Utilizando dados obtidos dos índices hematimétricos e a contagem reticulocitária, a avaliação pode ser organizada com base na produção adequada ou não de hemácias e se as células são microcíticas, normocíticas ou macrocíticas (Fig. 150-1).

Uma resposta apropriada da medula óssea à anemia seria uma contagem elevada de reticulócitos, sugerindo produção aumentada, em razão de hemólise ou sangramento. Anemia com um número normal de reticulócitos sugere produção diminuída ou ineficiente para o grau de anemia. Reticulocitopenia significa um início agudo da anemia, de modo que a medula óssea não teve tempo adequado para responder, que os reticulócitos estão sendo destruídos na medula óssea (mediado por anticorpos) ou que uma doença intrínseca da medula óssea está presente. Os melhores indicadores da gravidade da hemólise são o nível de hemoglobina e a **elevação da contagem reticulocitária**. Evidências bioquímicas de hemólise incluem aumento nos níveis de bilirrubina e lactato desidrogenase, e uma diminuição da haptoglobina.

Tabela 150-2 — Achados Físicos na Avaliação da Anemia

SISTEMA/ESTRUTURA	OBSERVAÇÃO	SIGNIFICADO
Pele	Hiperpigmentação	Anemia de Fanconi, disceratose congênita
	Manchas café com leite	Anemia de Fanconi
	Vitiligo	Deficiência de vitamina B_{12}
	Albinismo oculocutâneo parcial	Síndrome de Chédiak-Higashi
	Icterícia	Hemólise
	Petéquias, púrpura	Infiltração da medula óssea, hemólise autoimune com trombocitopenia autoimune, síndrome hemolítico-urêmica, síndromes hemofagocíticas
	Rash eritematoso	Infecção por parvovírus ou vírus Epstein-Barr
	Rash em borboleta	Anticorpos no LSE
	Equimoses	Distúrbio hemorrágico, trauma não acidental, escorbuto
Cabeça	Bossa frontal	Talassemia *major*, deficiência de ferro grave, hematoma subdural crônico
	Microcefalia	Anemia de Fanconi
Olhos	Microftalmia	Anemia de Fanconi
	Retinopatia	Hemoglobina SS, Doença SC (Tabela 150-7)
	Atrofia óptica	Osteopetrose
	Bloqueio da glândula lacrimal	Disceratose congênita
	Anel de Kaiser-Fleischer	Doença de Wilson
	Esclera azul	Deficiência de ferro, osteopetrose
Orelhas	Surdez	
Boca	Glossite	Deficiência de vitamina B_{12}, deficiência de ferro
	Estomatite angular	Deficiência de ferro
	Lábio leporino	Síndrome de Diamond-Blackman
	Pigmentação	Síndrome de Peutz-Jeghers (sangramento intestinal)
	Telangiectasia	Síndrome de Osler-Rendu-Weber (sangramento)
	Leucoplaquia	Disceratose congênita
Tórax	Tórax em quilha ou mamilos divergentes	Síndrome de Diamond-Blackfan
	Sopro	Endocardite: hemólise por válvula prostética; anemia grave
Abdome	Hepatomegalia	Hemólise, tumor infiltrativo, doença crônica, hemangioma, colecistite, hematopoese extramedular
	Esplenomegalia	Hemólise, doença falciforme, talassemia (precoce), malária, leucemia/linfoma, vírus Epstein-Barr, hipertensão portal
	Nefromegalia	Anemia de Fanconi
	Rim ausente	Anemia de Fanconi
Extremidades	Ausência dos polegares	Anemia de Fanconi
	Polegar trifalangiano	Síndrome de Diamond-Blackfan
	Coiloníquia	Deficiência de ferro
	Linhas de Beau (unhas)	Intoxicação por metal pesado; doença grave
	Linhas de Mees (unhas)	Intoxicação por metal pesado; doença grave, anemia falciforme
	Unhas distróficas	Disceratose congênita
Reto	Hemorroidas	Hipertensão portal
	Fezes com sangue (heme-positiva)	Sangramento gastrointestinal
Nervos	Irritabilidade, apatia	Deficiência de ferro
	Neuropatia periférica	Deficiência de vitamina B_1, B_{12} e E intoxicação por chumbo
	Demência	Deficiência de vitamina B_{12} e E
	Ataxia, sinais de coluna posterior	Deficiência de vitamina B_{12}
	Acidente vascular encefálico	Anemia falciforme, hemoglobinúria paroxística noturna
Geral	Baixa estatura	Anemia de Fanconi, Infecção por HIV, desnutrição

HIV, vírus da imunodeficiência humana; *LSE,*, lúpus eritematoso sistêmico.

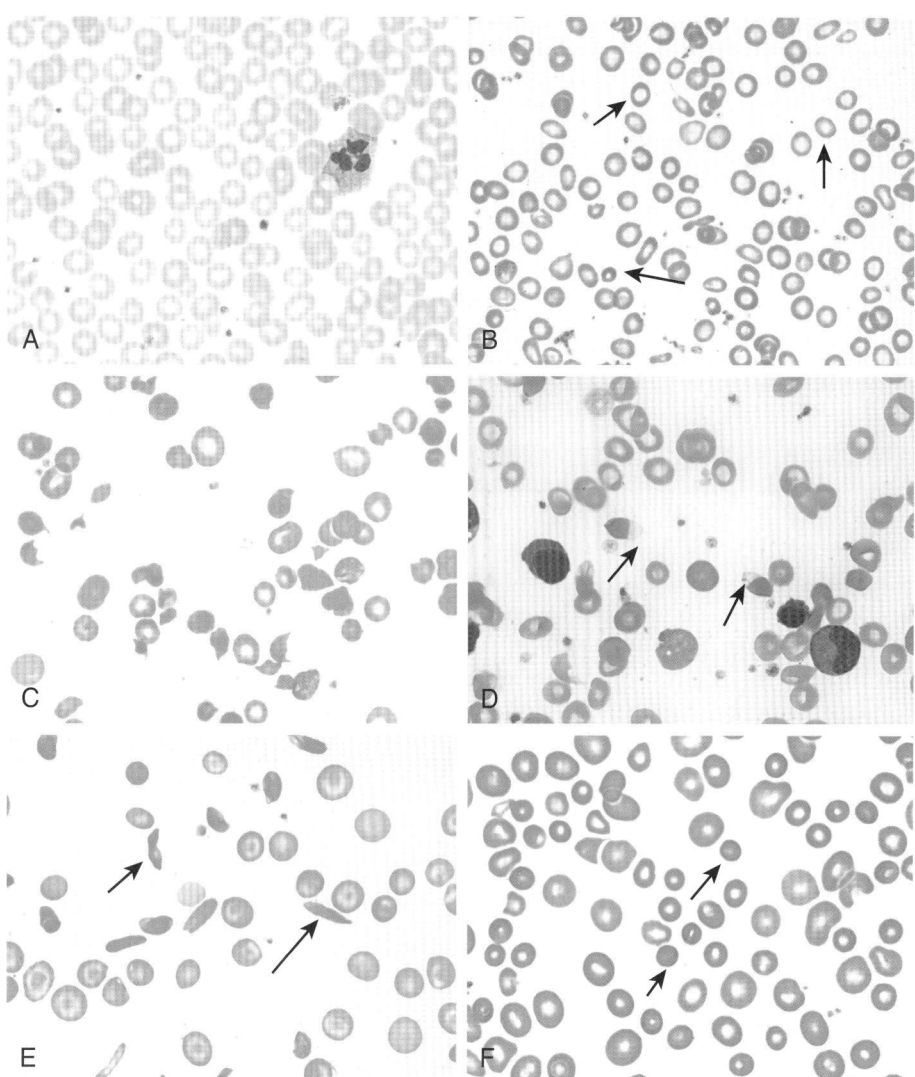

Figura 150-2. Anormalidades morfológicas das hemácias. **A**, Normal. **B**, Micrócitos hipocrômicos (deficiência de ferro). **C**, Esquizócitos (síndrome hemolítico-urêmica). **D**, Hemácias vesiculadas (deficiência de glicose-6-fosfato-desidrogenase). **E**, Hemácias afoiçadas (doença da hemoglobina SS). **F**, Esferócitos (anemia hemolítica autoimune). (*Cortesia de B. Trost e J.P. Scott.*) Esta imagem está disponível em cores na página 759.

DIAGNÓSTICO DIFERENCIAL
Anemia Microcítica Hipocrômica
Anemia ferropriva
Algoritmo de Tomada de Decisão

Etiologia. Lactentes com menos de um ano alimentados com leite de vaca, crianças pequenas alimentadas com grande volume de leite de vaca e adolescentes que menstruam, cuja suplementação de ferro é inadequada, têm alto risco de desenvolver deficiência de ferro. A anemia ferropriva **carencial** é a causa mais comum em crianças pequenas alimentadas com mamadeira que ingerem grandes volumes de leite de vaca e quantidades mínimas de alimentos com alto teor de ferro (Caps. 28 e 31). A anemia ferropriva também pode ser encontrada em crianças com doenças inflamatórias crônicas, mesmo na ausência de **sangramento crônico**.

Epidemiologia. A prevalência de deficiência de ferro, a causa mais comum de anemia no mundo, é de cerca de 9% em crianças pequenas, 9 a 11% em meninas adolescentes e menos de 1% em adolescentes do sexo masculino. A anemia ferropriva ocorre em cerca de um terço das crianças com deficiência de ferro (Tabela 150-3). Algumas minorias populacionais menos privilegiadas nos Estados Unidos podem ter um risco aumentado de deficiência de ferro devido à ingesta dietética inadequada (Cap. 31). Crianças em aleitamento materno têm risco menor de deficiência de ferro do que aquelas amamentadas com mamadeira, porque, apesar do conteúdo de ferro no leite materno ser menor, o ferro é absorvido de forma mais eficiente.

Manifestações Clínicas. Além dos sintomas cardiovasculares da anemia, alterações do sistema nervoso central (SNC) (**apatia**, **irritabilidade**, **dificuldade de concentração**) têm sido associadas à deficiência de ferro, provavelmente devido a alterações nas enzimas que contêm ferro (monoamina oxidase) e citocromos. Resistência muscular diminuída, disfunção gastrointestinal e anormalidade dos leucócitos e função dos linfócitos T têm sido associadas à deficiência de ferro. A ferropenia na infância pode ainda estar associada a **déficits cognitivos** tardios e a um fraco desempenho escolar.

Tratamento. Em uma criança aparentemente saudável, um **teste terapêutico com ferro** é o melhor teste diagnóstico para deficiência de ferro, contanto que a criança seja reexaminada e uma resposta seja documentada. A resposta ao ferro oral inclui

Tabela 150-3	Estágios do Desenvolvimento da Anemia Ferropriva				
HEMOGLOBINA (G/DL)	**ESFREGAÇO PERIFÉRICO**	**FERRO SÉRICO (MG/DL)**		**FERRO MEDULAR**	**FERRITINA SÉRICA (HG/ML)**
13+ (normal)	nc/nc	50-150		Fe^{2+}	Masculino: 40-340 Feminino: 40-150
10-12	nc/nc	↓		Ausência de Fe^{2+}, hiperplasia eritroide	<12
8-10	hipo/nc	↓		Ausência de Fe^{2+}, hiperplasia eritroide	<12
<8	hipo/micro*	↓		Ausência de Fe^{2+}, hiperplasia eritroide	<12

De Andreoli TE, Bennett JC, Carpenter CC et al.: Essentials of Medicine, 4a edição, Philadelphia, 1997, WB Saunders.
Hipo/micro: hipocrômica, microcítica; hipo/nc, hipocrômic normocítica; nc/nc, normocrômica normocítica.
*Microcitose, determinada por um volume corpuscular médio (em fL) <2 DP abaixo da média, deve ser ajustado para a idade (p. ex., -2 DP aos 3-6 meses = 74; aos 0,5-2 anos = 70; aos 2-6 anos = 75; aos 6-12 anos = 77; aos 12-18 anos = 78).

Tabela 150-4	Características Diferenciais das Anemias Microcíticas			
TESTE	**ANEMIA FERROPRIVA**	**TALASSEMIA MINOR**[†]	**ANEMIA DA INFLAMAÇÃO**[‡]
Ferro sérico	Baixo	Normal	Baixo
Capacidade de ligação de ferro	Alta	Normal	Baixa ou normal
Ferritina sérica	Baixo	Normal ou alta	Normal ou alta
Estoque medular de ferro	Baixo ou ausente	Normal ou alto	Normal ou alto
Sideroblastos medulares	Diminuído ou ausente	Normal ou aumentado	Normal ou aumentado
Protoporfirina eritrocitária livre	Alta	Normal ou pouco aumentada	Alta
Hemoglobina A2 ou F	Normal	Alta na talassemia-β; normal na talassemia-α	Normal
Coeficiente de distribuição eritrocitária[§] (RDW)	Alto	Normal	Normal

*Ver Tabela 150-3 para definição de microcitose.
[†]Talassemia-α minor pode ser diagnosticada pela presença de hemoglobina Bart em triagem neonatal.
[‡]Geralmente normocrômica; 25% dos casos microcítica.
[§]Coeficiente de variação eritrocitária (RDW) quantifica o grau de anisocitose (diferença nos tamanhos) das hemácias.

uma melhora subjetiva rápida, especialmente da função neurológica (nas primeiras 24 a 48 horas) e reticulocitose (48 a 72 horas); aumento do nível de hemoglobina (4 a 30 dias); e reposição dos estoques de ferro (em 1 a 3 meses). A dose terapêutica habitual de 4 a 6 mg/dia de ferro elementar induz um aumento na hemoglobina de 0,25 a 0,4 g/dia (um aumento do hematócrito de 1% por dia). Se o nível de hemoglobina não aumentar em duas semanas após início do tratamento com ferro, é necessária uma reavaliação cuidadosa incluindo pesquisa de sangramento ativo, infecção em atividade, má adesão ao tratamento ou outras causas de anemia microcítica (Tabela 150-4; Fig. 150-1).

Prevenção. Lactentes alimentados com mamadeira devem receber fórmulas enriquecidas com ferro até 12 meses de idade, e crianças que mamam ao peito com mais de 6 meses devem receber suplementação de ferro. A introdução de alimentos sólidos ricos em ferro aos 6 meses, seguido de uma transição para uma quantidade limitada de leite de vaca e aumento de alimentos sólidos com um ano, podem ajudar a prevenir anemia ferropriva. Meninas adolescentes que menstruam devem ter uma dieta enriquecida com alimentos que contêm ferro. Uma vitamina contendo ferro também pode ser utilizada.

Talassemia Minor

Etiologia e Epidemiologia. **Talassemia-α e talassemia-β *minor*** são causas comuns de microcitose, com ou sem uma anemia microcítica hipocrômica leve. Estas patologias são prevalentes em alguns grupos étnicos (Mediterrâneo, Sudeste Asiático e afro-americanos). Descendentes de asiáticos têm um risco de deleção de 3 a 4 genes, resultando na doença da hemoglobina H (γ_4) ou hidropsia fetal apenas com hemoglobina Bart (α_4). (Tabela 150-5 e Fig. 150-3).

Exames Laboratoriais. As síndromes talassêmicas *minor* se caracterizam por anemia microcítica hipocrômica com baixa contagem absoluta de reticulócitos (Tabela 150-5). A contagem de hemácias geralmente se encontra elevada. Assim, se o volume corpuscular médio (VCM) dividido pela contagem de hemácias for menor do que 12,5 (índice de Mentzer), o diagnóstico é sugestivo de traço talassêmico. O esfregaço do sangue periférico revela apenas microcitose no traço talassêmico-α. Fora do período neonatal, quando a hemoglobina Bart é detectável, a eletroforese de hemoglobina geralmente é normal na talassemia-α *minor* (Fig. 150-3). Esfregaços de pacientes com talassemia-β *minor* mostram hemácias microcíticas. Pode haver também presença de hemácias em alvo e pontilhado basofílico, causado pela precipitação de tetrâmeros de cadeia alfa. O diagnóstico se baseia na elevação dos níveis de hemoglobina A_2 e F na **talassemia-β**. **Testes moleculares** estão indicados para a identificação de formas mais graves ou variantes pouco usuais.

Tratamento. Nenhum tratamento é necessário para crianças com **talassemia minor**. Entretanto, crianças com doença da hemoglobina H (γ_4), especialmente a variante Constant Spring ou hidropsia fetal apenas com hemoglobina Bart (α_4), provavelmente irão necessitar de terapia transfusional.

Intoxicação por Chumbo

A intoxicação por chumbo pode estar associada à anemia microcítica hipocrômica. A maioria dos pacientes possui deficiência concomitante de ferro. A história de habitar uma casa antiga

Tabela 150-5 | Síndromes Talassêmicas

DOENÇA	ANORMALIDADE GENOTÍPICA	FENÓTIPO CLÍNICO
TALASSEMIA-β		
Talassemia *major* (anemia de Cooley)	Talassemia β^0 homozigótica	Hemólise grave, eritropoese ineficaz, dependência transfusional, hepatoesplenomegalia, sobrecarga de ferro
Talassemia intermédia	Talassemia β^0 e β^+ heterozigótica composta	Hemólise moderada, esplenomegalia, anemia moderadamente grave, mas não dependente de transfusão; principal complicação com ameaça à vida é a sobrecarga de ferro
Talassemia *minor*	Talassemia β^0 e β^+ heterozigótica	Microcitose, anemia leve
TALASSEMIA-α		
Portador silencioso	$\alpha\text{-}/\alpha\alpha$	Hemograma completo normal
Traço α talassêmico	$\alpha\alpha/\text{--}$ (α-talassemia 1) ou $\alpha\text{-}/\alpha\text{-}$ (α-talassemia 2)	Anemia microcítica leve
Hemoglobina H	$\alpha\text{-}/\text{--}$	Anemia microcítica e hemólise leve; não é dependente de transfusão*
Hidropsia fetal	$\text{--}/\text{--}$	Anemia grave, anasarca intrauterina por insuficiência cardíaca congestiva; morte intrauterina ou ao nascimento

De Andreoli T, Carpenter C, Griggs R, et al.: Cecil Essentials of Medicine, 7ª ed., Philadelphia 2007, Saunders.
*A variante Constant Spring pode necessitar de transfusão crônica.

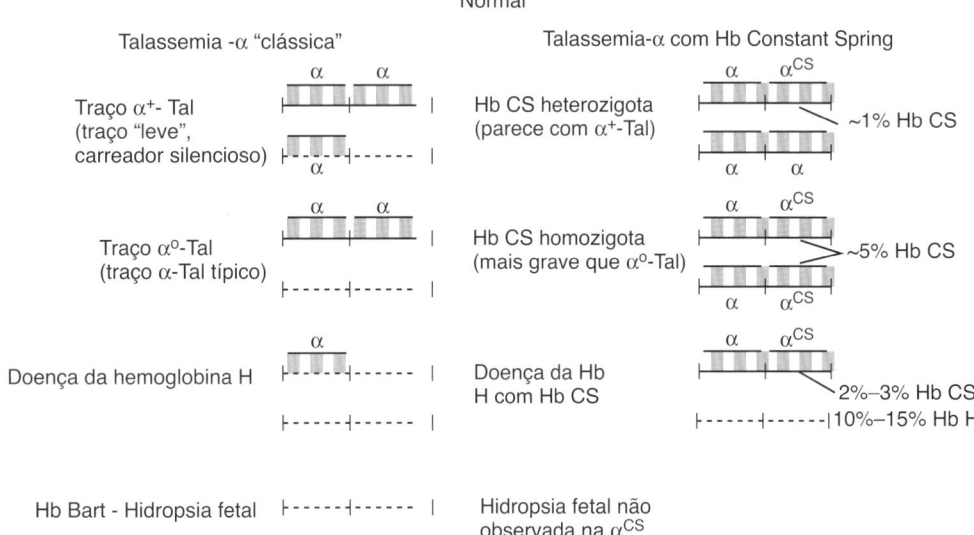

Figura 150-3. Origens genéticas das síndromes α-talassêmicas clássicas devido à deleção de genes no agrupamento genético da α-globina. A Hb Constant Spring (Hb CS) é uma variante da cadeia de α-globina sintetizada em quantidades tão pequenas (1-2% do normal) que ela tem o impacto fenotípico de um alelo α-talassêmico de não deleção grave; entretanto, o alelo α^{CS} está sempre ligado a um gene funcionante da α-globina, de modo que nunca foi associado à hidropsia fetal. (De Hoffman R, Benz EJ, Shattil SS et al., editores: Hematology: Basic principles and Practice, 5a ed., Philadelphia, 2008, Churchill Livingstone.)

(construída antes de 1980) com tinta lascada ou pó de chumbo deve levantar suspeita de intoxicação por chumbo, especialmente em crianças com **pica**. **Pontilhado basofílico** no esfregaço de sangue periférico é comum. A intoxicação por chumbo raramente causa anemia hemolítica. A detecção por exame de rotina, a remoção da exposição, terapia de quelação e correção da deficiência de ferro são cruciais para o desenvolvimento potencial da criança afetada.

Anemia Normocítica

Etiologia e Tratamento. Anemia é um componente comum de doença inflamatória crônica. A hepcidina, uma proteína produzida no fígado, desempenha um papel-chave na homeostasia do ferro. A inflamação causa um aumento na produção de hepcidina, interrompendo o processo de liberação de ferro pelos macrófagos e a absorção de ferro pelo intestino, levando à anemia. A **anemia da inflamação** pode ser normocítica ou, com menor frequência, microcítica. Um desafio clínico pode ocorrer quando a criança com doença inflamatória associada a sangramento (doença intestinal inflamatória) apresenta anemia microcítica. Nestas circunstâncias, apenas um aspirado de medula óssea com coloração para ferro poderá diferenciar as duas entidades claramente (Tabela 150-4). Baixos níveis de ferritina indicam deficiência concomitante de ferro. Um teste terapêutico com ferro não está indicado na ausência de um diagnóstico específico em crianças que aparentam ter uma doença sistêmica.

Tabela 150-6 — Diferenciação Entre Aplasia da Série Vermelha e Anemia Aplásica

DOENÇA	IDADE DE INÍCIO	CARACTERÍSTICAS	TRATAMENTO
CONGÊNITA			
Síndrome de Diamond-Blackfan (anemia hipoplástica congênita)	Recém-nascido – 1 mês; 90% dos pacientes com <1 ano	Aplasia pura da série vermelha; traço autossômico recessivo, hemoglobina fetal elevada, antígeno fetal i presente, macrocítica, baixa estatura, pescoço alado, lábio leporino, polegar trifalangeano; leucemia de início tardio, análise de mutação	Prednisona, transfusão, transplante de células tronco hematopoéticas
ADQUIRIDA			
Eritroblastopenia transitória	6 meses-5anos; 85% dos pacientes com >1ano	Defeito eritrocitário puro; sem anomalias, hemoglobina fetal ou antígeno i; recuperação espontânea, VCM normal	Transfusão expectante em caso de anemia sintomática
Anemia aplásica idiopática (condição após hepatite, fármacos desconhecidos)	Todas as idades	Todas as linhagens afetadas; exposição a felbamato, cloranfenicol, radiação	Transplante de células-tronco hematopoéticas, globulina antitimócito, ciclosporina, andrógenos
FAMILIAR			
Anemia de Fanconi	Geralmente antes dos 10 anos; média 8 anos	Todas as linhagens; microcefalia, ausência dos polegares, manchas café com leite, hiperpigmentação cutânea, baixa estatura; quebras cromossômicas; VCM e hemoglobina F elevados; rim em ferradura ou ausente; transformação leucêmica; traço autossômico recessivo	Andrógenios, corticoides, transplante de células-tronco hematopoéticas
Hemoglobinúria paroxística noturna	Após 5 anos	Hemólise inicial seguida de anemia aplásica; aumento de hemólise mediada por complemento; trombose; deficiência de ferro; CD50 baixo	Ferro, transplante de células tronco hematopoiéticas, andrógenios, esteroides, eculizumab
Disceratose congênita	Média 10 anos para pele; média 17 anos para anemia	Pancitopenia; hiperpigmentação, unhas distróficas, leucoplaquia; recessivo ligado ao X; estenose do ducto lacrimal; VCM e hemoglobina fetal elevados	Andrógenios, esplenectomia, transplante de células-tronco hematopoéticas
Linfo-histiocitose hemofagocítica familiar	Antes de 2 anos	Pancitopenia; febre, hepatoesplenomegalia, hipertrigliceridemia, pleocitose no liquor	Transfusão; frequentemente letal; VP-16, transplante de células-tronco hematopoéticas, IVIG, ciclosporina
INFECCIOSA			
Parvovírus	Qualquer idade	Qualquer anemia hemolítica crônica, tipicamente anemia falciforme; reticulocitopenia de início recente	Transfusão
Vírus Epstein-Barr (EBV)	Qualquer idade; geralmente <5 anos	Síndrome de imunodeficiência ligada ao X, pancitopenia	Transfusão, transplante de medula óssea
Síndrome hemofagocítica associada a vírus (CMV, HHV-6, EBV)	Qualquer idade	Pancitopenia; hemafagocitose na medula, febre, hepatoesplenomegalia	Transfusão, terapia antiviral, IVIG

CMV, citomegalovírus; LCR, líquido cefalorraquidiano; HHV-6, herpes-vírus do tipo 6; IVIG, imunoglobulina intravenosa; VCM, volume corpuscular médio; VP-16, etoposído.

A **infiltração da medula óssea** por células neoplásicas geralmente leva à anemia normocítica normocrômica. O mecanismo pelo qual as células neoplásicas interferem na síntese de hemácias e outras células medulares é multifatorial. A contagem de reticulócitos geralmente é baixa. Elementos mieloides imaturos podem ser liberados no sangue periférico devido à presença de células tumorais agressivas. O exame do sangue periférico pode revelar linfoblastos; quando tumores sólidos dão metástase para a medula óssea, estas células raramente são vistas no sangue periférico. Hemácias em lágrima podem ser visualizadas no sangue periférico. Um exame da medula óssea frequentemente é necessário na vigência de anemia normocítica normocrômica.

Aplasia pura da série vermelha congênita (síndrome de Diamond-Blackfan), uma doença que perdura a vida inteira, geralmente se apresenta nos primeiros meses de vida ou ao nascimento com anemia garve e macrocitose leve ou anemia normocítica. Ela se deve à deficiência de precursores eritroides na medula óssea (Tabela 150-6). Mais de um terço dos pacientes tem baixa estatura. Muitos pacientes (50 a 66%) respondem a tratamento com corticoides, mas precisam receber o tratamento indefinidamente. Pacientes que não respondem ao tratamento com corticoides se tornam dependentes de transfusão e têm risco de múltiplas complicações de terapia transfusional em longo prazo, em particular a sobrecarga de ferro. Estes pacientes apresentam uma taxa mais elevada de evolução para leucemia ou outras neoplasias hematológicas em comparação à população geral.

Em contraste com as anemias hipoplásicas congênitas, a **eritroblastopenia transitória da infância**, uma anemia normocítica causada pela supressão da síntese eritroide, geralmente surge após seis meses de idade em uma criança previamente saudável. Acredita-se que infecções virais sejam o gatilho, apesar do mecanismo que leva à supressão eritroide ser pouco compreendido. O início é gradual, mas a anemia pode tornar-se grave. A recuperação geralmente é espontânea. A diferenciação da síndrome de Diamond-Blackfan, na qual os precursores eritroides também estão ausentes ou diminuídos na medula óssea, pode ser difícil. Pode ser necessária transfusão de concentrado de hemácias se a anemia se tornar sintomática antes da recuperação.

Crises aplásicas podem complicar qualquer anemia hemolítica crônica. Estes períodos de reticulocitopenia grave, levando a uma exacerbação aguda da anemia, podem precipitar uma descompensação cardiovascular. O parvovírus humano B19 (a causa da Quinta Doença) infecta os precursores eritroides e inibe a eritropoese. A aplasia eritroide transitória não tem consequências maiores em indivíduos com sobrevida eritroide normal. A recuperação da infecção pelo parvovírus B19 na doença hemolítica é espontânea, mas alguns pacientes podem precisar de transfusão se a anemia for grave.

Anemia Macrocítica
VER FIGURA 150-1

Insuficiência Medular/Pancitopenia
Etiologia. Pancitopenia é a diminuição quantitativa dos elementos formadores do sangue – hemácias, leucócitos e plaquetas. Os pacientes com maior frequência exibem sintomas de infecção ou sangramento do que anemia, devido à sobrevida relativamente curta dos leucócitos e plaquetas comparada às hemácias. Causas de pancitopenia incluem insuficiência de produção (implicando uma doença medular intrínseca), sequestro (hiperesplenismo) e aumento da destruição periférica.

Diagnóstico Diferencial. Características que sugerem **insuficiência medular** e demandam um exame da medula óssea incluem uma baixa contagem de reticulócitos, hemácias em lágrima (indicando invasão da medula óssea, não apenas insuficiência), presença de formas anormais de leucócitos ou elementos mieloides mais imaturos que bastonetes, microplaquetas e um volume corpuscular médio elevado junto a uma contagem reticulocitária baixa. A pancitopenia decorrente da insuficiência medular geralmente é um processo gradual, que começa com uma ou duas linhagens celulares, e depois acomete as três linhagens. Características sugestivas de **destruição aumentada** incluem reticulocitose, icterícia, elementos eritroides ou mieloides imaturos no sangue periférico, macroplaquetas e aumento da bilirrubina sérica e da desidrogenase lática.

Anemia Aplásica
Etiologia e Epidemiologia. Em uma criança com anemia aplásica, a pancitopenia se desenvolve à medida que os elementos medulares desaparecem e a medula óssea é substituída por gordura. Em países desenvolvidos, a anemia aplásica geralmente é idiopática. Esta doença pode ser induzida por fármacos, como o cloranfenicol e o felbamato, ou por toxinas, como o benzeno. A anemia aplásica pode ocorrer após infecções, em especial hepatite e mononucleose infecciosa (Tabela 150-6). Acredita-se que a imunossupressão da hematopoese seja um mecanismo importante em pacientes com anemia aplásica pós-infecciosa e idiopática.

Exames Laboratoriais. Uma **biópsia de medula óssea** é crucial para determinar a celularidade ou a extensão da depleção dos elementos hematopoéticos.

Tratamento. A taxa de sobrevida é de cerca de 20% na anemia aplásica grave apenas com tratamento de suporte, apesar da duração de sobrevida chegar a anos se houver vigoroso suporte transfusional e intenso de antibióticos. Em crianças com anemia aplásica grave – definida por contagem reticulocitária abaixo de 50.000/μL, por contagem absoluta de neutrófilos menor que 500/mm^3, por contagem plaquetária abaixo de 20.000/mm^3 e celularidade da biópsia de medula óssea menor que 25% do normal – o tratamento de escolha é o **transplante de células-tronco hematopoéticas (TCTH)** de um irmão HLA idêntico e linfócitos mistos compatíveis. Quando o TCHT ocorre antes do paciente ser sensibilizado por hemocomponentes, a taxa de sobrevida é superior a 80%. O tratamento da anemia aplásica sem doador HLA-compatível para TCHT está em evolução, com duas opções principais: tratamento imunossupressor potente, ou doador não aparentado ou parcialmente compatível. Resultados de estudos com terapia imunossupressora com globulina antitimócito, ciclosporina e corticoides em combinação com fatores de crescimento hematopoéticos têm sido encorajadores. Estas terapias com frequência são tóxicas e recidivas costumam ocorrer quando o tratamento é interrompido.

Anemia de Fanconi
Etiologia e Epidemiologia. A anemia de Fanconi é uma forma constitucional de anemia aplásica que geralmente se apresenta na segunda metade da 1ª década de vida e pode evoluir ao longo de anos. Um grupo de defeitos genéticos em proteínas envolvidas no **reparo do DNA** tem sido identificado na anemia de Fanconi, a qual é herdada de forma autossômica recessiva. O diagnóstico se baseia na demonstração de um aumento nas quebras cromossômicas após exposição a agentes que causam lesão no DNA. O mecanismo de reparo das lesões do DNA está alterado em todas as células na anemia de Fanconi, o que pode contribuir para um maior risco de neoplasias. Leucemia aguda terminal ocorre em 10% dos casos. Outras neoplasias incluem tumores sólidos de cabeça e pescoço, tumores gastrointestinais e tumores ginecológicos.

Manifestações Clínicas. Pacientes com anemia de Fanconi possuem inúmeros achados clínicos característicos (Tabela 150-6).

Tratamento. Transplante de células-tronco hematopoéticas pode curar a pancitopenia causada pela aplasia medular. Muitos pacientes com anemia de Fanconi e aproximadamente 20% das crianças com anemia aplásica parecem responder por algum tempo à **terapia androgênica**, a qual induz masculinização e pode causar dano hepático e tumores de fígado. A terapia androgênica aumenta a síntese de hemácias e pode diminuir as necessidades transfusionais. O efeito nos granulócitos, e especialmente na contagem plaquetária, é menos significativo.

Substituição Medular. A substituição da medula óssea pode ocorrer como resultado de **leucemia, tumores sólidos** (em especial no neuroblastoma), **doenças de depósito**, **osteopetrose** em lactentes e **mielofibrose**, que é rara na infância. Os mecanismos pelos quais as células neoplásicas impedem a síntese dos elementos hematopoéticos normais são complexos e incompletamente compreendidos. O aspirado e a biópsia de medula óssea são necessários para o diagnóstico preciso da etiologia da falência medular.

Pancitopenia Resultante de Destruição Celular. A pancitopenia decorrente da destruição de células pode ser causada por **destruição intramedular** de elementos hematopoéticos (doenças mieloproliferativas, deficiência de ácido fólico e vitamina B_{12}) ou por **destruição periférica** de células maduras. O local habitual de destruição de hemácias é o baço, apesar do fígado e de outras partes do sistema reticuloendotelial poderem participar. O **hiperesplenismo** pode resultar de causas anatômicas (hipertensão portal ou hipertrofia esplênica na talassemia); infecções (inclusive malária); ou doenças de depósito (doença de Gaucher, linfomas ou histiocitose). A esplenectomia está indicada apenas quando a pancitopenia tem significância clínica.

Anemias Hemolíticas
Principais Hemoglobinopatias

Etiologia. Como as cadeias alfa são necessárias para a eritropoese fetal e produção de hemoglobina F ($\alpha_2\gamma_2$), as **hemoglobinopatias da cadeia alfa** estão presentes dentro do útero. Quatro genes alfa estão presentes nos dois cromossomos 16 (Fig. 150-3 e Tabela 150-5). Deleções de um único gene não causam doença (estado carreador silencioso), mas podem ser detectadas através da mensuração das taxas de síntese de cadeias α e β ou utilizando técnicas de biologia molecular. A deleção de dois genes produz a **talassemia-α *minor*** com pouca ou nenhuma anemia e microcitose. Em indivíduos de origem africana, as deleções gênicas ocorrem em cromossomos diferentes (*trans*) e a doença é benigna. Na população asiática, as deleções podem ocorrer no mesmo cromossomo (*cis*), de modo que lactentes podem herdar dois cromossomos 16 faltando três ou até mesmo quatro genes. A deleção dos quatro genes leva à hidropsia fetal, anemia intrauterina grave e morte, a menos que transfusões intrauterinas sejam realizadas. A deleção de três genes causa anemia hemolítica moderada com tetrâmeros $\gamma4$ (**hemoglobina Bart**) no feto e tetrâmeros $\beta4$ (hemoglobina H) em crianças mais velhas e adultos (Tabela 150-5).

As hemoglobinopatias da cadeia beta são mais prevalentes nos Estados Unidos do que as doenças da cadeia alfa, possivelmente devido ao fato destas alterações não serem sintomáticas dentro do útero. As principais hemoglobinopatias beta incluem aquelas que alteram a função da hemoglobina, como as **hemoglobinas S, C, E e D**, e aquelas que alteram a produção de cadeia beta, as talassemias β. Como cada hemácia possui duas cópias do cromossomo 11 e ambas expressam ambos os genes da β globina, a maior parte das doenças da cadeia beta não é clinicamente grave, exceto se ambas as cadeias beta forem anormais. Por convenção, ao se descrever os genes da talassemia-β, β^0 indica um gene da talassemia que resulta na ausência de síntese de cadeia alfa, enquanto β^+ indica um gene da talassemia que permite uma síntese reduzida, porém não ausente, de cadeias-β normais. As doenças da cadeia beta geralmente se manifestam clinicamente entre 4 e 12 meses de idade, exceto se forem detectadas no exame pré-natal ou por triagem do sangue do cordão umbilical.

Talassemia β Major (Anemia de Cooley)

Etiologia e Epidemiologia. A talassemia-β *major* é causada por mutações que prejudicam a **síntese de cadeias beta**. Devido ao desequilíbrio entre a síntese de cadeias alfa e beta, as cadeias alfa precipitam dentro das hemácias, causando destruição das hemácias na medula óssea ou no baço. A talassemia-β *major* é vista com maior frequência em indivíduos de descendência mediterrânea ou asiática. A gravidade clínica da doença varia com base no defeito molecular.

Manifestações Clínicas. Sinais e sintomas da talassemia-β *major* decorrem de uma combinação de doença hemolítica crônica, diminuição ou ausência da produção de hemoglobina A normal e eritropoiese ineficaz. A anemia é grave e leva a retardo no crescimento e insuficiência cardíaca de alto débito. A **eritropoiese ineficaz** causa um aumento no gasto de energia e expansão das cavidades medulares de todos os ossos, levando a osteopenia, fraturas patológicas, eritropoese extramedular com consequente hepatoesplenomegalia e aumento na taxa de absorção de ferro.

Tratamento. O tratamento da talassemia-β *major* se baseia em um **programa de hipertransfusão** que corrige a anemia e suprime a eritropoese ineficaz do próprio paciente, limitando o estímulo para o aumento da absorção de ferro. Esta supressão permite que o osso se recupere, diminui o gasto metabólico, favorece o crescimento e limita a absorção dietética de ferro. A esplenectomia pode reduzir o volume de transfusões, mas adiciona um risco infeccioso importante. A terapia de quelação com deferoxamina ou deferasirox deve ser iniciada quando houver evidência laboratorial de sobrecarga de ferro (**hemocromatose**) e antes de haver sinais clínicos de sobrecarga de ferro (diabetes melito não imune, insuficiência cardíaca, cirrose, bronzeamento cutâneo e múltiplas alterações endócrinas). O transplante de células-tronco hematopoéticas na infância, antes de ocorrer disfunção orgânica devido à hemocromatose, tem tido uma alta taxa de sucesso na talassemia-β *major* e é o tratamento de escolha.

Anemia Falciforme

Etiologia e Epidemiologia. As síndromes falciformes comuns são a **doença da hemoglobina SS, a doença da hemoglobina S-C, a talassemia com hemoglobina S-β** e variantes raras (Tabela 150-7). O fenótipo específico da hemoglobina deve ser identificado, uma vez que as complicações clínicas variam em frequência, tipo e gravidade. Como resultado da **substituição de um único aminoácido** (ácido glutâmico por valina na posição $\beta6$), a hemoglobina falcêmica cristaliza e forma um gel no estado desoxigenado. Ao se reoxigenar, a hemoglobina falcêmica normalmente é solúvel. Esta hemácia falcêmica dita 'reversível' é capaz de entrar na microcirculação. À medida que o oxigênio é extraído e a saturação cai, pode ocorrer afoiçamento, resultando em oclusão da microvasculatura. O tecido circundante sofre um infarto, gerando dor e disfunção. Este fenômeno de afoiçamento é exacerbado por hipóxia, acidose, febre, hipotermia e desidratação.

Manifestações Clínicas e Tratamento. Uma criança com anemia falciforme é vulnerável a **infecções potencialmente fatais** por volta dos quatro meses de vida. Nesta idade, a **disfunção esplênica**

Tabela 150-7 | Comparação entre as Síndromes Falciformes

GENÓTIPO	CONDIÇÃO CLÍNICA	PERCENTUAL DE HEMOGLOBINA					OUTROS ACHADOS
		HB A	HB S	HB A_2	HB F	HB C	
AS	Traço falcêmico	55-60	40-45	2-3	-	-	Geralmente assintomático
SS	Anemia falciforme	0	85-95	2-3	5-15	-	Anemia clinicamente grave; Hb F com distribuição heterogênea
Talassemia S-β^0	Talassemia falciforme-β^0	0	70-80	3-5	10-20	-	Anemia moderadamente grave; esplenomegalia em 50%; esfregaço: anemia microcítica hipocrômica
Talassemia S-β^+	Talassemia falciforme-β^+	10-20	60-75	3-5	10-20	-	Hb F com distribuição heterogênea; anemia microcítica leve
SC	Doença da Hb SC	0	45-50	-	-	45-50	Anemia moderadamente grave; esplenomegalia; retinopatia; hemácias em alvo
S-HPFH	Persistência hereditária da Hb F – falciforme	0	70-80	1-2	20-30	-	Geralmente assintomático; Hb F com distribuição uniforme

De Andreoli T, Carpenter C, Griggs R et al.: Cecil Essentials of Medicine, 7a ed., Philadelphia, 2007, Saunders.

causada pelo afoiçamento das hemácias no interior do baço resulta em uma incapacidade de filtrar os microrganismos da corrente sanguínea na maioria dos pacientes. A disfunção esplênica acaba sendo sucedida por um **infarto esplênico**, geralmente por volta dos 2 aos 4 anos de idade. A perda da função esplênica normal torna o paciente suscetível a infecções graves por microrganismos encapsulados, especialmente *Streptococcus pneumoniae* e outros patógenos (Tabela 150-8). O marco da infecção é a febre. O paciente febril com uma síndrome falciforme (temperatura >38,5º C) deve ser avaliado imediatamente (Cap. 96). Precauções atuais para prevenir infecções incluem o uso diário de penicilina oral profilática iniciada ao diagnóstico e vacinação contra pneumococo, *Haemophilus influenzae* do tipo b, vírus da hepatite B e vírus *influenza*.

A anemia da doença da hemoglobina SS geralmente é uma anemia hemolítica crônica moderadamente grave, que não é rotineiramente dependente de transfusão. A gravidade depende em parte do fenótipo do paciente. Manifestações de anemia crônica incluem icterícia, palidez, esplenomegalia variável na infância, sopro cardíaco sistólico e retardo no crescimento e na maturação sexual. Decisões sobre transfusão devem ser tomadas com base na condição clínica do paciente, nível de hemoglobina e contagem de reticulócitos.

A doença falciforme é complicada por eventos súbitos, ocasionalmente graves e potencialmente fatais causados pelo afoiçamento intravascular das hemácias, com consequente dor e disfunção orgânica (chamada **crise**). Em duas situações clínicas diferentes, uma queda súbita e potencialmente fatal no nível de hemoglobina pode sobrepor-se a um estado de hemólise crônica compensada. A **crise de sequestro esplênico** é uma queda hiperaguda no nível de hemoglobina (volume sanguíneo), potencialmente fatal, secundária ao sequestro das hemácias do paciente no baço, com consequente afoiçamento. O baço se encontra moderadamente a muito aumentado e a contagem de reticulócitos é elevada. Na **crise aplásica**, o parvovírus B19 infecta precursores eritroides na medula óssea e induz uma aplasia eritroide transitória com reticulocitopenia e piora rápida da anemia devido à sobrevida muito curta das hemácias falcêmicas. A transfusão simples está indicada em crises de sequestro e na crise aplásica quando a anemia é sintomática.

Eventos vaso-oclusivos dolorosos podem ocorrer em qualquer órgão do corpo e se manifestam por dor e/ou disfunção significativa (Tabela 150-8). A **síndrome torácica aguda** é uma crise vaso-oclusiva dentro dos pulmões com evidência de um infiltrado pulmonar novo na radiografia de tórax. Ela geralmente está associada à infecção e infarto. O paciente se queixa inicialmente de dor torácica, mas em poucas horas evolui com tosse, aumento da frequência cardíaca e respiratória, hipóxia e desconforto respiratório progressivo. O exame físico revela áreas de diminuição do murmúrio vesicular e percussão maciça. O tratamento envolve o reconhecimento precoce e prevenção da hipoxemia arterial. Oxigênio, líquidos e uso judicioso de medicações analgésicas, antibióticos, broncodilatadores e transfusão de hemácias (raramente exsanguineotransfusão) estão indicados na terapia de síndrome torácica aguda. A *espirometria estimulada* pode ajudar a reduzir a incidência de crise torácica aguda em pacientes com dor torácica ou abdominal.

As **crises dolorosas** são o tipo mais comum de evento vaso-oclusivo. A dor geralmente se localiza nos ossos longos dos membros inferiores e superiores, mas pode ocorrer em ossos pequenos dos pés e mãos em crianças menores (dactilite) ou no abdome. As crises dolorosas geralmente duram de 2 a 7 dias. Crises vaso-oclusivas no fêmur podem levar à necrose avascular da cabeça do fêmur e à doença crônica do quadril. O tratamento das crises dolorosas inclui a administração de líquidos, analgesia (geralmente narcóticos e anti-inflamatórios não esteroides) e oxigênio se o paciente estiver hipóxico. Apesar de com frequência ser difícil quantificar a dor, o risco de dependência de drogas geralmente é superestimado e o uso apropriado de analgésicos é necessário.

O **priapismo** ocorre em meninos entre 6 e 20 anos. A criança apresenta um início súbito e doloroso de tumescência no pênis, que não relaxa. Os passos para o tratamento do priapismo

Tabela 150-8	Manifestações Clínicas da Anemia Falciforme*
MANIFESTAÇÃO	**COMENTÁRIOS**
Anemia	Crônica; início 3-4 meses de idade; pode precisar de terapia com folato por hemólise crônica; hemoglobina geralmente 6-10g/dL
Crise aplásica	Infecção por parvovírus; reticulocitopenia; aguda e reversível; pode precisar de transfusão
Crise de sequestro	Esplenomegalia maciça (pode envolver fígado), choque; tratar com transfusão
Crise hemolítica	Pode estar associada à deficiência de G6PD
Dactilite	Edema de pés e mãos em crianças pequenas
Crises dolorosas	Infartos dolorosos por microclusão da vasculatura no músculo, osso, medula óssea, pulmão e intestinos
Acidentes cerebrovasculares	Oclusão de pequenos e grandes vasos → trombose/hemorragia (acidente vascular encefálico); requer transfusão crônica
Síndrome torácica aguda	Infecção, asma, atelectasia, infarto, embolia gordurosa, hipoxemia Grave, infiltrado, dispneia, ausência de murmúrio vesicular
Doença pulmonar crônica	Fibrose pulmonar, doença pulmonar restritiva, *cor pulmonale*, hipertensão pulmonar
Priapismo	Pode causar impotência; tratado com transfusão, oxigênio ou derivação cavernoso-esponjoso
Ocular	Retinopatia
Doença biliar	Cálculos de bilirrubina; colecistite
Renal	Hematúria, necrose papilar, defeito de concentração renal, nefropatia
Miocardiopatia	Insuficiência cardíaca
Esquelético	Osteonecrose (avascular) da cabeça do fêmur ou úmero
Úlcera de membro inferior	Vista em pacientes mais velhos
Infecções	Asplenia funcional, defeitos no sistema da properdina; bacteremia, meningite e artrite penumocóccica, surdez pela meningite; osteomielite por *Salmonella* e *Staphylococcus aureus*; pneumonia grave por *Mycoplasma*
Retardo no crescimento, atraso puberal	Pode responder a suplementos nutricionais
Problemas psicológicos	Adição a narcóticos (rara), dependência é infrequente; doença crônica, síndrome da dor crônica

G6PD, glicose-6-fosfato desidrogenase.
*Manifestações clínicas no traço falcêmico não são frequentes, mas incluem necrose papilar renal (hematúria), morte súbita ao esforço, extensão do hifema intraocular e afoiçamento em aviões não pressurizados.

incluem a administração de oxigênio, líquidos, analgesia e transfusão quando apropriado para atingir uma hemoglobina S inferior a 30% (geralmente através de parcial exsanguineotransfusão). O manejo de líquidos pressupõe o fato de que infarto medular renal causa uma perda da capacidade de concentrar a urina.

Acidente vascular encefálico (AVE) franco ocorre em 8 a 10% dos pacientes com doença SS. Estes eventos se apresentam com o início súbito de um a alteração do nível de consciência, convulsão ou paralisia focal. O **AVE silencioso**, definido como evidência de infarto encefálico em exame de imagem, mas com exame neurológico normal, é mais comum e ocorre em aproximadamente 20% dos pacientes com hemoglobina SS. Uma alteração significativa do desempenho escolar ou do comportamento tem sido associado ao AVE silencioso. Crianças com doença da hemoglobina SS com mais de três anos de idade devem ser avaliadas por Doppler transcraniano (DTC) quanto a risco aumentado de AVE.

Diagnóstico Laboratorial. O diagnóstico das hemoglobinopatias é realizado através da identificação precisa da quantidade e do tipo de hemoglobina utilizando **eletroforese de hemoglobina, focalização isoelétrica** ou **cromatografia líquida de alta** *performance*. Cada membro de população de risco deve realizar o fenótipo da hemoglobina ao nascimento (de preferência) ou no início da infância. A maior parte dos estados realiza a triagem da doença falciforme no recém-nato.

Tratamento. O tratamento direto da anemia falciforme está em evolução. O pilar do tratamento são as medidas de suporte. O uso de transfusões crônicas de hemácias para tratar pacientes que tiveram AVE tem sido bem-sucedido. Transfusões crônicas de concentrados de hemácias também têm obtido sucesso por períodos curtos na prevenção de recidiva de eventos dolorosos, incluindo síndrome torácica aguda e priapismo. A **hidroxiureia**, que aumenta a hemoglobina F, diminui o número e a gravidade de eventos vaso-oclusivos e a frequência de síndrome torácica aguda em crianças de até 1 ano. O **transplante de células-tronco hematopoéticas** utilizando um doador compatível haploidêntico tem curado várias crianças com doença falciforme. O TCTH utilizando doadores alternativos para crianças sem um doador aparentado compatível está em atualmente estudo.

Enzimopatias

Etiologia. A **deficiência de glicose-6-fosfato-desidrogenase (G6PD)** é uma anormalidade da **via do** *shunt* **da hexose monofosfato** da glicólise que resulta na depleção de fosfato dinucleotídeo adenina nicotinamida (NADPH) e na incapacidade de regenerar a glutationa reduzida. Quando um paciente com deficiência de G6PD é exposto a um estresse oxidativo significativo, a hemoglobina se oxida, formando precipitados de sulfa-hemoglobina (**corpúsculos de Heinz**), que são visíveis em preparações com colorações específicas. O gene para a deficiência de G6PD se situa no cromossomo X.

A gravidade da hemólise depende da variante enzimática. Em muitas variantes de G6PD, as enzimas se tornam instáveis com o envelhecimento da hemácia e não podem ser substituídas, uma vez que a hemácia é anucleada. Hemácias mais velhas são mais suscetíveis à hemólise induzida por estresse oxidativo. Em outras variantes, a enzima é cineticamente anormal.

Epidemiologia. As variantes mais comuns de deficiência de G6PD têm sido encontradas em locais onde a malária é endêmica. A deficiência de G6PD protege contra o parasitismo da hemácia. A variante mais comum com atividade normal é denominada **tipo B** e é definida por sua mobilidade à eletroforese. As frequências gênicas aproximadas em afro-americanos são 70% do tipo B, 20% do tipo A e 10% do tipo A-. Apenas a **variante A**-, denominada *variante africana*, é instável. Cerca de 10% dos indivíduos africanos do sexo masculino são afetados. Um grupo de variantes encontrado em indivíduos oriundos da Sardenha, Sicília, Grécia, judeus sefarádicos e orientais, e em árabes é chamada de **variante Mediterrânea** e está associada à hemólise crônica e doença hemolítica potencialmente fatal. Como o gene da deficiência de G6PD é carreado no cromossomo X, a hemólise clínica é mais frequente em indivíduos do sexo masculino. Mulheres heterozigotas que tiveram um percentual maior do gene normal aleatoriamente inativado podem se tornar sintomáticas, assim como mulheres com a variante A- (0,5 a 1% das mulheres afrodescendentes).

Manifestações Clínicas. A deficiência de G6PD possui duas apresentações clínicas comuns. Os indivíduos com a variante A- possuem valores normais de hemoglobina quando estão bem, mas desenvolvem um **episódio de hemólise aguda** disparado por infecção grave (bacteriana) ou por ingestão de medicamento oxidante. A morfologia da hemácia durante os episódios de hemólise aguda é marcante, parecendo que as hemácias tiveram parte delas retiradas (*cookie cells*). Estas são áreas de ausência de hemoglobina produzidas pela fagocitose dos corpúsculos de Heinz pelos macrófagos esplênicos; em consequência, as hemácias parecem ter vesículas. Icterícia clinicamente evidente, urina escura decorrente da presença de pigmentos de bilirrubina, hemoglobinúria quando ocorre hemólise intravascular e diminuição dos níveis de haptoglobina são comuns durante episódios hemolíticos. No início, a hemólise costuma exceder a capacidade compensatória da medula óssea, de modo que a contagem de reticulócitos pode ser baixa por 3 a 4 dias.

Exames Laboratoriais. O diagnóstico da deficiência de G6PD se baseia na formação diminuída de NADPH. Os níveis de G6PD podem ser normais durante um episódio agudo de hemólise grave, entretanto, uma vez que as hemácias mais deficientes já foram destruídas e os reticulócitos são mais ricos em G6PD. Repetir o teste em um segundo momento quando o paciente se encontrar em estado de equilíbrio, testar as mães de meninos com suspeita de deficiência de G6PD ou realizar a eletroforese para identificar a variante com precisão podem auxiliar no diagnóstico.

Tratamento e Prevenção. O tratamento da deficiência de G6PD é de suporte. Transfusões estão indicadas quando houver comprometimento cardiovascular significativo. Manter hidratação e alcalinização da urina protege os rins contra o dano causado pela hemoglobina livre precipitada. A hemólise pode ser prevenida evitando-se os agentes oxidantes conhecidos, especialmente sulfonamidas de ação prolongada, nitrofurantoína, primaquina, dimercaprol e bolas de naftalina (naftaleno). Há registro de feijões tipo fava causando hemólise (favismo), especialmente em pacientes com a variante Mediterrânea. Infecção grave também é um potencial precipitador de hemólise em crianças pequenas com deficiência de G6PD.

A deficiência de piruvato quinase é muito menos frequente do que a deficiência de G6PD e representa um espectro clínico de doenças causadas pela deficiência funcional da piruvato quinase. Alguns indivíduos possuem um estado de deficiência verdadeira, enquanto outros possuem uma cinética enzimática anormal. A consequência metabólica da deficiência de piruvato quinase é a depleção de adenosina trifosfato (ATP), o que encurta a sobrevida da hemácia. A deficiência de piruvato quinase é geralmente uma doença autossômica recessiva e a maioria das crianças afetadas (e que não são fruto de consanguinidade) é duplo-heterozigota para as duas enzimas anormais. A hemólise não é agravada por estresse oxidativo devido à profunda reticulocitose que ocorre nesta condição. Crises aplásicas são potencialmente fatais. O baço é o local de remoção de hemácias na deficiência de piruvato quinase. A maior parte dos pacientes melhora da anemia e apresenta redução das necessidades transfusionais após a esplenectomia.

Doenças da Membrana

Etiologia. A base bioquímica da **esferocitose hereditária** e da **eliptocitose hereditária** é semelhante. Em ambas as condições parece haver um defeito na rede proteica (espectrina, anquirina, proteína 4.2 e banda 3) subjacente à membrana bilipídica da hemácia que provê a estabilidade da forma da membrana. Na esferocitose hereditária, pedaços da membrana brotam como microvesículas devido a uma interação vertical anormal de proteínas do citoesqueleto e desacoplamento entre a bicamada lipídica e o citoesqueleto. Quando a hemácia perde a membrana, a forma da hemácia muda de um disco bicôncavo para um esferócito. A hemácia é menos deformável quando passa pelas estreitas passagens do baço. A eliptocitose hereditária é uma doença da interação dos dímeros de espectrina que ocorre primariamente em indivíduos de descendência africana. A transmissão das duas variantes geralmente é autossômica dominante, mas mutações espontâneas causando a esferocitose hereditária são comuns. A **piropoiquilocitose hereditária** (instabilidade pouco habitual dos esferócitos quando estes são expostos a temperaturas acima de 45ºC) resulta de uma anormalidade estrutural da espectrina.

Manifestações Clínicas. A esferocitose hereditária varia muito em gravidade clínica, alternando desde uma anemia hemolítica leve, compensada e assintomática que pode ser descoberta de forma incidental, até uma anemia hemolítica grave com parada no crescimento, esplenomegalia e necessidade de transfusão crônica na infância, necessitando de esplenectomia precoce. A variante mais comum da eliptocitose hereditária é uma alteração morfológica clinicamente não significativa com diminuição da sobrevida da hemácia. A variante menos comum está associada à presença de esferócitos, ovalócitos e eliptócitos com hemólise moderada e geralmente compensada. Muito mais significativa é a hemólise que ocorre na piropoiquilocitose hereditária. O esfregaço de sangue periférico geralmente apresenta eliptócitos, esferócitos, hemácias fragmentadas e microcitose acentuada. Tais pacientes possuem esfregaços de aparência bizarra no período neonatal, com hemácias pequenas e fragmentadas.

Diagnóstico Laboratorial. O diagnóstico clínico da esferocitose hereditária deve ser suspeitado em pacientes mesmo com poucos esferócitos no esfregaço sanguíneo, uma vez que o baço remove preferencialmente os esferócitos. Um **teste de fragilidade osmótica** incubado confirma a presença de esferócitos e aumenta a probabilidade do diagnóstico. O teste de fragilidade osmótica se encontra alterado em qualquer doença hemolítica em que houver esferócitos – por exemplo, na hemólise mediada por anticorpos.

Tratamento. A **esplenectomia** corrige a anemia e normaliza a sobrevida da hemácia em pacientes com esferocitose hereditária, mas as alterações morfológicas persistem. A esplenectomia deve ser considerada em qualquer criança com sintomas de anemia ou parada no crescimento, mas deve ser adiada até os 5 anos de idade, se possível, para minimizar o risco de sepse pós-esplenectomia e maximizar a resposta de anticorpos à vacina pneumocóccica polivalente. Em vários relatos, a esplenectomia parcial parece melhorar a anemia hemolítica e preserva a função esplênica na imunidade.

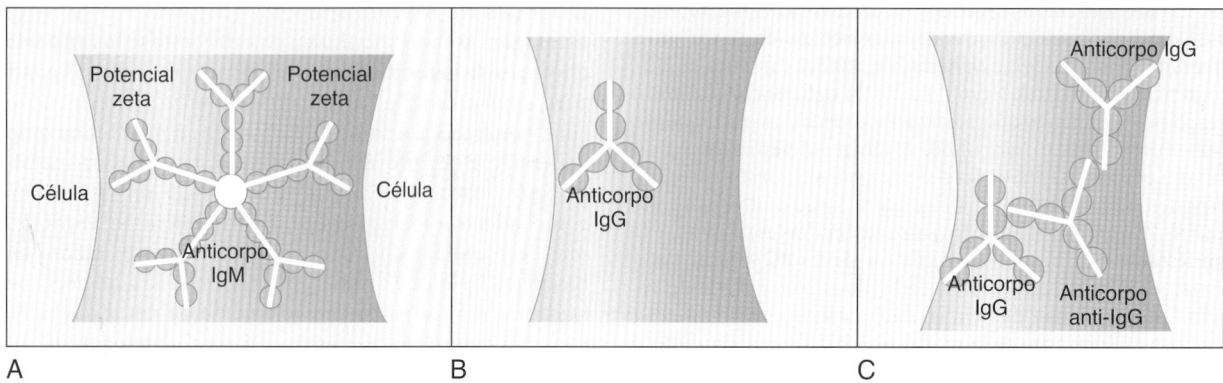

Figura 150-4. Teste de Coombs ou teste da antiglobulina direta (TAD). No TAD, o assim chamado soro de Coombs, que reconhece a imunoglobulina humana (Ig) ou complemento C, é usado para detectar a presença de um anticorpo ou C na superfície das hemácias por aglutinação. **A**, Um anticorpo IgM se liga a duas hemácias simultaneamente devido aos seus múltiplos sítios de ligação antigênica. O maior tamanho da IgM permite que ela forme pontes entre as hemácias, vencendo as forças repulsivas (potencial zeta) entre elas, causando aglutinação. **B**, Um anticorpo IgG é pequeno demais para vencer o potencial zeta e causar aglutinação. **C**, Após a adição de soro de Coombs, o potencial zeta é vencido com sucesso e as hemácias se aglutinam. (*Modificada de Ware RE, Rosse WF: Autoimmune hemolytic anemia. Em Orkin SH, Nathan DG, Look AT, Ginsburg D, editores:* Hematology of Infancy and Childhood, *6a ed., Philadelphia, 2003, Saunders, p.530).*

Anemia Hemolítica Causada por Doenças Extrínsecas à Hemácia
Etiologia e Manifestações Clínicas

A hemólise isoimune é causada pela imunização materna ativa contra antígenos fetais não expressos nas hemácias maternas (Cap. 62). Como exemplo, temos os anticorpos contra os antígenos A, B e Rh D; outros antígenos Rh; e Kell, Duffy e outros grupos sanguíneos. A hemólise por anti-A e anti-B é causada pela transferência placentária de anticorpos maternos de ocorrência natural em mães que não possuem o antígeno A ou B (geralmente do tipo sanguíneo O). Resultados positivos do teste da antiglobulina direta (**Coombs**) nas hemácias do recém-nascido (Fig. 150-4), o teste da antiglobulina indireto no soro materno e a presença de esferócitos e precursores eritroides imaturos (eritroblastose) no esfregaço sanguíneo da criança confirmam o diagnóstico. A doença hemolítica isoimune varia em gravidade clínica. Pode não haver manifestação clínica, ou o recém-nascido pode apresentar icterícia, anemia grave e hidropsia fetal.

A **anemia hemolítica autoimune** geralmente é um processo agudo e autolimitado que se desenvolve após uma infecção (*Mycoplasma*, Epstein-Barr ou outras infecções virais). A anemia hemolítica autoimune também pode ser um sintoma de início de um quadro de doença autoimune (lúpus eritematoso sistêmico, doenças linfoproliferativas ou imunodeficiência). Fármacos podem induzir uma anemia hemolítica com Coombs positivo através da formação de um hapteno na membrana da hemácia (penicilina) ou formando imunocomplexos (quinidina) que se ligam à membrana eritrocitária. Os anticorpos então ativam uma hemólise intravascular mediada por complemento. O terceiro tipo de hemólise imune induzida por fármaco ocorre durante o tratamento com α-metildopa e alguns outros fármacos. Neste tipo, a exposição prolongada ao fármaco altera a membrana eritrocitária, induzindo a formação de um neoantígeno. São produzidos anticorpos que se ligam ao neoantígeno; isso produz um teste da antiglobulina positivo com muito mais frequência do que realmente induzir hemólise. Em cada uma destas condições, a hemácia é o *observador passageiro inocente*.

Uma segunda forma de doença hemolítica adquirida é causada por lesão mecânica à membrana da hemácia na circulação. Na **microangiopatia trombótica**, as hemácias são sequestradas por filamentos de fibrina na circulação e quebradas fisicamente por cisalhamento quando passam por estes filamentos. Síndrome hemolítico-urêmica, coagulação intravascular disseminada (CID), púrpura trombocitopênica trombótica, hipertensão maligna, toxemia e rejeição aguda de transplante renal podem causar microangiopatia trombótica. As plaquetas geralmente são grandes, sugerindo que sejam mais recentes, porém têm uma sobrevida mais curta, ainda que a contagem seja normal. O consumo de fatores de coagulação é mais proeminente na CID do que nas demais formas de microangiopatia trombótica. O esfregaço mostra fragmentos de hemácias (esquizócitos), microesferócitos, hemácias em lágrima e policromasia. Outros exemplos de lesão mecânica das hemácias incluem lesão por exposição a superfícies não endotelizadas (válvulas artificiais) ou decorrente de alto fluxo e cisalhamento em hemangiomas gigantes (**síndrome de Kasabach-Merrit**).

Alterações nos lipídios plasmáticos, especialmente no colesterol, podem levar à lesão da membrana eritrocitária e encurtar a sobrevida da hemácia. Os lipídios do plasma estão em equilíbrio com os lipídios da membrana da hemácia. Altos níveis de colesterol aumentam o colesterol da membrana e a superfície total desta sem afetar o volume da célula. Esta condição leva à produção de **acantócitos**, que podem ser vistos na abetalipoproteinemia e em doenças hepáticas. A hemólise ocorre no baço, onde hemácias com pouca deformabilidade são destruídas. **Toxinas circulantes** (p. ex., veneno de cobra e metais pesados) que ligam grupos sulfidrila podem lesar a membrana e induzir hemólise. Hemácias irregularmente espiculadas (equinócitos) são encontradas na insuficiência renal. A **deficiência de vitamina E** também pode causar anemia hemolítica resultante da sensibilidade anormal dos lipídios de membrana a um estresse oxidante. A deficiência de vitamina E pode ocorrer em recém-nascidos prematuros que não recebem suplementação de vitamina E ou que possuem deficiência nutricional, em recém-nascidos com síndromes de má absorção (incluindo a fibrose cística) e em crianças com sobrecarga transfusional de ferro, que pode levar a uma exposição oxidativa grave.

Diagnóstico Laboratorial. O esfregaço do sangue periférico geralmente apresenta esferócitos na anemia hemolítica autoimune e, ocasionalmente, hemácias nucleadas. A contagem de reticulócitos varia porque alguns pacientes possuem contagem reticulocitária relativamente baixa em virtude da presença de autoanticorpos que fazem reação cruzada com precursores eritroides.

Tratamento e Prognóstico. A transfusão no tratamento de hemólise autoimune é um desafio devido à dificuldade de encontrar unidades compatíveis, já que os autoanticorpos reagem com praticamente todas as hemácias. Além da **transfusão**, que pode salvar uma vida, o manejo da anemia hemolítica autoimune depende do tipo de anticorpo. O manejo inclui a administração de **corticoides** e, por vezes, **imunoglobulina intravenosa**. Os corticoides reduzem a eliminação de hemácias sensibilizadas no baço. Na hemólise induzida por fármacos, a retirada do fármaco geralmente leva à resolução do processo hemolítico. Mais de 80% das crianças com anemia hemolítica recuperam-se espontaneamente.

Capítulo 151

DISTÚRBIOS DA HEMOSTASIA

HEMOSTASIA NORMAL

A hemostasia é o processo dinâmico de **coagulação** que ocorre nas áreas de lesão vascular, a qual envolve a interação cuidadosamente regulada entre plaquetas, parede vascular e proteínas pró-coagulantes e anticoagulantes. Após dano ao endotélio vascular, o colágeno subendotelial induz uma mudança conformacional no fator de von Willebrand (**FvW**), uma proteína de adesão que se liga às plaquetas através do seu receptor Ib. Após a adesão, as plaquetas sofrem ativação e liberam inúmeros conteúdos intracelulares, incluindo a adenosina difosfato (ADP). Estas **plaquetas ativadas** subsequentemente induzem a agregação de mais plaquetas. Simultaneamente, o fator tecidual, o colágeno e outras proteínas da matriz tecidual ativam a cascata da coagulação, levando à formação da enzima **trombina** (Fig. 151-1). A trombina gera mais agregação plaquetária, promove mais ativação dos fatores 5 e 8 e a conversão do fibrinogênio em fibrina, além da ativação do fator 11. Forma-se um **tampão plaquetário** e o sangramento cessa, geralmente entre 3 e 7 minutos. A geração de trombina leva à formação de um coágulo permanente através da ativação do fator 13, que forma ligações cruzadas com a fibrina, provocando um trombo estável. Por fim, elementos contráteis no interior da plaqueta permitem a **retração do coágulo**. A trombina também contribui para a limitação final do tamanho do coágulo através da ligação da proteína trombomodulina nas células endoteliais intactas, convertendo a proteína C em proteína C ativada. A trombina contribui para a lise do coágulo pela ativação do plasminogênio em plasmina. Todos os processos hemostáticos estão intimamente inter-relacionados e ocorrem em superfícies biológicas que mediam a coagulação trazendo os elementos-chave – plaquetas, células endoteliais e subendotélio – em contato próximo com proteínas pró e anticoagulantes.

Muitos acreditam que a coagulação possui **vias intrínseca e extrínseca**, mas, na realidade, estas vias estão em interação próxima e não reagem de forma independente (Fig. 151-2). Para facilitar, todos os fatores de coagulação serão aqui denotados com algarismos arábicos em vez de algarismos romanos, para evitar confusão do fator VII (7) com fator VIII (8). *In vivo*, o fator 7 se autocatalisa para levar à formação de pequenas quantidades de fator 7a. Quando ocorre lesão tecidual, o **fator tecidual** é liberado e causa um grande geração de fator 7a. O fator tecidual, combinado ao cálcio e fator 7a, ativa o fator 9 e o fator 10. A ativação do fator 9 pelo fator 7a resulta em geração de trombina, que, por sua vez, estimula a produção de fator 11, gerando fator 11a e acelera a formação de trombina. Este processo explica porque a deficiência de fator 8 ou fator 9 leva a distúrbios hemorrágicos graves, enquanto a deficiência do fator 11 é apenas leve e a deficiência de fator 12 é assintomática.

Uma série de fatores inibitórios serve para regular finamente a ativação da coagulação. A **antitrombina III** inativa a trombina e os fatores 10a, 9a e 11a. O sistema da **proteína C e da proteína S** inativa os fatores 5 e 8, que são cofatores localizados nos complexos "tenase" e "protrombinase". O **inibidor da via do fator tecidual**, uma proteína anticoagulante, limita a ativação da cascata da coagulação pelo fator 7a e pelo fator 10a. A **fibrinólise** se inicia pela ação do ativador de plasminogênio tecidual sobre o plasminogênio, produzindo plasmina, a enzima ativa que degrada a fibrina em produtos de degradação. A fibrinólise finalmente dissolve o coágulo e permite que o fluxo sanguíneo normal se restabeleça. Deficiências de proteínas da coagulação podem predispor à trombose.

HEMOSTASIA DO DESENVOLVIMENTO

No feto, o fibrinogênio, o fator 5, o fator 8 e as plaquetas atingem níveis normais durante o segundo trimestre. Os níveis dos demais fatores de coagulação e proteínas anticoagulantes aumentam gradualmente ao longo da gestação. A criança prematura apresenta ao mesmo tempo um risco aumentado de sangramento ou de complicações trombóticas, que são exacerbados por muitas das intervenções médicas necessárias para o cuidado e monitoramento, especialmente o cateterismo arterial ou venoso. A maior parte das crianças atinge níveis normais de proteínas pró-coagulantes e anticoagulantes por volta de 1 ano de idade, apesar dos níveis de proteína C só se normalizarem na adolescência.

DISTÚRBIOS DA HEMOSTASIA
Etiologia e Epidemiologia

Uma **história familiar** detalhada é crucial para o diagnóstico de distúrbios hemorrágicos e trombóticos. A **hemofilia** é ligada ao X, e a maioria das crianças afetadas são meninos. A **doença de von Willebrand** é herdada de maneira autossômica dominante. Na investigação de distúrbios trombóticos, uma história pessoal ou familiar de trombose de membros inferiores ou de embolia pulmonar, acidente vascular encefálico prematuro ou infarto do miocárdio sugerem uma predisposição hereditária à trombose. As causas do sangramento podem ter origem hematológicas ou vasculares (causas não hematológicas) (Fig. 151-3). Distúrbios trombóticos podem ser congênitos ou adquiridos (Tabela 151-1) e frequentemente se apresentam após um evento inicial (cateter central, trauma, neoplasia, infecção, gravidez, tratamento com estrogênios), fornecendo um local propício para a formação do coágulo ou um estímulo pró-coagulante.

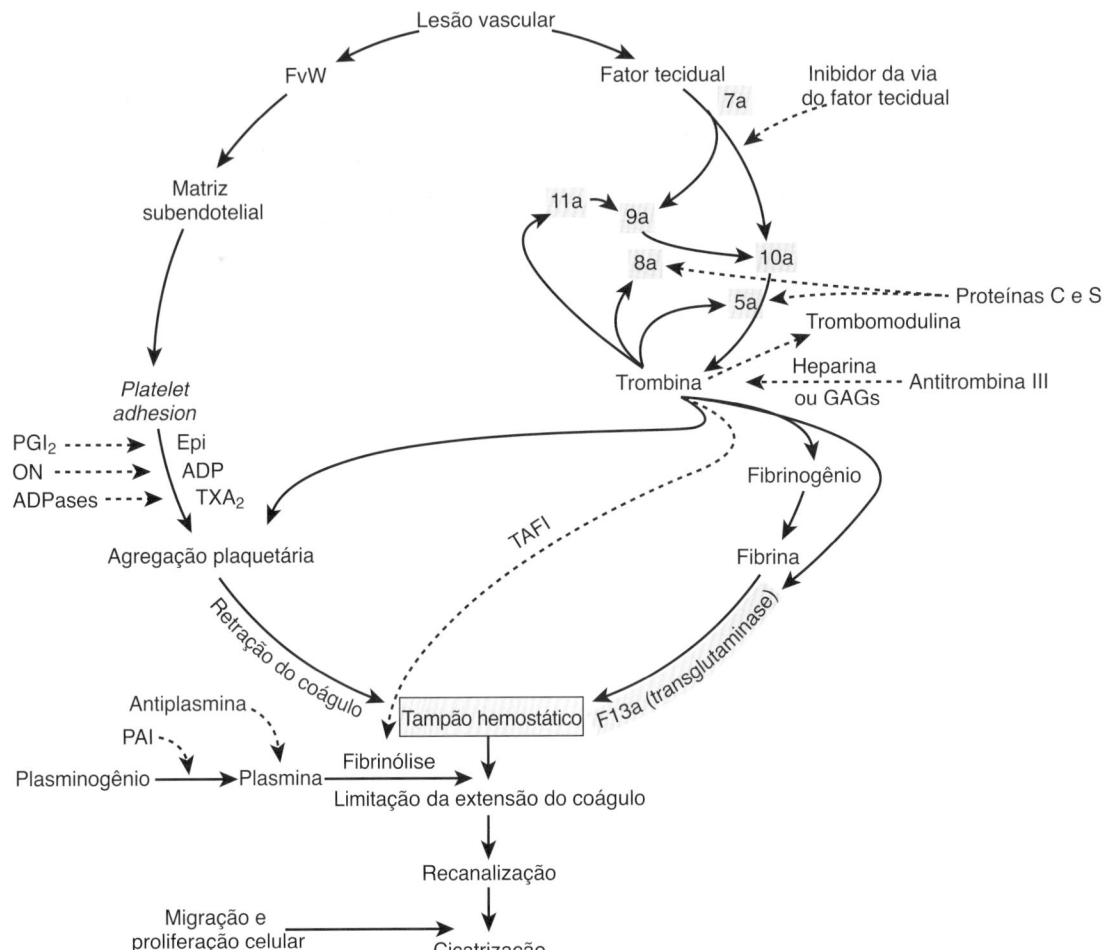

Figura 151-1 Diagrama das múltiplas interações do mecanismo hemostático. As linhas sólidas indicam reações que favorecem a coagulação, e as linhas pontilhadas indicam reações que inibem a coagulação. *Epi*, epinefrina; *GAGs*, glicosaminoglicanas; *ON*, óxido nítrico; *PAI*, inibidor do ativador do plasminogênio; PGI_2, prostaglandina I_2 (prostaciclina); *TAFI*, inibidor fibrinolítico ativado por trombina; TXA_2, tromboxano A_2; *FvW*, fator de von Willebrand. (*Modificada de Scott JP, Montgomery RR: Hemorrhagic and thrombotic diseases. Em Kliegman RM, Behrman RE, Jenson HB, Stanton BF, editores:* Nelson Textbook of Pediatrics, *18a ed., Philadelphia, 2007, Saunders, p. 2062*).

Manifestações Clínicas

Pacientes com distúrbios da hemostasia podem se queixar de sangramento ou trombose. A idade de início do sangramento indica se o problema é congênito ou adquirido. Os **locais de sangramento** (mucocutâneo ou profundo) e o **grau de trauma** necessário para induzir a lesão (espontâneo ou significativo) sugerem o tipo e a gravidade do distúrbio. Algumas medicações (aspirina e ácido valproico) reconhecidamente exacerbam distúrbios hemorrágicos preexistentes ao interferir com a função plaquetária.

O **exame físico** deve caracterizar a presença de sangramento cutâneo ou mucoso e sítios de sangramento profundo em músculos, articulações ou internos. O termo **petéquia** se refere à lesão que não desaparece à compressão com menos de 2 mm de tamanho. **Púrpura** é um grupo de petéquias adjacentes, **equimoses** (contusões) são lesões isoladas maiores do que petéquias e **hematomas** são equimoses elevadas e palpáveis.

O exame físico também deve incluir a busca de manifestações de uma doença subjacente, linfadenopatia, hepatoesplenomegalia, *rash* vasculítico ou doença hepática ou renal crônicas. **Trombos venosos profundos** podem causar extremidades ou órgãos quentes, edemaciados (distendidos), dolorosos e arroxeados, ou ainda, nenhum achado. **Coágulos arteriais** causam extremidades com dor aguda, pálidas e com perfusão prejudicada. Trombos arteriais em órgãos internos se apresentam com sinais e sintomas de infarto.

Exames Laboratoriais

Estudos laboratoriais de triagem na investigação de pacientes com distúrbio hemorrágico incluem **contagem plaquetária, tempo de protrombina, tempo de tromboplastina parcial, fibrinogênio** e **tempo de sangramento** ou outros testes de triagem de função plaquetária. Muitos laboratórios têm adotado o PFA

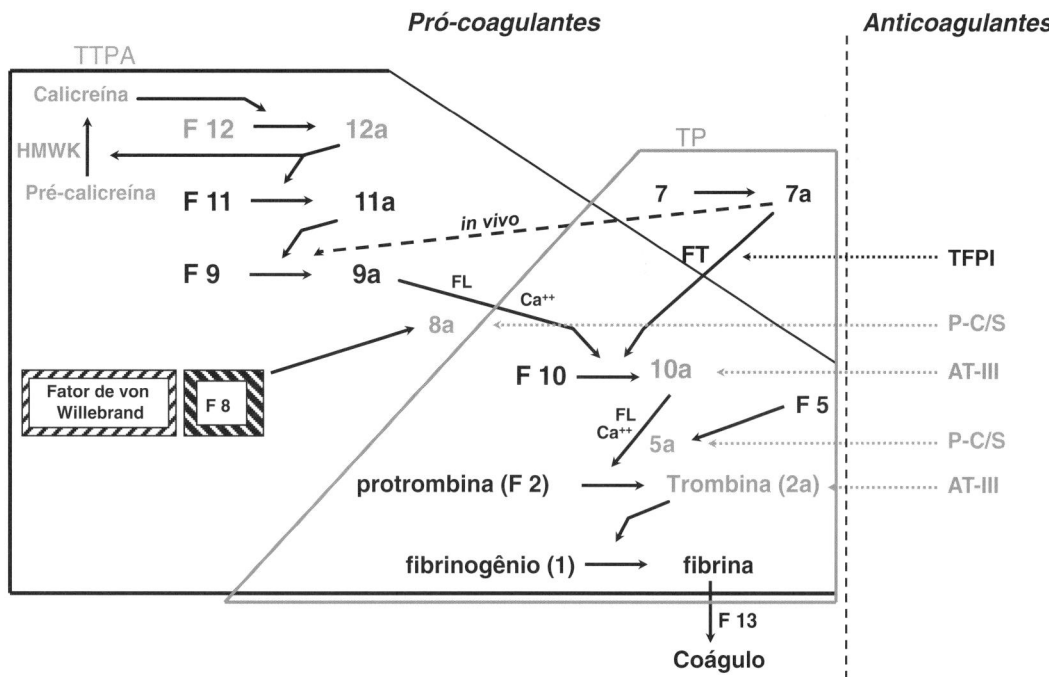

Figura 151-2 Vias simplificadas da coagulação sanguínea. A área dentro da linha sólida preta é a via intrínseca, medida pelo tempo de tromboplastina parcial ativada (TTPA). A área dentro da linha verde é a via extrínseca, medida pelo tempo de protrombina (TP). A área envolvida pelas duas linhas é a via comum. AT-III, antitrombina III; F, fator; HMWK, cininogênio de alto peso molecular; P-C/S, proteína C/S; FL, fosfolipídio; TFPI, inibidor da via do fator tecidual. (Modificada de Scott JP, Montgomery RR: Hemorrhagic and thrombotic diseases.Em Kliegman RM, Behrman RE, Jenson HB, Stanton BF, editores: Nelson Textbook of Pediatrics, 18a ed., Philadelphia, 2007, Saunders, p. 2061). Esta imagem está disponível em cores na página 760.

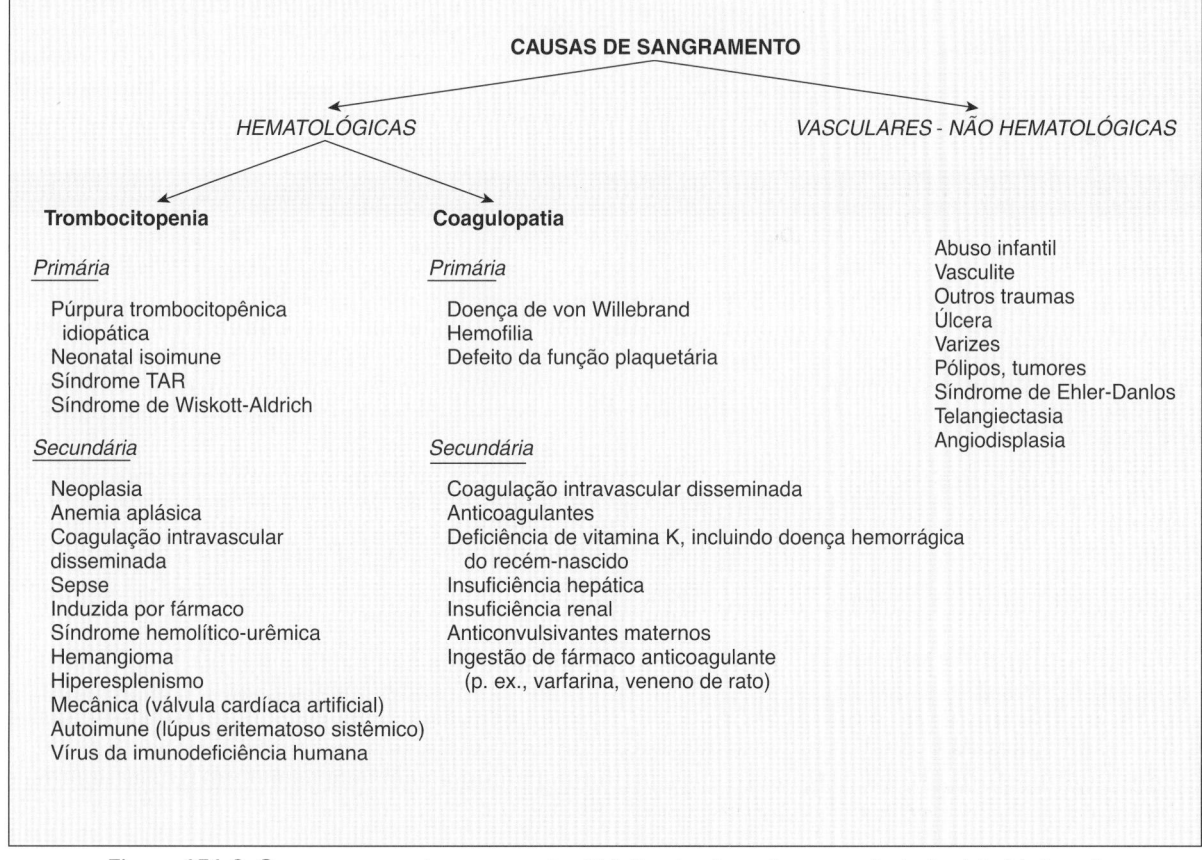

Figura 151-3. Causas comuns de sangramento. TAR, Trombocitopenia com ausência do rádio (síndrome).

(*platelet function analyzer*, analisador de função plaquetária) para substituir o tempo de sangramento como um teste de triagem de alterações da função plaquetária e doença de von Willebrand. O PFA possui sensibilidade e especificidade variáveis para os distúrbios hemorrágicos comuns. Não existe um teste laboratorial único de triagem para todos os distúrbios hemorrágicos. Os achados de testes de triagem para sangramento variam com o distúrbio em questão (Tabela 151-2).

Tabela 151-1 | Estados Hipercoaguláveis Comuns

DISTÚRBIOS CONGÊNITOS
- Fator V de Leiden (resistência à proteína C ativada)
- Protrombina 20210
- Deficiência de proteína C
- Deficiência de proteína S
- Deficiência de antitrombina III
- Deficiência de plasminogênio
- Disfibrinogenemia
- Homocistinúria

DISTÚRBIOS ADQUIRIDOS
- Cateteres venosos profundos
- Anticoagulante lúpico / síndrome antifosfolipídeo
- Síndrome nefrótica
- Neoplasia
- Gravidez
- Pílulas anticoncepcionais
- Doença autoimune
- Imobilização/cirurgia
- Trauma
- Infecção
- Doença inflamatória intestinal

De Scott JP: Bleeding and Thrombosis. Em Kliegman RM, editor: Practical Strategies in Pediatric Diagnosis and Therapy, Philadelphia, 1996, WB Saunders.

Diagnóstico Diferencial
Doenças das Plaquetas

Contagens plaquetárias inferiores a 150.000/mm^3 constituem **trombocitopenia**. Sangramento mucocutâneo é o marco de distúrbios plaquetários, incluindo a trombocitopenia. O risco de sangramento se relaciona de forma imperfeita com a contagem plaquetária. Crianças com contagens acima de 80.000/mm^3 são capazes de tolerar quase todos os desafios hemostáticos, exceto os extremos, como cirurgia ou traumatismo de grande porte. Crianças com contagens inferiores a 20.000/mm^3 apresentam risco de sangramento espontâneo. Estas generalizações são modificadas por fatores, tais como a idade da plaqueta (plaquetas novas e grandes geralmente funcionam melhor do que as mais antigas) e a presença de inibidores da função plaquetária, tais como anticorpos, fármacos (especialmente aspirina), produtos de degradação de fibrina e toxinas formadas na presença de doença hepática ou renal. O tamanho das plaquetas é medido de rotina como o volume plaquetário médio (VPM). A etiologia da trombocitopenia (Fig. 151-4) pode ser organizada em três mecanismos:

1. Produção plaquetária diminuída
2. Destruição aumentada
3. Sequestro

Trombocitopenia Resultante de Produção Plaquetária Diminuída

Distúrbios primários da megacariopoese (produção plaquetária) são raros na infância, fora o encontrado na anemia aplásica. A **síndrome de trombocitopenia com ausência do rádio** se caracteriza por trombocitopenia grave associada a anormalidades ortopédicas, especialmente de membros superiores. A trombocitopenia melhora com o tempo. A **trombocitopenia amegacariocítica** se apresenta ao nascimento ou logo após com achados de trombocitopenia grave, porém sem outras

Tabela 151-2 | Testes de Triagem para Distúrbios Hemorrágicos

TESTE	MECANISMO TESTADO	VALORES NORMAIS	DISTÚRBIO
Tempo de protrombina	Vias extrínseca e comum	<12 s em não neonatos; 12-18 s em neonato a termo	Defeito nos fatores vitamina K dependentes; doença hemorrágica do recém-nascido; má absorção, doença hepática, CID, anticoagulantes orais, ingestão de veneno de rato
Tempo de tromboplastina parcial ativada	Via intrínseca e comum	25-40 s em não neonatos; 70 s em neonato a termo	Hemofilia, doença de von Willebrand, heparina; CID; deficiência de fatores 12 e 11; anticoagulante lúpico
Tempo de trombina	Conversão do fibrinogênio em fibrina	10-15 s em não neonatos; 12-17 s em neonato a termo	Produtos de degradação da fibrina, CID, hipofibrinogenemia, heparina, uremia
Tempo de sangramento	Hemostasia, função capilar e plaquetária	3-7 min para não neonatos	Disfunção plaquetária, trombocitopenia, doença de von Willebrand, aspirina
Contagem plaquetária	Número de plaquetas	150.000-450.000/mL	Diagnóstico diferencial de Trombocitopenia (Fig. 151-4)
PFA	Tempo de fechamento		
Esfregaço do sangue periférico	Número e tamanho das plaquetas; morfologia eritrocitária	-	Macroplaquetas sugerem destruição periférica; hemácias fragmentadas e com morfologia bizarra sugerem processo microangiopático (p. ex., síndrome hemolítico-urêmica, hemangioma, CID)

CID, coagulação intravascular disseminada; PFA, analisador de função plaquetária-100.

anormalidades congênitas. Há ausência de megacariócitos na medula óssea e ela geralmente progride para aplasia de todas as linhagens hematopoéticas.

A trombocitopenia adquirida como resultado da diminuição na produção raramente é um achado isolado. É observada mais em um contexto de **pancitopenia decorrente de falência medular** causada por processos infiltrativos ou aplásicos. Alguns quimioterápicos podem afetar os megacariócitos de forma seletiva em relação aos demais elementos medulares. A **doença cardíaca cianótica com policitemia** geralmente está associada à trombocitopenia, mas raramente é grave ou associada a um sangramento clínico significativo. **Infecções virais** congênitas (TORCH [toxoplasmose, outros agentes, rubéola, citomegalovírus, herpes simples]) e adquiridas (vírus da imunodeficiência humana [HIV], vírus Epstein-Barr e sarampo) e alguns **fármacos** (anticonvulsivantes, antibióticos, agentes citotóxicos, heparina e quinidina) podem induzir trombocitopenia. Infecções pós-natais e reações a fármacos geralmente causam trombocitopenia transitória, enquanto infecções congênitas podem produzir supressão prolongada da função medular.

Trombocitopenia Decorrente de Destruição periférica

Etiologia. Em uma criança aparentemente saudável, **mecanismos imunomediados** são a causa mais comum de trombocitopenia decorrente da rápida destruição periférica de plaquetas recobertas por anticorpos nas células reticuloendoteliais. A **púrpura trombocitopênica neonatal aloimune** (PTNA) resulta da sensibilização da mãe a antígenos presentes nas plaquetas fetais. Anticorpos atravessam a placenta e atacam a plaqueta fetal (Cap. 59). Muitos aloantígenos plaquetários têm sido identificados e sequenciados, permitindo o diagnóstico pré-natal da condição do feto em risco. Em mães com púrpura trombocitopênica idiopática (**PTI materna**) ou com história de PTI pode ocorrer uma transferência passiva de anticorpos antiplaquetários, com consequente trombocitopenia neonatal (Cap. 59). A contagem plaquetária materna às vezes é um indicador útil da probabilidade do recém-nascido ser afetado.

Manifestações Clínicas. O recém-nascido com PTNA possui um risco de **hemorragia intracraniana** intrauterina e durante o período de parto imediato. Na PTI, o maior risco parece estar presente na hora da passagem pelo canal de parto, durante a qual o amoldamento da cabeça pode causar hemorragia intracraniana. Pode ser realizada coleta de amostra de sangue do escalpe fetal ou por cateterismo umbilical percutâneo para medir a contagem plaquetária.

Tratamento. A administração de imunoglobulina intravenosa (IVIG) antes do parto aumenta a contagem plaquetária fetal e pode melhorar a trombocitopenia em crianças com PTNA e PTI. O parto cesáreo é recomendado para prevenir sangramento do sistema nervoso central (SNC) (Cap. 59). Neonatos com trombocitopenia grave (plaquetas <20.000/mm^3) podem ser tratados com IVIG ou corticoides ou ambos até a trombocitopenia permitir. Se necessário, recém-nascidos com PTNA podem receber plaquetas maternas lavadas.

Púrpura Trombocitopênica Idiopática

Etiologia. A púrpura trombocitopênica autoimune da infância (PTI da infância) é uma doença comum que geralmente ocorre após uma infecção viral aguda. A PTI da infância é causada por um anticorpo (IgG ou IgM) que se liga à membrana plaquetária. Esta condição resulta em destruição das plaquetas recobertas por anticorpos no baço mediada por receptores Fc. Raramente, a PTI pode ser o primeiro sintoma de uma doença autoimune, como o lúpus eritematoso sistêmico (LES).

Manifestações Clínicas. Crianças pequenas geralmente apresentam PTI 1 a 4 semanas após uma infecção viral, com início abrupto de petéquias, púrpura e epistaxe. A trombocitopenia geralmente é grave. Adenopatia significativa ou

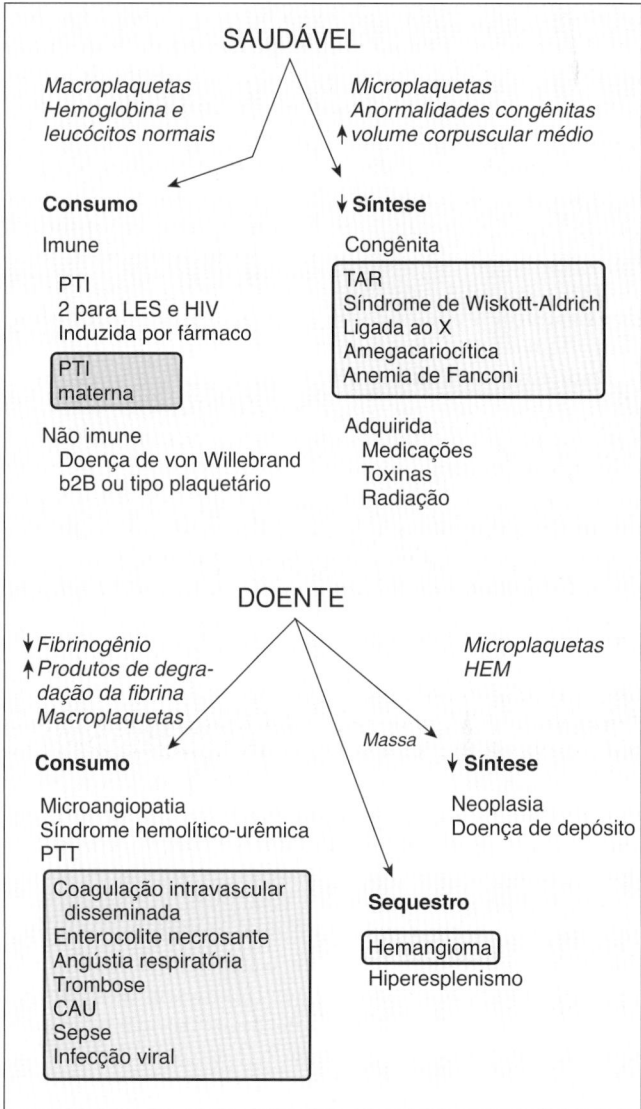

Figura 151-4 Diagnóstico diferencial das síndromes trombocitopênicas. As síndromes estão separadas por sua apresentação clínica. Dicas que levam ao diagnóstico aparecem em itálico. Os mecanismos e distúrbios comuns que levam a estes achados são mostrados na porção inferior da figura. Os distúrbios que comumente afetam neonatos estão listados nos quadrados sombreados. *HEM,* Hepatoesplenomegalia; *PTI,* púrpura trombocitopênica idiopática imune; *PTAN*, púrpura trombocitopênica aloimune neonatal; *LES*, lúpus eritematoso sistêmico; *TAR,* trombocitopenia com ausência do rádio (síndrome); *PTT,* púrpura trombocitopênica trombótica; *CAU,* cateterismo da artéria umbilical. (*De Scott JP: Bleeding and thrombosis. Em Kliegman RM, Greenbaum LA, Lye PS, editores:* Practical Strategies in Pediatric Diagnosis and Therapy, *Philadelphia, 200, Saunders, p. 920*).

hepatoesplenomegalia não são habituais, e a contagem de hemácias e leucócitos é normal.

Diagnóstico. O diagnóstico de PTI se baseia na apresentação clínica e na contagem plaquetária e geralmente não requer um aspirado de medula óssea. Se forem observados achados atípicos, porém, o exame da medula óssea está indicado para excluir um processo infiltrativo (leucemia) ou um processo aplásico (anemia aplásica). Na PTI, o exame da medula óssea revela um aumento dos megacariócitos com elementos eritroides e mieloides normais.

Tratamento e Prognóstico. O tratamento raramente está indicado se a contagem plaquetária for superior a 30.000/mm^3. O tratamento não afeta a evolução de longo prazo da PTI, mas visa aumentar a contagem plaquetária rapidamente. No caso de sangramento clínico moderado a grave com trombocitopenia (contagem plaquetária <10.000/mm^3), opções terapêuticas incluem **prednisona** 2 a 4 mg/kg/24 horas por 2 semanas ou IVIG 1g/kg/24 h por 1 a 2 dias. Estas abordagens parecem diminuir a taxa de eliminação das plaquetas sensibilizadas, mais do que diminuir a produção de anticorpos. Há controvérsias em relação à escolha terapêutica ideal (se houver). A esplenectomia está indicada na PTI aguda apenas no caso de sangramento com risco de vida. Aproximadamente 80% das crianças apresentam resolução espontânea da PTI em até 6 meses após o diagnóstico. Sangramento importante, particularmente intracraniano, ocorre em menos de 1% dos pacientes com PTI. Não há evidência de que o tratamento precoce previna hemorragia intracraniana.

A PTI que persiste por 6 a 12 meses é classificada como **PTI crônica**. Tratamentos repetidos com IVIG, anti-D IV ou pulsoterapia com esteroides em altas doses são efetivos para retardar a necessidade de esplenectomia. Causas secundárias de PTI crônica, em especial o LSE e a infecção por HIV, devem ser excluídas. A esplenectomia induz remissão em 70 a 80% dos casos de PTI crônica da infância. Os riscos da esplenectomia (cirurgia, sepse por microrganismos encapsulados, hipertensão pulmonar) devem ser pesados em relação ao risco de sangramento grave.

Outros Distúrbios

A **síndrome de Wiskott-Aldrich** é uma doença ligada ao X caracterizada por hipogamaglobulinemia, eczema e trombocitopenia causados por um defeito molecular na proteína do citoesqueleto comum aos linfócitos e plaquetas (Cap. 74). Pode-se observar microplaquetas no esfregaço de sangue periférico. Entretanto, a trombocitopenia geralmente melhora com a esplenectomia. O transplante de células-tronco hematopoéticas cura a imunodeficiência e a trombocitopenia. A trombocitopenia familial ligada ao X pode ser considerada uma variante da síndrome de Wiskott-Aldrich ou uma mutação no gene *GATA1*. Macrotrombocitopenia autossômica se deve a deleções no cromossomo 22q11 ou mutações no 22q12.

A **microangiopatia trombótica** causa trombocitopenia, anemia secundária à destruição intravascular de hemácias e, em alguns casos, depleção de fatores da coagulação. Crianças com microangiopatia trombótica geralmente apresentam-se bastante doentes. Em uma criança com coagulação intravascular disseminada (**CID**), o depósito de filamentos de fibrina na vasculatura e a ativação de trombina e de plasmina resultam em um distúrbio hemostático de amplo espectro com ativação e eliminação das plaquetas. A **síndrome hemolítico-urêmica** decorre da exposição a uma toxina que induz lesão endotelial, deposição de fibrina, ativação e eliminação das plaquetas (Cap. 164). Na **púrpura trombocitopênica trombótica**, o consumo de plaquetas, precipitado pela deficiência congênita ou adquirida de uma metaloproteinase que cliva o fator de von Willebrand, parece ser o processo primário, com uma deposição modesta de fibrina e destruição eritrocitária.

Distúrbios da Função Plaquetária

Etiologia. Distúrbios primários da função plaquetária podem envolver receptores na membrana plaquetária de proteínas de adesão. A deficiência do complexo Ib da glicoproteína (receptor do FvW) causa a **síndrome de Bernard-Soulier**. A deficiência da glicoproteína IIb-IIIa (receptor do fibrinogênio) causa a **trombastenia de Glanzmann**. Alterações leves da agregação e da degranulação plaquetária, detectadas por teste de agregação plaquetária, são bem mais comuns. Distúrbios secundários causados por toxinas e fármacos (uremia, ácido valproico, aspirina, fármacos anti-inflamatórios não esteroidais e infecções) podem causar um amplo espectro de disfunções plaquetárias.

Manifestações Clínicas. Os distúrbios da função plaquetária se apresentam como sangramento mucocutâneo associado a um tempo de sangramento ou tempo de fechamento do PFA prolongados, podendo ser primários ou secundários. O tempo de sangramento é um método de triagem pouco sensível para disfunções plaquetárias leves e moderadas, mas geralmente encontra-se prolongado em distúrbios plaquetários mais graves, como na síndrome de Bernard-Soulier ou na trombastenia de Glanzmann.

Distúrbios dos Fatores de Coagulação

Etiologia. As deficiências hereditárias da maioria das proteínas pró-coagulantes levam a hemorragia. Os genes do fator 8 e fator 9 se localizam no cromossomo X, enquanto praticamente todos os outros fatores de coagulação são codificados em cromossomos autossômicos. As **deficiências de fator 8 e fator 9** são os distúrbios hemorrágicos hereditários graves mais comuns. A **doença de von Willebrand** é o distúrbio hemorrágico congênito mais comum. Das proteínas pró-coagulantes, níveis baixos dos chamados fatores de contato (precalicreína, cininogênio de alto peso molecular e fator de Hageman [fator 12]) causam um tempo de tromboplastina parcial ativada prolongado, mas não estão associados à predisposição à hemorragia.

Hemofilia

Etiologia. A **hemofilia A** (deficiência do fator 8) ocorre em 1 a cada 5.000 indivíduos do sexo masculino. A **hemofilia B** (deficiência do fator 9) ocorre em aproximadamente 1 a cada 25.000. Clinicamente, as duas doenças são indistinguíveis, exceto pelo seu tratamento (Tabela 151-3). A ausência do fator 8 ou do fator 9 atrasa a geração de trombina, a qual é crucial para a formação de um coágulo de fibrina funcional e para solidificar o tampão plaquetário que se formou em áreas de lesão vascular. A gravidade da doença é determinada pelo grau de deficiência do fator de coagulação.

Tabela 151-3	Comparação entre Hemofilia A, Hemofilia B e Doença de von Willebrand		
CARACTERÍSTICA	**HEMOFILIA A**	**HEMOFILIA B**	**DOENÇA DE VON WILLEBRAND**
Herança	Ligada ao X	Ligada ao X	Autossômico dominante
Deficiência de fator	Fator 8	Fator 9	FvW, fator 8
Local de sangramento	Músculo, articulação, sítio cirúrgico	Músculo, articulação, sítio cirúrgico	Mucosas, pele, sítio cirúrgico, menstrual
Tempo de protrombina	Normal	Normal	Normal
Tempo de tromboplastina parcial ativada	Prolongado	Prolongado	Prolongado ou normal
Tempo de sangramento/PFA-100	Normal	Normal	Prolongado ou normal
Atividade coagulante do fator 8	Baixa	Normal	Baixa ou normal
Antígeno do fator de von Willebrand	Normal	Normal	Baixo
Atividade do fator de von Willebrand	Normal	Normal	Baixa
Fator 9	Normal	Baixo	Normal
Aglutinação plaquetária induzida por ristocetina	Normal	Normal	Normal, baixa ou aumentada com baixa dose de ristocetina
Agregação plaquetária	Normal	Normal	Normal
Tratamento	DDAVP* ou Fator 8 recombinante	Fator 9 recombinante	DDAVP* ou concentrado de FvW

PFA, analisador da função plaquetária-100; *FvW*, fator de von Willebrand.
*Desmopressina (DDAVP) para hemofilia A leve a moderada ou doença de von Willebrand do tipo 1.

Manifestações Clínicas. Pacientes com menos de 1% de fator 8 ou fator 9 (hemofilia grave) podem apresentar **sangramento espontâneo** ou sangramento com traumatismos pequenos. Pacientes com 1 a 5% de fator 8 ou fator 9 geralmente requerem um traumatismo moderado para induzir episódios hemorrágicos. Na hemofilia leve (> 5% de fator 8 ou fator 9), um traumatismo significativo é necessário para induzir sangramento; não ocorre sangramento espontâneo. A hemofilia leve pode não ser diagnosticada por muitos anos, enquanto a hemofilia grave se manifesta na infância. Na hemofilia grave, pode ocorrer sangramento espontâneo, geralmente nos músculos ou articulações (**hemartroses**).

Exames Laboratoriais. O diagnóstico de hemofilia se baseia no **tempo de tromboplastina parcial ativado (TTPa) prolongado**. No TTPa, um agente com atividade de superfície ativa a via intrínseca da coagulação, da qual o fator 8 e fator 9 são componentes cruciais. Na deficiência de fator 8 e do fator 9, o TTPa é bastante prolongado, mas deve ser corrigido ao normal quando se mistura plasma do paciente com plasma normal na proporção 1:1. Quando um TTPa anormal é obtido, **ensaios de fatores específicos** são necessários para fazer um diagnóstico preciso (Tabela 151-2) para determinar a terapia de reposição de fator mais apropriada. O diagnóstico pré-natal e o diagnóstico de estado carreador são possíveis utilizando técnicas moleculares.

Tratamento. A **terapia de reposição** precoce é o marco principal de um bom cuidado em pacientes hemofílicos. Episódios hemorrágicos agudos são mais bem tratados em casa quando o paciente atingiu a idade apropriada e os pais aprenderam o tratamento domiciliar. O sangramento associado à cirurgia, trauma ou extração dentária geralmente pode ser antecipado, e sangramento excessivo pode ser prevenido com terapia de reposição adequada. O tratamento profilático com início na infância tem diminuído enormemente a probabilidade da artropatia crônica em crianças hemofílicas. Nas hemorragias com risco de vida, níveis de fator 8 ou fator 9 entre 80 e 100% do normal são necessários. Para sangramentos leves a moderados (hemartroses), um nível de fator de 40% para o fator 8 ou de 30% para o fator 9 é apropriado. A dose pode ser calculada utilizando o conhecimento de que 1 U/kg de peso corporal de fator 8 é capaz de aumentar o nível plasmático em 2%, enquanto 1,5 U/Kg de fator 9 recombinante aumenta o nível plasmático em 1%:

$$\text{Dose de fator 8} = \text{nível desejado (\%)} \times \text{peso (kg)} \times 0{,}5$$

ou

$$\text{Dose de fator 9 recombinante} = \text{nível desejado (\%)} \times \text{peso (kg)} \times 1{,}5$$

O **acetato de desmopressina** é um análogo sintético da vasopressina com efeito vasopressor mínimo. A desmopressina triplica ou quadriplica o nível de fator 8 inicial de um paciente com hemofilia A leve ou moderada (não grave), mas não tem efeito sobre os níveis de fator 9. Quando níveis hemostáticos adequados podem ser atingidos, a desmopressina é o tratamento de escolha para indivíduos com hemofilia A leve a moderada. O ácido aminocaproico é um inibidor da fibrinólise que pode ser útil no sangramento oral.

Pacientes tratados com concentrados de fator 8 ou fator 9 mais antigos obtidos de grandes *pools* de doadores de plasma tiveram risco de adquirir **hepatite B, hepatites C e D e HIV.** Os concentrados de fator 8 e o fator 9 recombinantes são seguros em relação à transmissão de doenças virais. A síndrome de imunodeficiência adquirida (SIDA) é a causa mais comum de óbito de pacientes hemofílicos mais velhos (que receberam fatores derivados de plasma). Muitos pacientes mais velhos também têm hepatite C crônica.

Os **inibidores** são anticorpos IgG direcionados contra o fator 8 ou o fator 9 transfundidos em pacientes com deficiência congênita. Os inibidores surgem em 15% dos hemofílicos com deficiência de fator 8 grave, mas são menos comuns nos hemofílicos com deficiência de fator 9. Eles podem ocorrer em títulos altos ou baixos e apresentar uma resposta anamnéstica ao tratamento. O tratamento de pacientes com inibidor quando têm hemorragia é difícil. Para inibidores em título baixo, uma opção é a infusão contínua de fator 8. Para inibidores com título elevado, geralmente é necessário administrar um produto que ultrapasse o ponto de ação do inibidor, de preferência o fator 7a recombinante. Os concentrados de complexo pró-trombínico ativado, utilizados no passado para tratar pacientes com inibidor, paradoxalmente aumentaram o risco de trombose, resultando em complicações fatais, como infarto do miocárdio. Para o tratamento de longo prazo de pacientes com inibidor, a indução de tolerância imune através da infusão repetida do fator deficiente com ou sem imunossupressão pode ser benéfica.

O início precoce da reposição de fator e a profilaxia contínua começando cedo na infância devem ser capazes de prevenir a doença articular crônica associada à hemofilia.

Doença de von Willebrand

Etiologia. A doença de von Willebrand é uma doença comum (1% da população) causada pela deficiência do **FvW**, uma proteína de adesão que possui duas funções: atuar como uma ponte entre o colágeno subendotelial e as plaquetas, e ligar e proteger o fator 8 circulante impedindo sua eliminação rápida da circulação. A doença de von Willebrand geralmente é herdada como traço autossômico dominante e mais raramente como traço autossômico recessivo. O FvW pode apresentar uma deficiência quantitativa (parcial = tipo 1 ou absoluta = tipo 3) ou ser qualitativamente anormal (tipo 2 = disproteinemia). Aproximadamente 80% dos pacientes com doença de von Willebrand possuem a forma clássica (tipo 1, i.e., deficiência leve a moderada de FvW). Diversos outros subtipos são clinicamente importantes, cada um requerendo um tratamento diferente.

Manifestações Clínicas. Sangramento mucocutâneo, epistaxe, sangramento gengival, facilidade para formar equimoses e menorragia ocorrem em pacientes com doença de von Willebrand. Na forma grave da doença, a deficiência de fator 8 pode ser profunda e o paciente apresentar manifestações clínicas semelhantes à hemofilia A (hemartrose). Os achados na doença de von Willebrand clássica diferem dos achados na hemofilia A e B (Tabela 151-3).

Exames Laboratoriais. Os testes para FvW envolvem a quantificação da proteína, geralmente através da medida imunológica do **antígeno FvW** (FvW:Ag). A atividade do FvW (FvW:act) é medida funcionalmente pelo **ensaio do cofator de ristocetina** (FvWR:Co), que utiliza antibiótico ristocetina para induzir a ligação do FvW às plaquetas.

Tratamento. O tratamento da doença de von Willebrand depende da gravidade da doença. A **desmopressina** é o tratamento de escolha para a maioria dos episódios hemorrágicos em pacientes com doença do tipo 1 e alguns pacientes com doença do tipo 2. Quando altos níveis de FvW são necessários, mas não conseguem ser atingidos satisfatoriamente com desmopressina, o tratamento com **concentrado de FvW** com inativação viral (Humate P®) pode ser indicado. A dose pode ser calculada como a dose do fator 8 na hemofilia. O crioprecipitado não deve ser usado, uma vez que não é um produto com inativação viral. A vacina para hepatite B deve ser administrada antes de o paciente se expor a produtos derivados de plasma. Tal como em todos os pacientes com distúrbios hemorrágicos, a aspirina deve ser evitada.

Deficiência de Vitamina K

Para discussão sobre deficiência de vitamina K, referir aos Capítulos 27 e 31.

Coagulação Intravascular Disseminada

Etiologia. A coagulação intravascular disseminada (CID) é um distúrbio onde ocorre a ativação descontrolada do mecanismo da coagulação e geralmente está associada ao choque. A hemostasia normal é o equilíbrio entre hemorragia e trombose. Na CID, o equilíbrio está alterado pela doença grave, de modo que o paciente apresenta ativação da coagulação (trombose) mediada por trombina e fibrinólise mediada por plasmina (sangramento).

Tabela 151-4 | Causas de Coagulação Intravascular Disseminada

INFECCIOSA
Meningococcemia (púrpura fulminante)
Outras bactérias Gram-negativas (*Haemophilus, Salmonella, Escherichia coli*)
Rickettsia (Febre maculosa das Montanhas Rochosas)
Vírus (citomegalovírus, herpes, febres hemorrágicas)
Malária
Fungo
LESÃO TECIDUAL
Trauma do sistema nervoso central (trauma craniano maciço)
Múltiplas fraturas com embolia gordurosa
Lesão por esmagamento
Choque profundo ou asfixia
Hipotermia ou hipertermia
Queimaduras extensas
NEOPLASIA
Leucemia promielocítica aguda
Leucemia aguda monoblástica ou mielocítica
Neoplasias disseminadas (neuroblastoma)
VENENO OU TOXINA
Mordida de cobra
Picada de inseto
DISTÚRBIOS MICROANGIOPÁTICOS
Púrpura trombocitopênica trombótica "grave"
Síndrome hemolítico-urêmica
Hemangioma gigante (síndrome de Kasabach-Merritt)
DISTÚRBIOS GASTROINTESTINAIS
Hepatite fulminante
Doença inflamatória intestinal grave
Síndrome de Reye
DISTÚRBIOS TROMBÓTICOS HEREDITÁRIOS
Deficiência de antitrombina III
Deficiência de proteína C homozigota
PERÍODO NEONATAL
Toxemia materna
Infecções por *Streptococcus* do grupo B
Descolamento de placenta
Síndrome da angústia respiratória aguda
Enterocolite necrosante
Doença viral congênita (p. ex., infecção por citomegalovírus ou herpes)
Eritroblastose fetal
MISCELÂNEA/OUTRAS CONDIÇÕES
Rejeição aguda de enxerto
Reação transfusional hemolítica aguda
Doença vascular do colágeno grave
Doença de Kawasaki
Trombose induzida por heparina
Infusão de concentrado de complexo protrombínico "ativado"
Hiperpirexia/encefalopatia, síndrome do choque hemorrágico

De Scott JP: Bleeding and Thrombosis. Em Kliegman RM, editor: Practical Strategies in Pediatric Diagnosis and Therapy, Philadelphia, 1996, WB Saunders.

Os fatores de coagulação – em especial plaquetas, fibrinogênio e fatores 2, 5 e 8 – são consumidos, assim como as proteínas anticoagulantes, especialmente a antitrombina, a proteína C e o plasminogênio. Lesão endotelial, liberação de fatores tromboplásticos pró-coagulantes ou, mais raramente, de fatores exógenos (veneno de cobra) podem, ativar diretamente o mecanismo da coagulação (Tabela 151-4).

Tabela 151-5 — Diagnóstico Diferencial de Coagulopatias que Podem ser Confundidas com Coagulação Intravascular Disseminada

	TEMPO DE PROTROBINA	TEMPO DE TROMBOPLASTINA PARCIAL	FIBRINOGÊNIO	PLAQUETAS	DÍMERO-D	ACHADOS PRINCIPAIS
CID	↑	↑	↓	↓	↑	Choque
Insuficiência hepática	↑	↑	↓	Normal ou ↓	↑	Icterícia
Deficiência de vitamina K	↑	↑	Normal	Normal	Normal	Má absorção, doença hepática
Sepse sem choque	↑	↑	Normal	Normal	↑ ou normal	Febre

De Scott JP: Bleeding and Thrombosis. Em Kliegman RM, editor: Practical Strategies in Pediatric Diagnosis and Therapy, Philadelphia, 1996, WB Saunders.

Manifestações Clínicas. O diagnóstico de CID geralmente é suspeitado clinicamente e confirmado por achados laboratoriais, como uma **queda da contagem plaquetária e do fibrinogênio** associado a um aumento no tempo de protrombina e no tempo de tromboplastina parcial, e elevação dos níveis de dímero D, formado quando o fibrinogênio é coagulado e, em seguida, degradado pela plasmina (Tabela 151-5). Em alguns pacientes, a CID pode evoluir mais lentamente e pode haver algum grau de compensação. Em um paciente gravemente doente, a ocorrência súbita de sangramento em locais de venopunção ou no sítio de incisão, hemorragia gastrointestinal ou pulmonar, petéquias ou equimoses ou evidência de gangrena periférica ou trombose sugerem o diagnóstico de CID.

Tratamento. O tratamento de CID é desafiador. As diretrizes gerais incluem o seguinte: tratar primeiramente o distúrbio causador da CID; dar **suporte** ao paciente através da correção da hipóxia, acidose e má perfusão; repor os fatores de coagulação depletados, plaquetas e proteínas anticoagulantes através de transfusão.

A **heparina** pode ser utilizada para tratar doença trombótica arterial ou venosa significativa, exceto se houver coexistência de locais com sangramento potencialmente fatal.

Trombose

Etiologia. A predisposição hereditária à **trombose** (Tabela 151-1) pode ser causada por deficiência de uma proteína anticoagulante (**proteína C ou S, antitrombina** ou **plasminogênio**) (Fig. 151-5), por uma alteração em uma proteína pró-coagulante que a torna resistente à proteólise pelo seu respectivo inibidor (**Fator 5 de Leiden**), por uma mutação que resulta em um nível aumentado de proteína pró-coagulante (**protrombina 20210**) ou por lesão das células endoteliais (**homocisteinemia**). Neonatos com síndromes de deficiência podem ser particularmente vulneráveis à trombose. Neonatos com deficiência de proteína C homozigótica apresentam púrpura fulminante ou trombose das grandes artérias e veias, ou ambos. Muitos indivíduos com predisposição hereditária à trombose apresentam sintomas na adolescência ou quando adultos jovens. A deficiência de proteína C que inicia quadro no adulto jovem geralmente é herdada como traço autossômico dominante, enquanto a forma homozigótica geralmente é autossômica recessiva. A deficiência de proteína S e a de antitrombina III são herdadas como traço autossômico dominante. O fator 5 de Leiden é a causa hereditária mais comum de predisposição à trombose, aparecendo em 3 a 5% de caucasianos. Os **anticorpos antifosfolipídios adquiridos** (anticardiolipina e anticoagulante lúpico) também predispõem à trombose.

Manifestações Clínicas. Neonatos e adolescentes são os pacientes pediátricos com maior probabilidade de apresentarem doença tromboembólica. Cateteres venosos profundos, vasculite, sepse, imobilização, síndrome nefrótica, coagulopatia, trauma, infecção, cirurgia, doença inflamatória intestinal, contraceptivos orais, gravidez e aborto predispõem à trombose.

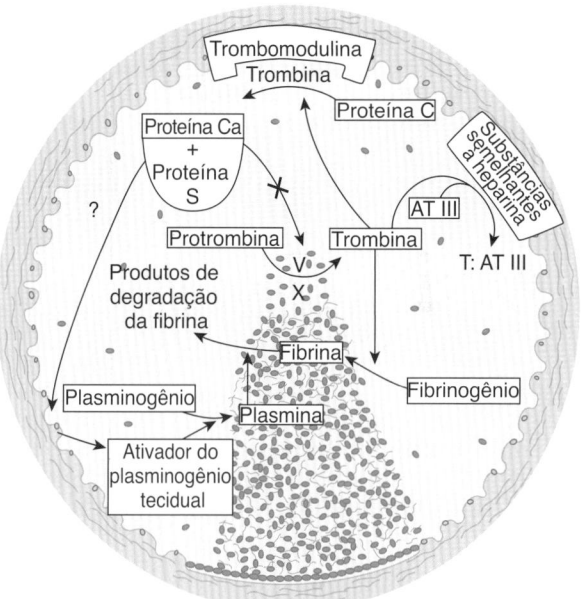

Figura 151-5. Formação do tampão hemostático no sítio de lesão vascular. Os três principais mecanismos anticoagulantes fisiológicos – antitrombina III (AT III), proteína C e sistema fibrinolítico – são ativados para limitar a formação do coágulo ao local da injúria e prevenir trombose generalizada. T, trombina. (De Schafer A: The hypercoagulable state. Ann Inter med 102:814-828, 1985).

As manifestações clínicas de embolia pulmonar variam de nenhum achado a dor torácica, diminuição do murmúrio vesicular, B_2 hiperfonética, cianose, taquipneia e hipoxemia.

Exames Diagnósticos e de Imagem. A trombose venosa pode ser detectada de forma não invasiva por Doppler ultrassonografia de compressão. O padrão-ouro para o diagnóstico é o venograma. Um estudo de ventilação-perfusão anormal (*alta probabilidade*) ou a detecção de um trombo intravascular na tomografia computadorizada helicoidal (TC) é diagnóstico de embolia pulmonar. Não há exames de triagem apropriados para os distúrbios trombóticos. O diagnóstico de uma predisposição congênita ou adquirida para trombose requer uma bateria de exames específicos.

Tratamento. O tratamento das doenças trombóticas depende da doença de base e geralmente envolve **heparina** convencional ou de baixo peso molecular, seguido de um período prolongado de anticoagulação com **varfarina**. Trombose de grandes vasos ou com risco de vida pode necessitar de **agentes fibrinolíticos** (ativador do plasminogênio tecidual recombinante). Em recém-nascidos, as síndromes de deficiência hereditária podem se apresentar como emergências e necessitarem de **reposição** de plasma, concentrado de antitrombina III ou concentrado de proteína C.

Capítulo 152

TERAPIA TRANSFUSIONAL

A **transfusão** de hemácias, plaquetas, plasma, crioprecipitado e granulócitos pode salvar uma vida ou ajudar a mantê-la (Tabela 152-1). O **sangue total** raramente é indicado, sendo mais utilizado para fornecer tanto capacidade transportadora de oxigênio quanto fatores com função pró-coagulante e anticoagulante.

Em geral, **concentrados de hemácias** são usados para tratar a anemia e aumentar a capacidade de transporte de oxigênio. Transfusões de hemácias não devem ser utilizadas para tratar deficiências nutricionais assintomáticas que podem ser corrigidas pela administração do nutriente deficiente em questão (ferro ou ácido fólico).

A terapia de componentes requer anticoagulação adequada do hemocomponente, pesquisa de agentes infecciosos e compatibilidade de grupos sanguíneos antes da administração. **Reações transfusionais** típicas estão listadas na Tabela 152-2. A transfusão também pode resultar em sobrecarga circulatória, especialmente na presença de deficiência cardiopulmonar. A filtração dos hemocomponentes para remoção dos leucócitos pode prevenir reações febris. Complicações de longo prazo das transfusões incluem a

Tabela 152-1 | Produtos Comumente Utilizados em Transfusão

COMPONENTE	CONTEÚDO	INDICAÇÃO	DOSE	RESULTADO ESPERADO
Concentrado de hemácias	250-300 mL/unidade	↓ Hemácias carreadores de oxigênio	10-15 mL/kg	↑Hb em 2-3g/dL
Concentrado plaquetário de sangue total	$5\text{-}7 \times 10^{10}$ plaquetas/unidade	Trombocitopenia grave ± sangramento	1 unidade/10 kg	↑ Contagem plaquetária em cerca de 50.000/µL
Concentrado plaquetário	3×10^{11} plaquetas/unidade	Trombocitopenia grave ± sangramento	1 unidade/70 kgt	↑ Contagem plaquetária em cerca de 30.000-50.000/µL
Plasma fresco congelado	1 unidade de cada fator da coagulação/mL	Deficiência de múltiplos fatores da coagulação	10-20 mL/kg	Melhora do tempo de protrombina e tempo de tromboplastina parcial significativamente prolongados
Crioprecipitado	Fibrinogênio, fator 8, FvW e fator 13	Hipofibrinogenemia, deficiência de fator 13	1 unidade/5-10Kg	↑ fibrinogênio em cerca de 50-100 mg/dL
Concentrado de fator recombinante	Unidades conforme descrito no rótulo	Sangramento hemofílico ou profilaxia	F8: 20-50 unidades/kg F9: 40-120 unidades/kg	F8: ↑ 2% / unidade / kg F9: ↑ 0,7 unidade / kg
Fator VIIa recombinante	Microgramas (µg)	Sangramento hemofílico em paciente com inibidor; também usado para controle de sangramento operatório incontrolável	30-90 µg / kg / dose	Interrupção do sangramento

Hb, hemoglobina; *FvW*, fator de von Willebrand.

Tabela 152-2 | Evolução das Reações Transfusionais

TIPO DE REAÇÃO	SINAIS CLÍNICOS	CONDUTA
Reação transfusional hemolítica aguda (incidência 1:250.000 – 1:1.000.000)	Choque agudo, dor lombar, rubor facial, febre precoce, hemólise intravascular, hemoglobinemia, hemoglobinúria (pode ocorrer até 5-10 dias depois e ser menos grave se houver uma resposta anamnéstica)	1. Interromper a transfusão; retornar o sangue ao banco de sangue com amostra fresca do sangue do paciente 2. Hidratação venosa;* suporte à pressão arterial, manter diurese elevada, alcalinizar a urina 3. Checar e corrigir distúrbios eletrolíticos (hipercalemia)
Reação transfusional hemolítica tardia (incidência 1:100.000)	Início 7-14 dias após transfusão: dor, febre, icterícia, hemoglobinúria; queda na hemoglobina; reticulocitopenia	Transfundir apenas hemácias antígeno-negativas se necessário
Reação transfusional febril não hemolítica (incidência 1:100)	Febre durante ou até 4 horas após término da transfusão, calafrios, geralmente pela transferência passiva de citocinas ou reação do receptor a leucócitos Contaminação bacteriana pode ocorrer em 1:100.000 transfusões de plaquetas	Antitérmicos para tratamento sintomático ou prevenção de reações futuras; leucorredução para diminuir incidência de reações febris Hemocultura se alta suspeição de infecção bacteriana
Reação transfusional alérgica (incidência 1:100)	Urticária, prurido, exantema maculopapular, edema, dispneia, hipotensão durante ou até 4 horas após a transfusão; frequentemente devido a anticorpos pré-formados pelo receptor contra antígenos do doador, ocasionalmente pela infusão passiva de anticorpos de doador atópico	Difenidramina ± hidrocortisona para manejo agudo Para transfusões futuras, considerar: 1. Pré-medicação com difenidramina ± hidrocortisona 2. Redução de volume para reduzir plasma do doador 3. Lavar produtos celulares para remover todo o plasma do doador (em reações graves)

Adaptada de Andreoli T, Bennet JC, Carpenter CC, Plum F, et al.: Cecil Essentials of Medicine, 4ª ed., Philadelphia 1997, WB Saunders.
*Soro fisiológico normal é o líquido intravenoso compatível.

doença enxerto *versus* hospedeiro e **doenças infecciosas** como a **hepatite B** (<1:250.000 unidades) **e a C** (1:1.600.000 unidades), **vírus da imunodeficiência humana** (1:1.800.000 unidades), malária, sífilis, babesiose, brucelose e doença de Chagas. Pacientes que são cronicamente transfundidos estão mais sujeitos a desenvolver sobrecarga de ferro e aloimunização a hemácias e plaquetas.

Leitura Sugerida

Key NS, Negrier C, Klein HG, et al: Transfusion medicine 1, 2, 3, *Lancet* 370(9585):415–426, 2007, 427–438, 439–448.

Kliegman RM, Stanton BF, St. Geme JW, et al: *Nelson Textbook of Pediatrics*, ed 19, Philadelphia, 2011, Saunders, p 1648–1722.

Monagle P, Chan A, Goldenberg NA, et al: Antithrombotic therapy in neonates and children: antithrombotic therapy and prevention of thrombosis, 9th ed: American College of Chest Physicians evidence-based clinical practice guidelines, *Chest* 141(Suppl 2): 3737S–e801S, 2012.

Neunert C, Lim W, Crowther M, et al: American Society of Hematology: The American Society of Hematology 2011 evidence-based practice guideline for immune thrombocytopenia, *Blood* 117(16): 4190–4207, 2011.

Scheinberg P: Aplastic anemia: therapeutic updates in immunosuppression and transplantation, 2012, *Hematology Am Soc Hematol Educ Program* 292–300, 2012.

Tolar J, Mehta PA, Walters MC: Hematopoietic cell transplantation for nonmalignant disorders, *Biol Blood Marrow Transplant* 18(Suppl 1): S166–S171, 2012.

Oncologia

Thomas W. McLean e Marcia M. Wofford

SEÇÃO 21

Capítulo 153

AVALIAÇÃO ONCOLÓGICA

O câncer na infância é raro; apenas aproximadamente 1% dos casos novos de câncer nos Estados Unidos ocorre em crianças com idade inferior a 19 anos. Tumores hematopoéticos (leucemia, linfoma) são os mais comuns na infância, seguidos por tumores do cérebro/sistema nervoso central (SNC) e sarcomas de tecidos moles e ossos (Fig. 153-1). Existe uma grande variabilidade na incidência de tumores pediátricos de acordo com a idade. Tumores embrionários, como o neuroblastoma e o retinoblastoma, apresentam pico de incidência durante os primeiros dois anos de vida; leucemia linfoblástica aguda é mais frequente durante a primeira infância (2 a 5 anos); o pico de osteossarcomas é durante a adolescência e da doença de Hodgkin ao final da adolescência (Fig. 153-2). A incidência geral de câncer entre crianças brancas é maior que a observada em outros grupos étnicos e é o dobro que a de crianças afro-americanas nos Estados Unidos.

HISTÓRIA

Muitos sinais e sintomas do câncer infantil são inespecíficos. Embora a maior parte das crianças que apresentam febre, fadiga, perda de peso ou claudicação não tenha câncer, cada um destes sintomas pode ser a manifestação de uma neoplasia não diagnosticada. Menos comumente, uma criança com câncer pode não apresentar qualquer sintoma. Em exames de rotina é possível palpar massas abdominais, ou o resultado de um hemograma pode apresentar-se alterado sem suspeita prévia. Algumas crianças apresentam suscetibilidade genética para desenvolver câncer e devem ser submetidas a testes de triagem apropriadamente (Tabela 153-1).

É importante explorar a qualidade, duração, localização, gravidade e eventos desencadeantes da queixa determinante. Um linfonodo aumentado que não regride (com ou sem o uso de antibióticos) pode ser indicativo de biópsia. Uma claudicação que não melhora em algumas semanas deveria ser avaliada com hemograma e exame radiográfico ou tomografia óssea. Dores de cabeça persistentes ou vômitos matinais requerem tomografia computadorizada (TC) ou ressonância nuclear magnética (RNM) do crânio. Febre, sudorese noturna ou perda de peso deveriam levantar suspeita de linfoma. Adicionalmente, é importante obter a história do parto, de tratamentos médicos ou cirúrgicos, história do crescimento e desenvolvimento, história familiar e social.

EXAME FÍSICO

É importante obter os parâmetros de crescimento e sinais vitais de todos os pacientes. A oximetria de pulso deveria ser analisada na presença de sinais respiratórios. A aparência geral do paciente deve ser observada, principalmente o aspecto geral, caquexia, palidez e dispneia. Massas palpáveis devem ser medidas. Linfoadenopatia e organomegalia devem ser quantificadas quando presentes. Um exame completo da pele pode revelar *rash* cutâneo, hematomas e petéquias. Exames neurológicos e oftalmológicos cuidadosos são cruciais caso ocorram cefaleia e vômitos, uma vez que a maioria dos pacientes com tumores do SNC apresenta alterações do exame neurológico.

MANIFESTAÇÕES COMUNS

As manifestações mais comuns do câncer pediátrico são fadiga, anorexia, cansaço, dor, febre, presenças de inchaços ou massas, palidez, hematomas, petéquias, sangramentos, cefaleia, vômitos, distúrbios visuais, perda de peso e sudorese noturna (Tabela 153-2). Linfadenopatia e organomegalia são comuns nas leucemias, principalmente na leucemia linfoblásitica aguda (LLA) ou no linfoma não Hodgkin. Pacientes com tumores sólidos geralmente apresentam massa palpável ou detectável. Outros sinais e sintomas podem incluir claudicação, tosse, dispneia, paralisia de nervos cranianos e papiledema. As massas malignas são geralmente firmes, aderidas e duras, enquanto as massas de origem infecciosa ou inflamatória são relativamente delicadas, móveis e macias à palpação.

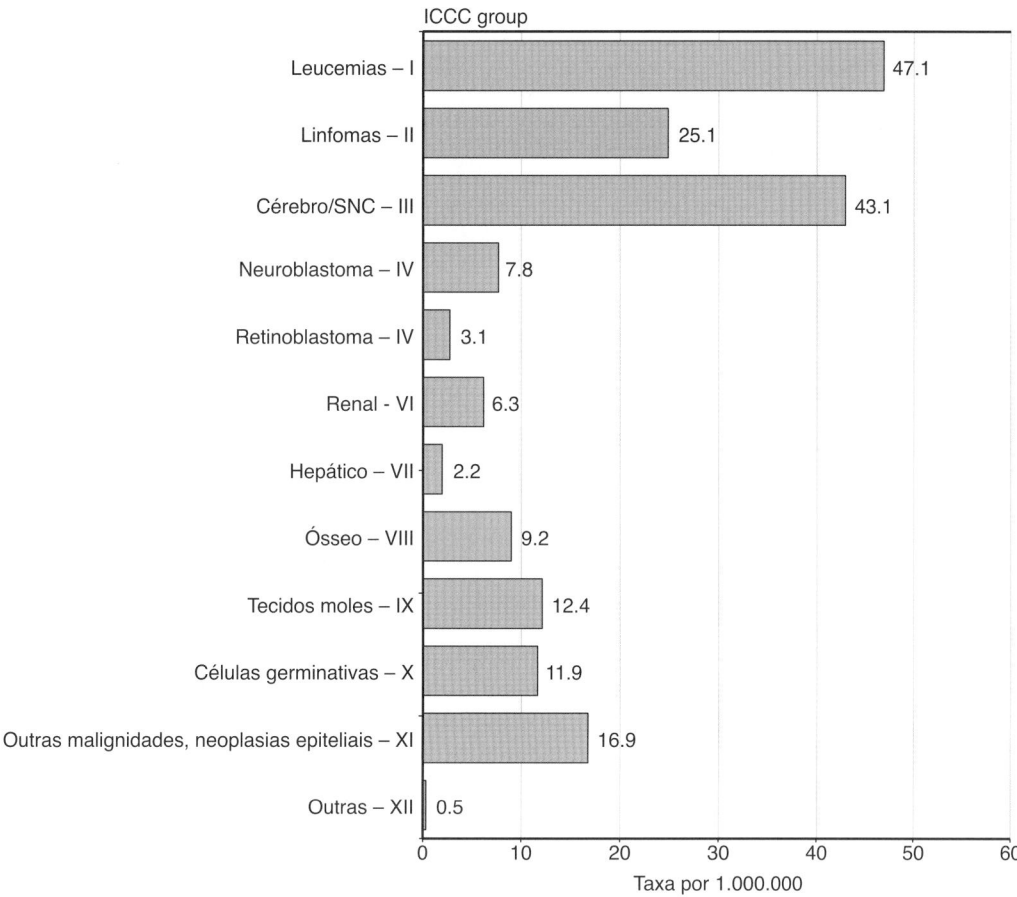

Figura 153-1 Câncer Infantil: taxas de Incidência SEER (Surveillance, Epidemiology, and End Results Program) de 2005-2009 pelo grupo ICCC (inclui síndromes mielodisplásicas e lesões benignas encefálicas do Grupo III). Abaixo de 20 anos, ambos os sexos e todas as raças. Fonte: SEER de 18 áreas (São Francisco, Connecticut, Detroit, Hawaii, Iowa, Novo México, Seattle, Utah, Atlanta, San Jose-Monterey, Los Angeles, Native Registry no Alaska, Rural Georgia, California excluindo SF/SJM/LA, Kentucky, Louisiana, Nova Jersey e Georgia, excluindo ATL/RG). As taxas foram ajustadas às faixas etárias americanas pelo censo de 2000 (19 grupos etários – Censo P25-1130). A Classificação Internacional do Câncer Infantil é baseada no ICD-O-3. (Steliaro-va-Foucher E, Stiller C, Lacour B et al.: International Classification of Childhood Cancer, ed 3. Cancer 103(7):1457–1467, 2005). *Taxa para o Grupo III (Cérebro/Sistema Nervoso Central) inclui tumores benignos de cérebro.

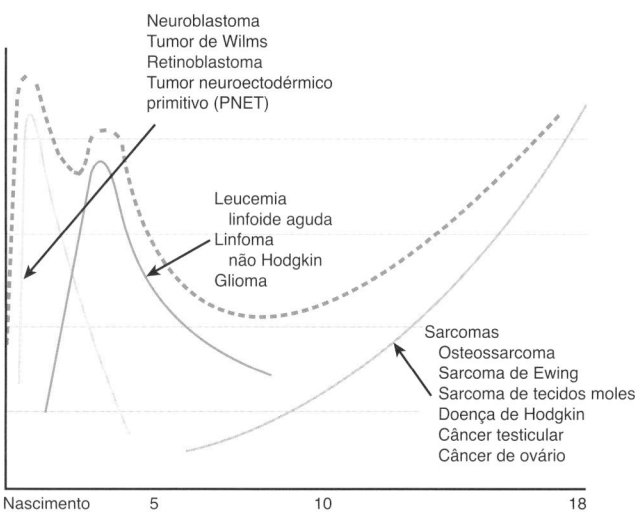

Figura 153-2 Incidência dos tipos mais comuns de câncer em crianças de acordo com a idade. A incidência cumulativa é representada pela linha interrompida. *(Cortesia de Archie Bleyer, MD).*

DIAGNÓSTICO DIFERENCIAL

A distinção entre um processo maligno de outra doença pode ser difícil. Para o diagnóstico definitivo é necessária análise histopatológica (a partir de biópsia de tumor sólido ou de medula óssea). As infecções podem apresentar aspecto que imite uma potencial malignidade. Infecções por vírus Epstein-Barr, citomegalovírus e micobactérias podem mimetizar leucemias ou linfomas por causarem febre, linfoadenopatias, organomegalias, perda de peso e contagens hematológicas anormais. Trauma pode produzir inchaços que podem parecer tumores sólidos. Púrpura trombocitopênica idiopática e deficiência de ferro podem produzir trombocitopenia e anemia, respectivamente. Deficiências imunológicas ou desregulação imune (anemia hemolítica autoimune ou neutropenia) podem também causar citopenias. Artrite juvenil idiopática e outras doenças vasculares do colágeno podem causar dor musculoesquelética e anemia, mimetizando leucemias. Tumores benignos são relativamente comuns em crianças, incluindo tumores de células germinativas maduras, hemartomas, hemangiomas ou outros tumores vasculares, nefromas mesoblásticos e cistos ósseos.

AVALIAÇÃO DIAGNÓSTICA INICIAL
Testes de *Screening*

Um hemograma com contagem diferencial e revisão do esfregaço de sangue periférico é o melhor *screening* para muitos tumores pediátricos. Leucopenia (com ou sem neutropenia), anemia ou trombocitopenia podem estar presentes nas leucemias ou em qualquer câncer que invada a medula óssea (p. ex., neuroblastoma, rabdomiossarcoma e sarcoma de Ewing). As leucemias podem também causar leucocitose, usualmente com a presença de blastos no sangue periférico. Citopenias isoladas (neutropenia, anemia ou trombocitopenia) podem ampliar o diagnóstico diferencial, mas ainda podem ser os únicos achados laboratoriais

Tabela 153-1 — Fatores de Risco Conhecidos para Determinados Tumores da Infância

TIPO DE CÂNCER	FATOR DE RISCO	COMENTÁRIOS
Leucemia linfoide aguda	Radiação ionizante	Exposição ao diagnóstico por raios X no pré-natal eleva o risco. Radioterapia para tratamento de câncer também eleva o risco
	Condições genéticas	A síndrome de Down está associada a aumento no risco estimado em 10 a 20 vezes. Neurofibromatose 1, síndrome de Bloom e ataxia-teleangiectasia, entre outros, são associados a risco elevado
Leucemias mieloides agudas	Agentes quimioterápicos	Agentes alquilantes e epipodofilotoxinas elevam o risco
	Fatores Genéticos	A síndrome de Down e a neurofibromatose 1 são fortemente associadas. Monossomia 7 familiar e várias outras síndromes genéticas são também associadas a risco aumentado. Pacientes tratados com radioterapia para outros cânceres
Tumores no cérebro	Radioterapia ionizante no crânio	
	Fatores genéticos	A neurofibromatose 1 é altamente associada a gliomas ópticos e, em menor grau, com outros tumores do sistema nervoso central. Esclerose tuberosa e várias outras síndromes genéticas são associadas a risco elevado
Doença de Hodgkin	História familiar	Gêmeos monozigóticos ou dizigóticos apresentam risco elevado
	Infecções	Vírus Epstein-Barr é associado a risco elevado
Linfoma não Hodgkin	Imunodeficiência	Imunodeficiências congênitas ou adquiridas e terapia imunossupressiva elevam o risco
	Infecções	Vírus Epstein-Barr é associado a risco elevado
Osteossarcoma	Radiação ionizante	Radioterapia para câncer e alta exposição ao rádio elevam o risco
	Fatores genéticos	Risco elevado na síndrome Li-Fraumeni e no retinoblastoma hereditário
Sarcoma de Ewing	Raça	A incidência é aproximadamente nove vezes maior em crianças brancas que em crianças negras nos Estados Unidos
Neuroblastoma	Fatores genéticos	Variações e mutações no cromossomo 6p22 nos genes ALK e PHOX são associadas a risco elevado
Retinoblastoma	Fatores genéticos	Mutações no gene Rb no cromossomo 14
Tumor de Wilms	Anomalias congênitas	Aniridia, síndrome de Beckwith-Wiedemann e outras condições congênitas e genéticas são associadas a risco elevado
Carcinoma medular renal	Anemia falciforme	A etiologia é desconhecida
Rabdomiossarcoma	Anomalias congênitas e condições genéticas	Síndrome Li-Fraumeni e neurofibromatose 1 são associadas a risco elevado
Hepatoblastoma	Prematuridade	Etiologia desconhecida
	Fatores genéticos	Síndrome de Beckwith-Wiedemann, hemi-hipertrofia, síndrome de Gardner e polipose adenomatosa familiar são associadas a risco elevado
Carcinoma hepatocelular	Infecções	A infecção com o vírus da hepatite B eleva o risco
Tumores malignos de células germinativas	Criptorquidismo	O criptorquidismo é um fator de risco para tumores de células germinativas testiculares

Modificada de Kliegman RM, Stanton BF, St. Geme JW III, editores: Nelson Textbook of Pediatrics, ed 19, Philadelphia, 2011, Saunders.

anormais. É importante ressaltar que um paciente com leucemia pode apresentar um hemograma normal. A atividade sérica da lactato desidrogenase e o ácido úrico encontram-se frequentemente elevados em tumores com crescimento rápido (leucemia ou linfoma) e, ocasionalmente, em sarcomas ou neuroblastomas. Em muitos casos, é apropriado acessar os eletrólitos e as funções hepática e renal no processo de avaliação. Pressão sanguínea elevada, se confirmada por aferições repetidas, deve ser acompanhada de urinálise, assim como da palpação de massa abdominal.

Diagnóstico de Imagem

O exame de raios X de tórax (RXT) (posteroanterior e lateral) é o melhor *screening* radiográfico para a suspeita em um paciente que apresente linfoadenopatia cervical, febre e perda de peso. Massas mediastinais e efusões pleurais podem ser frequentemente detectadas no RXT. A ocorrência de sinais ou sintomas abdominais justifica a indicação de ultrassonografia ou tomografia computadorizada (TC). Dores de cabeça persistentes, vômitos ou achados neurológicos anormais deveriam ser indicadores para a realização de TC ou de ressonância nuclear magnética (RNM) de crânio. Quando há suspeita de tumores ósseos, radiografias simples são indicadas e geralmente irão revelar a(s) lesão(ões), caso existam. Quando alterações na pelve são investigadas, a imagem radiográfica pode ser normal e, nestes casos, a TC ou a RNM é indicada. Outros estudos de imagem para delinear a massa e procurar por prováveis metástases são frequentemente indicados, mas essas decisões são geralmente feitas pela equipe de oncologia pediátrica. A Tabela 153-3 ilustra o uso geral do diagnóstico por imagem após a confirmação do diagnóstico de câncer na investigação de tumores primários e metástases. A tomografia por emissão de pósitrons (PET) demonstrou ser útil no estadiamento e acompanhamento da terapia em alguns tumores pediátricos, especialmente no linfoma. Cintilografias com metaiodobenzilguanidina (mIBG) são úteis para o estudo de neuroblastomas.

Tabela 153-2 — Manifestações Comuns dos Tumores da Infância

SINAL/SINTOMA	SIGNIFICÂNCIA	EXEMPLO
Hematológica		
Palidez, anemia	Infiltração da medula óssea	Leucemia, neuroblastoma
Petéquias, trombocitopenia	Infiltração da medula óssea	Leucemia, neuroblastoma
Febre, neutropenia	Infiltração da medula óssea	Leucemia, neuroblastoma
Sistêmica		
Dor óssea, claudicação, artralgia	Tumor ósseo primário, metástase óssea	Osteossarcoma, sarcoma de Ewing, Leucemia, neuroblastoma
Febre de origem desconhecida, perda de peso, sudorese noturna	Malignidade linforreticular	Doença de Hodgkin, linfoma não Hodgkin
Linfadenopatia indolor	Malignidade linforreticular, tumor sólido metastático	Leucemias, doença de Hodgkin, Linfoma não Hodgkin, linfoma de Burkitt, carcinoma de tireoide
Lesões cutâneas	Doença primária ou metastática	Neuroblastoma, leucemia, histiocitose de células de Langerhans, melanoma
Massas abdominais	Órgãos abdominais/pélvicos	Neuroblastoma, tumor de Wilms, hepatoblastoma, tumor de células germinativas
Hipertensão	Tumores do sistema nervoso simpático	Neuroblastoma, feocromocitoma, tumor de Wilms
Diarreia	Polipeptídeo intestinal vasoativo	Neuroblastoma
Massa de tecido mole	Tumor local ou metastático	Sarcoma de Ewing, osteossarcoma, neuroblastoma, carcinoma de tireoide, rabdomiossarcoma, tumor de células germinativas
Diabetes insípido, galactorreia, crescimento lento	Envolvimento neuroendócrino do hipotálamo ou pituitária	Adenoma, craniofaringeoma, prolactinoma, histiocitose de células de Langerhans
Êmese, distúrbios visuais, ataxia, cefaleia, papiledema, paralisia de nervo cranial	Pressão intratecal elevada	Tumor cerebral primário, metástase
Oftalmológica		
Leucocoria	Pupila branca	Retinoblastoma
Equimose periorbital	Metástase	Neuroblastoma
Miose, ptose, heterocromia	Síndrome de Horner: compressão dos nervos simpáticos cervicais	Neuroblastoma
Opsomioclonia, ataxia	Neurotransmissores? Autoimunidade?	Neuroblastoma
Exoftalmia, proptose	Tumor orbital	Rabdomiossarcoma, linfoma
Torácica		
Massa mediastinal anterior	Tosse, estridor, pneumonia, compressão traqueobronquial	Tumor de células germinativas, linfoma de células T, doença de Hodgkin, linfoma de mediastinal primário de grandes células B
Massa mediastinal posterior	Compressão vertebral ou de raiz nervosa, disfagia	Neuroblastoma, ganglioneuroblastoma, ganglioneuroma

Tabela 153-3	Procedimentos Diagnósticos Mínimos Necessários para Avaliar Neoplasias Pediátricas Comuns e Diagnosticar Tumores Primários e Metástases Potenciais*							
TIPO DE CÂNCER	PMO/B	RXT	TC	RM	RADIOGRAFIA ÓSSEA	ANÁLISE DO LIQUOR	MARCADOR(RES)	OUTROS
Leucemia	Sim	Sim				Sim		
Linfoma não Hodgkin	Sim	Sim	Sim		Sim	Sim		
Linfoma de Hodgkin	Sim	Sim	Sim		Sim			PET ou gálio scan
Tumores de SNC				Sim		Sim		
Neuroblastoma	Sim		Sim		Sim		VMA, HVA	mIBG
Tumor de Wilms		Sim	Sim					
Rabdomiossarcoma	Sim	Sim	Sim		Sim	Sim, apenas para tumores parameningeanos		
Osteossarcoma		Sim	Sim (tórax)	Sim (primário)	Sim			
Sarcoma de Ewing	Sim	Sim	Sim (tórax)	Sim (primário)	Sim			
Tumores de células germinativas		Sim	Sim				AFP, β-hCG	Considerar RNM do cérebro
Tumores hepáticos		Sim	Sim				AFP	
Retinoblastoma	±		Sim, se RNM não disponível	Sim (cérebro)	±	sim		Análise do gene Rb

AFP, alfafetoproteína; *PMO/b*, Punção de medula óssea/biópsia; *RxT*, Radiografia de tórax; *TC*, tomografia computadorizada; *RNM*, Ressonância nuclear magnética; *SNC*, Sistema Nervoso Central; *b-hCG*, betagonadotrofina coriônica humana; *HVA*, ácido homovalínico; *VMA*, ácido vanil mandélico; *mIBG*, metaiodobenzilguanidina; *PET*, tomografia por emissão de pósitron; *Rb*, retinoblastoma.
* Casos individuais podem exigir outros estudos.

Capítulo 154

PRINCÍPIOS DO TRATAMENTO DO CÂNCER

O objetivo geral da oncologia pediátrica é curar todos os pacientes com o mínimo de toxicidade. O tratamento de crianças com câncer é muitas vezes multimodal e pode envolver cirurgia, radioterapia e quimioterapia. Cirurgia e radioterapia são, na maior parte dos casos, modalidades de tratamento local (uma exceção é a radiação total como parte da preparação para o transplante de medula ou de células-tronco), enquanto a quimioterapia possui efeitos locais e sistêmicos.

Estratégias primárias de prevenção para a maior parte das neoplasias pediátricas não são conhecidas. Duas exceções são a vacinação para hepatite B para reduzir os índices de carcinoma hepatocelular e o uso da vacina para o papilomavírus humano para reduzir o risco dos tumores cervical, vulvar e vaginal. Tumores da infância não são associados ao consumo de tabaco ou álcool, fatores dietéticos ou exposição solar. O tratamento com certos agentes quimioterápicos e a radioterapia elevam a incidência de neoplasias secundárias. A prevenção secundária pode ser realizada através de *screening* de crianças em risco (p. ex., uma criança com a síndrome de Beckwith Wiedemann ou o gêmeo de um paciente leucêmico), mas estas oportunidades são raras.

EMERGÊNCIAS ONCOLÓGICAS

Os efeitos adversos dos tumores e de seu tratamento podem resultar em emergências oncológicas em crianças e adolescentes (Tabela 154-1). Massas mediastinais no linfoma podem causar obstrução aérea fatal. Neoplasias com carga tumoral grande (p. ex., linfoma, leucemia) podem afetar a função renal negativamente pela deposição tubular de cristais de ácido úrico. Alopurinol ou rasburicase pode ser administrado antes da quimioterapia para minimizar esse efeito.

Uma emergência metabólica comum é a **síndrome da lise tumoral**, frequentemente vista no tratamento de leucemia e linfoma. Grandes quantidades de fosfato, potássio e ácido úrico são liberados na circulação pelas células lisadas. Infecção generalizada e compressão da medula espinal com comprometimento neurológico são outras emergências oncológicas.

CIRURGIA

Exames de imagem apropriados [geralmente com tomografia computadorizada (TC) ou ressonância nuclear magnética (RNM)] para tumores sólidos se apresentando como massas palpáveis ou sintomas relacionados com massas (dor, dispneia, obstrução intestinal) deveriam ser obtidos, e após serem examinados na ressecção (quando possível) ou biópsia (caso a ressecção completa não seja possível). Uma exceção a isto é na suspeita de linfoma, para o qual uma biópsia pode ser necessária. Entretanto, quase todos os linfomas pediátricos são quimiossensíveis e não requerem ressecção cirúrgica.

É crucial que seja determinada a quantidade de tecido retirado e a distribuição apropriada do tecido a ser testado de modo que todas as análises necessárias sejam realizadas. Um princípio geral de cirurgia oncológica é retirar não apenas o tumor, mas também, na maioria dos casos, uma margem de tecido normal ao redor para que se tenha a certeza de que todo o tumor tenha sido retirado.

Tabela 154-1	Emergências Oncológicas			
CONDIÇÃO	**MANIFESTAÇÕES**	**ETIOLOGIA**	**MALIGNIDADE**	**TRATAMENTO**
		Metabólica		
Hiperuricemia	Nefropatia urêmica, gota	Síndrome da lise tumoral	Linfoma, leucemia	Alopurinol, hidratação, rasburicase
Hipercalemia	Arritmias, parada cardíaca	Síndrome da lise tumoral	Linfoma, leucemia	Kayexalato; bicarbonato de sódio, glicose e insulina
Hiperfosfatemia	Tetania hipocalcêmica; calcificação metastática, fotofobia, prurido	Síndrome da lise tumoral	Linfoma, leucemia	Hidratação, diurese; hidróxido de alumínio oral para quelar o fosfato
Hipercalcemia	Anorexia, náuseas, poliúria, pancreatite, úlceras gástricas; intervalos PR prolongado e QT encurtado	Reabsorção óssea, produção ectópica de paratormônio, vitamina D ou prostaglandinas	Metástase óssea, rabdomiossarcoma	Hidratação e diurético furosemida, corticosteroides; mitramicina; calcitonina, difosfonatos
		Hematológica		
Anemia	Palidez, fraqueza, insuficiência cardíaca	Supressão ou infiltração da medula óssea, perda de sangue	Qualquer uma associada a quimioterapia	Transfusão de papa de hemácias
Trombocitopenia	Petéquias, hemorragias	Supressão ou infiltração da medula óssea	Qualquer uma associada a quimioterapia	Transfusão de plaquetas
Coagulação intravascular disseminada	Choque, hemorragias	Sepse, hipotensão, fatores tumorais	Leucemia promielocítica, outras	Plasma fresco congelado; plaquetas, tratar infecção
Neutropenia	Infecção	Supressão ou infiltração da medula óssea	Qualquer uma associada à quimioterapia	Se o paciente estiver febril, administrar antibióticos de largo espectro, com G-CSF se apropriado
Hiperleucocitose (>50.000/mm^3)	Hemorragias, trombose, infiltrados pulmonares, hipóxia; síndrome da lise tumoral	Leucostase; oclusão vascular	Leucemia	Leucaérese; quimioterapia
Doença do enxerto *versus* hospedeiro	Dermatite, diarreia, hepatite	Imunossupressão e produtos de sangue não irradiados; transplante de medula óssea	Qualquer uma associada a imunossupressão	Corticosteroides; ciclosporina; globulina antitimócito
		Lesão ocupando espaço		
Compressão da medula espinal	Dores lombares, déficits motores e sensoriais	Invasão do canal medular por tumores primários ou metástases	Neuroblastoma, meduloblastoma	RNM para diagnóstico; corticosteroides; radioterapia; laminectomia; quimioterapia
Pressão Intracraniana Aumentada	Cefaleia, confusão, coma, êmese, hipertensão, bradicardia, convulsões, papiledema, hidrocefalia, paralisia dos nervos craniais III e VI	Tumor cerebral primário ou metastático	Astrocitoma, meduloblastoma, outros, neuroblastoma	TC ou RNM para diagnóstico, corticosteroides; drenagem ventrículo-peritoneal, radioterapia laminectomia; quimioterapia
Síndrome da veia cava superior	Veias cervicais distendidas, pletora, edema de cabeça e pescoço, cianose, proptose, síndrome de Horner	Massa mediastinal superior	Linfoma	Quimioterapia, radioterapia
Compressão traqueal	Angústia respiratória	Massa mediastinal comprimindo a traqueia	linfoma	Radioterapia, corticosteroides

TC, tomografia computadorizada; *G-CSF*, fator estimulador de colônia granulocítica; *RNM*, ressonância nuclear magnética.

QUIMIOTERAPIA

Como a maior parte dos tumores pediátricos sólidos tem alto risco de apresentar micrometástases no momento do diagnóstico, a quimioterapia é utilizada em quase todos os casos (Tabela 154-2). Exceções incluem neuroblastoma em baixo estádio e tumor de Wilms (particularmente em crianças) e tumores de sistema nervoso central (SNC) de baixo grau. Para pacientes com tumores sólidos localizados, a terapia administrada após a remoção do tumor primário é denominada **terapia adjuvante**. A quimioterapia administrada enquanto o tumor primário ainda está presente é denominada **quimioterapia neoadjuvante**. A quimioterapia neoadjuvante apresenta vários benefícios potenciais, incluindo

Tabela 154-2 — Quimioterapia do Câncer

FÁRMACO*	AÇÃO	METABOLISMO	EXCREÇÃO	INDICAÇÃO	TOXICIDADE AGUDA
Antimetabólicos					
Metotrexato	Antagonista do ácido fólico; inibe a difolato redutase	Hepático	Renal, 50-90% excretados inalterados; biliar	LLA, Linfoma, meduloblastoma, osteossarcoma	Mielossupressão (nadir 7-10 dias), mucosite, dermatite, hepatite, efeitos renais e de SNC com altas doses administradas; prevenção com hidratação e leucovorin, monitorar os níveis
6-Mercaptopurina	Análogo das purinas	Hepático	Renal	LLA	Mielossupressão; hepatite; mucosite; o alopurinol eleva a toxicidade
Citosina arabinosídeo (ARA-C)	Análogo das pirimidinas, inibe a DNA polimerase	Hepático	Renal	LLA, LMA, Linfoma	Mielossupressão, conjuntivite, mucosite, neurotoxicidade
Agentes Alquilantes					
Ciclofosfamida	Alquila a guanina; inibe a síntese de DNA	Hepático	Renal	LLA, Linfoma, sarcoma, tumores cerebrais	Mielossupressão; cistite hemorrágica
Ifosfamida	Similar à ciclofosfamida	Hepático	Renal	Linfoma, tumor de Wilms, sarcoma, tumores de testículo e de células germinativas	Similar à ciclofosfamida; neurotoxicidade; toxicidade cardíaca
Antibióticos					
Doxorrubicina e Daunorubicina	Ligam-se ao DNA, intercalação	Hepático	Biliar, Renal	LLA, LMA, osteossarcoma, sarcoma de Ewing, linfoma, neuroblastoma	Cardiomiopatia, urina avermelhada, necrose tecidual quando extravasado, mielossupressão, conjuntivite, dermatite por radiação, arritmia
Dactinomicina	Liga-se ao DNA, inibe a transcrição	-	Renal, fecal, 30% excretado como fármaco intacto	Tumor de Wilms, rabdomiossarcoma, sarcoma de Ewing	Extravasamento de necrose tecidual, mielossupressão, hepatopatia com trombocitopenia, estomatite
Bleomicina	Liga-se ao DNA, rompe o DNA	Hepático	Renal	Doença de Hodgkin, linfoma, tumores de células germinativas	Pneumonites, estomatites, fenômeno de Raynaud, fibrose pulmonar, dermatite
Alcaloides da Vinca					
Vincristina	Inibe a formação dos microtúbulos	Hepático	Biliar	LLA, Linfoma, tumor de Wilms, doença de Hodgkin, sarcoma de Ewing, neuroblastoma, rabdomiossarcoma, tumores cerebrais	Celulite local, neuropatia periférica, constipação, íleo paralítico, dor na mandíbula, secreção inapropriada de ADH, convulsões, ptose, mielossupressão mínima.
Vimblastina	Inibe a formação de microtúbulos	Hepático	Biliar	Doença de Hodgkin, histiocitose de células de Langerhans	Celulite local, mielossupressão
Enzimas					
Asparaginase	Depleção da asparagina	-	Sistema retículoendotelial	LLA, LMA	Reação alérgica; pancreatite, hiperglicemia, disfunção plaquetária e coagulopatias, encefalopatia, infarto, trombose

Tabela 154-2 | Quimioterapia do Câncer – continuação

FÁRMACO*	AÇÃO	METABOLISMO	EXCREÇÃO	INDICAÇÃO	TOXICIDADE AGUDA
Antimetabólicos					
Hormônios					
Prednisona	Citotoxicidade direta ao linfócito	Hepático	Renal	LLA, doença de Hodgkin, linfoma	Síndrome de Cushing, catarata, diabetes, hipertensão, miopatias, osteoporose, infecções, ulceração péptica, irritabilidade, psicose, fome, retenção de líquido
Miscelâneos					
Carmustina BCNU, lomustina (CCNU)	Carbamilação do DNA; inibe a síntese do DNA	Hepático	Renal	Tumores do SNC, linfoma, doença de Hodgkin	Mielossupressão tardia (4-6 semanas); fibrose pulmonar, carcinogênico, estomatite
Cisplatina	Inibe a síntese de DNA	-	Renal	Osteossarcoma, neuroblastoma, tumores de SNC, tumores de células germinativas	Nefrotóxico; mielossupressão, ototoxicidade, neurotoxicidade, síndrome hemolítica urêmica
Carboplatina	Inibe a síntese de DNA	-	Renal	Idem à cisplatina	Mielossupressão
Etoposídeo (VP-16)	Inibidor da topoisomerase	-	Renal	LLA, Linfoma, tumores de células germinativas, sarcoma	Mielossupressão, leucemia secundária, reações alérgicas
Tretinoína (todos os ácidos trans-retinoicos) e isotretinoína (ácido cis-retinoico)	Promove a diferenciação	Hepático	Hepática	LMA M3 (ATRA); neuroblastoma (CRA)	Febre, dificuldade respiratória, leucocitose (ATRA); boca seca, perda de cabelos, pseudotumor cerebral (CRA)

ADH, hormônio antidiurético; *LLA*, leucemia linfoblástica aguda; *LMA*, leucemia mieloide aguda; *SNC*, Sistema Nervoso Central.
*Muitos fármacos provocam náuseas e vômitos durante a administração, e muitos causam alopecia em doses repetidas.

ataque precoce à doença micrometastática presuntiva, redução do tumor primário para facilitar o controle local, tempo adicional para planejar a cirurgia definitiva.

A resistência a um agente quimioterápico em particular pode desenvolver-se por várias formas: influxo diminuído ou efluxo aumentado do agente quimioterápico para dentro ou fora da célula maligna; mutações no tecido-alvo, de modo que não pode mais ser inibido pelo fármaco; amplificação do alvo do fármaco para compensar a inibição; e bloqueio dos processos celulares normais que levam à morte celular programada ou apoptose. Como as mutações são processos contínuos em tumores malignos, consequentemente certas subpopulações de células tumorais dentro de um tumor podem ser mais ou menos sensíveis a qualquer agente quimioterápico. Por este fato, combinações de fármacos quimioterápicos são utilizadas, em vez de agentes únicos, para tratar as várias formas de câncer na infância.

A barreira hematoencefálica previne a penetração de quimioterápicos no SNC; a instilação do agente quimioterápico diretamente no líquido cerebrospinal (por punção lombar) pode ser necessária. Radioterapia também contorna a barreira hematoencefálica.

RADIOTERAPIA

A radioterapia é o processo de submeter células malignas à radiação ionizante para matá-las diretamente ou, mais comumente, prevenir que elas dividam-se pela interferência na replicação do DNA. A terapia convencional por radiação utiliza fótons, mas partículas atômicas, como elétrons, prótons e nêutrons podem também ser utilizadas. Nem todos os tumores são radiossensíveis, e a radioterapia não é necessária em todos os tumores radiossensíveis.

OUTRAS TERAPIAS

Certos cânceres têm sido tratados com citocinas, modificadores da resposta biológica ou anticorpos monoclonais em adição a tratamentos-padrão. **Terapias direcionadas** atingem as células tumorais especificamente, poupando as células normais do hospedeiro. O mesilato de imatinibe é um inibidor de proteína quinase que atinge os efeitos da translocação t(9;22) na leucemia mieloide crônica e na leucemia linfoblástica aguda. O rituximabe é um anticorpo monoclonal dirigido contra o antígeno de superfície CD20, expresso em alguns linfomas. O Ch14.18 é um anticorpo monoclonal anti-GD2, utilizado para o neuroblastoma.

Cuidados de suporte também representam um importante papel na oncologia pediátrica, incluindo o uso de agentes antimicrobianos apropriados, hemocomponentes, suporte nutricional, cuidado intensivo e terapias integrativas.

EFEITOS ADVERSOS

O fato de os agentes quimioterápicos serem toxinas celulares faz com que vários efeitos colaterais sejam associados a seu uso. Supressão da medula óssea, imunossupressão, náuseas, vômitos e alopecia são efeitos adversos gerais dos fármacos quimioterápicos comumente utilizados. Cada quimioterápico também possui toxicidades específicas. A doxorrubicina pode causar dano cardíaco; a cisplatina pode causar dano renal e ototoxicidade; ciclofosfamida e ifosfamida podem levar à cistite hemorrágica; e a vincristina pode causar neuropatia periférica. A radioterapia produz muitos efeitos adversos, como mucosite, retardo no crescimento, disfunção orgânica e o desenvolvimento posterior de câncer secundário. Efeitos tardios relacionados com a terapia podem ocorrer em pacientes oncológicos pediátricos (Tabela 154-3).

Tabela 154-3	Sequelas Permanentes da Quimioterapia
PROBLEMA	**AGENTE(S) ETIOLÓGICO(S)**
Infertilidade	Agentes alquilantes; radiação
Tumores secundários	Predisposição genética; radiação; agentes alquilantes; etoposídeo, inibidores da topoisomerase II
Sepse	Esplenectomia
Hepatotoxicidade	Metotrexato, 6-mercaptopurina; adiação
Doença hepática veno-oclusiva	Quimioterapia intensiva em alta dose (busulfan, ciclofosfamida) ± transplante de medula
Escoliose	Radiação
Fibrose pulmonar	Radiação; bleomicina, busulfan
Cardiomiopatia	Dosorubicina, daunorubicina; radiação
Leucoencefalopatia	Radiação cranial ± metotrexate
Alterações cognitivas/ inteligência	Radiação cranial ± metotrexate
Disfunção pituitária (deficiência de hormônio do crescimento, pan-hipopituitarismo)	Radiação cranial
Efeitos psicossociais	Estresse, ansiedade, morte de colegas de enfermaria, resposta condicionada à quimioterapia
Disfunção da tireoide	Radiação
Osteonecrose	Corticosteroides

Capítulo 155

LEUCEMIAS

ETIOLOGIA

A etiologia das leucemias infantis é desconhecida e provavelmente é multifatorial. Fatores genéticos e ambientais desempenham importantes papéis. Há várias translocações recorrentes não randômicas identificadas em células leucêmicas. Uma translocação pode levar à formação de um novo gene, cuja expressão pode levar a uma nova proteína com propriedades transformadoras. Na **leucemia mieloide crônica (LMC)** e, em alguns casos de **leucemia linfoblástica aguda (LLA)**, uma translocação entre os cromossomos 9 e 22 resulta em um gene de fusão que incorpora partes de dois genes, *BCR* e *ABL*. A proteína formada por este novo gene desempenha um importante papel no desenvolvimento de leucemias. Além disso, certos genótipos constitucionais podem predispor uma criança a desenvolver leucemias agudas. Pacientes com síndrome de Down, anemia de Fanconi, síndrome de Bloom, ataxia-teleangiectasia, síndrome de Wiskott-Aldrich e neurofibromatose 1 apresentam risco elevado para leucemia aguda. Gêmeos de crianças com leucemia possuem de 2 a 4 vezes mais chances de desenvolver leucemia que a população infantil geral. Esse risco aumenta para gêmeos univitelinos (até 25% para os monozigóticos). Em certos pacientes com leucemia, o antígeno exclusivo do receptor de um rearranjo gênico ou uma translocação cromossômica específica caracterizando um clone leucêmico em um paciente podem ser demonstrados nas células do sangue do cordão umbilical, e em amostras do sangue de neonatos usadas para teste de doenças metabólicas, sugerindo possível etiologia intrauterina. Existem relatos de leucemias familiares. Fatores ambientais que podem elevar o risco de desenvolvimento de leucemias incluem radiação ionizante e exposição a certos agentes quimioterápicos, particularmente os inibidores da topoisomerase II.

EPIDEMIOLOGIA

A cada ano entre 2.500 e 3.500 novos casos de leucemia infantil são diagnosticados nos Estados Unidos. A doença afeta aproximadamente 40 em cada 1 milhão de crianças com idade abaixo de 15 anos. As LLAs correspondem a aproximadamente 75% dos casos. A **leucemia mieloide aguda (LMA)** corresponde a 15 a 20% dos casos, e a leucemia mieloide crônica a menos de 5% dos casos. Outras leucemias crônicas, incluindo a leucemia mielomonocítica juvenil, leucemia mielomonocítica crônica e a leucemia linfocítica crônica são raras na infância.

A LLA e a LMA são classificadas de acordo com o sistema da Organização Mundial de Saúde (Tabela 155-1), embora muitos clínicos e patologistas ainda utilizem o sistema Franco-Americano-Britânico para as LMAs. A LLA é classificada de acordo com a linhagem celular como do tipo B ou T. A incidência de LLA sobe dos 2 aos 5 anos de idade e é mais alta em meninos que em meninas. A LLA de células T, em particular, é associada a predominância em indivíduos do sexo masculino, assim como o seu pico ocorre em uma faixa etária mais avançada. Nos Estados Unidos, a LLA é mais comum em crianças brancas do que em crianças afro-americanas. A incidência de LMA é relativamente alta no período neonatal e depois cai e se estabiliza até a adolescência quando ocorre uma leve elevação, que continua até a idade adulta, especialmente depois dos 55 anos. Homens e mulheres são igualmente afetados pela LMA. Crianças hispânicas e afro-americanas possuem taxas de incidência levemente superiores às das crianças brancas.

MANIFESTAÇÕES CLÍNICAS

Os sinais e sintomas das leucemias agudas são relacionados com infiltração dos tecidos normais por células leucêmicas, resultando, tanto em falência da medula óssea (anemia, neutropenia, trombocitopenia) quanto infiltração em tecidos específicos (linfonodos, fígado, baço, cérebro, ossos, pele, gengiva, testículos). Sintomas comumente apresentados são febre, palidez, petéquias ou equimoses, letargia, fraqueza, anorexia e dores ósseas ou articulares. O **exame físico** frequentemente revela linfoadenopatia e hepatomegalia. Os testículos e o sistema nervoso central (SNC) são sítios extramedulares comuns na LLA; sintomas neurológicos ou aumentos indolores de um ou dois testículos podem ser vistos. Pacientes com **LLA-T** frequentemente apresentam altas contagens leucocitárias, massas mediastinais anteriores, doença volumosa com linfoadenopatia cervical, hepatoesplenomegalia e envolvimento do SNC.

Tabela 155-1	Classificação das Leucemias Linfoblásticas Agudas e das Leucemias Mieloides Agudas

LEUCEMIA LINFOBLÁSTICA AGUDA (LLA)

LLA – L1/L2 morfologia
    LLA de precursores de células B
    LLA de precursores de células T
LLA, células B – L3 morfologia (i.e., leucemia de Burkitt)

LEUCEMIA MIELOIDE AGUDA (LMA)

LMAs com translocações citogenéticas recorrentes
    LMA com t(8;21)(q22;q22), LMA1(CBF-alfa)/ETO
    Leucemia promielocítica aguda – LMA com t(15;17)(q22;q11-12) e variantes, PML-RAR-alfa (i.e. M3*)
    LMA com eosinófilos anormais na medula óssea-inv(16)(p13q22) ou t(16;16)(p13;q11), CBFb/MYH11
    Anormalidades de LMA com 11q23 e de MLL
LMA com displasias multilinhagens
    Com prévia síndrome mielodisplásica
    Sem prévia síndrome mielodisplásica
LMA e síndromes mielodisplásicas relacionadas com terapêuticas
    Agentes alquilantes relacionados
    Epipodofilotoxina relacionado (alguns podem ser linfoides)
    Outros tipos
LMA não categorizadas em outros locais
    LMA minimamente diferenciada (M1)
    LMA sem maturação (M0)
    LMA com maturação (M2)
    Leucemia mielomonocítica aguda (M4)
    Leucemia monocítica aguda (M5)
    Leucemia eritroide aguda (M6)
    Leucemia megacariocítica aguda (M7)
    Leucemia basofílica aguda
    Pan-mielose aguda com mielofibrose

Modificada da Organização Mundial de saúde.
MLL Leucemia de linhagem mista
*As designações M0 a M7 são referentes ao sistema de classificação Franco-Americana-Britânica para LMA, que antecipou o sistema da Organização Mundial de Saúde e é ainda utilizado por muitos clínicos e patologistas.

Em pacientes com LMA, tumores extramedulares de tecidos moles podem ser observados em vários locais.

EXAMES LABORATORIAIS E DE IMAGEM

O diagnóstico das leucemias agudas é confirmado pela detecção de células imaturas (blastos) tanto no esfregaço de sangue periférico quanto em aspirados de medula ou em ambos. A maioria dos pacientes apresenta contagens sanguíneas anormais; anemia e trombocitopenia são comuns. A contagem leucocitária pode ser baixa, normal ou elevada; 15 a 20% dos pacientes apresentam contagens leucocitárias superiores a 50.000/mm³. O diagnóstico definitivo requer a avaliação de marcadores das superfícies celulares (imunofenótipo) por citometria de fluxo e a avaliação de padrões de coloração citoquímica. **Análises citogenéticas** deveriam ser realizadas em todos os casos de leucemia aguda. Certos tipos de leucemias linfoides ou mieloides apresentam anormalidades cromossômicas específicas. Na LLA, a translocação t(12;21) é a mais comum (aproximadamente 20% de todos os casos) e é associada a bom prognóstico. A translocação t(9;22) ocorre em menos de 5% dos casos e é associada a prognóstico desfavorável. A translocação t(4;11) (e outras envolvendo o gene *MLL* localizado no cromossomo 11) ocorre frequentemente em crianças e pacientes com LMA secundária e é geralmente associada a prognóstico ruim. Técnicas como a hibridização fluorescente *in situ* (*FISH*) e a reação em cadeia da polimerase são atualmente utilizadas na maior parte dos casos de leucemias porque muitas anormalidades cromossômicas podem não ser detectadas em técnicas de cariótipos de rotina. Técnicas de *microarray* de DNA têm ganhado relevância e provavelmente irão se tornar padrão no futuro. Uma **punção lombar** deve sempre ser realizada no momento do diagnóstico para avaliar a possibilidade de envolvimento do SNC. Radiografias torácicas devem ser obtidas de todos os pacientes para excluir a presença de massa em mediastino anterior, comumente vista nas LLA-T. Eletrólitos como cálcio, fósforo, ácido úrico e funções renal e hepática devem ser monitorados em todos os pacientes.

DIAGNÓSTICO DIFERENCIAL

O diagnóstico diferencial de leucemia aguda inclui doenças malignas e não malignas. Infecções são provavelmente as condições que mais mimetizam as leucemias agudas, particularmente a infecção pelo vírus Epstein-Barr. Outras infecções (citomegalovírus, pertussis, micobactérias) também podem produzir sinais e sintomas comuns às leucemias. Hipóteses diagnósticas não infecciosas incluem anemia aplástica, histiocitose, artrite reumatoide juvenil, púrpura trombocitopênica imune e condições adquiridas que levem à neutropenia ou anemia. Várias condições malignas também podem mimetizar leucemias, incluindo neuroblastoma, rabdomiossarcoma e sarcoma de Ewing. Recém-nascidos com trissomia 21 podem apresentar uma condição conhecida como **distúrbio mieloproliferativo transitório**, que produz contagens leucocitárias elevadas com a presença de blastos na periferia, anemia e trombocitopenia. Essa condição regride apenas com tratamento de suporte, mas essas crianças apresentam risco significativamente elevado (30%) de desenvolver leucemia aguda verdadeira (LLA ou LMA) nos próximos meses ou anos de vida.

TRATAMENTO

Pacientes com LLA geralmente recebem três ou quatro agentes durante a **quimioterapia de indução** de acordo com a determinação inicial de seu grupo de risco. Pacientes com risco baixo ou moderado recebem vincristina, prednisona e L-asparaginase por 4 semanas; pacientes de alto risco recebem também uma antraciclina (daunorubicina ou doxorrubicina). Durante a indução, a instilação intratecal de alguma combinação de metotrexate, citarabina e hidrocortisona é dada para tratar leucemias presentes no SNC ou prevenir seu desenvolvimento. Após a indução bem-sucedida de remissão, o que é alcançado em quase todos os pacientes com LLA, a remissão é **consolidada** juntamente com a terapia **dirigida para SNC**. A intensidade da terapia depende dos fatores de risco em que pacientes de alto risco recebem quimioterapia mais intensa. Para pacientes com doença do SNC detectada no diagnóstico e para aqueles com LLA-T, usualmente se emprega a radioterapia cranial, embora a omissão da radioterapia para todos os pacientes pediátricos também represente uma grande promessa. Todos os pacientes recebem **a terapia de manutenção** pela duração total da quimioterapia de 2 a 3 anos. A terapia de manutenção geralmente consiste de doses intermitentes de vincristina e regimes curtos (5 a 7 dias) de terapia corticosteroide, associada a doses orais diárias de 6-mercaptopurina e semanais de metotrexate (oral ou intramuscular).

O **tratamento da LMA** é bastante diferente do utilizado na LLA, porque fármacos não mielossupressivos (vincristina, prednisona e asparaginase) não são eficazes. Vários ciclos de quimioterapia extremamente mielossupressiva são necessários para curar a LMA infantil; existe pouca evidência de que a terapia continuada em baixas doses seja útil na LMA (com exceção da leucemia promielocítica aguda).

A terapia de indução para a LMA geralmente consiste em citarabina, daunomicina e etoposídeo (ou 6-tioguanina). Caso um paciente tenha um doador HLA-compatível, a maioria dos especialistas recomenda um transplante de células-tronco hematopoéticas na primeira remissão, exceto em pacientes com síndrome de Down e aqueles com citogenética relativamente favorável, como inv(16), t(15;17) e t(8;21). Bortezomibe, sorafenibe e transplante de células *natural killer* haploidênticas estão sendo estudados como terapia adjuvante para novos casos de LMA.

COMPLICAÇÕES

As principais complicações em curto prazo associadas ao tratamento das leucemias resultam da supressão da medula óssea causada pela quimioterapia. Pacientes podem apresentar sangramento e anemia importante que necessitam de transfusão de plaquetas ou sangue. Neutropenia com menos de 500 neutrófilos/mm³, e principalmente menos de 100 neutrófilos/mm³, geralmente predispõe o paciente a infecções bacterianas e fúngicas importantes. A supressão da imunidade mediada por células eleva o risco de pneumonia por infecção pelo *Pneumocystis jiroveci (carinii)*. A profilaxia com sulfametoxazol-trimetoprima oral ou pentamidina por aerossol é recomendada. A terapia profilática com antibióticos e antifúngicos ainda está sob investigação. Sequelas tardias da terapia são menos comuns que o observado em tratamentos mais antigos, mas são prevalentes em sobreviventes tratados na década de 1980, ou antes. Estas sequelas incluem deficiências neurocognitivas, baixa estatura, obesidade, disfunção cardíaca, infertilidade, neoplasias malignas secundárias e problemas psicossociais (Tabela 154-3).

PROGNÓSTICO

Os pacientes com LLA são classificados em quatro grupos de risco com relação ao prognóstico (baixo, moderado, alto e muito alto) com base na idade, contagem leucocitária inicial, características genéticas e resposta à terapia de indução. Os sistemas de classificação são complexos e progressivos (Tabela 155-2). Em geral, os pacientes de baixo risco têm entre 1 a 9 anos e apresentam contagem leucocitária inicial abaixo de 50.000/mm³ e achados citogenéticos favoráveis, como t(12;21). Pacientes de alto risco são mais jovens que 1 ano de idade ou possuem acima de 10 anos, apresentam contagem leucocitária inicial superior a 50.000/mm³, apresentam doença do SNC ou testicular na época do diagnóstico, ou citogenética desfavorável como t(4;11). Pacientes de risco muito alto apresentam índice hipodiploide de DNA, uma translocação t(9;22) ou falharam em atingir a remissão após 4 semanas de terapia. Todos os outros pacientes são considerados LLA de risco médio. O imunofenótipo, a doença residual mínima e a resposta precoce à terapia são outros fatores que influenciam na estratificação do risco. Crianças com LLA geralmente apresentam imunofenótipo altamente indiferenciado, frequentemente apresentam

Tabela 155-2 | Fatores Prognósticos Gerais na Leucemia Linfoblástica Aguda

FATOR	FAVORÁVEL (RISCO MENOR)	DESFAVORÁVEL (RISCO MAIOR)
Idade	1-9,99 anos	<1 ou >10 anos
Contagem leucocitária inicial	<50.000/mm³	>50.000/mm³
Doença do SNC ao diagnóstico	Ausente	Presente
Índice do DNA	>1,16	<1,16
Citogenética	t(12;21)	t(4;11), t(9;22)
Resposta à terapia	Rápida	Lenta

SNC, Sistema nervoso central

translocação envolvendo o gene da leucemia de linhagem mista (MLL) (p. ex., t(4;11)) e têm prognóstico ruim.

A **taxa de cura** geral para a **LLA** da infância com as terapias atuais aproxima-se de 80%. As recaídas nas LLAs ocorrem mais comumente na medula óssea, mas pode também ocorrer no SNC, testículo ou outros locais extramedulares. Caso a recaída ocorra enquanto o paciente ainda estiver recebendo tratamento, o prognóstico é pior que se a recaída ocorrer após suspensão da terapia. O transplante de células-tronco de um gêmeo doador compatível, doador compatível não parente ou de sangue de cordão umbilical é a terapia atualmente indicada para pacientes que apresentarem recaída enquanto recebem a quimioterapia inicial. A atual **taxa de cura** global para **LMA** da infância é de aproximadamente 50%. Ela é levemente mais elevada em pacientes que receberam transplante de células-tronco de um gêmeo compatível na primeira remissão do que para pacientes tratados apenas com quimioterapia. O prognóstico para LMA que apresentou recaída é ruim.

Capítulo 156

LINFOMA

ETIOLOGIA

Os linfomas ou tumores dos tecidos linfoides são a terceira doença maligna mais comum da infância, atrás das leucemias e tumores do sistema nervoso central (SNC). Há dois principais tipos de linfoma: **doença de Hodgkin** e **linfoma não Hodgkin (LNH)**. As etiologias são desconhecidas, mas evidências em muitos casos sugerem que o vírus Epstein-Barr (EBV) desempenha papel importante em ambas as condições.

Quase todos os casos de LNH na infância são difusos, altamente malignos e apresentam pouca diferenciação. O LNH apresenta três subtipos histológicos: de células pequenas não clivadas (linfoma de Burkitt), linfoblástico e de células grandes. Para simplificar, todos podem ser classificados adicionalmente como de células B ou de células T e de células grandes (que podem ser de origem B ou T) (Tabela 156-1).

As translocações cromossômicas podem mover um oncogene de seu local normal para um sítio novo e não regulado, levando a um aumento de sua expressão. No linfoma de Burkitt,

Tabela 156-1	Subtipos de Linfoma Não Hodgkin em Crianças		
CATEGORIA HISTOLÓGICA	IMUNOFENÓTIPO	LOCALIZAÇÃO PRIMÁRIA USUAL	TRANSLOCAÇÕES MAIS COMUNS
Células Pequenas não Clivadas (linfoma de Burkitt)	Células B maduras (presença de imunoglobulinas de superfície)	Abdome (forma esporádica) Cabeça e pescoço (forma endêmica)	t(8;14)(q24;q32) t(2;8)(p11;q24) t(8;22)(q24;q11)
Linfoblástico	Célula T (raramente célula pré-B)	Pescoço e/ou mediastino anterior	Muitas
De células grandes	Célula T, B ou indeterminada	Linfonodos, pele, tecidos leves e ossos	T(2;5)(p23;q35)

a translocação pode ocorrer entre o cromossomo 8 (oncogene *c-myc*) e *locus* de genes de imunoglobulinas localizados nos cromossomos 2, 14 ou 22, de tal forma que o oncogene *c-myc* seja localizado próximo ao gene de uma imunoglobulina. O gene *c-myc* ativa o gene da imunoglobulina, levando a um linfoma maligno de células B.

EPIDEMIOLOGIA

A incidência da doença de Hodgkin possui uma distribuição bimodal com picos na adolescência/idade adulta jovem e novamente após os 50 anos; é raramente vista em crianças mais jovens que os 5 anos. Em crianças, os meninos são mais comumente afetados que as meninas; em adolescentes, a relação entre os sexos é aproximadamente igual. A incidência do LNH eleva-se com a idade. É mais comum em brancos do que em afro-americanos e no sexo masculino. O LNH é descrito em associação com estados de imunodeficiência congênita ou adquirida e após transplante de órgãos ou de células-tronco. O linfoma de Burkitt é comumente dividido em duas formas: a forma esporádica, comumente vista na América do Norte e a forma endêmica, comumente vista na África e que possui forte associação com o EBV.

MANIFESTAÇÕES CLÍNICAS

A apresentação clínica mais comum da doença de Hodgkin é a linfoadenopatia indolor, frequentemente limitada a um ou dois linfonodos, usualmente o supraclavicular e linfonodos cervicais. Linfoadenopatia mediastinal produzindo tosse e limitação da respiração é outra apresentação inicial frequente. A presença de um ou três **sintomas B** apresenta valor prognóstico: febre (>38º C por três dias consecutivos), sudorese noturna intensa e perda de peso não intencional de 10% ou mais em um período de 6 meses do diagnóstico.

A **forma esporádica** (**norte-americana**) do linfoma de Burkitt mais comumente envolve a apresentação abdominal (geralmente com dor), enquanto a forma **endêmica** (**africana**) frequentemente apresenta tumores na mandíbula. Nódulos em mediastino anterior e na região cervical são geralmente sítios primários para linfomas T. Estes linfomas podem causar obstrução de vias aéreas ou de veia cava superior, efusão pleural ou ambos.

O **diagnóstico** de linfoma é estabelecido por biópsia tecidual ou exame do líquido pleural ou peritoneal. Sintomas sistêmicos, como febre e perda de peso, podem estar presentes e são particularmente proeminentes em pacientes com linfoma anaplásico de células grandes, que pode ser insidioso no início. Caso a medula óssea apresente 25% ou mais blastos, a doença é classificada como leucemia aguda (tanto leucemia linfoblástica aguda de células B (LLA) quanto LLA de células T). Esta distinção representa pouca diferença prognóstica ou terapêutica, pois ambos requerem terapia agressiva e sistêmica associada à terapia direcionada ao SNC.

EXAMES LABORATORIAIS E DE IMAGEM

Em pacientes nos quais se suspeita de linfoma deve-se realizar hemograma completo, determinar a velocidade de hemossedimentação, eletrólitos séricos, cálcio, fósforo, desidrogenase lática e ácido úrico. A radiografia torácica avalia a presença de massas mediastinais (Fig. 156-1). O diagnóstico requer finalmente a confirmação patológica do tecido ou líquido examinado. Para o estadiamento da doença são indicados aspirado de medula óssea, cintilografia óssea e tomografia por emissão de pósitrons (PET) ou gálio. A característica patognomônica do linfoma de Hodgkin é a identificação de **células de Reed-Sternberg**. Subtipos histopatológicos da doença de Hodgkin na infância são similares aos de adultos; 10 a 15% apresentam predominância de linfócitos, 50 a 60% apresentam esclerose nodular, 30% apresentam celularidade mista e menos de 5% apresentam depleção de linfócitos. Todos os subtipos são responsivos ao tratamento. O estadiamento da doença de Hodgkin é feito de acordo com o sistema de Ann Arbor. A laparotomia para o estadiamento não é mais utilizada em crianças, pois os aparelhos de tomografia computadorizada identificam frequentemente o envolvimento abdominal (linfonodos, fígado, baço).

DIAGNÓSTICO DIFERENCIAL

O diagnóstico diferencial para linfomas em crianças inclui leucemia, rabdomiossarcoma, carcinoma de nasofaringe, tumores de células germinativas e timomas. Doenças não malignas incluem mononucleose infecciosa (infecção por vírus EB), fenda de cisto branquial, e cisto de ducto tireoglosso, doença da arranhadura de gato (*Bartonella henselae*), linfadenite bacteriana ou viral, infecções micobacterianas, toxoplasmose e mesmo *tinea capitis*, todas podem causar linfoadenopatia significante que pode mimetizar o linfoma. Em alguns pacientes, a dor abdominal aguda associada ao linfoma de Burkitt pode ser mal diagnosticada como apendicite.

TRATAMENTO

O tratamento geralmente aceito para a doença de Hodgkin infantil é a combinação de quimioterapia e de radioterapia de baixa dose dos campos envolvidos. A quimioterapia usualmente consiste da

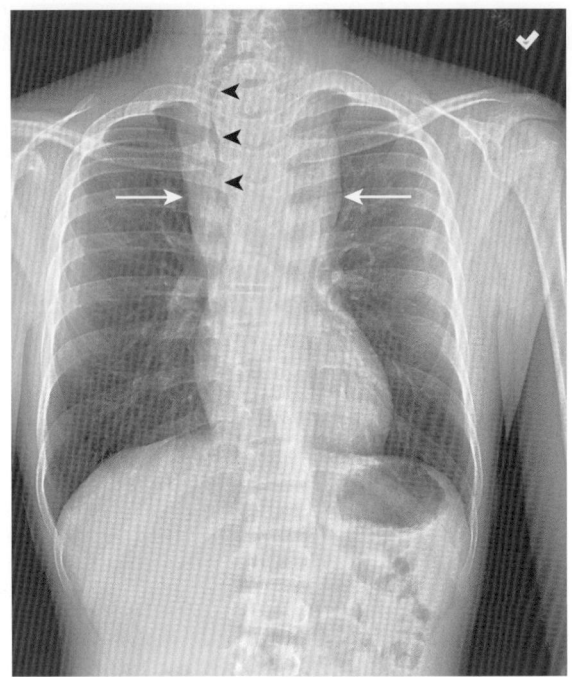

Figura 156-1 Radiografia torácica de um menino de 15 anos demonstrando uma grande massa em mediastino superior anterior (*setas grandes*) comprimindo a traqueia e desviando-a para a direita (*pontas de setas*). A biópsia revelou linfoma não Hodgkin.

combinação de ciclofosfamida, vincristina, procarbazina, doxorubicina, bleomicina, vinblastina, prednisona e etoposídeo. Em geral 4 a 6 cursos de quimioterapia combinada são realizados. Alguns pacientes selecionados como de baixo risco podem ser curados apenas com a quimioterapia, sem o uso de radioterapia.

Metástases distantes e não contíguas são comuns nos LNH infantis. A quimioterapia sistêmica é mandatória e deve ser administrada a todas as crianças com LNH, mesmo aquelas com doença clinicamente localizada ao diagnóstico.

O linfoma linfoblástico de células T e o linfoma anaplásico de células grandes são tratados com regimes agressivos multifármacos similares aos regimes utilizados na LLA. Os principais fármacos usados no tatamento do LNH de células B maduras são ciclofosfamida, doses moderadas a altas de metotrexate, citarabina, doxorrubicina, ifosmamida e etoposídeo. Cirurgia e radioterapia são usadas raramente porque a doença é dificilmente localizada e é altamente sensível à quimioterapia.

COMPLICAÇÕES

As complicações agudas do tratamento para o linfoma são similares a outras doenças malignas pediátricas e incluem comumente imunossupressão, sequelas relacionadas com mielossupressão, náuseas, vômitos e alopecia. **Efeitos adversos tardios** incluem neoplasmas secundários malignos (leucemia mieloide aguda ou mielodisplasia, malignidades da tireoide e tumor de mama), hipotireoidismo, crescimento reduzido dos ossos e tecidos moles, disfunção cardíaca e fibrose pulmonar.

PROGNÓSTICO

Crianças e adolescentes com **doença de Hodgkin** são classificados como de baixo, intermediário ou alto risco de acordo com o estádio e a massa nodal. O prognóstico é geralmente excelente. A taxa global de sobrevida aos 5 anos é de 90%, chegando a 100% para pacientes de baixo risco e de 70 a 80% para pacientes de alto risco. Para o LNH o prognóstico também é relacionado com o estádio. As taxas de sobrevida global aos 3 anos para LNH de células B, T e de células grandes estão entre 70 a 90%.

Capítulo 157

TUMORES DO SISTEMA NERVOSO CENTRAL

ETIOLOGIA

A maior parte dos tumores do sistema nervoso central (SNC) em crianças e adolescentes é de **tumores primários** que se originam no SNC e incluem astrocitomas de baixo grau ou neoplasmas embrionários (meduloblastoma, ependimoma, tumor de células germinativas). Os tumores de SNC em adultos, em contraste, são astrocitomas de alto grau ou **tumores secundários** metastáticos de outros carcinomas. Os tumores de SNC podem também desenvolver-se em pacientes submetidos previamente à radioterapia. Tumores do SNC possuem etiologia provavelmente multifatorial. A classificação dos tumores do SNC é complexa, e o sistema de classificação da Organização Mundial de Saúde é considerado o mais completo e acurado.

EPIDEMIOLOGIA

Os tumores do SNC são os tumores sólidos mais comuns em crianças e, depois das leucemias, o de maior incidência na infância. Aproximadamente 1.700 novos casos ocorrem a cada ano nos Estados Unidos; a taxa de incidência é de aproximadamente 33 casos para 1 milhão de crianças abaixo de 15 anos. A incidência eleva-se antes dos 10 anos e, então, diminui até um segundo pico após os 70 anos. Para o meduloblastoma e o ependimoma, os indivíduos do sexo masculino são os mais afetados; para os outros tipos de tumores não existe diferença de incidência por gênero. Nos primeiros 2 a 3 anos, crianças brancas são mais afetadas que as de origem multirracial; depois desta faixa não há diferenças.

Crianças com determinadas síndromes hereditárias, incluindo neurofibromatose (tipos 1 e 2), síndrome de Li-Fraumeni, esclerose tuberosa, síndrome de Turcot e síndrome de von Hippel-Lindau, possuem risco elevado de desenvolver um tumor no SNC. A maioria dos tumores do SNC ocorre em crianças que não apresentam qualquer fator de risco ou doença subclínica.

MANIFESTAÇÕES CLÍNICAS

Os tumores do cérebro podem causar sintomas por pinçamento de tecido normal (geralmente nervos cranianos) ou pelo aumento da pressão intracraniana causada tanto por obstrução do fluxo do líquido cerebrospinal (LCS) quanto por um efeito direto de massa. Tumores que obstruem o fluxo do LCS tornam-se rapidamente sintomáticos. Os sintomas de **elevação da pressão intracraniana** são letargia, dores de cabeça e vômitos (particularmente pela manhã ao levantar). Irritabilidade, anorexia, baixo rendimento escolar e perda das etapas normais do desenvolvimento podem todos ser sintomas de tumores do SNC de crescimento lento. Em crianças novas com suturas craniais abertas, um aumento na circunferência craniana pode ocorrer. Tumores que afetem o trajeto do nervo óptico podem levar à perda da acuidade visual ou defeitos de campo visual. A inabilidade de abduzir o olho como resultado de paralisia do sexto nervo craniano é um sinal comum de elevação da pressão intracraniana. Defeitos dos nervos cranianos além da paralisia sugerem envolvimento do tronco cerebral. Convulsões ocorrem em 20 a 50% dos pacientes com tumores supratentoriais; fraqueza focal ou alterações sensoriais também podem ser vistas. O envolvimento pituitário produz efeitos neuroendócrinos (galactorreia com prolactinoma, crescimento excessivo em tumores secretores de hormônios do crescimento, puberdade precoce). Os tumores cerebelares são associados a ataxia e coordenação diminuída. História e exame físico são fundamentais para a avaliação, que deveria incluir uma abordagem cuidadosa neurológica, incluindo campo visual e fundoscopia.

DIAGNÓSTICO LABORATORIAL E DE IMAGEM

Caso haja suspeita de uma lesão intracraniana, a **ressonância nuclear magnética** (**RNM**) é atualmente o exame de escolha (Fig. 157-1). A análise histológica de citocentrifugados obtidos a partir do LCS é essencial para determinar a presença de doença metastática em tumores primitivos do neuroectoderma, tumor de células germinativas e tumores da região pineal. Uma punção lombar não deve ser realizada antes que tenham sido obtidas imagens que avaliem as evidências de elevação da pressão intracraniana.

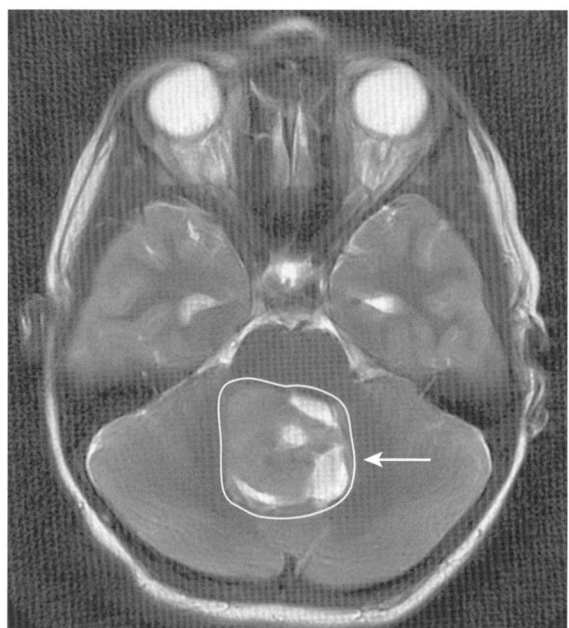

Figura 157-1 Imagem de ressonância nuclear magnética de um menino de 9 anos, evidenciando uma massa heterogênea no quarto ventrículo (*seta*). Ela foi retirada e a análise histopatológica revelou tratar-se de um meduloblastoma.

Caso se suspeite de que o tumor tenha potencial metastático (meduloblastoma), deve-se obter uma RNM de toda a coluna espinal antes que seja realizada a cirurgia para evitar a disseminação neuroaxial. Um estudo de RNM do cérebro deve ser realizado no pós-operatório 24 a 48 horas após a intervenção para avaliar a extensão da ressecção. Durante o acompanhamento, a ressonância nuclear magnética por espectroscopia pode auxiliar na distinção entre a recorrência do tumor e a necrose decorrente da radiação.

DIAGNÓSTICO DIFERENCIAL

O diagnóstico diferencial de lesões de massas no SNC inclui tumores malignos, tumores benignos, malformações arteriovenosas, aneurisma, abscesso cerebral, cisticercose, doenças granulomatosas (tuberculose, sarcoide), hemorragia intracraniana, pseudotumor cerebral, vasculite e, raramente, tumor metastático.

TRATAMENTO

A terapia para crianças com tumores de SNC é individualizada e depende do tipo, localização e tamanho do tumor, bem como dos sintomas associados. Altas doses de **dexametasona** são frequentemente administradas imediatamente para reduzir o edema associado ao tumor. O objetivo das cirurgias é a excisão completa do tumor, se possível, e a máxima retirada, caso a excisão completa não seja possível. Em crianças, a radioterapia é frequentemente combinada com a quimioterapia; em crianças novas, a radioterapia pode ser retardada ou completamente evitada. Tumores primitivos do neuroectoderma (incluindo meduloblastoma) e tumores de células germinativas são sensíveis à quimioterapia; os gliomas são menos sensíveis à quimioterapia. A quimioterapia é especialmente importante, particularmente em crianças nas quais os efeitos de altas doses de radiação no SNC podem trazer efeitos devastadores no crescimento e desenvolvimento neurocognitivo.

COMPLICAÇÕES

Efeitos adversos imediatos à terapia incluem náuseas, vômitos, anorexia, fadiga, imunossupressão e sinais cushingoides. Efeitos adversos tardios incluem déficits neurocognitivos, sequelas endocrinológicas, redução no crescimento ósseo, ototoxicidade, insuficiência renal, catarata, infertilidade e neoplasias secundárias malignas (incluindo mielodisplasia). Os déficits neurocognitivos podem ser significativos, particularmente em bebês e crianças novas e são a razão primária para a busca continuada pela dose mais baixa e eficaz, e também as formas mais precisas de direcionar a radiação durante as sessões. A **síndrome de mutismo cerebelar** ocorre em 25% dos pacientes após a ressecção de um tumor de fossa posterior e é caracterizada pela redução aguda da fala (frequentemente mutismo), alterações de comportamento (p. ex., irritabilidade, apatia ou ambos), disfunção cerebelar difusa e outras anormalidades neurológicas. Pode iniciar em horas ou dias após a cirurgia e é geralmente autolimitada em semanas a meses; a ataxia cerebelar e a dismetria frequentemente persistem. A **síndrome da sonolência**, caracterizada por fadiga e sono excessivos, pode ocorrer nos meses após o término da radioterapia e é autolimitante. A **síndrome da fossa posterior** se manifesta por dores de cabeça e meningite asséptica dias a semanas após a cirurgia na área afetada.

PROGNÓSTICO

Melhoras no neurodiagnóstico, nas técnicas de neurocirurgia, nos regimes de quimioterapia e nas técnicas de radioterapia

Tabela 157-1	Localização, Incidência e Prognóstico dos Tumores do SNC em Crianças	
LOCALIZAÇÃO	INCIDÊNCIA (%)	SOBREVIDA EM 5 ANOS (%)
Fossa infratentorial (fossa posterior)	55-60	
Astrocitoma (cerebelo)	20	90
Meduloblastoma	20	50-80
Glioma (tronco cerebral)	15	Alto grau: 0-5; baixo grau: 30
Ependimoma	5	50-60
Supratentorial (hemisférios cerebrais)	40-55	
Astrocitoma	15	50-75
Glioblastoma multiforme	10	0-5
Ependimoma	2,5	50-75
Papiloma de plexo coroide	1,5	95
Linha média		70-90
Craniofaringeoma	6	65-75
Pineal (germinoma)	1	90
Glioma de nervo óptico	3	70-90

melhoraram o prognóstico geral. A taxa de sobrevida global aos 5 anos associada a todos os tumores do SNC da infância é de aproximadamente 50 a 60%, resultando em alta curabilidade dos astrocitomas cerebelares e no aumento da taxa de cura de pacientes com meduloblastoma (Tabela 157-1). Gliomas intrínsecos do tronco cerebral e o glioblastoma multiforme possuem prognósticos extremamente pobres.

Capítulo 158

NEUROBLASTOMA

ETIOLOGIA
O neuroblastoma é derivado de células da crista neural que formam a medula adrenal e o sistema nervoso simpático. A causa é desconhecida. A maior parte dos casos ocorre em crianças, sendo, dessa forma, provável que o neuroblastoma seja resultado de eventos pré- e perinatais. O neuroblastoma pode raramente (1 a 2% dos casos) ser hereditário. Mutações nos genes ALK e PHOX2B são associadas à maior parte dos casos familiares. Em casos esporádicos, várias mutações genéticas foram identificadas.

EPIDEMIOLOGIA
O neuroblastoma é o tumor sólido extracranial mais comum da infância e o tumor maligno mais comum da infância. A mediana da idade ao diagnóstico é de 20 meses. Existem aproximadamente 650 novos casos de neuroblastoma nos Estados Unidos a cada ano. A incidência é estimada em um caso para cada 7.000 nascimentos de crianças vivas. Geralmente, o tumor ocorre de forma esporádica, mas em 1 a 2% dos casos, existe história familiar de neuroblastoma.

MANIFESTAÇÕES CLÍNICAS
O neuroblastoma é notável por seu largo espectro de prognóstico clínico indo da regressão espontânea até a progressão rápida e metástase, resultando em morte. Crianças com a doença localizada são frequentemente assintomáticas ao diagnóstico, enquanto crianças com metástase frequentemente ficam doentes e apresentam queixas sistêmicas, como febre, perda de peso e dor. A apresentação mais comum é dor ou a massa abdominal. A massa é frequentemente palpada no flanco e é dura, macia ou firme. No abdome, 45% dos tumores se originam da glândula adrenal e 25% dos gânglios simpáticos retroperitoneais. Outros locais de origem são os gânglios paravertebrais do tórax e pescoço. Tumores paraespinais podem invadir através dos forames neurais e causar compressão da medula espinal. A síndrome de Horner algumas vezes é vista nas massas apicais ou no pescoço. Várias **síndromes paraneoplásicas**, incluindo diarreia secretória, sudorese profusa e **opsomioclonia** (*olhos e pés dançantes*), são associadas a neuroblastoma.

O neuroblastoma pode metastatizar para vários órgãos, incluindo o fígado, ossos, medula óssea e linfonodos. Equimoses periorbitais são um sinal de envolvimento dos ossos da órbita. Uma categoria única de neuroblastoma, o **estádio 4S**, é definida em crianças (<1 ano) como um pequeno tumor primário e metástases limitadas à pele, fígado ou medula óssea. É associado a prognóstico favorável.

DIAGNÓSTICO LABORATORIAL E DE IMAGEM
Hemograma completo e radiografias simples podem identificar pacientes com neuroblastoma. Calcificação dentro de neuroblastomas abdominais é frequentemente observada em radiografias simples do abdome. Aproximadamente 90% dos neuroblastomas produzem **catecolaminas (ácido vanililmandélico; ácido homovanílico)** que podem ser detectados na urina. O diagnóstico definitivo para o neuroblastoma requer tecido para a microscopia óptica, microscopia eletrônica e imuno-histoquímica. Tomografia computadorizada (TC) do tórax, abdome e pelve; cintilografia óssea e/ou cintilografia de metaiodobenzilguanidina; aspiração bilateral da medula óssea e biópsias; a avaliação das catecolaminas urinárias completa a avaliação.

DIAGNÓSTICO DIFERENCIAL
A apresentação abdominal do neuroblastoma deve ser diferenciada do tumor de Wilms, que também se apresenta como uma massa no flanco do abdome. Exames de ultrassonografia ou TC geralmente diferenciam os tumores. Equimoses periorbitais decorrentes de metástases orbitais são algumas vezes mal-interpretadas como abuso infantil. Porque crianças com envolvimento da medula óssea podem apresentar anemia, trombocitopenia ou neutropenia, as leucemias são frequentemente consideradas no diagnóstico diferencial.

TRATAMENTO

O tratamento do neuroblastoma é baseado no estadiamento cirúrgico e em características biológicas (Tabela 158-1). A excisão cirúrgica completa é o tratamento inicial de escolha para o neuroblastoma localizado. Crianças com biologia favorável submetidas à ressecção total não requerem terapia adicional. Em pacientes com doença avançada, a combinação de quimioterapia geralmente é dada após a confirmação do diagnóstico. Os agentes mais comumente utilizados são vincristina, ciclofosfamida, doxorrubicina, cisplatina e etoposídeo. A ressecção posterior do tumor primário é realizada após várias sessões de quimioterapia. A radioterapia é frequentemente administrada para o leito do tumor primário e áreas de metástase. **Quimioterapia em alta dose com resgate de células-tronco autólogas** melhorou a resposta de pacientes com neuroblastoma de alto risco. A sobrevida também melhorou com a adição **de ácido cis-retinoico** (isotretinoína) e terapia com o anticorpo monoclonal anti-GD2 após a redução máxima da massa tumoral com quimioterapia, cirurgia e radioterapia.

COMPLICAÇÕES

A compressão da medula espinal causada pelo neuroblastoma pode provocar um déficit neurológico irreversível e é uma emergência oncológica. Crianças com a síndrome de opsomioclonia podem sofrer de desenvolvimento ou de retardo mental. A quimioterapia agressiva e a radioterapia, atualmente usadas para tratar o neuroblastoma de alto risco, podem resultar em complicações como ototoxicidade, nefrotoxicidade, problemas de crescimento e tumores secundários.

PROGNÓSTICO

O prognóstico de sobrevida é afetado pela idade ao diagnóstico, estádio, local primário, presença ou ausência de metástases, citogenética, ploidia do DNA, estado *MYCN* e histopatologia. Atualmente, crianças com neuroblastoma podem ser divididas em três grupos de risco: baixo, intermediário e alto. Fatores biológicos desfavoráveis incluem ausência de diferenciação celular, amplificação (>10 cópias/célula) do oncogene *MYCN*, ausência de hiperdiploidia e mutações do cromossomo 1p, 11q ou 6p22. Pacientes com biologia favorável tendem a ser mais jovens e frequentemente apresentam doença localizada. Pacientes com menos de 1 ano geralmente apresentam melhor prognóstico que pacientes mais velhos. Pacientes mais velhos com a doença em estádio 4 apresentam mais comumente biologia desfavorável e mais de 50% irão apresentar relapso devido à doença residual resistente a fármacos. Embora o neuroblastoma represente apenas 8% dos casos de câncer da infância, ele é o responsável por 15% das mortes de crianças por câncer.

Tabela 158-1 — Esquema de Estratificação de Risco, por Estádio, Proposto pelo Children's Oncology Group Neuroblastoma

ESTÁGIO	IDADE	MYCN	PLOIDIA	HISTOLOGIA	OUTROS	GRUPO DE RISCO
1						Baixo
2A/2B		Não amplificado			Ressecção >50%	Baixo
		Não amplificado			Ressecção <50%	Intermediário
		Não amplificado			Apenas biópsia	Intermediário
		Amplificado				Alto
3	<547 dias	Não amplificado				Intermediário
	≥547 dias	Não amplificado		Favorável		Intermediário
		Amplificado				Alto
	≥547 dias	Não amplificado		Desfavorável		Alto
4	<365 dias	Amplificado				Alto
	<365 dias	Não amplificado				Intermediário
	365-547 dias	Amplificado				Alto
	365-547 dias		DI = 1			Alto
	365-547 dias			Desfavorável		Alto
	365-547 dias	Não amplificado	DI > 1	Favorável		Intermediário
	≥547 dias					Alto
4S	<365 dias	Não amplificado	DI > 1	Favorável	Assintomático	Baixo
	<365 dias	Não amplificado	DI = 1			Intermediário
	<365 dias	Ausente	Ausente	Ausente		Intermediário
	<365 dias	Não amplificado			Sintomático	Intermediário
	<365 dias	Não amplificado		Desfavorável		Intermediário
	<365 dias	Amplificado				Alto

Fonte Maris JM, Hogarty MD, Bagatell R, et al: Neuroblastoma, Lancet 369:2106-20,2007.
DI, Índice de DNA.

Capítulo 159

TUMOR DE WILMS

ETIOLOGIA

Acredita-se que o tumor de Wilms surja a partir de células do blastema do metanéfron, precursoras dos rins normais. Restos nefrogênicos são foco de células embrionárias que podem ser raramente (<1%) encontradas nos rins de crianças normais e são comumente (25 a 40%) encontradas em rins albergando o tumor de Wilms. Estas células poder estar em área perilobar, intralobar ou ambas e são consideradas as precursoras dos tumores de Wilms. Embora a causa do tumor de Wilms seja desconhecida, crianças com determinadas anomalias congênitas ou condições genéticas possuem risco elevado de desenvolver a doença.

Foram identificados múltiplos genes do tumor de Wilms, os genes WT. O gene WT1 localizado na região cromossômica 11p13 é importante na minoria dos tumores e outros genes localizados em 11p15, 16q e 1p também estão envolvidos. A identificação de vários genes envolvidos na etiologia ou progressão do tumor de Wilms e a perda de heterozigosidade (LOH) em tecidos normais de alguns pacientes demonstra que a predisposição genética para o tumor de Wilms é heterogênea.

EPIDEMIOLOGIA

O tumor de Wilms é o tumor renal maligno mais comum da infância, com aproximadamente 500 novos casos por ano nos Estados Unidos. A idade média ao diagnóstico é de 3 a 3,5 anos e não existe predisposição sexual aparente. Uma forma hereditária do tumor de Wilms pode ser associada a presença bilateral e início em idade mais precoce. Muitas anomalias congênitas são associadas ao tumor de Wilms, incluindo aniridia esporádica hemi-hipertrofia e anormalidades geniturinárias. Pacientes com síndrome de WAGR (tumor de Wilms, aniridia, malformações geniturinárias e retardo mental) apresentam o tumor de Wilms como uma manifestação da própria síndrome, resultante de uma deleção em células germinativas no cromossomo 11p. Pacientes com a síndrome de Beckwith-Wiedemann e algumas outras síndromes de supercrescimento apresentam risco elevado de desenvolver o tumor de Wilms e deveriam ser testados periodicamente com exames de imagem dos rins.

MANIFESTAÇÕES CLÍNICAS

A maior parte das crianças com tumor de Wilms é trazida para o atendimento médico por apresentarem uma **massa abdominal** observada por seus familiares. Embora muitas crianças não apresentem queixas no momento em que a massa é observada, sintomas associados podem incluir dor abdominal, febre, hipertensão e hematúria.

DIAGNÓSTICO LABORATORIAL E DE IMAGEM

A ultrassonografia abdominal ou a tomografia computadorizada (TC) pode usualmente distinguir uma massa intrarrenal de outra na glândula adrenal ou outras estruturas próximas. A avaliação da veia cava inferior é crucial, pois o tumor pode se estender do rim até a veia cava. Hemograma completo, urinálise, funções renal e hepática e radiografia torácica (para identificar metástases pulmonares) devem ser obtidos. Na maioria dos casos, realiza-se TC do tórax, abdome e pelve. O diagnóstico é confirmado pelo exame histológico do tumor. Embora a maior parte dos casos de tumores de Wilms seja classificada como tendo *histologia favorável*, a presença de anaplasia é preditiva de pior prognóstico e considerada desfavorável.

DIAGNÓSTICO DIFERENCIAL

O diagnóstico diferencial do tumor de Wilms inclui hidronefrose e doença renal policística; tumores renais benignos, como o nefroma mesoblástico e hemartoma; e outros tumores malignos, como carcinoma de células renais, neuroblastoma, linfoma e rabdomiossarcoma retroperitoneal.

TRATAMENTO

O tempo ideal para a nefrectomia dos tumores de Wilms unilaterais e retiráveis permanece controverso. A conduta norte-americana é a nefrectomia imediata associada a quimioterapia adjuvante, enquanto a conduta europeia é realizar o diagnóstico por imagem e algumas vezes biopsia, administrar quimioterapia neoadjuvante seguida de cirurgia e então quimioterapia adjuvante (mais radioterapia, se indicado). A sobrevida geral é comparável, independentemente da conduta. Os protocolos do grupo de oncologia infantil para o tumor de Wilms com achados de histologia favorável geralmente incluem vincristina e actinomicina com ou sem doxorrubicina. A radioterapia é reservada para a minoria dos pacientes dependendo do estádio, presença de metástases, resposta à terapia e estado de LOH.

O **tumor de Wilms bilateral** está presente em aproximadamente 5% das crianças na apresentação inicial, enquanto a doença recorrente afeta o rim oposto em 4 a 5% dos pacientes. O tratamento para pacientes com tumor de Wilms bilateral deve ser individualizado para manter o máximo de tecido renal possível.

COMPLICAÇÕES

Sobreviventes do tumor de Wilms possuem risco de apresentar vários efeitos tardios, incluindo cardiomiopatia, escoliose, hipertensão e pré-hipertensão, insuficiências renal e vesical, disfunção pulmonar, disfunção hepática, infertilidade e malignidades secundárias. Pacientes com tumor de Wilms bilateral são, às vezes, acometidos de insuficiência renal ou doença renal aguda. Sobreviventes do sexo feminino podem ter gestações e partos complicados.

PROGNÓSTICO

Em geral, o prognóstico para pacientes com tumor de Wilms é muito bom. Fatores prognósticos incluem estádio e características histológicas. Variantes anaplásicas do tumor de Wilms possuem uma evolução significativamente pior que a forma clássica do tumor. Em adição, a LOH nos cromossomos 1p ou 16p confere risco elevado de relapso e morte em comparação com tumores sem LOH no mesmo local. Períodos de sobrevida de 4 anos livres de relapsos em pacientes com tumores de características histológicas favoráveis está diretamente relacionado com o estádio. As taxas de cura para pacientes com tumor de Wilms localizado ao diagnóstico são maiores que 85%, enquanto pacientes com metástases pulmonares possuem taxas de sobrevida livres de eventos de aproximadamente 70 a 80%.

Capítulo 160

SARCOMAS

Os sarcomas são divididos em sarcomas de tecidos moles e tumores ósseos. Os sarcomas de tecidos moles se originam primariamente de tecidos de origem mesenquimal, como tecido muscular, fibroso e adiposo. O **rabdomiossarcoma**, a forma mais comum de sarcoma de partes moles em crianças, é derivado de células mesenquimais comprometidas com a linhagem muscular esquelética. Formas menos comuns de sarcomas de tecidos moles incluem o fibrossarcoma, sarcoma sinovial e o **sarcoma de Ewing** extraósseo. Os tumores ósseos malignos mais comuns em crianças são o **osteossarcoma** e o sarcoma de Ewing. Os osteossarcomas derivam de células-tronco mesenquimais osteogênicas primitivas. Acredita-se que os sarcomas de Ewing tenham sua origem na crista neural.

ETIOLOGIA
A causa da maioria dos sarcomas diagnosticados em crianças é desconhecida, embora poucas observações tenham sido feitas com relação aos riscos. Indivíduos com a **síndrome de Li-Fraumeni** (associada a uma mutação germinativa do p53) e **neurofibromatose** (associada a mutações do NF1) possuem risco elevado de desenvolver sarcomas de tecidos moles. Existe um risco de 500 vezes para osteossarcoma em indivíduos com retinoblastoma hereditário. Tratamento prévio para câncer infantil com **radioterapia** ou quimioterapia, especialmente com agentes alquilantes, ou ambos, eleva o risco para o osteossarcoma como tumor secundário.

EPIDEMIOLOGIA
Nos Estados Unidos, 850 a 900 crianças e adolescentes com menos de 20 anos recebem o diagnóstico de sarcoma de tecidos moles a cada ano; aproximadamente 350 são rabdomiossarcomas. A incidência de rabdomiossarcomas eleva-se em crianças de 2 a 6 anos e em adolescentes. O pico mais precoce está associado a tumores nas regiões geniturinária, cabeça e pescoço; o pico tardio é associado a tumores nas extremidades, tronco e trato geniturinário masculino. Os meninos são 1,5 vez mais afetados que as meninas.

Das 650 a 700 crianças e adolescentes abaixo de 20 anos diagnosticados com tumores ósseos anualmente nos Estados Unidos, aproximadamente dois terços têm osteossarcoma e um terço sarcoma de Ewing. Os osteossarcomas afetam mais comumente adolescentes; o pico de incidência ocorre durante o período de velocidade máxima de crescimento. A incidência do sarcoma de Ewing é maior entre as idades de 10 a 20 anos, mas pode ocorrer em qualquer idade. O sarcoma de Ewing afeta primariamente indivíduos brancos, pode ocorrer raramente em crianças afro-americanas ou asiáticas.

MANIFESTAÇÕES CLÍNICAS
A apresentação clínica do **rabdomiossarcoma** varia, dependendo do local de origem, seus efeitos de massa subsequentes e a presença de metástases. Edema periorbital, proptose e limitações na motilidade ocular podem ser vistas em tumor orbital. Massas nasais, otite média crônica, descarga das orelhas, disfagia, massas no pescoço e envolvimento dos nervos craniais podem ser notados em tumores em outros locais da cabeça e pescoço. Massas uretrais ou vaginais, inchaço próximo ao testículo, hematúria e alterações na frequência ou retenção urinária podem ser notados em tumores do trato geniturinário. Lesões no tronco ou extremidades tendem a se apresentar como massas de crescimento rápido que podem ou não ser dolorosas. Caso ocorram metástases ósseas ou na medula óssea, a dor nos membros e evidência da falência da medula óssea podem estar presentes.

Os **osteossarcomas** frequentemente se localizam na epífise ou nas metáfises, em locais associados à velocidade máxima de crescimento ósseo (fêmur distal, tíbia proximal, úmero proximal), mas qualquer osso pode estar envolvido. A apresentação característica é a presença de massa dolorosa e palpável. Como a dor e o inchaço são muitas vezes creditados a algum trauma, radiografias da região afetada são frequentemente realizadas, e realmente revelam lesões líticas, frequentemente associadas à calcificação dos tecidos moles adjacentes à lesão. Apesar de 75 a 80% dos pacientes com osteossarcoma apresentarem doença aparentemente localizada ao diagnóstico, a maioria dos pacientes provavelmente já apresenta micrometástases.

Embora o **sarcoma de Ewing** possa ocorrer em quase qualquer osso do corpo, o fêmur e a pelve são os locais mais comuns. Somadas ao edema e dor local, as manifestações clínicas podem incluir sintomas sistêmicos, como febre e perda de peso.

DIAGNÓSTICO LABORATORIAL E DE IMAGEM
A biópsia tecidual é necessária para o diagnóstico definitivo dos sarcomas. A seleção do local de biópsia é importante e tem implicações para os locais de futura ressecção e radioterapia. Na microscopia óptica, o rabdomiossarcoma e o sarcoma de Ewing são vistos como **tumores de células redondas, pequenas e azuis**. Os osteossarcomas se distinguem pela presença de **substância osteoide**.

A coloração imuno-histoquímica para proteínas específicas do músculo, como actina e miosina, auxilia na confirmação do diagnóstico de rabdomiossarcoma. Existem duas principais variantes histológicas do rabdomiossarcoma: a **embrionária** e a **alveolar**. A variante embrionária é a mais comum em crianças mais novas com tumores primários em cabeça e pescoço e no trato geniturinário. A variante histológica alveolar ocorre em pacientes mais velhos e é vista mais comumente no tronco e em tumores de extremidades. O rabdomiossarcoma alveolar é frequentemente caracterizado por translocações específicas: t(2;13) ou t(1;13). A avaliação de metástases em pacientes com rabdomiossarcoma deve incluir a análise do tórax, abdome, pelve e ossos por tomografia computadorizada (TC); uma cintilografia óssea; e aspiração ou biópsia da medula óssea. Uma punção lombar é requerida em pacientes com sítio primário em região parameningeal.

O diagnóstico definitivo de osteossarcoma é frequentemente estabelecido pela realização de biópsia em local cuidadosamente escolhido. A presença de osteoide e a análise imuno-histoquímica confirmam o diagnóstico de osteossarcoma. A extensão do tumor primário deve ser delineada cuidadosamente a partir de imagens de ressonância nuclear magnética (RNM) antes do início da quimioterapia. Osteossarcomas tendem a metastatizar mais comumente para o pulmão e raramente para outros ossos. A avaliação das metástases inclui TC do tórax e análise dos ossos.

O diagnóstico do sarcoma de Ewing é realizado por análise imuno-histoquímica de material de biópsias. O sarcoma de Ewing é caracterizado por uma translocação específica **t(11;22)**, que é vista em 95% dos tumores. Imagens de ressonância nuclear magnética do local primário de lesão devem ser realizadas para delinear a extensão da lesão e qualquer massa de tecido mole associada. A avaliação de metástases envolve a análise dos ossos, CT do tórax e aspiração da medula óssea e biópsia.

DIAGNÓSTICO DIFERENCIAL

Pacientes com sarcoma de Ewing podem ser falsamente diagnosticados como acometidos por **osteomielite**; crianças com sarcoma osteogênico frequentemente recebem o diagnóstico inicial de trauma, pela presença de dor e inchaço. O diagnóstico diferencial para o rabdomiossarcoma depende da localização do tumor. Tumores do tronco e extremidades frequentemente se apresentam como uma massa indolor e podem ser inicialmente identificados como tumores benignos. O rabdomiossarcoma periorbital pode ser falsamente diagnosticado como celulite orbital e outros rabdomiossarcomas de cabeça e pescoço podem ser confundidos com otite ou sinusite crônica. O diagnóstico diferencial para rabdomiossarcoma intra-abdominal inclui outros tumores abdominais, como o tumor de Wilms ou o neuroblastoma.

TRATAMENTO

O tratamento do rabdomiossarcoma é atualmente baseado no sistema de estadiamento que incorpora tanto o sítio primário do tumor quanto as características histológicas. O sistema de estadiamento também envolve o agrupamento de acordo com o local do tumor baseado na extensão da doença e do resultado cirúrgico. Para o grupo de estudo internacional para rabdomiossarcoma, os agentes quimioterápicos mais comuns são a ciclofosfamida, vincristina e a actinomicina. Doxorrubicina, etoposídeo, ifosfamida, topotecan e irinotecan são também efetivos contra o rabdomiossarcoma. A radioterapia é administrada a pacientes que possuam doença residual mínima após cirurgia inicial ou que tenham apenas uma biópsia primária do tumor.

O tratamento atual para o osteossarcoma consiste em quimioterapia neoadjuvante seguida por cirurgia e quimioterapia adjuvante. Agentes efetivos contra osteossarcomas são doxorrubicina, cisplatina, metotrexate em alta dose, ifosfamida e etoposídeo. O tratamento do sarcoma de Ewing é similar ao empregado no oesteossarcoma; quimioterapia pré-operatória é administrada, seguida por controle local e posterior quimioterapia. Em contraste ao osteossarcoma, o sarcoma de Ewing é **radiossensível**. A quimioterapia inclui vincristina, ciclofosfamida, ifosfamida, etoposídeo e doxorrubicina.

COMPLICAÇÕES

Além dos fatores de risco dos efeitos tardios da quimioterapia, crianças com sarcomas têm complicações potenciais relacionadas com o controle local do tumor. Se o local da doença for controlado com cirurgia, as sequelas tardias podem incluir perda ou limitação da função de um membro. Caso o controle local seja complementado com radioterapia, os efeitos tardios dependem da dose de radiação dada, da extensão do local irradiado e do desenvolvimento da criança no período da radioterapia. A irradiação de tecidos interfere com o crescimento e o desenvolvimento, de forma que consequências adversas significativas podem ocorrer em crianças jovens.

PROGNÓSTICO

Para todas as crianças com sarcoma, a presença ou ausência de metástases ao diagnóstico é o fator prognóstico mais importante. A evolução permanece pobre para pacientes que, ao diagnóstico, apresentem metástase do sarcoma de Ewing, rabdomiossarcoma ou osteossarcoma. Pacientes com rabdomiossarcoma em locais favoráveis apresentam excelente prognóstico quando tratados cirurgicamente e com quimioterapia com vincristina e actinomicina. Em pacientes com osteossarcoma e sarcoma de Ewing, outro importante fator prognóstico é o **grau de necrose do tumor** após a quimioterapia pré-operatória. Em geral, pacientes cujas amostras de tumor apresentam alto grau de necrose (>90%) após a quimioterapia pré-operatória, têm uma taxa de sobrevida livre de eventos acima de 80%. Pacientes que ainda apresentam grandes quantidades de tumor viável após a quimioterapia pré-operatória têm um prognóstico bem pior. A taxa de cura para pacientes com osteossarcoma e sarcoma de Ewing é de aproximadamente 60 a 70%. Pacientes que apresentam metástase pulmonar ao diagnóstico possuem uma taxa de cura de aproximadamente 30 a 35%. Pacientes com metástases para outros ossos têm pouco prognóstico.

Leitura Sugerida

Arndt CA, Rose PS, Folpe AL, et al: Common musculoskeletal tumors of childhood and adolescence, *Mayo Clin Proc* 87:475–487, 2012.

Davenport KP, Blanco FC, Sandler AD: Pediatric malignancies: neuroblastoma, Wilms tumor, hepatoblastoma, rhabdomyosarcoma and sacrococcygeal teratoma, *Surg Clin North Am* 92:745–767, 2012.

Kopp LM, Gupta P, Pelayo-Katsanis L, et al.: Late effects in adult survivors of pediatric cancer: a guide for the primary care physician, *Am J Med* 125:636–641, 2012.

Packer RJ, MacDonald T, Vezina G: Central nervous system tumors, *Pediatr Clin North Am* 55:121–145, 2008.

Pui CH, Mulligan CG, Evans WE, et al: Pediatric acute lymphoblastic leukemia: where are we going and how do we get there? *Blood* 120:1165–1174, 2012.

Nefrologia e Urologia

John D. Mahan e Hiren P. Patel

SEÇÃO 22

Capítulo 161

AVALIAÇÃO NEFROLÓGICA E UROLÓGICA

Os rins preservam a homeostase através de múltiplos mecanismos: mantêm o equilíbrio de líquidos e eletrólitos, excretam os resíduos do metabolismo através da filtração glomerular e da secreção tubular, geram energia (gliconeogênese) e produzem hormônios endócrinos importantes (renina, metabólitos da vitamina D, eritropoetina). As doenças renais causam distúrbios na homeostase e afetam o crescimento e o desenvolvimento, resultando em uma variedade de manifestações clínicas (Tabela 161-1). Doenças renais em crianças podem representar distúrbios renais intrínsecos ou ter origem em problemas sistêmicos (Tabela 161-2).

HISTÓRIA

A produção fetal de urina contribui para o volume de líquido amniótico, a maturação pulmonar e o desenvolvimento somático. Doenças renais congênitas podem estar associadas ao volume de líquido amniótico reduzido (oligoidrâmnio) ou aumentado (polidrâmnio). A hipoplasia pulmonar e o desenvolvimento anormal da face e das extremidades podem resultar do líquido amniótico insuficiente (síndrome de Potter) (Caps. 58 e 60).

Os fatores de risco para doença renal (p. ex., ataque hipóxico-isquêmico perinatal, necrose tubular aguda, trombose da veia renal) podem ser detectados por uma história cuidadosa. Uma história familiar detalhada pode identificar doenças renais hereditárias. O crescimento e/ou alimentação insuficientes, consumo e/ou excreção anormal de líquidos podem indicar disfunção renal subjacente. Outras manifestações comuns de doenças renais ou do trato urinário estão listadas na Tabela 161-1.

EXAME FÍSICO

Doenças renais em crianças podem ser inicialmente assintomáticas e detectadas durante consultas de rotina. Crescimento anormal, hipertensão (HPT), desidratação ou edema podem sugerir doença renal oculta (Cap. 33). Características faciais anormais podem sugerir síndromes associadas a doenças renais (síndrome fetal alcoólica, síndrome de Down). Pólipos pré-auriculares, deformidades do ouvido externo ou anormalidades oftalmológicas (ceratocone, aniridria, iridociclite, catarata) podem estar associados a defeitos renais congênitos. O exame abdominal anormal pode revelar massas renais. Distensão vesical pode sugerir defeito na concentração de urina ou obstrução do trato urinário.

FISIOLOGIA RENAL

A função renal normal depende da **filtração glomerular** e **função tubular** intactas (**túbulo proximal** [TP], **alça de Henle** e **túbulo distal** [TD]) que resultam na formação da urina (Fig. 161-1). A pressão glomerular líquida favorece o movimento do líquido para fora do espaço de Bowman. A pressão intraglomerular é regulada pelo tônus arteriolar aferente e, principalmente, pelo eferente. A **renina** é produzida por células do aparelho justaglomerular, localizado na base de cada glomérulo, próximo das arteríolas aferentes/eferentes e do TD deste néfron e liberada em resposta ao fluxo e à perfusão glomerular.

O TP conduz a reabsorção isosmótica (Fig. 161-1) para reabsorver dois terços do sódio, cloreto e volume filtrados. Glicose, aminoácidos, potássio e fosfato são quase completamente reabsorvidos. Aproximadamente, 75% do bicarbonato filtrado são reabsorvidos no TP. Quando o bicarbonato filtrado excede o limiar do TP, é excretado na urina. O TP também secreta compostos como ácidos orgânicos, penicilinas e outros fármacos. O análogo mais potente da vitamina D – $1,25(OH)_2$-colecalciferol (**calcitriol**) – é produzido pelas células do TP em resposta ao hormônio paratireoide e às concentrações intracelulares de cálcio e fósforo.

A alça de Henle é o local de reabsorção de 25% de cloreto de sódio filtrado no glomérulo (Fig. 161-1). O transporte ativo de cloreto direciona o multiplicador contracorrente e compõe o gradiente medular intersticial hipertônico necessário para a concentração urinária.

O TD é composto do **túbulo contornado distal** (TCD) e dos **ductos coletores** (**DC**). O TCD é impermeável à agua e contribui para a diluição da urina através da absorção ativa do cloreto de sódio. Os DCs são o local primário de resposta ao hormônio antidiurético (vasopressina), o que leva à concentração da urina. A troca sódio-potássio e sódio-hidrogênio nos DCs é regulada pela aldosterona. A secreção ativa do íon hidrogênio, responsável pela acidificação final da urina, também ocorre nos DCs.

A produção renal de **amônia** e intraluminal de amônio (NH_4^+) facilita a excreção do íon hidrogênio urinário. O NH_4^+ urinário não é medido facilmente, mas inferido pelo cálculo do **ânion gap urinário**. O *gap* entre ânions e cátions medidos consiste principalmente de NH_4^+. Problemas com a excreção renal de ácido ou a produção de amônia diminuem o ânion gap urinário. É razoável

Tabela 161-1 — Manifestações Comuns da Doença Renal de Acordo com a Idade

ACHADO	SIGNIFICADO
NEONATO	
Massa na região lombar	Displasia multicística, obstrução do trato urinário (hidronefrose), doença policística, tumor
Hematúria	Necrose cortical/tubular aguda, malformação do trato urinário, trauma, trombose da veia renal
Anúria e oligúria	Agenesia renal, obstrução, necrose tubular aguda, trombose vascular
CRIANÇA/ADOLESCENTE	
Urina cor de *coca-cola*	Hemoglobinúria (hemólise); mioglobinúria (rabdomiólise); pigmentúria (porfiria, urato, beterraba, fármacos); hematúria (infecção, glomerulonefrite, púrpura de Henoch-Schönlein, hipercalciúria, cálculos)
Hematúria macroscópica	Infecção, glomerulonefrite, trauma, hematúria benigna, nefrolitíase, tumor
Edema	Síndrome nefrótica, glomerulonefrite, insuficiência renal aguda/crônica, doença hepática/cardíaca
Hipertensão	Glomerulonefrite aguda, insuficiência renal aguda/crônica, obstrução, cistos, displasia, coarctação da aorta, estenose da artéria renal
Poliúria	Diabetes melito, diabetes insípido central e nefrogênico, obstrução, displasia, hipocalemia, hipercalcemia, polidipsia psicogênica, anemia falciforme/traço falcêmico, insuficiência renal poliúrica, uso abusivo de diuréticos
Oligúria	Desidratação, necrose tubular aguda, glomerulonefrite aguda, nefrite intersticial, síndrome hemolítico-urêmica
Micção disfuncional/urgência	Bexiga neurogênica, infecção do trato urinário, vaginite, hipercalciúria, corpo estranho

Tabela 161-2 — Causas Primárias e Sistêmicas de Doença Renal em Crianças

PRIMÁRIA	SECUNDÁRIA (SISTÊMICA)
Síndrome nefrótica por lesão mínima	Glomerulonefrite pós-infecciosa
Glomeruloesclerose focal segmentar	Nefropatia por IgA
Glomerulonefrite membranoproliferativa	Nefrite relacionada com púrpura de Henoch-Schönlein Glomerulonefrite membranoproliferativa
Nefropatia membranosa	Síndrome hemolítico-urêmica Lúpus eritematoso sistêmico Granulomatose de Wegener e outras vasculites
Síndrome nefrótica congênita	Toxinas tubulares
Síndrome de Alport	Antibióticos
Distúrbios tubulares intrínsecos	Agentes quimioterápicos
Distúrbios renais estruturais	Hemoglobina/mioglobina
Anormalidades congênitas do trato urinário	Distúrbios tubulares
Doença renal policística	Cistinose, oxalose
Tumor renal/trato urinário	Galactosemia, intolerância hereditária à frutose Cálculos Anemia falciforme/traço falcêmico Trauma Neoplasia extrarrenal (leucemia, linfoma)

um gap urinário de aproximadamente 1 mEq/kg de peso corporal na criança normal.

A **capacidade de concentração urinária** máxima no neonato pré-termo (~400 mOsm/L) é menor do que o valor para o neonato a termo (600 a 800 mOsm/L), sendo este menor do que o valor para crianças mais velhas e adultos (~1.200 mOsm/L). Neonatos podem diluir a urina igual aos adultos (75 a 90 mOsm/L), porém a capacidade de excretar uma sobrecarga de água em lactentes é menor porque a **taxa de filtração glomerular** (TFG) é menor. A TFG alcança níveis adultos em torno de 1 a 2 anos de idade. A reabsorção tubular de sódio, potássio, bicarbonato e fosfato, e a excreção de hidrogênio estão todas reduzidas nos lactentes em relação aos adultos. Estas funções amadurecem independentemente e em diferentes idades, portanto, um neonato desenvolve rápido a capacidade de reabsorver sódio de maneira eficiente, mas demora 2 anos para que a reabsorção do bicarbonato amadureça. A **eritropoetina** é secretada pelas células intersticiais da medula renal em resposta à baixa oferta de oxigênio e ajuda a regular a produção de hemácias na medula óssea.

MANIFESTAÇÕES COMUNS

As doenças renais podem ser classificadas como primárias ou secundárias (causadas por doenças sistêmicas) (Tabela 161-2). Podem apresentar-se com sinais óbvios, como hematúria ou edema, ou com sinais sutis detectados em exames de triagem (massa abdominal ou lombar, HPT, proteinúria). Febre, irritabilidade e vômitos podem ser os primeiros sintomas em neonatos e lactentes com **infecções do trato urinário** (ITUs), enquanto a frequência e a disúria sugerem ITU em crianças mais velhas. A doença renal crônica está frequentemente associada ao déficit de

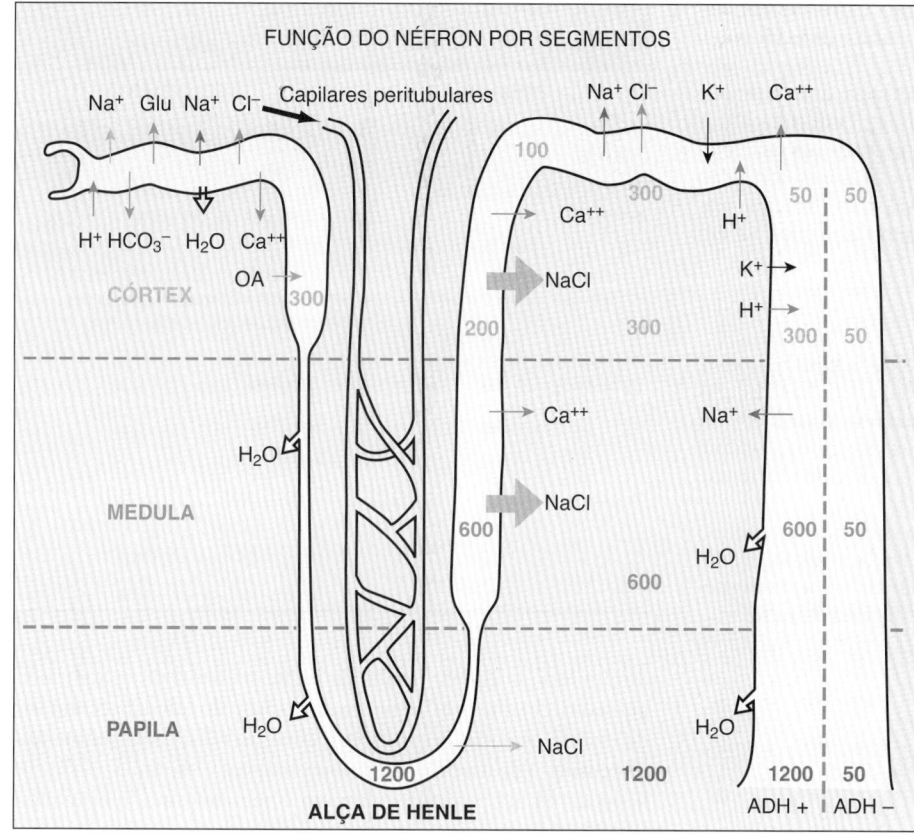

Figura 161-1 Principais funções de transporte de cada segmento do néfron, incluindo as osmolalidades representativas nos capilares peritubulares, interstício e túbulos em diferentes níveis dentro do rim. *ADH*, hormônio anti-diurético; *Glu*, glicose; *AO*, ácido orgânico. (De Andreoli TE, Carpenter CCJ, PLUM F, et al., editores: *Cecil Essentials os Medicine*, Philadelphia, 1986, WB Saunders).

crescimento e de alimentação, mas pode ser detectada inicialmente nos exames de triagem (HPT, hematúria). O jato urinário anormal pode indicar válvula de uretra posterior, outros distúrbios da bexiga ou lesões obstrutivas.

EXAMES DIAGNÓSTICOS
Exames Laboratoriais

A TFG é medida de modo mais *preciso* pela infusão de uma substância que é filtrada *livremente* pelo glomérulo, mas não é metabolizada, reabsorvida ou excretada nos túbulos ou pelos mesmos. A TFG é calculada como se segue:

$$TFG = [U] \, V / [P]$$

em que $[U]$ é a concentração urinária, $[P]$ é a concentração sérica da substância (mg/dl) usada para medir o *clearance* e V é a taxa de fluxo urinário (mL/min).

Por convenção, a TFG é corrigida para uma superfície de área corporal de 1,73 m² para permitir a comparação entre indivíduos de diferentes tamanhos. Em um neonato a termo, uma TFG não corrigida de 4 a 5 mL/min se corrige para aproximadamente 40 mL/min/1,73m². A TFG aumenta rapidamente durante os 2 primeiros anos de vida quando atinge os valores adultos (100 a 120 mL/min/1,73m²). Depois, a TFG e o tamanho do corpo aumentam proporcionalmente, e a TFG permanece estável.

A **creatinina plasmática** reflete a massa muscular, aumenta com a idade e é usada para aproximar a TFG. A creatinina também é secretada pelo TP, resultando em uma medida menos precisa da TFG nos rins imaturos ou com função renal diminuída. A **ureia** é afetada pela função renal, mas muito alterada pela hidratação, nutrição, catabolismo e dano tecidual. A relação entre a creatinina e a TFG pode ser usada para estimar a TFG. A fórmula revisada de Schwartz é a seguinte:

$$TFG = \frac{0,413 \times \text{Altura}}{Cr_{sérica}}$$

A altura é medida em centímetros. A creatinina sérica é medida em miligramas por decilitro. Esta fórmula é mais útil quando a constituição corporal e a massa muscular são razoavelmente normais e a função renal é relativamente estável. Esta fórmula pode ser mais precisa na faixa de 15 a 75 mL/min/1,73m². Valores maiores do que 75 devem ser relatados como tais em vez de um número específico. O **clearence da creatinina** ($[U_{cr}] \, V / [P_{cr}]$) estima a TFG, porém superestima a TFG quando a função renal está diminuída.

A **urinálise** (elementos anormais do sedimento, EAS) é um exame de triagem útil para anormalidades renais. Além da cor e turbidez da urina, a **urinálise macroscópica** usa uma **fita na urina** (*dipstick*) para avaliar o pH e a presença de proteína, glicose, cetonas, sangue e leucócitos. Urina diluída pode dar resultado falso-negativo para proteína; resultados falso-positivos podem ocorrer com urina extremamente alcalina ou concentrada ou se houver atraso em ler o teste. As fitas são muito sensíveis à presença de hemoglobina (ou mioglobina); existem poucos testes falso-negativos, porém muitos resultados falso-positivos. **Glicose** é detectada pela reação glicose oxidase-peroxidase e leucócitos são detectados através da reação **leucócito estearase**. O **teste do nitrito** pode detectar bacteriúria se a bactéria reduz nitrato para nitrito e tem contato prolongado com a urina. Resultados falso-negativos ocorrem com micção frequente, contagem bacteriana baixa na urina, obstrução do trato urinário e infecção com bactéria incapaz de gerar nitrito. Hematúria macroscópica ou contato prolongado (meninos circuncidados) pode resultar em teste falso-positivo para nitrito. **Urinálise microscópica** é usada para confirmar piúria e hematúria e detectar cilindros e cristais.

A proteinúria pode ser definida também pela determinação da relação **proteína/creatinina urinária** ($U_{Pr}/_{Cr}$) em uma única amostra de urina. Este valor que não utiliza unidades se relaciona muito bem com a excreção de proteínas em 24 horas: a relação $U_{Pr}/_{Cr}$ em amostra única se aproxima do valor da proteína urinária/m²/dia em 24 horas (normal <0,20; faixa nefrótica >2 em crianças).

EXAMES DE IMAGEM

A **ultrassonografia** avalia de modo confiável o tamanho do rim, determina o grau de dilatação e diferencia o córtex da medula. A bexiga também pode ser visualizada. Os **exames com Doppler pulsado** (Dopplerfluxometria) avaliam o fluxo sanguíneo arterial e venoso e podem ser usados para calcular o índice de resistência dos rins.

A **uretrocistografia miccional** envolve o enchimento repetido da bexiga para detectar o refluxo vesico-ureteral e avaliar a uretra. A **tomografia computadorizada** e a **ressonância** nuclear **magnética** substituíram em grande parte a **urografia excretora** na avaliação da estrutura e função dos rins. Exames com radionuclídeos podem definir tamanho, cicatrizes e função/excreção renais.

Capítulo 162

SÍNDROME NEFRÓTICA E PROTEINÚRIA

ETIOLOGIA E EPIDEMIOLOGIA

Encontram-se pequenas quantidades de proteína na urina de crianças saudáveis (<4 mg/m²/hora ou $U_{Pr}/_{Cr}$ <0,2). A **proteinúria nefrótica** na criança é definida com proteína maior do que 40 mg/m²/hora ou $U_{Pr}/_{Cr}$ >2,0. Proteinúria entre estes níveis é leve a moderada, mas não nefrótica.

A proteinúria pode ser **transitória** ou **persistente, assintomática** ou **sintomática** e **ortostática** (presente na posição em pé, mas não deitada) ou **fixa** (presente em todas as posições). A proteinúria pode ser **glomerular** (rupturas da barreira glomerular normal à filtração proteica) ou **tubular** (aumento da filtração, redução da reabsorção ou secreção de proteínas).

A **síndrome nefrótica** (SN) é caracterizada por **proteinúria** grave persistente (principalmente albumina; >2 g/m²/24 h); **hipoproteinemia** (albumina sérica <3,0 g/dL); **hipercolesterolemia** (>250 mg/dL) e **edema**. Idade, raça e localização geográfica afetam a incidência da SN. Certos tipos de HLA (HLA-DR7, HLA-B8 e HLA-B12) estão associados ao aumento da incidência de SN. O aumento da permeabilidade glomerular se deve a alterações da barreira normal das células glomerulares e da membrana basal que restringem a filtração das proteínas séricas. A consequente proteinúria maciça leva à diminuição das proteínas séricas, especialmente albumina. A pressão oncótica plasmática está diminuída, levando ao desvio de líquidos do compartimento vascular para o intersticial e à contração do volume plasmático. O fluxo sanguíneo renal e a taxa de filtração glomerular geralmente não estão diminuídos. O edema resulta da redução efetiva do volume sanguíneo circulante e do aumento da reabsorção tubular secundária de cloreto de sódio secundária à ativação do sistema renina-angiotensina-aldosterona. A hipoproteinemia estimula a síntese hepática de lipoproteína e diminui o metabolismo lipoproteico, levando à elevação dos lipídios séricos (colesterol, triglicerídeos) e das lipoproteínas.

A SN pode ser **primária** ou **secundária** (Tabela 162-1). Considera-se que uma criança com SN primária aparente, antes da biópsia renal, tem **síndrome nefrótica idiopática**. A **síndrome nefrótica por lesão mínima** (SNLM) é a forma histológica de SN primária mais comum em crianças. Mais de 80% das crianças com menos de 7 anos de idade com SN têm SNLM. Crianças com 7 a 16 anos de idade com SN têm 50% de chance de ter SNLM. Homens são mais afetados do que mulheres (2:1).

A **glomeruloesclerose segmentar e focal** (GESF) contribui com aproximadamente 10 a 20% das crianças com SN. Pode apresentar-se como SNLM ou com proteinúria menos importante. A GESF pode desenvolver-se a partir da SNLM ou representar uma entidade distinta. Encontra-se um fator circulante que aumenta a permeabilidade glomerular em alguns pacientes com GESF. Mais de 35% das crianças com GESF evoluem para insuficiência renal.

A **glomerulonefrite membranoproliferativa** (GNMP) é caracterizada pela hipocomplementemia com sinais de doença renal glomerular. A GNMP representa 5 a 15% das crianças com SN primária, é geralmente persistente e tem alta probabilidade de evoluir para insuficiência renal ao longo do tempo.

A **nefropatia membranosa** representa menos de 5% das crianças com SN primária. É mais comum em adolescentes e crianças com infecções sistêmicas, como hepatite B, sífilis, malária e toxoplasmose, ou com o uso de medicações específicas (ouro, penicilamina).

A **SN congênita** se apresenta durante os 2 primeiros meses de vida. Existem dois tipos comuns. O tipo finlandês é uma doença autossômica recessiva mais comum em pessoas de ascendência escandinava, sendo causada por uma mutação no componente

Tabela 162-1 | Formas Primárias e Secundárias da Síndrome Nefrótica

PRIMÁRIA	SECUNDÁRIA
Síndrome nefrótica por lesão mínima	Lúpus eritematoso sistêmico
Glomeruloesclerose focal primária	Púrpura de Henoch-Schönlein, vasculite de Wegener e outras vasculites
Glomerulonefrite membranoproliferativa	Infecções crônicas (hepatite B, hepatite C, malária, vírus da imunodeficiência humana)
Nefropatia membranosa idiopática	Reações alérgicas
	Diabetes
	Amiloidose
	Neoplasias
	Insuficiência cardíaca congestiva, pericardite constritiva
	Trombose da veia renal

proteico nefrina da fenda de filtração glomerular. O segundo tipo é um grupo heterogêneo de anormalidades, incluindo a esclerose mesangial difusa e doenças associadas a fármacos ou infecções. O início pré-natal é confirmado por níveis elevados de alfafetoproteína materna.

A **SN secundária** pode ter várias causas diferentes em crianças que estão listadas na Tabela 162-1.

MANIFESTAÇÕES CLÍNICAS

O início súbito de edema com sinal de cacifo/*Godet* presente ou ascite é a apresentação mais comum em crianças com SN. Anorexia, mal-estar e dor abdominal estão frequentemente presentes. A pressão sanguínea pode estar elevada em até 25% das crianças quando surge a SN. Necrose tubular aguda e hipotensão significativa podem ocorrer com o declínio súbito da albumina sérica e depleção importante do volume. Diarreia (edema intestinal) e angústia respiratória (edema pulmonar e derrame pleural) podem estar presentes. A SNLM caracteriza-se pela *ausência* de hematúria macroscópica, insuficiência renal, hipertensão (HPT) e hipocomplementemia.

EXAMES DIAGNÓSTICOS

Proteinúria de 1+ ou mais em 2 a 3 amostras de urina sugere proteinúria persistente que deve ser quantificada. Uma dosagem de U_{Pr}/C_r >0,2 na primeira urina da manhã exclui proteinúria ortostática e U_{Pr}/C_r >2,0 indica faixa de proteinúria nefrótica.

Além da demonstração de proteinúria, hipercolesterolemia e hipoalbuminemia, exames de rotina típicos incluem o complemento sérico C3. Um C3 baixo implica lesão diferente da SNLM e está indicada biópsia renal antes do teste terapêutico com esteroide. Hematúria microscópica pode estar presente em até 25% dos casos de SNLM, porém não é preditiva da resposta aos esteroides. Outros testes laboratoriais que incluem níveis séricos de eletrólitos, ureia, creatinina, proteína total e albumina são realizados com base nos dados da história e do exame físico. A ultrassonografia renal é frequentemente útil. A biópsia é feita quando não se suspeita de SNLM.

DIAGNÓSTICO DIFERENCIAL

A **proteinúria transitória** pode ser vista após exercício vigoroso, febre, desidratação, convulsões e terapia com agonista adrenérgico. A proteinúria é geralmente leve (U_{Pr}/C_r<1), de origem glomerular e se resolve sempre em poucos dias. Não indica doença renal.

A **proteinúria postural (ortostática)** é uma condição benigna definida pela excreção de proteína normal na posição deitada, porém proteinúria significativa quando de pé. Tem origem glomerular, mais comum em adolescentes e indivíduos altos e magros, não sendo associada à doença renal progressiva. Muitas crianças com proteinúria ortostática continuam este processo na fase adulta.

A **proteinúria tubular** é caracterizada pela preponderância de proteínas de baixo peso molecular na urina, sendo suspeita na necrose tubular aguda, pielonefrite, distúrbios renais estruturais, doença policística do rim e toxinas tubulares como antibióticos ou agentes quimioterapêuticos. A combinação de proteinúria tubular com evidência de perda de eletrólitos pelos túbulos e glicosúria é denominada **síndrome de Fanconi**.

A **proteinúria glomerular** é caracterizada por uma combinação de proteínas de alto e baixo peso molecular na urina, níveis variáveis de proteinúria e evidência frequente de doença glomerular (hematúria, cilindros hemáticos, HPT e insuficiência renal). As causas da proteinúria glomerular incluem ruptura capilar glomerular (síndrome hemolítico-urêmica, glomerulonefrite em crescente); deposição de complexos imunes no capilar glomerular (glomerulonefrite pós-estreptocócica e nefrite lúpica); e alteração da permeabilidade capilar glomerular (SNLM, SN congênita).

TRATAMENTO

Mais de 80% das crianças com menos de 13 anos de idade com SN têm formas que respondem ao esteroide (principalmente, SNLM), portanto, a terapia esteroide pode ser iniciada sem a biópsia renal se a criança apresentar achados típicos de SN. A terapia usual para SNLM é prednisona, 2 mg/kg/dia (60 mg/m^2/24 h, com máximo de 60 mg/dia), administrada uma vez ao dia ou fracionada em múltiplas doses. Mais de 90% das crianças que respondem aos esteroides, o fazem em 4 semanas. Respondedores devem receber esteroides por 12 semanas. A biópsia renal está indicada para não respondedores porque a resistência ao esteroide diminui a chance de que a SNLM seja a doença subjacente. Recidivas frequentes ou resistência ao esteroide podem necessitar de terapia imunossupressora adicional.

Não foi identificada terapia realmente eficaz para a GESF. Aproximadamente, 35% respondem à terapia esteroide; outros podem responder à terapia imunossupressora. A GNMP e a glomerulonefrite membranosa podem melhorar com a terapia crônica com esteroide ou imunossupressor, mas não têm remissão confiável com a terapia esteroide padrão para SN. Terapia clínica agressiva da SN congênita, com nefrectomia precoce, diálise e transplante é a única abordagem efetiva para esta síndrome.

O edema da SN é tratado através da restrição de sal. O edema grave pode requerer o uso de diuréticos de alça. Quando estas terapias não melhoram o edema grave, a administração parenteral cuidadosa de albumina a 25% (0,5 a 1,0 g/kg, via intravenosa, durante 1 a 2 horas) com diurético de alça intravenoso, em geral, resulta em diurese. A albumina administrada é excretada rapidamente e, portanto, a restrição de sal e os diuréticos devem ser mantidos. Derrame pleural significativo pode necessitar de drenagem. A HPT aguda é tratada com β-bloqueadores ou bloqueadores do canal de cálcio. A HPT, geralmente, responde aos inibidores da enzima conversora da angiotensina.

COMPLICAÇÕES

A incidência aumentada de infecções sérias, em especial, **bacteremia** e **peritonite** (particularmente, *Streptococcus pneumoniae*, *Escherichia coli* ou *Klebsiella*), deve-se à perda urinária de imunoglobulinas e complemento. Efeitos colaterais dos esteroides são comuns nos pacientes esteroide-dependentes e com recidivas frequentes. A hipovolemia pode resultar de diarreia ou uso de diuréticos. A perda dos fatores de coagulação, antitrombina e plasminogênio pode levar a um estado de hipercoagulabilidade com risco de **tromboembolismo** (TE). Varfarina, enoxaparina sódica, ácido acetilsalicílico de baixa dosagem, ou dipiridamol podem minimizar o risco de coágulos nos pacientes com SN e história de TE ou alto risco para TE. A hiperlipidemia promove aumento da doença vascular aterosclerótica.

PROGNÓSTICO

A maioria das crianças com SN, eventualmente, entra em remissão. Cerca de 80% das crianças com SNLM experimentam uma recidiva da SN, definida como proteinúria grave que persiste por 3 ou mais dias consecutivos. Proteinúria transitória (até 3 dias) pode ocorrer com infecção intercorrente em crianças com SNLM, não sendo considerada recidiva. A terapia esteroide é geralmente eficaz para a recidiva verdadeira. Pacientes que respondem ao esteroide têm pequeno risco para insuficiência renal crônica. Pacientes com GESF podem responder no início aos esteroides, mas depois desenvolvem resistência. Muitas crianças com GESF evoluem para falência renal em estádio terminal (Cap. 165). A recorrência da GESF ocorre em 30% das crianças submetidas a transplante renal.

Tabela 163-1	Diagnóstico Diferencial da Urina Vermelha/Hematúria
HEMATÚRIA FALSA	
Não patológica (cristais de urato em lactentes, alimentos ingeridos, medicações, corantes)	
Patológica (hemoglobinúria da anemia hemolítica, mioglobinúria da rabdomiólise)	
GLOMERULAR	
Lesão imunológica (GN – p. ex., GNPE, nefropatia por IgA, GNMP, doenças sistêmicas)	
Distúrbios estruturais (síndrome de Alport, doença da membrana basal fina)	
Lesão mediada por toxina (SHU)	
TUBULOINTERSTICIAL/PARENQUIMATOSA	
Inflamação (nefrite intersticial, pielonefrite)	
Vascular (traço/doença falciforme, síndrome de Nutcracker)	
Estrutural (ruptura de cisto, tumor de Wilms, obstrução do trato urinário, trauma renal)	
TRATO URINÁRIO INFERIOR	
Inflamação (cistite, cistite hemorrágica, uretrite)	
Lesão (trauma, cálculo renal)	
Hipercalciúria	

GN, glomerulonefrite; *SHU*, síndrome hemolítico-urêmica; *GNMP*, glomerulonefrite membranoproliferativa; *GNPE*, glomerulonefrite pós-estreptocócica.

Capítulo 163

GLOMERULONEFRITE E HEMATÚRIA

ETIOLOGIA E EPIDEMIOLOGIA

A criança com **hematúria macroscópica** pode ter uma doença séria e necessitar de avaliação imediata. A **hematúria microscópica**, definida como mais de 3 a 5 hemácias por campo de alta resolução na urina de micção recente e centrifugada, é geralmente benigna. A hematúria microscópica assintomática isolada é encontrada em até 4% das crianças saudáveis. Na maioria dos casos, este é um achado transitório. A hematúria se origina de doença glomerular, processos tubulointersticiais e distúrbios do trato urinário inferior (Tabela 163-1).

Inflamação imunomediada é o mecanismo da **glomerulonefrite** (GN). Glomerulonefrite pós-estreptocócica (GNPE) é a forma mais comum de GN aguda e a nefropatia por IgA é a causa crônica mais comum de GN, porém, podem ocorrer muitos outros tipos de GN. As causas identificáveis mais comuns de hematúria relacionadas com o trato urinário inferior incluem infecção do trato urinário (ITU), cálculos renais e hipercalciúria.

MANIFESTAÇÕES CLÍNICAS

Crianças com **GN aguda** se apresentam, em geral, com hematúria (macro ou microscópica) junto com outros achados importantes da lesão glomerular (proteinúria, hipertensão, edema, oligúria, insuficiência renal). A **GNPE** é mais frequente em crianças de 2 a 12 anos, sendo mais comum em meninos. As manifestações da GNPE são típicas da GN aguda e listadas anteriormente, se desenvolvendo 5 a 21 dias (média de 10 dias) após a faringite estreptocócica e 4 a 6 semanas depois do impetigo. A **GN pós-infecciosa aguda** se apresenta da mesma maneira da GNPE e pode ocorrer após infecções com outros patógenos bacterianos e virais. A GNPE pode desenvolver-se apesar do tratamento com antibióticos no período da infecção. Deve ser dada atenção especial à pressão arterial porque a hipertensão pode ser grave o suficiente para causar complicações como insuficiência cardíaca, convulsões e encefalopatia.

A apresentação da **nefropatia por IgA** é mais variável e pode ser como GN aguda, hematúria microscópica assintomática ou hematúria macroscópica recorrente junto com uma infecção do trato respiratório superior, em vez de vários dias depois, como ocorre na GNPE. Crianças com hematúria secundária a doenças sistêmicas como a nefrite da púrpura de Henoch-Schönlein, nefrite lúpica e GN associada à vasculite se apresentarão com outras manifestações sistêmicas da respectiva doença.

Uma forma especial de GN é a **glomerulonefrite rapidamente progressiva** (GNRP) que se apresenta com um quadro típico de GN aguda, mas a insuficiência renal progride mais rápida e gravemente. A biópsia renal mostra proliferação das células epiteliais glomerulares com crescentes. A GNRP pode ser idiopática ou secundária a quaisquer dos tipos conhecidos de GN. O reconhecimento precoce da GNRP é crucial para prevenir a evolução para a doença renal crônica em estágio terminal (DRET) que ocorre quando não há tratamento imediato.

A **síndrome de Alport** é causada, geralmente, por mutações do cromossomo X no colágeno tipo IV, resultando em uma membrana basal glomerular (MBG) anormal e pode apresentar-se com hematúria microscópica assintomática ou macroscópica.

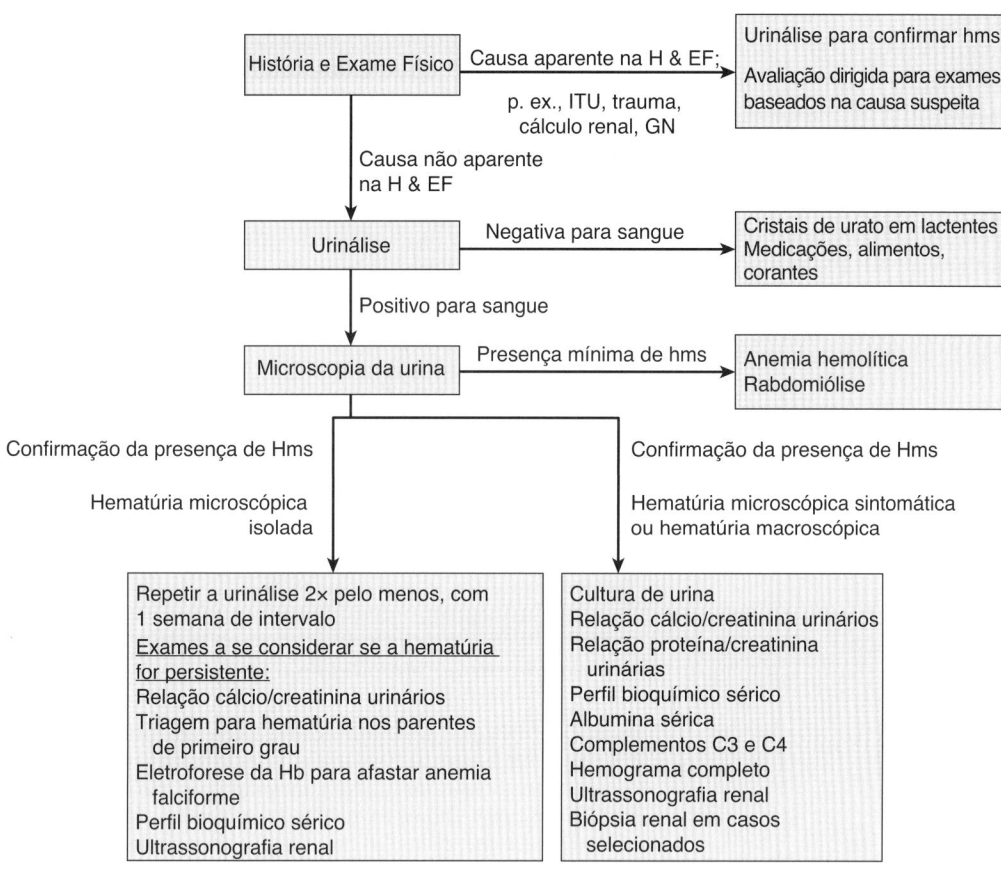

Figura 163-1 Algoritmo sugerido para avaliação de urina vermelha/hematúria. *GN*, Glomerulonefrite; *H & EF*, história e exame físico; *Hb*, hemoglobina; *Hms*, hemácias; *ITU*, infecção do trato urinário.

Os homens desenvolvem, geralmente, insuficiência renal progressiva e perda neurossensorial da audição quando adolescentes ou adultos jovens. As mulheres seguem um curso mais benigno, porém têm, pelo menos, hematúria microscópica. A **doença da membrana basal fina** (hematúria familiar benigna) é causada por mutações mais benignas, levando ao afinamento da membrana basal. A mutação é frequentemente autossômica dominante e, portanto, a hematúria é, em geral, observada nos parentes de primeiro grau. Ao contrário da síndrome de Alport, a doença da membrana basal fina não é progressiva e apresenta, geralmente, excelente prognóstico.

A apresentação da hematúria de causas não glomerulares é mais variável e relacionada com a etiologia subjacente. Hematúria devido a distúrbios tubulares é, em geral, apenas microscópica e pode estar associada à proteinúria, glicosúria e poliúria. Estas crianças não têm hipertensão e apenas desenvolvem insuficiência renal quando a doença é mais grave. Hematúria macroscópica indolor pode ser vista na doença/traço falciforme, tumor de Wilms e exercício extenuante. A hematúria pode ou não estar associada à dor quando causada por sangramento vesical e a síndrome de Nutcracker. Hematúria macroscópica seguida de um trauma pode significar lesão renal ou do trato urinário inferior mais grave. **ITU** está associada a sintomas típicos como disúria e frequência urinária. **Urolitíase** pode estar associada à hematúria assintomática ou dor abdominal ou lombar. **Hipercalciúria** pode causar hematúria macroscópica e microscópica, podendo estar associada a sintomas do trato urinário como disúria e frequência urinária ou ser assintomática.

EXAMES DIAGNÓSTICOS

Todos os pacientes com hematúria devem ter história e exame físico cuidadosos (incluindo pressão arterial) junto com a realização de urinálise com exame microscópico para identificar hemácias. A hematúria glomerular é sugerida por um aspecto acastanhado (cor de chá ou *coca-cola*) da urina e presença de cilindros hemáticos e/ou hemácias dismórficas na microscopia urinária. A urina de cor mais vermelho-vivo sem cilindros hemáticos ou hemácias dismórficas é mais sugestiva de que a origem esteja no trato urinário inferior. No entanto, pode haver sobreposição destes achados.

Um algoritmo sugerido para a avaliação da hematúria é mostrado na Figura 163-1. Hematúria macroscópica e microscópica e os achados associados devem ter avaliação laboratorial adicional. A presença do complemento C3 baixo encaminha o diagnóstico diferencial para GNPE, GN membranoproliferativa e nefrite lúpica. Crianças com hematúria microscópica assintomática isolada podem ser observadas com urinálises repetidas. Se a hematúria persistir, torna-se apropriada avaliação adicional.

TERAPIA

A terapia para GNPE é de suporte e envolve restrição do sódio da dieta, diuréticos e agentes anti-hipertensivos quando necessário. Embora o tratamento da infecção estreptocócica não previna a GNPE, o tratamento antibiótico é aconselhável na infecção estreptocócica ativa. Terapias para crianças com outras formas de GN dependem da causa subjacente e da gravidade. Em alguns casos, a terapia anti-inflamatória envolvendo corticosteroides e/ou outros agentes imunossupressores pode ser usada. Tratamento com inibidores da enzima conversora da angiotensina pode reduzir a proteinúria e a hiperperfusão glomerular, mas deve ser usado com cuidado na vigência de lesão renal aguda.

PROGNÓSTICO E PREVENÇÃO

A GNPE tem, em geral, um prognóstico benigno. Em casos típicos, a hematúria macroscópica, proteinúria e edema diminuem rapidamente (em 5 a 10 dias). A hematúria microscópica pode persistir por meses ou até anos; mais de 95% das crianças se recuperam completamente sem sequelas em longo prazo.

Crianças com nefropatia por IgA e outras formas de GN crônica têm maior risco de evoluir para DRET. O prognóstico para a recuperação renal na GN crônica e na GNRP é variável e relacionado com doença subjacente e com a gravidade da doença. A presença de proteinúria grave e persistente, hipertensão, diminuição da função renal e lesões glomerulares graves na biópsia está associada a um pior prognóstico.

Crianças com hematúria microscópica assintomática isolada idiopática ou suspeita de doença da membrana basal glomerular fina têm um excelente prognóstico, em geral. Acompanhamento em longo prazo, incluindo urinálises (para afastar proteinúria) e medida da pressão arterial, é necessário para excluir formas progressivas de doença renal.

Capítulo 164

SÍNDROME HEMOLÍTICO-URÊMICA

ETIOLOGIA E EPIDEMIOLOGIA

A síndrome hemolítico-urêmica (SHU) é caracterizada pela tríade: **anemia hemolítica microangiopática**, **trombocitopenia** e **lesão renal**, sendo uma causa importante de lesão renal aguda em criança. A SHU ocorre comumente em crianças com menos de 5 anos, mas pode ocorrer em crianças mais velhas. O tipo mais comum de SHU está associado a uma doença diarreica prodrômica (**D+SHU**). A contaminação de carnes, frutas, vegetais ou água com *Escherichia coli* produtora de verotoxina (VT) (mais comumente ***E. Coli* O157:H7**) é responsável por muitos surtos. A VT pode ser produzida por outras cepas de *E.coli*, assim como por outras bactérias como a *Shigella*. A VT causa enterocolite hemorrágica de gravidade variável e resulta na SHU em 5 a 15% das crianças afetadas.

A SHU que se apresenta sem o pródromo de diarreia (**SHU atípica**), pode ocorrer em qualquer idade. O curso clínico é, em geral, mais grave do que o da D+SHU. SHU atípica pode ser secundária à infecção (*Streptococcus pneumoniae*, vírus da imunodeficiência humana), defeitos genéticos e adquiridos na regulação do complemento, medicações, malignidade, lúpus eritematoso sistêmico e gravidez.

MANIFESTAÇÕES CLÍNICAS

A D+SHU clássica começa com enterocolite, frequentemente com fezes sanguinolentas, seguida em 7 a 10 dias por fraqueza, letargia e oligúria/anúria. O exame físico revela irritabilidade, palidez e petéquias. A desidratação é frequente, porém algumas crianças têm sobrecarga de volume e/ou lesão renal. O envolvimento do sistema nervoso central (SNC), incluindo convulsões, ocorre em até 25% dos casos. Outros envolvimentos potenciais de órgãos ocorrem na pancreatite, disfunção cardíaca e perfuração do cólon.

As crianças sem evidência de pródromo diarreico podem ter uma síndrome microangiopática similar, identificada como **púrpura trombocitopênica trombótica** (PTT). Crianças com PTT geralmente têm doença renal significativa. Episódios recorrentes são comuns. Pode haver dificuldade em distinguir a PTT da SHU em alguns casos, porque o envolvimento do SNC também ocorre na SHU. Identificaram-se deficiências de ADAMTS13, uma protease de clivagem do fator de von Willebrand em crianças afetadas com PTT.

EXAMES DIAGNÓSTICOS

Achados laboratoriais comuns na SHU estão listados na Tabela 164-1. O esfregaço do sangue periférico evidencia hemólise microangiopática. O teste de Coombs é negativo. A diarreia e a presença de *E. coli* produtora de toxina podem estar resolvidas quando a SHU for diagnosticada.

TRATAMENTO E PROGNÓSTICO

A terapia para SHU é de suporte e inclui reposição de volume, controle da hipertensão e manuseio das complicações da insuficiência renal, incluindo diálise quando indicado. As transfusões de hemácias são realizadas quando necessário. As transfusões de plaquetas devem ser evitadas porque podem contribuir para a microangiopatia trombótica e são indicadas somente em caso de hemorragia ativa e antes de um procedimento. Antibióticos e agentes antidiarreicos podem aumentar o risco para o desenvolvimento da SHU. Hidratação precoce durante a fase diarreica pode diminuir a gravidade da insuficiência renal. A maioria das crianças (>95%) com D+SHU sobrevive à fase aguda e recupera a função renal normal, embora algumas possam ter evidência de morbidade em longo prazo.

Tabela 164-1 | Achados Laboratoriais Comuns na Síndrome Hemolítico-Urêmica

EVIDÊNCIA DE ANEMIA HEMOLÍTICA MICROANGIOPÁTICA
Anemia
Trombocitopenia
Presença de esquizócitos, células em capacete e equinócitos no esfregaço de sangue periférico
LDH aumentado
Haptoglobina diminuída
Bilirrubina indireta aumentada
AST aumentada
Contagem de reticulócitos elevada

EVIDÊNCIA DE LESÃO RENAL
Creatinina elevada
Presença de hematúria, proteinúria, piúria e cilindros na urinálise

OUTROS ACHADOS POTENCIAIS
Leucocitose
Cultura de fezes positiva para *E. coli* O157:H7
Teste de fezes positivo para toxina shiga
Amilase/lipase elevadas

AST, Aspartato aminotransferase; *LDH*, desidrogenase láctica.

Capítulo 165

INSUFICIÊNCIA RENAL AGUDA E CRÔNICA

LESÃO RENAL AGUDA
Etiologia

A **lesão renal aguda** (LRA), antes denominada *insuficiência renal aguda*, refere-se à diminuição abrupta da taxa de filtração glomerular (TFG) e da função tubular. Isso pode levar à diminuição da excreção dos produtos residuais (p. ex., ureia) e a um distúrbio na homeostase de líquidos e eletrólitos. O reconhecimento e o tratamento precoces da LRA são cruciais.

A LRA pode ser **oligúrica** (< 1mL/kg/h em neonatos e lactentes, <0,5 mL/kg/h em crianças) ou **não oligúrica**, a qual é mais difícil de reconhecer. Embora o débito urinário na LRA não oligúrica seja normal ou poliúrico, os distúrbios eletrolíticos e a uremia podem tornar-se significativos. As principais causas da LRA podem ser divididas nas categorias **pré-renal** (hipoperfusão renal), **renal intrínseca** (tubular, glomerular ou lesão vascular) e **pós-renal** (obstrução do trato urinário) (Tabela 165-1). Em muitos casos, a causa da LRA é multifatorial.

A azotemia pré-renal se deve mais comumente à **desidratação**, mas pode ser secundária a outros mecanismos de hipoperfusão glomerular. A lesão tubular compreende as causas mais comuns de LRA intrínseca em crianças. A lesão tubular pode ter origem na isquemia-hipóxia (**necrose tubular aguda**), infecção (**sepse**), **agentes nefrotóxicos** (medicações, contraste, mioglobina) e inflamação (**nefrite intersticial**). LRA pós-renal pode ser resultante de **obstrução do trato urinário** estrutural ou funcional.

Manifestações Clínicas

História, exame físico e exames básicos, em geral, permitem classificar adequadamente a criança com LRA (Tabela 165-2). Azotemia pré-renal é caracterizada por fatores precipitantes e oligúria. A lesão tubular intrínseca se associa a fatores precipitantes, mas o débito urinário pode ser baixo, normal ou alto, dependendo da gravidade da lesão. As doenças glomerulares e vasculares podem apresentar-se com hematúria, edema, hipertensão e oligúria. O débito urinário na LRA pós-renal pode ser baixo ou normal e pode estar associado a massas lombares ou bexiga distendida ao exame. Dependendo da causa subjacente e da gravidade da doença, a LRA pode ocorrer com sinais de desidratação ou sobrecarga de volume.

Exames Diagnósticos

Deve ser obtida uma **urinálise** (UA) em todas as crianças com LRA. Na azotemia pré-renal, não há um achado especial na UA, apenas a densidade específica é alta, refletindo a retenção apropriada de água na vigência de hipoperfusão renal. Neonatos, no entanto, também não são capazes de concentrar urina. Na lesão tubular intrínseca e na LRA pós-renal, a UA pode mostrar hematúria leve e/ou proteinúria com densidade específica de 1.015 ou menos. Na lesão vascular ou glomerular, a hematúria e a proteinúria são, em geral, moderadas a graves. Nos estados oligúricos, a diferenciação entre azotemia pré-renal e necrose tubular aguda pode ser auxiliada pela osmolalidade urinária e pela excreção fracionada de sódio (Tabela 165-2). A **ultrassonografia renal** é útil para determinar o tipo de LRA (Tabela 165-2). Biópsia renal está indicada apenas em casos selecionados.

Anormalidades eletrolíticas comuns vistas na LRA incluem hipercalemia, acidose metabólica, hipocalcemia e hiperfosfatemia. Estas dosagens precisam ser monitoradas frequentemente, dependendo dos resultados iniciais e da evolução clínica. Deve ser obtido um hemograma completo, pois a anemia é frequente. Outros exames podem ser realizados se indicados clinicamente.

Tratamento

Em alguns casos, a doença subjacente pode ser tratada. Os exemplos incluem a reposição de volume na desidratação, suspender uma medicação nefrotóxica e aliviar a obstrução do trato urinário. Em todos os casos, deve ser feito um esforço para limitar o dano renal adicional (p. ex., assegurar a adequada perfusão renal e evitar medicações nefrotóxicas). As doses dos medicamentos devem ser ajustadas para a função renal diminuída quando apropriado.

A terapia hídrica depende do volume circulante e do débito urinário. Se houver hipovolemia, o volume intravascular deve ser expandido pela administração intravenosa de soro fisiológico. Se houver hipervolemia, deve-se tentar 1 a 2 mg/kg de furosemida e restrição hídrica. Se o paciente estiver com a volemia relativamente normal, a entrada total de líquidos deve ser ajustada de acordo com a eliminação, que pode ser maior ou menor do que o

Tabela 165-1	Causas de Lesão Renal Aguda
PRÉ-RENAL	
Desidratação	
Hemorragia	
Choque séptico	
Queimaduras	
Insuficiência cardíaca	
Cirrose	
PÓS-RENAL (OBSTRUÇÃO)	
Obstrução uretral (estreitamento, válvula de uretra posterior)	
Obstrução ureteral	
Ureterocele	
Tumor extrínseco comprimindo a saída da bexiga	
Bexiga neurogênica (mielomeningocele, lesão medular)	
INTRÍNSECA	
Necrose tubular aguda	
Nefrotoxinas (medicações, contraste, mioglobina)	
Infecção (sepse)	
Nefrite intersticial	
Lesão glomerular (glomerulonefrite primária, vasculite, síndrome hemolítico-urêmica)	
Vascular (trombose da veia renal, embolia arterial, hipertensão maligna)	

Tabela 165-2 | Avaliação Clínica e Laboratorial da Lesão Renal Aguda

LABORATÓRIO/QUADRO CLÍNICO	PRÉ-RENAL		RENAL		PÓS-RENAL
	CRIANÇA	NEONATO	CRIANÇA	NENATO	
Débito urinário	Baixo		Baixo, normal ou alto		Baixo ou normal
Urinálise	Normal		Hemácias, leucócitos, proteína, cilindros		Variável
Na⁺ urinário (mEq/L)	<15	<20-30	>40	>50	Variável, pode ser >40
FE_{Na}^* (%)	<1	<2,5	>2	>2,5	Variável, pode ser >2
Osmolalidade urinária (mOsm/L)	>500	>350	~300	~300	Variável, pode ser <300
Ultrassonografia renal	Normal		Ecogenicidade aumentada, diferenciação corticomedular diminuída		Hidronefrose

FE_{Na}, excreção fracionada de sódio.
*FE_{Na} (%) = [(sódio urinário/sódio plasmático) ÷ (creatinina urinária/creatinina plasmática)] × 100.

Tabela 165-3 | Indicações para Terapia de Substituição Renal

DIÁLISE CRÔNICA E/OU AGUDA
Sobrecarga de volume
Acidose metabólica
Anormalidades eletrolíticas
Uremia

DIÁLISE AGUDA
Ingestão de algumas substâncias
Hiperamonemia

DIÁLISE CRÔNICA
Crescimento insuficiente
Doença renal crônica estádio 5 (doença renal em estádio terminal)

normal, dependendo do débito urinário. A avaliação do consumo e da eliminação de líquidos deve ser auxiliada pela medida frequente do peso corporal.

Uma grande parte do tratamento da LRA envolve o manuseio de suas complicações. Distúrbios eletrolíticos são tratados conforme a necessidade. O consumo de potássio e medicações que aumentem potássio deve ser restringido. Cálcio intravenoso diminuirá o risco de arritmia enquanto são iniciadas medidas para desviar potássio para dentro das células (bicarbonato, beta-agonistas, insulina/dextrose) e acelerar a remoção (diuréticos, resinas de troca sódio-potássio, diálise). O tratamento preferido da hipocalcemia envolve a suplementação oral e calcitriol, sendo a suplementação IV reservada para casos graves. A hipertensão pode ser tratada com diuréticos, bloqueadores do canal de cálcio e vasodilatadores. Os inibidores da enzima conversora da angiotensina (ECA) são evitados, em geral, na vigência de LRA.

As principais indicações para **diálise aguda** estão listadas na Tabela 165-3. Pode-se tentar a terapia medicamentosa antes de iniciar a terapia de substituição renal. Não há valor estabelecido de ureia ou creatinina no qual a diálise deva ser iniciada para uremia. As opções de substituição renal para crianças incluem diálise peritoneal, hemodiálise e terapia contínua de substituição renal. A escolha é feita de acordo com critérios individuais.

Prognóstico

A recuperação da LRA depende da sua etiologia, gravidade, disponibilidade de tratamentos específicos e outros aspectos da evolução do paciente. A LRA não oligúrica, em geral, tem boa recuperação, enquanto o prognóstico da LRA oligúrica é mais variável. Mesmo com uma recuperação aparentemente boa, a história da LRA pode fazer com que a criança tenha risco aumentado para complicações renais futuras, incluindo a doença renal crônica (DRC).

DOENÇA RENAL CRÔNICA
Etiologia e Epidemiologia

As anomalias congênitas do rim e do trato urinário (ACRTU) são as causas mais comuns de DRC entre o nascimento e 10 anos de idade. Após os 10 anos, doenças adquiridas como glomeruloesclerose segmentar e focal e glomerulonefrite (GN) são as causas mais frequentes de DRC. O risco de progressão para doença renal em estágio terminal (DRET) está relacionado com a causa subjacente e com a gravidade da DRC. Durante a puberdade, a função renal pode se deteriorar se os rins danificados não forem capazes de crescer e se adaptar ao aumento das demandas. A DRC é dividida em estádios para facilitar a avaliação e o acompanhamento adequados (Tabela 165-4). A TFG pode ser estimada em crianças usando a fórmula de Schwartz (Cap. 161). A maioria das complicações da DRC não se manifesta até o estádio 3 da DRC. No estádio 4, as complicações se tornam mais numerosas e graves. Crianças no estádio 5 da DRC (DRET) são geralmente tratadas com diálise ou transplante renal.

Manifestações Clínicas

A apresentação clínica da criança com DRC pode estar relacionada tanto com o diagnóstico de base quanto com as complicações da DRC. A criança com ARCTU pode ter poliúria, polidipsia e infecções recorrentes do trato urinário. A criança com doença glomerular pode ter hematúria, proteinúria, edema e hipertensão. Complicações comuns da DRC em crianças estão listadas na Tabela 165-5. A maior parte destas complicações tem etiologia multifatorial. Por exemplo, fatores associados ao **atraso do crescimento** incluem nutrição insuficiente, **osteodistrofia renal (ODR)**, acidose metabólica, anormalidades hormonais e resistência ao hormônio do crescimento. **Anemia** resulta primariamente da falha na produção adequada de **eritropoetina** e da deficiência de ferro. A ODR é, com frequência, causada pelo **hiperparatireoidismo secundário** consequente à diminuição da produção de 1,25-di-hidroxivitamina D no rim, hipocalcemia e hiperfosfatemia (da excreção renal diminuída). A ODR, se prolongada ou grave, pode, eventualmente, levar ao raquitismo e deformidades ósseas.

Tabela 165-4	Classificação dos Estádios da Doença Renal Crônica
ESTÁDIO	**TFG (ML/MIN/1,73 M²)*** **DESCRIÇÃO**
1	>90 — Dano renal mínimo
2	60-89 — Dano renal com redução leve da TFG
3	30-59 — Redução moderada da TFG
4	15-29 — Redução grave da TFG
5	<15 (ou diálise) — Doença renal em estádio terminal

De National Kidney Foundation Kidney Disease Outcomes Quality Initiative.
TFG, taxa de filtração glomerular.
*TFG, Variações da TFG se aplicam a crianças com 2 anos e maiores.

Tabela 165-5	Complicações Comuns e Tratamentos da DRC
COMPLICAÇÃO	**TRATAMENTO**
1. Crescimento insuficiente	Aumentar o consumo de calorias, tratar a acidose, tratar a osteodistrofia renal, GH recombinante
2. Anemia	Eritropoetina, suplementação de ferro
3. Osteodistrofia renal/hiperparatireoidismo secundário	Suplementação de 1,25-di-hidroxivitamina D e de cálcio, restrição do fósforo da dieta, ligadores de fosfato
4. Cardiovascular	
4a. Hipertensão	Medicações anti-hipertensivas
4b. Hipertrofia do ventrículo esquerdo	Controle de volume
5. Anormalidades eletrolíticas	Dieta com pouco K, furosemida, poliestireno sulfonato de sódio
5a. Hipercalemia	
5b. Hiponatremia	Suplementação de sódio
5c. Acidose metabólica	Reposição de álcalis

DRC, doença renal crônica; GH, hormônio do crescimento; K, potássio.

A **hipertensão** e a **hipertrofia ventricular esquerda** são complicações cardiovasculares comuns. Puberdade tardia resulta da alteração da secreção de gonadotropina e dos padrões de retroalimentação. O aprendizado e o desempenho escolar também podem ser afetados na DRC.

Tratamento

O tratamento das crianças com DRC avançada requer uma equipe multidisciplinar de especialistas em pediatria. A nutrição deve ser adequada, mesmo se para isso forem necessários suplementos dietéticos e alimentação por sonda. Em lactentes, uma fórmula de leite artificial com baixo teor de solutos pode estar indicada. A menos que a criança seja oligúrica, a restrição de líquidos não é necessária. Muitas crianças com ACRTU necessitam de suplementação de sal devido à perda urinária de sódio. Crianças com GN, ao contrário, tendem a reter sódio e podem tornar-se hipertensas ou edematosas se receberem sal em excesso. Considerações comuns sobre o tratamento para outras complicações da DRC são mostradas na Tabela 165-5.

Medidas podem ser tomadas para preservar a função renal ou diminuir a progressão para DRC. Hipertensão e proteinúria podem ser tratadas com inibidores da ECA ou bloqueadores do receptor de angiotensina. Medicações nefrotóxicas potenciais devem ser evitadas quando possível e o ajuste da medicação para a função renal reduzida deve ser feito quando apropriado. Em geral, o consumo de proteína não está restrito na DRC pediátrica.

O melhor tratamento para DRET é o **transplante renal**. Tanto doadores falecidos quanto vivos podem ser utilizados para transplante renal, porém, são preferidos doadores vivos, quando disponíveis. A **diálise de manutenção** é eficaz para a criança que aguarda o transplante renal ou para a qual o transplante não é possível. As indicações para diálise crônica são descritas na Tabela 165-3. A **diálise peritoneal** é feita em casa pela família. A **hemodiálise** é feita três vezes por semana em um centro de diálise.

Prognóstico

Crianças com DRC leve (estádios 1 e 2) podem evoluir bem, mas precisam ser monitoradas em relação à perda progressiva da função renal. Crianças com estádios 3 e 4 da DRC têm alta probabilidade de progredir para DRET em algum momento, embora o período de tempo possa variar. Crianças com transplantes renais, geralmente, evoluem bem, mas têm que tomar medicações imunossupressoras associadas a uma variedade de efeitos colaterais, incluindo infecções, nefrotoxicidade, complicações cardiovasculares e risco aumentado para certas neoplasias. Infelizmente, a maioria dos rins transplantados entra em falência com o tempo, mas podem durar vários anos. Crianças em diálise de manutenção têm a morbidade e mortalidade mais altas, especialmente se o tempo de diálise for longo. Portanto, o objetivo primordial é receber um transplante renal.

Capítulo 166

HIPERTENSÃO

DEFINIÇÃO

Em crianças, a hipertensão (HPT) é definida como pressão arterial (PA) maior do que o percentil 95 para idade, gênero e altura, medida em pelo menos três ocasiões diferentes. O contexto para a aferição da PA (p. ex., tamanho do manguito, dor, ansiedade) é importante. O estadiamento da HPT é mostrado na Tabela 166-1. Emergência hipertensiva é definida como a elevação grave da PA associada ao dano no órgão-alvo (encefalopatia, insuficiência cardíaca).

ETIOLOGIA

A HPT pediátrica tem muitas causas (Tabela 166-2) que são **primárias** (essenciais) ou **secundárias**. A **HPT essencial** é a causa mais comum de HPT em adolescentes. Crianças obesas têm maior probabilidade de desenvolver HPT essencial. Deve-se suspeitar de HPT secundária em uma idade mais jovem e quando a PA está mais elevada. A **doença renal** é a causa mais comum de HPT secundária em criança.

MANIFESTAÇÕES CLÍNICAS

A maioria das crianças com HPT não tem sintomas. Sinais e sintomas associados à HPT grave incluem encefalopatia (cefaleia,

Tabela 166-1	Classificação da Pressão Arterial
CATEGORIA DA PRESSÃO ARTERIAL	**PERCENTIL DA PRESSÃO ARTERIAL (%)**
Normal	<90
Pré-hipertensão	*90 a 95
Hipertensão estádio 1	95 a (99 + 5 mmHg)
Hipertensão estádio 2	>99 + 5 mmHg

*Se o % do percentil 90 é >120/80, usar 120/80 como limite mínimo.

Tabela 166-2	Causas da Hipertensão
HIPERTENSÃO PRIMÁRIA	
Hipertensão essencial	
Síndrome metabólica	
CAUSAS RENAIS	
Anomalias congênitas (displasia renal, uropatia obstrutiva)	
Distúrbios estruturais (tumor de Wilms, doença policística renal)	
Glomerulonefrite	
Lesão adquirida (cicatriz renal, necrose tubular aguda)	
CAUSAS ENDÓCRINAS	
Tumores secretores de catecolaminas (feocromocitoma, neuroblastoma)	
Hipercortisolismo (síndrome de Cushing)	
Hiperaldosteronismo	
Hipertireoidismo	
CAUSAS NEUROLÓGICAS	
Aumento da atividade simpática (estresse, ansiedade, dor)	
Disautonomia	
Aumento da pressão intracraniana	
CAUSAS VASCULARES	
Coarctação da aorta	
Embolia da artéria renal	
Trombose da veia renal	
Estenose da artéria renal	
Vasculite	
OUTRAS CAUSAS	
Apneia obstrutiva do sono	
Medicações, drogas ilícitas	

vômitos, convulsões), insuficiência cardíaca, acidente vascular encefálico e retinopatia (borramento da visão, hemorragia em chama de vela e manchas em flocos de algodão no exame da retina). A história neonatal (baixo peso ao nascer ou uso de cateter na artéria umbilical); história familiar de HPT, acidente vascular encefálico ou doença cardíaca; e história dietética (sal ou cafeína em excesso, medicamentos) são importantes. Achados adicionais que podem sugerir causas específicas incluem sopro abdominal; pressão diminuída nos membros inferiores e pulso femoral fraco (coarctação da aorta); manchas café com leite (estenose da artéria renal associada à neurofibromatose); massa na região lombar (hidronefrose, tumor de Wilms); taquicardia com rubor e sudorese excessiva (feocromocitoma); e obesidade no tronco, acne, estrias e corcova de búfalo (síndrome de Cushing). Sinais de doença renal subjacente podem estar presentes.

EXAMES DIAGNÓSTICOS

Além da história e do exame físico, a avaliação das crianças com HPT confirmada inclui o seguinte:
1. Avaliação etiológica padrão (urinálise, eletrólitos, ureia, creatinina e ultrassonografia renal)
2. Exames específicos baseados na suspeição clínica (p. ex., metanefrinas plasmáticas, estudos da tireoide, exames de imagem vasculares)
3. Avaliação do dano causado no órgão-alvo (ecocardiograma para hipertrofia do ventrículo esquerdo)
4. Avaliação de outros fatores de risco cardiovasculares (lipídios, glicose de jejum, ácido úrico)

TRATAMENTO

Mudanças terapêuticas no estilo de vida (dieta, exercícios) devem ser iniciadas para o estádio 1 assintomático da HPT sem dano em órgão-alvo ou doença sistêmica. A medicação deve ser iniciada para o estádio 2 ou HPT sintomática e HPT no estádio 1, a qual não responde as mudanças do estilo de vida. Os bloqueadores do canal de cálcio ou inibidores da enzima conversora da angiotensina são as opções de primeira linha mais frequentemente escolhidas em crianças. Bloqueadores do receptor da angiotensina, betabloqueadores ou diuréticos também são recomendados como agentes anti-hipertensivos de primeira linha. Pode ser necessário mais de um agente. A emergência hipertensiva requer hospitalização imediata e pode requerer tratamento anti-hipertensivo com nicardipina, labetalol, esmolol ou nitroprussiato de sódio.

PROGNÓSTICO

O prognóstico depende da etiologia de base e do controle da PA. A HPT essencial, quando presente em adolescentes, não está em geral associada à morbidade na apresentação. Se não tratada, porém, até a HPT assintomática estádio 1 pode aumentar o risco para morbidade cardiovascular, do sistema nervoso central e renal em adultos.

Capítulo 167

REFLUXO VESICO-URETERAL

ETIOLOGIA E EPIDEMIOLOGIA

Refluxo vesico-ureteral (RVU) é o fluxo retrógrado de urina da bexiga para o ureter ou até mesmo o rim. A maioria dos RVUs resulta de incompetência congênita da junção ureterovesical (JUV), estrutura que amadurece durante o início da infância. Em uma minoria significativa de crianças, as anormalidades estruturais da JUV nunca se resolvem. O RVU pode ser familiar; 30 a 40% dos irmãos de uma criança com RVU também têm RVU. O

RVU também pode ser secundário à obstrução vesical distal ou outras anomalias do trato urinário.

O RVU expõe o rim à pressão hidrodinâmica aumentada durante a micção e eleva a probabilidade de infecção renal por causa do esvaziamento incompleto do ureter e da bexiga (Cap. 114). A **nefropatia de refluxo** se refere ao desenvolvimento e evolução das cicatrizes renais. Este é um risco especial se o RVU estiver associado à infecção do trato urinário (ITU) ou obstrução. Embora um único episódio de ITU possa resultar em cicatriz renal, a incidência é mais alta quando em crianças com ITUs recorrentes. A displasia renal está associada ao RVU congênito. Devido à realização aumentada da ultrassonografia materno-fetal, vários neonatos têm agora o RVU identificado antes da ocorrência de ITU, criando oportunidades para intervenção precoce e estratégias de prevenção. A **duplicação dos ureteres**, com ou sem ureterocele associada, pode obstruir o sistema coletor superior. É frequente que o ureter que drena o polo inferior de um rim duplicado tenha RVU. A **bexiga neurogênica** é acompanhada de RVU em até 50% das crianças afetadas. O RVU pode também ser causado pela pressão intravesical aumentada quando a saída da bexiga está obstruída por inflamação da bexiga (cistite) ou por obstrução vesical adquirida.

MANIFESTAÇÕES CLÍNICAS

O RVU é identificado com mais frequência durante a avaliação radiológica que se segue à ITU (Cap. 114). Quanto mais jovem o paciente com ITU, maior a probabilidade de que o RVU esteja presente. Nenhum sinal clínico diferencia confiavelmente a criança com ITU com e sem RVU.

EXAMES DIAGNÓSTICOS

Um estudo de imagem pode ser feito após o início do tratamento da ITU sem precisar esperar dias ou semanas antes de realizar o exame. A **ultrassonografia renal** (USR) é o melhor exame para avaliar o trato urinário na criança. A **uretrocistografia miccional** UCM) ou a **cistografia com radioisótopos** (CGR) é realizada para detectar anormalidades da uretra/bexiga e/ou RVU. Diretrizes recentes da American Academy of Pediatrics para lactentes com a primeira ITU entre 2 e 24 meses de idade recomendam uma UCM se a USR revelar hidronefrose, cicatriz ou outros achados sugestivos de RVU de alto grau ou uropatia obstrutiva, e em outras circunstâncias clínicas atípicas ou complexas. A UCM deve também ser feita se houver recorrência de ITU febril. Embora a UCM informe detalhes anatômicos adicionais, a CGR pode detectar mais crianças com RVU leve e envolver menos radiação. Um sistema internacional de graduação tem sido usado para descrever o refluxo (Fig. 167-1). A incidência de cicatriz renal em pacientes com RVU de baixo grau é baixa (15%) e aumenta com os graus IV ou V de refluxo (65%). É provável que o RVU de grau I ou II se resolva sem intervenção cirúrgica, mas o RVU de grau IV ou V se resolve em menos de 50% dos casos. A **cintilografia renal** identifica melhor as cicatrizes renais.

TRATAMENTO

Permanece a controvérsia sobre se a terapia antibiótica profilática em longo prazo (sulfametoxazol-trimetoprima ou nitrofurantoína) está indicada no RVU leve a moderado. É opcional nesta população e pode ser particularmente útil em crianças com RVU de alto grau e/ou ITU sintomática recorrente. Estudos importantes estão sendo feitos. As **complicações** da nefropatia de

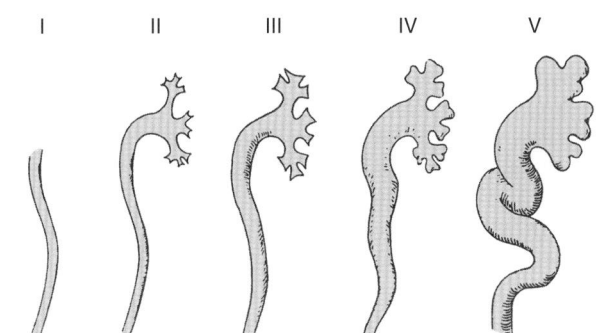

Figura 167-1 Classificação internacional do refluxo vesico-ureteral. Grau I: até o ureter sem dilatação; grau II: até a pelve e cálices sem dilatação; grau III: com dilatação leve a moderada do ureter, pelve renal e cálices com arredondamento mínimo das margens dos fórnices; Grau IV: com tortuosidade ureteral moderada e dilatação da pelve e dos cálices; Grau V: dilatação grosseira do ureter, pelve renal e cálices; perda das impressões papilares; e tortuosidade ureteral. *(De Wein A, Kavoussi L, Novick A, et al.:* Campbell-Walsh Urology, *ed 9, Philadelphia, 2007, Saunders).*

refluxo são hipertensão e doença renal crônica (DRC). A DRC é anunciada por proteinúria leve e envolve o desenvolvimento de glomeruloesclerose segmentar e focal, assim como de cicatrizes intersticiais. Indicações para correção cirúrgica do RVU são controversas e têm se tornado mais complexas, com o desenvolvimento do copolímero de dextranômero/ácido hialurônico (procedimento endoscópico com injeção subureteral), que parece ser uma correção muito bem-sucedida e minimamente invasiva do RVU leve a moderado.

Capítulo 168

ANORMALIDADES CONGÊNITAS E DO DESENVOLVIMENTO DO TRATO URINÁRIO

ETIOLOGIA E EPIDEMIOLOGIA

Anomalias do trato urinário (TU) ocorrem em até 4% dos lactentes. **Agenesia renal bilateral** ocorre em 1 a cada 4.000 nascimentos. A agenesia renal é um componente da **síndrome de Potter** (facies achatada, pé torto e hipoplasia pulmonar). Qualquer distúrbio intrauterino do TU que resulte em pouca urina fetal e, portanto, pouco líquido amniótico pode causar a síndrome de Potter. A **agenesia renal unilateral** ocorre em 1 a cada 3.000 nascimentos, sendo mais comum em lactentes de mães diabéticas e afro-americanos. É acompanhada por redução normal ou mínima da função renal. Esta doença também pode ser encontrada com RVU e outras anomalias do trato genital, ouvido, sistema esquelético e sistema cardiovascular. A agenesia renal unilateral pode ser um componente da síndrome de Turner, síndrome de Poland ou da associação VACTERL (anomalias vertebrais, atresia anal, anormalidades cardíacas, fístula traqueoesofágica, agenesia e displasia renal e defeitos dos membros).

Hipoplasia/displasia renal se refere a rins congenitamente pequenos, malformados ou ambos. No decorrer do tempo, muitas crianças afetadas evoluem para doença renal crônica (DRC) devido ao número reduzido de néfrons. Os rins são frequentemente incapazes de reabsorver completamente sódio e água, e estas crianças requerem suplementação de sal e água para otimizar o crescimento.

Displasia renal multicística (DRM) se deve ao desenvolvimento anormal do néfron que ocorre em 1 a cada 4.000 nascimentos. O tecido renal funcionante é mínimo ou ausente no rim afetado; a doença bilateral é fatal. Existe uma associação com RVU no rim contralateral. A DRM involui espontaneamente, com frequência, nos primeiros anos de vida, sendo raramente associada à hipertensão (HPT) ou infecção do trato urinário (ITU) recorrente.

Doenças policísticas renais (DPRs) são um grupo de doenças genéticas afetando os rins e outros tecidos. DPRs podem ser primárias (autossômica recessiva ou dominante) ou associadas a outras síndromes. A DPR autossômica recessiva ocorre em 1 a cada 10.000 a 40.000 crianças e se deve a defeitos genéticos na fibrocistina. DPR autossômica dominante, causada por defeitos na policistina 1 e 2, ocorre em 1 a cada 1.000 indivíduos, tornando esta a doença renal herdada mais comum. Embora haja alguma sobreposição clínica, as duas doenças diferem morfologicamente. Ambas podem aparecer na fase de lactente ou em crianças mais velhas. Cistos renais também são observados em outros distúrbios herdados, como a síndrome de von Hippel-Lindau, esclerose tuberosa e síndrome de Bardet-Biedl.

Obstrução do trato urinário pode ocorrer em qualquer nível anatômico do sistema geniturinário (Tabela 168-1). No início da gestação, a obstrução grave resulta em displasia renal. Obstrução ureteral mais tarde na vida fetal ou após o nascimento resulta em dilatação do ureter e do sistema coletor, frequentemente com alterações subsequentes do parênquima renal. Um TU obstruído é suscetível a infecções, as quais podem piorar a lesão renal. **Válvulas de uretra posterior** são a causa mais comum de **obstrução da via de saída da bexiga** em homens, presente em 1 a cada 50.000 meninos. Os pais podem notar um jato urinário fraco nas crianças afetadas. As válvulas são membranas em forma de vela que surgem do *verumontanum* e se prendem à parede da uretra. A uretra prostática se torna dilatada, o RVU pode estar presente e ocorre hipertrofia do músculo detrusor. A dilatação renal varia em gravidade. Algum grau de displasia renal está com frequência presente. Obstrução grave pode estar associada a oligoidrâmnio, resultando em hipoplasia pulmonar fatal. A ruptura intrauterina da pelve renal produz **ascite urinária**, que é a causa mais comum de ascite no período neonatal.

MANIFESTAÇÕES CLÍNICAS

A **agenesia renal bilateral** resulta no desenvolvimento pulmonar insuficiente e na síndrome de Potter. A angústia respiratória é grave, podem ocorrer pneumotórax e hipoplasia pulmonar grave, que é fatal. A agenesia renal unilateral pode ser assintomática, pois o rim não afetado tem crescimento compensatório e função renal normal.

A **DPR autossômica recessiva** é caracterizada por aumento renal bilateral significativo. A fibrose intersticial e a atrofia tubular progridem com o tempo. A insuficiência renal geralmente ocorre no início da infância. **Fibrose hepática** está presente e pode causar HPT porta. Ocorre ectasia do ducto biliar e disgenesia biliar. Muitos lactentes afetados têm massas na região lombar, hepatomegalia, pneumotórax, proteinúria e/ou hematúria.

A **DPR autossômica dominante** se apresenta geralmente no meio da fase adulta, mas pode ocorrer na fase de lactente ou na infância. Lactentes podem ter um quadro clínico semelhante ao da DPR autossômica recessiva, porém, crianças mais velhas mostram um padrão similar ao dos adultos, com o desenvolvimento de grandes cistos isolados no decorrer do tempo. O defeito pode ocorrer em qualquer lugar ao longo da unidade do néfron. Cistos hepáticos são frequentes e cistos pancreáticos, esplênicos e ovarianos também podem desenvolver-se. **Aneurismas cerebrais** podem desenvolver-se e o risco de hemorragia depende do tamanho, pressão arterial e história familiar de hemorragia intracraniana.

A obstrução do TU pode ser silenciosa, sendo descoberta, em geral, durante a ultrassonografia pré-natal ou com ITU ou massa na região lombar no início da infância. No neonato, o tipo mais comum de massa abdominal é renal (mais comumente, **obstrução da junção ureteropélvica**).

EXAMES DIAGNÓSTICOS

A **ultrassonografia renal** (USR) e o **renograma com radioisótopo** (geralmente, com administração de diurético) são os exames-padrão para o diagnóstico de obstrução do TU. A USR permite a identificação de agenesia renal, hipoplasia, displasia, cistos e dilatação do TU. Pode-se sugerir obstrução, mas o TU dilatado pode ser causado por RVU, hipoplasia ureteral ou bexiga neurogênica. A uretrocistografia miccional (UCM) também faz parte da avaliação. Muitos meninos com válvula de uretra posterior são identificados pela ultrassonografia pré-natal.

Tabela 168-1	Etiologia e Localização da Obstrução do Trato Urinário
LOCALIZAÇÃO	**DISTÚRBIO/DOENÇA ETIOLÓGICA**
Infundíbulo/pelve	Congênita, cálculo, infecção, trauma/hemorragia, tumor
Junção ureteropélvica	Estenose congênita,* cálculo, trauma/hemorragia
Ureter	Megaureter obstrutivo,* ureter ectópico, ureterocele, cálculo,* doença inflamatória intestinal
	Tumor retroperitoneal (linfoma), fibrose retroperitoneal, doença granulomatosa crônica
Bexiga	Disfunção neurogênica,* tumor (rabdomiossarcoma), divertículo, ureter ectópico
Uretra	Válvulas posteriores,* divertículo, estreitamentos, atresia, ureter ectópico, corpo estranho, fimose,* priapismo

*Relativamente comuns.

No período pós-natal, o diagnóstico e a extensão do dano renal são estabelecidos pela USR e UCM.

TRATAMENTO

Lactentes e crianças com displasia bilateral necessitam com frequência de sódio e água adicionais devido à perda renal. Na DRM, a remoção cirúrgica do rim é raramente indicada a menos que ocorra HPT grave ou ITUs recorrentes.

O tratamento da HPT pode prolongar a manutenção da função renal. A terapia de suporte da DRC (Cap. 165) pode melhorar o crescimento e o desenvolvimento.

A obstrução do TU frequentemente requer drenagem ou correção cirúrgica. O tratamento da válvula de uretra posterior consiste de ablação primária ou derivação (geralmente, por vesicostomia) da válvula se a ablação não for possível. Ureteres ectópicos estão com frequência obstruídos; quando isso acontece, é necessária intervenção cirúrgica.

Crianças com bexiga neurogênica estão propensas à ITU e à deterioração do rim devido à drenagem diminuída da urina. O cateterismo intermitente limpo ou a derivação urinária é usado para ajudar a minimizar estas complicações.

Capítulo 169

OUTROS DISTÚRBIOS GENITAIS E DO TRATO URINÁRIO

CÁLCULOS DO TRATO URINÁRIO
Etiologia

Cálculos do trato urinário são denominados **nefrolitíase** ou **urolitíase**. Cálculos vesicais primários podem ser vistos com infecções recorrentes do trato urinário (ITUs), bexiga neurogênica ou cirurgia da bexiga (a sutura age como um ninho) e ampliação vesical com retalho cirúrgico intestinal. Cálculos renais podem resultar de anormalidades obstrutivas ou de uma predisposição metabólica subjacente. Nas sociedades industrializadas, a maioria dos cálculos (>90%) nas crianças surge no trato urinário e se torna sintomático quando passam ou ficam alojados (geralmente, na junção ureteropélvica ou ureterovesical). Causas metabólicas incluem hipercalciúria familiar idiopática (HFI), hiperoxalúria, distúrbios do ácido úrico, acidose tubular renal distal, cistinúria, hipercalciúria hipercalcêmica e hiperparatireoidismo primário. Algumas crianças com anormalidades e cálculos do TU têm predisposição metabólica concomitante.

Manifestações Clínicas

A obstrução aguda do fluxo urinário é a causa da cólica renal, uma dor intensa, aguda e intermitente na região lombar ou abdome inferior que se irradia, com frequência, para a virilha. Vômitos, sofrimento e incapacidade em aliviar a dor com a mudança de posição são característicos. Nas crianças menores, os sintomas clássicos podem não ser aparentes; inquietação e vômitos podem ser os únicos sintomas. A hematúria pode ser macro ou microscópica e desaparece rapidamente com a passagem dos pequenos cristais ou cálculos.

Exames Diagnósticos

A ultrassonografia renal pode identificar cálculos renais no rim, mas pode facilmente perder cálculos no TU. Tomografia computadorizada (TC), principalmente, a TC helicoidal, pode identificar cálculos em todo o TU, porém estes podem ser obscurecidos pelo material de contraste oral ou intravenoso. O diagnóstico etiológico é facilitado quando o cálculo pode ser obtido e mandado para análise. Exames com uma amostra de urina ou urina de 24 horas para dosagens de minerais e eletrólitos, obtidos com uma dieta típica para a criança, são importantes para caracterizar uma predisposição metabólica subjacente e têm valor mesmo quando o cálculo está disponível para análise.

Tratamento

O tratamento imediato do cálculo consiste em hidratação e analgesia. O tratamento crônico para todos os tipos de cálculos metabólicos envolve consumo vigoroso de líquidos, em geral, duas vezes a taxa de manutenção. Cálculos relacionados com infecção requerem tratamento para infecção e, frequentemente, remoção do cálculo, assim como correção de qualquer anormalidade anatômica predisponente. Doenças metabólicas específicas necessitam de tratamentos específicos; para a hipercalciúria familiar idiopática, é prescrito consumo normal de cálcio e baixo de sódio e de oxalato. Para algumas crianças com este distúrbio, citrato de potássio ou tiazídicos são necessários para minimizar a ocorrência de cálculos. Pode ser necessária a realização de litotripsia ou cirurgia por um urologista pediátrico para crianças com cálculos grandes e infectados ou obstrutivos.

DISFUNÇÃO MICCIONAL
Etiologia

Dificuldades na micção são frequentes em crianças em idade pré-escolar devido a um atraso da maturação da bexiga e das vias da micção. A micção e a continência normais se baseiam na integridade estrutural do TU, maturação neurológica e coordenação entre as unidades do sistema nervoso autônomo e somático, incluindo o sistema nervoso central, vias da medula espinal, nervos da bexiga/esfíncter urinário e sistema autônomo. A continência diurna é, em geral, alcançada antes da continência noturna. A maioria das crianças fica seca, dia e noite, em torno de 4 a 5 anos. Enurese noturna é a perda involuntária de urina durante o sono. Crianças com enurese primária nunca tiveram um intervalo prolongado (geralmente, >3 meses) de continência noturna. Até 10% das crianças de 5 anos de idade têm enurese primária com 15% de resolução espontânea por ano. Meninos são mais afetados do que meninas com incidência aumentada em famílias (40% aos 6 anos com um dos pais afetado; 70% com os dois pais afetados). Enurese secundária envolve a perda do controle noturno depois de um período prolongado de continência e, geralmente, requer avaliação para descobrir a causa.

Manifestações Clínicas

A micção disfuncional (MD) pode manifestar-se como incontinência, frequência, urgência, hesitação, disúria, dor abdominal baixa ou ITU recorrente. Os sintomas podem variar com o tempo e estarem associados a problemas neurológicos óbvios (lesão da medula espinal, encefalite), obstipação e/ou problemas comportamentais. Os sintomas da MD podem variar, dependendo de ITU recente ou mudanças na família ou na vida escolar/fatores estressantes. A maioria das crianças com MD é anatômica, neurológica e psicologicamente normal.

Exames Diagnósticos

A avaliação para MD pode ser feita em qualquer idade, porém, a incontinência urinária isolada em uma criança por outros aspectos normal não necessita ser avaliada até 5 anos de idade. Deve-se fazer urinálise e urocultura para excluir infecção oculta e doença renal. Crianças com incontinência diurna deveriam realizar ultrassonografia da bexiga/rim para excluir anormalidades estruturais. A avaliação urodinâmica é reservada para crianças com suspeita de bexiga neurogênica ou etiologia neurológica conhecida.

Tratamento

Antibióticos profiláticos podem ser úteis para crianças com ITU recorrentes. Micção programada e medicações anticolinérgicas são usadas para tratar a hiperatividade da bexiga e defeitos sensoriais. Esquemas mais complicados de tratamento incluem *biofeedback*, α-bloqueadores e cateterização intermitente. Para crianças com enurese primária simples, o alarme quando há perda de urina é uma forma segura e eficaz de resolver o problema em mais de 70% das crianças afetadas. Terapia medicamentosa com anticolinérgicos, imipramina ou acetato de desmopressina (DDAVP) também pode ser usada em crianças selecionadas.

ANOMALIAS DO PÊNIS
Etiologia

Hipospádias ocorrem em aproximadamente 1 a cada 500 neonatos. Nesta condição, as pregas uretrais não se fundem completamente sobre o canal uretral fazendo com que o meato uretral se localize ventral e proximal a sua posição normal. Também está faltando o prepúcio ventral, e a porção dorsal tem a aparência de um capuz. Hipospádias graves com testículos não descidos são uma forma de genitália ambígua. Etiologias incluem hiperplasia adrenal congênita com masculinização das mulheres ou insensibilidade ao androgênio. Anomalias do TU são incomuns em associação à hipospádia. Estas podem ocorrer sozinhas, mas em casos graves podem estar associadas a **curvatura ventral** fixa do pênis (*chordee*). Raramente, quando a uretra abre no períneo, a curvatura ventral é extrema, o escroto é bífido e às vezes se estende para a base dorsal do pênis.

Em 90% dos homens não circuncidados, o prepúcio deveria ser retrátil na adolescência. Antes desta idade, o prepúcio pode normalmente ser estreito e não necessitar de tratamento. Após esta idade, a incapacidade em retrair o prepúcio é denominada **fimose**. O distúrbio pode ser congênito ou resultar de inflamação. **Parafimose** ocorre quando o prepúcio foi retraído além do sulco coronal, não consegue voltar à posição normal, causando edema da glande ou dor.

Manifestações Clínicas e Tratamento

A abertura do meato nas hipospádias pode estar localizada anteriormente (na glande, coronal ou no terço distal do corpo do pênis); no terço médio do corpo do pênis; ou posteriormente (perto do escroto). Os testículos não são descidos em 10% dos meninos com hipospádias. Hérnias inguinais são comuns. Homens com hipospádias não devem ser circuncidados, particularmente se o meato estiver próximo da glande, porque o prepúcio pode ser necessário para posterior reparo cirúrgico. A maioria dos urologistas pediátricos corrige a hipospádia antes de o paciente completar 18 meses.

Fimose é raramente sintomática. Os pais devem ser assegurados que o descolamento do prepúcio ocorre, em geral, durante a puberdade. O tratamento é com esteroide tópico, se necessário. Se o estreitamento for grave, tracionar suavemente o prepúcio pode ser útil. A circuncisão fica reservada para casos mais graves. **Parafimose** com estase venosa e edema causa forte dor. Quando se descobre a parafimose cedo, a redução do prepúcio é possível com a lubrificação. Em alguns casos, a circuncisão de emergência é necessária.

DISTÚRBIOS E ANORMALIDADE DO ESCROTO E SEUS CONTEÚDOS
Etiologia

Encontram-se **testículos não descidos** (criptorquidia) em cerca de 1% dos meninos após 1 ano de idade. É mais comum nos neonatos a termo (3,4%) do que em crianças mais velhas. Nos neonatos, o criptorquidismo é mais comum na gestação mais curta (20% em lactentes com 2.000 a 2.500 g e 100% em <900 g). O criptorquidismo é bilateral em 30% dos casos. A descida testicular espontânea não tende a ocorrer após 1 ano de idade, porém a falha em encontrar um ou os dois testículos no escroto não indica testículos não descidos. Testículos retráteis, testículos ausentes e testículos ectópicos podem parecer criptorquidismo na sua apresentação.

Manifestações Clínicas

A história de uso de fármacos pela mãe (esteroides) e a história familiar são importantes na avaliação da criança com aparente criptorquidismo. Deve ser perguntado se já foi percebida presença de testículo no escroto. O testículo não descido verdadeiro é encontrado ao longo da via embriológica normal de descida, geralmente, na presença do processo vaginal aberto. O testículo não descido está associado, com frequência, à hérnia inguinal; também está sujeito à **torção**. Há alta incidência de infertilidade na fase adulta. Quando bilateral e não tratada, a infertilidade é regra. Há risco aumentado de malignidade (cinco vezes a taxa normal) com testículos não descidos, geralmente entre 20 e 30 anos de idade. O risco é maior em homens não tratados ou naqueles com correção cirúrgica durante ou após a puberdade.

Testículos retráteis são testículos normais que se retraem para dentro do canal inguinal devido ao reflexo cremastérico exagerado. É provável o diagnóstico de testículos retráteis se os testículos são palpáveis no período neonatal, mas não ao exame posterior. Frequentemente, os pais referem ver os testículos do filho no escroto quando ele está no banho e ver um ou ambos "desaparecerem" quando ele fica com frio.

Complicações

A torção dos testículos é uma emergência que requer diagnóstico imediato e tratamento para salvar os testículos afetados. A torção contribui com 40% dos casos de dor e edema escrotal agudo em meninos com menos de 6 anos de idade. Considera-se que surge da fixação anormal dos testículos no escroto. Ao exame, o testículo está edemaciado e doloroso, e o reflexo cremastérico está ausente. A ausência de fluxo sanguíneo na cintilografia nuclear ou na ultrassonografia com *Doppler* é consistente com torção.

O diagnóstico diferencial da dor testicular inclui trauma, hérnia encarcerada e torção do apêndice epididimal testicular. A torção do apêndice testicular está associada à dor no local da lesão e edema mínimo. Em adolescentes, o diagnóstico diferencial da torção testicular deve incluir também a **epididimite**, a causa mais comum de dor e edema escrotal agudo em adolescentes mais velhos. Uma história antecedente de atividade sexual ou ITU ajuda o diagnóstico. A torção testicular deve ser considerada o diagnóstico principal quando ocorre dor testicular aguda e grave.

Tratamento

Os testículos não descidos são em geral histologicamente normais ao nascimento. São encontradas atrofia e displasia depois do primeiro ano de vida. Alguns meninos têm displasia congênita no testículo contralateral não descido. A correção cirúrgica em uma idade precoce resulta em uma chance maior de fertilidade na fase adulta. A administração de gonadotropina coriônica causa liberação da testosterona dos testículos funcionantes e pode resultar na descida dos testículos retráteis.

A **orquidopexia** é feita, geralmente, no segundo ano de vida. A maioria dos testículos extra-abdominais pode ser levada para o escroto com a correção da hérnia associada. Se os testículos não forem palpáveis, a ultrassonografia ou a ressonância magnética pode determinar a sua localização. Quanto mais próximo o testículo do anel inguinal interno, maior a chance de sucesso com a orquidopexia.

A correção cirúrgica da torção dos testículos é chamada de *distorção e fixação dos testículos*. Se realizada em até 6 horas da torção, há mais de 90% de chance de salvar o testículo. O testículo contralateral é, em geral, fixado ao escroto para prevenir uma futura torção. Encontrando-se a torção do apêndice, o tecido necrótico é removido.

AGRADECIMENTOS

Agradecemos as contribuições inestimáveis do Dr. Rama Jayanthi, Urologia Pediátrica, Nationwide Children's Hospital, Columbus, Ohio.

Leitura Sugerida

Brady TM: Hypertension, *Pediatr Rev* 33:541–552, 2012.
Gipson DS, Massengil SF, Yao L, et al: Management of childhood onset nephrotic syndrome, *Pediatrics* 124:747–757, 2009.
Massengill SF: Hematuria, *Pediatr Rev* 29:342–348, 2008.
McKay CP: Renal stone disease, *Pediatr Rev* 31:179–188, 2010.
Schwartz GJ, Munoz A, Schneider MF, et al: New equation to estimate GFR in children with CKD, *J Am Soc Nephrol* 20:629–637, 2009.
Urinary tract infection: clinical practice guideline for the diagnosis and management of the initial UTI in febrile infants and children 2 to 24 months. Subcommittee on Urinary Tract Infection, Steering Committee on Quality Improvement and Management, *Pediatrics* 128:595–610, 2011.
Whyte DA, Fine RN: Acute renal failure in children, *Pediatr Rev* 29:299–307, 2008.
Whyte DA, Fine RN: Chronic kidney disease in children, *Pediatr Rev* 29:335–341, 2008.

Endocrinologia

Paola A. Palma Sisto e MaryKathleen Heneghan

SEÇÃO 23

Capítulo 170

AVALIAÇÃO ENDOCRINOLÓGICA

O sistema endócrino regula as funções corporais vitais por meio de mensageiros hormonais. Definem-se **hormônios** como mensageiros circulantes, que exercem sua ação a uma distância do órgão (**glândula**) de origem. Os hormônios podem ser regulados por células nervosas; os agentes endócrinos podem servir como mensageiros neurais. Há também uma relação entre o sistema endócrino e o sistema imune; autoanticorpos podem fazer com que um órgão produza excesso ou deficiência de um hormônio. As manifestações de um distúrbio endócrino estão relacionadas à resposta do tecido periférico ao excesso ou à deficiência hormonal.

A ação hormonal também pode ser **parácrina** (agindo nas células vizinhas adjacentes à célula de origem do hormônio) ou **autócrina** (agindo na própria célula de origem do hormônio); os agentes que atuam nessas vias são chamados de *fatores* em vez de hormônios (Fig. 170-1). Os hormônios geralmente são regulados em um circuito de realimentação, de forma que a produção de um hormônio está ligada a seu próprio efeito ou a sua concentração circulante. Os distúrbios endócrinos em geral se manifestam de uma das seguintes maneiras:

1. Por **excesso hormonal**: Na síndrome de Cushing, há um excesso de glicocorticoides presentes; se o excesso for secundário à secreção autônoma de glicocorticoides pela glândula adrenal, o hormônio adrenocorticotrópico (ACTH) trófico estará suprimido.
2. Por **deficiência hormonal**: Na deficiência de glicocorticoides, o nível de cortisol está inadequado; se a deficiência ocorrer na glândula adrenal, o hormônio trófico estará elevado (ACTH).
3. Por uma **resposta anormal do órgão-alvo** ao hormônio: No pseudo-hipoparatireoidismo, os defeitos no gene (GNAS1) que codifica a subunidade alfa da proteína G estimulatória (Gsa) manifestam-se por níveis elevados de PTH diante de função deficiente de PTH (resistência ao PTH).
4. Por **aumento do volume glandular**, que pode produzir efeitos mais como resultado do tamanho do que da função: Um grande adenoma não funcional da hipófise resulta em campos visuais anormais e outros sinais e sintomas neurológicos, mesmo que não haja produção de hormônio pelo tumor.

Os **hormônios peptídeos** agem por meio de receptores de membranas celulares específicos; quando o hormônio se liga ao receptor, o complexo dispara vários mensageiros celulares secundários, que causam os efeitos biológicos. O número e a avidez dos receptores de hormônios peptídeos podem ser regulados por hormônios. Os **hormônios esteroides** exercem seus efeitos por fixação a receptores intranucleares, e o complexo hormônio-receptor transloca para o núcleo, onde se liga ao DNA, levando à ativação adicional do gene.

A interpretação dos níveis séricos hormonais deve estar associada a seus fatores controladores. Por exemplo, um dado valor de hormônio paratireoidiano pode ser normal em um paciente eucalcêmico, mas inadequado em um paciente hipocalcêmico com hipoparatireoidismo parcial, ou excessivo em um paciente hipercalcêmico com hiperparatireoidismo.

EIXO HIPOTÁLAMO-HIPÓFISE

O **hipotálamo** controla muitos sistemas endócrinos, diretamente ou por meio da glândula hipofisária. Centros mais altos do sistema nervoso central (SNC) controlam o hipotálamo. Os fatores de liberação ou inibição hipotalâmica percorrem os capilares do sistema hipofisário portal e controlam a glândula hipofisária anterior, regulando os hormônios específicos para o fator (Fig. 170-2). Os hormônios hipofisários entram na circulação periférica e exercem seus efeitos nas glândulas-alvo, as quais produzem outros hormônios, que respondem suprimindo seus hormônios hipofisários e hipotalâmicos controles. O fator de crescimento insulina-símile 1 (IGF-1), o hormônio do crescimento (GH), o cortisol, os esteroides sexuais e a tiroxina (T4) se realimentam no sistema hipotalâmico-hipofisário. A prolactina é o único hormônio hipofisário suprimido por um fator hipotalâmico, a dopamina. No hipotálamo também se localizam os axônios secretores de vasopressina, que terminam na glândula hipofisária posterior e exercem seu efeito por meio da secreção de vasopressina dessa

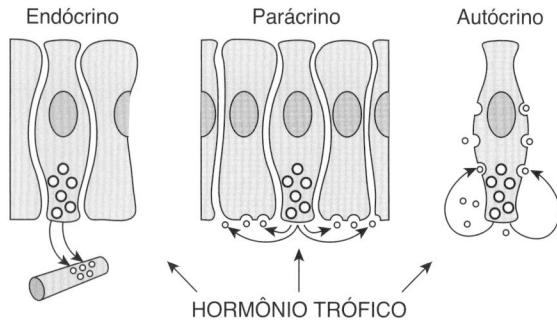

Figura 170-1 Representação esquemática dos mecanismos de ação dos hormônios e fatores de crescimento. Embora os hormônios tradicionais sejam formados nas glândulas endócrinas e transportados para sítios de ação distantes através da corrente sanguínea (mecanismo endócrino), os fatores peptídeos de crescimento podem ser produzidos localmente pelas próprias células-alvo (modalidade de ação autócrina) ou por células da vizinhança (ação parácrina). *(De Wilson JD, Foster DW, editors: Williams Textbook of Endocrinology, ed 8, Philadelphia, 1992, WB Saunders, p 1007.)*

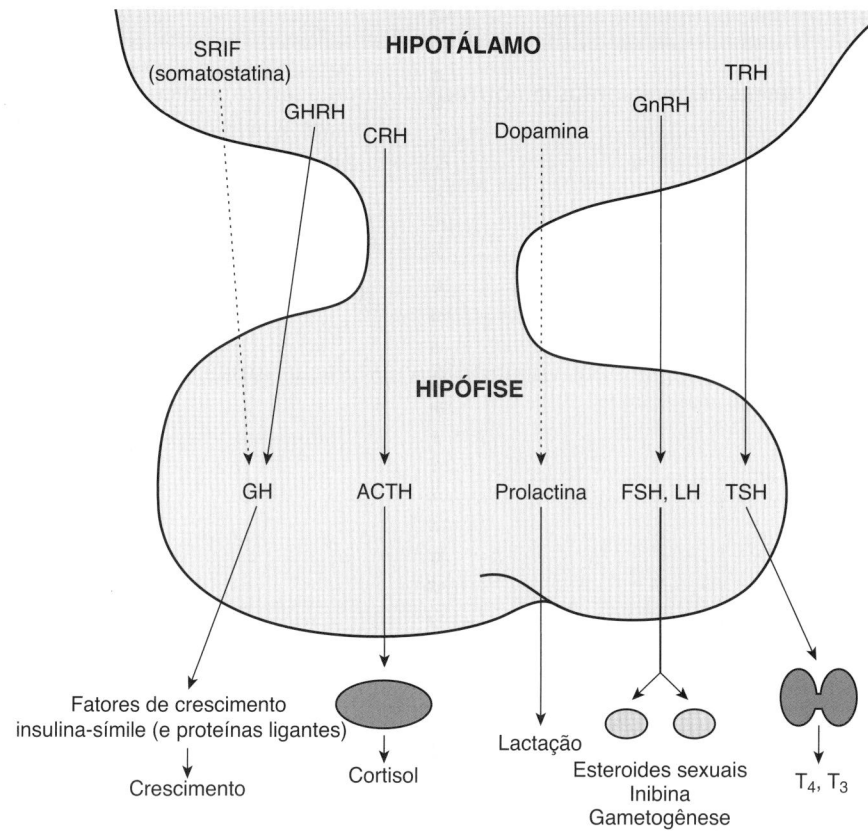

Figura 170-2 Influências hormonais do hipotálamo e da glândula hipofisária. A *linha sólida* representa a influência estimulatória; a *linha pontilhada* representa a influência inibitória. *ACTH*, hormônio adrenocorticotrópico; *CRH*, hormônio de liberação da corticotropina ou CRF; *FSH*, hormônio foliculoestimulante; *GH*, hormônio do crescimento; *GHRH*, hormônio de liberação do GH ou GRF; *GnRH*, hormônio de liberação da gonadotropina ou fator de liberação do hormônio luteinizante, LRF ou LHRH; *LH*, hormônio luteinizante; *SRIF*, fator de inibição da liberação da somatotropina, somatostatina ou SS; *TRH*, hormônio de liberação da tireotropina ou TRF; *TSH*, hormônio tireoestimulante; T_3, triiodotironina; T_4, tiroxina.

Tabela 170-1	Avaliação Diagnóstica para o Hipo-hipofisismo	
MANIFESTAÇÃO	**CAUSA**	**TESTES***
Falha no crescimento, hipotireoidismo, ou ambos	Deficiência de GH, deficiência de TRH/TSH, ou ambas	Testes provocativos de GH, T_4 livre, idade óssea, IGF-1, IGFBP3
Hipoglicemia	Deficiência de GH, insuficiência de ACTH, ou ambas	Testes provocativos de GH, teste de secreção de ACTH, IGF-1, IGFBP3
Micropênis, atraso ou interrupção puberal	Hipogonadismo hipogonadotrópico com ou sem deficiência de GH	Esteroides sexuais (E_2, testosterona), LH e FSH basais (analisados por ensaios ultrassensíveis) ou após administração de GnRH, testes provocativos de GH, IGF-1, IGFBP3
Poliúria, polidipsia	Deficiência de ADH	Urinálise (densidade específica), eletrólitos séricos, osmolalidades sérica e urinária, teste de privação de água

ADH, Hormônio antidiurético; E_2, estradiol; *FSH*, hormônio foliculoestimulante; *GH*, hormônio do crescimento; *GnRH*, hormônio de liberação da gonadotropina; *IGF-1*, fator de crescimento insulina-símile; *IGFBP3*, proteína ligante do fator de crescimento insulina-símile tipo 3; *RNM*, ressonância nuclear magnética; *LH*, hormônio luteinizante; *SNC*, sistema nervoso central; *TRH*, hormônio de liberação da tireotropina; *TSH*, hormônio tireoestimulante; T_4, tiroxina.
*Todo paciente com hipo-hipofisismo deve ter a RNM do SNC como parte da avaliação, a fim de determinar a etiologia da condição.

área, ou terminam no hipotálamo mediobasal, de onde podem exercer efeitos sobre o equilíbrio hídrico, mesmo na ausência da glândula hipofisária posterior.

Pode-se determinar a **avaliação** da função hipofisária pela mensuração de alguns de seus hormônios específicos no estado basal; outras avaliações requerem a mensuração após estimulação. Pode-se obter a avaliação indireta da função hipofisária pela mensuração das concentrações séricas dos hormônios das glândulas-alvo (Tabela 170-1). Vários testes de função hipofisária estão listados na Tabela 170-2.

DISTÚRBIOS DO EIXO HIPOTÁLAMO-HIPÓFISE

A **deficiência hipotalâmica** leva à diminuição da maior parte das secreções hormonais hipofisárias, mas pode causar aumento na secreção de prolactina. Na infância, lesões destrutivas da glândula hipofisária ou do hipotálamo são mais comuns que a secreção aumentada dos diversos hormônios. O **craniofaringioma**, um tumor da bolsa de Rathke, pode descer para a sela túrcica, causando erosão do osso e destruição dos tecidos da hipófise e do hipotálamo. O **hipo-hipofisismo adquirido** também pode

Tabela 170-2 — Testes de Função Hormonal da Hipófise Anterior

MENSURAÇÕES HORMONAIS ALEATÓRIAS	TESTES PROVOCATIVOS OU OUTROS	MENSURAÇÃO DO HORMÔNIO ALVO
GH (não é útil como uma determinação aleatória, exceto em recém-nascidos e na resistência ao GH ou no gigantismo hipofisário)	Arginina (um estímulo fraco) l-Dopa (útil clinicamente) Hipoglicemia induzida pela insulina (um teste perigoso, mas acurado) Clonidina (útil clinicamente) GHRH Níveis de GH integrados de 12-24 h (de utilidade questionável)	IGF-1, IGFBP3 (afetados por má-nutrição, bem como por excesso de GH)
ACTH (amostra pela manhã cedo útil somente em variação normal a alta)	Cortisol após hipoglicemia induzida pela insulina (um teste perigoso, mas acurado) Teste de estimulação pelo ACTH (pode diferenciar deficiência de ACTH de insuficiência adrenal primária)	Cortisol às 8h00 Cortisol livre urinário de 24 h
TSH*	TRH	FT_4
LH, FSH*	GnRH (difícil de interpretar em pacientes pré-púberes)	Testosterona/estradiol
Prolactina (elevada na doença hipotalâmica e reduzida na doença hipofisária)	TRH	Nenhum

ACTH, Hormônio adrenocorticotrópico; CRH, hormônio liberador da corticotropina; FSH, hormônio foliculoestimulante; FT_4, tiroxina livre; GH, hormônio do crescimento; GnRH, hormônio liberador de gonadotropina; GRH, hormônio liberador do hormônio do crescimento; IGF-1, fator de crescimento insulina-símile; IGF-BP3, proteína ligante do fator de crescimento insulina-símile tipo 3; L-dopa, L-diidroxifenilalanina; LH, hormônio luteinizante; TRH, hormônio liberador da tireotropina; TSH, hormônio tireoestimulante.
* Novos ensaios supersensíveis permitem a determinação de valores anormalmente baixos encontrados no hipo-hipofisismo.

resultar de infecções da hipófise; de infiltração (histiocitose das células de Langerhans [histiocitose X], linfoma e sarcoidose); de radioterapia ou trauma ao SNC; e de autoimunidade contra a glândula hipofisária.

O **hipo-hipofisismo congênito** pode ser causado pela ausência dos fatores de liberação hipotalâmicos. Sem estimulação hipotalâmica, a glândula hipofisária não libera os seus hormônios. Os defeitos congênitos associados ao hipo-hipofisismo variam de **holoprosencefalia** (ciclopia, cebocefalia, hipotelorismo orbital) a fenda palatina (6% dos casos de fenda palatina estão associados à deficiência de GH). A **displasia septo-óptica** (hipoplasia de nervo óptico, septo pelúcido ausente, ou variações de ambos) pode resultar em deficiência visual significativa com nistagmo pendular ("perambulando") (incapacidade de focar em um alvo) além de vários graus de hipo-hipofisismo. Os achados de imagem por ressonância magnética (IRM) de hipo-hipofisismo congênito incluem o *ponto brilhante* da glândula hipofisária posterior ectópica, o aparecimento de *transecção do pedúnculo da hipófise* e/ou de glândula hipofisária pequena.

Capítulo 171

DIABETES MELITO

O diabetes melito (DM) caracteriza-se por hiperglicemia e glicosúria e é a via final comum de alguns processos de doenças (Tabela 171-1). O tipo mais comum de ocorrência na infância é o DM tipo 1 (DM1), que é causado pela destruição autoimune das células beta produtoras de insulina (ilhotas) do pâncreas, levando à deficiência permanente de insulina. O DM tipo 2 (DM2) resulta de resistência à insulina e deficiência relativa de insulina, usualmente no contexto de obesidade exógena. A incidência de DM1 e DM2 nos Estados Unidos está aumentando. Tipos menos comuns de DM resultam de defeitos genéticos do receptor de insulina ou de anormalidades herdadas na detecção da concentração de glicose no ambiente pelas células beta pancreáticas (Tabela 171-1).

DEFINIÇÃO

O **diagnóstico** de DM é feito com base em quatro anormalidades da glicose que podem necessitar de confirmação pela repetição dos exames: (1) concentração sérica de glicose em jejum ≥126 mg/dL; (2) concentração plasmática venosa aleatória de glicose ≥ 200 mg/dL, com sintomas de hiperglicemia; (3) teste oral de tolerância à glicose (TOTG) anormal, com concentração sérica de glicose pós-prandial de 2 horas ≥ 200 mg/dL; e (4) HbA1c ≥ 6,5%.

Tabela 171-1	Classificação do Diabetes Melito em Crianças e Adolescentes
TIPO	**COMENTÁRIOS**
TIPO 1 (DEPENDENTE DE INSULINA)	
Neonatal transitório	Manifesta-se imediatamente após o nascimento; dura 1-3 meses
Neonatal permanente	Outros defeitos pancreáticos possíveis
Clássico tipo 1	Glicosúria, cetonúria, hiperglicemia, células das ilhotas positivas; componente genético
TIPO 2 (NÃO DEPENDENTE DE INSULINA)	
Secundário	Fibrose cística, hemocromatose, fármacos (L-asparaginase, tacrolimo)
Tipo adulto (clássico)	Associado a obesidade, resistência à insulina; componente genético
OUTROS	
Diabetes gestacional	Tolerância anormal à glicose, somente durante a gestação, que volta ao normal no pós-parto; risco elevado de início futuro de diabetes
Diabetes da maturidade com início na juventude	Dominante autossômico, início antes dos 25 anos de idade; não associado a obesidade ou autoimunidade
Diabetes mitocondrial	Mutações em um único gene incluem fatores hepatocíticos nucleares 1β, 1α, 4α; glicocinase, fator 1 promotor de insulina Associado a surdez e outros defeitos neurológicos, transmissão materna – mutações de ponto no DNAmt

Considera-se que um paciente tem **glicemia de jejum alterada** se a concentração sérica de glicose em jejum for de 100 a 125 mg/dL ou **tolerância à glicose alterada** se a glicose plasmática de 2 horas após o TOTG estiver entre 140 e 199 mg/dL. Hiperglicemia esporádica pode ocorrer em crianças, especialmente no cenário de uma doença intercorrente. Quando o episódio hiperglicêmico estiver claramente relacionado a uma doença ou a outra causa de estresse fisiológico, a probabilidade de diabetes incipiente é pequena (< 5%).

DIABETES MELITO INSULINO-DEPENDENTE (TIPO 1)
Etiologia
O DM1 resulta da destruição autoimune das células beta produtoras de insulina (ilhotas) do pâncreas. Além da presença de genes de suscetibilidade para o diabetes, um insulto ambiental desconhecido presumivelmente dispara o processo autoimune. Vários estudos produziram dados conflitantes com relação a uma série de fatores ambientais. Esses fatores incluem alimentação com leite de vaca em idade precoce, agentes infecciosos virais (vírus Coxsackie, citomegalovírus, caxumba, rubéola), deficiência de vitamina D e fatores perinatais. Acredita-se que o DM1 seja primariamente uma doença mediada pelas células T.

Anticorpos contra os antígenos das células das ilhotas podem ser vistos meses a anos antes do início da disfunção das células beta (Fig. 171-1). Esses incluem anticorpos contra as células das ilhotas, autoanticorpos contra a insulina, anticorpos antitirosina fosfatase IA-2, anticorpos contra a ácido glutâmico-descarboxilase e outros. O risco de diabetes aumenta com o número de anticorpos detectados no soro. Nos indivíduos com apenas um anticorpo detectável, o risco é de somente 10 a 15%; nos indivíduos com três ou mais anticorpos, o risco é de 55 a 90%. Quando 80 a 90% da massa das células beta são destruídos, a massa restante é insuficiente para manter a euglicemia, resultando nas manifestações clínicas de diabetes (Fig. 171-1).

Epidemiologia
A incidência anual de DM1 vem aumentando constantemente, mas com diferenças geográficas significativas. Nos Estados Unidos, a incidência anual é de aproximadamente 20 em 100.000. A incidência anual em crianças varia de elevados 40 em 100.000 na população escandinava a menos de 1 em 100.000 na China. A prevalência de DM1 nos Estados Unidos é mais alta em brancos não hispânicos, seguidos pelos afro-americanos, hispânicos e indo-americanos.

Determinantes genéticos desempenham um papel na suscetibilidade ao DM1, embora o modo de herança seja complexo e multigênico. Irmãos ou descendentes de pacientes com diabetes apresentam risco de 2 a 8% para o desenvolvimento de diabetes; um gêmeo idêntico tem um risco de 30 a 50%. A região do antígeno ao leucócito humano (HLA) no cromossomo 6 fornece o mais forte determinante de suscetibilidade, sendo responsável por aproximadamente 40% da herança familiar de DM1. Os alelos específicos da classe II, DR e DQ HLA (HLA DR3 e HLA DR4) aumentam o risco de desenvolvimento de DM1, enquanto outros alelos específicos HLA exercem um efeito protetor. Mais de 90% das crianças com DM1 possuem alelos HLA DR3, alelos HLA DR4, ou ambos. A região do gene da insulina com número variável de repetições em *tandem* no cromossomo 11 também está associada com a suscetibilidade ao DM1. Há evidências para a associação, além do HLA, de mais de 100 outros *loci* com DM1. Fatores genéticos não explicam completamente a suscetibilidade ao DM1; fatores ambientais também desempenham um papel nesse processo.

Manifestações Clínicas
A hiperglicemia ocorre quando a capacidade secretória de insulina se torna inadequada para aumentar a captação de glicose periférica e para suprimir a produção hepática e renal de glicose. A deficiência de insulina causa, em geral, primeiramente hiperglicemia pós-prandial e então hiperglicemia em jejum. A cetogênese é um sinal da mais completa deficiência de insulina. A falta de supressão da gliconeogênese e da glicogenólise adicionalmente exacerba a hiperglicemia, enquanto a oxidação de ácidos graxos gera os corpos cetônicos: β-hidroxibutirato, acetoacetato e acetona. Os depósitos de proteína no músculo e os depósitos de gordura no tecido adiposo são metabolizados a fim de fornecer substratos para a gliconeogênese e a oxidação de ácidos graxos.

A glicosúria ocorre quando a concentração sérica de glicose excede o limiar renal para reabsorção da glicose (de 160 a 190 mg/dL). A glicosúria causa diurese osmótica (incluindo a perda obrigatória de sódio, potássio e outros eletrólitos), levando à desidratação. A polidipsia ocorre quando o paciente tenta compensar o excesso de perdas hídricas. A perda de peso resulta do persistente estado catabólico e da perda de calorias pela glicosúria e pela cetonúria. A apresentação clássica de DM1 inclui poliúria, polidipsia, polifagia e perda de peso.

CETOACIDOSE DIABÉTICA
Se os aspectos clínicos do aparecimento do DM1 não forem detectados, ocorrerá cetoacidose diabética (CAD). A CAD também pode ocorrer nos pacientes com DM1 crônico se as injeções

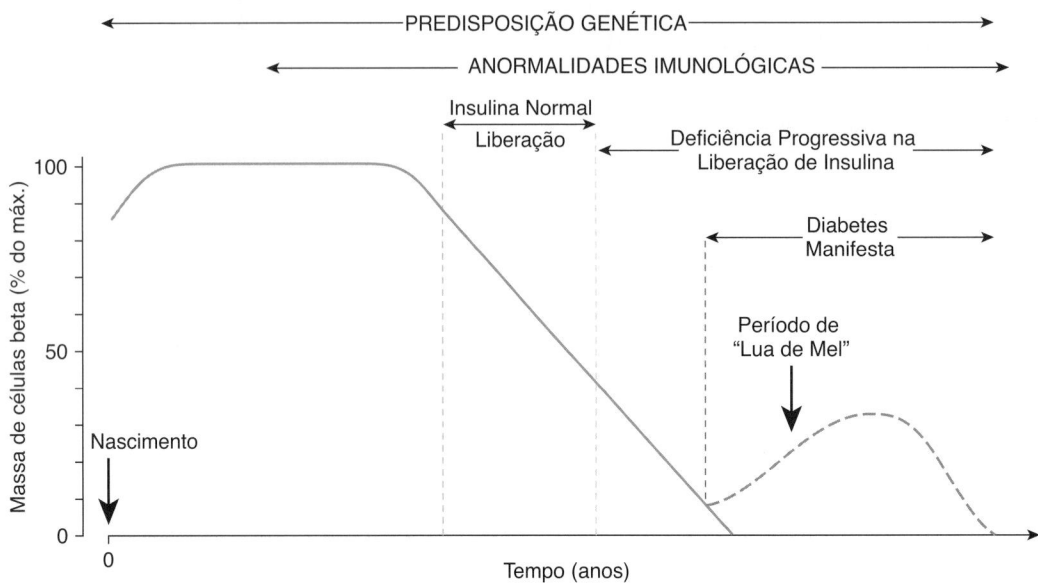

Figura 171-1 – Representação esquemática da evolução autoimune do diabetes em indivíduos geneticamente predispostos.

de insulina não forem ministradas, ou durante uma doença intercorrente, quando as necessidades maiores de insulina não são atingidas na presença de concentrações elevadas de hormônios contrarregulatórios e de estresse (glucagon, hormônio do crescimento [GH], cortisol e catecolaminas). Pode-se considerar a presença de cetoacidose se (1) o pH arterial estiver abaixo de 7,3, (2) o nível sérico de bicarbonato de sódio estiver abaixo de 15 mEq/L e (3) as cetonas estiverem elevadas no soro ou na urina.

Fisiopatologia

Na ausência de secreção adequada de insulina, ocorre a oxidação parcial persistente dos ácidos graxos a corpos cetônicos. Dois desses três corpos cetônicos são ácidos orgânicos e levam a acidose metabólica com elevado *anion gap*. O ácido lático pode contribuir para a acidose quando a desidratação grave resultar em diminuição da perfusão tecidual. A hiperglicemia causa diurese osmótica, que inicialmente é compensada pela elevada ingestão de líquidos. À medida que a hiperglicemia e a diurese se exacerbam, a maioria dos pacientes não consegue manter a grande ingestão de líquidos e ocorre desidratação. Os vômitos, resultantes de elevadas acidose e perdas aquosas insensíveis causadas pela taquipneia, podem piorar a desidratação. Ocorrem anormalidades eletrolíticas em razão da perda de eletrólitos na urina e de alterações transmembrana que resultam da acidose. À medida que os íons hidrogênio se acumulam, como resultado da cetoacidose, o potássio intracelular é trocado por íons hidrogênio. As concentrações séricas de potássio aumentam inicialmente com a acidose e então diminuem conforme o potássio sérico é depurado pelo rim. Dependendo da duração da cetoacidose, as concentrações séricas de potássio no momento do diagnóstico podem estar elevadas, normais ou reduzidas, mas as concentrações de potássio intracelular estão esgotadas. A concentração sérica de potássio reduzida é um sinal ameaçador de total depleção de potássio corporal. Também pode ocorrer depleção de fosfato, como resultado de sua elevada excreção renal, requerida para a eliminação do excesso de íons hidrogênio. A depleção de sódio também é comum na cetoacidose, sendo resultado tanto das perdas renais de sódio causadas pela diurese osmótica quanto das perdas gastrointestinais advindas dos vômitos (Fig. 171-2).

Apresentação Clínica

Os pacientes com CAD apresentam-se inicialmente com poliúria, polidipsia, náuseas e vômitos. Frequentemente ocorre dor abdominal, que pode mimetizar abdome agudo. O abdome pode estar sensível, em razão dos vômitos, ou distendido, secundariamente a íleo paralítico. A presença de poliúria, apesar do estado de desidratação clínica, indica diurese osmótica e diferencia pacientes com CAD de pacientes com gastroenterite ou outros distúrbios gastrointestinais. A compensação respiratória para a acidose resulta em taquipneia com movimentos respiratórios profundos (**Küssmaul**). Frequentemente, pode-se detectar o odor *frutal* de acetona no hálito do paciente. Pode ocorrer estado mental alterado, variando de desorientação a coma.

Os **exames laboratoriais** revelam hiperglicemia (concentrações séricas de glicose variando de 200 mg/dL a > 1.000 mg/dL). O pH arterial é inferior a 7,30 e a concentração sérica de bicarbonato é inferior a 15 mEq/l. As concentrações séricas de sódio podem estar elevadas, normais ou reduzidas, dependendo do balanço de sódio e das perdas de água livre. Entretanto, a concentração sérica mensurada de sódio está artificialmente reduzida, por conta de hiperglicemia. A hiperlipidemia também contribui para o decréscimo no sódio sérico mensurado. O nível de ureia nitrogenada sanguínea (ou nitrogênio ureico sanguíneo) (BUN) pode estar elevado com a azotemia pré-renal secundária à desidratação. A contagem de leucócitos em geral está elevada e pode haver desvio à esquerda sem implicar presença de infecção. Febre é incomum e deve motivar uma busca por origens infecciosas que possam ter disparado o episódio de CAD.

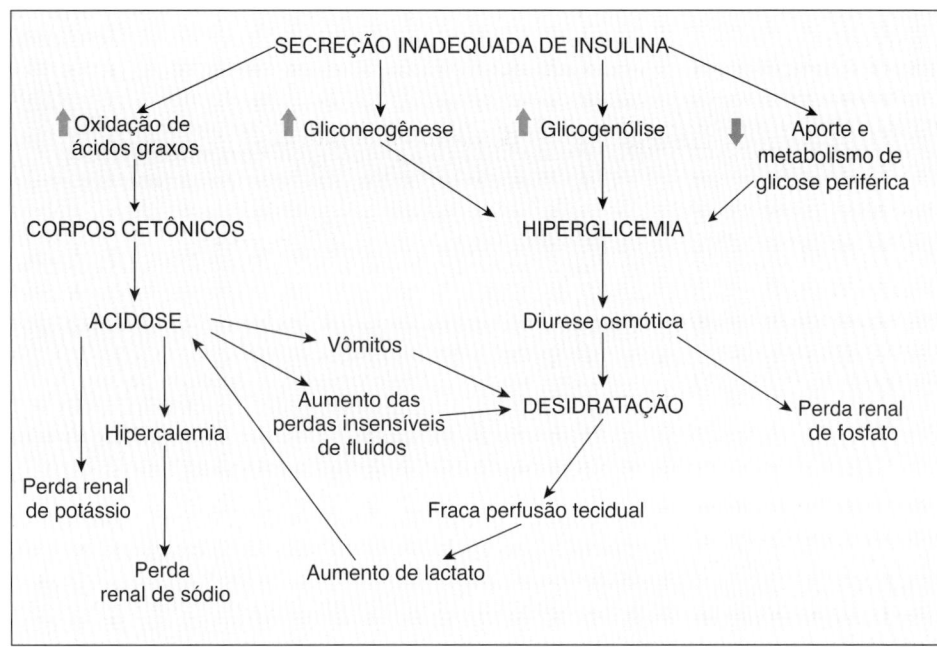

Figura 171-2 – Fisiopatologia da cetoacidose diabética.

Tratamento

O tratamento para pacientes com CAD envolve reposição cuidadosa de deficiências hídricas, correção de acidose e de hiperglicemia por meio da administração de insulina, correção de desequilíbrios eletrolíticos e monitoramento das complicações do tratamento. A abordagem ótima ao gerenciamento da CAD deve buscar um balanço entre correção adequada das perdas hídricas e prevenção das mudanças rápidas em osmolalidade e balanço hídrico. A complicação mais grave da CAD e do seu tratamento é o **edema cerebral** e a herniação cerebral.

Admite-se que um paciente com CAD grave apresenta desidratação de aproximadamente 10%. Se uma pesagem recente estiver disponível, pode-se calcular a extensão exata da desidratação. Deve-se administrar um bólus inicial de fluidos intravenosos (IV), na dose de 10 a 20 mL/kg de uma solução isotônica livre de glicose (soro fisiológico, solução de Ringer com lactato), a fim de restaurar o volume intravascular e a perfusão renal. Após o bólus inicial, deve-se repor a deficiência hídrica remanescente, para a manutenção das necessidades hídricas, e o total deve ser reposto lentamente dentro de 36 a 48 horas. As perdas contínuas resultantes da diurese osmótica em geral não precisam ser repostas, a menos que a produção urinária seja grande ou que sinais de perfusão deficiente estejam presentes. A diurese osmótica é usualmente mínima quando a concentração sérica de glicose se reduz a menos de 300 mg/dL. Para evitar mudanças rápidas na osmolalidade sérica, pode-se usar cloreto de sódio a 0,9% como fluido de reposição para as 4 a 6 horas iniciais, seguido por cloreto de sódio a 0,45%.

Hiperglicemia. Deve-se administrar insulina solúvel de ação rápida como infusão IV contínua (0,1 U/kg/hora). As concentrações séricas de glicose devem diminuir a uma velocidade não superior a 100 mg/dL/hora. Quando as concentrações séricas de glicose atingirem menos de 250 a 300 mg/dL, deve-se adicionar glicose aos fluidos IV. Se as concentrações séricas de glicose alcançarem menos de 200 mg/dL antes da correção da acidose, a concentração de glicose dos fluidos IV deve ser aumentada, mas a infusão de insulina não deve ser reduzida mais da metade e não deve nunca ser interrompida antes da resolução da acidose.

Acidose. A insulinoterapia reduz a produção de ácidos graxos livres e o catabolismo proteico e melhora o uso da glicose nos tecidos-alvo. Esses processos corrigem a acidose. Deve-se evitar o tratamento com bicarbonato. Os efeitos adversos potenciais da administração de bicarbonato incluem elevações paradoxais na acidose do sistema nervoso central (SNC) causada por difusão aumentada de dióxido de carbono através da barreira hematocefálica, hipóxia tecidual potencial causada por aumentos na curva de dissociação da oxi-hemoglobina, alterações osmóticas abruptas e risco elevado de desenvolvimento de edema cerebral.

Conforme a acidose é corrigida, as concentrações de cetona urinária parecem se elevar. O β-hidroxibutirato, que não é detectado nos exames de cetona urinária, com o tratamento é convertido a acetoacetato, que a maioria dos exames pode detectar. Portanto, as concentrações urinárias de cetona minuto a minuto não são um índice que se correlaciona com a adequação do tratamento.

Desequilíbrios eletrolíticos. Independentemente da concentração sérica de potássio à apresentação, é provável que ocorra a depleção total de potássio corpóreo. As concentrações séricas de potássio podem diminuir rapidamente à medida que a insulinoterapia e o posterior tratamento com glicose melhoram a acidose e o potássio é trocado por íons de hidrogênio intracelulares. Quando a produção urinária adequada é alcançada, deve-se adicionar potássio aos fluidos IV. Deve-se proceder à reposição de potássio na forma de 50% de cloreto de potássio e 50% de fosfato de potássio a uma concentração de 20 a 40 mEq/L. Essa combinação fornece fosfato para reposição de deficiências, mas evita o excesso de administração de fosfato, o qual pode precipitar a hipocalcemia. Se o nível sérico de potássio for maior que 6 mEq/L, não se deve adicionar potássio aos fluidos IV até que o nível de potássio diminua.

Monitoramento. As mensurações laboratoriais iniciais devem incluir concentrações séricas de glicose, sódio, potássio, cloreto, bicarbonato, BUN, creatinina, cálcio, fosfato e magnésio; pH arterial ou venoso; e análise da urina. A mensuração sérica de glicose deve ser repetida de hora em hora durante o tratamento; as concentrações dos eletrólitos devem ser repetidas a cada 2 ou 3 horas. As concentrações de cálcio, fosfato e magnésio devem ser medidas a cada 4 a 6 horas durante o tratamento. Deve-se avaliar o estado mental e neurológico em intervalos frequentes. Todas as queixas de cefaleia ou deterioração do estado mental devem ser prontamente avaliadas quanto a possível **edema cerebral**. Sintomas indicativos de edema cerebral incluem deficiência sensorial, cefaleia grave súbita, vômitos, mudança nos sinais vitais (bradicardia, hipertensão, apneia), pupila dilatada, oftalmoplegia ou convulsão.

Complicações

Em 1% a 5% dos casos de CAD ocorre **edema cerebral** aparente clinicamente. O edema cerebral é a complicação mais grave da CAD, com taxa de mortalidade de 20% a 80%. A patogênese do edema cerebral provavelmente envolve alteração osmolar resultando em acúmulo de fluido no compartimento intracelular e edema celular. O edema cerebral subclínico é comum em pacientes com CAD, mas os fatores que exacerbam esse processo levando a edema cerebral sintomático e possível herniação cerebral não estão claramente definidos. O edema cerebral ocorre tipicamente de 6 a 12 horas após o início do tratamento para a CAD, frequentemente seguindo um período de melhora clínica aparente. Os fatores que se correlacionam com o risco elevado de edema cerebral incluem concentração inicial de BUN elevada, baixa Pco_2 inicial, falha na elevação da concentração sérica de sódio à medida que a concentração de glicose diminui durante o tratamento e tratamento com bicarbonato.

Os sinais de edema cerebral avançado incluem obnubilação, papiledema, dilatação ou desigualdade pupilar, hipertensão, bradicardia e apneia. O **tratamento** envolve o uso rápido de manitol IV, entubação endotraqueal e ventilação, podendo requerer o uso de um parafuso monitor da pressão intracraniana na subdural. Outras complicações da CAD são infarto ou trombose intracraniana, necrose tubular aguda com insuficiência renal aguda causada por desidratação grave, pancreatite, arritmias causadas por anormalidades eletrolíticas, edema pulmonar e isquemia intestinal. Comumente, 24 a 48 horas após o início do tratamento, ocorre edema periférico que pode estar relacionado a elevações residuais no hormônio antidiurético e na aldosterona.

Transição para o Gerenciamento no Paciente Externo

Quando a acidose for corrigida e o paciente tolerar a alimentação oral, pode-se interromper a infusão IV de insulina e iniciar um regime de injeções de insulina subcutânea (SC). Deve-se administrar a primeira dose de insulina SC 30 a 45 minutos antes da interrupção da infusão IV. Devem-se fazer ajustes adicionais na dose de insulina nos dois ou três dias seguintes. Um paciente que já tinha diagnóstico de DM1 pode voltar a receber as doses anteriores se elas eram adequadas. Para um paciente com DM1 de início recente, as doses diárias iniciais típicas são de aproximadamente 0,5 a 0,7 U/kg/24 horas para pacientes pré-púberes e aproximadamente 0,7 a 1 U/Kg/24 horas para adolescentes, usando quaisquer combinações de insulina disponíveis. A escolha melhor e mais comum para fazer a transição para a insulina SC é iniciar com a administração de injeções de insulina de ação rápida (bólus) (insulinas lispro, aspart ou glulisina) com cada refeição e insulina de longa ação (basal) (glargina ou detemir) na hora de deitar. O regime de injeções diárias múltiplas fornece maior flexibilidade, mas requer que o paciente administre muitas injeções por dia e calcule os carboidratos da refeição. Uma alternativa é um regime misto de divisão fixa de dosagem (protamina neutra Hagedorn [NPH] e insulina de ação rápida) com duas injeções diárias.

Estão disponíveis bombas, usadas externamente, que propiciam infusão SC contínua de insulina de ação rápida, embora em geral não sejam usadas na fase inicial do DM1. As bombas de insulina fornecem insulina de ação rápida em pequenas quantidades basais continuamente a cada hora e fornecerão bólus de insulina quando programadas para tal. As bombas de insulina podem ser usadas por todos os grupos etários que estejam altamente motivados a obter controle rigoroso. A ausência de insulina SC de depósito (glargina ou detemir) pode aumentar o risco de CAD.

Devem-se avaliar as concentrações séricas de glicose antes de cada refeição, na hora de dormir e periodicamente entre as 2 e as 3 horas, a fim de fornecer informações para ajustes no regime. Os pacientes e seus familiares devem começar a aprender os princípios dos cuidados do diabetes tão cedo quanto possível. Antes da alta médica é necessária a demonstração da capacidade de administrar as injeções de insulina e de medir as concentrações de glicose usando um glicômetro, bem como do conhecimento de gerenciamento da hipoglicemia. O planejamento da dieta é crucial para o controle da glicose no DM1. Os serviços de nutrição devem ser parte dos cuidados fornecidos aos familiares dos pacientes.

Período de "Lua de Mel"

Em alguns pacientes no início de instalação do DM1, a massa de células beta não foi completamente destruída. As células beta funcionais remanescentes parecem recuperar a função com o tratamento com insulina. Quando isso ocorre, as necessidades de insulina exógena diminuem. Esse é um período de controle estável da glicose sanguínea, em geral com concentrações de glicose próximas ao normal. Essa fase da doença, conhecida como período de "lua de mel", usualmente começa nas primeiras semanas de tratamento, em geral continua por 3 a 6 meses e pode durar até 2 anos.

Gerenciamento do Paciente Externo com Diabetes Melito Tipo 1

O gerenciamento do DM1 em crianças requer uma abordagem abrangente, com atenção às questões médicas, nutricionais e psicossociais. As estratégias terapêuticas devem ser flexíveis, levando-se em consideração as necessidades individuais de cada paciente e da família. O cuidado ótimo envolve uma equipe de profissionais especializados em diabetes, incluindo um médico, um enfermeiro educador, um nutricionista e um psicólogo ou assistente social.

Metas

O grupo de pesquisa americano Diabetes Control and Complications Trial estabeleceu que a insulinoterapia intensiva, com o objetivo de manter as concentrações sanguíneas de glicose tão próximas do normal quanto possível, pode retardar o início e tornar lenta a progressão das complicações do diabetes (retinopatia, nefropatia, neuropatia). Atingir esse objetivo usando a insulinoterapia intensiva pode aumentar o risco de hipoglicemia. Os efeitos adversos da hipoglicemia em crianças pequenas podem ser significativos, porque o SNC imaturo pode ser mais suscetível à glucopenia. Embora o risco de complicações do diabetes aumente com o tempo de duração da doença, é controverso se o aumento do risco é mais lento na idade pré-púbere do que na adolescência e na idade adulta.

Os objetivos do tratamento diferem, dependendo da idade do paciente. Para crianças com menos de cinco anos, um objetivo apropriado é manter as concentrações sanguíneas de glicose entre 80 e 180 mg/dL. Para as crianças em idade escolar, de 80 a 150 mg/dL é uma variação-alvo razoável. Para adolescentes, o objetivo é de 70 a 130 mg/dL. Os objetivos do tratamento também devem levar em consideração outras características individuais, como histórico de hipoglicemia grave e habilidades do paciente e de seus familiares.

Esquemas de Insulina

Muitos tipos de insulina diferem na duração da ação e no tempo para o efeito máximo (Tabela 171-2). Essas insulinas podem ser usadas em várias combinações, dependendo das necessidades do paciente individual e dos objetivos do tratamento. O regime mais comumente usado é o de injeções múltiplas de insulina de ação rápida, administradas com as refeições, em combinação com insulina basal de longa ação, administrada na hora de dormir. Esse regime fornece flexibilidade, mas requer a administração de muitas injeções por dia e assistência para crianças pequenas. Depois que se determina a dose diária total de insulina, de 30 a 50% são administrados como insulina de longa ação e o restante como insulina de ação rápida, divididos de acordo com a necessidade para as correções dos altos níveis de glicose e para as refeições. Para corrigir a hiperglicemia, pode-se determinar a sensibilidade à insulina usando a regra de 1.800; dividindo-se 1.800 pela dose total diária de insulina, a fim de determinar quantos miligramas por decilitro de glicose serão reduzidos com uma unidade de insulina. Usa-se a relação insulina:carboidrato para calcular a quantidade de insulina para o conteúdo de carboidrato da alimentação; 450 divididos pela dose total diária determinam o número de gramas de carboidrato que requer uma unidade de insulina.

Também estão disponíveis bombas que fornecem infusão SC contínua de insulina de curta ação e que estão sendo usadas por crianças e adolescentes altamente motivados a atingir um controle rigoroso.

As insulinas lispro, aspart e glulisina são análogos sintéticos da insulina humana, nos quais as alterações nos aminoácidos resultam em absorção e início de ação mais rápidos (Tabela 171-2). Em razão da curta duração de ação, elas são usadas em combinação com a insulina de longa ação. Glargina e detemir são análogos da insulina, com alta solubilidade em pH ácido e baixa solubilidade em pH fisiológico. Têm duração de mais de 24 horas e atuam como insulinas basais.

Os pacientes recém-diagnosticados no período de "lua de mel" podem requerer de 0,4 a 0,6 U/kg/24 horas. Os pacientes pré-púberes com diabetes há mais tempo que 1 a 2 anos requerem tipicamente 0,5 a 1 U/kg/24 horas. Durante a adolescência, quando as concentrações elevadas de GH produzem resistência relativa à insulina, as necessidades de insulina aumentam em 40 a 50% e são típicas doses de 1 a 2 U/kg/24 horas.

Nutrição

O equilíbrio entre o planejamento diário da alimentação e as dosagens de insulina é crucial para manter as concentrações de glicose sérica dentro da variação-alvo e evitar hipoglicemia ou hiperglicemia. O conteúdo e o programa das refeições variam de acordo com o tipo de esquema de insulina usado. Recomenda-se que os carboidratos contribuam com 50 a 65% das calorias totais; proteínas, com 12 a 20%; e gorduras, com < 30%. As gorduras saturadas devem contribuir com < 10% do total calórico ingerido, e a ingestão de colesterol deve ser menor que 300 mg/24 horas. Recomenda-se alto conteúdo de fibras.

Os pacientes que utilizam injeções diárias múltiplas ou bomba de insulina podem manter um cronograma de refeições mais flexível com relação ao horário das refeições e ao conteúdo de carboidratos. Esses pacientes tomam uma injeção de insulina antes de cada refeição, ou imediatamente depois, com a dose total calculada de acordo com o conteúdo de carboidratos da refeição. Podem-se fazer ajustes adicionais na dose da insulina com base na concentração sérica de glicose mensurada e nos planos para atividades durante o dia. As crianças que usam uma combinação de insulinas de rápida ação e de ação intermediária duas vezes ao dia precisam manter um cronograma de refeições relativamente consistente, a fim de que a absorção de carboidratos e os picos de ação de insulina correspondam. Um cronograma típico de refeições para um paciente que utiliza esse tipo de regime envolve três refeições e três lanches diariamente. O conteúdo total de carboidratos das refeições e dos lanches deve-se manter constante.

Testes de Glicose Sanguínea

Deve-se monitorar rotineiramente a glicose sanguínea antes de cada refeição e na hora de dormir. A hipoglicemia durante a noite ou a variabilidade excessiva das concentrações de glicose pela manhã devem indicar exames adicionais às 2 horas ou às 3 horas, para assegurar que não haja hipoglicemia ou hiperglicemia consistente. Durante os períodos de doença, ou quando as concentrações sanguíneas de glicose são maiores que 300 mg/dL, devem-se testar também as cetonas na urina. Os monitores contínuos de glicose, que fornecem informações sobre a concentração sérica de

Tabela 171-2	Perfis Representativos da Insulina		
INSULINA	INÍCIO	PICO DE AÇÃO	DURAÇÃO
Ação Muito Rápida			
Lispro, aspart, glulisina	5-15 minutos	30-90 minutos	3-5 horas
Curta Ação			
Regular	30-60 minutos	2-3 horas	5-8 horas
Ação Intermediária			
Protamina neutra Hagedorn (NPH) (isófana)	2-4 horas	4-10 horas	10-16 horas
Longa Ação			
Glargina	2-4 horas	Nenhum	20-24 horas
Detemir	2-4 horas	6-14 horas	16-20 horas

Dados de Wolfsdorf JI, editor: Intensive Diabetes Management, ed 4, Alexandria, VA, 2009, American Diabetes Associations.

glicose minuto a minuto, podem ser úteis para seguir as tendências das concentrações sanguíneas de glicose, mas não devem ser usados nos cálculos das doses de insulina da hora das refeições.

Controle Glicêmico em Longo Prazo

As mensurações de glico-hemoglobina ou hemoglobina A_{1c} (HgbA1c) refletem a concentração sanguínea média de glicose dos três meses precedentes e fornecem um meio para avaliar o controle glicêmico em longo prazo. A HgbA1c deve ser medida quatro vezes ao ano, e os resultados devem ser usados para aconselhar os pacientes. A American Diabetes Association estabeleceu as metas de HgbA1c com base na idade: crianças com menos de seis anos têm meta de 7,5 a 8,5%; com 6 a 13 anos, meta de menos de 8%; e com 13 a 18 anos, meta de menos de 7,5%. As mensurações de HgbA1c não são precisas nos pacientes com hemoglobinopatias. A albumina glicosilada ou a frutosamina podem ser usadas nesses casos.

Complicações

Os pacientes com DM1 por mais de 3 a 5 anos devem submeter-se a um exame oftalmológico anual para retinopatia. Deve-se coletar a urina anualmente para avaliação da microalbuminúria, a qual sugere disfunção renal inicial e indica um alto risco de progressão para nefropatia. O tratamento com inibidores da enzima conversora da angiotensina pode interromper a progressão da microalbuminúria. Nas crianças com DM1, recomendam-se mensurações anuais de colesterol e avaliação periódica da pressão sanguínea. A detecção precoce da hipertensão e da hipercolesterolemia com intervenção apropriada pode ajudar a limitar o risco futuro de doença coronária.

Outros Distúrbios

A tireoidite linfocítica autoimune crônica é particularmente comum e pode resultar em hipotireoidismo. Como os sintomas podem ser sutis, devem-se realizar anualmente os testes de função tireoidiana. Outros distúrbios que ocorrem com alta frequência em crianças com DM1 incluem doença celíaca, deficiência de IgA, doença de Addison e doença da úlcera péptica.

Problemas Especiais: Hipoglicemia

A hipoglicemia ocorre comumente nos pacientes com DM1. Para os pacientes com controle adequado ou bom, espera-se que ela ocorra em média uma ou duas vezes por semana. Episódios graves de hipoglicemia, resultando em convulsões ou coma, ou requerendo assistência de outra pessoa, ocorrem em 10 a 25% desses pacientes por ano.

A hipoglicemia nos pacientes com DM1 resulta de um excesso relativo de insulina em relação à concentração sérica de glicose. Esse excesso pode ser causado por alterações na dose, hora ou absorção da insulina; alterações na ingestão de carboidratos; ou alterações na sensibilidade à insulina, resultante da atividade. Respostas contrarregulatórias defeituosas também contribuem para a hipoglicemia. Respostas anormais do glucagon às concentrações decrescentes de glicose se desenvolvem nos primeiros anos da doença e anormalidades na liberação de epinefrina ocorrem após duração mais longa.

A **perda de consciência** da hipoglicemia ocorre em aproximadamente 25% dos pacientes com diabetes. Episódios recentes de hipoglicemia podem desempenhar um papel na fisiopatologia da **falta de consciência por hipoglicemia**; após um episódio de hipoglicemia, as respostas autonômicas a episódios subsequentes são reduzidas. Um retorno dos sintomas pode ser exibido nesses pacientes após 2 a 3 semanas de prevenção estrita de episódios de hipoglicemia.

Os sintomas de hipoglicemia incluem aqueles resultantes de neuroglicopenia (cefaleia, alterações visuais, confusão, irritabilidade ou convulsões) e sintomas resultantes da resposta das catecolaminas (tremores, taquicardia, diaforese ou ansiedade). Episódios leves podem ser tratados com a administração de glicose oral de absorção rápida (gel ou tabletes de glicose ou sucos de frutas). Episódios mais graves, que resultam em convulsões ou perda de consciência em casa, devem ser tratados com injeções de glucagon. No ambiente hospitalar devem-se administrar injeções IV de glicose.

Prognóstico

As complicações de DM1 de longo prazo incluem retinopatia, nefropatia, neuropatia e doença macrovascular. Evidências de danos orgânicos causados pela hiperglicemia são raras nos pacientes com diabetes de duração menor que 5-10 anos; a doença clinicamente aparente raramente ocorre antes de 10-15 anos de duração. A retinopatia diabética é a principal causa de cegueira nos Estados Unidos. A nefropatia ocorre após muitos anos do DM1 em 30 a 40% e é responsável por aproximadamente 30% de todos os casos novos de doença renal em estágio terminal em adultos. A neuropatia ocorre em 30 a 40% dos pacientes pós-púberes com DM1 e leva a deficiências sensoriais, motoras ou autonômicas. A doença macrovascular resulta em um elevado risco de infarto do miocárdio e acidente vascular cerebral entre os indivíduos com diabetes.

O controle intensivo do diabetes, usando testes frequentes de glicose sanguínea e injeções diárias múltiplas de insulina ou bomba de insulina, pode reduzir o desenvolvimento ou a progressão das complicações diabéticas, incluindo redução de 76% no risco de retinopatia, de 39% no risco de microalbuminúria e 60% no risco de neuropatia clínica. Para os pacientes púberes e adultos, os benefícios da terapia intensiva provavelmente compensam o elevado risco de hipoglicemia. Para os pacientes mais jovens, nos quais os riscos de hipoglicemia são maiores e os benefícios do controle rigoroso da glicose podem ser menores, um regime menos intensivo pode ser apropriado.

DIABETES MELITO NÃO INSULINO-DEPENDENTE (TIPO 2)

Fisiopatologia

O DM2 pode ocorrer como resultado de vários processos fisiopatológicos; entretanto, a forma mais comum resulta de resistência periférica à insulina e hiperinsulinemia compensatória, seguidas por insuficiência do pâncreas em manter secreção adequada de insulina (Tabela 171-1).

Epidemiologia

A prevalência de DM2 em crianças está aumentando paralelamente à obesidade infantil e é maior em crianças de grupos étnicos cujos adultos apresentam alta prevalência de DM2, incluindo americanos nativos, hispano-americanos e afro-americanos. Os fatores de risco são obesidade, síndrome metabólica, etnia e história familiar de DM2. Autoanticorpos contra o pâncreas estão presentes entre alguns pacientes clinicamente assumidos como portadores de DM2, compondo a dificuldade em diferenciar DM1 de DM2 no momento do diagnóstico.

Manifestações Clínicas e Diagnóstico Diferencial

Os níveis de glicose em jejum e pós-prandial para o diagnóstico de DM2 são os mesmos que aqueles para DM1. Pode-se suspeitar de DM2 com base em poliúria e polidipsia em um cenário de síndrome metabólica. Diferenciar DM2 de DM1 em crianças com base somente nos sinais clínicos pode ser desafiador. Deve-se considerar a possibilidade de DM2 nos pacientes obesos, que tenham uma forte história familiar de DM2, que tenham características de síndrome metabólica ou que tenham ausência de anticorpos contra os antígenos das células beta no momento do diagnóstico de diabetes. A **acantose *nigricans***, uma manifestação dermatológica de hiperinsulinismo e resistência à insulina, presente como pigmentação hiperceratótica na nuca e nas áreas flexurais, é notada como um sinal na síndrome metabólica. Embora a cetoacidose ocorra muito mais comumente no DM1, ela também pode ocorrer nos pacientes com DM2 em condições de estresse fisiológico e não pode ser usada como um fator absoluto de diferenciação. O DM2 pode ser confirmado pela avaliação das respostas da insulina ou do peptídeo-C ao estímulo com carboidrato oral e na ausência de autorreatividade das células das ilhotas.

Tratamento
O DM2 é o resultado de uma combinação de resistência à insulina, deficiência relativa à insulina e um defeito secretório nas células beta. Os pacientes assintomáticos com valores de glicose moderadamente elevados (ligeiramente > 126 mg/dL para jejum ou ligeiramente > 200 mg/dL para glicose aleatória) podem ser gerenciados inicialmente com modificações no estilo de vida, incluindo terapia nutricional (ajustes dietéticos) e aumento de exercício. Mostrou-se que o exercício reduz a resistência à insulina. Na maioria das crianças com DM2 de novo início, não complicado, os agentes orais são usualmente a primeira linha de tratamento. Somente a metformina, um secretagogo da insulina, é aprovada pela Food and Drug Adminstration dos Estados Unidos para uso em crianças. Um efeito adverso raro da metformina é a acidose lática, que ocorre principalmente nos pacientes com função renal comprometida. O efeito adverso mais comum é o distúrbio gastrointestinal. Se ocorrer cetonúria ou cetoacidose, o tratamento com insulina será necessário para adquirir primeiramente o controle glicêmico adequado, mas pode ser interrompido após semanas com continuação de medicamentos orais. A insulinoterapia pode ser necessária se não se atingir o controle glicêmico adequado com modificações no estilo de vida e metformina.

Como o DM2 pode ter um longo curso pré-clínico, o diagnóstico precoce é possível em pacientes de risco, que tenham **síndrome metabólica**. Modificações significativas no estilo de vida, como melhoras nos hábitos alimentares e aumento de exercícios, desempenham um papel na prevenção ou redução da morbidade do DM2. Finalmente, é crítico monitorar e gerenciar os outros componentes da síndrome metabólica, como desenvolvimento puberal avançado, hipertensão, hiperlipidemia e síndrome do ovário policístico no sexo feminino.

DIABETES DA MATURIDADE COM INÍCIO NA JUVENTUDE (MODY)
O MODY compreende um grupo de formas dominantemente herdadas de diabetes relativamente leves. Não ocorre resistência à insulina nesses pacientes; em vez disso, a anormalidade primária é uma resposta secretória de insulina insuficiente para a estimulação glicêmica. O tratamento depende do tipo e pode incluir o uso de sulfonilureias.

Capítulo 172

HIPOGLICEMIA

A hipoglicemia na lactância e na infância pode resultar de uma grande variedade de defeitos hormonais e metabólicos (Tabela 172-1). A hipoglicemia ocorre mais frequentemente no período neonatal precoce, em geral como resultado de hiperinsulinemia neonatal transitória em lactentes de mães diabéticas, ou como resultado de estoques inadequados de energia frente às necessidades metabólicas desproporcionalmente grandes dos prematuros ou dos recém-nascidos pequenos para a idade gestacional. A hipoglicemia durante os primeiros dias de vida em um recém-nascido normal é menos frequente e justifica a preocupação (Cap. 6). Após os 2 a 3 dias iniciais de vida, a hipoglicemia é muito menos comum e ocorre mais frequentemente como resultado de distúrbios endócrinos ou metabólicos (embora a sepse deva ser sempre descartada).

DEFINIÇÃO
Deve-se fazer o **diagnóstico** de hipoglicemia com base em baixa concentração sérica de glicose, nos sintomas compatíveis com hipoglicemia e na resolução dos sintomas após administração de glicose.

Concentrações séricas de glicose inferiores a 45 mg/dL são consideradas anormais e necessitam de tratamento. Concentrações superiores a 55 mg/dL ocasionalmente podem ocorrer em indivíduos normais, especialmente com jejum prolongado, mas devem ser consideradas suspeitas, particularmente se existirem sintomas concorrentes de hipoglicemia (Tabela 172-2).

MANIFESTAÇÕES CLÍNICAS
Os sintomas e sinais de hipoglicemia resultam da depressão direta do sistema nervoso central, em função da perda de substrato de energia e da resposta adrenérgica contrarregulatória à baixa concentração de glicose, por meio da secreção de catecolaminas designadas para corrigir a hipoglicemia (Tabela 172-2). Comparados a crianças maiores, os lactentes em geral não mostram sintomas adrenérgicos. Os sinais e sintomas de hipoglicemia em lactentes são relativamente inespecíficos e incluem irritabilidade, dificuldades na alimentação, palidez, hipotonia, hipotermia, episódios de apneia e bradicardia, níveis de consciência deprimidos e convulsões. Em crianças maiores, os sinais e sintomas incluem confusão, irritabilidade, cefaleias, alterações visuais, tremores, palidez, suores, taquicardia, fraqueza, convulsões e coma.

A falha em reconhecer e tratar a hipoglicemia grave e prolongada pode resultar em grave morbidade de longo prazo, incluindo retardo mental e convulsões não hipoglicêmicas. Lactentes mais jovens e pacientes com hipoglicemia mais grave ou prolongada têm maior risco de resultados adversos.

FISIOPATOLOGIA
Sinal Hormonal

A regulação normal das concentrações séricas de glicose requer a interação apropriada de um número de sinais hormonais e vias metabólicas (Fig. 172-1). Em um indivíduo normal, uma redução nas concentrações séricas de glicose leva a supressão da secreção de insulina e elevada secreção dos hormônios contrarregulatórios (hormônio do crescimento [GH], cortisol, glucagon e epinefrina) (Fig. 172-1). Essa sinalização hormonal promove a liberação de aminoácidos (particularmente alanina) do músculo para abastecer a gliconeogênese e a liberação de triglicérides dos estoques do tecido adiposo para fornecer ácidos graxos livres (AGL) para a cetogênese hepática. Os AGL e as cetonas servem como combustíveis substitutos para o músculo. Essa sinalização hormonal também estimula a quebra do glicogênio hepático e promove a gliconeogênese. A falha de qualquer dos componentes dessa sinalização hormonal pode levar à hipoglicemia.

HIPERINSULINEMIA

A falta de supressão da secreção de insulina em resposta às baixas concentrações séricas de glicose pode ocorrer em lactentes, mas é incomum após o período neonatal. Essa situação surge mais frequentemente em lactentes de mães diabéticas que foram expostos a altas concentrações de glicose de origem materna no útero, resultando em hiperplasia das células das ilhotas fetais. O estado hiperinsulinêmico é transitório, durando geralmente horas a dias.

O hiperinsulinismo que persiste além de alguns dias de idade pode resultar de distúrbios genéticos distintos que afetam a liberação de insulina regulada pela glicose. Esses distúrbios foram previamente referidos como *nesidioblastose* ou **hipoglicemia hiperinsulinêmica persistente do recém-nascido**. Nesses lactentes, a hiperplasia das células das ilhotas pancreáticas se desenvolve na ausência de excessiva estimulação pelo diabetes materno. Alguns desses pacientes têm anormalidades genéticas do receptor

Tabela 172-1 | Classificação da Hipoglicemia em Lactentes e Crianças

ANORMALIDADES NOS SINAIS HORMONAIS INDICANDO HIPOGLICEMIA	OXIDAÇÃO DE ÁCIDOS GRAXOS
DEFICIÊNCIA DE HORMÔNIOS CONTRARREGULATÓRIOS	Deficiência de acil Co-A desidrogenase do ácido graxo de cadeia longa, média ou curta
Pan-Hipo-Hipofisismo	Deficiência de carnitina (primária ou secundária)
Deficiência isolada de hormônio do crescimento	Deficiência de carnitina-palmitoil-transferase
Deficiência de ACTH	Outros
Doença de Addison	Defeitos enzimáticos
Deficiência de glucagon	Galactosemia
Deficiência de epinefrina	Intolerância hereditária à frutose
HIPERINSULINISMO	Acidemia propiônica
Recém-nascido de mãe diabética	Acidemia metilmalônica
Recém-nascido com eritroblastose fetal	Tirosinose
Hipoglicemia hiperinsulinêmica persistente dos recém-nascidos	Acidúria glutárica
Adenoma de células beta (insulinoma)	Disfunção hepática global
Síndrome de Beckwith-Wiedemann	Síndrome de Reye
Anticorpos antirreceptores de insulina	Hepatite
SUBSTRATO INADEQUADO	Insuficiência cardíaca
Prematuridade/recém-nascido pequeno para a idade gestacional	Sepse, choque
Hipoglicemia cetótica	Carcinoma/sarcoma (secreção de IGF-2)
Doença da urina do xarope de bordo	Desnutrição/Fome
DISTÚRBIOS DAS VIAS DE RESPOSTAS METABÓLICAS	Síndrome da hiperviscosidade
Glicogenólise	**INTOXICAÇÕES/FÁRMACOS**
Deficiência de glicose-6-fosfatase	Agentes hipoglicemiantes orais ou insulina
Deficiência de amilo-1,6-glicosidase	Álcool
Deficiência de fosforilase hepática	Salicilatos
Deficiência de glicogênio-sintase	Propranolol
Gliconeogênese	Ácido valproico
Deficiência de frutose-1,6-difosfatase	Pentamidina
Deficiência de piruvato-carboxilase	Fruta *akee* (não madura)
Deficiência de fosfoenolpiruvato-carboxiquinase	Quinino
	Sulfametoxazol-Trimetoprim (com insuficiência renal)

ACTH, Hormônio adrenocorticotrópico; *acil-CoA*, acil coenzima A; *IGF-2*, fator de crescimento insulina-símile tipo 2.

da sulfonilureia das células das ilhotas, ou outros defeitos genéticos que alteram a função do canal de potássio sensível à adenosina trifosfato que regula a secreção de insulina. O hiperinsulinismo também pode ocorrer na **síndrome de Beckwith-Wiedemann**, uma condição que se caracteriza por gigantismo somático neonatal: macrossomia, macroglossia, onfalocele, visceromegalia e pregas no lobo da orelha.

Independentemente da causa, os neonatos com hiperinsulinismo são caracteristicamente grandes para a idade gestacional (Cap. 60). A hipoglicemia é grave e ocorre frequentemente em 1 a 3 horas após a refeição. As necessidades de glicose estão aumentadas, frequentemente duas a três vezes a necessidade de glicose basal normal de 6 a 8 mg/kg/min. O *diagnóstico* de hiperinsulinismo é confirmado pela detecção de concentrações séricas de insulina maiores que 5μU/mL durante um episódio de hipoglicemia. A ausência de cetonas na urina e no soro no momento da hipoglicemia é um importante achado diagnóstico, diferenciando hiperinsulinismo de defeitos na secreção de hormônio contrarregulatório.

O *tratamento* inicialmente envolve a infusão intravenosa (IV) de glicose em alta velocidade e de diazóxido para suprimir a secreção de insulina. Se o tratamento com diazóxido não for bem-sucedido, pode-se tentar a utilização de análogos da somatostatina de longa ação. O tratamento médico para a hipoglicemia hiperinsulinêmica persistente do recém-nascido geralmente não é bem-sucedido e é necessária a pancreatectomia subtotal (90%) a fim de prevenir as sequelas neurológicas da hipoglicemia de longo prazo.

Em crianças, a hiperinsulinemia é uma condição rara caracterizada por apetite voraz, obesidade e crescimento linear acelerado e usualmente resulta de **adenoma das células das ilhotas**. Devem-se realizar tomografia computadorizada, imagem por ressonância magnética ou imagem por radioisótopo do pâncreas, mas a visualização de um adenoma em geral é difícil. A remoção cirúrgica do adenoma é curativa.

Hiperinsulinemia Factícia

Em casos raros, a insulina ou medicação hipoglicêmica é administrada à criança por um dos pais ou pelo cuidador como uma forma de abuso infantil, condição referida como **Síndrome de Munchausen por procuração**. Deve-se suspeitar desse *diagnóstico* se forem detectadas concentrações extremamente altas de insulina (>100μU/mL). As concentrações de peptídeo-C são baixas ou indetectáveis, o que confirma que a insulina é de uma fonte exógena.

Defeitos nos Hormônios Contrarregulatórios

As anormalidades na secreção dos hormônios contrarregulatórios que produzem hipoglicemia usualmente envolvem GH, cortisol ou ambos. Deficiências na secreção de glucagon e epinefrina são raras. A deficiência de GH e cortisol ocorre como resultado do hipopituitarismo que, por sua vez, resulta de hipoplasia ou aplasia congênita da hipófise ou, mais comumente, de deficiência dos fatores de liberação hipotalâmicos (Cap. 173). Os indícios para esse diagnóstico em lactentes incluem defeitos de linha média facial ou neurológicos (p. ex., fendas labial e palatina ou ausência de corpo caloso), nistagmo pendular ("itinerante")

Tabela 172-2	Sintomas e Sinais de Hipoglicemia
CARACTERÍSTICAS ASSOCIADAS À LIBERAÇÃO DE EPINEFRINA*	**CARACTERÍSTICAS ASSOCIADAS À GLICOPENIA CEREBRAL**
Transpiração	Cefaleia
Palpitação (taquicardia)	Confusão mental
Palidez	Sonolência
Parestesia	Disartria
Tremores	Mudanças de personalidade
Ansiedade	Incapacidade de concentração
Fraqueza	Olhar fixo
Náuseas	Fome
Vômitos	Convulsões
	Ataxia
	Coma
	Diplopia
	Acidente vascular cerebral

*Essas características e as percepções das características podem ser mascaradas se o paciente estiver recebendo agentes betabloqueadores.

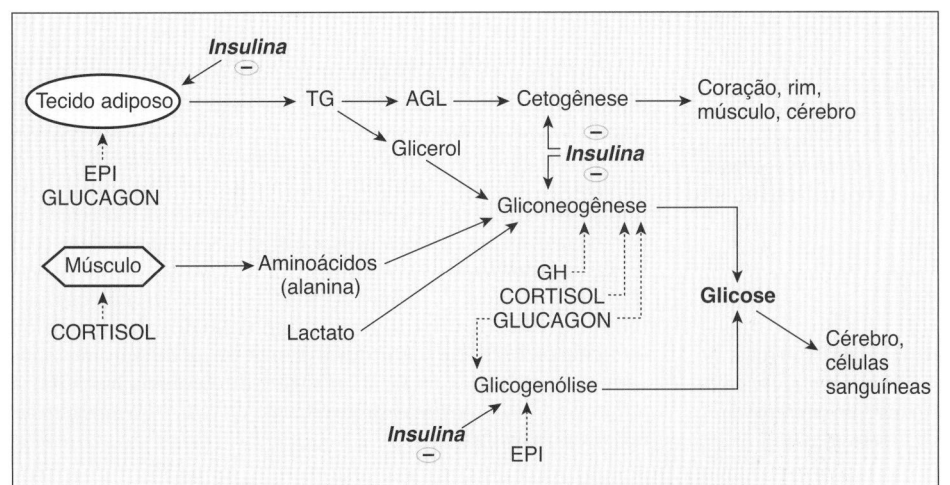

Figura 172-1 Regulação da glicose sérica. ⊖ representa inibições. *EPI*, epinefrina; *AGL*, ácidos graxos livres; *GH*, hormônio do crescimento; *TG*, triglicéride.

(indicando deficiência visual em função de possíveis anormalidades no desenvolvimento dos nervos ópticos, que podem ocorrer na displasia septo-óptica) e presença de micropênis e criptorquidismo em meninos (indicando anormalidades na secreção de gonadotropina). Icterícia e hepatomegalia podem também ocorrer, simulando hepatite neonatal. Apesar da presença de deficiência de GH, esses lactentes usualmente têm tamanho normal ao nascimento.

A secreção deficiente de cortisol pode também ocorrer na insuficiência adrenal primária, resultando de uma variedade de causas. Nos lactentes ela em geral resulta de hiperplasia adrenal congênita, mais frequentemente em consequência da deficiência de 21-hidroxilase (Caps. 177 e 178). Em crianças maiores, a insuficiência adrenal primária é observada com maior frequência na **doença de Addison** e em outros distúrbios (Cap. 178).

A confirmação da deficiência de GH ou cortisol como causa da hipoglicemia requer a detecção de baixas concentrações séricas de GH e cortisol durante um episódio de hipoglicemia ou após outros testes estimulatórios. Em contraste ao hiperinsulinismo, as cetonas séricas e urinárias estão positivas no momento da hipoglicemia e os AGL estão elevados. O tratamento envolve a suplementação dos hormônios deficientes em doses fisiológicas.

RESERVAS DE ENERGIA

Para responder apropriadamente à hipoglicemia, são necessárias suficientes reservas de energia na forma de glicogênio, tecido adiposo e músculo. Deficiências nessas reservas constituem uma causa comum de hipoglicemia em neonatos pequenos para a idade gestacional ou prematuros (Cap. 60). Depois do período neonatal inicial, as reservas de energia em geral são suficientes para ir ao encontro das necessidades metabólicas, exceto nas crianças desnutridas.

HIPOGLICEMIA CETÓTICA IDIOPÁTICA

Uma causa comum de hipoglicemia de novo início é a hipoglicemia cetótica idiopática, usualmente observada em crianças com idade entre 18 meses e 5 anos. Os pacientes apresentam sintomas de hipoglicemia após um período de jejum prolongado, frequentemente no cenário de uma doença intercorrente com redução da alimentação. As crianças com esse distúrbio são em geral magras e podem ter história de terem sido pequenas para a idade gestacional. Acredita-se que a mobilização defeituosa de alanina do músculo para ativar a gliconeogênese seja a causa, embora a condição possa derivar principalmente de reservas menores de combustível. Como não há exames diagnósticos específicos para esse distúrbio, a hipoglicemia cetótica é um *diagnóstico de exclusão*.

O *tratamento* envolve evitar o jejum e ingerir refeições frequentes de uma dieta rica em proteínas e carboidratos. Os pacientes podem requerer hospitalização para infusão IV de glicose se não puderem manter ingestão oral adequada durante um período da doença. O distúrbio em geral se resolve espontaneamente aos 7 a 8 anos.

VIAS DE RESPOSTA METABÓLICA INTERROMPIDAS

A manutenção das concentrações séricas de glicose normais no jejum requer a produção de glicose por via de glicogenólise e gliconeogênese e a produção de fontes alternativas de energia (AGL e cetonas) por via de lipólise e oxidação de ácidos graxos.

Glicogenólise

As doenças de armazenamento do glicogênio ocorrem em uma variedade de subtipos que diferem na severidade (Cap. 52). Entre os subtipos que resultam em hipoglicemia, a forma mais grave é a deficiência de glicose-6-fosfatase, que se caracteriza por hipoglicemia grave, hepatomegalia acentuada, retardo no crescimento e acidose lática. Diferentemente, deficiências nas enzimas glicogênio-fosforilases podem causar hepatomegalia isolada, com ou sem hipoglicemia.

O achado de hepatomegalia sem esplenomegalia sugere o *diagnóstico* de doença de armazenamento do glicogênio. A confirmação do diagnóstico requer estudos bioquímicos específicos de leucócitos ou espécimes para biópsia hepática. O *tratamento* envolve refeições frequentes ricas em carboidratos durante o dia e alimentação contínua durante a noite por via de tubo nasogástrico. Em alguns pacientes, refeições de amido de milho cru durante a noite são suficientes para manter as concentrações séricas de glicose.

Gliconeogênese

Defeitos na gliconeogênese são incomuns e incluem deficiência de frutose-1,6-difosfatase e de fosfoenolpiruvato-carboxiquinase. Os pacientes acometidos exibem hipoglicemia de jejum, hepatomegalia, acidose lática e hiperuricemia. Ocorre cetose, e as concentrações de AGL e alanina estão elevadas. O *tratamento* envolve refeições frequentes ricas em carboidratos e pobres em proteínas (Cap. 52).

Oxidação de Ácidos Graxos

Os distúrbios de oxidação de ácidos graxos da cetogênese incluem deficiências de acil-coenzima A (CoA) desidrogenase dos ácidos graxos; deficiências de acil-CoA desidrogenase de cadeia longa, cadeia média e cadeia curta; e deficiência hereditária da carnitina (Cap. 55). Desses distúrbios, a deficiência da acil-CoA desidrogenase de cadeia média é a mais comum; ela ocorre em 1 a cada 9.000 a 15.000 nascidos vivos. Os pacientes frequentemente estão bem no período de lactação e apresentam o primeiro episódio de hipoglicemia aos 2 anos ou mais. Os episódios de hipoglicemia em geral ocorrem após jejum prolongado ou durante episódios de doença intercorrente.

Pode estar presente hepatomegalia leve, juntamente com discretas hiperamonemia e hiperuricemia, e ligeiras elevações nas transaminases hepáticas. As concentrações de cetona estão baixas ou indetectáveis. O *diagnóstico* é confirmado pelo achado de concentrações elevadas de ácidos dicarboxílicos na urina. O *tratamento* visa a evitar o jejum.

OUTROS DISTÚRBIOS METABÓLICOS

Muitos distúrbios metabólicos podem levar à hipoglicemia, incluindo galactosemia, intolerância hereditária à frutose e distúrbios do metabolismo de ácido orgânico (Tabela 172-1). A hipoglicemia nesses distúrbios usualmente é um reflexo da disfunção hepática global secundária ao acúmulo de intermediários hepatotóxicos. Muitos desses distúrbios se apresentam com baixas concentrações de corpos cetônicos já que a cetogênese também é afetada. O achado de substâncias redutoras, que não sejam a glicose, na urina sugere o diagnóstico de galactosemia ou intolerância hereditária à frutose. A ocorrência de sintomas após a ingestão de frutose ou sacarose sugere **intolerância hereditária à frutose**. O *tratamento* requer restrição dietética das substâncias ofensivas específicas.

MEDICAMENTOS E INTOXICAÇÃO

A hipoglicemia pode ocorrer como efeito adverso de numerosos medicamentos (Tabela 172-1). A toxicidade do valproato pode causar um distúrbio similar àquele observado nos defeitos de oxidação dos ácidos graxos. A ingestão de etanol também pode causar hipoglicemia, especialmente em crianças menores, uma vez que o metabolismo do etanol resulta na depleção de cofatores necessários à gliconeogênese.

DIAGNÓSTICO

Embora a lista de causas de hipoglicemia seja longa e complexa, é importante estabelecer a *etiologia* em um paciente particular. Frequentemente é difícil fazer um diagnóstico exato até que se obtenha uma *amostra crítica* de sangue e urina no momento do episódio hipoglicêmico. Em uma criança com hipoglicemia inexplicável, deve-se obter uma amostra de soro antes do tratamento, para a mensuração de glicose e insulina, GH, cortisol, AGL e β-hidroxibutirato e acetoacetato. Também deve-se considerar a mensuração dos níveis séricos de lactato. Deve-se obter uma amostra de urina a fim de medir as cetonas e substâncias redutoras. *A hipoglicemia sem cetonúria sugere hiperinsulinismo ou um defeito na oxidação de ácidos graxos.* Os resultados desses exames iniciais podem estabelecer se causas endócrinas são responsáveis e, se não, fornecer informações iniciais com relação aos tipos mais prováveis de distúrbios metabólicos. Sempre que possível, devem-se congelar amostras adicionais de sangue e urina para análises complementares, se necessário.

GERENCIAMENTO DE EMERGÊNCIA

Os cuidados agudos de um paciente com hipoglicemia consistem na administração rápida de glicose IV (2 mL/kg de dextrose a 10% em água). Após o bólus inicial, uma infusão de glicose IV deve fornecer aproximadamente 1,5 vezes a velocidade normal de produção da glicose hepática (8 a 12 mg/kg/min em lactentes, 6 a 8 mg/kg/min nas crianças maiores). Essa infusão permite a supressão do estado catabólico e previne descompensação adicional nos pacientes com certos distúrbios metabólicos. Se houver suspeita de insuficiência adrenal, devem-se administrar doses de estresse de glicocorticoides.

Capítulo 173

BAIXA ESTATURA

CRESCIMENTO

O crescimento normal é a via comum final de muitos fatores, incluindo influências endócrinas, ambientais, nutricionais e genéticas (Cap. 5). Um padrão de crescimento linear normal é boa evidência de saúde global e pode ser considerado um bioensaio para o bem-estar da criança integralmente. Os efeitos de certos hormônios sobre o crescimento, e por fim sobre a estatura, são listados na Tabela 173-1. Assim como vários fatores influenciam a estatura, ela por si influencia o bem-estar psicológico, social e potencialmente econômico. A preocupação dos pais com relação às consequências psicossociais da estatura anormal frequentemente faz com que a família procure atenção médica.

Fisiologia do Hormônio de Crescimento

A secreção de hormônio do crescimento (GH) é pulsátil, estimulada pelo fator de liberação do GH hipotalâmico (GRF) e inibida pelo fator de inibição da liberação de GH (somatostatina, fator de inibição da liberação da somatotropina [SRIF]), que interage com seus receptores individuais no somatótropo de maneira não competitiva. O GH também é estimulado pela grelina, produzida no estômago. O GH circula ligado à proteína de ligação do hormônio do crescimento (GHBP); a abundância de GHBP reflete a abundância de receptores para o GH. O GH tem efeitos diretos sobre o tecido e também causa produção e secreção do fator de crescimento insulina-símile tipo 1 (IGF-1) em muitos tecidos. O GH estimula a produção de IGF-1 no fígado juntamente com a produção de subunidade ácido-lábil e a proteína de ligação de IGF (IGF-BP3); esta forma o complexo que libera o IGF-1 para o tecido.

O IGF-1 atua primariamente como um agente parácrino e autócrino e está mais intimamente associado ao crescimento pós-natal. Quando o IGF-1 se junta ao seu receptor ligado à membrana, os segundos mensageiros são estimulados a mudar a fisiologia da célula e produzem os efeitos de crescimento. A produção de IGF-1 é influenciada por estados de doença como desnutrição, doença renal e hepática crônica, hipotireoidismo ou obesidade.

A IGF-BP3 é mensurada em ensaios clínicos e é menos influenciada pela nutrição e idade que o IGF-1; as mensurações do IGF-1 e da IGF-BP3 são úteis na avaliação da adequação do GH, particularmente na primeira infância.

Mensuração do Crescimento

A correta mensuração do comprimento de uma criança requer que um adulto segure a cabeça da criança quieta e outro adulto estenda os pés com as solas perpendiculares à parte inferior das pernas. Usa-se um aparelho semelhante a um compasso, como um infantômetro, ou os pratos móveis de uma balança para lactentes, a fim de que a distância exata entre os dois compassos ou pratos possa ser determinada. Marcar a posição de cabeça e pés de uma criança deitada em uma folha de papel sobre a mesa de exame leva a inexatidões, podendo esconder verdadeiros distúrbios do crescimento ou criar falsas preocupações sobre um distúrbio de crescimento em uma criança normal. Mensurações acuradas de altura (de pé), ou comprimento (deitado), e peso devem ser delineadas nos gráficos de crescimento dos Centers for Disease Control and Prevention, para o diagnóstico oportuno de distúrbios do crescimento (http://www.cdc.gov/growthcharts/).

Após os 2 anos de idade, a altura da criança deve ser medida na posição de pé. As crianças devem estar descalças contra uma superfície firme. Um estadiômetro de Harpenden ou equipamento equivalente é ótimo para a mensuração da estatura. Um decréscimo de aproximadamente 1,25 cm na mensuração da altura pode ocorrer quando a criança é medida na posição de pé em comparação à posição deitada, levando ao encaminhamento inadequado de muitas crianças que parecem *não estar crescendo* a um subespecialista.

A medida da **envergadura dos braços** é essencial quando se consideram os diagnósticos de síndromes de Marfan ou Klinefelter, nanismo com membros curtos ou outras condições dismórficas. A envergadura dos braços é medida como a distância entre as extremidades dos dedos quando o paciente mantém ambos os braços estendidos horizontalmente enquanto se mantém de pé contra uma superfície sólida. A **razão entre os segmentos superior e inferior** é a razão entre o segmento superior (determinada pela subtração da medida da sínfise púbica ao chão [conhecido como segmento inferior] e da altura total) e o segmento inferior.

Tabela 173-1	Efeitos Hormonais sobre o Crescimento			
HORMÔNIO		**IDADE ÓSSEA**	**TAXA DE CRESCIMENTO**	**ESTATURA DO ADULTO***
Excesso de andrógeno		Avançada	Elevada	Reduzida
Deficiência de andrógeno		Normal ou retardada	Normal ou reduzida	Ligeiramente elevada ou normal
Excesso de tiroxina		Avançada	Elevada	Normal ou reduzida
Deficiência de tiroxina		Retardada	Reduzida	Reduzida
Excesso de hormônio de crescimento		Normal ou avançada	Elevada	Excessiva
Deficiência de hormônio de crescimento		Retardada	Reduzida	Reduzida
Excesso de cortisol		Retardada	Reduzida	Reduzida
Deficiência de cortisol		Normal	Normal	Normal

Adaptado de Underwood LE, Van Wyk JJ: Normal and aberrant growth. In Wilson JD, Foster DW, editores: *Textbook of Endocrinology*, 8. ed., Filadélfia, 1992, WB Saunders.
*Efeito na maioria dos pacientes com tratamento.

Essa razão muda com a idade. Uma criança normal a termo tem uma razão de 1,7:1, uma criança de 1 ano de idade tem uma razão de 1,4:1 e uma criança de 10 anos tem razão de 1:1. Condições de hipogonadismo, não discernidos ou suspeitados comumente até após a idade normal de início da puberdade, levam a razões bastante reduzidas entre segmentos superior e inferior no adulto, enquanto que o hipotireoidismo de longa duração e não tratado leva a uma razão elevada na criança.

Avaliação Endócrina da Secreção de Hormônio do Crescimento

O GH é uma proteína com 191 aminoácidos, secretada pela glândula pituitária sob o controle de GRF e SRIF (Fig. 170-2). A secreção de GH é aumentada por estimulação α-adrenérgica, hipoglicemia, fome, exercício, estágios iniciais do sono e estresse; e inibida por estimulação β-adrenérgica e hiperglicemia. Como as concentrações de GH são baixas durante o dia, exceto por rápidos picos secretórios no meio da noite ou início da manhã, a verificação diurna de deficiência ou suficiência de GH com base em simples determinação de uma concentração aleatória do hormônio é impossível. A adequação da secreção de GH pode ser determinada por um teste de estimulação para medir o pico de secreção do hormônio. A resposta normal é um pico secretório vigoroso após estimulação; a ausência de tal pico é consistente com a deficiência de GH. Entretanto, há uma alta taxa de falso-positivos (em um dia, aproximadamente 10% ou mais de crianças normais podem não alcançar o pico normal de GH mesmo após dois testes estimulatórios). Medidas indiretas de secreção de GH, como concentrações séricas de IGF-1 e IGF-BP3, são consideradas melhores indicadores da deficiência de GH.

Os fatores responsáveis pelo crescimento pós-natal não são os mesmos que aqueles que mediam o crescimento fetal. O **hormônio da tireoide** é essencial para o crescimento pós-natal normal, embora um feto com deficiência de hormônio tireóideo atinja um comprimento normal no nascimento; da mesma forma, um feto com deficiência de GH tem comprimento normal no nascimento, embora na deficiência de IGF-1 resultante de resistência ao GH (**nanismo de Laron**) os fetos sejam menores que os seus controles. Níveis adequados de hormônio da tireoide são necessários para permitir a secreção de GH. Pacientes hipotireóideos podem aparentar falsamente deficiência de GH; com a repleção de hormônio da tireoide, a secreção de GH normaliza. Os esteroides gonadais são importantes no surto de crescimento puberal. Os efeitos de outros hormônios sobre o crescimento são mencionados na Tabela 173-1.

ANORMALIDADES DO CRESCIMENTO
Baixa Estatura de Causas Não Endócrinas

Define-se **baixa estatura** como a altura subnormal em comparação a outras crianças de mesmos gênero e idade, levando em consideração as estaturas da família. Pode ser causada por numerosas condições (Tabela 173-2). Os cartões de crescimento dos Centers for Disease Control and Prevention dos Estados Unidos, assim como a Caderneta de Saúde da Criança do Ministério da Saúde no Brasil, usam o terceiro percentil da curva de crescimento como demarcação do limite mais baixo. A **falha no crescimento** denota uma taxa lenta de crescimento, independentemente da estatura. Em última instância, a taxa de crescimento lenta leva à baixa estatura, mas é possível detectar mais cedo um processo de doença se a baixa taxa de crescimento for notada antes que a estatura baixa seja evidente. Delineada em um cartão de crescimento, a falha no crescimento aparece como uma curva que cruza os percentis para baixo e está associada à velocidade de crescimento abaixo do quinto percentil da velocidade de crescimento para a idade (Fig. 173-1). Uma estatura-alvo média parental ou genética corrigida ajuda a determinar se a criança está crescendo bem em comparação à família (Cap. 6). Para determinar a variação de estatura normal para uma considerada família, a altura média parental corrigida é agrupada por dois desvios-padrão (DP), os quais, para os Estados Unidos, são aproximadamente 10 cm. A presença de estatura 3,5 DP abaixo da média, velocidade de crescimento abaixo do quinto percentil para a idade ou altura abaixo da meta corrigida para a altura média parental requerem avaliação diagnóstica.

A nutrição é o fator mais importante que afeta o crescimento no mundo (Cap. 28). Pode-se desenvolver má evolução ponderal no lactente como resultado de **privação materna** (deficiência nutricional ou interação psicossocial anormal) ou doença orgânica (anorexia, perdas nutricionais através de uma forma de má-absorção ou hipermetabolismo causado por hipertireoidismo, ou outras causas) (Cap. 21). Dificuldades psicossociais também podem afetar o crescimento, como no **nanismo psicossocial ou**

Tabela 173-2 | Causas da Baixa Estatura

VARIAÇÕES DO NORMAL
Constitucional (idade óssea retardada)
Genética (baixa estatura familiar)

DISTÚRBIOS ENDÓCRINOS
Deficiência de GH
   Congênita
   Deficiência isolada de GH
   Deficiências com outros hormônios pituitários

      Com defeitos da linha média
      Agenesia de hipofisária
      Com deficiência de gene
   Adquirida
   Tumores hipotalâmicos/hipofisários
   Histiocitose das células de Langerhans (histiocitose das células X)
   Infecções e granulomas do SNC
   Trauma encefálico (nascimento e mais tardio)
   Irradiação hipotalâmica/hipofisária
   Acidentes vasculares no SNC
   Hidrocefalia
   Autoimune
   Nanismo psicossocial (deficiência funcional de GH)
   Tratamento com anfetamina para hiperatividade*
Nanismo de Laron (GH elevado e IGF-1 reduzido)
Pigmeus (GH e IGF-2 normais, mas IGF-1 reduzido)
Hipotireoidismo
Excesso de glicocorticoides
   Endógenos
   Exógenos
Diabetes melito com pobre controle
Diabetes insípido (não tratado)
Raquitismo resistente à vitamina D hipofosfatêmico
Hiperplasia adrenal congênita virilizante (criança alta, adulto baixo) Deficiências de P-450$_{c21}$, P-450$_{c11}$

DISPLASIAS ESQUELÉTICAS
Osteogênese imperfeita
Osteocondrodisplasias

DOENÇAS DE DEPÓSITO LISOSSOMAL
Mucopolissacaridoses
Mucolipidoses

SÍNDROMES DA BAIXA ESTATURA
Síndrome de Turner (síndrome da disgenesia gonadal)
Síndrome de Noonan (Síndrome de pseudo-Turner)
Trissomia autossômica 13, 18, 21
Síndrome de Laurence-Moon-Bardet-Biedl
Síndrome de Prader-Willi
Anormalidades autossômicas
Síndromes dismórficas (p.ex., Síndrome de Russell-Silver ou Cornelia de Lange)
Pseudo-hipoparatireoidismo

DOENÇA CRÔNICA
Distúrbios cardíacos
   Desvio da esquerda para a direita
   Insuficiência cardíaca
Distúrbios pulmonares
   Fibrose cística
   Asma (grave dependência de esteroide)
Distúrbios gastrointestinais
   Má-absorção (p. ex., doença celíaca)
   Distúrbios da deglutição
   Doença intestinal inflamatória
Distúrbios hepáticos
Distúrbios hematológicos
   Anemia falciforme
   Talassemia
Distúrbios renais
   Acidose tubular renal
   Uremia crônica
Distúrbios imunológicos
   Doença do tecido conjuntivo
   Artrite idiopática juvenil
   Infecção crônica
   AIDS

Intolerância hereditária à frutose
Desnutrição
Kwashiorkor, marasmo
Deficiência de ferro
Deficiência de zinco
Anorexia causada por quimioterapia para neoplasias
Paralisia cerebral

Modificado de Styne DM: Growth disorder. In Fitzgerald PA, editor: *Handbook of Clinical Endocrinology*, Norwalk, CT, 1986, Appleton & Lange.
GH, hormônio do crescimento; *IGF*, fator de crescimento insulina-símile; *AIDS*, Síndrome de Imunodeficiência Adquirida; *SNC*, sistema nervoso central.
*Somente se a ingestão calórica estiver gravemente reduzida.

por privação, no qual a criança desenvolve deficiência de GH funcional temporária e atraso no crescimento como resultado de abuso psicossocial; quando inserido em um ambiente psicossocial diferente, mais saudável, a fisiologia do GH normaliza e o crescimento ocorre.

Considera-se que a condição comum, conhecida como **atraso constitucional** no crescimento ou na puberdade ou em ambos, seja uma variação do crescimento normal, causada por tempo reduzido ou cadência do desenvolvimento fisiológico (Fig. 173-1). Em geral um membro da família teve retardo no crescimento ou

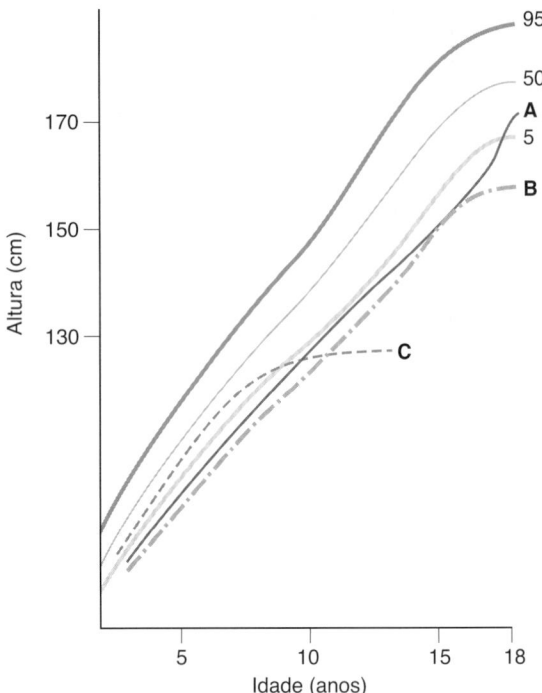

Figura 173-1 Padrões de crescimento linear. Percentis de crescimento normal (5°, 50° e 95°) são mostrados com as curvas de crescimento típicas para **A**, Atraso constitucional de crescimento e adolescência (baixa estatura com taxa de crescimento normal para a idade óssea, surto de crescimento puberal retardado e obtenção final de estatura adulta normal). **B**, Baixa estatura familiar (baixa estatura na infância e também na vida adulta). **C**, Falha de crescimento patológica adquirida (p. ex., hipotireoidismo primário não tratado adquirido) (Cap. 5).

na puberdade, mas adquiriu estatura final normal. A idade óssea está atrasada, mas a taxa de crescimento permanece em geral dentro dos limites inferiores de normalidade. O atraso constitucional usualmente leva a um atraso no desenvolvimento sexual secundário. A **estatura baixa genética ou familiar** (Tabela 173-3) refere-se à estatura de uma criança de pais baixos, a qual, se supõe, alcançará estatura menor que a média e mesmo assim normal para esses pais. Se os pais foram desnutridos quando crianças, cresceram em zona de guerra ou sofreram fome, suas estaturas são menos preditivas. Embora haja diferenças na estatura associadas à etnia, a diferença mais significativa entre grupos étnicos é resultado da nutrição.

Em muitas síndromes podem ocorrer características fenotípicas sugerindo um distúrbio cromossômico subjacente. Suspeita-se dessas síndromes ao se considerar a envergadura dos braços e as razões do segmento superior para o inferior. Síndromes genéticas frequentemente combinam obesidade e estatura reduzida, enquanto crianças obesas que de outro modo são normais usualmente são mais altas que a média e têm desenvolvimento esquelético e maturação física avançados (Tabela 173-2). A **síndrome de Prader-Willi** inclui hipotonia fetal e infantil, mãos e pés pequenos (acromicria), obesidade adquirida pós-natal com apetite insaciável, retardo de desenvolvimento, hipogonadismo, olhos em forma de amêndoas e anormalidades da porção snRNP (partícula ribonucleica nuclear pequena) do 15° cromossomo em 15q11-q13. A maioria dos casos tem deleção da sequência paterna, mas aproximadamente 20 a 25% têm dissomia uniparental, na qual ambos os cromossomos 15 derivam da mãe. A **síndrome de Laurence-Moon-Bardet-Biedl** caracteriza-se por retinite pigmentar, hipogonadismo e atraso de desenvolvimento com padrão herdado dominante autossômico. A síndrome de Laurence-Moon está associada à paraplegia espástica; a síndrome de Bardet-Biedl está associada à obesidade e à polidactilia. O **pseudo-hipoparatireoidismo** leva à baixa estatura e ao atraso de desenvolvimento com quarto e quinto dígitos curtos (fenótipo de osteodistrofia hereditária de Albright), resistência ao hormônio da paratireoide com resultante hipocalcemia e níveis séricos elevados de fósforo. A **síndrome de Turner** caracteriza-se por um cariótipo de 45XO ou por um cariótipo mosaico e clinicamente se apresenta com baixa estatura, tórax em escudo, mamilos amplamente espaçados, grande ângulo de carga das extremidades superiores, palato altamente arqueado, insuficiência gonadal, displasias renais com função normal e anormalidades do arco aórtico. Meninas acometidas são frequentemente suscetíveis a distúrbios autoimunes.

Baixa Estatura Causada por Deficiência de Hormônio do Crescimento

Etiologia e Epidemiologia

A **deficiência clássica congênita ou idiopática de GH** ocorre em aproximadamente 1 em 4.000 a 1 em 10.000 crianças. A deficiência idiopática de GH, de etiologia específica não identificada, é a causa mais comum tanto da deficiência congênita quanto da deficiência adquirida de GH. A deficiência de GH menos frequente é causada por defeitos anatômicos da glândula hipofisária, como aplasia da hipofisária ou outros defeitos da linha média, com graus variáveis de deficiência de outras funções hipofisárias. Formas hereditárias de deficiência de GH que afetam a diferenciação da hipofisária são resultados de defeitos heterogêneos do gene para GH, GRF ou receptor de GH. A *deficiência clássica de GH* refere-se à secreção de GH muito reduzida a ausente; numerosas crianças baixas podem ter formas intermediárias de secreção reduzida de GH. A deficiência de GH adquirida ocasionando insuficiência de crescimento de início tardio sugere a possibilidade de um **tumor** de hipotálamo ou hipofisária causando compressão da área (Tabelas 173-2 e 173-3).

Manifestações Clínicas

Crianças com deficiência congênita de GH exibem comprimento e peso normais ou próximos do normal ao nascimento, mas a taxa de crescimento diminui após o nascimento, mais notadamente após a idade de 2 a 3 anos. Essas crianças tornam-se progressivamente mais baixas para a idade e tendem a apresentar razão peso-altura elevada, parecendo "rechonchudas" e baixas. Medidas cuidadosas no primeiro ano de vida podem sugerir o diagnóstico, mas a maioria dos pacientes ilude o diagnóstico até vários anos de idade. Um paciente com deficiência clássica de GH tem a aparência de um **querubim (aparência "rechonchuda", imatura)**, com voz estridente resultante de laringe imatura. A menos que ocorra hipoglicemia ou o disrafismo (defeitos na linha média) da cabeça inclua um defeito no sistema nervoso central (SNC) que afete

Tabela 173-3	Diagnóstico Diferencial e Tratamento da Baixa Estatura						
CARACTERÍSTICA DIAGNÓSTICA	HIPO-HIPOFISISMO DEFICIÊNCIA DE GH*	ATRASO CONSTITUCIONAL	BAIXA ESTATURA FAMILIAR	NANISMO PRIVACIONAL	SÍNDROME DE TURNER	HIPOTIREOIDISMO	DOENÇA CRÔNICA
História familiar positiva	Rara	Frequente	Sempre	Não	Não	Variável	Variável
Gênero	Ambos	Sexo masculino em geral mais afetado que o feminino	Ambos	Ambos	Sexo feminino	Ambos	Ambos
Face	Imatura ou com defeito na linha média (p. ex., fenda palatina ou hipoplasias ópticas)	Imatura	Normal	Normal	Face de Turner ou Normal	Grosseira (fáscies de cretinismo, se congênito)	Normal
Desenvolvimento sexual	Retardado	Retardado	Normal	Pode ser retardado	Sexo feminino pré-púbere	Geralmente retardado, pode ser precoce se o hipotireoidismo for grave	Retardado
Idade óssea	Retardada	Retardada	Normal	Geralmente retardada; fases de parada de crescimento presentes	Retardada	Retardada	Retardada
Dentição	Retardada	Normal; retardo usual	Normal	Variável	Normal	Retardada	Normal ou retardada
Hipoglicemia	Variável	Não	Não	Não	Não	Não	Não
Cariótipo	Normal	Normal	Normal	Normal	45X ou deleção parcial do cromossomo X ou mosaico	Normal	Normal
T4 livre	Baixo (com deficiência de TRH) ou normal	Normal	Normal	Normal ou baixo	Normal; hipotireoidismo pode ser adquirido	Baixo	Normal
GH estimulado	Baixo	Normal para a idade óssea	Normal	Possivelmente baixo, ou alto se paciente desnutrido	Geralmente normal	Baixo	Geralmente normal
Fator de crescimento insulina-símile tipo 1	Baixo	Normal ou baixo para a idade cronológica	Normal	Baixo	Normal	Baixo	Baixo ou normal (dependendo do estado nutricional)
Tratamento	Repor deficiências	Tranquilizar; esteroides sexuais para iniciar o desenvolvimento sexual secundário em pacientes selecionados	Nenhum	Mudança ou melhora no ambiente	Reposição de hormônios sexuais, GH; oxandrolona pode ser útil	T_4	Tratar desnutrição, insuficiência de órgãos (p.ex., diálise, transplante, fármacos cardiotônicos, insulina)

ACTH, hormônio adrenocorticotrópico; *CRH*, hormônio de liberação da corticotropina; *GH*, hormônio do crescimento; *GnRH*, hormônio de liberação da gonadotropina; *TSH*, hormônio tireoestimulante ; T_4, tiroxina.
*Possivelmente com deficiência de *GnRH*, *CRH* ou TRH.

Tabela 173-4	Falha de Crescimento: Testes de Triagem
TESTE	**ANÁLISE RACIONAL**
Hemograma	Anemia: carência nutricional, doença crônica, neoplasias. Leucopenia: síndromes de insuficiência da medula óssea. Trombocitopenia: neoplasias, infecção
VHS, PCR	Inflamação de infecção, doenças inflamatórias, neoplasias
Painel metabólico (eletrólitos, enzimas hepáticas, ureia)	Sinais de disfunção hepática, renal e adrenal aguda ou crônica; estado de hidratação e de acidobásico
Caroteno, folato e tempo de protrombina; Painel de anticorpos celíacos	Avaliam má-absorção; detectam doença celíaca
Urinálise com pH	Sinais de disfunção renal, homeostasia de sal e água, hidratação; acidose tubular renal
Cariótipo	Determina síndromes de Turner (XO) ou outras
Imagem cranial (RNM)	Avalia tumores hipotalâmicos-hipofisários (craniofaringeoma, glioma, germinoma) ou defeitos congênitos da linha média
Idade óssea	Compara com altura para a idade e avalia o potencial de altura
IGF-1, IGF-BP3	Reflete estado do hormônio do crescimento ou nutrição
Tiroxina livre	Detecta pan-hipo-hipofisismos ou hipotireoidismo isolado
Prolactina	Elevada na disfunção ou destruição hipotalâmica, suprimida na doença hipofisária

PCR, proteína C-reativa; IGF-1, fator de crescimento insulina-símile tipo 1; IGF-BP3, proteína de ligação do fator de crescimento insulina-símile tipo 3; RNM, ressonância nuclear magnética; VHS, velocidade de hemossedimentação.

a atividade mental, o paciente tem crescimento intelectual normal e fala apropriada para a idade. Neonatos do sexo masculino com deficiência isolada de GH com ou sem deficiência de gonadotropina podem apresentar micropênis (um comprimento peniano estendido de <2 cm [normal é 3 a 5 cm]) e hipoglicemia de jejum. Os pacientes que têm falta de hormônio adrenocorticotrópico (ACTH, estimula cortisol) além do GH podem apresentar hipoglicemia mais profunda porque o cortisol também estimula a gliconeogênese.

Uma causa muito rara de falha de crescimento é a resistência ao GH ou insensibilidade ao GH, causada por número ou função anormal de receptores de GH ou por um defeito pós-receptor. Pacientes com **síndrome de Laron** autossômica recessiva, envolvendo mutações do receptor de GH, apresentam fronte proeminente, ponte nasal hipoplásica, dentição retardada, cabelos esparsos, esclera azul, maturação óssea atrasada e osteoporose, adiposidade progressiva, hipercolesterolemia e glicose sanguínea baixa. Eles têm concentrações séricas de GH elevadas, embora as concentrações séricas de IGF-1 e IGF-BP3 estejam baixas. Desnutrição, medicamentos (corticosteroides) ou doença hepática grave podem causar a **resistência adquirida ao GH** porque o GH sérico está elevado e IGF-1 está reduzido.

Diagnóstico

Se a história familiar ou médica não fornecer um diagnóstico provável, os testes de triagem devem incluir um painel metabólico para avaliar funções renal e hepática, hemograma completo para descartar anemia, um painel celíaco para descartar doença celíaca e níveis de caroteno e folato para refletir a nutrição e descartar má-absorção. A urinálise ajuda na avaliação da função renal. O pH urinário e o bicarbonato sérico podem avaliar acidose tubular renal. Em uma menina sem qualquer outra explicação para estatura baixa, um cariótipo pode descartar **síndrome de Turner**. A idade óssea estabelecerá a maturação esquelética.

Se a baixa estatura por doença crônica ou familiar for descartada e os exames laboratoriais rotineiros forem normais (Tabela 173-4), realizam-se comumente dois testes estimulatórios de GH (Tabela 170-2). O teste de GH deve ser oferecido a um paciente que seja baixo (<5º percentil e usualmente >3,5 DP abaixo da média), crescimento lento (taxa de crescimento <5º percentil para a idade), ou cuja projeção de estatura, baseada na idade óssea, esteja consideravelmente abaixo da meta de estatura quando corrigida a estatura familiar.

Os pacientes com deficiência clássica de GH não mostram aumento nos níveis séricos de GH após estimulação. Alguns pacientes liberam GH em resposta ao teste secretagogo, mas não conseguem liberar GH espontaneamente durante o dia ou a noite. Sugere-se a mensuração sérica de IGF-1 e IGF-BP3, mas ela não é consistentemente útil no estabelecimento do diagnóstico de deficiência de GH. Os testes para a secreção de GH são insensíveis, não muito específicos e razoavelmente variáveis. Em casos ambíguos, uma definição operacional de deficiência de GH poderia ser a de que pacientes crescem significativamente mais rápido quando recebem uma dose normal de GH do que antes do tratamento.

Tratamento

Trata-se a deficiência de GH com GH derivado de DNA recombinante biossintético. A dose é titulada à taxa de crescimento. O tratamento com GH implica risco de incidência aumentada de escorregamento da epífise da cabeça do fêmur, especialmente em adolescentes, que apresentam crescimento rápido, e de pseudotumor cerebral.

A administração de GH a pacientes com capacidade de resposta do GH normal aos secretagogos é controversa, mas, como mencionado anteriormente, os testes diagnósticos são imperfeitos; se o paciente estiver crescendo de forma extremamente lenta sem explicação alternativa, o tratamento com GH é algumas vezes usado. O GH é eficaz na elevação da taxa de crescimento e estatura final na síndrome de Turner e na insuficiência renal crônica; o GH também é usado para o tratamento da baixa estatura e da fraqueza muscular na síndrome de Prader-Willi. Outras indicações incluem crianças nascidas pequenas para a idade gestacional que não tenham exibido o crescimento desejado aos 2 anos e tratamento a longo prazo de baixa estatura idiopática com altura com 2,25 DP ou menos abaixo da média. O suporte psicológico das crianças com baixa estatura grave é importante. Embora haja controvérsias, o estado marital, a satisfação com a vida e a realização vocacional podem estar reduzidos nas crianças de baixa estatura que não recebem as medidas de suporte.

Capítulo 174

TRANSTORNOS DA PUBERDADE

FISIOLOGIA

A divisão por estágios das alterações da puberdade e a sequência de eventos foram discutidos no Capítulo 67. O início da puberdade é marcado pela pubarca e pela gonadarca. A **pubarca** decorre da maturação suprarrenal ou adrenarca e se caracteriza pelo aparecimento dos pelos pubianos; outras características incluem a oleosidade dos cabelos e da pele, acne, pelos axilares e o odor corporal. A **gonadarca** se caracteriza pela secreção progressivamente aumentada dos esteroides sexuais gonádicos, em consequência da maturação do eixo hipotalâmico-hipofisário-gonádico. Esses esteroides sexuais diferem por sexo, consistindo da testosterona proveniente dos testículos e do estradiol e da progesterona provenientes dos ovários. Os sinais físicos nos indivíduos masculinos são pelos pubianos, pelos axilares, pelos faciais, musculatura aumentada, voz mais grave, aumento de tamanho do pênis e aumento do volume testicular. Nas mulheres os sinais físicos consistem de desenvolvimento da mama, desenvolvimento da compleição corporal feminina, aumento de tamanho do útero e menarca com a ocorrência de ciclos menstruais regulares. O terceiro componente é o surto de crescimento da puberdade.

Produzido por células do núcleo arqueado, o hormônio hipotalâmico liberador das gonadotropinas (GnRH) é secretado pela eminência mediana do hipotálamo no sistema porta hipofisário e chega até os receptores de membrana dos gonadotrópios hipofisários para desencadear a produção e a liberação na circulação do hormônio luteinizante (LH) e do hormônio folículo estimulante (FSH). O eixo hipotalâmico-hipofisário-gonádico se encontra ativo em fetos e em recém-nascidos, mas é suprimido no período da infância, até que sua atividade vem a aumentar novamente no início da puberdade.

Nas mulheres o FSH estimula a produção pelo ovário de estrógenos e, mais adiante na puberdade, causa a formação e a manutenção do corpo lúteo. Nos indivíduos masculinos o LH estimula a produção de testosterona pelas células de Leydig; mais adiante, na puberdade, o FSH estimula o desenvolvimento e a manutenção dos túbulos seminíferos. As gônadas produzem igualmente a proteína inibina. Tanto os esteroides sexuais quanto a inibina impedem a secreção de gonadotropinas. A interação dos produtos das gônadas com o GnRH modula a concentração sérica das gonadotropinas. O GnRH é liberado em pulsos episódicos que variam durante o desenvolvimento e os períodos menstruais. Esses pulsos asseguram que as gonadotropinas sejam liberadas de maneira pulsátil. No início da puberdade há um aumento na amplitude dos pulsos de gonadotropinas e, por sua vez, dos esteroides sexuais, primeiro à noite e em seguida durante todo o dia. A adrenarca ocorre habitualmente alguns anos antes da gonadarca e é anunciada pelo aumento da desidroepiandrosterona (DHEA) ou androstenodiona circulante. A DHEA sérica aumenta anos antes do aparecimento de seus efeitos.

A sequência do desenvolvimento normal nas meninas consiste na **telarca** (decorrente da gonadarca), seguida de perto pela **pubarca** (decorrente da adrenarca) e finalmente pela **menarca**, 2 a 3 anos depois. Nos meninos o primeiro evento normal é o afinamento escrotal, seguido pelo aumento de tamanho dos testículos e pelo aparecimento dos pelos pubianos (diâmetro longo do testículo superior a 2,5 cm, volume acima de 4 mL). A maior parte do aumento de tamanho dos testículos durante a puberdade é decorrente da maturação dos túbulos seminíferos.

PUBERDADE RETARDADA

A puberdade está retardada quando não há sinais de desenvolvimento puberal à idade de 13 anos em meninas e de 14 anos em meninos vivendo nos Estados Unidos (Tabelas 174-1 e 174-2).

Retardo Constitucional no Crescimento e na Adolescência

Os pacientes com retardo constitucional apresentam um início retardado do desenvolvimento puberal e um retardo significativo na idade óssea (dois desvios-padrão abaixo da média, o que equivale a um atraso de 1,5 a 2 anos como adolescente). A altura do paciente deve permanecer próxima do potencial genético, baseado na altura dos pais, quando reinterpretado quanto à idade óssea (Cap. 173). Em geral o ganho de altura fica abaixo dos percentis normais na curva de crescimento, porém permanece razoavelmente paralelo a esses percentis. O nadir pré-puberal, ou a desaceleração antes do surto de crescimento da puberdade, é prolongado ou protraído. É tranquilizadora uma história familiar de puberdade retardada em um dos pais ou em um dos irmãos. A puberdade espontânea se inicia comumente nesses pacientes na ocasião em que a idade óssea chega aos 12 anos nos meninos e aos 11 anos nas meninas. É preciso afastar outras causas de puberdade retardada antes de se fazer um diagnóstico de retardo constitucional na gravidez. É apropriado observar e tranquilizar os pacientes. É geralmente atingida uma altura adulta normal em relação ao potencial genético. Em alguns casos os meninos podem ser tratados com doses baixas de testosterona por alguns meses caso a idade óssea seja de pelo menos 11 a 12 anos. O tratamento não precisa se estender por mais de 4 a 8 meses, porque geralmente sobrevém a seguir a produção endógena do hormônio. Os meninos nos quais a produção endógena do hormônio não seja iniciada devem ser avaliados quanto a outras causas de hipogonadismo. O tratamento estrogênico tem sido utilizado em meninas apresentando retardo constitucional, mas não há estudos claros demonstrando benefícios adicionais. Mulheres jovens apresentando puberdade retardada podem ter de ser avaliadas quanto a amenorreia primária.

Hipogonadismo Hipogonadotrópico

Pode ser difícil distinguir o hipogonadismo hipogonadotrópico do retardo constitucional como causa de retardo ou ausência da puberdade (Tabelas 174-1 e 174-2). O hipogonadismo hipogonadotrópico impede a entrada espontânea na gonadarca; a adrenarca ocorre comumente em algum grau. Os pacientes portadores de hipogonadismo hipogonadotrópico apresentam proporções e crescimento normais durante toda a infância e ao início da puberdade. Proporções *eunucoides* podem se evidenciar quando esses pacientes chegam à idade adulta, porque seus ossos longos crescem mais do que o normal, produzindo uma razão superior para inferior abaixo do limite inferior do normal, de 0,9, e uma amplitude dos braços maior do que sua altura. No caso de um paciente que apresente uma deficiência concomitante do hormônio do crescimento (GH), porém, a estatura se mostra excepcionalmente pequena e a condição pode ter sido diagnosticada no período neonatal como microfalo.

Tabela 174-1	Classificação da Puberdade Retardada e do Infantilismo Sexual

Retardo constitucional no crescimento e na puberdade

Hipogonadismo hopogonadotrópico

Transtornos do SNC

    Tumores (craniofaringioma, germinoma, glioma, prolactinoma)

    Malformações congênitas

    Radioterapia

    Outras causas

Deficiência isolada de gonadotropinas

    Síndrome de Kallman (anosmia-hiposmia)

    Outros transtornos

Formas idiopáticas e genéticas de deficiência de múltiplos hormônios hipofisários

Transtornos diversos

    Síndrome de Prader-Willi

    Síndrome de Laurence-Moon-Bardet-Biedl

    Deficiência funcional de gonadotropinas

    Doenças sistêmicas e desnutrição crônica

    Hipotireoidismo

    Doença de Cushing

    Diabetes melito

    Hiperprolactinemia

    Anorexia nervosa

    Amenorreia psicogênica

Alteração da puberdade e retardo da menarca em atletas e dançarinas de balé do sexo feminino (amenorreia por exercícios)

Hipogonadismo hipergonadotrópico

Síndrome de Klinefelter (síndrome de disgenesia dos túbulos seminíferos) e suas variantes

Outras formas de insuficiência testicular primária

Anorquia e criptorquidia

Síndrome de disgenesia gonádica e suas variantes (síndrome de Turner)

Outras formas de insuficiência ovariana primária

Disgenesia gonádica XX e XY

    Disgenesia gonádica XX familiar e esporádica e suas variantes

    Disgenesia gonádica XY familiar e esporádica e suas variantes

Síndrome de Noonan

Galactosemia

Modificado de Grumbach MM, Styne DM: *Puberty. Em:* Wilson JD, Foster DW, editores, Williams Textbook of Endocrinology, ed. 9, Filadélfia, 1998, WB Saunders.

SNC, Sistema nervoso central.

Deficiência Isolada de Gonadotropinas

Os distúrbios que podem causar hipogonadismo incluem o hipo-hipofisismo congênito, tais como defeitos da linha média, tumores, patologias infiltrativas (hemocromatose) e muitas síndromes, incluindo as síndromes de Laurence-Moon-Bardet-Biedl, de Prader-Willi e de Kallmann. Caso haja uma incapacidade de liberação de gonadotropinas, e nenhuma outra anormalidade hipofisária, o paciente apresenta uma deficiência isolada de gonadotropinas (quase que universalmente decorrente da ausência do GnRH). Os pacientes crescem normalmente até a época do surto de crescimento da puberdade, quando deixam de apresentar o crescimento acelerado característico do surto de crescimento normal.

A **síndrome de Kallmann** combina a deficiência isolada de gonadotropinas a transtornos olfativos. Há uma heterogeneidade genética; alguns pacientes têm uma sensação olfativa diminuída, outros apresentam a reprodução anormal e alguns apresentam ambas as alterações. Muitos casos são esporádicos, mas alguns pacientes podem apresentar mutações no gene *KAL1* em Xp 22.3 (cromossomo X) ou no gene *KAL2*. A mutação faz com que os neurônios do GnRH permaneçam localizados de forma ineficaz na área nasal primitiva, em vez de migrar para a localização correta no hipotálamo basal medial. Os bulbos olfativos e os sulcos olfativos se mostram com frequência ausentes à aquisição de imagens por ressonância nuclear magnética (RNM). Outros sintomas incluem transtornos da mão, com uma das mãos copiando os movimentos da outra, um quarto osso metacarpal encurtado e ausência de um dos rins.

Anormalidades do Sistema Nervoso Central

Os tumores do sistema nervoso central (SNC), incluindo adenomas hipofisários, gliomas, prolactinomas ou craniofaringiomas, são causas importantes de deficiência de gonadotropinas. Os craniofaringiomas têm um pico de incidência no período da adolescência e podem causar qualquer tipo de deficiência de hormônios anteriores ou posteriores. Os craniofaringiomas geralmente se calcificam, ocasionando a erosão da sela turca ao se expandirem. Eles podem fazer pressão sobre o quiasma óptico, ocasionando uma hemianopsia bitemporal e atrofia óptica. Outros tumores que podem afetar o desenvolvimento puberal incluem astrocitomas e gliomas.

O **hipo-hipofisismo idiopático** é a ausência congênita de combinações diversas de hormônios hipofisários. Embora esse transtorno possa ocorrer em grupos familiares, em padrões ligados ao cromossomo X ou autossômicos recessivos, são muito mais comuns os tipos esporádicos de hipo-hipofisismo idiopático congênito. O hipo-hipofisismo congênito pode manifestar-se em um indivíduo masculino com deficiência de GH e deficiência associada de gonadotropinas por microfalo ou por hipoglicemia associada a convulsões, especialmente no caso da ocorrência concomitante da deficiência do hormônio gonadotrópico e de GH.

Síndromes de Hipogonadismo Hipogonadotrópico

A diminuição da função das gonadotropinas ocorre quando uma dieta voluntária, a desnutrição ou uma doença crônica acarretam

Tabela 174-2	Características Diagnósticas Diferenciais da Puberdade Retardada e do Infantilismo Sexual						
CONDIÇÃO/ TRANSTORNO CAUSAL	ESTATURA	GONADOTROPINAS PLASMÁTICAS	TESTE GNRH: RESPOSTA DE LH	ESTEROIDES GONÁDICOS PLASMÁTICOS	DHEAS PLASMA	CARIÓTIPO	OLFATO
Retardo constitucional no crescimento e na adolescência	Baixa para a idade cronológica, em geral apropriada à idade óssea	Pré-puberais, posteriormente puberais	Pré-puberal, posteriormente puberal	Pré-puberais, posteriormente normais	Baixo para a idade cronológica, apropriado para a idade óssea	Normal	Normal
HIPOGONADISMO HIPOGONADOTRÓPICO							
Deficiência isolada de gonadotropinas	Normal, ausência do surto de crescimento puberal	Baixas	Pré-puberal ou nenhuma resposta	Baixos	Apropriado para a idade cronológica	Normal	Normal
Síndrome de Kallmann	Normal, ausência do surto de crescimento puberal	Baixas	Pré-puberal ou nenhuma resposta	Baixos	Apropriado para a idade cronológica	Normal	Anosmia ou hiposmia
Deficiência idiopática de múltiplos hormônios hipofisários	Estatura baixa e crescimento insuficiente desde o início da infância	Baixas	Pré-puberal ou nenhuma resposta	Baixos	Geralmente baixo	Normal	Normal
Tumores hipotalâmico-hipofisários	Diminuição na velocidade de crescimento de início tardio	Baixas	Pré-puberal ou nenhuma resposta	Baixos	Normal ou baixo para a idade cronológica	Normal	Normal
INSUFICIÊNCIA GONÁDICA PRIMÁRIA							
Síndrome de disgenesia gonádica e variantes	Estatura baixa desde o início da infância	Elevadas	Resposta excessiva para a idade	Baixos	Normal para a idade cronológica	XO ou variante	Normal
Síndrome de Klinefelter e variantes	Normal a alta	Elevadas	Resposta excessiva para a idade	Baixos ou normais	Normal para a idade cronológica	XXY ou variante	Normal
Disgenesia gonádica XX ou XY familiar	Normal	Elevadas	Resposta excessiva para a idade	Baixos	Normal para a idade cronológica	XX ou XY	Normal

Modificado de Grumbach MM, Styne DM: *Puberty*. Em: Wilson JD, Foster DW, editores, Williams Textbook of Endocrinology, ed. 9, Filadélfia, 1998, WB Saunders.
DHEAS, Desidroepiandrosterona sulfato; *GnRH*, hormônio de liberação de gonadotropinas; *LH*, hormônio luteinizante.

perda de peso até menos de 80% do peso ideal. A **anorexia nervosa** se caracteriza por uma perda de peso considerável e por transtornos psiquiátricos (Cap. 70). Amenorreia primária ou secundária é frequentemente encontrada nas meninas afetadas e o desenvolvimento puberal está ausente ou é mínimo, dependendo do nível de perda de peso e da idade ao início. A recuperação do peso em um nível ideal pode não reverter imediatamente a condição. Uma atividade física aumentada, mesmo sem perda de peso, pode levar à diminuição da frequência menstrual e à deficiência de gonadotropinas na **amenorreia atlética**; a função menstrual pode retornar ao ser interrompida a atividade atlética. Uma doença crônica ou sistêmica (p. ex., fibrose cística, diabetes melito, doença inflamatória intestinal ou doença hematológica) pode acarretar um retardo puberal ou a amenorreia por disfunção hipotalâmica. O **hipotireoidismo** inibe o início da puberdade e retarda os períodos menstruais. Reciprocamente, um grave hipertireoidismo primário pode levar à puberdade precoce.

Hipogonadismo Hipergonadotrópico

O hipogonadismo hipergonadotrópico se caracteriza por gonadotropinas elevadas e níveis baixos de esteroides sexuais em decorrência da insuficiência gonádica primária. Essa condição permanente é diagnosticada quase sempre após a não entrada em gonadarca e não é suspeitada durante toda a infância. As gonadotropinas não aumentam até um nível acima do normal até pouco antes da puberdade ou por volta da época normal desta.

A **insuficiência ovariana** é diagnosticada por gonadotropinas elevadas. A síndrome de Turner, a síndrome de disgenesia gonádica, é uma causa comum de insuficiência ovariana e de estatura baixa. O cariótipo é classicamente 45,XO, mas é possível a ocorrência de outras anormalidades do cromossomo X ou de mosaicismo. A incidência da síndrome de Turner é de 1 em 2.000 a 1 em 3.000 nascimentos. As características de uma menina portadora da síndrome de Turner não se evidenciam necessariamente ao exame físico ou à história. O diagnóstico deve ser considerado em qualquer menina que seja baixa e não tenha uma história contribuindo para isso. Pacientes com outros tipos de disgenesia gonádica e de galactosemia, assim como pacientes tratadas de uma condição maligna por radioterapia ou quimioterapia, podem vir a apresentar insuficiência ovariana.

A síndrome de Klinefelter (disgenesia dos túbulos seminíferos) é a causa mais comum de **insuficiência testicular**. O cariótipo é 47,XXY, mas são possíveis variantes com mais cromossomos X. A incidência é de aproximadamente 1 em 500 a 1 em 1.000 em indivíduos masculinos. Os níveis de testosterona podem se mostrar próximos do normal pelo menos até meados da puberdade, porque a função das células de Leydig pode ser poupada; entretanto, a função dos túbulos seminíferos é caracteristicamente perdida, causando infertilidade. Comumente os níveis de LH podem estar normais a elevados, enquanto os níveis de FSH se mostram geralmente mais inequivocamente elevados. A idade de início da puberdade é habitualmente normal, mas as alterações sexuais secundárias podem não se desenvolver devido à função inadequada das células de Leydig.

Amenorreia Primária

Além dos diagnósticos já mencionados, outras condições precisam ser consideradas ao se avaliar meninas não apresentando menstruações. A síndrome de Mayer-Rokitansky-Kuster-Hauser de ausência congênita do útero ocorre em 1 a 4.000 a 1 em 5.000 nascimentos de crianças do sexo feminino. A obstrução anatômica por um hímen imperfurado ou um septo vaginal também se manifesta por desenvolvimento sexual secundário normal sem menstruação. A síndrome completa de **insensibilidade a androgênios** inclui feminização normal, ausência de pelos axilares ou pubianos e amenorreia primária. Nessa síndrome faltam todas as estruturas müllerianas, incluindo ovários, útero, trompas uterinas e o terço superior da vagina; o cariótipo é 46,XY e os indivíduos têm testículos intra-abdominais.

Avaliação

Nos casos em que não está presente nenhum desenvolvimento sexual secundário após os limites superiores de idade para o desenvolvimento puberal normal, os níveis séricos de gonadotropinas devem ser obtidos para determinar se a paciente apresenta um hipogonadismo hipogonadotrópico ou hipergonadotrópico (Tabela 174-2). A diferenciação entre o retardo constitucional no crescimento e o hipogonadismo hipogonadotrópico é difícil com base unicamente nas medidas das gonadotropinas; os níveis de gonadotropinas se mostram baixos em ambas as condições. Por vezes há necessidade de observação por meses ou anos antes de se confirmar o diagnóstico. A ultrassonografia das estruturas pélvicas seria útil na investigação da puberdade retardada.

Tratamento

A reposição de esteroides sexuais é indicada caso se evidencie uma condição permanente. As mulheres recebem estradiol transdérmico, etinil estradiol em doses baixas (5 a 10 µg) ou estrógenos conjugados (começando a 0,3 mg ao dia e aumentando-se para 0,625 mg ou 0,9 mg de 6 a 12 meses depois) em doses baixas diárias até que haja um sangramento por irrupção, ocasião em que é iniciada a administração em ciclos, com uma dose por 25 dias; do 20º ao 25º dia se adiciona um fármaco progestacional como o acetato de medroxiprogesterona (5 mg), para imitar os aumentos normais nos hormônios gonádicos e induzir um período menstrual normal. Como alternativa podem-se usar fármacos combinados à base de estrogênio e progesterona (anticoncepcionais orais) após a ocorrência do sangramento por irrupção. Em indivíduos masculinos administra-se o enantato ou o cipionato de testosterona [50 a 100 mg mensalmente, com um aumento progressivo para 100 a 200 mg) por via intramuscular uma vez a cada 4 semanas. Esse regime inicial é apropriado para pacientes com hipogonadismo hipogonadotrópico ou hipergonadotrópico e as doses são aumentadas gradativamente até níveis adultos. Não são usados fármacos orais por receio da hepatotoxicidade. Pacientes apresentando retardo constitucional aparente na puberdade que tenham, por definição, ultrapassado os limites superiores do início normal da puberdade podem receber por um período de 3 a 6 meses esteroides gonádicos apropriados a seu sexo e em doses baixas, para ver se a puberdade ocorre espontaneamente. Esse período de terapia pode ser repetido uma vez sem um avanço indevido da idade óssea. Todos os pacientes que apresentem alguma forma de retardo da puberdade estão em risco de diminuição da densidade óssea; é essencial a ingestão adequada de cálcio. Os pacientes que apresentem hipogonadismo hipogonadotrópico podem ser capazes de obter a fertilidade pela administração da terapia gonadotropínica ou pela terapia pulsátil por hormônio de liberação hipotalâmico administrada por uma bomba programável em um esquema apropriado. Os indivíduos portadores de hipogonadismo hipergonadotrópico apresentam, por definição, um problema gonádico primário e têm pouca probabilidade de obter a fertilidade espontânea.

Em indivíduos que apresentam a **síndrome de Turner,** os objetivos da terapia incluem a promoção do crescimento pela suplementação de GH humano exógeno e a indução das características sexuais secundárias e das menstruações pela terapia de reposição cíclica em doses baixas de estrogênio/progesterona. Pacientes portadoras da síndrome de Turner tiveram uma gravidez bem-sucedida após a fertilização *in vitro* com um óvulo doador e o suporte endócrino.

PRECOCIDADE SEXUAL
Classificação

A precocidade sexual (**puberdade precoce**) é definida classicamente como o desenvolvimento sexual secundário ocorrendo antes da idade de 9 anos em meninos ou de 8 anos em meninas (Tabelas 174-3 e 174-4). Durante os últimos 15 a 20 anos estudos realizados nos Estados Unidos e na Europa relataram o desenvolvimento mais precoce da mama em meninas, em comparação com os dados históricos. Os estudos sugeriram claramente uma idade mais precoce de início da puberdade em meninas norte-americanas nas décadas de 1980 e 1990 em comparação com as décadas de 1930 e 1940. A idade à menarca, no entanto, se deu à mesma época ou um pouco antes. Assim, o período de tempo do desenvolvimento da mama à menarca parece ter aumentado. Os achados permitem refletir que fatores exógenos ou do estilo de vida podem influenciar a sequência típica de eventos puberais.

A **puberdade precoce central**, acarretando a gonadarca, decorre da ativação prematura do eixo hipotalâmico-hipofisário-gonádico (dependente do GnRH). A **puberdade precoce periférica,**

Tabela 174-3	Classificação da Precocidade Sexual
PUBERDADE PRECOCE EFETIVA OU PRECOCIDADE ISOSSEXUAL COMPLETA	
Puberdade precoce efetiva idiopática	
Tumores do SNC	
Hamartomas (gerador de pulso ectópico de GnRH)	
Outros tumores	
Outros transtornos do SNC	
Puberdade precoce efetiva após o tratamento tardio da hiperplasia suprarrenal virilizante congênita	
PRECOCIDADE ISOSSEXUAL INCOMPLETA (PRECOCIDADE SEXUAL INDEPENDENTE DO GNRH)	
Homens	
Tumores que secretam gonadotropina coriônica (precocidade sexual dependente da hCG)	
Tumores do SNC (p. ex., germinoma, corioepitelioma, teratoma)	
Tumores em locais fora do SNC (hepatoblastoma)	
Adenoma hipofisário secretor de LH	
Secreção aumentada de androgênios pela suprarrenal ou pelo testículo	
Hiperplasia suprarrenal congênita (deficiência de 21-hidroxilase, deficiência de 11-hidroxilase)	
Neoplasia suprarrenal virilizante	
Adenoma de células de Leydig	
Testotoxicose familiar (maturação de células de Leydig e de células germinativas independente do GnRH prematura familiar)	
Mulheres	
Neoplasias ovarianas ou suprarrenais secretoras de estrógenos	
Cistos ovarianos	
Homens e mulheres	
Síndrome de McCune-Albright	
Hipotireoidismo primário	
Síndrome de Peutz-Jeghers	
Precocidade sexual iatrogênica	
VARIAÇÕES DO DESENVOLVIMENTO PUBERAL	
Telarca prematura	
Menarca prematura	
Adrenarca prematura	
Ginecomastia no adolescente	
PRECOCIDADE CONTRASSEXUAL	
Homens (feminilização)	
Neoplasia suprarrenal	
Conversão extraglandular aumentada de esteroides circulantes a estrógenos	
Mulheres (virilização)	
(Hiperplasia suprarrenal congênita, deficiência de $P450_{c21}$, deficiência de $P450_{c11}$, deficiência de 3β-hidroxiesteroide desidrogenase)	
Neoplasias suprarrenais virilizantes	
Neoplasias ovarianas virilizantes (p. ex., arrenoblastomas)	

Modificado de Grumbach MM, Styne DM: *Puberty*. Em: Wilson JD, Foster DW, editores, Williams Textbook of Endocrinology, ed. 9, Filadélfia, 1998, WB Saunders.
SNC, Sistema nervoso central; *GnRH*, hormônio de liberação de gonadotropinas; *hCG*, gonadotropina coriônica humana; *LH*, hormônio luteinizante.

gonadarca ou adrenarca, não envolve o eixo hipotalâmico-hipofisário-gonádico (independente do GnRH).

Puberdade Precoce Central (Puberdade Precoce Dependente do GnRH)

Na puberdade precoce central todos os aspectos endócrinos e físicos do desenvolvimento puberal se mostram normais, porém demasiadamente precoces; isso inclui a estatura alta, uma idade óssea avançada consistente com a idade somática, aumento da secreção de esteroides sexuais e da secreção pulsátil de gonadotropinas e resposta aumentada do LH ao GnRH. A evolução clínica da puberdade precoce central pode apresentar exacerbações e remissões. A puberdade precoce benigna é o diagnóstico presumível em indivíduos que iniciam precocemente a puberdade em uma base **constitucional** ou **familiar**. Caso não seja possível determinar uma causa o diagnóstico é de puberdade precoce idiopática, que ocorre em frequência muito maior em meninas que em meninos. As meninas obesas apresentam adrenarca, e por vezes também menarca, mais precocemente que aquelas com peso apropriado. Em comparação às meninas, os meninos que apresentam puberdade precoce têm uma incidência maior de transtornos do SNC, tais como tumores e hamartomas, precipitando a puberdade precoce.

Quase todas as condições que afetam o SNC, incluindo hidrocefalia, meningite, encefalite, cistos suprasselares, traumatismos cranioencefálicos, epilepsia, deficiência mental e irradiação, podem precipitar a puberdade precoce central e devem ser consideradas antes de se diagnosticar uma puberdade precoce central. Os **hamartomas** são tumores não malignos do túber cinéreo, com uma aparência característica à tomografia computadorizada (TC) ou à RNM; a biópsia raramente é necessária. A massa de neurônios de GnRH secreta GnRH e pode causar puberdade precoce. Embora não sejam efetivamente neoplasias, os hamartomas podem requerer cuidados neurocirúrgicos. A puberdade precoce decorrente deles responde à terapia clínica por GnRH e a cirurgia raramente é indicada.

Outras massas que causam puberdade precoce não são benignas. Os **germinomas** são tumores hipotalâmicos ou pineais que não se calcificam e que produzem frequentemente a gonadotropina coriônica humana (hCG), o que pode causar precocidade sexual em meninos pré-puberdade (a hCG tem reação cruzada com o receptor para LH devido à semelhança estrutural entre o LH e a hCG). **Gliomas ópticos** ou **hipotalâmicos** (associados ou não à neurofibromatose), astrocitomas e ependimomas podem causar puberdade precoce por alterar a restrição negativa das áreas do SNC que inibem normalmente o desenvolvimento puberal durante toda a infância. Esses tumores podem tornar necessária a radioterapia, que contribui para um risco significativo de hipo-hipofisismo.

Puberdade Precoce Independente do GnRH

A causa mais comum da puberdade precoce independente do GnRH, a **síndrome de McCune-Albright**, é mais frequente em meninas que em meninos e inclui uma gonadarca precoce, um transtorno ósseo com displasia fibrosa poliostótica e máculas cutâneas hiperpigmentadas (manchas café-com-leite). A gonadarca precoce decorre da hiperfunção ovariana e por vezes da formação de cistos, ocasionando a secreção episódica de estrógenos. Esse transtorno é consequente de uma mutação somática

Tabela 174-4 — Diagnóstico Diferencial da Precocidade Sexual

TRANSTORNO CAUSAL	CONCENTRAÇÃO SÉRICA DE GONADOTROPINAS*	RESPOSTA DO LH AO GNRH	CONCENTRAÇÃO SÉRICA DOS ESTEROIDES SEXUAIS	TAMANHO DAS GÔNADAS	DIVERSOS
Puberdade precoce efetiva	Valores puberais	Puberal	Valores puberais da testosterona ou do estradiol	Aumento testicular puberal normal ou aumento do ovário e do útero (à sonografia)	Exame RNM do cérebro para afastar um tumor ou outra anormalidade do SNC; cintilografia óssea para síndrome de McCune-Albright
Precocidade sexual incompleta (independente das gonadotropinas hipofisárias)					
Homens					
Tumor secretor de gonadotropina coriônica em homens	Elevação da hCG (LH baixo)	Pré-puberal (suprimida)	Valores puberais da testosterona	Aumento uniforme ligeiro a moderado do testículo	Hepatomegalia sugere hepatoblastoma; exame RNM do cérebro caso se suspeite de tumor do SNC secretor de gonadotropina coriônica
Tumor de células de Leydig em homens	Suprimida	Suprimida	Testosterona muito alta	Aumento assimétrico irregular do testículo	
Testotoxicose familiar	Suprimida	Suprimida	Valores puberais da testosterona	Testículos simétricos e > 2,5 cm, porém menores do que o esperado para o desenvolvimento puberal; pode haver espermatogênese	Familiar; provavelmente traço autossômico dominante ligado ao sexo
Adrenarca prematura	Pré-puberal	Pré-puberal	Testosterona pré-puberal, valores de DHEAS apropriados ao estágio 2 dos pelos pubianos	Testículos pré-puberais	Início geralmente após a idade de 6 anos, frequência maior em crianças com lesões cerebrais
Mulheres					
Tumor de células da granulosa (quadro clínico inicial pode ser semelhante àquele dos cistos foliculares)	Suprimida	Suprimida	Estradiol muito alto	Aumento ovariano ao exame físico, RNM, TC ou sonografia	Tumor frequentemente palpável ao exame abdominal
Cisto folicular	Suprimida	Suprimida	Valores pré-puberais a valores muito altos do estradiol	Aumento ovariano a exame físico, RNM, TC ou ultrassonografia	Episódios isolados ou repetidos, afastar síndrome de McCune-Albright (p. ex., realizar levantamento ósseo e inspecionar a pele)
Tumor suprarrenal feminilizante	Suprimida	Suprimida	Valores elevados de estradiol e de DHEAS	Ovários pré-puberais	Massa suprarrenal unilateral
Telarca prematura	Pré-puberal	Pré-puberal	Estradiol pré-puberal ou do início da puberdade	Ovários pré-puberais	Início geralmente antes dos 3 anos
Adrenarca prematura	Pré-puberal	Pré-puberal	Estradiol pré-puberal; valores de DHEAS apropriados ao estágio 2 dos pelos pubianos	Ovários pré-puberais	Início geralmente após os 6 anos, frequência maior em crianças com lesões cerebrais

Modificado de Grumbach MM, Styne DM: *Puberty.* Em: Wilson JD, Foster DW, editores, Williams Textbook of Endocrinology, ed. 9, Filadélfia, 1998, WB Saunders.
SNC, Sistema nervoso central; TC, Tomografia computadorizada; DHEAS, Desidroepiandrosterona sulfato; GnRH, hormônio de liberação de gonadotropinas; hCG, gonadotropia coriônica humana; LH, hormônio luteinizante; RNM, aquisição de imagens por ressonância nuclear magnética.
*Em análises supersensíveis.

pós-concepção no sistema de sinalização intracelular da proteína G (mais especificamente em G_{sa}, o que leva à ativação constitutiva desregulada da adenilato ciclase e do AMP cíclico na ausência de estimulação por hormônios tróficos) nas células afetadas nos ovários, nos ossos e na pele; outros órgãos endócrinos também podem hiperfuncionar de maneira autônoma pela mesma razão. Podem ocorrer hipertireoidismo, hiperadrenalismo ou acromegalia. Os **carcinomas suprarrenais** geralmente secretam androgênios suprarrenais, como DHEA; os **adenomas suprarrenais** podem virilizar uma criança em consequência da produção de androgênios ou podem feminilizar uma criança em consequência da produção de estrógenos.

Os meninos podem vir a apresentar gonadarca precoce com base em uma condição rara denominada **precocidade sexual independente do GnRH com maturação prematura das células de Leydig**. Essa condição, em que a maturação das células germinativas é causada por um defeito dominante limitado ao cromossomo X, produz a ativação constitutiva do receptor para LH, o que leva à produção e à secreção contínuas de testosterona, sem necessidade de LH ou da hCG.

Os **tumores que secretam hCG** estimulam os receptores para LH e aumentam a secreção de testosterona. Esses tumores podem ser encontrados em locais diversos, incluindo a glândula pineal (disgerminomas) ou o fígado (hepatoblastoma).

Os **cistos ovarianos** podem ocorrer apenas uma vez ou ser recorrentes. Os elevados valores séricos de estrógenos podem simular tumores ovarianos. A **hiperplasia suprarrenal congênita (HSC)** é uma causa de virilização em meninas (Cap. 178).

Avaliação da Precocidade Sexual

A primeira etapa na avaliação da precocidade sexual consiste em determinar quais são as características da puberdade normal que se evidenciaram (Cap. 67) e se estão presentes efeitos estrogênicos, efeitos androgênicos ou ambos (Tabela 174-4). Nas meninas o efeito estrogênico se manifesta por desenvolvimento da mama, aumento uterino e, finalmente, por menarca. Tanto meninos quanto meninas manifestam o efeito androgênico como odor corporal adulto, pelos pubianos e axilares e oleosidade da pele facial e acne. Nos meninos é também importante notar se os testículos estão aumentados para mais de 2,5 cm de comprimento (volume de 4 mL), o que indica a gonadarca. Se os testículos não estiverem aumentados de tamanho, mas a virilização estiver progredindo, a origem dos androgênios podem ser as glândulas suprarrenais ou fontes exógenas.

A **avaliação laboratorial** inclui a determinação dos níveis de esteroides sexuais (testosterona, estradiol, DHEAS [desidroepiandrosterona sulfato] ou androstenodiona) e as concentrações basais das gonadotropinas. A natureza intrínseca da secreção de gonadotropinas se caracteriza por baixas razões secretoras durante toda a infância e por secreções pulsáteis em adolescentes e adultos. A puberdade precoce central é provável se os valores basais das gonadotropinas estiverem elevados à faixa normal da puberdade. Se os valores basais das gonadotropinas estiverem baixos, porém, não se podem tirar conclusões imediatas quanto à puberdade precoce dependente do GnRH *versus* aquela independente do GnRH. Essa distinção requer frequentemente a avaliação da resposta das gonadotropinas à estimulação pelo GnRH. Uma resposta pré-puberal ao GnRH consiste na predominância do FSH, enquanto a resposta puberal tem maior predominância do LH. A determinação do hormônio da tireoide também é útil porque um hipotireoidismo primário grave pode causar puberdade precoce incompleta. Se houver uma sugestão de uma anomalia do SNC ou de um tumor (do SNC, hepático, suprarrenal, ovariano ou testicular), é indicada a RNM do local apropriado. O diagnóstico de puberdade precoce central torna obrigatória a realização de uma RNM do SNC.

Tratamento

Análogos superativos de ação prolongada do GnRH (leuprolide depot, histrelin depot) constituem o tratamento de escolha da puberdade precoce central. Eles suprimem a secreção de gonadotropinas por sub-regular os receptores para GnRH nos gonadotrópios hipofisários (Tabela 174-5), fazendo com que a secreção gônada reverta ao estado pré-puberal. Os meninos que apresentem maturação prematura independente do GnRH das células de Leydig e das células germinativas não respondem a análogos do GnRH,

Tabela 174-5 | Terapia Farmacológica da Precocidade Sexual

TRANSTORNO	TRATAMENTO	AÇÃO E BASE LÓGICA
Puberdade precoce efetiva ou central dependente do GnRH	Agonistas do GnRH	Dessensibilização dos gonadotrópios, bloqueio da ação do GnRH endógeno
Precocidade sexual incompleta independente do GnRH		
Meninas		
Cistos ovarianos autônomos	Acetato de medroxiprogesterona	Inibição da esteroidogênese ovariana; regressão do cisto (inibição da liberação de FSH)
Síndrome de McCune-Albright	Acetato de medroxiprogesterona*	Inibição da esteroidogênese ovariana; regressão do cisto (inibição da liberação de FSH)
Meninos	Testolactona*	Inibição da P-450 aromatase; bloqueio da síntese de estrogênio
Precocidade sexual independente do GnRH familiar com maturação prematura das células de Leydig	Cetoconazol*	Inibição da P-450$_{c17}$ (basicamente atividade da 17,20-liase)
	Espironolactona* ou flutamida e testolactona ou fadrozol	Inibição antiandrogênica da aromatase, bloqueio da síntese de estrogênio
	Acetato de medroxiprogesterona*	Inibição da esteroidogênese testicular

Modificado de Grumbach MM, Kaplan SL: *Recent advances in the diagnosis and management of sexual precocity*, Acta Paediatr Jpn 30(Supl. 1): 155, 1988.
FSH, Hormônio folículo estimulante; *GnRH*, hormônio de liberação de gonadotropinas.
*Um agonista de GnRH pode ser adicionado caso venha a se evidenciar uma puberdade precoce efetiva.

tornando necessário o tratamento com um inibidor da síntese de testosterona (p. ex., cetoconazol), um antiandrogênico (p. ex., espironolactona) ou um inibidor da aromatase (p. ex., testolactona ou letrozol). Os pacientes que apresentem puberdade precoce devido a um tumor secretor de hormônios requerem sua remoção cirúrgica, se possível. A puberdade precoce da síndrome de McCune-Albright é independente do GnRH e não responde à terapia por análogos deste. A terapia é realizada com testolactona e antiandrogênios ou antiestrogênio, como tamoxifeno.

VARIAÇÕES NO DESENVOLVIMENTO PUBERAL

Telarca Prematura Isolada (Desenvolvimento Prematuro da Mama)

A **telarca prematura** benigna é o aparecimento isolado de tecido mamário unilateral ou bilateral em meninas, geralmente à idade de 6 meses a 3 anos. Não há outros sinais de puberdade nem evidências de um efeito estrogênico excessivo (sangramento vaginal, espessamento das secreções vaginais, velocidade da altura aumentada ou aceleração da idade óssea). Deve-se afastar a ingestão ou a aplicação dérmica de compostos contendo estrogênio. Em geral não há necessidade de investigações laboratoriais, mas um estudo ultrassonográfico pélvico pode em raras ocasiões ser indicado para se afastar uma doença ovariana. As meninas que apresentem essa condição devem ser reavaliadas a intervalos de 6 a 12 meses para se assegurar que a aparente telarca prematura não seja o início da evolução à puberdade precoce. O prognóstico é excelente; se não houver nenhuma progressão, não há necessidade de outro tratamento além da tranquilização.

Ginecomastia

A ocorrência de tecido mamário em homens é designada como *ginecomastia* e pode ocorrer em algum grau em 45 a 75% dos meninos normais (Cap. 67). Os androgênios são normalmente convertidos em estrogênio pela aromatização; no início da puberdade são produzidas apenas quantidades modestas de androgênios e o efeito estrogênico pode sobrepujar os efeitos androgênicos nesse estágio. Mais adiante no desenvolvimento puberal a produção de androgênios é tão grande que é pequeno o efeito dos estrógenos produzidos por aromatização. A ginecomastia também pode sugerir a possibilidade de síndrome de Klinefelter ao avanço da puberdade. A ginecomastia pré-puberal sugere uma fonte fora do comum de estrogênio de origem exógena (a administração oral ou dérmica de estrogênio é possível por contaminação a partir de alimentos ou de unguentos) ou de fontes endógenas (por uma função anormal da glândula suprarrenal ou do ovário ou por aromatização periférica aumentada).

Adrenarca Prematura Isolada (Pubarca)

O aparecimento isolado de pelos pubianos antes da idade de 6 a 7 anos em meninas ou antes da idade de 9 anos em meninos é designado como **pubarca prematura**, decorrendo geralmente da adrenarca. Se a presença dos pelos pubianos se associar a alguma outra característica de virilização (aumento do clitóris ou do pênis ou idade óssea aumentada) ou a outros sinais (acne, crescimento rápido ou mudança de voz), há indicação de uma investigação detalhada quanto a uma causa patológica para a virilização. Medidas dos níveis séricos de testosterona, de 17-hidroxiprogesterona e de DHEAS são indicadas para investigar a possibilidade de HSC. Estudos ultrassonográficos podem revelar uma glândula suprarrenal hiperplásica ou um tumor suprarrenal ou ovariano virilizante. Muitos pacientes com pelos pubianos isolados não apresentam virilização progressiva e têm simplesmente uma adrenarca prematura (*pubarca*) em consequência da ativação prematura da secreção de DHEA pela glândula suprarrenal. A maturação do esqueleto, conforme avaliado pela idade óssea, pode estar ligeiramente avançada e a altura, ligeiramente aumentada, mas a concentração de testosterona se mostra normal. Os níveis de DHEA estão geralmente elevados para a idade pré-puberal, mas são consistentes com os estágios II e III de Tanner (avaliação da maturidade sexual).

Capítulo 175

DOENÇAS DA TIREOIDE

FISIOLOGIA E DESENVOLVIMENTO DA TIREOIDE

O hormônio de liberação de tireotrofina (TRH), um tripeptídeo sintetizado no hipotálamo, estimula a liberação do hormônio estimulante da tireoide (TSH) hipofisário. O TSH hipofisário é uma glicoproteína que estimula a síntese e a liberação de hormônios da tireoide por esta glândula. A função da tireoide se desenvolve em três estágios. Ao final do terceiro trimestre a glândula desce do assoalho da cavidade oral primitiva para sua posição definitiva na região anterior inferior do pescoço. O eixo hipotalâmico-hipofisário-tireóideo se torna funcional no segundo trimestre. O metabolismo periférico dos hormônios da tireoide matura no terceiro trimestre.

A tiroxina (T_4), a tri-iodotironina (T_3) e o TSH não cruzam a placenta em escala significativa. As concentrações séricas fetais refletem predominantemente a secreção e o metabolismo fetais. Anticorpos maternos à tireoide, iodetos (incluindo iodetos radioativos) e medicações administradas às mães para o tratamento do hipertireoidismo (metimazol e propiltiouracil) atravessam a placenta e afetam a função tireoidiana fetal. Um lactente nascido prematuramente ou apresentando restrição do crescimento intrauterino pode ter uma interrupção do processo normal de maturação e aparentar ser portador de hipotireoidismo aos testes padrão.

A glândula tireoide concentra o iodo e o liga a moléculas de tirosina para produzir monoiodotirosina ou di-iodotirosina, com o acoplamento subsequente de duas tirosinas, T_4 ou T_3. A fração principal da T_3 circulante (aproximadamente dois terços) deriva da desiodação periférica de T_4 a T_3, mas uma parte dela é produzida pela própria glândula tireoide. A conversão de T_4 a T_3

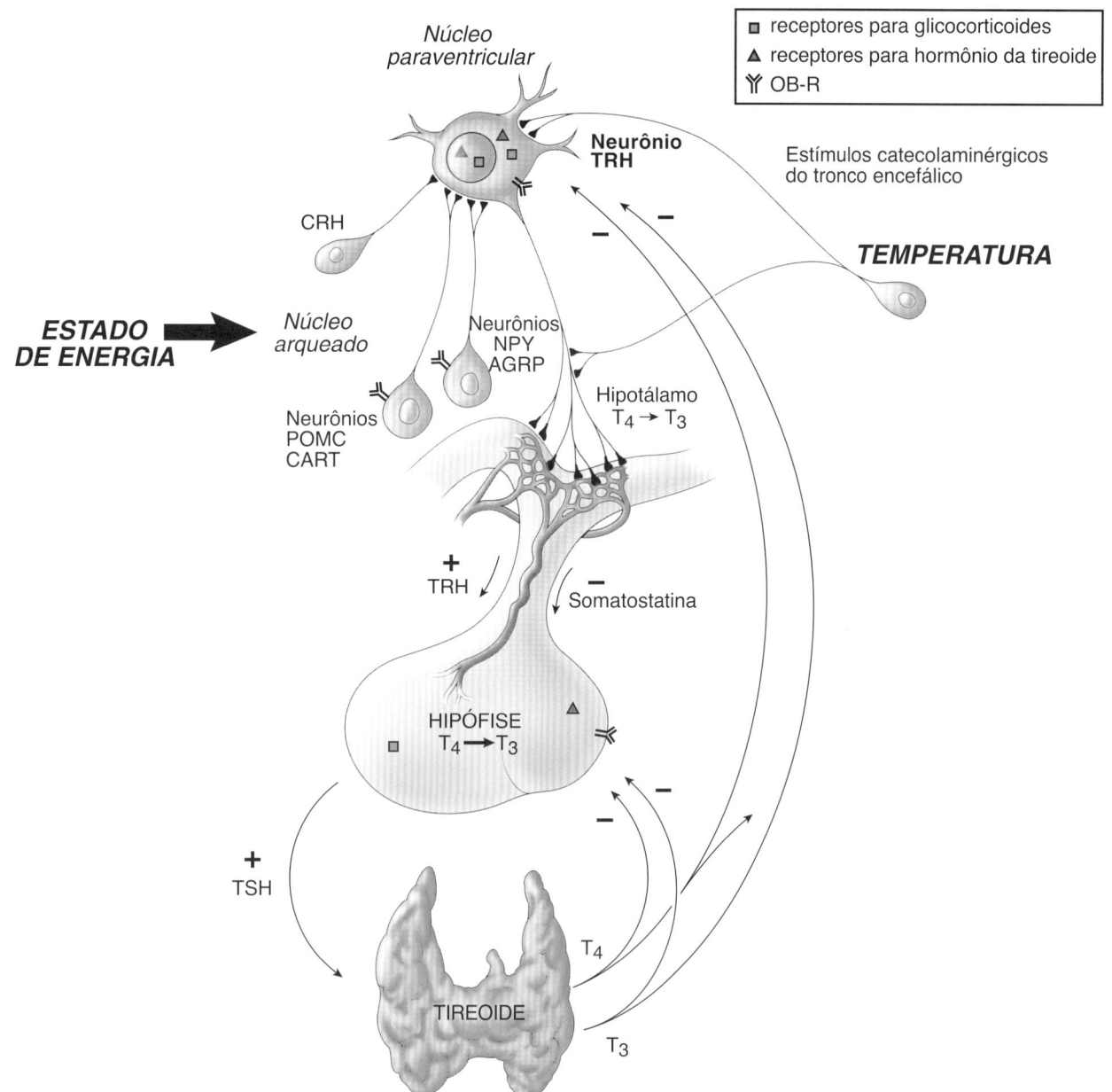

Figura 175-1 Inter-relações do eixo hipotalâmico-hipofisário-tireóideo. O hormônio estimulante da tireoide (TSH) da glândula hipófise estimula a secreção de tiroxina (T_4) e de tri-iodotironina (T_3) pela glândula tireoide. Esses hormônios agem ao nível da glândula hipófise controlando a secreção de TSH por um mecanismo de *feedback* negativo. Além disso, T_4 é metabolizada à potente T_3 na glândula hipófise por uma deiodinase. A secreção de TSH é estimulada pelo hormônio de liberação de tireotropinas (TRH) do hipotálamo e inibida pela somatostatina. O hormônio da tireoide age no hipotálamo estimulando a secreção de somatostatina (a somatostatina age como um sinal negativo para a secreção hipofisária de TSH). *CRH*, Hormônio de liberação de corticotropina; *OB-R*, receptor para leptina. (De Melmed S, Polonsky K, Kronenberg H, Larsen R, editores: *Williams Textbook of Endocrinology*, 10. ed., Filadélfia, 2003, Saunders, p. 101.)

requer a remoção de um iodo do anel externo da tirosina; a remoção de um iodo do anel interno acarreta a T_3 reversa, que tem pouco efeito biológico. A conversão preferencial de T_4 a T_3 reversa, e não a T_3, ocorre intrauterinamente e em todas as formas de doença grave, incluindo a síndrome de angústia respiratória, febres, anorexia, caquexia e inanição. A conversão de T_4 a T_3 aumenta imediatamente após o nascimento e durante toda a vida. T_4 e T_3 se ligam de forma não covalente a uma proteína transportadora sérica específica, a **globulina de ligação da tiroxina**, e, em escala menor, à albumina. Somente frações pequenas (< 0,02%) de T_4 e de T_3 não estão ligadas; a T_4 livre (por ser convertida em T_3 livre) e a T_3 livre são biologicamente ativas. A T_3 livre exerce efeitos metabólicos e um *feedback* negativo sobre a liberação de TSH (Fig. 175-1).

O TSH sérico aumenta logo após o nascimento, mas diminui em breve para valores mais baixos, considerados normais para a vida posterior. A secreção de T_4 aumenta após o nascimento em consequência do pico do TSH e devido à maturação do metabolismo da tireoide. É importante fazer referência a dados normativos ajustados para a idade para interpretar corretamente os testes de função da tireoide, quer em relação a diagnósticos de hipertireoidismo ou de hipotireoidismo, quer para ajustar a terapia. A T_4 livre é o teste de escolha, por eliminar os efeitos da variação na ligação a proteínas, que pode ser substancial.

Tabela 175-1	Resultados de Testes Laboratoriais em Diversos Tipos de Anormalidades da Função da Tireoide em Crianças*			
	SORO			
ANORMALIDADE	**T₄ TOTAL**	**T₄ LIVRE**	**TSH SÉRICO**	**TBG SÉRICA**
Hipotireoidismo primário	↓	↓	↑	N
Hipotireoidismo terciário hipotalâmico (TRH)	↓	↓	↓	N
Hipotireoidismo secundário hipofisário (TSH)	↓	↓	↓	N
Deficiência de TBG	↓	N	N	↓
Excesso de TBG	↑	N	N	↑

↓, diminuída; ↑, aumentada; N, normal; T_4, tiroxina; TBG, globulina de ligação de tiroxina; TRH, hormônio de liberação de tireotropina; TSH, hormônio estimulante da tireoide.
*O TSH pode estar ligeiramente elevado.

A Tabela 175-1 resume os resultados dos testes laboratoriais em diversos tipos de anormalidades da tireoide. Em circunstâncias normais, concentrações plasmáticas de TSH acima dos limites normais indicam um hipotireoidismo primário e concentrações abaixo da faixa de variação normal indicam com grande frequência a presença do hipertireoidismo. Cintilografias da tireoide com 99m-pertecnetato ou iodo 123-I são ocasionalmente indicadas na avaliação de patologias pediátricas da tireoide. Elas podem ser úteis na identificação da agenesia da tireoide ou de um tecido tireóideo ectópico.

TRANSTORNOS DA TIREOIDE
Hipotireoidismo

O hipotireoidismo é diagnosticado por uma diminuição da T_4 livre sérica e pode ser consequente a doenças da glândula tireoide (hipotireoidismo primário), a anormalidades da glândula hipófise (secundário) ou a anormalidades do hipotálamo (terciário). O hipotireoidismo é congênito ou adquirido e pode associar-se a um bócio (Tabela 175-2).

Hipotireoidismo Congênito

O hipotireoidismo congênito ocorre em aproximadamente 1 em cada 2.000 a 4.000 crianças nascidas vivas e é causado por disgenesias (agenesia, aplasia, ectopia) ou, mais raramente, por disormonogênese (p. ex., defeitos enzimáticos). O tecido da tireoide não é palpável nessas condições esporádicas não associadas a um bócio. A disormonogênese, os transtornos do metabolismo intratireóideo ou o hipotireoidismo congênito associado a bócio ocorrem em cerca de 1 em 30.000 crianças nascidas vivas. Um bócio reflete um erro inato do metabolismo na via de incorporação do iodo ou na biossíntese do hormônio da tireoide ou reflete a passagem transplacentária de fármacos antitireoide administrados à mãe. A concentração de T_4 livre se encontra baixa e o nível de TSH está elevado. Programas de avaliação neonatal de triagem de rotina para a medida dos valores do TSH no sangue do cordão umbilical ou, mais comumente, por punção do calcanhar estão disponíveis em todos os estados dos Estados Unidos, assim como do Brasil. Deve-se obter imediatamente uma amostra sérica confirmatória em todo e qualquer lactente apresentando um resultado positivo a um **teste de avaliação de triagem**. Uma T_4 livre baixa e um TSH elevado confirmam o diagnóstico.

Tabela 175-2	Causas de Hipertireoidismo no Período Neonatal e na Infância	
GRUPO ETÁRIO	**MANIFESTAÇÃO**	**CAUSA**
Recém-nascidos	Sem bócio	Disgenesia ou localização ectópica da glândula tireoide
		Exposição a iodetos
		Deficiência de TSH
		Deficiência de TRH
	+/− Bócio	Defeito inato na síntese* ou no efeito do hormônio
		Ingestão materna de substâncias bociogênicas, incluindo propiltiouracil, metimazol, iodo
		Deficiência grave de iodo (endêmica)
Crianças	Sem bócio	Disgenesia da glândula tireoide
		Cistinose
		Insuficiência hipotalâmico-hipofisária
		Cirurgia após tireotoxicose ou outra cirurgia da tireoide
	Bócio	Tireoidite de Hashimoto: tireoidite linfocitária crônica
		Defeito inato na síntese ou no efeito do hormônio
		Fármacos bociogênicos infiltrativos (sarcoidose, linfoma)

TRH, hormônio de liberação de tireotropina; TSH, hormônio estimulante da tireoide.
*Transporte de iodo alterado, iodação deficiente da tireoglobulina, iodotirosina desalogenase defeituosa, ou tireoglobulina deficiente ou seu acoplamento deficiente à iodotirosina.

O hipotireoidismo secundário ou terciário isolado ocorre em 1 em cada 100.000 crianças nascidas vivas; a T_4 livre se mostra normal a baixa. A investigação de outros hormônios hipofisários e a investigação da anatomia hipofisário-hipotalâmica pela aquisição de imagens por ressonância magnética são indicadas caso seja detectado um hipotireoidismo terciário ou secundário. Embora não seja uma condição causadora de hipotireoidismo, a **deficiência congênita de globulina de ligação de tiroxina** ocorre em aproximadamente 1 em cada 10.000 crianças nascidas vivas e se associa a uma baixa concentração sérica de T_4 total, a um TSH normal e a uma T_4 livre sérica normal. Essa é uma condição eutireóidea e não requer tratamento por um hormônio da tireoide, por ser simplesmente uma anormalidade na proteína de ligação. Ela é comumente dominante ligada ao sexo.

As **manifestações clínicas** do hipotireoidismo congênito no período neonatal imediato são com frequência sutis, mas se tornam mais evidentes semanas ou meses após o nascimento. Nessa ocasião já é tarde demais para se assegurar que não houve um prejuízo ao desenvolvimento cognitivo do lactente. A avaliação de triagem dos recém-nascidos é crucial para se fazer um diagnóstico precoce e se iniciar a terapia de reposição da tireoide antes da idade de 1 mês. Os achados em estágios diversos após o nascimento incluem hipotermia, acrocianose, dificuldade respiratória, fontanelas grandes, distensão abdominal, letargia e alimentação deficiente, icterícia prolongada, edema, hérnia umbilical, pele manchada, constipação intestinal, língua grande, pele seca e choro rouco. Os hormônios da tireoide são cruciais para a maturação e a diferenciação dos tecidos, como os ossos e o cérebro (grande parte da maturação e da diferenciação do cérebro dependente da tireoide se dá em 2 a 3 anos após o nascimento) (Tabela 175-3).

O prognóstico quanto ao desenvolvimento intelectual normal é excelente nos casos em que o **tratamento** (à base de levotiroxina) é iniciado 1 mês ou menos após o nascimento; os programas de avaliação de triagem geralmente proporcionam a terapia dentro de 1 a 2 semanas do nascimento. A probabilidade de uma função intelectual normal diminui acentuadamente caso a terapia seja instituída depois dos 6 meses, quando estão presentes os sinais de um hipotireoidismo grave. O crescimento melhora após a reposição da tireoide, até mesmo nos casos diagnosticados tardiamente, a dose de levotiroxina se modifica com a idade; uma dose de 10 a 15 μg/kg de levotiroxina é usada num recém-nascido, mas aproximadamente a dose 3 μg/kg é usada nas crianças maiores. No hipotireoidismo neonatal o objetivo é trazer a T_4 livre sérica rapidamente até a metade superior da faixa de variação do normal. A supressão do TSH não é vista e não é necessária em todos os casos porque essa supressão pode levar a doses excessivas de levotiroxina.

Hipotireoidismo Adquirido

A **etiologia** do hipotireoidismo adquirido é apresentada na Tabela 175-2. As manifestações clínicas podem ser sutis. Deve-se suspeitar de hipotireoidismo em qualquer criança que apresente um declínio na velocidade de crescimento, especialmente se ele **não** se associar a uma perda de peso (Tabela 175-3). A causa mais comum de hipotireoidismo adquirido em crianças de idade mais avançada nos Estados Unidos é a tireoidite linfocitária autoimune (**tireoidite de Hashimoto**). Em muitas áreas do mundo a deficiência de iodo constitui a etiologia do bócio endêmico (**cretinismo endêmico**). A insuficiência da glândula tireoide pode ser anunciada por um aumento do TSH antes que os níveis de T_4 diminuam. Em contraste com o hipotireoidismo congênito não tratado, o hipotireoidismo adquirido não é uma causa de atraso permanente do desenvolvimento.

Tireoidite de Hashimoto. Também designada como *tireoidite linfocitária* ou autoimune, a tireoidite de Hashimoto é uma causa comum de bócio e de doença adquirida da tireoide em crianças de idade mais avançada e em adolescentes. Uma história familiar de doença da tireoide está presente em 25 a 35% dos pacientes. A *etiologia* é um processo autoimune que tem como alvo a glândula tireoide, com a infiltração linfocitária e a formação de folículos linfoides e de centros germinais precedendo a fibrose e a atrofia.

As **manifestações clínicas** incluem um bócio difuso firme, não hipersensível, eutireóideo, hipotireóideo ou, em raras ocasiões, hipertireóideo (hashitoxicose) e como uma superfície cravejada de pedrinhas. Ver a Tabela 175-3 quanto aos sinais e sintomas, que podem ser variados. O início se dá tipicamente após os 6 anos, com um pico de incidência na adolescência com predominância feminina. As doenças autoimunes associadas incluem o diabetes melito tipo 1 (DM1), a insuficiência suprarrenal e o hipoparatireoidismo.

Tabela 175-3	Sinais e Sintomas de Hipotireoidismo
ECTODÉRMICOS	
Crescimento insuficiente	
Fácies inexpressiva: lábios grossos, língua grande, depressão do corpo nasal, edema periorbital	
Pele seca e descamando	
Cabelos escassos e quebradiços	
Sudorese diminuída	
Carotenemia	
Vitiligo	
CIRCULATÓRIOS	
Bradicardia sinusal/bloqueio cardíaco	
Extremidades frias	
Intolerância ao frio	
Palidez	
Alterações ECG: complexo QRS de baixa voltagem	
NEUROMUSCULARES	
Fraqueza muscular	
Hipotonia: constipação intestinal, aumento do volume abdominal	
Hérnia umbilical	
Coma mixedematoso (narcose por dióxido de carbono, hipotermia)	
Pseudo-hipertrofia dos músculos	
Mialgias	
Letargia física e mental	
Retardo do desenvolvimento	
Relaxamento retardado dos reflexos	
Parestesias (estrangulamento de nervos, síndrome do túnel do carpo)	
Ataxia cerebelar	
ÓSSEOS	
Idade óssea retardada	
Disgenesia epifisária, proporção aumentada do segmento superior para o inferior	
METABÓLICOS	
Mixedema	
Derrames graves (pleural, pericárdico, ascite)	
Voz (choro) rouca	
Ganho de peso	
Irregularidade menstrual	
Artralgia	
CK aumentada	
Microcitose (anemia)	
Hipercolesterolemia	
Hiperprolactinemia	
Puberdade precoce em casos graves	

CK, Creatina quinase; *ECG*, eletrocardiograma.

A **síndrome poliglandular autoimune tipo I** consiste de hipoparatireoidismo, doença de Addison, candidíase mucocutânea e, com frequência, hipotireoidismo. A **síndrome poliglandular autoimune tipo II** consiste de doença de Addison, DM1 e, frequentemente, um hipotireoidismo autoimune. Os indivíduos portadores de trissomia 21 e de síndrome de Turner apresentam predisposição ao desenvolvimento da tireoidite autoimune.

O **diagnóstico** pode ser confirmado pelos anticorpos séricos antitireoperoxidase (anteriormente chamados antimicrossomal) e pelos anticorpos antitireoglobulina. Não há indicação nem de biópsia nem de cintilografia da tireoide na tireoidite de Hashimoto, embora uma cintilografia da tireoide com captação reduzida possa diferenciar a hashitoxicose da doença de Graves.

O **tratamento** por doses de hormônio da tireoide suficientes para a normalização do TSH e da T_4 livre é indicado para o hipotireoidismo na tireoidite de Hashimoto. Pacientes que não apresentam manifestações de hipotireoidismo necessitam de testes da função da tireoide (níveis séricos de TSH e de T_4 livre) a cada 6 a 12 meses para se detectar o desenvolvimento posterior do hipotireoidismo. Um bócio com TSH normal em geral não é uma indicação de tratamento.

Hipertireoidismo
Doença de Graves

Muitas crianças portadoras de hipertireoidismo têm doença de Graves, o funcionamento autônomo da tireoide causado por autoanticorpos [imunoglobulinas de estimulação da tireoide (TSIs)] estimulando a tireoide. A síntese, a liberação e o metabolismo periférico excessivos dos hormônios da tireoide decorrentes disso produzem as características clínicas. A tireoidite de Hashimoto e a tireotoxicose estão num *continuum* de doenças autoimunes; há superposição em seus achados imunológicos. Os anticorpos antitireoperoxidase e os anticorpos antitireoglobulina podem estar presentes na tireotoxicose, porém os valores geralmente são mais baixos que na tireoidite de Hashimoto. Títulos excepcionalmente elevados de anticorpos podem indicar a fase tireotóxica da tireoidite de Hashimoto, com a evolução subsequente no sentido de um hipotireoidismo permanente. Na doença de Graves há a elevação dos níveis séricos de T_4 livre, de T_3 ou de ambos os níveis, enquanto que o TSH está suprimido. Causas raras de hipertireoidismo incluem a síndrome de McCune-Albright, nódulos da tireoide (com frequência um adenoma), a hipersecreção de TSH, a tireoidite subaguda e a ingestão de iodo ou de hormônios da tireoide.

Manifestações clínicas. A doença de Graves se manifesta por hipertireoidismo (Tabela 175-4) e é aproximadamente cinco vezes mais comum em meninas que em meninos, com um pico de incidência na adolescência. Alterações de personalidade, instabilidade do humor e desempenho escolar insuficiente constituem problemas iniciais comuns. O tremor, a ansiedade, a dificuldade de concentração e a perda de peso podem ser insidiosos e ser tomados erroneamente por um transtorno psicológico, até que os testes de função da tireoide revelem o elevado nível sérico de T_4 livre. Em raros casos a T_4 livre sérica pode estar próxima do normal, enquanto que a T_3 sérica se mostra seletivamente elevada (toxicose T_3). Um bócio firme e homogêneo está comumente presente. Muitos pacientes se queixam de plenitude cervical. O aumento de tamanho da glândula tireoide é visualizado de maneira melhor com o pescoço apenas ligeiramente estendido e com o examinador lateralmente ao paciente. O melhor meio de se executar a palpação da glândula tireoide é com as mãos do examinador em torno do pescoço pela parte posterior. O paciente deglute para que o examinador possa sentir e examinar a consistência, a nodularidade e o movimento da glândula. O examinador deve observar o paciente deglutir para notar qualquer aumento ou assimetria discernível dos lobos da tireoide. A ausculta pode revelar um ruído sobre a glândula que deve ser diferenciado de um ruído carotídeo.

Tratamento. Dispõe-se de três opções de tratamento: farmacológico, à base de iodo radioativo e cirúrgico.

Tabela 175-4 | Manifestações Clínicas do Hipertireoidismo

ALTERAÇÃO ASSOCIADA	SINAL/SINTOMA
Efeitos de catecolaminas aumentados	Nervosismo
	Palpitações
	Taquicardia
	Arritmias atriais
	Hipertensão sistólica
	Tremor
	Reflexos vivos
Hipermetabolismo	Sudorese aumentada
	Pele lisa e brilhante
	Intolerância ao calor
	Fadiga
	Perda de peso – apetite aumentado
	Movimentos intestinais aumentados (hiperdefecação)
	Hipercinesia
Miopatia	Fraqueza
	Paralisia periódica
	Insuficiência cardíaca – dispneia
Diversas	Proptose, olhar fixo, exoftalmia, retardo palpebral, oftalmopatia
	Queda de cabelo
	Dificuldade de concentração
	Alteração de personalidade (labilidade emocional)
	Bócio
	Ruído na tireoide
	Onicólise
	Glândula dolorida*
	Tempestade tireóidea aguda (hiperpirexia, taquicardia, coma, insuficiência cardíaca de alto débito, choque)

*Incomum, exceto na tireoidite subaguda com fase de hipertireoidismo.

Fármacos. A terapia clínica que visa ao bloqueio da síntese de hormônios da tireoide consiste de metimazol (0,4 a 0,6 mg/kg/dia em uma ou duas doses ao dia) ou propiltiouracil (5 a 7 mg/kg/dia divididas a cada 8 horas). Ambas as medicações são igualmente eficazes, porém o propiltiouracil não é mais uma terapia de primeira linha secundariamente a temores de lesões hepáticas graves e de insuficiência hepática aguda. Um betabloqueador, como propranolol ou atenolol, é iniciado na presença de sintomas graves para controlar as manifestações cardíacas e é reduzido gradativamente à medida que o metimazol faça efeito. A medicação antitireoide é mantida geralmente por 1 a 2 anos, porque a taxa de remissão é de aproximadamente 25% por ano. O período de 2 anos de tratamento pode ser repetido em pacientes tenham aderido ao regime de tratamento. A medicação deve suprimir a função tireoide ao normal, sem a necessidade de adicionar a reposição de hormônios da tireoide para normalizar a T_4 livre sérica. As complicações do metimazol são dores musculares, erupções cutâneas, granulocitopenia e icterícia. A granulocitopenia é uma complicação idiossincrática de início rápido, que é observada unicamente nos primeiros meses após a instituição da medicação antitireoide e torna necessário o monitoramento com o hemograma completo. A terapia antitireoide deve ser suspensa caso se observe uma supressão da contagem de leucócitos. Essa complicação rara e potencialmente letal afeta 3 em cada 10.000 usuários por ano. Após a resolução pode-se administrar a outra das duas medicações antitireoide, porque há em geral menos de 50% de chance de uma reação semelhante à outra medicação. A administração de iodo, que pode suprimir a função tireóidea, mas se torna ineficaz em algumas semanas, é por vezes usada como uma preparação para cirurgia, porém nunca como terapia de longa duração.

Radioiodo. O **radioiodo** (^{131}I) demora mais a exercer efeitos terapêuticos, pode tornar necessária a administração repetida e pode causar um hipotireoidismo permanente. O hipotireoidismo é o resultado desejado, por ser de tratamento mais fácil e mais seguro que o hipertireoidismo continuado. Embora os estudos não revelem consequências duradouras, ainda há preocupações quanto às possíveis sequelas em crianças. Esse método de tratamento está passando à vanguarda em crianças e adolescentes. O iodo radioativo administrado a uma adolescente grávida causa hipotireoidismo no feto e é contraindicado.

Cirurgia. O tratamento cirúrgico consiste da tireoidectomia parcial ou completa. Os riscos associados à tireoidectomia incluem o uso da anestesia e a possibilidade de que a remoção da tireoide seja excessiva, causando hipotireoidismo, ou de que ela seja inadequada, ocasionando a persistência do hipertireoidismo. Além disso, pode ocorrer a formação de um queloide, uma paralisia do nervo laríngeo recorrente e um hipoparatireoidismo (pós-operatório transitório ou permanente). A tempestade tireóidea, causada pela liberação de uma grande quantidade de hormônio pré-formado, é uma complicação grave, ainda que rara. Mesmo com resultados pós-operatórios imediatos ótimos os pacientes podem vir a apresentar hipotireoidismo dentro de 10 anos.

Tempestade Tireóidea

A tempestade tireóidea ou crise tireotóxica (Tabela 175-4) é uma emergência clínica rara que consiste de taquicardia, desorientação, elevação da pressão arterial e hipertermia. O tratamento inclui a redução da hipertermia por um cobertor para o resfriamento e a administração de um β-bloqueador para o controle da taquicardia, da hipertensão e dos sintomas de hiperfunção autonômica. Pode-se administrar iodo para bloquear a liberação de hormônios da tireoide depois de se iniciar uma medicação antitireoide. A hidrocortisona pode ser indicada para a insuficiência suprarrenal relativa e a terapia da insuficiência cardíaca inclui diuréticos e digoxina.

Hipertireoidismo Congênito

Esse transtorno decorre da passagem transplacentária de TSIs maternas e pode ser mascarado por alguns dias até que desapareçam os efeitos de curta duração da medicação antitireoide materna transplacentária (supondo-se que a mãe estava recebendo uma dessas medicações), ocasião em que são observados os efeitos das TSIs. As características clínicas típicas são constituídas de irritabilidade, taquicardia (frequentemente com sinais de insuficiência cardíaca simulando uma *miocardiopatia*), policitemia, craniossinostose, avanço da idade óssea, alimentação insuficiente e insuficiência do desenvolvimento. Essa condição pode ser prevista se a mãe se mostrar reconhecidamente tireotóxica durante a gravidez. A cura do hipertireoidismo antes da gravidez (por cirurgia ou tratamento com iodo radioativo) limita ou reduz a produção de T_4, porém não o distúrbio imune subjacente, com a produção de TSIs; o lactente, portanto, ainda pode ser afetado, pelo menos transitoriamente.

O **tratamento** de um neonato gravemente afetado inclui metimazol e, quando necessário, um betabloqueador para ajudar na diminuição dos sintomas. Como a meia vida da imunoglobulina é de várias semanas, a resolução da tireotoxicose neonatal decorrente da passagem transplacentária de TSIs se dá comumente por volta da idade de 2 a 3 meses. A observação sem tratamento é indicada em pacientes que estejam minimamente afetados.

NÓDULOS/TUMORES DA TIREOIDE

Aproximadamente 2% das crianças apresentam nódulos solitários da tireoide, muitos dos quais são benignos. A avaliação de um nódulo inclui testes de função da tireoide, ultrassonografia do pescoço e, caso necessário, aspiração com agulha fina (AAF). A orientação ultrassonográfica pode ser necessária para a aspiração de nódulos pequenos ou daqueles não palpáveis. Os nódulos verificados como sendo benignos à AAF podem ser monitorados por exames clínicos e ultrassonografia.

O carcinoma da tireoide é raro em crianças (1% de todos os cânceres pediátricos no grupo de 5 a 9 anos e até 7% dos cânceres no grupo de 15 a 19 anos). Carcinomas papilares e foliculares constituem 90% dos cânceres da tireoide na infância. Uma história de irradiação terapêutica de cabeça e pescoço ou de exposição à radiação por acidentes nucleares predispõe uma criança ao câncer da tireoide. O carcinoma se evidencia geralmente como um nódulo solitário não funcional indolor, de firme a duro, e pode se disseminar a linfonodos adjacentes. Podem estar presentes um crescimento rápido, rouquidão (por envolvimento do nervo laríngeo recorrente) e metástases ao pulmão. A probabilidade de um carcinoma é alta se o nódulo se mostrar sólido à ultrassonografia, *frio* ao exame por iodo radioativo e duro à palpação. Uma biópsia excisional é geralmente realizada, mas a biópsia por AAF também pode ser diagnóstica.

O **tratamento** inclui a tireoidectomia total, uma dissecção seletiva de linfonodos regionais e a radioablação com ^{131}I em casos de doença residual ou recorrente. O **prognóstico** geralmente é bom se a doença for diagnosticada ao início.

O **carcinoma medular da tireoide** pode se mostrar assintomático, exceto pela presença de uma massa. O diagnóstico se baseia na ocorrência de elevados níveis de calcitonina, seja no estado basal ou após a estimulação por pentagastrina (de difícil obtenção), e em um exame histológico. Esse tumor ocorre mais comumente em associação à neoplasia endócrina múltipla (NEM) 2a ou 2b, possivelmente num padrão familiar. Em algumas famílias a presença de mutações no proto-oncogene *RET* é preditiva do desenvolvimento do carcinoma medular da tireoide. A localização da mutação pode ajudar a determinar em que casos se justifica a remoção da tireoide. A avaliação genética de outros membros da família é indicada após o reconhecimento de um probando ou caso índice. A tireoidectomia profilática é indicada para os membros da família que apresentam o mesmo alelo.

Capítulo 176

TRANSTORNOS ÓSSEOS DA PARATIREOIDE E ENDOCRINOLOGIA MINERAL

HORMÔNIO PARATIREOIDE E VITAMINA D

O cálcio e o fosfato são regulados principalmente pela dieta e por três hormônios: o hormônio paratireoide (PTH), a vitamina D e a calcitonina. O PTH é secretado em resposta a uma redução no nível sérico do cálcio ionizado. O PTH se fixa a seu receptor na membrana e age então através da adenilato ciclase mobilizando o cálcio dos ossos para o soro e estimulando a reabsorção fracionada do cálcio pelo rim, ao mesmo tempo que induz a excreção de fosfato; tudo isso aumenta a concentração sérica de cálcio e diminui o fosfato sérico. A ausência de efeito do PTH é anunciada por um cálcio sérico baixo na presença de um fosfato elevado para a idade. O PTH estimula a secreção de vitamina D por aumentar a atividade da 1α-hidroxilase renal e age indiretamente elevando a concentração sérica de cálcio pela estimulação da produção de 1,25-di-hidroxivitamina D a partir da 25-hidroxivitamina D. A calcitonina aumenta o depósito de cálcio nos ossos; em estados normais o efeito é sutil, mas a calcitonina pode ser usada temporariamente para se efetuar a supressão de valores de cálcio sérico extremamente elevados.

A 1,25-di-hidroxivitamina D estimula a absorção de cálcio pelo trato gastrointestinal, aumentando os níveis séricos de cálcio e a mineralização óssea. A vitamina D deriva da exposição da pele aos raios ultravioleta (geralmente do sol) ou da ingestão oral. Ela é modificada inicialmente a 25-hidroxivitamina D no fígado e em seguida 1α-hidroxilada à forma metabolicamente ativa (1,25-di-hidroxivitamina D) no rim. A concentração sérica da 25-hidroxivitamina D reflete melhor a suficiência da vitamina D que a medida da 1,25-hidroxivitamina D (Cap. 31).

HIPOCALCEMIA

As **manifestações clínicas** da hipocalcemia decorrem da irritabilidade neuromuscular aumentada e incluem câimbras musculares, espasmo carpopedal (tetania), fraqueza, parestesias, laringoespasmo e perda de consciência. A tetania pode ser detectada pelo *sinal de Chvostek* (espasmos faciais produzidos pela percussão leve sobre o nervo facial imediatamente à frente do ouvido) ou pelo *sinal de Trousseau* (espasmos do carpo que se evidenciam à oclusão do fluxo sanguíneo arterial à mão por 3 a 5 minutos por um manguito de pressão arterial inflado 15 mmHg acima da pressão arterial sistólica). A concentração sérica total de cálcio é comumente medida, embora seja preferível uma determinação do cálcio ionizado sérico, a forma biologicamente ativa. A albumina é o principal reservatório do cálcio ligado a proteínas. Transtornos que alteram o pH plasmático ou a concentração sérica de albumina devem ser considerados quando se avaliarem as concentrações circulantes de cálcio. A fração do cálcio ionizado está inversamente relacionada ao pH plasmático; a **alcalose** pode precipitar uma hipocalcemia por reduzir o cálcio ionizado sem alterar o cálcio sérico total. A alcalose pode decorrer da hiperpneia causada por ansiedade ou da hiperventilação relacionada a esforços físicos. A hipoproteinemia pode levar a uma falsa sugestão de hipocalcemia, porque o nível sérico de cálcio total está baixo, ainda que o Ca^{2+} ionizado permaneça normal. É melhor medir o cálcio ionizado sérico caso se suspeite de uma hipocalcemia ou hipercalcemia.

O **hipoparatireoidismo primário** causa hipocalcemia, mas não causa raquitismo. A etiologia do hipoparatireoidismo primário inclui as seguintes condições:
1. Malformações congênitas (p. ex., síndrome de DiGeorge ou outras síndromes complexas) decorrentes de anormalidades do desenvolvimento do terceiro e quarto arcos branquiais (Caps. 143 e 144)
2. Procedimentos cirúrgicos como tireoidectomia ou paratireoidectomia, em que o tecido paratireoide é removido deliberadamente ou como complicação de uma cirurgia com outro objetivo
3. Autoimunidade, que pode destruir a glândula paratireoide

O **pseudo-hipoparatireoidismo** (com hipocalcemia e hiperfosfatemia) pode ocorrer em uma de quatro formas, tal como se segue:
1. *Tipo Ia:* uma anormalidade da proteína G_{sa} que liga o receptor do PTH à adenilato ciclase; um PTH biologicamente ativo é secretado em grande quantidade, mas não estimula seu receptor
2. *Tipo Ib:* fenótipo normal, G_{sa} normal, com anormalidades na produção de adenilato ciclase
3. *Tipo Ic:* fenótipo anormal, produção normal de adenilato ciclase, mas um defeito distal elimina os efeitos do PTH
4. *Tipo II:* fenótipo normal, produção normal de adenilato ciclase, com um defeito pós-receptor, próximo ao tipo Ib

O pseudo-hipoparatireoidismo é uma condição autossômica dominante que pode se evidenciar ao nascimento ou mais tardiamente. O pseudo-hipoparatireoidismo se associa à **osteodistrofia hereditária de Albright**, cujas manifestações clínicas incluem estatura baixa, compleição corporal atarracada, face arredondada, quarto e quinto metacarpos curtos, calcificação dos gânglios da base, calcificação subcutânea e retardo do desenvolvimento. A osteodistrofia hereditária de Albright pode ser herdada separadamente, de modo que um paciente pode ter uma aparência normal com hipocalcemia ou pode ter o fenótipo da osteodistrofia hereditária de Albright com cálcio sérico, fosfato, PTH e resposta ao PTH normais.

Hipocalcemia neonatal transitória. Durante os 3 primeiros dias após o nascimento as concentrações séricas de cálcio declinam normalmente em resposta à retirada do suprimento materno de cálcio pela placenta. Uma resposta lenta ao PTH num neonato pode acarretar uma hipocalcemia transitória. A hipocalcemia causada pela liberação atenuada de PTH é encontrada em lactentes filhos de mães portadoras de hiperparatireoidismo e hipercalcemia; esta última suprime a liberação fetal de PTH, causando um **hipoparatireoidismo transitório** no período neonatal.

Tabela 176-1 | Alterações Fisiológicas Importantes em Patologias Ósseas e Minerais

CONDIÇÃO	CÁLCIO	FOSFATO	HORMÔNIO PARATIREOIDE	25(OH)D
Hipoparatireoidismo primário	↓	↑	↓	Nl
Pseudo-hipoparatireoidismo	↓	↑	↑	Nl
Deficiência de vitamina D	Nl (↓)	↓	↑	↓
Raquitismo hipofosfatêmico familiar	Nl	↓	Nl (lg ↑)	Nl
Hiperparatireoidismo	↑	↓	↑	Nl
Imobilização	↑	↑	↓	Nl

25(OH)D, 25-hidroxivitamina D; Nl, normal; lg, ligeiro; ↑, alto; ↓, baixo.

Concentrações séricas normais de magnésio são necessárias para a função e a ação normais da glândula paratireoide. A **hipomagnesemia** pode causar um hipoparatireoidismo secundário, que responde mal a outras terapias que não a reposição de magnésio.

A **etiologia** da hipocalcemia pode ser discernida habitualmente combinando-se as características das manifestações clínicas iniciais à determinação dos níveis séricos de cálcio ionizado, fosfato, fosfatase alcalina, PTH (de preferência numa ocasião em que o cálcio esteja baixo), magnésio e albumina. Se a concentração de PTH não estiver apropriadamente elevada em relação ao baixo cálcio sérico, está presente um hipoparatireoidismo (transitório, primário ou causado pela hipomagnesemia). As reservas de vitamina D podem ser estimadas pela medida da 25-hidroxivitamina D sérica. A função renal é avaliada pela medida da creatinina sérica ou pela determinação da depuração de creatinina (Tabela 176-1).

O **tratamento** da tetania grave ou das convulsões decorrentes da hipocalcemia consiste em gliconato de cálcio intravenoso (1 a 2 mL/kg de uma solução a 10%), administrado lentamente em 10 minutos enquanto se monitora o *status* cardíaco por eletrocardiograma quanto a uma bradicardia, que pode ser fatal. O tratamento por um período mais longo do hipoparatireoidismo envolve a administração de vitamina D, de preferência como 1,25-hidroxivitamina D e cálcio. A terapia é ajustada de modo a se manter o cálcio sérico na metade inferior da faixa normal para evitar episódios de hipercalcemia, que podem produzir nefrocalcinose, e evitar uma pancreatite.

RAQUITISMO

O raquitismo é definido como a mineralização óssea diminuída ou defeituosa em crianças em fase de crescimento; a **osteomalácia** é a mesma condição em adultos. A proporção do osteoide (a parte orgânica do osso) é excessiva. Em consequência disso o osso fica amolecido e a metáfise dos ossos longos se alarga. Em lactentes de idade mais avançada há um crescimento linear insuficiente, arqueamento das pernas à sustentação de peso (o que pode ser doloroso), espessamento dos punhos e dos joelhos, e proeminência das junções costocondrais (rosário raquítico) da caixa torácica. Nesse estágio os achados radiográficos são diagnósticos.

Na **deficiência nutricional de vitamina D** o cálcio não é absorvido adequadamente pelo intestino (Cap. 31). Uma ingestão baixa de vitamina D ou a baixa exposição à luz solar em lactentes exclusivamente em aleitamento materno podem contribuir para o desenvolvimento do raquitismo. A má absorção de lípides em consequência de patologias hepatobiliares (atresia biliar, hepatite neonatal) ou de outras causas (fibrose cística) também pode produzir deficiência de vitamina D, porque esta é uma vitamina lipossolúvel. Defeitos no metabolismo da vitamina D pelo rim (insuficiência renal, deficiência autossômica recessiva da 1α-hidroxilação, **raquitismo dependente da vitamina D**) ou pelo fígado (defeito na 25-hidroxilação) também podem causar raquitismo.

No **raquitismo hipofosfatêmico familiar** o defeito principal no metabolismo mineral é uma insuficiência na reabsorção adequada pelo rim do fosfato filtrado, de modo que o fosfato sérico diminui e o fosfato urinário se eleva. O *diagnóstico* dessa doença ligada ao cromossomo X é feito em geral nos primeiros anos de vida e ela é tipicamente mais grave em indivíduos do sexo masculino.

A **etiologia** do raquitismo pode ser determinada habitualmente por uma avaliação do estado mineral e da vitamina D (a 25-hidroxivitamina D < 8 ng/mL sugere uma deficiência nutricional de vitamina D) (Tabela 176-1). Podem ser necessários testes adicionais do balanço mineral ou a medida de outros metabólitos da vitamina D.

Diversas formas químicas da vitamina D podem ser usadas para o **tratamento** das diferentes condições de raquitismo, mas sua potência varia amplamente. As doses necessárias dependem da condição que estiver sendo tratada (Cap. 31). O raquitismo também pode ser tratado por 1,25-hidroxivitamina D e cálcio suplementar. No raquitismo hipofosfatêmico a suplementação de fosfato (não de cálcio) deve acompanhar a terapia por vitamina D, que é administrada para a supressão do hiperparatireoidismo secundário. A terapia adequada restaura o crescimento ósseo normal e produz a resolução dos sinais radiográficos de raquitismo. O raquitismo nutricional é tratado por vitamina D administrada como uma dose alta, em doses maiores semanais ou em múltiplas doses de reposição menores. A cirurgia pode ser necessária para endireitar as pernas em pacientes não tratados com uma doença de evolução longa.

Capítulo 177

TRANSTORNOS DO DESENVOLVIMENTO SEXUAL

DESENVOLVIMENTO SEXUAL NORMAL

A sequência sucessiva de sexo cromossômico, sexo gonádico e sexo fenotípico levam à identidade sexual do indivíduo. Os genes determinam habitualmente a morfologia dos órgãos internos e das gônadas (sexo gonádico); isso dirige a aparência da genitália externa, que forma as características sexuais secundárias (sexo fenotípico); seguem-se finalmente a percepção de si próprio pelo indivíduo (identidade sexual) e a percepção do indivíduo pelos outros (papel sexual). Em muitas crianças essas características se fundem e se ajustam, mas em alguns pacientes uma ou mais características podem não seguir essa sequência, levando a um transtorno do desenvolvimento sexual (TDS) (Cap. 23).

A genitália interna e a genitália externa são formadas entre 6 e 13 semanas de gestação. A gônada e a genitália externa do feto são bipotenciais e têm a capacidade de manter o desenvolvimento de um fenótipo masculino ou feminino normal (Fig. 177-1). Na presença de um gene denominado *SRY*, na região determinadora do sexo no cromossomo Y, a gônada fetal se diferencia em um testículo (Fig. 177-2). As células de Leydig do testículo secretam testosterona, que tem efeitos diretos (estimulando o desenvolvimento dos ductos de Wolff), mas também é convertida localmente a di-hidrotestosterona (DHT) pela enzima 5α-redutase. A DHT causa o aumento de tamanho, o enrugamento e a fusão das pregas labioescrotais a um escroto, a fusão da superfície ventral do pênis para encerrar uma uretra peniana e o aumento de tamanho do

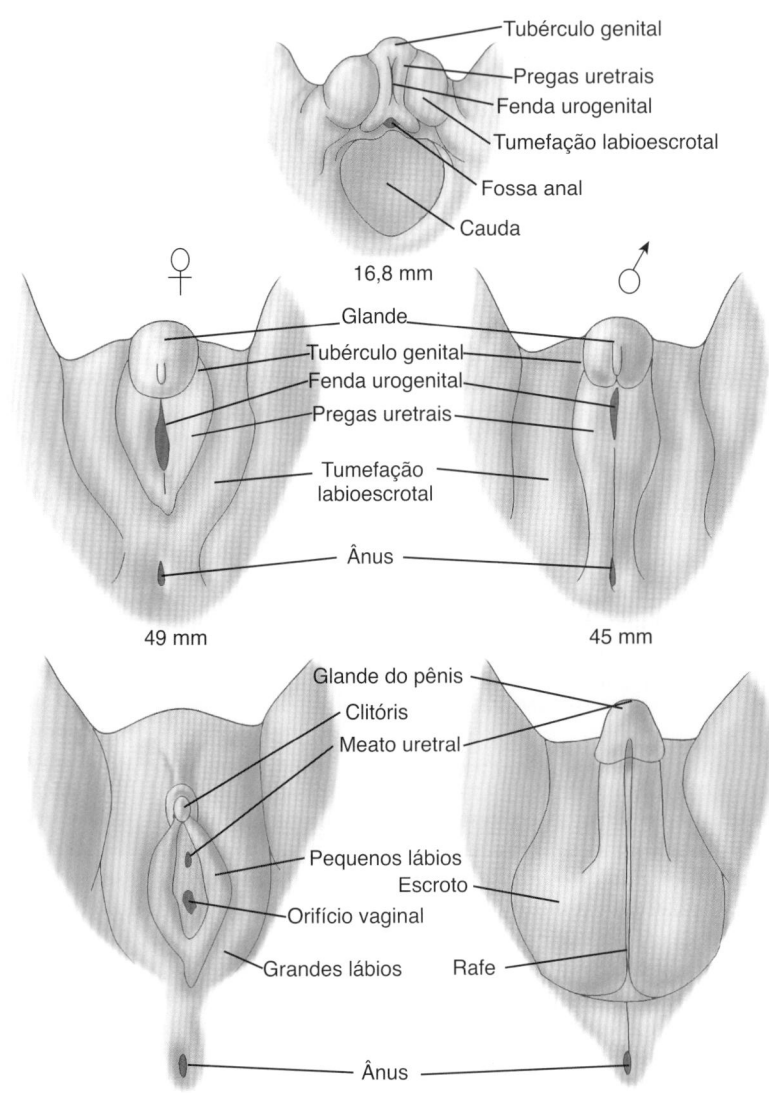

Figura 177-1 Diferenciação da genitália externa masculina e feminina partindo de primórdios embrionários comuns. A testosterona age no período de 9 a 13 semanas de gestação no sentido de virilizar o primórdio bipotencial. O fenótipo feminino se desenvolve na ausência de ação da testosterona. (De Grumbach MM, Conte RA: Disorders of sexual development. In Wilson JD, Foster DW, editores: *Textbook of Endocrinology*, 8. ed., Filadélfia, 1990, WB Saunders, p. 873, adaptado de Spaulding MH, *Contrib Embryol Instit* 13:69-88, 1921.)

falo, com o desenvolvimento final da genitália externa masculina. A produção e a secreção testicular da substância inibitória mülleriana pelas células de Sertoli causam a regressão e o desaparecimento dos ductos de Müller e seus derivados, como as trompas uterinas e o útero. Na presença de testosterona os ductos de Wolff se desenvolvem ao vaso deferente, aos túbulos seminíferos e à próstata.

O fenótipo feminino se desenvolve caso influências *masculinas* específicas não alterem o desenvolvimento. Na ausência do gene *SRY*, um ovário se desenvolve espontaneamente a partir da gônada primitiva bipotencial. Na ausência da secreção testicular fetal da substância inibitória mülleriana de um útero normal, trompas uterinas e o terço posterior da vagina se desenvolvem a partir dos ductos de Müller e os ductos de Wolff degeneram. A genitália externa adquire uma aparência feminina na ausência total de androgênios.

Classificação

Os termos *transexual, hermafroditismo e pseudo-hermafroditismo* não são úteis. Os TDS são categorizados em três subgrupos principais de acordo com o cariótipo (XX, XY e o cromossomo sexual para os cariótipos em mosaico).

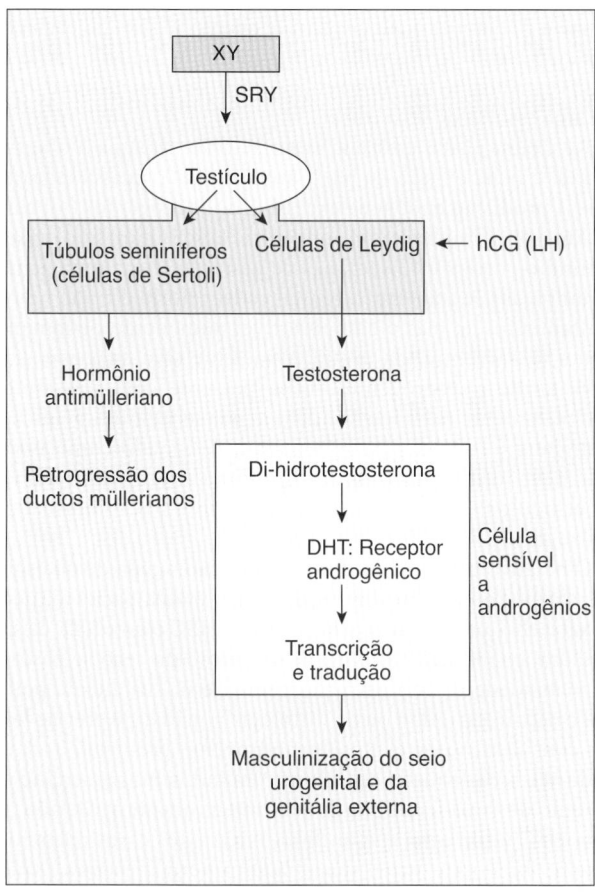

Figura 177-2 Um diagrama esquemático da determinação e da diferenciação do sexo masculino. O gene *SRY* é o gene mestre que controla a diferenciação do sexo masculino, mas há muitos outros genes e os produtos dos mesmos controlando a diferenciação sexual masculina e feminina. (De Wilson JD, Foster DW, editores: *Textbook of Endocrinology*, 8. ed., Filadélfia, 1990, WB Saunders, p. 918.)

DESENVOLVIMENTO SEXUAL ANORMAL

Transtornos 46,XX do Desenvolvimento Sexual

A masculinização da genitália externa de indivíduos com o genótipo feminino (exceto pelo aumento isolado do clitóris, que pode ocorrer pela exposição posterior a androgênios), é sempre causada pela presença de um excesso de androgênios durante o período crítico do desenvolvimento (de 8 a 13 semanas de gestação) (Tabela 177-1). O grau de virilização pode variar de um pequeno aumento do clitóris ao aparecimento de um falo *masculino*, com uma uretra peniana e o escroto fundido com rafe. A hiperplasia suprarrenal congênita virilizante é a causa mais comum de genitália feminina ambígua. Ela é mais comumente a consequência de uma deficiência enzimática que altera a síntese de glicocorticoides, mas não afeta a produção de androgênios. A secreção de cortisol alterada acarreta a hipersecreção de hormônio adrenocorticotrópico (ACTH), que estimula a hiperplasia do córtex suprarrenal e a produção excessiva de androgênios pela suprarrenal (Cap. 178).

Transtornos 46,XY do Desenvolvimento Sexual

O desenvolvimento insuficiente da genitália externa masculina se dá por causa de uma deficiência relativa da produção ou da ação da testosterona (Tabela 177-2). O pênis se mostra pequeno, com graus diversos de hipospádia (peniana ou perineal) e a fixação ventral ou em curvatura do falo; pode estar presente uma criptorquidia unilateral, mas ela é mais comumente bilateral.

Tabela 177-1	Causas de Virilização em Indivíduos do Sexo Feminino
CONDIÇÃO	**OUTRAS CARACTERÍSTICAS**
Deficiência de P-450$_{c21}$ (21-hidroxilase)	Perda de sal em alguns
Deficiência de 3β-hidroxiesteroide desidrogenase	Perda de sal
Deficiência de P-450$_{c11}$ (11-hidroxilase)	Retenção de sal/hipertensão
Exposição a drogas androgênicas (p. ex., progesterona)	Exposição entre 9 e 12 semanas de gestação
Disgenesia gonádica mista ou síndrome de Turner em mosaico	Cariótipo = 46,XY/45,X
TDS ovotesticular	Tecidos testicular e ovariano presentes
Suprarrenal materna virilizante ou tumor ovariano	Raro, história positiva

Os testículos devem ser procurados cuidadosamente no canal inguinal ou nas pregas labioescrotais, por palpação ou ultrassonografia. Em raras ocasiões uma gônada palpável no canal inguinal ou na prega labioescrotal constitui um ovário ou um ovotestículo herniado. Esses últimos pacientes apresentam tecidos ovarianos e testiculares e geralmente uma genitália externa ambígua. A produção de testosterona por uma gônada indica que está presente um tecido testicular e que pelo menos algumas células apresentam o gene *SRY*.

A produção de testosterona pode ser reduzida por deficiências específicas das enzimas necessárias para a biossíntese de androgênios ou pela displasia das gônadas. Nessa última condição, um útero e trompas uterinas rudimentares estão presentes caso esteja igualmente reduzida a produção da substância inibitória mülleriana.

A forma completa da **síndrome de resistência a androgênios** ou **de insensibilidade a androgênios** constitui o exemplo mais dramático de resistência à ação de hormônios devido a defeitos no receptor androgênico. Os pacientes afetados têm um cariótipo **46,XY**, testículos normalmente formados (localizados habitualmente no canal inguinal ou nos grandes lábios) e genitália externa feminina, com uma vagina curta e sem nenhuma estrutura mülleriana interna. Por ocasião da puberdade a produção de testosterona aumenta para a faixa masculina normal ou acima disso. Como uma parte da testosterona é normalmente convertida em estradiol nos tecidos periféricos e o estrogênio não recebe a oposição do androgênio, o desenvolvimento da mama sobrevém à idade normal da puberdade, sem o crescimento de pelos pubianos, faciais ou axilares nem a ocorrência de menstruações.

A **deficiência de 5α-redutase** se manifesta ao nascimento por um fenótipo predominantemente feminino ou uma genitália ambígua, incluindo uma hipospádia perineoescrotal. O defeito é na 5α redução da testosterona a seu metabólito DHT. Na puberdade há o desenvolvimento sexual secundário masculino espontâneo. A identidade sexual e o papel sexual são questões psicológicas significativas nesses pacientes, caso diagnosticados na puberdade.

Tabela 177-2	Causas de Masculinização Inadequada em Indivíduos Masculinos
CONDIÇÃO	**OUTRAS CARACTERÍSTICAS**
Deficiência de P-450$_{scc}$ (StAR)	Perda de sal
Deficiência de 3β-hidroxiesteroide desidrogenase	Perda de sal
Deficiência de P-450$_{c17}$ (17-hidroxilase)	Retenção de sal/hipocalemia/hipertensão
Deficiência isolada de P-450$_{c17}$ associada a deficiência de 17,20-desmolase	Função suprarrenal normal
Deficiência de 17β-hidroxiesteroide oxidoredutase	Função suprarrenal normal
Testículos disgenéticos	Possível cariótipo anormal, possíveis mutações em DAX1, SOX9, GATA4, WT1
Hipoplasia de células de Leydig	Rara
Insensibilidade completa a androgênios	Genitália externa feminina, ausência de estruturas müllerianas
Insensibilidade parcial a androgênios	Como a anterior com genitália externa ambígua
Deficiência de 5α-redutase	Autossômica recessiva, virilização na puberdade

StAR, Proteína reguladora aguda de esteroides.

Transtornos dos Cromossomos Sexuais e Transtornos Ovotesticulares do Desenvolvimento Sexual

A **síndrome de Turner** e a **síndrome de Klinefelter** e suas variantes em mosaico são classificadas como TDS dos cromossomos sexuais. A disgenesia gonádica mista (45,X; 46,XY) pode se manifestar frequentemente por ambiguidade genital, genitália externa assimétrica e hérnias inguinais. Pode haver a virilização de um lado e não do outro. Achados semelhantes podem ser observados nos **TDS ovotesticulares**, outra classificação de TDS.

ABORDAGEM AO LACTENTE COM AMBIGUIDADE GENITAL

Uma **genitália ambígua** num recém-nascido deve ser cuidada com a menor demora possível e, conforme exigido, com sensibilidade ao contexto psicossocial informado. As avaliações laboratoriais necessárias podem demorar dias ou semanas para se completar, retardando a atribuição do sexo e a designação do nome do lactente, de modo que a escolha frequentemente precede o diagnóstico. Depois do período neonatal e da infância e com o objetivo de dissipar qualquer dúvida quanto ao sexo no paciente e qualquer confusão nos pais, os provedores de cuidados de saúde precisam ajudar as famílias a chegar a um fechamento apropriado e a uma escolha de sexo correta.

Ao exame físico é essencial notar onde se situa a abertura uretral e se há a fusão da parte anterior das pregas labioescrotais. A produção endógena excessiva de androgênios (tal como na hiperplasia suprarrenal congênita [HSC]) num feto do sexo feminino entre 9 e 13 semanas de gestação leva a uma genitália ambígua. Se a abertura genital estiver normal e não houver nenhuma fusão, mas o clitóris estiver aumentado de tamanho sem a fusão ventral da uretra, a paciente teve uma exposição mais tardia a androgênios. Uma paciente com um escroto completamente formado, ainda que pequeno, e um pênis normalmente formado, porém pequeno, designado como *microfalo*, deve ter tido a exposição normal a androgênios durante o período de 9 a 13 semanas de gestação e a ação normal dos androgênios.

O objetivo principal é uma identificação rápida de quaisquer transtornos que acarretem risco de vida para a paciente (perda de sal e choque causados pela forma de HSC com perda de sal). Embora a abordagem clássica à atribuição do sexo se baseasse na viabilidade da reconstrução genital e na fertilidade potencial e não no cariótipo ou na histologia gonádica, é preciso levar em consideração os efeitos do androgênio pré-natal. Todavia, pode não ser adequado criar como um indivíduo masculino um lactente do sexo feminino que foi intensamente virilizado por uma HSC virilizante; apesar disso, em muitos casos relatados o sexo atribuído e o papel sexual adulto permaneceram femininos e a fertilidade pode ser preservada, por serem femininos os órgãos internos. Um indivíduo masculino 46,XY com genitália ambígua e um falo extremamente pequeno que não aumenta de tamanho à terapia androgênica (resistência parcial a androgênios) tradicionalmente era criado como mulher porque a construção cirúrgica de um falo completamente funcional era difícil. Alguns desses pacientes com frequência revertem espontaneamente a uma identidade sexual masculina. O tratamento atual da genitália ambígua envolve uma discussão extensa e franca com os pais a respeito da biologia do lactente e do prognóstico provável. O tratamento deve ser individualizado e realizado por uma equipe, incluindo um endocrinologista pediátrico experiente, um urologista ou ginecologista, um psicólogo, um geneticista e o médico de cuidados primários.

Diagnóstico

O primeiro passo no sentido do diagnóstico consiste em determinar se o transtorno representa a virilização de um indivíduo geneticamente feminino (excesso de androgênios) ou o desenvolvimento insuficiente de um indivíduo geneticamente masculino (deficiência de androgênios) (Fig. 177-2). As gônadas inguinais que se evidenciam à palpação constituem geralmente testículos e indicam que houve o desenvolvimento incompleto de um fenótipo masculino; lembrar que esse padrão não é seguro pois ovários e ovotestículos podem ter uma aparência semelhante à palpação. Assim também, a ausência da genitália interna feminina (detectada pela ultrassonografia) indica que a substância inibitória mülleriana estava presente e foi secretada pelos testículos fetais. A determinação do cariótipo é apenas um dos muitos fatores na decisão quanto à identidade sexual para fins de criação; o gene *SRY* pode ser encontrado em outros cromossomos que não o cromossomo Y e, reciprocamente, um cromossomo Y pode carecer do gene *SRY* (ele pode ter sofrido a translocação a um cromossomo X, levando ao desenvolvimento de um indivíduo masculino 46,XX – reversão sexual XX, TDS testicular).

Estatisticamente muitas mulheres virilizadas são portadoras de HSC; 90% dessas mulheres apresentam deficiência da 21-hidroxilase. O diagnóstico é estabelecido pela medida da concentração plasmática de 17-hidroxiprogesterona e de androstenediona (Cap. 178), que tipicamente se mostra centenas de vezes acima dos limites normais. Outros defeitos enzimáticos também podem ser diagnosticados quantificando-se os níveis circulantes do precursor esteroide suprarrenal proximalmente situado em relação ao bloqueio da enzima deficiente.

O estabelecimento de um diagnóstico preciso é mais difícil em indivíduos masculinos com desenvolvimento insuficiente. Nos casos em que alguns tipos de hiperplasia suprarrenal coexistem com defeitos na produção de androgênios pelo testículo, a secreção excessiva de ACTH eleva substancialmente os níveis de precursores esteroides suprarrenais específicos, permitindo um diagnóstico. Se o defeito se restringir à biossíntese da testosterona, pode ser necessária a medida da testosterona e de seus precursores no estado basal e após a estimulação pela hCG. Os pacientes com níveis normais de testosterona apresentam resistência persistente a androgênios ou tiveram uma interrupção da morfogênese normal da genitália. As anormalidades dos cromossomos sexuais podem se associar a gônadas disgenéticas, que podem se associar à persistência de estruturas müllerianas.

Tratamento

O tratamento consiste na reposição dos hormônios deficientes (cortisol na hiperplasia suprarrenal ou testosterona numa criança com defeitos da biossíntese de androgênios que vai ser criada como um indivíduo masculino), na restauração cirúrgica para tornar a aparência do indivíduo mais apropriada ao sexo de criação e em apoio psicológico a toda a família. Gônadas e órgãos internos discordantes em relação ao sexo de criação são com frequência removidos. Gônadas disgenéticas com material genético Y devem ser sempre removidas, porque **gonadoblastomas** ou **disgerminomas** podem vir a se desenvolver no órgão. A cirurgia reconstrutiva é realizada geralmente por volta da idade de 2 anos, para que a estrutura genital venha a refletir o sexo de criação. Essa recomendação relativamente à cirurgia reconstrutiva é controvertida; alguns autores defendem o ponto de vista de que a cirurgia não deve ser realizada no período neonatal ou na infância, para que a criança ou o adolescente jovem possam ser envolvidas na decisão. Uma decisão quanto ao sexo de criação é recomendada já ao nascimento; todavia, o reconhecimento de que a pessoa portadora de um TDS pode vir a mudar de sexo posteriormente é comunicado aos pais desde o início.

Capítulo 178

DISFUNÇÃO DA GLÂNDULA SUPRARRENAL

FISIOLOGIA

A glândula suprarrenal consiste de um córtex externo, que é responsável pela síntese de esteroides, e uma medula mais interna, derivada do tecido neuroectodérmico, que sintetiza catecolaminas. O *córtex suprarrenal* consiste de três zonas, uma zona glomerulosa externa (cujo produto final é o mineralocorticoide aldosterona, que regula o equilíbrio do sódio e potássio), uma zona fasciculada média (cujo produto final é o cortisol) e uma zona reticular mais interna (que sintetiza esteroides sexuais). O esquema geral dessas etapas de síntese é apresentado na Figura 178-1.

O hormônio de liberação de corticotropina (CRH) hipotalâmico estimula a liberação do hormônio adrenocorticotrópico (ACTH, corticotropina) hipofisário, derivado por processamento seletivo a partir da pro-opiomelanocortina. O ACTH governa a síntese e a liberação de cortisol e dos androgênios suprarrenais. A insuficiência suprarrenal primária ou a deficiência de cortisol por um defeito qualquer na glândula suprarrenal acarreta uma secreção excessiva de ACTH; a deficiência de cortisol também pode ocorrer por deficiência de ACTH (secundária) ou de CRH (terciária), causando baixas concentrações séricas de ACTH e um baixo nível de cortisol. Os glicocorticoides endógenos (ou exógenos) atuam em *feedback* inibindo a secreção de ACTH e de CRH. O sistema de renina-angiotensina e o potássio regulam a secreção de aldosterona; o ACTH tem pouco efeito sobre a produção de aldosterona exceto em casos de excesso, em que ele pode aumentar a secreção de aldosterona.

Esteroides que circulem em forma livre (não ligados à proteína de ligação de cortisol [transcortina]) podem atravessar a placenta da mãe para o feto, mas isso não ocorre com o ACTH. A placenta desempenha um papel importante na biossíntese de esteroides no período intrauterino, agindo como um mediador metabólico entre a mãe e a criança. Como o eixo CRH-ACTH-suprarrenal fetal se mostra operacional no período intrauterino, as deficiências na síntese de cortisol acarretam uma secreção excessiva de ACTH. A glândula suprarrenal fetal secreta um excesso de androgênios, virilizando o feto, na presença de um defeito enzimático da suprarrenal virilizante, tal como a deficiência de 21-hidroxilase. A variação normal nos níveis séricos de cortisol e de ACTH ocasiona valores que são elevados de manhã bem cedo e baixos à noite. Essa variação diurna normal pode levar meses a anos para se desenvolver completamente.

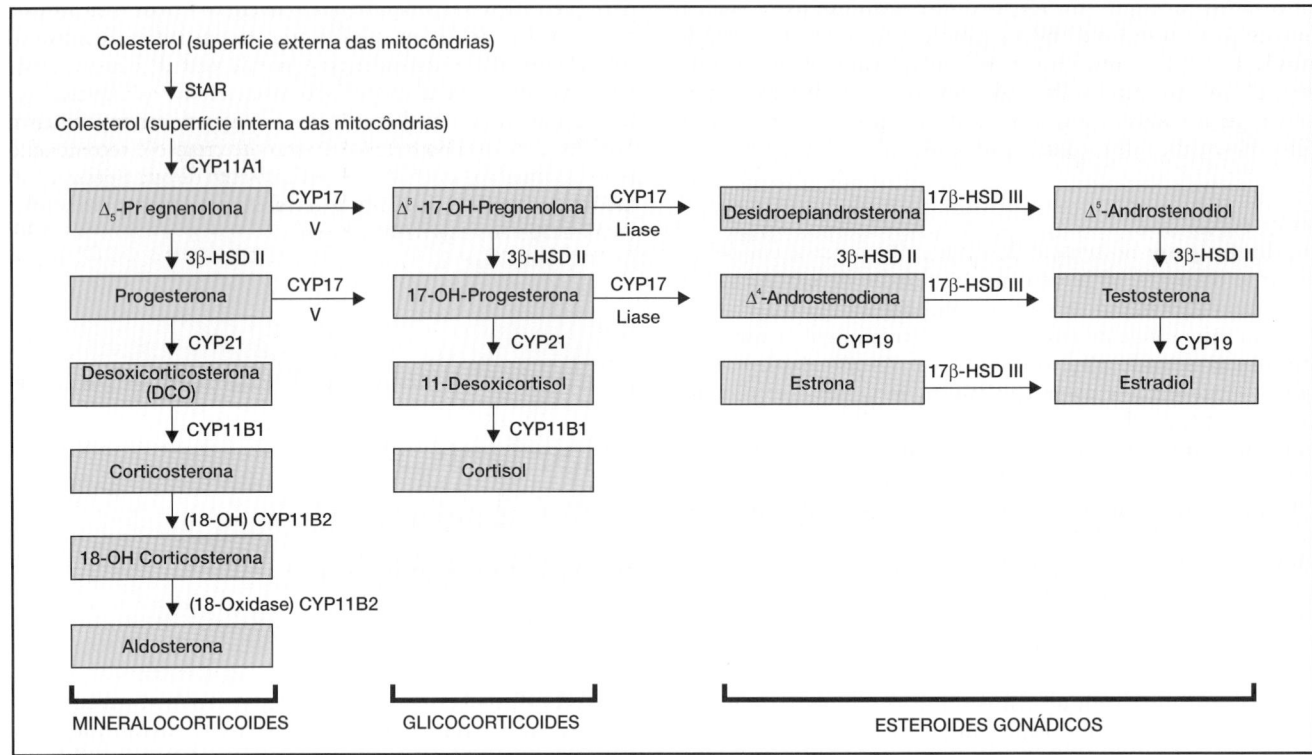

Figura 178-1 Diagrama das vias de biossíntese de esteroides e dos defeitos da biossíntese que acarretam hiperplasia congênita. O defeito em pacientes que apresentam hiperplasia suprarrenal lipoide não é (exceto por um caso relatado) na enzima CYP11A1 (clivagem da cadeia lateral do colesterol), mas sim na StAR, a proteína reguladora esteroidogênica aguda. Essa proteína está envolvida no transporte de colesterol da membrana mitocondrial externa para a membrana interna, em que se localiza a enzima CYP11A1. A CYP11B1 catalisa a 11β-hidroxilação principalmente de desoxicorticosterona e do 11β-desoxicorticoide. A CYP17 (17α-hidroxilase/17,20-liase) catalisa a 11β-hidroxilação e a divisão da ligação 17,20, mas para a última tem atividade preferencial de D^5-17,20-liase. A CYP19 (aromatase) catalisa a conversão de corticosterona a aldosterona. 3β-HSD I e 3β-HSD II, 3β-hidroxiesteroide desidrogenase/Δ^{4,5}-isomerase tipos I e II; CYP21 (P450c21), 21-hidroxilase; 17β-HSD 3, 17β-hidroxiesteroide tipo 3. Em seres humanos a deleção de uma mutação homozigótica nula de CYP11A (P450$_{ccc}$) é provavelmente letal no período intrauterino, mas uma mutação heterozigótica causou hiperplasia suprarrenal lipoide congênita. (De Melmed S, Polonsky K, Kronenberg H, Larsen R, editores: *Williams Textbook of Endocrinology*, 10. ed., Filadélfia, 2003, Saunders, p. 101.)

INSUFICIÊNCIA SUPRARRENAL

As **manifestações clínicas** da função suprarrenal inadequada decorrem da secreção ou da ação inadequada de glicocorticoides, de mineralocorticoides ou de ambos (Tabela 178-1). No caso de defeitos enzimáticos que afetam a gônada e a glândula suprarrenal, pode haver a produção excessiva ou a produção insuficiente de androgênios potentes, dependendo do local do bloqueio enzimático (Fig. 178-1). Pode haver a virilização pré-natal progressiva da genitália externa em indivíduos do sexo feminino; pode haver uma virilização incompleta em indivíduos masculinos. A ambiguidade da genitália externa é uma das manifestações comuns do distúrbio da função enzimática suprarrenal fetal. Um *diagnóstico* preciso é essencial para a prescrição da terapia apropriada, o prognóstico de longo prazo e o aconselhamento genético. Em pacientes portadores de defeitos enzimáticos, uma elevação do esteroide precursor está presente proximalmente ao bloqueio enzimático e é metabolizada por vias enzimáticas alternativas remanescentes, enquanto que uma deficiência de esteroides está presente subsequentemente ao bloqueio.

As características clínicas dominantes da deficiência congênita de mineralocorticoides suprarrenais são hiponatremia e hipocalemia, evidenciando-se geralmente em torno de 5 a 7 dias após o nascimento, porém não imediatamente após o mesmo. Ocorrem a seguir vômitos, desidratação e acidose, assim como o choque hipotensivo por deficiência de glicocorticoides. Pode sobrevir a morte se o transtorno permanecer não diagnosticado e não tratado. Nos indivíduos do sexo feminino a ambiguidade da genitália externa é uma indicação evidente de que é preciso afastar uma hiperplasia suprarrenal congênita (HSC) com perda de sal ou uma HSC virilizante simples. Como não é possível distinguir clinicamente essas formas, todos os quadros clínicos iniciais com genitália ambígua devem envolver uma avaliação quanto à deficiência de mineralocorticoides. Em indivíduos masculinos a mais comum das formas de HSC, a deficiência de 21-hidroxilase, não causa uma genitália anormal. Pode haver a hiperpigmentação da pele escrotal, mas esse é um sinal sutil. Em todos os lactentes o diagnóstico de insuficiência suprarrenal pode passar despercebido ou ser tomado erroneamente por uma estenose pilórica. Nessa condição, em contraste com a HSC com perda de sal, o vômito do conteúdo estomacal acarreta hipocloremia, o potássio sérico se mostra normal ou baixo e está presente uma alcalose. Essa distinção pode salvar vidas, por evitar investigações desnecessárias ou uma terapia inadequada.

Tabela 178-1	Manifestações Clínicas da Insuficiência Suprarrenal
Deficiência de cortisol	
Hipoglicemia	
Incapacidade de suportar o estresse	
Colapso vasomotor	
Hiperpigmentação (na insuficiência suprarrenal primária com excesso de hormônio adrenocorticotrópico)	
Episódios de apneia	
Fraqueza muscular, fadiga	
Deficiência de aldosterona	
Hiponatremia	
Hipercalemia	
Vômitos	
Perda urinária de sódio	
Desejo de sal	
Acidose	
Insuficiência de crescimento	
Depleção de volume	
Hipotensão	
Desidratação	
Choque	
Diarreia	
Fraqueza muscular	
Excesso ou deficiência de androgênios (causado por defeito enzimático suprarrenal)	
Genitália ambígua em algumas condições	

Nem todas as formas de hiperplasia suprarrenal se evidenciam ao nascimento; o espectro do transtorno varia de grave (clássico) a leve (de início tardio) ou não clássico. As formas mais leves podem se manifestar na infância, na adolescência ou até mesmo na idade adulta bem jovem (não por deficiências de glicocorticoides ou de mineralocorticoides, mas sim por um excesso de androgênios).

A secreção de todos os esteroides suprarrenais está baixa em pacientes que apresentam **hipoplasia suprarrenal congênita** ou **hemorragia suprarrenal**. A HSC, em contraste, ocasiona um padrão esteroide diagnóstico no sangue e na urina (Fig. 178-1). A deficiência de 21-hidroxilase é a mais comum das formas (95%) e serve como paradigma para esses transtornos.

DEFICIÊNCIA DE 21-HIDROXILASE

A incidência da deficiência de 21-hidroxilase clássica é de aproximadamente 1 em 15.000 indivíduos em diversas populações brancas. A HSC não clássica pode ocorrer a uma incidência de 1 em cada 50 indivíduos em algumas populações. O gene da 21-hidroxilase se encontra no braço curto do cromossomo 6; o genótipo pode ser determinado num probando, permitindo o diagnóstico pré-natal numa gravidez subsequente.

A atividade deficiente da 21-hidroxilase (deficiência de P-450$_{c21}$) prejudica a conversão de 17-hidroxiprogesterona (17-OHP) a 11-desoxicortisol e, na forma com perda de sal, de progesterona em desoxicorticosterona, um mineralocorticoide proximal na via de produção de aldosterona. A produção diminuída de cortisol causa a hipersecreção de ACTH, o que estimula a síntese de esteroides imediatamente proximais ao bloqueio e a derivação desses para a produção excessiva de androgênios. A manifestação clínica principal é a virilização da genitália externa de fetos do sexo feminino afetados; o desenvolvimento do útero, dos ovários e das trompas uterinas permanece sem ser afetado pelos androgênios. O grau de virilização varia, indo da clitoromegalia leve à fusão completa das pregas labioescrotais, com uma clitoromegalia grave simulando um falo (Cap. 177). Um lactente masculino apresentando esse defeito tem aparência normal ao nascimento, mas o aumento peniano pode se evidenciar depois disso. A deficiência de aldosterona, encontrada em cerca de 75% dos pacientes, causa a perda de sal com choque e desidratação, até que o diagnóstico seja estabelecido e o tratamento apropriado, administrado.

O tratamento da deficiência de 21-hidroxilase requer hidrocortisona e fludrocortisona no caso da forma com perda de sal. A terapia deve ser ajustada durante toda a infância a intervalos regulares. O tratamento excessivo vai causar inibição do crescimento e ganho de peso (características cushingoides), enquanto que o tratamento insuficiente vai causar um ganho excessivo em altura, avanço ósseo e aparecimento precoce da puberdade, acabando por prejudicar o potencial de altura adulto.

A HSC de início tardio é notada tipicamente anos após o nascimento. Os indivíduos afetados apresentam manifestações mais leves sem genitália ambígua, mas podem apresentar acne, hirsutismo e, nas meninas, ciclos menstruais irregulares ou amenorreia. A HSC de início tardio nas meninas pode ser confundida com a **síndrome do ovário policístico**.

Os **estudos bioquímicos diagnósticos** mostram níveis séricos elevados de 17-OHP, o substrato da atividade da enzima deficiente, a 21-hidroxilase. Em recém-nascidos portadores de HSC os valores estão centenas a milhares de vezes elevados. Na HSC de início tardio um teste de estimulação do ACTH é necessário para se demonstrar uma resposta anormalmente alta da 17-OHP. Os níveis séricos de cortisol e de aldosterona (nos indivíduos com perda de sal) estão baixos e os níveis de renina estão altos, enquanto que o nível de testosterona está elevado porque ela deriva da 17-OHP.

Os objetivos do **tratamento** consistem em obter níveis normais de crescimento linear e de avanço da idade óssea. A terapia num período mais longo consiste da provisão de glicocorticoides a uma dose de aproximadamente 10 a 15 mg/m^2/24 horas em três doses fracionadas de hidrocortisona oral ou seu equivalente. A terapia mineralocorticoide para os indivíduos com perda de sal consiste de fludrocortisona a uma dose de 0,1 a 0,2 mg/24 horas, frequentemente com suplementação de cloreto de sódio no período neonatal e no início da infância. Pode ser considerada a correção cirúrgica da genitália externa ambígua. A adequação da terapia de reposição glicocorticoide é monitorada pela determinação da concentração sérica de precursores suprarrenais, incluindo androstenediona e 17-OHP na deficiência de 21-hidroxilase. Além disso, faz-se necessária a avaliação do crescimento linear e da idade óssea, por determinações da idade óssea, como um reflexo da terapia apropriada. Para evitar a insuficiência suprarrenal, doses três vezes mais altas de glicocorticoides são administradas durante **estados de estresse**, como doenças febris e cirurgias. A hidrocortisona intramuscular é utilizada em emergências graves ou em doenças envolvendo êmese. A terapia mineralocorticoide é monitorada por níveis séricos de sódio e potássio e a atividade da renina plasmática. O tratamento pré-natal por dexametasona para a supressão da produção de androgênios induzida pelo ACTH pode reduzir

Tabela 178-2 | Características Clínicas e Bioquímicas na Insuficiência Suprarrenal de Recém-nascidos

CARACTERÍSTICA	DISTÚRBIO ELETROLÍTICO*	GENITÁLIA AMBÍGUA – MULHER VIRILIZADA	GENITÁLIA AMBÍGUA – HOMEM SUBVIRILIZADO	CORTISOL SÉRICO	11-DESOXI-CORTISOL URINÁRIO	17-OHP	DHEA	ALDOSTERONA	17-OHCS	17-CS	PREGNANOTRIOL
Hipoplasia	Grave	Não	Não	D	D	D	D	D	D	D	D
Hemorragia	Moderado a grave	Não	Não	D	D	D	D	D	D	D	D
Deficiência de StAR	Grave	Não	Sim	D	D	D	D	D	D	D	D
3β-HSD	Grave	Sim	Sim	D	D	D	A	D	D	A	D
Deficiência de P-450$_{c21}$	Ausente a grave	Sim	Não	D	D	A	A	D	D	A	A
Bloqueio da síntese de aldosterona	Grave	Não	Não	NI	NI	NI	NI	D	NI	NI	NI
Pseudo-hipo-aldosteronismo	Grave	Não	Não	NI	NI	NI	NI	A	NI	NI	NI
Deficiência de P-450$_{c11}$	Nenhum	Sim	Não	D	A	NI ou A	NI	D	A	A	NI-lg A
Deficiência de P-450$_{c17}$	†	Não	Sim	D	NI-D	D	D	NI-D	D	D	D
Ausência de resposta ao ACTH	†	Não	Não	D	NI-D	NI-D	NI-D	NI-D	D	D	NI-D

17-CS, 17-Cetoesteroide; 17-OHCS, 17-hidroxicorticosteroide; ACTH, hormônio adrenocorticotrópico; D, diminuído; HSD, hidroxiesteroide desidrogenase; A, aumentado; NI, normal; lg, ligeiro; StAR, proteína reguladora esteroide aguda
*Manifesta-se geralmente após a idade de 5 dias.
†Na$^+$ normal alto e K$^+$ normal baixo a baixo.

ou eliminar a ambiguidade da genitália externa em fetos do sexo feminino afetados caso iniciado a aproximadamente 7 semanas de gestação; isso ainda suscita controvérsia.

OUTROS DEFEITOS ENZIMÁTICOS

Outros defeitos enzimáticos são raros em contraste à deficiência de 21-hidroxilase. Na **deficiência de 11-hidroxilase**, a segunda causa mais comum de HSC, há a virilização com retenção de sal e hipocalemia, em consequência do acúmulo de desoxicorticosterona (Fig. 178-1), um mineralocorticoide potente. A hipertensão ocorre em consequência da produção excessiva de mineralocorticoides. A Tabela 178-2 resume as características clínicas e bioquímicas da insuficiência suprarrenal no período neonatal.

DOENÇA DE ADDISON

A doença de Addison é um raro transtorno adquirido da infância, geralmente associado à destruição autoimune do córtex suprarrenal. Ela é uma forma de insuficiência suprarrenal primária com ausência de glicocorticoides e mineralocorticoides.

As **manifestações clínicas** são hiperpigmentação, desejo de sal, hipotensão postural, hipoglicemia em jejum, anorexia, fraqueza e episódios de choque durante uma doença grave. Os valores do cortisol basais e sob estimulação do ACTH se mostram subnormais, confirmando o diagnóstico; hiponatremia, hipercalemia e uma elevada atividade da renina plasmática indicam uma deficiência mineralocorticoide. A doença de Addison pode ocorrer no contexto de síndromes poliglandulares autoimunes (SPA I e SPA II). Outras causas raras de insuficiência suprarrenal incluem a leucodistrofia suprarrenal e condições que afetem o hipotálamo-hipófise, quer adquiridas, como o craniofaringioma, quer iatrogênicas, como na irradiação para o tratamento de condições malignas.

É indicado o **tratamento** de reposição por 10 a 15 mg/m^2/24 horas de hidrocortisona, com a suplementação durante o estresse do triplo da dose de manutenção ou o uso de hidrocortisona intramuscular. A dose é ajustada para possibilitar uma razão de crescimento normal. A reposição mineralocorticoide à base de fludrocortisona é monitorada pela atividade da renina plasmática e por determinações do sódio e potássio séricos.

SÍNDROME DE CUSHING

As **manifestações clínicas** clássicas da síndrome de Cushing em crianças incluem uma obesidade central progressiva ou generalizada, insuficiência acentuada do crescimento longitudinal, hirsutismo, fraqueza, um coxim adiposo na nuca, acne, estrias, hipertensão e com frequência hiperpigmentação quando há elevação do ACTH. A causa mais frequente é a administração exógena no contexto de numerosas condições requerendo doses farmacológicas de glicocorticoides por um período prolongado. As causas endógenas incluem um adenoma suprarrenal, carcinoma, hiperplasia suprarrenal nodular, um microadenoma hipofisário secretor de ACTH acarretando a hiperplasia suprarrenal bilateral (**doença de Cushing**) ou um tumor secretor de ACTH, extremamente raro. Os **testes diagnósticos** incluem a excreção urinária de 24 horas de cortisol, um teste de supressão com doses baixas de dexametasona, o teste de supressão com doses altas de dexametasona (ajuda a distinguir a síndrome de Cushing da doença de Cushing) e a amostragem noturna tardia do cortisol salivar.

O **tratamento** da síndrome de Cushing é dirigido à etiologia e pode incluir a excisão de tumores suprarrenais, hipofisários ou ectópicos secretores autônomos de ACTH. Em raras ocasiões há necessidade de uma adrenalectomia para controlar os sintomas. A terapia glicocorticoide parenteral é necessária durante um tratamento cirúrgico e imediatamente após o mesmo para se evitar a insuficiência suprarrenal aguda.

Leitura Sugerida

Backeljauw PF, Chernausek SD: The insulin-like growth factors and growth disorders of childhood, *Endocrinol Metab Clin North Am* 41(2):265–282, 2012.

Kliegman RM, Stanton B, St Geme III J, et al: *Nelson Textbook of Pediatrics*, ed 19, Philadelphia, 2011, Elsevier.

Nimkarn S, Lin-Su K, New MI: Steroid 21 hydroxylase deficiency congenital adrenal hyperplasia, *Pediatr Clin North Am* 58(5):1281–1300, 2011.

Palmert MR, Dunkel L: Clinical practice: delayed puberty, *N Engl J Med 2* 366(5):443–453, 2012.

Péter F, Muzsnai A: Congenital disorders of the thyroid: hypo/hyper, *Pediatr Clin North Am* 58(5):1099–1115, 2011.

Romero CJ, Nesi-França S, Radovick S: The molecular basis of hypopituitarism, *Trends Endocrinol Metab* 20(10):506–516, 2009.

Schatz DA, Haller MJ, Atkinson MA: Type 1 diabetes. Preface, *Endocrinol Metab Clin North Am* 39(3), 2010 481–667.

Williams RM, Ward CE, Hughes IA: Premature adrenarche, *Arch Dis Child* 97(3):250–254, 2012.

Neurologia

Jocelyn Huang Schiller e Renée A. Shellhaas

SEÇÃO 24

Capítulo 179

AVALIAÇÃO NEUROLÓGICA

Uma avaliação neurológica incluindo história, exame físico e uso criterioso de estudos subsidiários permite a localização e o diagnóstico de patologia do sistema nervoso. O processo e a interpretação do exame neurológico variam com a idade; o recém-nascido é singular, pois tem muitos padrões reflexos transitórios e primitivos, enquanto o exame dos adolescentes e adultos é semelhante. É fundamental a avaliação cuidadosa das habilidades sociais, cognitivas, de linguagem, motoras adaptativas, motoras grosseiras e sua adequação para a idade.

HISTÓRIA

Para coletar a história neurológica, segue-se o modelo médico tradicional com dois acréscimos: o **andamento** do processo e a **localização** do problema. A evolução dos sintomas fornece indícios do processo subjacente, pois os sintomas podem evoluir de maneira **progressiva, estática** ou **episódica**. Os sintomas progressivos podem evoluir de maneira súbita (crises convulsivas, AVE); agudamente ao longo de minutos ou horas (hemorragia epidural); de modo subagudo durante dias ou semanas (tumor cerebral); ou lentamente ao longo de anos (neuropatias hereditárias). As anormalidades neurológicas estáticas são observadas precocemente na vida e não mudam seu caráter com o passar do tempo (paralisia cerebral). As lesões estáticas costumam ser causadas por anormalidades cerebrais congênitas ou por lesão cerebral pré-natal/perinatal. Crises intermitentes de episódios recorrentes estereotipados sugerem epilepsia ou síndromes de migrânea, entre outras coisas. Os transtornos episódicos se caracterizam por períodos de sintomas, seguidos por recuperação parcial ou completa (doenças desmielinizantes, autoimunes, vasculares).

EXAME FÍSICO

A observação da aparência da criança, de seus movimentos e comportamento começa no início do encontro. Por exemplo, a criança pode exibir uma postura incomum, marcha anormal ou falta de consciência sobre o ambiente.

Como o cérebro e a pele têm a mesma origem embrionária (ectoderma), anormalidades de cabelos, pele, dentes e unhas se associam a transtornos cerebrais congênitos (transtornos neurocutâneos), como a neurofibromatose (NF tipo 1), na qual as **manchas café com leite** (máculas planas castanho-claras) são características. O **adenoma sebáceo**, lesões fibrovasculares que se assemelham à acne no nariz e em regiões zigomáticas, fibromas ungueais, manchas em folha de freixo (máculas hipopigmentadas) e placas de *Shagreen* (placas moles cor da pele com aberturas foliculares proeminentes, tornando-a semelhante à casca de laranja) são comumente vistas nas crianças mais velhas e nos adultos com esclerose tuberosa.

O **perímetro cefálico** é medido em sua maior circunferência occipital e comparado com as curvas de crescimento-padrão (Cap. 5). **Microcefalia** e **macrocefalia** representam uma circunferência occipitofrontal dois desvios-padrão (DPs) abaixo ou acima da média, respectivamente. O gráfico das medidas com o passar do tempo pode mostrar um padrão acelerado (hidrocefalia) ou desacelerado (lesão cerebral, transtorno neurológico degenerativo). A fontanela anterior é discretamente deprimida e pulsátil quando um lactente calmo é colocado ereto. Fontanela tensa ou abaulada pode indicar hipertensão intracraniana (HIC), mas também pode ser vista quando o lactente chora ou está febril. O fechamento prematuro de uma ou mais suturas (**craniossinostose**) resulta em forma incomum da cabeça. Forma e localização anormais, bem como anormalidades de face, olhos, narinas, filtro, lábios ou orelhas, são encontradas em muitas síndromes genéticas.

É essencial um cuidadoso **exame ocular** e deve incluir pesquisa das pregas do epicanto, coloboma, telangiectasias conjuntivais e cataratas. A oftalmoscopia direta avalia os discos ópticos e pesquisa anormalidades da mácula, como papiledema ou mancha vermelho-cereja. Um exame completo da retina envolve dilatação da pupila e uso de oftalmoscopia indireta, tipicamente exigindo consulta oftalmológica.

O exame de mãos e pés pode revelar pregas ou dedos anormais (Caps. 50, 201). Devem-se pesquisar no pescoço e na coluna defeitos óbvios da linha média (mielomeningocele) ou sutis (depressões cutâneas, tratos sinusais, tufos de pelos, lipomas subcutâneos). Anormalidades do sistema nervoso podem resultar em cifose ou escoliose (Cap. 202).

EXAME NEUROLÓGICO DE UM RECÉM-NASCIDO

Em razão da imaturidade do desenvolvimento dos lactentes, o exame neurológico neonatal avalia primariamente a função dos núcleos da base, tronco encefálico e estruturas mais caudais. A plasticidade do sistema nervoso em desenvolvimento significa que os resultados do exame devem ser usados com cautela para prever desfechos para o desenvolvimento.

Estado Mental

Um recém-nascido saudável deve ter períodos de vigília calma sustentada entremeados com sono ativo e calmo. Irritabilidade,

Tabela 179-1 — Reflexos do Sistema Nervoso Central (SNC) em Lactentes

REFLEXO	DESCRIÇÃO	IDADE DE APARECIMENTO	IDADE DE DESAPARECIMENTO
Moro	Discreta queda da cabeça produz extensão súbita dos membros superiores e inferiores, seguida por flexão dos mesmos	Nascimento	6 m
Preensão	Colocar o dedo na palma do lactente resulta em flexão dos dedos dele	Nascimento	6 m
Busca	O estímulo tátil em torno da boca do lactente resulta em que a boca persiga o estímulo	Nascimento	4-6 m
Encurvação do tronco (Gallant)	Riscar ao longo da borda das vértebras produz curvatura da coluna com a concavidade do lado que se estimulou	Nascimento	4 m
Apoio plantar	Quando o dorso do pé entra em contato com a borda de uma superfície, o lactente coloca o pé na superfície	Nascimento	4-6 m
Tônico cervical assimétrico	Com o lactente em decúbito dorsal, rotação da cabeça resulta em extensão ipsilateral do membro superior e do membro inferior com flexão das extremidades opostas em uma postura de "esgrima"	Nascimento	3 m
Paraquedas	O lactente é suspenso pelo tórax e sua face fica voltada para baixo. Quando ele é aproximado de uma mesa, os braços se estendem como para se proteger	8-10 m	Nunca
Cutâneo plantar em extensão (Babinski)	Riscar a face lateral da sola do pé a partir do calcanhar resulta em flexão dorsal do hálux e alargamento dos dedos restantes	Nascimento	12-18 m

letargia ou consciência mais intensamente deprimida são sinais inespecíficos de função cerebral anormal.

Reflexos

O exame dos **reflexos primitivos** avalia a integridade funcional do tronco encefálico e dos núcleos da base (Tabela 179-1). Muitas dessas respostas motoras estereotipadas estão presentes ao nascimento. São simétricos e desaparecem com 4 a 6 meses de idade, indicando a maturação normal de influências cerebrais inibitórias descendentes. Os reflexos de **preensão** e **de busca** são inibidos pela maturação dos lobos frontais, mas podem reaparecer mais tarde na vida com lesões adquiridas do lobo frontal. Assimetria ou persistência dos reflexos primitivos podem indicar lesões cerebrais ou de nervos periféricos.

Postura

Postura é a posição que um lactente calmo naturalmente assume quando colocado em decúbito dorsal. Um lactente de 28 semanas de gestação mostra uma postura estendida. Com 32 semanas, há discreta tendência para aumento do tônus e flexão das extremidades inferiores. Com 34 semanas, as extremidades inferiores estão em flexão; as extremidades superiores estão em extensão. O lactente nascido a termo flexiona as extremidades inferiores e superiores. A **retração elástica**, ou seja, a velocidade com que braço ou perna voltam à posição original depois de estiramento passivo e liberação, está essencialmente ausente nos lactentes muito prematuros, mas é viva no a termo. Em razão do reflexo cervical tônico assimétrico, é essencial manter a cabeça do lactente em posição neutra (não voltada para nenhum lado) durante a avaliação da postura e do tônus.

Movimentos e Tônus

Os movimentos espontâneos dos lactentes prematuros são lentos e em contorção; os dos lactentes nascidos a termo são mais rápidos.

EXAME NEUROLÓGICO DA CRIANÇA

A finalidade do exame neurológico é *localizar* ou identificar a região do neuroeixo da qual se originam os sintomas. O **exame do estado mental** avalia o córtex cerebral. O **exame dos nervos cranianos** avalia a integridade do tronco encefálico. O **exame motor** avalia a função dos neurônios motores superior e inferior. O **exame de sensibilidade** avalia os receptores sensoriais periféricos e seus reflexos centrais. Os **reflexos tendíneos profundos** avaliam as conexões motoras superiores e inferiores. O exame da **marcha** avalia o sistema motor em estado dinâmico para melhor avaliação funcional.

Avaliação do Estado Mental

Avalia-se o **alerta** em lactente observando-se as atividades espontâneas, o comportamento durante a alimentação e a capacidade visual de fixar e seguir objetos. Observa-se a resposta a estímulos táteis, visuais e auditivos. Se a consciência estiver alterada, observa-se a resposta aos estímulos dolorosos. A observação de pré-escolares brincando permite uma avaliação não invasiva das habilidades apropriadas para o desenvolvimento. Além da função da linguagem, as crianças mais velhas podem ser testadas em leitura, escrita, habilidades numéricas, corpo de conhecimentos, raciocínio abstrato, julgamento, humor e memória.

O modo mais simples de avaliar as habilidades intelectuais é por meio das habilidades da linguagem. A **função da linguagem** é receptiva (compreensão da fala ou de gestos) e expressiva (fala e uso de gestos). Anormalidades da linguagem decorrentes de transtornos do hemisfério cerebral são denominadas **afasias**. A *afasia* anterior, de expressão ou *de Broca* se caracteriza por linguagem escassa não fluente. A *afasia* posterior, de recepção ou *de Wernicke* se caracteriza por incapacidade de compreender a linguagem, sendo a fala fluente, mas sem sentido. Afasia global se refere ao comprometimento das linguagens expressiva e receptiva.

AVALIAÇÃO DOS NERVOS CRANIANOS

O exame dos nervos cranianos avalia a integridade do tronco encefálico, mas depende do estágio de maturação cerebral e da capacidade de cooperar. Um brinquedo colorido pode chamar a atenção de uma criança pequena e permitir a observação de coordenação, movimentos e função dos nervos cranianos.

I Nervo Craniano
A olfação pode ser avaliada em crianças verbais e que colaboram com mais de 2 anos. Substâncias aromáticas (perfumes, baunilha) devem ser usadas, não substâncias voláteis (amônia), que irritam a mucosa nasal e estimulam o nervo trigêmeo.

II Nervo Craniano
Os recém-nascidos a termo em um estado acordado e calmo seguem as faces humanas, as luzes em uma sala escura ou grandes faixas opticocinéticas. Estima-se que a acuidade visual seja de 20/200 em recém-nascido e de 20/20 nos lactentes com 6 meses. Tabelas visuais padronizadas exibindo figuras, em lugar de letras, podem ser usadas para avaliar a acuidade visual em crianças até 2 anos. A visão periférica é testada sub-repticiamente trazendo de trás objetos para o campo visual. Uma reação pupilar reduzida à luz sugere lesões da via visual anterior, incluindo a retina, os nervos ópticos e o quiasma. Lesões unilaterais do nervo óptico são identificadas pelo *teste da lanterna oscilante*. Com uma anormalidade do nervo óptico, ambas as pupilas se contraem quando a luz é direcionada ao olho normal. Quando a luz oscila sobre o olho anormal, ambas as pupilas se dilatam inapropriadamente; isso é chamado *defeito pupilar aferente* ou **pupila de Marcus Gunn**. A interrupção da inervação simpática da pupila produz a **síndrome de Horner** (ptose, miose e anidrose facial unilateral). Nesse caso, a anisocoria (pupilas desiguais) é mais pronunciada em uma sala escura porque a pupila afetada não é capaz de se dilatar apropriadamente. Lesões da via visual posterior, incluindo o corpo geniculado lateral, as radiações ópticas e o córtex occipital, têm reações pupilares normais à luz, mas se expressam por perda de campos visuais.

III, IV e VI Nervos Cranianos
Esses três nervos cranianos controlam os movimentos do olho e são mais facilmente examinados com o uso de um brinquedo colorido para prender a atenção da criança. Para lactentes jovens demais para fixar e seguir, a rotação da cabeça do lactente avalia os reflexos vestibulares oculocefálicos (**manobra dos olhos de boneca**). Se o tronco encefálico estiver intacto, a rotação da cabeça de um recém-nascido ou do paciente comatoso para a direita faz que os olhos se dirijam para a esquerda e vice-versa. Nos pacientes mais velhos acordados, os movimentos oculares voluntários mascaram o reflexo.

Anormalidades dos nervos cranianos podem causar diplopia (visão dupla). Com paralisia unilateral do terceiro nervo craniano (nervo oculomotor), o olho envolvido desvia para baixo e para fora (infra-aduzido e abduzido), associando-se a ptose e pupila dilatada. A lesão do IV nervo craniano (nervo troclear) causa fraqueza do movimento ocular para baixo e consequente diplopia vertical. A paralisia do VI nervo craniano (nervo abducente) resulta na incapacidade de movimentar o olho para fora. Como o VI nervo craniano tem um longo trajeto intracraniano no espaço subaracnóideo, a falta de abdução de um ou de ambos os olhos é sinal frequente, embora inespecífico, de HIC.

V Nervo Craniano
Os músculos da mastigação podem ser observados quando o lactente mama e deglute. O **reflexo da córnea** pode testar a divisão oftálmica do V ou VII nervos cranianos em qualquer idade. A sensibilidade da face ao toque leve e à dor pode ser determinada com um chumaço de algodão e picadas de agulha. A sensibilidade facial pode ser avaliada funcionalmente em um lactente roçando delicadamente a face, o que produzirá o **reflexo de busca** (volta a cabeça e o pescoço, mexendo a boca como se procurando mamar).

VII Nervo Craniano
Os músculos faciais são avaliados pela observação da face durante o repouso, o choro e no piscar. Em idades mais altas com pacientes que colaboram, pode-se pedir às crianças para sorrirem, soprarem as bochechas, piscarem de modo forçado e franzirem a testa. A fraqueza de todos os músculos da face unilateralmente, incluindo a fronte, o olho e a boca, indica uma lesão do nervo facial periférico ipsilateral (**paralisia de Bell**). Como o terço superior da face recebe inervação cortical bilateral, se a fraqueza afetar somente a parte inferior da face e a boca, é preciso considerar uma lesão contralateral do neurônio motor superior no cérebro (tumor, AVE, abscesso).

VIII Nervo Craniano
Lesões do VIII nervo craniano causam surdez, zumbido e vertigem. Normalmente, os recém-nascidos alertas piscam em resposta a um sino ou outro som intenso e abrupto. Lactentes de 4 meses giram a cabeça e os olhos para localizar um som. A audição pode ser testada em criança verbal sussurrando-se uma palavra em uma orelha, enquanto se cobre a orelha oposta. Se houver preocupações com a audição, indica-se a avaliação audiológica formal.

Lesões do componente vestibular do VIII nervo craniano produzem sintomas de vertigem, náuseas, vômitos, diaforese e nistagmo. O nistagmo é um batimento involuntário dos olhos com fase rápida em uma direção e fase lenta na direção oposta. Por convenção, a direção do nistagmo é definida pela fase rápida e pode ser horizontal, vertical ou rotatória.

IX e X Nervos Cranianos
O reflexo faríngeo é vivo em todas as idades, exceto no recém-nascido muito imaturo. Um reflexo faríngeo ausente sugere lesão do neurônio motor inferior do tronco encefálico, do IX e X nervos cranianos, da junção neuromuscular ou dos músculos faríngeos. Fala fraca, com ar ou nasal; sucção fraca; sialorreia e incapacidade de lidar com as secreções; engasgamentos e regurgitação nasal de alimentos são sintomas adicionais de disfunção do X nervo craniano.

XI Nervo Craniano
Observar a postura e a atividade espontânea do lactente avalia as funções dos músculos trapézio e esternocleidomastóideo. Inclinação da cabeça e ombro caído sugerem lesões envolvendo o XI nervo craniano. Nas crianças de mais idade, a força desses músculos pode ser testada direta e individualmente.

XII Nervo Craniano
Atrofia e fasciculação da língua, geralmente indicando lesão das células do corno anterior (atrofia muscular espinal [AME]), podem ser observadas em qualquer idade e são avaliadas mais confiavelmente quando o lactente está adormecido. A língua se desvia para o lado fraco em lesões unilaterais.

EXAME DA MOTRICIDADE
Força
Nos lactentes, a força é avaliada por observação dos movimentos espontâneos e movimentos contra a gravidade. Os movimentos dos membros superiores e inferiores devem ser simétricos, o que se vê melhor quando o lactente é seguro em decúbito dorsal com uma das mãos sustentando a região glútea

e outra apoiando os ombros. As extremidades devem se elevar facilmente. A força é graduada do seguinte modo:

5 Normal
4 Fraqueza, mas capaz de oferecer resistência
3 Capaz de movimentos contra a gravidade, mas não contra resistência
2 Incapaz de movimentos contra a gravidade
1 Movimentação mínima
0 Paralisia completa

A força em crianças com menos de 2 anos é avaliada por observação das capacidades funcionais, como andar, curvar-se para apanhar um objeto e levantar-se do chão. Uma criança mais velha deve ser capaz de alcançar facilmente algo que esteja acima de sua cabeça, caminhar no estilo carrinho de mão, correr, saltar, subir e descer escadas e levantar-se do chão. O **sinal de Gower** (criança se levanta da posição deitada no chão usando os braços para *subir* as pernas e o corpo) demonstra significativa fraqueza proximal. Pode-se detectar assimetria sutil quando a criança estende os braços à frente de si com as palmas para cima e os olhos fechados. A mão no lado mais fraco fica em concha e começa a pronar lentamente (**desvio pronador**). As crianças que colaboram podem passar por testes individuais de força muscular. **Fasciculações musculares** indicam denervação por doença da célula do corno anterior ou do nervo periférico.

Tônus

O tônus representa a resistência dinâmica dos músculos ao estiramento passivo. As lesões motoras inferiores e cerebelares produzem diminuição do tônus (**hipotonia**). As lesões motoras superiores produzem aumento do tônus (**espasticidade**). Na doença extrapiramidal, está presente um aumento da resistência em toda a excursão do movimento passivo de uma articulação (**rigidez**).

Trofismo

O trofismo muscular representa o volume de tecido muscular. Em muitas afecções do neurônio motor inferior (neuropatias, AME), existe hipotrofia ou atrofia muscular. Um trofismo muscular excessivo é visto em afecções raras, como a miotonia congênita; os meninos com distrofia muscular de Duchenne têm *pseudo-hipertrofia* das panturrilhas.

Coordenação

Ataxia é a falta de coordenação dos movimentos, normalmente causada por uma disfunção das vias cerebelares. A observação e análise funcional ajudam a avaliar a coordenação abaixo dos 2 anos de idade. Observando a criança sentada ou caminhando, avalia-se a estabilidade axial. Trocar brinquedos ou objetos com a criança permite avaliação de tremor intencional e **dismetria** (erros em julgar a distância), sinais de disfunção cerebelar. As crianças que colaboram podem fazer movimentos repetitivos das mãos ou dos pés para testar movimentos alternantes rápidos. Disfunção dos tratos cerebelares e corticospinal produzem lentidão e irregularidade durante os testes de movimentos alternantes rápidos.

Marcha

Observar a criança rastejar, engatinhar ou andar é a melhor avaliação global dos sistemas motor e de coordenação (Cap. 197). Podem-se observar déficits sutis e assimetrias de força, tônus ou equilíbrio. A marcha da criança pequena normalmente tem a base alargada e é instável. A base da marcha se estreita com a idade. Aos 6 anos, uma criança consegue caminhar na ponta dos pés, andar sobre os calcanhares e fazer marcha *tandem*/conjunta (calcanhar à frente dos dedos dos pés). A disfunção cerebelar resulta em marcha com base alargada e instável, acompanhada por dificuldade em executar voltas. A disfunção do trato corticospinal produz marcha rígida em tesoura e deambular sobre os dedos dos pés. O balanço dos membros superiores diminui e o membro superior afetado fica flexionado atravessado no corpo. A disfunção extrapiramidal produz marcha lenta, rígida e arrastada com posturas distônicas. Ocorre marcha em báscula com fraqueza do quadril por transtornos do neurônio motor inferior ou neuromusculares. Marcha escarvante resulta de fraqueza dos flexores dorsais do tornozelo (paralisia do fibular comum).

Reflexos

Os **reflexos tendinosos profundos** podem ser vistos em qualquer idade e são relatados em uma escala de cinco pontos:

0 Ausente
1 Hipoativo
2 Normal
3 Reflexo vivo (brusco e hiperativo) ou exaltado, com propagação para áreas contíguas (ao pesquisar o reflexo patelar, observar uma resposta viva bilateral do quadríceps)
4 Clônus (autolimitado ou sustentado)

Esses reflexos diminuem nas doenças do neurônio motor inferior e aumentam na doença do neurônio motor superior. A **resposta Babinski**, ou reflexo plantar em extensão, é um movimento do hálux para cima e alargamento dos dedos dos pés com a estimulação da parte lateral do pé e é um sinal de disfunção do trato corticospinal. Esse reflexo não é confiável em recém-nascido, exceto quando assimétrico, porque a resposta "normal" varia nessa idade. Entre 12 e 18 meses de idade, a resposta plantar deve ser consistentemente flexora (os artelhos apresentam flexão plantar).

EXAME DA SENSIBILIDADE

O exame sensorial dos recém-nascidos e lactentes é limitado a observar a resposta comportamental ao toque leve ou a picadas delicadas com pontas estéreis. A estimulação da extremidade deve produzir uma careta facial. Um reflexo espinal, por si só, pode produzir movimento de retirada da extremidade. Em uma criança que colabore, as sensações de dor, tato, temperatura, vibração e posição articular podem ser testadas individualmente. As áreas corticais de sensibilidade precisam estar intactas para a identificação de um objeto colocado na mão (**estereognosia**) ou um número escrito na mão (**grafestesia**) ou para distinguir entre dois objetos pontiagudos colocados simultaneamente e próximos na pele (**discriminação de dois pontos**).

PROCEDIMENTOS ESPECIAIS DE DIAGNÓSTICO

Análise do Líquido Cerebrospinal

A análise do líquido cerebrospinal (LCS) é essencial quando se suspeita de infecção do sistema nervoso central (SNC) e fornece indícios importantes de outros diagnósticos (Tabela 179-2). Pode ser difícil diferenciar LCS hemorrágico causado por uma punção lombar (PL) traumática de uma verdadeira hemorragia subaracnóidea. Na maioria dos casos de PL traumática, o líquido clareia significativamente na medida em que é coletada a sequência de tubos. Se houver evidências clínicas de HIC (papiledema, depressão da consciência, déficits neurológicos focais), é preciso cautela antes de realizar uma PL para limitar o risco de herniação cerebral. Deve ser realizada a tomografia computadorizada (TC) e sua confirmação normal antes da PL se houver suspeita de HIC. Na presença de HIC, esta precisa ser tratada antes de se realizar uma PL.

Tabela 179-2 | Análise do Líquido Cerebrospinal (LCS)

ACHADO NO LCS	VALORES NORMAIS DO LCS	
	RECÉM-NASCIDO	> 1 MÊS DE VIDA
Contagem de células*	10-25/mm³	5/mm³
Proteínas	65-150 mg/dL	< 40 mg/dL
Glicose	> 2/3 glicemia ou > 40 mg/dL	> 2/3 glicemia ou > 60 mg/dL

ALTERAÇÃO DO LCS	SIGNIFICÂNCIA
Aumento de polimorfonucleares e diminuição da glicose no LCS	Infecção bacteriana Meningite bacteriana parcialmente tratada Abscesso cerebral ou parameníngeo Infecção parasitária Extravasamento do conteúdo de dermoide
Aumento dos linfócitos e diminuição da glicose no LCS	Infecção micobacteriana (tuberculose) Infecção fúngica Meningite carcinomatosa Sarcoidose
Aumento dos linfócitos e glicose normal no LCS	Meningite viral Doença pós-infecciosa (encefalomielite disseminada aguda, EMDA) Vasculite
Aumento das proteínas no LCS	Infecção Síndrome de Guillain-Barré Doença inflamatória (EMDA, esclerose múltipla) Leucodistrofia Trombose venosa Hipertensão Bloqueio espinal (síndrome de Froin) Meningite carcinomatosa
Diminuição da glicose (sem pleiocitose)	Deficiência do transportador GLUT-1 (epilepsia e ataxia)
Pleiocitose leve no LCS	Tumor Infarto Esclerose múltipla Endocardite bacteriana subaguda
LCS hemorrágico	Hemorragia subaracnóidea Hemorragia subdural Hemorragia intraparenquimatosa Meningoencefalite hemorrágica (estreptococos do grupo B, herpes-vírus *simplex*, HVS) Trauma do SNC Malformação vascular Coagulopatia Punção lombar traumática

EMDA, Encefalomielite disseminada aguda; *SNC*, sistema nervoso central; *HVS*, herpes-vírus *simplex*.
*Em crianças normais, as células presentes devem ser linfócitos.

Eletroencefalografia

O eletroencefalograma (EEG) registra a atividade elétrica gerada pelo córtex cerebral. Os ritmos do EEG amadurecem durante toda a infância. Existem três características básicas presentes: padrões de fundo, modulação do estado comportamental e presença ou ausência de padrões epileptiformes. O fundo varia com a idade, mas deve haver simetria geral e sincronia entre o fundo dos dois hemisférios sem nenhuma área localizada de amplitude mais alta ou frequências mais lentas (lentidão focal). Os ritmos delta com focos fixos de ondas lentas (1 a 3 Hz) sugerem uma anormalidade estrutural (tumor cerebral, abscesso, AVE). É preciso suspeitar de perturbações bilaterais da atividade cerebral (HIC, encefalopatia metabólica) quando há atividade difusa de ondas lentas (frequência delta). Anormalidades com pontas, polipontas e ponta e onda em uma região localizada (focais) ou distribuídas em ambos os hemisférios (generalizadas) indicam uma tendência subjacente às crises epilépticas.

Eletromiografia e Estudos da Condução Nervosa

A eletromiografia e as velocidades de condução nervosa (VCNs) pesquisam anormalidades do aparelho neuromuscular, incluindo as células do corno anterior, nervos periféricos, junções neuromusculares e músculos. O músculo normal é eletricamente silencioso em repouso. A descarga espontânea de fibras nervosas (**fibrilações**) ou de grupos de fibras musculares (**fasciculação**) indica denervação, revelando disfunção das células do corno anterior ou dos nervos periféricos. Respostas musculares anormais à estimulação nervosa repetitiva são vistas nos transtornos da junção neuromuscular, como a miastenia *gravis* e o botulismo. A amplitude e a duração dos potenciais de ação compostos musculares diminuem nas doenças primárias do músculo. As VCNs avaliam a transmissão dos potenciais de ação ao longo dos nervos periféricos. As VCNs ficam lentas nas neuropatias desmielinizantes (síndrome de Guillain-Barré). A amplitude do sinal diminui nas neuropatias axonais.

Neuroimagens

As imagens do cérebro e da medula espinal são efetuadas usando TC ou ressonância nuclear magnética (RNM). A TC é rápida e acessível para fins de emergência. A RNM fornece detalhes finos e, com diferentes sequências, permite a detecção de lesões da fossa posterior, anormalidades cerebrais sutis, anomalias vasculares, tumores pequenos e alterações isquêmicas. Para uma criança com traumatismo craniano ou cefaleia súbita, a TC craniana é o estudo de escolha porque pode revelar rapidamente hemorragia intracraniana ou outras lesões grandes. Para uma criança com crises parciais complexas de início recente, a RNM é o estudo de escolha porque uma área de displasia cortical focal ou outras lesões sutis poderiam não ficar aparentes à TC. A RNM também proporciona excelentes imagens da medula espinal. A ultrassonografia do crânio é procedimento não invasivo que pode ser feito no leito e usado para visualizar o cérebro e os ventrículos de lactentes e crianças que ainda tenham as fontanelas abertas.

Capítulo 180

CEFALEIA E MIGRÂNEA

ETIOLOGIA E EPIDEMIOLOGIA

A cefaleia é sintoma comum entre crianças e adolescentes. Cefaleias podem ser um problema primário (migrânea, cefaleias tensionais) ou secundário a outra afecção. As cefaleias secundárias se associam mais frequentemente a doenças menores, como infecções respiratórias superiores virais ou sinusite, mas podem ser o primeiro sintoma de afecções sérias (meningite, tumores cerebrais), de modo que é necessária uma abordagem sistemática.

MANIFESTAÇÕES CLÍNICAS

O padrão temporal da cefaleia precisa ser esclarecido. Cada padrão (agudo, episódico recorrente, progressivo crônico, não progressivo crônico) tem seu próprio diagnóstico diferencial (Tabela 180-1).

As cefaleias **tensionais** são o padrão recorrente mais comum de cefaleias primárias em crianças e adolescentes. Em geral, são leves e não possuem sintomas associados, de modo que não interrompem tipicamente o estilo de vida ou as atividades do paciente. A dor é global e tem caráter em aperto ou pressão, mas pode durar horas ou dias. Não há associação com náuseas, vômitos, fonofobia ou fotofobia. As cefaleias podem estar relacionadas com estresses ambientais ou ser sintomáticas de doenças psiquiátricas subjacentes, como a ansiedade ou a depressão.

As **migrâneas ou enxaquecas** são outro tipo comum de cefaleias recorrentes e frequentemente começam na infância. Estas cefaleias são crises estereotipadas de dor frontal, bitemporal ou unilateral de intensidade moderada a grave e caráter pulsátil ou latejante, intensificando-se com a atividade e apresentando duração de 1 a 72 horas. Os sintomas associados incluem náuseas, vômitos, palidez, fotofobia, fonofobia e intenso desejo de procurar um quarto escuro para descansar. As crianças com menos de 2 anos podem não ser capazes de verbalizar a fonte de seu desconforto e exibem episódios de irritabilidade, sonolência, palidez e vômitos. As migrâneas se associam a auras que podem ser típicas (visuais, sensoriais, disfágicas) ou atípicas. A aura pode preceder ou coincidir com a cefaleia e tipicamente persiste por 15 a 30 minutos. As auras visuais consistem em manchas, lampejos ou linhas luminosas que tremeluzem em um ou em ambos os campos visuais. Auras atípicas também podem consistir em breves episódios de hipoestesia unilateral ou perioral, fraqueza unilateral ou vertigem que persistem por horas e depois se resolvem completamente. Sintomas complexos e atípicos (p. ex., hemiparesia, cegueira monocular, oftalmoplegia ou confusão), acompanhados por cefaleia, justificam cuidadosa investigação diagnóstica, incluindo uma combinação de neuroimagens, eletroencefalograma e estudos metabólicos apropriados.

As causas comuns de **cefaleias secundárias** incluem traumatismo craniano, doença viral intercorrente e sinusite. As cefaleias pelo uso excessivo de medicação podem complicar as cefaleias primárias e secundárias. Causas sérias de cefaleia secundária incluem hipertensão intracraniana (HIC) causada por massa (tumor, malformação vascular) ou aumento intrínseco da pressão (pseudotumor cerebral). Deve-se suspeitar de HIC se a cefaleia associada a vômitos piorar quando o paciente se deitar ou logo ao acordar; se acordar a criança do sono; se tiver remissão quando o paciente se levanta; ou se for exacerbada pela tosse, manobra de Valsalva ou quando o paciente se curva para frente. No exame, podem ser vistos déficits neurológicos focais, como paralisia do VI nervo craniano.

ESTUDOS DIAGNÓSTICOS

Para a maioria das crianças, história e exame físico minuciosos fornecem um diagnóstico acurado e dispensam outros testes. Geralmente, não são necessárias neuroimagens. As imagens são justificadas, entretanto, quando o exame neurológico for anormal, se houver características neurológicas incomuns durante a cefaleia ou se a criança tiver sinais ou sintomas de HIC. Déficits neurológicos focais, alteração da consciência ou um padrão progressivo crônico da cefaleia podem justificar imagens. Nesses casos, a ressonância nuclear magnética com e sem contraste com gadolínio é o estudo de escolha, oferecendo a mais alta sensibilidade para detectar lesões da fossa posterior e outras anormalidades mais sutis. Quando a cefaleia tem um início súbito e intenso, a tomografia computadorizada (TC) de

Tabela 180-1	Quatro Padrões Temporais de Cefaleia em Crianças

Agudo: episódio único de dor sem história de tais episódios. A "primeira e pior" cefaleia, que levanta preocupações com hemorragia subaracnóidea aneurismática em adultos, comumente é causada por *doença febril* relacionada com infecção do trato respiratório superior em crianças. Independentemente, precisam ser consideradas causas mais ameaçadoras de cefaleia aguda (hemorragia, meningite, tumor).

Recorrente aguda: padrão de crises de dor separadas por intervalos assintomáticos. As síndromes primárias de cefaleia, como a *migrânea* ou a cefaleia *tensional*, geralmente causam esse padrão. Raramente, as cefaleias recorrentes às vezes podem ser atribuídas também a certas síndromes de epilepsia (epilepsia occipital benigna), uso abusivo de substâncias psicoativas ou trauma recorrente.

Progressiva crônica: o mais ameaçador dos padrões – implica aumento gradual da frequência e da intensidade da cefaleia. O correlato patológico é o *aumento da PIC*. As causas desse padrão incluem pseudotumor cerebral, tumor cerebral, hidrocefalia, meningite crônica, abscesso cerebral e coleções subdurais.

Não progressivas crônicas ou crônicas diárias: padrão de cefaleia frequente ou constante. A cefaleia diária crônica, em geral, é definida como história > 4 meses de mais de 15 cefaleias/mês, durando as crises mais de 4 horas. Os pacientes afetados têm exame neurológico normal; são comuns os fatores psicológicos e a ansiedade associados a possíveis causas orgânicas subjacentes.

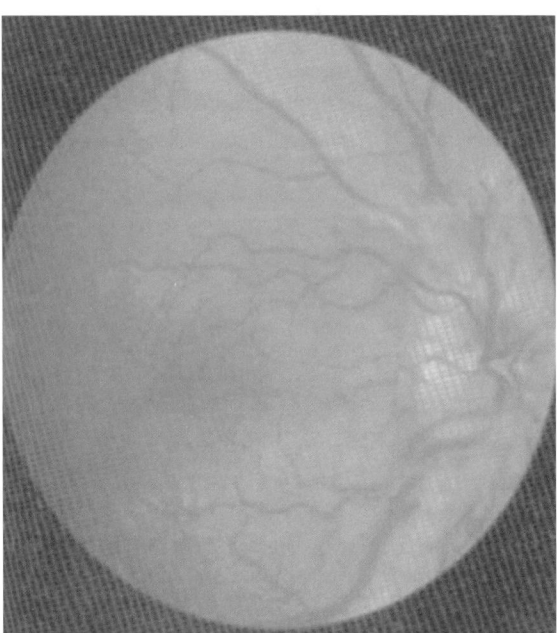

Figura 180-1 Papiledema com dilatação dos vasos, obliteração da escavação do disco óptico, perda da margem do disco e hemorragias em torno do disco. (*De Kliegman RE, Behrman, RM, Jenson HB, editors: Nelson Textbook of Pediatrics, ed 18, Philadelphia, 2007, Saunders, p 2107.*) Esta imagem está disponível em cores na página 760.

emergência pode avaliar rapidamente sangramento intracraniano. Se a TC for negativa, deverá ser realizada uma punção lombar com medida da pressão inicial e pesquisa de hemácias e leucócitos, proteínas, glicose ou xantocromia.

TRATAMENTO

Tratar migrâneas exige um esquema individualmente moldado para abordar a frequência, intensidade e incapacidade produzida pela cefaleia. Analgésicos *sintomáticos* intermitentes ou abortivos são a base do tratamento dos episódios infrequentes intensos de migrânea. A terapia sintomática exige a administração precoce de um analgésico, repouso e sono em um quarto silencioso e escuro. O paracetamol ou um anti-inflamatório não esteroide, como o ibuprofeno ou o naproxeno sódico, costuma ter efeito. Hidratação e antieméticos também são úteis como terapias complementares. Se esses medicamentos de primeira escolha forem insuficientes, podem ser considerados os *triptanos*. Eles estão à disposição na apresentação injetável, em aerossol nasal, comprimido de desintegração oral e comprimido; são agonistas do receptor de serotonina que podem amenizar rapidamente os sintomas da migrânea. São contraindicados para pacientes com migrâneas compatíveis com migrânea basilar (síncope) por causa do risco de AVE.

Muitas crianças sofrem migrâneas intensas e frequentes que desagregam sua vida diária. As crianças com mais de uma cefaleia incapacitante por semana podem precisar de agentes diários de profilaxia para reduzir a frequência e a intensidade das crises. Os medicamentos profiláticos incluem antidepressivos tricíclicos (amitriptilina, nortriptilina), anticonvulsivantes (topiramato, ácido valproico), anti-histamínicos (cipro-heptadina), betabloqueadores (propranolol) e bloqueadores dos canais de cálcio (flunarizina, verapamil).

Antes de iniciar os medicamentos diários, devem ser postas em prática modificações do estilo de vida para regular o sono, rotinas diárias e exercício e identificação de influências desencadeantes ou agravantes, eliminando tantas quanto possível (cafeína, certos alimentos, estresse, saltos de refeições, desidratação). Outras opções de tratamento complementares incluem suporte psicológico, aconselhamento, manejo do estresse e *biofeedback*.

Capítulo 181

CRISES EPILÉPTICAS (TRANSTORNOS PAROXÍSTICOS)

Uma crise epiléptica é uma ocorrência transitória de sinais ou sintomas decorrentes de atividade neuronal excessiva ou síncrona no cérebro.

ETIOLOGIA E EPIDEMIOLOGIA

O diagnóstico diferencial dos transtornos paroxísticos inclui **crises epilépticas** e **eventos não epilépticos** (Tabela 181-1). Os eventos paroxísticos não epilépticos costumam ser fenômenos

Tabela 181-1 | Transtornos Paroxísticos da Infância

Crises convulsivas/epilepsia
Migrânea e variantes
Torcicolo paroxístico da infância
Vertigem paroxística (benigna)
Síncope
Síncope vasovagal
Crises de perda de fôlego
Síncope cardíaca (arritmias, síndrome do QT longo)
Apneia
Ataque isquêmico transitório
Transtornos metabólicos
Hipoglicemia
Erros inatos do metabolismo
Transtornos do sono
Narcolepsia, cataplexia
Terrores noturnos
Discinesias paroxísticas e outros transtornos dos movimentos
Tiques
Crises de estremecimentos/abalos
Síndrome de Sandifer (refluxo gastroesofágico causando rigidez paroxística e postural)
Transtorno conversivo
Simulação
Comportamento normal
Agitação neonatal
Mioclonia do sono benigna
Comportamento autoestimulativo

normais ou benignos, embora alguns sejam clinicamente significativos e tenham consequências. Uma história minuciosa do paciente e testemunhas primárias são as ferramentas mais confiáveis para estabelecer o diagnóstico correto.

Crises sintomáticas agudas são secundárias a um problema agudo que afeta a excitabilidade do cérebro, como desequilíbrio eletrolítico ou infecção (Tabela 181-2). Define-se **epilepsia** como crises recorrentes *não provocadas*. As crises epilépticas, em geral, são classificadas como *focais* (ou parciais), originando-se em uma região do córtex, ou crises *generalizadas*, que se originam em ambos os hemisférios simultaneamente (Tabela 181-3). Aproximadamente 4 a 10% das crianças apresentam pelo menos uma crise convulsiva. A incidência de epilepsia na infância é de 1 a 2%.

CRISES FOCAIS

As **crises focais** (ou **parciais**) **simples** originam-se de um foco anatômico específico e podem ou não se propagar para regiões cerebrais em torno. Os sintomas clínicos incluem anormalidades motoras (tônicas, clônicas, mioclônicas), sensoriais, psíquicas ou autônomas, mas se conserva a consciência. A localização e direção de propagação do foco da crise determinam os sintomas clínicos.

Crises parciais complexas podem ter os mesmos sinais sensório-motores, mas também apresentam alteração de consciência. Embora a criança possa não ficar completamente não responsiva, pode ocorrer lentidão sutil ou alteração do estado mental (características *discognitivas*). Juntamente com a alteração da responsividade, os pacientes podem ter olhar fixo e automatismos durante crises parciais complexas. Os automatismos são movimentos automáticos semi-intencionais da boca (estalar dos lábios, mastigação)

Tabela 181-2	Causas das Crises Convulsivas

CONDIÇÕES PERINATAIS
Malformação do desenvolvimento cortical
Infecção intrauterina
Encefalopatia hipóxico-isquêmica*
Trauma
Hemorragia*

INFECÇÕES
Encefalite*
Meningite*
Abscesso cerebral

CONDIÇÕES METABÓLICAS
Hipoglicemia*
Hipocalcemia
Hipomagnesemia
Hiponatremia
Doenças de depósito
Síndrome de Reye
Transtornos degenerativos
Porfiria
Dependência e deficiência de piridoxina

INTOXICAÇÕES
Chumbo
Medicamentosa
Abstinência

SÍNDROMES NEUROCUTÂNEAS
Esclerose tuberosa
Neurofibromatose
Síndrome de Sturge-Weber
Incontinência pigmentar

TRANSTORNOS SISTÊMICOS
Vasculite
Lúpus eritematoso sistêmico
Encefalopatia hipertensiva
Encefalopatia hepática

OUTROS TRANSTORNOS/CONDIÇÕES CAUSADORES
Trauma acidental*
Abuso infantil*
Hipertensão intracraniana
Tumor
Lesão cerebral remota
Doenças febris*
Criptogênica* (não encontrado transtorno subjacente)
Familiar*

*Comuns

Tabela 181-3	Classificação das Crises Convulsivas e Síndromes de Epilepsia

CRISES FOCAIS/PARCIAIS
Parciais simples (consciência não comprometida)
Sinais motores (podem ser tônicas, clônicas, mioclônicas)
Sensitivas especiais (visuais, auditivas, olfatórias, gustatórias, vertiginosas e somatossensoriais)
Autonômicas
Parciais complexas/discognitivas focais (consciência comprometida)
Psíquicas (*déjà vu*, medo)
Comprometimento da consciência no início
Desenvolvimento de comprometimento da consciência
Crises focais com generalização secundária
Crises jacksonianas

CRISES GENERALIZADAS
Ausência (olhar fixo, falta de responsividade)
Tônicas (contração sustentada)
Clônicas (contrações rítmicas)
Tônico-clônicas (fase tônica seguida por fase clônica)
Atônicas (perda de tônus)
Mioclônicas (rápidas, contração em choque)
Espasmos (flexão ou extensão do tronco e das extremidades por menos de 2 segundos)

SÍNDROMES DE EPILEPSIA
Sintomáticas
Causa subjacente identificada
Exemplo: epilepsia focal associada a AVE remoto
Idiopáticas
Presume-se que tenham etiologia genética
Exemplo: epilepsia benigna da infância com pontas centrotemporais, epilepsia do tipo ausência da infância, epilepsia mioclônica juvenil
Criptogênicas
Epilepsia de etiologia incerta
Exemplo: espasmos infantis sem causa identificável

ou das extremidades (fricção dos dedos, arrastar dos pés). As crises focais que se manifestam apenas com sintomas psíquicos ou autônomos, como sensação de *déjà vu* durante uma crise do lobo temporal, podem ser difíceis de se reconhecerem. Quando as crises focais se propagam e envolvem o cérebro inteiro e produzem uma crise generalizada, diz-se que têm generalização secundária. Tal propagação é classicamente descrita como progressão da face ao membro superior ou ao membro inferior (marcha *Jacksoniana*). Geralmente é difícil distinguir crises tônicas e clônicas generalizadas primárias das crises focais com generalização secundária tendo bases puramente clínicas. Essa distinção é importante, contudo, porque a avaliação e o tratamento para síndromes de epilepsia focal ou generalizada são bem diferentes.

CRISES GENERALIZADAS

Podem ocorrer crises **tônicas, clônicas** e bifásicas **tônico-clônicas** isoladamente ou associadas a outros tipos de crises. Geralmente, a crise começa de forma abrupta, mas ocasionalmente é precedida por uma série de abalos mioclônicos. Durante uma crise tônico-clônica, perdem-se a consciência e o controle da postura, o que é seguido pelo enrijecimento tônico e desvio dos olhos para cima.

Tabela 181-4	Diferenciação de Crise de Ausência e Crise Parcial Complexa	
CARACTERÍSTICA	**CRISE DE AUSÊNCIA**	**CRISE PARCIAL COMPLEXA**
Duração	Segundos	Minutos
Manobra desencadeante	Hiperventilação Fotoestimulação	Variável, mas frequentemente nenhuma
Fase pós-ictal	Nada digno de nota (retorno imediato à condição de base)	Confusão, sonolência
Número de crises	Muitas por dia	Raras (raramente mais de uma por dia)
Características do EEG	Interictal: normal Ictal: pontas-ondas generalizadas de 3 Hz	Interictal: lentidão ou ondas *sharp* focais Ictal: descargas focais (com ou sem generalização secundária)
Exame neurológico	Normal	Normal ou déficits focais
Neuroimagens	Normais*	Normais ou anormalidades focais (esclerose temporal mesial, displasia cortical focal, neoplasia, encefalomalacia)
Tratamento de primeira escolha	Etossuximida ou ácido valproico†	Oxcarbazepina

* No contexto clínico adequado e com um EEG apropriado, deve ser feito diagnóstico de epilepsia do tipo ausência sem neuroimagens.
† A oxcarbazepina e a carbamazepina são relativamente contraindicadas para crianças com crises de ausência típica, pois estas crises podem ser exacerbadas por tais medicações.

Acúmulo de secreções, dilatação pupilar, diaforese e hipertensão são comuns. Os abalos clônicos vêm após a fase tônica. Na fase pós-ictal, a criança pode ficar hipotônica. Irritabilidade e cefaleia são comuns quando a criança acorda.

Crises de Ausência

Crises em que o quadro clínico primário é o olhar fixo podem ser ausência (generalizada) ou crises parciais complexas. A característica clínica fundamental das crises de ausência é uma perda breve (menos de 15 segundos) da consciência ambiental, acompanhada por flutuação do olhar ou automatismos simples, como tatear com os dedos e estalar dos lábios. As crises de ausência geralmente começam entre os 4 e 6 anos. O exame neurológico e as imagens cerebrais são normais. Os padrões eletroencefalográficos (EEG) característicos consistem em **atividade de pontas e ondas de 3 Hz**. Uma crise clínica pode ser provocada por **hiperventilação** ou fotoestimulação. Pode ser difícil diferenciar ausência de crises parciais complexas, mas é essencial para avaliação e tratamento apropriados (Tabela 181-4).

Ausência Atípica, Crises Mioclônicas e Atônicas

As crises de **ausência atípica** se manifestam como episódios de comprometimento da consciência com automatismos, fenômenos autônomos e manifestações motoras, como abertura dos olhos, desvio ocular e enrijecimento do corpo. Associam-se a descargas mais lentas no EEG (2 Hz) e a outros tipos de crises. **Mioclonia** é um abalo súbito de todo o corpo ou de parte dele; nem todas as mioclonias têm natureza epiléptica. A mioclonia não epiléptica pode ser benigna, como na mioclonia do sono, ou indicar doença séria. A epilepsia mioclônica geralmente se associa a múltiplos tipos de crises. O transtorno subjacente que produz a epilepsia mioclônica pode ser estático (epilepsia mioclônica juvenil) ou progressivo e associado à deterioração neurológica (lipofuscinose ceroide neuronal). Ausência mioclônica se refere a abalos no corpo que comumente acompanham as crises de ausência e as crises de ausência atípicas. Embora as **crises atônicas** sejam tipicamente breves (durando 1 a 2 segundos), são muito incapacitantes por causa de uma perda súbita do tônus postural, resultando em quedas e traumas.

Crises Febris

As **crises convulsivas** no contexto de febre podem ser causadas por infecções no sistema nervoso (meningite, encefalite, abscesso cerebral), epilepsia não diagnosticada desencadeada por febre ou **convulsões febris**. Estas últimas representam a causa mais comum de crises em crianças entre 6 meses e 6 anos, ocorrendo em aproximadamente 4% de todas as crianças. Por definição, uma convulsão febril ocorre na presença de febre. As **crises febris simples** têm início generalizado, duram menos de 15 minutos e ocorrem somente uma vez em um período de 24 horas, em uma criança neurologicamente normal e com desenvolvimento normal. Se houver características localizadas, a crise durar mais de 15 minutos, recorrências em 24 horas ou se a criança tiver alterações neurológicas preexistentes, denomina-se **crise febril complexa** ou **atípica**.

O prognóstico das crianças com convulsões febris simples é excelente. As realizações intelectuais são normais. As crises febris recorrem em 30 a 50% das crianças. O risco de epilepsia subsequente não é substancialmente maior do que para a população geral (aproximadamente 2%). Fatores que aumentam o risco do desenvolvimento de epilepsia incluem exame neurológico alterado ou desenvolvimento anormal, antecedentes familiares de epilepsia e crises febris complexas. Como as convulsões febris são breves e o desfecho é benigno, a maioria das crianças não precisa de tratamento. Pode ser administrado diazepam retal durante uma crise para abortar um evento prolongado e é opção razoável para crianças com história de crises febris prolongadas. Em razão do potencial para efeitos colaterais, não se recomenda a administração diária de anticonvulsivante. A administração de antipiréticos durante doenças febris não previne as convulsões febris.

Crises Não Epilépticas Psicogênicas (CNEP)

As **CNEPs** (antigamente denominadas pseudoconvulsões) podem ser a manifestação de transtornos conversivos ou de simulação. Adicionalmente, as crianças com epilepsia genuína podem consciente ou inconscientemente exibir crises não epilépticas concomitantes. Embora possa ser difícil a diferenciação clínica, as CNEPs costumam diferir das crises epilépticas, pois os olhos do paciente ficam geralmente fechados (geralmente, os olhos ficam abertos durante as crises epilépticas) e o movimento é trêmulo ou em batidas, não uma atividade tônico-clônica verdadeira. Verbalização e movimentos pélvicos são vistos mais comumente nas CNEPs, a continência urinária e a fecal geralmente são preservadas e não ocorrem traumas. Se a língua for mordida, o mais frequente é que a ponta da língua seja atingida (opostamente às laterais da língua nas crises epilépticas). As CNEPs muitas vezes se iniciam ou terminam por sugestão. Um EEG realizado durante

CNEP não mostra padrões epileptiformes. O diagnóstico é crítico porque os cuidados apropriados da saúde mental, e não os anticonvulsivantes, são o ponto crucial do tratamento.

SÍNDROMES DE EPILEPSIA

As síndromes de epilepsia representam entidades clínicas nas quais idade, padrão de eventos clínicos, características do EEG, história natural e prognóstico são distintivos (Tabela 181-3).

A **epilepsia benigna da infância, com pontas centrotemporais**, também conhecida como **epilepsia rolândica benigna**, está entre as síndromes mais comuns de epilepsia e geralmente começa entre os 5 e 10 anos. As crises normalmente ocorrem apenas durante o sono ou ao acordar em mais de metade dos pacientes. As crianças afetadas geralmente têm crises motoras focais envolvendo a face e o membro superior (movimento ou sensibilidade anormal na face e boca, sialorreia, som gutural rítmico). A fala e a deglutição podem estar comprometidas. As crises algumas vezes apresentam generalização secundária. O EEG interictal demonstra ondas *sharp* centrotemporais bilaterais independentes, mas, no restante, é normal. Com uma história clássica e EEG, sendo o exame neurológico normal, o diagnóstico pode ser feito com confiança e não são necessárias neuroimagens. As crises geralmente respondem prontamente à terapia com anticonvulsivantes. As consequências intelectuais são normais, e a epilepsia se resolve depois da puberdade. São comuns as dificuldades de aprendizagem e o transtorno do déficit da atenção e hiperatividade (TDAH) como comorbidades.

As epilepsias com **ausências na infância** são outra síndrome comum. As crises de ausência normalmente começam nos primeiros anos escolares e geralmente se resolvem no final da infância ou na adolescência. Se a ausência não tiver remissão, 44% evoluirão para epilepsia mioclônica juvenil (ver discussão adiante). Etossuximida é a terapia de primeira escolha. Um subgrupo de pacientes também tem crises tônico-clônicas generalizadas. Para essas crianças, o ácido valproico é a primeira escolha, pois pode prevenir crises de ausência e convulsivas. São comuns as dificuldades de aprendizagem e o TDAH comórbidos. Não há contraindicação ao tratamento do TDAH nessas crianças com medicação estimulante.

A **epilepsia mioclônica juvenil (de Janz)** é a epilepsia generalizada mais comum entre os adolescentes e adultos jovens. O início comumente se dá no início da adolescência com abalos mioclônicos (exacerbados pela manhã, muitas vezes fazendo o paciente deixar cair objetos), crises tônico-clônicas generalizadas e crises de ausência. As crises geralmente se resolvem prontamente com a medicação anticonvulsivante (classicamente, ácido valproico, mas vários medicamentos se mostraram eficazes), porém a terapia precisa ser mantida durante toda a vida.

Os **espasmos infantis** são contrações breves do pescoço, tronco e músculos dos membros superiores, seguidos por uma fase de contração muscular sustentada que dura menos de 2 segundos. Os espasmos ocorrem mais frequentemente quando a criança está acordando ou começando a dormir. Cada abalo é seguido por breve período de relaxamento, sendo os espasmos repetidos em grupos com duração variável. Ocorrem muitos grupos de espasmos a cada dia. A **síndrome de West** é uma tríade de espasmos infantis, regressão do desenvolvimento e padrão do EEG cosideravelmente anormal (hipsarritmia). A **hipsarritmia** consiste em ondas lentas, pontas e polipontas caóticas de alta voltagem. A idade de pico de início é dos 3 aos 8 meses. Quando a flexão das coxas e o choro são proeminentes, a síndrome pode ser tomada por cólicas ou refluxo gastroesofágico. A etiologia subjacente dos espasmos dita o prognóstico. Foram identificadas mais de 200 etiologias diferentes, incluindo esclerose tuberosa, malformações do desenvolvimento cortical (lissencefalia), síndromes genéticas (trissomia 21), lesão cerebral adquirida (AVE, encefalopatia hipóxico-isquêmica perinatal) e transtornos metabólicos (fenilcetonúria). Os lactentes para os quais se determina uma etiologia são classificados como tendo espasmos infantis *sintomáticos* e têm risco muito alto de dificuldades do neurodesenvolvimento no longo prazo. Não se consegue determinar a etiologia para um pequeno subgrupo de crianças. Esses pacientes com espasmos *criptogênicos* têm um prognóstico um pouco melhor no longo prazo, mas continuam de alto risco para desfechos adversos. As opções de tratamento de primeira escolha para os espasmos infantis incluem hormônio adrenocorticotrófico, altas doses de corticosteroides orais e vigabatrina. Para os lactentes com esclerose tuberosa subjacente, a vigabatrina é considerada o tratamento de escolha. Para outros pacientes, as determinações do tratamento são feitas caso a caso.

A **síndrome de Lennox-Gastaut** é uma síndrome de epilepsia grave com idade de início variável. Na maioria das crianças se apresenta antes dos 5 anos. Tipos frequentes e múltiplos de crises, incluindo atônicas, focais, ausência atípica e crises tônicas, clônicas e tônico-clônicas generalizadas caracterizam o transtorno. Muitas crianças têm lesão cerebral ou malformações subjacentes. As crises geralmente respondem mal ao tratamento, e a maioria dos pacientes tem incapacidade intelectual significativa.

Convulsões benignas neonatais são um transtorno genético autossômico dominante ligado a canais de potássio neuronais anormais. Recém-nascidos que estão bem de modo geral apresentam crises focais ao final da primeira semana de vida, levando ao termo coloquial *ataques do quinto dia*. A resposta ao tratamento, em geral, é excelente, e o resultado de longo prazo é normalmente favorável.

A **afasia epiléptica adquirida (síndrome de Landau-Kleffner)** se caracteriza pela perda abrupta da linguagem previamente adquirida nas crianças pequenas. A incapacidade de linguagem é um déficit auditivo cortical adquirido (agnosia auditiva). O EEG é altamente epileptiforme no sono, sendo a área de pico da anormalidade geralmente a região perissilviana dominante (áreas da linguagem). Esse diagnóstico deve ser considerado para pacientes jovens com clara regressão autista, pois é entidade potencialmente tratável.

ESTADO DE MAL EPILÉPTICO

O **estado de mal epiléptico** é uma emergência neurológica, definida como atividade epiléptica contínua ou crises repetitivas sem retorno da consciência por mais de 30 minutos. O estado de mal epiléptico traz um risco de aproximadamente 14% para novos déficits neurológicos, a maioria deles secundários à patologia subjacente. De modo semelhante, a taxa de mortalidade do estado de mal epiléptico (4 a 5%) está relacionada com a etiologia subjacente. As etiologias incluem epilepsia de início recente de qualquer tipo, intoxicação medicamentosa, desequilíbrio eletrolítico, traumatismo craniano agudo, infecção, AVE isquêmico, hemorragia intracraniana, transtornos metabólicos e hipóxia.

A primeira prioridade de tratamento é garantir uma via aérea patente, respiração e circulação (Cap. 38). Os sinais vitais devem ser obtidos e oxigênio, administrado, se necessário. Se a respiração for inadequada, poderá ser necessária ventilação com pressão positiva. Deve ser estabelecido um acesso intravenoso (IV). Nos pacientes sem história de crises convulsivas, deve ser realizada avaliação laboratorial (ver adiante). Existem várias opções farmacológicas para o manejo do estado de mal epiléptico (Tabela 181-5). A conduta inicial geralmente é com um benzodiazepínico. Lorazepam, diazepam e midazolam são todos agentes eficazes. O diazepam se distribui rapidamente ao cérebro, mas tem duração de ação curta. Se não estiver disponível um acesso IV, as preparações com líquidos podem ser administradas por via retal. Se as crises convulsivas não se resolverem depois de duas doses de benzodiazepínico, poderá ser administrado um agente de segunda escolha. Fenitoína ou fosfenitoína IV são eficazes, mas é necessário fazer monitoramento cardíaco para pesquisa de arritmia. Se as crises persistirem, é apropriado dar uma dose de ataque de fenobarbital ou de ácido valproico (Tabela 181-5). Alternativamente, podem ser empregadas infusões contínuas, como as de midazolam ou pentobarbital, como agentes de terceira escolha (com proteção adequada das vias aéreas, suporte da pressão arterial e forte consideração de monitoramento contínuo por videoeletroencefalograma para avaliação de crises subclínicas contínuas). Se essa abordagem não tiver efeito, são realizadas preparações para anestesia geral. Quando o estado de mal epiléptico cessa, inicia-se a terapia de manutenção com o anticonvulsivante apropriado.

AVALIAÇÃO LABORATORIAL E DIAGNÓSTICA

Para uma criança saudável de modo geral com crise convulsiva não provocada e exame físico e neurológico normais, não é necessária avaliação laboratorial. As crianças com *crises febris simples* que tenham se recuperado completamente exigem pouca ou nenhuma avaliação laboratorial, a não ser os estudos necessários para avaliar o foco da febre. Se a apresentação clínica não atender a esses critérios e houver suspeita de convulsões sintomáticas agudas, devem-se procurar traumatismo craniano e toxinas. Um exame laboratorial completo para crises convulsivas de início recente inclui hemograma completo e dosagem de meningite (rigidez de nuca, sinal de Kernig, sinal de Brudzinski) ou história ou exame físico sugestivo de infecção da glicose, cálcio, sódio, potássio, cloreto, bicarbonato, ureia, creatinina, magnésio e fósforo, bem como triagem toxicológica do sangue e da urina. As crianças com sinais clínicos e sintomas intracranianos devem ser submetidas à punção lombar. No líquido cerebrospinal (LCS), devem-se pesquisar contagem de células, fazer cultura e avaliar os níveis de proteínas e glicose. Nas crianças com menos de 18 meses de idade, particularmente aquelas com menos de 1 ano, os sintomas clínicos de meningite podem ser sutis. Os recém-nascidos também podem precisar de testes para erros inatos do metabolismo; amônia no sangue; glicina e lactato no LCS, bem como reação de polimerase em cadeia para herpes simples; urocultura e coprocultura (citomegalovírus e enterovírus); e experiência clínica com piridoxina.

O **EEG** é o exame neurodiagnóstico mais útil para distinguir crises convulsivas de transtornos paroxísticos não epilépticos e para classificar as crises como tendo início focal ou generalizado. O EEG precisa ser interpretado no contexto da história clínica porque algumas crianças normais têm padrões de EEG focais ou epileptiformes. As crianças com crises podem ter EEGs interictais normais. Quando o diagnóstico não é claro, podem ser necessários EEGs mais sofisticados com registros prolongados e monitoramento por vídeo simultâneo do paciente na tentativa de capturar um evento típico.

A ressonância nuclear magnética (RNM) é superior à tomografia computadorizada (TC) para mostrar a maioria das patologias cerebrais, mas, no ambiente de pronto-socorro, a TC pode ser realizada rapidamente e costuma mostrar hemorragia intracraniana aguda mais claramente do que a RNM. A RNM é desnecessária em pacientes com as epilepsias generalizadas primárias, como a ausência típica e a epilepsia mioclônica juvenil. Podem ser identificadas lesões (tumores, malformações arteriovenosas, cistos, AVEs, gliose, atrofia focal) em 25% dos pacientes mesmo quando o exame clínico e o EEG não sugerem características focais. A identificação de algumas lesões, como a displasia cortical focal, o hamartoma e a esclerose temporal mesial, podem auxiliar na consideração de tratamento cirúrgico da epilepsia farmacorresistente.

TERAPIA DE LONGO PRAZO

A decisão de instituir medicamentos anticonvulsivantes diários para uma primeira crise convulsiva não provocada se baseia na probabilidade de recorrência pesada contra o risco da terapia medicamentosa de longo prazo. A determinação do risco de recorrência se baseia na história clínica e nos exames neurodiagnósticos (Tabela 181-6). Se o risco de recorrência for de 75% ou mais, geralmente se sugere que seja prescrita medicação diária. As crises de ausência, os espasmos infantis, as crises de ausência atípica e as crises atônicas são universalmente recorrentes na ocasião do diagnóstico, indicando a necessidade de terapia.

Tabela 181-5 | Conduta para Estado de Mal Epiléptico

ESTABILIZAÇÃO
ABCs (vias aéreas, respiração e circulação)
Monitoramento cardíaco
Oxigênio e oximetria de pulso
Acesso intravenoso
Exames laboratoriais imediatos
   Glicose
   Painel metabólico básico – sódio, cálcio, magnésio
   Níveis dos anticonvulsivantes
   Estudos de toxicologia apropriados
   Hemograma com plaquetas e diferencial

MANEJO FARMACOLÓGICO
Benzodiazepínicos (velocidade máxima de administração = 1 mg/min)
   Lorazepam, 0,05-0,1 mg/kg (máximo de 2-4 mg por doses)
   Diazepam, 0,2-0,5 mg/kg
   Midazolam, 0,1-0,2 mg/kg
Anticonvulsivantes convencionais
   Fosfenitoína, 10-20 mg/kg (equivalentes de fenitoína)
   Fenobarbital, 10-20 mg/kg
   Ácido valproico, 20 mg/kg
Infusões contínuas
   Pentobarbital
   Midazolam
   Anestesia geral

Tabela 181-6 | Risco de Recorrência Depois de uma Primeira Crise Não Provocada*

TIPO DE CRISE	EEG NORMAL, EXAME NORMAL	EEG EPILEPTIFORME OU EXAME ANORMAL	EEG E EXAME ANORMAIS
Generalizada	25%	50%	75%
Focal	50%	75%	> 90%

* A maioria das recorrências ocorre em até 2 anos.

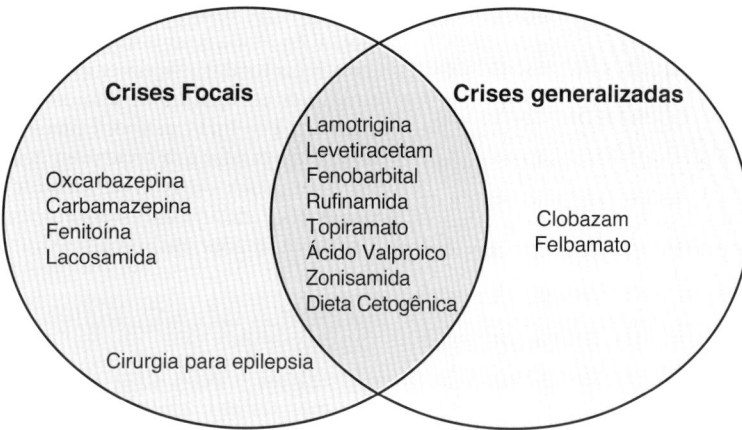

Circunstâncias especiais:
Para epilepsia do tipo ausência, a etossuximida é o tratamento de primeira escolha.
Hormônio adrenocorticotrófico, corticosteroides orais ou vigabatrina são usados para tratar espasmos infantis

Figura 181-1 Tratamento para epilepsia

O objetivo do tratamento é manter um estado funcional ideal. A toxicidade da medicação deve ser pesada contra o risco da própria crise. A escolha do medicamento inicial se baseia no mecanismo da crise (Fig. 181-1). Um único agente limita a toxicidade, diminui o custo e melhora a adesão. Aproximadamente 60% das crianças têm controle satisfatório das crises e mínimos efeitos colaterais com o medicamento inicial. Se não for conseguido o controle das crises apesar de boa adesão, considera-se o acréscimo de um segundo medicamento. Quando possível, a dosagem dos níveis sanguíneos dos anticonvulsivantes pode ser útil em ajustar a dose e monitorar a adesão. Os níveis devem ser interpretados à luz do estado clínico do paciente; um paciente com "baixo" nível do medicamento que esteja sem crises não precisa necessariamente de uma dose mais alta. Os níveis dos anticonvulsivantes devem ser coletados no período de baixa concentração, geralmente antes das doses matinais. Quando está presente uma doença hepática ou renal, é provável que a ligação do medicamento esteja alterada. Nesse caso, os níveis livres e ligados do anticonvulsivante podem ser úteis.

A duração do tratamento com anticonvulsivante varia de acordo com o tipo de crise e a síndrome epiléptica. Para a maioria das crianças, os anticonvulsivantes podem ser diminuídos até a retirada depois de 2 anos sem crises. Existem algumas exceções. Por exemplo, crianças com epilepsia mioclônica juvenil, epilepsia mioclônica progressiva, crises de ausência atípica e síndrome de Lennox-Gastaut geralmente precisam de tratamento pela vida toda. As crianças que têm outras comorbidades neurológicas, crises inicialmente difíceis de controlar ou EEGs persistentemente epileptiformes têm o risco mais alto de recorrência quando a terapia é descontinuada.

Embora crianças cognitivamente normais com epilepsia tenham as mesmas taxas de traumas que as crianças saudáveis normais, existem considerações de segurança importantes para as pessoas com epilepsia. O risco de afogamento é alto, portanto, a natação e os banhos em imersão só podem ocorrer sob supervisão direta de adultos. As crianças devem usar capacetes apropriados para esportes como ciclismo ou patinação no gelo. Não existe contraindicação à participação em esportes de contato, mas mergulho, voo em asa delta e escaladas livres não são seguros para pessoas com epilepsia. Cada país e seus estados individuais têm leis específicas referentes à direção de veículos para pessoas com epilepsia. A maioria exige um período sem crises antes de emitir uma habilitação para dirigir.

Capítulo 182

FRAQUEZA E HIPOTONIA

Fraqueza é uma diminuição da capacidade de movimentar voluntária e ativamente os músculos. Ela pode ser generalizada ou localizada a uma região do corpo. Hipotonia é um estado de baixa resistência muscular ao movimento. A hipotonia pode associar-se à fraqueza, mas, em alguns casos, está presente com uma força motora normal. O diagnóstico diferencial para fraqueza muscular é extenso (Tabela 182-1).

ETIOLOGIA

Fraqueza e hipotonia podem ser causadas por transtornos dos **neurônios motores superiores** ou dos **neurônios motores inferiores**. Os *neurônios motores superiores* se originam no córtex motor cerebral; seus axônios formam o trato corticospinal que termina na medula espinal e controlam a atividade motora voluntária. As células do corno anterior, suas raízes motoras, os nervos motores periféricos, as junções neuromusculares e os músculos representam os *neurônios motores inferiores* e unidades musculares. A manutenção da força normal, do tônus e da coordenação exige comunicação integrada por todo esse sistema complexo, incluindo o córtex cerebral, o cerebelo, o tronco encefálico, o tálamo, os núcleos da base e a medula espinal.

MANIFESTAÇÕES CLÍNICAS

A fraqueza causada por doença do neurônio motor superior difere da fraqueza produzida pelas unidades motoras inferiores (Tabela 182-2). A disfunção do neurônio motor superior causa perda do controle voluntário, mas não a perda total dos movimentos porque os núcleos motores dos núcleos da base, do tálamo e do tronco encefálico têm tratos que produzem padrões

Tabela 182-1	Transtornos Causadores de Fraqueza em Lactentes e Crianças
REGIÃO ANATÔMICA	TRANSTORNOS CORRESPONDENTES
Sistema nervoso central – cérebro	Tumor cerebral Trauma (acidental, não acidental) Infecção (meningite, encefalite, abscesso) Isquemia (arterial ou venosa) Hemorragia Doença metabólica (leucodistrofia; erro inato do metabolismo; encefalomiopatia mitocondrial; acidose lática e episódios AVE-símiles) Doença degenerativa
Sistema nervoso central – medula espinal	Mielite transversa Tumor Abscesso Trauma Infarto
Célula do corno anterior	Atrofia muscular espinal Poliomielite
Nervo periférico	Síndrome de Guillain-Barré Neuropatia sensitivomotora hereditária Paralisia do carrapato Paralisia de Bell
Junção neuromuscular	Miastenia *gravis* (juvenil, neonatal transitória, congênita) Botulismo
Músculo	Distrofias musculares (Duchenne, Becker, cíngulos dos membros) Distrofias miotônicas Miopatias congênitas Miopatias metabólicas Dermatomiosite Polimiosite

Tabela 182-2	Diferenças Clínicas entre Lesões do Neurônio Motor Superior e do Neurônio Motor Inferior	
SINAL CLÍNICO	NEURÔNIO MOTOR SUPERIOR (TRATO CORTICOSPINAL)	NEURÔNIO MOTOR INFERIOR (NEUROMUSCULAR)
Tônus	Aumentado (espástico)	Diminuído
Reflexos	Hiperativos	Hipoativos
Sinal de Babinski	Presente	Ausente
Atrofia	Possível	Possível
Fasciculações	Ausentes	Possíveis

estereotipados simples ou complexos de movimento. O trato corticospinal permite atividade motora adaptativa e é testado melhor pelos movimentos alternantes rápidos das extremidades distais. Uma disfunção leve produz movimentos rígidos e lentos. Disfunção mais grave produz posturas involuntárias de rigidez e anormais (espasticidade), consistindo em flexão do antebraço no cotovelo e punho e adução com aproximação do tórax, com extensão e adução do membro inferior.

A lesão da medula espinal deixa movimentos reflexos estereotipados residuais simples coordenados por reflexos espinais locais abaixo do nível da lesão. A destruição do neurônio motor inferior, a via final comum da produção de atividade muscular, leva à ausência total de movimento com hipotonia. Testa-se melhor a função determinando-se a força dos grupos musculares individuais ou, em uma criança pequena, observando-se a capacidade de realizar tarefas que requeiram grupos musculares em particular (p. ex., subir ou descer escadas, levantar-se do chão, andar na ponta dos dedos ou sobre os calcanhares, levantar as mãos acima da cabeça, apertar uma bola).

DOENÇA DO NEURÔNIO MOTOR SUPERIOR
Etiologia e Epidemiologia
Tumores, trauma, infecções, síndromes desmielinizantes, infarto, doenças metabólicas e doenças degenerativas podem lesionar o trato corticospinal, produzindo um padrão de fraqueza do neurônio motor superior, juntamente com o aumento dos reflexos tendinosos profundos, espasticidade e respostas plantares em extensão (sinal de Babinski).

Manifestações Clínicas
A distribuição da fraqueza depende da localização da lesão. Um tumor na região parietal esquerda pode produzir uma hemiparesia direita. Um glioma no tronco encefálico pode produzir tetraparesia lentamente progressiva. Um transtorno difuso da síntese de mielina, como a leucodistrofia, produziria uma tetraparesia simétrica progressiva.

DOENÇAS DA MEDULA ESPINAL
As lesões medulares agudas, como infarto ou compressão, podem produzir **paralisia flácida e arrefléxica** que simula doença do neurônio motor inferior. Uma criança que manifeste paraparesia flácida aguda ou subaguda tem mais probabilidade de ter uma síndrome medular aguda ou síndrome de Guillain-Barré. Os sinais que distinguem a doença medular são no nível sensorial, e no nível motor, como distúrbios da função da bexiga e do intestino, e dor local localizada ou sensibilidade à palpação da coluna. A síndrome medular aguda pode decorrer de mielite transversa, tumor medular, infarto, desmielinização ou trauma. A **mielite transversa**, um transtorno desmielinizante pós-infeccioso agudo da medula espinal, é tratada com corticosteroides em altas doses. Traumas e tumores (neuroblastoma, linfoma, sarcoma) que comprimem a medula espinal necessitam de conduta neurocirúrgica imediata para preservar a função vital.

DOENÇAS DO NEURÔNIO MOTOR INFERIOR
A doença neuromuscular pode afetar qualquer componente da unidade do neurônio motor inferior. A distribuição da fraqueza muscular pode sinalizar doenças específicas (Tabela 182-3).

Atrofia Muscular Espinal
Etiologia
A degeneração progressiva das células do corno anterior é a manifestação básica da atrofia muscular espinal (AME), uma doença genética que pode começar na vida intrauterina ou em qualquer

Tabela 182-3	Topografia das Doenças Neuromusculares
LOCALIZAÇÃO	SÍNDROMES CLÍNICAS/ TRANSTORNOS
Fraqueza dos músculos proximais	Distrofia muscular
	Duchenne/Becker
	Cíngulo dos membros
	Dermatomiosite; polimiosite
	Doença de Kugelberg-Welander (atrofia muscular espinal tipo 2)
Fraqueza distal das extremidades	Polineuropatia (síndrome de Guillain-Barré)
	Neuropatia sensitivomotora hereditária I
	Neuropatia sensitivomotora hereditária II
	Distrofia miotônica
	Miopatia distal
Oftalmoplegia e fraqueza das extremidades	Miastenia *gravis*
	Botulismo
	Distrofia miotônica
	Miopatia miotubular congênita
	Variante de Miller Fisher da síndrome de Guillain-Barré
Fraqueza facial e bulbar	Miastenia *gravis*
	Botulismo
	Pólio
	Variante de Miller Fisher da síndrome de Guillain-Barré
	Distrofia miotônica
	Miopatia congênita
	Distrofia facioescapuloumeral

ocasião dali em diante. Em torno de 25% dos pacientes têm um tipo infantil grave (AME tipo 1/**doença de Werdnig-Hoffmann**), 50% têm um tipo infantil tardio e mais lentamente progressivo (AME tipo 2/**síndrome de Kugelberg-Welander**) e 25% têm um tipo juvenil mais crônico (AME tipo 3). A AME é uma das doenças autossômicas recessivas mais frequentes, tendo uma frequência de portador de 1 em 50.

Manifestações Clínicas

Quanto mais cedo na vida o processo se inicia, mais grave é a progressão. Os lactentes com AME tipo 1 se apresentam nos primeiros meses de vida com hipotonia intensa, fraqueza generalizada e envolvimento facial. Os lactentes têm habilidades cognitivas, sociais e de linguagem, bem como sensibilidade, normais. É mais fácil identificar as **fasciculações** (tremores da parte lateral da língua) ao inspecionar a boca quando a criança está adormecida. Os reflexos tendinosos profundos estão abolidos. Com a progressão, a respiração se torna rápida, superficial e predominantemente abdominal. Em uma criança extremamente fraca, o comprometimento respiratório leva a atelectasia, infecção pulmonar e óbito. A maioria dos lactentes com AME tipo 1 morre nos primeiros 2 anos. As crianças com AME tipo 2 podem sobreviver até a idade adulta. As crianças com AME tipo 3 podem parecer normais, tendo progressão mais lenta da fraqueza e expectativa de vida normal.

Estudos Laboratoriais e Diagnóstico

O diagnóstico é feito por testes genéticos. A creatina fosfoquinase (CPK) pode ser normal ou discretamente elevada. A eletromiografia (EMG) mostra fasciculações, fibrilações e outros sinais de denervação. A biópsia muscular mostra atrofia agrupada.

Tratamento

Nenhum tratamento específico adia a progressão da AME, embora alguns agentes promissores estejam sendo estudados. A terapia sintomática tem como objetivo minimizar contraturas, prevenir escoliose, maximizar a nutrição e evitar infecções. As infecções respiratórias são tratadas cedo e agressivamente com fisioterapia, oxigênio e antibióticos. O uso ou não de ventilação artificial e de alimentação por sonda precisa ser individualizado para cada paciente em cada estágio da doença.

Neuropatia Periférica

Existem muitas doenças dos nervos periféricos na infância, porém as apresentações mais clássicas são: síndrome de Guillain-Barré, polineuropatia desmielinizante inflamatória crônica (PDIC), neuropatia sensitivomotora hereditária (NSMH) e paralisia do carrapato. As neuropatias periféricas produzidas por diabetes melito, alcoolismo, insuficiência renal crônica, exposição a toxinas, vasculite e pelos efeitos de neoplasia são comuns em adultos, mas raras em crianças.

Síndrome de Guillain-Barré

A síndrome de Guillain-Barré (polirradiculoneuropatia desmielinizante inflamatória aguda) é uma neuropatia periférica autoimune pós-infecciosa que pode ocorrer em aproximadamente 10 dias depois de uma infecção respiratória ou gastrointestinal (classicamente, *Mycoplasma pneumoniae* ou *Campylobacter jejuni*). Ocorre em pessoas de todas as idades e é a causa mais comum de paralisia flácida aguda em crianças.

Os sintomas característicos são *arreflexia, flacidez* e *fraqueza ascendente simétrica*. A progressão pode ocorrer rapidamente em horas ou mais lentamente ao longo de semanas. Normalmente, os sintomas se iniciam com adormecimento ou parestesias em mãos e pés, depois uma sensação de peso e fraqueza nos membros inferiores. A fraqueza sobe e envolve os membros superiores, tronco e músculos bulbares (língua, faringe, laringe). Os reflexos tendinosos profundos estão abolidos mesmo quando a força está relativamente preservada. Os sinais objetivos de perda sensorial geralmente são pouco importantes, em comparação com a fraqueza intensa. Insuficiências bulbar e respiratória podem progredir rapidamente. A disfunção de nervos autônomos pode levar a alterações da pressão arterial, taquicardia e outras arritmias, retenção ou incontinência urinária ou retenção de fezes. Essa polineuropatia pode ser difícil de distinguir de uma síndrome aguda da medula espinal. A preservação da função do intestino e da bexiga, perda de reflexos nos membros superiores, ausência de um nível sensorial e falta de dor à palpação da coluna apontam para síndrome de Guillain-Barré. Uma variante em nervos cranianos da síndrome de Guillain-Barré, a chamada **variante de Miller Fisher**, manifesta-se com ataxia, oftalmoplegia parcial e arreflexia.

O líquido cerebrospinal da síndrome de Guillain-Barré algumas vezes é normal no início da doença, mas classicamente mostra níveis elevados de proteínas sem pleiocitose significativa. A ressonância nuclear magnética (RNM) com gadolínio pode revelar contraste das raízes nervosas espinais. Estudos de eletrofisiologia (EMG, velocidade de condução nervosa [VCN]) nem sempre são necessários, mas podem fornecer corroboração para as evidências diagnósticas e os indicadores de prognóstico.

As crianças nos estágios iniciais da doença devem ser internadas. Aquelas com fraqueza moderada, intensa ou rapidamente progressiva devem ser tratadas em uma unidade de terapia intensiva. As funções cardíaca e pulmonar são monitoradas continuamente. Deve-se realizar a entubação endotraqueal em pacientes com falência respiratória iminente ou incapacidade para remoção das secreções. A maioria dos pacientes é tratada inicialmente com imunoglobulina intravenosa (IGIV). Troca de plasma e imunossupressores são alternativas quando o tratamento com IGIV não tem sucesso ou em doença rapidamente progressiva. Fisioterapia, terapia ocupacional e fonoaudiologia são as bases do tratamento.

A doença geralmente se resolve espontaneamente, ainda que lentamente; 80% dos pacientes recuperam a função normal em 1 a 12 meses. Cerca de 20% dos pacientes ficam com fraqueza residual leve a moderada. Algumas crianças sofrerão recorrência aguda ou sintomas crônicos.

Polineuropatia Desmielinizante Inflamatória Crônica

A PDIC é uma neuropatia periférica imunomediada e pode afetar pacientes de todas as idades. Os pacientes apresentam fraqueza proximal e distal (geralmente em um padrão episódico recorrente-remitente) afetando as extremidades. Os pacientes também podem apresentar alterações da sensibilidade, como hipoestesia, parestesias ou dor. O diagnóstico é clínico, embora o EMG ou a biópsia de nervo possam confirmar o diagnóstico. As bases do tratamento para PDIC são IGIV, glicocorticoides e plasmaférese. O prognóstico varia, sendo que alguns pacientes têm remissão completa, enquanto outros apresentam remissão parcial ou incapacidade intensa.

Neuropatia Sensitivomotora Hereditária

A NSMH (também chamada doença de Charcot-Marie-Tooth [CMT]) é um grupo de doenças progressivas dos nervos periféricos. Os componentes motores, em geral, dominam o quadro clínico, sendo as funções sensitiva e autônoma afetadas mais tarde. A NSMH mais comum é CMT tipo 1A. Outros tipos podem ter sintomas mais leves. Alguns subtipos apresentam sintomas graves iniciados ainda no lactente.

Os nervos fibular e tibial são afetados mais cedo e mais intensamente. Mais frequentemente, as queixas começam da idade pré-escolar até a adolescência, com fraqueza dos tornozelos e tropeções frequentes. O exame mostra **pés cavos** (arco plantar alto), fraqueza bilateral dos flexores dorsais do pé e sensibilidade normal, apesar de queixas ocasionais de parestesias. Os nervos periféricos aumentam acentuadamente e podem ser palpáveis ao exame. A progressão da NSMH é lenta, estendendo-se ao longo de anos e décadas. Finalmente, os pacientes desenvolvem fraqueza e atrofia das pernas bem como mãos e perda sensorial leve a moderada em mãos e pés. Alguns pacientes jamais têm mais do que uma leve deformidade nos pés, perda dos reflexos aquileus e anormalidades eletrofisiológicas. Outros da mesma família podem ficar confinados a uma cadeira de rodas e ter dificuldades em realizar as tarefas cotidianas com as mãos.

A NSMH pode ser desmielinizante (CMT1, com intensa diminuição da VCN e alterações hipertróficas na biópsia do nervo sural) ou axonal (CMT2, com VCN normal, mas amplitudes dos potenciais de ação diminuídas e degeneração axonal à biópsia). Existem testes genéticos específicos para muitos subtipos de NSMH. Não existe tratamento específico para a NSMH, mas órteses que mantenham os pés em flexão dorsal podem melhorar a função.

Paralisia do Carrapato

A paralisia do carrapato produz um padrão de fraqueza agudo do neurônio motor inferior clinicamente semelhante à da síndrome de Guillain-Barré. Uma fêmea de carrapato presa libera uma toxina semelhante à do botulismo, bloqueando a transmissão neuromuscular. Os pacientes afetados apresentam fraqueza flácida generalizada intensa, incluindo paralisias ocular, papilar e bulbar. É preciso fazer uma busca metódica de um carrapato aderido, particularmente em áreas pilosas, em qualquer criança com fraqueza aguda. A remoção do carrapato resulta em pronto retorno da função motora.

Miastenia *Gravis*

A miastenia *gravis* é uma afecção autoimune. Mais comumente, os anticorpos bloqueiam os receptores de acetilcolina (AChR) na junção neuromuscular, diminuindo o número de receptores efetivos, o que resulta em rápida fatigabilidade do músculo estriado, embora existam outros tipos de autoanticorpos. As três variedades infantis são **miastenia *gravis* juvenil**, no final da fase de lactente e em crianças, **miastenia neonatal transitória** e **miastenia congênita**.

Miastenia Juvenil

Ptose variável, diplopia, oftalmoplegia e fraqueza facial são os sintomas de apresentação. Podem ocorrer disfagia, controle insatisfatório da cabeça e fraqueza nas extremidades. A fadiga rápida dos músculos distingue a miastenia de outros transtornos neuromusculares, como piora progressiva ao longo do dia ou com a atividade repetitiva. Em algumas crianças, a doença jamais avança além da oftalmoplegia e ptose (miastenia ocular). Outras têm uma doença progressiva e potencialmente fatal que envolve toda a musculatura, incluindo a respiração e a deglutição. O tratamento inclui a piridostigmina, um inibidor da acetilcolinesterase e, dependendo da gravidade, várias formas de imunossupressão.

Miastenia *Gravis* Neonatal Transitória
Uma síndrome miastênica transitória se desenvolve em 10 a 20% dos recém-nascidos de mulheres com miastenia *gravis*, apresentando-se nas primeiras horas a dias depois do nascimento. Quase todos os lactentes cujas mães têm miastenia apresentam anticorpos maternos anti-AChR. Os sinais incluem ptose, oftalmoplegia, paresia dos movimentos faciais, recusa alimentar, hipotonia, dificuldade respiratória e paresia de extremidades variável. Os recém-nascidos com miastenia *gravis* transitória precisam de inibidores da colinesterase e de cuidados de suporte por alguns dias a semanas até a remissão da fraqueza.

Miastenia *Gravis* Congênita
As síndromes miastênicas congênitas (SMCs) se devem a mutações genéticas dos componentes da junção neuromuscular. Tipicamente se apresentam nos primeiros meses de vida com hipotonia, oftalmoparesia, diplegia facial e paresia de extremidades, embora possam se manifestar durante toda a infância. A função respiratória e a alimentação podem estar comprometidas. As crianças com SMC geralmente têm incapacidade por toda a vida. Algumas crianças responderão a piridostigmina ou outros medicamentos que melhoram a função da junção neuromuscular.

Estudos Diagnósticos
A miastenia autoimune é mais comumente diagnosticada por meio da combinação de sintomas clínicos e testes de anticorpos. A maioria dos indivíduos tem anticorpos contra AChR, embora alguns tenham anticorpos contra outros componentes da junção neuromuscular. A neurofisiologia pode exibir a característica clássica de eletrodecremento com a estimulação repetitiva de 3 Hz durante os estudos de condução nervosa. A administração de um inibidor da colinesterase (cloreto de edrofônio) pode resultar em melhora transitória da força, particularmente da ptose, e, desse modo, pode ser usada adicionalmente para verificação do diagnóstico.

Botulismo Infantil
O botulismo infantil resulta de infecção intestinal por *Clostridium botulinum*, que produz uma neurotoxina que bloqueia a transmissão colinérgica pré-sináptica. A idade baixa e a ausência de flora intestinal competitiva predispõem os lactentes a essa doença. Os lactentes podem ingerir poeira, terra ou alimento (mel ou alimentos enlatados de maneira incorreta) contaminados com esporos. O bloqueio neuromuscular progressivo vai de leve a grave. Os lactentes costumam apresentar prisão de ventre e recusa alimentar. Desenvolvem-se hipotonia e fraqueza, juntamente com disfunção dos nervos cranianos manifestada por reflexo faríngeo hipoativo, diminuição dos movimentos oculares, diminuição da contração pupilar e ptose. Os lactentes afetados podem desenvolver insuficiência respiratória. O diagnóstico é feito pela presença de esporos de *C. botulinum* e toxina encontrada nas fezes. A terapia com IGIV para botulismo deve ser administrada assim que se suspeitar do diagnóstico. Com o pronto tratamento e cuidados respiratórios e de suporte, o prognóstico é bom.

Distrofia Muscular de Duchenne
As distrofias musculares são um grupo de doenças musculares genéticas caracterizadas por degeneração progressiva das fibras musculares e substituição gradual do músculo por tecido fibrótico. A distrofia muscular de Duchenne é a distrofia muscular mais frequente e um dos transtornos genéticos mais comuns da infância.

Etiologia
A **distrofia muscular de Duchenne** é um transtorno ligado ao X (Xp21) que afeta aproximadamente 1 em 3.500 meninos e decorre de mutação genética da distrofina. A **distrofia muscular de Becker** é um transtorno alélico associado a sintomas mais leves; suas mutações preservam, pelo menos em parte, a função do produto genético resultante.

Manifestações Clínicas
Os meninos apenas raramente são sintomáticos enquanto lactentes. Com cerca de 2 a 3 anos de idade, os meninos desenvolvem marcha desajeitada e incapacidade para correr apropriadamente. Alguns têm antecedentes de lentidão discreta para atingir os marcos motores ou controle insatisfatório da cabeça enquanto lactentes. O exame mostra hipertrofia firme da panturrilha e fraqueza leve a moderada do membro inferior proximal, com marcha hiperlordótica em báscula. A criança geralmente se levanta de uma posição deitada no chão usando os braços para *escalar* as pernas e o corpo (**sinal de Gower**). A fraqueza dos membros superiores fica evidente por volta dos 6 anos, e a maioria dos meninos é dependente de cadeira de rodas com aproximadamente 12 anos. Outras manifestações incluem miocardiopatia, escoliose, declínio respiratório e, em alguns meninos, disfunção cognitiva e comportamental. Muitos meninos com Duchenne vivem até a idade adulta. A maioria morre na terceira década ou no início da quarta década, geralmente em decorrência de declínio respiratório progressivo ou disfunção cardíaca.

Estudos Laboratoriais e Diagnósticos
Os níveis sanguíneos de CPK sempre são acentuadamente elevados. O diagnóstico é estabelecido por testes genéticos para mutação do gene da distrofina. É possível o diagnóstico pré-natal. Aproximadamente um terço dos casos representa novas mutações. Ocasionalmente, o diagnóstico não é feito até que uma biópsia muscular mostre degeneração e regeneração de fibras, acompanhadas por aumento do tecido conjuntivo intrafascicular.

Tratamento
A terapia com esteroides agora é instituída para tornar mais lento o ritmo da doença e adiar a incapacidade motora. Os cuidados de suporte incluem fisioterapia, órteses, cadeiras de rodas apropriadas e tratamento da disfunção cardíaca ou das infecções pulmonares. Recomenda-se uma abordagem multidisciplinar. Através das melhoras de conduta, os pacientes agora vivem significativamente mais do que na era pré-esteroides.

Distrofia Miotônica
Etiologia e Epidemiologia
A distrofia miotônica (DM) é a segunda distrofia muscular mais frequente e o tipo mais comum a se apresentar na idade adulta. A DM, doença genética autossômica dominante, é causada por expansão progressiva de uma repetição tripla, CTG, no gene da proteína quinase da distrofia miotônica. A apresentação se relaciona mais ou menos com o número de repetições CTG, e a doença se caracteriza por antecipação genética, na qual cada geração tem apresentação mais cedo de sintomas mais graves.

Manifestações Clínicas
Embora a DM se apresente mais comumente na idade adulta, pode apresentar-se em qualquer idade. O quadro clínico da DM "clássica" de início na infância inclui fraqueza progressiva facial e *distal* nas extremidades, bem como **miotonia**. A miotonia é um transtorno do relaxamento muscular depois da contração. Os pacientes agarram um objeto e têm dificuldade em soltar o aperto, afastando os dedos um a um lentamente. O aspecto facial é característico, com escavação dos músculos temporais, mandíbula e pescoço; ptose; fraqueza facial e inclinação do lábio inferior. A voz é nasal e levemente disártrica. Não apenas os músculos estriados são afetados, mas os músculos lisos do trato alimentar, do útero e do tecido cardíaco são envolvidos. Os pacientes têm arritmias variáveis, endocrinopatias, deficiências imunológicas, catarata e comprometimento intelectual.

Um tipo congênito grave de DM pode aparecer em lactentes cujas mães tenham distrofia miotônica por causa de expansão rápida do comprimento da repetição CTG. Os lactentes são imóveis e hipotônicos, têm ptose, ausência dos reflexos da sucção e de Moro, apresentam recusa alimentar e dificuldades respiratórias. Muitas vezes, a fraqueza e a atonia da musculatura lisa uterina durante o trabalho de parto levam à encefalopatia hipóxico-isquêmica e suas sequelas, o que torna o diagnóstico clínico mais difícil. A presença de contraturas congênitas, pé torto ou história de poucos movimentos fetais indica doença neuromuscular intrauterina. Os que precisam de ventilação prolongada têm mortalidade infantil de 25%. Indivíduos com DM congênita costumam ter ganhos significativos em termos de habilidades motoras e quase todas as crianças conseguem deambular independentemente. No entanto, aproximadamente 50% dos pacientes com DM têm retardo mental. Além disso, as crianças com DM congênita apresentam uma segunda fase progressiva da doença na adolescência, incluindo arritmias cardíacas potencialmente fatais.

Diagnóstico
O diagnóstico é estabelecido por testes genéticos.

Outros Tipos de Doença Muscular Infantil
Distrofias musculares congênitas (DMCs) se referem a um grupo de condições geneticamente determinadas com apresentação em lactentes ou em pré-escolares. Os subtipos mais comuns incluem distrofia muscular congênita com deficiência de merosina, distrofia muscular congênita de Ullrich e distroglicanopatias. O quadro clínico característico inclui hipotonia, fraqueza nas extremidades, atraso do desenvolvimento motor e contraturas congênitas. O diagnóstico é estabelecido por meio da combinação de CPK elevada no sangue e alterações distróficas detectadas com a biópsia do músculo. Na maioria dos indivíduos, a evolução da doença é lenta ou não progressiva, embora muitas crianças com DMC fiquem dependentes de cadeira de rodas e precisem de algum tipo de suporte respiratório. As contraturas e a escoliose costumam ser progressivas e pioram muito; as condições respiratórias declinam com a idade.

A **distrofia muscular de Emery-Dreifuss** (DMED), também conhecida como distrofia muscular umerofibular, pode ser herdada em transtorno recessivo ligado a X, autossômico dominante ou autossômico recessivo. Os sintomas geralmente começam na infância, embora se observe também início na idade adulta. Os pacientes podem apresentar contraturas precoces, fraqueza ou atrofia muscular umerofibular lentamente progressiva e doença cardíaca com defeitos de condução e arritmias. A DMED se associa a pequenas elevações dos níveis de CPK no sangue, eletrocardiogramas (ECG) anormais, alterações características nas imagens musculares e biópsias musculares anormais, porém inespecíficas. Não há terapias modificadoras da doença específicas para DMED, embora o uso precoce de desfibriladores nos pacientes com ECGs anormais reduza a incidência de morte súbita.

Estão descritos vários tipos de **distrofia muscular do cíngulo dos membros** (DMCM), os quais geralmente são herdados em um padrão autossômico recessivo. Dependendo do subtipo de DMCM, a apresentação pode ocorrer em qualquer época da infância. Um subgrupo de crianças terá apresentação Duchennesímile. A DMCM afeta primariamente os músculos do cíngulo do membro inferior e do membro superior. Os músculos distais podem ficar fracos e atróficos mais tarde. Muitas crianças com DMCM perderão sua capacidade de deambular. Algumas também podem ter insuficiências cardíaca e respiratória progressivas.

A **distrofia facioescapuloumeral** é uma miopatia autossômica dominante. A fraqueza aparece primeiramente nos músculos faciais e cíngulo do membro superior. A fraqueza do ombro resulta em observação de escápula alada característica, muitas vezes assimétrica. Os pacientes têm leve ptose, diminuição da expressão facial, incapacidade de franzir os lábios ou de fechar os olhos durante o sono, fraqueza do pescoço, dificuldade para elevar inteiramente os membros superiores e diminuição do volume da musculatura do braço. A progressão é lenta, embora as crianças geralmente tenham uma apresentação mais grave e possam ter incapacidade significativa relacionada com a fraqueza e disfunção da extremidade superior.

As **miopatias congênitas** (MC) formam um grupo relativamente comum (prevalência de aproximadamente 1:20.000) de transtornos musculares não distróficos que, como as distrofias musculares congênitas, se apresentam mais comumente nos lactentes, com hipotonia e fraqueza. Sinais e sintomas adicionais incluem contraturas congênitas, subluxação/luxação do quadril, músculos pequenos/atróficos, biotipo longilíneo e aspecto facial característico ("fácies miopático"). Os sintomas costumam ser não progressivos ou apenas lentamente progressivos, embora as crianças muitas vezes tenham incapacidades graves durante a vida toda, incluindo dependência de cadeira de rodas, escoliose grave e insuficiência respiratória. O achado clínico pode distinguir as DMCs e outras distrofias (p. ex., envolvimento da musculatura facial nas miopatias congênitas). O diagnóstico é estabelecido, em última análise, com base nos estudos laboratoriais, achados de biópsia e resultados de exames genéticos. Os subtipos histopatológicos são distinguidos pelas características na biópsia de músculo, sendo mais comuns a miopatia da nemalina, a miopatia centronuclear e a miopatia nuclear. Foram estabelecidas mais de 15 causas genéticas diferentes para as MCs. No entanto, quase 50% dos casos não têm identificação genética. Embora atualmente não existam terapias específicas para qualquer subtipo de MC, várias terapias promissoras têm mostrado eficácia em modelos pré-clínicos de doença.

Miopatias Metabólicas

A **doença de depósito glicogenose tipo II** (doença de Pompe) e a deficiência de carnitina muscular são discutidas nos Capítulos 52 e 55. **Várias miopatias mitocondriais** podem apresentar-se com hipotonia, oftalmoplegia e fraqueza progressiva, mas o fenótipo desses transtornos é amplo (Cap. 57). As **miopatias endócrinas**, incluindo hipertireoidismo, hipotireoidismo, hiperparatireoidismo e síndrome de Cushing, associam-se à fraqueza muscular proximal. A **paralisia periódica** causada por tipos familiares de hipocalemia ou hipercalemia produz fraqueza episódica.

Estudos Laboratoriais e Diagnósticos

A avaliação diagnóstica deve ser guiada pela história clínica e o exame físico (Cap. 179).

Hipertermia Maligna

A **hipertermia maligna** é uma síndrome potencialmente fatal manifesta por um aumento rápido da temperatura corporal, rigidez muscular, acidose metabólica e respiratória, hipotensão, arritmias e convulsões. Os episódios agudos são precipitados pela exposição a anestésicos em pacientes com predisposição genética. Os pacientes com distrofia muscular de Duchenne, miopatia nuclear central e outras miopatias são suscetíveis, embora também possa ocorrer hiperpirexia maligna em crianças sem doença muscular como um transtorno genético autossômico dominante. Frequentemente, observam-se antecedentes familiares de óbito sem explicação durante a anestesia. Os níveis de CPK no sangue se elevam e a mioglobinúria pode resultar em necrose tubular e insuficiência renal aguda. O diagnóstico de hipertermia maligna idiopática é possível com testes genéticos ou um teste da contração muscular *in vitro*, que revela contratura tônica excessiva com a exposição ao halotano e à cafeína. O tratamento consiste em dantroleno IV, bicarbonato de sódio e resfriamento.

Hipotonia do Recém-Nascido e do Lactente

A distinção clínica entre transtornos do neurônio motor superior e do inferior, em lactentes, não é nítida porque a mielinização incompleta do sistema nervoso em desenvolvimento limita a expressão de muitos sinais essenciais, como a espasticidade. Os dois pontos clínicos críticos são se a criança tem fraqueza e a presença ou ausência dos reflexos tendinosos profundos. Hipotonia e fraqueza juntamente com reflexos profundos hipoativos ou abolidos sugerem transtorno neuromuscular. Uma criança mais forte com reflexos vivos sugere uma fonte de hipotonia no neurônio motor superior. As causas da fraqueza neonatal já foram descritas anteriormente no texto. Um algoritmo diagnóstico para lactentes com hipotonia ou fraqueza é apresentado na Figura 182-1.

Hipotonia sem Fraqueza Significativa (Hipotonia Central)

Alguns lactentes que parecem se movimentar bem quando em decúbito dorsal no berço são hipotônicos quando manipulados ou movimentados. Quando elevados, a cabeça cai, *escorrega pelo ombro*, não sustentam o peso das pernas e formam um U *invertido* na suspensão em decúbito ventral (**postura de Landau**). Quando os lactentes são colocados em decúbito ventral, podem ficar deitados sem flexionar os braços e as pernas. O tônus passivo diminui,

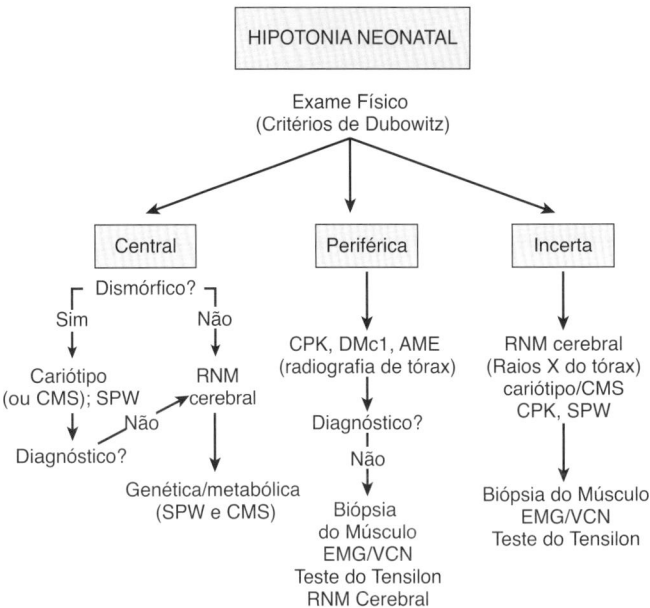

Figura 182-1 Avaliação de um lactente com hipotonia. *DMc1*, distrofia miotônica congênita; *CPK*, creatina fosfoquinase; *CMS*, análise de microsséries cromossômicas; *EMG*, eletromiografia; *RNM*, ressonância nuclear magnética; *VCN*, velocidade de condução nervosa; *SPW*, síndrome de Prader-Willi; *AME*, atrofia muscular espinal. *(Cortesia de James Dowling, MD.)*

mas os reflexos são normais. A hipotonia pode associar-se a uma doença cerebral significativa ou pode ser um fenômeno benigno que desaparece com o crescimento (Tabela 182-4). A causa mais comum de hipotonia é a encefalopatia hipóxico-isquêmica.

A **síndrome de Prader-Willi** (SPW) se apresenta com hipotonia neonatal intensa; problemas de alimentação graves, que levam a atraso do crescimento; mãos e pés pequenos; nos meninos, pênis pequeno, testículos pequenos e criptorquidia. Hiperfagia intensa e obesidade se desenvolvem na idade pré-escolar. Aproximadamente 60 a 70% dos indivíduos afetados têm deleção intersticial do cromossomo 15q11q13 paterno. A SPW e a trissomia 21 são as causas genéticas mais comuns de hipotonia neonatal.

Os lactentes que têm um transtorno do tecido conjuntivo, como a **síndrome de Ehlers-Danlos**, a **síndrome de Marfan** ou afrouxamento dos ligamentos de etiologia familiar, podem exibir hipotonia passiva acentuada, *afrouxamento ligamentar* e aumento da elasticidade cutânea. Podem ter força e cognição normais e alcançar normalmente os marcos motores e mentais do desenvolvimento. Podem ter posturas peculiares dos pés ou marchas incomuns.

Os lactentes com **hipotonia congênita benigna** geralmente exibem a afecção com 6 a 12 meses de idade, com atraso das habilidades motoras grosseiras. São incapazes de sentar-se, arrastar-se ou engatinhar, mas têm boas habilidades verbais, sociais e manipulativas. A força parece normal, e os lactentes conseguem estender os membros superiores e inferiores subitamente e levar os dedos dos pés à boca. Quando puxadas para sentar-se, muitas vezes a cabeça da criança pende para trás (*head lag*), escorregam quando em suspensão ventral e hipotonia do tônus passivo. O lactente parece hipotônico desde o nascimento. O diagnóstico diferencial inclui transtornos do neurônio motor superior e doenças do tecido conjuntivo. Extensa investigação laboratorial muitas vezes nada revela. A maioria das crianças se equipara aos pares

Tabela 182-4	Abordagem do Diagnóstico Diferencial no Lactente Hipotônico

HIPOTONIA COM FRAQUEZA

Consciência Intacta

Doença neuromuscular
  Atrofia muscular espinal*
  Síndromes miastênicas
  Neuropatia congênita ou miopatia
Doença medular (trauma ou compressão da medula cervical)
  Tumor
  Infarto da medula espinal
  Malformação
  Espinha bífida
  Siringomielia

Consciência Deprimida

Doença cerebral grave*
Estrutural (hidrocefalia)
Infecciosa
Metabólica (p. ex., anóxia ou hipoglicemia)
Intoxicação medicamentosa através da mãe
  Sulfato de magnésio
  Barbitúricos
  Narcóticos
  Benzodiazepínicos
  Anestesia geral
Anormalidade metabólica
  Hipoglicemia
  Kernicterus

HIPOTONIA SEM FRAQUEZA

Doença sistêmica aguda*
Síndromes específicas
  Síndrome de Down
  Cérebro-hepatorrenal (transtorno peroxissômico de Zellweger)
  Oculocerebrorrenal (síndrome de Lowe)
  Doença dos cabelos torcidos (síndrome de Menkes – transtorno do metabolismo do cobre)
  Leucodistrofia suprarrenal neonatal
  Síndrome de Prader-Willi
Transtorno do tecido conjuntivo
  Síndrome de Ehlers-Danlos
  Síndrome de Marfan
  Ligamentos frouxos congênitos
Doença metabólico-nutricional
  Raquitismo
  Acidose tubular renal
  Doença celíaca
  Atresia biliar
Cardiopatia congênita
Hipotonia congênita benigna*

*Comum.

Tabela 182-5	Causas de AVE na Infância

AVE ISQUÊMICO ARTERIAL

Arteriopáticos
  Estenose arterial idiopática
  Vasculite (autoimune ou infecciosa)
  Dissecção arterial (traumática ou espontânea)
  Doença de Moyamoya
Cardíacos
  Cardiopatia congênita cianótica
  Doença valvular
  Forame oval patente
  Arritmias
  Miocardiopatia
  Endocardite infecciosa
Hematológicos
  Anemia falciforme
  Anemia ferropriva
  Estado hipercoagulável
  Estados protrombóticos hereditários (fator V Leiden)
  Estados protrombóticos adquiridos (anticorpos antifosfolípides)
  Medicamentos protrombóticos (contracepção oral)

TROMBOSE DE SEIO VENOSO CEREBRAL

Hematológico
  Estado hipercoagulável (ver anteriormente)
  Anemia ferropriva
  Desidratação grave
Infecções
  Meningite
  Otite média
  Mastoidite
Doença sistêmica
  Leucemia
  Doença inflamatória intestinal
  Síndrome nefrótica
Trauma

AVE HEMORRÁGICO

Traumatismo craniano (acidental ou por abuso)
Malformações vasculares
  Malformações arteriovenosas
  Aneurismas cerebrais
Tumor cerebral
Vasculites
Doença de Moyamoya

e parece normal por volta dos 3 anos. Muitas vezes, outros familiares teriam exibido um padrão de desenvolvimento semelhante.

AVE NA INFÂNCIA
Etiologia

A incidência de AVE (acidente vascular encefálico) pediátrico é de 2,5 a 10 por 100.000 crianças, sendo mais alta entre recém-nascidos, aproximando-se daquela encontrada nos idosos. Um amplo espectro de condições pode produzir AVE na infância (Tabela 182-5). Os AVEs pediátricos podem ser causados por isquemia (AVE isquêmico arterial, trombose de seio venoso cerebral) ou hemorragia. O **AVE isquêmico arterial** é um infarto focal no cérebro que resulta da oclusão das artérias cerebrais. As causas mais comuns são vasculites que resultam em artérias cerebrais anormais (autoimune ou infeciosa, como a vasculite associada à meningite) e infartos cardioembólicos causados por cardiopatia congênita, anemia falciforme ou transtornos da coagulação. Os transtornos da coagulação também aumentam o risco de **trombose de seio venoso cerebral** (TSVC); a oclusão de estruturas venosas cerebrais pode resultar em isquemia à medida que a pressão venosa cerebral se eleva. A TSVC também pode ser causada por infecções ou desidratação. Os **AVEs hemorrágicos** podem ser intraparenquimatosos (sangramento primário ou secundário depois de AVE isquêmico arterial) ou associados a sangramentos intraventriculares, subaracnoides, subdurais ou epidurais. As causas mais comuns de AVE hemorrágico são as malformações vasculares, traumatismo craniano e vasculites.

Manifestações Clínicas

O início agudo de déficits neurológicos focais em uma criança é um AVE até que se prove o contrário. Os sintomas podem ser sutis e inespecíficos, o que pode levar a uma demora em se fazer o diagnóstico. O AVE isquêmico arterial tipicamente se apresenta com déficits neurológicos agudos focais. Hemiparesia é o mais comum, mas podem estar presentes déficits visuais, de fala, sensoriais ou do equilíbrio. Diferentemente do AVE isquêmico arterial em adultos, são bem comuns as crises convulsivas focais na apresentação infantil do AVE isquêmico arterial. De modo semelhante, é mais frequente que o AVE isquêmico arterial se apresente com crises convulsivas focais sintomáticas agudas (normalmente no primeiro dia de vida) ou com encefalopatia.

Os sintomas de TSVC podem progredir mais gradualmente e serem mais variáveis e inespecíficos do que o AVE isquêmico arterial. Na TSVC, podem estar presentes déficits focais agudos ou a criança pode ter sinais progressivos de hipertensão intracraniana, incluindo cefaleia, papiledema, diplopia (mais frequentemente por paralisia do VI nervo craniano), crises convulsivas, letargia ou confusão.

O AVE hemorrágico tende a se apresentar de modo agudo, com uma cefaleia em "trovoada" súbita. O AVE hemorrágico também pode se apresentar com perda de consciência, rigidez de nuca, déficits focais ou crises convulsivas e pode ser rapidamente fatal.

Hemiplegia congênita se torna aparente à medida que os lactentes se desenvolvem, vendo-se diminuição do uso de um lado do corpo, definição precoce da lateralidade ou negligência de um lado. As neuroimagens revelam uma área de encefalomalacia no hemisfério cerebral contralateral. Os detalhes da história intrauterina, do trabalho de parto, parto e pós-natal da criança não costumam ter achados dignos de nota. A área de encefalomalacia pode predispor a criança à epilepsia.

Diagnóstico Diferencial

Existem muitas condições que simulam o AVE pediátrico, a maioria das quais é mais comum do que o AVE isquêmico arterial, TSVC ou AVE hemorrágico. Algumas dessas condições são benignas (migrânea, fraqueza psicogênica, anormalidades musculoesqueléticas), mas outras exigem diagnóstico e/ou tratamento prontos e específicos (p. ex., fraqueza pós-ictal transitória, infecção intracraniana, doença inflamatória do sistema nervoso central, tumor ou síndrome da leucoencefalopatia reversível posterior).

Exames Diagnósticos e Imagens

Na apresentação inicial, são necessárias neuroimagens de urgência. Uma tomografia computadorizada (TC) não contrastada é altamente sensível aos AVEs hemorrágicos agudos e pode revelar AVE isquêmico arterial maior e maduro; AVE não hemorrágico agudo pode não ser visto na TC de rotina. Portanto, a RNM com imagem ponderada em difusão é necessária para a maioria das apresentações. A angiografia por ressonância nuclear magnética (ARNM) ou a angiografia tomográfica computadorizada é usada para confirmar oclusão arterial no AVE isquêmico arterial e pode identificar arteriopatia subjacente, malformações vasculares e aneurismas. O diagnóstico de TSVC exige alta suspeita clínica e imagens do sistema venoso cerebral com venografia por RNM ou TC. Se a avaliação clínica não revelar a causa do AVE, deverá ser realizada prontamente investigação laboratorial completa com base nas etiologias suspeitas (Tabela 182-5). Muitas crianças com AVE isquêmico arterial têm mais de um fator predisponente, de modo que identificar um fator de risco não dispensa uma avaliação completa.

Tratamento

O tratamento precisa enfocar a lesão neuronal secundária limitante e a prevenção de futuros AVEs. É essencial a neuroproteção, mantendo controle de temperatura, pressão arterial, glicose e crises convulsivas. Ainda não ficou estabelecida para crianças a trombólise de emergência com medicamentos ou por cateterização, mas essa é uma área de pesquisa clínica ativa. Os anticoagulantes (heparina IV, heparina com baixo peso molecular subcutânea, varfarina oral) e os antiagregantes plaquetários (aspirina) são usados para a prevenção secundária do AVE em alguns casos. Para aqueles com TSVC progressiva, a anticoagulação é a base da terapia. São necessários programas de reabilitação de longo prazo para a maioria dos sobreviventes.

Capítulo 183

ATAXIA E TRANSTORNOS DO MOVIMENTO

ATAXIA

Ataxia é a incapacidade de fazer movimentos precisos, homogêneos e coordenados, geralmente causada por uma disfunção das vias cerebelares. Se as conexões cerebelares aferentes (senso de posição articular) ou eferentes (cerebelo pelo tálamo, chegando ao córtex cerebral) tiverem transtornos, o paciente terá ataxia. A **ataxia de tronco** reflete desequilíbrios do vermis cerebelar na linha média (p. ex., meduloblastoma, ataxia cerebelar pós-infecciosa aguda ou intoxicação pelo etanol). A **ataxia apendicular** reflete desequilíbrios do hemisfério cerebelar ipsilateral (p. ex., astrocitoma cerebelar cístico). As causas mais comuns de ataxia aguda na infância são a ataxia cerebelar aguda pós-infecciosa e intoxicações por medicamentos. Lesões discretas na fossa posterior, tumores (p. ex., meduloblastoma, ependimoma, astrocitoma cerebelar), esclerose múltipla, AVCs e hemorragias podem causar ataxia. Outras causas incluem vertigem paroxística benigna, traumatismo craniano, crises convulsivas, estados pós-ictais, enxaqueca, síndrome de opsoclonia-mioclonia paraneoplásica associada ao neuroblastoma e erros inatos do metabolismo. Transtornos congênitos também podem produzir ataxia crônica não progressiva. Existem algumas síndromes de ataxia hereditária (Tabela 183-1).

Tabela 183-1 | Causas de Ataxia

Tumores cerebrais
    Meduloblastoma*
    Ependimoma
    Astrocitoma cerebelar*
    Glioma do tronco encefálico
Doença paraneoplásica
    Neuroblastoma (opsoclonia-mioclonia-ataxia)
Transtornos infecciosos
    Encefalite*
    Encefalite do tronco encefálico
    Meningite
    Labirintite*
    Abscesso cerebelar
Transtornos pós-infecciosos
    Ataxia cerebelar aguda (cerebelite pós-infecciosa aguda)*
    Síndrome de Guillain-Barré
Transtornos com enxaqueca
    Migrânea basilar*
    Vertigem paroxística benigna
Trauma
    Hemorragia cerebelar
    Contusão cerebelar
    Concussão
    Síndrome pós-concussiva*
    Oclusão vertebrobasilar
Intoxicações*
    Etanol
    Anticonvulsivantes
    Anti-histamínicos
    Benzodiazepínicos
    Monóxido de carbono
    Inalantes
    Uso abusivo de drogas
Transtornos vasculares
    Hemorragia ou infarto cerebelar
    Dissecção da artéria vertebral
Transtornos desmielinizantes
    Esclerose múltipla
    Encefalomielite disseminada aguda
Transtorno estruturais ou congênitos
    Hipoplasia cerebelar
    Aplasia do vermis
    Malformação de Dandy-Walker
    Malformação de Arnold-Chiari
    Hidrocefalia
Transtornos atáxicos hereditários
    Ataxia episódica
    Ataxia de Friedreich
    Síndrome de Ramsay-Hunt
    Ataxia espinocerebelar 1 e 2
    Ataxia-telangiectasia
    Síndrome de Marinesco-Sjögren
Transtornos genéticos e metabólicos
    Leucodistrofia metacromática
    Adrenoleucodistrofia
    Doença da urina em xarope de bordo
    Doença de Hartnup
    Gangliosidose GM_2 (juvenil)
    Doença de Refsum
    Deficiência de vitamina E
    Doença de Leigh
    Doença de Wilson
    Abetalipoproteinemia

*Comum.

Manifestações Clínicas

Os sintomas habituais de ataxia são marcha com base alargada e instável (ataxia de tronco) e tremor de intenção ou **dismetria** (passar ou ficar aquém do alvo devido à percepção anormal de distância). O tremor de intenção piora à medida que braço/mão se aproximam do alvo. Classicamente, esses sintomas se originam em transtornos das vias cerebelares, mas lesões de nervos periféricos que causam perda das aferências proprioceptivas para o cerebelo (síndrome de Guillain-Barré) podem apresentar-se com sintomas semelhantes. Além disso, a fraqueza pode intensificar ou simular a ataxia, de modo que é preciso avaliar a força juntamente com a coordenação.

Etiologias

Intoxicação medicamentosa é a causa mais comum de ataxia aguda entre as crianças. A overdose de agentes sedativos-hipnóticos pode produzir ataxia aguda e letargia, mas ataxia sem letargia geralmente resulta de intoxicação por etanol ou anticonvulsivantes. É importante perguntar sobre qualquer medicação ou droga de uso abusivo a que o paciente tenha acesso. O tratamento é de suporte.

A **ataxia cerebelar aguda pós-infecciosa** pode ocorrer 1 a 3 semanas após varicela, mononucleose infecciosa, doenças virais respiratórias ou gastrointestinais leves ou outras infecções. A patogênese é incerta e pode representar uma infecção viral direta do cerebelo ou, mais provavelmente, resposta autoimune precipitada pela infecção viral e dirigida à substância branca do cerebelo. Os sintomas começam abruptamente, causando ataxia de tronco, cambaleios e quedas frequentes. Pode estar presente dismetria dos membros superiores, disartria, nistagmo, vômitos, irritabilidade e letargia. Os sintomas, que podem ser intensos o suficiente para impedirem que o paciente fique em pé ou sentado, geralmente chegam à intensidade máxima em 2 dias, depois se estabilizam e se resolvem ao longo de várias semanas. O exame do líquido cerebrospinal (LCS) algumas vezes mostra leve pleiocitose linfocitária ou pequena elevação do conteúdo de proteínas. A ressonância magnética pode revelar realce cerebelar. Não existe terapia específica, exceto prevenir traumas durante a fase atáxica.

Os **tumores cerebrais** são a segunda neoplasia mais comum nas crianças. Cerca de 50% se originam na fossa posterior. Os tumores que se originam na fossa posterior ou no tronco encefálico produzem ataxia progressiva com cefaleia que pode ter início agudo ou gradual. Verifica-se uma piora progressiva ao longo de dias, semanas ou meses, geralmente com sinais e sintomas de hipertensão intracraniana associada. A ataxia e a dismetria podem decorrer de invasão primária do cerebelo ou por obstrução das vias do LCS (aqueduto de Sylvius do mesencéfalo ou quarto ventrículo), com resultante hidrocefalia. Os tumores mais comuns, nessa região, incluem meduloblastoma, ependimomas, astrocitoma cerebelar e glioma do tronco encefálico.

Raramente, um **neuroblastoma** localizado na medula da suprarrenal ou em qualquer ponto da cadeia simpática paraespinal no tórax ou abdome se associa à degeneração das células de Purkinje e ao desenvolvimento de ataxia intensa, dismetria, irritabilidade, **mioclonias** e **opsoclonia**. Uma reação imunológica direcionada ao tumor pode errar o alvo e atacar as células de Purkinje e outros elementos neuronais. Os movimentos mioclônicos são irregulares e bruscos das extremidades ou da cabeça. A opsoclonia é um movimento conjugado dos olhos rápido e multidirecional, subitamente dardejando em direções aleatórias. A presença de **opsoclonia-mioclonia** em uma criança deve levar à investigação vigorosa de um neuroblastoma oculto.

Vários **erros inatos do metabolismo** raros podem apresentar-se com episódios intermitentes de ataxia e sonolência. Eles incluem transtorno de Hartnup, doença da urina em xarope de bordo, transtornos mitocondriais, abetalipoproteinemia e deficiência de vitamina E.

Dificuldade para andar com marcha cambaleante intensa é manifestação de **labirintite aguda**, mas o diagnóstico geralmente é esclarecido pelos sintomas associados de sensação intensa de tonturas giratórias (vertigem), náuseas e vômitos, bem como sinais associados de palidez, sudorese e nistagmo.

Ataxia-telangiectasia, um transtorno genético autossômico recessivo, é a mais comum das ataxias degenerativas. Os pacientes afetados apresentam ataxia por volta dos 2 anos, evoluindo para perda da deambulação na adolescência. No meio da infância, as telangiectasias ficam evidentes em escleras, nariz, orelhas e extremidades. Anormalidades da função imune e risco muito aumentado de tumores linforreticulares resultam em óbito precoce.

A **ataxia de Friedreich** é um transtorno autossômico recessivo inexoravelmente progressivo. As crianças procuram atendimento no final dos anos do curso elementar com ataxia, dismetria, disartria, diminuição da propriocepção e vibração, reflexos profundos abolidos e nistagmo, e muitos desenvolvem miocardiopatia hipertrófica e anormalidades esqueléticas (pés com arco plantar alto, dedos dos pés em martelo, cifoescoliose).

TRANSTORNOS DO MOVIMENTO

Os transtornos do movimento ou **discinesias** são um grupo diverso de entidades associadas a movimentos excessivos, exagerados, caóticos ou explosivos dos músculos voluntários. Em geral, resultam de anormalidades do sistema extrapiramidal ou dos núcleos da base. Os transtornos dos movimentos em crianças normalmente têm padrões **hipercinéticos** (aumento do movimento). Os movimentos anormais são ativados por estresse e fadiga e costumam desaparecer durante o sono. São tipicamente difusos e migratórios (coreia), mas podem ser isolados em grupos musculares específicos (mioclonias segmentares, mioclonias do palato) e podem não desaparecer durante o sono.

A **coreia** é um movimento hipercinético rápido não sustentado, irregular e sem objetivo que parece mudar de uma parte do corpo para outra. Os pacientes afetados demonstram dificuldade em manter a língua protrusa ou manter um aperto de mão (*aperto de mão do ordenhador*). Os pacientes geralmente tentam incorporar os movimentos involuntários a movimentos com mais finalidade, fazendo com que pareçam agitados. As anormalidades do movimento coreiforme podem ter origem autoimune/parainfecciosa, infecciosa, genética, estrutural, metabólica ou tóxica (Tabela 183-2). Os movimentos podem ocorrer isoladamente ou

Tabela 183-2 | Causas de Transtornos do Movimento

COREIA

Autoimune/parainfecciosa (febre reumática aguda,* lúpus eritematoso sistêmico)

Infecciosa (vírus da imunodeficiência humana, neurossífilis, escarlatina, encefalite)

Genética (doença de Huntington, ataxia-telangiectasia)

Estrutural (AVE, neoplasia)

Metabólica/tóxica (insuficiência hepática/renal, hipertireoidismo)

Induzida por drogas

ATETOSE

Paralisia cerebral*

Kernicterus

Encefalopatia hipóxico-isquêmica

Induzida por drogas

Neurodegeneração associada à pantotenato quinase

Doença de Pelizaeus-Merzbacher

DISTONIA

Distonias primárias hereditárias

Reação distônica aguda*

Discinesia tardia

Paralisia cerebral*

Transtornos metabólicos (doença de Wilson)

TREMOR

Fisiológico*

Tremor essencial*

Hereditário, degenerativo (doença de Huntington, doença de Wilson)

AVE

Metabólica (hipertireoidismo, encefalopatia hepática, desequilíbrios eletrolíticos)

Drogas/intoxicações* (cafeína, broncodilatadores, anfetaminas, antidepressivos tricíclicos)

Tremor psicogênico

MIOCLONIAS

Epilepsia

Benigna*

Infecção

Toxina

Encefalopatias metabólicas

TIQUES*

Transitórios

Transtorno com tiques motores crônicos

Síndrome de Tourette

*Comuns.

como parte de um transtorno neurológico mais extenso (p. ex., coreia de Sydenham, coreia de Huntington, lúpus eritematoso sistêmico ou encefalite).

Atetose é um movimento hipercinético lento, grosseiro e em contorção mais pronunciado nos músculos distais. A atetose é frequentemente vista juntamente com a coreia (coreoatetose) e em geral está presente juntamente com outros sinais neurológicos. Pode ser vista possivelmente em todos os transtornos mencionados para a coreia. Muitas crianças com formas mistas de paralisia cerebral têm espasticidade e coreoatetose.

A **distonia** se caracteriza por contração muscular anormalmente sustentada, causando movimento de torção (espasmo em torção) e movimentos repetitivos ou posturas anormais. A paralisia cerebral é a causa mais comum de distonia entre as crianças, geralmente associada a lesões dos núcleos da base ou do tálamo. Muitas mutações genéticas têm sido implicadas nas distonias primárias. Os antipsicóticos e antieméticos podem produzir **reações distônicas agudas**, normalmente envolvendo a face e o pescoço com torcicolo, retrocolo, protrusões da língua e crises oculogíricas (rotação ocular). A **discinesia tardia** geralmente se associa ao uso crônico de antipsicóticos e apresenta envolvimento característico da face (empurrões da língua, mastigação).

Tremor é um movimento hipercinético, rítmico e oscilatório causado por contrações simultâneas de músculos antagonistas. A amplitude e a frequência são regulares. Nas crianças, o tremor geralmente é fisiológico ou essencial. O tremor essencial é o transtorno de movimento mais comum em adultos, e metade relata início na infância. Outras causas de tremor incluem tireotoxicose, hipoglicemia ou fármacos (cafeína, broncodilatadores, anfetaminas, antidepressivos tricíclicos).

Mioclonia é uma contração hipercinética, breve flexão de um grupo muscular, resultando em um abalo súbito. A mioclonia pode ser epiléptica ou não epiléptica. A mioclonia não epiléptica se distingue do tremor, pois é uma contração simples de um músculo agonista, enquanto o tremor é uma contração simultânea de músculos agonistas e antagonistas. A mioclonia é vista como manifestação de várias epilepsias e de encefalopatias infecciosas, tóxicas e metabólicas. A mioclonia benigna é comumente observada durante o sono e pode ser particularmente pronunciada nos recém-nascidos.

Os **tiques** são movimentos rápidos, sem finalidade, involuntários e estereotipados, envolvendo comumente a face, os olhos, o ombro e o membro superior. Exemplos de tiques motores simples incluem piscar, contrair o nariz e estremecer as extremidades. Os tiques motores complexos são movimentos mais orquestrados, incluindo balanços da cabeça, gestos ou saltos. Os tiques fônicos podem ser simples (grunhidos, pigarros) ou complexos (pronunciar palavras, frases). Aproximadamente 25% das crianças têm tiques transitórios. A maioria dos transtornos de tiques em crianças é transitória e não permanece na vida da criança, mas pode ser uma fonte de ansiedade parental. Ocasionalmente, os tiques podem ser revelados por agentes estimulantes. Tiques motores persistentes (> 12 meses) associados a tiques vocais são característicos da **síndrome de Tourette**, transtorno crônico com tiques que geralmente começa antes dos 7 anos. A fisiopatologia subjacente aos tiques é desconhecida, mas antecedentes familiares de tiques são encontrados em mais de 50% dos casos. Características comórbidas, como transtorno obsessivo-compulsivo e transtorno do déficit da atenção e hiperatividade, podem estar presentes em metade das crianças com o transtorno de Tourette (Caps. 13 e 19). Os transtornos com tiques são diagnósticos clínicos, e os estudos neurodiagnósticos têm valor limitado. Muitas crianças com transtornos de tiques ou síndrome de Tourette não são perturbadas por seus tiques e não precisam de terapia. Outras podem beneficiar-se de apoio psicológico, inclusive treinamento para reversão de hábitos e terapia farmacológica com agonistas do receptor α-adrenérgico (clonidina) ou neurolépticos (pimozida, haloperidol, risperidona). Os transtornos crônicos com tiques vão e vêm independentemente da intervenção, e a maioria costuma melhorar substancialmente ou resolver-se inteiramente ao final da adolescência.

Capítulo 184

ALTERAÇÃO DO ESTADO MENTAL

TRANSTORNOS DA CONSCIÊNCIA

Consciência representa estar ciente de si mesmo e do ambiente (espaço e tempo). **Despertar** representa o sistema que inicia e mantém a consciência. A consciência é mediada pelo córtex cerebral; o despertar é mediado pelo sistema reticular ativador que se estende da parte média da ponte ao mesencéfalo e hipotálamo, chegando ao tálamo.

Pacientes **letárgicos** têm dificuldade em manter um estado desperto. Os pacientes **obnubilados** têm diminuição do estado desperto, mas são responsivos a estímulos não dolorosos. **Estupor** é um estado de responsividade apenas à dor, mas não a outros estímulos. **Coma** é um estado de inconsciência não responsiva, sendo causado por disfunção dos hemisférios cerebrais (bilateralmente), tronco encefálico ou ambos simultaneamente.

Transtornos Agudos da Consciência

As alterações agudas da consciência variam em grau: de leve letargia e confusão ao coma profundo. Na infância, as causas mais comuns são intoxicações, infecções, traumatismo craniano, hipóxia-isquemia (parada cardíaca, quase afogamento) e crises convulsivas (estado pós-ictal, estado de mal epiléptico subclínico) (Tabela 184-1).

Avaliação

A hipóxia é a causa mais comum de morbidade de longo prazo em um paciente com depressão da consciência; portanto, as vias aéreas, a respiração e a circulação devem ser abordadas inicialmente nessas situações. Sempre avaliar os sinais vitais, incluindo a oximetria de pulso. Também deve ser verificada a glicemia imediatamente, porque hipoglicemia é uma causa rapidamente tratável de alteração do estado mental. O exame físico fornece indícios da causa da alteração da consciência, como odores incomuns, marcas de agulhas, trauma ou sinais de desidratação ou falência de sistema de órgãos.

Os padrões da respiração podem fornecer indícios importantes quanto a profundidade do quadro, localização neurológica e etiologia da depressão da consciência. Na **respiração de Cheyne-Stokes**, um período de hiperventilação com um padrão crescente-decrescente se alterna com um período mais curto de apneia e se deve à perda da modulação cerebral, talâmica ou hipotalâmica da respiração. Esse padrão também pode ser visto em pacientes com transtornos metabólicos, insuficiência cardíaca ou doença respiratória primária. Uma lesão na parte média do cérebro produz **hiperventilação neurogênica central**, que consiste em respiração profunda rápida e sustentada. A respiração agônica (*gasping*)

Tabela 184-1	Causas de Coma e Abordagem Diagnóstica

CAUSAS
Infecção
    Meningite
    Encefalite
    Abscesso cerebral
    Meningoencefalite pelo vírus do herpes simples
    Vírus da imunodeficiência humana
    Meningite tuberculosa
    Síndrome do choque tóxico
    Pós-infecciosa (encefalomielite disseminada aguda)
Trauma
    Síndrome do bebê sacudido
    Hemorragia epidural
    Hemorragia subdural
    Hemorragia subaracnóidea
    Concussão
Toxinas (intoxicação ou abstinência)
    Etanol
    Narcóticos
    Barbitúricos
    Anti-histamínicos
    Anticonvulsivantes
    Ferro
    Paracetamol
    Aspirina (síndrome de Reye)
    Drogas ilícitas
    Intoxicação por chumbo
    Deficiência de tiamina (encefalopatia de Wernicke)
    Hipóxia-isquemia
    Quase afogamento
    Pós-parada cardíaca
    Arritmia cardiopulmonar
    Miocardiopatia obstrutiva
    Intoxicação por monóxido de carbono
    Asfixia perinatal
    Estrangulamento
Epilepsia
    Estado epiléptico subclínico (ou não convulsivo)
    Estados pós-ictais
AVE
    AVE isquêmico arterial
    Trombose de seio venoso cerebral
    Hemorragia
	Hipertensão intracraniana
	    Tumor cerebral
	    Edema cerebral
	    Hidrocefalia
	Enxaqueca
	Transtornos sistêmicos
	    Gastrointestinais (intussuscepção)
	    Vasculite (lúpus eritematoso sistêmico)
	    Insuficiência hepática
	    Encefalopatia hipertensiva
	    Síndrome de Reye
	    Transtornos endócrinos (insuficiência da suprarrenal, transtornos da tireoide)
	    Transtornos renais (uremia)
	Alterações metabólicas
	    Hipoglicemia
	    Hiponatremia ou sua correção
	    Hipernatremia ou sua correção
	    Hiperosmolalidade ou sua correção
	    Hipercapnia
	    Hiperamonemia
	    Erros inatos do metabolismo
	    Diabetes melito – cetoacidose ou hipoglicemia
	ABORDAGEM DIAGNÓSTICA
	Exames laboratoriais de rotina
	    Glicose
	    Sódio, potássio, cloro, bicarbonato, ureia, creatinina, AST, ALT, gasometria, amônia
	    Análises do sangue e da urina para substâncias tóxicas
	Análise do LCS, incluindo pressão inicial, contagem de hemácias e leucócitos, proteína, glicose e cultura (com ou sem PCR viral)
	Neuroimagens
	    TC do crânio
	    RNM do crânio, ARNM, VRNM
	Estudos eletrodiagnósticos
	    EEG de rotina
	    Monitoramento por vídeo-EEG
	Exames laboratoriais secundários (se a causa continuar desconhecida)
	    Nível de chumbo, piruvato, lactato, aminoácidos no sangue, ácidos orgânicos na urina, perfil da acilcarnitina)

ALT, alanina aminotransferase; *AST*, aspartato aminotransferase; *LCS*, líquido cerebrospinal; *TC*, tomografia computadorizada; *EEG*, eletroencefalograma; *RNM/ARNM/VRNM*, ressonância nuclear magnética/angiografia por ressonância nuclear magnética/venografia por ressonância nuclear magnética; *PCR*, reação da cadeia de polimerase;

é irregularmente anormal e indica disfunção da parte inferior do tronco encefálico (bulbo). A respiração agônica é mau sinal e geralmente é seguida de apneia terminal.

A **Escala de Coma de Glasgow** (Tabela 42-2) pode ser usada para avaliar pacientes não responsivos com referência às suas melhores respostas verbais e motoras e abertura dos olhos à estimulação, tendo um escore de 3 a 15 pontos.

O exame neurológico detalhado de um paciente em coma se concentra na integridade do tronco encefálico, que é o local do sistema ativador reticular, fazendo a mediação do despertar. As respostas pupilares avaliam a função do mesencéfalo. Movimentos oculares são observados ou desencadeados com a **manobra dos olhos de boneca** (resposta oculocefálica) (Cap. 179) ou estimulação calórica fria (**resposta oculovestibular**). Se as respostas oculocefálicas não forem desencadeadas ou não ficarem claras, espirra-se água fria no canal auditivo externo. Em uma pessoa consciente, essa manobra desencadeia nistagmo para o lado oposto e vertigem extrema com vômitos. Em um paciente comatoso, a irrigação com água fria no canal auditivo desencadeia um desvio ocular tônico para o lado da orelha irrigada se o tronco encefálico estiver funcionando e o paciente não estiver em morte cerebral. Com a perda completa da função oculomotora, os olhos permanecem no centro da órbita independentemente de qualquer estimulação, indicando falência do tronco encefálico.

A postura corporal em repouso e depois de estimulação nociceptiva pode indicar o nível anatômico responsável pela alteração da consciência. Um estado mental levemente alterado pode manifestar-se por uma postura *de sono* confortável. Observam-se frequentes reajustes espontâneos de posição, bocejos e suspiros. Os pacientes que ficam deitados em extensão, em posição sem variação, e com os olhos semiabertos exibem um coma mais profundo. Uma postura assimétrica sugere disfunção motora em um dos lados. Essa assimetria pode ser sutil, como na rotação externa leve do membro inferior afetado.

Posturas assumidas em resposta à estimulação nociceptiva indicam condições neurológicas mais sérias. A **postura em decorticação** consiste na extensão rígida de pernas e pés, flexão e supinação dos braços e punhos cerrados. Isso indica anormalidades corticais ou subcorticais bilaterais ou herniação, com preservação da função do tronco encefálico. A **postura em descerebração** (extensão rígida e rotação interna dos membros inferiores e superiores) indica herniação ou anormalidades toxicometabólicas. Essas posturas podem ter apresentação unilateral ou bilateralmente. É provável uma causa estrutural quando a postura é assimétrica, enquanto posturas simétricas são mais provavelmente vistas com etiologias toxicometabólicas subjacentes.

Etiologia

A evolução da alteração de consciência é um indício importante da etiologia. História e exame físico detalhados geralmente fornecem indícios suficientes para diferenciar entre as três principais categorias diagnósticas que produzem coma: **metabólicas/tóxicas**, **infecciosas** e **estruturais**. Na maioria das situações clínicas, a causa do coma é rapidamente identificada.

Desarranjos metabólicos são causas comuns de alteração do estado mental. Desequilíbrios da bioquímica do sangue (glicose, sódio, cálcio, bicarbonato, ureia, amônia) podem produzir depressão do estado mental. As causas metabólicas de coma agudo são sugeridas por flutuações espontâneas do nível de consciência, tremores, mioclonias, tremor *flapping*, alucinações visuais e táteis, coma profundo com preservação dos reflexos fotomotores. Transtornos metabólicos ou tóxicos agudos geralmente produzem estado hipotônico, flácido, mas, algumas vezes, observam-se hipertonia, rigidez e posturas em decorticação e descerebração como ocorre no coma causado por hipoglicemia, encefalopatia hepática e barbitúricos de ação curta. Uma evolução subaguda de sonolência que progride para dificuldade para acordar de um *sono* (estupor) profundo ao longo de horas sugere intoxicação exógena ou falência de sistema de órgãos (rim, fígado), produzindo uma encefalopatia metabólica. É preciso cuidado ao investigar as condições clínicas de base que também possam ter produzido um declínio da consciência (p. ex., diabetes melito, leucemia, insuficiência renal, doença hepática). Intoxicação e ingestão são causas comuns de alteração aguda da consciência e é preciso obter uma história minuciosa para investigar o agente causador (Cap. 45). História de dificuldades sociais e emocionais, uso abusivo de drogas ou depressão levantam a possibilidade de lesão autoinfligida ou ingestão tóxica.

Infecção do sistema nervoso central, como meningite ou encefalite, geralmente causa alteração abrupta do estado mental, embora a meningoencefalite viral (particularmente pelo vírus do herpes simples) possa apresentar-se com alterações subagudas do estado mental. A presença de febre, petéquias, calafrios e sudorese sugere infecção. Fotofobia e dor prodrômicas nos movimentos da cabeça ou dos olhos são sintomas de irritação meníngea. Sintomas premonitórios iniciais, como dor abdominal, diarreia, dor de garganta, conjuntivite, tosse ou exantema, sinalizam encefalite viral ou uma síndrome pós-infecciosa como causa da alteração da consciência.

Processos estruturais, como hemorragia, infarto ou hidrocefalia aguda, podem causar depressão súbita da consciência em crianças. A evolução de uma cefaleia com vômitos matinais sugere hipertensão intracraniana (HIC). Diminuição gradual do alerta ou declínio do desempenho escolar ao longo das semanas precedentes sugere processo expansivo intracraniano, hematoma subdural ou infecção crônica (p. ex., meningite tuberculosa, vírus da imunodeficiência humana). A privação de oxigênio para o cérebro, causada por oxigênio deficiente no sangue (hipoxemia) ou deficiência da oferta de sangue ao cérebro (isquemia), compromete a consciência.

Manifestações Clínicas

Papiledema ou paralisia do III ou VI nervos cranianos em um paciente com depressão de consciência é evidência forte de HIC, uma emergência clínica e neurocirúrgica. Ocorrem **herniações** sob a foice, através da incisura tentorial, ou pelo forame magno (Tabela 184-2). O reconhecimento dos sinais associados às

Tabela 184-2	Síndromes de Herniação		
LOCALIZAÇÃO	**ETIOLOGIA**	**DESCRIÇÃO**	**ACHADO(S) CLÍNICO(S)**
Transtentorial Unilateral (uncal) ou bilateral	Processos expansivos supratentoriais, edema cerebral difuso, edema focal ou hidrocefalia aguda	Deslocamento caudal de tecido cerebral supratentorial para o compartimento infratentorial (abaixo do tentório), comprimindo os pedúnculos cerebrais, o mesencéfalo, o terceiro nervo craniano e a circulação posterior	Cefaleia Alteração da consciência Dilatação da pupila ipsilateral Paralisia do III nervo craniano Hemiparesia Postura de descerebração Tríade de Cushing Parada respiratória
Subfalcina	Aumento da pressão em um hemisfério (massa, edema focal)	Tecido cerebral deslocado sob a foice do cérebro, comprimindo a artéria cerebral anterior	Fraqueza, incontinência vesical, coma
Forame magno	Massa cerebelar ou edema	Deslocamento caudal das tonsilas cerebelares, comprimindo o bulbo e a medula espinal alta	Bradicardia, bradipneia, hipertensão, óbito

principais síndromes de herniação pode salvar a vida, se forem iniciadas neuroimagens e tratamento de emergência. A **herniação uncal** implica deslocamento do lobo temporal mesial sobre a borda tentorial, produzindo uma paralisia unilateral do III nervo craniano com consequente midríase (pupila fixa e dilatada) e hemiparesia (que pode ser ipsilateral, por causa da compressão do pedúnculo cerebral contralateral, ou contralateral, se o unco comprimir o pedúnculo ipsilateral). Ocorre **herniação transtentorial (ou central)** com a pressão caudal gradual do diencéfalo através do tentório, resultando em compressão do tronco encefálico (primeiramente o mesencéfalo e depois progredindo para ponte e bulbo). Uma perda de consciência progressiva, acompanhada por avanço característico de sinais motores, oculomotores, pupilares e respiratórios indica herniação transtentorial incipiente.

Imagens Laboratoriais e Diagnósticas

A avaliação é guiada por história e exame físico (Tabela 184-1). A tomografia computadorizada (TC) continua a ser a técnica de imagem preferida em situações de emergência, porque pode ser realizada rapidamente e identifica de modo acurado hemorragias agudas, grandes processos expansivos, edema e desvios da linha média. A TC de crânio inicial é feita sem contraste para identificar sangue e calcificações. O contraste pode ser administrado para identificar lesões inflamatórias e neoplásicas, mas geralmente não é necessário para identificação de grandes lesões. Vários desarranjos metabólicos (encefalopatia hepática, síndrome de Reye, hiponatremia, encefalopatia por chumbo, cetoacidose diabética e lesão hipóxico-isquêmica) podem dar origem a quadros graves de HIC sem produzir anormalidades óbvias na TC. A punção lombar (PL) em um paciente com HIC pode resultar em herniação transtentorial e, portanto, as imagens devem ser realizadas antes da PL se houver suspeita de HIC, especialmente se houver deficiências neurológicas focais ao exame. Se houver suspeita de lesões traumáticas ou por imersão, deve-se evitar a manipulação do pescoço até que imagens da coluna cervical excluam fratura ou subluxação vertebral.

O exame do líquido cerebrospinal (LCS) pode estabelecer a causa da alteração da consciência. Devem ser realizadas neuroimagens apropriadas para garantir que não se inflija lesão adicional com a PL. A presença de hemácias no LCS pode sugerir hemorragia subaracnóidea primária, hemorragia parenquimatosa ou infecção hemorrágica (herpes-vírus *simplex*) ou pode ser causada por um procedimento traumático. Leucócitos no LCS geralmente denotam meningite ou meningoencefalite infecciosa, mas também podem estar associados a vasculite ou a uma síndrome parainfecciosa. A elevação das proteínas no LCS é vista nos pacientes com inflamação meníngea ou tumores, e níveis anormais de glicose no LCS também são marcadores de infecção e inflamação.

Tratamento

A etiologia da alteração do estado mental determina o tratamento. Nas ingestões pode ser necessária lavagem gástrica, administração de carvão, diurese forçada, diálise ou antídotos específicos (Cap. 45). As infecções são tratadas com antibióticos apropriados ou antivirais (Cap. 95). Se as alterações do estado mental forem causadas por HIC, é preciso instituir intervenções médicas agudas (agentes osmóticos, esteroides, hiperventilação), realizar neuroimagens de emergência e pedir consulta neurocirúrgica urgente. As lesões cerebrais estruturais podem precisar de tratamento clínico da HIC ou de excisão cirúrgica.

Prognóstico

As consequências da alteração do estado mental se relacionam com muitas variáveis, incluindo a etiologia. Intoxicações normalmente carregam um bom prognóstico, enquanto hipóxia traz pior prognóstico. Outros fatores de prognóstico incluem a duração do coma e a idade do paciente; crianças têm melhores resultados do que adultos. A recuperação completa do coma traumático com vários dias de duração é possível em crianças; entretanto, muitos sobreviventes de coma prolongado ficam em estado vegetativo persistente ou com incapacidade neuropsiquiátrica grave.

Depressão da Consciência Transitória Recorrente

A alteração ou depressão episódica da consciência geralmente é causada por crise convulsiva, migrânea, síncope ou anormalidade metabólica (hipoglicemia). A consciência pode ficar comprometida durante crises convulsivas ou no estado pós-ictal. Estado de mal epiléptico (generalizado ou focal) não convulsivo (subclínico) pode comprometer diretamente a consciência e é fator de complicação comum para pacientes com transtornos neurológicos agudos (traumatismo craniano, meningite e após estado de mal epiléptico convulsivo). Alguns pacientes podem ter um estado pós-ictal prolongado depois de uma crise que não foi reconhecida.

As **migrâneas confusionais** ou da artéria basilar podem durar horas e ser acompanhadas por agitação, ataxia, cegueira cortical, vertigem ou paralisias de nervos cranianos. A cefaleia pode preceder ou vir após os sinais neurológicos.

Síncope é uma das causas mais comuns de perda de consciência abrupta e episódica. A síncope neurocardiogênica, a arritmia cardíaca ou uma miocardiopatia obstrutiva podem causar episódios recorrentes de perda da consciência. Dois terços das crianças com síncope têm movimentos irregulares mioclônicos quando perdem a consciência (crises anóxicas), que devem ser diferenciadas da epilepsia (convulsões não provocadas). As crianças com síncope sem explicação precisam de um exame cardíaco completo (Cap. 140).

Alterações metabólicas, particularmente **hipoglicemia**, dão origem a episódios de letargia, confusão, crises convulsivas ou coma. Vários outros transtornos metabólicos causam crises recorrentes de **hiperamonemia** (Cap. 53). Os sintomas incluem náuseas, vômitos, letargia, confusão, ataxia, hiperventilação e coma.

LESÃO CEREBRAL TRAUMÁTICA

Após traumatismo craniano, as crianças podem ter depressão imediata da consciência e alterações neurológicas ou podem ficar completamente alertas sem nenhum sinal imediato de lesão neurológica. A maioria dos traumatismos graves resulta de acidentes com veículos motorizados, esportes, lesões relacionadas com recreação e violências. Traumatismo craniano pode resultar em concussão, hemorragia intracraniana pós-traumática, fraturas do crânio ou lesões de nervos cranianos ou da coluna cervical. Traumatismo craniano, ou outros traumas, associados a hemorragias da retina em lactentes e pré-escolares devem levantar a suspeita de traumatismo craniano por maus tratos.

Concussão

Concussão é o processo em que forças traumáticas sobre o cérebro resultam em rápido início de comprometimento neurológico de curta duração que geralmente se resolve espontaneamente. Os pacientes podem ter sinais ou sintomas em um ou mais domínios: somático (cefaleia), cognitivo (tempos de reação lentos, sensação de estar em um nevoeiro, diminuição da atenção), emocional (labilidade, irritabilidade), distúrbio do sono (sonolência) ou

Tabela 184-3	Protocolo para Retorno aos Esportes Depois de Concussão

O retorno aos esportes segue um protocolo com uma progressão gradual, cada etapa durando 24 horas. O atleta pode ir para o próximo nível se estiver assintomático no nível atual

1. Nenhuma atividade, repouso físico e mental completo
2. Exercício aeróbico leve, como caminhada ou bicicleta estacionária; sem treinamento com resistência
3. Exercício específico do esporte (patinação no hóquei, corrida no futebol)
4. Exercícios de treinamento mais progressivos, mas sem contato; treinamento de resistência
5. Práticas com pleno contato depois de liberação médica
6. Participação de jogo.

Modificada de McCrory P, Meeuwisse W, Johnston K, et al: Consensus statement on concussion in sport: the 3rd International Conference on Concussion in Sport, held in Zurich, November 2008. Br J Sports Med 2009;43:i76-i84.

sinais físicos (perda de consciência, amnésia). Os sintomas agudos geralmente refletem um desequilíbrio funcional, não uma lesão estrutural, não sendo vistas anormalidades nos exames por imagens. A maioria das concussões se resolve em 10 dias, embora a recuperação possa ser mais lenta em crianças e, em uma pequena porcentagem de casos, os sintomas sejam prolongados.

Concussões repetidas, especialmente em curto prazo (dias ou semanas) trazem um risco significativo de lesão cerebral permanente (**síndrome do segundo impacto**). Não se pode permitir que as crianças retomem as atividades físicas até bem depois de os sintomas se resolverem (Tabela 184-3).

Hemorragia Intracraniana Traumática

O traumatismo craniano pode resultar em hemorragias intracranianas epidurais, subdurais, parenquimatosas e subaracnóideas, bem como em contusões cerebrais (Tabela 184-4). Os sintomas incluem cefaleia, vômitos, letargia, diminuição da consciência e crises convulsivas. A apresentação clássica das hemorragias epidurais envolve um intervalo lúcido, no qual, após o trauma cerebral primário, a criança tem uma diminuição do nível de consciência e depois retorna ao normal por várias horas antes de desenvolver sintomas neurológicos rapidamente progressivos. As hemorragias subdurais podem ser decorrentes de trauma direto ou de forças rotacionais de sacudidas vigorosas (síndrome do bebê sacudido). Nos recém-nascidos e lactentes com fontanelas abertas, os sinais e sintomas podem estar ausentes ou ser inespecíficos. Ocasionalmente, desenvolve-se de modo inesperado uma hemorragia epidural, subdural ou intracraniana ou um aumento rápido e potencialmente letal da PIC em crianças como resultado do edema cerebral.

Fraturas do Crânio

As **fraturas do crânio** podem ser lineares, diastáticas (propagando-se na sutura), com afundamento (uma borda deslocada inferiormente) ou compostas (fragmentos de ossos que perfuram a superfície da pele). As fraturas lineares e diastáticas não necessitam de tratamento, mas indicam trauma capaz de produzir um hematoma subjacente. Pequenas fraturas com afundamento têm a mesma significância que as fraturas lineares, mas, se o afundamento for maior do que 0,5 a 1 cm, em geral se recomendam elevação cirúrgica dos fragmentos ósseos e reparo das lacerações durais associadas. Fraturas compostas ou lesões penetrantes necessitam de desbridamento cirúrgico de emergência e profilaxia

Tabela 184-4	Síndromes de Hemorragia Intracraniana Pós-Traumática	
SÍNDROME	**CARACTERÍSTICAS CLÍNICAS E RADIOLÓGICAS**	**TRATAMENTO**
Epidural	Início em minutos a horas Intervalo lúcido seguido por deficiências neurológicas progressivas Hemorragia extracerebral em forma de lente comprimindo o cérebro	Drenagem cirúrgica ou observação Bom prognóstico com tratamento rápido; se não, o prognóstico é ruim
Subdural aguda	Início em horas Deficiências neurológicas focais Hemorragia extracraniana em meia-lua comprimindo o cérebro	Drenagem cirúrgica Prognóstico reservado
Subdural crônica	Início em semanas a meses Anemia, macrocefalia Crises convulsivas, vômitos Massa em meia-lua com baixa densidade na TC	Punções subdurais ou derivação subdural se necessário Prognóstico pode ser bom
Intraparenquimatosa	Depressão da consciência Deficiências neurológicas focais Múltiplas contusões adicionais ou não	Cuidados de suporte Prognóstico reservado
Subaracnóidea	Rigidez de nuca Pior cefaleia da vida Hidrocefalia tardia	Cuidados de suporte Prognóstico variável
Contusão	Deficiências neurológicas focais Edema cerebral com herniação transtentorial Achados de TC: áreas multifocais com baixa densidade com hemorragias puntiformes	Tratamento clínico da hipertensão intracraniana* Prognóstico reservado

TC, tomografia computadorizada.
*Manitol, elevação da cabeceira do leito, diurese, hiperventilação, esteroides.

contra o tétano. É alto o risco de contusão cerebral associada e de crises convulsivas precoces nas fraturas compostas.

As fraturas do crânio podem apresentar-se com edema localizado e dor; sangramento subcutâneo sobre o processo mastóideo (**sinal de Battle**) ou em torno da órbita (**olhos de guaxinim**); ou sangue atrás da membrana timpânica (**hemotímpano**); ou extravasamento de LCS do nariz (rinorreia) ou da orelha (otorreia). Raramente, algumas semanas ou meses depois de fraturas lineares do crânio, palpa-se uma massa pulsátil e mole; radiograficamente, as bordas da fratura são separadas por massa de partes moles que consiste em tecido fibrótico e tecido cerebral e meníngeo acumulado, sendo possivelmente um **cisto leptomeníngeo**. O tratamento recomendado para cistos leptomeníngeos envolve excisão cirúrgica do tecido anormal e reparo dural.

Ocorre **vazamento de LCS** quando uma fratura do crânio lacera a dura adjacente, criando comunicações entre o espaço subaracnóideo e o nariz, os seios paranasais, as células de ar da mastoide ou a orelha. Presume-se que o líquido claro que sai do nariz ou da orelha depois de traumatismo craniano seja LCS até que se prove o contrário. A presença de ar no espaço subdural, subaracnóideo ou ventricular também indica laceração dural e comunicação aberta entre o nariz ou os seios paranasais e o cérebro. Na maioria dos casos, a dura se fecha espontaneamente quando a cabeça do paciente é mantida elevada. Os pacientes com um vazamento de LCS correm o risco do desenvolvimento de meningite ou abscessos extradurais. Se o vazamento persistir ou recorrer ou se houver o desenvolvimento de meningite, a dura deverá ser cirurgicamente reparada. **Paralisias de nervos cranianos,** secundárias a laceração ou contusão dos nervos cranianos, podem decorrer de uma fratura do crânio e podem ser transitórias ou permanentes. Fratura longitudinal do osso petroso produz uma perda auditiva de condução e paralisia facial, que começam horas depois da lesão e geralmente se resolvem espontaneamente. Fraturas petrosas transversas produzem perda auditiva neurossensorial e paralisia facial imediata com mau prognóstico para recuperação espontânea. A ruptura da cadeia ossicular pode causar perda auditiva e necessitar de cirurgia. Distúrbios vestibulares, produzindo vertigem pós-traumática prolongada, são extremamente comuns. A perda permanente da olfação depois de um traumatismo craniano decorre de uma ruptura dos finos nervos olfatórios dentro da placa cribriforme. A ruptura do III, IV e VI nervos cranianos produz oftalmoplegia, diplopia e inclinação da cabeça. Até traumatismos cranianos aparentemente pequenos podem produzir paralisia do VI nervo com desvio medial (ou abdução incompleta) de um ou ambos os olhos.

Outras Complicações do Traumatismo Craniano

É preciso suspeitar de **lesões na coluna cervical** em qualquer criança inconsciente, especialmente se estiverem presentes contusões em cabeça, pescoço ou dorso. Nas crianças conscientes, achados de dor no pescoço ou no dorso, dores em ardor ou pontadas irradiando-se pra os membros superiores, paraplegia, tetraplegia ou respostas motoras ou sensitivas assimétricas nos membros superiores ou inferiores sugerem lesão medular. A lesão da coluna cervical (deslocamento ou fratura de vértebra) pode resultar em transecção completa da medula com choque espinal, perda de sensibilidade e paralisia flácida. Uma contusão medular (sem anormalidade vertebral) pode apresentar-se de maneira semelhante. Qualquer paciente com anormalidade clínica ou radiológica da coluna exige estabilização imediata da coluna, assistência cardiorrespiratória e consulta neurocirúrgica.

As **crises convulsivas pós-traumáticas** se dividem em três padrões: crises convulsivas pelo impacto, crises convulsivas pós-traumáticas precoces e crises convulsivas pós-traumáticas tardias. As crises pelo impacto ocorrem segundos após o trauma e se presume que reflitam uma estimulação mecânica direta do córtex. O prognóstico é excelente, sendo desprezível a probabilidade de epilepsia mais tarde. As crises pós-traumáticas precoces que ocorrem na primeira semana do traumatismo craniano provavelmente decorrem de uma área localizada de contusão ou edema cerebral. O prognóstico de longo prazo para as crises é muito favorável. Crises pós-traumáticas tardias se originam mais de uma semana depois do trauma e, mais provavelmente, indicam uma área de gliose ou cicatriz cortical que será fonte de epilepsia por longo tempo. Esses pacientes muitas vezes precisam de terapia de longo prazo com antiepilépticos.

Distúrbios neurológicos transitórios podem desenvolver-se alguns minutos depois de traumatismo craniano e durar minutos a horas antes de seu desaparecimento. Os sintomas mais comuns são cegueira cortical e estados confusionais, mas pode aparecer hemiparesia, ataxia ou qualquer outra deficiência neurológica. Esses sintomas podem representar uma migrânea desencadeada pelo trauma em crianças suscetíveis, mas é preciso cuidado para excluir patologia intracraniana.

Sonolência, cefaleia e **vômitos** são comuns depois de traumatismo craniano. Não são, em si mesmos, preocupantes se a consciência for preservada; a tendência clínica é de melhora e os resultados do exame neurológico são normais. As crianças são especialmente suscetíveis à sonolência depois de traumatismo craniano, mas devem ser facilmente despertáveis. Se os sintomas piorarem ou persistirem por mais de 1 a 2 dias, são indicadas neuroimagens para procurar hematoma subdural ou edema cerebral.

Avaliação e Tratamento

As crianças que ficaram inconscientes ou têm amnésia após um traumatismo craniano devem ser avaliadas em um pronto-socorro. Os pacientes de alto risco incluem aqueles com nível de consciência deprimida persistente ou diminuindo, sinais neurológicos focais, lesão penetrante no crânio, fraturas cranianas com afundamento ou sintomas de piora. Como os pacientes com hemorragia intracraniana podem deteriorar progressivamente e precisar de cuidados neurocirúrgicos imediatos, esses pacientes justificam os cuidados em um centro de trauma especializado.

A **Escala de Coma de Glasgow** é um instrumento valioso para monitorar a evolução dos pacientes depois de trauma para pesquisa de sinais de deterioração (Cap. 42). A conduta inclui garantir as vias aéreas patentes, a respiração e a circulação. Neuroimagens com TC ou ressonância nuclear magnética (RNM) e radiografias do crânio e da coluna cervical são feitas em caráter de emergência. As neuroimagens não são necessárias para concussões não complicadas, mas devem ser empregadas sempre que existir suspeita de lesão intracraniana estrutural.

O período de observação varia com a gravidade do trauma e pode incluir hospitalização até para crianças sem alterações neurológicas que tenham sofrido uma concussão. Qualquer paciente que demonstre características de concussão deve ser clinicamente avaliado e ter determinado a possibilidade de voltar às suas atividades rotineiras (retorno às brincadeiras) (Tabela 184-3). A criança deve ser monitorada quanto à deterioração do estado geral ao longo das primeiras horas depois do trauma e não deve ser deixada sozinha. Se a criança parecer bem depois de várias horas e receber alta para casa, os pais devem ser instruídos a procurar seu médico em caso de qualquer alteração do estado de alerta, da orientação ou da função neurológica. Um aumento de sonolência, cefaleia ou vômitos é causa de preocupação e de investigação com neuroimagens.

Os pacientes com hemorragia intracraniana podem precisar de intervenção cirúrgica de emergência para descompressão e drenagem da coleção de sangue. HIC pode exigir monitoramento, colocação de um dreno ventricular e conduta clínica agressiva, incluindo entubação e ventilação, terapia osmótica e sedação (ver discussão a seguir).

Prognóstico

As crianças com concussão sem deficiências neurológicas subsequentes têm prognóstico de longo prazo favorável e são raras as sequelas tardias. As crianças com contusões moderadas geralmente têm boas recuperações mesmo quando os sinais neurológicos persistem por semanas. As sequelas de longo prazo podem incluir alterações da memória, lentidão das habilidades motoras, diminuição generalizada das habilidades cognitivas, alterações do comportamento ou dificuldades de atenção. A função da linguagem, especialmente em um pré-escolar, frequentemente tem boa recuperação. Podem ser necessários programas de reabilitação com fisioterapia, manejo comportamental e educação apropriada. Os sinais de mau prognóstico incluem uma pontuação na Escala de Coma de Glasgow abaixo de 4 na admissão sem melhora em

24 horas, reflexos fotomotores abolidos e reflexos plantares em extensão persistentes.

As crianças com contusão cerebral que sobrevivem ao edema cerebral agudo podem melhorar gradualmente ou permanecer vegetativas. Trauma extracraniano também contribui para a morbidade desses pacientes (pneumonia aspirativa, síndrome do desconforto respiratório agudo, sepse, embolia). A recuperação máxima pode levar semanas ou meses. Coma que dure semanas depois de traumatismo craniano pode ser compatível com bom desfecho, embora o risco de sequelas tardias seja significativo. Os pacientes que continuam em estado vegetativo por meses depois de traumatismo craniano têm pouca probabilidade de melhorar.

HIPERTENSÃO INTRACRANIANA
Etiologia

Quando as suturas cranianas já se fundiram, o crânio se torna uma caixa rígida que encerra um volume fixo, incluindo o cérebro (80 a 85%), o LCS (10 a 15%) e sangue (5 a 10%). A relação exponencial entre o volume dentro da caixa craniana e a pressão resulta em um aumento maciço da PIC à medida que aumenta o volume intracraniano. O cérebro acomoda inicialmente o aumento da PIC expelindo LCS e sangue do compartimento intracraniano para o espaço subaracnóideo espinal. Quando os limites dessa acomodação são alcançados, o próprio cérebro começa a se deslocar em resposta à contínua elevação da PIC. Os deslocamentos do cérebro podem causar herniações através das extensões durais ou barreiras do crânio (Tabela 184-2).

As causas de HIC incluem massas cerebrais, hidrocefalia, edema cerebral por trauma ou infecção e hipertensão intracraniana idiopática (Tabelas 184-5, 184-6).

As **massas cerebrais** (tumor cerebral, abscesso, hemorragia) podem produzir HIC não apenas em virtude do grande tamanho, mas pelo bloqueio das vias do LCS, bloqueio da saída venosa ou produção de edema cerebral vasogênico. Os abscessos cerebrais geralmente se apresentam como lesões da massa cerebral, produzindo sinais neurológicos focais e HIC. Os sintomas de infecção, incluindo febre, mal-estar, anorexia e rigidez de nuca, podem ser sutis ou estar ausentes. O edema cerebral em torno de um abscesso geralmente é intenso e se estende à substância branca em torno. As crianças com doença cardíaca ou pulmonar crônica podem embolizar material infectado para o cérebro, predispondo-as aos abscessos cerebrais. Tumores cerebrais em crianças se localizam mais frequentemente na fossa posterior e podem resultar em elevação da PIC causada por obstrução do fluxo do LCS pelo aqueduto do mesencéfalo e quarto ventrículo.

Hidrocefalia por anormalidades congênitas ou por massa intracraniana se caracteriza geralmente por síndrome de evolução lenta de HIC que se estende por semanas ou meses. O LCS é continuamente produzido pelo plexo corióideo nos ventrículos laterais, terceiro e quarto ventrículos. O LCS flui dos ventrículos laterais pelo forame intraventricular para o terceiro ventrículo e depois atravessa o aqueduto do mesencéfalo para o quarto ventrículo. O LCS sai do quarto ventrículo pelas aberturas medial e lateral do quarto ventrículo. Ocorre fluxo subaracnóideo superiormente às cisternas do cérebro e inferiormente ao espaço subaracnóideo espinal. A absorção de LCS é efetuada predominantemente pelas vilosidades aracnóideas para os grandes seios durais. A hidrocefalia se deve à obstrução do fluxo do LCS em qualquer ponto ao longo de seu trajeto (Tabela 184-6). A **hidrocefalia obstrutiva** é causada por um bloqueio antes do fluxo do LCS para o espaço subaracnóideo, geralmente no quarto ventrículo ou no nível do aqueduto. O comprometimento do fluxo do LCS no espaço subaracnóideo ou o comprometimento da sua absorção é conhecido pela denominação inadequada de *hidrocefalia*

Tabela 184-5 | Causas de Hipertensão Intracraniana

EFEITO DE MASSA
Hidrocefalia
Infarto com edema
Hemorragia
Tumor
Abscesso
Cisto
Massa inflamatória
AVE isquêmico arterial
Trombose de seio venoso intracraniano

EDEMA DIFUSO
Lesão hipóxico-isquêmica
Trauma
Infecção
   Meningite
   Encefalite
Hipertensão
Alterações metabólicas ou tóxicas
   Hiponatremia
   Cetoacidose diabética
   Síndrome do desequilíbrio pela diálise
   Síndrome de Reye
   Encefalopatia hepática fulminante
   Insuficiência pulmonar com hipercarbia
   Intoxicação pelo chumbo
Hipertensão intracraniana idiopática (pseudotumor cerebral)
   Drogas
   Abstinência do uso prolongado de esteroides
   Distúrbio endocrinológico
   Obesidade

Tabela 184-6 | Causas de Hidrocefalia

MECANISMO PATOGÊNICO	TRANSTORNO/AFECÇÃO ETIOLÓGICA
Obstrução das vias do LCS	Obstrução dos forames intraventriculares (Monro) Massa parasselar (craniofaringioma, germinoma, tumor da hipófise) Tumor intraventricular (ependimoma) Esclerose tuberosa com astrocitoma de células gigantes subependimário Obstrução do aqueduto de Sylvius do mesencéfalo Estenose do aqueduto Tumor no mesencéfalo ou região da pineal Pós-infecciosa ou pós-inflamatória Pós-hemorrágica Comprometimento do fluxo pelos forames de Luschka e Magendie que saem do quarto ventrículo Impressão basilar Platibasia Malformação de Dandy-Walker Malformação de Arnold-Chiari Lesões ósseas da base do crânio (acondroplasia, raquitismo)
Superprodução de LCS	Papiloma do plexo corióideo
Defeito na reabsorção do LCS (obstrução extraventricular ou hidrocefalia comunicante)	Hipoplasia das vilosidades aracnóideas Destruição das vilosidades aracnóideas pós-infecciosas ou pós-hemorrágicas ou fibrose subaracnóidea Trombose extensa de seio venoso cerebral

LCS, Líquido cerebrospinal.

comunicante, na qual existe realmente obstrução extraventricular do fluxo do LCS (*hidrocefalia externa*). A hidrocefalia causada por superprodução de LCS sem obstrução verdadeira é vista nos papilomas do plexo corióideo, que são responsáveis por 2 a 4% dos tumores intracranianos na infância.

Meningite bacteriana pode produzir HIC por bloqueio das vias do LCS, edema cerebral tóxico, aumento do fluxo sanguíneo cerebral ou infartos cerebrais multifocais (Cap. 100). A maioria das crianças com meningite bacteriana pode ser submetida seguramente à PL porque o edema cerebral é difuso e distribuído igualmente em todo o cérebro compartimentos espinais do LCS. Alguns pacientes com meningite, entretanto, desenvolvem herniação transtentorial em algumas horas depois da PL. Sinais neurológicos focais, pupilas pouco reativas e fontanela tensa são contraindicações à PL em pacientes com suspeita de meningite bacteriana.

A **hipertensão intracraniana idiopática (pseudotumor cerebral)** é causa de HIC com imagens cerebrais normais. Os pacientes exibem cefaleia diária debilitante associada a diplopia, paralisia do abducente, escurecimento visual transitório e papiledema. Se não forem tratados, pode ocorrer perda permanente dos campos visuais. A síndrome se associa à ingestão de medicamentos (tetraciclina, vitamina A, contraceptivos orais) e distúrbios endócrinos (doença da tireoide, doença de Addison). Mais comumente, essa afecção é idiopática e afeta crianças em bom estado de maneira geral, exceto por estarem acima do peso, sendo o ganho de peso rápido um fator predisponente. O **tratamento** inclui acetazolamida ou outro diurético, topiramato ou corticosteroides que são geralmente eficazes. Perda de peso e suspensão da medicação desencadeante também formam a base do tratamento. Infrequentemente, papiledema crônico por hipertensão intracraniana idiopática persistente produz comprometimento visual e é necessária conduta mais agressiva (fenestração do nervo óptico) para preservar a função visual.

Manifestações Clínicas

Os sintomas e sinais de HIC incluem cefaleia, vômitos, letargia, irritabilidade, alteração de consciência, paralisia do sexto par craniano, estrabismo, diplopia e papiledema. As cefaleias sugestivas de HIC são aquelas associadas ao acordar noturno; piora pela manhã; com a tosse, micção, defecação ou manobra de Valsalva; ou com piora progressiva. Os lactentes que têm fontanela aberta geralmente não desenvolvem papiledema nem paralisia do nervo abducente. Os sinais específicos de HIC em lactentes consistem em abaulamento da fontanela, diástase das suturas, distensão das veias do couro cabeludo, desvios persistentes dos olhos para baixo (*sol poente*) e crescimento rápido do perímetro cefálico. Sinais específicos de HIC no compartimento infratentorial (fossa posterior) incluem rigidez de nuca e inclinação da cabeça. As deficiências neurológicas focais refletem o local da lesão que está produzindo HIC e podem incluir hemiparesia por lesões supratentoriais ou ataxia e paralisias de nervos cranianos por lesões infratentoriais. PIC criticamente elevada pode resultar em síndromes de herniação, já discutidas. Além disso, a **tríade de Cushing** de pressão arterial elevada, bradicardia e respiração irregular são sinais tardios de PIC criticamente elevada.

As manifestações clínicas de hidrocefalia são causadas por distensão ventricular e aumento da PIC. A dilatação dos ventrículos laterais distende as vias corticopontocerebelares e corticospinais, resultando em ataxia e espasticidade que inicialmente são mais acentuadas nas extremidades inferiores porque as fibras do membro inferior ficam mais próximas dos ventrículos. A distensão do terceiro ventrículo pode comprimir as regiões hipotalâmicas e resultar em disfunção endócrina. Os nervos ópticos, o quiasma e os tratos ópticos também estão próximos da parte anterior do terceiro ventrículo e uma disfunção visual é o resultado quando essas estruturas são comprimidas. A dilatação do aqueduto cerebral comprime o centro do olhar vertical periaquedutal em torno, causando desvio dos olhos para baixo. As manifestações de aumento da PIC podem evoluir lentamente quando a obstrução não é completa e há tempo para absorção transependimária do LCS para as veias, ou então rapidamente quando a obstrução for abrupta e completa (hemorragia subaracnóidea) e não puder ocorrer uma compensação.

Estudos Laboratoriais e Diagnósticos

A causa do aumento da PIC é determinada por imagens cerebrais com TC do crânio ou RNM cerebral. A TC é rápida, é mais fácil o acesso a ela e proporciona clara visualização de uma hemorragia aguda e ventrículos dilatados. Processos expansivos, hidrocefalia e trauma são facilmente reconhecidos. O edema cerebral difuso produzido por lesão hipóxico-isquêmica, meningite, encefalite, anormalidades metabólicas ou toxinas pode ser delineado melhor por RNM. Esta também é superior à TC para visualizar a fossa posterior e contusões corticais. A PL é o exame de diagnóstico para infecção e para documentação da PIC elevada (essencial para pacientes com hipertensão intracraniana idiopática). No entanto, a PL é contraindicada no contexto de um processo expansivo intracraniano ou hidrocefalia clara porque a retirada do LCS pode alterar pressões entre os compartimentos intracranianos e promover deslocamentos do tronco encefálico e herniação. A hipertensão intracraniana idiopática é diagnosticada quando a medida direta da PIC com um manômetro durante PL revelar PIC elevada na ausência de outras anormalidades do LCS ou das imagens.

Tratamento da PIC Elevada

O tratamento da HIC aguda deve ser realizado em uma unidade de terapia intensiva com monitoramento contínuo e atenção vigilante aos sinais vitais. A resposta do paciente às intervenções específicas precisa ser cuidadosamente avaliada. A cabeça é colocada na linha média, e a cabeceira do leito é elevada 30°. A entubação endotraqueal imediata e a hiperventilação (até uma $PaCO_2$ não inferior a 35 mmHg) produzem rápida redução transitória da PIC por vasoconstrição cerebral, levando à diminuição do volume sanguíneo cerebral. Manitol ou solução salina a 3% podem ser usados de maneira aguda para produzir um desvio osmótico de líquido do cérebro para o plasma. Pode ser usado um cateter ventricular para remover o LCS e monitorar a PIC continuamente. Coma induzido por pentobarbital reduz a pressão por supressão intensa do metabolismo cerebral e do fluxo sanguíneo cerebral. Acetazolamida e furosemida podem diminuir transitoriamente a produção de LCS. As intervenções agudas, como hiperventilação, terapias osmóticas e barbitúricos, podem ter impactos negativos sobre a perfusão sistêmica e cerebral, têm apenas efeitos transitórios na PIC, então precisam ser usadas criteriosamente.

O **tratamento da hidrocefalia** pode ser clínico ou cirúrgico, dependendo da etiologia. Depois de hemorragia subaracnóidea ou meningite, o fluxo ou a absorção de LCS podem ser transitoriamente comprometidos. Nessa circunstância, pode ser benéfico o uso de medicação que diminua a produção de LCS, como a acetazolamida. A conduta cirúrgica consiste em remover a lesão obstrutiva ou colocar uma derivação ou ambos. Uma derivação consiste em tubulação de polietileno que se estende geralmente de um ventrículo lateral a cavidade peritoneal (**derivação ventriculoperitoneal**). As derivações trazem os riscos de infecção ou oclusão súbita, com sinais e sintomas de hidrocefalia aguda.

Podem ser necessários fármacos vasopressores para manter a pressão arterial adequada e a pressão de perfusão cerebral. Os eletrólitos e a osmolalidade do sangue devem ser monitorados por causa do risco da síndrome da secreção inadequada do hormônio antidiurético ou perda de sal cerebral. Manter a normoglicemia pode ter impacto positivo sobre o prognóstico. Outras medidas de suporte incluem controlar a agitação, a febre e as crises convulsivas.

Todos os tratamentos para HIC são medidas temporárias que têm o objetivo de prevenir herniação até que o processo patológico subjacente seja tratado ou se resolva espontaneamente. A intervenção oportuna pode reverter a herniação cerebral. A recuperação neurológica completa é possível, mas rara, depois de iniciados os sinais de herniação transtentorial ou pelo forame magno. Quando esses sinais de herniação são completos, com pupilas dilatadas e não reagentes bilateralmente, com movimentos oculares ausentes e tetraplegia flácida, já não é mais possível a recuperação.

Capítulo 185

TRANSTORNOS NEURODEGENERATIVOS

As crianças geralmente adquirem os marcos do desenvolvimento em uma sequência variável, porém previsível (Cap. 7). Raramente, as crianças apresentam estagnação do desenvolvimento ou franca perda das habilidades antes adquiridas. Os **transtornos neurodegenerativos** englobam um grande grupo heterogêneo de doenças que decorrem de defeitos genéticos e bioquímicos específicos e de causas desconhecidas variadas. Os transtornos neurodegenerativos podem apresentar-se em qualquer idade. Os fenótipos clínicos também variam, mas a deterioração neurológica pode ser demonstrada com a perda de fala, visão, audição e habilidades intelectuais ou motoras – algumas vezes juntamente com crises convulsivas, dificuldades na alimentação e retardo mental. A progressão pode ser lenta ao longo de muitos anos ou pode levar ao óbito ainda nos primeiros anos de vida.

DOENÇAS DEGENERATIVAS HEREDITÁRIAS E METABÓLICAS

As doenças degenerativas podem afetar a substância cinzenta (**transtornos degenerativos neuronais**), a substância branca (**leucodistrofia**), ambas as substâncias ou regiões focais específicas do cérebro. Crises convulsivas precoces e comprometimento intelectual marcam os transtornos da substância cinzenta, enquanto os sinais do neurônio motor superior e espasticidade progressiva são as características que distinguem os transtornos da substância branca. Muitas doenças neurodegenerativas decorrem

Tabela 185-1 | Quadro Clínico Característico de Transtornos Neurodegenerativos e Exames Diagnósticos Relevantes

ESFINGOLIPIDOSES

Doença de Niemann-Pick

Regressão cognitiva, hepatoesplenomegalia, icterícia, crises convulsivas

    Exame: atividade da enzima esfingomielinase ácida (ASM)

Doença de Gaucher

Hepatoesplenomegalia, citopenias, espasticidade, hiperextensão, paralisias extraoculares, trismo, dificuldade na deglutição.

    Exame: atividade da enzima glicosilceramidase

Gangliosidoses GM1

Forma infantil – dificuldades alimentares precoces, retardo global, crises convulsivas, características faciais grosseiras, hepatoesplenomegalia, mancha vermelho-cereja

Forma juvenil – falta de coordenação, fraqueza, regressão da linguagem; mais tarde, crises convulsivas, espasticidade, cegueira

Forma adulta

    Exame: atividade da enzima GM1 gangliosídeo; teste do gene *GLB1*

Gangliosidoses GM2

Tay-Sachs – fraqueza progressiva, acentuada reação ao susto, cegueira, convulsões, espasticidade e manchas vermelho-cereja

    Exame: atividade enzimática da β-hexosaminidase A (HEX A)

Doença de Sandhoff – fenótipo semelhante ao da doença de Tay-Sachs

    Exame: atividade enzimática da hexosaminidase A e B (deficiência de ambas)

Doença de Krabbe/Leucodistrofia de Células Globoides

Irritabilidade, hiperpirexia, vômitos, crises convulsivas, hipertonia, cegueira

    Teste: atividade da enzima galactocerebrosidase (GALC)

Leucodistrofia Metacromática

Forma infantil tardia – enrijecimento e ataxia de marcha, espasticidade, atrofia óptica, deterioração intelectual, reflexos abolidos.

Formas juvenil e adulta

    Exames: 1. atividade enzimática da arilsulfatase (ARSA)

    2. Se a atividade da ARSA for < 10% dos controles, excluir pseudodeficiência de ARSA com testes genéticos de *ARSA* e/ou excreção urinária anormal de sulfátides

LIPOFUSCINOSES CEROIDES NEURONAIS

Perda visual, demência progressiva, crises convulsivas, deterioração motora

    Exame: o algoritmo do diagnóstico depende da idade de início dos sintomas e responde aos testes passo a passo para atividade enzimática da palmitil-proteína tioesterase 1 (PPT1) e tripeptidil-peptidase 1 (TPP-1)

ADRENOLEUCODISTROFIA LIGADA AO X

Adrenoleucodistrofia Clássica

Dificuldades acadêmicas, distúrbios do comportamento, hipoadrenalismo, crises convulsivas, espasticidade, ataxia e dificuldades na deglutição

Adrenomieloneuropatia

Paraparesia espástica, incontinência urinária, insuficiência da suprarrenal

    Exame: ácidos graxos de cadeia muito longa

MUCOPOLISSACARIDOSES (MPS)

Baixa estatura, cifoescoliose, fácies grosseira, hepatoesplenomegalia, anormalidades cardiovasculares e opacificação da córnea

Hurler (MPS tipo I-H)

continua

Tabela 185-1	Quadro Clínico Característico de Transtornos Neurodegenerativos e Exames Diagnósticos Relevantes – continuação

Hunter (MPS tipo II)
Doença de Sanfilippo (MPS tipo III)
Síndrome de Sly (MPS tipo VII)
    Exame: 1. enzimas lisossômicas
    2. excreção urinária de glicosaminoglicanos

TRANSTORNOS MITOCONDRIAIS

MELAS
Miopatia mitocondrial, encefalopatia, acidose lática e episódios semelhantes a AVEs

MERFF
Mioclonias, epilepsia e fibras musculares irregulares e lesionadas, demência, perda auditiva, atrofia do nervo óptico, ataxia e perda da sensibilidade profunda

NARP
Neuropatia, ataxia e retinite pigmentosa
    Exames: os testes para transtornos mitocondriais são complexos e precisam ser moldados ao quadro clínico individual; é razoável a triagem de lactato e piruvato no sangue e no soro

ENCEFALOMIELOPATIA NECROSANTE SUBAGUDA (DOENÇA DE LEIGH)
Hipotonia, dificuldades de alimentação, irregularidade respiratória, fraqueza dos movimentos extraoculares e ataxia
    Exame: depende do fenótipo clínico

SÍNDROME DE RETT
Perda dos movimentos manuais voluntários e das habilidades de comunicação, retraimento social, apraxia de marcha, crises convulsivas, espasticidade e cifoescoliose
    Exame: teste do gene *MECP2*

DOENÇA DE WILSON
Erro inato do metabolismo do cobre, resultando em sinais de disfunção cerebelar e dos núcleos da base.
    Exame: níveis séricos de ceruloplasmina, excreção urinária de cobre.

de transtornos enzimáticos nas organelas subcelulares, incluindo os lisossomos, as mitocôndrias e os peroxissomos (Tabela 185-1). Portanto, devem-se coletar leucócitos ou fibroblastos da pele em qualquer paciente com uma afecção neurológica degenerativa de causa desconhecida para determinação de uma bateria tradicional de enzimas lisossômicas, peroxissômicas e mitocondriais (Caps. 56 e 57). As neuroimagens, geralmente com ressonância nuclear magnética (RNM), também são justificadas. O diagnóstico de leucodistrofia frequentemente é feito com confiança tendo por base extensas alterações da substância branca cerebral à RNM. Estudos histológicos e bioquímicos podem ser normais na encefalopatia da substância cinzenta, tornando o diagnóstico muito menos seguro. Lesões adquiridas (infecciosas, inflamatórias, vasculares, tóxicas) são difíceis de excluir completamente. É provável que a biópsia cerebral não seja útil.

Esfingolipidoses

As esfingolipidoses se caracterizam por armazenamento intracelular de substratos lipídicos decorrente de defeitos do catabolismo dos esfingolípides compreendidos nas membranas celulares. São herdadas em um padrão autossômico recessivo. Na maioria dos casos, existem várias formas dessas doenças, normalmente correspondendo à quantidade de atividade residual da enzima relevante. Os tipos infantis, em geral, são mais graves, frequentemente apresentando-se no primeiro ou segundo ano de vida com progressão rápida da doença; os indivíduos afetados possivelmente não têm atividade normal da enzima. Os tipos juvenis e crônicos se manifestam um pouco mais tarde na infância ou até na idade adulta e têm uma evolução da doença menos intensa por causa de certa atividade residual da enzima.

A **doença de Niemann-Pick** clássica é causada por uma deficiência de esfingomielinase e deve-se suspeitar desse diagnóstico em lactentes que exibem a associação de hepatoesplenomegalia, atraso no desenvolvimento, doença intersticial pulmonar e **máculas vermelho-cereja na retina**. As células ganglionares da retina e da mácula são distendidas e aparecem como grande área branca circundando uma pequena fóvea vermelha que não é coberta por células ganglionares. Também são observadas regressão cognitiva, crises convulsivas mioclônicas, hipotonia e icterícia no primeiro ano de vida. O teste genético para mutações de *SMPD1* está clinicamente disponível.

Embora o tipo mais comum de **doença de Gaucher** seja uma enfermidade leve nos adultos, existe um tipo infantil rapidamente fatal com um quadro clínico de envolvimento neurológico grave causado por deficiência da enzima glicocerebrosidase. A glicoceramida se acumula no fígado, baço e na medula óssea. Os sinais neurológicos característicos são opistótono (tronco em arco), trismo (dificuldade para abrir a boca), movimentos oculares anormais e sinais bulbares, incluindo dificuldade para deglutir.

A **doença de Tay-Sachs** (gangliosidose GM_2) é causada por deficiência de hexosaminidase A e resulta no acúmulo do gangliosídeo GM_2 na substância cinzenta cerebral e no cerebelo. Os lactentes são normais, exceto por um reflexo Moro acentuado até os 6 meses de idade, quando desenvolvem indiferença, irritabilidade, hiperacusia, retardo intelectual e manchas vermelho-cereja na retina. Em meses, desenvolvem-se cegueira, convulsões, espasticidade e opistótono.

A **leucodistrofia metacromática** (LDM) é uma lipidose causada por deficiência de arilsulfatase, o que resulta em desmielinização do sistema nervoso central (SNC) e do sistema nervoso periférico. As crianças com o tipo infantil tardio procuram atendimento com a idade entre 1 e 2 anos. Depois de um período de desenvolvimento normal, ocorrem enrijecimento progressivo e ataxia de marcha, espasticidade, atrofia óptica, deterioração intelectual e reflexos abolidos. Os testes diagnósticos revelam aumento de proteínas no líquido cerebrospinal (sinal de desmielinização do SNC) e lentidão da velocidade de condução nervosa motora (sinal de desmielinização periférica). Crianças na idade escolar com o tipo juvenil da LDM podem apresentar início gradual das dificuldades de comportamento e declínio das habilidades acadêmicas, sucedidos por dificuldades na marcha, falta de coordenação motora, fala indistinta e, algumas vezes, crises convulsivas. A progressão implacável é a regra. Transplante da medula óssea é uma opção de tratamento, particularmente se um irmão for diagnosticado com LDM antes do início dos sintomas.

A **doença de Krabbe** (leucodistrofia de células globoides) é causada por uma deficiência de galactocerebrosidase. Os indivíduos com o tipo infantil (85 a 90% dos casos) parecem ser normais durante os primeiros meses de vida. Os sintomas começam por volta dos 6 meses e incluem extrema irritabilidade, hiperpirexia, vômitos, crises convulsivas, hipertonia e cegueira. A desmielinização do SNC e da parte periférica do sistema nervoso resulta em sinais do neurônio motor superior e do inferior.

Lipofuscinoses Ceroides Neuronais

As lipofuscinoses ceroides neuronais compõem um grupo de transtornos hereditários neurodegenerativos de armazenamentos lisossômicos caracterizados por perda visual progressiva, crises convulsivas, declínio das capacidades cognitivas, deterioração motora e óbito precoce. Foram caracterizados 10 tipos diferentes, incluindo infantil, infantil tardio e juvenil.

Adrenoleucodistrofia

As adrenoleucodistrofias (ALD) compõem um grupo de transtornos neurodegenerativos ligados ao X muitas vezes associadas à insuficiência adrenocortical. A ALD é causada por acúmulo de ácidos graxos de cadeia muito longa no tecido neuronal e na suprarrenal (Cap. 178) e é diagnosticada por testes de ácidos graxos de cadeia muito longa anormais. A leucodistrofia mais comum é a **adrenoleucodistrofia ligada ao X clássica**, causada por mutação no gene *ABCD1*. Os meninos procuram atendimento entre as idades de 5 e 15 anos com dificuldades acadêmicas, distúrbios do comportamento e anormalidades de marcha, evoluindo para crises convulsivas, espasticidade, ataxia e dificuldades na deglutição. A RNM cerebral demonstra um padrão clássico de anormalidades simétricas do sinal da substância branca nas regiões parietoccipitais, com realce pelo contraste na margem anterior. Desenvolve-se *insuficiência adrenocortical* sintomática com fadiga, vômitos e hipotensão em 20 a 40% dos pacientes com ALD ligada ao X. A ALD deve ser considerada em qualquer menino com insuficiência adrenocortical primária mesmo na ausência de anormalidades neurológicas nítidas. A **adrenomieloneuropatia**, um transtorno crônico da medula espinal e dos nervos periféricos, apresenta-se na terceira década de vida. As mulheres portadoras da mutação de *ABCD1* também podem ter sintomas semelhantes aos da adrenomieloneuropatia, porém começando mais tarde na vida (acima dos 35 anos).

Mucopolissacaridoses

As mucopolissacaridoses são causadas por defeito nas hidrolases lisossômicas, resultando no acúmulo de mucopolissacarídeos nos lisossomos (Cap. 56). As manifestações clínicas incluem fácies grosseira, baixa estatura, cifoescoliose, hepatoesplenomegalia, anormalidades cardiovasculares e embaçamento da córnea. Vê-se envolvimento neurológico nas mucopolissacaridoses tipos I (**síndrome de Hurler**), II (**síndrome de Hunter**), III (**síndrome de Sanfilippo**) e VII (**síndrome de Sly**). As crianças com a síndrome de Hurler, a mais grave dessas doenças, parecem normais durante os primeiros 6 meses de vida; depois, desenvolvem as características esqueléticas e neurológicas conhecidas. Incapacidade intelectual, espasticidade, surdez e atrofia óptica são progressivas. Frequentemente ocorre hidrocefalia em razão da obstrução do fluxo do líquido cerebrospinal (LCS) por leptomeninges espessadas.

Transtornos Mitocondriais

As **doenças mitocondriais** representam um grupo clinicamente heterogêneo de transtornos que fundamentalmente compartilham um distúrbio da fosforilação oxidativa (síntese de trifosfato de adenosina) (Cap. 57). Sintomas abruptos com frequência se manifestam concomitantemente com períodos de estresse fisiológico, tais como doenças febris ou jejum. Os diagnósticos genéticos específicos costumam ser difíceis de identificar porque o quadro clínico é pleiotrópico nos defeitos individuais e se sobrepõe entre diferentes defeitos e porque a análise da função proteica mitocondrial é tecnicamente difícil. As síndromes específicas incluem **MELAS** (miopatia mitocondrial, encefalopatia, acidose lática e episódios AVE-símiles); **MERFF** (mioclonias, epilepsia e fibras musculares irregulares e lesionadas) e também podem se manifestar com as associações de demência, perda auditiva neurossensorial, atrofia do nervo óptico, neuropatia periférica e ocasionalmente miocardiopatia com a síndrome de Wolff-Parkinson-White; e **NARP** (neuropatia, ataxia e retinite pigmentosa).

Síndrome de Rett

A **síndrome de Rett** é um transtorno do neurodesenvolvimento que classicamente afeta as meninas. Geralmente, o desenvolvimento parece normal durante os primeiros 6 a 18 meses de vida, o que é seguido por *regressão*, perda dos movimentos manuais voluntários, perda das habilidades de comunicação verbal, apraxia de marcha e movimentos de mãos repetitivos estereotipados que se assemelham aos movimentos de lavar, retorcer ou aplaudir. As meninas também desenvolvem microcefalia adquirida. É frequente a ocorrência de apneia e/ou hiperpneia episódica, distúrbios vasomotores periféricos, retardo do crescimento, tônus muscular anormal e intervalo QTc prolongado. A regressão alcança um platô e se estabiliza, mas se desenvolvem crises convulsivas, espasticidade e cifoescoliose. A etiologia é uma mutação no gene do cromossomo X que codifica para o fator de transcrição da proteína 2 de ligação à metil-CpG. Os meninos com as mutações *MECP2* geralmente não sobrevivem ao parto, mas podem apresentar grave encefalopatia neonatal, crises convulsivas, microcefalia, tônus anormal e insuficiência respiratória.

Doenças Degenerativas com Manifestações Focais

Alguns transtornos neurodegenerativos têm predileções por regiões ou sistemas-alvo específicos no neuroeixo, produzindo sintomas de acordo com a região afetada.

A **doença de Wilson** é uma afecção degenerativa tratável que exibe sinais de disfunção cerebelar e dos núcleos da base. É um erro inato autossômico recessivo do metabolismo do cobre. Os níveis séricos de ceruloplasmina são baixos. Encontra-se deposição anormal de cobre no fígado, produzindo cirrose; na córnea periférica, produzindo um anel castanho-esverdeado característico (Kayser-Fleischer); e no SNC, produzindo degeneração neuronal e astrocitose protoplásmica. Os sintomas neurológicos caracteristicamente começam no início da adolescência com disartria, disfasia, sialorreia, sorriso fixo, tremor, distonia e labilidade emocional. A RNM mostra anormalidades nos núcleos da base. O tratamento é com um agente quelante do cobre, como a penicilamina oral.

A **encefalomielopatia necrosante subaguda**, ou doença de Leigh, é uma doença degenerativa hereditária do SNC definida neuropatologicamente, envolvendo primariamente a região periaquedutal do tronco encefálico, o caudado e o putâmen. Os sintomas geralmente começam antes dos 2 anos e consistem em hipotonia, dificuldades na alimentação, irregularidade respiratória, fraqueza dos movimentos extraoculares e ataxia. Os níveis de lactato e piruvato no sangue e no LCS são elevados. Várias alterações da função mitocondrial produzem essa síndrome clínica.

DOENÇAS ADQUIRIDAS QUE SIMULAM DOENÇAS DEGENERATIVAS

As crianças com epilepsia mal controlada podem estar continuamente em um estado ictal ou pós-ictal e podem parecer estuporosas por causa de sua *encefalopatia epiléptica*. Os antiepilépticos sedativos ou que afetam o humor, a memória, a motivação ou a atenção podem contribuir para a falta ou a perda de habilidades do desenvolvimento e fracasso escolar. O uso de altas doses de múltiplos anticonvulsivantes pode acrescentar-se a esse problema.

O uso crônico de medicamentos ou seu uso exagerado (sedativos, ansiolíticos, anticolinérgicos) pode ocasionar confusão progressiva, letargia e ataxia. As intoxicações por metais pesados, como o chumbo, podem causar dificuldades de aprendizagem crônicas ou podem apresentar-se de modo agudo com irritabilidade, apatia, anorexia e palidez, evoluindo para encefalopatia fulminante. A deficiência vitamínica de tiamina, niacina, vitamina B_{12} e vitamina E pode produzir encefalopatia, neuropatia periférica e ataxia.

O hipotireoidismo congênito ou adquirido compromete a cognição e retarda o desenvolvimento. Hipotireoidismo congênito não percebido produz dano irreversível se não for tratado imediatamente depois do nascimento (Cap. 175).

Doenças estruturais do cérebro, como a hidrocefalia e os tumores de crescimento lento, podem simular demência. Certas infecções cerebrais insidiosas, como o sarampo (causando pan-encefalite esclerosante subaguda), a rubéola, a sífilis e alguns infecções fúngicas, causam deterioração neurológica ao longo de meses e anos. A infecção pelo vírus da imunodeficiência humana causa falta de desenvolvimento normal e regressão das habilidades adquiridas.

Transtornos psiquiátricos, como a depressão e a privação psicossocial grave nos lactentes, podem dar origem à apatia, e os marcos do desenvolvimento deixam de ser alcançados (Cap. 21). As crianças com transtorno do espectro do autismo podem atravessar uma fase de estagnação ou desintegração do desenvolvimento com aproximadamente 12 a 18 meses de idade depois de um período de marcos iniciais normais. A depressão em crianças maiores pode levar ao embotamento do afeto, retraimento social e mau desempenho escolar, o que levanta a questão de encefalopatia ou demência.

Capítulo 186

TRANSTORNOS NEUROCUTÂNEOS

A pele, os dentes, os cabelos, as unhas e o cérebro são embriologicamente derivados do ectoderma. Anormalidades dessas estruturas da superfície podem indicar desenvolvimento cerebral anormal. Nem todos os chamados transtornos neurocutâneos têm lesões cutâneas características nem todos são de origem ectodérmica. A neurofibromatose (tipos 1 e 2), a esclerose tuberosa, a síndrome de Sturge-Weber, a doença de von Hippel-Lindau e a ataxia-telangiectasia são os mais comuns dos mais de 40 transtornos neurocutâneos.

NEUROFIBROMATOSE TIPO 1
Etiologia

A neurofibromatose tipo 1 (NF1), também conhecida como doença de von Recklinghausen, é um transtorno autossômico dominante com incidência de aproximadamente 1 em 3.000. É causada por mutações do gene *NF1*, que codifica um gene supressor tumoral, a neurofibromina. Esta neurofibromina é um importante regulador negativo de uma via de transdução de sinal básica, a via Ras. Mutações resultam em aumento da sinalização mitogênica distal. Mosaicismo somático, no qual está presente uma anormalidade em uma cópia do gene *NF1* em algumas células, mas não em outras, indica uma mutação pós-zigótica e é chamado de **neurofibromatose segmentar**.

Manifestações Clínicas

As características primordiais da neurofibromatose são as manchas café com leite, efélides axilares ou inguinais, neurofibromas cutâneos e hamartomas da íris (nódulos de Lisch). As **manchas café com leite** estão presentes em mais de 90% dos pacientes que têm NF1 (Fig. 186-1). Estas aparecem geralmente nos primeiros anos de vida e seu número e tamanho aumentam com o passar do tempo. A presença de seis ou mais manchas café com leite com mais de 5 mm em uma criança pré-púbere sugere o diagnóstico. Os **nódulos de Lisch** também aumentam de frequência com a idade e estão presentes em mais de 90% dos adultos que têm NF1.

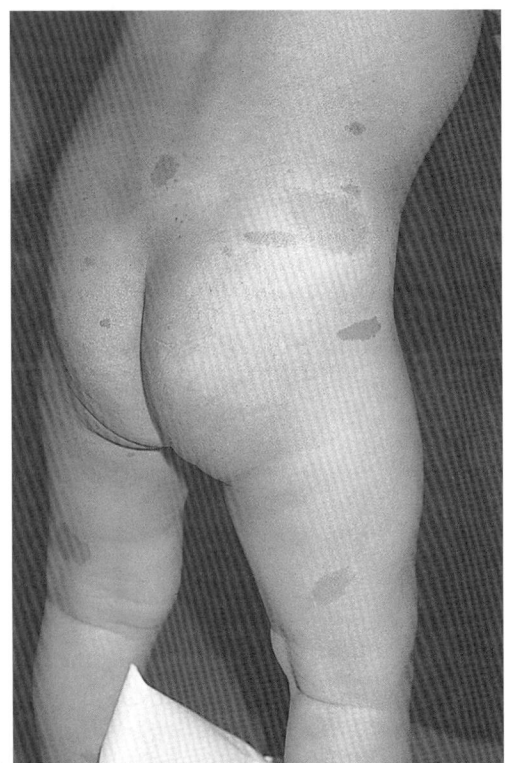

Figura 186-1 Manchas café com leite. (De Kliegman RE, Behrman RE, Jenson HB, editors: Nelson Textbook of Pediatrics, ed 19, Philadelphia, 2007, Saunders, p 2680.) Esta imagem está disponível em cores na página 760.

Os **neurofibromas** são compostos por várias combinações de células de Schwann, fibroblastos, mastócitos e elementos vasculares. Os neurofibromas dérmicos são quase universais e consistem em discretas lesões amolecidas e pequenas que se situam na derme e epiderme e se movem passivamente com a pele. Raramente provocam sintomas, mas podem causar preocupações cosméticas significativas. Os neurofibromas também podem estar situados em vísceras ou ao longo dos vasos e nervos periféricos. Os neurofibromas plexiformes são lesões subcutâneas grandes, ocasionalmente nodulares, que se situam ao longo dos principais troncos nervosos periféricos. Costumam causar sintomas que incluem dor, fraqueza e invasão das vísceras adjacentes, osso ou medula espinal. Pode ocorrer degeneração sarcomatosa. Pode-se tentar o tratamento cirúrgico, mas os resultados não costumam ser satisfatórios.

As complicações comuns são deficiência de aprendizagem, escoliose, crises convulsivas e anormalidades da vasculatura cerebral. Outros tumores que ocorrem na NF1 são os gliomas do nervo óptico, astrocitomas do cérebro e da medula espinal e tumores nervosos periféricos malignos. As imagens de ressonância nuclear magnética (RNM) ponderadas em T2 revelam lesões hiperintensas (hamartomas) nos tratos ópticos, cápsula interna, tálamo, cerebelo e tronco encefálico, as quais são comuns e frequentes na doença. São benignas e desaparecem na idade adulta.

A expectativa média de vida dos pacientes com NF1 pode se reduzir 10 a 15 anos. A causa mais comum do óbito é uma doença maligna. Aconselhamentos genético e psicológico são componentes importantes da atenção a esse transtorno crônico. Embora seja um transtorno autossômico dominante, mutações espontâneas são responsáveis em 30 a 50% dos casos.

Neurofibromatose Tipo 2

A neurofibromatose tipo 2 (NF2) é um transtorno autossômico dominante com uma incidência de 1 em 25.000. Metade dos casos não tem antecedentes familiares. O gene *NF2* é supressor tumoral, e a doença resulta em lesões neurológicas, oculares e da pele. A NF2 predispõe os pacientes a múltiplos tumores intracranianos e medulares, incluindo schwannomas acústicos bilaterais, schwannomas de outros nervos cranianos e espinais, meningiomas e gliomas. É comum a catarata capsular posterior ou cortical, e as lesões da pele incluem placas, nódulos subcutâneos e schwannomas cutâneos. Os nódulos de Lisch, as manchas café com leite, e as efélides axilares *não* são características da NF2.

COMPLEXO DA ESCLEROSE TUBEROSA
Etiologia

O complexo da esclerose tuberosa (CET), um transtorno autossômico dominante, caracteriza-se por hamartomas em muitos órgãos, especialmente em cérebro, olhos, pele, rins e coração. A incidência é de 1 em 10.000 nascidos. Dois terços dos casos são esporádicos e se pensa que representem novas mutações. É incomum o mosaicismo na linhagem germinativa, mas explica como pais que aparentemente não têm a doença podem ter vários filhos com esclerose tuberosa. Mutações afetando os supostos genes supressores tumorais, *TSC1* ou *TSC2*, causam esclerose tuberosa. Os genes *TSC1* e *TSC2* codificam proteínas distintas, hamartina e tuberina, que se expressam amplamente no cérebro e resultam em ativação constitutiva da proteína quinase mTOR (alvo mamífero da rapamicina), levando à formação de inúmeros tumores benignos (hamartomas).

Manifestações Clínicas

O CET é uma doença extremamente heterogênea com expressão variável e amplo espectro clínico que vai da inteligência normal sem crises convulsivas ao grave retardo mental com crises convulsivas refratárias, muitas vezes dentro da mesma família. A esclerose tuberosa é uma das causas mais comuns de convulsões infantis. Essas crianças costumam desenvolver epilepsia intratável, retardo mental, autismo e hiperatividade. Os pacientes podem ter lesões da retina (hamartomas da retina, placas despigmentadas brancas) e lesões cerebrais (túberes corticais, nódulos subependimários, hidrocefalia). Os **túberes** do córtex cerebral são áreas de displasia que, juntamente com outras áreas microscópicas de desenvolvimento anormal, são responsáveis pelos sintomas de retardo mental e epilepsia. **Nódulos subependimários** são hamartomas que podem ter mutação da fase de crescimento e tornar-se **astrocitomas de células gigantes subependimários**, que causam obstrução do fluxo de saída do líquido cerebrospinal e hidrocefalia resultante.

As *manifestações extracerebrais* incluem achados típicos na pele de máculas hipomelanóticas (**manchas em folha de freixo**), que são mais fáceis de visualizar sob a luz ultravioleta de Wood, e aparentes na infância. Os angiofibromas faciais (**adenoma sebáceo**) aparecem como pequenos nódulos vermelhos no nariz e na face, algumas vezes sendo confundidos com acne. As **placas em couro granulado** na pele são elevadas e ásperas, tendo predileção pelas regiões lombar e glútea e se desenvolvendo no final da infância ou início da adolescência. Os rabdomiomas cardíacos são maiores durante a vida pré-natal e na primeira infância, raramente sendo sintomáticos. Ocasionalmente, podem causar arritmias ou obstrução do fluxo cardíaco. Os angiomiolipomas renais podem sofrer transformação maligna e são a causa mais comum de óbito nos adultos com CET. A doença pulmonar intersticial também afeta adultos com CET (linfangioleiomiomatose pulmonar).

SÍNDROME DE STURGE-WEBER

A síndrome de Sturge-Weber é esporádica (não hereditária) e caracterizada por vasos anormais (**angiomas**) das leptomeninges sobre o córtex cerebral juntamente com a **mancha vinho do Porto** facial ipsilateral, envolvendo a divisão oftálmica do nervo trigêmeo (região frontal e pálpebra superior) e, muitas vezes, glaucoma. A mancha vinho do Porto, também conhecida como nevo flâmeo, deve-se a uma ectasia das vênulas superficiais e pode ter uma distribuição muito mais extensa e até bilateral. Nem todas as crianças com uma mancha vinho do Porto facial têm a síndrome de Sturge-Weber.

A RNM contrastada demonstra o angioma leptomeníngeo e as anormalidades da substância branca que se pensa serem causadas por hipóxia crônica e atrofia. Os angiomas produzem congestão venosa e, presumivelmente, estase nas áreas envolvidas, supostamente levando à hipóxia. Os pacientes apresentam crises convulsivas, hemiparesia, episódios AVC-símiles, cefaleias, retardo mental e deficiências de aprendizagem. As crises convulsivas são a anormalidade neurológica mais comumente associada, ocorrendo em 75% dos pacientes, e se desenvolvem por causa de lesão isquêmica do cérebro. Muitas crianças com a síndrome de Sturge-Weber são intelectualmente normais, e as crises convulsivas são bem controladas com anticonvulsivantes convencionais. No entanto, desenvolve-se isquemia progressiva do cérebro subjacente em algumas crianças com a síndrome de Sturge-Weber, resultando em hemiparesia, hemianopsia, crises convulsivas focais intratáveis e comprometimento cognitivo. A hemisferectomia tem sido proposta para indivíduos com doença unilateral cujas crises sejam difíceis de controlar. O desfecho intelectual e motor parece melhorar em comparação com o tratamento contínuo com anticonvulsivantes, mas os riscos cirúrgicos e as sequelas do procedimento são consideráveis. A cirurgia com laser pulsado de contraste é a opção terapêutica mais promissora para o manejo cosmético do nevo flâmeo facial. É necessário manejo oftalmológico especializado para o glaucoma. Também são necessárias avaliações da endocrinologia, pois esses pacientes frequentemente têm deficiência do hormônio do crescimento e/ou hipotireoidismo.

Capítulo 187

MALFORMAÇÕES CONGÊNITAS DO SISTEMA NERVOSO CENTRAL

As malformações do sistema nervoso central incluem transtornos da formação da medula espinal e do tubo neural, especificação de estruturas (migração neuronal, substância cinzenta), crescimento e tamanho do cérebro, crescimento e forma do crânio.

O precursor do sistema nervoso é a placa neural do ectoderma embrionário, que se desenvolve aos 18 dias de gestação. A placa neural dá origem ao tubo neural, que forma o cérebro e a medula espinal, e às células da crista neural, que formam a parte periférica do sistema nervoso, as meninges, os melanócitos e a medula da suprarrenal. O tubo neural começa a se formar no 22º dia da gestação. A extremidade rostral forma o cérebro, e a região caudal forma a medula espinal. O lúmen do tubo neural forma os ventrículos do cérebro e o canal central da medula espinal. A maioria das malformações cerebrais é produzida por várias lesões que ocorrem durante um período vulnerável da gestação. Os fatores precipitantes incluem anormalidades cromossômicas, genéticas e metabólicas; infecções (toxoplasmose, rubéola, citomegalovírus, herpes); e exposição à irradiação, a certos medicamentos, drogas e doença materna durante a gravidez.

ANOMALIAS CONGÊNITAS DA MEDULA ESPINAL
Etiologia e Manifestações Clínicas
Um defeito no fechamento do tubo neural caudal ao final da 4ª semana de gestação resulta em anomalias das vértebras lombares e sacrais ou da medula espinal, a chamada **espinha bífida**. A gravidade dessas anomalias varia dos defeitos clinicamente insignificantes dos arcos vertebrais L5 ou S1 às grandes malformações, deixando a medula espinal não coberta por pele nem osso no dorso do lactente. Este último defeito grave, chamado de **mielomeningocele**, resulta em paralisia flácida e perda de sensibilidade nos membros inferiores e incontinência fecal e urinária, sendo que a extensão e o grau da deficiência neurológica dependem da localização da mielomeningocele. Além disso, as crianças afetadas geralmente têm **malformação de Chiari tipo II** (deslocamento caudal das tonsilas cerebelares e da medula) associada, resultando em hidrocefalia e fraqueza da face e da deglutição. Em uma **meningocele**, o canal vertebral e meninges císticas são expostos no dorso, mas a medula espinal subjacente fica anatômica e funcionalmente intacta. Na **espinha bífida oculta**, a pele do dorso está aparentemente intacta, mas estão presentes defeitos do osso ou do canal vertebral subjacente. A meningocele e a espinha bífida oculta podem associar-se a um lipoma, cisto dermoide ou à síndrome da medula presa a filamentos terminais espessos. Uma fosseta ou tufo de pelos pode estar presente sobre a área afetada. Os pacientes também podem ter um *sinus* dermoide associado, um tecido epitelial que se estende da superfície da pele às meninges; isso aumenta o risco de meningite. Os pacientes com espinha bífida oculta ou meningocele podem ter fraqueza e hipoestesia nos pés que podem resultar em ulcerações recorrentes, ou dificuldades para controlar a função intestinal ou vesical, o que pode resultar em infecções do trato urinário recorrentes, nefropatia por refluxo e insuficiência renal. Na **diastematomielia**, uma espícula de osso ou banda fibrosa divide a medula espinal em duas seções longitudinais. Pode estar presente um lipoma associado que infiltra a medula e a prende às vértebras. Os sintomas incluem fraqueza e hipoestesia dos pés e incontinência urinária.

Estudos Diagnósticos
A mielomeningocele no feto é sugerida por uma **alfafetoproteína** elevada no sangue materno, confirmada por ultrassonografia e altas concentrações de alfafetoproteína e acetilcolinesterase no líquido amniótico. Depois do nascimento, pode-se usar ultrassonografia e ressonância nuclear magnética para confirmar anormalidades espinais subjacentes menos graves.

Tratamento e Prevenção
Os recém-nascidos com mielomeningocele precisam passar por fechamento cirúrgico dos defeitos espinais abertos (cirurgia fetal ou pós-natal) e geralmente precisam de tratamento de hidrocefalia com a realização de uma derivação ventriculoperitoneal. As crianças com mais de 1 ano com disfunção da medula espinal inferior precisam de fisioterapia, órteses nas extremidades inferiores e cateterização intermitente da bexiga. Na ausência de anomalias cerebrais associadas, a maioria dos sobreviventes tem inteligência normal, mas os problemas de aprendizagem e epilepsia são mais comuns nestas crianças do que na população geral.

A espinha bífida pode ser prevenida, em muitos casos, com a administração de **folato** à mulher grávida. Como o defeito ocorre muito precoce na gestação, todas as mulheres em idade fértil são aconselhadas a tomar ácido fólico oral diariamente.

MALFORMAÇÕES CONGÊNITAS DO CÉREBRO
Defeitos no fechamento do tubo neural rostral produzem anencefalia ou encefaloceles. Os recém-nascidos com **anencefalia** têm tronco encefálico ou mesencéfalo rudimentar, mas não têm córtex nem calota craniana. Essa malformação é rapidamente fatal depois do parto. Os pacientes com **encefalocele** geralmente têm um defeito no crânio e exposição somente das meninges ou das

meninges e do cérebro. O risco de recorrência em gestações subsequentes para defeitos cranianos ou do tubo neural espinal é de 3 a 4%. Dentro de uma família, o nascimento de um anencéfalo pode ser seguido pelo nascimento de uma criança afetada por mielomeningocele lombossacral. A herança dos defeitos do tubo neural é poligênica.

A **agenesia do corpo caloso** pode ser parcial ou completa e ocorrer de maneira isolada ou associada a outras anomalias da migração celular. A **malformação de Dandy-Walker** é diagnosticada com base na tríade clássica: agenesia completa ou parcial do vermis cerebelar, dilatação cística do quarto ventrículo e aumento da fossa posterior. Pode haver hidrocefalia associada, ausência do corpo caloso e anormalidades da migração neuronal. A inteligência pode ser normal ou comprometida, dependendo do grau de disgenesia cerebral associada.

A **holoprosencefalia** representa graus variáveis da falência do cérebro anterior ou prosencéfalo para se dividir em dois hemisférios cerebrais distintos. A holoprosencefalia costuma associar-se a defeitos faciais na linha média (hipotelorismo, fenda labial, fenda palatina). Essa anomalia pode ser isolada ou associar-se a um transtorno cromossômico ou genético. O prognóstico para os lactentes com holoprosencefalia grave (*alobar*) é uniformemente ruim, mas aqueles com tipos mais leves (*semilobar* ou *lobar*) podem ter resultados neurológicos menos graves. Crianças com a trissomia 13 e a trissomia 18 caracteristicamente têm graus variáveis de holoprosencefalia.

A **hidranencefalia** é uma afecção na qual o cérebro presumivelmente se desenvolveu normalmente, mas então é destruído por uma agressão intrauterina provavelmente vascular. O resultado é a ausência virtual do cérebro com o crânio intacto. O tálamo, o tronco encefálico e parte do córtex occipital estão frequentemente presentes. As crianças podem ter uma aparência externa normal ao nascimento, mas não alcançam os marcos típicos do desenvolvimento infantil.

Macrocefalia e Microcefalia

A macrocefalia representa um perímetro cefálico acima do 97º percentil e pode ser o resultado de **macrocrania** (aumento da espessura do crânio), de **hidrocefalia** (aumento dos ventrículos; Cap. 184) ou **megalencefalia** (aumento do cérebro). As doenças do metabolismo ósseo ou hipertrofia da medula óssea causam macrocrania. A megalencefalia pode decorrer de um transtorno significativo do desenvolvimento do cérebro ou de um acúmulo de substâncias metabólicas anormais (Tabela 187-1). Mais frequentemente, contudo, a macrocefalia é um traço familiar sem significância clínica. Se a criança tiver desenvolvimento normal, mas apresentar macrocefalia, colocar o perímetro cefálico dos pais em um gráfico de crescimento poderá tranquilizar e ajudar a evitar exames neurodiagnósticos desnecessários.

A microcefalia representa um perímetro cefálico abaixo do 3º percentil. Inúmeras síndromes e transtornos metabólicos se associam à microcefalia, alguns dos quais são hereditários (Tabela 187-2). Na maioria dos casos, um perímetro cefálico pequeno é reflexo de um cérebro pequeno. O crescimento cerebral é rápido durante o período perinatal e qualquer agressão (infecciosa, metabólica, tóxica, vascular) sofrida durante esse período ou durante os primeiros anos de vida provavelmente vai comprometer o crescimento cerebral e resultar em microcefalia. Raramente, uma cabeça pequena decorre do fechamento prematuro de uma ou mais suturas cranianas, a chamada **craniossinostose**. Esse diagnóstico é facilmente feito pela forma anormal do crânio. Em geral, macrocefalia e microcefalia trazem a preocupação com a capacidade cognitiva, mas o perímetro cefálico isoladamente jamais deve ser usado para estabelecer um prognóstico de desenvolvimento intelectual.

Tabela 187-1 | Causas de Macrocefalia

Macrocrania (aumento da espessura do crânio)
    Acondroplasia
    Hipocondroplasia
    Síndrome do X frágil
    Osteopetrose
    Anemia crônica grave

Hidrocefalia (aumento dos ventrículos, Cap. 184)

Massas
    Cistos
    Malformações arteriovenosas
    Coleções de líquido subdural/hematoma
    Neoplasia

Megalencefalia (aumento do cérebro)
    Transtorno embriológico que causa proliferação anormal de tecido cerebral
        Neurofibromatose
        Esclerose tuberosa
        Síndrome de Sturge-Weber
        Síndrome de Sotos
        Síndrome de Riley-Smith
        Hemimegalencefalia
    Acúmulo de substâncias metabólicas anormais
        Doença de Alexander
        Doença de Canavan
        Gangliosidoses
        Mucopolissacaridoses

Causas benignas
    Coleções extracerebrais benignas da infância
    Macrocefalia familiar

Transtornos da Migração Neuronal

Muitas malformações decorrem da falta de migração normal dos neurônios da zona da matriz germinal periventricular para a superfície cortical com 1 a 5 meses de gestação. Podem existir múltiplas malformações no mesmo paciente. O desenvolvimento neurológico com essas anomalias varia e depende de tipo e extensão da malformação.

A **esquizencefalia** se caracteriza por fendas nos hemisférios cerebrais que se estendem da superfície cortical à cavidade ventricular. Fendas unilaterais podem causar hemiparesia congênita isolada, enquanto a esquizencefalia bilateral causa tetraparesia espástica e incapacidade intelectual associada. Os indivíduos afetados têm alto risco de epilepsia focal.

Um defeito grave da migração cortical é a **lissencefalia**, resultando em cérebro liso sem sulcos (agiria). Não se desenvolve o córtex normal em seis camadas. As crianças afetadas têm crises convulsivas de difícil controle e profundo retardo do desenvolvimento. Essa anomalia, mais comumente, faz parte de um transtorno genético, que pode ser ligada ao X (mutações *DCX*) ou causada por mutações genéticas autossômicas dominantes novas (mutações *Lis-1*). Na **paquigiria**, os giros são em pequeno número e largos demais.

Tabela 187-2 — Causas de Microcefalia	
MICROCEFALIA PRIMÁRIA	**MICROCEFALIA SECUNDÁRIA (ADQUIRIDA)**
Microcefalia vera	Infecções (congênitas)
Transtornos cromossômicos	Rubéola
Trissomia 21	Citomegalovírus
Trissomia 13	Toxoplasmose
Trissomia 18	Sífilis
Microdelação 5p	Vírus da Imunodeficiência Humana (HIV)
Síndrome de Angelman	Infecções não congênitas
Síndrome de Prader-Willi	Meningite
Malformação do sistema nervoso central (SNC)	Encefalite
Holoprosencefalia	AVE (Aacidente vascular encefálico)
Encefalocele	Tóxicas
Hidranencefalia	Exposição fetal à radiação
Transtorno da migração no SNC	Síndrome fetoalcoólica
Lissencefalia	Fenilcetonúria materna
Esquizencefalia	Lesão hipóxico-isquêmica cerebral ou outra lesão cerebral grave
Paquigiria	Leucomalacia periventricular
Micropoligiria	Doença sistêmica
Agenesia do corpo caloso	Doença cardíaca ou pulmonar crônica
Síndromes de microcefalia ligadas ao X	Doença renal crônica
Síndrome de Smith-Lemli-Opitz	Desnutrição
Síndrome de Cornelia de Lange	Craniossinostose total
Síndrome do nanismo de Seckel	
Síndrome de Cockayne	
Síndrome de Rubinstein-Taybi	
Síndrome de Hallermann-Streiff	

Na **polimicrogiria**, os giros são em número elevado e pequenos demais. Algumas vezes, a paquigiria e a polimicrogiria afetam um hemisfério inteiro, produzindo aumento daquele hemisfério e uma síndrome clínica grave de crises convulsivas clinicamente intratáveis que começam nos primeiros meses de vida. **Heterotopias da substância cinzenta** são ilhas anormais de neurônios que jamais completaram o processo migratório e são encontrados no interior da substância branca central.

AGRADECIMENTO

Os autores agradecem ao Dr. James Dowling por sua ajuda generosa na preparação do Capítulo 182 sobre fraqueza e hipotonia.

Leitura Sugerida

Fenichel GM: *Clinical Pediatric Neurology: a Signs and Symptoms Approach*, ed 6, Philadelphia, 2009, Saunders.
Jacobs H, Gladstein J: Pediatric headache: a clinical review, *Headache* 52:333–339, 2012.
Kliegman RM, Behrman RE, Jenson HB, et al: *Nelson Textbook of Pediatrics*, ed 19, Philadelphia, 2011, Saunders.
Mink JW, Zinner SH: Movement disorders II: chorea, dystonia, myoclonus and tremor, *Pediatr Rev* 31:287–295, 2010.
Peredo DE, Hannibal MC: The floppy infant: evaluation of hypotonia, *Pediatr Rev* 30:e66–e76, 2009.
Schunk JE, Schutzman SA: Pediatric head injury, *Pediatr Rev* 33:398–411, 2012.
Zinner SH, Mink JW: Movement disorders I: tics and stereotypies, *Pediatr Rev* 31:223–233, 2010.

Dermatologia
Yvonne E. Chiu

SEÇÃO 25

Capítulo 188

AVALIAÇÃO

Aproximadamente um em cada três norte-americanos de qualquer idade apresenta pelo menos um distúrbio cutâneo reconhecível em qualquer momento. As doenças cutâneas mais comuns encontradas em ambientes comunitários são dermatofitoses, acne vulgar, dermatite seborreica, dermatite atópica (eczema), verrugas, tumores, psoríase, vitiligo e infecções como herpes simples e impetigo. Em crianças que compareçam a clínicas de dermatologia pediátrica, dermatite atópica, impetigo, tinha do couro cabeludo, acne vulgar, verruga vulgar e dermatite seborreica são os diagnósticos mais comuns.

HISTÓRIA

A idade do paciente, o início, a duração, a progressão, sintomas cutâneos associados (dor, prurido) e sinais ou sintomas sistêmicos associados (febre, mal-estar, perda de peso) são indicações importantes. A obtenção de uma descrição correta da lesão original aumenta a exatidão do diagnóstico. Remédios vendidos sem receita médica podem alterar dramaticamente o aspecto da erupção cutânea. Os pacientes geralmente não consideram um antibiótico tópico ou medicação antipruriginosa como tratamento. Portanto, é importante pesquisar profundamente com questões relacionadas à história. Outras informações importantes incluem uma história de alergia, exposição ambiental, história de viagem, tratamento prévio, contatos afetados e história familiar.

EXAME FÍSICO

Um exame cuidadoso da pele requer uma avaliação visual e tátil. O exame da pele no corpo inteiro deve ser realizado sistematicamente. Membranas mucosas, cabelos, unhas e dentes, todos de origem ectodérmica, também podem estar envolvidos em distúrbios cutâneos e devem ser avaliados.

MANIFESTAÇÕES COMUNS

Uma nomenclatura descritiva das lesões cutâneas ajuda a gerar um diagnóstico diferencial e também a comunicação entre os provedores de cuidados da saúde. A determinação da lesão primária e da alteração secundária constitui o alicerce do diagnóstico dermatológico. Uma **lesão primária** é definida como a lesão básica que surge pela primeira vez e é mais característica do processo da doença (Tabela 188-1 e Fig. 188-1). As lesões primárias raramente são vistas em um paciente no momento da apresentação, uma vez que a maioria das lesões é alterada pelo tempo ou por fatores externos como a medicação aplicada, infecções secundárias ou manipulação física (p. ex., coçadura). Uma pesquisa da lesão primária geralmente vale a pena e concentra o diagnóstico diferencial em uma categoria de lesão que seja específica do diagnóstico subjacente. Às vezes, dois tipos diferentes de lesões

Tabela 188-1	Lesões Cutâneas Primárias
LESÃO	DESCRIÇÃO
Mácula	Lesão plana, não palpável < 1 cm de diâmetro
Mancha (*Patch*)	Semelhante à mácula, mas > 1 cm de diâmetro
Pápula	Lesão sólida elevada < 1 cm de diâmetro
Placa	Semelhante à pápula, mas > 1 cm de diâmetro; apresenta uma superfície plana e ampla em contraste a um nódulo
Nódulo	Semelhante à pápula, mas > 1 cm de diâmetro; apresenta uma superfície arredondada em contraste a uma placa
Tumor	Semelhante ao nódulo, mas implica crescimento neoplásico em vez de um processo inflamatório
Vesícula	Lesão epidérmica cheia de líquido (geralmente claro ou cor de palha) < 1 cm de diâmetro
Bolha	Semelhante à vesícula, mas > 1 cm de diâmetro
Pústula	Lesão epidérmica cheia de pus, que pode apresentar uma fase papular inicial e geralmente é cercada por eritema
Púrpura	Mácula ou pápula resultante de extravasamento de sangue para a pele; não fica branca com a pressão
Petéquia	Semelhante à púrpura, porém tem menos que alguns milímetros de diâmetro
Equimose	Área ou placa maior, hemorrágica, resultante do extravasamento de sangue
Vergão (urticária)	Pápulas e placas rosas edematosas que variam muito de tamanho e configuração; caracterizadas por natureza transitória com resolução das lesões individuais dentro de 24 horas
Telangiectasia	Coleção de pequenos vasos sanguíneos vermelhos superficiais
Milho (*milia*)	Pequenos cistos epidérmicos de queratina superficiais e brancos
Comedão	Tampão de queratina e sebo no orifício de um folículo piloso, que pode ser aberto (mílio) ou fechado (cravos); lesão característica de acne vulgar
Cisto	Pápula ou nódulo com um revestimento epidérmico composto por material líquido ou sólido

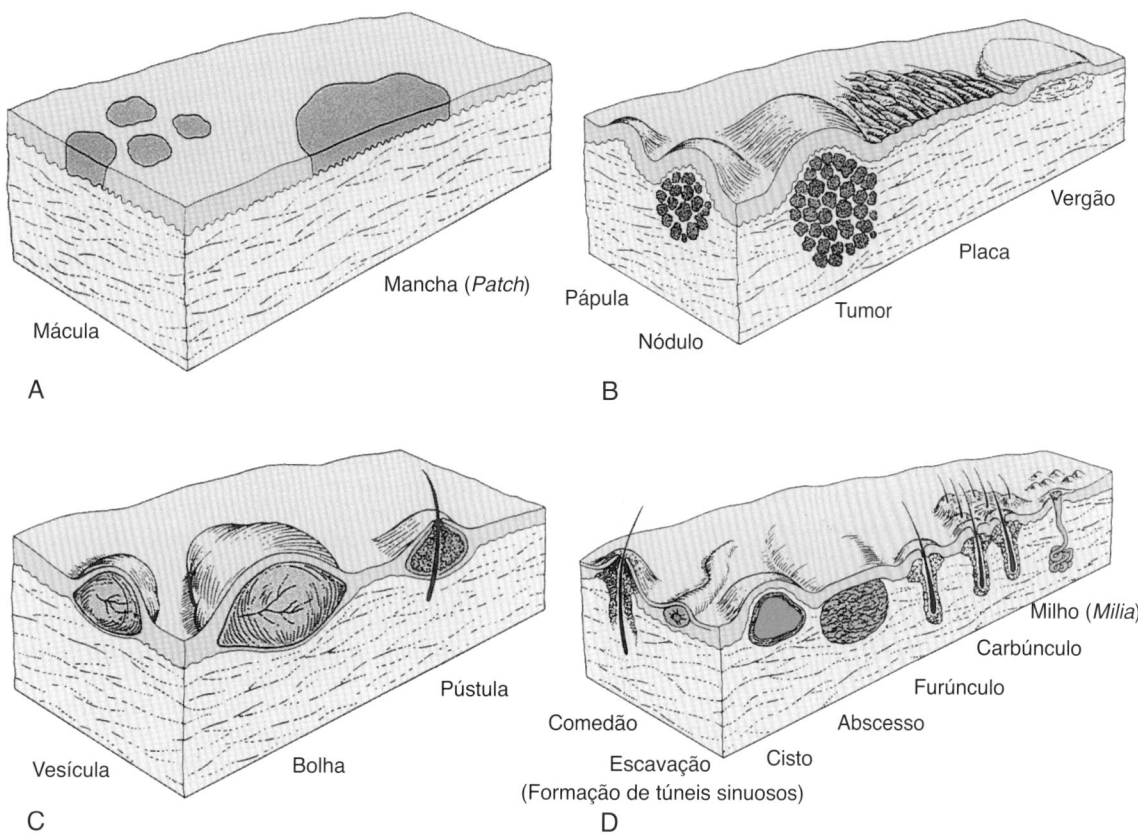

Figura 188-1 Morfologia das lesões primárias cutâneas. A, Lesões planas. B, Lesões palpáveis. C, Lesões com líquido. D, Lesões primárias especiais. (De Swartz MH: *Textbook of Physical Diagnosis: History and Examination*, Filadélfia, 1989, WB Saunders.)

primárias podem estar presentes. Na maioria dos casos, as **lesões secundárias** constituem os resíduos ou resultados dos efeitos da lesão primária. Elas podem ser criadas por coçadura ou infecções secundárias e podem ser observadas na ausência de uma lesão primária (Tabela 188-2).

A cor, a textura, a configuração, a localização e a distribuição da lesão devem ser registradas. Uma erupção localizada ou agrupada pode sugerir uma infecção cutânea, enquanto um envolvimento simétrico e difuso das superfícies extensoras pode sugerir um distúrbio cutâneo primário, como psoríase. Lesões por herpes-vírus geralmente são lesões agrupadas. Lesões anulares podem sugerir doença de Lyme, sífilis e infecções fúngicas. As lesões de membranas mucosas geralmente têm curta duração e as lesões em áreas de pele espessa, como as palmas das mãos e solas dos pés, podem ser particularmente difíceis de caracterizar.

AVALIAÇÃO E TESTES PARA DIAGNÓSTICO INICIAL

Uma história completa e um exame físico geralmente são suficientes para o diagnóstico, devido à visibilidade da pele. Testes associados no momento do exame incluem exame por hidróxido de potássio (KOH) para detecção de fungos e dermatófitos, raspagem de pele para escabiose, exame citológico (teste de Tzanck) para infecção por herpes-vírus e vírus varicela-zoster, e exame em lâmpada de Wood para a fluorescência dourada-amarelada da tinha versicolor. Uma biópsia cutânea pode ser realizada para ajudar no diagnóstico. A amostra de biópsia pode ser obtida por biópsia por raspagem ou punção. Os dois procedimentos são simples e realizados no consultório. Ocasionalmente são necessários estudos laboratoriais ou de imagem.

Tabela 188-2	Lesões Cutâneas Secundárias
LESÃO	**DESCRIÇÃO**
Escama	Resulta de queratinização anormal; pode ser fina ou laminada
Crosta	Coleção seca de líquido seroso e resíduos celulares
Erosão	Depressão rasa com perda de epiderme superficial
Úlcera	Depressão mais profunda com perda de toda a epiderme até a derme; na cura ocorre formação de cicatriz
Atrofia	Adelgaçamento da epiderme (a superfície parece brilhante e translúcida) ou da derme (a pele é deprimida)
Cicatriz	Coleção espessa, firme e de cor alterada do tecido conjuntivo que resulta de uma lesão dérmica; inicialmente rosa, mas fica mais clara com o tempo
Esclerose	Endurecimento circunscrito ou difuso da pele
Liquenificação	Linhas/marcas cutâneas acentuadas que resultam do espessamento da epiderme
Escoriação	Erosão linear superficial causada por coçadura
Fissura	Ruptura linear na superfície cutânea que geralmente é dolorosa

Capítulo 189

ACNE

ETIOLOGIA

A **acne vulgar** (ou acne) é um distúrbio inflamatório crônico que afeta as áreas com maior concentração de glândulas sebáceas, como a face, o tórax e as costas. A patogênese da acne é multifatorial. Gênero, idade, fatores genéticos e o ambiente são fatores contribuintes importantes. O estresse pode desencadear a acne, possivelmente por afetar os níveis hormonais. Não há evidências que liguem chocolate, doces ou frituras à acne.

A acne é causada por inflamação crônica da unidade pilossebácea (folículo piloso com glândula sebácea associada). O evento primário em todas as lesões acneicas é o desenvolvimento de um **microcomedão**, que resulta da obstrução do folículo piloso por queratina, aumento da produção de sebo nas glândulas sebáceas e crescimento excessivo da flora cutânea normal, provocando oclusão e aumento pilossebáceo. Os androgênios são um estímulo potente para a glândula sebácea. O componente inflamatório subsequente e a formação de pústula resultam da proliferação do *Propionibacterium acnes*, um organismo comensal da pele. Portanto, a patogênese de acne envolve três componentes: aumento da produção de sebo, hiperqueratose e proliferação bacteriana. O tratamento efetivo focaliza a minimização destes fatores.

EPIDEMIOLOGIA

A acne é o distúrbio cutâneo mais comum em adolescentes, ocorrendo em 85% destes. A incidência é semelhante nos dois sexos, embora os meninos geralmente sejam afetados de modo mais intenso. A acne pode começar já aos 8 anos de idade e pode continuar até a idade adulta.

MANIFESTAÇÕES CLÍNICAS

A acne primariamente afeta as áreas com maior densidade de glândulas sebáceas, como a face, a parte superior do tórax e as costas. A obstrução superficial das unidades pilossebáceas resulta em pequenos **comedões** não inflamatórios (1 a 2 mm) **abertos** (**cravos**) e **fechados** (**milium**). Um comedão aberto tem menor probabilidade de ficar inflamado que um comedão fechado. A ruptura de um comedão na derme adjacente e a proliferação de *P. acnes* induzem uma resposta inflamatória e o desenvolvimento de **pápulas** e **pústulas** inflamatórias. Cistos e nódulos maiores, da cor da pele ou vermelhos, representam uma obstrução mais profunda e **acne cística**. Uma inflamação maior e persistente, especialmente com a ruptura de um cisto profundo, aumenta o risco de formação de cicatriz.

O diagnóstico da acne geralmente não é difícil, devido às lesões características e crônicas. Estudos laboratoriais e estudos de imagem geralmente não são necessários para o diagnóstico da acne. Testes de triagem podem ser necessários se houver sinais de hiperandrogenismo decorrente de síndrome dos ovários policísticos (menstruação irregular, hirsutismo, resistência à insulina) ou um tumor subjacente secretor de androgênio (menstruação irregular, hirsutismo, voz profunda, clitoromegalia).

TRATAMENTO

A base do tratamento da acne consiste em agentes queratolíticos tópicos e antibióticos tópicos. Cremes, loções, géis, espumas e soluções estão disponíveis. Os géis e as soluções geralmente são usados porque a pele acneica geralmente tem maior teor de gordura, agentes estes que tendem a causar ressecamento, mas também têm a tendência de causar irritação e podem até não ser bem tolerados. Cremes e loções são mais bem tolerados, mas podem não ser tão eficazes.

Os agentes queratolíticos (ácido salicílico, ácido azelaico, tretinoína, adapaleno, tazaroteno) produzem descamação superficial e, subsequentemente, aliviam a obstrução folicular. Estes constituem a base da terapia de primeira linha. Os retinoides tópicos (tretinoína, adapaleno, tazaroteno) são baseados na molécula de vitamina A. Eles diminuem a produção de queratina e sebo e alguns apresentam atividade anti-inflamatória e antibacteriana; portanto, podem ser mais eficazes quando usados como monoterapia.

Antimicrobianos tópicos (peróxido de benzoíla, dapsona, enxofre-sulfacetamida) e antibióticos tópicos (eritromicina, clindamicina) são anti-inflamatórios e também inibem a proliferação de *P. acnes*. A eficácia da eritromicina diminuiu conforme *P. acnes* se tornou mais resistente a este antibiótico; antibióticos tópicos devem ser combinados com um antimicrobiano como peróxido de benzoíla, para impedir o desenvolvimento de resistência. A terapia combinada usando um agente queratolítico tópico e um antimicrobiano tópico é mais eficaz que qualquer um dos agentes isolados na acne inflamatória.

Antibióticos orais (tetraciclina, doxiciclina, minociclina) tipicamente são usados para lesões císticas mais profundas, mas sempre devem ser usados em combinação com um regime tópico. Tetraciclinas constituem os antibióticos mais eficazes, devido a sua atividade anti-inflamatória significante. Como ocorre com a eritromicina tópica, a eritromicina oral raramente é usada devido à resistência bacteriana.

Para acne recalcitrante ou nodulocística grave, isotretinoína oral pode ser instituída. A isotretinoína, um análogo oral de vitamina A, normaliza a queratinização folicular, reduz a produção de sebo e diminui a formação de 5α-di-hidrotestosterona e capacidade de ligação ao receptor androgênico. Um ciclo de isotretinoína (0,5 a 1 mg/kg/dia até atingir uma dose cumulativa de 120 mg/kg) é a única medicação que pode alterar permanentemente a evolução da acne e induzir uma remissão durável. Devido à alta incidência de efeitos adversos, ela deve ser usada apenas por médicos familiarizados com esta medicação. A terapia com isotretinoína requer seleção cuidadosa do paciente, aconselhamento pré-tratamento e monitoramento laboratorial mensal. Ela é teratogênica e não deve ser usada imediatamente antes ou durante a gravidez.

COMPLICAÇÕES

A acne tem efeitos significativos e muitas vezes devastadores sobre a imagem corporal e a autoestima dos adolescentes. Pode haver pouca correlação entre a gravidade e o impacto psicossocial. A formação de cicatrizes pode resultar em morbidade permanente.

PROGNÓSTICO

Classicamente, a acne dura de 3 a 5 anos, embora alguns indivíduos possam apresentar a doença por 15 a 20 anos. Apenas o tratamento precoce com isotretinoína pode alterar o curso natural da acne. As lesões de acne geralmente cicatrizam com eritema pós-inflamatório e hiperpigmentação temporários. Dependendo da intensidade, cronicidade e profundidade do envolvimento, podem se desenvolver cicatrizes deprimidas, atróficas ou hipertróficas. A **acne cística** apresenta maior incidência de formação de cicatriz porque a ruptura de um cisto profundo induz uma inflamação maior, embora a formação de cicatrizes possa ser causada por pústulas mais leves ou até mesmo pela acne comedônica.

PREVENÇÃO
Cabelos oleosos e preparações cosméticas gordurosas devem ser evitados porque exacerbam a acne preexistente. Não existem meios eficazes para prevenção da acne e há pouca evidência de que a dieta esteja associada à acne. Limpeza repetitiva com sabão e água ou uso de adstringentes ou abrasivos removem apenas os lípides superficiais. Seu uso faz a pele parecer menos oleosa, mas não impede a formação de microcomedões e paradoxalmente pode piorar a acne.

Capítulo 190
DERMATITE ATÓPICA

ETIOLOGIA
A **dermatite atópica** é uma doença inflamatória crônica sem cura conhecida. Está associada a morbidade psicossocial significante e diminuição da qualidade de vida relacionada à saúde. Em muitos indivíduos afetados, a dermatite atópica é uma manifestação cutânea de atopia acompanhada por asma e rinite alérgica.

A dermatite atópica manifesta-se como um defeito da barreira cutânea, redução das respostas imunes inatas e respostas imunológicas exageradas a alérgenos e micróbios. Tanto a predisposição genética quanto fatores ambientais têm um papel no desenvolvimento de dermatite atópica. Genes associados à disfunção da barreira cutânea e à inflamação estão relacionados à dermatite atópica. Mediadores inflamatórios envolvidos incluem predominantemente as células T auxiliares, com a via T_H2 implicada no início das lesões agudas e uma predominância de T_H1 encontrada nas lesões crônicas. Células de Langherans, IgE e eosinófilos têm um papel proeminente, assim como muitos outros mediadores inflamatórios. Alérgenos ambientais e de contato, infecções, irritantes, extremos de temperatura, suor e falta de umidade podem exacerbar a condição, assim como coçadura ou fricção. Os gatilhos, ou fatores desencadeantes, são relativamente variáveis de um indivíduo para outro.

EPIDEMIOLOGIA
A dermatite atópica é a doença cutânea mais comum em crianças, com uma prevalência estimada de até 20% destas. Apenas 1 a 2% dos adultos manifestam a doença. Além dos fatores genéticos, a influência ambiental contribui. A dermatite atópica ocorre com mais frequência em áreas urbanas e em classes socioeconômicas mais altas. A prevalência é menor em áreas onde a poluição industrial é menor e onde as infecções mediadas por eosinófilos, como infestações por helmintos, são endêmicas.

Os pacientes em geral têm uma história familiar de atopia. Crianças com dermatite atópica estão predispostas ao desenvolvimento de alergias e rinite alérgica, referida como *marcha atópica*. A asma desenvolve-se em até metade das crianças com dermatite atópica e a rinite alérgica com frequência ainda maior. Alergias alimentares geralmente estão associadas à dermatite atópica.

MANIFESTAÇÕES CLÍNICAS
A dermatite atópica é uma doença cutânea crônica e recorrente caracterizada por xerose, prurido e achados cutâneos característicos. A condição geralmente melhora com a idade e apresenta remissão na idade adulta, embora alguns casos infantis continuem na vida adulta.

As lesões características da dermatite atópica são pápulas eritematosas ou placas com bordas e escala de sobreposição pouco definidas ou hiperqueratose. As lesões podem ser secundariamente escoriadas ou apresentar uma crosta sobreposta amarela ou hemorrágica. Exsudação pode estar presente nos estágios agudos. A liquenificação é encontrada em lesões mais antigas. Formação de fissuras é comum em lesões agudas e crônicas. Hipo e hiperpigmentação temporárias podem ser observadas após a resolução das lesões, mas a dermatite atópica geralmente não causa formação de cicatriz, a não ser que aspectos secundários tornem-se graves (p. ex., infecção ou manipulação física [coçadura]).

As localizações características variam com a idade do paciente. A dermatite atópica do recém-nascido tipicamente afeta a face e as superfícies extensoras das extremidades e muitas vezes é generalizada. As lesões na infância predominam nas superfícies de flexão (fossas cubitais e poplíteas), punhos, tornozelos, mãos e pés (Fig. 190-1). A fase adulta ocorre após a puberdade e manifesta-se nas áreas de flexão, incluindo pescoço, assim como envolvimento predominante de face, dorso das mãos, dedos das mãos e dos pés e parte superior de braços e costas.

A infecção bacteriana secundária, na maioria das vezes por *Staphylococcus aureus* ou com menos frequência por *Streptococcus pyogenes*, frequentemente está presente. Os pacientes apresentam maior risco de infecções por vírus cutâneos e podem desenvolver infecções cutâneas disseminadas por vírus, como o herpes-vírus *simplex* (eczema herpético), vírus de varicela-zoster, vírus de varíola (eczema de vacínia) e molusco contagioso. A pele atópica também é mais suscetível a infecções fúngicas. Os sinais

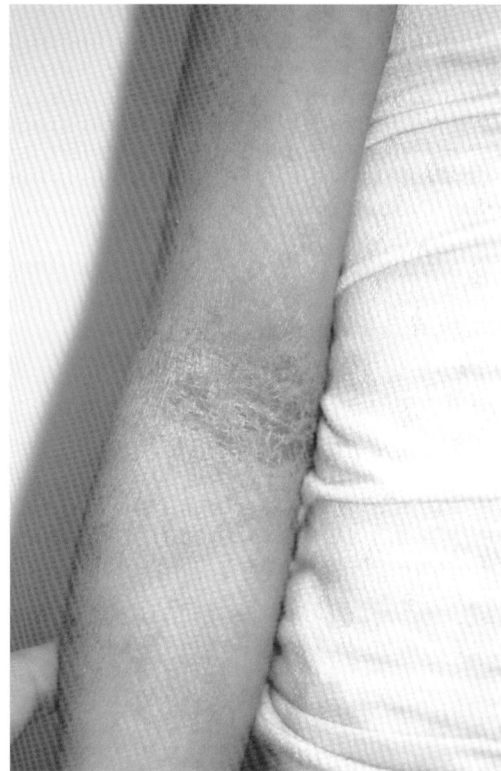

Figura 190-1 Dermatite atópica (braço). Esta imagem está disponível em cores na página 761.

de infecção concomitante incluem agravamento agudo da doença em paciente bem controlado em outros aspectos, resistência à terapia padrão, febre e presença de pústulas, fissuras ou lesões exsudativas ou crostas (Fig. 190-2). Eczema herpético e eczema de vacínia podem apresentar risco à vida se não tratados.

ESTUDOS LABORATORIAIS E DE IMAGEM

O diagnóstico de dermatite atópica é baseado em sinais clínicos e sintomas. Os achados cutâneos na biópsia geralmente são característicos, mas não exclusivamente diagnósticos e podem estar sobrepostos a outras condições cutâneas. Eosinofilia no sangue periférico e elevação dos níveis de IgE podem ser encontradas, mas são não específicas. Um teste por punção cutânea ou a medida de níveis de anticorpos IgE específicos podem detectar sensibilização a alimentos e alérgenos ambientais, embora ocorram achados falso-positivos.

DIAGNÓSTICO DIFERENCIAL

O diagnóstico diferencial de dermatite atópica é extenso, mas a história de uma condição pruriginosa recorrente, no contexto de atopia e lesões de pele em uma distribuição característica, é típica.

As lesões de **dermatite seborreica** apresentam bordas circunscritas e bem definidas. As escamas ou a hiperqueratose são mais espessas, gordurosas e amareladas. A distribuição da dermatite seborreica é diferente da dermatite atópica, tipicamente envolvendo o couro cabeludo, sobrancelhas, região perinasal, a parte superior do tórax e as costas. Ocasionalmente as duas condições coexistem.

A **psoríase** tende a se localizar nos cotovelos, joelhos, na parte inferior das costas e no couro cabeludo. As lesões de psoríase nas superfícies expostas apresentam cor salmão na base, com a sobreposição da hiperqueratose muito mais espessa e com coloração prateada. Geralmente são placas espessas muito bem demarcadas, ovais ou arredondadas.

A **dermatite de contato alérgica** apresenta uma distribuição limitada a uma área do corpo correspondendo ao contato com o alérgeno. As lesões geralmente criam formas bizarras, lineares, quadradas ou angulares correspondentes à fonte. A dermatite por níquel é comum e resulta da sensibilização por contato ao níquel presente nos metais. Ocorre em locais característicos, como a área periumbilical (onde o metal dos botões de calças faz fricção com a pele); no lóbulo da orelha ou pescoço (onde brincos entram em contato com a pele); circunferencialmente ao redor do pescoço (colares); e embaixo de anéis ou pulseiras. Os pacientes com dermatite atópica também podem apresentar dermatite de contato.

TRATAMENTO

A terapia ideal para dermatite atópica inclui três componentes principais: o uso liberal e frequente de emolientes suaves para restaurar a barreira cutânea, evitar os desencadeantes de inflamação e o uso de medicação anti-inflamatória tópica nas áreas afetadas da pele, quando necessário. O controle do prurido e de infecções deve ser considerado individualmente. Se a terapia tópica e estas medidas forem inadequadas, uma terapia sistêmica com agentes imunossupressores ou terapia com luz ultravioleta podem ser indicadas.

Um banho diário curto com água morna, mas não quente, geralmente é recomendado, embora isto seja controverso e existam alguns que indiquem banhos menos frequentes. Um creme ou uma pomada hidratante deve ser aplicado em todo o corpo imediatamente após o banho para conter a umidade. A aplicação de medicações tópicas também é mais eficaz imediatamente após o banho. Informações adicionais para pacientes e famílias podem ser encontradas no site da National Eczema Association for Science and Education (http://www.nationaleczema.org).

Desencadeantes comuns de inflamação na dermatite atópica incluem fricção ou coçadura, contato com saliva ou alimentos ácidos, sabões e detergentes, amaciantes de tecido, lã e outros materiais ásperos, produtos de cuidados pessoais com fragrâncias, suor, piscinas com alto teor de cloro, baixa umidade, fumaça de tabaco, ácaros da poeira, pelos de animais, pólens ambientais e fungos. A exposição a esses desencadeantes deve ser limitada sempre que possível. Infecções não relacionadas a doença cutânea, como infecção respiratória alta, também podem exacerbar uma dermatite atópica. Alergia alimentar costuma ser observada em pacientes com dermatite atópica, mas tipicamente se apresenta com urticária ou anafilaxia e não por exacerbação de dermatite atópica.

Corticosteroides tópicos representam a base da terapia anti-inflamatória na dermatite atópica. Centenas de corticosteroides tópicos estão disponíveis e são classificados de acordo com a potência de I a VII. A classe I tem a maior potência e a classe VII tem a menor potência. A potência varia de acordo com a molécula do esteroide (ingrediente ativo) e, para determinado ingrediente, a potência pode variar de acordo com a concentração relativa e a base de veículo. Ocorre maior penetração em áreas de oclusão natural (flexões como axilas e virilhas), oclusão externa (fraldas ou bandagens), áreas de pele aberta (escoriações) e com calor ou hidratação. O uso de curativos oclusivos úmidos com aplicação de corticosteroides tópicos usa a vantagem deste princípio de calor e hidratação para aumentar a penetração em lesões recalcitrantes. Esteroides de classes I e II tipicamente são evitados em crianças jovens ou em áreas de pele mais fina ou com penetração elevada.

Os corticosteroides estão disponíveis em diferentes veículos. Em geral, as pomadas são preferíveis devido a sua maior eficácia, natureza oclusiva e tolerabilidade. Os cremes podem ser discretamente menos efetivos para um determinado ingrediente esteroide, mas podem ser mais aceitáveis do ponto de vista cosmético em pacientes mais velhos ou em climas mais quentes. As loções podem conter conservantes capazes de causar irritação e em geral são menos potentes. Sprays, espumas, soluções e géis podem ser especialmente úteis em áreas que contenham pelos e cabelos. Cremes, loções, sprays, soluções e géis podem ser particularmente irritantes quando aplicados em uma pele atópica e em geral devem ser evitados em áreas de pele aberta.

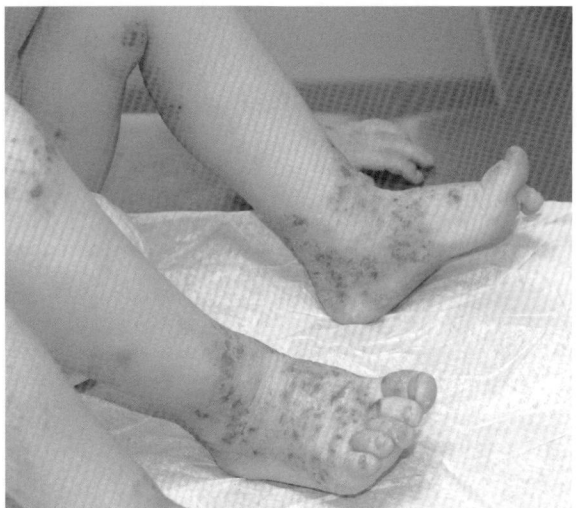

Figura 190-2 Dermatite atópica com superinfecção por *Staphylococcus*. Esta imagem está disponível em cores na página 761.

Os corticosteroides tópicos devem ser usados em conjunto com cuidados cutâneos adequados, como o de evitar os desencadeantes de inflamação, e a aplicação frequente de emolientes. A aplicação duas vezes ao dia de corticosteroides é recomendada. A meta é limitar a necessidade de medicações anti-inflamatórias e, deste modo, evitar o potencial de efeitos adversos. Efeitos colaterais locais como atrofia da pele, estrias, acne e hipopigmentação estão relacionados à potência do corticosteroide, ao local de aplicação e à duração da aplicação. Efeitos colaterais sistêmicos de supressão adrenal ou síndrome de Cushing podem resultar da aplicação de um corticosteroide tópico potente em áreas superficiais grandes ou áreas ocluídas com risco de maior penetração.

Os **inibidores de calcineurina** tópicos (também referidos como moduladores imunológicos tópicos), como o tacrolimo e o pimecrolimo tópicos, podem fazer parte do regime terapêutico na dermatite atópica. Estes agentes inibem seletivamente a proliferação de células T, inibindo a calcineurina e produção subsequente de interleucina 2. Não há potencial de atrofia cutânea; portanto, estes agentes são particularmente úteis para uso em lesões da face ou de genitais. Atualmente são aprovados para terapia intermitente como tratamento de segunda linha para dermatite atópica leve a moderada. Estudos de longo prazo, combinados com outras modalidades de tratamento, estão sendo realizados.

Anti-histamínicos sedativos (p. ex., difenidramina, hidroxizina) constituem uma terapia adjunta útil, especialmente durante as crises. Estes podem apresentar apenas um efeito leve sobre o prurido, mas podem melhorar a insônia decorrente da coceira durante a noite. Uma dose ao deitar é a mais eficaz, e doses diurnas adicionais podem ser acrescentadas em base individual, quando necessário. Anti-histamínicos não sedativos têm pouco benefício no controle do prurido da dermatite atópica.

A administração em curto prazo de corticosteroides sistêmicos está indicada raramente nos casos de doença grave e pode ser considerada quando a terapia tópica adequada falha ou está sendo instituída. Ciclos de corticosteroides sistêmicos devem ter suas doses reduzidas adequadamente e usadas em conjunto com um regime adequado de cuidados da pele atópica. Crises por rebote de dermatite atópica são comuns após a descontinuação dos corticosteroides e devem ser previstas para evitar a interpretação errônea da intensidade natural da doença. Ciclos prolongados e repetidos frequentemente devem ser evitados para prevenir efeitos adversos.

A terapia com luz ultravioleta (UVB, UVB de banda estreita, UVA ou UVA1) pode representar uma opção em casos moderados a graves em crianças mais velhas. Tipicamente, a fototerapia é administrada duas a três vezes por semana até que seja observada melhora e sua frequência é então reduzida ou descontinuada após a resolução da crise aguda. O uso mais frequente da fototerapia em crianças é impedido por exigências de visitas frequentes ao consultório, capacidade de cooperação, permanecer em pé em uma caixa luminosa enquanto a criança usa óculos protetores e o risco de lesão cutânea em longo prazo, incluindo o potencial de desenvolvimento de câncer de pele com exposição excessiva à luz UV. Ciclosporina sistêmica (até 5 mg/kg/dia) pode constituir uma terapia eficaz para dermatite atópica em casos graves. É usada em períodos de até 1 ano para conseguir controle de doença grave e deve ser reduzida após o controle da dermatite atópica.

COMPLICAÇÕES

Uma maior tendência para infecção bacteriana, viral e fúngica da pele é decorrente de prejuízo da barreira cutânea e diminuição das proteínas imunes inatas na pele, assim como respostas imunes secundárias de má adaptação.

O **impetigo secundário** por *S. aureus* constituiu a infecção cutânea secundária mais comum encontrada na dermatite atópica. Infecção por estreptococos do Grupo A também é comum. A infecção manifesta-se com pústulas, eritema, formação de grandes ou pequenas crostas, recrudescimento da doença ou ausência de resposta à terapia anti-inflamatória adequada. Lesões localizadas podem ser tratadas com mupirocina tópica. Lesões difusas e generalizadas requerem antibioticoterapia oral, na maioria das vezes com uma cefalosporina de primeira geração, como cefalexina. A infecção por *S. aureus* resistente à meticilina é cada vez mais comum e a antibioticoterapia deve ser personalizada com base nas taxas de resistência locais e as características dos pacientes. O diagnóstico de superinfecção pode ser efetuado clinicamente, mas uma cultura bacteriana da superfície pode confirmar o diagnóstico e fornecer a sensibilidade a antimicrobianos. O tratamento deve incluir uma rotina concomitante de cuidados na pele atópica, incluindo o uso contínuo de corticosteroides tópicos. Embora a infecção cutânea secundária por *S. aureus* seja comum, a progressão para celulite ou sepse é pouco frequente. Raramente, antibióticos intravenosos podem ser necessários mesmo assim. Crianças com colonização e infecções frequentes podem se beneficiar de banhos de soluções de hipoclorito de sódio a 2% diluídas, duas a três vezes por semana; cerca de ¼ a ½ xícara de água sanitária doméstica pode ser adicionada a uma banheira cheia ou mais de metade cheia.

O **eczema herpético** (erupção variceliforme de Kaposi) é uma das complicações infecciosas potencialmente graves da dermatite atópica. Após infecção pelo herpes-vírus *simplex* (HSV), uma erupção de múltiplas lesões vesiculopustulares pruriginosas ocorre em um padrão disseminado, dentro de placas de dermatite atópica e na pele de aspecto normal. Estas lesões caracteristicamente se rompem e formam pápulas umbilicadas com crostas e erosões hemorrágicas salientes (Fig. 190-3). Irritabilidade, anorexia e febre também podem ser observadas. Doenças sistêmicas e do sistema nervoso central já foram relatadas. A superinfecção bacteriana das áreas erodidas da pele ocorre com frequência. O diagnóstico pode ser feito rapidamente a partir de uma raspagem da lesão cutânea corada com corante Giemsa ou Wright (**teste de Tzanck**), embora estes não sejam muito sensíveis. Estas colorações permitem a visualização microscópica da presença de células

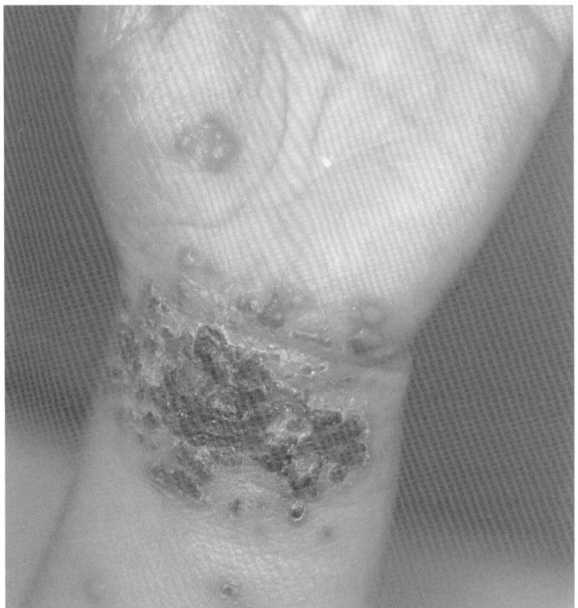

Figura 190-3 Eczema herpético (mão). Esta imagem está disponível em cores na página 761.

gigantes multinucleadas indicativas de herpes-vírus *simplex* ou infecção pelo vírus varicela-zoster. O líquido da vesícula também pode ser enviado para detecção de DNA do herpes-vírus *simplex* por reação em cadeia da polimerase (PCR), teste rápido de anticorpos por fluorescência direta ou cultura viral. A confirmação laboratorial da infecção é importante porque manifestações clínicas semelhantes podem ocorrer com infecções bacterianas.

O impacto psicossocial da dermatite atópica pode ser significante. Geralmente ocorre desfiguração, falta de sono devido ao prurido, resultando em irritabilidade e fadiga, e limitações da participação em esportes. Um tempo prolongado, assim como um desgaste financeiro, está envolvido no cuidado de crianças com dermatite atópica. Portanto, a conduta deve abordar estas possíveis questões e fornecer uma orientação antecipatória adequada.

PROGNÓSTICO

A dermatite atópica geralmente apresenta remissão durante a infância e é muito menos comum após a puberdade. A condição geralmente é mais grave e difusa em lactentes e no início da infância. A recorrência da doença em adultos pode ocorrer e geralmente se manifesta como dermatite na face ou nas mãos. Com frequência, os adultos apresentam pele seca generalizada e sabem que sua pele é sensível a muitas preparações vendidas sem receita. Os pacientes com dermatite atópica também podem desenvolver asma e rinite alérgica. Asma está associada com mais frequência a uma doença cutânea mais grave.

PREVENÇÃO

Crises individuais de dermatite atópica podem ser prevenidas evitando-se os desencadeantes de inflamação e podem ser reduzidas com aplicação frequente de emolientes. Algumas evidências sugerem que o aleitamento materno por no mínimo 4 meses previne ou retarda a ocorrência de dermatite atópica no início da infância. Em lactentes com um dos pais ou irmão com doença atópica, e que não sejam amamentados exclusivamente com leite materno por 4 a 6 meses, existem evidências modestas de que o início da dermatite atópica possa ser retardado ou prevenido pelo uso de fórmulas baseadas em caseína amplamente hidrolisadas. Há evidências insuficientes de que fórmulas à base de soja, e retardo da introdução de alimentos complementares além de 4 a 6 meses de idade, ou outras intervenções dietéticas, impeçam o desenvolvimento da doença atópica. Não há evidências convincentes de que mulheres que evitem amendoins ou outros alimentos durante a gravidez ou durante o aleitamento reduzam o risco de alergias em seus filhos.

Capítulo 191

DERMATITE DE CONTATO

ETIOLOGIA E EPIDEMIOLOGIA

A inflamação nas camadas superficiais da pele, causada pelo contato direto com uma substância, é dividida em dois subtipos: dermatite de contato irritativa e dermatite de contato alérgica. A **dermatite de contato irritativa** é observada após a superfície da pele ser exposta a um produto químico ou uma substância irritante. A **dermatite de contato alérgica** é uma reação imunológica mediada por células, também chamada de hipersensibilidade de tipo IV ou de tipo tardio. Os antígenos, ou haptenos, envolvidos na dermatite de contato alérgica penetram rapidamente na epiderme e são ligados a células de Langerhans, as células de apresentação de antígenos da pele. O hapteno é apresentado aos linfócitos T e uma cascata imunológica acontece a seguir. A dermatite de contato pode ocorrer em qualquer idade e as meninas são afetadas com mais frequência que os meninos.

MANIFESTAÇÕES CLÍNICAS

A dermatite de contato irritativa é caracterizada por áreas irregulares e placas pouco definidas, descamativas, róseas ou vermelhas (Fig. 191-1). A erupção fica localizada nas superfícies cutâneas que são expostas ao irritante. A dermatite de contato irritativa é observada com frequência nas superfícies dorsais das mãos em pacientes, geralmente devido à lavagem repetida das mãos ou exposição a produtos químicos irritantes.

A dermatite da fralda é um problema comum em lactentes e na maioria das vezes representa uma forma de dermatite de contato irritativa. Esta dermatite é causada pela irritação causada por urina e fezes, tipicamente afetando a região perianal e as nádegas, enquanto poupa as pregas protegidas da virilha e outras áreas ocluídas. Uma infecção secundária por *Candida albicans* ou patógenos bacterianos também pode complicar a dermatite da fralda.

A dermatite de contato alérgica pode ser aguda (como a dermatite *Rhus*) ou crônica (como a dermatite por níquel). Lesões agudas consistem em áreas irregulares de cor rosa viva, pruriginosas, muitas vezes lineares ou em configurações bizarras de margens agudas. Nas áreas irregulares estão presentes vesículas transparentes e bolhas (Fig. 191-2). Os sinais e sintomas da doença podem demorar 7 a 14 dias após a exposição se o paciente não tiver sido sensibilizado previamente. Na reexposição, os sintomas começam dentro de horas e geralmente são mais graves. A erupção pode persistir por semanas. As lesões crônicas consistem em placas róseas, descamativas e pruriginosas, muitas vezes simulando uma dermatite atópica. Mesmo uma exposição intermitente pode resultar em uma dermatite persistente.

ESTUDOS LABORATORIAIS E DE IMAGEM

O diagnóstico é estabelecido pela apresentação clínica e história de exposição a um irritante ou alérgeno reconhecido. O teste de punção cutânea e os níveis séricos de IgE não são úteis para determinar a causa da dermatite de contato alérgica. Testes de contato (emplastro) podem ser usados para determinar o alérgeno que causa a reação nos casos difíceis.

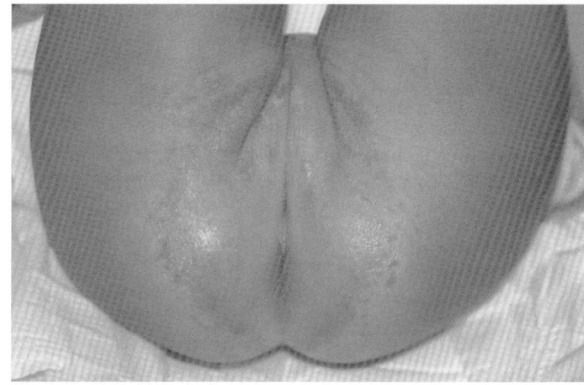

Figura 191-1 Dermatite de fralda irritativa. Esta imagem está disponível em cores na página 761.

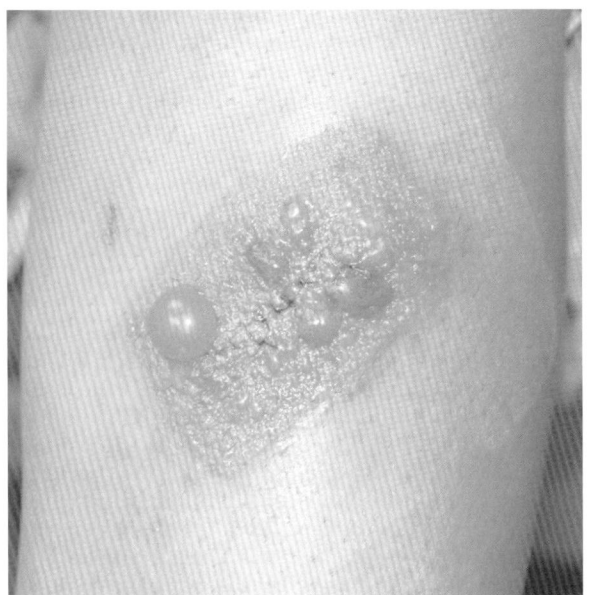

Figura 191-2 Dermatite de contato alérgica a uma tintura de benzoína ou benjoim. Esta imagem está disponível em cores na página 761.

DIAGNÓSTICO DIFERENCIAL

A distribuição e o aspecto da dermatite e uma história de exposição detalhada constituem ferramentas diagnósticas mais úteis. O envolvimento da parte inferior das pernas e distal dos braços sugere exposição a plantas das espécies *Rhus* (hera venenosa, veneno do carvalho, sumagre), especialmente quando uma configuração linear das lesões estiver presente. Dermatite de orelhas (brincos), punho (pulseira ou relógio) ou região periumbilical (fivela de cinto ou botões da calça) sugerem uma alergia ao metal níquel. A distribuição nas superfícies dorsais dos pés indica uma alergia a sapatos, geralmente a corantes, borracha ou couro. Antibióticos tópicos (neomicina) e fragrâncias (sabonetes, perfumes, cosméticos) são causas frequentes de dermatite de contato alérgica.

As erupções cutâneas de fralda causadas por *Candida* são relativamente comuns. A dermatite de contato irritativa afeta principalmente as superfícies expostas proeminentes, enquanto a *Candida* afeta principalmente as áreas intertriginosas. Com frequência as duas ocorrem simultaneamente, uma vez que uma infecção secundária por *Candida* pode complicar a dermatite irritativa.

Psoríase, dermatite seborreica e histiocitose de células de Langerhans podem se apresentar com uma erupção cutânea eritematosa na área da fralda. O encaminhamento a um dermatologista deve ser considerado para qualquer criança com erupção cutânea grave ou erupção cutânea de fralda que não responda à terapia convencional.

TRATAMENTO

Corticosteroides tópicos são efetivos no tratamento da dermatite de contato alérgica e irritativa. Corticosteroides de alta potência e mesmo ciclos curtos de corticosteroides orais podem ser necessários para reações graves de dermatite de contato alérgica. Anti-histamínicos orais podem ser necessários para controlar o prurido.

O tratamento para dermatite da fralda por *Candida* consiste em nistatina tópica ou antifúngicos azólicos tópicos. Corticosteroides tópicos de baixa potência frequentemente são usados além da terapia antifúngica tópica para tratar o componente irritante da dermatite da fralda, quando presente simultaneamente.

COMPLICAÇÕES

Além da superinfecção da dermatite da fralda por *C. albicans*, uma superinfecção bacteriana pode complicar qualquer forma de dermatite de contato. Isto é especialmente comum se a barreira cutânea já não estiver intacta devido à formação de bolhas ou coçadura.

PREVENÇÃO

Devem ser feitos todos os esforços para identificar o desencadeante da dermatite de contato alérgica ou irritativa. Na dermatite de contato alérgica, a reexposição geralmente provoca reações cada vez mais graves.

Capítulo 192

DERMATITE SEBORREICA

ETIOLOGIA

A **dermatite seborreica** é uma doença inflamatória crônica comum, que tem diferentes apresentações clínicas em diferentes idades. A dermatite seborreica classicamente apresenta-se em lactentes como crosta láctea ou dermatite das áreas intertriginosas de axilas, virilhas, fossas cubitais e poplíteas e umbigo. É observada nos adolescentes como caspa. A patogênese da dermatite seborreica é incerta, mas supõe-se que exista uma resposta inflamatória anormal a espécies comensais de *Malassezia* em áreas ricas em sebo. Áreas propensas à dermatite seborreica incluem o couro cabeludo, sobrancelhas, pálpebras, pregas nasolabiais, canais auditivos externos e dobras auriculares posteriores.

MANIFESTAÇÕES CLÍNICAS

A dermatite seborreica em lactentes começa durante o primeiro mês e persiste durante o primeiro ano de vida. Também é chamada de **crosta láctea** devido à formação de escamas espessas, gordurosas e de cera, brancas amareladas e de crostas no couro cabeludo (Fig. 192-1). Geralmente é proeminente no vértice do couro cabeludo, mas pode ser difusa. Áreas irregulares e placas gordurosas, descamativas, eritematosas, não pruriginosas podem se estender até a face e as pregas auriculares posteriores, às vezes envolvendo todo o corpo. As áreas da fralda e intertriginosas podem apresentar áreas irregulares eritematosas brilhantes, nitidamente demarcadas, com escamas amarelas, gordurosas ou de aspecto céreo. A hipopigmentação pode persistir após a inflamação ter desaparecido. A erupção geralmente é assintomática, o que ajuda a diferenciá-la da dermatite atópica infantil, que é pruriginosa.

A dermatite seborreica clássica durante a adolescência tipicamente fica restrita ao couro cabeludo. A forma leve geralmente é conhecida como **caspa**, uma descamação fina, branca e seca do couro cabeludo, com prurido pouco importante. Achados adicionais da dermatite seborreica variam da formação de escamas acastanhadas difusas até áreas focais de crostas amarelas espessas e oleosas, com eritema subjacente. Os canais auditivos externos, sobrancelhas, pálpebras e áreas intertriginosas também podem ser envolvidos. O prurido pode ser mínimo ou intenso.

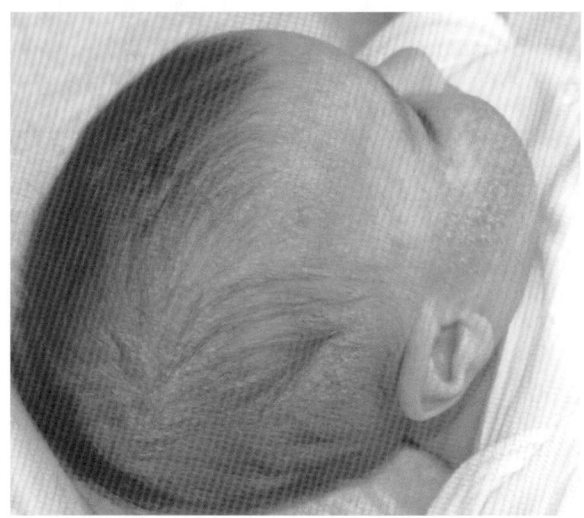

Figura 192-1 Dermatite seborreica (crosta láctea). Esta imagem está disponível em cores na página 761.

ESTUDOS LABORATORIAIS E DE IMAGEM
Estudos laboratoriais e estudos de imagem não são necessários para o diagnóstico da dermatite seborreica. Culturas fúngicas e estudos de hidróxido de potássio podem ser necessários para ajudar a diferenciar a dermatite seborreica do couro cabeludo da tinha da cabeça (Cap. 98).

DIAGNÓSTICO DIFERENCIAL
Pode ser difícil diferenciar a dermatite seborreica da dermatite atópica em um lactente e, na verdade, alguns casos podem apresentar uma sobreposição. Em adolescentes, a dermatite seborreica do couro cabeludo e a psoríase do couro cabeludo podem apresentar achados clínicos muito semelhantes; pode ser muito difícil diferenciar os dois distúrbios, especialmente se não houver outros achados cutâneos que forneçam indicações adicionais. Uma dermatite seborreica intratável, grave e generalizada sugere histiocitose das células de Langerhans. Uma dermatite seborreica intratável, acompanhada por diarreia crônica e falha de crescimento, sugere doença de Leiner ou síndrome da imunodeficiência adquirida (AIDS).

TRATAMENTO
A dermatite seborreica do couro cabeludo costuma ser assintomática e geralmente não requer tratamento. Quantidades mínimas de escamas podem ser removidas facilmente pela lavagem frequente com xampu. Para lactentes com crosta láctea, óleos (como óleo mineral ou óleo de oliva) pode ser massageados suavemente no couro cabeludo e deixados por alguns minutos antes de retirar as escamas com delicadeza usando uma escova e a seguir lavar. A lavagem diária com xampu de cetoconazol, zinco piritiona, sulfato de selênio ou ácido salicílico pode tratar as escamas do couro cabeludo. A dermatite seborreica com lesões inflamadas responde rapidamente ao tratamento com esteroides de baixa potência duas vezes ao dia.

A resposta ao tratamento geralmente é rápida. Uma infecção bacteriana secundária pode ocorrer, mas é rara. Doença intratável e outras complicações justificam avaliação adicional de outras etiologias.

PROGNÓSTICO
A crosta láctea é autolimitada e desaparece durante o primeiro ano de vida. A dermatite seborreica não causa perda de cabelos permanente. Em adolescentes, o uso contínuo de um xampu antisseborreico muitas vezes é necessário para o controle da caspa.

PREVENÇÃO
Lavagem frequente com xampu, especialmente nos sinais precoces de dermatite seborreica, pode ajudar a prevenir a progressão.

OUTRAS DERMATOSES PAPULOESCAMOSAS
Pitiríase rósea
A **pitiríase rósea** é uma erupção autolimitada benigna que pode ocorrer em qualquer idade, com incidência máxima durante a adolescência. Uma área solitária, oval, rosa, de 2 a 5 cm, com uma clareira central, chamada de medalhão, é a primeira manifestação da erupção. O medalhão tipicamente é encontrado nas mamas, na parte inferior do dorso ou na coxa proximal e em geral é erroneamente diagnosticado como condição de origem fúngica ou eczematosa. Uma a duas semanas mais tarde, ocorre uma erupção generalizada no dorso e nas extremidades proximais. Máculas múltiplas de 0,5 a 2 cm, ovais a oblongas, vermelhas ou castanhas, com escamas finas, semelhantes a farelos, tipicamente exibem uma disposição paralela às linhas de tensão da pele (*padrão de árvore de natal*). Raramente, uma erupção pode apresentar uma distribuição inversa envolvendo as axilas e virilhas ou ter um aspecto papular ou papulovesicular. Sintomas prodrômicos leves podem estar presentes com o aparecimento do medalhão e o prurido está presente em 25% dos casos. A erupção dura 4 a 14 semanas, com resolução gradual. A hiperpigmentação ou hipopigmentação residual pode demorar meses até desaparecer. O tratamento é desnecessário, embora o prurido possa ser controlado com anti-histamínicos orais, fototerapia e corticosteroides tópicos de baixa potência.

Psoríase
A **psoríase** é uma condição papuloescamosa comum caracterizada por pápulas e placas bem demarcadas, eritematosas, descamativas. A psoríase ocorre em todas as idades, incluindo lactentes, com início durante a infância em 30% dos casos. A doença é caracterizada por uma evolução crônica e recorrente, embora possam ocorrer remissões espontâneas. Infecções (especialmente por *Streptococcus pyogenes*), estresse, trauma e medicações podem causar exacerbações da doença. Existem vários subtipos de psoríase. A variedade mais comum é a **psoríase em placa (psoríase vulgar)**, que pode ser localizada ou generalizada. As lesões consistem em placas vermelhas arredondadas e bem demarcadas, medindo 1 a 7 cm com escamas prateadas, que são diferenciadas por seu aspecto espesso e prateado com pequenos pontos minúsculos de sangramento revelados com a remoção das escamas (**sinal de Auspitz**). As lesões da psoríase apresentam uma distribuição específica envolvendo a face extensora dos cotovelos e joelhos, couro cabeludo occipital posterior, região periumbilical, região lombossacral e fenda interglútea. Crianças muitas vezes apresentam lesões faciais envolvendo o aspecto superomedial das pálpebras. O envolvimento da lâmina ungueal é comum e inclui depressões, onicólise, hiperqueratose subungueal e manchas de óleo (coloração macular marrom avermelhada subungueal). As formas **em gota** (numerosas pequenas placas distribuídas difusamente no torso), **eritrodérmica** (cobrindo grandes áreas de superfície corporal), **inversa** (áreas irregulares vermelhas úmidas afetando as pregas corporais) e **pustular** podem ocorrer.

A base da terapia consiste em corticosteroides tópicos. O tratamento da psoríase com corticosteroides orais pode induzir psoríase pustular e deve ser evitado. Devido ao risco de atrofia, estrias e telangiectasias, especialmente quando preparações potentes de corticosteroides fluorados são administradas em longo prazo, a meta consiste em usar o corticosteroide menos potente necessário. Análogos tópicos de vitamina D, ácido salicílico e preparações de alcatrão constituem adjuvantes úteis aos corticosteroides tópicos. A fototerapia com luz ultravioleta B (UVB) pode ser útil como terapia secundária em crianças mais velhas. A psoríase em placa ou em gota extensa ou as formas eritrodérmica e pustular podem exigir tratamentos sistêmicos com medicação imunossupressora (metotrexato, ciclosporina, antagonistas do fator de necrose tumoral α). Os desencadeantes da doença, como infecção ou medicações, devem ser identificados e removidos.

Capítulo 193
LESÕES PIGMENTADAS

Uma **marca de nascimento** é um termo que descreve anomalias congênitas da pele. Não deve ser usado como diagnóstico definitivo porque lesões cutâneas congênitas variam muito em seu aspecto e prognóstico. O diagnóstico diferencial de várias marcas de nascimento é apresentado na Tabela 193-1.

MELANOSE DÉRMICA

A lesão pigmentada encontrada com mais frequência é a **melanose dérmica**, que ocorre em 70 a 90% dos lactentes afro-americanos, hispânicos, asiáticos e nativo-americanos e em aproximadamente 5% dos lactentes caucasianos. Esta é uma lesão congênita causada pelo aprisionamento dos melanócitos na derme durante a migração da crista neural para a epiderme. Embora a maioria destas lesões seja encontrada na área lombossacral (mancha mongólica), também ocorrem em outros locais, como as nádegas, os flancos, as extremidades ou, raramente, a face (Fig. 193-1). Áreas irregulares únicas ou múltiplas, pouco demarcadas, cinza-azuladas de até 10 cm de tamanho podem estar presentes. A maioria das lesões desaparece gradualmente durante os primeiros anos de vida; lesões aberrantes em locais incomuns têm maior probabilidade de persistir.

MANCHAS CAFÉ COM LEITE

As **manchas café com leite** são máculas ou áreas irregulares pigmentadas, que podem estar presentes em um recém-nascido, mas tendem a se desenvolver durante a infância (Fig. 193-2). Sua cor varia de marrom muito claro a marrom chocolate. Até cinco manchas café com leite são encontradas em 1,8% dos recém-nascidos, e em 25 a 40% das crianças normais, e não têm significado. Crianças com seis ou mais manchas café com leite (0,5 cm de diâmetro antes da puberdade ou mais de 1,5 cm de diâmetro após a puberdade), especialmente quando acompanhadas por **efélides (sardas) axilares ou inguinais**, devem ser avaliadas cuidadosamente

Tabela 193-1	Marcas de Nascimento Comuns		
COR/LESÃO	**MARCA DE NASCIMENTO**	**LOCALIZAÇÃO**	**OUTRAS CARACTERÍSTICAS**
Marrom/mácula ou mancha	Mancha café com leite	Variável	Pode estar associada a síndromes genéticas
Marrom (< 20 cm)/placa	Nevo melanocítico congênito	Variável	Baixo risco de melanoma
Marrom (> 20 cm)/placa	Nevo melanocítico congênito gigante	Mais comum no tronco	Risco de melanoma e neuromelanose
Marrom "cor de carne"/placa	Nevo epidérmico	Variável, tronco e pescoço	Pode aumentar com o tempo
Vermelha/mancha	Mancha vinho do Porto (nevos flâmeos)	Variável, mais comum na face	Pode estar associada à síndrome de Sturge-Weber
Vermelha/mancha	Áreas salmão (nevo simples)	Glabela, pálpebras, nuca	Melhora ou desaparece com o tempo
Vermelha/pápula ou placa	Hemangioma	Variável	Pode estar associada a hemangiomas hepáticos, hemangiomas das vias aéreas e síndrome de PHACE
Cinza azulado/mancha	Melanose dérmica	Parte inferior do tronco (mancha mongólica); face (nevo de Ota); Ombro posterior (nevo de Ito)	Nevo de Ota pode estar associado à pigmentação ocular
Azul-púrpura/nódulo	Cefaloematoma	Couro cabeludo	Desaparece com o tempo
Azul-púrpura/placa	Malformação venosa, linfática ou mista	Variável	Tumefação intermitente e dor
Amarelo-alaranjada/placa	Nevo sebáceo	Cabeça e pescoço	Tumores malignos e benignos podem se originar no interior
Amarelo-alaranjada/nódulo	Xantogranuloma juvenil	Mais comum na cabeça e no pescoço	Involução espontânea
Amarela-marrom/pápula ou nódulo	Mastocitoma	Variável	Involução espontânea
Hipertricose/placa	Hematoma de músculo liso	Tronco	
Hipertricose/tumor	Neurofibroma plexiforme	Mais comum no tronco	Associada a neurofibromatose de tipo 1
Branca/mancha	Nevo anêmico	Variável	
Branca/mancha	Nevo despigmentado	Variável	

PHACE, *Malformação da Fossa Posterior, Hemangiomas, Anomalias Arteriais, Coarctação da Aorta e Defeitos Cardíacos, Anomalias Oculares.*

para outros sinais de neurofibromatose de tipo 1. Outros distúrbios também associados às manchas café com leite incluem outras formas de neurofibromatose, a síndrome de Legius, esclerose tuberosa, síndrome de McCune-Albright, síndrome de múltiplos lentigos ou síndrome do Leopardo, síndrome de Noonan e síndrome de Russell-Silver.

NEVOS MELANOCÍTICOS CONGÊNITOS

Aproximadamente 1 a 2% dos recém-nascidos apresentam **nevos melanocíticos congênitos**. Lesões menores (em oposição aos nevos pigmentados gigantes) são áreas ou placas irregulares marrons, geralmente com uma configuração oval ou pontiaguda. As lesões podem lembrar inicialmente as manchas café com leite, porém, com a pigmentação mais escura, efélides variegadas, alterações de textura e elevação desenvolvem-se com o tempo e ajudam a diferenciar estas lesões (Fig. 193-3). Pelos espessos, escuros e grossos frequentemente estão associados aos nevos melanocíticos congênitos (Fig. 193-4). Estas lesões variam em local e tamanho, mas na maioria das vezes são solitárias. Os nevos melanocíticos congênitos apresentam um risco discretamente maior de desenvolvimento de melanoma maligno, geralmente durante a vida adulta. A remoção cirúrgica pode ser considerada para melhorar o aspecto cosmético do paciente ou para reduzir a probabilidade de transformação maligna, embora alguns pacientes e médicos prefiram a observação. A biópsia excisional está indicada quando houver suspeita de alteração maligna.

NEVOS MELANOCÍTICOS CONGÊNITOS GIGANTES

Os nevos melanocíticos congênitos gigantes são definidos como nevos de aproximadamente 20 cm de comprimento na vida adulta; em um recém-nascido, isto corresponde a 9 cm na cabeça e pescoço e 6 cm no restante do corpo. Estas lesões aparecem como manchas ou placas de cor variada, marrons claras a pretas, às vezes também com máculas e pápulas menores (**nevos satélite**). A pele afetada pode ser lisa, nodular ou coriácea. Uma hipertricose proeminente escura às vezes está presente. A **neuromelanose**, presença de melanócitos no sistema nervoso central, pode estar associada aos nevos melanocíticos congênitos gigantes. Pacientes afetados podem ser assintomáticos ou apresentar

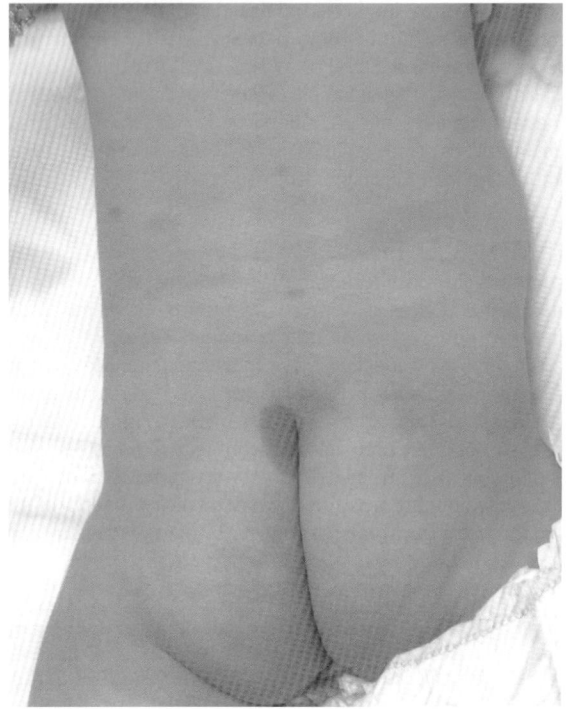

Figura 193-1 Hipermelanose dérmica (costas). Esta imagem está disponível em cores na página 762.

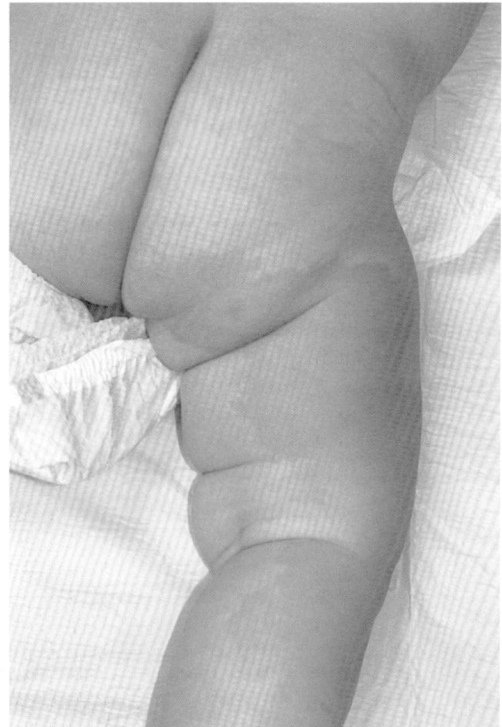

Figura 193-2 Manchas café com leite (perna). Esta imagem está disponível em cores na página 762.

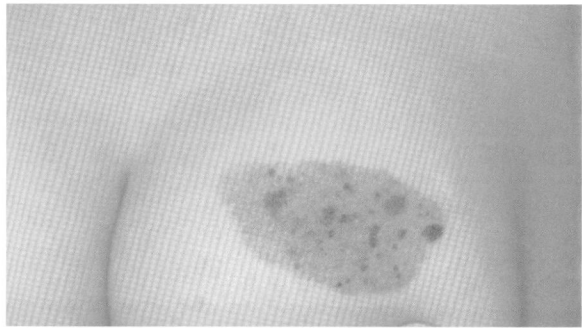

Figura 193-3 Nevo melanocítico congênito (nádega). Esta imagem está disponível em cores na página 762.

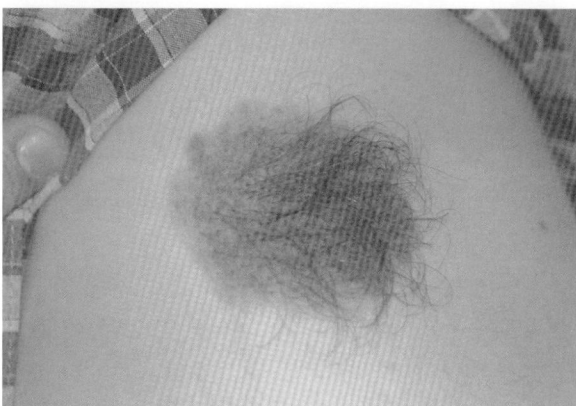

Figura 193-4 Nevo congênito piloso. Esta imagem está disponível em cores na página 762.

hidrocefalia e convulsões; em pacientes sintomáticos, a morte geralmente ocorre no início da infância. O **melanoma maligno** desenvolve-se em aproximadamente 2 a 10% dos pacientes com nevos melanocíticos congênitos gigantes, na lesão cutânea ou nos melanócitos neurais. Em contraste com os nevos melanocíticos congênitos pequenos e médios, os melanomas têm maior probabilidade de se desenvolver durante a infância. Devido à incidência de degeneração maligna e ampla deformidade, a excisão cirúrgica deve ser considerada para lesões ressecáveis. O uso de técnicas de expansão tissular melhorou muito a capacidade de remoção cirúrgica de grandes lesões.

NEVOS ADQUIRIDOS

Nevos melanocíticos adquiridos são lesões cutâneas comuns. Os nevos melanocíticos podem ocorrer em qualquer idade; contudo, as lesões desenvolvem-se mais rapidamente em crianças pré-puberais e adolescentes. Os nevos melanocíticos são máculas e pápulas marrons, bem delineadas, redondas a ovais. As lesões são mais comuns na face, parte superior do dorso e braços. Uma história familiar, pele clara e exposição ao sol são consideradas fatores de risco importantes. Uma pigmentação irregular, crescimento rápido, sangramento e alteração da configuração ou das bordas sugerem sinais de degeneração maligna e uma biópsia deve ser realizada. O melanoma maligno é raro na infância; contudo, existe um aumento alarmante da incidência na adolescência, especialmente naqueles que usam bronzeamento artificial. A educação dos pais e das crianças em relação aos riscos de exposição ao sol, proteção apropriada contra o sol e o reconhecimento de lesões preocupantes são importantes.

Capítulo 194

ANOMALIAS VASCULARES

As anomalias vasculares podem ser divididas em duas categorias principais: tumores e malformações. Tumores vasculares são caracterizados por hipercelularidade, proliferação e crescimento. Malformações vasculares, contudo, são defeitos do desenvolvimento derivados de vasos capilares, venosos, arteriais ou linfáticos. Em contraste aos hemangiomas, as malformações vasculares permanecem relativamente estáticas ao longo do tempo. A diferenciação entre estas entidades é importante porque apresentam diferentes prognósticos e implicações clínicas.

TUMORES VASCULARES
Hemangiomas

Hemangiomas são os tumores de tecido mole mais comuns da infância, ocorrendo em aproximadamente 5 a 10% de lactentes de 1 ano. Nos recém-nascidos, os hemangiomas podem se originar como uma mancha branca pálida com telangiectasia semelhante a fios. Quando o tumor prolifera, ele assume sua forma mais reconhecível como placa ou nódulo lobulado vermelho vivo (componente superficial, Fig. 194-1). Os hemangiomas situados mais profundamente na pele são massas moles e quentes, com uma coloração discretamente azulada (componente mais profundo).

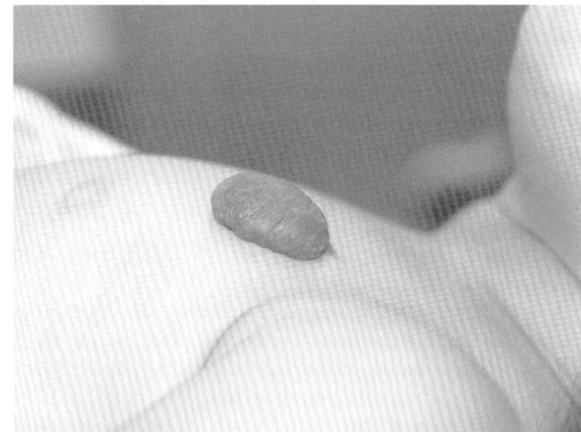

Figura 194-1 Hemangioma (tórax). Esta imagem está disponível em cores na página 762.

Com frequência, os hemangiomas apresentam um componente superficial e um profundo. Variam de alguns milímetros a muitos centímetros de diâmetro e geralmente são solitários; 20% envolvem lesões múltiplas. Os hemangiomas ocorrem predominantemente no sexo feminino (3:1) e apresentam uma maior incidência em lactentes prematuros. Aproximadamente 55% estão presentes no nascimento; os demais se desenvolvem nas primeiras semanas de vida. Hemangiomas superficiais atingem seu tamanho máximo por volta dos 6 a 8 meses, mas os hemangiomas profundos podem crescer por 12 a 14 meses. Em seguida, sofrem resolução lenta e espontânea, durante 3 a 10 anos.

Apesar da natureza benigna da maioria dos hemangiomas cutâneos, pode haver o risco de comprometimento funcional ou desfiguração permanente dependendo da localização e da extensão. Ulceração, a complicação mais frequente, pode ser dolorosa e aumenta o risco de infecção, hemorragia e formação de cicatrizes. As áreas frequentemente associadas a complicações incluem a região periocular, lábios, ponta do nariz, região da barba, face (lesões grandes), virilhas e nádegas.

Os **hemangiomas periorbitais** representam um risco considerável à visão e devem ser monitorados cuidadosamente. Ambliopia pode resultar do hemangioma, causando obstrução do eixo visual ou pressão no globo, resultando em astigmatismo. Se houver qualquer preocupação, o paciente deve ser submetido a uma avaliação urgente por um oftalmologista. O tratamento pode estar indicado para prevenir cegueira. **Hemangiomas subglóticos** manifestam-se como rouquidão e estridor; a progressão para insuficiência respiratória pode ser rápida. Hemangiomas sintomáticos das vias aéreas se desenvolvem em mais de 50% dos lactentes com hemangiomas faciais extensos no queixo e na mandíbula (distribuição no local da barba); qualquer lactente com um hemangioma no local da barba deve ser encaminhado para laringoscopia. Hemangiomas cutâneos faciais múltiplos (hemangiomatose difusa) e grandes podem estar associados a hemangiomas viscerais. Hemangiomas cervicofaciais extensos podem estar associados a múltiplas anomalias, incluindo malformações da fossa posterior, hemangiomas, anomalias arteriais da vasculatura cerebral, coarctação da aorta e defeitos cardíacos e anormalidades oculares (**síndrome PHACE**). **Hemangiomas lombossacrais** sugerem uma disrafia espinal oculta com ou sem anomalias anorretais e urogenitais. Um exame de ressonância magnética da coluna está indicado para todos os pacientes com hemangiomas cutâneos na linha média da área lombossacral.

A maioria dos hemangiomas não requer intervenções médicas e involui espontaneamente; contudo, se surgirem complicações e o tratamento for justificado, propranolol oral constitui a base da terapia.

Granuloma Piogênico

Um granuloma piogênico é um tumor vascular benigno adquirido, observado com frequência em crianças. Inicialmente, as lesões aparecem como pápulas rosas avermelhadas que em geral surgem após trauma mínimo, crescendo rapidamente durante um período de semanas até tornarem-se uma pápula vascular vermelha viva, geralmente pedunculada, medindo 2 a 10 mm. As lesões muitas vezes têm o aspecto de tecido de granulação e são muito friáveis. Podem ocorrer em qualquer lugar do corpo, mas cabeça, pescoço e extremidades superiores geralmente são mais afetados. Após um trauma, estas lesões podem sangrar profusamente, geralmente exigindo atenção médica de emergência. A excisão cirúrgica é a opção terapêutica mais apropriada, embora o laser pulsado de corante possa ser útil para lesões muito pequenas.

MALFORMAÇÕES VASCULARES
Mancha Vinho do Porto

As manchas vinho do Porto (nevos *flammeus*, malformação capilar) são malformações dos capilares superficiais da pele. Estas lesões estão presentes ao nascimento e devem ser consideradas como defeitos do desenvolvimento permanentes. Elas não aumentam após o nascimento; qualquer aumento aparente no tamanho é causado pelo crescimento da criança. Uma mancha vinho do Porto pode estar localizada em qualquer superfície corporal, mas as lesões faciais são as mais comuns. Elas são máculas e áreas irregulares róseas avermelhadas, demarcadas nitidamente em lactentes (Fig. 194-2). Com o tempo, escurecem até uma cor púrpura ou cor do *vinho do Porto* e podem desenvolver uma superfície seixosa ou discretamente espessada. Bolhas vasculares podem se formar nas lesões e causar sintomas ou sangrar. A modalidade terapêutica mais efetiva em uso é o laser pulsado de corante, que pode resultar em melhora de 80 a 90% destas lesões após uma série de sessões de tratamento e pode evitar complicações futuras associadas à dilatação vascular. O tratamento é mais eficaz se realizado no período de lactência. O crescimento excessivo de osso subjacente pode ocorrer e frequentemente são observadas lesões faciais. Os pacientes afetados muitas vezes necessitam de intervenções maxilofaciais devido ao desenvolvimento de mau alinhamento.

A maioria das manchas vinho do Porto ocorre como defeitos isolados e não indica malformações sistêmicas. Raramente, podem sugerir defeitos oculares ou síndromes neurocutâneas específicas. A **síndrome de Sturge-Weber** (angiomatose encefalotrigeminal) pode ocorrer com uma mancha vinho do Porto facial, geralmente na distribuição cutânea do primeiro ramo do nervo trigêmeo. Outras características incluem angiomatose leptomeníngea, retardo mental, convulsões, hemiparesia contralateral às lesões faciais, calcificação intracortical ipsilateral e manifestações oculares frequentes como buftalmia, glaucoma, angioma da coroide, defeitos hemianópticos e atrofia óptica. A terapia anticonvulsivante e procedimentos neurocirúrgicos são valiosos em alguns pacientes. Glaucoma pode ocorrer em associação a manchas vinho do Porto localizadas nas pálpebras, mesmo na ausência da síndrome de Sturge-Weber, e estes pacientes requerem monitoramento da pressão ocular por toda a vida. A **síndrome de Klippel-Trénaunay-Weber** é caracterizada pela tríade de malformações capilares e venosas, varicosidade venosa e hiperplasia dos tecidos moles — e muitas vezes dos ossos — da área envolvida. O membro inferior geralmente é mais afetado. Uma mancha vinho do Porto na parte superior da coluna raramente pode ser um marcador de disrafia espinal ou uma malformação vascular intraespinal.

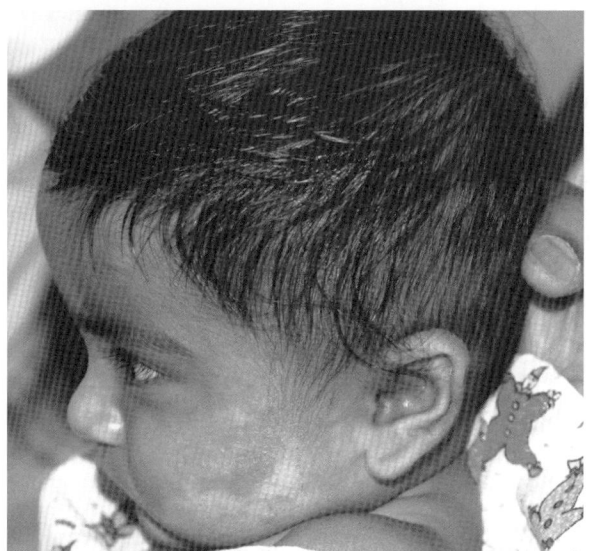

Figura 194-2 Mancha vinho do Porto (face). Esta imagem está disponível em cores na página 762.

Manchas Salmão (Nevo Simples)

Uma mancha salmão (nevo simples, picada de cegonha, beijo de anjo) é uma variante de nevos *flammeus* que está presente em 70% dos recém-nascidos normais. São áreas maculares vermelhas irregulares que resultam da dilatação de capilares dérmicos e geralmente são encontradas na nuca, nas pálpebras e na glabela. A maioria das lesões faciais desaparece por volta de 1 ano de idade, mas as lesões no pescoço podem persistir por toda a vida. Pesquisas de populações adultas confirmam a persistência das lesões na nuca em aproximadamente 25% da população.

Capítulo 195

ERITEMA MULTIFORME, SÍNDROME DE STEVENS-JOHNSON E NECRÓLISE EPIDÉRMICA TÓXICA

Eritema multiforme (EM), síndrome de Stevens-Johnson (SSJ) e necrólise epidérmica tóxica (NET) são reações de hipersensibilidade aguda caracterizadas por necrose de pele e mucosa. Estas síndromes representam uma reação de hipersensibilidade a uma causa precipitante, geralmente por organismos infecciosos ou fármacos. Historicamente, acreditava-se que estes distúrbios representassem um espectro do mesmo processo de doença e o uso inconsistente destes nomes de doença provocou uma confusão ainda maior. Uma definição de consenso foi publicada em 1993 e a literatura atual favorece a noção de que EM é diferente do espectro da doença de SSJ/NET. O diagnóstico diferencial de erupções vesiculobolhosas é apresentado na Tabela 195-1.

ERITEMA MULTIFORME

EM é uma síndrome de hipersensibilidade aguda comum, autolimitada, caracterizada por início abrupto de máculas e pápulas redondas, vermelhas intensas, bem demarcadas com um centro cinza pardo ou bolhoso. O tamanho pode variar de alguns milímetros até alguns centímetros, porém a maioria das lesões mede aproximadamente 1 cm de diâmetro. A **lesão em alvo** clássica consiste em três anéis concêntricos; o mais externo é vermelho, o intermediário é branco e o centro é vermelho fosco ou de cor púrpura.

Tabela 195-1 | Erupções Vesiculobolhosas

ENTIDADE	INDICAÇÕES CLÍNICAS	ENTIDADE	INDICAÇÕES CLÍNICAS
INFECCIOSAS		Síndrome de Stevens-Johnson e necrólise epidérmica tóxica	Pródromo de febre, cefaleia, mal-estar, dor de garganta, tosse, vômitos, diarreia Extensa necrose epidérmica com envolvimento da mucosa Frequentemente relacionada a fármacos (p. ex., sulfonamidas, anticonvulsivantes) Sinal de Nikolsky
Bacteriana			
Síndrome da pele escaldada estafilocócica	Eritema generalizado e sensível Sinal de Nikolsky Ocasionalmente associada a infecção subjacente como osteomielite, artrite séptica, pneumonia Descamação e erosões úmidas observadas, especialmente em áreas intertriginosas Mais comum em crianças com menos de 5 anos		
		EXTRÍNSECA	
		Dermatite de contato	Irritativa ou alérgica Distribuição dependente do irritante ou alérgeno A distribuição é útil para identificar a causa
Impetigo bolhoso	Bolhas localizadas decorrentes de infecção estafilocócica		
Viral		Picada de insetos	Ocorre ocasionalmente após picadas de pulgas ou mosquitos Pode consistir em bolhas hemorrágicas Geralmente em grupos lineares ou irregulares Muito pruriginosas
Herpes simples	Vesículas agrupadas em uma base eritematosa Pode ser recorrente no mesmo local — lábios, olhos, bochechas, mãos Reativado por febre, luz solar, trauma, estresse		
		Queimaduras	Formas e configurações irregulares Podem ser sugestivas de abuso Bolhas com lesões de segundo e terceiro graus
Varicela	Coleções de vesículas em base eritematosa ("gotas de orvalho em pétalas de rosa") Altamente contagiosa Pode apresentar múltiplos estágios de lesão simultaneamente Associada a febre	Fricção	Geralmente em superfícies acrais Pode estar relacionada aos calçados Geralmente relacionada à atividade
		DIVERSOS	
Herpes-Zóster	Vesículas agrupadas em base eritematosa, limitadas a um ou vários dermátomos adjacentes Os dermátomos torácicos são envolvidos com mais frequência em crianças Geralmente unilateral Queimação, prurido	Urticária pigmentosa	Máculas e pápulas marrom avermelhadas; lesões bolhosas são raras Sinal de Darier Lesões aparecem em lactentes e desaparecem espontaneamente na infância
Síndrome mão-pé-boca (infecção por coxsackievírus)	Pródromo de febre, anorexia, dor de garganta Bolhas ovais em distribuição acral, geralmente em pequeno número Erosões orais rasas em base eritematosa na mucosa oral Altamente infecciosa Incidência máxima no fim do verão e outono	Miliária cristalina	Vesículas superficiais limpas de 1 a 2 mm ocorrendo em coleções Rompem espontaneamente Áreas intertriginosas, especialmente no pescoço e nas axilas
		Hereditárias: epidermólise bolhosa, incontinência pigmentar, hiperqueratose epidermolítica	
HIPERSENSIBILIDADE		Autoimunes: doença de IgA linear, penfigoide bolhoso, dermatite herpetiforme	
Eritema multiforme	Lesões em alvo em regiões acrais Pode apresentar envolvimento de superfícies mucosas Associado a infecção pelo vírus do herpes simples		

Modificado de Nopper AJ, Rabinowotz RG: Rashes and skin lesions. In Kliegman RM, editor: *Practical Strategies in Pediatric Diagnosis and Therapy*, Filadélfia, 1996, WB Saunders.

Estas podem progredir para placas edematosas ou bolhas. Se ocorrer a formação de bolhas, elas ficam circunscritas e envolvem menos de 10% da área de superfície corporal. As lesões cutâneas são simétricas e geralmente envolvem as áreas acrais como mãos, pés, cotovelos e joelhos. O envolvimento das mucosas ocular, oral e genital pode ser observado em alguns casos.

A maioria dos casos de EM em crianças é precipitada por infecção pelo vírus do herpes simples, embora a infecção possa já não ser aparente no momento em que o EM se desenvolve. *Mycoplasma pneumoniae* e outros organismos infecciosos também podem desencadear EM. O tratamento sintomático geralmente é suficiente. Anti-histamínicos orais ajudam a suprimir prurido, formigamento e queimação. O uso de corticosteroides sistêmicos é controverso, mas pode ser considerado para doença grave nas mucosas. Medicações antivirais dirigidas para o vírus do herpes simples não alteram o curso de EM, embora crianças com EM recorrente possam ser candidatas para antivirais profiláticos. O prognóstico é excelente, com a maioria das lesões durando no máximo 2 semanas. A cicatrização ocorre sem a formação de cicatrizes.

SÍNDROME DE STEVENS-JOHNSON E NECRÓLISE EPIDÉRMICA TÓXICA

SSJ, NET e a sobreposição de SSJ/NET representam distúrbios graves, com risco à vida, considerados representativos de um mesmo contínuo de doença. Geralmente são precedidos por um pródromo de febre, mal-estar e sintomas respiratórios altos 1 a 14 dias antes do início das lesões cutâneas. Máculas vermelhas aparecem subitamente e tendem a coalescer em áreas irregulares grandes, com uma distribuição predominante sobre o rosto e o tronco. Lesões em alvos atípicas podem estar presentes, causando uma confusão diagnóstica inicial com EM, embora as leões em alvos atípicas não apresentem as três zonas características. As lesões cutâneas evoluem rapidamente para bolhas e áreas de necrose. SSJ é definida como descolamento epidérmico de menos de 10% da área de superfície corporal, enquanto a sobreposição de SSJ/NET apresenta envolvimento de 10 a 30% e NET de mais de 30% da área de superfície corporal. Qualquer superfície de mucosa pode ser envolvida. Os lábios superior e inferior geralmente ficam edemaciados e vermelhos vivos, com erosões e crostas hemorrágicas, e o restante da mucosa oral também pode ser envolvido. Logo no início do processo da doença, ocorre injeção conjuntival bilateral; contudo, isto geralmente progride para erosões na conjuntiva. Podem existir erosões das mucosas peniana, vaginal ou perianal. As superfícies urogenitais, esofágicas e traqueais podem ser envolvidas nos casos mais graves.

Fármacos e infecções por *Mycoplasma pneumoniae* são as causas mais comuns de SSJ/NET em crianças. Os fármacos mais comuns implicados são anti-inflamatórios não esteroides, sulfonamidas, anticonvulsivantes e antibióticos. Outros fatores precipitantes são infecções virais, infecções bacterianas, sífilis e infecções fúngicas profundas.

SSJ/NET pode ocorrer em qualquer idade. O diagnóstico de SSJ/NET é clínico; não existem testes diagnósticos. Pode ocorrer confusão com EM, doença de Kawasaki e doenças mediadas por toxinas bacterianas (escarlatina, síndrome do choque tóxico e síndrome da pele escaldada estafilocócica). Pacientes com doença de Kawasaki apresentam injeção da conjuntiva e hiperemia das membranas mucosas. A necrose das superfícies mucosas não ocorre; a formação de bolhas, erosões e formação intensa de crostas não são observadas. As alterações de mucosa da síndrome da pele escaldada estafilocócica são menores e erosões nítidas não estão presentes. A formação de bolhas da pele é mais superficial e favorece as regiões intertriginosas.

SSJ/NET é uma doença séria com uma taxa de mortalidade de até 35% nos casos graves de NET. A descontinuação imediata do agente agressor é essencial. Não existem estudos clínicos controlados sobre a terapia médica, embora a introdução precoce de imunoglobulina intravenosa tenha sido proposta. O cuidado de suporte é outro componente essencial da terapia e cuidados de uma equipe multidisciplinar geralmente são necessários. Sepse é a causa principal de morbidade e mortalidade, portanto, um cuidado meticuloso das feridas é crucial, com estrita vigilância para infecções cutâneas, e uso de antibióticos é justificado. Uma alimentação parenteral ou nasogástrica deve ser instituída precocemente para acelerar o processo de cicatrização. O gerenciamento cuidadoso de líquidos e o monitoramento de eletrólitos são críticos. As complicações oculares constituem uma causa importante de morbidade em longo prazo, portanto o envolvimento precoce de um oftalmologista é importante.

Capítulo 196

INFESTAÇÕES CUTÂNEAS

Artrópodes são comuns no ambiente. Embora muitos possam morder ou picar humanos, apenas alguns poucos infestam humanos. Aracnídeos (ácaros) são os mais comuns, parasitando humanos e animais, escavando a pele e depositando ovos no interior da pele.

ESCABIOSE

A **escabiose** é causada pelo ácaro *Sarcoptes scabiei*. A fêmea do ácaro enterra-se na epiderme e deposita seus ovos, que amadurecem em 10 a 14 dias. A doença é altamente contagiosa porque humanos infestados não manifestam os sinais típicos ou os sintomas por 3 a 4 semanas, facilitando a transmissão. Uma pessoa imunocompetente com escabiose tipicamente é portadora de apenas 10 a 20 ácaros.

A apresentação clínica varia dependendo da idade do paciente, da duração da infestação e do estado imunológico do paciente. Prurido intenso e paroxístico é a marca registrada, com queixas de coceira que frequentemente é pior do que a erupção sugeriria. Muitas crianças exibem uma erupção eczematosa composta por pápulas vermelhas escoriadas e nódulos. Geralmente é difícil encontrar as pápulas lineares ou escavações clássicas. A distribuição é o achado mais diagnóstico; as pápulas são encontradas em axilas, umbigo, virilhas, pênis, solas dos pés e espaços membranosos dos dedos das mãos e dos pés (Fig. 196-1). Lactentes infestados com escabiose apresentam eritema difuso, descamação e pápulas minúsculas. Pústulas, vesículas e nódulos são muito mais comuns em lactentes e podem apresentar distribuição mais difusa. A face e o couro cabeludo geralmente são poupados em adultos e crianças mais velhas, mas estas áreas geralmente estão envolvidas em lactentes. Lesões nodulares podem representar infecção ativa ou lesões por hipersensibilidade prolongada após a resolução da infestação. Indivíduos imunocomprometidos ou com prejuízo neurológico podem desenvolver uma forma grave da doença conhecida como **escabiose norueguesa** ou **crostosa**, com infestação de 2 milhões de ácaros vivos de uma vez.

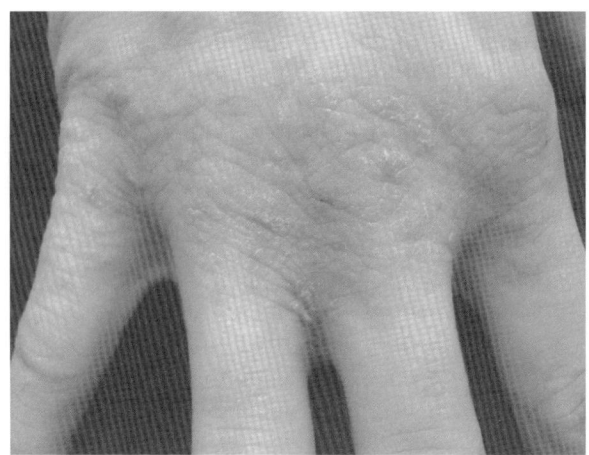

Figura 196-1 Escabiose (mão). Esta imagem está disponível em cores na página 762.

O diagnóstico de escabiose pode ser confirmado por visualização microscópica do ácaro, ovos, larvas ou fezes em raspagens das pápulas ou escavações examinadas por imersão em óleo. A biópsia da pele raramente é necessária, mas pode ser útil se as lesões tornarem-se nodulares.

O tratamento curativo é obtido por uma aplicação de 12 horas (da noite para o dia) de um creme de permetrina a 5% aplicado em todo o corpo. Uma vez que a permetrina não é eficaz contra os ovos, o tratamento deve ser repetido 1 semana mais tarde para matar qualquer larva que tenha eclodido subsequentemente. Todos os membros da casa e contatos próximos devem ser tratados simultaneamente, mesmo se assintomáticos. As roupas de cama, toalhas e roupas usadas nos 2 dias anteriores ao tratamento devem ser lavadas à máquina com água quente e secas em secadora usando alto calor; o calor é o escabicida mais eficaz. Os itens que não podem ser lavados devem ser limpos a seco ou colocados em um saco plástico lacrado por 7 dias.

Uma infecção bacteriana secundária pode ocorrer, mas é pouco comum. Em contraste com a pediculose, a escabiose não é um vetor de infecções. O prurido pode persistir por 7 a 14 dias após uma terapia efetiva devido a uma reação de hipersensibilidade prolongada, o que não indica insucesso terapêutico. Deve-se suspeitar de tratamento inadequado ou reinfestação se novas lesões se desenvolverem após o tratamento.

PEDICULOSE

Três espécies de piolho infestam humanos: *Pediculus humanus capitis*, o **piolho de cabeça**; *Pthirus pubis*, o **piolho púbico** ou **chato**, e *Pediculus humanus humanus* (também conhecido como *Pediculus humanus corporis*), o **piolho de corpo**. Os piolhos são insetos sem asa de 2 a 4 mm de comprimento que não podem voar ou pular. A transmissão geralmente ocorre por contato direto com outros indivíduos infestados. A disseminação indireta por contato com fômites ou pertences pessoais, como escovas de cabelo, pentes ou bonés, é muito menos frequente.

A pediculose difere da infestação por escabiose pelo fato de que o piolho reside no pelo ou na roupa e se alimenta de modo intermitente no hospedeiro perfurando a pele. A *picada* causa pequenas pápulas urticariformes e coceira. O piolho de cabeça localiza-se próximo à pele e pode viver por 30 dias, depositando 100 a 400 ovos como **lêndeas** nos folículos pilosos, geralmente dentro de 6 mm do couro cabeludo.

Os piolhos de cabeça são vistos com mais frequência em crianças de idade escolar. As infestações por piolho de cabeça não estão relacionadas à higiene e não são mais comuns em crianças com cabelos compridos ou com cabelo sujo. Estima-se que 6 a 12 milhões de pessoas nos Estados Unidos e 1% a 3% das pessoas nos países desenvolvidos sejam infestadas por piolhos de cabeça a cada ano. Nos Estados Unidos, a infestação por piolhos de cabeça é rara entre os afro-americanos e pode ser mais comum em meninas, o que é atribuído à sua tendência de brincar com maior proximidade pessoal do que os meninos.

O piolho púbico é transmitido por contato sexual. Sua presença em crianças pode ser um sinal de abuso infantil. O piolho do corpo representa uma evidência firme de pouca higiene, como banhos e trocas de roupa infrequentes.

A coceira, se presente, é o sintoma primário. A pediculose da cabeça geralmente causa prurido atrás das orelhas ou na nuca ou uma sensação de rastejamento no couro cabeludo. A pediculose púbica geralmente causa prurido na virilha. O envolvimento dos cílios em crianças pode causar a formação de crostas e blefarite. A pediculose do corpo causa um prurido que, devido à coçadura repetida, pode resultar em liquenificação ou infecção bacteriana secundária. Escoriações e formação de crostas, com ou sem linfadenopatia regional associada, podem estar presentes.

A infestação por piolhos de cabeça pode ser assintomática e tem pouca morbidade. O diagnóstico pode ser confirmado pela visualização de um piolho vivo. Um pente fino para capturar os piolhos é mais eficaz do que o simples exame do cabelo. Pentear os cabelos molhados demora mais tempo, mas o pente em cabelos secos produz estática, que pode propelir os piolhos para longe do pente.

As lêndeas representam o envoltório externo dos ovos do piolho. As lêndeas viáveis apresentam um opérculo intacto (capuz) na extremidade não fixada e um piolho em desenvolvimento dentro do ovo. **Lêndeas marrons** localizadas no eixo piloso proximal sugerem infestação ativa. **Lêndeas brancas** localizadas no eixo piloso a uma distância de 4 cm ou mais do couro cabeludo indicam infestação prévia. Uma vez que lêndeas não viáveis podem permanecer grudadas no cabelo por semanas a meses após a resolução de uma infestação, muitas crianças com lêndeas não apresentam infestação ativa por piolhos.

O tratamento dos piolhos de cabeça é controverso devido à resistência a muitas opções estabelecidas. Produtos de venda livre à base de permetrina (1%) e piretrina (0,17% a 0,33%) representam as primeiras opções terapêuticas. Uma vez que 20% a 30% dos ovos podem sobreviver a um tratamento, um segundo tratamento deve ser aplicado em 7 a 10 dias. A resistência ao medicamento vem aumentando e uma loção de malationa (0,5%) pode ser usada como alternativa em casos resistentes.

Todas as pessoas da família devem ser examinadas para piolhos de cabeça e tratadas se piolhos vivos forem encontrados para reduzir o risco de reinfestação. Roupas de cama, toalhas e roupas usadas nos 2 dias anteriores ao tratamento devem ser lavadas à máquina em água quente e secas em máquina usando alto calor. Itens que não possam ser lavados devem ser limpos a seco ou colocados em sacos plásticos lacrados por 2 semanas. Escovas e pentes devem ser embebidos em detergente para louças ou esfregados em álcool por 1 hora. Tapetes, móveis, colchões e assentos de carro devem ser limpos completamente com aspirador de pó.

A remoção manual das lêndeas após o tratamento não é necessária para prevenir a disseminação. Crianças tratadas para piolhos de cabeça devem voltar à escola imediatamente após a conclusão do primeiro tratamento efetivo ou primeira retirada com pente em cabelo úmido, independentemente da presença de lêndeas remanescentes. Não há evidência de que *ausência de lêndeas* ou políticas de *eliminação de lêndeas* reduzam a transmissão dos piolhos de cabeça. Se necessário para o retorno à escola, a remoção das lêndeas é obtida mais facilmente lavando-se os cabelos e penteando-os com um pente fino de metal.

As escoriações podem ser infectadas secundariamente por bactérias cutâneas, geralmente *Staphylococcus* e *Streptococcus*. O piolho de corpo funciona como vetor de doenças infecciosas potencialmente sérias, incluindo o **tifo epidêmico**, causado por *Rickettsia prowazekii*; **febre recorrente transmitida por piolhos**, causada por *Borrelia recurrentis* e a **febre das trincheiras**, causada por *Bartonella quintana*. Estas infecções transmitidas por piolhos são raras nos Estados Unidos. Em contraste com os piolhos de corpo, piolhos de cabeça e piolhos púbicos não estão associados à transmissão de outras infecções.

Leitura Sugerida

Eichenfield LE, Esterly NB, Frieden IJ: *Textbook of Neonatal Dermatology*, ed 2, Philadelphia, 2008, Saunders.

Holland KE, Drolet BA: Infantile hemangioma, *Pediatr Clin North Am* 57:1069–1083, 2010.

Krakowski AC, Eichenfield LF, Dohil MA: Management of atopic dermatitis in the pediatric population, *Pediatrics* 122:812–814, 2008.

Paller AS, Mancini AJ: *Hurwitz Clinical Pediatric Dermatology*, ed 4, Philadelphia, 2011, Saunders.

Schachner LA, Hansen RC: *Pediatric Dermatology*, ed 4, Philadelphia, 2011, Saunders.

Yan AC, Baldwin HE, Eichenfield LF, et al: Approach to pediatric acne treatment: an update, *Semin Cutan Med Surg* 30:S16–S21, 2011.

Ortopedia
Kevin D. Walter e J. Channing Tassone

SEÇÃO 26

Capítulo 197

AVALIAÇÃO ORTOPÉDICA

Para cuidar do paciente pediátrico, deve-se compreender o crescimento e desenvolvimento do sistema musculoesquelético, assim como os termos ortopédicos comuns (Tabela 197-1). Os profissionais devem reconhecer mecanismos comuns de distúrbios ortopédicos congênitos e adquiridos (Tabela 197-2).

Tabela 197-1	Terminologias Ortopédicas Comuns
Abdução	Movimento que se afasta da linha média
Adução	Movimento em direção à linha média
Apófise	Centro de crescimento ósseo que apresenta uma inserção muscular, mas não é considerada uma placa de crescimento (*exemplo*: tubérculo tibial)
Artroscopia	Exploração cirúrgica de uma articulação utilizando um artroscópio
Artroplastia	Reconstrução cirúrgica de uma articulação
Artrotomia	Incisão cirúrgica em uma articulação; um procedimento "aberto"
Deformação	Alterações em membros, tronco ou cabeça devido a forças mecânicas
Deslocamento	Deslocamento de ossos em uma articulação
Deformidade em equino	Flexão plantar da porção anterior do pé, do retropé ou do pé inteiro
Anteversão femoral	Angulação aumentada de cabeça e colo femoral com relação ao plano frontal
Malformação	Defeito no desenvolvimento que ocorre durante a vida fetal (*exemplo*: sindactilia)
Osteotomia	Divisão cirúrgica de um osso
Pés cavos	Arco medial alto de um pé
Pés chatos	Pé achatado
Rotação, interna	Rotação para dentro (em direção à linha média)
Rotação, externa	Rotação para fora (se afastando da linha média)
Subluxação	Perda incompleta do contato entre duas superfícies articulares
Torção tibial	Rotação da tíbia de modo interno ou externo
Valgus/valgo	Angulação de osso ou articulação na qual o ápice está direcionado à linha média (*exemplo*: joelho valgo)
Varus/varo	Angulação de osso ou articulação na qual o ápice está posicionado na direção oposta à linha média (*exemplo*: joelho varo)

CRESCIMENTO E DESENVOLVIMENTO

As porções proximal e distal dos ossos longos contêm uma proporção muito maior de cartilagem na criança com esqueleto ainda imaturo do que em um adulto (Figs. 197-1 e 197-2). O grande conteúdo cartilaginoso ocasiona alta vulnerabilidade a traumas e infecções (particularmente na região das metáfises).

As placas de crescimento são responsáveis pelo crescimento longitudinal dos ossos longos. A cartilagem articular permite que as porções proximal e distal dos ossos cresçam e acarretem o crescimento de ossos menores, como os ossos tarsais. O periósteo pode ocasionar crescimento circunferencial. Traumas, infecções, deficiências nutricionais (raquitismo), distúrbios metabólicos congênitos (mucopolissacaridoses) e outros desarranjos metabólicos (acidose tubular renal, hipotireoidismo) podem afetar cada um dos processos de crescimento e causar aberrações distintas.

Tabela 197-2	Mecanismos de Problemas Ortopédicos Pediátricos Comuns	
CATEGORIA	MECANISMO	EXEMPLO(S)
CONGÊNITA		
Malformação	Teratogênese antes da décima segunda semana de gestação	Espinha bífida
Distúrbio	Constrição da banda amniótica Infecção por varicela fetal	Amputação de membro Atrofia/cicatriz do membro
Deformação	Compressão cervical	Torcicolo
Displasia	Crescimento celular ou metabolismo anormais	Osteogênese imperfeita Displasia esquelética
ADQUIRIDA		
Infecção	Disseminação hematógena-piogênica	Artrite séptica, osteomielite
Inflamação	Reação antígeno-anticorpo Imunomediada	Lúpus eritematoso sistêmico Artrite idiopática juvenil
Trauma	Forças mecânicas, trauma por estresse	Abuso infantil, lesões esportivas, lesões não intencionais, fraturas, luxações, tendinites
Tumor	Tumor ósseo primário Metástase óssea a partir de outro sítio Tumor de medula óssea	Osteossarcoma Neuroblastoma Leucemia, linfoma

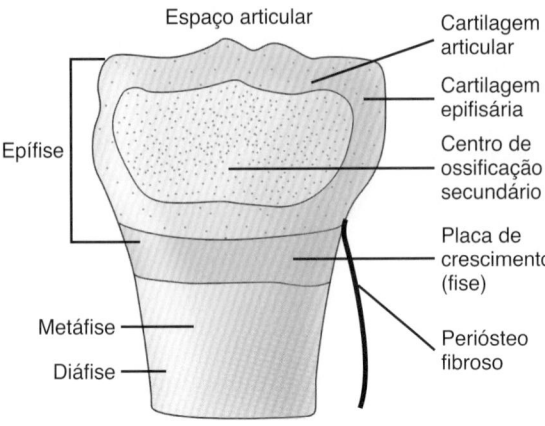

Figura 197-1 Esquema da estrutura dos ossos longos.

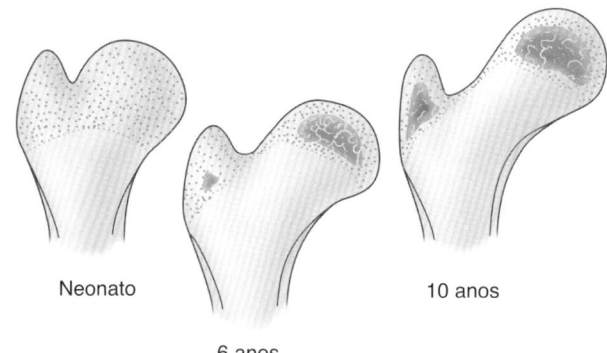

Figura 197-2 As porções finais de ossos longos em várias idades. Áreas levemente pontilhadas representam a composição cartilaginosa, enquanto áreas severamente escurecidas são zonas de ossificação. (De Tachijdan MO: *Congenital dislocation of the hip*, Nova York, 1982, Churchill Livingstone, p. 105.).

ETAPAS DO DESENVOLVIMENTO

A maturação neurológica, marcada por realização de etapas de desenvolvimento motor, é importante para o desenvolvimento musculoesquelético normal (Seção 2). Um distúrbio neurológico pode causar uma anormalidade musculoesquelética secundária (p. ex., contraturas de extremidades na distrofia muscular de Duchenne). Desta forma, o desenvolvimento motor normal deve ser incluído na definição de um sistema musculoesquelético normal.

Bebês

A posição do feto dentro do útero pode afetar o alinhamento angular e torcional (temporário ou permanente) do sistema esquelético, especialmente das extremidades inferiores (Fig. 197-3). Os quadris do neonato são extremamente rotacionados. Pés planos e joelho varo são comuns. Bebês usualmente nascem com uma postura flexionada. Esta posição é usualmente alterada para neutra dentro dos primeiros 4 a 6 meses. O pé é geralmente chato e *flexionado* ao nascimento; o tornozelo é invertido e a porção anterior do pé é aduzida quando comparada ao retropé. A margem lateral do pé deve estar alinhada, mesmo após dorsoflexão, para que seja considerada secundária ao posicionamento dentro do útero.

A cabeça e o pescoço também podem estar distorcidos pelo posicionamento intrauterino. A coluna e as extremidades inferiores têm menor probabilidade de serem afetadas. Aos 3 a 4 anos, os efeitos do posicionamento intrauterino devem estar resolvidos.

Marcha

A marcha normal apresenta uma fase de apoio e uma fase de balanço, cada perna deve apresentar um compasso simétrico em cada fase. A fase de apoio representa 60% da marcha e se inicia com o contato do pé (usualmente a batida do calcanhar) e termina com o dedo saindo do chão. Durante a fase de balanço (40%), o pé está fora do chão. O ciclo da marcha é o intervalo entre as fases de apoio no mesmo membro.

As crianças geralmente andam independentemente aos 18 meses. A sua marcha rotacionada externamente é usualmente inconsistente, é caracterizada por passos curtos e rápidos, não apresenta o balanço recíproco do braço. A coordenação da marcha melhora com o passar do tempo, sendo que a marcha normal ocorre no momento em que a criança adentra a pré-escola.

A Criança que Claudica

Os diagnósticos diferenciais para claudicação em crianças são frequentemente categorizados pela idade e presença ou ausência de uma claudicação dolorosa (Tabela 197-3). O músculo glúteo médio estabiliza a pelve durante a fase de apoio, prevenindo a queda da pelve em direção à perna na fase de balanço. Uma **marcha antiálgica** é uma claudicação dolorosa; a fase de apoio e o avanço do membro afetado são encurtados para diminuir o desconforto do apoio do peso do membro afetado. A **marcha de Trendelenburg** apresenta uma fase de apoio normal, mas balanço excessivo do tronco. A **marcha cambaleante** refere-se a uma diminuição bilateral na função dos músculos glúteos.

O andar na ponta dos pés é uma reclamação comum em crianças que começaram a andar recentemente. O médico deve avaliar qualquer criança com mais de 3 anos de idade que ainda ande na ponta dos pés. Embora isto possa ser mais provavelmente um hábito, um distúrbio neuromuscular (paralisia cerebral, medula ancorada), contratura do tendão de Aquiles (encurtamento do tendão do calcanhar) ou uma discrepância no comprimento das pernas devem ser consideradas.

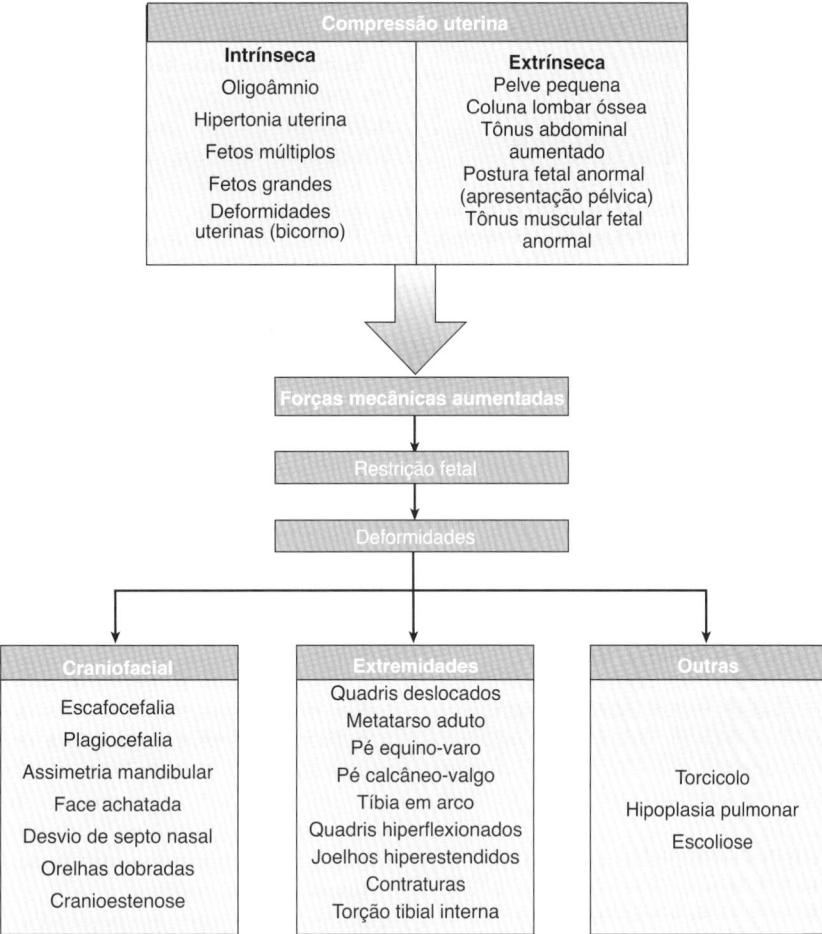

Figura 197-3 Anormalidades de deformação resultantes de compressão uterina.

Tabela 197-3	Diagnósticos Diferenciais de Claudicação em Crianças		
GRUPO POR IDADE	**CONSIDERAÇÕES DIAGNÓSTICAS**	**GRUPO POR IDADE**	**CONSIDERAÇÕES DIAGNÓSTICAS**
Início do caminhar: 1 a 3 anos	*Claudicação dolorosa* Artrite séptica e osteomielite Sinovite monoarticular transitória Trauma oculto ("fratura infantil") Discite intervertebral Neoplasia *Claudicação indolor* Displasia de desenvolvimento do quadril Distúrbio neuromuscular Paralisia cerebral Diferença de comprimento entre os membros inferiores	Adolescente: dos 11 anos à maturidade	*Claudicação dolorosa* Artrite séptica, osteomielite, miosite Trauma Distúrbios reumatológicos Descolamento epifisário proximal do fêmur: agudo; instável Neoplasia *Claudicação indolor* Descolamento epifisário proximal do fêmur: crônico; estável Displasia de desenvolvimento do quadril: displasia acetabular Diferença de comprimento entre os membros inferiores Distúrbio neuromuscular

Criança: 3 a 10 anos	*Claudicação dolorosa*
	Artrite séptica, osteomielite, miosite
	Sinovite monoarticular transitória
	Trauma
	Distúrbios reumatológicos
	    Artrite idiopática juvenil
	Discite intervertebral
	Neoplasia
	Claudicação indolor
	Displasia de desenvolvimento do quadril
	Doença de Legg-Calve-Perthes
	Diferença de comprimento entre os membros inferiores
	Distúrbio neuromuscular
	    Paralisia cerebral
	Distrofia muscular (Duchenne)		

Capítulo 198

FRATURAS

Fraturas correspondem a 10 a 15% de todas as lesões em crianças. As diferenças anatômicas, biomecânicas e fisiológicas em crianças fazem com que os padrões e manejos de fraturas sejam singulares. A terminologia de fraturas ajuda a descrevê-las (Tabela 198-1).

O esqueleto pediátrico apresenta uma proporção maior de cartilagem e um periósteo mais grosso, forte e ativo, capaz de produzir um calo ósseo maior mais rapidamente do que em um adulto. O periósteo espesso pode diminuir a frequência de fraturas com desvio e favorecer a estabilização de fraturas após a redução. Em razão da maior proporção de cartilagem, o paciente que apresenta esqueleto imaturo pode suportar uma força maior antes de deformação ou fratura do osso do que um osso adulto. Conforme a criança chega à adolescência, a taxa de cicatrização diminui e a abordagem é a mesma de adultos.

PADRÕES DE FRATURAS PEDIÁTRICAS

Fraturas em fivela ou toro ocorrem após compressão do osso; o córtex ósseo não quebra verdadeiramente. Estas fraturas tipicamente ocorrem na metáfise e são estáveis, cicatrizando em aproximadamente 4 semanas após imobilização. Um exemplo comum é uma queda sobre um braço estendido causando uma fratura em fivela no rádio distal.

Fraturas completas ocorrem quando ambos os lados do córtex ósseo estão fraturados. Esta é a fratura mais comum e pode ser classificada como cominutiva, oblíqua, transversa ou em espiral, dependendo da direção da linha de fratura.

Fraturas em galho verde ocorrem quando um osso é angulado além dos limites de deformação plástica. O osso quebra no lado da tensão e sustenta uma deformidade em curva no lado que sofre compressão. A força é insuficiente para causar uma fratura completa (Fig. 198-1).

Fraturas em arco não demonstram linha de fratura evidente em radiografias, mas o osso é curvado além de seus limites de deformação plástica. Esta não é uma fratura verdadeira, mas cicatrizará com reação periosteal.

Fraturas Fisárias

Fraturas envolvendo a placa de crescimento constituem cerca de 20% de todas as fraturas no paciente com esqueleto ainda imaturo. Estas fraturas são mais comuns em meninos (relação de dois meninos para cada menina). O pico de incidência vai de 13 a 14 anos em meninos e 11 a 12 anos em meninas. O rádio distal, a tíbia distal e a fíbula distal são as localizações mais comuns.

Os ligamentos frequentemente se inserem nas regiões epifisárias. Desta forma, forças traumáticas em uma extremidade podem ser transmitidas às placas de crescimento ou fises, as quais não são biomecanicamente fortes como as metáfises; podem fraturar com mecanismos de lesão que podem causar distensões no adulto. A placa de crescimento é mais suscetível a forças de torção e angulares.

Fraturas fisárias são descritas utilizando a **classificação de Salter-Harris**, que permite informação prognóstica com relação a fechamento prematuro da placa de crescimento e resultados funcionais ruins. Quanto maior o número do tipo, mais provavelmente o paciente apresentará complicações. Existem cinco grupos principais (Fig. 198-2):

Tipo I: fratura transversa através da fise; distúrbios de crescimento não são usuais

Tipo II: fratura em uma porção da fise e metáfise; tipo mais comum de fratura em Salter-Harris (75%)

Tipo III: fratura em uma porção da fise e epífise em direção à articulação que pode resultar em complicação em razão do componente intra-articular e do distúrbio da zona de crescimento ou hipertrófica da fise.

Tabela 198-1	Terminologias Úteis em Fraturas
Completa	Os fragmentos ósseos estão completamente separados
Incompleta	Os fragmentos ósseos ainda estão parcialmente unidos
Linear	Refere-se a uma linha de fratura que é paralela ao eixo do osso longo
Transversa	Refere-se a uma linha de fratura que está em um ângulo reto ao eixo do osso longo
Oblíqua	Refere-se a uma linha de fratura que está diagonal ao eixo do osso longo
Espiral	Refere-se a uma fratura helicoidal
Cominutiva	Uma fratura que resulta em vários fragmentos
Compactação	Os fragmentos ósseos estão direcionados um contra o outro
Angulação	Os fragmentos apresentam um mau alinhamento angular
Rotação	Os fragmentos apresentam um mau alinhamento rotacional
Encurtamento	As porções finais das fraturas dos ossos se sobrepõem
Exposta	Uma fratura na qual o osso perfurou a pele

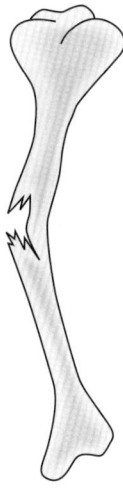

Figura 198-1 A fratura em galho verde é uma fratura incompleta. (Modificado de White N, Sty R: Radiological evaluation and classification of pediatric fractures, *Clin Pediatr Emerg Med* 3:94-105, 2002.)

Tipo IV: fratura na região da metáfise, fise e epífise com alto risco de complicação

Tipo V: uma injúria por esmagamento na fise com prognóstico funcional ruim

As fraturas de tipo I e II podem geralmente ser manejadas através de redução fechada e não necessitam de um perfeito alinhamento. Uma exceção importante é a fratura tipo II do fêmur distal, que está associada a um prognóstico pior a menos que seja obtido o alinhamento anatômico perfeito. As fraturas tipo III e IV necessitam de alinhamento anatômico para se obter sucesso terapêutico. As fraturas tipo V são raras e frequentemente resultam em fechamento prematuro da fise.

MANEJO DE FRATURAS PEDIÁTRICAS

A maioria das fraturas pediátricas pode ser manejada por métodos fechados. Algumas fraturas necessitam de redução fechada para melhora do alinhamento. Aproximadamente 4% das fraturas pediátricas requerem fixação interna. Pacientes com fises abertas mais provavelmente necessitarão de fixação interna se eles apresentarem uma das seguintes fraturas:

Fraturas epifisárias deslocadas
Fraturas intra-articulares deslocadas
Fraturas em uma criança com múltiplas lesões
Fraturas abertas
Fraturas instáveis

O objetivo da fixação interna é melhorar e manter o alinhamento anatômico. Isso é geralmente obtido por meio do uso de fios de Kirschner, pinos de Steinmann e parafusos corticais com subsequente imobilização externa por gesso até que a cicatrização seja satisfatória. Após a cicatrização, o aparato é geralmente removido a fim de prevenir a incorporação ao calo ósseo e dano fisário.

A fixação externa sem gesso pode ser necessária em fraturas pélvicas que estejam causando instabilidade hemodinâmica. Fraturas associadas a perda de tecidos moles, queimaduras e dano neurovascular podem ter benefícios oriundos da fixação externa.

PREOCUPAÇÕES ESPECIAIS
Remodelamento

O remodelamento da fratura ocorre em razão de uma combinação de reabsorção do periósteo e nova formação óssea. Muitas fraturas pediátricas não necessitam de perfeito alinhamento anatômico para cicatrização apropriada. Pacientes mais jovens apresentam maior potencial para remodelamento de fraturas. As fraturas que ocorrem nas metáfises, próximas à placa de crescimento, podem passar por um maior remodelamento. Fraturas anguladas no plano de movimentação também remodelam muito bem. Fraturas intra-articulares, anguladas ou fraturas diafisárias deslocadas, fraturas rotacionadas e deformidades de fraturas fora do plano de movimentação tendem a não remodelar bem.

Crescimento Excessivo

O crescimento excessivo ocorre em ossos longos como resultado do fluxo sanguíneo aumentado associado à cicatrização da fratura. Fraturas femorais em crianças com menos de 10 anos frequentemente apresentarão crescimento excessivo de 1 a 3 cm. Esta é a razão pela qual o alinhamento entre as porções terminais em fraturas de fêmur e de ossos longos pode não ser indicado. Após 10 anos, o crescimento excessivo não é um grande problema; então, o alinhamento entre as porções terminais é recomendado.

Deformidade Progressiva

Fraturas e lesões à fise podem resultar em fechamento prematuro. Se for um fechamento parcial, a consequência pode ser uma deformidade angular. Se for um fechamento completo, pode ocorrer encurtamento do membro. As localizações mais comumente afetadas são o fêmur distal e a tíbia proximal e distal.

Lesão Neurovascular

Fraturas e luxações podem lesar vasos sanguíneos e nervos adjacentes. A localização mais comum são o úmero distal (**fratura supracondiliana**) e o joelho (luxação e fratura fisária). É necessário realizar e documentar um exame neurovascular cuidadoso distal à fratura (pulso e funções sensorial e motora).

Síndrome Compartimental

A síndrome compartimental é uma emergência ortopédica que resulta de hemorragia e edema de tecidos moles dentro de compartimentos fasciais estreitos de uma extremidade. Isto pode resultar em isquemia muscular e comprometimento neurovascular, a menos que haja descompressão cirúrgica. Os locais mais comuns são membros inferiores (fratura tibial) e braço (fratura supracondiliana).

Pacientes afetados apresentam dor severa e eventualmente diminuição da sensibilidade em dermátomos supridos pelos

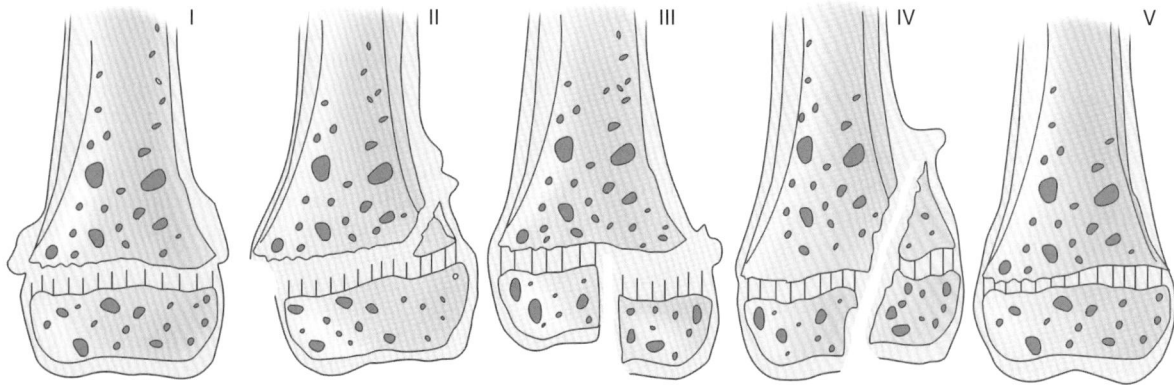

Figura 198-2 Os tipos de lesão em placa de crescimento conforme classificação de Salter e Harris. Ver texto para descrições dos tipos I a V. (De Salter RB, Harris WR: Injuries involving the epiphyseal plate, *J Bone Joint Surg Am* 45:587-622, 1963.)

nervos localizados no compartimento. Compartimentos edemaciados e estreitos e dor com extensão passiva estão presentes. Isto pode ocorrer abaixo de um gesso e também de fato quando o gesso for colocado muito apertado. É importante educar todos os pacientes com fraturas sobre os sinais da síndrome compartimental e garantir que eles percebam que é uma emergência.

Fratura de Pré-escolares
Esta é uma fratura oblíqua da tíbia distal sem fratura da fíbula. Frequentemente não ocorre trauma significativo. Os pacientes geralmente têm 1 a 3 anos de idade, mas podem ter até 6 anos e se apresentar com claudicação e dor sem apoio do peso no membro. Pode haver edema e dor mínimos. Radiografias iniciais nem sempre revelam a fratura; se os sintomas persistirem, uma nova radiografia em 7 a 10 dias pode ser útil.

Abuso Infantil
O abuso infantil deve sempre ser considerado como diagnóstico diferencial em uma criança com fraturas, especialmente naquelas com menos de 3 anos (Cap. 22). Padrões comuns de fraturas que devem aumentar a suspeita incluem múltiplas fraturas em diferentes estágios de cicatrização radiográfica, fraturas nos cantos metafisários (síndrome do bebê sacudido), fraturas muito severas para o histórico ou fraturas em crianças que ainda não andam. Embora fraturas em espiral de ossos longos tenham sido historicamente consideradas patognomônicas de abuso infantil, elas podem ser vistas em situações que não envolvem abuso.

Quando houver a preocupação com relação a abuso infantil, a criança deve ser submetida a uma avaliação completa, o que pode incluir admissão no hospital. Um exame físico minucioso e bem documentado deve focar em lesões de tecidos moles, crânio e um exame de fundo de olho buscando hemorragias ou descolamento da retina. Uma pesquisa do esqueleto ou um exame de imagem ósseo podem ser úteis na identificação de outras fraturas.

Capítulo 199

QUADRIL

O quadril é uma articulação formada por uma bola (cabeça femoral) e um soquete (acetábulo) importante para a estabilidade esquelética. A cabeça femoral e o acetábulo são interdependentes para o crescimento e desenvolvimento normais. A cabeça e o colo femoral, que contêm a importante epífise femoral, são intra-articulares. O suprimento sanguíneo a esta região é singular, pois os vasos sanguíneos são extraósseos e estão sobre a superfície do colo femoral, entrando perifericamente na epífise. Desta forma, o suprimento sanguíneo à cabeça femoral é vulnerável a traumas, infecções e outras causas que podem aumentar a pressão intra-articular. O prejuízo do suprimento sanguíneo pode levar à **necrose avascular**.

DISPLASIA DE DESENVOLVIMENTO DO QUADRIL
Na displasia de desenvolvimento do quadril (DDQ), os quadris ao nascimento podem estar luxados ou serem luxáveis. A cabeça femoral e o acetábulo se desenvolvem a partir das mesmas células mesenquimais; com 11 semanas de gestação, a articulação do quadril está formada. Existem dois tipos de DDQ: teratológica e típica. **As luxações teratológicas** ocorrem precocemente no útero e estão normalmente associadas a distúrbios neuromusculares (espinha bífida, artrogripose). As **luxações típicas** ocorrem no neonato neurologicamente normal e podem também ocorrer antes ou após o nascimento. A incidência verdadeira da DDQ é desconhecida, mas pode chegar a 1,5 casos por 1.000 neonatos.

Etiologia
Neonatos apresentam frouxidão ligamentar que, se suficientemente significativa no quadril, pode levar a luxação e redução espontâneas da cabeça femoral. A persistência desse padrão espontâneo pode levar a alterações patológicas, como o achatamento do acetábulo, a contraturas musculares que limitam a mobilidade e ao estreitamento da cápsula articular. O lado esquerdo do quadril é três vezes mais afetado do que o lado direito, possivelmente por conta do posicionamento intrauterino.

Fatores fisiológicos de risco para DDQ incluem uma frouxidão ligamentar generalizada, talvez em razão de hormônios maternos que estão associados a relaxamento do ligamento pélvico (estrógeno e relaxina). Neonatos do sexo feminino apresentam um risco maior (9:1); o histórico familiar é positivo em 20% de todos os pacientes com DDQ.

Outros fatores de risco incluem apresentação pélvica, criança primogênita (60%), oligoâmnio e posicionamento pós-natal do recém-nascido. Em apresentações pélvicas, a pelve fetal está situada na pelve materna. Isto pode aumentar a flexão do quadril e limitar a mobilidade geral do quadril do feto, causando estiramento adicional da cápsula articular já previamente relaxada, expondo desta forma o aspecto posterior da cabeça femoral. A relação alterada entre o acetábulo e a cabeça femoral causa desenvolvimento acetabular anormal. O posicionamento pós-natal dos quadris, por bandagens apertadas em adução e extensão, pode luxar a articulação do quadril.

O torcicolo muscular congênito, metatarso aduto e pé equinovaro estão associados à DDQ. Um neonato com qualquer uma destas três condições deve receber um exame cuidadoso dos quadris.

Manifestações Clínicas
Todo neonato requer um exame físico de triagem buscando DDQ; a avaliação adicional durante pelo menos os primeiros 18 meses de vida é parte do exame físico para crianças. A DDQ evolui com o passar do tempo; desta forma, o exame pode mudar com o envelhecimento do paciente. O exame é iniciado pela inspeção buscando dobras gluteais e da coxa assimétricas após flexão dos quadris e joelhos. Um encurtamento relativo do fêmur com dobras cutâneas assimétricas configura um **sinal de Galeazzi** positivo e indica DDQ. A amplitude de movimentos deve ser avaliada após estabilização da pelve e posicionamento da criança em supino na mesa de avaliação, não no colo dos pais (Fig. 199-1). A abdução do quadril deve alcançar facilmente ou exceder 75°, ao passo que a adução do quadril deve alcançar 30°. Limitações podem indicar contraturas associadas à DDQ, especialmente a diminuição da abdução.

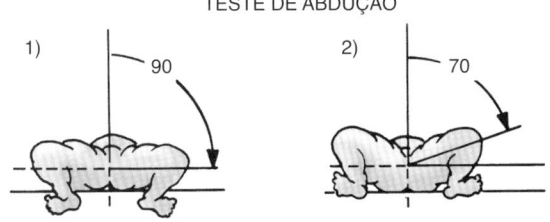
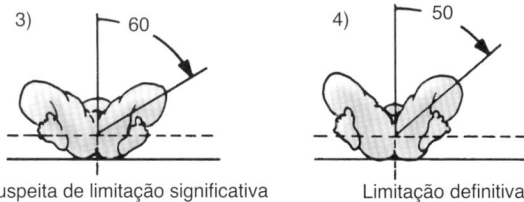

Figura 199-1 **Teste de abdução do quadril.** Coloque o neonato em posição supinada, flexione os quadris em 90° e abduza completamente os quadris. Embora a amplitude de abdução normal seja vasta, deve-se suspeitar de doença do quadril em qualquer paciente que perca de 30° a 45° de abdução. (De Chung SMK: *Hip disorders in infants and children*, Filadélfia, 1981, Lea & Febiger, p. 69.)

O **teste de Barlow** tenta luxar um quadril instável (Fig. 199-2). O examinador deve estabilizar a pelve do neonato com uma mão e segurar a coxa abduzida e flexionada com a outra mão. O quadril deve ser flexionado a 90°. Depois, o examinador inicia a adução do quadril, enquanto aplica uma força na direção posterior ao quadril anterior. Percebe-se prontamente que o quadril pode ser deslocado por este método (sensação de um estalido), caracterizando um teste positivo. Ele pode se reduzir espontaneamente uma vez que a força posterior é removida ou o examinador pode realizar o teste de Ortolani.

O **teste de Ortolani** pode reduzir um quadril luxado (Fig. 199-3). O examinador deve estabilizar a pelve e segurar a perna do mesmo jeito que no teste de Barlow. O quadril do neonato deve estar em flexão de 90°. Deve ser realizada abdução do quadril enquanto é aplicada força em direção anterior à parte posterior da coxa. Um teste positivo é configurado pela redução palpável da luxação, que pode ser sentida (estalido). Após 2 meses de idade, o quadril pode desenvolver contraturas musculares, impedindo que testes de Ortolani apresentem resultados positivos.

Estes testes devem ser realizados utilizando pouca força e em um lado do quadril por vez. O teste pode precisar ser repetido várias vezes, já que pode ter difícil interpretação. Um clique, que não é patológico, pode ocorrer pela quebra da tensão de superfície da articulação do quadril ou crepitação dos tendões gluteos.

Luxações bilaterais fixas representam um dilema diagnóstico em razão da simetria ao exame. O **teste de Klisic** é útil nesta situação; é realizado pelo posicionamento do dedo médio sobre o trocânter maior e do dedo indicador sobre a crista ilíaca superior anterior, criando então uma linha imaginária entre as duas. A linha deve apontar para a cicatriz umbilical em uma criança normal. Entretanto, em um quadril deslocado, o trocânter maior está elevado, o que faz com que a linha se projete em uma região inferior (entre a cicatriz umbilical e o púbis). Este teste é útil para identificação de DDQ bilateral, a qual pode ser de outra forma de difícil diagnóstico em razão da simetria encontrada no exame.

Crianças mais velhas com DDQ não reconhecida podem apresentar claudicação. Um paciente com aumento da lordose lombar e marcha claudicante pode ter DDQ bilateral.

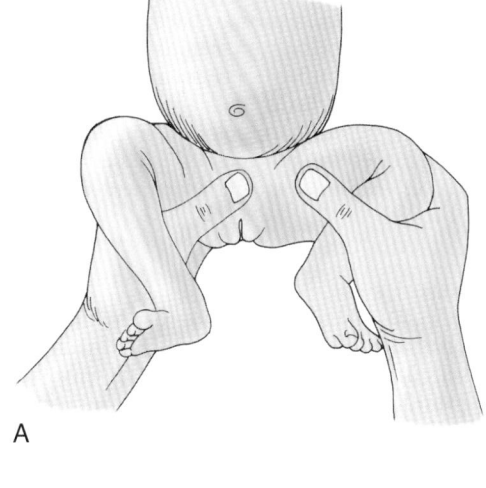
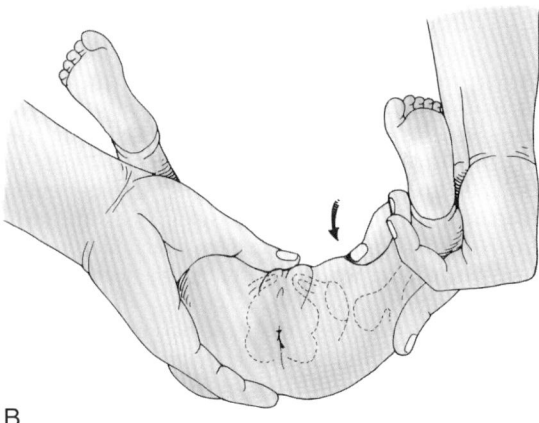

Figura 199-2 **Teste de Barlow (luxação).** O oposto do teste de Ortolani. Se a cabeça femoral estiver no acetábulo no momento do exame, o teste de Barlow é realizado a fim de descobrir qualquer instabilidade do quadril. **A,** A coxa do neonato é mantida fixa conforme demonstrado e aduzida gentilmente com força para baixo. **B,** A luxação é palpável conforme a cabeça femoral desliza para fora do acetábulo. O diagnóstico é confirmado com o teste de Ortolani.

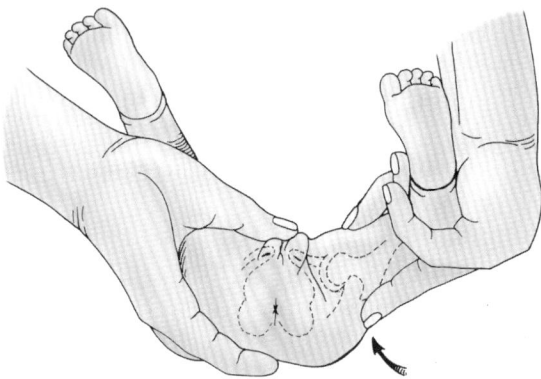

Figura 199-3 **Teste de Ortolani (redução).** O neonato está relaxado e mantido em uma superfície firme; então os quadris e joelhos são flexionados até 90°. Os quadris são avaliados separadamente. O examinador segura a coxa do neonato com o dedo médio sobre o trocânter maior e levanta-a para trazer a cabeça femoral de sua posição deslocada em direção posterior até a posição oposta ao acetábulo. Simultaneamente a coxa é gentilmente abduzida, reduzindo a cabeça femoral no acetábulo. Em um teste positivo, o examinador sente a redução por um estalido (*clunk*) palpável e quase audível.

Avaliação Radiográfica

A ultrassonografia é utilizada para avaliação inicial de neonatos com DDQ. Ela é necessária para meninas com um histórico familiar positivo ou apresentação pélvica em ambos os sexos. Isto deve ser feito após 6 semanas de idade a fim de evitar confusão com frouxidão ligamentar fisiológica. Em razão do início da ossificação da cabeça femoral com 4 a 6 meses, radiografias simples podem ser enganosas até que os pacientes sejam mais velhos.

Tratamento

O tratamento da DDQ é individualizado e depende da idade da criança no momento do diagnóstico. O objetivo da terapia é uma redução estável que resulte em crescimento e desenvolvimento normais do quadril. Se houver suspeita de DDQ, a criança deve ser encaminhada a um ortopedista pediátrico especialista.

O **suspensório de Pavlik** é um tratamento efetivo até os 6 meses de idade. Ele causa flexão de até 90° do quadril e limita a adução a não mais que neutra. Este posicionamento redireciona a cabeça femoral em direção ao acetábulo. O quadril deve estar reduzido dentro de 1 a 2 semanas após o início do uso do suspensório de Pavlik, embora o neonato necessite de mais tempo com este dispositivo. O suspensório de Pavlik apresenta sucesso no tratamento de aproximadamente 95% de quadris displásicos ou subluxados e em 80% na terapia dos casos de luxações verdadeiras. Quadris persistentemente luxados não devem permanecer no suspensório de Pavlik por mais de 2 semanas por receio de dano acetabular iatrogênico. Pacientes que não respondam a esta terapia necessitam de tratamento por uma órtese em abdução.

Crianças com 6 meses de idade ou mais ou aquelas que não apresentaram resposta satisfatória à terapia conservativa devem ser submetidas à redução fechada utilizando uma tala de gesso no quadril. Isto é feito sob anestesia geral; a redução é avaliada por um artrograma intraoperatório e então confirmada por tomografia computadorizada (TC) ou ressonância nuclear magnética (RNM) pós-operatória. Se a redução fechada falhar, a redução aberta é indicada. Pacientes com mais de 18 meses de idade podem necessitar de osteotomia pélvica e femoral.

Complicações

A mais importante e severa complicação da DDQ é uma necrose avascular iatrogênica da cabeça femoral. Isto pode ocorrer por flexão ou abdução excessiva durante o posicionamento pelo suspensório de Pavlik ou tala de gesso do quadril. Bebês com menos de 6 meses de idade apresentam maior risco. Úlceras por pressão podem ocorrer após uso prolongado da tala. A recidiva da luxação ou subluxação da cabeça femoral e displasia acetabular residual podem ocorrer.

SINOVITE MONOARTICULAR TRANSITÓRIA

A sinovite transitória, também conhecida como **sinovite tóxica**, é uma causa comum de claudicação em crianças. É um diagnóstico de exclusão, já que **artrite séptica** e **osteomielite** do quadril devem ser excluídas (Caps. 117 e 118).

Etiologia e Epidemiologia

A etiologia da sinovite transitória é incerta, mas as possíveis causas são doença viral e hipersensibilidade. Aproximadamente 70% das crianças diagnosticadas com sinovite transitória apresentam infecção viral do trato respiratório superior nos 7 a 14 dias precedentes. Biópsias revelam hipertrofia sinovial inespecífica. Aspirações da articulação do quadril, quando necessário, são negativas para culturas bacterianas ou sinais de infecção bacteriana.

A idade média de início dos sinais é de 6 anos, variando de 3 a 8 anos. É duas vezes mais comum em meninos.

Manifestações Clínicas e Avaliação

O paciente ou família descreverá uma dor de início súbito em virilha/quadril, região anterior da coxa ou joelho. A irritação do nervo obturador pode causar a dor referida em coxa e joelho quando a patologia está localizada no quadril. Pacientes acometidos por sinovite transitória estão frequentemente afebris, andam apresentando claudicação dolorosa e apresentam contagem de leucócitos, proteína-C reativa e taxa de hemossedimentação normais ou minimamente elevadas quando comparadas às doenças bacterianas do quadril (Tabela 199-1). A Tabela 197-3 lista os diagnósticos diferenciais de claudicação em uma criança.

Tratamento

O pilar da terapia envolve repouso e mínimo apoio do peso até melhora da dor. Medicamentos anti-inflamatórios não esteroides são geralmente suficientes para diminuição da dor. A limitação de atividades extenuantes e exercícios por 1 a 2 semanas após a recuperação é útil. O acompanhamento do caso ajudará a garantir que não haja deterioração. A ausência de melhora necessita de avaliação adicional, buscando distúrbios mais graves.

DOENÇA DE LEGG-CALVE-PERTHES
Etiologia e Epidemiologia

A doença de Legg-Calve-Perthes (DLCP) é uma **necrose avascular** idiopática (**osteonecrose**) da epífise da cabeça femoral.

Tabela 199-1	Diferenças entre Infecção Bacteriana e Sinovite Transitória
INFECÇÃO BACTERIANA*	**SINOVITE TRANSITÓRIA**
Elevada contagem celular no líquido sinovial	Afebril
Febre – temperatura >38,5 °C	Contagem de CBS normal
Leucocitose	PCR e VHS normais
VHS >20 milímetros/hora	Claudicação dolorosa
Recusa-se a andar	Quadril mantido normalmente
Quadril mantido em rotação externa, abdução e flexão	Dor moderada e discreta sensibilidade
Dor severa e sensibilidade	

PCR, proteína-C reativa; VHS, Velocidade de de hemossedimentação; CBS, células brancas sanguíneas.
* Exemplos: Artrite séptica, osteomielite do quadril.

A etiologia é incerta, mas é provavelmente causada por uma interrupção do suprimento sanguíneo da epífise femoral. Pode haver um estado de hipercoagulabilidade associado (fator V de Leiden).

A DLCP comumente afeta pacientes de 3 a 12 anos, com idade média de 7 anos. É de quatro a cinco vezes mais comum em meninos.

Manifestações Clínicas

Pacientes podem esperar para buscar atendimento durante várias semanas em razão do mínimo desconforto; a apresentação clássica é de uma criança claudicando sem dor, sem histórico de trauma. Pode haver dor discreta ou intermitente em quadril, virilha, região anterior da coxa ou joelho. Podem estar presentes diminuição da rotação interna e abdução com algum desconforto, espasmo muscular da coxa e atrofia muscular da região anterior da coxa. Os pacientes apresentam idade óssea atrasada.

Avaliação Radiológica

Radiografias anteroposteriores e em "posição de rã" de ambos os quadris são usualmente adequadas para o diagnóstico e manejo. É necessário documentar a gravidade da doença e acompanhar sua progressão. RM e escaneamento ósseo são úteis no diagnóstico precoce da DLCP.

Tratamento e Prognóstico

A DLCP é usualmente um distúrbio autolimitado que deve ser acompanhado por um ortopedista pediátrico. O tratamento inicial foca em controle da dor e restauração da amplitude de movimentos do quadril. O objetivo da terapia é a prevenção de complicações, como deformidade da cabeça femoral e osteoartrite secundária.

A **contenção** é importante no tratamento da DLCP; a cabeça femoral é contida dentro do acetábulo, o qual atua como um molde para a epífise femoral até que sofra reossificação. A contenção não cirúrgica utiliza talas e órteses de abdução, enquanto a contenção cirúrgica é realizada por osteotomias do fêmur proximal e pelve.

O prognóstico em curto prazo é determinado pela magnitude da deformidade da cabeça femoral após o término da cicatrização. É otimizado se houver um diagnóstico precoce, bom acompanhamento e adesão ao plano terapêutico. Crianças mais velhas e aquelas com uma deformidade residual da cabeça femoral mais provavelmente desenvolverão osteoartrite (OA). A incidência de AO em pacientes que desenvolveram DLCP após 10 anos de idade é próxima de 100%; e é desprezível em crianças que começaram a apresentar sinais com menos de 5 anos de idade. Pacientes entre 6 a 9 anos de idade apresentam um risco de ocorrência de AO menor que 40%.

DESLIZAMENTO DA EPÍFISE FEMORAL
Etiologia e Epidemiologia

O deslizamento da epífise femoral (DEF) é um distúrbio comum do quadril de adolescentes que caracteriza uma emergência ortopédica. A incidência é de 10,8 por 100.000 e é discretamente maior em homens. Populações afro-americanas e hispânicas apresentam maior risco. Aproximadamente 20% dos pacientes com DEF apresentarão envolvimento bilateral quando procurarem atendimento, e outros 20 a 40% podem progredir para envolvimento bilateral. A idade dos pacientes acometidos varia de 10 a 16 anos, com uma idade média de 12 anos em garotos e 11 anos em garotas. Fatores de risco adicionais para DEF incluem obesidade, trissomia do cromossomo 21 e endocrinopatias (hipotireoidismo, tumor hipofisário, deficiência de hormônio de crescimento).

Classificação

O DEF é classificado como estável ou instável. Pacientes instáveis se recusam a andar mesmo com muletas. Pacientes estáveis apresentam marcha antiálgica. O DEF também pode ser caracterizado como agudo (sintomas com menos de 3 semanas) ou crônico (sintomas com mais de 3 semanas). O DEF crônico agudizado ocorre quando mais de 3 semanas de sintomas são acompanhadas por uma exacerbação aguda da dor e dificuldade/incapacidade de apoio do peso.

Manifestação Clínica

A apresentação clínica é variável, com base na gravidade e no tipo de deslocamento. Pacientes frequentemente reportarão dor no quadril ou joelho, claudicação ou incapacidade de deambulação, diminuição da amplitude de movimentos do quadril. Pode ou não haver um evento traumático. *Qualquer dor no joelho torna obrigatória a realização de um exame do quadril, já que patologias do quadril podem causar dor referida à região anterior de coxa e joelho ao longo do nervo obturador.* O paciente usualmente mantém o membro acometido em rotação externa. Conforme o quadril é flexionado, ele progressivamente irá rotacionar externamente. Há geralmente uma limitação da rotação interna e pode também haver perda de flexão e abdução. Se o paciente conseguir apoiar o peso, é tipicamente uma marcha antiálgica com rotação externa do membro afetado. É importante examinar ambos os lados do quadril para determinar se há envolvimento bilateral.

Avaliação Radiológica

Radiografias anteroposteriores e em "posição de rã" são indicadas. Pacientes sabidamente acometidos por DEF ou com alto índice de suspeita não devem ser submetidos a radiografias laterais em "posição de rã". Ao invés, uma radiografia lateral cruzada reduz o risco de progressão iatrogênica. O sinal mais precoce de DEF é o alargamento da fise sem deslizamento (condição pré-deslizamento). A linha de Klein (Fig. 199-4) é útil na avaliação da radiografia anteroposterior para DEF. O deslizamento pode ser classificado radiograficamente em tipo I (deslocamento de 0 a 33%), tipo II (34 a 50%) ou tipo III (> 50%). A probabilidade de complicações aumenta com o grau de deslocamento.

Tratamento

Pacientes com DEF devem ser aconselhados imediatamente a não apoiarem o peso no membro e ser encaminhados a um ortopedista pediátrico. O objetivo é prevenir deslizamento adicional, otimizar o fechamento fisário e minimizar complicações, o que é geralmente obtido por fixação interna *in situ* com um único parafuso canulado. Casos mais severos podem necessitar de luxação e redução do quadril para realinhamento da epífise. Há controvérsia no que diz respeito à fixação profilática do lado não afetado. A avaliação de endocrinopatias é importante, particularmente em crianças fora da faixa etária de 10 a 16 anos.

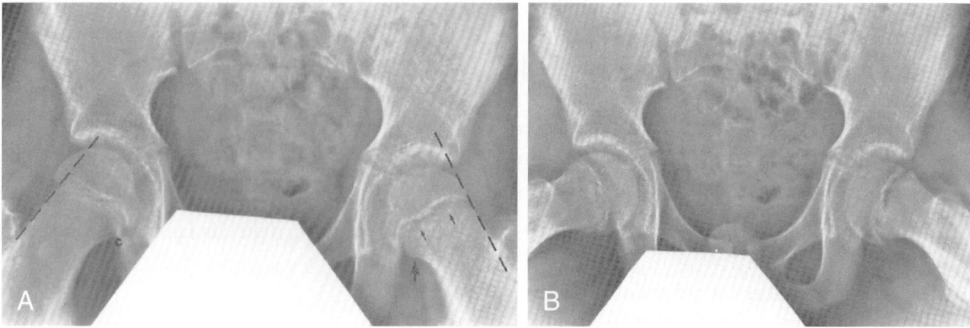

Figura 199-4 Deslizamento de epífise femoral (DEF). A, Radiografia anteroposterior revela uma fise alargada (*setas pequenas*) e diminuição do comprimento da epífise na esquerda. Além disso, há perda (*seta grande*) do triângulo de Capener (c) (densidade dupla normal da metáfise medial superposta no aro acetabular posterior na direita) e uma linha lateral anormal do colo femoral (normal na direita). B, Projeção lateral, em "posição de rã", confirma a posição inferomedial do DEF. (De Blickman H: *Pediatric Radiology, the Requisites*, 2. ed., St. Louis, 1998, Mosby, p. 244.)

Complicações

As duas complicações mais sérias do DEF são **condrólise** e **necrose avascular**. A condrólise é a destruição da cartilagem articular. Está associada a deslizamentos mais severos e penetração intra-articular do dispositivo cirúrgico. Isto pode levar a osteoartrite (OA) severa e perda de função. A necrose avascular ocorre quando há interrupção do fluxo sanguíneo à epífise femoral. Isto geralmente ocorre no momento da lesão, mas pode acontecer durante a manipulação forçada de um deslizamento instável. A necrose avascular pode ocorrer em até 50% de DEFs instáveis e pode levar à OA.

Tabela 200-1	Causas Comuns de Pés com Dedos Voltados para Dentro e para Fora
PARA DENTRO	**PARA FORA**
Torção ou anteversão femoral interna	Torção ou retroversão femoral externa
Torção tibial interna	Torção tibial externa
Metatarso aduto	Pés calcâneo-valgos
Pés equinovaros (pé torto)	Pés planos hipermóveis (pés chatos)
Displasia de desenvolvimento	Epífise femoral deslocada

Capítulo 200

MEMBRO INFERIOR E JOELHO

Variações torcionais (dedos dos pés para dentro e dedos para fora) e angulares (joelho valgo e varo fisiológicos) nas pernas são razões comuns para que os pais busquem atendimento médico para seus filhos. A maioria de suas preocupações é fisiológica e melhora após o crescimento normal. A compreensão do histórico natural permite aos médicos que tranquilizem a família e identifiquem distúrbios não fisiológicos que necessitam de maior intervenção. Distúrbios fisiológicos são referidos como variações; distúrbios patológicos são chamados de deformidades.

VARIAÇÕES TORCIONAIS

O fêmur está rotacionado internamente (anteversão) cerca de 30° ao nascimento, diminuindo cerca de 10° ao chegar na idade de maturidade. A tíbia inicia com rotação interna de 30° ao nascimento e pode diminuir para uma média de 15° ao chegar à maturidade.

Variações torcionais não devem causar claudicação ou dor. Torções unilaterais aumentam o índice de suspeita para distúrbios neurológicos (hemiplegia) ou neuromusculares.

Dedos para dentro
Anteversão Femoral

A torção femoral interna ou anteversão femoral é a causa mais comum de pés voltados para dentro em crianças com 2 anos ou mais (Tabela 200-1). Sua pior fase ocorre entre os 4 e 6 anos, então melhora espontaneamente. Ocorre duas vezes mais frequentemente em meninas. Muitos casos estão associados à frouxidão ligamentar generalizada. A etiologia da anteversão femoral provavelmente é congênita e é comum em indivíduos com hábitos anormais para sentar, como *sentado em "W"*.

Manifestações Clínicas. A família pode referir um histórico de sentar em "W" e pode haver um histórico familiar de queixas semelhantes quando os pais eram mais novos. A criança pode apresentar *patelas voltadas uma em direção à outra*, devido à rotação interna aumentada do fêmur. Enquanto deambula, toda a perna parecerá rotacionada internamente e quando corre parece que a criança tem uma marcha de *batedeira de ovos*, onde as pernas balançam lateralmente. O quadril flexionado apresentará rotação interna aumentada até 80° a 90° (normal de 60° a 70°) e rotação externa limitada a cerca de 10°. A avaliação radiográfica usualmente não é indicada.

Torção Tibial Interna

Esta é a causa mais comum de pés voltados para dentro em uma criança com *menos* de 2 anos. Quando é resultado do posicionamento intrauterino, pode estar associado a metatarso aduto.

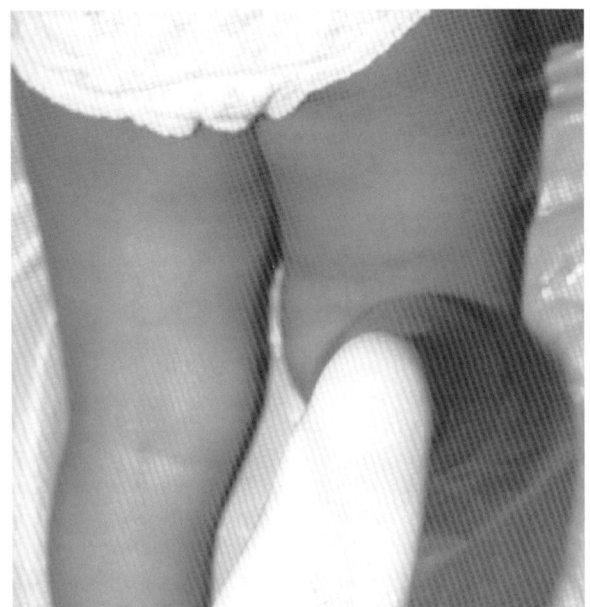

Figura 200-1 Mensuração do ângulo coxa-pé. Esta medida é útil para avaliação da torção tibial. O paciente deita em posição pronada, com os joelhos flexionados a 90°. O eixo longo da coxa é comparado ao eixo longo do pé para determinar o ângulo coxa-pé. Ângulos negativos estão associados à torção tibial interna, e ângulos positivos estão associados à torção tibial externa.

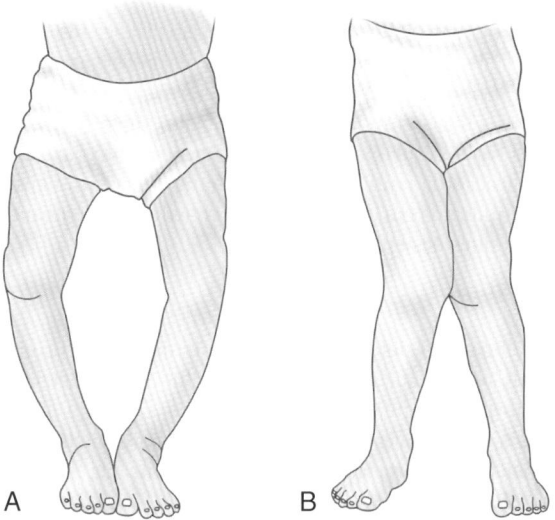

Figura 200-2 Deformidades em joelho valgo e varo. A, Deformidade em joelho valgo. Pernas em arco são referidas como uma angulação varo (joelho varo), pois os joelhos estão inclinados para fora a partir da linha média do corpo. B, Deformidade em valgo dos joelhos. O joelho está inclinado em direção à linha média. (De Scoles P: *Pediatric orthopedics in clinical practice*, Chicago, 1982, Year Book Medical Publishers, p. 84.)

Manifestações Clínicas. A criança apresentará um histórico de pés voltados para dentro. O grau de torção tibial pode ser mensurado utilizando o **ângulo coxa-pé** (Fig. 200-1). O paciente deita em posição pronada em uma mesa com os joelhos flexionados a 90°. O eixo longo do pé é comparado ao eixo longo da coxa. Um pé rotacionado internamente representa um ângulo negativo e torção tibial interna. Se o acompanhamento for justificado, as mensurações devem ser realizadas a cada visita para documentar a melhora.

Tratamento dos Pés com Dedos Voltados para Dentro

O pilar do manejo é identificar pacientes que apresentam razões patológicas para o surgimento de pés com dedos voltados para dentro, assegurando e acompanhando para documentar a melhora em pacientes acometidos por anteversão femoral e torção tibial interna. A correção pode demorar até os 7 a 8 anos; desta forma, é importante informar os familiares sobre o prazo de tempo apropriado. Cintas (órtese de Denis Browne) não melhoram estas condições. Menos de 1% de todos os pacientes com pés voltados para dentro necessitarão de intervenção cirúrgica em razão da incapacidade funcional ou estética.

Pés Voltados para Fora
Torção Tibial Externa

A torção tibial externa é a causa mais comum de pés com dedos voltados para fora e pode estar associada à pé calcâneo-valgo (Cap. 201). Isto está frequentemente relacionado ao posicionamento intrauterino. Pode melhorar com o passar do tempo, mas a rotação externa da tíbia com o passar dos anos pode piorar a rotação externa. Pode ser um fator etiológico para a síndrome fêmoro-patelar, especialmente quando combinada à anteversão femoral. O tratamento consiste em acompanhamento e aconselhamento, mas pacientes com disfunção e preocupações estéticas podem se beneficiar de intervenção cirúrgica.

VARIAÇÕES ANGULARES

A maioria dos pacientes que apresentam joelho valgo ou joelho varo são normais (Fig. 200-2). Neonatos nascem com joelho varo máximo. Os membros inferiores endireitam com cerca de 18 meses de idade. Crianças tipicamente progridem para joelho valgo máximo com cerca de 4 anos. As pernas estão geralmente retas ou em discreto joelho valgo durante a fase adulta.

É importante obter o histórico familiar e avaliar a altura geral. Uma criança que esteja 2 desvios-padrão abaixo do normal com deformidades angulares pode apresentar displasia esquelética. O histórico da dieta deve ser obtido, já que o raquitismo (Cap. 31) pode causar deformidades angulares. Para o joelho valgo, o acompanhamento da distância intermaleolar (distância entre os dois maléolos mediais tibiais quando os dois joelhos se tocam) é utilizado. A mensuração da distância intercondilar (a distância entre os côndilos femorais mediais quando os maléolos se tocam) é utilizada para o joelho varo. Estas mensurações monitoram a melhora ou progressão. Quando forem obtidas radiografias, é importante ter as patelas, não os pés, virados para a direção rostral. Na criança acometida por torção tibial externa, o posicionamento dos pés em direção rostral dá a falsa aparência de pernas em arco.

Joelho Valgo

O joelho valgo fisiológico é mais comum em crianças de 3 a 4 anos e geralmente melhora espontaneamente entre 5 e 8 anos. Pacientes com joelho valgo assimétrico ou deformidade severa podem ter causas subjacentes ocasionando o joelho valgo (p. ex., osteodistrofia renal, displasia esquelética). O tratamento é baseado na tranquilização da família e do paciente. A intervenção cirúrgica pode ser indicada em deformidades severas, alteração de marcha, dor e por questões estéticas.

Joelho Varo

O joelho varo fisiológico é mais comum em crianças com mais de 18 meses de idade acometidas por joelho varo simétrico. Esta condição geralmente desaparecerá quando a criança atingir os 2 anos. A consideração mais importante para o joelho varo é a diferenciação da variação fisiológica e da doença de Blount (tíbia vara).

Tíbia Vara (Doença de Blount)

A tíbia vara é o distúrbio patológico mais comum associado ao joelho varo. É caracterizado por crescimento anormal do aspecto medial da epífise tibial proximal, resultando em uma deformidade varo progressiva. A doença de Blount é classificada de acordo com a idade de início dos sinais:

Infantil (1 a 3 anos)
Juvenil (4 a 10 anos)
Adolescente (mais de 11 anos)

A doença de Blount de início tardio é menos comum do que a forma infantil. A etiologia é desconhecida, mas pensa-se que é secundária à supressão do crescimento em razão do aumento das forças compressivas ao redor do joelho medial.

Manifestações Clínicas

A tíbia vara infantil é mais comum em pacientes afro-americanos, mulheres e obesos. Muitos pacientes iniciaram a deambulação precocemente. Cerca de 80% dos pacientes com doença de Blount infantil apresentam envolvimento bilateral. É geralmente indolor. Os pacientes frequentemente apresentarão torção tibial interna significativa e discrepância de comprimento entre os membros inferiores. Pode haver também uma protuberância metafisária tibial medial palpável.

A doença de Blount de *início tardio* é mais comum em pacientes afro-americanos, homens e obesos mórbidos. Somente 50% apresentam envolvimento bilateral. A apresentação inicial é usualmente de joelho varo doloroso. A doença de Blount de início tardio não está usualmente para a protuberância metafisária palpável, torção tibial interna significativa ou discrepância de comprimento entre os membros inferiores significativa.

Avaliação Radiológica

Radiografias anteroposteriores e laterais com o apoio de peso pelos membros de ambas as pernas são necessárias para o diagnóstico de tíbia vara. Deformidades de fragmentação, lesões em cunha e protuberâncias na tíbia medial proximal são achados radiológicos importantes da doença de Blount infantil. Na doença de Blount de início tardio, as deformidades mediais podem não ser prontamente identificáveis. Pode ser muito difícil dizer a diferença entre o joelho varo fisiológico e a doença de Blount infantil em radiografias em pacientes com menos de 2 anos.

Tratamento

Assim que o diagnóstico da doença de Blount for confirmado, o tratamento deve ser iniciado imediatamente. As órteses para descarregar as forças compressivas mediais podem ser utilizadas em crianças com menos de 3 anos com deformidade leve. A adesão a este tratamento pode ser difícil. O manejo clínico para casos mais severos da doença de Blount é contraindicado. Qualquer paciente com mais de 4 anos deve ser submetido à intervenção cirúrgica. A osteotomia proximal da tíbia valga com osteotomia diafisária fibular é geralmente o procedimento realizado.

DISCREPÂNCIA DE COMPRIMENTO ENTRE AS PERNAS

A discrepância de comprimento entre as pernas (DCP) é comum e pode ocorrer devido a diferenças no fêmur, na tíbia, ou em ambos os ossos. A lista de diagnósticos diferenciais é extensa, mas as causas comuns estão listadas na Tabela 200-2. A maior parte do crescimento dos membros inferiores vem do fêmur distal (38%) e da tíbia proximal (27%).

Mensurando a Discrepância de Comprimento entre as Pernas

As mensurações clínicas utilizando demarcações ósseas (crista ilíaca superior anterior ao maléolo medial) são imprecisas. A **telerradiografia** é uma radiografia simples de ambas as pernas que pode ser realizada em crianças muito jovens. A **ortorradiografia** consiste em três exposições discretamente sobrepostas dos quadris, joelhos e tornozelos. O **escanograma** consiste de três radiografias-padrão dos quadris, joelhos e tornozelos com uma régua próxima às extremidades. Um **escanograma por tomografia computadorizada (TC)** é a mensuração mais acurada da DCP, mas também apresenta a maior exposição à radiação. Tecnologias digitais, como o sistema *EOS/slot scanning*, são extremamente precisas, além de serem uma alternativa que emite menos radiação do que a TC. A discrepância mensurada é acompanhada por gráficos de Moseley e Green-Anderson.

Tabela 200-2	Causas Comuns de Discrepância de Comprimento das Pernas
Congênitas	Coxa vara Pé torto Hipoplasia
De desenvolvimento	Displasia de Desenvolvimento do Quadril (DDQ) Doença de Legg-Calves-Perthes (DLCP)
Neuromusculares	Hemiplegia Desuso secundário a atraso de desenvolvimento
Infecciosas	Lesão fisária secundária à osteomielite
Tumores	Displasia fibrosa Lesão fisária secundária à irradiação ou infiltração neoplásica Crescimento excessivo
Traumas	Lesão fisária com fechamento prematuro Má-união (encurtamento da extremidade) Crescimento excessivo da cicatriz da fratura
Síndromes	Neurofibromatose Síndrome de Beckwith-Wiedemann Síndrome de Klippel-Trenaunay

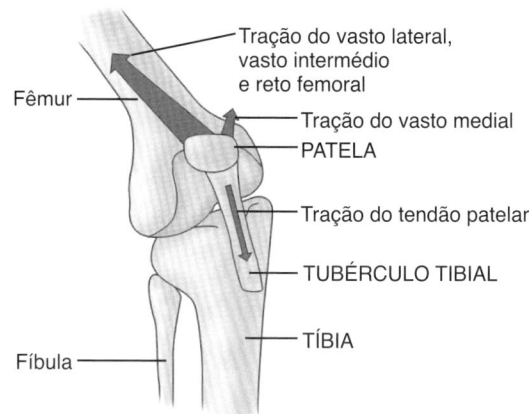

Figura 200-3 Diagrama do mecanismo extensor do joelho. A força principal exercida pelo músculo quadríceps tende a puxar a patela lateralmente fora do sulco intercondilar. O músculo vasto medial puxa medialmente a patela para mantê-la centralizada. (Modificado de Smith JB: Knee problems in children, *Pediatr Clin North Am* 33:1439, 1986.)

Tratamento

O tratamento da DCP é complexo. O médico deve levar em consideração a estatura estimada quando adulto, as mensurações de discrepâncias, a maturidade esquelética e os aspectos psicológicos de paciente e família. A DCP com mais de 2 cm geralmente necessita de tratamento. Palmilhas elevadoras podem ser utilizadas, mas frequentemente causarão problemas psicossociais para a criança e podem tornar os sapatos mais pesados e menos estáveis. Opções cirúrgicas incluem o encurtamento do membro mais longo, alongamento do membro mais curto ou uma combinação destes dois procedimentos. Discrepâncias com menos de 5 cm são tratadas por epifisiodese (fechamento fisário cirúrgico) do lado afetado, enquanto discrepâncias com mais de 5 cm são tratadas por alongamento. A utilização atual de implantes removíveis, os quais permitem a modulação do crescimento sem impacto permanente sobre as placas de crescimento, permite um tratamento mais precoce e preciso.

JOELHO

A articulação do joelho é contida por tecidos moles ao invés do formato geométrico usual de outras articulações ósseas. Os ligamentos colaterais, medial e lateral, assim como os ligamentos cruzados, anterior e posterior, mantêm a estabilidade do joelho. A transmissão de peso e força pode atravessar a cartilagem articular e o menisco.

A articulação fêmoro-patelar é o mecanismo extensor do joelho e um local comum de lesão no adolescente (Fig. 200-3).

Edema ou efusão no joelho são sinais comuns de lesão. Quando ocorre acúmulo rápido de líquido após a lesão, é usualmente uma hemartrose (sangue na articulação) e pode indicar uma fratura, ruptura ligamentar (geralmente do ligamento cruzado anterior [LCA]) ou de menisco. Efusão no joelho sem causa explicável pode ocorrer por artrite (séptica, doença de Lyme, viral, pós-infecção, artrite idiopática juvenil, lúpus eritematoso sistêmico). Também pode ocorrer como resultado de excesso de atividade e síndrome da hipermobilidade articular (frouxidão ligamentar). Uma aspiração e avaliação laboratorial da efusão sem causa definida pode ajudar na confirmação do diagnóstico.

Menisco Lateral Discoide

Cada menisco normalmente tem um formato semilunar; raramente o menisco lateral terá formato discoide. Um menisco normal é ligado pela região periférica e desliza para frente e para trás pela movimentação do joelho. O menisco discoide é menos móvel e pode romper mais facilmente. Quando há ligação póstero-lateral inadequada, o menisco discoide pode se deslocar na direção anterior após flexão do joelho, ocasionando um clique audível. Mais comumente, os pacientes apresentarão distúrbios no final da infância ou no início da adolescência após uma lesão com dor e edema do joelho. Radiografias anteroposteriores podem revelar aumento do espaço articular e uma aparência quadrangular do côndilo femoral lateral; o exame de ressonância magnética (RM) pode confirmar o diagnóstico. O tratamento envolve geralmente a excisão de fragmentos por artroscopia e remodelamento do menisco.

Cisto Poplíteo

Um cisto poplíteo (**cisto de Baker**) comumente ocorre no meio da infância. A causa é a distensão da bursa gastrocnêmio-semimembranosa ao longo do aspecto póstero-medial do joelho pelo líquido sinovial. Em adultos, os cistos de Baker estão associados a rupturas de menisco. Durante a infância, os cistos geralmente são indolores e benignos. Com frequência desaparecem de forma espontânea, mas isto pode demorar vários anos. Radiografias do joelho estão normais. O diagnóstico pode ser confirmado por ultrassonografia. O tratamento envolve a tranquilização do paciente, já que a excisão cirúrgica é indicada somente para cistos progressivos ou cistos que levam à incapacidade funcional.

Osteocondrite Dissecante

A osteocondrite dissecante (OCD) envolve mais comumente o joelho. Ocorre quando uma área do osso adjacente à cartilagem articular sofre um insulto vascular e se separa do osso adjacente. Comumente afeta o aspecto lateral do côndilo femoral medial. Os pacientes podem reclamar de dor ou edema do joelho. As lesões podem ser visualizadas em projeções radiográficas anteroposterior, lateral e do túnel. A RM pode ser útil na determinação da extensão da lesão. Em pacientes jovens com cartilagem articular intacta, a lesão frequentemente revascularizará e cicatrizará após repouso de atividades. O processo de cicatrização pode levar vários meses e necessita de acompanhamento radiográfico para documentar este processo. Com o passar dos anos, o risco de lesão à cartilagem articular e separação de fragmentos ósseos aumenta. Pacientes mais velhos provavelmente necessitarão de intervenção cirúrgica. Qualquer paciente com uma fratura da cartilagem articular não melhorará sem intervenção cirúrgica. Pacientes acometidos por OCD devem ser encaminhados a um especialista.

Doença de Osgood-Schlatter

A doença de Osgood-Schlatter é uma causa comum de dor no joelho na inserção do tendão patelar no tubérculo tibial. O estresse da contração do músculo quadríceps é transmitido através do tubérculo tibial em desenvolvimento, o que pode causar uma microfratura ou fratura de avulsão parcial no centro da ossificação. Ela geralmente ocorre após um período de rápido crescimento e é mais comum em meninos. A idade de início dos sinais é tipicamente de 11 anos em garotas e 13 a 14 anos em garotos.

Pacientes apresentarão dor durante e após atividade física, assim como sensibilidade dolorosa e edema local sobre o tubérculo tibial. As radiografias podem ser necessárias para descartar infecções, tumores ou fraturas por avulsão.

Repouso e modificação da atividade são primordiais para o tratamento. Medicações para controle da dor e compressas frias podem ser úteis. O alongamento dos membros inferiores e programas de exercícios para fortalecimento são importantes. Alguns pacientes podem necessitar de imobilização. A evolução é geralmente benigna, mas os sintomas frequentemente duram de 1 a 2 anos. As complicações podem incluir alargamento ósseo do tubérculo tibial e fratura por avulsão do tubérculo tibial.

Distúrbios Fêmoro-Patelares

A articulação fêmoro-patelar é complexa e depende de um equilíbrio entre os ligamentos que restringem a patela, forças musculares ao redor do joelho e alinhamento para função normal. A superfície interior da patela possui a base em forma de "V" que se move por uma fissura no fêmur chamada tróclea. Quando o joelho está flexionado, os ligamentos patelares e a maioria das forças musculares feitas sobre o tendão quadríceps movem a patela em direção lateral. O músculo vasto medial contrabalanceia a movimentação lateral, puxando a patela em direção à linha média. Os problemas da função desta articulação geralmente resultam em dor na região anterior do joelho.

A **dor idiopática na região anterior do joelho** é uma reclamação comum em adolescentes. É particularmente prevalente em meninas adolescentes atletas. Previamente, isto era referido como uma condromalácia da patela, mas este termo é incorreto já que as superfícies da patela estão normais. É agora conhecida como **síndrome da dor fêmoro-patelar** (SDFP). O paciente apresentará dor na região anterior do joelho que piora após atividade, subindo e descendo escadas, e dor após sentar em uma posição por um longo período de tempo. Geralmente não há edema associado. O paciente pode referir uma sensação de crepitação sob a patela. A palpação e compressão da articulação fêmoro-patelar durante extensão do joelho causa dor. Os pacientes geralmente apresentam musculatura do quadril fraca ou baixa flexibilidade dos membros inferiores. As radiografias raramente são úteis, mas podem ser indicadas para descartar outros diagnósticos, como osteocondrite dissecante.

O tratamento é focado na correção dos problemas biomecânicos que estejam causando a dor. Isto é normalmente feito pela realização de um programa de exercícios que enfatize a cintura do quadril e fortalecimento do músculo vasto medial com alongamento dos membros inferiores. Medicações anti-inflamatórias, gelo e modificações de atividade também podem ser úteis. Casos persistentes devem ser encaminhados a um ortopedista ou especialista em medicina esportiva.

O profissional deve excluir a **subluxação patelar recorrente** e **luxação** durante a avaliação do paciente com SDFP. A luxação traumática aguda geralmente causará incapacidade e significativa perda de apoio do peso vistos na luxação inicial. Pacientes com luxações recorrentes frequentemente apresentam frouxidão ligamentar associada, joelho valgo e anteversão femoral. A terapia inicial é conservadora e pode envolver um breve período de imobilização, seguido por um programa agressivo de fisioterapia, projetado para fortalecer o músculo quadríceps e melhorar a função da articulação fêmoro-patelar. A subluxação contínua ou luxação recorrente significam falha terapêutica e o reparo cirúrgico é geralmente necessário.

Capítulo 201

PÉ

Em neonatos e crianças que ainda não ficam de pé, a diferença entre a postura normal e a deformidade é importante. A postura é a posição habitual na qual o neonato mantém seus pés; a amplitude de movimentação passiva está normal. A deformidade produz uma aparência similar à postura, mas a movimentação passiva está restrita. A maioria dos distúrbios pediátricos relacionados aos pés é indolor. A dor no pé é mais comum em crianças mais velhas (Tabela 201-1).

PÉ TORTO CONGÊNITO (PÉS EQUINOVAROS)

Uma deformidade de pés tortos congênitos envolve toda a perna, não apenas o pé. Ela afeta 1 em cada 1.000 neonatos e é bilateral em metade dos casos. Os ossos tarsais no pé afetado são hipoplásicos; o tálus é mais afetado. Os músculos do membro são hipoplásicos em razão das interações társicas anormais, o que leva à hipoplasia generalizada do membro, principalmente afetando e encurtando o pé. Há geralmente atrofia da musculatura da panturrilha.

Etiologia

O histórico familiar é importante. O pé torto pode ser congênito, teratogênico ou posicional. Embora o pé torto congênito (75% de todos os casos) seja geralmente uma anormalidade isolada, todo neonato deve ser avaliado com relação à displasia de desenvolvimento do quadril. O pé torto teratogênico está associado a um distúrbio neuromuscular, como mielomeningocele, artrogripose ou outras síndromes. O pé torto posicional é um pé normal que foi mantido em posição deformada dentro do útero.

Manifestações Clínicas

O diagnóstico é raramente confundido com outros distúrbios (Fig. 200-1). A presença de pé torto deve motivar uma pesquisa cuidadosa para outras anormalidades. O neonato apresentará retropé valgo ou varo, adução do antepé e graus variados de rigidez. Todos são secundários às anormalidades da articulação talonavicular. A atrofia da panturrilha e o encurtamento do pé são mais notados em crianças mais velhas.

Avaliação Radiológica

Em neonatos, radiografias e exames modernos de imagem são raramente necessários para avaliação, já que seus tarsos apresentam ossificação incompleta. O osso navicular é ossificado com cerca de 3 anos em meninas e 4 anos em meninos. Conforme a criança envelhece, as radiografias podem ser utilizadas para acompanhar os ângulos tibiocalcaneano e talocalcâneo lateral, bem como para avaliar o posicionamento navicular.

Tabela 201-1	Diagnósticos Diferenciais para Dores nos Pés por Idade
FAIXA ETÁRIA	**CONSIDERAÇÕES DIAGNÓSTICAS**
0 a 6 anos	Sapatos mal ajustados Fratura Ferida por punção Corpo estranho Osteomielite Celulite Artrite idiopática juvenil Torniquete por cabelo Leucemia
6 a 12 anos	Sapatos mal ajustados Trauma (fratura, torção) Artrite idiopática juvenil Ferida por punção Doença de Sever Navicular tarsal acessório Pé chato hipermóvel Oncológico (sarcoma de Ewing, leucemia)
12 a 18 anos	Sapatos mal ajustados Fratura por estresse Trauma (fratura, torção) Corpo estranho Onicocriptose Metatarsalgia Fasceíte plantar Tendinopatia do gastrocnêmio Ossículos acessórios (navicular, osso trígono) Coalizão tarsal Necrose avascular do metatarso (infarto de Freiberg) ou navicular (doença de Kohler) Verruga plantar

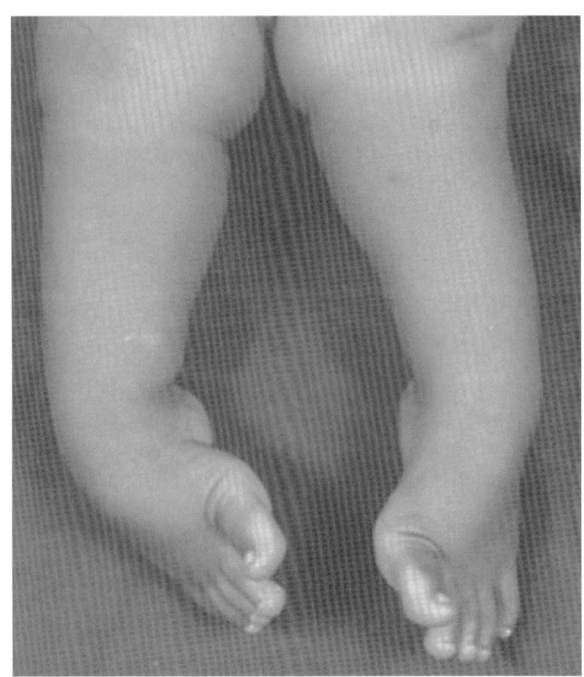

Figura 201-1 Fotografia de um caso clínico demonstrando a deformidade do pé torto. (De Kliegman RM, Behrman RE, Jenson HB, et al: *Nelson's textbook of pediatrics*, 18. ed., Filadélfia, 2007, Saunders, p. 2778.)

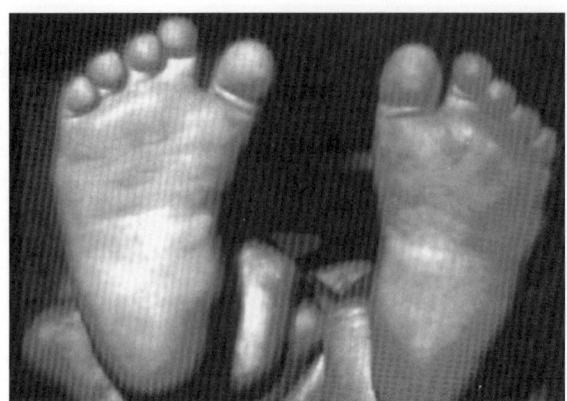

Figura 201-2 Fotografia de um caso clínico demonstrando a deformidade do metatarso aduto e um pé normal do lado oposto. (De Kliegman RM, Behrman RE, Jenson HB, et al: *Nelson´s textbook of pediatrics*, 18. ed., Filadélfia, 2007, Saunders, p. 2777.)

Tratamento

O objetivo do tratamento é corrigir a deformidade e preservar a mobilidade. Terapias conservadoras envolvem o método Ponseti de uso seriado de talas de gesso. Este método também se baseia em uma tenotomia percutânea do tendão de Aquiles para ajudar a corrigir a deformidade em valgo.

Cerca de 20% dos pacientes necessitarão de uma transferência do tendão tibial anterior no início da infância. Raramente, procedimentos cirúrgicos mais agressivos podem ser necessários. As complicações do não tratamento do pé torto incluem incapacidade funcional severa. As complicações do tratamento do pé torto incluem recidivas e rigidez.

METATARSO ADUTO

O metatarso aduto é o distúrbio mais comum dos pés em neonatos. É caracterizado por uma convexidade da região lateral do pé (Fig. 201-2) e é causado por um posicionamento intrauterino. É bilateral em metade dos casos. Acomete igualmente meninos e meninas, é mais comum em crianças primogênitas em razão do menor tamanho do útero na primeira gestação. Dois em cada 100 neonatos acometidos por metatarso aduto apresentam **displasia do desenvolvimento do quadril.**

Manifestações Clínicas

O antepé é aduzido e algumas vezes supinado, mas o mediopé e o retropé são normais. A margem lateral do pé é convexa, enquanto a margem medial é côncava. A dorsoflexão do tornozelo e a flexão plantar são normais. Com a estabilidade do mediopé e retropé, a deformidade pode ser deslocada a uma posição neutra (em abdução). Crianças mais velhas podem apresentar uma marcha com pés voltados para dentro.

Tratamento

O metatarso aduto verdadeiro desaparece espontaneamente em mais de 90% dos casos, sem terapia; desta forma, é necessário apenas o apoio ao paciente. O metatarso aduto que não melhora dentro de 2 anos necessita de avaliação por um ortopedista pediátrico. Casos persistentes podem se beneficiar do uso seriado de talas ou gesso e potencialmente cirurgia. A deformidade não está associada à incapacidade funcional.

É importante diferenciar entre metatarso aduto, **metatarso varo** e "pé em serpentina" (*skewfoot*). O metatarso varo se assemelha ao metatarso aduto, mas é uma deformidade rígida incomum que necessitará do uso seriado de talas. O *skewfoot* é uma deformidade incomum caracterizada por flexão plantar do retropé, abdução do mediopé e adução do antepé, dando ao pé a aparência de serpentina ou da letra "Z". Esta condição necessita ser manejada muito cuidadosamente pela utilização seriada de talas e cirurgia para auxiliar a reduzir o risco de incapacidade funcional durante a fase adulta.

PÉ CALCÂNEO VALGO

O pé calcâneo valgo é outro distúrbio podal comum em neonatos que é secundário ao posicionamento intrauterino. É caracterizado por hiperflexão dorsal do pé com abdução do antepé e calcanhar valgo. É usualmente unilateral. A aparência pode ser de dorsoflexão severa, mas não é uma deformidade rígida como o tálus vertical congênito. Radiografias com simulação de apoio de peso podem ser necessárias para diagnósticos questionáveis. O pé calcâneo valgo parecerá normal ou apresentará mínimo retropé valgo.

Este distúrbio não requer nenhum tratamento além de apoio ao paciente. Os pais podem aprender exercícios de alongamento passivo para o pé dos neonatos. Neonatos mais afetados devem realinhar em dois anos. Um pé calcâneo valgo pode estar associado a arqueamento da tíbia, o que desaparece espontaneamente, porém com existência de discrepância no comprimento das pernas.

PÉS PLANOS HIPERMÓVEIS (PÉ CHATO FLEXÍVEL)

Pés hipermóveis ou pronados são vistos em 15% dos adultos. A criança com pé achatado é usualmente assintomática e não possui limitação de atividades. O pé chato de neonato e criança é resultado da frouxidão ligamentar e gordura no arco longitudinal medial. Isto é chamado de **pé chato de desenvolvimento** e usualmente melhora aos 6 anos. Em crianças mais velhas, o pé chato é tipicamente resultado de frouxidão ligamentar generalizada e há frequentemente um histórico familiar positivo. Pode-se sugerir que o pé plano hipermóvel seja uma variante normal.

Manifestações Clínicas

Em uma posição sem apoio de peso pelos pés, a criança mais velha com pé chato flexível apresentará arco longitudinal medial. Quando apoia o peso, o pé fica em posição pronada (colapso do arco) com variáveis graus de retropé valgo. A movimentação subtalar (essencialmente toda a movimentação do tornozelo com exceção da flexão dorsal e plantar) é normal. Qualquer perda de movimentação subtalar pode indicar um pé plano rígido, o qual pode estar relacionado a coalizão tarsal, distúrbios neuromusculares (paralisia cerebral) e contraturas do tendão do músculo gastrocnêmio. Radiografias do pé chato hipermóvel não são geralmente indicadas.

Tratamento

Pés planos hipermóveis não podem ser diagnosticados até os 6 anos; antes disso, é denominado como "pés planos de desenvolvimento". A garantia de que esta é uma variável normal é muito importante. Pacientes que são sintomáticos após atividades podem necessitar de instrução sobre calçados de suporte apropriados, órteses e alongamento do tendão do gastrocnêmio.

COALIZÃO TARSAL

Pacientes com coalizão tarsal geralmente apresentarão **pés planos rígidos** (perda de inversão e eversão na articulação subtalar). A coalizão é produzida por uma fusão congênita ou falha de segmentação de dois ou mais ossos tarsais. A ligação pode ser fibrosa, cartilaginosa ou óssea. A coalizão tarsal pode ser unilateral ou bilateral e geralmente se tornará sintomática no início da adolescência. As formais mais comuns de coalizão tarsal são **calcaneonavicular** e **talocalcânea.**

Manifestações Clínicas

O paciente geralmente apresentará dor no retropé, que pode irradiar lateralmente em razão do espasmo muscular peroneal. Sintomas são exacerbados por esportes, e atletas jovens podem ter frequentes *torções de tornozelo*. Há um componente familiar. Os pés planos ocorrem geralmente em posições em que haja ou não apoio de peso nos pés. Há normalmente uma perda de mobilidade subtalar, e tentativas passivas de movimentação articular podem resultar em dor.

Avaliação Radiológica

Radiografias anteroposteriores, laterais e oblíquas devem ser obtidas, mas nem sempre podem identificar claramente o distúrbio. A projeção oblíqua frequentemente identifica a coalizão calcaneonavicular. A tomografia computadorizada (TC) é o padrão-ouro para o diagnóstico de coalizão tarsal. Mesmo pacientes com coalizão calcaneonavicular óbvia em radiografias simples devem ser submetidos a um exame de TC para descartar uma segunda coalizão.

Tratamento

As coalizões que são assintomáticas (a maioria) não necessitam de tratamento. Terapias conservativas para pacientes com dor consistem na imobilização por gesso durante algumas semanas e órteses nos pés. Os sintomas frequentemente retornarão, necessitando de cirurgia. A excisão cirúrgica da coalizão e interposição de tecidos moles a fim de prevenir a reossificação podem ser muito efetivas.

PÉ CAVO

O pé cavo é caracterizado por aumento da altura do arco longitudinal medial (**arco alto**) e frequentemente retropé varo. Pode ser classificado como fisiológico ou neuromuscular. A maioria dos pacientes com pé cavo fisiológico é assintomática. Um exame neurológico minucioso em todos os pacientes com pé cavo é importante. Pacientes com arcos altos dolorosos apresentam um alto risco de doença neurológica (medula ancorada) e neuromuscular e há forte associação com a **doença de Charcot-Marie-Tooth**, uma neuropatia familiar. O distúrbio subjacente deve ser tratado inicialmente. A terapia conservativa através da utilização de órteses geralmente não é útil. A condição de pé cavo progressiva e sintomática provavelmente necessitará de reconstrução cirúrgica.

NECROSE AVASCULAR IDIOPÁTICA

A doença de Kohler (navicular tarsal) e **doença de Freiberg** (cabeça do segundo metatarso) são incomuns e ocorrem devido à necrose avascular. Pacientes apresentarão dor no lado afetado após atividade e apoio do peso. Infecção, fratura e neoplasias devem ser excluídas. O tratamento consiste em imobilização e restrição da atividade. A maioria dos pacientes melhorará após subsequentes revascularização e reformação óssea.

DOENÇA DE SEVER (APOFISITE CALCÂNEA)

A doença de Sever é uma causa comum de dor no calcanhar dentre pessoas jovens ativas. A idade média de apresentação em garotas é de cerca de 9 anos e em garotos de 11 a 12 anos. Aproximadamente 60% dos casos são bilaterais. A doença de Sever é causada pelas forças da musculatura da panturrilha através do tendão de Aquiles na apófise calcânea, causando microfraturas. Conforme os anos passam e a apófise começa a fechar, a dor desaparece.

Manifestações Clínicas

A apresentação comum é a de um jovem atleta que desenvolve dor no calcanhar após atividade, que melhora após repouso. O edema é raro, mas a claudicação pode estar associada à doença de Sever. A criança apresentará dor à palpação da região posterior calcânea e tendão calcâneo tenso. Radiografias são raramente indicadas, mas são sugeridas em casos de dor persistente para exclusão de infecções ou tumores.

Tratamento

Modificação da atividade, gelo e medicações anti-inflamatórias podem ser úteis. Um programa desenvolvido para melhorar a flexibilidade do tendão calcâneo e força geral do tornozelo pode diminuir os sintomas. A elevação do calcanhar utilizando palmilhas ou calcanheiras pode ser útil.

DEFORMIDADES DOS DEDOS

Clinodactilia é a deformidade mais comum dos dedos menores. O quarto e quinto dedos são os mais comumente afetados. A clinodactilia caracteriza-se por flexão da articulação interfalangeana proximal com rotação lateral do dedo. É causada por contraturas dos tendões flexores curto e longo dos dedos. Alguns destes dedos melhorarão espontaneamente aos 3 a 4 anos. A deformidade persistente pode ser tratada por tenotomia cirúrgica.

A **polidactilia** (dedos extras) ocorre geralmente no exame físico inicial do neonato. A ligação simples ou amputação são efetivas quando o dedo extra está adjacente ao quinto dedo e ligado somente por uma base de tecido mole ou pele. Quando a deformidade envolve o primeiro, segundo ou terceiro dedos, ou quando o dedo extra apresenta cartilagem ou osso, indica-se postergar a intervenção cirúrgica. A **sindactilia** (fusão de dedos) é mais comum do que a polidactilia. É usualmente um problema benigno estético. Tanto a sindactilia quanto a polidactilia podem estar associadas a síndromes de má-formação (Tabela 201-2).

Tabela 201-2	Distúrbios Associados a Sindactilia e Polidactilia
POLIDACTILIA	**SINDACTILIA**
Síndrome de Ellis-van Creveld	Síndrome de Apert
Síndrome de Rubinstein-Taybi	Síndrome de Carpenter
Síndrome de Carpenter	Síndrome de Cornélia de Lange
Síndrome de Meckel-Gruber	Síndrome de Holt-Oram
Polissindactilia	Síndrome orofaciodigital
Trissomia do cromossomo 13	Polissindactilia
Síndrome orofaciodigital	Síndrome fetal pela hidantoína
	Síndrome de Laurence-Moon-Biedl
	Pancitopenia de Fanconi
	Trissomia do cromossomo 21
	Trissomia do cromossomo 13
	Trissomia do cromossomo 18

Capítulo 202

COLUNA

DEFORMIDADES ESPINAIS

Uma classificação simplificada das anormalidades espinais comuns, escoliose e cifose é apresentada na Tabela 202-1.

Manifestações Clínicas

A maioria dos pacientes procurará avaliação para uma coluna assimétrica, a qual geralmente não apresenta dor. Um exame físico completo é necessário para qualquer paciente com uma deformidade da coluna, pois esta pode indicar uma doença subjacente. As costas são examinadas por trás (Fig. 202-1). Primeiro, o nivelamento da pelve é avaliado. A discrepância de comprimento entre as pernas ocasiona obliquidade pélvica, o que geralmente resulta em **escoliose compensatória**. Quando a pelve está nivelada, examinam-se a simetria e curvatura da coluna com o paciente ereto. Lesões cutâneas (hemangioma, sinais de pele, tufos de pelo) devem ser notadas. A coluna deve ser palpada buscando áreas de sensibilidade.

Pede-se ao paciente, portanto, que se curve para frente com as mãos direcionadas entre os seus pés (**teste de inclinação anterior de Adams**). O examinador deve inspecionar qualquer assimetria na coluna. A presença de qualquer saliência nesta posição é característica de escoliose. A área oposta à saliência é geralmente deprimida em razão da rotação da coluna. A escoliose é um mau alinhamento rotacional de uma vértebra sobre outra, resultando em elevação da costela na coluna torácica e elevação dos músculos paravertebrais na coluna lombar. Ainda com o paciente na posição inclinada para frente, a inspeção pelo lado pode revelar o grau de cifose. Uma angulação incisiva para frente na região toracolombar indica uma **deformidade cifótica**. É importante examinar a pele buscando manchas café com leite (**neurofibromatose**), manchas com pelos e nevos (**disrafismo espinal**). Membros anormais podem indicar displasia esquelética, enquanto sopros cardíacos podem estar associados à síndrome de Marfan. É essencial realizar um exame neurológico completo para determinar se a escoliose é idiopática ou secundária a algum distúrbio neuromuscular, bem como para avaliar se a escoliose está causando qualquer sequela neurológica.

Tabela 202-1	Classificação e Deformidades Espinais.
ESCOLIOSE	
Idiopática	
Infantil	
Juvenil	
Adolescente	
Congênita	
Falha na formação	
Vértebra em cunha	
Hemivértebra	
Falha da segmentação	
Barra unilateral	
Barra bilateral	
Mista	
Neuromuscular	
Doenças neuropáticas	
Doenças do neurônio motor superior	
Paralisia cerebral	
Degeneração espinocerebelar	
Ataxia de Friedreich	
Doença de Charcot-Marie-Tooth	
Siringomielia	
Tumor de medula espinhal	
Doenças do neurônio motor inferior	
Mielodisplasia	
Poliomielite	
Atrofia muscular espinal	
Doenças miopáticas	
Distrofia muscular de Duchenne	
Artrogripose	
Outras distrofias musculares	
Síndromes	
Neurofibromatose	
Síndrome de Marfan	
Compensatória	
Discrepância de comprimento entre as pernas	
CIFOSE	
Cifose postural	
Doença de Sheuermann	
Cifose congênita	

Adaptado de *Terminology Committee of the Scoliosis Research Society, 1975.*

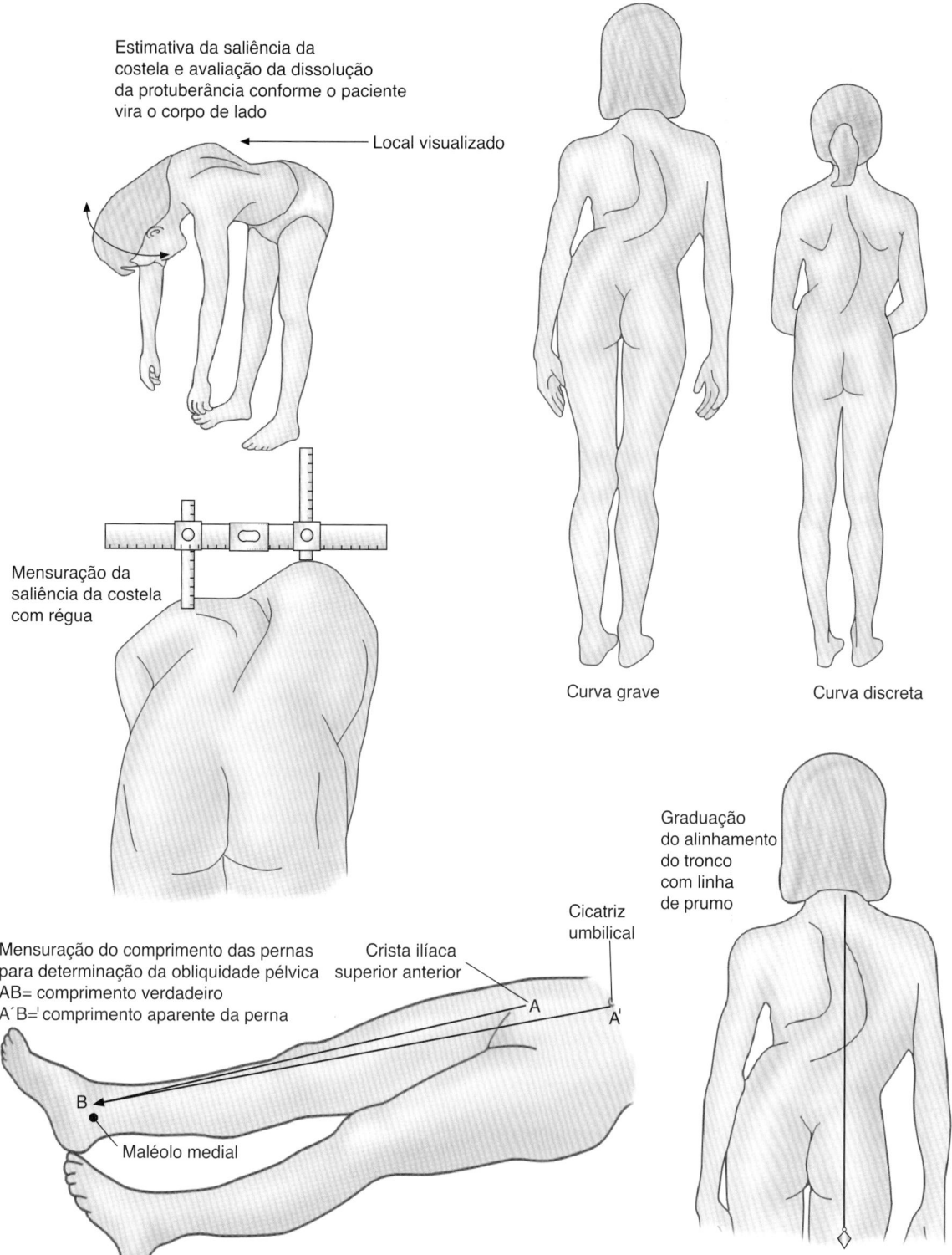

Figura 202-1 Avaliação clínica de um paciente com escoliose.

Avaliação Radiológica

Radiografias iniciais devem incluir projeções posteroanterior e lateral, em pé, de toda a coluna. As cristas ilíacas devem ser visíveis, a fim de ajudar a determinar a maturidade esquelética. O grau de curvatura é medido da vértebra mais inclinada ou final da curva, superiormente e inferiormente, para determinar o ângulo de Cobb (Fig. 202-2). Modalidades de imagem mais modernas, como a *slot scanning* ou *EOS*, fornecem a capacidade de obter mensurações acuradas com muito menos radiação do que as radiografias.

ESCOLIOSE

Alterações no alinhamento normal da coluna que ocorrem no plano anteroposterior são chamadas de escoliose. A maioria das

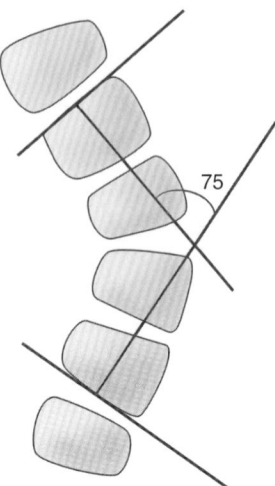

Figura 202-2 Método de Cobb de mensuração da curva escoliótica. Determine as últimas vértebras da curva: elas estão no limite superior e inferior da curva e se inclinam mais severamente em direção à concavidade da curva. Desenhe duas linhas perpendiculares, uma na base do corpo vertebral inferior e a outra no topo do corpo vertebral superior. Meça o ângulo formado. Este é o método aceito para mensuração da curva de acordo com o Scoliosis Research Society. Curvas de 0° a 20° são discretas; 20° a 40°, moderadas; e maiores do que 40°, graves.

deformidades escolióticas é idiopática. A escoliose também pode ser congênita, neuromuscular ou compensatória por discrepância de comprimento entre as pernas.

Escoliose Idiopática
Etiologia e Epidemiologia

A escoliose idiopática é a forma mais comum de escoliose. Ocorre em crianças saudáveis, neurologicamente normais. Aproximadamente 20% dos pacientes apresentam um histórico familiar positivo. A incidência é discretamente maior em meninas do que em meninos e a condição mais provavelmente progredirá e necessitará de tratamento em mulheres. Há algumas evidências de que a escoliose progressiva pode ter também um componente genético.

A escoliose idiopática pode ser classificada em três categorias: **infantil** (nascimento até os 3 anos), **juvenil** (4 a 10 anos) e **adolescente** (mais que 11 anos). A escoliose adolescente idiopática é a causa mais comum (80%) de deformidade espinal. A curva torácica para a direita é o padrão mais comum. A escoliose juvenil é incomum, mas pode estar sub-representada, pois muitos pacientes não buscam tratamento até que entrem na adolescência. Em qualquer paciente com menos de 11 anos, há maior probabilidade de que a escoliose não seja idiopática. A prevalência de uma anormalidade intraespinal em uma criança com escoliose congênita é de aproximadamente 40%.

Manifestações Clínicas

A escoliose idiopática é um distúrbio indolor em 70% das vezes. Um paciente com dor requer uma avaliação cuidadosa. Qualquer paciente que apresente uma curva para o lado esquerdo tem uma alta incidência de patologia intraespinal (siringe ou tumor). A avaliação da coluna por ressonância nuclear magnética (RNM) é indicada nestes casos.

Tratamento

O tratamento da escoliose idiopática é baseado na maturidade esquelética do paciente, no tamanho da curva e na progressão ou não progressão da curvatura espinal. O tratamento inicial para escoliose envolve acompanhamento e radiografias seriadas para avaliação de progressão. Nenhum tratamento é indicado para deformidades não progressivas. Os fatores de risco para progressão da curva incluem sexo, localização da curva e magnitude da curva. Garotas possuem probabilidade cinco vezes maior de progressão. Pacientes mais jovens apresentam maior propensão de progressão do que os mais velhos.

Tipicamente, curvas com menos de 25° são observadas. Curvas progressivas entre 20° e 50° em um paciente esqueleticamente imaturo são tratadas com coletes ortopédicos. É importante a realização de uma radiografia com o colete para avaliar a correção. Curvas maiores que 50° geralmente requerem intervenção cirúrgica.

Escoliose Congênita

Anormalidades da formação vertebral durante o primeiro trimestre podem levar a deformidades estruturais da coluna que são evidentes ao nascimento ou no início da infância. A escoliose congênita pode ser classificada conforme segue (Fig. 202-3):

Falha parcial ou completa da formação vertebral (vértebra em cunha ou hemivértebra)
Falha parcial ou completa de segmentação (barras não segmentadas)
Mista

Mais de 60% dos pacientes têm outras anormalidades associadas, como a associação VACTERL (defeitos vertebrais, imperfuração anal, anomalias cardíacas, fístula traqueoesofágica, anomalias renais, anomalias de membros como agenesia radial) ou síndrome de Klippel-Feil. Anomalias renais ocorrem em 20% das crianças com escoliose congênita, sendo que a agenesia renal é a mais comum; 6% das crianças apresentam uma uropatia obstrutiva silenciosa sugerindo a necessidade de avaliação por ultrassonografia. Cardiopatias congênitas ocorrem em cerca de 12% dos pacientes. **Disrafismo espinal** (medula ancorada, lipoma intradural, siringomielia, diplomielia e diastematomielia) ocorre em aproximadamente 20% das crianças com escoliose congênita. Estes distúrbios estão frequentemente associados a lesões cutâneas nas costas e anormalidades de pernas e pés (p. ex., pé cavo, alterações neurológicas, atrofia de panturrilha). A RNM é indicada na avaliação do disrafismo espinal.

O risco de progressão da deformidade espinal na escoliose congênita é variável e depende do potencial de crescimento das vértebras malformadas. Uma barra não segmentada unilateral tipicamente progride, mas um bloco vertebral apresenta pequeno potencial de crescimento. Cerca de 75% dos pacientes acometidos por escoliose congênita apresentarão alguma progressão que continua até que o crescimento esquelético esteja completo e cerca de 50% necessitarão de algum tipo de tratamento. A progressão pode ser esperada durante períodos de rápido crescimento (antes dos 2 e após 10 anos).

O **tratamento** da escoliose congênita baseia-se em diagnóstico precoce e identificação de curvas progressivas. O tratamento ortopédico não é útil na escoliose congênita. A realização precoce da cirurgia espinal deve ser feita assim que houver progressão documentada. Isto pode ajudar na prevenção de deformidades maiores. Pacientes com grandes curvas que causem insuficiência torácica devem ser submetidos à cirurgia imediatamente.

Escoliose Neuromuscular

A deformidade espinal progressiva é um problema comum e potencialmente sério associado a vários distúrbios neuromusculares, como a paralisia cerebral, distrofia muscular de Duchenne,

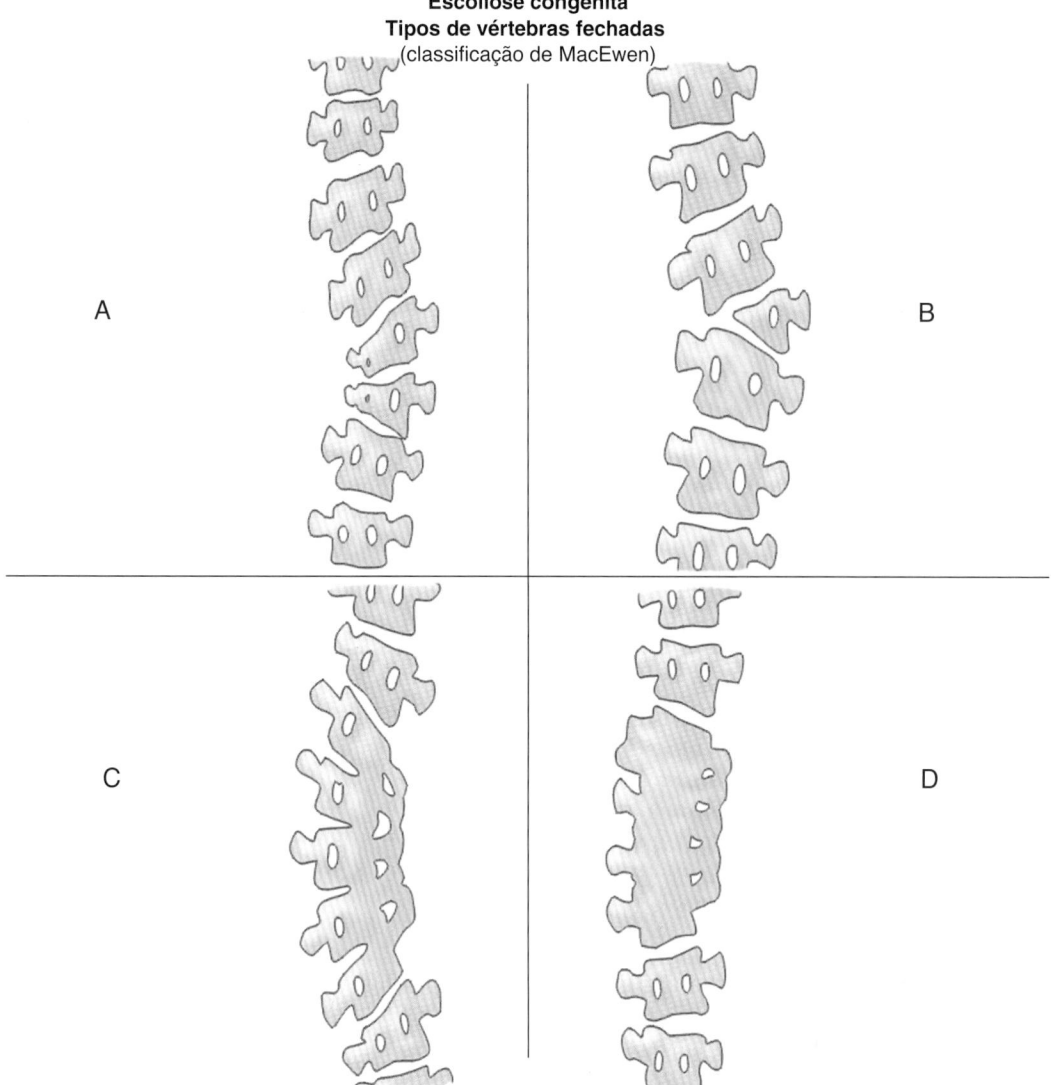

Figura 202-3 Tipos de vértebras fechadas e anomalias espinais extravertebrais que resultam em escoliose congênita. **A**, Falha unilateral parcial de formação (vértebra em cunha). **B**, Falha unilateral completa de formação (hemivértebra). **C**, Falha unilateral de segmentação (barra congênita). **D**, Falha bilateral de segmentação (vértebra em bloco).

atrofia muscular espinal e espinha bífida. O alinhamento da coluna deve ser parte do exame de rotina em um paciente acometido por doença neuromuscular. Assim que os sinais da escoliose começarem, a progressão é usualmente contínua. A magnitude da deformidade depende de severidade e padrão de fraqueza, de o processo mórbido subjacente ser progressivo e da quantidade remanescente de crescimento musculoesquelético. Pacientes que não deambulam apresentam uma incidência maior de deformidade espinal do que pacientes que deambulam. Em pacientes que não andam, as curvas tendem a ser longas e graves, ocasionam obliquidade pélvica, envolvem a coluna cervical e também causam doença pulmonar restritiva. Se a criança não pode ficar em pé, uma projeção radiográfica anteroposterior em posição supinada ou sentada de toda a coluna, ao invés de uma projeção posteroanterior em pé, é indicada.

O objetivo do **tratamento** é prevenir a progressão e perda da função. Pacientes que não deambulam ficam mais confortáveis e independentes quando podem sentar em uma cadeira de rodas sem apoio externo. Curvas progressivas podem prejudicar o equilíbrio ao sentar, o que afeta a qualidade de vida. O tratamento ortopédico é usualmente ineficaz na escoliose neuromuscular. A intervenção cirúrgica pode ser necessária com a fusão frequente à pelve.

Escoliose Compensatória

Adolescentes com discrepância de comprimento entre as pernas (Cap. 200) podem ter um exame confirmatório de escoliose. Antes da correção da obliquidade pélvica, a coluna se curva na mesma direção da obliquidade. Entretanto, com identificação e correção de qualquer obliquidade pélvica, a curvatura deve desaparecer e o tratamento deve ser direcionado à discrepância de comprimento entre as pernas. Desta forma, é importante distinguir entre uma deformidade espinal estrutural e compensatória.

CIFOSE

A cifose refere-se a uma deformidade nas costas ou a uma angulação aumentada da coluna torácica ou toracolombar no plano sagital. A cifose pode ser postural, estrutural (cifose de Scheuermann) ou congênita.

Cifose Postural

A cifose postural é secundária à postura ruim. É voluntariamente corrigida em pé ou na posição pronada. O paciente também pode apresentar lordose lombar aumentada. Radiografias são usualmente desnecessárias se a cifose for totalmente corrigida. Senão, as radiografias não revelarão anormalidades vertebrais. A terapia, se necessária, almeja melhorar a postura da criança.

Cifose de Scheuermann

A doença de Scheuermann é a segunda causa mais comum de deformidade espinal pediátrica. Ela ocorre igualmente em meninos e meninas. A etiologia é desconhecida, mas podem existir fatores hereditários. A cifose de Scheuermann é diferenciada da cifose postural pelo exame físico e por radiografias.

Um paciente acometido pela doença de Scheuermann não consegue corrigir a cifose ao ficar em pé ou deitado em posição pronada. Quando visto pelo lado na posição de flexão anterior, pacientes acometidos pela doença de Scheuermann apresentarão uma angulação abrupta na região torácica média a inferior (Fig. 202-4), enquanto pacientes com cifose postural apresentam um contorno suave e simétrico. Em ambas as condições, a lordose lombar é aumentada. Entretanto, metade dos pacientes com doença de Scheuermann apresentarão dor nas costas atípica, especialmente com cifose toracolombar. Os **achados radiográficos clássicos** da cifose de Scheuermann incluem os seguintes:

Estreitamento do espaço intervertebral
Perda do comprimento anterior das vértebras envolvidas ocasionando um formato de cunha de 5° ou mais em pelo menos três vértebras consecutivas
Irregularidades das placas finais das vértebras
Nódulos de Schmorl

O **tratamento** da cifose de Scheuermann é similar ao da cifose idiopática. É dependente do grau de deformidade, maturidade esquelética e da presença ou ausência de dor. A terapia conservativa começa pelo uso de coletes. A fusão cirúrgica é realizada em pacientes que completaram o crescimento, apresentam deformidade severa ou têm dor incontrolável.

Cifose Congênita

A cifose congênita é a falha de formação de todo ou parte do corpo vertebral (com preservação dos elementos posteriores) ou falha da segmentação anterior da coluna, ou ambas. Deformidades severas são encontradas ao nascimento e tendem a progredir rapidamente. A progressão não cessará até o fim do crescimento esquelético. Uma deformidade espinal progressiva pode resultar em déficit neurológico. O tratamento da cifose congênita é muitas vezes cirúrgico.

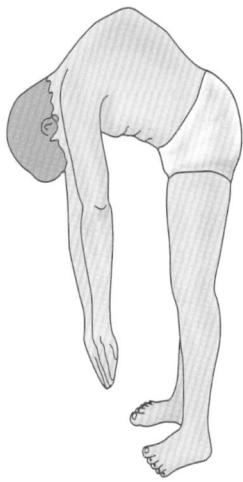

Figura 202-4 Note a inclinação brusca no contorno de uma criança com cifose. (De Behrman RE: *Nelson Textbook of Pediatrics*, 14. ed., Filadélfia, 1992, WB Saunders.)

TORCICOLO
Etiologia e Epidemiologia

O torcicolo é usualmente identificado primeiro em neonatos em razão de uma inclinação da cabeça. O torcicolo é geralmente secundário a um encurtamento do músculo esternocleidomastoídeo (torcicolo muscular). Isto pode resultar de posicionamento intrauterino ou trauma ao nascimento. O torcicolo adquirido pode estar relacionado a anormalidades da coluna cervical superior ou patologia do sistema nervoso central (lesão em massa). Também pode ocorrer em crianças mais velhas durante uma infecção respiratória (potencialmente secundário à linfadenite) ou infecção local da cabeça ou pescoço, podendo ser indicativo de diagnósticos psiquiátricos.

Manifestações Clínicas e Avaliação

Crianças com torcicolo muscular apresentam a orelha inclinada em direção à clavícula do lado ipsilateral. A face estará direcionada para cima, para o lado contralateral. Pode haver edema ou fibrose palpável no corpo do músculo esternocleidomastoídeo brevemente após o nascimento, o que é geralmente o precursor de uma contratura. O torcicolo muscular congênito está associado a assimetria de crânio e face (**plagiocefalia**) e displasia de desenvolvimento do quadril.

Após um exame neurológico minucioso, radiografias anteroposterior e lateral devem ser realizadas. O objetivo é descartar uma etiologia não muscular. Um exame de tomografia computadorizada (TC) ou RNM de cabeça e pescoço é necessário em casos de dor cervical persistente, sintomas neurológicos e deformidade persistente.

Tratamento

O tratamento do torcicolo muscular almeja o aumento da amplitude de movimentação do pescoço e correção da deformidade estética. Exercícios de alongamento do pescoço podem ser muito benéficos para bebês. O manejo cirúrgico é indicado se os pacientes não melhoram após exercícios de alongamento adequados durante a fisioterapia. A fisioterapia pós-cirúrgica é necessária para diminuir o risco de recidiva. Em pacientes acometidos por distúrbios subjacentes, o tratamento deve almejá-los.

DOR NAS COSTAS EM CRIANÇAS
Etiologia e Epidemiologia

A dor nas costas na população pediátrica deve sempre ser abordada com cuidado. Ao contrário de adultos, nos quais a dor nas costas está frequentemente ligada a causas mecânicas ou psicológicas, em crianças ela pode ser resultado de causas orgânicas, especialmente em pré-adolescentes. A dor nas costas que dura mais de uma semana requer uma investigação detalhada. Na população pediátrica, aproximadamente 85% das crianças com dor nas costas com mais de 2 meses têm uma lesão específica: 33% são pós-traumáticas (espondilólise, fratura oculta), 33% estão relacionadas a distúrbios de desenvolvimento (cifose, escoliose) e 18% apresentam uma infecção ou tumor. Nos 15% restantes, o diagnóstico é indeterminado.

Manifestações Clínicas e Manejo

O histórico deve incluir início e duração dos sintomas. A localização, características e radiação da dor são importantes. Os sintomas neurológicos (fraqueza muscular, alterações sensitivas e disfunção intestinal ou vesical) devem ser revisados. Os históricos médico e familiar devem ser obtidos, com foco em dor nas costas, distúrbios reumatológicos e processos neoplásicos. A revisão de sistemas deve incluir questões detalhadas sobre a saúde geral, febre, calafrios, perda de peso recente e processos mórbidos recentes. O exame físico deve incluir uma avaliação musculoesquelética e neurológica completa. O alinhamento da coluna, amplitude de movimentos, áreas de sensibilidade e espasmos musculares devem ser notados. **Situações de alerta** para dor nas costas em crianças incluem dor persistente ou crescente, achados sistêmicos (p. ex., febre, perda de peso), déficits neurológicos, disfunção intestinal ou vesical, idade jovem (até os 4 anos está fortemente associado à presença de tumores), despertar noturno, dor que restringe atividade e curvatura espinal torácica esquerda dolorosa.

Radiografias anteroposterior e lateral em pé de toda a coluna com projeções oblíquas bilaterais da área afetada devem ser obtidas. Exames de imagem secundários com escaneamento ósseo, TC ou RNM podem ser necessários para o diagnóstico. A RNM é muito útil para suspeitas de patologias intraespinais. Exames laboratoriais, como hemograma completo, velocidade de hemossedimentação (VHS), proteína-C reativa (PCR) e testes especializados para artrite idiopática juvenil e espondilite anquilosante, podem ser indicados.

A lista de diagnósticos diferenciais de dor nas costas em pacientes pediátricos é extensa (Tabela 202-2). O tratamento depende do diagnóstico específico. Se patologias sérias foram descartadas e não foi estabelecido nenhum diagnóstico definitivo, um período inicial de fisioterapia com acompanhamento próximo para reavaliação é recomendado.

Tabela 202-2 | Diagnósticos Diferenciais para Dor nas Costas

DOENÇAS INFECCIOSAS

Discite (mais comum antes dos 6 anos)
Osteomielite vertebral (piogênica ou tuberculosa)
Abscesso epidural espinal
Pielonefrite
Pancreatite

DOENÇAS REUMATOLÓGICAS

Artrite idiopática juvenil
Síndrome de Reiter
Espondilite anquilosante
Artrite psoriática
Doença inflamatória intestinal

DOENÇAS DE DESENVOLVIMENTO

Cifose de Scheuermann
Escoliose (torácica esquerda)
Espondilólise
Espondilolistese

ANORMALIDADES TRAUMÁTICAS E MECÂNICAS

Anormalidades de quadril e pélvicas (disfunção da articulação sacroilíaca)
Hérnia de núcleo pulposo (disco intervertebral)
Lesões por esforço excessivo (síndrome das facetas articulares)
Fraturas vertebrais por estresse (espondilólise, espondilolistese)
Fraturas vertebrais por compressão (esteroides, anemia falciforme)
Instabilidade da coluna cervical superior (instabilidade atlantoaxial)

DOENÇAS NEOPLÁSICAS

Tumores vertebrais primários (sarcoma osteogênico)
Tumores metastáticos (neuroblastoma)
Tumor espinal primário (astrocitoma)
Neoplasia de medula óssea (leucemia, linfoma)
Tumores benignos (granuloma eosinofílico, osteoma osteoide)

OUTRAS

Distúrbio de conversão
Osteoporose juvenil

ESPONDILÓLISE E ESPONDILOLISTESE
Etiologia e Epidemiologia

A espondilólise é um defeito no istmo vertebral. A espondilolistese refere-se a defeitos bilaterais com deslizamento anterior da vértebra superior sobre a vértebra inferior. As lesões não estão presentes ao nascimento, mas cerca de 5% das crianças apresentarão a lesão até os 6 anos. É mais comum em adolescentes atletas, especialmente naqueles envolvidos em esportes que envolvam extensão repetitiva das costas. Classicamente, esta era uma lesão vista em ginastas e mergulhadores. Entretanto, com o aumento da intensidade dos esportes e da duração da temporada, a incidência está crescendo. Defensores do futebol americano (extensão enquanto bloqueiam), jogadores de futebol (extensão enquanto chutam) e jogadores de basquetebol (extensão enquanto tentam pegar o rebote) são exemplos de atletas com maior risco. A localização mais comum da espondilólise é em L5, seguida pela L4.

A espondilolistese é classificada de acordo com o grau de deslizamento:
Grau 1: menos que 25%
Grau 2: 25 a 50%
Grau 3: 50 a 75%
Grau 4: 75 a 99%
Grau 5: luxação completa ou espondiloptose
A localização mais comum da espondilolistese é em L5 a S1.

Manifestações Clínicas
Pacientes frequentemente relatarão um início insidioso de dor lombar persistindo por mais de duas semanas. A dor tende a piorar após atividade e com extensão das costas e melhora após repouso. Pode haver radiação da dor até as nádegas. Uma perda da lordose lombar pode ocorrer devido a espasmos musculares. A dor está presente após extensão da coluna lombar e palpação sobre a lesão. Pacientes acometidos por espondilolistese podem ter uma deformidade palpável na área lombossacra. Um exame neurológico detalhado deve ser feito, especialmente porque a espondilolistese pode ocasionar envolvimento da raiz nervosa.

Avaliação Radiológica
Radiografias anteroposterior, lateral e oblíqua da coluna devem ser obtidas. As projeções oblíquas podem revelar o clássico achado de *cão escocês* associado à espondilólise. A projeção lateral permitirá a mensuração da espondilolistese. Infelizmente, radiografias simples não revelam regularmente a espondilólise, então exames de imagem mais modernos podem ser necessários. A forma mais útil de diagnóstico por imagem dentre TC, escaneamento ósseo, TC por emissão de fóton único (SPECT) ou RNM continua a ser debatida. A RNM pode ser necessária em pacientes com déficits neurológicos.

Tratamento
Espondilólise
A espondilólise dolorosa requer restrição da atividade. A utilização de coletes é controversa, mas pode ajudar no alívio da dor. Os pacientes se beneficiam de um plano fisioterápico agressivo a fim de melhorar a flexibilidade dos membros inferiores e aumentar a força da base e estabilidade espinal. É mais benéfico começar com exercícios de flexão e progredir para exercícios de extensão conforme tolerado. Existem evidências de que alguns pacientes com espondilólise aguda podem obter união óssea e que estes pacientes apresentam menor incidência de dor lombar e alterações degenerativas nesta região conforme envelhecem, quando comparados a pacientes com espondilólise e pseudoartrose. Raramente, a cirurgia é indicada em casos de dor intratável e incapacidade funcional.

Espondilolistese
Pacientes com espondilolistese requerem avaliação periódica da progressão do deslizamento. O tratamento da espondilolistese é baseado na graduação.
Grau 1: Mesmo tratamento da espondilólise. A falha do manejo conservador pode levar à fusão cirúrgica.
Grau 2: Razoável tentar o manejo conservador, mas se o deslizamento for progressivo, a intervenção cirúrgica pode ser necessária. Qualquer paciente com sintomas neurológicos requer intervenção cirúrgica.
Grau 3 a 5: Fusão espinal é usualmente necessária para prevenir deslizamentos ou danos adicionais.

DISCITE
A discite é uma infecção do espaço intervertebral que não causa osteomielite vertebral associada (Cap. 117). O organismo mais comumente envolvido é o *Staphylococcus aureus*. A infecção pode ocorrer em qualquer idade, mas é mais comum em pacientes com menos de 6 anos.

Manifestações Clínicas
Crianças podem apresentar dor nas costas, dor abdominal, dor pélvica, irritabilidade e recusa em andar ou sentar. A febre é um sintoma inconsistente. A criança mantém tipicamente a coluna em uma posição reta ou rígida, geralmente tem uma perda de lordose lombar devido a espasmos musculares paravertebrais e se recusa a flexionar a espinha lombar. A contagem de leucócitos está normal ou elevada, mas VHS e PCR estão usualmente altas.

Avaliação Radiológica
Achados radiográficos variam de acordo com a duração dos sintomas antes do diagnóstico. Radiografias anteroposterior, lateral e oblíqua das colunas lombar e torácica tipicamente revelarão um espaço intervertebral estreito com irregularidades das placas finais do corpo vertebral adjacente. Em casos iniciais, escaneamento ósseo ou RNM podem ser úteis, pois eles serão confirmatórios antes que os achados sejam notáveis em radiografias simples. A RNM também pode ser utilizada a fim de diferenciar a discite e a condição mais grave de osteomielite vertebral.

Tratamento
Antibioticoterapia intravenosa é o pilar do tratamento. Hemoculturas podem ocasionalmente ser positivas e identificar o agente infeccioso. A aspiração e biópsia por agulha são reservadas para crianças que não estejam respondendo à terapia antibiótica empírica. Os sintomas devem desaparecer rapidamente após a antibioticoterapia, mas os antibióticos intravenosos devem ser continuados por 1 a 2 semanas e seguidos após por 4 semanas com antibióticos orais. O controle da dor pode ser obtido com medicações e imobilização ortopédica temporária das costas.

Capítulo 203

MEMBROS SUPERIORES

OMBRO

O ombro compreende quatro articulações de fato:
Articulação glenoumeral (comumente referida como a articulação do ombro)
Articulação acromioclavicular
Articulação esternoclavicular
Articulação escapulotorácica

A articulação glenoumeral apresenta estabilidade geométrica mínima, devido à articulação entre a fossa glenoide relativamente pequena com a cabeça do úmero proporcionalmente maior. O baixo nível de estabilidade intrínseca permite uma grande amplitude de movimentos. Os músculos do manguito rotador ajudam a dar maior estabilidade à articulação glenoumeral, mas eles precisam de um contato normal da articulação glenoumeral para obter sucesso. O movimento escapulotorácico também expande a amplitude de movimentos do ombro, mas, assim como a articulação glenoumeral, requer uma musculatura forte e coordenada para apresentar uma função eficiente.

Deformidade de Sprengel

A deformidade de Sprengel é a elevação congênita da escápula. Há vários graus de severidade; é usualmente unilateral. Há restrição da movimentação escapulotorácica (especialmente durante abdução); desta forma, a maior parte da movimentação do ombro ocorre pela articulação glenoumeral. Há usualmente hipoplasia associada dos músculos paraescapulares. O pescoço alado e implantação baixa dos cabelos podem ser problemas associados. Há uma associação com síndromes congênitas, como a anomalia de Klippel-Feil; então, um histórico e exame físico minuciosos são necessários. Formas menos severas com uma deformidade estética e perda discreta da mobilidade do ombro não necessitam de intervenção cirúrgica. Formas severas podem apresentar uma conexão óssea (omovertebral) entre a escápula e espinha cervical inferior. Casos de gravidade moderada e severa podem necessitar de reposicionamento cirúrgico da escápula no início da infância para melhorar a estética e função.

Lesões de Plexo Braquial

A paralisia obstétrica do plexo braquial é discutida na Seção 11. A **plexopatia braquial** é uma lesão comum em atletas, comumente referida como uma **ferroada** ou **queimação**. Os sintomas são frequentemente comparados a um *braço morto*. Há dor (geralmente queimação), fraqueza e dormência em um único membro. Há três mecanismos de lesão:
Tração causada por flexão lateral do pescoço na direção oposta ao membro envolvido
Impacto direto ao plexo braquial no ponto de Erb
Compressão causada por extensão do pescoço e rotação em direção ao membro envolvido

Os sintomas são sempre unilaterais e devem desaparecer dentro de 15 minutos. É fundamental avaliar a *coluna cervical* em busca de lesões mais sérias. Sintomas bilaterais, em membros inferiores, persistentes ou recidivantes são todos sinais de doenças mais graves e podem indicar a necessidade de uma pesquisa mais completa e estabilização da coluna cervical. Atletas podem retornar à atividade se não houver problemas com relação ao histórico ou exame físico e se o atleta não apresentar nenhuma dor à movimentação completa e força no pescoço e no membro afetado.

Luxação Glenoumeral

A luxação do ombro é incomum durante a infância, mas torna-se mais frequente durante a adolescência. Quanto mais jovem for o paciente durante o atendimento, mais provável será a recidiva deste quadro. A luxação anterior é a mais comum. Se a avaliação do estado neurovascular do membro afetado revelar qualquer comprometimento, a redução urgente é necessária para prevenção de complicações adicionais. Pacientes necessitarão de avaliação de fraturas da cavidade glenoide (lesão de Bankhart) e cabeça umeral (lesão de Hill-Sachs). A maioria dos pacientes necessitará de um breve período de proteção por uma tipoia ou imobilizador do ombro, assim como de controle antiálgico. Quando os sintomas desaparecerem, um programa suave de recuperação da amplitude de movimentos, seguido por um agressivo programa de fortalecimento, devem ser realizados. A recidiva ocorre em quase 90% dos atletas que participam de esportes de contato; assim, os ortopedistas consideram a intervenção cirúrgica mais precocemente ao invés de esperar luxações futuras.

Lesões por Esforço Excessivo

A incidência de lesões por esforço excessivo está aumentando em razão das crescentes oportunidades para participação atlética, assim como níveis maiores de intensidade durante a prática de esportes. As lesões por esforço excessivo são respostas inflamatórias em tendões e bursas submetidos a movimentos e traumas repetidos (p. ex., tendinopatia do manguito rotador em nadadores). Estas lesões são incomuns em crianças, mas podem ser vistas em adolescentes. Lesões ósseas, como fraturas fisárias e apofisite, devem ser descartadas antes da confirmação do diagnóstico de lesões por esforço excessivo de tecidos moles. Muitas destas lesões no ombro, como a tendinopatia do manguito rotador, são secundárias à frouxidão articular.

O paciente frequentemente apresentará desconforto sobre a área afetada que piora após atividade. O exame físico usualmente revela sensibilidade à palpação e fraqueza dos músculos associados devido à dor. É importante avaliar a estabilidade glenoumeral. Radiografias podem ser indicadas em traumas agudos ou quando os sintomas não estão melhorando. O tratamento consiste em modificação da atividade, gelo, medicações anti-inflamatórias e um programa fisioterápico que almeje fortalecimento, alongamento e melhora da postura.

Epifisiólise Umeral Proximal

A epifisiólise umeral proximal é comumente referida como **ombro da Pequena Liga Esportiva** (*Little Leaguer's shoulder*). Comumente afeta crianças de 9 a 14 anos que participam de esportes de arremesso, particularmente arremessadores de beisebol, e que levantam os braços acima da cabeça (tênis, vôlei). É uma lesão por estresse que potencialmente pode ser uma fratura (epifisiólise) da fise umeral proximal. A maioria dos pacientes apresenta dor durante ou após arremessos. Pode haver sensibilidade à palpação sobre o úmero proximal; se o atleta repousar por alguns dias, o exame físico pode ser normal. Radiografias devem incluir projeções comparativas para avaliação da fise. Pode haver alargamento da fise do úmero proximal no braço afetado, mas as imagens podem estar normais, O tratamento envolve o repouso da atividade estressante, seguido por um programa de reabilitação projetado para aumentar a força dos músculos do ombro. Os arremessadores também devem ser encorajados a seguir as orientações para jovens arremessadores publicados pelas ligas pequenas de beisebol.

COTOVELO

O cotovelo consiste de três articulações:
Articulação úmero-ulnar
Articulação rádio-umeral
Articulação rádio-ulnar proximal
Coletivamente, estas articulações se assemelham a uma dobradiça que permite o posicionamento de supinação (palmas das mãos voltadas para cima) e pronação (palmas das mãos voltadas para baixo) das mãos. O cotovelo apresenta uma excelente estabilidade geométrica e a musculatura ao redor dele principalmente permite flexão e extensão.

Subluxação da Cabeça do Rádio

A subluxação da cabeça do rádio é mais comumente conhecida como **cotovelo de babá**. O ligamento anular que passa ao redor do cotovelo pode deslocar-se parcialmente da cabeça do rádio com tração através do cotovelo (Fig. 203-1), já que a cabeça do rádio não possui um formato tão arredondado em neonatos e crianças. A subluxação é usualmente causada por uma tração rápida do cotovelo estendido quando uma criança é forçadamente levantada pela mão ou quando a criança cai enquanto está segurando a mão de um adulto. Após uma subluxação, a criança geralmente mantém a mão em uma posição pronada e se recusará a utilizar a mão ou mover o cotovelo. A movimentação da mão na posição supinada enquanto se aplica pressão à cabeça do rádio geralmente reduzirá a lesão. Usualmente, radiografias são desnecessárias a menos que a redução não possa ser realizada ou haja preocupação com relação à ocorrência de fraturas (edema e hematoma). Assim que a lesão for reduzida, a criança começará a usar o braço novamente sem reclamações. Os pais devem ser ensinados sobre o mecanismo da lesão e encorajados a evitar aquela posição. Existe uma alta taxa de incidência de recidiva para esta lesão. O problema geralmente desaparece após o crescimento, mas algumas crianças com altas taxas de recidiva podem se beneficiar do uso de talas ou, raramente, de intervenção cirúrgica.

Doença de Panner

A doença de Panner é uma osteocondrite do capítulo umeral (porção lateral da epífise umeral distal) que ocorre espontaneamente no final da infância. Os achados clínicos incluem dor no cotovelo, diminuição da amplitude de movimentação e sensibilidade à palpação sobre o capítulo umeral. Radiografias revelam fragmentação do capítulo. O tratamento envolve restrição de atividade e radiografias de acompanhamento para demonstrar a reossificação espontânea do capítulo umeral durante vários meses. Não existe usualmente necessidade de tratamentos ou exames de imagem adicionais. Esta condição não deve ser confundida com a osteocondrite dissecante do capítulo, a qual geralmente ocorre em adolescentes envolvidos em esportes de arremesso.

Lesões no Cotovelo

O cotovelo é especialmente vulnerável a lesões por arremessos do atleta com esqueleto imaturo. Esta lesão ocorre após excessivas e repetitivas forças de tensão através do aspecto radial do cotovelo e forças de compressão através do aspecto lateral do cotovelo. Estas lesões são comumente chamadas de cotovelo da Pequena Liga Esportiva (*Little Leaguer's elbow*).

Embora esta lesão seja mais comum em jogadores de beisebol que arremessam frequentemente (arremessador, apanhador, terceira base, interbases), também ocorre em lançadores do futebol americano e tenistas. Os pacientes geralmente reclamarão de dor sobre o aspecto medial do cotovelo após arremessar, a qual pode durar por uns dias após a atividade. Pode haver edema e dor nos aspectos lateral e posterior do cotovelo. A radiação da dor pode ser secundária à neuropatia ulnar. Há em geral flexão por contratura do cotovelo quando comparado ao lado oposto. A palpação de epicôndilo medial, cabeça do rádio, capítulo umeral, epicôndilo lateral e processo olécrano geralmente resulta em sensibilidade. A estabilidade do ligamento colateral ulnar (medial) deve ser avaliada. Radiografias devem incluir o cotovelo contralateral a título de comparação. Os achados radiográficos no cotovelo da Pequena Liga Esportiva podem variar e possivelmente incluem anatomia normal, osteocondrite dissecante do capítulo umeral, anormalidades da cabeça do rádio e corpos estranhos no cotovelo. A RNM pode ser útil.

O tratamento depende do diagnóstico da causa subjacente, mas sempre inclui o controle da dor e repouso da atividade. O *cotovelo clássico da pequena liga esportiva* refere-se à apofisite do epicôndilo umeral medial. Estes atletas se beneficiam de repouso, gelo, medicações anti-inflamatórias e um programa de fisioterapia que almeje o fortalecimento dos membros superiores e tronco. A mecânica e as diretrizes do arremesso publicados pela Little Leaguer de Beisebol/Softball deve ser revisada com

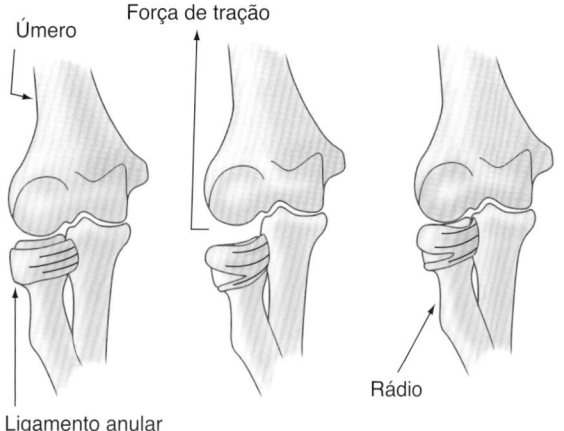

Figura 203-1 Cotovelo de babá. O ligamento anular é rompido quando o braço é tracionado. A cabeça do rádio se move distalmente e, quando a tração é descontinuada, o ligamento é deslocado em direção à articulação. (De Rang M: *Children's fracture*, Filadélfia, 1974, JB Lippincott, p. 121.)

estes jogadores. A troca deles para uma posição que arremesse menos (p. ex., primeira base) após a reabilitação, a fim de evitar arremessos no restante da temporada esportiva, é geralmente recomendada.

PUNHO E MÃO

Múltiplas pequenas articulações, um sistema de músculos intrínsecos delicadamente balanceados, um poderoso sistema de músculos extrínsecos, enervação sensorial densa e pele especializada combinam-se para tornar a mão uma poderosa parte anatômica altamente móvel e sensitiva. Os músculos extrínsecos têm sua origem no antebraço, e os músculos intrínsecos estão localizados na mão e coordenam movimentos pequenos e delicados. Os movimentos de abrir a mão, estender e esticar os dedos e fechar a mão requerem função coordenada dos músculos intrínsecos e extrínsecos. A sensibilidade à palpação direta dos ossos levanta preocupações com relação a fraturas. A **fratura do escafoide** é a fratura de osso carpal mais comum na população pediátrica. Ela requer imobilização em uma tala de gesso de polegar, enquanto fraturas desalinhadas necessitam de intervenção cirúrgica. As **fraturas em Salter-Harris do rádio distal** são também muito comuns. Em jovens ginastas, há um risco maior de lesão na fise do rádio distal por impacto repetitivo e apoio do peso em membros superiores. Isto é comumente chamado de **punho de ginasta**, requer repouso absoluto de impacto e evitação de peso a fim de prevenir o fechamento prematuro da placa de crescimento.

Cistos gangliônicos são cistos sinoviais preenchidos por líquido ao redor do punho. A localização mais comum é no dorso do punho próximo à articulação radiocarpal, seguida pelo aspecto volar radial do punho. O defeito está na cápsula articular, a qual permite o acúmulo de líquido sinovial nos tecidos moles após o uso do punho, onde pode ser circundado por tecido fibroso. Frequentemente, em pacientes com esqueleto imaturo, o processo é benigno e desaparece com o passar do tempo. Cistos gangliônicos grandes ou cistos que são dolorosos e interferem com a função podem necessitar de uma terapia mais agressiva. A aspiração e injeção de esteroides dentro do cisto podem ser úteis, mas muitos recidivarão. A excisão cirúrgica removerá o folheto que o liga à articulação do punho, sendo desta forma geralmente curativa.

Anormalidades dos Dedos

A **polidactilia** (dedos extras) ocorre em variedades simples e complexas (Tabela 201-2). Películas cutâneas e dígitos remanescentes que ocorrem próximos à articulação metacarpofalangeana do quinto dedo e polegar, que não apresentam ossos palpáveis ou possuem mobilidade voluntária, são variedades simples. Estes podem ser excisados ou ligados no ambulatório. As deformidades complexas devem ser encaminhadas a um ortopedista pediátrico para amputação. A **sindactilia** (dedos fundidos) é preocupante em razão da possibilidade de estruturas compartilhadas e de efeitos de ligação sobre o crescimento ósseo (Tabela 201-2). Todos os pacientes com sindactilia devem ser encaminhados para opções terapêuticas.

O **polegar em gatilho** ou **dedo em gatilho** são secundários ao espessamento isolado de tendões flexores. Conforme o nódulo espessado cresce, pode ser mantido em uma posição encurvada, e então estalar ou *encurvar* seguidamente conforme passa pela primeira polia que ancora o tendão. Finalmente, conforme ele se expande, não passa de modo algum, ocasionando uma deformidade de flexão nas articulações interfalangeanas. O nódulo pode ser palpável próximo à articulação metacarpofalangeana. Estas crianças devem ser encaminhadas para correção cirúrgica.

Capítulo 204

TUMORES ÓSSEOS BENIGNOS E LESÕES CÍSTICAS

Tumores ósseos benignos e lesões císticas são comuns durante a infância. Alguns representam displasia fibrosa. Outros são cistos ósseos benignos (uma única câmara) ou tumores ósseos benignos (osteoma osteoide). Osteomielite subaguda (**abscesso de Brodie**) e granulomas eosinofílicos são lesões que não estão associadas a crescimento anormal ósseo ou cartilaginoso. Algumas destas lesões podem causar dor, claudicação e fraturas patológicas. Outras podem ser achados incidentais em radiografias. O prognóstico geralmente é excelente. Um resumo dos diagnósticos diferenciais de tumores ósseos e seus respectivos manejos está listado na Tabela 204-1. Tumores ósseos malignos são discutidos na Seção 21.

Tabela 204-1 Tumores Ósseos Benignos e Cistos

DOENÇA	CARACTERÍSTICAS	ACHADOS RADIOGRÁFICOS	TRATAMENTO	PROGNÓSTICO
Osteocondroma (exostose osteocartilaginosa)	Comum; metáfise distal do fêmur, úmero proximal, tíbia proximal; massa indolor, de consistência firme, sem sensibilidade	Crescimento ósseo excessivo, séssil ou pedunculado	Excisão, se sintomático	Excelente; transformação maligna rara
Exostoses hereditárias múltiplas	Osteocondroma de ossos longos; distúrbios de crescimento ósseo	Idem ao anterior	Idem ao anterior	Recidivas
Osteoma osteoide	Dor aliviada por anti-inflamatórios não hormonais; fêmur e tíbia; ocorre predominantemente em meninos	Esclerose densa que circunda pequenos nichos radiolucentes, menor que 1 cm	Idem ao anterior	Excelente
Osteoblastoma (osteoma osteoide gigante)	Idem ao anterior, mas mais destrutivo	Componente osteolítico; tamanho maior que 1 cm	Idem ao anterior	Excelente
Encondroma	Ossos tubulares de mãos e pés; fraturas patológicas, edema ósseo; doença de Ollier se houver múltiplas lesões presentes	Lesões diafisárias ou metafisárias radiolucentes; pode calcificar	Excisão ou curetagem	Excelente; transformação maligna rara

continua

Tabela 204-1	Tumores Ósseos Benignos e Cistos – continuação			
DOENÇA	**CARACTERÍSTICAS**	**ACHADOS RADIOGRÁFICOS**	**TRATAMENTO**	**PROGNÓSTICO**
Fibroma não ossificante	Silencioso; raras fraturas patológicas; final da fase de infância, adolescência	Achado radiográfico acidental; margem esclerótica delgada, lesão radiolucente	Nenhum ou curetagem de fraturas	Excelente; cura espontânea
Granuloma eosinofílico	Faixa etária de 5 a 10 anos; crânio, mandíbula, ossos longos; fratura patológica; dor	Pequeno, radiolucente sem reação óssea; lesões líticas sobressalentes	Biópsia, excisão rara; irradiação	Excelente; pode haver cura espontânea
Abscesso de Brodie	Dor local insidiosa; claudicação; suspeita de neoplasia	Osteomielite metafisária circunscrita; lesões líticas com aro esclerótico	Biópsia; antibióticos	Excelente
Cisto ósseo de uma única câmara (cisto ósseo simples)	Metáfises de ossos longos (fêmur, úmero); dor, fratura patológica	Cisto no canal medular, expande-se ao córtex; cavidade unilocular ou multilocular preenchida por líquido	Curetagem; injeção de esteroides intralesional	Excelente. Alguns curam espontaneamente
Cisto ósseo aneurismático	Idem ao anterior; contém sangue, tecido fibroso	Expande-se além da cartilagem metafisária	Curetagem, enxerto ósseo	Excelente

Leitura Sugerida

Herring JA: *Tachdjian's Pediatric Orthopedics*, ed 4, Philadelphia, 2007, Saunders.

Kliegman RM, Stanton BF, St. Geme JW, et al, editors: *Nelson Textbook of Pediatrics*, ed 19, Philadelphia, 2011, Saunders.

Miller MD, Thompson SR: *DeLee & Drez's Orthopaedic Sports Medicine: Principles and Practices*, ed 3, Philadelphia, 2009, Saunders.

Sawyer JR, Kapoor M: The limping child: a systemic approach to diagnosis, *Am Fam Physician* 79:215–224, 2009.

Shipman SA, Helfand M, Moyer VA, et al: Screening for developmental dysplasia of the hip: a systemic literature review for the U.S. Preventive Services Task Force, *Pediatrics* 117:e557–e576, 2006.

Stein CJ, Micheli LJ: Overuse injuries in youth sports, *Phys Sports Med* 38:102–108, 2010.

Wenger DR, Pring ME, Rang M: *Rang's Children's Fractures*, ed 3, Philadelphia, 2005, Lippincott Williams & Wilkins.

Wilson JC, Rodenberg RE: Apophysitis of the lower extremities, *Contemporary Pediatrics* 28:38–46, 2011.

Índice

Páginas com números seguidos por 'f' indicam figura; 't' indicam tabelas.

A

Abdome, do neonato, 200
Abdominais, músculos, durante a expiração, 455
Abdominal, dor, 417-422
   aguda, 418
      abordagem diagnóstica para, 418, 419t
      características que diferenciam, 418, 420t
      diagnóstico diferencial de, 418, 419t-420t
      início da, 418
   considerações gerais, 418
   devido à síndrome do intestino irritável, 418-422
   funcional (recorrente), 418-422
      avaliação sugestiva de, 420-421, 422t
      características que diferenciam, 420-421, 422t
      diagnóstico diferencial de, 420, 421t
      sinais de alerta, 420-421, 422t
      tratamento da, 421-422
   referência, 418
   somática, 418
   somatoparietal, 418
   visceral, 418
Abdominal, lesão, devido ao abuso infantil, 71-72
Abdominal, massa, devido ao tumor de Wilms, 550
Abdução, 667t
Abertura nasal, 457
Ablação por radiofrequência, 490
ABO, incompatibilidade do grupo, 216-217
Aborto(s), adolescente, 2
ABR (resposta auditiva do tronco encefálico), 33
Abscesso, 651f
   cerebral, aumento da pressão intracraniana devido à, 640
   de Brodie, 382-383, 693, 693t-694t
   mama, 87
   meníngeo, 343t
   peritonsilar, obstrução das vias aéreas superiores, 465t-466t
   pulmonar, 363
   renal, 372
   retrofaríngeo, obstrução das vias aéreas superiores, 465t-466t
Abscesso de Brodie, 382-383, 693
Abscesso meníngeo, 343t
Abscesso peritonsilar, obstrução das vias aéreas superiores devido ao, 465t-466t
Abscesso pulmonar, 363
Abscesso retrofaríngeo, obstrução das vias aéreas superiores devido a, 465t-466t
Abstinência, neonatal, 204
   da cocaína, 204
   de opiáceos, 204
Abuso. *ver* Abuso infantil; Abuso físico
Abuso, vício em fármacos/drogas
   materna, 79, 205t
   neonatal, 204
   para cocaína, 204
   para opiáceos, 204
Abuso de fármacos/drogas
   após nascimento, 79
   durante gravidez, 79, 205t
   por adolescentes, 2
Abuso de substâncias
   materno
      após nascimento, 79
      durante gravidez, 79, 207t
   por adolescentes, 2, 250-251
      crônico, 251
      doença aguda devido à, 251
      overdose aguda devido a, 250, 250t-251t
      tratamento para, 251
      triagem para, 250, 250t
Abuso físico
   diagnóstico de, 70-73, 70t
   diagnóstico diferencial de, 72-73, 72t-73t
   epidemiologia do, 70
   equimoses devido ao, 70-71, 71f, 72t-73t
   fatores de risco para, 70
   fraturas devido ao, 71, 71f, 72t-73t
   hemorragia subdural devido ao, 226
   lesão abdominal devido ao, 71-72
   queimaduras devido ao, 71, 71f, 72t-73t
   realto de, 70
   trauma craniano devido ao, 72, 72f, 72t-73t
Abuso infantil, 70-74
   contusões devido ao, 70-71, 71f, 72t-73t
   definição, 70
   diagnóstico de, 70
   epidemiologia da, 70
   fatores de risco, 70
   físico, 70-73
      contusões devido à, 70-71, 71f, 72t-73t
      diagnóstico de, 70-73, 70t
      diagnóstico diferencial de, 72-73, 72t-73t
      epidemiologia do, 70
      fraturas devido ao, 71, 71f, 72t-73t, 674-675
      hemorragia subdural devido ao, 226
      lesão abdominal devido à, 71-72
      queimaduras devido à, 71, 71f, 72t-73t
      trauma encefálico devido ao, 72, 72f, 72t-73t
   lesão de imersão, devido ao, 71
   manejo de, 73-74, 74f
   prevenção do, 74
   relato de, 70
   sexual, 73
      definição, 73
      diagnóstico do
         avaliação laboratorial no, 73
         exame físico no, 73
         histórico no, 73
      epidemiologia do, 73
      infecções sexualmente transmitidas devido ao, 73
   violência doméstica e, 79-80
Abuso sexual, 73
   definição, 73
   diagnóstico de
      avaliação laboratorial no, 73
      exame físico no, 73
      histórico no, 73
   data de abuso sexual (estupro), 82
   drogas de abuso sexual (estupro), 250
   epidemiologia do, 73
   estupro, 247
      dados, 82
      definição, 247
      material forense, 247
      terapia após, 247
   fatores de risco para, 70
   infecções sexualmente transmitidas devido ao, 73
   manejo do, 73-74, 74f
   prevenção do, 74
   relato de, 70
   violência do namorado, 82
Acantose nigricans
   no diabetes melito tipo 2, 579
   síndrome de Crouzon com, 147t
Ação parácrina, de hormônios, 570, 570f
Ácaros, e asma, 275t
Acebutolol, uso materno de, 207t
Acesso, ao cuidado, 1, 3
Acesso venoso, Port-a-Cath® (sistema de acesso venoso implantado), infecções associadas à, 394
Acetaminofeno (paracetamol)
   para analgesia, 145t
   toxicidade do, 141t
Acetato de medroxiprogesterona, para puberdade tardia, 592
Acetazolamida, uso materno de, 207t
Acetoacetato, na doença da urina em xarope de bordo, 176
Aciclovir
   para herpes genital, 380-381
   para o vírus varicela-zóster, 334
Acidemia, 119-120
Acidemia glutárica tipo I, 179f, 178
Acidemia isovalérica, 178, 178f
   tratamento da, 178
   triagem neonatal para, 170t
Acidemia metilmalônica, 177-178
   manifestações clínicas de, 177-178
   tratamento da, 177-178
   triagem neonatal para, 170t
Acidemia propiônica, 178
   manifestações clínicas de, 178
   tratamento da, 178
   triagem neonatal para, 170t
Acidente vascular encefálico, 630-631
   diagnóstico diferencial do, 631
   etiologia do, 630-631, 630t
   hemorrágico, 630-631
   manifestações clínicas do, 631
   na anemia falciforme, 520, 520t

testes diagnósticos e de imagem para, 631
tratamento do, 631
Acidente vascular encefálico isquêmico arterial (AIS), 630-631
Acidente vascular encefálico silencioso, na anemia falciforme, 520
Acidente vascular hemorrágico, 630-631
Acidentes com veículos motores, 2
Ácido acetilsalicílico (Aspirina)
    para doença de Kawasaki, 304-305
    uso materno de, 207t
Ácido ascórbico, deficiência de ácido ascórbico, 96-97, 99t-100t
Ácido dimercaptosuccínico (DMSA, succímero), para intoxicação por chumbo, 143t-144t
Ácido graxo, distúrbio(s) de ácido(s) graxo(s), 179-180
    acidúria glutárica tipo II, 179-180
    deficiência de carnitina como, 183
    oxidação de ácido(s) graxo(s), 179
    triagem neonatal para, 170
    testes especializados para, 170-171
Ácido graxo, oxidação de ácido(s) graxo(s), distúrbios da, 180f, 179
    e hipoglicemia, 580t, 582
Ácido homovanílico (HVA), com neuroblastoma, 548
Ácido salicílico, para acne, 652
Ácido valproico, para estado epilético, 621-622, 622t
Ácido vanililmandélico (VMA), com neuroblastoma, 548
Acidobásico, distúrbios, 119-123
    acidose metabólica como, 120-121, 120t
        compensação apropriada durante, 120t
        diagnóstico de, 121
        etiologia da, 120-121
        intervalo (*gap*) aniônico nos, 120t, 121
        manifestações clínicas dos, 121
        tratamento da, 121
    alcalose metabólica como, 120t, 121-122
        compensação adequada durante a, 120t
        diagnóstico de, 122
        etiologia da, 121-122
        manifestações clínicas da, 122
        resistente ao cloreto, 122, 122t
        responsiva ao cloreto, 122t
        tratamento da, 122
    avaliação clínica de, 119-120
    mista, 120
    simples, 119-120
        compensação adequada durante a, 120t
Acidobásico, equilíbrio, 119
Ácido(s) graxo(s), catabolismo do, 180f, 179
Ácidos graxos livres (FFAs), na regulação da glicose sérica, 580, 581f
Acidose, 119-120
    devido à cetoacidose diabética, 575
    fetal, 189
    lática, 121
        devido a distúrbios mitocondriais, 184-185
    metabólica, 120-121
    na insuficiência renal aguda, 561
    respiratória, 120t
        aguda, 120t
        crônica, 120t
        no neonato, 210
Acidose fetal, 189
Acidose lática, 121
    devido a distúrbios mitocondriais, 184-185
Acidose metabólica, 116, 120-121, 139-141
    causas de, 118t
    compensação adequada durante a, 117t
    devido a erros inatos do metabolismo, 167-168, 169t
    devido ao envenenamento, 139-141, 141t

hipocalemia com, 116
intervalo (*gap*) aniônico na, 118t, 119, 141t
no neonato, 192, 210
Acidose tubular renal (RTA), 120
    distal, 120
    hipercalêmica, 120-121
    proximal, 120
Acidúria glutárica tipo II, 179-180
Acil-CoA desidrogenase de cadeia média (MCAD), triagem neonatal para, 170t
Acil-CoA desidrogenase de cadeia muito longa (VLCAD), triagem neonatal para, 170t
Acil-coenzima A de ácido graxo (CoA), deficiências de desidrogenase, hipoglicemia devido à, 582
Acilcarnitina, perfil da acilcarnitina, plasma, 171, 171t
Acilglicina, perfil da acilglicina, urina, 171, 171t
Acne, 652-653
    ácido azelaico, para acne, 652
    adapaleno, para acne, 652
    cística, 652-653
    microcomedo, 652
    peróxido de benzoila, para acne, 652
    por *Propionibacterium*, 652
    vulgar, 652
Acondroplasia, gene *FGFR3*, na acondroplasia, 148
Acondroplasia (ACH), bases genéticas para, 147t, 148
Acrocianose, no neonato, 201-202
Acrodermatite enteropática, 103t, 105
ACTH, hormônio adrenocoticotrópico (ACTH)
    fisiologia do, 607
    materno e fetal, 607
    na síndrome de Cushing, 611
    variações normais no, 607
Addison, doença de Addison, 611
    definição, 611
    hipoglicemia devido à, 582
    manifestações clínicas da, 611
    tratamento da, 611
ADEM (encefalomielite disseminada aguda), 345
Adenite, linfadenopatia cervical
    complicações e prognóstico para, 341-342
    diagnóstico diferencial da, 341
    epidemiologia da, 340
    estudos laboratoriais e de imagem para, 340, 341f
    etiologia de, 338-340
    manifestações clínicas de, 340
    na doença de Kawasaki, 303
    prevenção da, 344
    tratamento da, 341
Adenoide, hipertrofia da adenoide, 467
Adenoides, anatomia das, 455
Adenoma da hipófise, 570
Adenoma(s)
    células da ilhota, hiperinsulinemia devido a, 581
    hipófise, 570
    sebáceo, 612, 646
    suprarrenal, puberdade precoce devido à, 593-595
Adenoma de células da ilhota, hiperinsulinemia devido a, 581
Adenopatia, com anemia, 511
Adenosina
    na ressuscitação cardiopulmonar, 127t
    para disritmias, 490
Adesivos, 650t, 651f
ADH. *ver* Hormônio antidiurético (ADH)
Admissões hospitalares, 2
Adoção, 78
Adoção, visita pré-adoção, 78
Adolescente(s)

aborto em, 2
atraso de constituição em, 589, 590t
avaliação genética de, 155
como causa de morte em, 234, 234t
crescimento físico e desenvolvimento do, 13, 237-240
    crescimento e desenvolvimento psicológico de, 237t, 241
    desenvolvimento psicossocial de, 14-15
        inicial, 14-15
        mediano, 15
        tardio, 15
    início, 13
    para meninas (gênero feminino), 237-238, 238f-239f
    para meninos (gênero masculino), 238-240, 239f
    prevalência de doenças crônicas comuns em, 234, 234t
    relação médico-paciente com, 20
    variações normais em, 241-242
        assimetria da mama e massas como, 241, 241t
        ginecomastia como, 241t, 245-247
        leucorreia fisiológica como, 241
        menstruação irregular como, 241
cuidado do, 240-242
    exame físico no, 240, 240t
    exame pélvico no, 240-241
    inicial, 240
    médio, 240
    tardio, 240
definição, 14
direitos legais dos, 234, 237t
entrevistas de, 234-237, 237t
    comportamento de risco, 234
    confidencialidade em, 234, 237t
    ferramenta SCAG para, 235f-236f
    guia STEP para, 237f
    idade de desenvolvimento e, 234, 237t
idade de desenvolvimento do, 234, 237t
maturação sexual para, 13
pais, 77
questões nutricionais para, 90
reação ao divórcio pelo, 83
taxa de natalidade, 2
testes para doenças sexualmente transmissíveis para, 22
tomada de decisão médica, 5
transtorno(s) alimentar(es) em, 248-249, 248t
    anorexia nervosa como, 248, 248f
        epidemiologia da, 248
        manifestações clínicas e diagnóstico de, 248, 249t
        tratamento e prognóstico para, 248, 249t
    bulimia nervosa como, 248-249, 249t
    fatores de risco para, 249f
    plano inclinado, 249f
    questões que podem desencadear, 248t
    tratamento e prognóstico para, 249t
uso e abuso de substâncias pelos, 2
violência no, 80-81, 81t
visão geral e avaliação de, 234-240
Adolescente, entrevista, SCAG (*Structured Communication Adolescent Guide*), 235f-236f
Adolescente, ginecologia para a adolescente, 242-247
    abuso sexual em, 247
    contracepção na, 245-247
        abstinência para, 245
        coito interrompido para, 247
        dispositivos intrauterinos para, 246
        emergência pós-coito, 246, 247t
        esteroidal, 245-247
            adesivo contraceptivo para, 246

anel vaginal contraceptivo para, 246
contraceptivos orais combinados para, 245-246, 245t-246t
injeções hormonais e implantes para, 246
pílula ou minipílula de progesterona para, 246
método do ritmo (abstinência coital periódica) para, 247
métodos de barreira como, 247
camisinha e gel como, 247
esponja, tampões e diafragma como, 247
sexo oral e anal para, 247
gravidez na, 244-245
amenorreia como, 242-243
continuidade da, 245
diagnóstico de, 244
dismenorreia como, 242, 244
interrupção da, 245
menstruação irregular como, 241-242
sangramento uterino anormal como, 243, 243t
transtorno(s) menstrual(is) em, 242-244
Adrenarca, 589
em meninas (gênero feminino), 237-238, 238f-239f, 589
em meninos (gênero masculino), 238-240, 239f, 589
prematura, 596, 593t
Adrenoleucodistrofia (ALD), 644
bases genéticas para, 150t
ligada ao X, 642t-643t
Adrenomieloneuropatia, 644
Adução, 667t
Advisory Committee on Immunization Practices (ACIP), 318
Advocacia, 5
com problemas de desenvolvimento, 31t
AF (ataxia de Friedreich), 633
bases genéticas para, 150t
Afasia(s), 613
epilética adquirida, 621
Afasia de Broca, 613
Afogamento, 136-137
definição, 136
recente, 136
AFP (alfafetoproteína)
e mielomeningocele, 647
triagem sérica materna para, 154
Agamaglobulinemia ligada ao X, 256, 258t
Agente Delta, 369, 370t
complicações e prognóstico de, 373-374
Agentes alcalinizantes, ingestão de, 139
Agentes alquilantes, para câncer, 540t-541t
Agentes anestésicos, uso materno de, 207t
Agentes ceratolíticos, para acne, 652
Agentes simpatomiméticos
toxicidade de, 141t
uso materno de, 207t
Agentes tocolíticos, uso materno de, 207
Agorafobia, 55
Água
compartimentos de, 106, 107f
corporal total, 106
intoxicação aguda pela água, 114
na composição do corpo, 106, 107f
plasma, 106, 107f
Água corporal total (TBW), 106
compartimentos de, 106, 107f
Água do plasma, 106, 107f
Água para manutenção, ajustes em função das causas clínicas, 108, 108t
componentes da, 108t
devido à débito urinário, 108
aumentado, 108, 108t
diminuído, 108, 108t
devido à drenos cirúrgicos, 108

fonte gastrointestinal de, 108, 108t
fonte normal de, 108
AIDS, síndrome da imunodeficiência adquirida, 412-416
complicações da, 415
diagnóstico diferencial da, 413
epidemiologia da, 412
estudos laboratoriais e de imagem para, 413
etiologia da, 412
hemofilia e, 529
manifestações clínicas da, 412-413, 413t
prevenção da, 416
prognóstico para, 415-416
transmissão
horizontal, 412
vertical, 412
tratamento da, 413-415
AINEs. ver Fármacos anti-inflamatórios não esteroides (AINEs)
AIS (acidente vascular cerebral isquêmico arterial), 630-631
Alcalemia, 119-120
Alcaloides da Vinca, para o câncer, 540t-541t
Alcalose
hipocalcemia devido à, 602
metabólica, 121-122
respiratória, 120t
Alcalose metabólica, 116, 121-122
causas de, 122t
diagnóstico de, 122
etiologia de, 121-122
hipocalemia com, 116
hipoclorêmica, na estenose pilórica, 435
manifestações clínicas de, 122
resistente ao cloreto, 122, 122t
responsiva ao cloreto, 121-122, 122t
tratamento da, 122
Álcool
alcoolismo, deficiências de vitaminas e de nutrientes no, 97t
como teratógeno, 206t
defeitos congênitos relacionados ao álcool, 79
distúrbio do espectro alcoólico fetal, 79, 154
distúrbios de neurodesenvolvimento relacionados ao álcool, 79
efeitos agudos do, 250t-251t
hipoglicemia induzida pelo álcool, 580t
síndrome alcoólica fetal, 79
uso de álcool durante a gravidez, 79
ALD (adrenoleucodistrofia), 644
bases genéticas para, 150t
Aldosterona, deficiência de aldosterona, manifestações clínicas de, 609t
Alérgeno, 271
Alergia(s), 653, 657
alérgenos na, 271
alimentar, 294
com dermatite atópica, 656
complicações da, 297-298
diagnóstico de, 206t, 294-296
estudos laboratoriais e de imagem para, 294
etiologia e epidemiologia da, 294
manifestações clínicas da, 294, 295t
prognóstico e prevenção da, 298
tratamento da, 297
vômitos devido à, 423t
atopia na, 271-272
avaliação da, 271-273
avaliação diagnóstica inicial na, 272-273
exame físico na, 272
histórico na, 272
imagem diagnóstica na, 275-276
manifestações comuns na, 272
testes de triagem na, 272-273, 272t
contato, 657f, 272, 657
fármacos, 296-298

acelerada, 297
classificação da, 296, 297t
complicações da, 298
definição, 296
diagnóstico diferencial de, 297
epidemiologia da, 296-297
estudos laboratoriais e de imagem para, 297
etiologia de, 296, 297t
imediata (anafilática), 297
imunológica, 296, 297t
manifestações clínicas de, 297
não imunológica, 296, 297t
prevenção da, 298
prognóstico de, 298
tardia, 297
tratamento da, 297-298
insetos, 293-294
complicações da, 296
diagnóstico diferencial de, 293-294
epidemiologia da, 293
estudos laboratoriais e de imagem para, 293
etiologia da, 293
manifestações clínicas de, 293, 293t
prevenção da, 294
prognóstico de, 296
tratamento da, 296
reações de hipersensibilidade na, 271, 271t
doença do soro na, 271-272
reação de Arthus na, 271-272
tipo I (anafilática), 271, 271t, 289
fase tardia, 271
imediata, 271t
tipo II (citotoxicidade por anticorpos), 271, 271t
tipo III (complexo imune), 271-272, 271t
tipo IV (mediada por células, tipo tardio), 271t, 272
Alergia, aumento eritematoso, nos testes cutâneos para IgE para alérgenos específicos de in vivo, 272
Alergia, linhas de Dennie, 272
na dermatite atópica, 285-286
Alergia, olheiras alérgicas, 272, 283
Alergia, pápula central, no teste cutâneo in vivo para IgE para alérgenos específicos, 272
Alergia, picadas de abelhas, reações alérgicas a, 293
Alergia, picadas de formigas reações alérgicas a, 293
Alergia, placa na, 650t, 651f
Alergia, pregas de Dennie-Morgan, 272
na dermatite atópica, 285-286
Alergia, síndrome da alergia ao pólen e alimentos, 295t
Alergia, síndrome da alergia oral, 295t
Alergia à penicilina, determinante menor, no teste cutâneo para alergia à penicilina, 297
Alergia à penicilina, Peniciloil polilisina, nos testes cutâneos para alergia à penicilina, 297
Alergias a insetos, 293-294
Alergias de contato, 657f, 272, 658
Alerta, avaliação de, 613
Alfafetoproteína (AFP)
e mielomeningocele, 647
triagem sérica materna para, 154
Alimentação, fórmula para prematuros, 88-89
Alimentação, fórmulas à base de soja, 88-89, 88t
Alimentação, transtorno(s) alimentar(es), 248-249, 248t
anorexia nervosa como, 248, 248f
epidemiologia dos, 248
manifestações clínicas e diagnóstico de, 248, 249t
tratamento e prognóstico para, 248, 249t
bulimia nervosa como, 248-249, 249t
fatores de risco para, 249f

"ladeira" escorregadia dos, 249f
questões que podem desencadear, 248t
Alimentação à base de fórmula láctea, 88-89
 e intolerância aos carboidratos, 88t
 fórmulas à base de leite de vaca, 88-89
 fórmulas hipoalergênicas, 88t
 padrão, 88t
 prematura, 88-89
 soja, 88-89, 88t
Alimento(s), reações adversas a, 294-296
 complicações de 297-298
 diagnóstico de, 294-296, 296t
 estudos laboratoriais e de imagem para, 294
 etiologia e epidemiologia de, 294
 manifestações clínicas de, 294, 295t
 prognóstico e prevenção de, 298
 tratamento de, 297
 vômitos como, 423t
Alimentos complementares, 89
Alimentos sólidos, alimentação complementar, 89
ALL. ver Leucemia linfoide/linfoblástica aguda (ALL)
ALS (subunidade ácido-lábil), 583
ALTE, evento de ameaça à vida (ALTE), 461-462
ALTE. ver Evento que ameaça a vida (ALTE)
Altruísmo, 5
Altura, gráfico de crescimento para, 11f
Alucinógenos, efeitos agudos de, 250t-251t
Alvéolos, 455
Amamentação, 86-88
 adequação, 86
 composição do leite materno, 88-89, 88t
 contraindicações e recomendações para, 87t
 demografia, 87f
 e deficiência de micronutrientes, 97t
 e raquitismo, 102
 ingurgitamento com, 87
 exclusiva, 89
 fezes com, 86
 icterícia com, 86-87
 início e manutenção da, 2, 86, 87f
 para prevenção da obesidade, 92
 problemas comuns com, 87
 uso materno de drogas, 88
 vantagens da, 86
Ambiente, controle ambiental
 para asma, 274-275, 275t
 para rinite alérgica, 285
Ambliopia, 31
Amblyomma cajennense, 401
Ameaças, 23
Amebíase, 367
Amenorreia, 242-243
 atlética, 591
 avaliação endócrina para, 242
 histórico e exame físico para, 242
 na hiperplasia suprarrenal congênita, 242
 na síndrome de Turner, 242
 na síndrome do ovário policístico, 242
 primária, 592
  definição, 242
  etiologia da, 242
 secundária
  definição, 242
  etiologia da, 242
 terapia para, 242-243
 teste de retirada da progesterona para, 242
 tratamento da, 592
Amenorreia, teste de retirada da progesterona, para amenorreia, 242
Amenorreia atlética, 591
American Academy of Pediatrics (AAP), 64, 86
 nas imunizações, 318
Aminoácidos, distúrbios dos aminoácido(s), 174-177
 da amônia, 176-177, 176f

deficiência da argininosuccinato liase como, 177
deficiência da ornitina carbamoiltransferase como, 177
 tratamento da, 177
do metabolismo, 174
 doença da urina em xarope de bordo como, 176, 176f
 fenilcetonúria como, 174-175, 174f
 homocistinúria como, 175, 175f
 tirosinemias como, 174f, 175
que afetam os mecanismos específicos de transporte renal e, 177
 cistinúria como, 177
 síndrome de Hartnup como, 177
testes especializados para, 170-171
triagem neonatal para, 170, 170t
Aminoácidos, perfil de aminoácidos
 plasma, 171t
 urina, 171, 171t
Aminopterina, como teratógeno, 206t
Amiodarona
 na ressuscitação cardiopulmonar, 127t
 uso materno de, 207t
Amniocentese, 155
Amolecedor de fezes, para constipação funcional, 426
Amônia, eliminação da amônia, distúrbios de, 176-177, 176f
Amônia, na função renal, 553-554
Amostras de vilos coriônicos (CVS), 155
Amoxicilina
 para doença de Lyme, 397-400
 para profilaxia para endocardite, 367
 para sinusite, 350
Amoxicilina-clavulanato, para sinusite, 350
Anafilatoxinas, 288-289
Anafilaxia, 288-291
 bifásica, 291
 devido a mordidas de insetos, 293
 diagnóstico diferencial da, 290-291
 epidemiologia da, 289
 estudos laboratoriais e de imagem para, 290
 etiologia da, 288-289, 289t
 manifestações clínicas de, 289-290
 prevenção da, 291
 prolongada, 291
 tratamento da, 292f, 291
Anafilaxia, picadas de "borrachudos", anafilaxia devido a, 293
Anafilaxia, picadas de percevejos, anafilaxia devido a, 293
Anafilaxia, picadas de pulgas, anafilaxia devido aos, 293
Anafilaxia, reações anafilactoides, 288-289
Anafilaxia, reações anafiláticas de hipersensibilidade, 271, 271t, 289
Analgesia
 controlada pelo paciente, 145
 epidural, 145
Analgesia, mistura eutética de anestésicos locais (EMLA), para analgesia, 145
Analgesia controlada pelo paciente, 145
Analgesia epidural, 145
Análise dos gases sanguíneos arteriais, 459
Anaplasma phagocytophilum, 398t-400t, 401
Anaplasmose, 398t-400t, 401-402
 complicações e prognóstico para, 402
 diagnóstico diferencial da, 402
 epidemiologia da, 401
 estudos laboratoriais e de imagem para, 402f, 402
 etiologia da, 401
 manifestações clínicas da, 402
 prevenção da, 402
 tratamento da, 402

Ancilostomíase, infantil, 405t
Ancylostoma braziliense, 405t
Ancylostoma duodenale, 404, 405t
Androgênio, insensibilidade ao androgênio, síndrome completa de, 592, 606
Androgênio, resistência ao androgênio, forma completa da, 606
Androgênio, terapia com androgênio, para anemia de Fanconi, 517
Anéis vasculares, compressão traqueal devido aos, 470
Anemia, 104, 509-523
 aplásica, 517-518
  de Fanconi, 517-518
  diagnóstico diferencial de, 516t
  estudos laboratoriais da, 517
  etiologia e epidemiologia da, 517
  idiopática, 516t
  pancitopenia na, 517-518
  substituição da medula na, 517
  tratamento da, 517
 célula falciforme, 518-520
  diagnóstico laboratorial da, 513f, 520
  etiologia e epidemiologia da, 518-519, 519t
  manifestações clínicas de, 519, 520t
  tratamento da, 520
 classificação da, 509-510, 510f
 da inflamação, 514t, 515
 de Cooley, 518
  etiologia e epidemiologia da, 515t, 518
  manifestações clínicas da, 518
  tratamento da, 518
 de Fanconi, 517-518
  diagnóstico diferencial da, 516t
  etiologia e epidemiologia da, 517
  manifestações clínicas da, 516t, 517
  substituição da medula na, 517-518
  tratamento da, 517
 deficiência de ferro, 104, 510f, 513-514
  diagnóstico de, 103t, 104, 513f
  diagnóstico diferencial da, 514t
  epidemiologia da, 513, 514t
  etiologia de, 104, 510f, 513
  manifestações clínicas da, 513
  prevenção da, 514
  tratamento da, 104, 513-514
 definição, 509
 devido à doença renal crônica, 562-563
 devido ao câncer, 539t
 diagnóstico de
  exame físico na, 511, 512t
  histórico na, 511, 511t
 diagnóstico diferencial de, 513-523
 estudos laboratoriais na, 511, 513f
 etiologia da, 509-510, 510f
 fisiológica, 216
 hemolítica, 510f, 518-523
  autoimune
   diagnóstico laboratorial de, 513f, 522-523
   etiologia da, 510f, 522
   manifestações clínicas da, 522
   tratamento e prognóstico de, 523
  devido a enzimopatias, 520-521
   deficiência da glicose 6 fosfato desidrogenase como, 509-510, 513f, 520
   deficiência da piruvato cinase como, 509-510, 521
   etiologia da, 510f
  devido a hemoglobinopatias maiores, 518
   β-talassemia maior (anemia de Cooley) como, 515t, 518
   doença das células falciformes como, 518-520
   etiologia da, 510f, 518
  devido às desordens da membrana, 521

diagnóstico laboratorial das, 521
etiologia das, 510f, 521
manifestações clínicas de, 521
tratamento das, 521
devido às desordens extrínsecas dos
eritrócitos, 522-523
diagnóstico laboratorial da, 522-523, 522f
etiologia de, 522, 510f
manifestações clínicas de, 522
tratamento e prognóstico da, 523
hipocrômica, microcítica, 513-517
devido à deficiência de ferro, 510f, 513-514
diagnóstico de, 103t, 104, 513f
diagnóstico diferencial da, 514t
epidemiologia da, 513, 514t
etiologia de, 104, 510f, 513
manifestações clínicas da, 513
perniciosa, 101
prevenção da, 514
tratamento da, 104, 513-514
devido à inflamação, 514t
devido à intoxicação por chumbo, 514-515
diagnóstico diferencial de, 514t
estudos laboratoriais da, 513f
etiologia da, 509-510, 510f
talassemia menor como, 514
diagnóstico diferencial da, 514t
etiologia e epidemiologia da, 514, 515f, 515t
testes laboratoriais para, 514
tratamento da, 514
hipoplásica congênita, 516t
induzida por medicamentos, 511, 511t
macrocítica, 517
devido à pancitopenia/insuficiência medular, 517
diagnóstico diferencial de, 517
etiologia da, 517
etiologia da, 509-510, 510f
manifestações clínicas da, 507t, 510-511, 511t-512t
microangiopática, na síndrome urêmica hemolítica, 560
no neonato, 216-223
devido à diminuição da produção de eritrócitos, 216
devido à doença hemolítica, 217
devido à eritroblastose fetal (síndrome hemolítica do recém-nascido), 216-217
devido à incompatibilidade do grupo sanguíneo, 216-217
devido ao aumento da destruição dos eritrócitos, 216-218
diagnóstico diferencial de, 216, 217f
diagnóstico e tratamento/manejo da, 218-219
etiologia, 216
perda de sangue, 218
normocítica, 515-517
diagnóstico diferencial da, 516t
etiologia da, 509-510, 510f, 515
tratamento da, 515
perniciosa, 101
triagem para, 21
Anemia, histórico alimentar para anemia, 511, 511t
Anemia, morfologia eritrocitária (RBC), na anemia, 511, 513f
Anemia, perda de sangue, anemia devido à, 511
no neonato, 218
Anemia aplásica, hiperesplenismo, na anemia aplásica, 518
Anemia de Cooley, 518
etiologia e epidemiologia da, 515t, 518
manifestações clínicas da, 518
tratamento da, 518

Anemia de Fanconi, 517-518
diagnóstico diferencial da, 516t
etiologia e epidemiologia da, 517
manifestações clínicas da, 516t, 517
substituição da medula na, 517-518
tratamento da, 517
reparo do DNA, na anemia de Fanconi, 517
Anemia falciforme, cerubidina (daunorubicina) para câncer, 540t-541t
Anemia falciforme, doença cerebrovascular, na anemia falciforme, 520t
Anemia falciforme, síndrome torácica aguda, 519, 520t
Anemia hemolítica, células "em espora", na anemia hemolítica, 522
Anemia hemolítica, desordens da membrana, anemia hemolítica devido à, manifestações clínicas de, 521
diagnóstico laboratorial de, 521
etiologia de, 510f, 521
tratamento de, 521
Anemia hemolítica, enzimopatia(s), anemia hemolítica devido a, 520-521
deficiência da piruvato cinase como, 509-510, 521
deficiência de G6PD como, 509-510, 513f, 520
etiologia de, 510f
Anemia hemolítica autoimune
diagnóstico laboratorial da, 513f
etiologia da, 510f
Anemia hemolítica. ver Anemia, hemolítica
Anemia induzida por fármacos/drogas, 511, 511t
Anemia perniciosa, 101
Anemia perniciosa juvenil, 101
Anemia por deficiência de ferro. ver Anemia, deficiência de ferro
Anencefalia, 647-648
Anencéfalo, 196t
Anestesia, 52-53
Anestésicos locais, para analgesia, 145
Aneuploidia, 157-159
definição, 157
monossomias como, 158-159
definição, 157
síndrome de Turner como, 158-159
trissomias como, 157-158
definição, 157
síndrome de Down como, 157
síndrome de Klinefelter como, 158
trissomia do 13 como, 158
trissomia do 18 como, 157-158
Aneurisma(s)
artéria coronária, na doença de Kawasaki, 303-304
cerebral, na doença renal policística autossômica dominante, 568
gigante da artéria coronária, na doença de Kawasaki, 303
Anfetaminas, efeitos agudos das, 250t-251t
Angelman, SA (síndrome de Angelman), bases genéticas para, 153
Angina de Ludwig, 349
Angina de Vincent, 349
Angioedema, 288-291
agudo, 288-289
crônico, 288-289
diagnóstico diferencial do, 290-291
epidemiologia do, 289
estudos laboratoriais e de imagem para, 290, 291t
etiologia do, 288-289
físico, 288-289
hereditário, 289, 291t
manifestações clínicas de, 289-290
obstrução das vias aéreas superiores devido ao, 465t-466t

prevenção de, 291
recorrente, 290, 291t
tratamento do, 291
Angioedema hereditário (HAE), 268, 289, 291t
tipos de, 289, 291t
Angiografia, TC na embolia pulmonar, 475
pulmonar, 475
Angiomatose, encefalotrigeminal, manchas em vinho do porto, 662, 646
Angiomatose encefalotrigeminal, manchas em vinho do porto, 662, 646
Ângulo coxa-pé, 677, 677f
Ângulo de Cobb, 685, 685f
Ânions, nos fluidos corporais, 106
Aniridia, associação com tumor de Wilms, 159
Anomalias do trato urinário, 565-567
Anomalias vasculares, 661-662
Anorexia nervosa, 248, 248f
epidemiologia da, 248
manifestações clínicas e diagnóstico de, 248, 249t
puberdade tardia devido à, 591
tratamento e prognóstico para, 248, 249t
Anormalidades do sistema nervoso central (SNC)
devido a doenças de armazenamento lisossômico, 181t-182t
puberdade tardia devido a, 590, 590t, 593t
Anormalidades neurológicas estáticas, 612
Anovulação, 243
Anrinona, para insuficiência cardíaca, 501t
Ansiedade, GAD. ver Transtorno de ansiedades generalizado (GAD)
Ansiedade, transtorno(s) de ansiedade, 55-59
comorbidades, 55t
comum, características do, 55t
diagnóstico e diagnóstico diferencial de, 55t
epidemiologia do, 55t
generalizado
critérios de diagnóstico para, 56t
definição, 55-56
inespecífico, 57
início, 55t
manejo do, 58
prognóstico do, 55t
transtorno de estresse agudo como, 57
transtorno de estresse pós-traumático
critérios de diagnóstico para, 57t
definição, 55-59
transtorno de pânico, 55
crise de pânico, 55
critérios de diagnóstico para, 56t
tratamento do, 58
Ansiedade com estranhos, 14
Antagonistas do ácido fólico, como teratógenos, 206t
Antagonistas do receptor H2, para refluxo gastroesofágico, 432t
Antecedentes infantis, das condições de saúde do adulto, 1
Anti-histamínicos
para dermatite atópica, 655
para rinite alérgica, 284
primeira geração, 284
segunda geração, 284
para urticária e angioedema, 291
Anti-histamínicos H1, para urticária e angioedema, 291
Anti-inflamatórios não esteroides, fármacos anti-inflamatórios não esteroides (AINEs)
para artrite idiopática juvenil, 308
sangramento GI devido aos, 427t
Antiarrítmicos, fármacos antiarrítmicos, 490t
Antibiótico, bloqueio do antibiótico, 395
Antibióticos, 655
para acne, 652
oral, 652
tópico, 652

para câncer, 540t-541t
para fibrose cística, 477-478
para pneumonia, 364
tópico
para acne, 652
para dermatite atópica, 655
Antibióticos, tratamento anti-infeccioso, 323-324
absorção oral no, 324
antagonismo no, 325
definitivo, 323
empírico ou presuntivo, 323
interações fármaco-fármaco no, 325
localização e natureza da infecção e, 324
propriedades farmacocinéticas do, 324
sinergismo no, 325
susceptibilidade a fármacos no, 323
Anticolinérgicos
para asma, 276
toxicidade dos, 141t
Anticorpo(s) antinuclear(es)
manifestações da, 303t
na artrite idiopática juvenil, 306
no lúpus eritematoso sistêmico, 309-310
Anticorpos, autoanticorpos
manifestações dos, 303t
no lúpus eritematoso sistêmico, 309
Anticorpos, doença(s) de deficiência de anticorpos, 256-258
agamaglobulinemia como, 256, 258t
autossômica recessiva, 256
ligada ao X, 256, 258t
deficiência de IgA como, 257, 258t
deficiência de subclasses de IgG como, 257, 258t
hipogamaglobulinemia transitória da infância como, 257, 258t
imunodeficiência variável comum como, 256, 258t
características clínicas da, 256
etiologia de, 256, 257f
patogênese da, 256
síndrome da deficiência de anticorpos como, 257-258, 258t
Anticorpos, reações de hipersensibilidade e citotoxicidade por anticorpos, 271, 271t
Anticorpos, síndrome da deficiência de anticorpos, 257-258, 258t
Anticorpos antifosfolipídicos, e trombose, 531
Antidepressivos, para desordem somatoforme, 54
Antidepressivos tricíclicos (TCAs), 58-59
Antidepressivos tricíclicos, toxicidade dos, 141t
Antígeno do fator de von Willebrand (vWF), 530
Antígenos Rh, sensibilização do Rh
manejo da, 217
materna, 205t
prevenção da, 218
Antileucotrienos, inibidores da síntese de leucotrienos, para asma, 275-276
Antileucotrienos, modificadores de leucotrienos, para asma, 275-276
Antimetabólitos, para câncer, 540t-541t
Antimicrobianos, antagonismo de fármacos antimicrobianos, 325
Antimicrobianos, propriedades farmacocinéticas dos fármacos antimicrobianos, 324
Antioxidante, 101
Antraz, 398t-400t
Anúria, 108
devido à doença renal, 554t
terapia com fluidos para, 108, 108t
Ânus
constipação devido a, 426t
deslocado anteriormente, constipação devido a, 426t
imperfurado, 439-440
Ânus imperfurado, 439-440
constipação devido a, 426t

Aorta
fetal, exame com Doppler da, 189
primórdio, na tetralogia de Fallot, 495
Aorta, estenose da aorta, 494
estudos de imagem da, 494
etiologia e epidemiologia da, 494
manifestações clínicas da, 494
tratamento da, 494
Aorta fetal, exame com Doppler da, 189
Apendicite, 443-444
dor abdominal devido a, 420t
estudos laboratoriais e de imagem para, 443-444, 448t
etiologia e epidemiologia da, 443
manifestações clínicas de, 443
tratamento da, 444
vômitos devido a, 423t
Apgar, exame de Apgar, 194, 194t
Aplasia, crise(s) aplásica(s)
na anemia falciforme, 519, 520t
na anemia hemolítica crônica, 517
transitória, devido ao eritema infeccioso, 333
Aplasia eritrocitária (RBC), congênita pura, 516, 516t
Apneia, 463-464
categorias de, 463t
central, 215, 463
da prematuridade 215-216, 463, 463t
definição, 215, 463
etiologia da, 463, 463t
mista, 215
obstrutiva, 215, 463
do sono, 463, 463t
etiologia da, 463
tratamento da, 463-464
Apneia, índice apneia-hipopneia (AHI), 463
Apneia obstrutiva do sono (OSA), 49, 49t, 463, 463t
Apófise, 667t
Apofisite, calcâneo, 683
Apofisite do calcâneo, 683
Aquecimento lento da criança, 17
Ara-C (citosina arabinosídeo), para câncer, 540t-541t
Arco, alto, 683
Área superficial corporal total (TBSA), 138
Ariboflavinose, 97
Arritmia sinusal, 488
Arritmias. ver Disritmia(s)
Arritmias cardíacas. ver Disritmia(s)
Arritmias, contrações atriais, prematuras, 489
Arritmias, disritmias atriais, 489
Arritmias, fibrilação atrial, 489
Arritmias, Flutter atrial, 489, 490t
Arritmias, marca-passo atrial, 489
Artelhos, para dentro; In-toeing, 676-677
causas comuns de, 676t
devido à anteversão femoral, 676
devido à torsão tibial interna, 676-677, 677f
tratamento da, 677
Artelhos com desvio lateral, (Out-toeing), 677
causas comuns de, 677
devido à torsão tibial externa, 677
Artéria inominada anômala, 470
Artéria inominada, compressão traqueal devido ao, 470
Artérias umbilicais, exame com Doppler da, 189
Arthus, reação de Arthus, 271-272
Articulação, distúrbios articulares, 34-35
Articulação, espaço articular, 668f
Articulação, hipermobilidade articular, 313, 313f, 313t
Articulações, achados no líquido sinovial, nas várias doenças articulares, 385t
Artrite
de Lyme, 385t

devido à febre reumática, 502
idiopática juvenil. ver Artrite idiopática juvenil (AIJ)
infecciosa (supurativa, séptica), 384-386
complicações e prognóstico para, 389
diagnóstico diferencial de, 308t, 385-386
epidemiologia da, 384
estudos laboratoriais e de imagem de, 385
etiologia de, 384, 384t
manifestações clínicas de, 384-385
prevenção da, 389
tratamento da, 387-389, 388t-389t
na dermatomiosite juvenil, 313
na púrpura de Henoch-Schönlein, 302-303
nas doenças reumáticas, 299
no lúpus eritematoso sistêmico, 309
pós-estreptocócica, 307t
reativa, 308t, 384-385, 384t-385t
Artrite idiopática juvenil (JIA), 305-308
apresentação clínica da, 305-307, 306f, 306t
complicações da, 308
diagnóstico diferencial de, 300t, 307-308, 307t-308t
epidemiologia da, 305
espondiloartropatias, 306t, 307
estudos laboratoriais e de imagem para, 307, 385t
etiologia da, 305
oligoarticular, 306, 306f, 306t
poliarticular, 306-307, 306t
prognóstico para, 308
sistêmica, 306t, 307
tratamento da, 308
Artrite idiopática juvenil, artrocentese para artrite idiopática juvenil, 307
Artrite idiopática juvenil, terapia de "ligação" na artrite idiopática juvenil, 308
Artrite pós-estreptocócica (PsA), 307t
Artrite reumatoide juvenil (JRA). ver Artrite idiopática juvenil (JIA)
Artrogripose múltipla congênita, 162
Artroplastia, 667t
Artroscopia, 667t
Artrotomia, 667t
Asa do nariz, 161t
Ascaridíases, 405
intestinal, 405t
pulmonar, 405
Ascaris lumbricoides, 405, 405t
Ascites
com doença hepática crônica, 448, 448t
urinária, 566
Asfixia
intrauterina, 194
no neonato
acidose metabólica devido à, 191
efeitos da, 191, 193t
etiologia de, 192, 194t
lesão hipóxica-isquêmica devido à, 191
pálida, 202
Asma, 273-282, 470
cardiogênica, 359
complicações da, 278, 280f
diagnóstico de, 470
diagnóstico diferencial da, 274, 274t-275t
vs. bronquiolite, 359
epidemiologia da, 273
estado asmático na, 278
estudos laboratoriais e de imagem da, 274
etiologia da, 273
fatores que contribuem para a gravidade da, 273-274, 275t
insuficiência respiratória devido a, 128
manifestações clínicas da, 273-274
monitoramento da, 279, 281f
persistente, 282t, 276, 277f

prevenção da, 279-282, 281f
prognóstico para, 282t, 278-279
tratamento da, 274-276
  abordagem para, 276
    etapas, 276, 277f-278f
    exposição mínima ao alérgeno na, 274-275, 275t
    agentes anticolinérgicos como, 276
    agonistas de curta ação b2 como, 276
    corticosteroides orais como, 276
    medicações de alívio rápido, 276
    medicações de controle de longo prazo na, 275-276
    agonistas de longa ação b2 como, 276
    corticosteroides inalatórios como, 275-276, 279f
    modificadores de leucotrienos como, 275-276
    omalizumab, 276
    teofilina, 276
  orientações para automanejo para, 279, 281f
    aderência ao, 282
    pico de fluxo de monitoramento, 279-282
    plano de ação escrito, 282, 280f
    para exacerbações, 276, 277f
    regra dos dois para, 276
  tríade, 284
Asma, abordagem passo a passo, para o manejo da asma, 276, 277f-278f
Asma, aeroalérgenos, na asma, 274
Asma, agonistas β2, para asma
  curta ação, 276
  longa ação, 276
Asma, albuterol, para asma, 276
Asma, alergenos de baratas, e asma, 275t
Asma, antagonistas do receptor de cisteinil leucotrieno para asma, 275-276
Asma, beclometasona HFA, para asma, 279f
Asma, budesonida DPI para asma, 279f
Asma, budesonida inalatória para asma, 279f
Asma, DPIs (inaladores de pó seco), 460
Asma, hiper-responsividade das vias aéreas, na asma, 273
Asma, inaladores de pó seco (DPIs), 460
Asma, pelos de animais e asma, 275t
Asma, regra de Dois, para asma, 276
Asma, remodelação das vias aéreas, na asma, 273
Asma, terapia com aerossol, 460
Asma, teste de alergia cutâneo, para asma, 274
Asma, tratamento ascendente, para asma, 276, 277f-278f
Asma, tratamento decrescente, para asma, 276, 277f-278f
Asparaginase, para câncer, 540t-541t
Aspartilglicosaminúria, 181t-182t
Aspergillus, 475
Aspergilose broncopulmonar alérgica (ABPA)
  na fibrose cística, 475
  vs. asma, 274
Aspiração, de corpo estranho, 471
  epidemiologia da, 471
  estudos diagnósticos para, 471
  manifestações clínicas da, 471
  prevenção da, 471
Associação, na dismorfologia, 161
Astrocitoma
  células gigantes subependimal, 646
  prognóstico para, 549t
Astrocitomas de células gigantes subependimal, 646
Ataque de pânico, 55, 56t
Ataxia, 615
  apendicular, 631
  cerebelar aguda pós-infecciosa, 632-633
  com problemas de desenvolvimento, 28t
  de Friedreich, 633
  bases genéticas para, 150t
  definição, 631-633
  devido a erros inatos do metabolismo, 633
  devido à intoxicação por fármacos, 632
  devido à labirintite aguda, 633
  devido à síndrome opsoclono mioclono paraneoplásica, 633
  devido a tumores encefálicos, 633
  devido ao neuroblastoma, 633
  etiologia da, 632-633
  manifestações clínicas da, 631-632
  síndromes hereditárias, 632t
  tronco, 631
Ataxia-telangiectasia, 260-261, 261t, 633
  gene *ATM*, 260-261
Atelectasia, 458t
  na síndrome da angústia respiratória, 211
Atenolol, uso materno de, 207t
Atetose, 637
Atividade física, 2
  para obesidade, 92, 92t
Atopia, 271-272
Atopia, marcha atópica, 653
Atresia biliar, 444, 448
Atresia biliar extra-hepática, 444
Atresia coanal, 283t, 284
Atresia coanal, associação CHARGE, atresia coanal na, 284
Atresia coanal, estenose/atresia coanal, 196t
  obstrução das vias aéreas superiores devido à, 467
Atresia da tricúspide, 497, 497f
  desvio (*shunt*) bidirecional cavopulmonar para atresia da tricúspide, 497
  procedimento de Blalock-Taussig, para atresia da tricúspide, 497
  procedimento de Fontan, para atresia da tricúspide, 497
  procedimento de Glenn, bidirecional, para atresia da tricúspide, 497
Atresia duodenal, 196t, 439
Atresia esofageana, 433-434, 433f
Atresia ileal, 196t
Atresia intestinal, 438-439
  estudos laboratoriais e de imagem para, 439
  etiologia e epidemiologia da, 438
  manifestações clínicas de, 439
  tipos de, 439f
  tratamento da, 439
  vômitos devido a, 423t
Átrio, defeito do septo atrial (DSA), 492, 492f
Átrio, defeitos do canal atrioventricular, 493, 493f
Atrofia, 651t
Atrofia muscular espinal (SMA), 614, 624-625
  estudos laboratoriais e diagnósticos para, 625
  etiologia da, 624-625
  manifestações clínicas da, 625
  tratamento da, 625
Audição, avaliação auditiva, 614
Audição, com problemas de desenvolvimento, 28t
Audição, complicações educacionais, por problemas de audição, 33t
Audição, condução, perda auditiva via, 203
Audição, convecção, perda de audição via, 203
Audição, evaporação, perda auditiva via, 203
Audição, intervenção da audição, para problemas de desenvolvimento, 30
Audição, problemas de audição, 32-34
  complicações do desenvolvimento neurológico e comportamental da, 32-33, 33t
  etiologia de, 32-33, 33t
  intervenções para, 34
  níveis de, 33t
Audição, resposta auditiva do tronco encefálico (ABR), 33

Autismo, 63-64
  comorbidades com, 64
  critérios de diagnóstico para, 65t
  etiologia de, 64
  triagem para, 18-19, 64
Autismo, DSA(s) (distúrbios do espectro do autismo), 63
Autismo, Modified Checklist for Autism in Toddlers (M-CHAT), 18-19
Autismotranstornos do espectro do autismo (DSAs), 63
Autoaperfeiçoamento, 4
Autoconhecimento, 4-5
Autoimune, Síndrome poliglandular autoimune, 599
Autonomia, 5
  na primeira infância, 14
  na tomada de decisão de término da vida, 9
Autossomos, 146
Avaliação
  da criança, 20
  de crianças com necessidades especiais, 26-36
    avaliação da equipe multifacetada para problemas complexos na, 26-29
     cognitivos, 27, 29t
     do ambiente social, 29
     educacional, 27-29
     médico, 26, 27t
     motor, 26
     psicológico, 27, 29t
     tomada do histórico na, 26, 27t
    devido à paralisia cerebral, 35-36, 35t-36t
    devido a problemas de audição, 32-34, 33t
    devido a problemas de fala e linguagem, 34-35, 34t
    devido a problemas de visão, 31-32
    devido ao retardo mental, 31, 31t-32t
    manejo de problemas de desenvolvimento na, 29-30
    intervenção de equipe interdisciplinar para, 30, 31t
    intervenção no conjunto de cuidados primários para, 29-30, 30t
    princípios do aconselhamento para, 30
Avaliação nutricional, 23
Azitromicina
  para faringite por estreptococos, 349t
  para infecção por *Chlamydia*, 380
Azotemia pré-renal, devido ao choque, 132

B

Babésia, 396, 398t-400t
Babesiose, 398t-400t
Babinski, reflexo de Babinski, 613t
Babinski, resposta de Babinski, 615
Babinski, sinal de Babinski, 200-201
Bacillus anthracis, 398t-400t
Bacteremia, 374
  associada ao cateter, 395
  febre e, 324-325
  na síndrome nefrótica, 557-558
  oculta, 325
  zoonótica, 398t-400t
Baqueteamento digital, 457
  na fibrose cística, 475
Barbitúricos, uso materno de, 207t
Barreira hematoencefálica, quimioterapia e, 541
Bartonella henselae, 339-340, 398t-400t
Baterias de Button, ingestão de, 139
Baterias, ingestão de, 139
Baylisascaris procyonis, 405, 405t
Beijo de Anjo, 662
Beneficência, 5
  na tomada de decisão de término da vida, 9
Benzoato de sódio, para hiperamonemia, 177
Benzodiazepínicos, 58-59, 82

para estado epiléptico, 621-622, 622t
uso materno de, 207t
Beribéri, 97, 98t
Beribéri infantil, 97
Beribéri úmido, 97
Bexiga neurogênica, refluxo vesicoureteral devido à, 565
Bexiga urinária, obstrução da saída da bexiga urinária, 566
Bicarbonato de sódio, 127
Bilharzíase, 406-407
Bilirrubina
  conjugada direta, 219
  em crianças amamentadas, 86-87
  não conjugada indireta, 219
  no feto, 219
  produção de, 219
Bilirrubina, encefalopatia da bilirrubina, 220-221
Bilirrubina, síndrome de Crigler-Najjar, hiperbilirrubinemia devido ao, 219
Bilirrubina diglucuronida, 219
Biliverdina, 219
Biópsia
  intestino delgado, para doença celíaca, 442
  pulmonar, 460
    transbrônquica, 459
  renal, para insuficiência renal aguda, 561
  retal, para doença de Hirschsprung, 440
Birras e temperamento, 39-40, 40f
Blefarite, 387, 388t-389t
Bleomicina para câncer, 540t-541t
Bloqueio cardíaco, 489
  completo congênito, 489
  Mobitz tipo I (Wenckebach), 489, 490t
  Mobitz tipo II, 490t
  primeiro grau, 489
  terceiro grau, 489
Boca. *ver também* Cavidade oral
  do neonato, 199
  mamadeira, 429
Boca de garrafa, 429
Boca de trincheira, 349
Bócio, endêmico, materno, 205t
Bolha, 650t, 651f
Bombas de insulina, 576-577
Bordetella coqueluche, 356
Bordetella paracoqueluche, 356
Borellia lonestari, 397, 398t-400t
Borrelia, febre relapsa devido a, 398t-400t
Botulismo infantil, 627
Bracelete MedicAlert
  para reações adversas aos medicamentos, 298
  para anafilaxia, 291
  para alergia alimentar, 298
  para alergias a insetos, 296
Braço, lesões do plexo braquial, 691
  no neonato, 202-203
Bradicardia, fetal, 189
Braquicefalia, 161t
Braquidactilia, 161t
Brometo de hexametônio, uso materno de, 207t
Brometo de ipratrópio
  para asma, 276
  para rinite alérgica, 284
Brometos, uso materno de, 207t
Broncoespasmo, 458t
Broncopneumonia, 358-359
Broncopulmonar, displasia broncopulmonar (BPD), 213-214, 471
Broncoscopia, 459
Bronquiectasia, 363, 469
  na síndrome de Kartagener, 472
Brônquio(s), principal anatomia do, 455
Brônquio, tronco principal, anatomia do, 455
Bronquiolite, 357-358, 471
  complicações e prognóstico para, 363
  definição, 357
  diagnóstico diferencial de, 362
  epidemiologia da, 357
  estudos laboratoriais e de imagem da, 361-362
  etiologia da, 357
  manifestações clínicas de, 357-358
  obliterante, 363
  prevenção da, 363-364
  tratamento da, 362
Bronquiolite, RSV (vírus sincicial respiratório), bronquiolite devido a, 357
  crupe devido a, 354
Brucela, 398t-400t
Brucelose, 398t-400t
Bulimia nervosa, 248-249, 249t
Bullying, 80-81
BUN (nitrogênio da ureia do sangue), 109, 555
  na desidratação, 108-111
  na insuficiência renal aguda, 562
Bursite, supurativa, 385-386

C

Cabeça, malformações congênitas da, 161t, 162
Cadeias ramificadas dos aminoácidos, metabolismo das, 176f
Calásia, 387
Calásia, *vs*. vômitos, 422
Calcidiol, 102
Calcifediol, 99t-100t
Cálcio, deficiência de cálcio, 103
Calcitriol, 102
  na função renal, 553
Cálculo biliar, devido à anemia, 511
Cálculo da bexiga urinária, 567
Cálculo do trato urinário, 567-569
Cálculo renal, 567
Cálculo urinário, 567
Caminhar, 668
Camisinha ou preservativos, 247
Campilobacteriose, 398t-400t
Camptodactilia, 161t
Campylobacter jejuni, 398t-400t
  diarreia devido a, 366t, 367
  e síndrome de Guillain-Barré, 625
Câncer
  avaliação para, 534-536, 535f
    avaliação diagnóstica inicial no, 535-536
      acompanhamento mínimo, 542t
      imagem diagnóstica no, 536, 542t
      testes de triagem no, 535-536
    diagnóstico diferencial no, 535
    em crianças
      epidemiologia do, 534, 535f
      exame físico no, 534
      histórico no, 534, 536t
      manifestações comuns do, 534, 537t
    diagnóstico diferencial do, 535
    emergências com, 538, 539t
    fatores de risco para, 534
    manifestações comuns do, 534, 537t
    prevenção do, 538
Câncer, tratamento do câncer, 538-541
  cirurgia como, 538
  efeitos adversos do, 542t, 541
  outras formas de, 541
  para emergências oncológicas, 538, 539t
  quimioterapia como, 539-541
  radioterapia como, 541
Cancro, 380
Cancroide, 376, 377t
Candida albicans, candidíase, 337t
  mucocutânea crônica, 261, 261t
  vulvovaginal, 375t
Candida albicans, dermatite da fralda por Cândida, 658
Candida albicans, infecção por *Candida albicans*, orofaríngea, 431
Candidíase mucocutânea crônica, 261, 261t
Candidíase mucocutânea crônica, gene regulador autoimune (AIRE), na candidíase mucocutânea crônica, 261
Candidíase vulvovaginal, 378t
Canto, 161t
Cânula nasal, 460
Cânula nasal de alto fluxo (HFNC), 460
Capacidade de concentração da urina, 554
Capnocytophaga canimorsus, 398t-400t
Captopril
  para insuficiência cardíaca, 501t
  uso materno de, 207t
Caput succedaneum, 202
Capuz cervical (FemCap™), 247
Capuz do berço, 657, 658f
Caquexia, 94t
  grave, 94t
Carboidrato, distúrbio(s) do carboidrato, 172-174
  deficiência de galactocinase como, 173-174
  doenças de armazenamento do glicogênio como, 172-173, 172t, 173f
  frutosúria como, 176
  galactosemia como, 173-174, 173f
  intolerância hereditária à frutose como, 176
  triagem neonatal para, 170t
Carboidrato, intolerância aos carboidratos, fórmula para, 88t
Carboplatina, para câncer, 540t-541t
Carbúnculo, 336, 651f
Carcinoma de tireoide, 601
Carcinoma hepatocelular, fatores de risco para, 536t
Carcinoma medular de tireoide, 601
Carcinoma medular renal, fatores de risco para, 536t
Cardiologia, bloqueio cardíaco completo, 490t
Cardiologia, bloqueio cardíaco de primeiro grau, 489, 490t
Cardiologia, bloqueio cardíaco de segundo grau, 489, 490t
Cardiologia, bloqueio cardíaco de terceiro grau, 489
Cardiologia, bulha, segundo som cardíaco (S2), 482
  anormal, 483t
  com atresia da tricúspide, 497
  na tetralogia de Fallot, 495
  no retorno venoso pulmonar anômalo total, 498
  no tronco arterioso, 497
Cardiologia, bulha S_1 (primeiro som cardíaco), 482
Cardiologia, bulha S_2 (segundo som cardíaco), 482
Cardiologia, bulha S_3 (terceiro som cardíaco), 482
Cardiologia, bulha S_4 (quarto som cardíaco), 482
Cardiologia, cliques, auscultação de, 482
Cardiologia, cliques de ejeção, devido à estenose da aorta, 494
Cardiologia, complexo QRS, 484
Cardiologia, contrações atriais prematuras, 489
Cardiologia, contrações ventriculares prematuras (PVCs), 489, 490t
Cardiologia, defeito venoso do seio, 492
Cardiologia, desvio (*shunt*) esquerda para direita, 491
Cardiologia, desvio da direita para esquerda, 491
Cardiologia, *flutter*, atrial, 489, 490t
Cardiologia, fluxo ventricular esquerdo (LVOT) obstrução, síncope devido ao, 488t
Cardiologia, intervalo QT, 484
Cardiologia, lesões estenóticas obstrutivas, doença cardíaca congênita devido a, 491

Cardiologia, monitoramento da velocidade cardíaca fetal, 189
Cardiologia, murmúrios diastólicos, 484
Cardiologia, murmúrios pansistólicos devido a defeito septal ventricular, 491, 491f
Cardiologia, síndrome pós-pericardiotomia, 504
Cardiologia, sopro, murmúrio de Still, 484t
Cardiologia, sopros, murmúrios sistólicos, 482-483
   ejeção, 482-483
      devido à estenose da aorta, 494
      no retorno venoso pulmonar anômalo total, 498
      no tronco arterioso, 497
Cardiologia, sopros, murmúrios vibratórios, 484t
Cardiologia, terceiro som cardíaco (S3), 482
Cardiologia, valva *flutter*, 460
Cardiologia, vegetações na endocardite infecciosa, 364
Cardiomegalia
   devido à cardiomiopatia, 503-504
   na coarctação da aorta, 494
   na síndrome do coração esquerdo hipoplásico, 499
Cardiomiopatia(s), 184, 502 -504, 503t
Cardiomiopatia, hemodinâmica, para cardiomiopatia(s), 503t
Cardiomiopatia(s) dilatada(s), 502
   estudos de imagem da, 503-504
   etiologia da, 502
   manifestações clínicas da, 502
   tratamento da, 504
Cardiomiopatia(s) hipertrófica(s), 502
   estudos de imagem da, 503-504
   etiologia da, 502
   manifestações clínicas da, 502
   tratamento da, 504
Cardiomiopatia(s) restritiva(s)
   estudos de imagem de, 503-504
   etiologia da, 502
   manifestações clínicas da, 502
   tratamento da, 504
Cardiopatia cianótica, materna, 205t
Cardiopatia, congênita
   acianótica, 491-494, 491t
      coarctação da aorta como, 494
      defeito do coxim endocárdico, 493
      defeito do septo atrial como, 492, 492f
      defeito septal ventricular como, 491-492, 491f
      ducto arterioso patente como, 492-493, 492f
      estenose da aorta como, 494
      estenose pulmonar como, 493-494
      etiologia e epidemiologia, 491
   cianótica, 495-499
      atresia da tricúspide como, 497, 497f
      complicações extracardíacas da, 500t
      retorno venoso pulmonar anômalo total, 498, 498f
      síndrome do coração esquerdo hipoplásico como, 498-499, 498f
      tetralogia de Fallot como, 495-496, 496f
      transposição das grandes artérias como, 496-497, 496f
      tronco arterioso como, 497-498
   ductal-dependente, 196t
   síndromes de malformação congênita associadas à, 482t
Cardioversão, 127
   na ressuscitação cardiopulmonar, 127, 127t
   sincronizada, para disritmias, 490
Cardite, devido à febre reumática, 502, 503t
Cáries, 429-430
   dentárias, 429-430
   epidemiologia e tratamento da, 429
   etiologia de, 429

   mamadeira, 429
   prevenção da, 429-430
Cariótipo, 158-159
Carnitina(s), plasma, 171t
Carrapato, 396
Carrapato da madeira, 401
Carrapato de patas negras ocidental, 396
Carrapato do cão, 401
Carrapato marrom do cão, 401
Carrapatos de patas negras, 396
Cartilagem aritenoide, anatomia da, 455
Cartilagem articular, 668f
Cartilagem epifisária, 668f
Carvão ativado, para descontaminação gastrointestinal, 142-143
Carvão ativado, para intoxicação, 142-143
Carvedilol, para insuficiência cardíaca, 501t
Caspa, 657
Catapora, 333-335
   complicações e prognóstico para, 335
   definição, 333-334
   diagnóstico diferencial de, 334
   epidemiologia da, 334
   estudos laboratoriais e de imagem para, 334
   etiologia de, 333-334
   manifestações clínicas da, 334
   prevenção da, 335
   tratamento da, 334-335
Catarata
   e problemas de desenvolvimento, 28t
   na galactosemia, 173
Cateter central, infecções associadas ao, 394
Cateter central inserido perifericamente,
   infecções associadas à, 394
   para nutrição parenteral, 113
Cateter de Broviac, infecções associadas aos, 394
Cateter *Infuse-a-Port* (sistema de acesso venoso implantado), infecções associadas à, 394
Cateter venoso central
   infecções associadas ao, 394, 395f
   para nutrição parenteral, 113
Cateter venoso periférico, infecções associadas ao, 394
Cateteres de Hickman, infecções associadas aos, 394
Cateteres intravenoso (IV), infecções associadas aos, 394
Cateteres IV (intravenoso), infecções associadas aos, 394
Cateteres urinários, infecções associadas aos, 395-396
Cateteres vasculares, infecções associadas aos, 394
Cateterização cardíaca, na avaliação do sistema cardiovascular, 486f, 486
Cátions, nos fluidos corporais, 106
Cattell Infant Intelligence Scale, 29t
Cavidade oral, 429-430
   candidíase, 433-434
   cáries, 429-430
   dentes decíduos e permanentes, 429, 429t
   efeitos das doenças sistêmicas na, 429
   fenda labial e palatina, 431-433
CCHS (síndrome da hipoventilação central congênita), 463
Cefaleia, 616-618
   aguda, 617t
   após lesão encefálica, 639
   crônica
   diária, 617t
   estudos diagnósticos para, 617-618, 617f
   etiologia e epidemiologia da, 616
   manifestações clínicas de, 617, 617t
   não progressiva, 617t
   padrão temporal de, 617, 617t
   progressiva, 617t

   recorrente, 617t
   tratamento da, 620
Cefaleia tipo tensional, 617
Cefalexina, para faringite estreptocócica, 349t
Cefaloematoma, 659t
   no neonato, 202
Cefalosporinas, reação alérgica a, 296-298
Cefalotina, uso materno da, 207t
Cefixime
   após abuso sexual, 247
   para gonorreia, 379
   para infecção por *Chlamydia*, 380
Cefotaxime, para meningite, 343-344
Ceftriaxona
   após abuso sexual, 247
   para doença de Lyme, 397-400
   para gonorreia, 379
   para meningite, 343-344
   para oftalmia neonatal gonocócica, 389
   para otite média, 352
Cefuroxima axetil, para otite média, 352
Cegueira, legal, 31
Cegueira noturna, 101
Cegueira para cores, bases genéticas para, 151t
Células bolhosas, 513f
Células de Reed-Sternberg, 545
Células falciformes, 513f
Células malignas, infiltração da medula óssea por, anemia devido a, 515-516
Células megacariocíticas, na hematopoiese, 506
Células mieloides, na hematopoiese, 506
Células polimorfonucleares, como mecanismo de defesa pulmonar, 456
Células-tronco progenitoras pluripotenciais, na hematopoiese, 506
Celulite, 335-336
   orbitária, 350, 388t-389t
   pós-septal, 388t-389t
   pré-septal (periorbitária), 350, 388t-389t
Censura, 23
Ceratite, 175, 386, 388t-389t
Ceratoconjuntivite, epidêmica, 386
Ceratose pilar, 272
   na dermatite atópica, 285-286
Cérebro, abscesso encefálico, aumento da pressão intracraniana devido a, 640
Cérebro, doenças encefálicas, e doenças degenerativas, 645
Cérebro, edema encefálico, difuso, 641
Cérebro, glioma do tronco encefálico, prognóstico para, 548, 548t
Cérebro, herniação encefálica, 636-637, 636t
   bilateral, 636t
   cerebelar, 636t
   subfalciana, 636t
   transtentorial, 636-637, 636t
   uncal, 636-637, 636t
Cérebro, lesão encefálica, traumática. *ver* Trauma encefálico
Cérebro, malformações congênitas do, 647-649
Cérebro, tumor(es) encefálico(s), 546-548
   ataxia devido a, 633
   aumento da pressão intracraniana devido a, 547, 640
   complicações do, 547
   diagnóstico diferencial de, 547
   epidemiologia de, 546
   estudos laboratoriais/de imagem de, 547, 547f
   etiologia do, 546
   manifestações clínicas de, 546-547
   primário, 546
   prognóstico para, 547-548, 549t
   secundário, 546
   tratamento de, 547
   vômitos devido a, 423t
Cervicite mucopurulenta, 376t

Cervicite, não gonocócica, 379
Cestodas, 404
Cestodas/vermes achatados, 407t, 404
  equinococose devido a, 407
  neurocisticercose devido a, 407
Cetirizina, para rinite alérgica, 284
Cetoacidose diabética, 573-578
Cetoacidose diabética, herniação cerebral, devido à cetoacidose diabética, 575
Cetoacidúria, cadeia ramificada, 176
Cetogênese
  hipoglicemia devido a desordens da, 582
  na regulação da glicose sérica, 580, 581f
  no diabetes melito não dependente de insulina, 573
Cetose
  devido a defeitos na via do propionato, 177-178
  devido a erros inatos do metabolismo, 168
CGH (hibridização genômica comparativa), 159
Chá de *Cimifuga Racemosa* (erva de São Cristóvão) (*Blue cohosh*), uso materno de, 207t
Chiado, 457
  definição, 469
  devido à doença das vias aéreas inferiores, 469
  diagnóstico diferencial de, 359, 469t
Chlamydia trachomatis, 376, 379-380
  características clínicas de, 376t
  diagnóstico de, 379-380
  doença inflamatória pélvica devido a, 379
  e gonorreia, 376t
  epidemiologia da, 379
  infecção congênita por, 230t, 233
  patogênese da, 379
  pneumonia devido a, 359, 363t
  tratamento da, 380
Chlamydophila pneumoniae, pneumonia devido a, 359, 363t
Choque, 125-126, 129-133
  aquecimento, 131
  cardiogênico, 125-126, 130
    etiologia do, 129-130, 130t
    manifestações clínicas de, 130-131
  classificação do, 130t
  complicações do, 132
  dissociativo, 130
    etiologia do, 129-130, 130t
    manifestações clínicas do, 130-131
  distributivo, 130
    etiologia do, 129-130, 130t
    manifestações clínicas de, 130-131
  estudos laboratoriais e de imagem de, 131
  etiologia e epidemiologia, 129
  hipovolêmico, 125-126, 129-130
    etiologia do, 129-130, 130t
    manifestações clínicas do, 130-131
  obstrutivo, 130
    etiologia do, 129-130, 130t
    manifestações clínicas do, 130-131
  prevenção do, 133
  prognóstico do, 132
  tratamento do, 131-132
    princípios gerais do, 131
    ressuscitação com fluidos no, 131-132
    salvamento renal, 132
    suporte cardiovascular no, 132
    suporte respiratório, 132
    terapêutica direcionada aos órgãos, 131-132
Choque, no neonato, 202
Choque, saturação de oxigênio venoso misto, no choque, 131
Choro
  de cólica, 37-39
  duração do, 37
  frequência do, 37
  intensidade do, 37
  no desenvolvimento normal, 37, 37f
  por neonatos, 37f
Chumbo, ingestão materna de, 207t
Chumbo, pontilhamento basofílico, devido à intoxicação por chumbo, 514-515
Cianeto, toxicidade do, 141t
Cianose, 495-496
  central, 201-202
  com angústia respiratória, 495t
  crise de; "*Hipoxic spells*", na tetralogia de Fallot, 495-496
  devido à insuficiência respiratória, 128
  no neonato, 201-202, 201t, 209
  periférica, 482
  perioral, 482
  sem angústia respiratória, 495t
Cicatriz, 651t
Cicatriz renal, devido ao refluxo vesicoureteral, 565
Ciclo da ureia, 176f
Ciclo enzoótico, 396
Ciclofosfamida
  para câncer, 540t-541t
  para dermatomiosite juvenil, 313
  para lúpus eritematoso sistêmico, 311
Ciclosporina
  para dermatite atópica, 655
  para dermatomiosite juvenil, 313
CID. *ver* Coagulação intravascular disseminada (CID)
Cifose, 688
  avaliação clínica de, 684
  classificação da, 684t
  congênita, 688
  de Scheuermann, 688, 688f
  postural, 688
Cifose de Scheuermann, 688, 688f
  achados radiológicos clássicos, 688
  tratamento da, 688
Cinetose, doença do movimento, vômitos devido à, 423t
Circulação, estado circulatório, 124
  na avaliação cardiopulmonar rápida, 125t
  na ressuscitação do neonato, 196
  ressuscitação cardiopulmonar, 124
Circunferência da cabeça (HC)
  com problemas de desenvolvimento, 28t
  gráfico de crescimento para, 11f
  na avaliação neurológica, 612
  pontos de referência para, 10, 10t
Cirrose, 448
  ácido cis-retinoico, para neuroblastoma, 549
Cirurgia toracoscópica auxiliada por vídeo (VATS), para efusão pleural, 480
Cisplatina, para câncer, 540t-541t
Cisticerco, 407, 407t
Cistinose
  na síndrome de Fanconi, 120
  nefropática, 181t-182t
Cistinúria, 177
Cistite, 372
Cisto(s), 650t, 651f
  duplicação
    sangramento GI devido à, 427t
    vômitos devido à, 423t
  ganglionar, 693
  laríngeo, 468
  leptomeníngeo, 638
  ósseo, 693-694, 693t-694t
    aneurismático, 693t-694t
    unicameral (simples), 693t-694t
  ovariano, puberdade precoce devido à, 593t, 595, 595t
  pancreático, pseudo-, 451-452
  poplíteo (de Baker), 679-680
Cisto de Baker, 679-680
Cisto leptomeníngeo, 638
Cisto ósseo aneurismático, 693t-694t
Cisto poplíteo, 679-680
Cistograma nuclear (NCG), para refluxo vesicoureteral, 565
Cistograma por radionuclídeo, para refluxo vesicoureteral, 565
Cistos de duplicação
  sangramento GI devido a, 427t
  vômitos devido a, 423t
Cistos de ovário, puberdade precoce devido a, 593t, 595, 595t
Cistos ganglionares, 693
Cistos laríngeos, 468
Cistos ósseos, 693-694, 693t-694t
  aneurismático, 693t-694t
  unicameral (simples), 693t-694t
Cistouretrografia miccional (VCUG), 557
  para infecção do trato urinário, 373
  para refluxo vesicoureteral, 565
Citomegalovírus (CMV)
  infecção congênita por, 230t, 231
  no indivíduo imunocomprometido, 391
  pneumonia devido a, 359
Citosina arabinosídeo (Ara-C) para câncer, 540t-541t
Citrato de magnésio
  para constipação funcional, 46t
  para intoxicação/envenenamento, 143
Clamídia, corpos reticulados, na infecção por *Clamídia*, 379
Claudicação, criança que manca, 668, 669t
Clindamicina, para acne, 652
Clinodactilia, 161t
Clonidina, para TDAH, 42t
Clonorchis sinensis, 406t
Clonorquíase, 406t
Cloreto de potássio (KCl)
  na perda gastrointestinal, 108t
  nos fluidos de manutenção, 107
Cloreto de sódio, para deficiência de 21-hidroxilase, 609-611
Cloroquina, para malária, 404
CMV (citomegalovírus)
  infecção congênita por, 230t, 231
  no indivíduo imunocomprometido, 391
  pneumonia devido a, 359
CO_2 (dióxido de carbono)
  expiração final, 459
  na fisiologia pulmonar, 455
  na ressuscitação cardiopulmonar, 126
  no equilíbrio ácido-básico, 119
Coagulação, 509, 510f
  intravascular disseminada, 528, 530-531
    devido a microangiopatia trombótica, 528
    devido ao câncer, 539t
    diagnóstico diferencial de, 531t
    etiologia da, 530, 530t
    manifestações clínicas da, 531, 531t
    no neonato, 222
    tratamento da, 531
Coagulação, distúrbio(s) da coagulação, 523-531
  coagulação intravascular disseminada (CID) como, 528, 530-531
  com insuficiência hepática fulminante, 448t
  diagnóstico diferencial de, 526-531
  doença de von Willebrand como, 529t, 530
  etiologia e epidemiologia da, 523, 525f, 526t
  hemofilia como, 528-530
  manifestações clínicas de, 507t, 524
  no neonato
    etiologia e patogênese de, 223
    manifestações clínicas e diagnóstico diferencial de, 222-223
    sangramento GI devido à, 427t

testes laboratoriais para, 524-526, 526t
trombose como, 531, 531f
Coagulação, distúrbios dos fatores da coagulação, 528
 coagulação intravascular disseminada (CID) como, 530-531, 530t-531t
 doença de von Willebrand como, 529t, 530
 etiologia dos, 528
 hemofilia como, 528-530
 trombose como, 531, 531f
Coagulação, estado hipercoagulável, comum, 526t
Coagulação, via extrínseca da coagulação, 523, 525f
Coagulação, fatores da, 222
 na hemostase, 523, 525f
Coagulação intravascular disseminada (CID), 530-531
 devido à microangiopatia trombótica, 528
 devido ao câncer, 539t
 diagnóstico diferencial da, 531t
 etiologia da, 530, 530t
 manifestações clínicas da, 531, 531t
 no neonato, 222
 tratamento da, 531
Coagulação, retração do coágulo, 523, 524f
Coagulação, via intrínseca, da coagulação, 523, 525f
Coagulação, vias da coagulação, 523, 525f
Coágulo arterial, 524
Coalisão do tarso, 682-683
 avaliação radiológica de, 683
 calcaneonavicular, 682-683
 manifestações clínicas de, 683
 talocalcânea, 682-683
 tratamento da, 683
Coarctação da aorta, 494
 angioplastia por balão, para coarctação da aorta, 494
 costelas, na coarctação da aorta
 pulso femoral, na coarctação da aorta, 494
Cocaína, 82, 87t
 efeitos agudos da, 250t-251t
 vício e abstinência neonatal, 2
 uso de cocaína durante gravidez, 79
Coceira, 405
Cóclea, implantes cocleares, 34
COCs. ver Contraceptivos orais combinados (COCs)
Codeína, para analgesia, 145t
Códon, 146
Colaboração, 5
Colangiopancreatografia endoscópica retrógrada (ERCP), 453
Colecalciferol, 102
Colecistite, dor abdominal devido à, 420t
Colelitíase, dor abdominal devido à, 420t
Colestase, 444-447
 crônica, 449
 deficiências de vitaminas e de nutrientes com, 97t
 definição, 444
 diagnóstico diferencial de, 445f
 estudos laboratoriais e de imagem para, 444, 446f, 446t
 etiologia e epidemiologia da, 444
 manifestações clínicas de, 444
 tratamento da, 444-447
Colesterol, clivagem da cadeia lateral do colesterol (CYP11A1)
 enzima, na hiperplasia suprarrenal congênita, 608f
Colesterol, triagem para colesterol, 22, 22t
Cólicas, 37-39
 diagnóstico diferencial de, 38-39
 epidemiologia das, 37

etiologia das, 37
exame físico de, 38
manifestações clínicas das, 38, 38f
no desenvolvimento normal, 37
prevenção da, 39
prognóstico para, 39
tratamento das, 39
Colinérgicos
 toxicidade dos, 141t
 uso materno de, 207t
Colite
 alérgica, sangramento GI devido à, 427t
 pseudomembranosa, sangramento GI devido à, 427t
 Trichuris, 405t
 ulcerativa, 440
  epidemiologia e etiologia da, 440
  estudos laboratoriais e de imagem para, 440-441, 441t
  manifestações clínicas da, 440, 441t
  tratamento da, 441-442
Colite, ácido 5-aminosalicílico (5-ASA mesalamina) para colite ulcerativa, 441-442
Colite, fármacos aminosalicilatos para colite ulcerativa, 441-442
Colite pseudomembranosa, sangramento GI devido à, 427t
Colite ulcerativa (UC), 440, 441t
 5-ASA (5 ácido aminosalicílico), para colite ulcerativa, 441-442
 azatioprina, para colite ulcerativa, 44
 balsalazida, para colite ulcerativa, 441-442
Coloboma da íris, na síndrome do olho de gato, 160
Colonopatia fibrosante, devido à lipase, 478
Coloração da pele, no sistema de avaliação cardiovascular, 482
Columela, 161t
Coluna, 684-690
 deformidades da, 684-685
  avaliação radiológica da, 685
  cifose como, 688
   avaliação clínica da, 684
   cifose postural, 688
   classificação da, 684t
   congênita, 688
   de Scheuermann, 688, 688f
  classificação da, 684t
  escoliose como, 685-687. ver também Escoliose
  manifestações clínicas de, 684
 disquite como, 690
 do neonato, 200
 dor lombar, 689, 689t
 espondilólise e espondilolistese, 689-690
 torcicolo, 688-689
Coluna cervical, lesões da coluna cervical, 639
Coluna cervical, protetor cervical (protetor de Lea), 247
Coluna lombossacral, pelos sobre, 197
Coluna lombossacral, tufos de pelos, sobre a coluna lombossacral, 197
Coluna vertebral/medula espinal, anomalias congênitas da, 647
 diastematomielia, 647
  etiologia e manifestações clínicas de, 647
  tratamento e prevenção da, 647
 estudos diagnósticos de, 647
Coma
 avaliação do, 634-636
 causas de, 142t
 definição, 634, 635t
 devido a erros inatos do metabolismo, 167t
 devido ao envenenamento, 139
 diagnóstico laboratorial e de imagem do, 635t, 637

etiologia do, 636
manifestações clínicas do, 636-637, 636t
prognóstico do, 637
tratamento do, 637
Coma, Escala de Coma de Glasgow, 133, 134t, 635, 639
Comedão, 650t, 651f, 652
Comitê de ética hospitalar, 7, 9
Compaixão, 4
Compensação metabólica, adequada, 120
Complemento, avaliação do complemento, no angioedema, 291t
Complemento, cascata de componentes do complemento, 267f
Complemento, deficiência de C3, 268
Complemento, deficiência do inibidor de esterase C1, adquirida, 291t
Complemento, ensaios do complemento, 258
Complemento, inibidor C1, estudos laboratoriais do, 268-269
Complemento, proteínas do complemento, 263
 distúrbios das, 268
Complemento, sistema complemento, 266-269, 267f
 distúrbios do, 263
 estudos laboratoriais para, 268-269
 etiologia do, 267-268
Complemento, teste CH50, 268
Complemento, via alternativa, da ativação do complemento, 267-268, 267f
Complemento, via clássica da ativação do complemento, 267-268, 267f
Complemento, via da lecitina, da ativação do complemento, 267-268, 267f
Complemento, vias do complemento, 263, 267f
Complementodo inibidor C1, 268
 tratamento da, 269
Complexo de ataque à membrana (MAC), 267-268, 267f
Complexo de Ghon, 408, 410
Comportamento, avaliação do comportamento, questões na, 19-20
Comportamento, CBT (terapia comportamental cognitiva)
 para transtorno bipolar, 61
 para transtorno obsessivo-compulsivo, 62-63
 para transtornos somatoformes, 54
Comportamento, complicações do comportamento, na deficiência auditiva, 33t
Comportamento, controle indesejável, 23, 24t-25t
Comportamento, escala de comportamento adaptativo, 29t
Comportamento, Escala de Comportamento Adaptativo da American Association on Mental Retardation (AAMR), 29t
Comportamento, métodos cognitivos-comportamentais, 54
Comportamento, problemas comportamentais com problemas de desenvolvimento, 31t
 contexto dos, 19, 19t
 triagem para, 16
Comportamento, questões comportamentais, avaliação das, 20
Comportamento, terapia cognitivo-comportamental (CBT), para transtorno obsessivo-compulsivo, 62-63
Comportamento psicossocial, modificação do, 15
Comportamento sedentário, e obesidade, 92
Composição do corpo, fluidos e eletrólitos na, 106, 107f
Compressão da medula espinal, devido ao câncer, 539t
Compressão traqueal extrínseca, 470
Compulsões, 62, 62t
Comunicação, 5

Comunicação, distúrbios de comunicação, 34-35, 34t
Concussão(ões), 637-638
Condiloma acuminado, 338, 376, 383
 características clínicas do, 378t
 diagnóstico do, 381
 patogênese do, 384
 tratamento do, 381
Condiloma plano, 380
Condrite, *Pseudomonas*, 382
Condrólise, 680
Confiança, 4
Confidencialidade, 6
 na entrevista do adolescente, 234
 limitada, 5
 HIPAA na, 5-6
Conhecimento, limite(s), conhecimento de, 4-5
Conjuntivite
 aguda, 386, 387t
 bacteriana, 387, 388t-389t
 complicações e prognóstico para, 389
 diagnóstico diferencial de, 387-389
 epidemiologia da, 387
 estudos laboratoriais e de imagem de, 387
 etiologia de, 386-387
 gonocócica, 387
  complicações da, 389
  neonatal, 386-387, 388t-389t
   manifestações clínicas de, 387, 388t
   tratamento da, 388t
 hiperpurulenta, 387
 inclusão, 387, 388t
 manifestações clínicas da, 387, 388t
 neonatal, 386-387, 388t-389t
  diagnóstico diferencial da, 387-389
  epidemiologia da, 387
  etiologia de, 386-387
  gonocócica, 387
  manifestações clínicas da, 387, 388t
  por clamídia, 387
   complicações da, 389
   epidemiologia da, 387
   manifestações clínicas da, 387, 388t
   tratamento da, 388t, 389
  tratamento da, 389
 neonatal, clamídia, 233
 por clamídia, 233, 387
 prevenção da, 389
 profilaxia para, 389
 tratamento da, 388t, 389
 tratamento da, 389
 viral, 386, 388t-389t
Conjuntivite, adenovírus, conjuntivite devido à, 386
Conjuntivite gonocócica, 387
 complicações da, 389
 manifestações clínicas da, 387
 neonatal, 388t-389t
 profilaxia para, 389
 tratamento da, 388t
 tratamento da, 389
Conjuntivite por Clamídia, 233, 387
 complicações da, 389
 epidemiologia da, 387
 manifestações clínicas de, 387, 388t
 tratamento da, 388t, 389
Consanguinidade, e herança autossômica recessiva, 154
Consciência
 definição, 634
 depressão da, transitória, recorrente, 637
 transitórios, recorrentes, 637
 transtornos da, 634-637
  aguda, 634-637, 635t
   avaliação da, 634-636

 diagnóstico laboratorial e de imagem de, 635t, 637
 etiologia de, 636
 manifestações clínicas da, 636-637, 636t
 prognóstico de, 637
 tratamento da, 637
Constipação, 425-426
 avaliação e tratamento da, 426
 características que diferenciam, 425-426
 crônica, educação em relação à, 45t
 definição, 425
 diagnóstico diferencial de, 425, 426t
 funcional, 44-46
  avaliação de, 426
  complicações da, 46
  definição, 44, 425
  diagnóstico diferencial de, 45, 425, 426t
  epidemiologia da, 44
  etiologia de, 44
  manifestações clínicas de, 44-45
  prevenção da, 46
  tratamento da, 45-46, 426
   desimpacção, 46t
   treinamento comportamental, 45-46
Constipação, atraso de desenvolvimento, constipação devido a, 425, 426t
Constipação, constrições colônicas, constipação devido a, 426t
Constipação, estenose anal, constipação devido à, 426t
Constipação funcional, bisacodil para constipação funcional, 47t
Constipação funcional, leite de melaço, para constipação funcional, 46t
Constipação funcional, lubrificante, para constipação funcional, 47t
Constipação, má formações crônicas, constipação devido a, 426t
Constipação funcional, pó de polietileno glicol (MiraLAX) para constipação funcional, 47t
Constipação funcional, supositório de glicerina, para constipação funcional, 47t, 46t
Constipação funcional, treinamento comportamental, para constipação funcional, 45-46
Consultas para o bem-estar, 15-16
 avaliação nutricional nas, 23
 cronograma de medidas preventivas nas, 15-16, 17f
 cuidado odontológico, 23
 imunizações nas, 23
 orientação antecipatória, 23-25, 24t-25t
 proporcionar o melhor desenvolvimento nas, 23-25
 questões de segurança, 23
 testes de triagem na, 17f, 21-22
  para anemia, 21
  audição e visão, 21
  neonato, 21
  para infecções sexualmente transmissíveis, 22
  para colesterol, 22, 22t
  para tuberculose, 22, 22t
 tópicos para, 15-16, 16t
Contenção, 675
Continência, 567
Continência urinária, 567
Contracepção, 245-247
 abstinência para, 245
 coito interrompido para, 247
 dispositivos intrauterinos para, 246
 emergência pós-coito, 246, 247t
 esteroidal, 245-247
  adesivo de contraceptivo para, 246
  anel vaginal contraceptivo para, 246

 contraceptivos orais combinados para, 245-246, 245t-246t
 injeções hormonais e implantes para, 246
 pílula ou minipílula de progesterona para, 246
 método do ritmo (abstinência coital periódica) para, 247
 métodos de barreira como, 247
  camisinha e gel como, 247
  esponja, capuz, e diafragma como, 247
 sexo oral e anal para, 247
Contracepção, adesivo contraceptivo, 246
Contracepção, anel vaginal contraceptivo (NuvaRing), 246
Contracepção, dispositivo de cobre intrauterino (ParaGard), 246
Contracepção, emergência pós-coito contracepção, 246, 247t
Contracepção de emergência, Levonorgestrel (Plan B®), para contracepção de emergência pós-coito, 246
Contracepção de emergência, Plano B (levonorgestrel), para contracepção de emergência pós-coito, 246
Contracepção esteroidal, 245-247
 adesivo contraceptivo para, 246
 anel vaginal contraceptivo para, 246
 contraceptivos orais combinados para, 245-246, 245t-246t
 injeções hormonais e implantes para, 246
 pílula ou minipílula de progesterona para, 246
Contraceptivo, NuvaRing (anel vaginal contraceptivo), 246
Contraceptivos orais
 combinados, 245-246
  contraindicações para, 245t
  perda do, 246t
 pílula ou minipílula de progesterona para, 246
Contrações ventriculares, prematuras, 489, 490t
Contratilidade miocárdica, na insuficiência cardíaca, 500
Contraturas articulares, com problemas de desenvolvimento, 28t
Contusão cerebral, 638, 638t
Contusão, encefálica, 638, 638t
Contusão, pancada, 691
Convulsão(s), 662, 141, 618-623
 atônica, 620
 ausência, 620
  atípica, 620
   devido a erros inatos do metabolismo, 167t
 avaliação laboratorial e diagnóstico de, 622
 classificação da, 618, 619t
 clônica, 619-620
 com problemas de desenvolvimento, 31t
 depressão de consciência devido a, 637
 diagnóstico diferencial de, 618, 620t
 estado epilético com, 621-622
  tratamento da, 622t
 etiologia e epidemiologia da, 618, 618t-619t
 febril, 620
  complexa ou atípica, 620
  simples, 620
 focal, 618-619
  complexa parcial, 618-619
  simples, 618
 generalizada, 619-621
 impacto, 639
 jacksoniana, 618-619
 mioclônica, 620
 na síndrome de Sturge-Weber, 662, 646-647
 não epilética, 53
 nas síndromes de epilepsia, 619t, 621
 neonatal, 224-227
  avaliação diagnóstica de, 225-226
  benigna familiar, 225

características clínicas de, 225, 225t
clônica focal, 225t
diagnóstico diferencial de, 225, 225t
mioclônica, 225t
tônica focal, 225t
tônica generalizada, 225t
tratamento da, 226
pós-traumática, 639
pseudo-, 620-621
sem epilepsia psicogênica, 620-621
simples febril, 620
tônica, 619-620
tônico-clônica, 619-620
tratamento de longo prazo para, 622-623, 622t
tratamento imediato da, 621-622, 629f
Convulsões atônicas, 620
Convulsões de ausência, 620
atípicas, 620
Convulsões febris, 620
complexas ou atípicas, 620
simples, 620
Convulsões por impacto, 639
Coordenação dos movimentos, 615
Coqueluche, 356
estágio catarral, 356
estágio de convalescência da 356
estágio paroxístico, síndrome da coqueluche, 356-357
Cor pulmonale, 473
Coração
do neonato, 200
e problemas de desenvolvimento, 28t
normal, 486f
Coração, ausculação, 482
de cliques, 482
de sons cardíacos, 481
contínuos, 484
diastólico, 484
ejeção, 482-483
frequência, 483
holossistólica (pansistólica, regurgitação), 482-483
intensidade, 483t
normal ou inocente, 484, 484t
sistólica, 482-483
dos sons cardíacos, 482
Coração, avaliação cardiopulmonar, rápida, 125t
Coração, avaliação sistema cardiovascular, 481-486
exame físico na, 481-484
auscultação, 482
cliques, 482
inspeção, 482
palpação, 482
sons cardíacos, 482
sons cardíacos/murmúrios cardíacos, 481
contínuos, 484
diastólico, 484
ejeção, 482-483
frequência/batimento, 483
holossistólica (pansistólica, regurgitante), 482-483
intensidade da, 483t
normal ou inofensiva, 484
sistólica, 482-483
histórico na, 481, 481t-482t
testes laboratoriais e de imagem na, 484-486
cateterização cardíaca como, 486f, 486
ecocardiografia como, 486f, 485-486
eletrocardiografia como, 484, 485f
oximetria de pulso como, 484
radiografia torácica como, 484-485, 485f
Coração, bloqueio cardíaco completo congênito, 489
Coração, defeito no coxim endocárdico, 493, 493f
Coração, doença cardíaca congênita, 157

acianótica, 491-494, 491t
coarctação da aorta como, 494
defeito do coxim endocárdico como, 493
defeito do septo atrial como, 492, 492f
defeito septal ventricular como, 491-492, 491f
ducto arterioso patente como, 492-493, 492f
estenose da aorta como, 494
estenose pulmonar como, 493-494
etiologia e epidemiologia da, 491
cianótica, 495-499
atresia da tricúspide como, 497, 497f
com policitemia, 527
complicações extracardíacas da, 500t
retorno venoso pulmonar anômalo total, 498, 498f
síndrome do coração esquerdo hipoplásico como, 498-499, 498f
sintomas presentes na, 495t
tetralogia de Fallot como, 495-496, 496f
transposição das grandes artérias como, 496-497, 496f
tronco arterioso como, 497-498
ductal dependente, 196t
síndromes de malformação congênita associadas à, 482t
Coração, insuficiência cardíaca, 499-501
curva de função ventricular na, 499-500, 499f
devido à cardiomiopatia dilatada, 502
estudos de imagem de, 502
etiologia e epidemiologia da, 499-500
por idade, 500t
manifestações clínicas de, 501-502
tratamento da, 501
Coração, parada cardiopulmonar, 126-127
dano hipóxico-isquêmico na, 126, 126t
fármacos para, 127
intubação endotraqueal para, 126
manejo circulatório para, 126
manejo das vias aéreas para, 126
resultado da, 126
Coração, redução da sobrecarga
para cardiomiopatia, 504
para defeito septal ventricular, 491-492
para insuficiência cardíaca, 501t, 502
Coração, ressuscitação cardiopulmonar (CPR), 126
circulação na, 126
desfibrilação e cardioversão na, 127t
fármacos na, 127, 127t
necessidade para, 125t
respiração na, 126
vias aéreas na, 126
Coração, silhueta cardíaca, 484-485, 485f
Coração, síncope cardíaca, 488t
Coração, síncope do seio da carótida, 488t
Coração, sobrecarga, na insuficiência cardíaca, 500, 500t
Coração, sons cardíacos, 482, 483f
com atresia da tricúspide, 497
no neonato, 200
no retorno venoso pulmonar anômalo total, 498
no tronco arterioso, 497-498
Coração, sopro da carótida, 484t
Coração, suporte cardiovascular, para choque, 132, 132t
Coração, tecido do coxim endocárdico, 491
Coração, velocidade cardíaca
do neonato, 196
na insuficiência cardíaca, 499-500, 500t
Cordão umbilical
clampeamento,, 216
cuidado do, 191
Cordas vocais, anatomia da, 455-456
Cordocentese, 189

Coreia, 633-634
devido à febre reumática, 502, 503t
Coreoatetose, 637
Coriomeningite linfocítica, 398t-400t
Corioretinite, com problemas de desenvolvimento, 28t
Córnea, distúrbios da córnea, devido a doenças de armazenamento lisossômico, 181t-182t
Córnea, nebulosidade da córnea, com problemas de desenvolvimento, 28t
Córnea, reflexo da córnea, 614
Cornetos nasais, 455
Coroidite, 388t-389t
Corpo estranho(s), 468
esofageano, 434
infecções associadas a, 324
no nariz, 284
no olho, 388t-389t
obstrução das vias aéreas superiores devido a, 465t-466t
vs. bronquiolite, 359
vulvovaginite devido a, 375t
Corpos cetônicos
formação de, 180f, 179
na cetoacidose diabética, 573, 575f
na doença da urina em xarope de bordo, 176
Corpos de Heinz, na deficiência de G6PD, 520
Corrimento vaginal
fisiológico, 374, 375t
vs. infecções sexualmente transmissíveis, 377t-378t
Corticosteroides, 654
oral, 276
para anemia hemolítica autoimune, 523
para artrite idiopática juvenil, 308
para asma
inalatórios, 275-276, 279f
para dermatite atópica, 654
sistêmicos, 655
tópico, 287, 654
para dermatomiosite juvenil, 313
para hemangioma laríngeo, 468
para lúpus eritematoso sistêmico, 311
para rinite alérgica, 284
para urticária e angioedema, 291
tópico, 655
complicações da, 655
para dermatite atópica, 287, 654
uso materno de, 207t
Corticotropina, 607
Cortisol, deficiência de cortisol
e crescimento, 584t
hipoglicemia devido à, 582
manifestações clínicas da, 609t
Cortisol, excesso de cortisol, e crescimento, 584t
Cortisol, insuficiência de cortisol, 607
Cortisol, proteína liberadora de cortisol, 607
Cortisol, variações normais em, 607
Cotovelo, 692-693
babá, 692, 692f
doença de Panner do, 692
lesão de jogadores, 692-693
Pequena Liga, 692
subluxação da cabeça do rádio, 692, 692f
Cotovelo, lesão da Pequena Liga do, 692
Cotovelo de babá, 692, 692f
Coxiella burnetii, 398t-400t
CP. *ver* Paralisia cerebral (PC)
CPAP. *ver* Pressão positiva contínua das vias aéreas (CPAP)
CPR. *ver* Ressuscitação cardiopulmonar (CPR)
CPS (*Child Protective Services*/Serviços de Proteção à Criança), 70
Cr. *ver* Creatinina
Crânio, dismorfologia craniofacial, 161t, 162
Crânio, do neonato, 198-199

Crânio, suturas do neonato, 198-199
Craniofaringioma
  hipopituitarismo devido à, 573
  prognóstico para, 549t
  puberdade tardia devido à, 590
Craniossinostose, 612, 648
  bases genéticas para, 147t
Craniossinostose não sindrômica, bases genéticas para, 147t
Craniotabes, 198-199
  no raquitismo, 102
Cravos, 652
Cravos brancos, 652
Creatina, biossíntese da creatina, transtornos da, 171
Creatinina, concentração da creatinina na desidratação, 109
Creatinina (Cr)
  na insuficiência renal aguda, 562
  plasma, 555
Creatinina, eliminação da, 555
Creatinina plasmática, 555
Crescimento, anormalidades do crescimento, 584-588
  estatura curta como. *ver* Estatura curta
Crescimento, atraso constitucional
  estatura baixa devido a, 585-586, 586f, 587t
  no crescimento e adolescência, 589, 590t
Crescimento, deficiência de androgênio, e crescimento, 584t
Crescimento, desaceleração do crescimento, 12
Crescimento, efeitos hormonais no crescimento, 584t
Crescimento, excesso de androgênio, e crescimento, 584t
Crescimento, fatores de crescimento, mecanismos de ação dos, 570f
Crescimento, gráficos de crescimento
  para altura, 11f
  para circunferência da cabeça, 11f
  para índice de massa corporal, 11f
  para peso, 11f
Crescimento, ingestão calórica, e crescimento, 10-12
Crescimento, insuficiência no crescimento
  com anemia, 511
  definição, 584, 586f
  na doença renal crônica, 562-563
  testes de triagem para, 588t
Crescimento, lesão de crescimento, classificação de Salter-Harris da, 670-671, 671f
Crescimento, meninas, crescimento e desenvolvimento das, 237-238
Crescimento, meninos, crescimento e desenvolvimento dos, 238-240
Crescimento, padrões de crescimento, 583, 586f
  avaliação de, 10, 12t
Crescimento, placa de crescimento, 668f
Crescimento, preparação de fórmula, para insuficiência no crescimento, 69t
Crescimento, problemas de crescimento (FTT), 67-69
  causas dos, 68t
  complicações dos, 69
  critérios de diagnóstico para, 67
  definição, 67
  diagnóstico e manifestações clínicas dos, 67-69
  epidemiologia dos, 67
  etiologia dos, 67, 68t
  tratamento dos, 69, 69t
Crescimento, síndrome de super-crescimento, 162
Crescimento da placa epifisária, 381
Crescimento de pelos púbicos
  em meninas (gênero feminino), 237-238, 238f-239f
  em meninos (gênero masculino), 238-240, 239f

Crescimento e desenvolvimento, 583-588
  dos ossos, 667, 668f
  desaceleração do crescimento, 12
  crescimento pós-natal acelerado, 12
  atraso constitucional no, 589, 590t
  definição, 10
  efeitos hormonais no, 584t
  medidas no, 583-584
  de adolescentes, 237-240
    para sexo feminino, 237-238, 238f-239f
    para sexo masculino, 238-240, 239f
    variações normais no, 241-242
      assimetria da mama e massas como, 241, 241t
      ginecomastia como, 241t, 245-247
      leucorreia fisiológica como, 241
      menstruação irregular como, 241
  pontos de referência para, 10, 10t
  normal, 10-15, 583-584
  desordens no, 10, 12
Crescimento fetal, 188, 189t
Crescimento físico e desenvolvimento. *ver* Crescimento e desenvolvimento
Crescimento pós-natal acelerado, 10-12, 96
Cretinismo, 103t
  endêmico, 5
  mixedematoso, 103t
CRH (hormônio liberador de corticotropina), 607
Criança fácil, 17
Crianças
  difíceis, 17
  questões nutricionais para, 89, 90t
  triagem da audição e visão em, 21
Crimes violentos, 3
Crioprecipitado, 532t
Criptorquidismo, 568
Crise de sequestro esplênico, na anemia falciforme, 519, 520t
Crise dolorosa, na anemia falciforme, 519
Crise hemolítica, na anemia falciforme, 520t
Critério de Jones, para febre reumática, 501, 503t
Critérios físicos, para maturidade do neonato e idade gestacional, 197, 197f
Crohn, CD. *ver* Doença de Crohn (CD)
Cromatina, 146
Cromatografia de oligossacarídeos, urina, 171t
Cromossomo(s), 146
Cromossomo, análise cromossômica, 163
  na avaliação genética, 159
Cromossomo, síndromes de duplicação cromossômica, 160
  duplicação invertida do cromossomo 15 como, 160
  síndrome dos olhos de gato como, 160
Cromossomo 15, duplicação invertida, 160
Cromossomo 22q11.2, síndromes de deleção do cromossomo 22q11.2, 159-160
Cromossomo X, 146
Cromossomo Y, 146
Cromossomos sexuais, 146
Cross-dressing, 75
Crupe, 354-356, 467
  complicações e prognóstico para, 357
  diagnóstico diferencial do, 354
  espasmódico
    bacteriano, 354
    obstrução das vias aéreas superiores devido ao, 465t-466t
  estudos laboratoriais e de imagem de, 354, 355f
  etiologia e epidemiologia do, 354
  manifestações clínicas do, 354, 355t
  membranoso, obstrução das vias aéreas superiores devido ao, 465t-466t
  obstrução das vias aéreas superiores devido ao, 465t-466t
  tratamento do, 354-356

Cryptosporidium parvum, diarreia devido a, 366t, 367
Cuidado avançado, 7
Cuidado da ferida, para queimaduras, 138-139
Cuidado de suporte
  para câncer, 541
  para intoxicação/envenenamento, 142
  para síndrome de Stevens-Johnson e necrólise epidérmica tóxica, 665
Cuidado em saúde
  pediátrico, 1-4
    alteração da morbidade e, 3
    cultura e, 3-4
    desafios, 1
    disparidades em saúde, 3
    outras questões que afetam os, 2-3
    panorama dos 1-2
Cuidado em saúde pediátrica, 1-4
  morbidade e, 3
  desafios atuais, 1
  disparidades na saúde, 3
  panorama do, 1-2
  outras questões em saúde que afetam a, 2-3
  cultura e, 3-4
Cuidado paliativo, 7-9
  acesso a cuidado abrangente, 7
  compromisso com a melhora da qualidade, 8
  condições adequadas para, 7
  metas do, 7
  modelo integrado, 7-8
  perda no, 8
  princípios, 7-8
  questões culturais, religiosas e espirituais em relação a, 9
  recursos interdisciplinares, 8
  suporte para cuidadores, 8
Cuidados, cobertura dos cuidados de saúde, 1-2
Cuidados, equipe dos cuidados de saúde, 1
Cuidados, *Health Care Quality Improvement Act*, 4
Cuidados, *Health Insurance Portability and Accountability Act* (HIPAA), 5-6
Cuidados, manutenção da saúde e visitas, 13, 15-16
  avaliação nutricional na, 23
  cuidados odontológicos na, 23
  imunizações na, 23
  medidas de prevenção na, 17f, 15-16
  orientações antecipatórias na, 23-25, 24t-25t
  propiciando o melhor desenvolvimento na, 23-25
  questões de segurança em, 23
  testes de triagem na, 17f, 21-22
    audição e visão, 21
    neonato, 21
    para anemia, 21
    para colesterol, 22, 22t
    para sonda, 21-22, 22t
Cuidados, manutenção de saúde e visitas de supervisão
  para infecções sexualmente transmitidas, 22
  tópicos para, 15-16, 16t
  para tuberculose, 22, 22t
Cuidados em instituições psiquiátricas, 8
Cuidados no final da vida, 7-9
  acesso a cuidado abrangente, 7
  compromisso com a melhora de vida, 8
  metas no, 7
  modelo integrado no, 7-8
  perda no, 8
  princípios do, 7-8
  questões cognitivas no, 8
  questões culturais, religiosas e espirituais em relação ao, 9
  recursos interdisciplinares no, 8
  suporte para cuidadores, 8

Índice

Cuidados paliativos, questões espirituais, cuidado paliativo e decisões sobre o término da vida, 9
Cultura(s), 3-4
　para doenças infecciosas, 317
Cultura de garganta, para faringite estreptocócica, 348
Culturas do sangue, para doenças infecciosas, 317
Cumarina, como teratógeno, 206t
Curva de função ventricular, 499-500, 499f
Cushing, teste de supressão da dexametasona, para síndrome de Cushing, 611
Cushing, Tríade de Cushing, 641
Custódia, 82-83
CVID (imunodeficiência variável comum), 256
CVS (amostra de vilos coriônico), 155
CXR. ver Raios X torácico (CXR)
CYP11A1 (enzima de clivagem da cadeia lateral do colesterol, na hiperplasia suprarrenal congênita), 608f

D

Dacrioadenite, 388t-389t
Dacriocistite, 387-389, 388t-389t
Dactilite
　na anemia falciforme, 520t
　na tuberculose esquelética, 409
Dactinomicina para câncer, 540t-541t
Danazol, para deficiência do inibidor de C1, 269
Dança de St. Vitus, devido à febre reumática, 502
Danos, mínimos, não maleficência, 5
　na tomada de decisão de fim da vida/eutanásia, 9
DAT (teste de antiglobulina direta), 522f
Daunorubicina para câncer, 540t-541t
Débito cardíaco
　liberação de oxigênio e, 129
　parada cardiopulmonar, 126
Débito urinário, 108, 108t
Dedo(s)
　anelado, 683
　anormalidade, 693
　extra, 683, 689t
　fusão do, 683, 689t
　gatilho, 693
Dedos, deformidades dos dedos, 683, 689t
Defeito de difusão, hipoxemia devido à, 456t
Defeito pupilar, aferente, 614
Defeito restritivo, 459
Defeito septal ventricular (VSD), 491-492, 491f
　atresia da tricúspide com, 497f
　estudos de imagem do, 491
　etiologia e epidemiologia do, 491
　manifestações clínicas do, 491
　na tetralogia de Fallot, 495-496
　perimembranoso, 491
　tratamento do, 491-492
Deferoxamina para intoxicação por ferro, 143t-144t
Deficiência da acil-CoA desidrogenase múltipla, 179-180
Deficiência da piruvato cinase, anemia devido à, 509-510, 521
Deficiência de 11-hidroxilase, 611
Deficiência de 21-hidroxilase, 118, 609-611
　bases genéticas para, 150t
　estudos diagnósticos bioquímicos para, 609
　genitália ambígua devido à, 609, 611
　incidência de, 609
　manifestações clínicas da, 609
　tratamento da, 609-611
Deficiência de ácido pantotênico, 98t
Deficiência de acil-CoA desidrogenase de cadeia curta (SCAD), 180f, 179
Deficiência de acil-CoA desidrogenase de cadeia média (MCAD), 180f, 179

Deficiência de Acil-CoA desidrogenase de cadeia muito longa (VLCAD), 180f, 179
Deficiência de adesão de leucócito tipo I (LAD-I), 264, 264t
Deficiência de adesão de leucócito tipo II (LAD-II), 264, 264t
Deficiência de argininosuccinato liase (ASL), 177
Deficiência de arilsulfatase A, 181t-182t
Deficiência de aspartilglicosaminidase, 181t-182t
Deficiência de biotina, 98t-100t
Deficiência de biotinidase, 178-179
　manifestações clínicas de, 179
　tratamento da, 179
Deficiência de carnitina, 183
Deficiência de cerebrosidase, 181t-182t
Deficiência de cistationina β-sintase, 175
Deficiência de cobre, 103t
Deficiência de cromo, 103t
Deficiência de esfingomielinase, 181t-182t
Deficiência de fenilalanina hidroxilase (PAH), 150t
Deficiência de ferro, 103t, 104
　vermes, 405t
Deficiência de folato, 98-100, 98t-100t
　anemia devido a, 510f
Deficiência de fosfoenolpiruvato carboxicinase, hipoglicemia devido à, 582
Deficiência de fosfofrutocinase muscular, 172t
Deficiência de fosforilase cinase, 172t
Deficiência de fosforilase hepática, 172t
Deficiência de fosforilase muscular, 172t
Deficiência de frutose-1,6-difosfatase, hipoglicemia devido a, 582
Deficiência de fumarilacetoacetato hidrolase, 175
Deficiência de G6PD. ver Glicose 6 fosfato desidrogenase (G6PD)
Deficiência de galactocerebrosídeo β-galactosidase, 181t-182t
Deficiência de galactocinase, 173-174
Deficiência de galactose-1-fosfato uridiltransferase, 173, 173f
Deficiência de galactose-6-sulfatase, 181t-182t
Deficiência de glicocerebrosidase, 181t-182t
　bases genéticas para, 150t
Deficiência de glicose-6-fosfatase, 172t
　hipoglicemia devido a, 582
Deficiência de hexosaminidase A, 181t-182t
Deficiência de hidroxil-CoA desidrogenase de cadeia longa (LCHAD), 180f, 179
Deficiência de hidroximetillglutaril-CoA liase, 179
Deficiência de holocarboxilase, 178-179
Deficiência de iduronato 2-sulfatase, 181t-182t
Deficiência de insulina, na fibrose cística, 476
Deficiência de iodo, 103t, 104
Deficiência de Lamp-2, 181t-182t
Deficiência de LCHAD (hidroxiacil-CoA desidrogenase de cadeia longa), 179
Deficiência de lipase ácida, 181t-182t
Deficiência de manosil fosfotransferase, 181t-182t
Deficiência de MCAD (acil-CoA desidrogenase de cadeia média), 179
Deficiência de mieloperoxidase, 264t
Deficiência de N-acetilgalactosamina-4-sulfatase, 181t-182t
Deficiência de neuraminidase, 181t-182t
Deficiência de niacina, 97, 98t-100t
Deficiência de ornitina transcarbamiase (OTC), 177
Deficiência de PAH (fenilalanina hidroxilase), 150t
Deficiência de riboflavina, 97, 98t-100t
Deficiência de SCAD (acil-CoA desidrogenase de cadeia curta), 180f, 179
Deficiência de selênio, 103t
Deficiência de sulfatase, 181t-182t

Deficiência de TBG (globulina ligante de tireoxina), congênita, 598
Deficiência de tetra-hidrobiopterina, 174-175
Deficiência de tiamina, 97, 98t-100t
Deficiência de vitamina A, 96, 98t-100t, 101
Deficiência de vitamina B1, 97, 98t-100t
Deficiência de vitamina B12, 98t-100t, 101
　anemia devido à, 510f
Deficiência de vitamina B2, 97, 98t-100t
Deficiência de vitamina B3, 97, 98t-100t
Deficiência de vitamina B6, 98, 98t-100t
Deficiência de vitamina C, 96-97, 99t-100t
Deficiência de vitamina D, 98t-100t, 102, 603, 603t
Deficiência de vitamina E, 98t-100t, 101
　anemia hemolítica devido à, 522
Deficiência de vitamina K, 98t-100t, 102-103
　distúrbios da coagulação devido à, 222
Deficiência de VLCAD (acil-CoA desidrogenase de cadeia muito longa), 180f, 179
Deficiência de zinco, 96, 103t, 104-105
Deficiência de α-galactosidase, 181t-182t
Deficiência de α-glicosidase lisossômica, 172t
Deficiência de α-L-fucosidase, 181t-182t
Deficiência de α-L-iduronidase, 181t-182t
Deficiência de α-manosidase, 181t-182t
Deficiência de β-galactosidase, 181t-182t
Deficiência do fator VIII, bases genéticas para, 151t
Deficiência hipotalâmica, 573
Deficiência hormonal, 570
Deficiência mineralocorticoide, 608
Deficiências de micronutrientes, 96-105
　com desnutrição, 95-96
　de minerais, 103-105, 103t
　de vitaminas, 96-105
　etiologia das, 97t
Deficiências de vitaminas, 96-105
　de ácido ascórbico (Vitamina C), 96-97, 99t-100t
　de ácido pantotênico, 98t
　de biotina, 98t-100t
　de folato, 98-100, 98t-100t
　de niacina (vitamina B3), 97, 98t-100t
　de piridoxina (vitamina B6), 98, 98t-100t
　de riboflavina (vitamina B2), 97, 98t-100t
　de tiamina (vitamina B1), 97, 98t-100t
　de vitamina A, 98t-100t, 101
　de vitamina B12, 98t-100t, 101
　de vitamina D, 98t-100t, 102
　de vitamina E, 98t-100t, 101
　de vitamina K, 98t-100t, 102-103
　hidrossolúvel, 96-101, 98t
　lipossolúveis, 98t, 101-103
　tratamento da, 99t
Deficiências minerais, 103-105, 103t
　de cálcio, 103
　de cobre, 103t
　de cromo, 103t
　de ferro, 103t, 104
　de flúor, 103t, 105
　de iodo, 103t
　de selênio, 103t
　de zinco, 103t, 104-105
Deformação, 161
　definição, 667t
　devido à compressão uterina, 668, 669f
　mecanismos de, 161, 667t
Deformidade de Sprengel, 691
Deformidades espinais, 684-685
　avaliação radiológica da, 685, 686f
　cifose como, 688
　　avaliação clínica da, 684
　　cifose postural, 688
　　classificação da, 684t
　　congênita, 688
　　de Scheuermann, 688, 688f

classificação das, 684t
escoliose como, 685-687. *ver também* Escoliose
manifestações clínicas de, 684
Deglutição, estudo videofluoroscópico, 469-470
Deglutição, síncope da deglutição, 488t
Demência(s), 642-645
  com manifestações focais, 644
  da substância branca (leucodistrofias), 642-643
  da substância cinza (neuronal), 642-643
  doença adquirida que imita, 645
  hereditária e metabólica, 642-644
Dengue, 398t-400t
Dentes
  decíduos (primários), 429, 429t
  erupção dos, 429, 429t
    tardios, 429
  natal, 429
  permanentes, 429, 429t
Dentes, cuidados dentários, 23
  com problemas de desenvolvimento, 31t
Dependência e abstinência neonatal a drogas, 204
  de cocaína, 204
  de opiáceos, 204
Depo-Provera (acetato de medroxiprogesterona)
  para contracepção, 246
  para dismenorreia, 244
Depressão, 59-62
  atípica, 60
  e suicídio, 60
  maior, 59
    com características psicóticas, 59, 66
    critérios de diagnóstico para, 59t
    etiologia de, 61
    transtorno psiquiátrico como comorbidade com, 61
  no transtorno afetivo sazonal, 60
  no transtorno de ajuste com depressão de humor, 60
  no transtorno de humor inespecífico, 60
  no transtorno disrrítmico, 59-60
  tratamento da, 60
Depressão atípica, 60
Depressão de humor, transtorno de ajuste com, 60
Depressão do sistema nervoso central (SNC), no neonato, 196
Depressão, modelo de estresse-diatese da depressão, 59
Depressivos do sistema nervoso central (SNC), uso materno de, 207t
Dermacentor andersoni, 401
Dermacentor variabilis, 401
Dermatite
  atópica, 285-288, 653
  contato, 654, 656-657
  fralda, 656
    cândida, 658
    contato irritante, 657f, 656, 658
  níquel, 654, 656
  papuloescamosa, 658-659
  perianal, 336
  seborreica, 657
Dermatite atópica, 285-288, 653-656
  com superinfecção bacteriana, 655-656, 655f
  complicações da, 287, 655-656, 655f
  diagnóstico diferencial de, 286-287, 286t, 654
  epidemiologia da, 285, 653
  estudos laboratoriais e de imagem para, 286, 286t, 654
  etiologia de, 285, 653
  manifestações clínicas de, 285-286, 285f, 653-654, 653f-654f
  placas liquenificadas na, 285-286, 286f
  prevenção da, 656, 287-288
  prognóstico para, 656, 287
  tratamento da, 287, 654-655

Dermatite atópica, fármacos imunomoduladores, tópicos, para dermatite atópica, 287
Dermatite atópica, inibidores de calcineurina, tópicos, para dermatite atópica, 655
Dermatite da fralda, 656, 658
  irritante de contato, 657f, 656, 658
  por Cândida, 658
Dermatite de contato, 654, 656-657
  alérgica, 657f, 656
  atópica *vs.*, 654
  complicações da, 658
  diagnóstico diferencial de, 658
  erupções vesiculobolhosas devido à, 663t
  estudos laboratoriais e de imagem para, 656
  etiologia e epidemiologia da, 656
  irritante, 656, 658
  manifestações clínicas de, 657f, 656, 656f
  prevenção da, 658
  tratamento da, 658
Dermatite de contato alérgica, 657f, 656
Dermatite de contato irritante, 657f, 656
Dermatite papuloescamosa, 658-659
Dermatite perianal, 336
Dermatite por níquel, 654, 656
Dermatite seborreica, 657-659
  atópica *vs.*, 654, 658
  diagnóstico diferencial de, 658
  estudos laboratoriais e de imagem da, 658
  etiologia da, 657
  manifestações clínicas da, 657, 658f
  prevenção da, 658
  prognóstico para, 658
  tratamento da, 658
Dermatofitose, 336
Dermatoglíficos, 163
Dermatografismo, 289
Dermatologia, avaliação dermatológica, 650-651
  avaliação diagnóstica inicial e testes de triagem in, 651
  exame físico na, 650
  histórico na, 650
  manifestações comuns na, 650-651
    de lesões cutâneas primárias, 650-651, 650t, 651f
    de lesões cutâneas secundárias, 650-651, 651t
Dermatologia, doenças de pele, 337t
Dermatologia, lesões cutâneas
  primárias, 650-651, 650t, 651f
  secundária, 650-651, 651t
Dermatomiosite juvenil (JDM), 311-312
  critérios de diagnóstico para, 313t
  diagnóstico diferencial da, 312
  epidemiologia da, 311
  estudos laboratoriais e de imagem da, 312
  etiologia de, 311
  manifestações clínicas da, 311-312
  prognóstico para, 312
  tratamento da, 312
Dermatomiosite juvenil, calcinose universal, na dermatomiosite juvenil, 313
Dermatomiosite juvenil, capilares da prega ungueal, dilatados, na dermatomiosite juvenil, 311
Dermatomiosite juvenil, descoloração heliotropo, na dermatomiosite juvenil, 311
Dermatomiosite juvenil, pápulas de Gottron, na dermatomiosite juvenil, 311
DES (dietilestilbestrol), como teratógeno, 206t
Desatenção, no TDAH, 42t
Desconforto das pernas, na coarctação da aorta, 494
Desenvolvimenot, WPPSI-R (*Wechsler Primária e Preschool Test of Intelligence-Revised*), 29t
Desenvolvimento
  definição, 10

desordens, 15-20
  dos adolescentes
    físico, 237-240
      para gênero feminino, 237-238, 238f-239f
      para gênero masculino, 238-240, 239f
    variações normais no, 241-242
      assimetria da mama e massas como, 241, 241t
      ginecomastia como, 241t, 245-247
      leucorreia fisiológica como, 241
      menstruação irregular como, 241
  dos ossos, 667, 668f
  histórico de, na avaliação genética, 156
  ideal, 23-25, 24t-25t
  normal, 13-15
    físico, 13
      na adolescência, 13
      no período final da idade pré-escolar/início da adolescência, 13
      no período final da infância, 13
      no período neonatal, 13
    psicossocial, 14-15
      na adolescência, 14-15
      na infância, 14
      na leitura escolar, 14, 14t
      na primeira infância, 14
  problemas de, 160-161
Desenvolvimento, aconselhamento no cuidado primário, nos problemas de desenvolvimento, 29-30, 30t
Desenvolvimento, aparência geral, com problemas de desenvolvimento, 28t
Desenvolvimento, avaliação do desenvolvimento, 26-29
  cognitiva, 27, 29t
  do ambiente social, 29
  educacional, 27-29
  exame físico na, 26, 28t
  médico, 26, 27t
  motor, 26
  psicológico, 27, 29t
  questionamento na, 19-20
  tomada do histórico na, 26, 27t
Desenvolvimento, avaliação educacional para problemas de desenvolvimento, 27-29
Desenvolvimento, avaliação médica, para problemas de desenvolvimento, 26, 27t-28t
Desenvolvimento, avaliação motora, com problemas de desenvolvimento, 26
Desenvolvimento, avaliação psicológica, com problemas de desenvolvimento, 27, 29t
Desenvolvimento, *Bayley Scales of Infant Development* (terceira edição), 29t
Desenvolvimento, cognição, testes de, 29t
Desenvolvimento, Denver Developmental Screening Test II, 17, 17f-18f
Desenvolvimento, Desordens de desenvolvimento sutis, 64t
Desenvolvimento, *Escala de Comportamento Adaptativo de Vineland II* (2º ed), 29t
Desenvolvimento, Escala de Inteligência de Stanford-Binet (4º ed), 29t
Desenvolvimento, Escala de Merrill-Palmer de Testes Mentais (Merrill-Palmer Scale of Mental Tests), 29t
Desenvolvimento, Escala de; *Leiter International Performance Scale*, Revisada,, 29t
Desenvolvimento, histórico neonatal, para problemas de desenvolvimento, 27
Desenvolvimento, início da infância, autonomia de desenvolvimento no, 14
Desenvolvimento, intervenção ambiental, para problemas de desenvolvimento, 30
Desenvolvimento, intervenção da equipe interdisciplinar, para problemas de desenvolvimento, 30

Desenvolvimento, intervenção educacional, para problemas de desenvolvimento, 30
Desenvolvimento, intervenção médica, para problemas de desenvolvimento, 30, 31t
Desenvolvimento, intervenção motora, para problemas de desenvolvimento, 30
Desenvolvimento, intervenção psicológica, para problemas de desenvolvimento, 30
Desenvolvimento, intervenção social e ambiental, para problemas de desenvolvimento, 30
Desenvolvimento, marcos do, 13-14, 16t
    musculoesquelético, 668
    para infantes, 668, 669f
Desenvolvimento, NDT (terapia de neurodesenvolvimento), para problemas de desenvolvimento, 30
Desenvolvimento, Ordinal Scales of Infant Psychological Development (Escalas Ordinárias de Desenvolvimento Psicológico Infantil), 29t
Desenvolvimento, problemas de desenvolvimento, 26-36
    avaliação multifacetada em equipe de, 26-29
        cognitiva, 27, 29t
        educacional, 27-29
        exame físico na, 26, 28t
        médico, 26, 27t
        motor, 26
        psicológico, 27, 29t
        tomada do histórico, 26, 27t
    cuidado domiciliar para, 26
    definição, 26
    devido à paralisia cerebral, 35-36, 35t-36t
    devido a problemas de audição, 32-34, 33t
    devido a problemas de fala e linguagem, 34-35
    devido a problemas de visão, 31-32
    devido ao retardo mental, 31, 31t-32t
    do ambiente social, 29
    manejo de, 29-30
        intervenção de equipe interdisciplinar para, 30, 31t
        intervenção no conjunto de cuidados primários para, 29-30, 30t
        metas, 26
        princípios do aconselhamento para, 30
Desenvolvimento, problemas de desenvolvimento, 160-161, 667t
Desenvolvimento, problemas de desenvolvimento, sutil, 63-66, 64t
Desenvolvimento, problemas de sensibilidade, com problemas de desenvolvimento, 31t
Desenvolvimento, problemas motores, com problemas de desenvolvimento, 31t
Desenvolvimento, questões sobre, avaliação do, 20
Desenvolvimento, terapia de integração sensorial, para problemas de desenvolvimento, 30
Desenvolvimento, terapia de neurodesenvolvimento (NDT), para problemas de desenvolvimento, 30
Desenvolvimento, testes de triagem do, 16
Desenvolvimento, transtorno de linguagem expressiva, 35
Desenvolvimento, transtornos de fluência, 34-35
Desenvolvimento, triagem do, 15-19
Desenvolvimento, vigilância do, 15-19
Desenvolvimento, WAIS-III (*Wechsler Adult Intelligence Scale-Revised*/Escala de Wechsler Revisada de Inteligência do Adulto), 29t
Desenvolvimento, Wechsler Adult Intelligence Scale-Revised (WAIS-III), 29t
Desenvolvimento, Wechsler Intelligence Scale for Children (4º ed) (WISC IV), 29t
Desenvolvimento, *Wechsler Primary and Preschool Test of Intelligence-Revised* (WPPSI-R), 29t

Desenvolvimento, WISC IV (*Wechsler Intelligence Scale for Children* (4º Ed.), 29t
Desenvolvimento cognitivo, marcos do, 16t
Desenvolvimento da leitura, Tabela de, *McCarthy Scales of Children's Abilities*, 29t
Desenvolvimento da linguagem, marcos do, 16t
Desenvolvimento motor, marcos no, 16t, 668
Desenvolvimento motor adaptativo fino, marcos de referência do, 16t
Desenvolvimento psicológico, do adolescente, 237t
Desenvolvimento puberal, 237-240
    em meninas (gênero feminino), 237-238, 238f-239f
    em meninos (gênero masculino), 238-240, 239f
    variações no, 593t
        adrenarca prematura (pubarca) como, 596, 593t
        assimetria da mama e massas como, 241, 241t
        ginecomastia como, 241t, 245-247
        ginecomastia, 596
        leucorreia fisiológica como, 241
        menstruação irregular como, 241
        telarca prematura como, 596, 593t
Desenvolvimento sexual
    anormal, 605-606
        abordagem para infante com, 606-607
        devido à masculinização inadequada do 46,XY, 605-606, 606t
        devido à virilização do 46,XX fêmea, 605, 605t
        diagnóstico de, 607
        tratamento da, 607
    distúrbios de, 604-607
    normal, 604-605, 604f-605f
Desenvolvimento social, marcos do, 16t
Desidratação, 108-111
    abordagem para, 109-110
    avaliação do grau de, 108, 109t
    avaliação laboratorial de, 109
    cálculo do déficit de líquidos, 109
    devido à cetoacidose diabética, 574
    devido à diarreia, 366
    grave, 108-109, 109t
    hipernatrêmica, 110
        manifestações clínicas de, 115
        monitoramento e ajuste, 110
        tratamento da, 115
        muito rápida, 115, 110
    hiponatrêmica, 111f, 110
    leve, 108-109
    moderada, 108-109
    reidratação oral para, 110-111
    ressuscitação por fluidos, 109
    sinais e sintomas, 109t
    terapia com fluidos para, 109-110
Desimpactação, 45, 46t
Deslocamento, 667t
Desloratadina para rinite alérgica, 284
Desmopressina
    para doença de von Willebrand, 530
    para enurese, 44
    para hemofilia, 529
Desnutrição, ciclo desnutrição/subnutrição-infecção, 69
Desnutrição proteico-energética (PEM), 93-94
    classificação da, 94t
    complicações da, 96
    falha de crescimento, 94
    grave, 94t
    kwashiorkor como, 94-95
    leve, 94t
    marasmo como, 94
    moderada, 94t
    primária, 93-94

    secundária, 93-94, 94f
    sinais físicos de, 95t
    tratamento da, 95-96
Desnutrição/subnutrição, 93-96
    classificação da, 94t
    complicações da, 96
    definições de, 94t
    falha de crescimento, 69, 94. *ver também* Problemas de crescimento
    grave, 94t
    kwashiorkor como, 94-95
    leve, 94t
    marasmo como, 94
    moderada, 94t
    primária, 93-94
    secundária, 93-94, 94f
    sinais físicos de, 95t
    tratamento da, 95-96
Despertar confuso, 49t
Dessensibilização, para alergia à penicilina, 297-298
Desvio (*shunt*) extrapulmonar, hipoxemia devido à, 456t
Desvio (*shunt*) portossistêmico, 449
Desvio (*shunt*) ventriculoperitoneal
    infecções associadas a, 400
    para hidrocéfalo, 642
Desvio (*Shunting*) intrapulmonar, 472
    hipoxemia devido ao, 456t
Dexametasona
    para crupe, 354-355
    para meningite, 343-344
    para tumores do SNC, 547
Dexmetilfenidato (Focalin®), para TDAH, 42t
Dextrose
    na manutenção dos fluidos, 107
    na nutrição parenteral, 113
DHT (di-hidrotestosterona), na diferenciação sexual, 604-605, 605f
Di-hidrobiopterina redutase, 174
Di-hidrotestosterona (DHT), na diferenciação sexual, 604-605, 605f
Diabetes, cetoacidose diabética (DKA), 573-578
    apresentação da, 574
    complicações da, 576
    etiologia da, 573
    fisiopatologia da, 574, 575f
    transição para manejo ambulatorial da, 576
    tratamento da, 575-576
Diabetes, desequilíbrio de eletrólitos, na cetoacidose diabética, 575
Diabetes, *Diabetes Control and Complicaçãos Trial*, 576-577
Diabetes, doença macrovascular diabética, 578
Diabetes, nefropatia diabética, 578
Diabetes, neuropatia diabética, 578
Diabetes, retinopatia diabética, 578
Diabetes do início da maturidade da juventude (MODY), 573t, 579
Diabetes gestacional, 206, 573t
Diabetes *insipidus*
    central, 114
    nefrogênica, 114
Diabetes melito (DM), 572-579
    classificação da, 572, 573t
    constipação devido ao, 426t
    definição, 572-573
    dependente de insulina (tipo 1), 573
        cetoacidose diabética devido ao, 573-578
            apresentação do, 574
            complicações do, 576
            etiologia do, 573
            fisiopatologia do, 574, 575f
            transição para o manejo ambulatorial, 576
            tratamento do, 575-576
        classificação do, 573t

complicações do, 578
epidemiologia do, 573
etiologia de, 573, 574f
hipoglicemia no, 578
manejo ambulatorial do, 576
    controle glicêmico de longo prazo, 578
    metas da, 576-577
    nutrição no, 577
    regimes de insulina, 577
    teste de glicose sanguínea in, 577-578
manifestações clínicas de, 573
período de lua de mel no, 574f, 576
prognóstico para, 578
susceptibilidade genética ao, 573
tireoidite linfocítica crônica com, 578
início da maturidade, da juventude, 573t, 579
materno, 205t-206t, 206
    como teratógenos, 154
    gestacional, 206, 573t
mitocondrial, 573t
não dependente de insulina (tipo 2), 572
    classificação do, 573t
    epidemiologia do, 578
    fisiopatologia do, 578
    manifestações clínicas e diagnóstico diferencial do, 579
    terapia para, 579
neonatal, 573t
relacionada à fibrose cística, 475
Diabetes mitocondrial, 573t
Diabetes tipo 1, teste de glicose sanguínea, para diabetes tipo 1, 577-578
Diabetes tipo 1 melito, controle glicêmico, para diabetes tipo 1 melito, 578
Diáfise, 668f
Diafragma
contraceptivo, 247
durante a inspiração, 455
Diálise
para doença renal crônica, 563
para insuficiência renal aguda, 562
para intoxicação/envenenamento, 143
Diálise peritoneal, infecções associadas à diálise peritoneal, 397
Diálise peritoneal, para doença renal crônica, 317
Diarreia, 104-105, 424-425
acidose metabólica devido à, 120
aguda, 424-425
ajustada com terapia com fluidos, 108t, 110
associada ao antibiótico, 367
associada ao *Clostridium difficile*, 367
avaliação de, 425
bacteriana, 366t
    febre devido à, 325
características que diferenciam, 425
complicações e prognóstico de, 372
crônico, 424-425
das crianças, 424-425
definição, 366, 424
desidratação devido à, 366
devido à invasão da mucosa, 367t
devido à motilidade aumentada, 367t
devido à motilidade diminuída, 367t
devido aos parasitas, 366t
diagnóstico diferencial de, 368, 424-425, 424t
do viajante/turista, 366t, 367
estudos laboratoriais e de imagem de, 368
etiologia e epidemiologia da, 366-367, 366t
fonte comum, 368
funcional, 424-425
hipernatremia devido à, 114
hipocalemia devido à, 116
hiponatremia devido à, 113
manifestações clínicas de, 367-368
mecanismos de, 367t
osmótica, 367t, 424-425

prevenção da, 372
secretora, 367t, 424
tratamento da, 368-369
viral, 366-367, 366t
Diarreia, causas alimentares de diarreia, 368
Diarreia associada ao antibiótico, 367
Diarreia associada ao *Clostridium difficile*, 366t, 367
Diarreia bacteriana, febre devido à, 325
Diarreia do viajante, 366t, 367
Diastematomielia, 647
Diazepam
para convulsões neonatais, 226
para estado epiléptico, 621-622, 622t
Dieta
da criança e adolescente normal, 89-90
da criança normal, 86-89
    alimentação à base de fórmula na, 88-89
    alimentos complementares e desmame na, 89
    amamentação na, 86-88
de crianças em diferentes idades, 89, 90t
e cólica, 39
e problemas de desenvolvimento, 31t
para doença celíaca, 442
para obesidade, 92, 92t
recomendações, 89-90
Dietilestilbestrol (DES), como teratógeno, 206t
Difenidramina
para alergia alimentar, 298
para rinite alérgica, 284
Differential Abilities Scale (Escala de Habilidades Diferenciais), 29t
Difusão, de gases através membrana alveolar-capilar, 456
Digestório, aparelho; distúrbios do sistema digestivo, manifestações comuns de, 418-429
constipação e encoprese como, 425-426, 426t
diarreia como, 424-425, 424t
dor abdominal como, 418-422
sangramento GI como, 426-429, 427t-428t, 428f
vômitos como, 422-423, 423t
Digestório, perdas gastrointestinais (GI), ajustando a terapia com fluidos para, 108, 108t
Digestório, problemas gastrointestinais (GI), com problemas de desenvolvimento, 31t
Digestório, sistema de avaliação digestivo, 418-429
exame físico no, 417
histórico na, 417
imagem diagnóstica no, 417
endoscopia para, 417, 418f
radiologia para, 417
testes de triagem no, 417
Digitális, para insuficiência cardíaca, 501t
Digoxina, para defeito septal ventricular, 491-492
Diluição de hélio, 459
Dióxido de carbono (CO_2), 119, 126
expiração final, 459
na fisiologia pulmonar, 455
na ressuscitação cardiopulmonar, 126
Diplopia, 614
Diretrizes "ChooseMyPlate", 89-90, 90f
Disceratose congênita, 516t
Discinesia, 633
Discinesia ciliar primária (PCD), 472
estudos diagnósticos para, 472
etiologia da, 472
manifestações clínicas de, 472
tratamento da, 472
Discinesia tardia, 637
Disciplina, 23
Disenteria, 368
amebiana, 368

diarreia devido à, 424
Trichuris, 405t
Disfagia, 458, 467
Disfluência, 19
Disgenesia tubular seminífera, puberdade tardia devido a, 592
Disgerminomas, 611
Dismenorreia
primária, 244
secundária, 244
tratamento da, 244, 244t
Dismetria, 615, 632
Dismorfologia, 160-163
ameaça à vida, 196t
associação na, 161
avaliação laboratorial da, 163
definição, 160-161
devido a erros inatos do metabolismo, 168
devido a fatores extrínsecos, 160-161
devido a fatores intrínsecos, 160-161
devido a problemas de desenvolvimento, 160-161
diagnóstico de, 163
epidemiologia da, 161
exame físico, 162-163
craniofacial, 162
crescimento na, 162
da genitália, 163
das extremidades, 162-163
do pescoço, 162
do tronco, 162
histórico para
família, 161-162
gravidez, 161
sequência de má formação, 160-161
síndromes na, 160
terminologia usada na, 161, 161t
Dispepsia, não ulcerosa, 436, 436t
Displasia, 667t
Displasia broncopulmonar, BPD (displasia broncopulmonar), 213-214
Displasia renal, 566
multicística, 566
Displasia renal multicística (MCD), 566
Displasia septo-óptica, 574
Displasia tanatofórica, 147t
Dispneia
devido à edema pulmonar, 473
do exercício, devido à estenose pulmonar, 493
Dispositivo intrauterino, ParaGard (dispositivo intrauterino de cobre), 246
Dispositivo intrauterino de levonorgestrel, Mirena (dispositivo intrauterino de levonorgestrel), 246
Dispositivo intrauterino de levonorgestrel (Mirena®), 246
Disquite, 690
Disrafismo espinal, 684, 686
Disritmia(s), 141, 488-490
atrial, 489
bloqueio cardíaco como, 489
etiologia e diagnóstico diferencial, 488, 489t
síncope devido a, 488t
tratamento da, 490, 490t
ventricular, 489
Dissomia uniparental (UPD), 152-153
síndrome de Angelman devido a, 153
síndrome de Prader-Willi como, 153
Distonia, 637
na acidemia glutárica I, 178
Distrofia
de Becker, 627
de Duchenne (pseudo-hipertrófica progressiva), 627-628
bases genéticas para, 151t
estudos laboratoriais e diagnósticos da, 627

etiologia da, 627
  manifestações clínicas de, 627
  tratamento da, 627-628
 facioescapuloumeral, 628
 miotônica, 628
 muscular das cinturas, 628
Distrofia facioescapuloumeral, 628
Distrofia, metas SMART, 92-93
Distrofia miotônica (DM), 628
 bases genéticas para, 147t
 diagnóstico de, 628
 etiologia e epidemiologia da, 628
 manifestações clínicas da, 628
 materna, 205t
Distrofia muscular (MD)
 congênita, 628
 constipação devido a, 426t
 das cinturas, 628
 de Becker, 627
 de Duchenne (pseudo-hipertrófica progressiva), 627-628
  bases genéticas para, 151t
  estudos laboratoriais e diagnósticos de, 627
  etiologia da, 627
  manifestações clínicas de, 627
  tratamento da, 627-628
 facioescapuloumeral, 628
 obesidade na, 91t
Distrofia muscular progressiva pseudo-hipertrófica, bases genéticas para, 151t
Distrofina, 627
Distúrbio de conversão, 51
 convulsões não epiléticas, 53
 critérios de diagnóstico para, 53t
 síndrome da queda, 52-53
Distúrbio mieloproliferativo transitório, 543
Distúrbio(s) cromossômico(s), 156-160
 detecção fetal de, 189
 devido a anormalidades de número (aneuploidia), 157-159
  definição, 157
  definição, 157
  monossomias como, 158-159
   definição, 157
   síndrome de Turner como, 158-159
  síndrome de Down como, 157
  síndrome de Klinefelter como, 158
  trissomia do 13 como, 158
  trissomia do 18 como, 157-158
  trissomias como, 157-158
 devido a deleções cromossômicas, 159-160
  associação do tumor de Wilms como, 159
  de síndromes de deleção do cromossomo 22q11.2, 159-160
  síndrome de cri du chat como, 159-160
  síndrome de Williams como, 159
 devido à duplicação cromossômica, 160
  duplicação invertida do cromossomo 15 como, 160
  síndrome dos olhos de gato como, 160
 epidemiologia dos, 157
Distúrbio(s) metabólico(s)
 apresentação clínica de, 165-168
  acidose metabólica em, 167-168, 168t
  cetose e hipoglicemia cetótica em, 168
  deficiência de energia, 168
  hiperamonemia em, 167
   etiologia de, 167, 167t
   neonatal grave, 167
   neonatal moderado, 167
   no fim da infância e em crianças em idade escolar, 166f, 167-168
  malformações congênitas ou características dismórficas em, 168
  órgão específicos, 168, 168t
  sinais neurológicos em, 167, 167t

tóxicos, 165-167
 aspectos genéticos, 169
  identificação de uma patologia molecular como, 169
  mecanismos de herança como, 169
 ataxia devido ao, 633
 avaliação de, 164-171
  achados clínicos e laboratoriais, 169, 169t
  distúrbios de armazenamento como, 168
  fisiopatologia de, 165t
  incidência de, 164t
  sinais e sintomas de, 164-165
  triagem neonatal para. ver Triagem neonatal; para erros inatos do metabolismo
  visão geral do tratamento para, 171
  vômitos devido a, 423t
Distúrbio(s) metabólico(s) lipídico(s), 179-180
Distúrbios de desenvolvimento sexual (DSD), 604-607
 ovotesticular, 606
Distúrbios de diferenciação sexual, 604-607
 abordagem infantil para, 606-607
 desenvolvimento normal e, 604-605, 604f-605f
 devido à masculinização inadequada do 46,XY, 605-606, 606t
 devido à virilização do 46,XX, 605, 605t
 diagnóstico de, 607
 tratamento de, 607
Distúrbios de linguagem, 35
Distúrbios de ressonância, 34-35
Distúrbios de sangramento. ver Distúrbio(s) hemostático(s)
Distúrbios de sódio, 112-115
 hipernatremia como, 114-115
 hiponatremia como, 113-114
Distúrbios de tireoide, 596-601
 hipertireoidismo como, 600-601
 hipotireoidismo como, 598-600
 resultados de testes laboratoriais para, 598t
 tumores como, 601
Distúrbios do ciclo da ureia, triagem neonatal para, 170t
Distúrbios do potássio, 116-119
 hipercalemia como, 117-119
 hipocalemia como, 116-117
Distúrbios do ritmo circadiano, 49
Distúrbios dos ácidos orgânicos, 177-179
 acidemia glutárica I como, 179f, 178
 acidemia isovalérica como, 178, 178f
 acidemia metilmalônica como, 177-178, 178f
 acidemia propiônica como, 177-178, 178f
 deficiência de biotinidase como, 178-179
 deficiência de holocarboxilase como, 178-179
 resultados, 177
 testes confirmatórios para, 177
 tratamento de, 177
 triagem neonatal para, 170, 170t
Distúrbios facticiais, 51-54
Distúrbios hemorrágicos. ver Desordens hemostáticas
Distúrbios mitocondriais, 183-185, 644
 anormalidade biomecânica dos, 184-185, 185f
 definição, 183
 epidemiologia dos, 183
 erros inatos do metabolismo devido aos, 169, 169t
 genética dos, 185
 MELAS como, 152, 644
 MERRF como, 644
 NARP como, 644
 patogênese dos, 183, 184f
 sinais e sintomas dos, 184
 tratamento dos, 185
Distúrbios multifatoriais, 151-152
 defeitos do tubo neural devido a, 152
 estenose pilórica hipertrófica devido a, 152

Distúrbios não epileptiformes, 620-621
Distúrbios neurocutâneos, 645-647
 esclerose tuberosa como, 646
 neurofibromatose como, 645-646, 645f
 síndrome de Sturge-Weber como, 662, 646-647
Distúrbios oncológicos, vs. artrite idiopática juvenil, 308t
Distúrbios paroxísticos, 618-623, 618t. ver também Convulsão(ões)
Distúrbios peroxissomais, 180-183
Diuréticos
 hipocalemia devido a, 116
 para cardiomiopatia, 503t
 para ducto arterioso patente, 493
 para insuficiência cardíaca, 501t
Divalproex sódico para transtorno bipolar, 61
Divertículo de Meckel, 440
 dor abdominal devido ao, 420t
 sangramento GI devido ao, 427t
Divórcio, 82-85
 papel do pediatra durante o, 83-84, 84t
 reações em diferentes idades ao, 82-83
 resultados do, 83
DKA. ver Cetoacidose diabética (DKA)
DM. ver Diabetes melito (DM); Distrofia miotônica (DM)
DMD. ver Distrofia muscular de Duchenne (DMD)
DNA (ácido desoxirribonucleico), 146
DNA, análise de DNA, na avaliação genética, 160
DNA, análise de DNA direta, 160, 163
DNA mitocondrial (mtDNA), 152, 185
Dobutamina
 para choque, 132t
 para insuficiência cardíaca, 501t
Doença ou lesão aguda
 avaliação diagnóstica inicial para, 124-125
  teste de triagem na, 124-125
  testes diagnósticos e de imagem na, 125
 avaliação inicial da, 124
 exame físico para, 124, 125t
 histórico de, 124
 manifestações comuns da, 124
 ressuscitação, 125-126
  cardiopulmonar, 126-127
  circulação na, 126
  fármacos na, 127
  necessidade, 124, 125t
  respiração na, 126
  suplementação de oxigênio para, 125
  vias aéreas na, 126
 sinais de perigo, 124, 125t
Doença cardíaca congênita ductal-dependente, 196t
Doença celíaca, 295t, 442
 constipação devido a, 426t
Doença crônica
 em crianças e adolescentes, 234t
 tendências, 1
Doença da arranhadura do gato, 339-340, 398t-400t
Doença da artéria coronária, síncope devido à, 488t
Doença da célula I, 181t-182t
Doença da membrana basal delgada, 558-559
Doença da membrana hialina. ver Síndrome da angústia respiratória
Doença da urina em xarope de bordo (MSUD), 176
 diagnóstico definitivo da, 176
 manifestações clínicas da, 176
 manifestações laboratoriais da, 176
 tratamento da, 176
 triagem neonatal para, 170t
Doença das células falciformes, 518-520
 bases genéticas para, 150t

diagnóstico laboratorial da, 513f, 520
etiologia e epidemiologia da, 518-519, 519t
febre devido a, 326
hematúria devido a, 559
manifestações clínicas da, 519, 520t
tratamento da, 520
Doença das vias aéreas inferiores, 469-475
asma como. *ver* Asma
bronquiolite como. *ver* Bronquiolite
cor pulmonale como, 473
devido à aspiração de corpo estranho, 471
devido à compressão traqueal extrínseca, 470
devido a lesões endobrônquicas, 471
diagnóstico diferencial de, 470-475
discinesia ciliar primária como, 472
displasia broncopulmonar como, 213-214, 471
edema pulmonar como, 472-473
embolia pulmonar como, 474-475
enfisema como, 471-472
estudos diagnósticos para, 469-470
etiologia de, 469, 469t
fístula traqueoesofágica como. *ver* Fístula traqueoesofágica
hemorragia pulmonar como, 473- 474, 474t
hipertensão arterial pulmonar como, 473
manifestações clínicas da, 469
pneumonia como. *ver* Pneumonia
síndrome da angústia respiratória aguda, 473
traqueomalácia como, 470
Doença de Alper, 184
Doença de Batten, 181t-182t
Doença de Blount, 678
Doença de Brill-Zinsser, 398t-400t
Doença de Chagas, 398t-400t
infecção congênita por, 230t
Doença de Charcot-Marie-Tooth, 626
pé cavo na, 683
Doença de Crohn (CD), 440
epidemiologia e etiologia da, 440
estudos laboratoriais e de imagem para, 440-441, 441t
manifestações clínicas da, 440, 441t
tratamento da, 442
Doença de Danon, 181t-182t
Doença de Fabry, 181t-182t
Doença de Forbes, 172t
Doença de Freiberg, 683
Doença de Gaucher, 181t-182t, 642t-643t, 643
bases genéticas para, 150t
G-CSF (fator estimulador de colônias de granulócitos) na hematopoiese, 509, 510f
para infecção no indivíduo imunocomprometido, 392-394
Doença de Graves, 600
manifestações clínicas da, 600, 600t
materna, 205t, 206
tratamento da, 600
cirurgia, 601
fármacos para, 600-601
iodo radioativo para, 601
Doença de Hers, 172t
Doença de Hirschsprung, 440
constipação devido à, 425, 426t
Doença de Hodgkin, 536t
Doença de Huntington (DH), bases genéticas para, 147t
Doença de Kawasaki (KD), 303-305, 665
complicações da, 308, 308t
critérios de diagnóstico para, 304t
diagnóstico diferencial de, 300t, 304, 304t
epidemiologia da, 303
estudos laboratoriais e de imagem para, 304
etiologia de, 303
incompleta (atípica), 304
manifestações clínicas da, 303-304
na fase aguda, 303, 304f

na fase de convalescência, 304
na fase subaguda, 303-304
prognóstico para, 308
tratamento da, 304-305
vs. síndrome de Stevens-Johnson, 665
Doença de Kohler, 683
Doença de Krabbe, 181t-182t, 642t-643t, 643
Doença de Legg-Calvé-Perthes (LCPD), 674-675
avaliação radiológica de, 675
etiologia e epidemiologia da, 674-675
manifestações clínicas de, 675
tratamento e prognóstico para, 675
Doença de Leigh, 184, 644
Doença de Lyme, 396-400, 398t-400t
achados no líquido sinovial, 385t
complicações e prognóstico para, 400
diagnóstico diferencial de, 300t, 397
disseminada inicial, 397
epidemiologia da, 396-397, 397f
estudos laboratoriais e de imagem para, 397
etiologia da, 396
localizada inicial, 397
manifestações clínicas da, 397
prevenção da, 400
tardia, 397
tratamento da, 397-400
Doença de McArdle, 172t
Doença de Niemann-Pick, 181t-182t, 642t-643t, 643
Doença de Osgood-Schlatter, 680
Doença de Panner, 692
Doença de Pompe, 172t, 629
Doença de Pott, 409
Doença de Salla, 181t-182t
Doença de Sandhoff, 642t-643t
Doença de Sever, 683
manifestações clínicas da, 683
tratamento da, 683
Doença de Steinert, bases genéticas para, 147t
Doença de Sydenham, devido à febre reumática, 502, 503t
Doença de Tarui, 172t
Doença de Tay-Sachs, 181t-182t, 642t-643t, 643
Doença de von Recklinghausen
bases genéticas para, 645
manifestações clínicas da, 645-646
Doença de von Willebrand
diagnóstico diferencial da, 529t
epidemiologia da, 523
etiologia da, 523, 530
manifestações clínicas da, 530
testes laboratoriais para, 530
tratamento da, 530
Doença de Wilson, 449-450, 642t-643t, 644
Doença de Wolman, 181t-182t
Doença(s) degenerativa(s), 642-645
com manifestações focais, 644
hereditária e metabólica, 642-644
imitando doenças adquiridas, 645
substância branca (leucodistrofias), 642-643
substância cinza (neuronal), 642-643
Doença do cisto alveolar, 407
Doença do cisto hidátido, 407
Doença do cisto unilocular, 407
Doença do enxerto-*versus*-hospedeiro (GVHD)
aguda, 270
com transplante de células-tronco hematopoiéticas, 269
crônica, 270
devido ao câncer, 539t
na imunodeficiência combinada grave, 262
Doença do neurônio motor inferior, 624-630
atrofia muscular espinal como, 624-625
das células do corno anterior, 624-625, 624t
devido a botulismo infantil, 627

devido à doença muscular, 627-628. *ver também* Doença(s) muscular(es)
devido à neuropatia periférica, 625-626
estudos laboratoriais e diagnósticos para, 629
hipertermia maligna com, 629
manifestações clínicas da, 624t
miastenia grave como, 626-627
topografia da, 624, 625t
Doença do neurônio motor superior, 624, 624t
Doença do sono do Leste Africano, 398t-400t
Doença do sono do Oeste Africano, 398t-400t
Doença do soro, 271-272, 292-293
epidemiologia da, 292
estudos laboratoriais e de imagem para, 292-293
etiologia da, 292
manifestações clínicas da, 292
tratamento e prevenção da, 294
Doença dos legionários, 361
Doença enteroxigênica, 368
Doença exantemática associada ao carrapato, 397, 398t-400t
Doença hemorrágica do neonato, 102-103
devido à deficiência de vitamina K, 222
Doença hepática, não alcoólica, 450
Doença hepática crônica, testes metabólicos, para doença hepática crônica, 449t
Doença hepática não alcoólica, 450
Doença inflamatória intestinal (IBD), 440-442
epidemiologia e etiologia da, 440
estudos laboratoriais e de imagem para, 440-441, 441t
manifestações clínicas da, 440, 441t
sangramento GI devido à, 427t
tratamento da, 441-442
vs. artrite idiopática juvenil, 307t, 385t
Doença inflamatória pélvica, 376t, 379
dismenorreia devido a, 244
Doença intestinal inflamatória, anticorpo anti-*Saccharomyces cerevisiae* na doença intestinal inflamatória, 440-441
Doença intestinal inflamatória, anticorpo citoplasmático antineutrofílico, na doença intestinal inflamatória, 440-441
Doença intestinal inflamatória, colonoscopia para doença intestinal inflamatória, 441
Doença linfoproliferativa
com transplante de células-tronco hematopoiéticas, 269
ligada ao X, 341
Doença linfoproliferativa ligada ao X, 261, 261t, 341
Doença(s) neurodegenerativa(s), 642-645
com manifestações focais, 644
doenças adquiridas que parecem, 645
hereditária e metabólica, 642-644
substância branca (leucodistrofias), 642-643
substância cinza (neuronal), 642-643
Doença obstrutiva das vias aéreas, 459
Doença pulmonar
crônica, 213-214
obstrutiva, 459
restritiva, 456
Doença(s) renal(is)
crônica, 562-563
devido ao refluxo vesicoureteral, 565
estágios da, 563t
etiologia e epidemiologia da, 563t, 562
manifestações clínicas de, 562-563
prognóstico para, 563
tratamento da, 563
etiologia de, 554t
fatores de risco para, 553
manifestações comuns da, 554-555, 554t
policística, 566
autossômica dominante, 568
autossômica recessiva, 566

primária, 554-555, 554t
secundária, 554-555, 554t
Doença renal policística (PKD), 566
  autossômica recessiva, 566
  autossômico dominante, 568
Doença semelhante ao tifo murino, 398t-400t
Doença ulcerosa péptica, 436-437
  estudos laboratoriais e de imagem para, 436, 436t
  etiologia e epidemiologia da, 436, 436t
  fatores de risco para, 436, 436t
  manifestações clínicas de, 436, 436t
  sangramento GI devido à, 427t
  tratamento da, 436-437
  vômitos devido à, 423t
Doenças bacterianas, zoonóticas, 398t-400t
Doenças de armazenamento, 168
  causada por defeitos na síntese da proteólise lisossomal, 181t-182t
  causada por disfunção das proteínas de transporte dos lisossomos, 181t-182t
  causada por síntese defeituosa da membrana dos lisossomos, 181t-182t
  testes metabólicos para, 170-171
Doenças de armazenamento, anormalidades dos leucócitos (WBC), devido a doenças de armazenamento lisossômico, 181t-182t
Doenças de armazenamento, anormalidades dos WBC (leucócitos), devido a doenças de armazenamento lisossômico, 181t-182t
Doenças de armazenamento do glicogênio, 172-173, 172t, 173f
  hipoglicemia devido a, 582
Doenças de armazenamento lisossômico, 184
  estratégias de tratamento para, 185
  testes diagnósticos para, 184-185
  tipos de, 181t-182t
Doenças de armazenamento lisossômico, disostose múltipla, devido a doenças de armazenamento lisossômico, 181t-182t
Doenças de armazenamento lisossômico, distúrbios retinais, devido a doenças de armazenamento lisossômico, 181t-182t
Doenças de depósito, anormalidades da medula óssea, devido às doenças de armazenamento lisossômico, 181t-182t
Doenças degenerativas hereditárias, 642-644
Doenças degenerativas metabólicas, 642-644
Doenças do tecido conjuntivo
  avaliação de, 299-301
    avaliação diagnóstica inicial nas, 302
    exame físico nas, 299
    histórico nas, 299
    imagem diagnóstica das, 302
    manifestações comuns nas, 299-301, 303t
    testes laboratoriais nas, 302
  diagnóstico diferencial das, 299, 300t
  vs. artrite idiopática juvenil, 308t
Doenças infecciosas
  avaliação das, 315-317
    avaliação diagnóstica inicial nas, 315
    diagnóstico diferencial nas, 315
    exame físico nas, 315
    histórico nas, 316t
    imagem diagnóstica nas, 323
    manifestações localizadas das, 316t
    testes de triagem nas, 315-317
    viral vs. bacteriana, 317t
  com problemas de desenvolvimento, 31t
  viral vs. bacteriana, 325
Doenças inflamatórias, febre devido à, 326
Doenças micobacterianas, zoonóticas, 398t-400t
Doenças por espiroquetas, zoonóticas, 398t-400t
Doenças reumáticas, avaliação das, 299-301
  avaliação diagnóstica inicial nas, 302
  diagnóstico diferencial nas, 299, 300t

exame físico nas, 299
histórico nas, 299
imagem diagnóstica nas, 302
manifestações comuns nas, 299-301, 303t
testes laboratoriais nas, 302
Doenças sistêmicas, manifestações cardíacas da, 481t
Doenças vasculares do colágeno, avaliação de, 299
  avaliação diagnóstica inicial nas, 302
  diagnóstico diferencial nas, 299, 300t
  exame físico nas, 299
  histórico nas, 299
  imagem diagnóstica nas, 302
  manifestações comuns nas, 299-301, 303t
  testes laboratoriais nas, 302
Doenças virais, zoonóticas, 398t-400t
Dolicocefálica, 162
Donovanose, 376, 377t
Dopamina
  para choque, 132t
  para insuficiência cardíaca, 501t
Doppler, exame com Doppler, da aorta fetal ou artéria umbilical, 189
Dor
  analgesia para, 145
  dorsal e lombar 689
    alertas para, 689
    diagnóstico diferencial de, 689, 689t
    etiologia e epidemiologia da, 689
    manifestações clínicas e manejo da, 689
  torácica, 487-488
    diagnóstico diferencial de, 489t
    estudos diagnósticos de, 489
    etiologia da, 487, 489t
    manifestações clínicas de, 489
Dor, crise dolorosa, na anemia falciforme, 520t
Dor, transtorno de dor, 53
  critérios de diagnóstico para, 53t
Dor abdominal funcional (FAP), 54, 418. ver também Dor abdominal; funcional
Dor lombar, 689, 689t
Dor no joelho, idiopática anterior, 680
Dor somática, na apendicite, 443
Dor testicular, diagnóstico diferencial de, 569
Dor visceral, na apendicite, 443
Dores do crescimento, 312-313
Doxiciclina, 479
  para doença de Lyme, 397-400
  para febre maculosa das Montanhas Rochosas, 401
  para infecção por Clamídia, 380
Doxorubicina, para o câncer, 540t-541t
Drenos cirúrgicos, perdas para o terceiro espaço a partir de, 108
Drogas recreativas, 250
  efeitos agudos da, 250t-251t
DST(s). ver Infecções sexuais transmissíveis (DSTs)
Ducto arterioso
  fechamento do, 190-191
  patente, 190-191, 492-493, 492f
    coarctação da aorta, 494
    estudos de imagem do, 493
    etiologia e epidemiologia do, 492
    manifestações clínicas de, 213, 492-493
    síndrome da angústia respiratória e, 212-213
    tratamento do, 493
Ducto arterioso patente (PDA), 492-493, 492f
  e coarctação da aorta, 494
  estudos de imagem de, 493
  etiologia e epidemiologia do, 492
  manifestações clínicas do, 213, 492-493
  síndrome da angústia respiratória e, 212-213
  tratamento do, 213, 493
Ducto venoso, 190-191

Ductos coletores, 553
Duplicação do cromossomo 15 invertida, 160
DV. ver Disfunção miccional (DV)

E

E. coli enteroagregadora (EAEC), 366t, 367
E. coli entero-hemorrágica (EHEC), 366t, 367
E. coli enteroinvasiva (EIEC), 366t, 367
E. coli enteropatogênica (EPEC), 366t, 367
E. coli enterotoxigênica (ETEC), 366t, 367
EAEC (*E. coli* enteroagregadora), 366t, 367
ECF. ver Fluido extracelular (ECF)
ECG (eletrocardiografia), no sistema de avaliação cardiovascular, 484, 485f
Echinococcus, 407, 407t
  alveolar, 407t
  unilocular (hidátido), 407, 407t
Echinococcus granulosus, 407
Echinococcus multilocularis, 407
Echinococcus vogeli, 407
Eclâmpsia, 187
ECMO (oxigenação de membrana extracorpórea)
  para hipertensão pulmonar primária do neonato, 215
  para insuficiência cardíaca, 501t
  para síndrome da aspiração do mecônio, 215
Ecocardiografia, no sistema de avaliação cardiovascular, 486f, 485-486
Ecocardiografia transesofagena (TEE), no sistema de avaliação cardiovascular, 486
Ecstasy, efeitos agudos do, 250t-251t
Ectima, 336
  gangrenoso, 336
Eczema, 653-654. ver também Dermatite atópica
  com problemas de desenvolvimento, 28t
  herpético
    na dermatite atópica, 287, 653-654
    vs. Varicela-zóster, 334
  vaccinatum, na dermatite atópica, 287, 653-654
Edema
  angioneurótico hereditário, bases genéticas para, 147t
  cerebral, 110
    devido à cetoacidose diabética, 575-576
    devido à reidratação muito rápida, 110
  devido à doença renal, 553, 554t
  na síndrome nefrótica, 556
  no neonato, 198
Edema intersticial, 472
Edema pulmonar, 472-473
  alta altitude, 472
  definição, 472
  estudos diagnósticos para, 473
  etiologia do, 472
  intersticial, 472
  manifestações clínicas de, 472-473
  na coarctação da aorta, 494
  neurogênico, 472
  pós-obstrutivo, 472
  tratamento e prognóstico para, 473
Edetato de cálcio dissódico (EDTA), para intoxicação por chumbo, 143-144
EDMA (3,4-etilenediodi-N-metil-anfetamina), efeitos agudos da, 250t-251t
Edrofônio, uso materno de, 207t
Educação, plano educacional individualizado (IEP), 26
EEG (eletroencefalografia), 616
EEG (eletroencefalograma), para convulsões, 622
Efusão parapneumônica, 363, 479
Efusão pleural tuberculosa, 408
Egofonia, 458t
EHEC (*E. coli* êntero-hemorrágica), 366t, 367
Ehrlichia chaffeensis, 398t-400t, 401
Ehrlichia ewingii, 398t-400t, 401
EIEC (*E. coli* enteroinvasiva), 366t, 367

Eixo hipotalâmico-hipofisário, 570-571, 571f
  desordens do, 571-572
Eixo hipotalâmico-hipofisário-tireoidiano, 597f
Eletrocardiografia, alterações no ECG
  (eletrocardiográficas), 116
Eletrocardiografia (ECG), alterações
  eletrocardiográficas (ECG), na hipocalemia,
  116
Eletrocardiografia (ECG), no sistema de avaliação
  cardiovascular, 484, 485f
Eletrodos transcutâneos, para medição da troca
  respiratória de gases, 459
Eletroencefalografia (EEG), 616
Eletroencefalograma (EEG), para convulsões, 622
Eletrólito(s), 107
  na composição corporal, 106
  na nutrição parenteral, 113
Eletromiografia (EMG), 616
Eliminação, controle da eliminação, 43
  desenvolvimento normal da, 41
  e constipação funcional, 44-46
  e enurese, 43-44
Eliptocitose hereditária
  diagnóstico laboratorial de, 521
  etiologia da, 509-510, 521
  manifestações clínicas da, 521
  tratamento da, 521
EM (eritema multiforme), 290-291, 662-664, 663t
Embolia pulmonar, 474-475
Embolia pulmonar, angiografia por tomografia
  computadorizada (TC), de embolia
  pulmonar, 475
Embolia pulmonar, D-dímeros, na embolia
  pulmonar, 475
Embolia séptica, devido à endocardite infecciosa,
  365
Embolismo, pulmonar, 474-475
Emergências
  hipertensiva, 563
  oncológica, 538, 539t
EMG (eletromiografia), 616
Emissão otoacústica (OAE), 34
EMLA (mistura eutética de anestésicos locais)
  para analgesia, 145
Empatia, 4
Empiema, 361, 363, 479
Empunhadura, 457t, 634-635
Emulsão lipídica, na nutrição parenteral, 113
Enalapril
  para insuficiência cardíaca, 501t
  uso materno de, 207t
Encefalite, 344-346
  causas de, 345t
  complicações e prognóstico para, 347
  consciência deprimida devido a, 636
  definição, 344
  diagnóstico diferencial de, 345
  epidemiologia da, 345
  estudos laboratoriais e de imagem para, 345-346
  etiologia de, 344-345
  manifestações clínicas de, 345
  Oeste do Nilo (West Nile), 345
  prevenção da, 347
  tratamento da, 347
  viral, 344-345
Encefalite, arbovírus, encefalite devido a, 345
Encefalite do Oeste do Nilo (West Nile), 345
Encefalite viral, 344-345
Encefaloceles, 647-648
Encefalomielite
  aguda disseminada, 345
  devido ao sarampo, 331
Encefalomielite disseminada aguda (ADEM), 345
Encefalomielopatia necrosante subaguda,
  642t-643t, 644

Encefalomiopatia mitocondrial com acidose
  lática e episódios semelhantes à acidente
  vascular encefálico (MELAS), 152, 185,
  642t-643t, 644
Encefalopatia
  bilirrubina, 220-221
  devido a erros inatos do metabolismo, 167,
    167t
  hepática, 447-449
    estágios da, 448t
    tratamento da, 448t
  hipóxica-isquêmica
    devido à afogamento, 136
    no neonato, 226-227
      convulsões devido à, 225
      etiologia de, 226-227
      manifestações clínicas de, 227, 227t
      prognóstico para, 227
Encefalopatia hepática, 447-449
  estágios da, 448t
  tratamento da, 448t
Encefalopatia hipóxica-isquêmica
  convulsões devido a, 225
  devido a afogamento recente, 136
  etiologia da, 226-227
  manifestações clínicas da, 227, 227t
  no neonato, 226-227
  prognóstico para, 227
Encondroma, 693t-694t
Encoprese, 44
  complicações da, 46
  definição, 425
  diagnóstico diferencial de, 45
  epidemiologia da, 44
  etiologia da, 44
  manifestações clínicas de, 44-45
  prevenção da, 46
  tratamento da, 45-46
Endocardite infecciosa, 364-366
  aguda, 364
  complicações e prognóstico de, 365-366
  critérios de diagnóstico para, 365t
  cultura-negativa, 364-365
  definição, 364
  diagnóstico diferencial de, 365, 365t
  epidemiologia da, 364
  estudos laboratoriais e de imagem, 364-365
  etiologia da, 364, 364t
  manifestações clínicas de, 364
  prevenção da, 366
  subaguda, 364
  tratamento da, 365
Endocardite infecciosa, Critério de Duke,
  Modificado, para endocardite infecciosa,
  365, 365t
Endocardite infecciosa, êmbolo(s), séptico,
  devido à endocardite infecciosa, 365
Endocervicite, 376
Endocrinologia, avaliação endócrina, da secreção
  do hormônio do crescimento, 584
Endocrinologia, avaliação endocrinológica, 570-
  572
  do eixo hipotalâmico-hipofisário, 570-571,
    571f, 571t
Endocrinologia, distúrbios endócrinos,
  manifestações de, 570
Endocrinologia, sistema endócrino, 570
Endoftalmite, 388t-389t, 389
Endoscopia
  capsular sem fio, para sintomas
    gastrointestinais, 417
  para refluxo gastroesofágico, 431
  para sintomas gastrointestinais, 417, 418f
Energia muscular, no exame motor, 615
Enfisema, 471-472
  intersticial, 471-472

lobar congênito, 471
subcutâneo, 471-472
Entamoeba histolytica, diarreia devido a, 366t, 367
Enterite. *ver* Gastroenterite
Enterite bacteriana, sangramento GI devido à,
  427t
Enterobíase, 406
  vulvovaginite devido a, 375t
Enterobius vermicularis, 405t, 406
Enterocolite
  devido à doença de Hirschsprung, 440
  induzida por proteína alimentar, 295t
  necrosante, 223-224
  sangramento GI devido a, 427t
Enterocolite, síndrome da enterocolite induzida
  por proteína alimentar, 295t
Enterocolite necrosante (NEC), 223-224
  sangramento GI devido a, 427t
Enteropatia, induzida por proteína alimentar,
  295t
Enteropatia induzida por dieta proteica, 295t
Enterotoxina estável ao calor, 367
Enterotoxina lábil ao calor, 367
Enterotoxina semelhante à cólera, 367
Enterovírus, conjuntivite devido a, 387t
Entesite, nas doenças reumáticas, 299
Entubação endotraqueal
  na ressuscitação cardiopulmonar, 126
  na ressuscitação do neonato, 194
Enurese, 43-44
  alarme da, 44
  como distúrbio do sono, 49t
  complicações da, 44
  definição, 43
  diagnóstico diferencial de, 44
  epidemiologia, 43
    exame físico, 43
  etiologia, 43
  manifestações clínicas de, 43-44
  noturna, 567
  prevenção da, 44
  terapia de condicionamento para enurese, 44
  tratamento da, 44
Envergadura, 583-584
Enxaqueca, 616-618
  artéria basilar, 637
  confusão, 637
  estudos diagnósticos para, 617-618, 617f
  etiologia e epidemiologia da, 616
  manifestações clínicas de, 617, 617t
  tratamento da, 620
  vômitos devido a, 423t
Enxaqueca, aura, enxaqueca, 617
Enxaqueca da artéria basilar, 637
Enxaqueca, modificadores do estilo de vida para
  enxaqueca, 620
Enxaquecas confusas, 637
Enxerto de pele, para queimaduras, 137
Enzima desramificadora, 172t, 173f
Enzima ramificada, 172, 172t, 173f
Enzimas, para câncer, 540t-541t
Enzimas glicolíticas, na eritropoiese, 506-509
Enzimas pancreáticas, 451
  para insuficiência pancreática, 451
Eosinofilia
  distúrbios associados à, 272, 275t
  nas doenças infecciosas, 316-317
  rinite não alérgica com, 283-284
Eosinófilo(s), valor normal para, 508t
Eotaxinas, funções das, 253t
EPEC (*E. coli* enteropatogênica), 366t, 367
Ependimoma
  epidemiologia do, 546
  prognóstico para, 549t
Epididimite, 569
Epífise, 668f

Epifisiólise superior do fêmur, epífise da cabeça do fêmur deslizante (SCFE), 675-676
   avaliação radiológica da, 676f, 675
   classificação da, 675
   complicações da, 680
   etiologia e epidemiologia da, 675
   manifestações clínicas de, 675
   tratamento da, 675
Epifisiólise umeral proximal, 691-692
Epiglotite, 354, 467
   obstrução das vias aéreas superiores devido a, 465t-466t
   posição de farejador, na epiglotite, 354
Epilepsia. *Ver também* Convulsão(s)
   benigna da infância, com espículas centrotemporais, 621
   definição, 618
   estado epilético na, 621-622
     tratamento da, 622t
   mioclônica, 620-621
     juvenil (de Janz), 621
   rolândica, 621
   vs. doenças degenerativas, 645
Epilepsia, afasia epilética adquirida, 621
Epilepsia, desordens epileptiformes, 621
Epilepsia, síndromes de epilepsia, 619t, 621
Epilepsia mioclônica, 620-621
   juvenil (de Janz), 621
Epilepsia rolândica, 621
Epinefrina
   na ressuscitação cardiopulmonar, 127, 127t
   na ressuscitação do neonato, 196
   para alergia alimentar, 298
   para anafilaxia, 291
   para choque, 132t
   para crupe, 354-355
Episclerite, 388t-389t
Epitélio ciliado, do seio paranasal e conchas nasais, como filtro, 456
Equilíbrio do potássio, 116
Equilíbrio do sódio, 112-113
   regulação do, 106-107
Equilíbrio hídrico, e equilíbrio do sódio, 112-113
Equimose(s), 524, 650t
Equino, posição, 667t
ERCP (colangiopancreatografia endoscópica retrógrada), 453
Ergocalciferol, 102
Erisipelas, 335-336
Erisipeloide, 398t-400t
Eritema infeccioso, 333
Eritema infeccioso, antígeno eritrocitário P, no eritema infeccioso, 333
Eritema marginal, devido à febre reumática, 502, 503t
Eritema migrans, 397
Eritema multiforme (EM), 290-291, 662-664, 663t
   erupções vesiculobolhosas devido ao, 663t
Eritema nodoso, infecções com febre e, 329t-330t
Eritema tóxico, 198
Eritroblastopenia, transitória, 516t
Eritroblastopenia transitória da infância, 516, 516t
Eritroblastose fetal (síndrome hemolítica do recém-nascido)
   gravidade da, 218
   neonato anemia devido à, 217
   prevenção da, 218
Eritrócitos, produção eritrocitária (RBC), 506-509
Eritrócitos/hemácias (RBCs)
   destruição aumentada de, anemia do neonato devido a, 216-218
   produção diminuída de, anemia do neonato devido a, 216

Eritrodermia, infecções com febre e difusa, 329t-330t
Eritromicina etil-succinato, para faringite estreptocócica, 349t
Eritromicina para acne, 652
Eritropoiese, 506-509
   embrionária, 216
   na β-talassemia maior, 518
Eritropoiese, Cadeias de globinas, na eritropoiese, 506-509
Eritropoietina, 506-509
   na doença renal crônica, 562-563
   na função renal, 554
Erliquiose, 396, 398t-400t, 401-402
   complicações e prognóstico para, 402
   diagnóstico diferencial de, 402
   epidemiologia da, 401
   estudos laboratoriais e de imagem para, 402f, 402
   etiologia de, 401
   granulocítica humana, 398t-400t
   manifestações clínicas de, 402
   monocítica humana, 398t-400t, 401
   prevenção da, 402
   sennetsu, 398t-400t
   tratamento da, 402
Erosão, 651t
Erros inatos do metabolismo
   acidose metabólica devido a, 121
   apresentação clínica de, 165-168
     acidose metabólica na, 167-168, 168t
     cetose e hipoglicemia cetótica na, 168
     deficiência energética nos, 168
     desordens de armazenamento, 168
     em órgãos específicos, 168, 168t
     hiperamonemia nos, 167
       etiologia da, 167, 167t
       grave neonatal, 167
       moderada neonatal, 167
       no fim da infância e em crianças em idade escolar, 166f, 167-168
     malformações congênitas ou características dismórficas nos, 168
     sinais neurológicos na, 167, 167t
     tóxico, 165-167
   aspectos genéticos dos, 169
     identificação da patologia molecular como, 169
     mecanismos de hereditariedade como, 169
   ataxia devido a, 633
   avaliação de, 164
     achados clínicos e laboratoriais, 169, 169t
   fisiopatologia do, 165t
   incidência de, 164t
   sinais e sintomas de, 164-165
   triagem neonatal para, 170-171, 170t
     desordens identificadas por, 170, 170t
     estratégias de, 170
     princípios dos teses confirmatórios, 170
     testes clínicos e laboratoriais especializados após, 170-171, 171t
   visão geral do tratamento para, 171
Erros inatos do metabolismo, deficiência de energia, devido aos erros inatos do metabolismo, 168
Erros inatos do metabolismo, Efeito de Founder, com erros inatos do metabolismo, 169
Erros inatos do metabolismo, efeito do isolamento, com erros inatos do metabolismo, 169
Erupções vesiculobolhosas, 663t
Erysipelothrix rhusiopathiae, 398t-400t
Escabiose (sarna), 664-665
   complicações e prognóstico da, 664-665
   estudos laboratoriais e de imagem de, 665
   etiologia e epidemiologia da, 664

   manifestações clínicas da, 664-665, 665f
   norueguesa ou crostosa, 664-665
   prevenção da, 665
   tratamento da, 665
   vs. dermatite atópica, 286-287
   vulvovaginite devido a, 375t
Escafocefalia, 161t
Escala de Yale-Brown para sintomas obsessivos-compulsivos (Y-BOCS), 62
Escalas, 651t
Escanograma, da discrepância no comprimento das pernas, 678-679
Escherichia coli
   diarreia devido à, 366t, 367
   infecções do trato urinário devido à, 372
   na peritonite, 453
Esclerite, 388t-389t
Esclerose, 651t
Esclerose tuberosa, 646
   espasmos infantis devido a, 621
Escolar, criança em idade escolar
   reação ao divórcio, 83
   testes de cognição, 29t
Escolar, período de idade escolar, desenvolvimento físico no, 13
Escoliose, 478, 685-687
   adolescente, 686
   avaliação clínica da, 684, 685f
   avaliação radiológica da, 685, 686f
   classificação da, 684t
   compensatória, 684, 687
   congênita, 686, 687f
     tratamento da, 686
   idiopática, 686
     etiologia e epidemiologia da, 686
     manifestações clínicas da, 686
     tratamento da, 686
   infantil, 686
   juvenil, 686
   neuromuscular, 686-687
   torácica, 4tratamento da, 687
Escorbuto, 96-97, 98t
Escoriação, 651t
Escrófulo, 408
Escroto, distúrbios e anormalidades do, 568-569
   complicações do, 569
   etiologia do, 568
   manifestações clínicas do, 568
   tratamento do, 569
Esferócitos, 513f
Esferocitose, hereditária
   diagnóstico laboratorial de, 521
   etiologia da, 509-510, 521
   manifestações clínicas da, 521
   tratamento da, 521
Esferocitose hereditária
   diagnóstico laboratorial da, 521
   etiologia da 509-510, 521
   manifestações clínicas da, 521
   tratamento da, 521
Esfingolipidoses, 643
Esfingomielina, proporção de lecitina e esfingomielina (L/S), 210-211
Esfregaço do sangue, 526t
Esfregaço nasal, para resfriado, 347
Esofagite, 436, 436t
   eosinofílica alérgica, 295t
Esofagite eosinofílica (EOE), 431-433
   estudos laboratoriais e de imagem para, 431-432, 432f
   etiologia e epidemiologia da, 431
   manifestações clínicas de, 431
   tratamento e prognóstico de, 432-433
Esofagite eosinofílica alérgica, 295t
Esôfago, compressão esofageana, 458
Esôfago, corpos estranhos esofágicos, 434

Esôfago, desordem(s) esofageana(s), 430-437
    atresia esofageana como, 433-434, 433f
    devido a corpos estranhos, 434
    esofagite eosinofílica como, 431-433
    fístula traqueoesofágica como, 433-434, 433f
    lesão esofageana cáustica como, 434-435
    refluxo gastroesofágico como, 430-431, 432t
Esôfago, lesões esofágicas cáusticas, 434-435
Esôfago, varizes esofageanas, 448
    sangramento GI devido à, 427t
Esofagrama de bário, 458
Espaço morto anatômico, 456
Espasmos infantis, 621
Espasticidade, 615
Espécime urinário, para infecção do trato
    urinário, 373-374
Espinha bífida, 647
    oculta, 647
espirometria, 459
    para asma, 274
Esplenectomia
    para esferocitose hereditária, 521
    para β-talassemia maior, 518
Esplenomegalia, devido à anemia, 511
Espondilite anquilosante juvenil (JAS), 307t
Espondiloartropatias, 306t-307t, 307
Espondilolise, 689-690
    avaliação radiológica de, 690
    definição, 689
    etiologia e epidemiologia da, 689
    manifestações clínicas de, 690
    tratamento da, 690
Espondilolistese, 689-690
    avaliação radiológica de, 690
    classificação da, 689
    definição, 689
    etiologia e epidemiologia da, 689
    manifestações clínicas de, 690
    tratamento da, 690
Esponja vaginal (Protectaid®), 247
Esquistócitos, 513f
Esquistossomose, 406-407, 406t
    intestinal ou hepática, 406t
Esquizencefalia, 648
Esquizofrenia, 64-66
    critérios de diagnóstico para, 65t
    etiologia da, 64
    sintomas de
        negativa, 65
        positiva, 64-65
    subtipos de
        catatônica, 66
        desorganizada, 65
        indiferenciada, 66
        paranoide, 65
        residual, 66
    tratamento da, 66
Esquizogonia, no ciclo de vida do *Plasmodium*,
    402
Estadiômetro de Harpeden, 583
Estado asmático, 278
Estado epilético, 621-622
    tratamento do, 622t
Estanozolol, para deficiência do inibidor de C1,
    269
Estatura
    com problemas de desenvolvimento, 28t
    gráficos de crescimento para, 11f
Estatura baixa
    causas de, 585t
        endócrina, 584, 585t
        não endócrina, 584-586, 585t
        constitucional, 12
    definição, 584
    devido à deficiência de GH, 586-588
        congênito clássico ou idiopática, 586

    diagnóstico de, 588, 588t
    diagnóstico diferencial de, 587t
    etiologia e epidemiologia da, 585t, 586
    manifestações clínicas de, 586-588
    tratamento da, 587t, 588
devido a displasias esqueléticas, 585t
devido à doença crônica, 585t, 587t
devido a doenças de armazenamento
    lisossômico, 585t
devido à privação, 587t
devido à síndrome de Turner, 586, 587t
devido ao atraso constitucional, 585-586, 586f,
    587t
devido ao hipotireoidismo, 585t, 587t
devido distúrbios endócrinos, 585t
diagnóstico diferencial de, 587t
familiar, 12
genética ou familiar, 585-586, 586f, 587t
psicossocial, 69
síndromes 585t
terapia para, 587t
Estatura baixa familiar, 12
Esteato-hepatite, 450
Esteatorreia
    devido à insuficiência pancreática, 451
    na fibrose cística, 475
Estenose pilórica, 422, 435-436
    bases genéticas para, 152
    estudos laboratoriais e de imagem para, 435,
        435f
    etiologia e epidemiologia da, 435
    manifestações clínicas de, 435
    tratamento da, 436
    vômitos devido a, 423t, 435
    vs. hiperplasia suprarrenal congênita com
        perda de sal, 608
Estenose pilórica hipertrófica (HPS), bases
    genéticas para, 152
Estenose pilórica, ondas peristálticas na estenose
    pilórica, 435
Estenose pilórica, sinal das cordas, na estenose
    pilórica, 435
Estenose pulmonar, 493-494
    etiologia da, 493
    exames de imagem para, 493
    manifestações clínicas de, 493
    na tetralogia de Fallot, 495
    periférica, 493
    subvalvular, 493
    supravalvular, 493
    tratamento da, 494
    valvular, 493
Esterase leucocitária, na urina, 555-556
Estereognose, 615
Esteroides anabolizantes, efeitos agudos dos,
    250t-251t
Esteroides gonadais, biossíntese de, 608f
Esteroides sexuais
    na puberdade, 589
    para puberdade tardia, 592
Estertores, 457
Estilbestrol, como teratógeno, 206t
Estilo de vida sedentário, 2
Estimulação, apropriada, 79
Estimulantes
    efeitos agudos dos, 250t-251t
    para constipação funcional, 47t
    para TDAH, 42, 42t
Estímulo calórico frio, 635-636
Estolato de eritromicina, para faringite
    estreptocócica, 349t
Estômago, distúrbios do estômago, 430-437
    doença péptica como, 436-437, 436t
    estenose pilórica como, 435-436, 435f
Estomatite vesicular, 398t-400t
Estreptocos

    grupo A
    grupo B
        osteomielite devido ao, 381-382
        osteomielite devido ao, 381-382
        pneumonia devido ao, 363t
        pneumonia devido ao, 363t
Estreptococos do grupo A, 347, 348t
    faringite devido a
        avaliação laboratorial da, 348
        complicações da, 349
        epidemiologia da, 347
        etiologia da, 347
        manifestações clínicas da 347-348
        prevenção da, 349
        recorrente, 349
        tratamento da, 349, 349t
    osteomielite devido a, 381-382
    pneumonia devido a, 363t
Estreptococos do grupo B
    osteomielite devido a, 381-382
    pneumonia devido a, 363t
Estreptomicina, como teratógeno, 206t
Estresse, estado dissociativo nos transtornos de
    estresse pós-traumático, 56
Estresse, estados estressantes, doses de
    glicocorticoides durante, 609-611
Estresse, *flashbacks*, no transtorno de estresse
    pós-traumático, 56
Estresse, necessidade de energia aumentada com,
    94f
Estresse, transtornos agudos de estresse, 57
Estresse ao calor, no neonato, 203
Estresse econômico, 3
Estresses, 3
Estressores
    e desafios na saúde do adulto, 3
    sociais e econômicos, 3
Estridor, 457, 464
    devido à estenose subglótica, 468
    devido à laringomalácia, 467
    devido à obstrução das vias aéreas superiores,
        467
    devido ao crupe, 354
Estridor inspiratório, devido à laringomalácia,
    467
Estrogêneos, 103
    conjugados para puberdade tardia, 592
Estrongilíase, angioestrongilíase, abdominal, 405t
Estrongilíase, *Angiostrongylus cantonensis*, 405t
Estrongilíase, *Angiostrongylus costaricensis*, 405t
Estudo videofluoroscópico da deglutição, 469-470
Estudos com Doppler Pulsado, do sistema
    urinário, 557
Estupor, 634
Etanercepte para artrite idiopática juvenil, 308
ETEC (*E. coli* enterotoxigênica), 366t, 367
Ética, 5-7
    nos cuidados de saúde, 5
    questões religiosas e, 6
Ética, diferenças de valores, questões éticas
    devido a, 5
Ética, princípios éticos relacionados à infância, às
    crianças e aos adolescentes, 5
Ética, questões de, 5-6
Etileno glicol
    acidose metabólica devido a, 121
    toxicidade do, 141t
3,4-Etilenedioxi-N-metil-anfetamina (EDMA),
    efeitos agudos da, 250t-251t
Etinil estradiol
    para puberdade tardia, 592
Etopósideo (VP-16), para câncer, 540t-541t
Eutanásia, conceitos culturais em relação a
    cuidados paliativos e decisões de eutanásia, 9
Eutanásia, questões no término da vida
    (eutanásia), 7-9

Eutanásia, tomada de decisão de eutanásia, questões éticas na, 9
Eventos dolorosos vaso-oclusivos, na anemia falciforme, 519
Evra* (norelgestromina), adesivo contraceptivo, 246
Exame com espéculo, para adolescentes, 241
Exame do escarro, 459-460
Exame físico
   da cólica, 38
   das desordens hemostáticas, 524
   do neonato, 196-200
   dos problemas cutâneos, 650
   na avaliação hematológica, 506, 507t
   na avaliação neurológica, 612
   no sistema de avaliação cardiovascular, 481-484
   para câncer, 534
   para problemas de desenvolvimento, 26, 28t
Exame sensitivo, 613, 615
Exantema (*rash*)
   infecções com febre e, 329-335
      diagnóstico diferencial de, 329t-330t
      eritema infeccioso (quinta doença) como, 333
      infecção pelo vírus varicela-zóster (catapora, zóster) como, 333-335
      roséola infantil (exantema súbito, sexta doença) como, 332-333
      rubéola (sarampo alemão ou sarampo do 3º dia) como, 331-332
      sarampo (rubéola) como, 329-331
   na artrite idiopática juvenil, 307
   na dermatomiosite juvenil, 311
   no lúpus eritematoso sistêmico, 309
Exantema (*rash*) "bochecha esbofeteada", no eritema infeccioso, 333
Exantema (*rash*) bolhoso, infecções com febre e, 329t-330t
Exantema (*rash*) de coloração salmão, na artrite idiopática juvenil, 307
Exantema (*rash*) maculopapular, infecções com febre e, 329t-330t
Exantema (*rash*) purpúrico, infecções com febre e, 329t-330t
Exantema (*rash*) pustular, infecções com febre e, 329t-330t
Exantema (*rash*) vesicular, infecções com febre e, 329t-330t
Exantema macular, infecções com febre e, 329t-330t
Exantema malar em forma de borboleta, no lúpus eritematoso sistêmico, 309, 310f
Exantema morbiliforme, na artrite idiopática juvenil, 307
Exantema petequial, infecções com febre e, 329t-330t
Exantema reticulado, no eritema infeccioso, 333
Exantema urticariforme, infecções com febre e, 329t-330t
Excesso de hormônios, 570
Excitação, definição, 634
Excreção de sódio, volume plasmático e, 112-113
Excreção fracionada de sódio (FENa), na insuficiência, 561
Exercício
   hematúria devido ao, 559
   para obesidade, 92t
Éxons, 146
Exostose osteocartilagínea, 693t-694t
Exostose(s)
   hereditária múltipla, 693t-694t
   osteocartilagínea, 693t-694t
Expectoração, 430-431
   vs. vômitos, 422
Expiração
   fisiologia da, 455
   músculos acessórios da, 455
Expressão variável, 147
Exsudatos, 479-480
Extinção, 15, 31
Extremidade inferior, 676-680
   discrepância no comprimento das pernas, 678-679, 679t
   variações angulares na, 677-678
      joelho valgo (*genu valgum*) como, 677-678, 677f
      joelho varo (*genu varum*) como, 677f, 678
      tíbia vara (doença de Blount) como, 678
   variações de torsão, 676-677
      hálux, desvio lateral, *out-toeing*, 677
         causas comuns de, 676t
         devido à torsão tibial externa, 677
      hálux, desvio medial, *in-toeing*, 676-677
         causas comuns de, 676t
         devido à anteversão femoral, 676
         devido à torsão tibial interna, 676-677, 677f
Extremidade superior, 691-693
   cotovelo, 692-693
      doença de Panner da, 692
      lesão de jogador, 692-693
      subluxação da cabeça do rádio, 692, 692f
   ombro, 691-692
      deformidade de Sprengel da, 691
      deslocamento glenoumeral, 691
      epifisiólise proximal umeral, 691-692
      lesão plexo braquial, 691
      lesão por sobreuso, 691
   punho e mão, 693
      anormalidades dos dedos, 693
      cisto ganglionar, 693
      fraturas, 693
Extremidades
   com problemas de desenvolvimento, 28t
   do neonato, 200
   malformações congênitas das, 161t, 162-163

F

Face
   do neonato, 199
   malformações congênitas da, 161t, 162
Face, aparência facial, com problemas de desenvolvimento, 28t
Face, fraqueza facial, 625t
Face, lesão do nervo facial, no neonato, 203
Face, terço médio da face, dismorfologia do, 162
Fadiga, 54
   crônica, 51
Fagocitose, 255t
Fagocitose, distúrbios fagocíticos, 264t
Fala e linguagem, complicações de fala e linguagem, por problemas de audição, 33t
Fala e linguagem, tratamento de fala e linguagem, 35
   para problemas de desenvolvimento, 30
Fala e linguagem, triagem do discurso/fala, 19, 19t
Família(s)
   definição, 76
   funções da, 76-77, 77t
   tradicional, 77
   único parente/pai, 77
Família, disfunção familiar, 79
   definição, 76
   para necessidades físicas, 79
   para suporte emocional, educação e socialização, 79
Família, estrutura familiar
   e função, 76-79
      adoção como, 78
      famílias monoparentais como, 77
      orfanato como, 78-79
      pais homossexuais como, 77-78
Família, histórico familiar
   na avaliação genética, 155
   para desordens hemostáticas, 523
   para dismorfologia, 161-162
   para problemas de desenvolvimento, 27t
Famílias monoparentais, 77
Fanciclovir
   para herpes genital, 380-381
   para o vírus varicela-zóster, 334-335
FAP. *ver* Dor abdominal funcional (FAP)
Faringe, anatomia da, 455
Faringite, 347-349
   avaliação laboratorial de, 348
   bacterianas, 348t
   complicações e prognóstico para, 349
   diagnóstico diferencial de, 348-349
   epidemiologia da, 347
   etiologia da, 347
   manifestações clínicas da, 347-348
   prevenção da, 349
   tratamento da, 349, 349t
   viral, 348t
Faringite estreptocócica
   avaliação laboratorial da, 348
   complicações da, 349
   epidemiologia da, 347
   etiologia da, 347
   manifestações clínicas da, 347-348
   prevenção da, 349
   recorrente, 349
   tratamento da, 349, 349t
Fármaco(s)
   associado à neutropenia, 265t
   materno
      como teratógenos, 206, 206t
      pequeno para idade gestacional devido ao uso de, 208t
      que podem apresentar efeitos adversos no neonato, 206, 207t
Farmacologia, absorção oral, de fármacos antimicrobianos, 324
Fármacos inotrópicos
   para cardiomiopatia, 504
   para insuficiência cardíaca, 501t
Fármacos semelhantes à testosterona, como teratógenos, 206t
Fármacos/drogas, reações induzidas por fármacos/drogas, adversas, 296-298
Fármacos/drogas, susceptibilidades a fármacos/drogas, 323
Farmacoterapia, para enurese, 44
FAS parcial, 79
Fasciculações musculares, 615-616
   atrofia muscular espinal, 625
Fasciíte necrosante, 336
Fasciola hepatica, 406t
Fascíola hepática, 406t
Fascíola hepática da China, 406t
Fasciolíase, 406t
Fasciolopsíase, 406t
Fasciolopsis buski, 406t
Fase pré-ictérica, da hepatite viral, 370
Fatigabilidade, devido à estenose pulmonar, 493
Fator de crescimento insulina-*like* 1 (IGF-1), 583
Fator de von Willebrand (vWF)
   na doença de von Willebrand, 530
   na hemostase, 523, 524f
Fator estimulador da colônia de macrófagos (M-CSF), na hematopoiese, 510f
Fator estimulador de colônias de granulócitos (G-CSF)
   na hematopoiese, 509, 510f
   para infecção no indivíduo imunocomprometido, 392-394

Fator estimulador de colônias de macrófagos-
    granulócitos (GM-CSF)
  na hematopoiese, 509, 510f
  para infecção no indivíduo
    imunocomprometido, 392-394
Fator inibidor da liberação de somatostatina
    (SRIF), 583
Fator intrínseco, 101
Fator reumatoide, na artrite idiopática juvenil,
    306-307
Fator tecidual, na hemostase, 523, 524f-525f
Febre
  água negra, 404
  artificial (factical), 326
  carrapato do Colorado, 398t-400t
  de curta duração, 325
  dengue, 398t-400t
  escarlate, 348
  infecções com exantema (*rash*) e, 329-335
    diagnóstico diferencial de, 329t-330t
    eritema infeccioso (quinta doença) como,
      333
    infecção pelo vírus varicela-zóster (varicela,
      zóster) como, 333-335
    roséola infantil (exantema súbito, sexta
      doença) como, 332-333
    rubéola (sarampo Alemão ou sarampo do 3º
      dia) como, 331-332
    sarampo como, 329-331
  maculosa, 398t-400t
  mordida de rato, 398t-400t
  na doença de Kawasaki, 303
  nas doenças infecciosas, 315
  nas doenças reumáticas, 299
  no indivíduo imunocomprometido, 391, 392f
  Q, 398t-400t
  relapsa, 398t-400t
  relapsa, transmitida por piolho, 666
  reumática, 501-502
    etiologia e epidemiologia da, 501
    manifestações clínicas de, 501-502, 502t
    tratamento e prevenção da, 503-504
  sem um motivo, 324-328
    com bacteremia, 324-325
    com sepse, 324-325
    em crianças de 3 meses a 3 anos, 325-326,
      326f
    em crianças menores de 3 meses, 325
    padrões de, 324
  temperatura normal do corpo e, 324
  tifoide, 366, 368
  trincheiras, 666
Febre bacilar, 398t-400t
Febre bolhosa, 337
Febre da mordida do rato, 398t-400t
Febre das trincheiras, 666
Febre de Haverhill, 398t-400t
Febre de Katayama, 407
Febre de origem desconhecida (FUO), 325-328,
    327f
Febre do carrapato africano, 398t-400t
Febre do carrapato do Colorado, 398t-400t
Febre do feno, 282
Febre escarlate, 348
Febre, FUO (febre de origem desconhecida), 325-
    328, 327f
  causas de, em crianças, 327t-328t
  testes de triagem para, 326-328
Febre hemoglobinúrica, 404
Febre maculosa, 398t-400t
Febre maculosa das Montanhas Rochosas,
    398t-400t, 401
Febre maculosa do Mediterrâneo, 398t-400t
Febre periódica, estomatite aftosa, faringite e
    adenite cervical (PFAPA), 349
Febre Q, 398t-400t

Febre relapsa, 398t-400t
  transmitida por piolho, 666
Febre reumática, 501-502
  etiologia e epidemiologia da, 501
  manifestações clínicas de, 501-502, 502t
  tratamento e manifestações da, 503-504
Febre tifoide, 366, 368
Febre tifoide, portadores crônicos da febre tifoide,
    366, 368
Fecalitos, na apendicite, 443
FemCap (capuz cervical), 247
Femur, anteversão femoral, 667t, 676, 676t
  manifestações clínicas da, 676
Fenciclidina (PCP), efeitos agudos da, 250t-251t
Fenda labial e palatina, 431-433
Fenilacetato de sódio, para hiperamonemia, 177
Fenilalanina, metabolismo da, 174f
Fenilcetonúria (PKU), 174-175, 174f
  bases genéticas para, 150t, 169t
  como teratógenos, 154
  controle da, 174-175
  devido à deficiência de tetra-hidrobiopterina,
    174-175
  diagnóstico laboratorial de, 174
  materna, 205t
  resultados da, 174-175
  tratamento da, 174
  triagem para, 170t, 174
Fenilefrina, para rinite alérgica, 284
Fenitoína, 226
  como teratógeno, 206t
  para estado epilético, 621-622, 622t
Fenobarbital
  para convulsões neonatais, 226
  para estado epilético, 621-622, 622t
  uso materno de, 207t
Fentanil, para analgesia, 145t
Feridas por perfuração, osteomielite devido a, 382
Ferritina, níveis de ferritina, na anemia, 515
Ferro, toxicidade do, 141t
Ferro heme, 104
Ferro não heme, 104
Fervura, 336
Feto, perfil biofísico do feto, 189
Fexofenadina, para rinite alérgica, 284
Fezes, de bebês amamentados, 86
FFA (ácidos graxos livres), na regulação da
    glicose sérica, 580, 581f
Fibrilação ventricular, 490t
Fibrilação(s), 616
  atrial, 489
  ventricular, 490t
Fibrilina, na síndrome de Marfan, 148
Fibrina, na hemostase, 524f
Fibrinogênio, na hemostase, 524-526, 524f
Fibrinólise, na hemostase, 523, 524f
Fibroma não ossificante, 693t-694t
Fibromialgia, 313-314
Fibroplasia retrolental, 214
Fibrose cística (CF), 475-478
  atresia intestinal na, 439
  bases genéticas para, 150t
  complicações da, 476t
  constipação devido à, 426t
  estudos diagnósticos para, 477t
  etiologia e epidemiologia da, 475
  insuficiência pancreática devido à, 450-451
  manifestações clínicas da, 475-476, 476t
  tratamento da, 477-478
Fibrose cística, *Burkholderia cepacia*, na fibrose
    cística, 475
Fibrose cística, CFTR (regulador transmembranar
    da fibrose cística), 475
Fibrose cística, complicações gastrointestinais
    (GI), da fibrose cística, 476t

Fibrose cística, Gene *CFTR*, e insuficiência
    pancreática, 450-451
Fibrose cística, regulador transmembranar da
    fibrose cística (CFTR), 475
Fibrose hepática, na doença renal policística
    autossômica recessiva, 566
Fígado, avaliação anatômica, para doença
    hepática crônica, 449t
Fígado, e problemas de desenvolvimento, 28t
Filquinona, 102
Filtro, 161t
Fimose, 568
FIO_2, baixo, hipoxemia devido a, 456t
Fise, 668f
Fise, alargamento da fise femoral sem
    deslizamento 675
FISH (hibridização *in situ* fluorescente), 159-160
Fisiologia neonatal, transição de fetal para, 189-
    190, 190t
Fissura, 651t
Fissura palpebral, 161t
Flavoproteína, metabolismo da flavoproteína,
    179f
Flebite, devido à nutrição parenteral, 113
  agora-, 55
  escolar, 57
  específica, 57
    critérios de diagnóstico para, 58t
    definição, 57
  social, 57
  tratamento da, 58
Fludrocortisona
  para deficiência de 21-hidroxilase, 609
  para doença de Addison, 611
Fluido(s)
  na composição do corpo, 106, 107f
  na ressuscitação cardiopulmonar, 127t
Fluido, déficit de fluido, cálculo do, 109
Fluido extracelular (ECF), 106, 107f
  água do plasma e fluido intersticial no, 106,
    107f
  composição de solutos no, 106
  volume de, 106
Fluido intersticial, 106, 107f
Fluido intracelular (ICF), 106, 107f
  solutos no, 106
  volume do, 106
Fluido isotônico, para perdas do terceiro espaço,
    108
Fluido, ressuscitação por fluido
  para desidratação, 109
  para intussuscepção, 443
  para queimaduras, 138
Fluido, restrição de fluido para insuficiência
    cardíaca, 501t
Fluido, terapia com fluidos, para desidratação,
    110
  monitoramento e ajuste, 110
Fluidos, ICF (fluido intracelular), 106, 107f
  solutos na, 106
  volume de, 106
Fluidos IV (intravenoso), durante trabalho de
    parto, 207t
Flumazenil, para intoxicação por
    benzodiazepínicos, 143t-144t
Flunisolida para asma, 279f
Flunitrazepam, efeitos agudos do, 250t-251t
Fluoretos, deficiência de fluoretos, 103t, 105
Fluoretos, suplementação de fluoretos, 103t,
    429-430
Fluorose, 105, 429-430
Fluoxetina
  como teratógeno, 206t
  uso materno de, 207t
Fluticasona HFA/MDI/DPI, para asma, 279f
Fobia escolar, 57

Fobia social, 57, 58t
Focalin® (Dexmetilfenidato), para TDAH, 42t
Focalin XR® (Dexmetilfenidato), para TDAH, 42t
Fogo e mordida, reações alérgicas a, 293
Foliculite, 336
    da banheira, 336
Foliculite da banheira quente, 336
Folie à deux, 66
Fome, 69
Fonoaudiólogos, para fala e linguagem, 35
Fontanelas, 198-199
Força, no exame motor, 614-615
Força muscular, no exame motor, 614-615
Formação de urina, 553, 555f
Formicidas, reações alérgicas a, 293
Formoterol, para asma, 276
Fórmula láctea padrão, 88t
Fórmulas à base de leite de vaca livres de lactose, 88-89
Fórmulas hipoalergênicas, 88t
Fosfato de piridoxal, 98
Fosfato hipertônico, para constipação funcional, 46t
Fosfenitoína, para estado epilético, 621-622, 622t
Fotossensibilidade, no lúpus eritematoso sistêmico, 309
Fototerapia, para hiperbilirrubinemia indireta, 221
Francisella tularensis, 398t-400t
Fraqueza, 623-631
    desordens, 624t
    devido a acidente vascular encefálico, 630-631, 630t
    devido à doença da medula espinal, 624
    devido à doença do neurônio motor superior, 624
        etiologia e epidemiologia da, 624
        manifestações clínicas de, 624, 624t
    devido ao neurônio motor inferior, 624-630
        atrofia muscular espinal como, 624-625
        botulismo infantil como, 627
        miastenia grave como, 626-627
        muscular, 627-628
        neuropatia periférica como, 625-626
    etiologia de, 623
    facial e bulbar, 625t
    hipertermia maligna, 629
    hipotonia sem significativa, 629-630, 630t
    manifestações clínicas de, 623-624, 624t
    membros
        distal, 625t
        oftalmoplegia e, 625t
        músculo proximal, 625t
    na hipotonia neonatal e infantil, 629, 629f, 630t
Fraqueza bulbar, 625t
Fraqueza dos membros
    distal, 625t
    oftalmoplegia e, 625t
Fratura(s), 670-672
    aberta, 670t
    angulação, 670t
    classificação de Salter-Harris de, 670-671, 671f
    cominutiva, 670t
    compacção, 670t
    completa, 670, 670t
    cranianas, 638-639
    crianças em idade escolar, 674-675
    curtas, 670t
    curvatura, 670
    deformação (toro), 670
    devido ao abuso infantil, 71, 71f, 674-675
    em crianças, 38
    em galho verde, 670, 670f
    epifisária, 670-671, 671f
    especial(is) com, 671-672
        deformidade progressiva como, 671

        lesão neurovascular como, 671
        remodelação como, 671
        síndrome do compartimento como, 671-672
        supercrescimento como, 671
    espiral, 670t
    incompleta, 670t
    linear, 670t
    manejo pediátrico, 671
    oblíqua, 670t
    padrões pediátricos de, 670-671
    rotação, 670t
    terminologia para, 670t
    transversa, 670t
Fratura, remodelação da fratura, 671
Fratura de Buckle, 670
Fratura escafoide, 693
Fratura supracondilar, 671
Fraturas cranianas, 638-639
    no neonato, 203
Fraturas cranianas compostas, 638
Fraturas cranianas diastáticas, 638
Fraturas cranianas lineares, 638
Fraturas das extremidades, no neonato, 203
Fraturas de Salter-Harris, do rádio, 693
Fraturas em crianças que começam a andar, 674-675
Fraturas em galho verde, 670, 670f
Fraturas epifisárias, 670-671, 671f
Fraturas incompletas, 670
Fricção, erupções vesiculobolhosas devido à, 663t
Frio, comum, 283, 346-347
Fronte, dismorfologia da, 162
Frutosúria, 176
FSH (hormônio estimulante do folículo), na puberdade, 589
Fucosidose, 181t-182t
Função tubular, 553
Função tubular renal, desordenada, na galactosemia, 173
Funções do fator de crescimento transformador β (TGF-β), 253t
    na síndrome de Marfan, 148
Funeral, crianças, 85
Fungemia, associada ao cateter, 395
Fungos e asma, 275t
Furosemida, para insuficiência cardíaca, 501t
Furúnculo, 336, 651f

G
G6PD, via de desvio da hexose monofosfato, na deficiência de G6PD, 520
Gagueira, 19, 34-35
Galactosemia, 173-174
    bases genéticas para, 169t
    diagnóstico de, 173
    hipoglicemia devido a, 582
    manifestações clínicas de, 173
    manifestações laboratoriais da, 173
    tratamento da, 173
    triagem neonatal para, 170, 170t
Galactosialidose, 181t-182t
Gardnerella vaginalis, 374
Gastrite, vômitos devido a, 423t
Gastroenterite
    aguda, 366-369
        complicações e prognóstico da, 372
        definição, 366
        diagnóstico diferencial da, 368
        estudos laboratoriais e de imagem da, 368
        etiologia e epidemiologia da, 366-367, 366t
        manifestações clínicas da, 367-368
        prevenção da, 372
        tratamento da, 368-369
    bacteriana
        sangramento GI devido a, 427t
        vômitos devido a, 423t

    eosinofílica aguda, 295t
    viral, vômitos devido a, 423t
Gastroenterologia, Critérios de Roma III, para Síndromes Gastrointestinais pediátricas Funcionais, 421t
Gastrointestinal, avaliação do sistema gastrointestinal (GI), 418-429
    exame físico no, 417
    histórico na, 417
    imagem diagnóstica na, 417
        endoscopia para, 417, 418f
        radiologia para, 417
    testes de triagem no, 417
Gastrointestinal, desordens do sistema gastrointestinal (GI), manifestações comuns da, 417-429
    constipação e encoprese como, 425-426, 426t
    diarreia como, 424-425, 424t
    dor abdominal, 417-422
    sangramento GI como, 426-429, 427t-428t, 428f
    vômitos como, 422-423, 423t
Gastrointestinal, sintomas gastrointestinais (GI)
    constipação e encoprese como, 425-426, 426t
        definição, 425
        diagnóstico diferencial de, 425, 426t
    de envenenamento, 141
    diarreia, 424-425
        aguda, 424-425
        avaliação de, 425
        características que diferenciam, 425
        crônica, 424-425
        definição, 424
        diagnóstico diferencial de, 424-425, 424t
        em crianças que começam a andar, 424-425
        funcional, 424-425
        osmótica, 424-425
        secretora, 424
    dor abdominal como, 417-422
    sangramento GI como, 426-429
    vômitos como, 422-423, 423t
Gastrointestinal aguda, hipersensibilidade, 295t
Gastrosquise, 196t, 200, 439
Gemido, 457
Geminação, 187
Gene(s), 146
Gene com região determinante do sexo (SRY), 604-605, 605f
Gene de ativação da recombinase 1 (*RAG1*), na imunodeficiência combinada grave, 260
Gene de ativação da recombinase 2 (*RAG2*), na imunodeficiência combinada grave, 260
Gene *MTTL1*, na MELAS, 152
Gene *NF1*, 148, 645
Gene *NF2*, 646
Gene *PHOX2B*, na hipoventilação alveolar central congênita, 463
Gene *SH2D1A*, na doença linfoproliferativa ligada ao X, 261
Gene *SRY* (região determinante do sexo), 604-605, 605f
Gene *TSC1*, 646
Gene *TSC2*, 646
Gene TYK2, na síndrome da hiperIgE, 262
Gene UBE3A, na síndrome de Angelman, 153
Genealogia/*pedigree*, 147, 147f-148f
    na avaliação genética, 155
    na avaliação hematológica, 506
    para dismorfologia, 161-162
Gênero, identidade de gênero, 75-76, 75t
Gênero, papel dos gêneros, 75, 75t
Gênero, transtorno de identidade de gênero (GID), 75-76
Genes *WT*, 550
Genética, 146-151

Genética, análise da metáfase, na avaliação genética, 159
Genética, análise da prófase na avaliação genética, 158-159
Genética, avaliação genética, 154-156
   aconselhamento pré-concepção e pré-natal, 154-155
      adolescente e adulto, 155
      fatores familiares na, 154
      fatores maternos na, 155
      pós-natal, 155
      triagem, 154-155
   histórico na
      antecedentes médicos, 156
      avaliação laboratorial, 159
         análise cromossômica na, 159
         análise direta do DNA na, 160
         hibridização genômica comparativa de microarranjos na, 160
         hibridização *in situ* fluorescente na, 159-160
      da gravidez, 155-156
      do desenvolvimento, 156
      exame físico, 159
      família, 155
      parto e nascimento, 156
Genética, avaliação genética pós-natal, 155
Genética, avaliação genética pré-concepção, 154-155
   adolescente e adulto, 155
   fatores familiares na, 154
   fatores maternos na, 155
   pós-natal, 155
   triagem, 154-155
Genética, códons de iniciação, 146
Genética, códons de parada, 146
Genética, desordem(ns) genética(s)
   autossômica dominante, 147t
   autossômica recessiva, 150t
   desordens multifatoriais (herança poligênica)
      defeitos do tubo neural como, 152
      estenose pilórica hipertrófica como, 152
   devido à dissomia uniparental, 152-153
      síndrome de Angelman devido à, 153
      síndrome de Prader-Willi como, 153
   devido à expansão de repetição de trinucleotídeos, 153
   devido à *imprinting* genômico, 153
   herança mitocondrial, 152
      heteroplasmia na, 152
      MELAS como, 152
   recessiva ligada ao X, 150
   tipo de, 146
Genética, genoma mitocondrial, 184f, 185
Genética, herança mitocondrial, 152
   de erros inatos do metabolismo, 169, 169t
   heteroplasmia na, 152
   MELAS como, 152
Genética, histórico médico passado na avaliação genética, 156
Genética, metáfise, 668f
Genética, mutação sem sentido (*missense*), 146
Genética, portadores, para distúrbios genéticos, 147, 147f
Genética, testes genéticos e triagem
   para imunodeficiência primária, 258
   questões éticas nos, 6
Gengivite, ulcerativa necrosante aguda, 349
Gengivoestomatite, 348
   herpes, 337
Genital, ambiguidade genital, 604-607
   abordagem infantil com, 606-607
   desenvolvimento normal e, 604-605, 604f-605f
   devido à masculinização inadequada do 46, XY masculino, 605-606, 606t
   devido à virilização do 46, XX feminino, 605, 605t
   diagnóstico de, 607
   tratamento da, 607
Genital, úlceras genitais, 376, 377t
Genital, verrugas genitais, 338, 376, 383
   características clínicas das, 378t
   diagnóstico de, 381
   patogênese das, 384
   tratamento das, 381
Genitália
   ambígua, 604
   com problemas de desenvolvimento, 28t
   diferenciação da, 604f-605f
   do neonato, 197f, 200
   malformações congênitas da, 163
   masculinização inadequada, 605-606, 606t
   virilização feminina, 605, 605t
Genitália ambígua, 606
   abordagem para criança com, 606-607
   deficiência de 5a-redutase, genitália ambígua devido a, 606
   desenvolvimento normal e, 604-605, 604f-605f
   designação sexual com genitália ambígua, 606
   devido à masculinização inadequada do 46, XY, 605-606, 606t
   devido à virilização do 46, XX, 605, 605t
   diagnóstico de, 607
   tratamento da, 177
Genitália externa
   ambígua, 604
   com problemas de desenvolvimento, 28t
   diferenciação da, 604f-605f
   do neonato, 197f
   malformações congênitas da, 163
   masculinização inadequada do homem, 605-606, 606t
   virilização feminina, 605, 605t
Genômica, 146-151
Germinoma pineal, prognóstico para, 549t
Germinomas, puberdade tardia devido aos, 593
Gesell Developmental Observation-Revised (GDO-R), 29t
Gestação(s). *ver também* Gravidez
   múltipla, 187
GH. *ver* Hormônio do crescimento (GH)
GHBP (proteína ligante do hormônio do crescimento), 583
Giardia lamblia, diarreia devido a, 366t, 367
Giardíase, vulvovaginite devido a, 375t
Ginecologia, questões ginecológicas, 242-247
   abstinência para, 245
   abuso sexual como, 247
   coito interrompido para, 247
   contracepção nas, 245-247
   dispositivos intrauterinos para, 246
   emergência pós-coito, 246, 247t
   esteroidal, 245-247
      adesivo contraceptivo para, 246
      anel vaginal contraceptivo para, 246
      contraceptivos orais combinados para, 245-246, 245t-246t
      injeções hormonais e implantes para, 246
      pílula ou minipílula de progesterona para, 246
   gravidez como, 244-245
      continuação da, 245
      diagnóstico de, 244
      término da, 245
   método rítmico (abstinência coital periódica) para, 247
   métodos de barreira como, 247
      camisinha e gel como, 247
      esponja, capuz, e diafragma como, 247
   sexo oral e anal para, 247
   transtorno(s) mentrual(is) como, 242-244
      amenorreia como, 242-243
      dismenorreia como, 242, 244
      menstruação irregular como, 241-242
      sangramento uterino anormal como, 243, 243t
Ginecomastia, em meninos adolescente, 596, 245-247
Glabela, 161t
Glândulas, 570
   aumento das, 570
Glico-hemoglobina (HgbA1c), 578
Glicocorticoides
   biossíntese de, 608f
   para deficiência de 21-hidroxilase, 609-611
Glicogênio, 172
   síntese e degradação do, 172, 173f
Glicogênio sintetase, 172, 173f
Glicogenólise, e hipoglicemia, 580t, 582
   na regulação da glicose sérica, 580, 581f
Gliconeogênese
   e hipoglicemia, 580t, 582
   na regulação da glicose sérica, 580, 581f
Glicosaminoglicanas, 183
Glicose
   na hipoglicemia, 572-573
   na manutenção dos fluidos, 107
   na ressuscitação cardiopulmonar, 127t
   na urina, 555-556
   para hipoglicemia, 582
   regulação da, 580, 581f
   sérica
      na hipoglicemia, 572-573
      regulação da, 580, 581f
   tolerância à glicose, 572-573
Glicose 6 fosfato desidrogenase, deficiência de glicose 6 fosfato desidrogenase (G6PD)
   anemia devido à, 509-510, 513f, 520
   bases genéticas para, 151t
   desordens fagocíticas da, 264t
   epidemiologia da, 520
   estudos laboratoriais da, 521
   etiologia da, 520
   manifestações clínicas da, 521
   tratamento e prevenção da, 521
   variante Mediterrânea da, 520-521
   variante tipo A (Africana), 520-521
   variante tipo B, 520-521
Glicosilceramida lipidose, 181t-182t
Glicosúria, no diabetes melito não dependente de insulina, 573
Glicuronosiltransferase, deficiência de glicuronosiltransferase, 219
Glioma do nervo óptico, prognóstico para, 549t
Glioma hipotalâmico, puberdade precoce devido ao, 593
Glioma óptico, puberdade precoce devido ao, 593
Gliomas
   prognóstico para, 549t
   puberdade precoce devido a, 593
Glomeruloesclerose, focal segmentar, síndrome nefrótica devido a, 556
Glomerulonefrite (GN), 558-560
   estudos diagnósticos da, 558t, 559
   etiologia e epidemiologia da, 558
   manifestações clínicas de, 558-559
   membranoproliferativa, síndrome nefrótica devido a, 556
   pós-estreptocócica
      etiologia da, 558
      manifestações clínicas da, 558-559
      prognóstico para, 560
      tratamento da, 559
   pós-infecciosa aguda, 558
   prognóstico e prevenção da, 560
   rapidamente progressiva, 558
   tratamento para, 559

Glossite, 100
Glote, anatomia da, 455
Glote, espaço subglótico, 455
Glote, estenose subglótica, 468
Glote, hemangioma subglótico, 661-662
Glote, obstrução subglótica, 466t
Glutaril-CoA desidrogenase, deficiência de glutaril-CoA desidrogenase, 179f, 178
Glúten, na doença celíaca, 442
GM-CSF (fator estimulador de colônias de macrófagos-granulócitos)
  na hematopoiese, 509, 510f
  para infecção no indivíduo imunocomprometido, 392-394
GM1 (generalizada, infantil), 181t-182t
GM1 gangliosidose, 181t-182t, 642t-643t
GM2, 181t-182t
GM2 gangliosidose, 181t-182t, 642t-643t, 643
GN. *ver* Glomerulonefrite (GN)
GnRH (hormônio liberador de gonadotropina), na puberdade, 589
GnRH (hormônio liberador de gonadotropina) precocidade sexual independente, 593-595, 593t, 595t
GoLYTELY (polietileno), para intoxicação/envenenamento, 143
Gonadarca, 589
Gonadoblastomas, 611
Gonadotropina coriônica humana (HCG), triagem sérica materna para, 154
Gonococcemia, diagnóstico diferencial de, 300t
Gonorreia, 379
  características clínicas da, 376t
  doença inflamatória pélvica devido à, 379
  e *Chlamydia trachomatis*, 376t
  infecção congênita por, 230t, 232-233
  infecções gonocócicas disseminadas devido à, 379
  patogênese da, 379
  tratamento da, 379
  tratamento recomendado para, 233
Grafestesia, 615
Grandes artérias, transposição das, 496-497, 496f
Granuloma(s)
  endobrônquico, 471
  eosinofílicos, 693t-694t
  inguinal, 376, 377t
  piogênico, 662
Grau de esforço, 457
Gravidade específica da urina, na desidratação, 109
Gravidez
  abuso de substâncias durante, 79, 205t
  adolescente, 244-245
    continuidade da, 245
    diagnóstico de, 244
    interrupção da, 245
  alto risco, 186
  avaliação durante, 186-204
    fatores familiares na, 154
    fatores maternos na, 155
    genética, 154-155
    pós-natal, 155
    triagem, 154-155
  complicação(s), 186
    com gestações múltiplas, 187
    ginecologista, 186
    hidropsia fetal como, 187
    obstetrícia, 186
    oligo-hidrâmnios como, 186-187
    placenta abrupta como, 186
    placenta prévia como, 186
    poli-hidrâmnios como, 187
    pré-eclâmpsia/eclâmpsia como, 187
    ruptura prematura das membranas como, 187
    ruptura prolongada das membranas como, 187
    sangramento vaginal como, 186
  doenças maternas durante, 204, 205t
    diabetes melito como, 205t-206t, 206
    hipertireoidismo como, 205t, 206
    lúpus eritematoso sistêmico como, 205, 205t
    outras, 206
    síndrome antifosfolipídio como, 205
    trombocitopenia idiopática como, 205, 205t
  toxemia, 187
  vômitos devido à, 423t
Grelina, na secreção de GH, 583
GRF (fator liberador do hormônio do crescimento), 583
Gripe aviária, 359
Grupo sanguíneo, sensibilização do grupo sanguíneo, materno, 205t
Guanfacina (Intuniv®) para TDAH, 42t
Guarda conjunta, 83
Guia de antecipação, 23-25, 24t-25t
Guias STEP, para entrevista de adolescente, 234, 237f
Guillain-Barré, disfunção autônoma, na síndrome de Guillain-Barré, 625

H
H5N1, 359
HAART (terapia antirretroviral altamente ativa), 413-415
Haemophilus ducreyi, 376
Haemophilus influenzae, conjuntivite devido a, 386
Haemophilus influenzae tipo B (HiB)
  osteomielite devido a, 381-382
  pneumonia devido a, 359, 363t
Haloperidol, uso materno de, 207t
Hamartoma
  músculo liso, 659t
  na esclerose tuberosa, 646
  puberdade precoce devido à, 593
HANE (edema angioneurótico hereditário), bases genéticas do, 147t
Haptenação, nas reações adversas aos medicamentos, 296
HBeAg (antígeno precoce da hepatite B), 371
HBIG (imunoglobulina da hepatite B), 372
HBsAg (antígeno de superfície da hepatite B), 369, 371
HBV. *ver* Vírus da hepatite B (HBV)
HD (doença de Huntington), bases genéticas para, 147t
HDV (vírus da hepatite D), 369, 370t
  complicações e prognóstico do, 373-374
Helicobacter pylori, na doença ulcerosa péptica, 436
Helmintíase(s), 404-407
  ascaridíase como, 405
  devido a cestodas, 407t, 404
  devido a nematodas, 405t
  devido a trematodas, 404, 406t
  enterobíase como, 406
  equinococose como, 407
  esquistossomíase (bilharzíase) como, 406-407
  larva migrans visceral como, 405 -406
  neurocisticercose devido a, 407
  tênia como, 404-405
Hemácias, transfusão de, 532
Hemangioma(s), 661-662
  capilar, 198
  características clínicas do, 661, 661f
  cavernoso, 198
  com problemas de desenvolvimento, 28t
  complicações do, 661
  definição, 661
  diagnóstico diferencial de, 659t
  laríngeo, obstrução das vias aéreas superiores devido a, 468
  lombossacral, 661-662
  na síndrome PHACE, 661-662
  periorbitário, 661-662
  subglótico, 661-662
  tratamento do, 661-662
Hematêmese, avaliação de, 428t
Hematócrito, valores normais para, 508t
Hematologia, avaliação hematológica, 506-509
  avaliação diagnóstica inicial na, 506, 508t
  exame físico e manifestações comuns na, 506, 507t
  hematopoiese no desenvolvimento, 506-509, 510f
  histórico na, 506
Hematologia, células-tronco hematopoiéticas, fontes de, 269
Hematologia de desenvolvimento, 506-509, 510f
Hematologia, desenvolvimento, 506-509, 510f
Hematologia, desvio à esquerda, nas doenças infecciosas, 317t, 316-317
Hematologia, distúrbios hematológicos
  apresentação clínica de, 506, 507t
  vs. artrite idiopática juvenil, 308t
Hematologia, doença hemolítica, do neonato, 217
Hematologia, valores hematológicos, na infância e adolescência, 506, 508t
Hematoma
  duodenal, 135
  nas desordens hemostáticas, 524
  subdural, no neonato, 226
Hematopoiese, 510f
  embrionária, 216
  extramedular, 506
Hematopoiese, células de maturação pós-mitótica, na hematopoiese, 506
Hematopoiese, células eritroides, na hematopoiese, 506
Hematopoiese, citocina(s) na hematopoiese, 510f
Hematopoiese, fatores estimuladores de colônias, na hematopoiese, 509, 510f
Hematopoiese, unidade formadora de colônia eritroide, 506-509
Hematúria, 558-560
  benigna familiar, 558-559
  devido à doença renal, 554t
  estudos diagnósticos da, 558t, 559, 559f
  etiologia e epidemiologia da, 558
  macroscópica, 558
  manifestações clínicas de, 558-559
  microscópica, 558
  prognóstico e prevenção da, 560
  tratamento para, 559
Hematúria, síndrome de Alport, hematúria devido a, 558-559
Heme, na eritropoiese, 506-509
Hemiparesia, devido à paralisia cerebral, 35t
Hemiplegia
  da infância, congênita, 631
  devido à paralisia cerebral, 35t
Hemocromatose, com β-talassemia maior, 518
Hemodiálise, para doença renal crônica, 563
Hemofilia, 528-530
  estudos laboratoriais da, 529
  etiologia de, 528
  etiologia e epidemiologia da, 523
  manifestações clínicas da, 529
  tratamento da, 529
Hemofilia A, 528, 529t
  bases genéticas para, 151t
Hemofilia B, 528, 529t
Hemoglobina
  Bart, 518
  fetal, 190, 191f, 216, 509
  produção de, 509

valores normais para, 508t
Hemoglobina, curva de dissociação da hemoglobina-oxigênio, fetal, 190, 191f
Hemoglobina, doença da hemoglobina SC, 518-519, 519t
Hemoglobina, doença da hemoglobina SS, 518-519, 519t. *ver também* Doença das células falciformes
Hemoglobina, eletroforese para hemoglobina
　na triagem do neonato, 21
　para hemoglobinopatias, 520
Hemoglobina, níveis de hemoglobina
　após nascimento, 216
　na anemia, 509
Hemoglobina A, 509
Hemoglobina C, 518
Hemoglobina D, 518
Hemoglobina de Bart, 518
Hemoglobina E, 518
Hemoglobina F, 190, 191f, 216, 509
Hemoglobina fetal, 190, 191f, 216, 509
Hemoglobina H, 515t
Hemoglobina S, 518
Hemoglobina S-β-talassemia, 518-519, 519t
Hemoglobinopatia(s)
　anemia hemolítica devido a, 510f, 518
　cadeia alfa, 518
　cadeia beta, 518
　diagnóstico laboratorial de, 520
Hemoglobinopatias, cromatografia líquida de alta performance, para hemoglobinopatias, 520
Hemoglobinopatias da cadeia alfa, 518
Hemoglobinopatias da cadeia beta, 518
Hemoglobinúria noturna paroxística, 516t
Hemólise
　causas não imunes de, 218
　isoimune, 522, 522f
　no neonato
　　diagnóstico e tratamento/manejo da, 218-219
　　etiologia de, 216
Hemoptise, devido à hemorragia pulmonar, 474
Hemorragia
　alveolar, 474
　cerebral, devido à hipernatremia, 115
　contusão, 638t
　epidural, 638t
　fetal-materna, 218
　intracraniana
　　na púrpura trombocitopênica aloimune neonatal (NATP), 527
　　no neonato, 226
　　pós-traumática, 638t
　intraparenquimal, 638t
　no neonato
　　intracraniana, 226
　　intraventricular. *ver* Hemorragia intraventricular (IVH); no neonato
　　periventricular, 226
　　retinal, 202
　　subaracnoide, 226
　　subconjuntival, 202
　　subdural, 226
　pulmonar, 473-474
　　diagnóstico diferencial de, 474, 474t
　　estudos diagnósticos para, 474
　　etiologia de, 473
　　hemoptise devido à, 474
　　manifestações clínicas de, 473-474
　　tratamento da, 474
　subaracnoide
　　devido ao trauma, 638t
　　no neonato, 226
　subdural, 638t
　　devido ao abuso infantil, 72, 72f
　　no neonato, 226

vias aéreas, 474
Hemorragia alveolar, 474
Hemorragia das vias aéreas, 474
Hemorragia epidural, 638t
Hemorragia intracraniana
　no neonato, 226
　pós-traumática, 638t
Hemorragia intraventricular (IVH), no neonato
　convulsões devido à, 225
　diagnóstico de, 226
　manifestações clínicas de, 226
　patogênese da, 226
　tratamento da, 226
Hemorragia materno-fetal, 218
Hemorragia periventricular, no neonato, 226
Hemorragia pulmonar, 473-474, 474t
Hemorragia subaracnoide
　aneurismática, 617t
　devido ao trauma, 638t
　no neonato, 226
Hemorragia subconjuntival, no neonato, 202
Hemorragia subdural, 638t
　devido ao abuso infantil, 72, 72f
　no neonato, 226
Hemossiderose pulmonar, idiopática, 473
Hemostase
　desenvolvimento, 523
　normal, 523, 524f
Hemostase, antitrombina III na hemostase, 523
　deficiência de antitripsina α1, 444
　enfisema devido a, 471-472
Hemostase, desordens hemostáticas, 523-531
　da função plaquetária, 528
　desordens dos fatores de coagulação, 528
　　coagulação intravascular disseminada (CID) como, 530-531
　　doença de von Willebrand como, 529t, 530
　　etiologia dos, 528
　　hemofilia como, 528-530
　　trombose como, 531, 531f
　diagnóstico diferencial das, 526-531
　do número de plaquetas, 526, 527f
　　púrpura trombocitopênica idiopática (ITP) como, 527-528
　　síndrome de Wiskott-Aldrich como, 528
　　trombocitopenia de sequestro devido à diminuição da produção de plaquetas como, 526-527
　　trombocitopenia devido à destruição periférica como, 527
　etiologia e epidemiologia das, 523, 525f, 526t
　manifestações clínicas das, 524
　no neonato
　　etiologia e patogênese da, 223
　　manifestações clínicas e diagnóstico diferencial de, 222-223
　testes laboratoriais para, 524-526, 526t
Hemostase, inibidor da via do fator tecidual, na hemostase, 523, 524f-525f
Hemostase, tampão hemostático, 524f, 531f
Hemotímpano, 638
Heparina
　para coagulação intravascular disseminada, 531
　para trombose, 531
Hepatite
　adiposa não alcoólica, 450
　autoimune, 450, 449t
　fulminante, 373-374
　neonatal, 444
　viral, 369-372
　　complicações e prognóstico de, 373-374
　　diagnóstico diferencial de, 371
　　epidemiologia da, 369-370
　　estudos laboratoriais e de imagem para, 370-371

etiologia da, 369
manifestações clínicas de, 370, 371f
prevenção da, 374
tratamento da, 371-372
viral, estudos laboratoriais e de imagem para, 449t
vômitos devido a, 423t
Hepatite autoimune, 450, 449t
Hepatite B, antígeno de superfície da hepatite B (HbsAg), 369, 371
Hepatite B, período de janela para o vírus da hepatite B, 371
Hepatite neonatal, 444
Hepatite viral, 369-372
Hepatoblastoma, fatores de risco para, 536t
Hepatoesplenomegalia
　com anemia, 511
　nos distúrbios hematológicos, 506
Hepatologia, função hepatocelular, prejudicada, 448-449
Hepatologia, função sintética hepática, para sintomas gastrointestinais, 417
Hepatologia, testes de função hepática
　para doença hepática crônica, 449t
　para sintomas gastrointestinais, 417
Hepatomegalia
　com problemas de desenvolvimento, 28t
　devido a erros inatos do metabolismo, 168t
　nas doenças de armazenamento do glicogênio, 172
Hepatopatias, doença hepática, 444-450
　colestase como, 444-447
　crônica, 448-449
　　doença de Wilson como, 449-450
　　esteato-hepatite, 450
　　estudos laboratoriais e de imagem para, 449, 449t
　　etiologia e epidemiologia das, 448
　　hepatite autoimune como, 450, 449t
　　manifestações clínicas de, 448-449
　　tratamento da, 450t, 449
　insuficiência hepática fulminante como, 447-448
Herança, padrões de, 146-154
　desordens autossômicas dominantes, 147-148, 147t
　desordens autossômicas recessivas, 148-149, 150t
　desordens multifatoriais (herança poligênica), 151-152
　　defeitos do tubo neural como, 152
　　estenose pilórica hipertrófica como, 152
　dissomia uniparental como, 152-153
　　síndrome de Angelman devido a, 153
　　síndrome de Prader-Willi devido a, 153
　expansão de repetição de trinucleotídeos como, 153
　genealogia, 147, 147f-148f
　imprinting genômico como, 153
　mitocondrial, 152
　　heteroplasmia na, 152
　　MELAS devido a, 152
　　para erros inatos do metabolismo, 169
　para erros inatos do metabolismo, 169
Herança autossômica dominante (AD), 147-148, 147t
　acondroplasia devido à, 147t
　craniossinostose não sindrômica devido à, 147t
　de erros inatos do metabolismo, 169
　definição, 147
　displasia tanatofórica devido à, 147t
　distrofia miotônica devido à, 147t
　edema angioneurótico hereditário devido à, 147t
　expressão variável da, 147
　linhagem, 148f

neurofibromatose 1 devido à, 147t
neurofibromatose 2 devido à, 147t
penetrância da, 147, 148f
regras de, 148t
síndrome de Crouzon com acantose nigricans devido à, 147t
síndrome de Marfan devido à, 147t
Herança autossômica recessiva (AR), 148-149
ataxia de Friedreich devido a, 150t
consanguinidade e, 154
de erros inatos do metabolismo, 169
definição, 148
doença das células falciformes devido a, 150t
doença de Gaucher devido a, 150t
fenilcetonúria devido a, 150t
fibrose cística devido à, 150t
genealogia, 150f
hiperplasia suprarrenal congênita devido à, 150t
regras da, 150t
Herança dominante ligada ao X, 150-151
incontinência pigmentar devido à, 150-151
raquitismo resistente à vitamina D devido à, 150-151
síndrome de Rett devido à, 150-151
Herança poligênica, 151-152
defeitos do tubo neural devido à, 152
estenose pilórica hipertrófica devido a, 152
Herança recessiva ligada ao X, 150, 151t
adrenoleucodistrofia devido à, 151t
cegueira para cores devido à, 151t
deficiência de G6PD devido à, 151t
definição, 150
distrofia muscular de Duchenne devido à, 151t
hemofilia A devido a, 151t
síndrome de Rett devido à, 151t
síndrome do X frágil devido à, 151t
Hérnia
diafragmática congênita, 196t, 215
umbilical, 200
Hérnia diafragmática congênita, 196t, 215, 471
Hérnia umbilical, 200
Herniação(ões), encefálica(s), 636-637, 636t
bilateral, 636t
cerebelar, 636t
subfalciana, 636t
transtentorial, 636-637, 636t
uncal, 636-637, 636t
Herpangina, 348
Herpes
gengivoestomatite, 337
genital, 377t
características clínicas do, 377t
diagnóstico do, 380
erupções secundárias, recorrentes ou reativação no, 380
patogênese do, 380
primária, 380
tratamento do, 380-381
gladiatorum, 337-338
labial, 337
Herpes-vírus humano tipo 6 (HHV-6), roséola infantil devido ao, 332
Herpes-vírus humano tipo 7 (HHV-7), roséola infantil devido ao, 332
Herpes-vírus *simplex* (HSV)
conjuntivite devido a, 386, 388t
erupções vesiculobolhosas devido ao, 663t
infecção congênita por, 230t, 231-232
infecção da mama, 87t
infecções superficiais devido a, 336-338
no indivíduo imunocomprometido, 391
pneumonia devido a, 363t
superinfecção com, na dermatite atópica, 287, 653-655, 655f
vs. Varicela-zóster, 334

Heterofíase, 406t
Heterophyes heterophyes, 406t
Heteroplasmia, 152
Heterossexualidade, 75t
Heterotopias, da substância cinza, 648-649
Heterozigose, 147
HEV (vírus da hepatite E), 370t
complicações e prognóstico do, 373-374
epidemiologia do, 369-370
HgbA1c (glico-hemoglobina), 578
HGV (vírus da hepatite G), 370t
epidemiologia do, 369-370
HHV-6 (Herpes-vírus humano tipo 6), roséola infantil devido ao, 332
HHV-7 (Herpes-vírus humano tipo 7), roséola infantil devido ao, 332
Hib (*Haemophilus influenzae* tipo b)
osteomielite devido ao, 381-382
pneumonia devido ao, 359, 363t
Hibridização genômica comparativa (CGH), 159
Hibridização genômica comparativa de microarranjos, 160
Hibridização *in situ* fluorescente (FISH), 159-160
Hidralazina, para insuficiência cardíaca, 501t
Hidranencefalia, 648
Hidratação, osmoles idiogênicos, devido à reidratação muito rápida, 110
Hidrato de cloral, para sedação, 145t
Hidrocefalia, 640-641
aumento da pressão intracraniana devido à, 640-641
causas de, 640-641, 640t
comunicantes, 640-641
externa, 640-641
macrocefalia devido à, 648
obstrutiva, 640-641
tratamento da, 642
vômitos devido à, 423t
Hidrocortisona
para deficiência de 21-hidroxilase, 609
para doença de Addison, 611
Hidronefrose, 196t
Hidropsia fetal, 187, 211
angústia respiratória no neonato devido à, 209
devido à sensibilização do Rh, 217
na anemia, 515t
Hidroxicloroquina
para dermatomiosite juvenil, 313
para lúpus eritematoso sistêmico, 311
Hidróxido de magnésio, para constipação funcional, 47t
Hidroxil-CoA desidrogenase de cadeia longa (LCHAD), triagem neonatal para, 170t
17-Hidroxiprogesterona (17-OHP), na deficiência de 21-hidroxilase, 609
Hidroxiureia, para anemia das células falciformes, 520
Hidroxizina, para rinite alérgica, 284
HIPAA (*Health Insurance Portability and Accountability Act*), 5-6
Hiperamonemia
depressão da consciência devido à, 637
etiologia de, 167, 167t
na infância tardia e crianças em idade escolar, 166f, 167-168
neonatal
grave, 167
moderada, 167
tratamento da, 177
Hiperatividade, na TDAH, 42t
Hiperbilirrubinemia
conjugada, diagnóstico diferencial de, 445f
conjugada, no neonato, 220, 220t
não conjugada
diagnóstico diferencial de, 445f
no neonato

etiologia de, 219-220, 220t
tratamento, 221
no neonato, 219-222
conjugada, 220, 220t
kernicterus (encefalopatia por bilirrubina) devido à, 220-221
não conjugada
etiologia da, 219-220, 220t
tratamento, 221
Hipercalcemia, devido ao câncer, 539t
Hipercalciúria, hematúria devido à, 559
Hipercalemia, 117-119
artificial, 117
causas de, 118t
devido ao câncer, 539t
diagnóstico de, 122
etiologia de, 117-118
na insuficiência renal aguda, 561
tratamento da, 122, 122t
Hiperceratose, 175
Hipercolesterolemia, na síndrome nefrótica, 556
Hiperextensão, 313f
Hiperfenilalaninemia, 174
Hiperfenilalaninemia materna, 175
Hiperfosfatemia
devido ao câncer, 539t
na criança, 204
na insuficiência renal aguda, 561
Hiperglicemia
devido à cetoacidose diabética, 574-575
devido aos defeitos na via do propionato, 177-178
no diabetes melito não dependente de insulina, 573
Hiperinsulinemia
artificial (facticial), 581
hipoglicemia devido a, 580-581, 580t
Hiperinsulinismo, obesidade no, 91t
Hiperleucocitose, devido ao câncer, 539t
Hipermobilidade, benigna, 313, 313f, 313t
Hipernatremia, 114-115, 115f
Hipernatremia, hemorragia encefálica, devido à, 115
Hiperparatireoidismo, 603t
materno, 205t
Hiperplasia linfoide, na colite alérgica, 442
Hiperplasia linfoide nodular, sangramento GI devido à, 427t
Hiperplasia suprarrenal congênita (CAH)
adrenarca prematura devido a, 596
amenorreia devido a, 242
bases genéticas para, 150t
genitália ambígua devido a, 606, 608
patogênese da, 608f
perda de sal, 608
Hiperplasia suprarrenal lipoide, 608f
Hiperpneia, 457
Hipersensibilidade do tipo tardia, 255, 271t, 272
Hipersensibilidade gastrointestinal (GI), aguda, 295t
Hipersensibilidade mediada por células, 271t, 272
Hipertelorismo, 161t, 162
Hipertelorismo ocular, 161t, 162
Hipertensão (HTN), 563-564
definição, 563
devido à doença renal, 554t, 563, 564t
estadiamento, 564t
estudos diagnósticos de, 564
etiologia da, 563, 564t
intracraniana. *ver também* Pressão intracraniana (ICP), aumentada
idiopática, 641
manifestações clínicas de, 563-564
materna, 205t
na coarctação da aorta, 494
persistente (primária)
do neonato, 191

portal, 448
primária (essencial), 563
prognóstico para, 564
pulmonar
 arterial
  etiologia de, 473
  idiopática, 473
  manifestações clínicas e estudos diagnósticos para, 473
  tratamento e prognóstico para, 473
 persistente (primária), do neonato, 215
  com aspiração de mecônio, 215
 síncope devido a, 488t
 secundária, 563
 tratamento da, 564
Hipertensão arterial pulmonar (PAH), 473
Hipertensão intracraniana, idiopática, 641
Hipertensão portal, 448
Hipertensão pulmonar, síncope devido a, 488t
Hipertensão pulmonar persistente do neonato (PPHN), 191, 215
 com aspiração de mecônio, 215
Hipertensão pulmonar primária, 473
Hipertensão pulmonar primária, índice de oxigenação (IO) para hipertensão pulmonar primária do neonato, 215
Hipertermia maligna, 629
Hipertermia, no neonato, 203
Hipertireoidismo, 600-601
 congênito, 601
 manifestações clínicas de, 600, 600t
 materno, 205t, 206
 na doença de Graves, 600
 tempestade tireoidiana devido à, 601
 tratamento da, 600
  cirúrgico, 601
  fármacos para, 600-601
  iodo radioativo para, 601
Hipertonia, com problemas de desenvolvimento, 28t
Hipertrofia tonsilar, 467
Hipertrofia ventricular combinada, no tronco arterioso, 497
Hipertrofia ventricular direita, 493
 na síndrome do coração esquerdo hipoplásico, 499
 na tetralogia de Fallot, 495
Hipertrofia ventricular esquerda
 devido à atresia da tricúspide, 497
 devido à estenose da aorta, 494
Hiperuricemia, devido ao câncer, 539t
Hiperventilação
 em convulsões, 620
 neurogênica central, 634-635
Hiperventilação neurogênica central, 634-635
Hipervitaminose A, 101
Hipocalcemia, 602-603
 convulsões neonatais devido à, 225
 devido à hipomagnesemia, 603
 devido à tetania neonatal, 602
 devido ao envenenamento, 141t
 devido ao hipoparatireoidismo primário, 602
 devido ao pseudo-hipoparatireoidismo, 602
 etiologia da, 603
 manifestações clínicas de, 602
 na insuficiência renal aguda, 561
 no neonato, 204
 transitório, 602
 tratamento da, 603
Hipocalcemia, gluconato de cálcio para hipocalcemia, 603
Hipocalcemia, síndrome de Bartter, hipocalemia na, 116
Hipocalemia, 116-117
Hipocondríase, 52t, 53

Hipófise, deficiência de hormônios da hipófise, idiopática múltipla, puberdade tardia devido à, 591t
Hipófise, função da hipófise, avaliação da, 571, 577t
Hipófise, glândula hipófise anterior, 570-571, 571f
Hipófise, hormônio(s) da hipófise, 570-571, 571f
Hipófise, influência hormonal da, 570-571, 571f
Hipófise, teste de função do hormônio hipofisário anterior, 577t
Hipogamaglobulinemia transitória da infância, 257, 258t
Hipogenitalismo, com problemas de desenvolvimento, 28t
Hipoglicemia, 579
 cetótica, devido a erros inatos do metabolismo, 168
 cetótica, idiopática, 582
 com diabetes tipo 1 melito, 578
 com insuficiência hepática fulminante, 448t
 convulsões neonatais devido à, 225
 definição de, 572-573
 depressão de consciência devido à, 637
 devido ao envenenamento, 141t
 diagnóstico de, 583
 etiologia da, 580t
 fisiopatologia do, 580-582
  armazenamento de energia (substrato inadequado), 580t, 582
  fármacos/intoxicação na, 580t, 582-583
  sinal hormonal na, 580-582, 580t, 581f
   e defeitos em hormônios contrarregulatórios, 580t, 581-582
   e hiperinsulinemia artificial, 581
   e hiperinsulinemia, 580-581, 580t
  via de reposta metabólica, 580t, 582
   e glicogenólise, 580t, 582
   e gliconeogênese, 580t, 582
   oxidação de ácidos graxos, 580t, 582
 hiperinsulinêmica persistente, do neonato, 580-581
 manejo de emergência da, 583
 manifestações clínicas de, 573, 581t
 nas doenças de armazenamento do glicogênio, 172
Hipoglicemia, armazenamento energético, hipoglicemia devido à ingestão inadequada, 580t, 582
Hipoglicemia cetótica
 devido a erros inatos do metabolismo, 168
 idiopática, 582
Hipoglicemia hipocetótica, 179
Hipoglicemia induzida por fármacos/drogas, 580t, 582-583
Hipoglicemia induzida por intoxicação, 580t, 582-583
Hipogonadismo hipogonadotrópico, proporções eunucoides, no hipogonadismo hipogonadotrópico, 589
Hipomagnesemia, 603
 convulsões neonatais devido à, 225
 no neonato, 204
Hipomania, 60-61
Hiponatremia, 113-114
 edema das células encefálicas, na hiponatremia, 114
 etiologia da, 113-114
 euvolêmica, 113-114, 113f
 hiperosmolalidade, hiponatremia devido a, 113, 113f
 hipervolêmica, 113f, 114
 hipovolêmica, 113, 113f
 manifestações clínicas da, 114
 pseudo-, 113, 113f
 sintomática, 114
 tratamento da, 114

Hipoparatireoidismo
 estatura curta devido à, 586
 primário, 602, 603t
 pseudo-, 602, 603t
 transitório, 602
Hipoperfusão, 495t
Hipopituitarismo
 adquirido, 573
 avaliação diagnostica do, 571t
 congênito, 574
 devido à craniofaringioma, 573
 hipoglicemia devido a, 581-582
 idiopática, puberdade tardia devido a, 590, 590t
Hipoplasia pulmonar, 209, 215, 471
Hipoplasia renal, 566
Hipoproteinemia, na síndrome nefrótica, 556
Hipospadias, 163, 568
Hipotálamo, 570-571, 571f
 influência hormonal do, 571f
Hipotireoidismo, 45, 598-600
 adquirido, 599-600
 causas de, 598t
 congênito, 598-599
 e doenças degenerativas e, 645
 puberdade tardia devido ao, 591
 secundária ou terciário, 598
 sinais e sintomas de, 599t
Hipotonia, 615, 623. ver também Fraqueza
 congênita benigna, 629-630
 central (sem fraqueza significativa), 629-630, 630t
 com fraqueza, 630t
 com problemas de desenvolvimento, 28t
 neonatal e infantil, 629, 629f
Hipotonia congênita, benigna, 629-630
Hipotonia do lactente,, 629, 630t
Hipoventilação
 hipoxemia devido a, 456t
 síndrome congênita central, 463
Hipoxemia
 causas de, 456, 456t
 no neonato, tratamento da, 209-210
Hipóxia
 com depressão da consciência, 634
 devido à embolia pulmonar, 474
 na ressuscitação cardiopulmonar, 126
Hipsarritmia, 621
Hirschsprung, biópsia retal, para doença de Hirschsprung, 440
Hirschsprung, enema com bário, para doença de Hirschsprung, 440
Hirschsprung, manometria anorretal para doença de Hirschsprung, 440
Histiocitose de células de Langerhans, 286-287, 658
Histórico
 de desordens cutâneas, 650
 na avaliação genética
  antecedentes médicos, 156
  avaliação laboratorial, 159
  do desenvolvimento, 156
  exame físico, 159
  família, 155
  gravidez, 155-156
  parto e nascimento, 156
 na avaliação hematológica, 506
 na avaliação neurológica, 612
 para câncer, 534, 536t
 para dismorfologia
  família, 161-162
  gravidez, 161
 para problemas de desenvolvimento, 27t
 perinatal, 27t, 188-189, 190t
Histórico de gravidez
 anterior, 190t

na avaliação genética, 155-156
para dismorfologia, 161
presente, 190t
HIV. *ver* Vírus da imunodeficiência humana (HIV)
HIV, células CD4, para HIV, 412
HIV, células T auxiliares, no HIV, 412
HIV, reação da polimerase em cadeia do DNA para HIV, 413
HIV, terapia antirretroviral para o HIV, 415t
HIV, transmissão horizontal do HIV, 412
Holoprosencefalia, 574, 648
Homocisteína
  metabolismo da, 175f
  plasma total, 171t
Homocisteinemia, e trombose, 531
Homocistinúria, 175, 175f
Homossexualidade, 75-76, 75-76t
  ambientes de apoio à saúde, 76t
Homozigose, 147
Honestidade, 4
Hordéolo, 387
Hormônio(s)
  definição, 570
  esteroide, 570
  mecanismos de ação do, 570, 570f
  para o câncer, 540t-541t
  peptídeo, 570
  resposta anormal aos órgãos terminais, 570
Hormônio antidiurético (ADH)
  na função renal, 553, 555f
  na regulação do volume intravascular, 106
  no equilíbrio do sódio, 112-113
Hormônio de crescimento, deficiência do hormônio do crescimento (GH), 586-588
  congênita clássica ou idiopática, 586
  diagnóstico de, 588, 588t
  diagnóstico diferencial de, 587t
  e crescimento, 584t
  etiologia e epidemiologia da, 585t, 586
  hipoglicemia devido ao, 580
  manifestações clínicas da, 586-588
  tratamento da, 587t, 588
Hormônio de crescimento, excesso do hormônio do crescimento (GH), e crescimento, 584t
Hormônio de crescimento, fator de liberação do hormônio do crescimento (GRF), 583
Hormônio de crescimento, fator inibidor da liberação do hormônio do crescimento (GH), 583
Hormônio de crescimento, insensibilidade ao hormônio do crescimento (GH), 588
Hormônio de crescimento, proteína ligante do hormônio do crescimento (GHBP), 583
Hormônio de crescimento, resistência ao hormônio do crescimento (GH), 584, 588
Hormônio de crescimento, secreção do hormônio do crescimento (GH)
  avaliação endócrina da, 584
  fisiologia da, 583
Hormônio estimulador do folículo (FSH), na puberdade, 589
Hormônio estimulante da tireoide (TSH), 596
  na embriogênese, 596
  na função da tireoide, 596-597
  sérico, 596, 598t
Hormônio liberador de corticotropina (CRH), 607
Hormônio liberador de gonadotropina, análogos do hormônio liberador de gonadotropina (GnRH), 75-76
Hormônio liberador de gonadotropina (GnRH), na puberdade, 589
Hormônio liberador de gonadotropina (GnRH)
  precocidade sexual independente, 593-595, 593t, 595t

Hormônio liberador de tireotropina (TRH), 596, 597f
Hormônio luteinizante (LH), na puberdade, 589
Hormônios, ação autócrina, dos hormônios, 570, 570f
Hormônios, ação endócrina dos hormônios, 570, 570f
Hormônios contrarregulatórios
  hipoglicemia devido a defeitos em, 580t, 581-582
  na regulação da glicose sérica, 580, 581f
Hormônios esteroidais, 570
  suprarrenal
    materno e fetal, 607
    síntese e liberação de, 607, 608f
    uso materno de, 207t
    variações normais em, 607
Hormônios peptídicos, 570
Hot spot mutacional, 148
HSP. *ver* Púrpura de Henoch-Schönlein (HSP)
HSV. *ver* Herpes-vírus *simplex* (HSV)
HTN. *ver* Hipertensão (HTN)
Humate P® (concentrado contendo fator de von Willebrand), para doença de von Willebrand, 530
HUS (Síndrome hemolítica urêmica), 366t, 367
HVA (ácido homovanílico), com neuroblastoma, 548
Hymenolepis diminuta, 407t
Hymenolepis nana, 407t

I
I^{131} (iodo radioativo)
  como teratógeno, 206t
  para hipertireoidismo, 601
  uso materno de, 207t
Ibuprofeno, uso materno de, 207t
ICP. *ver* Pressão intracraniana (ICP)
Icterícia, 86-87
  amamentação, 86-87
  devido à anemia, 511
  devido aos erros inatos do metabolismo, 168t
  diagnóstico diferencial de, 444, 445f
  em distúrbios hematológicos, 506
  fase ictérica, da hepatite viral, 370
  fisiológica, 219
  leite materno, 86-87, 220
  na estenose pilórica, 435
  no primeiro dia de vida, 220
Idade gestacional, ângulo do pulso, no neonato, 198f
Idade gestacional, critérios neurológicos, para maturidade do neonato e idade gestacional, 197, 198f
Idade gestacional, critérios neuromusculares, para maturidade do neonato e idade gestacional, 197, 198f
Idade gestacional do recém-nascido, NBS (New Ballard Score), 198f
Identidade sexual, desenvolvimento da, 75
Ifosfamida, para câncer, 540t-541t
IgE para antígenos específicos, testes cutâneos *in vitro*, para IgE para específicas de alérgenos, 272, 282t
IgE para antígenos específicos, testes séricos *in vitro*, para IgE para antígenos específicos, 272-273, 282t
IGF-1 (fator de crescimento semelhante à insulina 1), 583
IGF-BP3 (proteína ligante do fator de crescimento semelhante à insulina), 583
Íleo mecônio
  atresia intestinal devido ao, 439
  na fibrose cística, 476, 478
Ilhota, células da ilhota, no diabetes melito não dependente de insulina, 573

IMC. *ver* Índice de Massa Corporal (IMC)
IMC, curvas de percentis de IMC específico da idade e gênero, 91
Imipramina
  para enurese, 44
  uso materno de, 207t
Imobilização, alterações fisiológicas devido à, 603t
Impactação de fezes, 45
Impetigo, 335
  bolhoso, 335, 663t
  não bolhoso (crostas), 335
Implante de etonogestrel (Implanon®), 246
Imprinting genômico, 153
Impulsividade, no TDAH, 42t
Impulso ventricular direito
  na tetralogia de Fallot, 495
  no retorno venoso pulmonar anômalo total, 498
Imunização, 22, 317-318
  administração de, 317
  ativa, 317
  consentimento informado para, 318
  consultas recomendadas para, 319f-320f
  contraindicações para, 318
  desaceleração do crescimento, 318
  e profilaxia, 317-323
  eventos adversos após, 318
  papilomavírus humano, 319f-322f
  passiva, 317
Imunodeficiência(s)
  avaliação, 252-256
  avaliação diagnóstica de, 255-256
    imagem em, 256
    testes laboratoriais em, 255-256, 255t
  características clínicas de, 254t
  devido a defeitos na barreira anatômica-mucociliar, 252, 252t
  diagnóstico diferencial de, 254-255, 254t
  exame físico para, 254
  histórico de, 253-254
  sistema imune adaptativo e, 252-253
  sistema imune inato e, 252, 253t
  combinada, 258-262
    grave, 258-260, 259t
      autossômica recessiva, 260
      devido às deficiências na adenosina desaminase e purina nucleosídeo fosforilase, 260
      ligada ao X, 260
      manifestações clínicas de, 260
      na síndrome de Nezelof, 260
      patogênese da, 258-260
    síndrome da hiper-IgM como, 259t
      autossômica recessiva, 258
      características clínicas da, 258
      devido aos defeitos no *NEMO*, 258
      ligada ao X, 258, 259t
      patogênese da, 258
    síndrome de DiGeorge como, 259t, 260
    síndrome de Omenn como, 259t, 260
    síndrome do linfócito nu, 259t, 260
  devido a desordens dos linfócitos. *ver* Desordens dos linfócitos
  mediada por anticorpos
    agamaglobulinemia como, 256, 258t
      autossômica recessiva, 256
      ligada ao X, 256, 258t
    deficiência de IgA como, 257, 258t
    deficiência de subclasses de IgG como, 257, 258t
    hipogamaglobulinemia transitória da infância como, 257, 258t
    imunodeficiência variável comum como, 256, 258t
      características clínicas da, 256
      etiologia da, 256, 257f

patogênese da, 256
    síndrome da deficiência de anticorpos como, 257-258, 258t
    secundária, 254t
Imunodeficiência, agamaglobulinemia, 256, 258t
    autossômica recessiva, 256
    ligada ao X, 256, 258t
Imunodeficiência, agamaglobulinemia autossômica recessiva, 256
Imunodeficiência, contagem absoluta de neutrófilos, no indivíduo imunocomprometido, 390
Imunodeficiência, doença granulomatosa crônica (CGD), 264-266, 264t
Imunodeficiência, gene *Artemis* na imunodeficiência combinada grave, 260
Imunodeficiência, síndrome da Hiper-IgE, 261t, 262
    desordens da migração dos neutrófilos na, 264, 264t
Imunodeficiência, síndrome da hiper-IgM, 259t
    autossômica recessiva, 258
    características clínicas da, 258
    devido aos defeitos na NEMO, 258
    ligada ao X, 258
    patogênese da, 258
Imunodeficiência combinada, doença(s) da imunodeficiência combinada, 258-262
    grave, 258-260, 259t
        autossômica recessiva, 260
        devido às deficiências de adenosina desaminase e purina nucleosídeo fosforilase, 260
        ligada ao X, 260
        manifestações clínicas das, 260
        na síndrome de Nezelof, 260
        patogênese da, 258-260
    síndrome da hiperIgM como, 259t
        autossômica recessiva, 258
        características clínicas das, 258
        devido aos defeitos no NEMO, 258
        ligada ao X, 258, 259t
        patogênese das, 258
    síndrome de DiGeorge como, 259t, 260
    síndrome de Omenn como, 259t, 260
    síndrome do linfócito nu, 259t, 260
Imunodeficiência combinada grave (SCID), 258-260, 259t
    autossômica recessiva, 260
    devido a deficiências na adenosina desaminase e purina nucleosídeo fosforilase, 260
    ligada ao X, 260
    manifestações clínicas de, 260
    na síndrome de Nezelof, 260
    patogênese da, 258-260
    transplante de células-tronco hematopoiéticas para, 269
Imunodeficiência variável comum (CVID), 256, 258t
Imunodeficiências, distúrbios das células T, doenças de imunodeficiências combinadas por, 258-262
Imunodeficiências, níveis séricos de imunoglobulinas, para distúrbios de imunodeficiência, 255
Imunodeficiências, proliferação de células T, 255
Imunodepressão, indivíduos imunocomprometidos, infecção em, 390-394
Imunofenótipo da leucemia, 543
Imunoglobulina, Anti-Rh-positive imunoglobulina (RhoGAM), 218
Imunoglobulina A (IgA), deficiência da imunoglobulina A (IgA), 257, 258t
Imunoglobulina da raiva (hidrofobia) (RIG), 323
Imunoglobulina do tétano (TIG), 323

Imunoglobulina E (IgE)
    desordens associadas à elevação de, 272, 272t
    na alergia alimentar, 296
    testes de triagem para, 272-273, 282t
Imunoglobulina G (IgG), deficiência de subclasses de imunoglobulinas G (IgG), 257, 258t
Imunoglobulina para varicela-zóster (VZIG), 335
    no indivíduo imunocomprometido, 394
Imunologia, sistema imune adaptativo, 252-253
Imunossupressão, e imunização, 318
Imunoterapia, para rinite alérgica, 284-285
Imunoterapia para veneno, para alergias a insetos, 296
Inalação, MDIs (inaladores de dose controlada), 460
Inaladores de dose controlada (MDIs), 460
Inalantes, efeitos agudos de, 250t-251t
Inclinação da cabeça, 614
Inclinação do pé, 682
Incompatibilidade do grupo sanguíneo Rh, eritroblastose fetal (síndrome hemolítica do recém-nascido) devido à, 217
Incontinência pigmentar, 150-151
Incrustação, 651t
Índice de massa corporal (IMC)
    definição, 10
    e obesidade, 91, 91t
    interpretação do, 91t
    mapa de crescimento para, 11f
Indometacina, uso materno de, 207t
Infância
    desenvolvimento físico, 13
    distúrbios do sono, 47-50, 49t
    hemiplegia congênita da, 631
    ligação e inserção na, 14
Infantilismo sexual, 589-592
    amenorreia primária como, 592
    classificação do, 590t
    devido ao atraso constitucional, 589, 591t
    devido ao hipogonadismo hipergonadotrópico (insuficiência gonadal primária), 590t
        ovariana, 590t, 591-592
        testicular, 590t, 592
    devido ao hipogonadismo hipogonadotrópico, 589, 590t-591t
        devido a anormalidades do SNC, 590, 590t-591t
        devido à deficiência isolada de gonadotropina, 590, 590t-591t
        devido à síndrome de Kallmann, 590, 591t
        devido ao hipopituitarismo idiopático, 590, 590t
    sindrômica, 590-591
    diagnóstico diferencial do, 591t
    tratamento da, 592
Infantômetro, 583
Infarto esplênico, na doença das células falciformes, 519
Infecção(ões)
    angústia respiratória no neonato devido a, 209
    associada a dispositivos médicos, 394-396
        com cateteres urinários, 395-396
        com desvios (*shunts*) do SNC, 397
        com diálise peritoneal, 397
        com dispositivos vasculares, 394-395
        pneumonia associado ao ventilador como, 395
    avaliação, 252-256
        avaliação diagnóstica de, 255-256
            imagem em, 256
            testes laboratoriais em, 255-256, 255t
        características clínicas de, 254t
        devido aos defeitos na barreira anatômica-mucociliar, 252, 252t
        diagnóstico diferencial de, 254-255, 254t
        exame físico para, 254

histórico de, 253-254
sistema imune adaptativo e, 252-253
sistema imune inato e, 252, 253t
    com corpo estranho, 324
    com febre e exantem (*rash*), 329-335
        diagnóstico diferencial de, 329t-330t
        eritema infeccioso (quinta doença) como, 333
        infecção pelo vírus varicela-zóster (varicela, zóster) como, 333-335
        roséola infantil (exantema súbito, sexta doença) como, 332-333
        rubéola (sarampo alemão ou sarampo do terceiro dia) como, 331-332
        sarampo como, 329-331
    com neutropenia, 265t
    congênita (TORCH), 229-233, 230t
        com *Trypanosoma cruzi*, 230t
        por *Chlamydia trachomatis*, 230t, 233
        por citomegalovírus, 230t, 231
        por herpes-vírus *simplex*, 230t, 231-232
        por HIV, 230t
        por *Mycobacterium tuberculosis*, 230t
        por *Neisseria gonorrhoeae*, 230t, 232-233
        por Parvovírus B19, 230t
        por rubéola, 229-231, 230t
        por sífilis, 230t, 232
        por toxoplasmose, 229, 230t
        por vírus da hepatite B, 230t
        por vírus varicela-zóster, 230t
    cutânea (superficial), 335-338
        bacteriana, 335-336
        celulite como, 335-336
        dermatite perianal como, 336
        foliculite como, 336
        impetigo como, 335
    fúngica, 336
    materna
        como teratógenos, 154
        efeito no feto ou neonato, 205t
    na doença das células falciformes, 519, 520t
    no indivíduo imunocomprometido, 390-394
        diagnóstico diferencial de, 391
        endógena, 390
        epidemiologia da, 391
        etiologia de, 390-391, 390t
        exógena, 390
        manifestações clínicas de, 391
        prevenção da, 394
        testes laboratoriais e de imagem para, 391
        tratamento da, 391-394, 392f-393f
    problemas ortopédicos devido a, 667t
    viral, 336-338
        devido ao herpes-vírus *simplex*, 336-338
        devido ao Papilomavírus humano, 338
        molusco contagioso como, 338
Infecção, local de saída da infecção, 394
Infecção, provas de fase aguda, nas doenças infecciosas, 316
Infecção, resposta de fase aguda, nas doenças infecciosas, 316
Infecção congênita, 229-233, 230t
Infecção da corrente sanguínea, relacionada ao cateter, 394
Infecção da ferida, zoonótica, 398t-400t
Infecção de Vincent, 349
Infecção do trato respiratório inferior, 358-359
Infecção do túnel, 394-395
Infecção orofaríngea por *Candida albicans*, 431
Infecção paramenígea, 343t
Infecção pelo Herpes-vírus B, 398t-400t
Infecção por *Coxsackievirus*
    conjuntivite devido a, 386, 388t-389t
    erupções vesiculobolhosas devido a, 663t
Infecção por estreptococos, 62
    na febre reumática, 501

Infecção superficial
　bacteriana, 335-336
　　celulite como, 335-336
　　dermatite perianal como, 336
　　foliculite como, 336
　　impetigo como, 335
　fúngica, 336
　viral, 336-338
　　devido ao herpes-vírus *simplex*, 336-338
　　devido ao papilomavírus humano, 338
　　molusco contagioso como, 338
Infecção TORCH, 229-233, 230t
Infecção viral
　bacteriana vs., 317t, 325
　e asma, 275t
　no indivíduo imunocomprometido, 391
　superficial, 336-338
　　devido ao Herpes-vírus *simplex*, 336-338
　　devido ao Papilomavírus humano, 338
　　molusco contagioso como, 338
　trombocitopenia devido a, 527
Infecção(ões) bacteriana(s)
　no indivíduo imunocomprometido, 390
　superficial, 335-336
　　celulite como, 335-336
　　dermatite perianal como, 336
　　foliculite como, 336
　　impetigo como, 335
　viral vs., 317, 325
Infecção(ões) cutânea(s), 335-338
Infecção(s) fúngica(s)
　no indivíduo imunocomprometido, 390-391
　superficial, 336
Infecções, 400
Infecções associadas a instrumentos/dispositivos médicos, 394-396
Infecções associadas aos cuidados de saúde, 394
Infecções do trato urinário (UTIs), 372-374
　cateteres urinários e, 395
　complicações e prognóstico para, 375
　diagnóstico diferencial de, 373
　epidemiologia das, 373
　estudos laboratoriais e de imagem de, 373
　etiologia das, 372
　febre devido a, 325
　hematúria devido a, 559
　manifestações clínicas de, 373, 554-555
　prevenção das, 374
　recidiva, 374
　tratamento da, 373-374
　vômitos devido a, 423t
Infecções esqueléticas, em lactentes, 38
Infecções fúngicas, superficiais, 337t
Infecções maternas, como teratógenos, 154
Infecções nosocomiais, 394
Infecções oculares, 386-389
　complicações e prognóstico para, 389
　diagnóstico diferencial de, 387-389, 388t-389t
　epidemiologia das, 387
　estudos laboratoriais e de imagem das, 387
　etiologia das, 386-387
　manifestações clínicas de, 387
　prevenção das, 389
　tratamento das, 389
Infecções por dispositivos vasculares, 394-395
Infecções por parasitas, 404-405
Infecções relacionadas aos cateteres, 394t
　corrente sanguínea, 394
Infecções sexualmente transmissíveis (DSTs), 243, 376-381
　cancroide (*Haemophilus ducreyi*) como, 376, 377t
　candidíase vulvovaginal (*Candida albicans*) como, 378t
　cervicite mucopurulenta (endocervicite) devido a, 376t

Chlamydia trachomatis como, 376, 379-380
　características clínicas das, 376t
　diagnóstico de, 379-380
　doença inflamatória pélvica devido a, 379
　e gonorreia, 376t
　epidemiologia das, 379
　patogênese das, 379
　tratamento das, 380
corrimento vaginal devido a, 376, 377t-378t
doença inflamatória pélvica devido a, 376t, 379
gonorreia (*Neisseria gonorrhoeae*) como, 376, 379
　características clínicas da, 376t
　doença inflamatória pélvica devido a, 379
　e *Chlamydia trachomatis*, 376t
　infecções oncócicas disseminadas devido à, 379
　patogênese da, 379
　tratamento da, 379
granuloma inguinal (donovanose, *Calymmatobacterium granulomatis*) como, 376, 377t
herpes-vírus *simplex* (herpes genital) como, 376, 380-381
linfadenopatia devido a, 339t
pediculose púbica (piolho púbico, *Phthirus pubis*) como, 378t, 384
sangramento uterino anormal devido à, 243, 243t
sífilis (*Treponema pallidum*) como, 376, 377t, 380
testes para, 22
trocomoníase (*Trichomonas vaginalis*) como, 376, 377t-378t, 383
úlceras genitais devido a, 376, 377t
urtrite devido a, 376, 376t
vaginose bacteriana (vaginite associada à *Gardnerella vaginalis*), 377t-378t
verrugas genitais (condiloma acuminado, papilomavírus humano) como
　características clínicas das, 378t
　diagnóstico de, 381
　patogênese das, 384
　tratamento das, 381
Infecções transmitidas por carrapatos, 396
Infecções transmitidas por piolhos, 666
Infestação(ões) cutânea(s), 664-666
　escabiose (sarna) como, 664-665, 665f
　pediculoses como, 665-666
Inflamação
　anemia da, 514t, 515
　problemas ortopédicos devido à, 667t
Infliximab
　para artrite idiopática juvenil, 308
　para doença de Crohn, 442
Influências biopsicossociais, na saúde e na doença, 3
Influenza (Gripe), aviária, 359
Influenza A (Gripe A), 359
Influenza H1N1, 87t
Ingestão cáustica 139
Ingestão de ácido, devido ao envenenamento, 139
Ingestão de agentes tóxicos, acidose metabólica devido à, 121
Ingestão de ferro
　inadequada, 90
　para crianças de diferentes idades, 90
Ingestão de hidrocarbonetos, 139
Ingestão de leite
　adequação da, 86
　para crianças de diversas idades, 89
Ingestão de metanol, acidose metabólica devido a, 121
Ingurgitamento, 87
Inibidor da bomba de próton, para refluxo gastroesofágico, 432t

Inibidor do recaptador da norepinefrina, para TDAH, 42t
Inibidores, para hemofilia, 529-530
Inibidores da transcriptase reversa não nucleosídicos (NNRTIs), para HIV, 413-415
Inibidores de recaptação da serotonina seletivos (SSRIs), 58-59
　para transtorno obsessivo-compulsivo, 64
Inibina, na puberdade, 589
INS (síndrome nefrótica idiopática), 556
Inserção, 79
　na infância, 14
Insônia, comportamento, 49t
Inspiração
　fisiologia da, 455
　músculos acessórios da, 455
Insuficiência cardíaca, betabloqueadores, para insuficiência cardíaca, 502
Insuficiência cardíaca congestiva. *ver* Insuficiência cardíaca
Insuficiência cardíaca, contrapulsação mecânica, para insuficiência cardíaca, 501t
Insuficiência cardíaca, diaforese devido à insuficiência cardíaca, 501
Insuficiência cardíaca, encurtamento da respiração, devido à insuficiência cardíaca, 481, 501
Insuficiência cardíaca, pré-carga, na insuficiência cardíaca, 500, 500t
Insuficiência cardíaca, volume diastólico ventricular esquerdo, na insuficiência cardíaca, 500t
Insuficiência gonadal, primária, 590t-591t
　ovariana, 590t, 591-592
　testicular, 590t, 592
Insuficiência hepática
　fulminante, 447-448
　definição, 447
　estudos laboratoriais e de imagem para, 447
　etiologia e epidemiologia da, 447, 447t
　manifestações clínicas de, 447, 448t
　tratamento da, 447-448, 448t
　na galactosemia, 173
Insuficiência hepática, devido a erros inatos do metabolismo, 168t
Insuficiência hepática fulminante, 447-448. *ver também* Insuficiência hepática; fulminante
Insuficiência pancreática exócrina, na fibrose cística, 476, 478
Insuficiência renal
　aguda, 561-563
　　definição, 561
　　devido ao choque, 132
　　estudos diagnósticos de, 561, 562t
　　etiologia e fisiopatologia da, 561, 561t
　　intrínseca, 561, 561t-562t
　　manifestações clínicas de, 561, 562t
　　não oligúrica, 561
　　oligúrica, 561
　　pós-renal (obstrutiva), 561, 561t-562t
　　pré-renal, 561, 561t-562t
　　prognóstico para, 562
　　tratamento da, 561-562
　　com insuficiência hepática fulminante, 448t
　crônica, 562-563
　　devido ao refluxo vesicoureteral, 565
　　estágios da, 563t
　　etiologia e epidemiologia da, 563t, 562
　　manifestações clínicas da, 562-563
　　prognóstico para, 563
　　tratamento da, 563, 563t
Insuficiência renal aguda, FENa (excreção fracionada de sódio), na insuficiência renal aguda, 561

Insuficiência respiratória, alteração do estado mental, devido à insuficiência respiratória, 128
Insuficiência respiratória, disfunção múltipla dos órgãos, devido à insuficiência respiratória, 131
Insuficiência respiratória, gás sanguíneo arterial, com insuficiência respiratória, 128
Insuficiência respiratória, ventilação bolsa/máscara, para insuficiência respiratória, 126, 131
Insulina
  ação intermediária (NPH), 577, 577t
  ação longa, 577, 577t
  ação muito curta (lispro, aspart, glulisina), 577, 577t
  curta ação (regular), 577, 577t
  injeções diárias múltiplas de, 576-578
  na regulação da glicose sérica, 580, 581f
  para cetoacidose diabética, 577
    na transição para paciente ambulatorial, 576
  para diabetes tipo 1 melito, 573
  subcutânea, 576
Insulina, injeções diárias múltiplas (MDIs) de insulina, 576-578
Insulina, proporção insulina:carboidrato, 577
Insulina, sensibilidade à insulina, 577
Insulina, tratamento com insulina, hipocalemia devido a, 116
Insulina SC (subcutânea), 576
Insulina subcutâneo (SC), 576
Integridade, 4
Interações fármaco-fármaco, 325
Interferon-y (IFN-y), funções do, 253t
Interleucina-1 (IL-1), funções da, 253t
Interleucina-2 (IL-2), funções da, 253t
Interleucina-3 (IL-3), funções da, 253t
Interleucina-4 (IL-4), funções da, 253t
Interleucina-5 (IL-5), funções da, 253t
Interleucina-6 (IL-6), funções da, 253t
Interleucina-7 (IL-7), funções da, 253t
Interleucina-8 (IL-8), funções da, 253t
Interleucina-9 (IL-9), funções da, 253t
Interleucina-10 (IL-10), funções da, 253t
Interleucina-12 (IL-12), funções da, 253t
Interleucina-13 (IL-13), funções da, 253t
Interleucina-17 (IL-17), funções da, 253t
Interleucina-18 (IL-18), funções da, 253t
Intersexo, 605
  abordagem para infante com, 606-607
  desenvolvimento normal e, 604-605, 604f-605f
  devido à masculinização inadequada do 46, XY, 605-606, 606t
  devido à virilização do 46,XX, 605, 605t
  diagnóstico de, 607
  tratamento da, 607
Intertrigo, áreas intertriginosas, dermatite na, 657
Intervalo (gap) aniônico urinário, 553-554
Intervalo osmótico, na diarreia, 425
Intervalo PR, 484
Intestino, alça em C, na má rotação do intestino médio, 437-438
Intestino irritável, síndrome; IBS (síndrome do intestino irritável), dor abdominal devido à, 418-422, 420t
Intestino, lesão intestinal, 135
Intestino médio, má rotação do intestino médio, 437-438
  com vólvulo, 437, 438f
  estudos laboratoriais e de imagem para, 437-438
  etiologia e epidemiologia da, 437, 438f
  manifestações clínicas da, 437
  vômitos devido a, 423t
Intolerância à frutose, hereditária, 176
  hipoglicemia devido a, 582

Intolerância à lactose, dor abdominal devido à, 420t
Intolerância à proteína de soja, vômitos devido a, 423t
Intolerância ao leite, vômitos devido a, 423t
Intolerância hereditária à frutose, 176
  hipoglicemia devido a, 582
Intoxicação/envenenamento, 139-143
  complicações da, 139-141
    coma como, 139
    acidose metabólica como, 139-141, 141t
    convulsões como, 141, 142t
    disritmias como, 141
    sintomas gastrointestinais como, 141
    toxicidade direta como, 139
    toxicidade sistêmica e pulmonar como, 139
  epidemiologia da, 139
  estudos laboratoriais e de imagem da, 141-142, 143t
  etiologia da, 139
  manifestações clínicas de, 139, 140t-141t
  monitoramento terapêutico para, 143t
  tratamento da, 142-143
    antídotos específicos 143, 143t-144t
    cuidados de suporte, 142
    descontaminação gastrointestinal da, 142-143
Intoxicação/envenenamento, descontaminação gastrointestinal (GI), para intoxicação/envenenamento, 142-143
Intoxicação induzida por fármacos/drogas, ataxia devido a, 632
Intoxicação por chumbo, anemia devido à, 514-515
Intoxicação por salicilatos, 141t
  acidose metabólica devido à, 121
Intoxicação por sódio, 114, 115f
Intoxicação, purgante para intoxicação/envenenamento, 143
Intoxicação, toxicidade de fármacos/drogas, monitoramento para, 143t
Íntrons, 146
Intubação, 460-461
Intuniv* (Guanfacina), para TDAH, 42t
Intussuscepção, 442-443
  dor abdominal devido ao, 420t
  estudos laboratoriais e de imagem para, 443
  etiologia e epidemiologia da, 442
  ileocolônica, 442
  manifestações clínicas de, 442-443
  sangramento GI devido a, 427t
  tratamento da, 443
  vômitos devido ao, 423t
Iodo radioativo (131I)
  como teratógeno, 206t
  para hipertireoidismo, 601
  uso materno de, 207t
IP-10, funções do, 253t
Iridociclite, 388t-389t
  na artrite idiopática juvenil, 306
Irrigação intestinal, para toxicidade de fármacos, 143
Isoimunização do Rh, hidropsia fetal devido à, 210
Isoleucina, metabolismo da, 176f
Isotretinoína
  como teratógeno, 206t
  para acne, 652
  para câncer, 540t-541t
  para neuroblastoma, 549
ITP. ver Púrpura trombocitopênica idiopática (ITP)
IUGR. ver Restrição do crescimento intrauterino (IUGR)
IVIG (imunoglobulina intravenosa)

  para anemia hemolítica autoimune, 523
  para doença de Kawasaki, 304-305
  para síndrome de Guillain-Barré, 626
Ixodes pacificus, 396
Ixodes scapularis, 396, 401

J

JDM. ver Dermatomiosite juvenil (JDM)
Joelho(s), 679-680
  cisto poplíteo do, 679-680
  desordem patelofemoral do, 680
  doença de Osgood-Schlatter do, 680
  efusão ou edema do, 679
  mecanismo extensor do, 679, 679f
  menisco lateral discoide, 679
  osteocondrite dissecante do, 680
  valgo, 677, 677f
  varo, 677f, 678
JRA. ver Artrite idiopática juvenil (JIA)
Junção ureterovesical (UV), no refluxo vesicoureteral, 564-565
Justiça, 5
  distributiva, 6
Justiça distributiva, 6

K

Kaposi, erupção variceliforme de Kaposi, 337-338
  na dermatite atópica, 287, 655-656, 655f
  vs. varicela e zóster, 334
Kasai, Procedimento de Kasai, 444-447
Kawasaki, descamação, na doença de Kawasaki, 303-304
Kawasaki, eritema da conjuntiva, na doença de Kawasaki, 303, 304f
Kawasaki, lábios rachados, na doença de Kawasaki, 303, 304f
KCl (cloreto de potássio), na manutenção dos fluidos, 107
Kérion, 337t
Kernicterus, 220-221
Kingella kingae, osteomielite devido ao, 381-382
KS (síndrome de Klinefelter), 158
  puberdade tardia na, 592
Kwashiorkor, 94-95

L

"*La belle indifférence*"; "A bela indiferença", 51-52
Lábio(s), rachado, na doença de Kawasaki, 303, 304f
Labirintite
  aguda, ataxia devido à, 633
  vômitos devido à, 423t
Lactato, metabolismo do, 184-185, 185f
Lactente, infante(s)
  avaliação genética do, 155
  baixo peso ao nascimento, 188
  choro por, 37-39, 37f
  cólicas, 37-39
    definição, 37
    diagnóstico diferencial de, 38-39
    epidemiologia das, 37
    etiologia das, 37
    manifestações clínicas de, 38, 38f
    prevenção das, 39
    prognóstico para, 39
    tratamento das, 39
  nascido de muito baixo peso, 188
  testes de cognição no, 29t
  triagem de audição e visão do, 21
Lactobacillus acidophilus, para prevenção da diarreia, 369
Lactulose, para constipação funcional, 47t
LAD-I (deficiência de adesão de leucócitos tipo I), 264, 264t
LAD-II (deficiência de adesão de leucócitos tipo II), 264, 264t

Ladd, Bandas de Ladd, na má rotação do intestino médio, 437, 438f
Lanugo, 197f
Laringe, redes laríngeas, 468
Laringite, obstrução das vias aéreas superiores devido a, 465t-466t
Laringomalácia, 464, 467
  estudos diagnósticos da, 467
  etiologia de, 464t, 467
  manifestações clínicas da, 467
  tratamento da, 467
Laringotraqueobronquite, 354-356
  complicações e prognóstico para, 357
  diagnóstico diferencial da, 354
  estudos laboratoriais e de imagem da, 354
  etiologia e epidemiologia da, 354
  manifestações clínicas da, 354, 355f, 355t
  obstrução das vias aéreas superiores devido a, 465t-466t
  tratamento da, 354-356
Laringotraqueomalácia,, 467
Larva migrans, 405t
Larva migrans cutânea, 405t
Larva migrans ocular, 405, 405t
Larva migrans visceral, 405-406, 405t
Laserterapia, para hemangioma laríngeo, 468
Lavagem broncoalveolar, 459
Lavagem gástrica, para intoxicação/envenenamento, 142-143
Lecitina e esfingomielina; Proporção de L/S (lecitina e esfingomielina), 210-211
Leflunomida, para artrite idiopática juvenil, 308
Legionella pneumophila, 361
Leishmania, 398t-400t
Leishmania, complexo da *Leishmania donovani*, 398t-400t
Leishmaniose, 398t-400t
Leite
  de magnésia, para constipação funcional, 47t
  de vaca, para infantes e crianças, 89
  de vaca, fórmulas à base de leite de vaca, 88-89, 88t
  materno, composição do, 88-89, 88t
Leitura no pré-escolar, 14
Lêndea(s), 665
  de piolhos púbicos, 384
Leptospira interrogans, 398t-400t
Leptospirose, 398t-400t
Lesão(s), 133
  baço, 135
  epidemiologia e etiologia da, 133
  intestinal, 135
  nascimento, 202-203
  pancreática, 135
  prevenção da, 24t-25t, 133-134
  renal, 135
Lesão da medula espinal sem anormalidade radiológica (SCIWORA), 134
Lesão do frio, na criança, 203
Lesão do nascimento, 202-203
Lesão do nervo laríngeo recorrente, paralisia das cordas vocais devido à, 468
Lesão torácica, 134-135
Lesões alvo, no eritema multiforme, 663-664
Lesões da medula espinal, 134, 639
  no neonato, 202
Lesões da medula espinal, fraqueza devido a, 624
Lesões de escaldamento, devido ao abuso infantil, 71, 71f
Lesões do trato corticoespinal, 624, 624t
Lesões em massa, 640
  obstrução das vias aéreas superiores devido a, 468
Lesões encefálicas, 134
Lesões pigmentadas, 659-661
  diagnóstico diferencial das, 659, 659t

máculas café com leite como, 659-660, 660f
melanose dérmica como, 659, 659t, 660f
nevo adquirido como, 662
nevo melanocítico congênito como, 660, 660f
  gigante, 660-661
  piloso, 660, 660f
Letargia, 634
  devido à intussescepção, 443
Leucemia, 157, 542-544
  complicações da, 546
  diagnóstico diferencial da, 300t, 543
  epidemiologia da, 542
  estudos laboratoriais e de imagem de, 543
  etiologia de, 542
  linfoide/linfoblástica aguda. *ver* Leucemia linfoide/linfoblástica aguda (ALL)
  manifestações clínicas da, 542-543
  mieloide/mielógena aguda. *ver* Leucemia mieloide/mielógena aguda (AML)
  mieloide/mielógena crônica, 542
    epidemiologia da, 542
    etiologia da, 542
    prognóstico para, 544t, 546
    tratamento da, 543-544
Leucemia, análise citogenética para leucemia, 543
Leucemia, tratamento direcionado para o sistema nervoso central (SNC), para leucemia, 543-544
Leucemia linfoide/linfoblástica aguda (ALL), 542
  célula T, 542-543
  classificação da, 542, 543t
  epidemiologia da, 542
  estudos laboratoriais e de imagem para, 543
  fatores de risco para, 536t
  manifestações clínicas da, 542-543
  prognóstico para, 544t, 546
  tratamento da, 543-544
Leucemia mieloide/mielógena aguda (AML)
  classificação da, 542
  epidemiologia da, 542
  fatores de risco para, 536t
  manifestações clínicas da, 542-543, 543t
  tratamento da, 546
Leucemia mieloide/mielógena crônica (CML), 542
Leucina, metabolismo da, 176f
Leucócito(s), valores normais para, 508t
Leucócitos, distúrbios dos leucócitos, 263-266, 264t
  de função, 264-266
  de migração, 264
    diagnóstico laboratorial de, 266
    na deficiência de adesão de leucócitos
      tipo I, 264, 264t
      tipo II, 264, 264t
  de número (neutropenia), 263-264
  etiologia e manifestações clínicas de, 263-266
  prognóstico e prevenção, 266
  tratamento, 266
Leucocitose, nas doenças infecciosas, 317t, 316-317
Leucocoria, no neonato, 199
Leucodistrofia(s)
  adreno-, 644
    bases genéticas para, 151t
  células globoides, 643
  metacromática, 181t-182t, 643
Leucomalácia periventricular, no neonato, 226
Leucorreia, fisiológica, *vs.* infecções sexualmente transmitidas, 377t-378t
Levalbuterol, para asma, 276
Levocetirizina, para rinite alérgica, 284
LH (hormônio luteinizante), na puberdade, 589
Lidocaína, na ressuscitação cardiopulmonar, 127t
Ligação, na infância, 14

Ligamento de Treitz, na má rotação do intestino médio, 437
Limite, na estenose pilórica hipertrófica, 152
Limites, definição de limites, 25
Linfadenite, 339
  cervical, 339
Linfadenopatia, 338-342
  cervical, 339
  complicações e prognóstico para, 341-342
  definição, 338
  diagnóstico diferencial de, 341
  epidemiologia da, 340
  estudos laboratoriais e de imagem para, 340, 341f
  etiologia de, 338-340
  generalizada, 338, 339t
  inguinal, 339t
  manifestações clínicas da, 340
  na doença de Kawasaki, 303
  na tuberculose, 408
  nos distúrbios hematológicos, 506
  prevenção da, 344
  regional, 338-340
  tratamento da, 341
Linfangite, 339
Linfo-histiocitose hemofagocítica familiar, 516t
Linfócito(s)
  atípico
    na linfadenopatia, 340
    nas doenças infecciosas, 316-317
  valores normais para, 508t
Linfócitos, desordens das células B
  doença(s) da deficiência de anticorpos devido a, 256-258
    agamaglobulinemia como, 256, 258t
      autossômica recessiva, 256
      ligada ao X, 256, 258t
    deficiência de IgA como, 257, 258t
    deficiência de subclasses de IgG como, 257, 258t
    hipogamaglobulinemia transitória da infância como, 257, 258t
    imunodeficiência variável comum como, 256, 258t
      características clínicas da, 256
      etiologia de, 256, 257f
      patogênese da, 256
    síndrome da deficiência de anticorpos como, 257-258, 258t
Linfócitos, desordens dos linfócitos, 256-263
  doença(s) da deficiência de anticorpos devido a, 256-258
    agamaglobulinemia como, 256, 258t
    deficiência de IgA como, 257, 258t
    deficiência de subclasses de IgG como, 257, 258t
    doenças de imunodeficiências combinadas devido a, 258-262
    etiologia e manifestações clínicas de, 256-262
    hipogamaglobulinemia transitória da infância como, 257, 258t
    imunodeficiência variável comum como, 256, 258t
      características clínicas de, 256
      etiologia de, 256, 257f
    outras
      ataxia-telangiectasia como, 260-261, 261t
      candidíase mucocutânea crônica como, 261, 261t
      hipoplasia de cartilagem-pelos (membros curtos) como, 261t
      síndrome da hiper-IgE como, 261t, 262
      síndrome de linfoproliferativa ligada ao X como, 261, 261t
      síndrome de Nijmegen como, 261t

síndrome de Wiskott-Aldrich como, 260, 261t
  patogênese de, 256
  síndrome da deficiência de anticorpos como, 257-258, 258t
  patogênese da, 256, 257f
  prevenção e triagem do neonato, 266
  tratamento da, 262
Linfócitos, fenotipagem de linfócitos, 255
Linfocitose, devido à coqueluche, 356
Linfoma, 544-546
  anaplásico, 544
  células grandes, 544, 545t
  complicações do, 547
  de Burkitt
    etiologia do, 544, 545t
    manifestações clínicas do, 545
  de Hodgkin. *ver* Doença de Hodgkin
  definição, 544
  diagnóstico de, 545
  diagnóstico diferencial de, 545
  epidemiologia do, 545
  estudos laboratoriais/de imagem de, 545, 547f
  etiologia do, 544-545, 545t
  linfoblástico, 544, 545t
  manifestações clínicas do, 545
  não Hodgkin. *ver* Linfoma não Hodgkin (NHL)
  prognóstico para, 547-548
  tratamento da, 545-546
Linfoma de Burkitt
  etiologia do, 544, 545t
  forma endêmica (Africana) do, 545
  forma esporádica (Norte-americana) do, 545
  manifestações clínicas do, 545
Linfoma não Hodgkin (NHL)
  epidemiologia do, 545
  estudos laboratoriais e de imagem para, 545, 547f
  etiologia do, 544, 545t
  fatores de risco para, 536t
  prognóstico para, 544
  tratamento do, 544
Linfonodo caseoso e tuberculose esquelética, 409
Língua moriforme
  branca, 348
  na doença de Kawasaki, 303
  vermelha, 348
Linguagem, função da linguagem, avaliação da, 613
Linguagem, intervenção da linguagem, para problemas de desenvolvimento, 30
Linha de Stimson, no sarampo, 329-330
Linhas Kerley B, no edema pulmonar, 473
Lipase, colonopatia fibrosante devido a, 478
Lipidose A da esfingomielina, 181t-182t
Lipidose B da esfingomielina, 181t-182t
Lipidose ceramida galactosil, 181t-182t
Lipidoses, 181t-182t
Lipogranulomatose de Farber, 181t-182t
Lipoma sacral, constipação devido ao, 426t
Liquenificação, 651t
Líquido amniótico, com mecônio, 195-196, 214
Líquido amniótico corado por mecônio, 195-196
Líquor, análise do líquido cerebrospinal (CSF), 616t, 615
  para alteração de consciência, 637
  para câncer, 542t
  para meningite neonatal, 228
  para transtornos do SNC, 343t
Liquor, rinorreia de líquido cerebrospinal (CSF), 283t
Liquor, vazamento de líquido cerebrospinal (CSF), 638-639
Lisdexamfetamina (Venvanse*), para TDAH, 42t
Lisossoma, atividade enzimática lisossômica, 184
Lisossoma, membrana lisossômica, doenças de armazenamento causada pela síntese defeituosa de, 181t-182t
Lisossoma, proteínas de transporte lisossômico, doenças de armazenamento causada pela disfunção das, 181t-182t
Lisossomos, 183
Lissencefalia, 648-649
Listeria monocytogenes, 398t-400t
Listeriose, 398t-400t
Lítio
  como teratógeno, 206t
  para transtorno bipolar, 61
LLD. *ver* Discrepância no comprimento das pernas
Lombrigas, vulvovaginite devido a, 375t
Lomustina (CCNU), para o câncer, 540t-541t
Loratadina, para rinite alérgica, 284
Lorazepam, para estado epiléptico, 621-622, 622t
LP. *ver* Punção lombar
LSD (ácido lisérgico dietilamida), efeitos agudos da, 250t-251t
Lúpus discoide, 309
Lúpus do sistema nervoso central (SNC), 312
Lúpus eritematoso sistêmico (SLE), 309-311
  anormalidades hematológicas, 310
  artralgias, 309
  complicações do, 312
  critérios de diagnóstico para, 309t
  diagnóstico diferencial de, 300t, 309t, 312
  DNA fita dupla, anticorpos para, , 309-310
  epidemiologia do, 309
  estudos laboratoriais e de imagem para, 309-311, 385t
  etiologia do, 309
  manifestações clínicas do, 309, 310f, 310t
  materno, 205, 205t
  prognóstico para, 312
  tratamento do, 312
Luto, 8

M

M-CHAT (*Modified Checklist for Autism in Toddlers*), 18-19
M-CSF (fator estimulador da colônia de macrófagos), na hematopoiese, 510f
Má formação de Dandy-Walker, 648
Má formação linfática, diagnóstico diferencial de, 659t
Má formação venosa, 659t
Má formações, 161
  associação nas, 161
  avaliação laboratorial de, 163
  congênitas, 146
  definição, 160-161, 667t
  devido a erros inatos do metabolismo, 168
  devido a fatores extrínsecos, 160-161
  devido a fatores intrínsecos, 160-161
  devido a problemas de desenvolvimento, 160-161
  diagnóstico de, 163
  epidemiologia das, 146, 161
  exame físico para, 162-163
    craniofacial, 162
    crescimento nas, 162
    da genitália, 163
    das extremidades, 162-163
    do pescoço, 162
    do tronco, 162
  histórico para
    família, 161-162
    gravidez, 161
  mecanismos de, 667t
  menores, 161
  múltiplas, 161
  risco de vida, 196, 196t, 202
  sequência de, 160-161
  síndromes na, 160
  terminologia usada nas, 161, 161t
Má formações vasculares, 662
  compressão traqueal devido a, 470
  definição, 661
  granuloma piogênico como, 662
  mancha com coloração do salmão (nevo simples) como, 662
  mancha vinho do Porto (nevo flâmeo) como, 662f, 662
MAC (complexo de ataque à membrana), 267-268, 267f
MAC (medicina alternativa e complementar), 4
Maconha, efeitos agudos da, 250t-251t
Macrocefalia, 612, 648, 648t
  com problemas de desenvolvimento, 28t
  na acidemia glutárica I, 178
Macrocrânio, 648
Macrófagos alveolares, como mecanismos de defesa pulmonar, 456
Mácula, 650t, 651f
Mácula avermelhada, nos problemas de desenvolvimento, 28t
Máculas hipopigmentadas, 646
Mãe. *ver* Materno(a)
Maioridade, emancipação, 6
Malária, 398t-400t, 402-404
  álgida, 404
  cerebral, 404
  complicações e prognóstico para, 404
  diagnóstico diferencial de, 403
  epidemiologia da, 402
  estudos laboratoriais e de imagem para, 403
  etiologia da, 402
  manifestações clínicas de, 403, 403t
  prevenção da, 404
  relapsa, 403
  tratamento da, 404
Malária, paroxismos febris na malária, 403
Malária, periodicidade Quartan, do *P. malariae*, 403
Malformações anorretais, 439-440
  constipação devido a, 426t
Malformações congênitas, 146, 160-161
  ameaça à via, 196, 196t
  associação nas, 161
  avaliação laboratorial das, 163
  com doença cardíaca congênita, 482t
  definição, 160-161
  devido a erros inatos do metabolismo, 168
  devido a fatores extrínsecos, 160-161
  devido a fatores intrínsecos, 160-161
  devido a problemas de desenvolvimento, 160-161
  diagnóstico de, 163
  do SNC, 647-649
    da medula espinal, 647
    do cérebro/encéfalo, 647-649
  epidemiologia de, 161
  exame físico, 162-163
    craniofacial, 162
    crescimento nas, 162
    da genitália, 163
    das extremidades, 162-163
    do pescoço, 162
    do tronco, 162
  histórico para
    família, 161-162
    gravidez, 161
  menores, 161
  múltiplas, 161
  sequência na, 160-161
  síndromes na, 160
  terminologia usada nas, 161, 161t
Malignidades, febre devido a, 326

Mama, abscesso de mama, 87
Mama, enrijecimento da mama, 87
Mamilos, supranumerários, 199
Mancha de Shagreen, 646
Mancha vermelho-cereja, na mácula, com problemas de desenvolvimento, 28t
Manchas café com leite, 612, 659-660, 660f
　diagnóstico diferencial das, 659t
　e problemas de desenvolvimento, 28t
　na neurofibromatose tipo I, 645-646, 645f
Manchas de Koplik, 329-330
Manchas mongólicas, 197, 659, 659t, 660f
Mandíbula, região mandibular, dismorfologia da, 162
Manejo estruturado do peso, para obesidade, 92-93
Mania
　disfórica, 60-61
　sintomas de, 59t
Mania disfórica, 60-61
Manifestações cardíacas, das doenças sistêmicas, 481t
Manifestações cutâneas de doenças sistêmicas, 651
Manitol, para pressão intracraniana aumentada, 641
Manobras no vago, 490
Mão, 693
　anormalidades dos dedos, 693
　fraturas da, 693
Marasmo, 94
Marasmo-kwashiorkor misto, 95
Marcadores, para câncer, 542t
Marcapasso atrial, 489
Marcha
　antálgica, 668
　avaliação da, 613, 615, 668
　bamboleante, 668
　jacksoniana, 618-619
　Trendelenburg, 668
Marfan, gene FBN1 na síndrome de Marfan, 148
Máscara laríngea (LMA), 460-461
Masculinização, inadequada, do 46, XY, 605-606, 606t
Massa muscular, no exame motor, 615
Massagem cardíaca externa na ressuscitação do neonato, 196
Mastite, 87
Mastocitoma, 659t
Mastoidite, aguda, 352
Materna, avaliação materna, 186-187
Materna, condições de saúde materna, efeitos no feto, 1
Materna, doença(s) materna(s)
　como teratógenos, 154
　que afetam o neonato, 204-206, 205t
　　diabetes melito como, 205t-206t, 206
　　hipertireoidismo como, 205t, 206
　　lúpus eritematoso sistêmico como, 205, 205t
　　outras, 206
　　síndrome antifosfolipídio como, 205
　　trombocitopenia idiopática como, 205, 205t
Materna, medicações
　como teratógeno, 206, 206t
　no pequeno para idade gestacional devido a, 208t
　que podem apresentar efeitos adversos no neonato, 206, 207t
Materna, privação materna, crescimento insuficiente devido à, 584-585
Materna, triagem sérica materna, 154
Matriz de Haddon, 133
Maturidade
　do neonato, 197
　　critérios físicos para, 197, 197f
　　critérios neurológicos na, 197, 198f

　e padrões de crescimento fetal anormal, 197, 199f
　pontuação cumulativa na, 197, 198f
　fetal, 188-189
　　pulmonar, 189
　sexual, 13
MBP. ver Síndrome de Munchausen por procuração (MBP)
MCD (displasia renal multicística), 566
MCV (vacina conjugada meningocócica), 319f-322f
Mediastino, desvio mediastinal, 458t
Medicações. ver Fármaco(s)
Medicações anticongestivas, no tronco arterioso, 498
Medicamentos, classificação de Gell e Coombs, de reações adversas aos medicamentos, 296, 297t
Medicamentos, reações adversas aos medicamentos, 296-298
　acelerada, 297
　classificação das, 296, 297t
　complicações das, 298
　definição, 296
　diagnóstico diferencial de, 297
　epidemiologia das, 296-297
　estudos laboratoriais e de imagem para, 297
　etiologia das, 296, 297t
　imediata (anafilática), 297
　imunológica, 296, 297t
　manifestações clínicas de, 297
　não imunológica, 296, 297t
　prevenção da, 298
　prognóstico de, 298
　tardia, 297
　tratamento das, 297-298
　vômitos devido a, 423t
Medicina alternativa e complementar (MAC), 4
Medidas preventivas, planejamento para, 17f, 15-16
Medula óssea, aspiração da medula óssea para câncer, 542t
Medula óssea, exame da medula óssea para distúrbios hematológicos, 506
Medula óssea, falha da medula óssea, 517
　pancitopenia devido a, 527
Medula óssea, reposição da medula óssea, 517-518
Medula presa, síndrome da constipação devido à, 426t
Meduloblastoma
　epidemiologia do, 546
　MRI do, 547, 547f
　prognóstico para, 547-548, 549t
　tratamento do, 547
Mefloquina, para malária, 404
Megacariócitos, produção de, 509
Megacolo tóxico, 440
Megalencefalia, 648
Melanoma, 660-661
　materno, 205t
　nevo congênito gigante e, 660-661
Melanose
　dérmica, 659, 659t, 660f
　pustular, 198
MELAS (encefalomiopatia mitocondrial com acidose lática e episódios semelhantes ao acidente vascular encefálico), 152, 185, 642t-643t, 644
-melia, 161t
Membrana alvéolo-capilar, difusão de gás através da, 456
Menaquinona, 102
Menarca, 237-238
Meningite, 342-344
　asséptica, 342

　bacteriana
　　aumento da pressão intracraniana devido a, 641
　　complicações e prognóstico para, 346
　　epidemiologia da, 342
　　estudos laboratoriais para, 343
　　etiologia da, 342t
　　prevenção da, 346
　　tratada parcialmente, 343t
　　tratamento da, 344t, 343-344
　complicações e prognóstico para, 346
　definição, 342
　depressão da consciência devido a, 636
　diagnóstico diferencial de, 343
　eosinofílica, 405t
　epidemiologia da, 342
　estudos laboratoriais e de imagem para, 343
　etiologia de, 342
　febre devido a, 325
　fúngica, 343t
　manifestações clínicas da, 342-343
　no neonato, 227
　　fatores de risco para, 228
　　incidência de, 228
　　manifestações clínicas de, 228
　　tratamento da, 228
　prevenção da, 346
　recidiva da, 346
　recorrência da, 346
　tratada parcialmente, 342
　tratamento da, 343-344
　tuberculosa, 343t
　viral, 343t
　　epidemiologia da, 342
　　etiologia da, 342
　vômitos devido a, 423t
Meningocele, 647
Meningococcus, profilaxia para Meningococcus, 318-323
Meningomielocele, 196t
　constipação devido a, 426t
Menisco discoide lateral, 679
Menor(es)
　emancipado, 6
　maduro, 6
Menstruação, transtorno(s) mentrual(is), 242-244
　amenorreia como, 242-243
　dismenorreia como, 242, 244
　menstruação irregular como, 241-242
　sangramento uterino anormal como, 243, 243t
Mepivacaína, uso materno de, 207t
6-Mercaptopurina
　para câncer, 540t-541t
　para colite ulcerativa, 441-442
MERRF (mioclono, epilepsia e fibras vermelha rasgadas), 642t-643t, 644
Mesalamina (ácido 5-aminosalicílico), para colite ulcerativa, 441-442
Mescalina, efeitos agudos da, 250t-251t
Metabolismo da biopterina, desordens na, 174
Metabolismo, vias de resposta metabólica, e hipoglicemia, 580t, 582
Metadate CD® (Metilfenidato), para TDAH, 42t
Metadona, para analgesia, 145t
Metagonimíase, 406t
Metagonimus yokogawai, 406t
Metástase, doença metastática, em sarcomas, 552
Metatarso aducto, 682, 682f
Metatarso, segundo, necrose vascular idiopática do, 683
Metatarso varo, 682
Metilfenidato (Ritalin®, Concerta®, Metadate®), para TDAH, 42t
Metil-mercúrio, como teratógeno, 206t
Metilprednisolona, para lúpus eritematoso sistêmico, 311

Metilxantinas, para apneia da prematuridade, 220
Metimazol
 para hipertireoidismo, 600-601
 uso materno de, 207t
Metionina, metabolismo da, 175f
Metoclopramida, para refluxo gastroesofágico, 432t
Metorchis conjunctus, 406t
Metorquíase, 406t
Metotrexato
 para artrite idiopática juvenil, 308
 para câncer, 540t-541t
 para dermatomiosite juvenil, 313
Metronidazol
 para peritonite, 454
 para tricomoníase, 384
Miastenia grave, 626-627
 congênita, 627
 estudos diagnósticos da, 627
 juvenil, 626
 materna, 205t
 neonatal transitória, 627
Micção, disfunção miccional, 567-568
 estudos diagnósticos da, 568
 etiologia da, 567
 manifestações clínicas da, 567-568
 tratamento da, 568
Micção, normal, 567
Micobactéria, 407
 não tuberculosa, linfadenite devido a, 339-340
Micobactéria acidorresistente, 407
Micobactéria não tuberculosa, linfadenite devido a, 339-340
Microangiopatia trombótica, 522, 528
Microcefalia, 612, 648, 649t
 com problemas de desenvolvimento, 28t
Microfalo, 606
Micronutrientes, 96
Midazolam, para estado epilético, 621-622, 622t
Mielinose pontina central, 110
 devido à correção rápida de hiponatremia, 114
 devido à reidratação muito rápida, 110
Mielite transversa, 624
Mielodisplasia, obesidade na, 91t
Mielomeningocele, 647
Mifepristona, para contracepção de emergência pós-coito, 246
Migração neuronal, desordens de, 648-649
Milia, 198, 650t, 651f
Miliaria, 198
 cristalina, erupções vesiculobolhosas devido a, 663t
Milrinona
 para choque, 132t
 para insuficiência cardíaca, 501t
Minerais, na nutrição parenteral, 113
Mineralocorticoides
 biossíntese de, 608f
 para deficiência de 21-hidroxilase, 609
Miocardite, síncope devido a, 488t
Mioclono, 637
 epilepsia e fibras vermelhas rasgadas (MERRF), 642t-643t, 644
 na síndrome opsoclono-mioclono paraneoplásica, 633
Mionecrose, 336
Miopatias
 congênitas, 628
 endócrinas, 629
 metabólicas, 629
 mitocondriais, 629
Miopatias, doença(s) muscular(es), 624t, 627-628
 distrofia das cinturas como, 628
 distrofia de Duchenne como, 627-628
 distrofia de Emery-Dreifuss como, 628
 distrofia facioescapuloumeral como, 628

distrofia miotônica como, 628
 miopatias congênitas como, 628
 miopatias metabólicas como, 629
Miosite, nas doenças reumáticas, 299
Miotonia, 628
MIP-1a, funções, 253t
Misoprostol, como teratógeno, 206t
Mitocôndria, função da, 183, 184f
ML (mucolipidose[s]), 181t-182t
Modulador essencial NF-κβ (fator nuclear κβ) (NEMO), na síndrome da hiperIgM, 258
MODY (diabetes do início da maturidade da juventude), 573t, 579
Molusco contagioso, 338
 vulvovaginite devido a, 375t
Mometasona DPI, para asma, 279f
Monitoramento do pico do fluxo, para asma, 279-282
Monitoramento terapêutico, para toxicidade do fármaco, 143t
Monócitos, valores normais para, 508t
Mononucleose infecciosa, 339
 complicações e prognóstico para, 341
 estudos laboratoriais para, 340
 etiologia da, 339
 manifestações clínicas da, 340
Monossomia(s), 158-159
 definição, 157
 síndrome de Turner como, 158-159
Monóxido de carbono, na produção de bilirrubina, 219
Monóxido de carbono, toxicidade do, 141t
Montelukast, para asma, 275-276
Morbidade, alterações, 3
Mordidas de Triatomáceos, anafilaxia devido a, 293
Morfina
 para analgesia, 145t
 uso materno de, 207t
Mortalidade fetal, 187-188
Mortalidade infantil, 2-3, 187-188, 188t
Mortalidade neonatal, 187, 188t
Morte e processo de morte
 causa de, 2, 2t
 dos pais ou membros da família, 84-85, 84t
 explicação para a criança sobre, 84
 não explicada, 8
 súbita, 7
Mosaicismo, 157
Mossa, 650t, 651f
Motor, exame motor, 614-615
 da coordenação, 615
 da força, 614-615
 da marcha, 613, 615
 da massa, 615
 do tônus, 615
 dos reflexos, 615
Movimento, distúrbios do movimento, 633-634
 causas de, 633t
Movimento, no neonato, 613
Movimento ocular
 avaliação de, 614
 no coma, 635-636
Movimento ocular rápido (REM) no sono, 47
MPGN (glomerulonefrite membranoproliferativa), síndrome nefrótica devido a, 556
MPS (mucopolissacaridoses), 181t-182t, 642t-643t, 644
MPV (volume médio de plaquetas), 526
MR. *ver* Retardo mental (MR)
MRI melhorada por gadolíneo, nas doenças infecciosas, 317
MS (síndrome de Marfan), hipotonia na, 629
MSNC (síndrome nefrótica de alteração mínima), 556

MSUD. *ver* Doença da urina em xarope de bordo
mtDNA (DNA mitocondrial), 152, 185
Mucolipidose(s) (ML), 181t-182t
Mucopolissacarídeos, 183
Mucopolissacaridoses (MPS), 181t-182t, 642t-643t, 644
Murmúrios cardíacos. *ver* Sons cardíacos
Músculo, fibrilações musculares, 616
Músculo, massa, músculo, no exame motor, 615
Músculos acessórios da expiração, 455
Músculos acessórios da inspiração, 455
Músculos escalenos, durante inspiração, 455
Músculos esternocleidomastóideos, durante a inspiração, 455
Músculos intercostais externos, durante inspiração, 455
Músculos intercostais internos, durante expiração, 455
Mutações, 146
 espontânea, 147
 frameshift, 146
 hot spot, 148
 perda de função, 153
 pontual, 146
 sem sentido, 146
 único gene, 148
Mycobacterium fortuitum, 398t-400t
Mycobacterium kansasii, 398t-400t
Mycobacterium marinum, 398t-400t
Mycobacterium tuberculose. *ver* Tuberculose
Mycoplasma catarrhalis, conjuntivite devido ao, 386
Mycoplasma hominis, pneumonia devido ao, 359
Mycoplasma pneumoniae
 pneumonia devido ao, 359, 363t
 síndrome de Stevens-Johnson devido ao, 664

N

N,N-Dietil-m-toluamida (DEET), para prevenção da zoonoses, 396
Naftaleno, uso materno de, 207t
Naloxona (Narcan), no ressuscitação do neonato, 196
Nanismo, 67, 94, 94t, 104-105
 de Laron, 584, 588
 grave, 94t
 moderado, 94t
 deficiência de zinco, 104-105
 psicossocial ou privação, 584-585
Nanofietíase, 406t
Nanophyetus salmincola, 406t
Narcóticos
 constipação devido ao uso de, 426t
 toxicidade dos, 141t
 uso materno de, 207t
Nariz
 anatomia do, 455
 como filtro, 456
 corpos estranhos no, 284
 de esquiador, 283-284
 desvio do septo, 283
NARP (neuropatia, ataxia e retinite pigmentosa), 642t-643t, 644
Nascimento(s)
 demografia dos, 2
 histórico de, na avaliação genética, 156
Nasofaringoscopia, 459
Natimorto, 187
National Practitioner Data Bank, 4
NATP (púrpura trombocitopênica aloimune neonatal), 527
NCL (lipofuscinose ceroide neuronal), 181t-182t, 642t-643t, 644
NCVs (velocidade de condução nervosa), 616
Nebulizadores, 460
Necator americanus, 404, 405t

Necessidades especiais, crianças com, 26-36
  avaliação por equipe multidisciplinar de
    problemas complexos em, 26-29
    cognitivo, 27, 29t
    do ambiente social, 29
    educacional, 27-29
    exame físico em, 26, 28t
    histórico em, 26, 27t
    médico, 26, 27t
    motor, 26
    psicológico, 27, 29t
  cuidado domiciliar para, 26
  definição, 26
  devido à paralisia cerebral, 35-36, 35t-36t
  devido ao retardo mental, 31, 31t-32t
  devido aos problemas de audição, 32-34, 33t
  devido aos problemas de fala e linguagem, 34-35, 34t
  devido aos problemas de visão, 31-32
  manejo de problemas de desenvolvimento em, 29-30
    intervenção de equipe interdisciplinar para, 30, 31t
    intervenção no conjunto de cuidados primários para, 29-30, 30t
    princípios do aconselhamento para, 30
  objetivos do tratamento de, 26
Necessidades especiais, cuidado médico domiciliar, para criança com necessidades especiais, 26
Necrólise epidérmica tóxica (TEN), 662-666, 663t
Necrose avascular, idiopática, 683
Necrose tumoral, grau de, 552
Nefrite lúpica, lupus, 312
Nefrolitíase, 567
Nefrologia, avaliação nefrológica, 553-556
  estudos de imagem na, 558
  exame físico na, 553
  histórico na, 553
  manifestações comuns na, 554-555, 554t
Nefropatia
  IgA
    hematúria devido à, 558
    prognóstico para, 560
    refluxo, 565
Nefropatia da imunoglobulina A (IgA)
  hematúria devido a, 558
  prognóstico para, 560
Nefropatia membranosa, síndrome nefrótica devido a, 556
Nefropatia por refluxo, 565
Negligência, 70-74
Negligência, Child Protective Services (CPS), 70
Negligência à criança, 70
Neisseria gonorrhoeae, 376, 379
  características clínicas da, 376t
  conjuntivite devido a, 386
    neonatal, 388t
  doença inflamatória pélvica devido a, 379
  e *Chlamydia trachomatis*, 376t
  infecção congênita por, 230t, 232-233
  infecções gonocócicas disseminadas devido a, 379
  patogênese da, 379
  tratamento da, 379
Neisseria meningitidis, profilaxia para, 318-323
Nematodas, 405, 405t
NEMO (modulador essencial do fator nuclear nuclear κβ), na síndrome da hiper-IgM, 258
Neonatal, período neonatal, desenvolvimento físico no, 13
Neorickettsia sennetsu, 398t-400t
Nervo abducente, avaliação de, 614
Nervo facial, avaliação de, 614
Nervo óptico, avaliação do, 614
Nervo trigêmeo, avaliação do, 614

Nervo troclear, avaliação do, 614
Nervos craniano, paralisia do nervo craniano, 638-639
Nervos cranianos, avaliação dos nervos cranianos, 613-614
  do nervo craniano I, 614
  do nervo craniano II, 614
  do nervo craniano III, IV, e VI, 614
  do nervo craniano IX e X, 614
  do nervo craniano V, 614
  do nervo craniano VII, 614
  do nervo craniano VIII, 614
  do nervo craniano XI, 614
  do nervo craniano XII, 614
Nesidioblastose, 580-581
Neuralgia pós-herpética, 334
Neuroblastoma, 548-549
  ataxia devido à, 633
  complicações do, 549
  diagnóstico diferencial de, 548-549
  epidemiologia do, 548
  estadiamento do, 549, 549t
  estudos laboratoriais/de imagem do, 548
  etiologia do, 548
  fatores de risco para, 536t
  manifestações clínicas do, 548
  prognóstico para, 549
  tratamento do, 549, 549t
Neuroblastoma, catecolaminas com neuroblastoma, 548
Neuroblastoma, resgate de células-tronco autólogas, para neuroblastoma, 549
Neuroborreliose, 397
Neurocisticercose, 407, 407t
Neurofibroma(s), 646
  plexiforme, 646, 659t
Neurofibromatose (NF), 551, 645-646
  com deformidades espinais, 684
  etiologia da, 645
  manifestações clínicas da, 645-646, 645f
  segmentar, 645
Neurofibromatose 1 (NF1), 148, 645-646
  bases genéticas para, 147t, 645
  etiologia da, 645
  manifestações clínicas da, 645-646, 645f
Neurofibromatose 2 (NF2)
  bases genéticas da, 147t, 646
  manifestações clínicas da, 646
Neurofibromina, 645
Neuroimagem, 616
Neurologia, avaliação neurológica, 612-616
  da criança, 613
    avaliação de nervos cranianos, 613-614
      do nervo craniano I, 614
      do nervo craniano II, 614
      do nervo craniano V, 614
      do nervo craniano VII, 614
      do nervo craniano VIII, 614
      do nervo craniano XI, 614
      do nervo craniano XII, 614
      do nervo craniano(s) III, IV, e VI, 614
      do nervo craniano(s) IX e X, 614
    avaliação do estado mental, 612-613
    avaliação motora, 614-615
      da coordenação, 615
      da força, 614-615
      da marcha, 613, 615
      da massa, 615
      do tônus, 615
      dos reflexos, 615
    avaliação sensitiva, 613, 615
    procedimentos especiais de diagnóstico, 615-616
      análise do CSF como, 616t, 615
      electromiografia e estudos de condução nervosa como, 616

      eletroencefalografia, 616
      neuroimagem como, 616
  do neonato, 200-203, 612-613
    da postura, 613
    do movimento e do tônus, 613
    reflexos, 613, 613t
  exame físico, 612
  histórico na, 612
  para coma, 634-636
Neurologia, células da crista neural, 548, 647
Neurologia, defeitos do tubo neural (NDTs)
  avaliação do neonato para, 196t
  bases genéticas para, 152
  deficiência de folato e, 100
  triagem materna para, 154
Neurologia, distúrbios enzimáticos, doenças neurodegenerativas devido aos, 642-643, 642t-643t
Neurologia, distúrbios neurológicos episódicos, 612
Neurologia, doença neuromuscular, 624-630
  atrofia muscular espinal como, 624-625
  botulismo infantil como, 627
  das células do corno anterior, 624-625, 624t
  do músculo, 627-628
  estudos laboratoriais e diagnósticos para, 629
  hipertermia maligna com, 629
  manifestações clínicas de, 624t
  miastenia grave como, 626-627
  neuropatia periférica como, 625-626
  topografia do, 624, 625t
Neurologia, HMSN. *ver* Neuropatia sensório-motora hereditária (HMSN)
Neurologia, lipofuscinose ceroide neuronal (NCL), 181t-182t, 642t-643t, 644
Neurologia, manobra dos olhos de boneca, 614, 635-636
Neurologia, nervo oculomotor, avaliação do, 614
Neurologia, olhos em sol poente, 641
Neurologia, placa neural, 647
Neurologia, reflexos vestibulares oculocefálicos, 614
Neurologia, resposta oculocefálica, 635-636
Neurologia, resposta oculovestibular, 635-636
Neurologia, Sinais neurológicos
  com problemas de desenvolvimento, 28t
  de erros inatos do metabolismo, 167, 167t
Neurologia, sintomas progressivos de distúrbios neurológicos, 612
Neurologia, tubo neural, 647
Neurologia, velocidade de condução nervosa (NCVs), 616
Neurônios motores inferiores, 623
Neurônios motores superiores, 623
Neuropatia periférica, 625-626
  na neuropatia sensório-motora hereditária (Doença de Charcot-Marie-Tooth), 626
  na paralisia do carrapato, 626
  na polineuropatia desmielinizante inflamatória crônica, 626
  na síndrome de Guillain-Barré, 625-626
Neuropatia sensório-motora, 101
Neuropatia sensório motora hereditária (HMSN), 626
Neurossífilis, 380
Neutrófilo(s)
  produção de, 509
  valores normais para, 508t
Neutrófilos, defeitos da quimiotaxia dos neutrófilos
  na deficiência de adesão de leucócitos
    tipo I, 264, 264t
    tipo II, 264, 264t
Neutrófilos, função dos neutrófilos
  distúrbios dos, 264-266

na doença granulomatosa crônica, 264-266, 264t
  na síndrome de Chediak-Higashi, 264t, 266
  testes para, 258
Neutrófilos, migração de neutrófilos, 264, 266f
  distúrbios de, 264
    diagnóstico laboratorial de, 266
    na deficiência de adesão de leucócitos
      tipo I, 264, 264t
      tipo II, 264, 264t
Neutrófilos, número de neutrófilos, distúrbios de, 263-264
  fármacos/drogas associadas à, 265t
  infecções associadas à, 265t
  mecanismos de, 265t
  na disgenesia reticular, 263-264
  na síndrome de Kostmann, 263
  na síndrome de Schwachman-Diamond, 263-264, 264t
  neutropenia autoimune como, 264
  neutropenia cíclica como, 263
  neutropenia congênita benigna como, 263-264
  neutropenia congênita grave como, 263
  neutropenia isoimune como, 264
Neutrófilos hipersegmentados, 100
Neutropenia, 263
  apresentação clínica da, 507t
  congênita, grave, 263
  devido ao câncer, 539t
  fármacos/drogas associadas à, 265t
  infecções associadas à, 265t
  isoimune, materna, 205t
  mecanismos de, 265t
  na disgenesia reticular, 263-264
  na síndrome de Kostmann, 263
  na síndrome de Schwachman-Diamond, 263-264, 264t
  no indivíduo imunocomprometido, 390-391, 392f
Nevo(s), 660
  adquirido, 662
  anêmico, 659t
  de Ito, 659t
  de Ota, 659t
  despigmentoso, 659t
  epidérmico, 659t
  flâmeo, 662, 197
    diagnóstico diferencial de, 659t
    na síndrome de Klippel-Trénaunay-Weber, 662
    na síndrome de Sturge-Weber, 662, 646
  melanocítico, 659t
    adquirido, 662
    congênito, 198, 660
      diagnóstico diferencial de, 659t
      gigante, 198, 660-661, 660f
      piloso, 660, 660f
  satélite, 660-661
  sebáceo, 659t
  simples, 197
Nevo adquirido, 662
Nevo epidérmico, 659t
Nevo melanocítico, 659t, 660
  adquirido, 662
  congênito, 198, 660, 660f
    diagnóstico diferencial do, 659t
    gigante, 198, 659t, 660-661, 660f
    piloso, 660, 660f
Nevo pigmentado gigante, 198, 660
Nevo piloso congênito, 660, 660f
Nevo satélite, 660-661
Nevus simples, bicada da cegonha, 662
New Ballard Score (NBS), 198f
NF. *ver* Neurofibromatose (NF)
Nicotina, efeitos agudos da, 250t-251t
Nicotinamida, 97
Nistagmo, 614
Nitrato de prata, instilação de nitrato de prata, no neonato, 191
Nitrofurantoína, uso materno de, 207t
Nitrogênio da ureia do sangue (BUN), 109, 555
  na insuficiência renal aguda, 562
Nitroprussiato, para insuficiência cardíaca, 501t
Nitrosoureia (bis-cloronitrosoureia) para câncer, 540t-541t
NNRTIs (inibidores da transcriptase reversa não nucleosídicos), para HIV, 413-415
Nódulos, 650t, 651f
  subependimal, 646
Nódulos de Lisch, na neurofibromatose tipo I, 645-646
Nódulos SC (subcutâneo), devido à febre reumática, 503t
Nódulos subcutâneos (SC), devido à febre reumática, 502, 503t
Nódulos subependimais, 646
Norepinefrina, para choque, 132t
Nosologia de Ghent, 149t
NREM (movimento não rápido dos olhos) no sono, 47
NS. *ver* Síndrome nefrótica (NS)
NTDs. *ver* Defeitos do tubo neural
Nucleotídeos, 146
Nucleotídeos purina, 146
Nutrição
  de adolescentes, 89-90
  do infante, 86-89
    alimentação à base de fórmula, 88-89
    alimentos complementares e desmame na, 89
    amamentação e, 86-88
    para diabetes melito tipo 1, 577
    parenteral, 113-114. *ver também* Nutrição parenteral de crianças, 89, 90t
  e crescimento, 584-585
Nutrição, aconselhamento nutricional, 24t-25t
Nutrição, avaliação nutricional para doença hepática crônica, 449t
Nutrição, distúrbios de deficiência nutricional 93-96
  classificação dos, 94t
  complicações dos, 96
  falha de crescimento, 94
  kwashiorkor como, 94-95
  marasmo como, 94
  primários, 93-94
  secundários, 93-94, 94f
  sinais físicos de, 95t
  tratamento dos 95-96
Nutrição, manejo nutricional para problemas de crescimento, 69, 69t
Nutrição parenteral (PN), 111-112
  acesso a, 113-114
  complicações da, 114
  indicações para, 112t, 111-112
  para queimaduras, 138
Nutrição parenteral, acesso intravenoso periférico, para nutrição parenteral, 113
Nutrição parenteral, aminoácido(s) na nutrição parenteral, 113
Nutrição parenteral, calorias, na nutrição parenteral, 113
Nutrição parenteral, doença hepática colestática devido à nutrição parenteral, 114
Nutrição, reabilitação nutricional, 96
Nutrição, suporte nutricional, para queimaduras, 138

O

O_2. *ver* Oxigênio
OAE (emissão otoacústica), 34
Obesidade, 2, 90-93
  avaliação da, 91-92, 91t-92t
  complicações da, 91, 91t
  definição, 90-91
  diagnóstico de, 91
  doenças associadas à, 91t
  epidemiologia da, 90-91
  manifestações clínicas da, 91
  prevenção da, 92, 93t
  tratamento da, 92-93
Obesidade, intervenção de cuidado terciário, para obesidade, 93
Obesidade, síndrome de Alström, obesidade na, 91t
Obesidade, síndrome de Carpenter, obesidade na, 91t
Obesidade, tamanho das porções para prevenção da obesidade, 92
Obsessões, 62, 62t
Obstrução da junção ureteropélvica, 566t, 568
Obstrução das vias aéreas superiores, 464-468
  definição, 464
  devido à angioedema, 465t-466t
  devido a corpo estranho, 465t-466t
  devido à epiglotite, 465t-466t
  devido à estenose subglótica, 468
  devido à estenose/atresia coanal, 467
  devido à hipertrofia das adenoides e tonsilas, 467
  devido à laringite, 465t-466t
  devido à laringomalácia, 467
  devido à laringotraqueobronquite (crupe), 465t-466t
  devido a lesões em massa, 468
  devido à papilomatose laríngea, 465t-466t
  devido à paralisia das cordas vocais, 468
  devido ao abscesso peritonsilar, 465t-466t
  devido ao abscesso retrofaríngeo, 465t-466t
  devido ao crupe espasmódico, 465t-466t
  devido ao crupe membranoso (traqueíte bacteriana), 465t-466t
  diagnóstico diferencial de, 467-468
    para doença aguda, 465t-466t
    relacionada à idade, 464t
  estudos diagnósticos para, 464
  etiologia da, 464
  manifestações clínicas de, 464
  supraglótica *vs.* subglótica, 466t
Obstrução do trato urinário, 566, 566t
Obstrução intestinal
  devido à anomalia congênita, 196t
  dor abdominal devido à, 420t
Obstrução intestinal distal, síndrome da obstrução intestinal distal (DIOS), 478
Obstrução supraglótica, 466t
OCD (osteocondrite dissecante), 680
Ocitocina, uso materno de, 207t
Oftalmia neonatal, 386-387
  clamídia, 232, 387
  epidemiologia da, 387
  etiologia da, 386-387
  gonocócica, 387
  manifestações clínicas de, 387
Oftalmoplegia
  e fraqueza dos membros, 625t
  progressiva externa, 184
OGTT (teste de tolerância à glicose oral), 572
OI (índice de oxigenação), para hipertensão pulmonar primária do neonato, 215
Óleo mineral, para constipação funcional, 47t, 46t
Olfato, avaliação do sentido do, 614
Olho(s)
  com problemas de desenvolvimento, 28t
  corpo estranho no, 388t-389t
  dismorfologia do, 162
  do neonato, 197f
  guaxinim, 638

Olhos, exame ocular, na avaliação neurológica, 612
Olhos, na blefarite, 387
Oligo-hidrâmnios, 186-187
Oligodactilia, 162-163
Oligúria
	devido à doença renal, 554t
	terapia com fluidos para, 108, 108t
OMA (otite média aguda), 351, 352t
Omalizumabe, para asma, 276
Ombro, 691-692
	da Pequena Liga, 691-692
	deformidade de Sprengel do, 691
	deslocamento glenoumeral do, 691
	epifisiólise proximal umeral do, 691-692
	lesão de sobreuso, 691
	lesão do plexo braquial, 691
Ombro caído, 614
Oncologia, avaliação oncológica, 534-536, 535f
	avaliação diagnóstica inicial na, 535-536
		acompanhamento mínimo na, 542t
		imagem diagnóstica na, 536, 542t
		testes de triagem na, 535-536
	diagnóstico diferencial na, 535
	exame físico na, 534
	histórico na, 534, 536t
	manifestações comuns na, 534, 537t
Oncosferas, na equinococose, 407
Onda P, 484
Onfalite, 200
Onfalocele, 196t, 200, 439
Onicomicose, 336
Opiáceo(s)
	efeitos agudos do, 250t-251t
	vício neonatal e abstinência, 204
Opioides, para analgesia, 145t
Opisthorchis viverrini, 406t
Opistorquíase, 406t
Opsoclono, na síndrome opsoclono mioclono paraneoplásica, 633
Opsomioclono, com neuroblastoma, 548
Orbivírus, 398t-400t
Orelha(s)
	do nadador. *ver* Otite externa
	do neonato, 197f
	e problemas de desenvolvimento, 28t
Orelha de nadador. *ver* Otite externa
Orelha média, efusão e orelha média, persistente, 352
Orfanato, 2, 78-79
Orientia tsutsugamushi, 398t-400t
Orquidismo, macro-orquidismo, com problemas de desenvolvimento, 28t
Orquidopexia, 569
ORS (solução de reidratação oral), 110-111
	para diarreia do viajante, 369
Ortopedia, articulação patelofemoral, 680
Ortopedia, avaliação ortopédica, 667-668
	andar na ponta dos pés (*of toe walking*), 668
	crescimento e desenvolvimento, 667, 668f
	da criança que manca, 668, 669t
	da marcha, 668
	marcos do desenvolvimento na, 668
	para infantes, 668, 669f
Ortopedia, centro de ossificação, secundário, 668f
Ortopedia, deslocamento patelar, recorrente, 680
Ortopedia, distúrbio patelofemoral, 680
Ortopedia, distúrbios ortopédicos, 308t
	mecanismos dos, 667t
Ortopedia, lesão da cartilagem de crescimento, classificação de Salter-Harris, 670-671, 671f
Ortopedia, síndrome da dor da articulação patelofemoral (PFPS), 680
Ortopedia, subluxação patelar, recorrente, 680
Ortopedia, substância osteoide, 551
Ortopedia, terminologia comum na, 667t

Ortopedia, terminologia: rotação
	externa, 667t
	interna, 667t
Ortoradiografia, da discrepância no comprimento das pernas, 678-679
OSA. *ver* Apneia obstrutiva do sono (OSA)
Osmolalidade do plasma, regulação da, 106
Osmótica, para constipação funcional, 47t
Osso(s)
	crescimento e desenvolvimento do, 667, 668f
	estrutura do, 668f
Osso, centro de ossificação secundário, 668f
Osso, doenças de mineralização óssea, 602-603
	alterações fisiológicas nas, 603t
	hipocalcemia como, 602-603
	raquitismo como, 603
Osso, gene do receptor morfogenético ósseo 2 (BMPR2), 473
Osso, lesões císticas ósseas, 693-694
Osso mineral, 103
Osso, mineralização óssea, e vitamina D na, 602
Osso, rádio distal, fraturas Salter-Harris do, 693
Osso, triagem óssea, para câncer, 542t
Osso, tumores ósseos, 693-694, 693t-694t
Osteoblastoma, 693t-694t
Osteocondrite dissecante (OCD), 680
Osteocondroma, 693t-694t
Osteodistrofia hereditária de Albright, 602
Osteodistrofia renal (ROD), 562-563
Osteoma osteoide gigante, 693t-694t
Osteomalácia, 603
	devido à deficiência de vitamina D, 102
Osteomielite, 381-384
	complicações e prognóstico para, 386
	crônica, 381
	diagnóstico diferencial de, 383
	epidemiologia da, 382
	estudos laboratoriais e de imagem da, 382-383, 383f
	etiologia da, 381-382, 382f
	febre devido à, 325
	hematógena, 381
		complicações da, 386
		epidemiologia da, 382
		prevenção da, 384
		tratamento da, 383, 383t
	manifestações clínicas da, 382
	multifocal
		aguda, 383f
		recorrente, 382
	prevenção da, 384
	subaguda, 381
		focal, 382
	tratamento da, 383, 383t
	vertebral, 382
	vs. sarcoma de Ewing, 552
Osteomielite, destruição periosteal, na osteomielite, 382-383
Osteomielite, elevação periosteal, na osteomielite, 382-383
Osteomielite frontal, 350
Osteomielite, invólucro, na osteomielite, 382-383
Osteomielite, linha adiposa periosteal, perda da, na osteomielite, 382-383
Osteomielite vertebral, 382
Osteopenia, 90
Osteoporose, 90
	cálcio e, 103
Osteossarcoma, 551
	fatores de risco para, 536t
Osteotomia, 667t
Otalgia, devido à otite média aguda, 351
Otite externa, 353-354
	complicações da, 353-354
	definição, 353
	diagnóstico diferencial da, 353

epidemiologia da, 353
estudos laboratoriais e de imagem de, 353
etiologia da, 353
maligna, 353
manifestações clínicas da, 353
prevenção da, 354
tratamento da, 353
Otite média (OM), 351-353
	aguda, 351, 352t
	com efusão, 352
	com perfuração do tímpano, 353
	complicações e prognóstico para, 352
	crônica, 352
	definição, 351
	devido ao resfriado, 348
	diagnóstico diferencial de, 352
	epidemiologia da, 351
	estudos laboratoriais e de imagem para, 351-352
	etiologia da, 351
	manifestações clínicas da, 351
	prevenção da, 352-353
	recorrente, 351
	tratamento da, 352
	vômitos devido à, 423t
Otite média aguda (AOM), 351, 352t
Otite média, cefdinir, para otite média, 352
Otite média, hiperemia, na otite média, 351
Otite média, reflectometria acústica, para otite média, 352
Otorreia
	devido à otite média, 351
	líquido cerebrospinal, 638
	sonda de timpanostomia, 353
Otoscopia pneumática, para otite média, 351
Óxido nítrico, análise do óxido nítrico, exalado, para asma, 274
Oxigenação, medidas de, 459
Oxigenação de membrana extracorpórea (ECMO)
	para hipertensão pulmonar primária do neonato, 215
	para insuficiência cardíaca, 501t
	para síndrome da aspiração do mecônio, 215
Oxigênio (O_2)
	administração de, 460
	liberação de, 124
	na fisiologia pulmonar, 455
	para insuficiência cardíaca, 501t
	saturação de, 459
	suplementação, na ressuscitação, 125-126
	suplementar, 460
Oxigênio suplementar, 460
Oximetria de pulso, 459
	com insuficiência respiratória, 128
	no sistema de avaliação cardiovascular, 484
	para bronquiolite, 359
OxyContin® efeitos agudos do, 250t-251t

P

Pacientes abatidos, 634
$PaCO_2$ (pressão parcial arterial do dióxido de carbono), no neonatos, 209-210
Padrão derivado de proteína purificada (PPD-S), no teste de Mantoux, 409
Padrões hipercinéticos, 633
Padrões moleculares associados a patógenos, 252
PAH. *ver* Hipertensão arterial pulmonar (PAH)
Palidez
	devido à anemia, 511
	nos distúrbios hematológicos, 506
Palivizumab, para bronquiolite, 359
Palpação, no sistema de avaliação cardiovascular, 481
2-PAM, para intoxicação/envenenamento por organofosfato, 143t-144t

Pancitopenia
　definição, 517
　devido à insuficiência da medula óssea, 527
　diagnóstico diferencial de, 517
　etiologia da, 517
　na anemia aplásica, 517-518
Pâncreas, doença pancreática, 450-453
　insuficiência pancreática como, 450-451
　pancreatite como
　　aguda, 451-452
　　crônica, 452-453
Pâncreas, insuficiência pancreática, 450-451
　estudos laboratoriais e de imagem para, 451
　etiologia e epidemiologia da, 450-451
　exócrina, na fibrose cística, 476
　manifestações clínicas de, 451
　tratamento da, 451
Pâncreas, lesão pancreática, 135
Pancreatite
　aguda, 451-452
　　estudos laboratoriais e de imagem para, 451-452
　　etiologia e epidemiologia da, 451, 452t
　　manifestações clínicas de, 451
　　tratamento da, 452
　crônica, 452-453
　　estudos laboratoriais e de imagem para, 453
　　etiologia e epidemiologia da, 452-453
　　manifestações clínicas de, 453
　　tratamento da, 453
　dor abdominal devido à, 420t
PANDAS (transtorno neuropsiquiátrico pediátrico autoimune associado à infecção estreptocócica), 62
Panencefalite esclerosante subaguda, devido ao sarampo, 331
Pansinusite, na síndrome de Kartagener, 472
PaO₂ (pressão parcial arterial de oxigênio), no neonatos, 209-210
Papiledema, 617, 617f
Papiloma, do SNC, prognóstico para, 549t
Papiloma do plexo coroide, prognóstico para, 549t
Papilomatose laríngea, juvenil, obstrução das vias aéreas superiores devido a, 465t-466t
Papilomavírus humano (HPV), 338
　papilomatose laríngea juvenil devido a, 465t-466t
　verrugas genitais devido ao, 338, 376, 383
　　características clínicas das, 378t
　　diagnóstico de, 381
　　patogênese das, 384
　　tratamento das, 381
Pápulas, 650t, 651f
　na acne, 652
Paquigiria, 648-649
Paracentese, para peritonite, 453
Parafimose, 568
Paragonimíase, 406t
Paragonimus spp., 406t
Paralisia
　carrapato, 626
　devido à hipocalemia, 116
　flácida, arrefléxica, 624
　periódica, 629
Paralisia cerebral (PC), 35-36
　atáxica, 36t
　coreoatetótica, 36t
　definição, 35
　diagnóstico de, 35
　discinética, 36t
　distônica, 36t
　epidemiologia da, 35
　espástica, 36t
　fatores de risco para, 35t
　mista, 36t
　por local de envolvimento, 35t
　por tipo de desordem motora, 36t
　tratamento da, 35-36
Paralisia cerebral, diplegia, devido à paralisia cerebral, 35t
Paralisia cerebral, quadriplegia devido à paralisia cerebral, 35t
Paralisia das cordas vocais, 468
　etiologia da, 468
　manifestações clínicas da, 468
　tratamento e prognóstico para, 468
Paralisia de Bell, 614
Paralisia de Erb-Duchenne, no neonato, 202-203
Paralisia de Klumpke, 202-203
Paralisia do carrapato, 626
Paralisia do nervo frênico, 202-203
Paralisia periódica, 629
Parasitoses, doença(s) parasitária(s), 402-407
　helmintíase(s) como, 404-407
　　ascaridíase como, 405
　　devido a cestodas, 407t, 404
　　devido a nematodas, 405t
　　devido a trematodas, 404, 406t
　　enterobíase como, 406
　　equinococose como, 407
　　esquistossomose (bilharzíase) como, 406-407
　　larva migrans visceral como, 405-406
　　neurocisticercose devido a, 407
　　tênia e parasitas intestinais como, 404-405
　protozoários, 402-404
　　malária como, 402-404
　　toxoplasmose como, 404
Parasomnias, 48-49, 49t
Paratormônio (PTH), e vitamina D, 602
Paroníquia viral, 337-338
Parto, cuidado na sala de parto
　ressuscitação na, 194
　　administração de fármacos na, 196
　　algoritmo para, 195f
　　circulação na, 196
　　condições específicas que requerem, 201-203
　　　choque como, 202
　　　cianose como, 201-202, 201t
　　　malformações congênitas que levam a risco de vida como, 202
　　patência das vias aéreas, 194
　　respiração na, 194-195
　rotina, 191-196
　　cuidado com a pele e cordão umbilical na, 191
　　instilação de nitrato de prata, 191
　　profilaxia com vitamina K na, 191
Parto, fluidos intravenosos (IV), durante trabalho de parto, 207t
Parto, histórico do, na avaliação genética, 156
Parto, ruptura das membranas
　prematura, 187
　prolongada, 187
Parto, trabalho de parto e parto, histórico de, 190t
Parvovírus
　anemia devido ao, 516t
　infecção congênita por, 230t
Parvovírus humano, anemia devido ao, 516t
Parvovírus humano B19
　eritema infeccioso devido ao, 333
　infecção congênita pelo, 230t
Pasteurella multocida, 398t-400t
　osteomielite devido a, 381-382
Patela, 676, 679f
Paternalismo, 5
PCD. *ver* Discinesia ciliar primária (PCD)
Pco₂ (pressão parcial do dióxido de carbono), 456t
PCR (reação em cadeia da polimerase), para doenças infecciosas, 317
PCV (vacina conjugada para paneumococos), 319f-320f
　para otite média, 353
PDA. *ver* Ducto arterioso patente (PDA)
Pé, 681-683
　calcaneovalgo, 682
　cavo, 667t, 683
　　na neuropatia sesório-motora hereditária, 626
　coalisão do, 682-683
　deformidades dos dedos, 683, 689t
　doença de Sever (apofisite do calcâneo) do, 683
　metatarso aducto, 682
　necrose avascular idiopática do, 683
　oblíquo-, 682
　pé plano hipermóvel (pé flexível), 682
　postural *vs.* deformidade, 681
　torto, 681-682, 681f
Pé, dor no pé, diagnóstico diferencial de, 681, 681t
Pé de atleta, 337t
Pé plano
　desenvolvimento, 682
　flexível, 682
　hipermóvel, 682
　rígido, 682-683
Pé torto congênito (*club foot*), 681-682, 681f
Pectoriloquia, 458t
Pediculoses, 665-666
　complicações das, 665
　da cabeça, 665
　diagnóstico diferencial de, 665
　do corpo, 665
　epidemiologia das, 665
　etiologia das, 665
　manifestações clínicas de, 665
　prognóstico e prevenção das, 665
　púbica, 665
　tratamento das, 665
Pediculus humanus capitis, 665
Pediculus humanus corporis, 665
Pediculus humanus humanus, 665
PEFR (taxa de fluxo expiratório de pico), 459
　na asma, 278
Peito carinado (*Pectus carinatum*), 478
Peito escavado (*Pectus excavatum*), 478
Pelagra, 97, 98t
Pele
　com problemas de desenvolvimento, 28t
　do neonato, 197-198, 197f
Pele, distúrbios cutâneos, 650
　avaliação de, 650-651
　　avaliação diagnóstica inicial e testes de triagem, 651
　　exame físico nos, 650
　　histórico de, 650
　com problemas de desenvolvimento, 31t
　manifestações comuns dos, 650-651
　　com lesões primárias, 650-651, 650t, 651f
　　com lesões secundárias, 650-651, 651t
Pele, mancha porto do vinho, 662f, 662, 197
　diagnóstico diferencial de, 659t
　manifestações clínicas de, 662f, 662
　na síndrome de Sturge-Weber, 662, 646
　na síndrome Klippel-Trénaunay-Weber, 662
Pele hiperirritável, na dermatite atópica, 285
Pelos, com problemas de desenvolvimento, 28t
PEM. *ver* Desnutrição proteico-energética (PEM)
Penetrância, 147, 148f
Penicilamina, como teratógeno, 206t
Penicilina
　para febre reumática, 502
　reação alérgica a, 296-297
　　dessensibilização para, 297-298
　　testes cutâneos para, 297-298
Penicilina benzatina

para faringite estreptocócica, 349t
para febre reumática, 502
Penicilina G
    para doença de Lyme, 397-400
    para sífilis, 380
        congênita, 232
Penicilina V, para faringite estreptocócica, 349t
Pênis, anomalias do, 568
Pênis, curvatura ou corda peniana (*chordee*), 568
Peptídeo natriurético atrial, na regulação do equilíbrio do sódio, 106-107
Pequeno para idade gestacional (SGA), 90-91, 208-209
    características clínicas do, 208
    complicações, 189t, 197
    definição, 197, 208
    detecção pré-natal, 208
    etiologia para, 208, 208t
    manejo do, 208-209
Percussão, 458t
Perda de água
    causas clínicas de, 108t
    causas normais de, 108
    devido ao aumento do débito urinário, 108, 108t
    fonte gastrointestinal, 108
    hipernatremia devido a, 114, 115f
    insensível, 107
Perda de calor, mecanismos de, 203
Perda para o terceiro espaço, 108
Perda/privação, 8, 82-85
Perdas insensíveis, 107, 108t
Perfil ácido orgânico, urina, 171t
Perfil de aminoácidos na urina, 171, 171t
Perfuração do tímpano, otite média com, 353
Pericardiocentese, para pericardite, 505
Pericardite, 504-505, 504t-505t
Pericardite, fármacos anti-inflamatórios para pericardite, 505
Periósteo fibroso, 668f
Peritonite, 453-454
    na síndrome nefrótica, 557-558
    tuberculosa, 409
Permetrina, para prevenção da zoonoses, 396
Pernas, discrepância do tamanho das pernas (LLD), 678-679
    causas comuns de, 679t
    medidas, 678-679
    tratamento da, 679
Pernas, escanograma por tomografia computadorizada (TC), da discrepância no comprimento das pernas, 678-679
Pernas em arco, 677, 677f
Peroxissomas, 180-183
Pescoço
    do neonato, 199
    malformações congênitas do, 162
Peso
    médio, 12
    pontos de referência para, 10, 10t
Peso
    gráficos de crescimento para, 11f
    pontos de referência para, 10, 10t
Pesquisa, crianças como sujeitos humanos na, 6-7
PET (tomografia de emissão de pósitron) para câncer, 536
Petéquia, 650t
    com anemia, 511
    dos distúrbios hemostáticos, 524
    nos distúrbios hematológicos, 506
PFA (analisador da função plaquetária), 524-526, 526t
PFAPA (febre periódica, estomatite aftosa, faringite e adenite cervical), 349
PFPS (síndrome da dor patelofemoral), 680
pH, nod neonatos, 209-210

Phthirus pubis, vulvovaginite devido à, 375t
Pica, devido à intoxicação por chumbo, 514-515
Picada de vespa, reações alérgicas à, 293
Picadas, anafilaxia devido à, 293
Picadas de abelhas, reações alérgicas a, 293
Picadas de formigas, reações alérgicas a, 293
Picadas de *Hymenoptera*, reações alérgicas à, 293
Picadas de insetos e ácaros, anafilaxia devido ao, 293
Picadas de insetos, erupções vesiculobolhosas devido a, 663t
Picadas de vespa, reações alérgicas a, 293
Pielograma, intravenoso, 557
Pielonefrite, 372
    dor abdominal devido à, 420t
Pimecrolimus, para dermatite atópica, 287
Piolho da cabeça, 665
    diagnóstico diferencial de, 665
    epidemiologia do, 665
    etiologia de, 665
    manifestações clínicas de, 665
    tratamento do, 665
Piolhos, 381, 378t, 665
Piolhos, casos de ovos, de piolhos públicos, 381
Piolhos públicos, 378t, 384, 665
    epidemiologia dos, 665
    etiologia dos, 665
    manifestações clínicas de, 665
Pirazinamida, para tuberculose, 410-411, 411t
Pirbuterol, para asma, 276
Piridostigmina, uso materno de, 207t
Piridoxina, 98
    deficiência de, 98, 98t-100t
Pirimidina nucleotídeos, 146
Pirogênios, 324
Piropoiquilocitose hereditária, 521
Piruvato, metabolismo do, 184-185, 185f
Pitiríase rósea, 658
Piúria, 373
PKD (doença renal policística), 566
    autossômica recessiva, 566
    autossômico dominante, 568
Placa salmão, 197, 662, 659t
Placenta, anormalidades placentárias, restrição do crescimento intrauterino e pequeno para idade gestacional devido à, 208t
Placenta abrupta, 186
Placenta prévia, 186
Plagiocefalia, 161t
    e torcicolo, 688
Plaqueta, volume médio; Mean platelet volume (MPV), 526
Plaqueta(s), ativada, 523
Plaquetas, analisador da função das plaquetas (PFA), 524-526, 526t
Plaquetas, concentrado de plaquetas, 532t
Plaquetas, contagem de plaquetas, 524-526, 526t
Plaquetas, função das plaquetas, distúrbios de, 528
Plaquetas, número de plaquetas, distúrbios de, 526, 527f
    microangiopatia trombótica como, 528
    púrpura trombocitopênica idiopática (ITP) como, 527-528
    síndrome de Wiskott-Aldrich como, 528
    trombocitopenia de sequestro devido à diminuição da produção de plaquetas como, 526-527
    trombocitopenia devido à destruição periférica como, 527
Plaquetas, produção de plaquetas, trombocitopenia devido à diminuição, 526-527
Plaquetas, tampão plaquetário, 523, 524f
Plaquetas, volume de plaquetas, médio, 526
Plasma, congelado fresco, 532t

Plasmina, na hemostase, 524f
Plasminogênio, na hemostase, 524f
Plasmodium, 398t-400t, 402
Plasmodium em forma de anel, no ciclo do *Plasmodium*, 402
Plasmodium, esporogonia, no ciclo de vida do *Plasmodium*, 402
Plasmodium, fase eritrocitária, do ciclo de vida do *Plasmodium*, 402
Plasmodium, fase sexuada, do ciclo de vida do *Plasmodium*, 402
Plasmodium, periodicidade terciária, do *P. vivax* e *P. ovale*, 403
Plasmodium, trofozoíto, no ciclo de vida do *Plasmodium*, 402
Plasmodium falciparum, 403t
Plasmodium knowlesi, 403t
Plasmodium malariae, 403t
Plasmodium ovale, 403t
Plasmodium vivax, 403t
Platelmintos
    cestodas como, 407t, 404
    trematodas como, 404, 406t
Pleiotropia, 148
Pletismografia corporal, 459
Pleura, distúrbio(s) pleural, 478-480
    efusão pleural como, 479-480
    pneumomediastino como, 479
    pneumotórax como, 478-479
Plexopatia braquial, 691
Pneumatocele, 363
Pneumatose intestinal, devido à enterocolite necrosante, 225
Pneumocystis jirovecii, 412-413
    no indivíduo imunocomprometido, 390
Pneumologia, capacidade vital (VC), 455-456, 455f
Pneumologia, frêmito vocal, 458t
Pneumologia, superdistensão lobar, congênita, 471
Pneumomediastino, 479
Pneumonia, 104-105, 358-364, 472
    afebril, 359, 360t
    aspiração de mecônio, 214-215
    associada ao ventilador, 395
    atípica
        definição, 358-359
        etiologia de, 358-359
        imagem da, 361-362, 362f
        manifestações clínicas de, 359
    bacteriana
        estudos laboratoriais da, 361-362
        imagem da, 361-362, 361f
        manifestações clínicas da, 359
    bronco-, 358-359, 361f
    células gigantes (Hecht), devido ao sarampo, 331
    complicações e prognóstico para, 363
    definição, 358-359
    diagnóstico diferencial de, 362, 362t
    em neonatos, 228, 233, 359, 360t
    epidemiologia da, 359
    estudos laboratoriais e de imagem da, 361-362, 361f-362f
    etiologia da, 358-359, 360t
    febre devido a, 325
    lobar, 358-359, 361f
    manifestações clínicas de, 359
    no indivíduo imunocomprometido, 362
    prevenção da, 363-364
    recorrente, diagnóstico diferencial de, 362t
    tratamento da, 362, 363t
    viral
        estudos laboratoriais da, 361-362
        imagem da, 361-362, 361f
        manifestações clínicas da, 359

vômitos devido a, 423t
Pneumonia associada ao ventilador, 395
Pneumonia, bacilos anaeróbicos Gram-negativos, pneumonia devido a, 363t
Pneumonia de células gigantes, devido à sarampo, 331
Pneumonia de Hecht (células gigantes), devido ao sarampo, 331
Pneumonia por aspiração de mecônio, 214-215
Pneumonia, sistema levantador ciliar, na pneumonia, 359
Pneumonia, terapia antimicrobiana para pneumonia, 360t
Pneumonite, 358-359
Pneumotórax, 458t, 478-479
 definição, 478
 devido à ventilação assistida no neonato, 213, 213f
 espontâneo primário, 478
 estudos diagnósticos para, 479
 etiologia do, 478
 manifestações clínicas de, 478-479
 no neonato, 196
 secundário, 478
 tensão, 478-479
 tratamento do, 479
Pó de anjo, efeitos agudos do, 250t-251t
Po$_2$ (pressão parcial do oxigênio), 456t
Pobreza, e disparidades na saúde, 3
Polegar gatilho, 693
Poli-hidrâmnios, 187
Poliartrite, devido à febre reumática, 503t
Policitemia
 apresentação clínica do, 507t
 doença cardíaca cianótica congênita com, 527
 no neonato, 221-222
Polidactilia, 161t, 162-163
 dos dedos das mãos, 693
 dos dedos dos pés, 683, 689t
Polidipsia, no diabetes melito não dependente de insulina, 573
Polidistrofia pseudo-Hurler, 181t-182t
Polietileno glicol (GoLYTELY), para intoxicação/envenenamento, 143
Polimicrogiria, 648-649
Pólipo juvenil, sangramento GI devido a, 427t
Pólipos nasais, 284
Polipose nasal, na fibrose cística, 475
Polissonograma, 48, 463
Poliúria, 108
 devido à doença renal, 554t
 terapia com fluidos para, 108t
Pontos dolorosos, nas síndromes de dor miofascial, 313
Portadores de estreptococos, 348
Postura
 avaliação da, 614
 com depressão de consciência, 636
 de Landau, 629
 deformidade postural *vs.* do pé, 681
 do neonato, 198f, 613
Potássio, 116-119
 para cetoacidose diabética, 575
 trocas transcelulares
  hipercalemia devido ao, 118t
  hipocalemia devido ao, 116
PPD-S (padrão derivado de proteína purificada), no teste de Mantoux test, 409
PPSV (vacina de polissacarídeos para pneumococos), 319f-320f
Praga, 398t-400t
Pralidoxima (2-PAM, Protopam), para intoxicação/envenenamento por organofosfato, 143t-144t
Pré-eclâmpsia, 187
Pré-escolar, criança em idade pré-escolar

facilidade pré-escolar, 14
reação ao divórcio, 82-83
testes de cognição em, 29t
Pré-natal, avaliação genética pré-natal, 154-155
 adolescente e adulto, 155
 fatores familiares na, 154
 fatores maternos na, 155
 pós-natal, 155
 triagem na, 154-155
Pré-natal, histórico pré-natal
 no sistema de avaliação cardiovascular, 481
 para problemas de desenvolvimento, 27t
Precocidade contrassexual, 593t
Prednisolona, para crupe, 354-355
Prednisona, 475
 para asma, 276
 para câncer, 540t-541t
 para doença do soro, 294
 para púrpura de Henoch-Schönlein, 302
 para síndrome nefrótica, 557
Prega nasolabial, 161t
Prematuridade
 apneia da, 215-216, 463, 463t
 retinopatia da, 214
Pressão de pulso
 com ducto arterioso patente, 492-493
 na cardiomiopatia dilatada, 502
 no sistema de avaliação cardiovascular, 481-482
Pressão intracraniana (ICP), aumentada, 640-642
 depressão da consciência devido a, 636
 devido a tumores cerebrais, 547
 devido ao câncer, 539t
 estudos laboratoriais e diagnósticos para, 641
 etiologia da, 636t, 640-641, 640t
 manifestações clínicas de, 641
 tratamento da, 641-642
Pressão parcial arterial do dióxido de carbono (PaCO$_2$), em neonatos, 209-210
Pressão parcial arterial do oxigênio (PaO$_2$), em neonatos, 209-210
Pressão parcial de CO$_2$ (Pco$_2$), 119
Pressão parcial de oxigênio (PO$_2$), 456t
Pressão parcial do dióxido de carbono (PCO$_2$), 456t
Pressão positiva das vias aéreas em dois níveis (BiPAP), 463-464
Pressão sanguínea, classificação da, 564t
Prevenção de lesões, 133
 educação para, 133-134
Priapismo, na anemia falciforme, 519-520, 520t
Primaquina, uso materno de, 207t
Probióticos, para prevenção da diarreia, 369
Problemas de fala e linguagem, 34-35, 34t
Problemas psicológicos, na anemia falciforme, 520t
Procedimento toracoscópico, 460
Processo intersticial, 458t
Proctocolite alérgica, 295t
Profilaxia, 318-323
 com vitamina K, para o neonato, 191
 imunização e, 317-323
 meningococos, 318-323
 para endocardite bacteriana subaguda, 496
 pós-exposição, para sarampo, 331
 primária, 318
 raiva, 323
 secundária, 318
 tétano, 323, 323
Profissionalismo, 4-5
Properdina, 267-268
 deficiência, 268
Propiltiouracil
 para hipertireoidismo, 600-601
 uso materno de, 207t
Propofol, para sedação, 145t

Proporção do segmento superior e inferior, 583-584
Propranolol, uso materno de, 207t
Prostaglandina E1
 para coarctação da aorta, 494
 para síndrome do coração esquerdo hipoplásico, 499
 para transposição da aorta, 497
Proteção de chumbo (proteção cervical), 247
Protectaid* (esponja vaginal), 247
Proteína C, deficiência de poteína C, trombose devido à, 531
Proteína C, na hemostase, 523
Proteína de ligação do fator de crescimento insulina-*like* (IGFBP3), 583
Proteína na urina/creatinina, 557
Proteína regulatória aguda esteroidogênica (StAR), na hiperplasia suprarrenal lipoide, 608f
Proteína S, deficiência de proteína S, trombose devido à, 531
Proteína S, na hemostase, 523
Proteína trifuncional
 no catabolismo dos ácidos graxos, 180f, 179
 triagem neonatal para, 170t
Proteinúria, 556
 assintomática, 556
 complicações da, 557-558
 diagnóstico diferencial de, 557
 estudos diagnósticos da, 557
 etiologia e epidemiologia da, 556-557
 fixa, 556
 glomerular, 556-557
 manifestações clínicas da, 557
 nefrótica, 556
 persistente, 556
 postural (ortostática), 557
 prognóstico para, 558
 sintomática, 556
 transitória, 556-557
 tratamento da, 557
 tubular, 556-557
Proteólise lisossômica, doenças de armazenamento causada pela, 181t-182t
Protozoário(s), doença(s) por protozoário(s), 402-404
 malária como, 402-404
 toxoplasmose como, 404
 zoonóticas, 398t-400t
Prurido anal, 406
PsA (artrite pós-estreptocócica), 307t
Pseudo-hipertrofia, 615
Pseudo-hipoaldosteronismo tipo 1, hipercalemia no, 118, 118t
Pseudo-hipoaldosteronismo tipo 2, hipercalemia no, 118, 118t
Pseudo-hiponatremia, 113, 113f
Pseudo-hipoparatireoidismo, 602, 603t
 estatura curta devido ao, 586
 obesidade no, 91t
Pseudocisto pancreático, 451-452
Pseudoconvulsões, 53, 620-621
Pseudoefedrina, para rinite alérgica, 284
Pseudomonas aeruginosa
 conjuntivite devido a, 386, 388t
 foliculite devido a, 336
 na fibrose cística, 477-478
 osteomielite devido a, 382
 otite externa devido a, 353
Pseudoparalisia, devido à osteomielite, 382
Pseudotumor cerebral, 641
PSGN. *ver* Glomerulonefrite pós-estreptocócica (PSGN)
Psicoestimulantes, 64
Psicologia, avaliação psicológica, 14-15

da autonomia do desenvolvimento na primeira infância, 14
da ligação e inserção na infância, 14
de escolares, 14, 14t
na adolescência, 14-15
Psicossociais, problemas psicossociais, 3
Psicótico, características psicóticas
  depressão maior com, 59
  depressão maior, 66
  para transtorno bipolar, 62
  transtorno bipolar com, 66
Psicotrópicos, constipação devido aos, 426t
Psilocibina, efeitos agudos da, 250t-251t
Psoríase, 658-659
  diagnóstico diferencial da, 658
  tipo placa, 658
  tratamento da, 658
  vs. dermatite atópica, 654, 658
  vulgar, 658
Psoríase, escala micácea, na psoríase, 658
Psoríase gutata, 658
Psoríase inversa, 658
Psoríase, sinal de Auspitz, na psoríase, 658
PT (tempo de protrombina), 524-526, 525f, 526t
  no neonato, 222-223
PTH (paratormônio), e vitamina D, 602
PTSD. ver Transtorno de estresse pós-traumático (PTSD)
PTT (tempo de tromboplastina parcial)
  ativada, 524-526, 525f, 526t
  na hemofilia, 529
  no neonato, 222-223
Pubarca, 589
  em meninas (gênero feminino), 237-238, 238f-239f, 589
  em meninos (gênero masculino), 238-240, 239f, 589
  prematura, 596, 593t
Puberdade, 589-596
  precoce, 592-596
    adrenarca prematura (pubarca) como, 596, 593t
    avaliação de, 595
    central (constitucional, familiar), 592-593, 595t
    classificação da, 592-593, 593t
    contrassexual, 593t
    definição, 592
    diagnóstico diferencial de, 594t
    incompleta (GnRH-independente), 593t, 595t
    periférica, 592-593
    telarca prematura como, 596, 593t
    tratamento da, 595-596, 595t
    verdadeira ou completa, 593t, 595t
  tardia, 589-592
    amenorreia primária como, 592
    classificação da, 590t
    devido a falha por hipogonadismo hipergonadotrópico primário gonadal), 590t
      ovariano, 590t, 591-592
      testicular, 590t, 592
    devido ao atraso constitucional, 589, 590t
    devido ao hipogonadismo hipogonadotrófico, 589, 590t-591t
      devido a anormalidades do SNC, 590, 590t
      devido à deficiência isolada de gonadotropina, 590, 590t-591t
      devido à síndrome de Kallmann, 590, 591t
      devido ao hipopituitarismo idiopático, 590, 590t
      sindrômica, 590-591
    diagnóstico diferencial de, 591t
    tratamento da, 592
Puberdade precoce, 592-596
  adrenarca prematura (pubarca) como, 596, 593t
  avaliação de, 595
  central (constitucional, familiar), 592-593, 595t
  classificação da, 592-593, 593t
  contrassexual, 593t
  definição, 592
  diagnóstico diferencial de, 594t
  incompleta (GnRH-independente), 593t, 595t
  periférica, 592-593
  telarca prematura como, 596, 593t
  tratamento da, 595-596, 595t
  verdadeira ou incompleta, 593t, 595t
Puberdade precoce, adenoma suprarrenal, puberdade precoce devido à, 593-595
Puberdade precoce, carcinoma suprarrenal, puberdade precoce devido à, 593-595
Puberdade precoce, cisto folicular, puberdade precoce devido a, 594t
Puberdade precoce, precocidade sexual, 592-596
  adrenarca prematura (pubarca) como, 596, 593t
  avaliação da, 595
  central (constitucional, familiar), 592-593, 595t
  classificação da, 592-593, 593t
  contrassexual, 593t
  definição, 592
  diagnóstico diferencial de, 594t
  incompleta (GnRH-independente), 593t, 595t
  periférica, 592-593
  telarca prematura como, 596, 593t
  tratamento da, 595-596, 595t
  verdadeira ou incompleta, 593t, 595t
Puberdade precoce, tumor de células da granulosa, puberdade precoce devido a, 594t
Puberdade precoce, tumor secretor de gonadotropina coriônica, puberdade precoce devido a, 593t
Puberdade tardia, 589-592
  agente progestacional, para puberdade tardia, 592
  amenorreia primária como, 592
  classificação da, 590t
  devido ao atraso constitucional, 589, 591t
  devido ao hipogonadismo hipergonadótropico (insuficiência gonadal primária), 590t
    ovariana, 590t, 591-592
    testicular, 590t, 592
  devido ao hipogonadismo hipogonadotrópico, 589, 590t-591t
    devido a anormalidades do SNC, 590, 590t-591t
    devido à deficiência isolada de gonadotropina, 590, 590t-591t
    devido à síndrome de Kallmann, 590, 591t
    devido ao hipopituitarismo idiopático, 590, 590t
    sindrômica, 590-591
  diagnóstico diferencial de, 591t
  tratamento da, 592
Pulmão(s)
  anatomia do, 455
  do neonato, 199-200
  fisiologia do, 455-457
    mecânica pulmonar no, 455-456, 455f
    mecanismo de defesa no, 456-457
    troca respiratória de gases no, 456, 456t
  hiperlucente unilateral, 363
Pulmão, ALI (lesão pulmonar aguda), 128
Pulmão, biópsia pulmonar, 460
Pulmão, capacidade pulmonar, 455f
Pulmão, capacidade pulmonar total (TLC), 455-456, 455f
Pulmão, capacidade vital, volume tidal (TV), 455-456, 455f
Pulmão, capacidade vital forçada (FVC), 459
Pulmão, complacência pulmonar, 456
Pulmão, consolidação do pulmão, 458t
Pulmão, crepitação fina, 457
Pulmão, desenvolvimento pulmonar, 210-211, 211f
Pulmão, doença pulmonar crônica, 213-214
Pulmão, FEF 25-75% (velocidade média de fluxo expiratório), 459
Pulmão, FEV_1 (volume expiratório forçado em 1 segundo), 459
Pulmão, fisiologia pulmonar, 455-457
  mecânica pulmonar na, 455-456, 455f
  mecanismo de defesa na, 456-457
  troca respiratória de gases na, 456, 456t
Pulmão, fluxo sanguíneo capilar pulmonar, 456
Pulmão, fluxo sanguíneo pulmonar, no sistema de avaliação cardiovascular, 484-485
Pulmão, fração de oxigênio inspirado (FIO2), baixa, hipoxemia devido à, 456t, 460
Pulmão, FRC (capacidade funcional residual), 455-456
Pulmão, hiperinflação, 469-470
Pulmão, lesão pulmonar aguda, 128
Pulmão, lesão pulmonar aguda (ALI), 128
Pulmão, mecânica pulmonar, 455-456, 455f
Pulmão, mecanismos de defesa pulmonar, 456-457
Pulmão, sons (ruídos) respiratórios adventícios, 458t
Pulmão, superdistensão lobar congênita, 471
Pulmão, TLC (capacidade pulmonar total), 455-456, 455f
Pulmão, velocidade do fluxo expiratório forçado (FEF), 459
Pulmão, velocidade FEF (fluxo expiratório forçado), 459
Pulmão, volume de reserva expiratória, 455f
Pulmão, volume expiratório forçado em 1 segundo (FEV1), 459
Pulmão, volume pulmonar, 455f
Pulmão hiperlucente unilateral, 363
Pulmões, granulomas endobrônquicos, 471
Pulmões, lesões em forma de massa endo brônquicas, 471
Punção lombar (LP)
  para doenças infecciosas, 317
  para leucemia, 543
  para pressão intracraniana aumentada, 641
  traumática, 615
Punho, 693
  anormalidades dos dedos, 693
  cistos ganglionares do, 693
  fraturas do, 693
  janela quadrada, no neonato, 197f
Punho do ginasta, 693
Punição, 15
  física (corporal), 23
Punição corporal, 23
Pupila, defeito pupilar aferente, 614
Pupila, Marcus Gunn, 614
Pupila, reação pupilar à luz, 614
Pupila, resposta pupilar, no coma, 636-637, 636t
Pupila de Marcus Gunn, 614
Púrpura, 650t
  com anemia, 511
  nos distúrbios hematológicos, 506
  nos distúrbios hemostáticos, 524
  palpável, 302
  trombocitopênica aloimune neonatal
    etiologia de, 527
    manifestações clínicas de, 527
    tratamento da, 527
  trombocitopênica idiopática, 527-528
    crônica, 528
    diagnóstico de, 528

distúrbios de desenvolvimento no neonato devido à, 223
etiologia de, 527
manifestações clínicas de, 527-528
materna, 205, 205t
etiologia de, 527
manifestações clínicas de, 527
tratamento da, 527
trombocitopenia neonatal devido à, 223
tratamento e prognóstico de, 528
trombocitopênica trombótica, 528, 560
Púrpura de Henoch-Schönlein (HSP), 301-303
complicações da, 302-303
critérios de diagnóstico para, 302t
diagnóstico diferencial de, 302, 304t
epidemiologia da, 301
estudos laboratoriais e de imagem de, 302
etiologia de, 301
manifestações clínicas de, 302, 302f
prognóstico para, 304
tratamento da, 302
Púrpura Henoch-Schönlein, envolvimento gastrointestinal (GI), na púrpura Henoch-Schönlein, 302-303
Púrpura trombocitopênica aloimune neonatal (NATP), 527
Púrpura trombocitopênica idiopática (ITP), 527-528
crônica, 528
desordem de sangramento no neonato devido a, 223
diagnóstico de, 528
etiologia da, 527
manifestações clínicas da, 527-528
materna, 205, 205t
etiologia da, 527
manifestações clínicas da, 527
neonatal trombocitopenia devido a, 223
tratamento da, 527
tratamento e prognóstico de, 528
Púrpura trombocitopênica idiopática (TTP), 528, 560
Púrpura trombocitopênica. *ver* Púrpura trombocitopênica idiopática (ITP)
aloimune neonatal, 527
trombótica, 528, 560
Pústulas, 650t, 651f
na acne, 652
PVCs (contrações ventriculares prematuras), 489, 490t
PWS. *ver* Síndrome Prader-Willi (PWS)

Q

Quadril(s), 672-676
displasia de desenvolvimento do, 672-674
doença de Legg-Calvé-Perthes do, 674-675
epífise da cabeça do fêmur deslizante, 675-676
sinovite monoarticular transitória, 674, 674t
Quadril, DDH. *ver* Displasia de desenvolvimento do quadril (DDH)
Quadril, displasia congênita do quadril. *ver* Displasia de desenvolvimento do quadril (DDH)
Quadril, displasia de desenvolvimento do quadril (DDH), 672-674
avaliação radiográfica de, 674
complicações da, 674
deslocamento teratológicos na, 672
deslocamentos típicos na, 672
etiologia de, 672
fatores de risco para, 672
manifestações clínicas de, 672-673
sinal de Galeazzi na, 672
teste de abdução do quadril para, 672, 673f
teste de Barlow (deslocamento) para, 673, 673f
teste de Klisic para, 673

teste de Ortolani (redução) para, 673, 673f
tratamento da, 674
Quadril, teste de abdução do quadril, 672, 673f
Quadril, teste de deslocamento do quadril, 673, 673f
Quadril, teste de redução do quadril, 673, 673f
Queimador, 691
Queimadura(s), 137-139
classificação da, 137
complicações da, 138t
cuidado da ferida, 138-139
devido à abuso infantil, 71, 71f, 72t-73t
epidemiologia da, 137
erupções vesiculobolhosas devido a, 663t
espessura parcial profunda, 137
espessura total, 137
estudos laboratoriais e de imagem de, 138
etiologia de, 137
lesão por inalação, 137
maior, 138
manejo de líquidos, 138
manifestações clínicas de, 137-138, 137f
percentagem de área superficial envolvida, 137-138, 137f
prevenção da, 141
primeiro grau, 137
prognóstico de, 141
quarto grau, 137
resposta hipermetabólica, 138
segundo grau, 137
superficial, 137
terceiro grau, 137
tratamento da, 138-139
vazamento capilar sistêmico devido a, 138
Queimaduras, avaliação da carboxi-hemoglobina, para queimaduras, 138
Queimaduras, resposta hipermetabólica à queimaduras, 138
Queimaduras, vazamento capilar sistêmico, devido a queimaduras, 138
Questões de segurança, 23
Questões éticas
na prática, 6-7
na tomada de decisão de fim da vida/eutanásia, 9
nos testes genéticos e de triagem, 6
Questões religiosas, e ética, 6
Questões religiosas, em relação ao cuidado paliativo e decisões do fim da vida/eutanásia, 9
Quimioprofilaxia
para malária, 404
para meningite, 346
Quimiorreceptores, no controle da ventilação central, 461, 461f
periférica, 461, 461f
Quimiorreceptores centrais, no controle da ventilação, 461, 461f
Quimioterapia, 539-541, 540t-541t
adjuvante, 539-541
alta dose, para neuroblastoma, 549
e barreira hematoencefálica, 541
efeitos adversos da, 542t, 541
neoadjuvante, 539-541
para leucemia, indução, 543-544
resistência à, 541
vômitos devido a, 423t
Quimioterapia, indução na quimioterapia, para leucemia, 543-544
Quimioterapia auxiliar, 539-541
Quimioterapia neoadjuvante, 539-541

R

Rabdomiólise, 184
devido à hipocalemia, 116
Rabdomiossarcoma, 551

alveolar, 551-552
diagnóstico diferencial de, 552
embrionário, 551-552
epidemiologia do, 551
estudos laboratoriais/de imagem do, 551-552
fatores de risco para, 536t
manifestações clínicas do, 551
prognóstico para, 552
tratamento do, 552
Radiação
como teratógeno, 154, 206t
perda de audição via, 203
Radiografias esqueléticas, 163
Radiografias, para doenças infecciosas, 317
Radioterapia, 541
e sarcomas, 551
efeitos adversos da, 542t, 541
RAG1 (gene de ativação da recombinase 1), na imunodeficiência combinada grave, 260
RAG2 (gene de ativação da recombinase 2), na imunodeficiência combinada grave, 260
Raiva, e asma, 275t
Raiva (hidrofobia), 398t-400t
RANTES, funções, 253t
Raquitismo, 98t, 102, 120, 603
dependente de vitamina D, 603
diagnóstico de, 102
etiologia de, 102, 603
fisiopatologia do, 102
hipofosfatêmica familiar, 603, 603t
manifestações clínicas de, 102
na síndrome de Fanconi, 120
resistente à vitamina D, 150
tratamento do, 99t-100t, 603
RAST (teste radioalergoabsorvente)
para asma, 274
para IgE específica para antígenos, 272-273
Reação de Jarisch-Herxheimer, 380
Reação em cadeia da polimerase (PCR)
para doenças infecciosas, 317
para HIV, 413
Reação em cadeia da polimerase de RNA, para HIV, 413
Reações de hiper-sensibilidade, 271, 271t
alimentar, 294
complicações das, 297-298
diagnóstico de, 296t, 294-296
estudos laboratoriais e de imagem para, 294
etiologia e epidemiologia das, 294
manifestações clínicas de, 294, 295t
prognóstico e prevenção das, 298
tratamento das, 297
tipo I (anafilática), 271, 271t, 289
fase tardia, 271
imediata, 271t
tipo II (citotoxicidade por anticorpos), 271, 271t
tipo III (complexo imune), 271-272, 271t
doença do soro na, 271-272
reação de Arthus na, 271-272
tipo IV (mediada por células, tipo tardio), 271t, 272
Reações de transfusão, 532-533, 532t
Reações distônicas agudas, 637
Recém-nascido(s) *ver também* Neonatal ou Neonato(s).
anemia no, 216-219. *ver também* Anemia, no neonato
angústia respiratória no, 209-216
avaliação laboratorial inicial, 210t
devido à apneia da prematuridade, 215-216
devido à hérnia diafragmática congênita, 215
devido à hidropsia fetal, 209
devido à hipertensão pulmonar primária, 215

devido à hipoplasia pulmonar, 209, 215
devido à infecção, 209
devido à síndrome da angústia respiratória, 210-212
    complicações da, 212-214
    desenvolvimento pulmonar e, 210-211, 211f
    displasia broncopulmonar devido à, 213-214
    ducto arterioso patente devido a, 212-213
    e retinopatia da prematuridade, 214
    fatores de risco para, 211
    manifestações clínicas de, 211, 212f
    potenciais causas de, 212t
    prevenção e tratamento da, 211-212
    vazamento de ar pulmonar devido a, 213
devido à síndrome da aspiração do mecônio, 209, 214-215
devido a taquipneias transitórias, 214
diagnóstico diferencial de, 209, 210t
etiologia de, 210t
tratamento da
    cuidado de suporte para, 209
    para acidose metabólica, 210
    para acidose respiratória, 210
    para hipoxemia, 209-210
avaliação do neonato, 189-200
avaliação neurológica, 200-203
choque no, 202
cianose no, 201-202, 201t
colonização bacteriana do, 191
com aspiração de mecônio, 215
convulsões no, 224-226
    avaliação diagnóstica de, 225-226
    benigna familiar, 225
    características clínicas de, 225, 225t
    clônica focal, 225t
    diagnóstico diferencial de, 225, 225t
    mioclônica, 225t
    tônica focal, 225t
    tônica generalizada, 225t
    tratamento da, 226
cuidado de rotina na sala de parto para, 191-196
    cuidado da pele e do cordão umbilical no, 191
    instilação de nitrato de prata no, 191
    profilaxia com vitamina K no, 191
de idade gestacional, 197
    critérios físicos para, 197, 197f
    critérios neurológicos na, 197, 198f
    e padrões de crescimento fetal anormal, 197, 199f
    pontuação cumulativa, 197, 198f
distúrbio mieloproliferativo transitório, 543
distúrbios da coagulação, 222-223
    manifestações clínicas e diagnóstico diferencial de, 222-223
doença hemolítica do, 217
doença hemorrágica do, 102-103
    devido à deficiência de vitamina K, 222
doenças maternas que afetam, 204-206, 205t
elevação de temperatura no, 203
encefalopatia hipóxico-isquêmica, 226-227
enterocolite necrosante no, 223-224
exame de Apgar no, 194, 194t
exame físico na, 196-200
    da aparência, 196
    da coluna, 200
    da face, olhos e boca, 199
    da genitália, 197f, 200
    da pele, 197-198, 197f
    das extremidades, 200
    do abdome, 200
    do coração, 200
    do crânio, 198-199

do pescoço e peito, 199
do quadril, 200
dos pulmões, 199-200
dos sinais vitais, 196
exame neurológico do, 612-613
    movimento e tônus, 613
    postura no, 613
    reflexos no, 613, 263
genética, 155
hemorragia intracraniana no, 226
hiperbilirrubinemia no, 219-222
    conjugada direta, 220, 220t
    kernicterus (encefalopatia da bilirrubina) devido a, 220, 220t
    não conjugada indireta
        etiologia de, 219-220, 220t
        tratamento, 221
hipertensão pulmonar persistente do, 191, 215
hipocalcemia no, 204
hipoglicemia hiperinsulinêmica persistente do, 580-581
histórico perinatal na, 189, 190t
infecções congênitas, 229-233, 230t
lesão no nascimento, 202-203
malformações congênitas com risco de vida, 196, 196t
maturidade do, 197
    critérios físicos para, 197, 197f
    critérios neurológicos no, 197, 198f
    e padrões de crescimento fetal anormal, 197, 199f
    pontuação cumulativa, 197, 198f
meningite no, 227
pneumonia no, 233
policitemia (síndrome da hiperviscosidade) no, 221-222
regulação de temperatura no, 203
ressuscitação do, 194
sepse no, 227
    adquirida no útero, 227
    bacteriana, 228
    incidência de, 227
    início precoce
        manifestações clínicas de, 228
        tratamento para, 228
    início tardio
        avaliação de, 231
        manifestações clínicas de, 228
        tratamento da, 231
    pré-termo, 227
    viral, 227-228
taquipneia transitória, 191, 214
volume de sangue do, 216
Recém-nascido, análise de gases sanguíneos, para angústia respiratória em neonatos, 209-210
Recém-nascido, ângulo poplíteo, no neonato, 198f
Recém-nascido, aparência, do neonato, 196
Recém-nascido, aumento do clitóris, no neonato, 200
Recém-nascido, bem-estar fetal, 189
Recém-nascido, calcanhar à orelha no neonato, 198f
Recém-nascido, circulação, transição de fetal para neonatal, 191
Recém-nascido, colonização bacteriana, do neonato, 191
Recém-nascido, cuidado perinatal, 2
Recém-nascido, feto
    asfixia no, 194
    avaliação do, 188-189, 189t
    doenças do, 208-209
        hidropia fetal como, 211
        restrição do crescimento intrauterino e pequeno para idade gestacional como, 208-209, 208t

Recém-nascido, fisiologia fetal, transição para fisiologia neonatal, 189-190, 191f
Recém-nascido, flexão de Recuo no neonato, 613
Recém-nascido, fraturas de clavículas, no neonato, 203
Recém-nascido, histórico perinatal, 189, 190t
    para problemas de desenvolvimento, 27t
Recém-nascido grande para idade gestacional, 197
Recém-nascido, idade gestacional
    do neonato, 197
        critério físico para, 197, 197f
        critério neurológico na, 197, 198f
        e padrões de crescimento fetal anormal, 197, 199f
        pontuação cumulativa na, 197, 198f
    feto, 188
    grande para, 197, 199f
    pequeno para, 208-209
        características clínicas de, 208
        complicações de, 189t, 197
        definição, 197, 208
        detecção pré-natal de, 208
        e taxa de mortalidade, 199f
        etiologia de, 208, 208t
        manejo de, 208-209
Recém-nascido, mama do neonato, 197f
Recém-nascido, marcas de nascimento, 659, 659t
Recém-nascido, maturidade pulmonar do feto, 189
Recém-nascido, mortalidade perinatal, 187, 188t
Recém-nascido, nascimento, pré-termo, 187
    bis-cloronitrosoureia (BCNU, carmustina, nitrosoureia), para o câncer, 540t-41t
Recém-nascido, oxigenação do sangue, transição de feto para neonato, 189-190, 191f
Recém-nascido, peso ao nascimento
    baixo, 188
    muito baixo, 188
Recém-nascido, PPHN (hipertensão pulmonar persistente do neonato), 191, 215
    com aspiração de mecônio, 215
Recém-nascido pré-termo, 187
    demografia, 2
    sepse em, 227
Recém-nascido, recolhimento do braço no neonato, 198f
Recém-nascido, superfície plantar, do neonato, 197f
Recém-nascido, tamanho fetal, 188
Recém-nascido, teste sem estresse do bem-estar fetal, 189
Recém-nascido, tórax, do neonato, 199
Recém-nascidos de baixo peso ao nascimento (LBW), 188
Recém-nascidos de peso muito baixo no nascimento (VLBW), 188
Receptores periféricos, no controle da ventilação, 461, 461f
Reflexo(s)
    da criança, 615
    do neonato, 13, 613, 613t
    primitivo, 613
Reflexo branco, no neonato, 199
Reflexo de curvação do tronco, 613t
Reflexo de engasgo, 614
Reflexo de Hering-Breuer, 461, 461f
Reflexo de marcha (*Placing reflex*), 613t
Reflexo de Moro, 13, 202-203, 613t
Reflexo de Parachute, 613t
Reflexo de preensão, 13, 613, 613t
Reflexo de sucção, 13, 202-203, 613-614, 613t
Reflexo extensor plantar, 615
Reflexo tônico assimétrico cervical, 13
Reflexo tônico do pescoço, 613t
Reflexo vermelho, no neonato, 199

Reflexo(s) do sistema nervoso central (SNC)
  da criança, 615
  do neonato, 13, 613, 613t
Refluxo gastroesofágico (GER), 430-431
  estudos laboratoriais e de imagem de, 431
  etiologia e epidemiologia do, 430-431
  fisiológico, 430-431
  infantil, 422
  manifestações clínicas do, 431
  tratamento do, 431, 432t
  vs. vômitos, 422, 423t
Refluxo gastroesofágico, dor abdominal devido à, 420t
Refluxo gastroesofágico, jejunostomia, alimentação, para refluxo gastroesofágico, 432t
Refluxo gastroesofágico, monitoramento por impedância esofageana para refluxo gastroesofágico, 431
Refluxo gastroesofágico, monitoramento por sonda de pH esofágena, 24 horas, para refluxo gastroesofágico, 431
Refluxo gastroesofágico, procedimento de fundoplicação, para refluxo gastroesofágico, 432t
Refluxo gastroesofágico, procedimento de fundoplicatura de Nissen, para refluxo gastroesofágico, 432t
Refluxo gastroesofágico, série gastrointestinal superior com bário, para refluxo gastroesofágico, 431
Refluxo vesicoureteral (VUR), 564-565
  classificação do, 565f
  definição, 564-565
  estudos diagnósticos do, 565, 565f
  etiologia e epidemiologia do, 564-565
  infecção do trato urinário devido ao, 373, 565
  manifestações clínicas do, 565
  tratamento do, 565
Refluxo vesicoureteral, bexiga urinária, neurogênica, refluxo vesicoureteral devido a, 565
Refluxo vesicoureteral, cistograma, radionuclídeo, para refluxo vesicoureteral, 565
Reforço negativo, 15
Reforço positivo, 15
Refúgio, 651f
Região malar, dismorfologia da, 162
Regurgitação, 430-431
  vs. vômitos, 422
Reidratação, 108
  edema cerebral devido à, 110
  mielinólise pontina central devido à, 110
  oral, 110-111
  para desidratação, 108
  rápida
Relação médico-paciente, com adolescentes, 20
REM (movimento rápido dos olhos) do sono, 47
Renina, na função renal, 553
Renografia por radionuclídeo, das anomalias renais, 568
Repetição de trinucleotídeos, expansão de, 153
Reposição de fluidos, 107
Repouso, para insuficiência cardíaca, 501t
Reserpina, uso materno de, 207t
Resgate trissômico, 157
Respeito, no cuidado paliativo, 7
Respeito para outros
  e autonomia, 5
  no profissionalismo, 4
Respiração(s), 126
  Biot, 457t
  Cheyne-Stokes, 457t, 634-635
  controle da, 461-464, 461f
    desordens da, 461-464, 463t
      AIDS como, 462-463, 462t
      apneia como, 463-464, 463t
      evento agudo de ameaça à vida como, 461-462
  início neonatal da, 191
  Kussmaul, 457t
  na cetoacidose diabética, 574
  na ressuscitação cardiopulmonar, 126
  na ressuscitação do neonato, 194-195
  trabalho, 457
Respiração, acidose respiratória, 122, 122t
  no neonato, 210
Respiração, alcalose respiratória, 122, 122t
Respiração, angústia respiratória
  com dessaturação, 495t
  com saturação normal, 495t
  no neonato, 209-216
Respiração, capacidade residual funcional (FRC), 455-456
Respiração, compensação respiratória, adequada, 119-120
Respiração, complicações respiratórias, da fibrose cística, 476t
Respiração, controle respiratório, 461-464, 461f
  apneia como, 463-464, 463t
  desordem do, 461-464, 463t
  evento de risco de vida agudo como, 461-462
  SIDS como, 462-463, 462t
Respiração, crepitação, fina, 457
Respiração, doença respiratória
  avaliação para
    avaliação endoscópica das vias aéreas, 459
    biópsia pulmonar, 460
    exame do esputo, 459-460
    exame físico na, 457-458, 457t-458t
    histórico na, 457
    medidas de troca respiratória de gases na, 459
    padrões respiratórios, 457t
    técnicas de imagem, 458-459
    teste de função pulmonar na, 459
  medidas terapêuticas para, 460-461
    administração de oxigênio como, 460
    fisioterapia torácica e técnicas de liberação como, 460
    intubação como, 460-461
    traqueostomia como, 461
    tratamento com aerossol como, 460
    ventilação mecânica como, 461
  obstrutiva, 459
  restritiva, 456
  sinais físicos de, 458t
Respiração, doença restritiva das vias aéreas, 456
Respiração, frêmito vocal, 458t
Respiração, insuficiência respiratória, 124, 128-129
  complicações para, 130-131
  crônica, 128
  diagnóstico diferencial de, 128-129
  epidemiologia da, 128
  estudos laboratoriais e de imagem de, 128
  etiologia de, 128
  formas mistas de, 128-129
  hipercárbica, 128
  hipoxêmica, 128
  manifestações clínicas da, 128
  prevenção da, 131
  prognóstico para, 131
  tratamento para, 130
Respiração, padrões respiratórios, 457t
Respiração, períodos de paradas respiratórias, 463t
Respiração, pressão positiva continua das vias aéreas (CPAP), 463-464, 470
Respiração, receptores sensitivos, periféricos, no controle da ventilação, 461f
Respiração, síndrome da angústia respiratória (SAR), 210-212
  aguda, 128
  desenvolvimento pulmonar e, 210-211, 211f
  displasia broncopulmonar devido a, 213-214
  ducto arterioso patente devido a, 212-213
  e retinopatia da prematuridade, 214
  fatores de risco para, 211
  manifestações clínicas da, 211, 212f
  potenciais causas de, 212t
  prevenção e tratamento da, 211-212
  vazamento de ar pulmonar devido à, 213
Respiração, síndrome da insuficiência respiratória aguda (ARDS), 128, 473
Respiração, sistema respiratório
  anatomia do, 455
  avaliação do, 455-461
    exame físico no, 457-458, 457t-458t
    fisiologia do, 455-457
    histórico no, 457
    mecânica pulmonar no, 455-456, 455f
    mecanismo de defesa pulmonar no, 456-457
    padrões de respiração no, 457t
    troca respiratória de gases no, 456, 456t
Respiração, sons respiratórios, 458t
Respiração, sons respiratórios brônquicos, 458t
Respiração, suporte respiratório, para choque, 125-126, 132
Respiração, taxa de fluxo expiratório médio (FEF 25-75%), 459
Respiração, troca respiratória de gases, 456, 456t
  medidas de, 459
Respiração, velocidade respiratória
  avaliação da, 457
  do neonato, 196
Respiração, volume de reserva inspiratório, 455f
Respirações de Kussmaul, 457t
  na cetoacidose diabética, 574
Responsabilidade, 4
Ressonância nuclear magnética (RNM), 163
  de tumores do SNC, 547
  do autismo, 64
  do cérebro e medula espinal, 616
  do sistema urinário, 557
  do tórax, 458-459
  para câncer, 536, 542t
  para convulsões, 622
  para doenças infecciosas, 317
Ressuscitação, 109, 125-126
  cristaloides isotônicos na, 125
  do neonato, 194
    administração de fármacos no, 196
    algoritmo para, 195f
    circulação no, 196
    condições específicas que requerem, 201-203
      choque como, 202
      cianose como, 201-202
      má formações congênitas que ameaçam a vida como, 202
    patência das vias aéreas na, 194
    respiração no, 194-195
  fluidos
    para choque, 131-132
    para desidratação, 109
  para afogamento, 136
  substância vasoativa, 125
  suplementação de oxigênio, 125
Ressuscitação cardiopulmonar, atropina na ressuscitação cardiopulmonar, 127t
Ressuscitação cardiopulmonar, bicarbonato, na ressuscitação cardiopulmonar, 127t
Ressuscitação cardiopulmonar, cloreto de cálcio, na ressuscitação cardiopulmonar, 127t
Ressuscitação cardiopulmonar, compressão torácica, na ressuscitação cardiopulmonar, 126

Ressuscitação cardiopulmonar, desfibrilação, na ressuscitação cardiopulmonar, 127, 127t
Ressuscitação cardiopulmonar, Ordem de Não Ressuscitar (DNR), 9
Ressuscitação Cardiopulmonar, via ABC (*airway*[vias aéreas], *breathing*[respiração], *circulation*[circulação]), para lesão ou doença aguda, 124
Ressuscitação do recém-nascido, administração de fármacos, no ressuscitação do neonato, 196
Restrição de crescimento intrauterino (IUGR), 208-209
  características clínicas da, 208
  complicações da, 188, 189t
  definição, 197, 208
  detecção pré-natal de, 208
  etiologia de, 208, 208t
  manejo de, 208-209
Restrição de sódio, para insuficiência cardíaca, 501t
Retardo Mental, Escala de Comportamento Adaptativo da AAMR (*American Association on Mental Retardation*), 29t
Retardo mental (MR), 31
  definição, 31
  diagnóstico e tratamento/manejo do, 31
  etiologia do, 31, 32t
  níveis de, 31t
  prevalência do, 31
  proteína do X frágil com retardo mental (FMRP), 153
Reticulócito(s)
  contagem de reticulócitos, na anemia, 511
  na eritropoiese, 506-509
  valores normais para, 508t
Retina, hemorragia retinal, no neonato, 202
Retinoblastoma, fatores de risco para, 536t
Retinoides, tópicos, para acne, 652
Retinol, 101
Retinopatia da prematuridade (ROP), 214
Retorno venoso pulmonar anômalo total, 498, 498f
Retração supraclavicular, 457
Retração supraesternal, 464
Retrações intercostais, 457
Retrações substernais, 457
Retrovírus, síndrome retroviral aguda, 339, 412
Rhipicephalus sanguineus, 401
RhoGAM, (imunoglobulina anti-Rh-positivo), Rhonchi, 457
Rickettsia africae, 398t-400t
Rickettsia akari, 398t-400t
Rickettsia conorii, 398t-400t
Rickettsia felis, 398t-400t
Rickettsia prowazekii, 398t-400t
Rickettsia rickettsii, 396, 398t-400t, 401
Rickettsia typhi, 398t-400t
Rickettsiose variceliforme, 398t-400t
Rifampicina, para tuberculose, 410-411, 411t
RIG (imunoglobulina para raiva), 323
Rigidez, 615
Rim, abscesso renal, 372
Rim, agenesia renal, 196t
  bilateral, 566
  unilateral, 565-566
Rim, alça de Henle, 553, 555f
Rim, anomalia renal, 565-567
Rim, anomalias congênitas e de desenvolvimento do, 565-567
Rim, débito renal
  aumentado, 108, 108t
  diminuído, 108, 108t
Rim, doença renal
  estágio terminal, 562
  etiologia da, 554t

fatores de risco para, 553
manifestações comuns da, 554-555, 554t
primária, 554-555, 554t
secundária, 554-555, 554t
Rim, doença renal crônica (DRC), 562-563
Rim, DRC. *ver* Doença renal crônica (DRC)
Rim, envolvimento renal
  na púrpura de Henoch-Schönlein, 302
  no lúpus eritematoso sistêmico, 309
Rim, filtração glomerular, 553
Rim, fisiologia renal, 553-554, 555f
Rim, função renal, normal, 553, 555f
Rim, GFR (velocidade de filtração glomerular), 554
Rim, insuficiência renal aguda (ARF), 561-563
Rim, lesão renal, 135
  na síndrome urêmica hemolítica, 560
Rim, massa no flanco devido à doença renal, 554t
Rim, necrose tubular aguda (ATN), insuficiência renal aguda devido à, 561
Rim, NTA (necrose tubular aguda), insuficiência renal aguda devido a, 561
Rim, restos nefrogênicos, 550
Rim, salvamento renal, para choque, 132
Rim, túbulo contorcido distal, 553
Rim, túbulo distal, 553, 555f
Rim, velocidade de filtração glomerular (GFR), 554
Rinite, 346
  alérgica, 282-285
  definição, 282
  diagnóstico diferencial de, 283-284, 283t
  gustatória, 283-284
  infecciosa, 283
  medicamentosa, 284
  não alérgica, 283-284, 283t
    não infecciosa, 283-284
  reflexa, 283-284
  vasomotora, 283-284
Rinite alérgica, 282-285
  complicações da, 287
  diagnóstico diferencial da, 283-284, 283t
  epidemiologia da, 282
  episódica, 282
  estudos laboratoriais e de imagem da, 283
  etiologia da, 282
  manifestações clínicas da, 282-283
  perenial, 282
  prognóstico e prevenção da, 287-288
  sazonal, 282
  tratamento da, 284-285
    farmacoterapia para, 284
    imunoterapia para, 284-285
Rinite alérgica, decongestionantes para rinite alérgica, 284
Rinite alérgica, imunoterapia com alérgenos, para rinite alérgica, 284-285
Rinite gustatória, 283-284
Rinite infecciosa, 283
Rinite não alérgica, não infecciosa, 283-284, 283t
Rinite reflexa, 283-284
Rinite vasomotora, 283-284
Rinorreia, 638
Rinossinusite, 346
  infecciosa crônica, 283
Rinovírus, 348t
Rins, ARF. *ver* Insuficiência renal aguda (ARF)
Rins, doença renal e estágio final (ESRD), 562
Ritalina® (metilfenidato), para TDAH, 42t
Ritmo sinusal, 488
RNM. *ver* Ressonância nuclear magnética (RNM)
ROD (osteodistrofia renal), 562-563
Rodopsina, 101
ROP (retinopatia da prematuridade), 214
Rosário raquítico, no raquitismo, 102
Roséola infantil, 332-333

Rotavírus (RV), diarreia devido ao, 366, 366t
RPGN (glomerulonefrite rapidamente progressiva), 558
Rubéola, 331-332
  como teratógenos, 154
  complicações e prognóstico para, 332
  congênita, 229-231, 230t, 331
  contraindicações, 332
  diagnóstico diferencial da, 332
  epidemiologia da, 331
  estudos laboratoriais e de imagem para, 331-332
  etiologia da, 331
  manifestações clínicas da, 331
  prevenção da, 332
  tratamento da, 332
Rubéola, manchas de Forchheimer, na rubéola, 331
Rubéola, síndrome da rubéola congênita, 229-231, 230t, 331
Ruptura prematura das membranas, 187
Ruptura prolongada das membranas, 187
RUS (ultrassonografia renal), de anomalias renais, 568
RV (rotavírus), diarreia devido ao, 366, 366t
RV (volume residual), 455-456, 455f

S

Saccharomyces cerevisiae, na doença intestinal inflamatória, 440-441
SAD. *ver* transtorno de ansiedades de separação (SAD)
Sais de anfetamina mistos, para TDAH, 42t
Salicilato(s), para febre reumática, 502
Salina normal, para constipação funcional, 46t
Salmeterol, para asma, 276
Salmonella
  não tifoide, 366-367, 398t-400t
  osteomielite devido à, 383
Salmonella paratyphi, 366
Salmonella typhi, 366
Salmonelose, 398t-400t
Sangramento
  gastrointestinal, 426-429
  locais de, nos distúrbios hemostáticos, 524
  na hemofilia, 529
  nos distúrbios hematológicos, 506
Sangramento, tempo de sangramento, 524-526, 526t
Sangramento gastrointestinal (GI), 426-429
  avaliação do, 427, 428t
  características que diferenciam, 427
  diagnóstico diferencial do, 427, 427t
  tratamento do, 428-429, 428f
Sangramento subgálea, no neonato, 202
Sangramento vaginal durante gravidez, 186
Sangue, contagem sanguínea completa
  com diferencial, para distúrbios de imunodeficiências, 255
  para anemia, 511
  para doenças infecciosas, 316-317
  para sintomas gastrointestinais, 417
Sangue oculto nas fezes, com anemia, 511
Sangue total, transfusão de, 532
Sapinho, 433
SARA, ARDS (síndrome da angústia respiratória aguda), 128
Sarampo, 329-331
  complicações e prognóstico para, 331
  diagnóstico diferencial de, 330
  epidemiologia do, 329
  estudos laboratoriais e de imagem para, 330
  etiologia do, 329
  manifestações clínicas do, 329-330
  modificado, 330
  negro, 329-330

prevenção do, 331
tratamento do, 330
vacina para caxumba e rubéola (MMR), 317-318, 319f-322f, 331
Sarcoma(s), 551-552
complicações do, 552
de Ewing. *ver* Sarcoma de Ewing
diagnóstico diferencial de, 552
epidemiologia do, 551
estudos laboratoriais/de imagem de, 551-552
etiologia do, 551
manifestações clínicas do, 551
osso, 551
prognóstico para, 552
tecido mole, 551
tratamento do, 552
Sarcoma de Ewing, 552
diagnóstico diferencial do, 552
epidemiologia do, 551
estudos laboratoriais/de imagem do, 552
fatores de risco para, 536t
manifestações clínicas do, 551
prognóstico para, 552
tratamento da, 552
Sarcoptes scabiei, 664
vulvovaginite devido ao, 375t
SARS (síndrome respiratória aguda grave), 359
Saúde mental, exame do estado mental, 612-613
Saúde mental, problemas de saúde mental, 3
Saúde pública, na tomada de decisão médica, 6
Schistosoma haematobium, 406-407, 406t
Schistosoma intercalatum, 406-407
Schistosoma japonicum, 406-407, 406t
Schistosoma mansoni, 406-407, 406t
Schistosoma mekongi, 406-407, 406t
SCID. *ver* Imunodeficiência combinada grave (SCID)
SCIWORA (lesão da medula espinal sem anormalidade radiológica), 134
SD (síndrome de Down), 157
avaliação do neonato para, 196t
Sedação, 144-145
e analgesia, 144-145, 145t
não processual, 144
processual, 144
Sedativos, efeitos agudos da, 250t-251t
Senna, para constipação funcional, 47t
Separação, 82-85
dos pais, 84, 84t
Sepse
bacteriana, 228
febre e, 324-325
incidência de, 227
início tardio
avaliação de, 231
manifestações clínicas de, 228
tratamento da, 231
manifestações clínicas de início precoce, 228
tratamento para, 228
no neonato, 227-229
adquirida no útero, 227
pré-termo, 227
viral, 227-228
Sepse relacionada aos cateteres, devido à nutrição parenteral, 114
Septo membranoso, 491
Septo muscular, 491
Septo supracristal, 491
Sequência de má formações, 160-161
Sequência de Pierre Robin, 160-161, 196t
Sequência promotora, 146
Sequestro(s), na osteomielite, 382-383
Série gastrointestinal (GI) superior
para doença intestinal inflamatória, 441
para refluxo gastroesofágico, 431
Serosite, nas doenças reumáticas, 299

Sexualidade, com problemas de desenvolvimento, 31t
SGA. *ver* Pequeno para idade gestacional (SGA)
Shigella, vulvovaginite devido a, 375t
Shigella dysenteriae, 366t, 367
SIADH (síndrome da secreção inadequada de HAD), hiponatremia na, 113-114
Sialidose tipo I, 181t-182t
Sialidose tipo II, 181t-182t
SIDS. *ver* Síndrome da morte súbita infantil (SIDS)
Sífilis, 376, 380
características clínicas da, 377t
congênita, 230t, 232
diagnóstico de, 380
latente, 380
neuro-, 380
patogênese da, 380
primária, 380
secundária, 380
terciária, 380
tratamento da, 380
Sífilis, absorção de anticorpos treponêmicos fluorescentes, 380
Sífilis, ensaio de micro-hemaglutinação do *T. pallidum*, 380
Sífilis, teste *Venereal Disease Research Laboratory* (VDRL), 232, 380
Sífilis, testes de anticorpos não treponêmicos, 380
Sífilis, testes de anticorpos treponêmicos, 380
Simulação de doença, 51-54, 52t
Sinais vitais, do neonato, 196
Sinal de Battle, 638
Sinal de campanário, no crupe, 354
Sinal de Chvostek, 204, 602
Sinal de Cullen, 451
Sinal de Darier, 290-291
Sinal de Galeazzi, 672
Sinal de Gower, 615, 627
na dermatomiosite juvenil, 311
Sinal de Kehr, 135
Sinal de Nikolsky, 663t
Sinal de Scarf, no neonato, 198f
Sinal de Trousseau, 204, 602
Sinal do polegar, na epiglotite, 354
Sinal do xale, na dermatomiosite juvenil, 311
Síncope, 486-487
cardíaca, 488t
definição, 486
estudos diagnósticos de, 488
etiologia da, 486
manifestações clínicas de, 486-487
micturação, 488t
neurocardiogênico (vasopressor), 488t
perda da consciência devido a, 637
seio da carótida, 488t
tosse (deglutição), 488t
Síncope, obstrução LVOT (trato de ejeção ventricular esquerdo), síncope devido à, 488t
Síncope da micção, 488t
Síncope neurocardiogênica, 488t
Síncope vasodepressora, 488t
Sindactilia, 161t, 162-163
dos dedos da mão, 693
dos dedos dos pés, 683, 689t
Síndrome antifosfolipídica, materna, 205
Síndrome cérebro-hepatorrenal, 180-183
Síndrome da anomalia facial conotruncal, 159-160
Síndrome da aspiração do mecônio, 209
Síndrome da atrite-dermatite, 384
Síndrome da barriga inchada, 405t
Síndrome da CATCH 22, 260
Síndrome da criança vulnerável, 79
Síndrome da deleção cromossômica, 159-160

associação com aniridia e tumor de Wilms e, 159
síndrome da deleção do cromossomo 22q11.2, 159-160
síndrome de cri du chat como, 159-160
síndrome de Williams como, 159
Síndrome da fadiga crônica (CFS), 51
Síndrome da fossa posterior, 547
Síndrome da hiper-IgM ligada ao X, 258, 259f, 259t
Síndrome da hiperviscosidade, no neonato, 221-222
Síndrome da hipoventilação central congênita (CCHS), 463
Síndrome da lise tumoral, 538, 539t
Síndrome da má formação múltipla, 161
Síndrome da morte súbita infantil (SIDS), 462-463
com deficiência de acil-CoA desidrogenase de cadeia média, 179
definição, 462
diagnóstico diferencial de, 462t
etiologia e epidemiologia da, 462
prevenção da, 23, 462-463
Síndrome da pele escaldada por estafilococos, 663t, 665
Síndrome da realimentação, 69, 96
Síndrome da resposta inflamatória sistêmica (SIRS), 130
Síndrome da rinite alérgica sem eosinofilia, 283-284, 283t
Síndrome da secreção inadequada de HAD (SIADH), hiponatremia na, 113-114
Síndrome da sonolência, 50, 547
Síndrome da transfusão gêmeo-para-gêmeo, 187
Síndrome da trombocitopenia e ausência de rádio, 526-527
Síndrome da veia cava superior, devido ao câncer, 539t
Síndrome das mãos-pés-boca, erupções vesiculobolhosas devido a, 663t
Síndrome de Alagille, 444
Síndrome de Angelman (AS), bases genéticas da, 153
Síndrome de Beckwith-Wiedemann, 162
hipoglicemia na, 580-581
onfalocele na, 439
Síndrome de Bernard-Soulier, 528
Síndrome de Chédiak-Higashi (CHS), 264t
Síndrome de Cri du chat, 159-160
Síndrome de Crouzon, com acantose nigricans, bases genéticas para, 147t
Síndrome de Cushing, 611
obesidade na, 91t
Síndrome de Diamond-Blackfan, 516, 516t
Síndrome de DiGeorge, 159-160, 259t, 260
Síndrome de dor miofascial, 313-314
Síndrome de Down (SD), 157
avaliação do neonato para, 196t
Síndrome de Ehlers-Danlos
hipermobilidade na, 313
hipotonia na, 629
Síndrome de Fanconi, 557
proximal renal tubular acidose na, 120
Síndrome de Fitz-Hugh-Curtis, 379
Síndrome de Fröhlich, obesidade na, 91t
Síndrome de Gitelman, hipocalemia na, 116
Síndrome de Gordon, 118
Síndrome de Guillain-Barré, 625-626
Síndrome de Hartnup, 177
Síndrome de Horner, 614
no neonato, 202-203
Síndrome de Hunter, 181t-182t, 642t-643t, 644
Síndrome de Hurler, 181t-182t, 642t-643t, 644
Síndrome de Kallman, puberdade tardia na, 590, 590t

Síndrome de Kartagener, 472
Síndrome de Kasabach-Merritt, 223
　anemia hemolítica na, 522
Síndrome de Klinefelter (KS), 158, 606
　puberdade tardia na, 592
Síndrome de Klippel-Trénaunay-Weber, manchas em vinho do porto na, 662
Síndrome de Kostmann, neutropenia na, 263
Síndrome de Kugelberg-Welander, 624-625
Síndrome de Landau-Kleffner, 621
Síndrome de Laron, 588
Síndrome de Laurence-Moon-Bardet-Biedl
　estatura curta na, 586
　obesidade na, 91t
Síndrome de Lemierre, 349
Síndrome de Lennox-Gastaut, 621
Síndrome de Li-Fraumeni, 551
Síndrome de Liddle, hipocalemia na, 116
Síndrome de Mallory-Weiss, sangramento GI devido a, 427t
Síndrome de Marfan (MS), 148
　bases genéticas para, 147t
　critérios de diagnóstico para, 149t
　hipermobilidade na, 313
　hipotonia na, 629
Síndrome de Maroteaux-Lamy, 181t-182t
Síndrome de McCune-Albright, puberdade precoce na, 593-595, 593t
Síndrome de Möbius, no neonato, 203
Síndrome de Morquio, 181t-182t
Síndrome de Muckle-Wells, 290-291
Síndrome de Munchausen, febre devido a, 326
Síndrome de Munchausen por procuração (MBP), 54
　febre devido a, 326
　hiperinsulinemia devido a, 581
Síndrome de Nezelof, 260
Síndrome de Omenn, 259t, 260
Síndrome de Parinaud, 340
Síndrome de Potter, 186-187, 196t
　agenesia renal na, 565-566
Síndrome de Prader-Willi (PWS)
　bases genéticas para, 153, 160
　estatura curta na, 586
　hipotonia na, 629
　obesidade na, 91t
Síndrome de Ramsay Hunt, devido ao zóster, 334
Síndrome de Reiter, 385t
Síndrome de Rett, 63-64, 150-151, 642t-643t, 644
　bases genéticas para, 151t, 160
Síndrome de Reye, vs. hiperamonemia, 167-168
Síndrome de Sanfilippo, 181t-182t, 642t-643t, 644
Síndrome de Schnitzler, 290-291
Síndrome de Schwachman-Diamond, neutropenia na, 263-264, 264t
Síndrome de Shprintzen, 159-160
Síndrome de Sly, 181t-182t, 642t-643t, 644
Síndrome de Sotos, 162
Síndrome de Stevens-Johnson (SJS), 662-666, 663t
Síndrome de Sturge-Weber, 662, 646-647
　mancha vinho do Porto, 662, 646
Síndrome de Swyer-James, 363
Síndrome de Tourette, 637
Síndrome de Turner (TS), 158-159, 606
　amenorreia devido a, 242
　estatura curta na, 588, 588t
　obesidade na, 91t
　puberdade tardia na, 592
Síndrome de vômitos cíclicos (CVS), 437, 422, 423t
Síndrome de Williams, 159
Síndrome de Zellweger, 180-183
Síndrome do câncer hereditário, avaliação genética de, 155
Síndrome do compartimento, 671-672

Síndrome do coração esquerdo hipoplásico, 498-499, 498f
Síndrome do intestino curto, nutrição parenteral para, 111-112
Síndrome do intestino irritável (IBS), dor abdominal devido a, 418-422, 420t
Síndrome do leucócito de Lazy, desordens fagocíticas devido à, 264t
Síndrome do linfócito nu, 259t, 260
Síndrome do mutismo cerebelar, 547
Síndrome do ovário policístico, amenorreia devido à, 242
Síndrome do X frágil, FMRP (proteína do X frágil com retardo mental), 153
Síndrome do X frágil, gene *FMR-1*, na síndrome do X frágil, 153
Síndrome do X frágil, portadores de pré-mutação, na síndrome do X frágil, 153
Síndrome do X frágil (FRAX), bases genéticas para, 151t, 153
Síndrome dos cílios imóveis, 472
Síndrome dos olhos de gato, 160
Síndrome HELLP, 187
Síndrome hemofagocítica
　associada a vírus, 516t
　devido à roséola infantil, 333
Síndrome hemofagocítica associada ao vírus, 516t
Síndrome hemolítica urêmica (HUS), 366t, 367, 560
　devido à microangiopatia trombótica, 528
　esquistócitos na, 513f
　estudos diagnósticos da, 560, 560t
　etiologia e epidemiologia da, 560
　lesão glomerular devido à, 558
　manifestações clínicas da, 560
　sangramento GI devido à, 427t
　tratamento e prognóstico para, 560
Síndrome hepatorrenal, 447
Síndrome metabólica, 579
Síndrome miastênica, congênito, 627
Síndrome miastênica congênita, 627
Síndrome nefrótica, FSGS (glomeruloesclerose segmentar focal), síndrome nefrótica devido a, 556
Síndrome nefrótica, glomeruloesclerose focal segmentar (FSGS), síndrome nefrótica devido a, 556
Síndrome nefrótica (NS), 556-558
　alteração mínima, 556
　complicações da, 557-558
　congênita, 556-557
　diagnóstico diferencial de, 557
　edema na, 556
　estudos diagnósticos da, 557
　etiologia e epidemiologia da, 556-557
　hipercolesterolemia na, 556
　hipoproteinemia na, 556
　idiopática, 556
　manifestações clínicas da, 557
　primária, 556, 556t
　prognóstico para, 558
　proteinúria na, 556
　secundária, 556-557, 556t
　tratamento da, 557
Síndrome nefrótica de alteração mínima (MSNC), 556
Síndrome nefrótica idiopática (INS), 556
Síndrome opsoclono-mioclono paraneoplásica, 631
Síndrome paraneoplásica, com neuroblastoma, 548
Síndrome PHACE, 661-662
Síndrome pós-concussiva, 632t
Síndrome pulmonar do Hantavírus, 359, 398t-400t
Síndrome respiratória aguda grave (SARS), 359

Síndrome retroviral, aguda, 339
Síndrome uretral, aguda, 372
Síndrome velocardiofacial, 159-160, 260
Síndrome WAGR (tumor de Wilms, aniridia, anomalias geniturinárias e retardo mental), 159, 550
Síndromes de dor musculoesquelética, 312-314
　definição, 299
　diagnóstico diferencial de, 308t
　dor de crescimento como, 312-313
　hipermobilidade benigna como, 313, 313f, 313t
　síndrome da dor miofascial e fibromialgia como, 313-314
Síndromes de má absorção, deficiências de vitaminas e de nutrientes nas, 97t
Síndromes linfocutâneas, 339, 339t
Sinergismo, de fármacos antimicrobianos, 325
Sinofre, 161t
Sinostose radioulnar, 162
Sinovite
　monoarticular transitória, 674, 674t
　na artrite idiopática juvenil, 305
　nas doenças reumáticas, 299
　transitória (tóxica), 384, 674
　　etiologia e epidemiologia da, 674
　　manifestações clínicas e avaliação da, 674, 674t
　　tratamento da, 674
　tóxica, 674, 674t
Síntese de citocinas, testes para, 255
Sinusite, 283, 350-351
　complicações e prognóstico para, 350-351
　definição, 350
　diagnóstico diferencial de, 350
　epidemiologia da, 350
　estudos laboratoriais e de imagem da, 350
　etiologia da, 350
　manifestações clínicas da, 350
　prevenção da, 352-353
　tratamento da, 350
Sinusite, complexo ostiomeatal, na sinusite, 350
SIRS (síndrome da resposta inflamatória sistêmica), 130
Sistema de acesso venoso implantado (*Port-a-Cath*), infecções associadas à, 394
Sistema digestório, desordem(ns) do trato intestinal, 437-444
　apendicite como, 443-444
　atresia intestinal como, 438-439, 439f
　divertículo de Meckel como, 440
　doença celíaca como, 442
　doença de Hirschsprung como, 440
　doença intestinal inflamatória como, 440-442, 441t
　gastrosquise como, 439
　intussuscepção como, 442-443
　má rotação do intestino intermediário como, 437-438, 438f
　malformações anorretais como, 439-440
　onfalocele como, 439
Sistema imune inato, 252, 253t
Sistema nervoso, corpo caloso, agenesia do, 648
Sistema nervoso, postura decerebrada, 636
Sistema nervoso, postura decorticada, 636
Sistema nervoso, Reflexos profundos do tendão, 613, 615
Sistema nervoso, trato corticoespinal, 623
Sistema nervoso central, desvios (*shunts*) do sistema nervoso central (SNC), infecções associadas aos, 397
Sistema nervoso central, infecção do sistema nervoso central (SNC), consciência deprimida devido a, 636
Sistema nervoso central (SNC)
　embriogênese do, 647
　malformações congênitas do, 647-649

da coluna vertebral/medula espinal, 647
do encéfalo/cérebro, 647-649
Sistema renina-angiotensina, na regulação do equilíbrio do sódio, 106-107
Situs inversus (Seio invertido), na síndrome de Kartagener, 472
SJS (síndrome de Stevens-Johnson), 662-666, 663t
SLE. *ver* Lúpus eritematoso sistêmico (SLE)
Sobrepeso, criança com sobrepeso, 2
Sociais, problemas sociais, e distúrbios do sono, 49t
Social, ambiente social, com problemas de desenvolvimento, 29
Social, histórico social, para problemas de desenvolvimento, 27t
Sódio, Na (sódio), excreção fracionada de, na insuficiência renal aguda, 561
Sódio (Na), excreção fracionada de, na insuficiência renal aguda, 561
Solução de reidratação oral (ORS), 110-111
  para diarreia do viajante, 407
Solução de reposição, para perda gastrointestinal, 108, 108t
Somatostatina, para pancreatite, 453
Sonambulismo, 49t
Sonda oral/nasogástrica: solução de eletrólitos de polietileno glicol, para constipação funcional, 46t
Sono, distúrbios de associação do início do sono, 49t
Sono, distúrbios do sono, 48-50
  avaliação de, 48
  complicações dos, 50
  diagnóstico diferencial de, 48-49
  epidemiologia dos, 48
  manifestações clínicas de, 48
    exame físico, 48
  prevenção de, 49-50, 50t
  tratamento de, 49-50
Sono, doenças e transtornos do sono, 49t
Sono, fase de sono tardia, 49t
Sono, fase do sono, tardia, 49t
Sono, iniciativa "Back to Sleep", 23
Sono, movimento não rápido dos olhos no sono (NREM), 47
Sono, normal, 47-50
Sono, padrão de sono e vigília, irregular, 49t
Sono, posição do sono, 24t-25t
Sono, programa "Back to Sleep", 462-463
Sonolência, após lesão encefálica, 639
Sopro precordial, hiperdinâmico, com ducto arterioso patente, 492-493
Sopros cardíacos, 481, 483f
  contínuo, 484
  de Still, 484t
  diastólicos, 484
  ejeção, 482-483
    devido à estenose da aorta, 494
  frequência ou batimentos, 483
  intensidade, 483t
  no neonato, 200
  normal ou discretos, 484, 484t
  sistólicos, 482-483
    momento, 483f
    na tetralogia de Fallot, 495-496
    no retorno venoso pulmonar anômalo total, 498
    no tronco arterioso, 497
    vibratórios, 484t
Sopros, murmúrios de ejeção, 482-483
  adolescentes, 484t
  devido à estenose da aorta, 494
  devido ao defeito do septo atrial, 493
Sorbitol
  para constipação funcional, 47t
  para intoxicação/envenenamento, 143

Spirillum minus, 398t-400t
Splicing alternativo, 146
SRIF (fator inibidor da liberação da somatostatina), 583
SSRIs (inibidores seletivos da recaptação da serotonina) para transtornos de ansiedade, 58-59
  para transtorno obsessivo-compulsivo, 64
Staphylococcus, vulvovaginite por, 375t
Staphylococcus aureus
  na fibrose cística, 477-478
  osteomielite devido ao, 381-382
    prevenção de, 384
    subaguda focal, 382
    tratamento de, 383
  pneumonia por, 363t
StAR (proteína reguladora aguda esteroidogênica), na hiperplasia suprarrenal lipoide, 608f
Strattera® (Atomoxetina), para TDAH, 42t
Streptobacillus moniliformis, 398t-400t
Streptococcus, vulvovaginite por, 375t
Streptococcus pneumoniae, 479
  conjuntivite por, 386, 388t
  imunização contra, 346
  osteomielite devido ao, 381-382
  pneumonia devido ao, 359, 363t
Streptococcus pyogenes
  faringite devido a, 347
  osteomielite devido ao, 383t
Strongyloides fulleborni, 405t
Strongyloides stercoralis, 405t
Structured Communication Adolescent Guide (SCAG), 235f-236f
Sturge-Weber, angiomas na síndrome de Sturge-Weber, 662, 646
Subluxação, 667t
Subluxação da cabeça do rádio, 692, 692f
Subnutrição pediátrica, 94
  classificação da, 94t
  complicações da, 96
  desnutrição, 94t, 95-96
  falha de crescimento, 94
  kwashiorkor como, 94-95
  marasmo como, 94
  primária, 93-94
  secundária, 93-94, 94f
  sinais físicos de, 95t
  tratamento da, 95-96
Substâncias químicas, como teratógenos, 154
Substrato, hipoglicemia devido à inadequação de, 580t
Subunidade ácido-lábil (ALS), 583
Succinilacetona, urina ou sangue, 171t
Sucos, ingestão de sucos para crianças de diferentes idades, 89
Suicídio
  depressão e, 60
  transtorno bipolar e, 60
Sujeira. *ver* Encoprese
Sulfadiazina de prata, para queimaduras, 138-139
Sulfasalazina, para colite ulcerativa, 441-442
Sulfato de magnésio, uso materno de, 207t
Sulfato ferroso, para deficiência de ferro na anemia, 104
Sulfisoxazol, para otite média, 352-353
Sulfonamidas, uso materno de, 207t
Sulfonilureia, uso materno de, 207t
Suplementos de fibras para síndrome do intestino irritável, 421-422
Suprarrenal, CAH. *ver* Hiperplasia suprarrenal congênita (CAH)
Suprarrenal, córtex suprarrenal, anatomia do, 607
Suprarrenal, disfunção da glândula suprarrenal, 607-611
  devido à deficiência de 11-hidroxilase, 611

devido à deficiência de 21-hidroxilase, 609-611
na doença de Addison, 611
na insuficiência suprarrenal, 608-609, 609t-610t
na síndrome de Cushing, 611
Suprarrenal, esteroides suprarrenais
  maternos e fetais, 607
  síntese e liberação de, 607, 608f
  uso materno de, 207t
  variações normais nos, 607
Suprarrenal, glândula suprarrenal
  anatomia da, 607
  fisiologia da, 607, 608f
Suprarrenal, hemorragia suprarrenal, 609
Suprarrenal, hiperplasia suprarrenal congênita. *ver* Hiperplasia suprarrenal congênita
  leve, início tardio ou não clássica, 608-609
  lipoide, 608f
Suprarrenal, insuficiência suprarrenal, 608-609
  características clínicas e bioquímicas da, 608, 609t-610t
  devido à deficiência de 11-hidroxilase, 611
  devido à deficiência de 21-hidroxilase, 609-611
  devido à doença de Addison, 611
  formas mais leves, 608-609
Suprarrenal, tumor suprarrenal, feminização, 594f
Surfactante, 189
  no desenvolvimento pulmonar, 210-211, 211f
Surfactante pulmonar, 189
  no desenvolvimento pulmonar, 210-211, 211f
Susceptibilidades, para fármacos anti-infecciosos, 323
Suspensório de Pavlik, para displasia de desenvolvimento do quadril, 674
SVT (taquicardia supraventricular), 489, 490t

T

T_3 (tri-iodotironina)
  na embriogênese, 596-597
  na função tireoidiana, 596-597, 597f
T_4. *ver* Tireoxina (T4)
Tabagismo, ao redor da criança, 79
Tabagismo, e asma, 275t
Tabagismo, e asma, 275t
Tabagismo passivo, 79
Tacrolimus, para dermatite atópica, 287
Taenia solium, 407, 407t
Talassemia, terapia por quelação, para β-talassemia maior, 518
Talassemia menor, 514
  diagnóstico diferencial de, 514t
  etiologia e epidemiologia da, 514, 515f, 515t
  testes laboratoriais para, 514
  tratamento da, 514
Talassemia α, 514, 515f, 515t
Talassemia α traço, 515t
Talassemia β intermédia, 515t
Talassemia β maior, 518
  etiologia e epidemiologia da, 515t
Talassemia β menor, 514, 515t
Talidomida, como teratógeno, 206t
Talipes equinovarus, 681-682, 681f
Tanner, estágios de Tanner
  em meninas (gênero feminino), 237-238, 238f-239f
  em meninos (gênero masculino), 238-240, 239f
Taquicardia
  devido à insuficiência respiratória, 128
  fetal, 189
  sinusal, 490t
  supraventricular, 489, 490t
  ventricular, 489, 490t
Taquicardia sinusal, 490t
Taquicardia supraventricular (SVT), 489, 490t

Taquicardia ventricular, 489, 490t
Taquipneia, 457
　devido à insuficiência cardíaca, 501
　devido à insuficiência respiratória, 128
　transitória, do neonato, 191
Tarsal navicular, necrose avascular idiopática, 683
Taxa de fluxo expiratório de pico (PEFR), 459
　na asma, 278
Taxa de nascimento, em adolescentes, 2
Tazarotena, para acne, 652
TBG (globulina ligante de tireoxina)
　na função da tireoide, 596-597
　sérica, 598t
TBSA (área de superfície corporal total), 138
TBW (água corporal total), 106
　compartmentos de, 106, 107f
TC. *ver* Tomografia computadorizada (TC)
TC melhorada por contraste, para doenças infecciosas, 317
TCAs (antidepressivos tricíclicos), para distúrbio somatoforme, 54
Td (toxoide de tétano-difteria), 321f-322f
TDAH. *ver* Transtorno de déficit de atenção/hiperatividade (TDAH)
TDAH, Adderall® (sais de anfetamina mistos), para TDAH, 42t
TDAH, alfa-antagonistas para TDAH, 42t
TDAH, atomoxetina (Strattera®), para TDAH, 42t
TDAH, Concerta® (Metilfenidato) para TDAH, 42t
TDAH, manejo do comportamento, do TDAH, 41-42
TDAH, transtorno de déficit de atenção/hiperatividade (TDAH), 41-42
　complicações do, 42
　definição, 41
　diagnóstico diferencial do, 41
　epidemiologia do, 41
　etiologia do, 41
　manifestações clínicas do, 41
　prevenção do, 42
　transtorno obsessivo-compulsivo e, 62
　tratamento do, 41-42
Tecido de granulação, endobrônquico, 471
TEE (ecocardiografia transesofageana), no sistema de avaliação cardiovascular, 486
TEF. *ver* Fístula traqueoesofágica (TEF)
Telangiectasia, 650t
　com problemas de desenvolvimento, 28t
Telarca, 237-238, 589
　prematura, 596, 593t
Telecanto, 161t
Teloradiografia, da discrepância no comprimento das pernas, 678-679
Temperamento, 15
Temperatura, ambiente térmico, do neonato, 203
Temperatura, instabilidade da temperatura, em crianças menores de 3 meses, 325
Temperatura, regulação de temperatura, no neonato, 203
Temperatura corporal
　em neonatos, 203
　instabilidade da, em neonatos menores de 3 meses, 325
　normal, 324
　regulação da, 324
Tempo de protrombina (PT), 524-526, 525f, 526t
　no neonato, 222-223
Tempo de trombina, 526t
Tempo de tromboplastina, parcial ativada, 524-526, 525f, 526t
　na hemofilia, 529
　no neonato, 222
Tempo de tromboplastina parcial (PTT)
　ativada, 524-526, 525f, 526t
　na hemofilia, 529

　no neonato, 222-223
Tempo de tromboplastina parcialmente ativado (APTT), 524-526, 525f, 526t
　na hemofilia, 529
TEN (necrólise epidérmica tóxica), 662-666, 663t
Tênia do porco, 407
Teofilina, para asma, 276
Terapia anti-infecciosa definitiva, 323
Terapia anti-infecciosa empírica, 323
Terapia anti-infecciosa presuntiva, 323
Terapia antirretroviral altamente ativa (HAART), 413-415
Terapia com fluidos de manutenção, 106-107, 107t
　para queimaduras, 138
Terapia de reposição, 106
　para hemofilia, 529
Terapias alvo, para câncer, 541
Terapias de reposição renal, para insuficiência renal aguda, 562, 562t
Teratógeno(s), 153-154
　fármacos usados para tratar doença materna como, 206, 206t
　isotretinoína como, 652
Teratoma sacral, constipação devido ao, 426t
Terçol, 387
Termogênese, no neonato, 203
Terror noturno, 49t
Teste AH50, 268
Teste com reagina plasmática rápida (RPR), 380
Teste cutâneo da tuberculina (TST), 409, 409t-410t
Teste cutâneo de Rebuck, 266
Teste da lanterna oscilante, 614
Teste de antiglobulina direto (DAT), 522f
Teste de Barlow, 200, 673, 673f
Teste de desafio da ocitocina, 189
Teste de desafio de inalação, 459
Teste de fragilidade osmótica, para esferocitose hereditária, 521
Teste de função pulmonar, 459
Teste de inclinação frontal de Adams, 684
Teste de Klisic, 673
Teste de Mantoux, 409
Teste de Ortolani, 200, 673, 673f
Teste de triagem materno, 154
Teste de Tzanck, 655-656
Teste do nitrato, na urinálise, 555-556
Teste do nitroazul de tetrazólio, para doença granulomatosa crônica, 266
Teste do suor, para fibrose cística, 476, 477t
Teste oral de tolerância à glicose (OGTT), 572
Teste radioalergoabsorvente (RAST)
　para asma, 274
　para IgE específico para antígenos, 272-273
Teste RPR (reagina plasmática rápida), 380
Testes de Coombs, 522f
Testes moleculares, para doenças infecciosas, 317
Testes rápidos, para doenças infecciosas, 317
Testes sorológicos, para doenças infecciosas, 317
Testículos
　diferenciação dos, 604-605, 605f
　distúrbios e anormalidades, 568-569
　　complicações de, 569
　　etiologia de, 568
　　manifestações clínicas de, 568
　　tratamento de, 569
　não descendentes, 568
　retrátil, 568
　torsão dos, 569
　torsão e fixação dos, 569
Testículos, torsão dos, 569
Testículos não descendentes, 568
Testosterona, na diferenciação sexual, 604-605, 604f-605f

Testosterona cipionato, para puberdade tardia, 592
Testosterona enantato, para puberdade tardia, 592
Testotoxicose, familiar, puberdade precoce devido a, 593t-594t
Tetania, 602
　neonatal, 204, 602
Tétano profilaxia, 323, 323t
Tetraciclina
　como teratógeno, 206t
　para acne, 652
Tetralogia de Fallot, 495-496, 496f
TGF-β (fator de crescimento transformador β)
　funções do, 253t
　na síndrome de Marfan, 148
Tiazidas, uso materno de, 207t
Tíbia vara, 678
Tifo, 398t-400t
Tifo endêmico, 398t-400t, 666
Tifo murino, 398t-400t
Tifo recrudescente, 398t-400t
Tifo selvagem, 398t-400t
Tifo transmitido por pulgas do esquilo, 398t-400t
TIG (imunoglobulina do tétano), 323
Timeout, 31
Tímpano do neonato, 199
Timpanocentese, para otite média, 352
Timpanometria, para otite média, 351-352
Tinha da cabeça, 336, 337t, 658
Tinha da virilha, 336, 337t
Tinha do corpo, 336, 337t
Tinha do pé, 336, 337t
Tinha ungueal, 337t
Tinha versicolor, 337t
Tique(s), 637
Tireoide, bócio endêmico, 599
Tireoide, cretinismo endêmico, 599
Tireoide, deficiência de globulina ligante de tireoxina (TBG), congênita, 598
Tireoide, deficiência de tireoxina (T_4), e crescimento, 584t
Tireoide, distúrbios da tireoide, 602-603
　hipocalcemia, 602-603
　raquitismo como, 603
Tireoide, excesso de tireoxina (T_4), e crescimento, 584t
Tireoide, função da tireoide, 596, 597f
Tireoide, glândula tireoide, fisiologia e desenvolvimento, 596-598, 597f
Tireoide, globulina sérica ligante de tireoxina (TBG), 598t
　na função da tireoide, 596-597
Tireoide, hormônio tireoidiano, e secreção de GH, 584
Tireoide, imunoglobulinas estimulantes da tireoide (TSIs), 600
Tireoide, tempestade tireoidiana, 601
Tireoide, testes de função da tireoide, 597, 598t
Tireoide, triagem da tireoide, 597-598
Tireoidectomia, para hipertireoidismo, 601
Tireoidite, de Hashimoto (autoimune, linfocítica crônica), 599
　com diabetes melito, 578
Tireoidite autoimune, 599
　com diabetes melito, 578
Tireoidite linfocítica, 599
　com diabetes melito, 578
Tireoidite linfocítica crônica, 599
　com diabetes melito, 578
Tireoxina (T_4)
　livre, 597, 598t
　na embriogênese, 596
　na função da tireoide, 596-597, 597f
　total, 598t
Tirosina, metabolismo da, 174f
Tirosinemia(s), 175

tipo I, 175
tipo II, 175
tipo III, 175
triagem neonatal para, 170t
Tocoferol, 101
Tolerância oral, 294
Tolueno, como teratógeno, 206t
Tomada de decisão ética, 5
Tomada de decisão médica, 5
Tomografia computadorizada(TC)
do cérebro e medula espinal, 616
do paciente traumatizado, 134
do sistema urinário, 557
do tórax, 458-459
melhorada por contraste, para doenças infecciosas, 317
para câncer, 536, 542t
para convulsões, 622
para doenças infecciosas, 317
para trauma craniano, 637
Tomografia de emissão de pósitron (PET) para câncer, 536
Tonsilite, 347
Tonsilofaringite, 347
Tontura, etiologia da, 488t
Tônus, no exame motor, 615
Tônus muscular
no exame motor, 615
no neonato, 613
Toracotomia, 460
Tórax, cateter torácico
para efusão pleural, 480
perdas para o terceiro espaço, 108
Tórax, dor torácica, 487-488, 489t
Tórax, desordens da parede torácica, 478-480
escoliose como, 478
peito carinado (peito de pombo) como, 478
peito escavado como, 478
Tórax, fisioterapia do tórax, 460
para fibrose cística, 477-478
Tórax, movimento do tórax, 458t
Tórax, percussão do tórax, 460
Tórax, raios X de tórax (CXR)
na avaliação do sistema cardiovascular, 484-485, 485f
para asma, 274
para câncer, 536, 542t
Tórax, respiração de Cheyne-Stokes, 457t, 634-635
Torcicolo, 688-689
Torniquetes, em crianças, 38
Torção testicular, 569
Torção tibial, 667t
externa, 677
interna, 676-677, 677f
Tosse
aguda, 458
avaliação de, 458
como mecanismo de defesa pulmonar, 457-458
crônica, 458
devido à crupe, 354
Tosse, dispositivo auxiliar da tosse, 460
Tosse, síncope da tosse, 488t
Toxemia, da gravidez, 187
Toxicidade pulmonar, devido ao envenenamento, 139
Toxina de Shiga, 367
Toxina de Shiga-*like*, 367
Toxocara canis, 405, 405t
Toxocara cati, 405, 405t
Toxocaríase, 405
Toxoide do tétano-difteria (Td), 321f-322f
Toxoides, para imunização, 317
Toxoplasma gondii, 398t-400t, 404
infecção congênita por, 229, 230t
no indivíduo imunocomprometido, 390

Toxoplasmose, 398t-400t, 404
infecção congênita por, 229, 230t
Tranquilizadores, efeitos agudos dos, 250t-251t
Transcortina, 607
Transcrição, 146
Transcriptase reversa, no HIV, 412
Transfusão, 532
produtos usados na, 532, 532t
reações de transfusão, 532-533, 532t
Transfusão, para hiperbilirrubinemia indireta, 221
Transfusão, programa de hipertransfusão, na β-talassemia maior, 518
Transfusão sanguínea, 532-533
produtos usados na, 532, 532t
reações à transfusão, 532-533, 532t
Translação, 146
Transmissão vertical, do HIV, 412
Transplante, para insuficiência cardíaca, 501t
Transplante cardíaco, para cardiomiopatia, 504
Transplante de células-tronco hematopoiéticas, compatibilidade do complexo de histocompatibilidade principal (MHC), no transplante de células-tronco hematopoiéticas, 269
Transplante de células-tronco hematopoiéticas, compatibilidade do MHC (complexo de histocompatibilidade principal), no transplante de células-tronco hematopoiéticas, 269
Transplante de células-tronco hematopoiéticas, HSCT. *ver* Transplante de células-tronco hematopoiéticas (HSCT)
Transplante de células-tronco hematopoiéticas (HSCT), 269-270
complexo de histocompatibilidade, 269
complicações da, 270
imunodeficiências curáveis, 269, 269t
para anemia aplásica, 517
para anemia das células falciformes, 520
para anemia de Fanconi, 517
Transplante renal, para doença renal em estágio final, 563
Transplante renal, para doença renal em estágio terminal, 563
Transposição das grandes artérias, 496-497, 496f
Transposição das grandes artérias, Desvio (*switch*) arterial, na transposição das grandes artérias, 497
Transposição das grandes artérias, septostomia atrial por balão, para transposição das grandes artérias, 497
Transtorno afetivo sazonal, 60
Transtorno bipolar (BD), 59-62
com características psicóticas, 62, 66
diagnóstico diferencial para, 61
e suicídio, 60
e transtorno ciclotímico, 61
etiologia do, 61
hipomania, 60-61
inespecíficos, 61
mania no, 59t
tipo II, 61
tratamento do, 61
Transtorno ciclotímico, 61
Transtorno de ajuste, com humor deprimido, 60
Transtorno de ansiedade de separação (SAD), 57
Transtorno de estresse pós-traumático (PTSD)
critérios de diagnóstico para, 57t
definição, 56
devido à violência doméstica, 80
tratamento do, 58
Transtorno de pânico
ataque de pânico, 55
critérios de diagnóstico para, 56t

Transtorno de personalidade obsessiva-compulsiva, 63
Transtorno de somatização, 51, 52t
critérios de diagnóstico para, 52t
Transtorno depressivo maior (MDD), 59
critérios de diagnóstico para, 59t
Transtorno depressivo maníaco. *ver* Transtorno bipolar (BD)
Transtorno dismórfico corporal (BDD), 53-54
vs. transtorno obsessivo-compulsivo, 64
Transtorno disrrítmico, 59-60
Transtorno esquizoafetivo, 66
Transtorno esquizofreniforme, 66
Transtorno neuropsiquiátrico autoimune pediátrico associado à infecção estreptocócica (PANDAS), 62
Transtorno obsessivo-compulsivo (TOC), 53, 62-63
critérios de diagnóstico para, 62t
diagnóstico de, 62t
diagnóstico diferencial de, 64
tratamento do, 62-63
Transtorno psicofisiológico, 52t
Transtorno psicótico
breve, 66
compartilhado, 66
esquizofrenia as. *ver* Esquizofrenia
induzida por substâncias, 66
sem outra causa específica, 66
Transtorno psicótico breve, 66
Transtorno psicótico compartilhado, 66
Transtorno somatoforme
características, 52t
definição, 51
distúrbios de dor como, 53
hipocondríase como, 52t, 53
indiferenciado, 51, 52t
métodos cognitivo-comportamentais, 54
simulação como, 51-54, 52t
síndrome da fadiga crônica como, 51
síndrome de conversão, 52-53
síndrome de Munchausen como, 54
transtorno artificial (síndrome de Munchausen), 52t, 54
transtorno de conversão como, 51
transtorno de dismorfia corporal como, 51, 53-54
transtorno de somatização como. *ver* Transtorno de somatização
transtornos psicopsicológicos, 52t
tratamento da, 54
Transtornos psicóticos induzidos por substâncias, 66
Transudatos, 479
Traqueia, anatomia da, 455
Traqueia, anel cricoideo, 455
Traqueia, compressão traqueal
devido ao câncer, 539t
extrínseca, 470
Traqueia, fístula traqueoesofágica (TEF), 433-434, 470
complicações da, 433-434
estudos laboratoriais e de imagem para, 433
etiologia e epidemiologia da, 433
manifestações clínicas de, 196t, 433, 433f
tipo H, 433, 433f
tratamento e prognóstico de, 433
Traqueia, porção cricoide da traqueia, anatomia da, 455
Traqueíte, bacteriana, 354
obstrução das vias aéreas superiores devido à, 465t-466t
Traqueíte bacteriana, obstrução das vias aéreas superiores devido a, 465t-466t
Traqueomalácia, 470
Traqueostomia, 461

Tratamento com componentes sanguíneos, 532-533
  produtos usados no, 532, 532t
  reações à transfusão, 532-533, 532t
Tratamento com luz ultravioleta, para dermatite atópica, 655
Trauma, 133-136. ver também Lesão(ões)
  abdominal, 135
  avaliação e ressuscitação, 133-134, 134t
  avaliação primária para, 133
  avaliação secundária para, 134
  baço, 135
  complicações do, 135
  cuidado pré-hospitalar para, 133
  cuidado terciário para, 134
  Escala de Coma de Glasgow para, 133, 134t
  estudos laboratoriais e de imagem para, 134, 134t
  graus de, nas desordens hemostáticas, 524
  hepático, 135
  intestinal, 135
  manifestações clínicas e tratamento do, 134-135
  medula espinal, 134
  pancreático, 135
  problemas ortopédicos devido ao, 667t
  prognóstico de, 136
  renal, 135
  torácico, 134-135
Trauma, vigilância primária, do paciente traumatizado, 133
Trauma craniano, 637-640
  aumento da pressão intracraniana devido ao, 640-642
  devido ao abuso infantil, 72, 72f, 72t-73t
  manifestações clínicas do, 641
    com déficit neurológico, 637
    concussão como, 637-638
    convulsões como, 639
    devido a fraturas cranianas, 638-639
    devido a lesões da coluna cervical, 639
    devido à paralisia do nervo craniano, 638-639
    devido ao vazamento de CSF, 638-639
    estudos laboratoriais e diagnósticos para, 641
    etiologia do, 636t, 640-641, 640t
    hemorragia intracraniana, 638-640, 638t
    tontura, cefaleia e vômitos devido ao, 639
    transitórias, 639
    tratamento do, 641-642
  transtornos de consciência devido ao, 634-637
    agudo, 634-637, 635t
      avaliação de, 634-636
      diagnóstico laboratorial e de imagem de, 635t, 637
      etiologia do, 636
      manifestações clínicas de, 636-637, 636t
      prognóstico de, 637
      tratamento do, 637
      transitório, recorrente, 637
Trauma craniano, déficit neurológico, trauma craniano com, 637
  concussão como, 637-638
  convulsões como, 639
  devido a fraturas cranianas, 638-639
  devido a lesões da coluna cervical, 639
  devido à paralisia de nervos cranianos, 638-639
  devido ao vazamento de CSF, 638-639
  hemorragia intracraniana, 638-640, 638t
  tontura, cefaleia e vômitos devido ao, 639
  transitório, 639
Trauma cranioencefálico, lesão traumática encefálica, 637-640
  aumento da pressão intracraniana devido a, 640-642
    estudos laboratoriais e diagnósticos para, 641
    etiologia de, 636t, 640-641, 640t
    manifestações clínicas de, 641
    tratamento da, 641-642
  com déficit neurológico, 637
    concussão como, 637-638
    convulsões como, 639
    devido a fraturas cranianas, 638-639
    devido a lesões da coluna cervical, 639
    devido à paralisia dos nervos cranianos, 638-639
    devido ao vazamento de CSF, 638-639
    hemorragia intracraniana no, 638-640, 638t
    tontura, cefaleia e vômitos devido ao, 639
    transitório, 639
  desordens de consciência devido a, 634-637
    aguda, 634-637, 635t
      avaliação de, 634-636
      diagnóstico laboratorial e de imagem de, 635t, 637
      etiologia de, 636
      manifestações clínicas de, 636-637, 636t
      prognóstico de, 637
      tratamento da, 637
      transitório, recorrente, 637
Trauma hepático, 135
Trauma visceral, no neonato, 203
Traumatismo cranioencefálico, síndrome do segundo impacto, 638
Treinamento do uso do toalete, 43
Trematodas, 404, 406t
Tremor, 637
Treponema pallidum, 376, 380
  infecção congênita por, 230t, 232
Tretinoína (análogo da vitamina A)
  para acne, 652
  para câncer, 540t-541t
TRH (hormônio liberador de tireotropina), 596, 597f
Tri-iodotironina (T3)
  na embriogênese, 596-597
  na função da tireoide, 596-597, 597f
Tríade da asma, 284
Tríade de Hutchinson, 232
Triagem
  anemia, 21
  audição, 19, 19t
    de crianças de 3 anos ou mais velhas, 21
    de crianças em idade escolar ou mais novas, 21
    do neonato, 21
  audição, 21
  autismo, 18-19
  colesterol, 22, 22t
  condução, 21-22, 22t
  desenvolvimento, 15-19
  eletroforese da hemoglobina, 21
  linguagem (fala), 19, 19t
  metabólica, 21
  neonato, 21
  para infecções sexualmente transmitidas, 22
  tuberculose, 22, 22t
  visão, 21
    de crianças de 3 anos ou mais velhas, 21
    de crianças em idade escolar ou mais novas, 21
Triagem, ferramentas de triagem, 54
Triagem, testes de triagem
  durante consultas de rotina das crianças, 17f, 21-22
  para anemia, 21
  audição e visão, 21
  para persuasão, 21-22, 22t
  neonato, 21
  para infecções sexualmente transmitidas, 22
  para colesterol, 22, 22t
  para tuberculose, 22, 22t
  para câncer, 535-536
Triagem auditiva, 19, 19t
  de crianças de 3 anos de idade ou mais velhas, 21
  de crianças em idade escolar ou mais novas, 21
  de neonatos, 21, 33-34
Triagem de desenvolvimento, 19, 19t
Triagem neonatal, 21
  desordens incluídas ou consideradas para, 191, 192t
  eletroforese da hemoglobina na, 21
  metabólica, 21
  para audição, 21
  resultados anormais, 191, 193t
Triagem neonatal, deficiência de biotinidase, triagem neonatal para, 170, 170t
Triagem neonatal, LCHAD (hidroxiacil-CoA desidrogenase de cadeia longa), triagem neonatal para, 170t
Triagem neonatal, para erros inatos do metabolismo, 170-171, 170t
  distúrbios identificados nos, 170, 170t
  estratégias, 170
  princípios dos testes confirmatórios da, 170
  testes clínicos e laboratoriais especializados após, 170-171, 171t
Triagem para chumbo, 21-22, 22t
Triagem por radionuclídeo, para doenças infecciosas, 317
Triagem renal por cintilografia nuclear, para refluxo vesicoureteral, 565
Triancinolona acetonida, para asma, 279f
Trichinella spiralis, 405t
Trichinelose, 405t
Trichomonas vaginalis, 376, 383
Trichuris trichiura, 405t
Tricotilomania, 64
Trimetadiona, como teratógeno, 206t
Tripanossomíase africana, 398t-400t
Tripanossomíase americana, 398t-400t
Tripsina, 451
Triptanos, para enxaqueca, 620
Triptofano, 97
Trissomia(s), 157-158
  definição, 157
  síndrome de Down como, 157
  síndrome de Klinefelter como, 158
Trissomia, aplasia congênita da cútis, na trissomia do 13, 158
Trissomia do 13, 158, 158t
Trissomia do 18, 157-158, 158t
Trissomia do 21, 157
  avaliação do neonato para, 196t
Trocas transcelulares, de potássio, 116
  hipercalemia devido as, 118t, 121
  hipocalemia devido as, 116, 117t
Trocomoníase, 376, 377t-378t, 383
Trombastenia de Glanzmann, 528
Trombina, na hemostase, 523, 524f
Trombocitopenia, 525f
  adquirida, 526-527
  amegacariocítica, 526-527
  apresentação clínica do, 507t
  devido à destruição periférica, 527
  devido a infecções virais, 527
  devido ao câncer, 539t
  diagnóstico diferencial de, 526-531, 527f
  isoimune
    materna, 205t
    no neonato, 223
  materna
    idiopática, 205, 205t
    isoimune, 205t
  na síndrome hemolítica urêmica, 560

sangramento no neonato devido à, 223
sequestro, devido à diminuição na produção de plaquetas, 526-527
Trombocitopenia adquirida, 527
Trombocitopenia amegacariocítica, 526-527
Trombocitopenia de sequestro, devido à diminuição da produção plaquetária, 526-527
Trombocitopenia idiopática, materna, 205, 205t
Trombocitopenia ligada ao X, isolada, 260
Tromboembolismo, na síndrome nefrótica, 557-558
Tromboflebite, 394
    séptica, 394
Trombopoietina, 509
Trombose, 531
    diagnóstico e estudos de imagem de, 531
    etiologia da, 531, 531f
    manifestações clínicas de, 507t, 531
    relacionada ao cateter, 394
    tratamento da, 531
Trombose, agentes fibrinolíticos, para trombose, 531
Trombose, deficiência de antitrombina, trombose devido à, 531
Trombose, fator 5 Leiden na trombose, 531
Trombose relacionada ao cateter, 394
Trombose venosa profunda, 524
Tronco, má formações congênitas do, 162
Tronco arterioso, 497-498, 497f
Trypanosoma brucei gambiense, 398t-400t
Trypanosoma brucei rhodesiense, 398t-400t
Trypanosoma cruzi, 398t-400t
    infecção congênita por, 230t
TSH. *ver* Hormônio estimulante da tireoide (TSH)
TSIs (imunoglobulinas estimulantes da tireoide), 600
TTP (púrpura trombocitopênica trombótica), 528, 560
TTPA, APTT (tempo de tromboplastina parcialmente ativado), 524-526, 525f, 526t
    na hemofilia, 529
TTV (vírus transmitido por transfusão), 370t
Túber, 646
Tubérculo tibial, 679f
Tuberculose, 407-412
    achados no líquido sinovial, 385t
    complicações e prognóstico da, 411
    diagnóstico diferencial de, 410
    epidemiologia da, 408
    esquelética, 409
    estudos laboratoriais e de imagem de, 409-410
    etiologia da, 407
    extrapulmonar, 410
    grupos de risco para, 22t
    infecção congênita por, 230t
    latente, 408
    manifestações clínicas de, 408-409
    miliar, 408
    prevenção da, 411-412
    primária
        progressiva, 408
        pulmonar, 408
    pulmonar, 408
        primária, 408
        reativação, 408
    transmissão da, 408
    tratamento da, 410-411, 411t
    triagem e diagnóstico por cultura para, 409-410
        imagem para, 410
        teste cutâneo da tuberculina para, 22, 409
    urogenital, 409
Tuberculose, anergia na tuberculose, 408
Tuberculose, não aderência na tuberculose, 411

Tuberculose, terapia de observação direta, para tuberculose, 411
Tuberculose esquelética, 409
Tuberculose extrapulmonar, 410
Tuberculose miliar, 408
Tuberculose pulmonar primária, 408
Tubo de timpanostomia, e otite externa, 353
Túbulo proximal, 553, 555f
Tularemia, 398t-400t
Tumor(es), 650
    cutâneo, 650t, 651f
    ósseo, 693-694, 693t-694t
        problemas ortopédicos devido a, 667t
        síncope devido a, 488t
    SNC, 546-548
Tumor de células de Leydig, puberdade precoce devido a, 593t
Tumor de Wilms, 550-551
    bilateral, 550
    complicações do, 550
    diagnóstico diferencial do, 550
    epidemiologia do, 550
    estudos laboratoriais/de imagem doe, 550
    etiologia de, 550
    fatores de risco para, 536t
    manifestações clínicas do, 550
    prognóstico para, 550-551
    síndrome da aniridia, anomalias geniturinárias e retardo mental (WAGR), 159, 550
    tratamento do, 550
Tumor(es) do sistema nervoso central (SNC), 546-548
    complicações de, 547
    diagnóstico diferencial de, 547
    epidemiologia de, 546
    estudos laboratoriais/de imagem de, 547, 547f
    etiologia de, 546
    fatores de risco para, 536t
    manifestações clínicas de, 546-547
    primários, 546
    prognóstico para, 547-548, 549t
    secundário, 546
    tratamento do, 547
    vômitos devido ao, 423t
Tumores da fossa posterior, ataxia devido a, 633
Tumores da tireoide, 601
Tumores de células azuis, pequenas e redondas, 551
Tumores de células germinativas
    maligno, fatores de risco para, 536t
    tratamento de, 547
Tumores hipofisários, puberdade tardia devido a, 591t
Tumores hipotalâmicos-hipofisários, puberdade tardia devido ao, 591t
Tumores neuroectodérmicos primitivos, tratamento de, 547

U
UC. *ver* Colite ulcerativa
Úlcera(s), 651t
    comprimidos, 434-435
    duodenal, dor abdominal devido à, 420t
    genital, 376, 377t
    péptica, 436
Úlceras, no lúpus eritematoso sistêmico, 309
Úlceras nasais, no lúpus eritematoso sistêmico, 309
Úlceras pelo frio, 337
Ultrassonografia, 459
    de anomalias renais, 568
    do sistema urinário, 557
        para infecção do trato urinário, 373
    para doenças infecciosas, 317
Ultrassonografia renal (RUS), de anomalias renais, 568

Úmero, articulação glenoumeral, 691
Úmero, deslocamento glenoumeral, 691
Unhas hipoplásicas, 161t
Unheiro herpético, 337-338
Unidade motora inferior, 623-624
Ureaplasma urealyticum, pneumonia devido a, 359
Ureteres, refluxo vesicoureteral devido à duplicação dos, 565
Uretra, síndrome uretral aguda, 372
Uretrite e cervicite não gonocócica, 379
Uretrite pós-coital, 372
Urgência, devido à doença renal, 554t
Urinálise, 555-556
    macroscópica, 555-556
    microscópica, 555-556
    na insuficiência renal aguda, 561
    para doenças infecciosas, 317
    para infecção do trato urinário, 373
Urinocultura, para infecção do trato urinário, 373
Urografia excretora, pielograma intravenoso (IV), 557
Urolitíase, 567
    dor abdominal devido a, 420t
    estudos diagnósticos de, 567
    etiologia da, 567
    hematúria devido a, 559
    manifestações clínicas de, 567
    tratamento da, 567
Urologia, avaliação urológica, 553-556
    estudos de imagem, 558
    estudos laboratoriais, 555-556
    exame físico, 553
    histórico na, 553
    manifestações comuns na, 554-555, 554t
Urticária, 288-291, 290f, 650t, 651f
    aguda, 288-289, 288t
    colinérgica, 289
    crônica, 288-289, 288t
    diagnóstico diferencial de, 290-291
    epidemiologia da, 289
    estudos laboratoriais e de imagem para, 290, 290t
    etiologia da, 288-289
        aguda, 288-289, 288t
        crônica, 288-289, 288t
    física, 288-289
    frio, 289
    manifestações clínicas da, 289-290, 290f
    pigmentar, erupções vesiculobolhosas devido a, 663t
    prevenção da, 291
    tratamento da, 291
Urtrite
    não gonocócica, 379
    pós-coital, 372
Uso de opiáceos, durante gravidez, 79
Útero, anormalidades uterinas, restrição do crescimento intrauterino e pequeno para idade gestacional devido a, 208t
Útero, compressão uterina, deformação, anormalidades devido a, 668, 669f
Útero, sangramento uterino anormal, 243, 243t
UTIs. *ver* Infecções do trato urinário
Uveíte
    anterior, 388t-389t
    na artrite idiopática juvenil, 306
    posterior, 388t-389t

V
Vacina conjugada meningocócica (MCV), 319f-322f
Vacina conjugada pneumocócica (PCV), 319f-322f
    para otite média, 353
Vacina de poliovírus, 317-318

Vacina de polissacarídeos para Pneumococos (PPSV), 319f-322f
Vacina difteria, tétano, coqueluche (DTaP), 317-318, 319f-322f, 358
Vacina DTaP (difteria, tétano, coqueluche), 317-318, 319f-322f, 358
Vacina HepB (hepatite B), 372, 317-318, 319f-322f
Vacina inativada de Poliovírus (IPV), 319f-322f
Vacina IPV (Poliovírus inativado), 319f-322f
Vacina MMR (sarampo, caxumba e rubéola), 317-318, 319f-322f, 331
Vacina para caxumba, 319f-322f, 331
Vacina para coqueluche, 317-318
Vacina para gripe (Influenza), 319f-320f
    para prevenção da pneumonia, 363-364
Vacina para *Haemophilus influenzae* tipo B (Hib), 317-318, 319f-322f, 342
Vacina para hepatite A (HepA), 372, 317-318, 319f-322f
Vacina para hepatite B (HepB), 317-318, 319f-322f
Vacina para Hib (*Haemophilus influenzae* tipo b), 317-318, 319f-322f, 342
Vacina para papilomavírus humano (HPV), 317-318, 319f-320f
Vacina para rotavírus (RV), 317-318, 319f-322f
Vacina para rubéola, 317-318, 319f-322f, 331
Vacina para RV (rotavírus), 317-318, 319f-322f
Vacina para toxoides do tétano e difteria e coqueluche acelular (Tdap), 319f-322f
Vacina para varicela, 335, 317-318, 319f-322f
Vacina Tdap (toxoides de tétano e difteria e coqueluche acelular), 319f-322f
Vacinas, AAFP (*American Academy of Family Physicians*), nas imunizações, 318
Vacinas, AAP (*American Academy of Pediatrics*), 64
    e imunizações, 318
Vacinas, ACIP (*Advisory Committee on Immunization Practices*), 318
Vacinas, American Academy of Family Physicians (AAFP), nas imunizações, 318
Vacinas, lista das reações adversas; National Childhood Vaccine Injury Act, 318
Vacinas, lista de indenizações de reações adversas de; National Vaccine Injury Compensation Program, 318
Vacinas, *Vaccine Adverse Event Reporting System* (VAERS)/Sistema de Relatos de Eventos Adversos de Vacinas, 318
Vacinas, *Vaccine Information Statements*/Informações sobre Vacinas, 318
Vacinas, VAERS (Sistema de Relatos de Eventos Adversos de Vacinas), 318
Vacinas e vacinação
    administração de, 317
    alcance, 321f-322f
    consentimento informado para, 318
    contraindicações para, 318
    papilomavírus humano, 319f-322f
    programação recomendada para, 319f-320f
VACTERL, associação VACTERL, 161
    e fístula traqueoesofágica, 433
Vaginite
    associada à *Gardnerella vaginalis*, 374
    inespecífica, 374, 375t
    vulvo-. *ver* Vulvovaginite
Vaginose bacteriana, 374, 375t, 377t-378t
Valaciclovir
    para herpes genital, 380-381
    para o vírus varicela-zóster, 334-335
Valgo, 667t
Valgum, 667t
Valina, metabolismo da, 176f
Valproato, como teratógeno, 206t

Valva uretral posterior, 566
Valvuloplastia por balão
    para estenose da aorta, 494
    para estenose pulmonar, 494
Varetas de urina, 555-556
Varfarina, para trombose, 531
Variante de Miller Fisher, da síndrome de Guillain-Barré, 625
Varicela, 333-334
    erupções vesiculobolhosas devido a, 663t
Varize(s), esofageana, 448
    sangramento GI devido a, 427t
Varo, 667t
Varum, 667t
Vasculite(tides)
    diagnóstico diferencial de, 302, 304t
    nas doenças reumáticas, 299
    urticariformes, 290-291
    vs. angioedema, 291t
Vasoconstrição, hipóxica pulmonar, 456
Vasoconstrição pulmonar hipóxica, 456
Vasopressina, na função renal, 553, 555f
VATS (cirurgia toracoscópica auxiliada por vídeo), para efusão pleural, 480
VC (capacidade vital), 455-456, 455f
VCUG (cistouretrografia miccional), 557
    para infecção do trato urinário, 373
    para refluxo vesicoureteral, 565
Veganos, deficiências de vitaminas e de nutrientes em, 97t
Ventilação, 126
    controle da, 461-464, 461f
    distúrbios(s) da, 461-464, 463t
        apneia como, 463-464, 463t
        evento agudo com risco de vida como, 461-462
        SIDS como, 462-463, 462t
    minuto, 461
    não invasiva, para insuficiência respiratória, 131
Ventilação alveolar, 456
Ventilação assistida no neonato, vazamento de ar pulmonar, devido à ventilação assistida no neonato, 213
Ventilação com máscara
    no ressuscitação do neonato, 194
    para insuficiência respiratória, 131
Ventilação de pressão negativa, para prevenção da tuberculose, 416
Ventilação de pressão positiva, 461
Ventilação mecânica, 461
    ar pulmonar devido a, 213
    complicações da, 131
    para displasia broncopulmonar, 214
    para hipertensão pulmonar primária do neonato, 215
    para insuficiência respiratória, 131
    para síndrome da angústia respiratória, 212
Ventilação não invasiva, 131, 461
Ventilação por minuto, 461
Ventilação-perfusão, desproporção/desigualdade ventilação-perfusão (V/Q), 456, 456t
Ventilação-perfusão, proporção/combinação ventilação-perfusão (V/Q), 456
Ventrículo direito hipoplásico, 497
VER (resposta evocada visual), 32
Verme do fígado da ovelha (Fascíola hepática), 406t
Verme do salmão, 406t
Verme hepático do sudeste da Ásia, 406t
Verme hepático norte-americano, 406t
Verme pulmonar do rato, 405t
Vermes, 404
Verniz caseoso, 197
Verotoxinas (VTs), na síndrome urêmica hemolítica, 560

Verruga(s), 338
    comuns, 338
    filiformes, 338
    genitais, 338, 376, 383
        características clínicas das, 378t
        diagnóstico das, 381
        patogênese das, 384
        tratamento das, 381
    planas, 338
    plantares, 338
    vulgar, 338
Vesícula, 650t, 651f
Vespas, reações alérgicas a, 293
Vestimentas pneumáticas, 460
Via ABCDE (*airway*[vias aéreas], *breathing*[respiração], *circulation*[circulação], *disability*[incapacidade]e *exposure*[exposição]), para pacientes traumatizados, 124, 133
Via do propionato, 177-178, 178f
Vias aéreas artificiais, 460
Via(s) aérea(s), avaliação endoscópica da, 459
Vias aéreas, avaliação endoscópica, das vias aéreas, 459
Vias aéreas, patência das vias aéreas, 126
    na avaliação cardiopulmonar rápida, 125t
    na ressuscitação cardiopulmonar, 126
    no ressuscitação do neonato, 194
Vias aéreas, resistência das vias aéreas, 456, 459
Vias aéreas, respiração
    e circulação (ABCs), para doença ou lesão aguda, 124, 125t
    e circulação, capacidade e exposição (ABCDE), para pacientes traumatizados, 124, 133
Videoendoscopia, para sintomas gastrointestinais, 417
Vinblastina, para o câncer, 540t-541t
Vincristina, para o câncer, 540t-541t
Violência, 79-82
    dados, 82
    doméstica, 79-80, 80t
    juvenil, 80-82, 81t
    prevenção da, 24t-25t, 81-82
Violência, punição física, 23
Violência familiar, 80, 80t
Violência por parceiro íntimo, 79-80, 80t
Virilização, do 46, XX feminino, 605, 605t
Vírus da hepatite A (HAV), 370t
    complicações e prognóstico do, 373-374
    epidemiologia do, 369-370
    estudos laboratoriais para, 370-371
    manifestações clínicas do, 370, 371f
    prevenção do, 374
    tratamento do, 371-372
Vírus da hepatite B (HBV), 369, 370t
    complicações e prognóstico do, 373-374
    devido à transfusão, 532-533
    epidemiologia do, 369-370
    estudos laboratoriais para, 370-371
    hemofilia e, 529
    infecção congênita por, 230t
    manifestações clínicas do, 370, 371f
    prevenção do, 374
    tratamento do, 371-372
Vírus da hepatite C (HCV), 369, 370t
    complicações e prognóstico do, 373-374
    devido à transfusão, 532-533
    epidemiologia do, 369-370
    estudos laboratoriais para, 370-371
    hemofilia e, 529
    manifestações clínicas do, 370, 371f
    tratamento do, 371-372
Vírus da hepatite D (HDV), 369, 370t
    complicações e prognóstico do, 373-374
    hemofilia e, 529

Vírus da hepatite E (HEV), 370t
  complicações e prognóstico do, 373-374
  epidemiologia do, 369-370
Vírus da hepatite G (HGV), 370t
  epidemiologia do, 369-370
Vírus da imunodeficiência humana (HIV), 87t,
  412-416
  complicações do, 415
  devido à transfusão, 532-533
  diagnóstico diferencial de, 413
  epidemiologia do, 412
  estudos laboratoriais e de imagem para, 413
  etiologia do, 412
  hemofilia e, 529
  infecção congênita por, 230t
  infecção materna pelo, 87
  manifestações clínicas do, 412-413
  prevenção da, 416
  prognóstico para, 415-416
  transmissão
    horizontal, 412
    vertical, 412
  tratamento da, 413-415
Vírus Epstein-Barr (EBV)
  anemia devido ao, 516t
  mononucleose infecciosa devido ao, 339
    complicações e prognóstico para, 341
    estudos laboratoriais para, 340
    etiologia de, 339
    manifestações clínicas do, 340
  na doença linfoproliferativa ligada ao X, 261
  testes sorológicos para, 340
Vírus Parainfluenza, crupe devido ao, 354
Vírus SEN-V, 370t
Vírus sincicial respiratório (RSV)
  bronquiolite devido ao, 357
  crupe devido ao, 354
Vírus transmitidos por transfusão (TTV), 370t
Vírus varicela-zóster (VZV), 333-335
  complicações e prognóstico para, 662
  diagnóstico diferencial do, 334
  epidemiologia do, 334
  erupções vesiculobolhosas devido ao, 663t
  estudos laboratoriais e de imagem para, 334
  etiologia do, 333-334
  infecção congênita por, 230t
  manifestações clínicas do, 334
  no HIV, 415
  no indivíduo imunocomprometido, 391
  prevenção do, 335
  tratamento do, 334-335
Visão, acuidade visual, avaliação da, 614
Visão, parcial, 31
Visão, problemas de visão, 31-32
  diagnóstico de, 32
  epidemiologia dos, 31
  etiologia dos, 31
  grave, 31
  implicações do desenvolvimento, 32
  intervenções para, 32
  leve a moderada, 32
Visão, resposta evocada visual (VER), 32
Visão, triagem da visão
  de crianças de 3 anos de idade ou mais velhas, 21
  de crianças em idade escolar ou mais novas, 21
  do neonatos, 32

Vitamina A, análogos da vitamina A (tretinoína)
  para acne, 652
  para câncer, 540t-541t
Vitamina A, como teratógeno, 206t
Vitamina D
  como teratógeno, 206t
  para raquitismo, 603
  paratormônio e, 602
Vitamina D, 1,25-[OH]2-D (1,25-di-hidroxi-
  vitamina D), 102, 602-603
Vitamina D, 1,25-Di-hidroxivitamina D
  (1,25-[OH]2-D), 102, 602-603
Vitamina D, 25-[OH]-D (25-hidroxi-vitamina
  D), 102, 602-603
  para raquitismo, 603
Vitamina D, 25-Hidroxivitamina D (25-[OH]-D),
  102, 602-603
  para raquitismo, 603
Vitamina D2, 102
Vitamina D3, 102
Vitamina K1, 102
Vitamina K2, 102
Vitaminas, na nutrição parenteral, 113
Vitaminas lipossolúveis, 101-103
VLCAD (acil-CoA desidrogenase de cadeia
  muito longa), triagem neonatal para, 170t
VMA (ácido vanilmandélico) com
  neuroblastoma, 548
Volume, depleção de volume, 106-107
Volume, estado do volume, regulação do, 106
Volume, expansão do volume, 106-107
Volume, sobrecarga de volume, 106-107
Volume de sangue, 106
  do neonato, 216
Volume do acidente vascular encefálico, e
  liberação de oxigênio, 129
Volume do plasma, e excreção de sódio, 113
Volume intravascular, regulação do, 106-107
Volume residual (RV), 455-456, 455f
Vólvulo, 196t
  má rotação intestinal com, 437, 438f
  sangramento GI devido ao, 427t
Vômitos, 422-423
  após lesão encefálica, 639
  avaliação de, 422
  características que diferenciam, 422-423, 423t
  cíclicos, 422, 423t
  definição, 422
  diagnóstico diferencial de, 422, 423t
  vs. regurgitação, 422
  medicações antieméticas para vômitos, 423
  tratamento dos, 423
von Willebrand, ensaio de cofator da ristocetina,
  para doença de von Willebrand, 530
Voz, distúrbios de voz, 34-35
Voz, sinais na voz, 458t
VP-16 (etoposídeo), para o câncer, 540t-541t
VTs (verotoxinas), na síndrome urêmica
  hemolítica, 560
Vulvovaginite, 374-375
  características da, 375t
  complicações e prognóstico para, 375
  definição, 374
  diagnóstico de, 375t
  diagnóstico diferencial de, 374
  epidemiologia da, 374
  estudos laboratoriais e de imagem para, 374

etiologia de, 374
  manifestações clínicas da, 374
  prevenção da, 375
  tratamento da, 374-375
Vulvovaginite, células-chave ou "clue cells", na
  vulvovaginite, 374
VUR. *ver* Refluxo vesicoureteral (VUR)
vWF. *ver* Fator de von Willebrand (vWF)
VZIG (imunoglobulina para varicela-zóster), 325
  no indivíduo imunocomprometido, 394
VZV. *ver* Vírus varicela-zóster (VZV)

W

Wenckebach, bloqueio cardíaco de Wenckebach,
  489, 490t
Werdnig-Hoffman, doença de Werdnig-Hoffman,
  624-625
Wernicke, afasia de Wernicke, 613
Wessel, regra dos três de Wessel, 37
West, Síndrome de West, 621
Wiskott-Aldrich, Síndrome de Wiskott-Aldrich,
  260, 261t, 286-287, 528

X

Xantinas, para apneia da prematuridade, 220
Xantogranuloma, juvenil, 659t
Xarope de ipeca, para intoxicação/
  envenenamento, 142-143
Xeroftalmia, 101
Xerose
  da conjuntiva e córnea, 101
  devido à alergia, 272

Y

Yersinia enterocolitica, 398t-400t
  diarreia devido a, 366t, 367
Yersinia pestis, 398t-400t
Yersinia pseudotuberculose, 398t-400t
Yersiniose, 398t-400t

Z

Zafirlukast, para asma, 275-276
Zoonose(s), 396-402
  definição, 396
  disseminação de, 396
  doença de Lyme como, 396-400
  epidemiologia das, 396
  erliquiose e anaplasmose como, 401-402
  febre maculosa das Montanhas Rochosas
    como, 401
  prevenção de, 402
Zoonoses, DEET (N,N-Dietil-*m*-toluamida) para
  prevenção da zoonoses, 396
Zóster, 333-335
  complicações e prognóstico do, 335
  definição, 333-334
  diagnóstico diferencial do, 334
  epidemiologia do, 334
  erupções vesiculobolhosas devido ao, 663t
  estudos laboratoriais e de imagem para, 334
  etiologia do, 333-334
  manifestações clínicas do, 334
  no indivíduo imunocomprometido, 391
  prevenção do, 335
  tratamento do, 334-335
Zumbido venoso (*Venous hum*), 484, 484t

Imagens

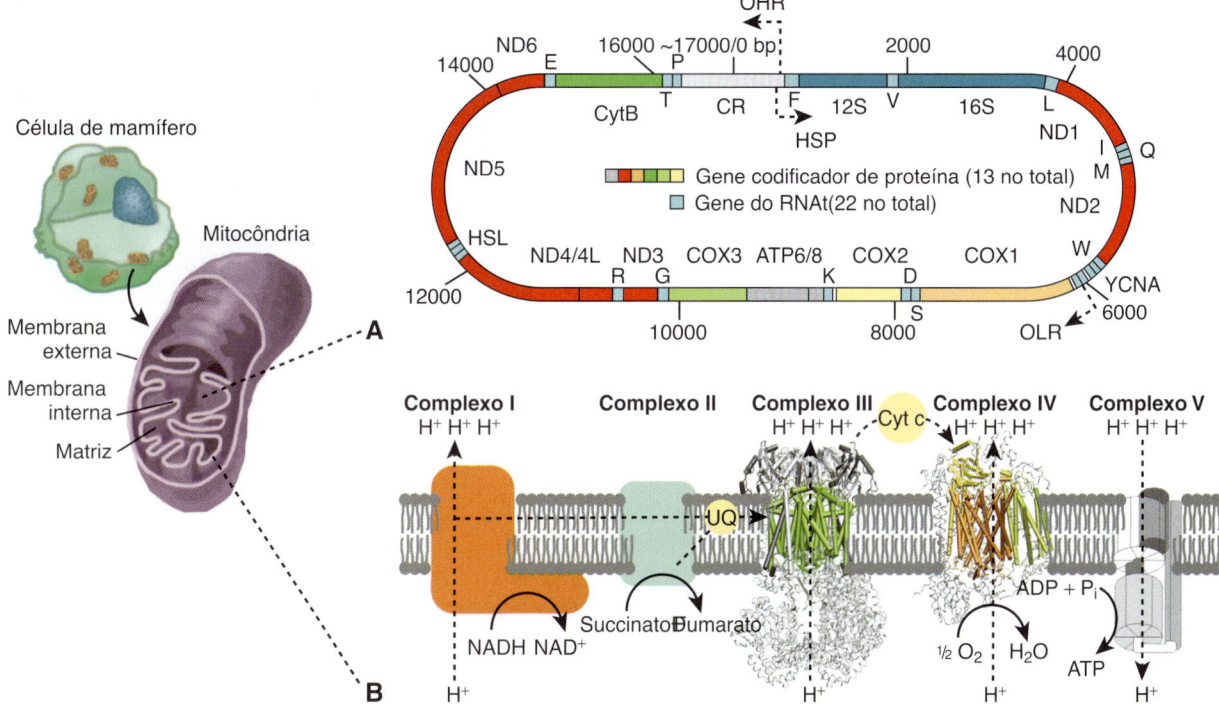

Figura 57-1 – O genoma mitocondrial dos mamíferos e o repertório de genes codificadores de proteínas envolvido na via da fosforilação oxidativa. (A) Representação esquemática dos genes dentro do genoma mitocondrial dos mamíferos (~7.000 pb). Os genes do círculo externo são transcritos a partir da cadeia leve. A localização dos RNAt (*caixas em cinza escuro*) obedece ao arranjo canônico dos mamíferos placentários. (B) Visão simplificada do mecanismo da fosforilação oxidativa mitocondrial. Os complexos I (NADH desidrogenase) e II (succinato desidrogenase) recebem elétrons do NADH ou do $FADH_2$. Em seguida, os elétrons são transportados entre os complexos pelas moléculas transportadoras coenzima Q/ubiquinona (UQ) e citocromo c (CYC). A energia potencial dessas transferências de elétrons é utilizada para bombear prótons contra o gradiente, da matriz mitocondrial para dentro do espaço entre as membranas [complexos I e III (citocromo bc_1) e IV (citocromo c oxidase)]. A síntese de ATP pelo complexo V (ATP sintase) é impulsionada pelo gradiente de prótons e ocorre na matriz mitocondrial. *HSP*, Provável promotor para a transcrição da cadeia pesada; *IM*, espaço entre as membranas; *MM*, matriz mitocondrial; *OHR*, origem da replicação da cadeia pesada; *OLR*, origem da replicação da cadeia leve. *(De da Fonseca RR, Johnson WE, O'Brien SJ, et al: The adaptive evolution of the mammalian mitochondrial genome, BMC Genomics 9:119, 2008.)*

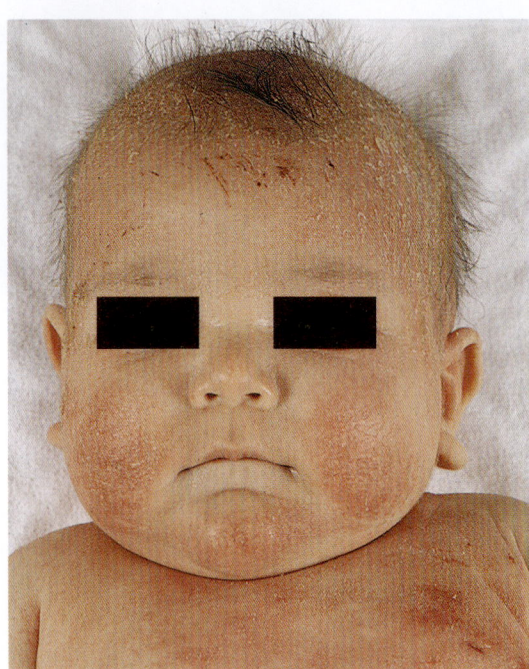

Figura 80-1 Típico envolvimento das faces na dermatite atópica. *(De Eichenfield LF, Frieden IJ, Esterly NB: Textbook of Neonatal Dermatology, Philadelphia, 2001, Saunders, p 242.)*

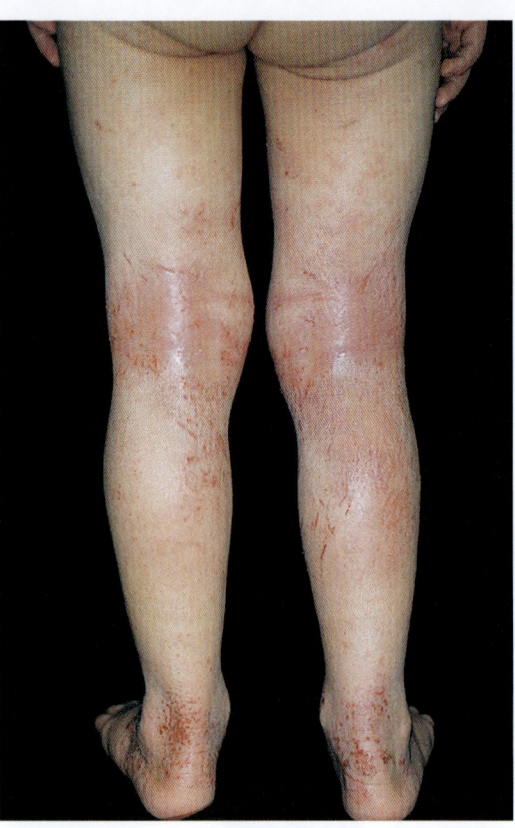

Figura 80-2 A fricção e o coçar das áreas flexurais inflamadas causam espessamento (liquenificação) da pele. *(De Habif T: Clinical Dermatology, ed 4, Philadelphia, 2004, Elsevier.)*

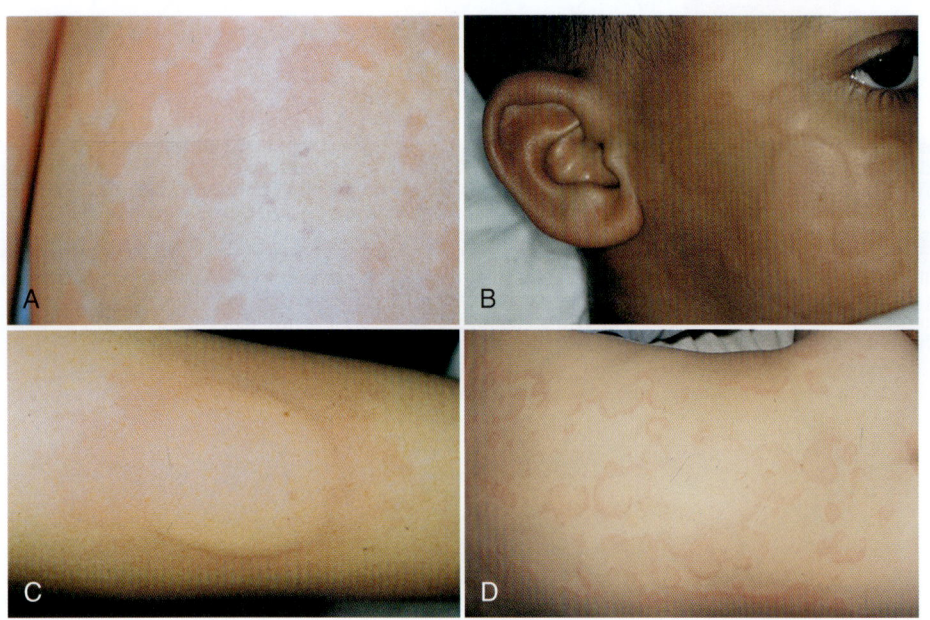

Figura 81-1 Exemplos de urticária. *(De Zitelli BJ, Davis HW, editors: Pediatric Physical Diagnosis Electronic Atlas, Philadelphia, 2004, Mosby)*

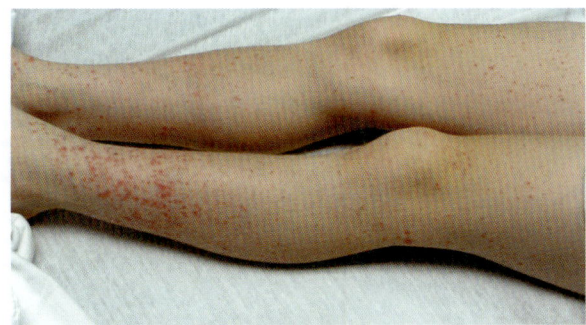

Figura 87-1. Erupção cutânea da púrpura de Henoch-Schönlein nas extremidades inferiores de uma criança. Nota-se a presença de púrpura e petéquias.

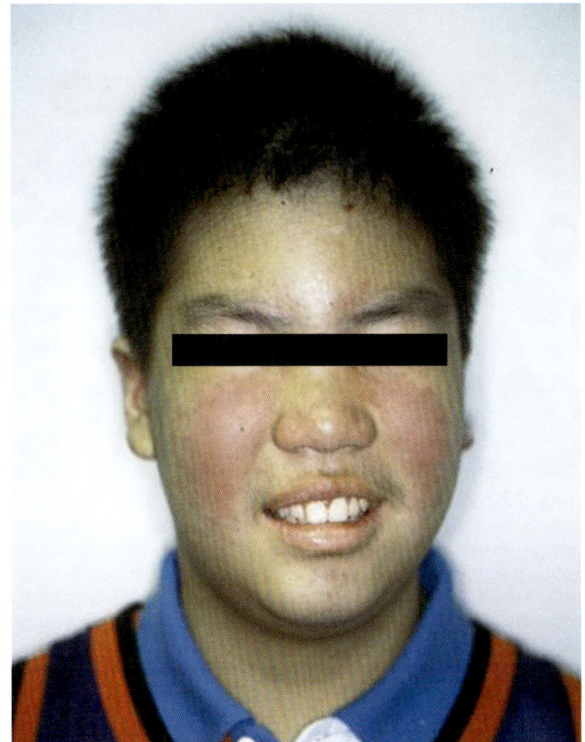

Figura 90-1. Erupção cutânea malar em *asa de borboleta* em adolescente masculino com lúpus eritematoso sistêmico. Note que o eritema afeta as bochechas e o queixo, mas poupa as pregas nasolabiais.

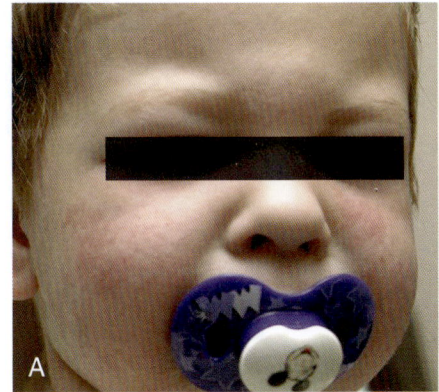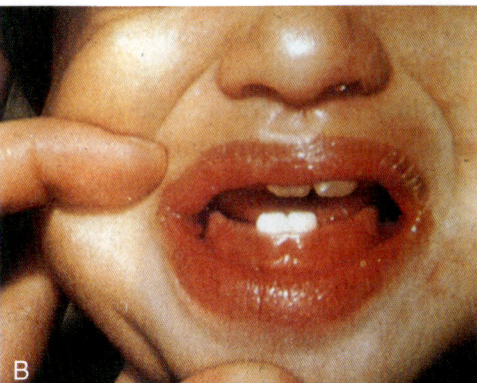

Figura 88-1. Características faciais da doença de Kawasaki. (A) Erupção cutânea morbiliforme e conjuntivite não supurativa e (B) lábios vermelhos e rachados.

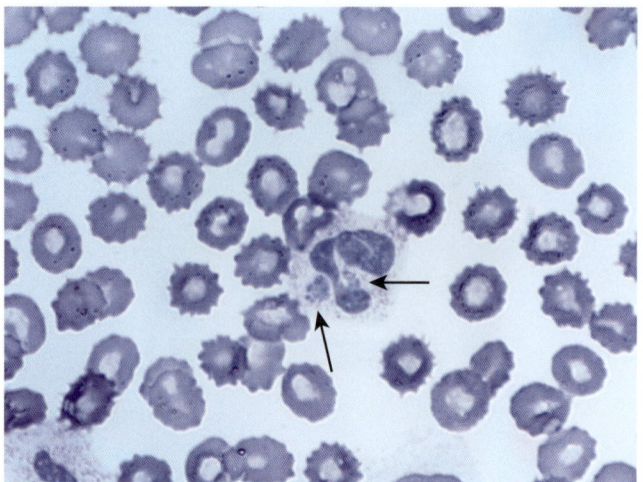

Figura 122-2 Um mórula (seta) contendo *Anaplasma phagocytophilum* em um neutrófilo. *Ehrlichia chaffeensis* e *A. phagocytophilum* apresentam morfologias semelhantes, porém são diferentes genética e sorologicamente (coloração de Wright, magnificação original × 1.200) *(Fonte Walker DH, Dumler JS: Ehrlichia chaffeensis (human monocytotropic ehrlichiosis), Anaplasma phagocytophilum (human granulocytotropic anaplasmosis),and other ehrlichieae. In Mandell GL, Bennett JE, Dolin R, editors: Principles and Practice of Infectious Diseases, ed 6, Philadelphia, 2005, Churchill Livingstone, Fig. 190-2, p 2315.).*

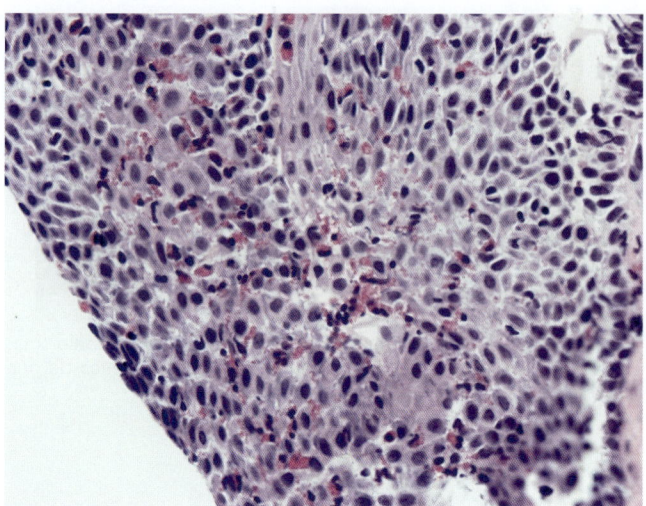

Figura 128-1 Imagem histológica da esofagite eosinofílica. Note o grande número de eosinófilos na lâmina própria.

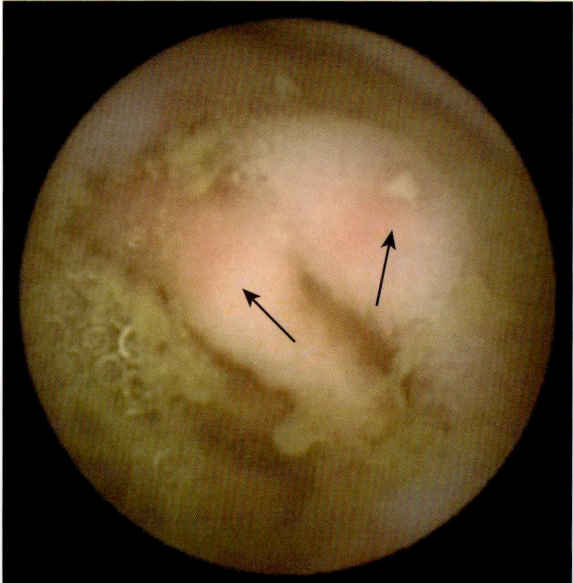

Figura 126-1 – Endoscopia por cápsula sem fio: Úlceras aftosas (*setas*) no jejuno, diagnósticas da doença de Crohn num paciente com achados negativos à endoscopia superior e à colonoscopia.

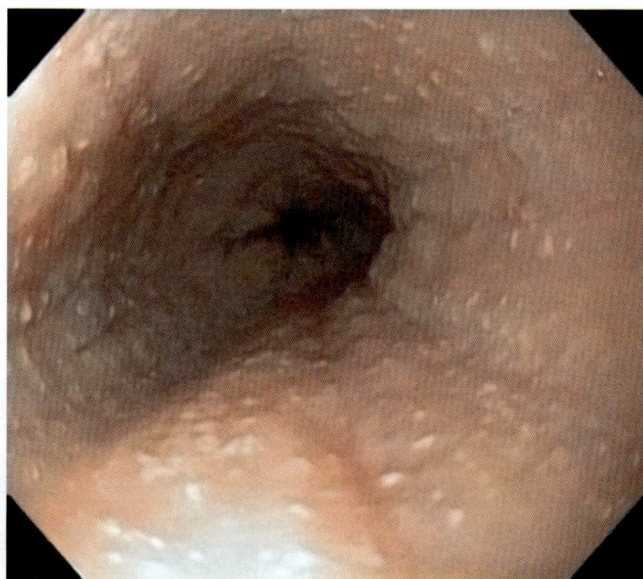

Figura 128-2 Figura endoscópica da esofagite eosinofílica. As placas brancas na superfície são conjuntos de eosinófilos (abscessos eosinofílicos). Também são vistos franzidos lineares.

Caderno Cor ◆ Imagens

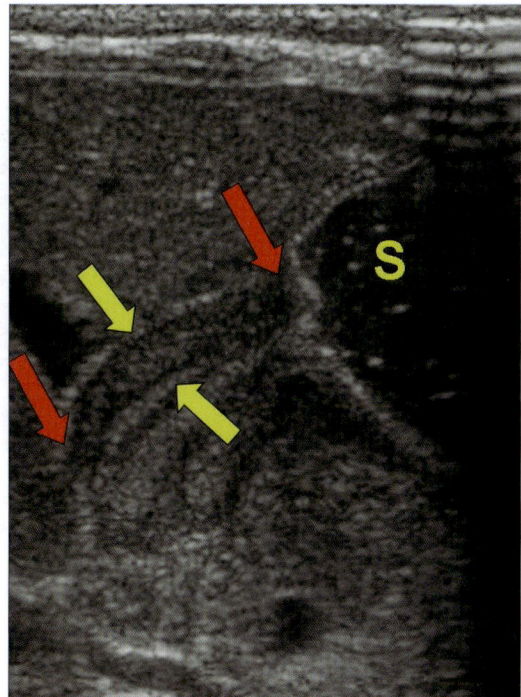

Figura 128-5 Imagem de ultrassom de lactente com estenose pilórica. O estômago grande e cheio de líquido (S) é visto à direita, com um piloro alongado e espessado. O comprimento do piloro é marcado pelas setas vermelhas; a espessura da parede está marcada pelas *setas amarelas*.

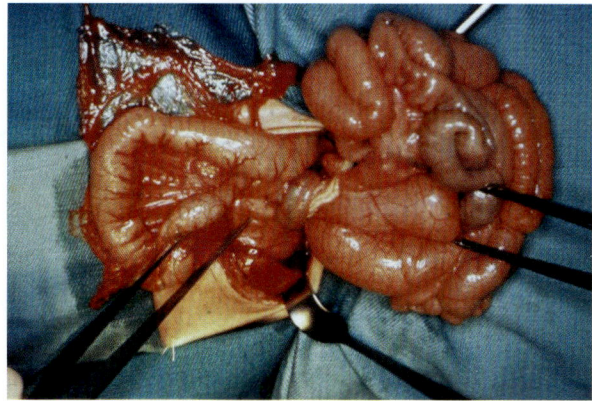

Figura 129-2 Má rotação com volvo. O intestino médio está torcido em torno do mesentério com uma área mais escura, e o intestino isquêmico é visível. *(Cortesia Robert Soper, MD.)*

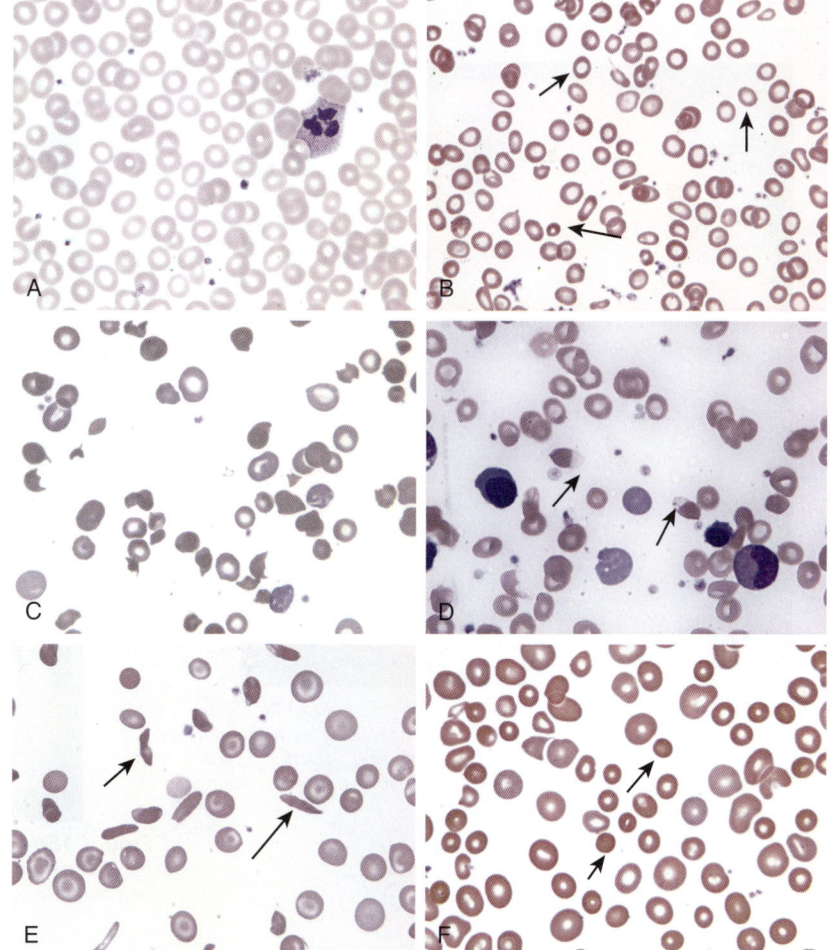

Figura 150-2. Anormalidades morfológicas das hemácias. **A**, Normal. **B**, Micrócitos hipocrômicos (deficiência de ferro). **C**, Esquizócitos (síndrome hemolítico-urêmica). **D**, Hemácias vesiculadas (deficiência de glicose-6-fosfato-desidrogenase). **E**, Hemácias afoiçadas (doença da hemoglobina SS). **F**, Esferócitos (anemia hemolítica autoimune). *(Cortesia de B. Trost e J.P. Scott.)*

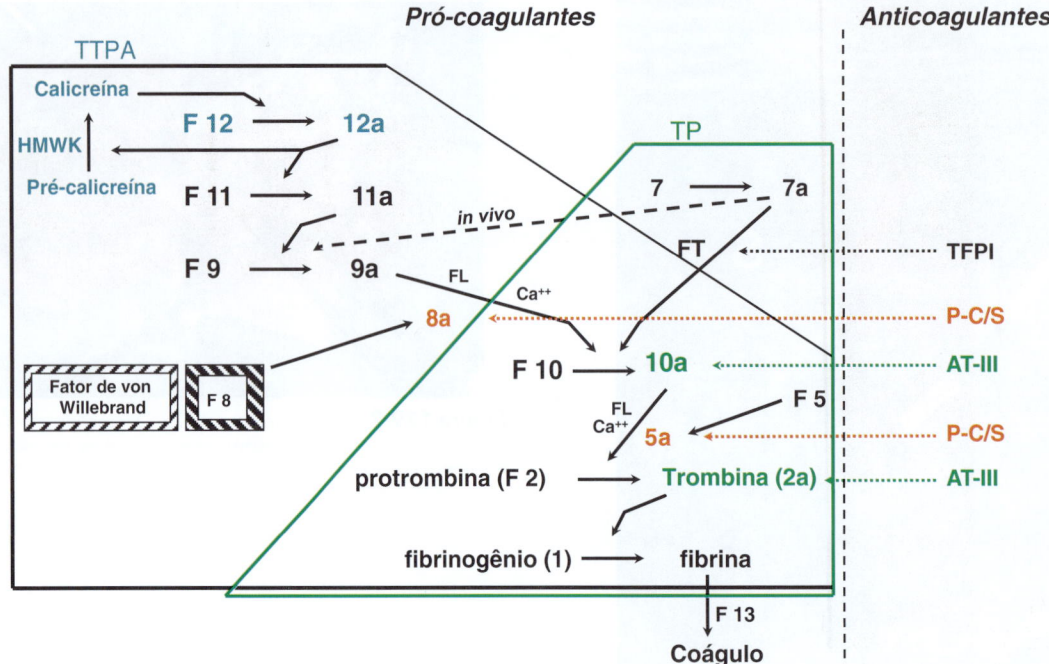

Figura 151-2 Vias simplificadas da coagulação sanguínea. A área dentro da linha sólida preta é a via intrínseca, medida pelo tempo de tromboplastina parcial ativada (TTPA). A área dentro da linha verde é a via extrínseca, medida pelo tempo de protrombina (TP). A área envolvida pelas duas linhas é a via comum. AT-III, antitrombina III; F, fator; HMWK, cininogênio de alto peso molecular; P-C/S, proteína C/S; FL, fosfolipídio; TFPI, inibidor da via do fator tecidual. (Modificada de Scott JP, Montgomery RR: Hemorrhagic and thrombotic diseases.Em Kliegman RM, Behrman RE, Jenson HB, Stanton BF, editores: Nelson Textbook of Pediatrics, 18a ed., Philadelphia, 2007, Saunders, p. 2061).

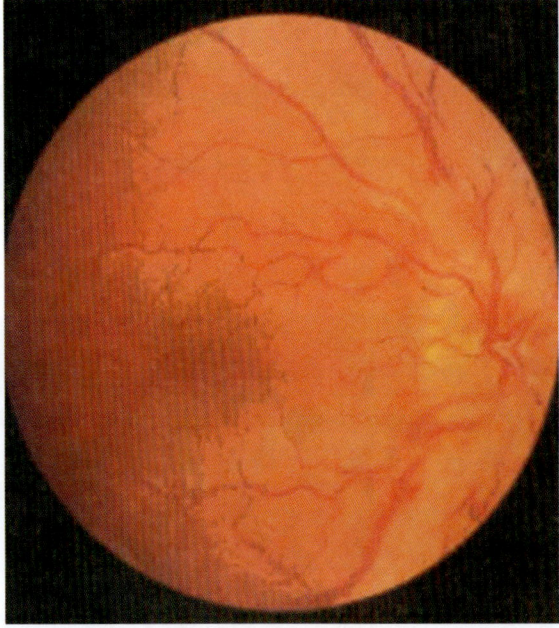

Figura 180-1 Papiledema com dilatação dos vasos, obliteração da escavação do disco óptico, perda da margem do disco e hemorragias em torno do disco. (De Kliegman RE, Behrman, RM, Jenson HB, editors: Nelson Textbook of Pediatrics, ed 18, Philadelphia, 2007, Saunders, p 2107.)

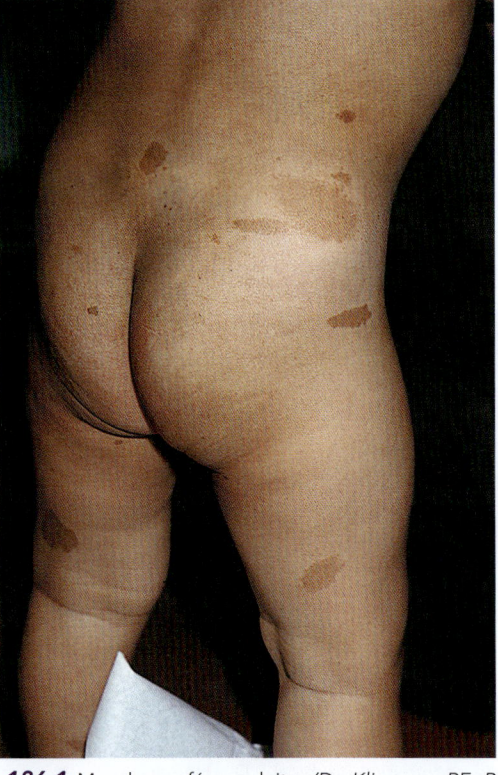

Figura 186-1 Manchas café com leite. (De Kliegman RE, Behrman RE, Jenson HB, editors: Nelson Textbook of Pediatrics, ed 19, Philadelphia, 2007, Saunders, p 2680.)

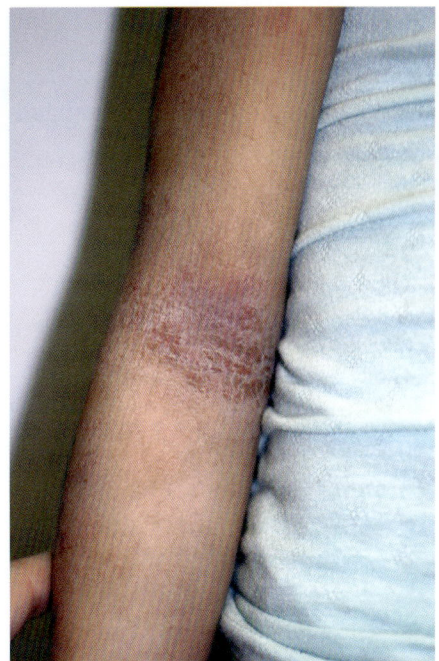

Figura 190-1 Dermatite atópica (braço).

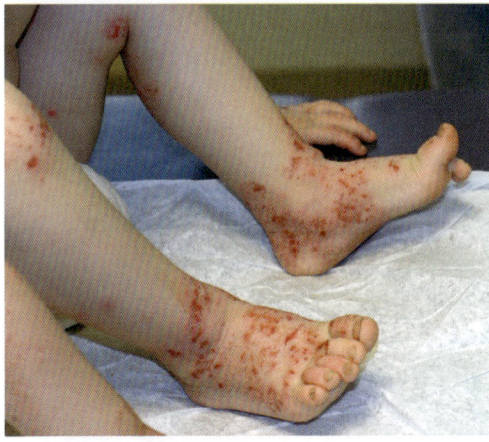

Figura 190-2 Dermatite atópica com superinfecção por *Staphylococcus*.

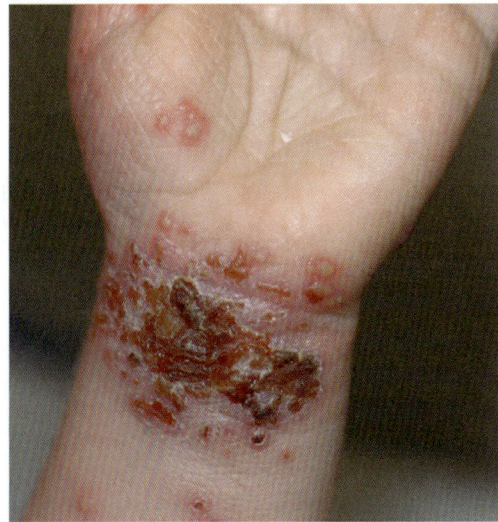

Figura 190-3 Eczema herpético (mão).

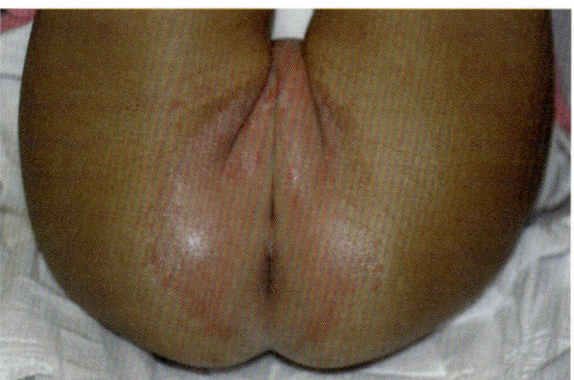

Figura 191-1 Dermatite de fralda irritativa.

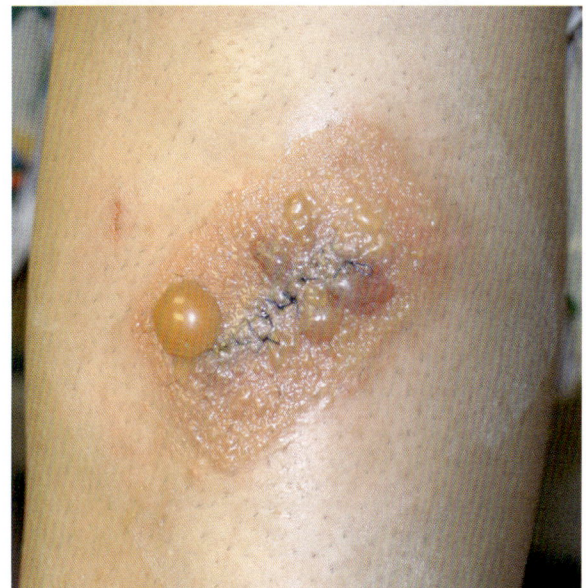

Figura 191-2 Dermatite de contato alérgica a uma tintura de benzoína ou benjoim.)

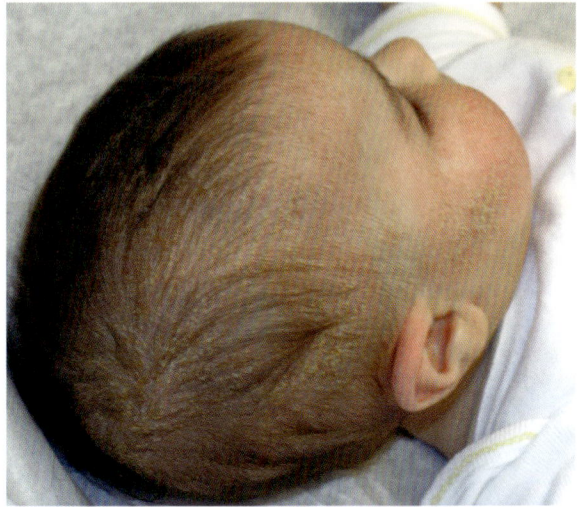

Figura 192-1 Dermatite seborreica (crosta láctea).

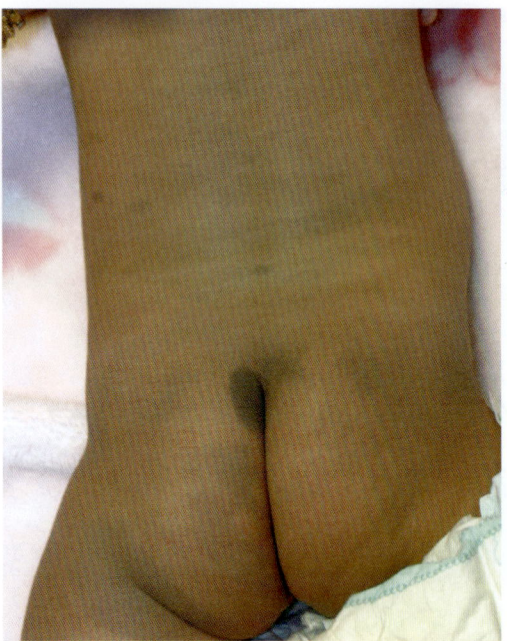

Figura 193-1 Hipermelanose dérmica (costas).

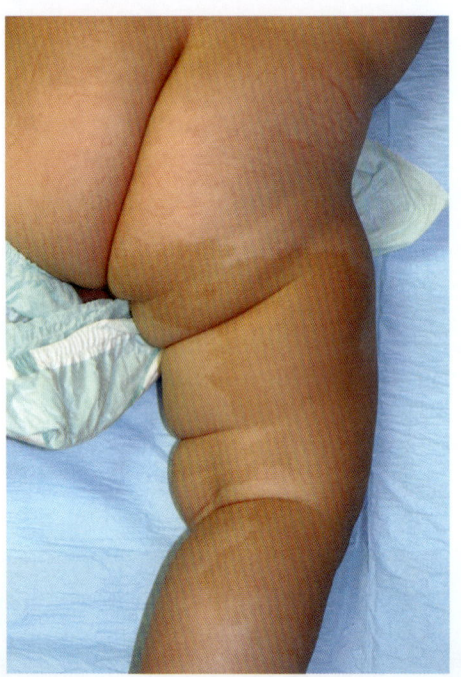

Figura 193-2 Manchas café com leite (perna).

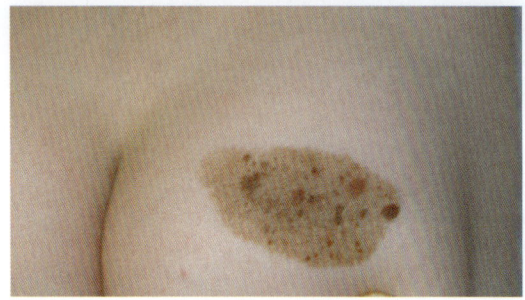

Figura 193-3 Nevo melanocítico congênito (nádega).

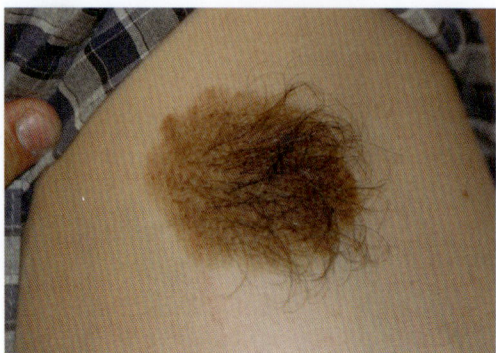

Figura 193-4 Nevo congênito piloso.

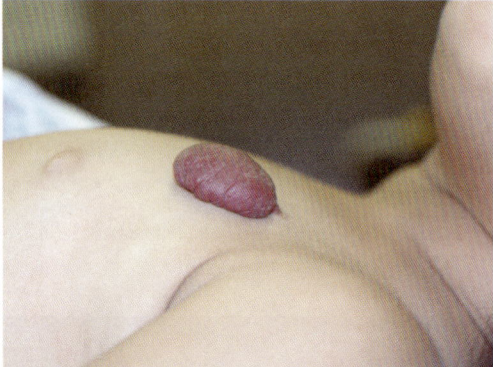

Figura 194-1 Hemangioma (tórax).

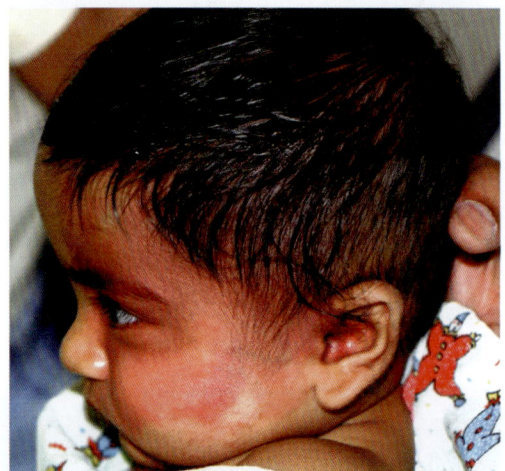

Figura 194-2 Mancha vinho do Porto (face).

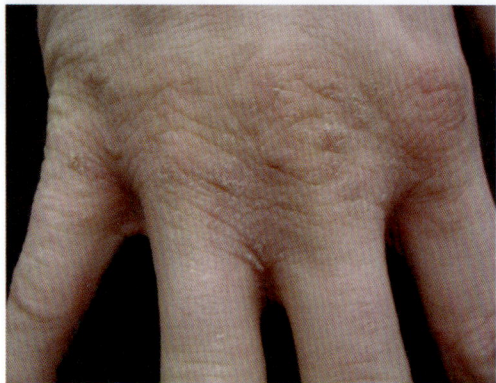

Figura 196-1 Escabiose (mão).